HANDBUCH
DER NEUROCHIRURGIE

HERAUSGEGEBEN VON

H. OLIVECRONA
STOCKHOLM

W. TÖNNIS
KÖLN

W. KRENKEL
KÖLN

SIEBENTER BAND/ZWEITER TEIL

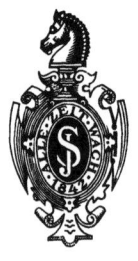

SPRINGER-VERLAG
BERLIN · HEIDELBERG · NEW YORK
1972

WIRBELSÄULE UND RÜCKENMARK

II

BEARBEITET VON

K. NITTNER · W. BARTSCH

MIT 203 ABBILDUNGEN

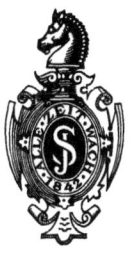

SPRINGER-VERLAG
BERLIN · HEIDELBERG · NEW YORK
1972

© by Springer-Verlag Berlin · Heidelberg 1972
Softcover reprint of the hardcover 1st edition 1972
Library of Congress Catalog Card Number 69—11 685

ISBN-13:978-3-642-80569-1   e-ISBN-13:978-3-642-80568-4
DOI: 10.1007/978-3-642-80568-4

Inhaltsverzeichnis.

Raumbeengende Prozesse im Spinalkanal (einschließlich Angiome und Parasiten).

Von Professor Dr. K. Nittner, Köln-Lindenthal. Mit 171 Abbildungen.

Die Pathogenese und Klinik der spinalen Durchblutungsstörungen.

Von Professor Dr. W. Bartsch, Würzburg. Mit 32 Abbildungen.

Raumbeengende Prozesse im Spinalkanal (einschließlich Angiome und Parasiten)*.

K. NITTNER.

Mit 171 Abbildungen.

A. Allgemeiner Teil.

I. Geschichtliches.

Die ersten Darstellungen von Querschnittsbildern finden sich bereits in dem berühmten Edwin-Smith-Papyrus, das vermutlich um 2500 v. Chr. entstanden ist. Als Folge von Tumoren wurden sie erstmalig von CHAUSSIER 1807 und danach von CERUTTI 1821 und OLLIVIER D'ANGERS 1827 mitgeteilt. Operative Maßnahmen hingegen sind bis um die Jahrhundertwende für undurchführbar gehalten worden.

Der erste erfolgreiche *chirurgische* Eingriff bei einer Rückenmarksgeschwulst geht auf WILLIAM MACEWEN 1883 zurück, der zwei *extramedulläre Tumoren* entfernt hat. Im Jahre 1887 hat VICTOR HORSLEY eine Geschwulst der Dura mater spinalis, die das Rückenmark komprimiert hatte, auf operativem Wege zur Heilung gebracht und gemeinsam mit GOWERS 1888 dieses bis dahin in therapeutischer Hinsicht völlig aussichtslose Gebiet erschlossen. ERNST V. LEYDEN (1874) empfahl als erster, solche Kranken dem Chirurgen zu überantworten, allerdings noch mit der Einschränkung, daß bei völliger Hoffnungslosigkeit im geeigneten Fall ein Versuch gerechtfertigt sei; bis zu dieser Zeit sind nur Einzelfälle von Wirbeltumoren chirurgisch angegangen und erfolglos operiert worden.

Nach den für die Rückenmarkstumoroperationen historischen Jahren 1883 und 1887 hat BRUNS 1896 die zwischenzeitlich publizierten 20 Operationsfälle zusammengestellt.

Hierunter fanden sich als erste Deutsche LAQUER-REHN bzw. LICHTHEIM-MICULICZ 1891. Im Jahre 1895 veröffentlichte ALLEN STARR drei exstirpierte Rückenmarkstumoren. In Schweden wurde die erste Rückenmarkstumoroperation im Jahre 1900 von HENSCHEN und LENNANDER vorgenommen und in Frankreich 1911 von BABINSKI-LECÈNE-BOURLOT.

Im Jahre 1908 betrug die Zahl der operierten Rückenmarkstumoren nach der Zusammenstellung von STURSBERG bereits 119 Fälle und 1920 fügte v. LENNEP weitere 153 Fälle hinzu. Bei *intramedullären Tumoren* wurden die ersten Exstirpationsversuche 1907 von v. EISELSBERG und CLAIRMONT, 1910 von VERAGUTH und BRUN und 1911 von ELSBERG und BEER veröffentlicht.

Erst mit Einführung der Liquoruntersuchung (FROIN 1903), der „*Hydrodynamik*" (QUECKENSTEDT 1916) und der Myelographie (KRAUSE und SIMONS 1911, SICARD und FORESTIER 1922) wurden die anfänglichen diagnostischen Schwierigkeiten in zunehmendem Maße beseitigt. Zu einem gewissen Teil beruhte der Fortschritt auch auf einer Vervollkommnung der chirurgischen Technik und der Wundbehandlung. Noch F. KRAUSE schrieb 1911, daß die Operation um so weniger verletzend sei, „je geringer die Zahl der zu entfernenden Wirbelbögen wird".

---

* Bandscheibenvorfälle s. Bd. VII/1 dieses Handbuchs.

1 Handbuch der Neurochirurgie, Bd. VII/2.

Inzwischen haben die Erfahrungen der letzten Jahrzehnte gezeigt, daß das Schicksal
eines Geschwulstkranken jedoch im wesentlichen von anderen Faktoren abhängt, wie
z. B. der Art und dem Sitz der Geschwulst, der biologischen Wertigkeit, der Dauer und dem
Ausmaß der Rückenmarkskompression usw., und daß die Ausdehnung einer Laminektomie nur von untergeordneter Bedeutung ist. Freilegungen des Wirbelkanals in seiner
ganzen Länge (Horrax und Henderson 1939) geben hierfür den eindeutigen Beweis.

Es ist das Verdienst Elsbergs (1911), durch die „extrusion method" in der Behandlung
der bis dahin unzugänglichen intramedullären Geschwülste schrittmachend gewesen zu
sein. Nach Spaltung des Rückenmarks über dem Tumor bei offengelassener Dura nahm
er in einer zweiten Sitzung die Entfernung der vorgetretenen Geschwulst vor. Angeregt
durch den Erfolg gingen Cushing 1927 und Horrax 1936 Stiftgliome mit großer Ausdehnung an (Horrax und Henderson 1939); im letzten Fall hatte sich der Tumor über
das gesamte Rückenmark erstreckt und konnte in zwei Sitzungen total entfernt werden.
Trotz der Ausdehnung der Geschwulst und der intramedullären Lokalisation war eine
unerwartete Besserung der Ausfälle eingetreten. Bei einem von Foerster und Bailey
1934 beschriebenen Fall handelte es sich um ein Astrocytom, das sich vom 5. Hals- bis
zum 9. Brustsegment erstreckt hat. Der Tumor wurde stückweise entfernt, doch starb der
Kranke am Tag nach dem Eingriff an Atemlähmung (Foerster und Bailey 1936).

Umfassende und wichtige Abhandlungen der früheren Zeit über dieses Gebiet stammen von Horsley und Gowers (1888), Bruns (1894 und 1895, 1896), H. Schlesinger
(1898), Henschen und Lennander (1900/01), Oppenheim (1902), Fr. Schultze (1903),
Cushing (1904), Krause (1904), Walton und Paul (1905), Auerbach und Brodnitz
(1905/06), Krause (1906), Stertz (1906), Oppenheim (1906, 1907), Bruns (1907, 1908),
Krause (1908), Flatau (1911), Krause (1911), Elsberg (1912, 1913), Foerster (1917),
Cassirer (1920), Elsberg (1920, 1923, 1925) u. a.

Das rein *pathologisch-anatomische* Interesse der Geschwulstforschung hatte sich schon
vor 1883 auch den Tumoren des Rückenmarks zugewandt.

Bereits 1843 wurden juxtamedulläre Wurzelknoten bei Neurofibromatose von Serres
und Knoblauch mitgeteilt. Klinisch anatomische Fälle von juxtamedullären Tumoren
beschrieben 1865 Cailey und 1869 Charcot.

Über die ersten soliden *Gliome* des Rückenmarks berichteten 1867 Schueppel und 1869
Hoffmann. Die Gattungen des Glioms, Psammoms und Sarkoms hatte Virchow (1847,
1863—1865) aufgestellt und das Gliom als spezifische Geschwulstart des Zentralnervensystems angesehen, das von der Glia als der spezifisch gebauten Stützsubstanz hervor-
gebracht wird. Cohnheim (1878) hatte aus anatomischen Merkmalen der Geschwülste und
ihrem Mutterboden ätiologische Auskünfte — vorwiegend in teratogenetischer Hinsicht —
zu geben versucht. Auch Diskussionen über das gegenseitige Verhalten von Tumor und
Syringomyelie waren zu dieser Zeit bereits im Gange (v. Leyden 1876, Gaupp 1888,
Ziegler 1888, Hoffmann 1893, Rosenthal 1898, Pinner 1914, McPherson 1925 u. a.).

Bailey (1929) dehnte die vor allem von Lindau (1926) für die Kleinhirn-Cysten vertretene Ansicht einer Kombination von Höhlenbildung und Tumor auch auf das Rückenmark aus, wobei er diese Gebilde als exsudative Erzeugnisse primärer, gefäßreicher Geschwülste auffaßte.

Mit dem Klassifizierungsversuch von Bailey-Cushing (1926) wurde das Prinzip der
morphologischen Klassifikation der gliösen Geschwülste eingeführt. 1932 hat Kernohan
an dem Krankengut der Mayo-Klinik seine diesbezüglichen Ergebnisse mitgeteilt; er
fand, daß ein weit häufigeres Vorkommen epithelialer Zellverbände für die Spinalregion
eine gewisse Besonderheit darstellt.

Für die *Meningiome* — damals als Duraendotheliome bezeichnet — wurden von
M. B. Schmidt 1902 auch normalerweise in der Dura vorkommende arachnoidale Zell-
kolben als mutmaßliches Ausgangsmaterial dieser Geschwülste angesehen. Die Bezeichnung „Meningiom" führte Cushing 1922 für die früher sog. Duraendotheliome ein.
Gegen das von Penfield (1931) und Elsberg (1931) benannte „meningeal fibroblastoma"

sprachen sich BAILEY und BUCY 1931 aus, da es sich hierbei um epitheliale bzw. endotheliale Tumoren und nicht um Fibrome handelt.

Das *Neurinom* als eigene Tumorform wurde durch die bahnbrechenden Arbeiten von VEROCAY (1908—1910) herausgestellt. Hierdurch wurden ANTONI (1920) die Voraussetzungen für Klassifikation und Benennung der „Geschwülste der Häute" gegeben. Für die Recklinghausensche Krankheit vertrat er die Ansicht, daß sie nicht in einer einheitlichen Formel ausgedrückt werden kann. Pigmentation der Haut, bindegewebige Fibrose der Nervenstämme, Meningiome der Hirn- und Rückenmarkshäute und Gliome des Zentralnervensystems wurden als die wichtigsten Anzeichen dieser Uneinheitlichkeit angeführt. Als „formes frustes" wurden hierbei isolierte juxtamedulläre Geschwülste, klinisch belanglose kleine Knötchen an den Rückenmarkswurzeln — vor allem im Caudabereich — aber auch große, scheinbar solitäre Wurzelneurinome (ANTONI 1920) bezeichnet. Derartige Tumoren der Spinalnerven können gleichzeitig inner- und außerhalb der Dura angetroffen werden und sich durch ein oder mehrere Zwischenwirbellöcher mit extravertebralen Anteilen als „*Sanduhrgeschwülste*" entwickeln (ZINN und KOCH 1900, MEYER 1902 u. a.); sie wurden aber auch bei Tumoren anderer Art, wie z. B. Meningiomen, Sarkomen und sogar Carcinomen u. a. angetroffen (GULEKE 1922).

Daß *Gliome* auch unter den diffusen Tumoren der weichen Häute vorkommen können, zu denen seinerzeit lediglich Endotheliome und Sarkome gerechnet wurden, hat als erster PELS LEUSDEN (1898) herausgestellt. Bis 1926 hatte SCHUBERTH bereits 20 diffus wachsende leptomeningeale Gliome aus dem Schrifttum gesammelt. FISCHER berichtete 1901 über ein Kolossalgliom des Rückenmarks, das nicht nur in die weichen Häute, sondern auch längs der Segmentalnerven sogar in die Wirbelkörper und in die Bauchhöhle vorgedrungen war und das zu echten Metastasen in den Seitenventrikeln geführt hatte. Auch eine Metastasierung in umgekehrter Richtung war bekannt; SCHMINCKE berichtete 1915 über ein Kleinhirngliom, das nicht nur zu Sekundärgeschwülsten in den Seitenventrikeln geführt hatte, sondern das sich längs des ganzen Spinalkanals subarachnoidal entwickelt hatte.

Metastasierungen auf dem Liquorweg sind seit COLLIER 1904 bekannt; die nächste Veröffentlichung hierüber stammt von SCHUPFER (1908). CAIRNS und RUSSELL berichteten 1931 über spinal-arachnoidale und ventrikuläre Metastasen, auch bei gutartigen Formen des Primärtumors.

Das *Syndrom der Rückenmarkskompression* hat die *Physiologie des Rückenmarks* und die Kenntnis von der *Variabilität neurologischer Phänomene* bereichert und gefördert.

Schon in der älteren Christenzeit soll ARETAEUS die homolaterale *Parese* bei Rückenmarksläsion und GALENUS eine schon ziemlich detaillierte funktionelle Lokalisation innerhalb des unteren Halsmarks gekannt haben (ANTONI 1936). Daß aber Neubildungen zu derartigen Störungen führen können, wurde erst durch MORGAGNI bekannt, der 1740 die ersten derartigen Fälle zitierte (ELSBERG 1925); einen anscheinend vertebralen Tumor von COWPER (1699) und einen anscheinend intramedullären von SALTZMANN (1730). Der erste gesicherte intramedulläre Tumor wurde 1792 von PHILLIPS beschrieben.

Die von BASTIAN (1882) aufgestellte These, daß bei vollständiger Querläsion des Markes die Lähmung schlaff und bei partieller Querläsion spastisch sei, ist der Ansicht gewichen, daß die langsam fortschreitende Schädigung die Spastizität als Munksches „Isolierungsphänomen" hervorruft, wogegen eine plötzliche Schädigung eine Schlaffheit der Lähmung bewirkt.

Die Kenntnis von dem Verlauf der *sensiblen* Bahnen geht auf BROWN-SÉQUARD (1850), PETRÉN (1910) u. a. zurück, während SHERRINGTON 1893 die Lehre von der peripheren Überlagerung der Segmente inaugurierte, FLATAU 1897 auf die exzentrische Lagerung der langen Rückenmarksbahnen hinwies, und QUENSEL 1898, BRUNS 1899 und STERTZ 1906 die Aussparung der sacralen Dermatome bei Tumorkompression erstmalig beobachtet hatten (ANTONI 1936). Auch BABINSKI und seine Mitarbeiter (1910, 1920) gingen hierauf näher ein. HEAD und THOMPSON brachten 1906 die Schichtung der gekreuzten

1*

Sensibilitätsbahnen hierzu in Beziehung. Erst relativ spät ist durch die grundlegenden Arbeiten von BABINSKI 1920 die lokalisatorische Bedeutung der segmentalen Begrenzung (BRUNS 1901 u. a.) wieder stärker eingeschränkt worden.

Das *Reflexverhalten* wurde eingehender Studien unterzogen. Die Lehre von dem „Reflexbogen" — der bei Hautreflexen cerebral und bei Muskel- bzw. Sehnen- und Periostreflexen spinal geschlossen wird — wurde zunehmend in Frage gestellt als bekannt wurde, daß die Bauchhautreflexe bei gesicherter Querdurchtrennung des Rückenmarks erhalten sein können (DOWMAN 1923) und Muskelreflexe durch supranucleäre Einflüsse nicht nur gesteigert, sondern abgeschwächt bis erloschen sein können. Primitivere sowie höher koordiniertere Reflexe und motorische Assoziationsphänomene gewannen für die Höhenlokalisation zunehmend an Bedeutung, desgleichen der Einfluß der passiven Lagerung auf das Hervortreten oder Schwinden pathologischer Reflexe (WALSHE 1919, MAGNUS 1924 u. a.). Die tonischen Reflexkrämpfe SCHULTZEs (1898) wurden von BABINSKI (1922) unter der Bezeichnung „réflexes de défense" einer gründlichen Revision unterzogen (1900—1912) und führten zur Aufstellung der „paraplégie en flexion" als besondere Form (ANTONI 1936).

Auch der Einfluß des *Sympathicus* und seine Auswirkung auf die Funktionsabläufe des Rückenmarks wurden erkannt und für die Höhenlokalisation diagnostisch und differentialdiagnostisch ausgewertet, z.B. das Bernard-Hornersche Syndrom als Folge einer Schädigung des Centrum cilio-spinale (BERNARD 1862, HORNER 1869) oder die Auswirkung einer Schädigung der sympathischen Kernsäule des Brustmarks auf die oberen Extremitäten in Form von vasomotorischen, pilomotorischen (ANDRÉ THOMAS 1897), sensiblen, motorischen Störungen und sogar Reflexabweichungen (BARRÉ und SCHRAPF 1920).

Die *diagnostischen Zusatzuntersuchungen* wurden vor allem durch die Punktion des subarachnoidalen Liquorraumes bereichert; 1891 hatte QUINCKE die Lumbalpunktion in die Klinik eingeführt und damit die *Liquordiagnostik* ermöglicht.

Zuerst wurden *chemische Veränderungen* wie Gelbfärbung und Eiweißvermehrung bis zur Spontangerinnung bekannt, wie sie von FROIN 1903 bei entzündlichen Prozessen erstmalig mitgeteilt wurden. Als Folge einer Rückenmarkskompression wurden sie erst 1909 von BLANCHETIÈRE und LEJONNE gefunden. Schließlich hat NONNE (1913) auf das Vorkommen und die Bedeutung auch nur geringerer derartiger Veränderungen bei raumbeengenden spinalen Prozessen hingewiesen. Die Möglichkeit eines „Kompressionsliquors" oberhalb der Geschwulst wurde 1919 von EHRENBERG sowie 1923 von CUSHING und AYER mitgeteilt und von ANTONI 1931 sogar im Zisternenliquor bei einem großen Caudatumor beschrieben.

Das Vorkommen einer leichten *Zellvermehrung* im Liquor bei Rückenmarkstumoren wurde erstmalig von EHRENBERG 1919 angegeben.

Bedeutungsvoller noch für die Diagnostik der spinalen Raumbeengung war die Kenntnis der *hydrodynamischen Verhältnisse* innerhalb des Spinalkanals. Bereits BIER, der 1898 die Lumbalanaesthesie in die Chirurgie eingeführt hatte, war die Steigerung des lumbalen Liquordrucks bei Kompression der Halsgefäße bekannt (BIER 1899, 1901). Die diagnostische Auswertung der hydrodynamischen Verhältnisse wurde von QUECKENSTEDT 1916 in dem nach ihm benannten Verfahren mitgeteilt und von STOOKEY, MERWARTH und FRANTZ 1925 weiter ausgebaut und verfeinert.

Durch die Einführung der *Zisternenpunktion* durch AYER und seine Mitarbeiter im Jahre 1919 war erstmalig die Möglichkeit der hydrodynamisch kontrollierten Lumbalpunktion gegeben (WEGEFORTH, AYER und ESSICK 1919); sie wurde 1922 als Methode für den gesicherten Nachweis der spinalen Blockade angegeben.

In den Jahren 1927 und 1931 hat ANTONI auf die inspiratorische Drucksteigerung unterhalb der Blockade als charakteristisch für eine extradurale Kommunikationsbehinderung hingewiesen; er führte sie auf eine Blockierung des Venenplexus zurück und erklärte dieses Verhalten durch die gegensätzliche Beeinflussung des intrathorakalen bzw. intraabdominalen Druckes als Folge der inspiratorischen Zwerchfellbewegung. Als weiteres Verlegungssymptom wurde ein niedriger Liquordruck unterhalb der Kompression bei horizontaler Körperlage angesehen. Die Weiterentwicklung der Queckenstedtschen Methode führte schließlich sogar zu einer automatischen Registrierung des Liquordrucks (LAGERGREN 1937).

Durch die Einführung der *Kontrastmethoden* konnte nicht nur der endgültige Beweis der spinalen Raumbeengung, sondern vor allem auch der Nachweis der Höhenlokalisation erbracht werden. DANDY benützte als erster schon 1919 Luft als Kontrastmittel, die unterhalb der vermuteten Geschwulst intradural eingeführt wurde. Später wurde sie gelegentlich durch Gas, das rascher resorbiert werden soll und weniger Beschwerden verursache, ersetzt. Diesen negativen Kontrastverfahren stehen die *positiven* Kontrastmittel gegenüber (KRAUSE und SIMONS 1911), die 1921 von SICARD und FORESTIER erstmalig in Form von „lipiodol" Anwendung fanden. In letzter Zeit hat sich die *negative* Kontrastmethode mit Einführung von Luft oder Gas und anschließenden Schichtaufnahmen immer mehr durchgesetzt (LINDGREN 1954 u. a.).

II. Vorkommen der Rückenmarkstumoren.

1. Im Vergleich zu anderen Erkrankungen.

WALKER (1940) fand unter 234000 *Zugängen der Klinik* der Universität Chikago 58 Tumoren des Rückenmarks und seiner Häute, d. h. auf 4000 Kranke fiel 1 Rückenmarkstumor. Somit machen die Rückenmarkstumoren etwa 0,25 pro mille des Jahresquerschnitts einer Krankenanstalt aus. Ihr seltenes Vorkommen wurde auch von SPURLING und MAYFIELD (1936) bestätigt.

Wird die Häufigkeit des Vorkommens von Rückenmarkstumoren mit der *aller anderen Geschwülste* verglichen, so fällt etwa auf 50 Geschwulstkranke 1 Rückenmarkstumor, was einer Häufigkeit von 2 % entspricht (TÖNNIS und NITTNER 1957).

2. Innerhalb des Sektionsgutes.

SCHLESINGER (1898) fand unter 35000 Obduktionen 151 Rückenmarkstumoren im weitesten Sinn, das sind 0,43 % der sezierten Fälle und 2,06 % aller Geschwülste. Werden die Wirbelsäulentumoren und Metastasen außer acht gelassen, so waren es nur weiter 44 Neubildungen. Nach TÖNNIS und NITTNER (1957) fällt auf etwa 200 Sektionen 1 Rückenmarkstumor, was einem prozentualen Anteil von 0,5 % entspricht.

3. Im Vergleich zu Hirngeschwülsten.

Bezogen auf die Hirngeschwülste kommen Rückenmarksgeschwülste 4—8mal seltener zur Beobachtung (TÖNNIS und NITTNER 1957); SPURLING und MAYFIELD (1936) geben ein Verhältnis von 4:1, SCHLESINGER (1898) und WALKER (1940) von 8:1, andere Autoren von 6:1 an. Obwohl an Gehirn und Rückenmark grundsätzlich die gleichen Neoplasmen vorkommen, unterscheiden sie sich hinsichtlich ihrer Häufigkeit doch sehr wesentlich.

In der Zusammenstellung *intrakranieller Geschwülste* von CUSHING (1932) finden sich in dem Gesamtkrankengut von 2023 Fällen 42,6 % Gliome, 13,4 % Meningiome und nur 8,7 % Neurinome. Die metastatischen und ins Hirn eingebrochenen Tumoren machen mit 4,2 %, wie auch die kongenitalen mit 3,6 %, die Blutgefäßtumoren mit 2,0 % und die primären Sarkome mit 0,7 % nur einen verschwindend kleinen Anteil aus. Spätere Zusammenstellungen von OLIVECRONA (1955) über 5250 intrakranielle Tumoren mit 46,5 % Gliomen, 19,2 % Meningiomen, 8 % Neurinomen sowie von ZÜLCH (1956) über 4000 Hirngeschwülste — die das Krankengut von TÖNNIS enthält — mit 43,9 % Gliomen, 18,1 % Meningiomen und 7,5 % Neurinomen und aus der Mayo-Klinik von SLOOFF, KERNOHAN und MACCARTY (1964) über 7462 intrakranielle Neoplasmen mit 49,2 % Gliomen, 20 % Meningiomen und 8,3 % Neurinomen zeigen etwa die gleiche prozentuale Aufteilung (Tabelle 1).

Tabelle 1. *Übersicht über die histologische Aufgliederung von 18 735 Hirngeschwülsten.* (Zusammenstellung aus dem Schrifttum.)

Tumorart	Gesamtzahl		Cushing 1935		Olivecrona 1955		Zülch 1956		Slooff, Kernohan, MacCarty 1964[2]	
	Zahl der Fälle	%	Zahl der Fälle[1]	%	Zahl der Fälle	%	Zahl der Fälle	%	Zahl der Fälle	%
1. Medulloblastome	433	2,4	88	4,3			161	4	184	2,7
2. Spongioblastome	397	2,2	105	6,1			292	7,1		
3. Oligodendrogliome	674	3,6	27	1,3			312	7,8	335	4,5
4. Astrocytome	3207	17,2	199	9,8			283	7,1	2725	36,6
5. Glioblastome	3293	17,5	209	10,3	2441*	46,5	530	13,3	113	1,5
6. Ependymome	494	2,6	27	1,3			184	4,6	283	3,9
7. Plexuspapillome	49	0,2	13	0,6	16	0,3	20	0,5		
8. Pinealome	87	0,4	16	0,7			16	0,4	55	0,7
9. Neurinome	1510	8,2	176	8,7	420	8	297	7,5	617	8,3
10. Gangliocytome	20	0,1	5	0,2			15	0,4		
11. Meningiome	3496	18,4	271	13,4	1009	19,2	723	18,1	1493	20
12. Angioblastome	212	1,1	25	1,2	127	2,4	60	1,5		
13. Fibrome	5						5	0,1		
14. Sarkome	330	1,9	15	0,7			74	1,9	241	3,2
15. Chondrome	13	0,1	2	0,1			11	0,3		
16. Lipome	8						1		7	0,1
17. Osteome	31	0,2	15	0,7			16	0,4		
18. Chordome	11	0,1	2	0,1			9	0,2		
19. Kraniopharyngeome	486	2,6	94	4,6	89	1,7	107	2,7	196	2,7
20. Hypophysenadenome	1844	9,9	359	17,8	447	8,5	282	7	756	10
21. Zylindromatöse Epitheliome	8						8	0,2		
22. Epidermoide	112	0,5	15	0,7	36	0,7	61	1,5		
23. Dermoide	99	0,4					5	0,1	94	1,3
24. Teratome	31	0,2	4	0,2	15	0,3	12	0,3		
25. Angiome	833	4,6	22	1	365	7	83	2,1	363	4,5
26. Unklassifizierte Blastome	346	1,9	195	9,6			151	3,8		
27. Metastasen	409	2,3	67	3,2	179	3,4	163	4,1		
28. Parasiten	8		2	0,1			6	0,2		
29. Granulome	131	0,6	46	2,2	53	1	32	0,8		
30. Arachnitis und Ependymitis	77	0,4	24	1,1			53	1,3		
31. Verschiedenes	81	0,4			53	1	28	0,7		
Summe	18735	100,0	2023	100,0	5250	100,0	4000	100,0	7462	100,0

Die Angaben von Cushing (1935), Olivecrona (1955) und Zülch (1956) sind diesem Handbuch Band III, S. 47, Zülch, K. J.: Biologie und Pathologie der Hirngeschwülste (1956) entnommen.

[1] Die Zahl der Fälle bei den einzelnen Tumorarten ist aus den Prozentzahlen errechnet.

[2] Krankengut der Mayo-Klinik. Die Zahlen für die Hirngeschwülste wurden durch Abzug der Rückenmarkstumoren — 1322 Fälle — vom Gesamtmaterial von 8784 Fällen errechnet.

* Neuroektodermale Tumoren (ohne Plexuspapillome und Neurinome).

Im Vergleich hierzu zeigen größere Zusammenstellungen der letzten Jahre über *Rückenmarksgeschwülste* (Tabelle 2), daß Gliome einschließlich Ependymomen in 10 % bis 25 % — am häufigsten um 16 % — vorkommen, Neurinome in 14 %—38 % — bei einem Mittelwert von 23 % — vorliegen und Meningiome zwischen 13 % und 30 % — am häufigsten um 22 % — angetroffen werden. Im allgemeinen ist der prozentuale Anteil bei den Neurinomen etwas höher als bei den Meningiomen. Nur bei etwa einem Drittel der Autoren überwogen in dieser Zusammenstellung die Meningiome gering gegenüber den Neurinomen (Elsberg 1940/41, Oddsson 1947, Broager 1953, Bronson Ray 1954, Törmä 1957, Kostić 1958, Scheid 1963, Kunicki und Maciejak 1964, Backus 1965), im Krankengut von Tönnis kamen beide Geschwulstarten in annähernd gleicher Häufigkeit vor.

Tabelle 2. *Übersicht über die histologische Aufgliederung von 4885 Rückenmarksgeschwülsten und raumbeengenden spinalen Prozessen anderer Art.* (Zusammenstellung aus dem Schrifttum.)

Autor	1 Gliome oder intramed. Tu.	2 Ependymome	3 Neurinome, Neurofibrome	4 Meningiome	5 Gefäß-Tumoren, Angiome	6 Metastasen	7 Sarkome	8 Übrige	Summe der Spalten 1—8
1. Rasmussen, Kernohan, Adson (1940)	64 11,5%	32 6%	163 29%	140 25%	47 8,5%		55 10%	56 10%	557
2. Elsberg (1940/41)* (extramed. Tu.)		11 4,1%	53 19,9%	79 29,5%	9 3,3%	14 5,2%	31 11,6%	70 26,4%	267
3. Oddsson (1947)*	19 12,7%	10 6,6%	36 24%	48 32%	5 3,3%		6 4%	26 17,4%	150
4. v. Muralt (1949)	18 14%		34 28,1%	24 20,1%				45 37,8%	121[1]
5. Woltman, Kernohan, Adson, McK. Craig (1951)	220 22,5%		293 29,9%	254 25,9%	57 5,8%		110 11,2%	45 4,7%	979
6. Reid, Tutton (1952)*	56 17%		89 27%	63 19%	26 8%	26 8%	20 6%	50 15%	330
7. Broager (1953)*	43 16%		44 16,5%	86 31,5%	15 5,5%		57 21%	26 9,5%	271
8. Ray (1954)	24%		24%	28%				24%	
9. Fasiani (1954)	30 14,8%		64 31,6%	54 26,8%				54 26,8%	202
10. Rowbotham (1955)*	6 10%	2 3,3%	22 36,7%	14 23,3%	5 8,4%		4 6,7%	7 11,6%	60
11. Törmä (1957)	187 16,6%		263 23,4%	338 30,1%		250 22,3%		81 7,6%	1119
12. Arseni, Ionesco (1958) (intradurale Tu.)	76 21%		138 38,1%	114 31,5%				34 9,4%	362
13. Kostić (1958)	22 13,3%	7 4,3%	18 11%	36 21,8%	1 0,6%			81 49%	165[1]
14. Tönnis, Friedmann, Nittner (1958)	24 11,7%	14 6,8%	58 28,2%	58 28,2%	22 11,4%			28 13,7%	204
15. Cassinari, Bernasconi (1961)	41 22,4%		52 27,8%	44 23,6%				49 26,2%	186[1]
16. Klar, Henn (1961)*	7 4,1%	4 2,4%	33 19,4%	33 19,4%	5 2,9%	14 8,2%	13 7,7%	61 35,9%	170 (262 Laminektomien)
17. Lombardi (1961)	37 14,9%		74 29,6%	71 28,6%				67 26,9%	249
18. Wellauer (1961)	40 9,5%		91 21,7%	70 16,8%				218 52%	419
19. Tucker, Aramsri, Gardner (1962)	31 18,6%		57 34,1%	47 28,1%				32 19,2%	167
20. Umbach (1962)*	6 3%	14 7,3%	40 20,8%	25 13%	24 12,5%	18 9,4%	6 3%	59 31%	192
21. Arjundas (1963)*	5 2,7%	7 3,8%	48 26,2%	20 10,9%	6 3,2%	7 3,8%	1 0,5%	90 48,9%	184
22. Scheid (1963)*	35 8,3%	21 5%	78 18,9%	95 22,7%	37 8,5%	61 14,5%	25 6%	67 16,1%	419
23. Guidetti, Fortuna, Moscatelli, Riccio (1964)*	35 + 9 19,8%	15 6,8%	53 23,8%	45 20,3%	23 10,4%		18 8,1%	24 10,8%	222

Tabelle 2 (Fortsetzung).

Autor	1 Gliome oder intramed. Tu.	2 Ependymome	3 Neurinome, Neurofibrome	4 Meningiome	5 Gefäß-Tumoren, Angiome	6 Metastasen	7 Sarkome	8 Übrige	Summe der Spalten 1—8
24. Kunicki, Maciejak (1964) (extramed. Tu.)			71 30,6%	83 35,9%	23 9,9%	10 4,3%	23 9,9%	22 9,4%	232
25. Lombardi, Passerini (1964)*	70 14,4%		90+7 20,0%	84 17,4%	34 7%	25 5,2%		174 36%	484 (von 1241 spin. Prozessen)
26. Slooff, Kernohan, MacCarty (1964)*	291 22%		383 29%	338 25,5%	82 6,2%		157 11,9%	71 5,4%	1322
27. Backus (1965)	35 8,4%	32 7,7%	97 23,3%	101 24,3%	24 5,8%	34 8,2%	34 8,2%	59 14,1%	416
28. Kloss, Heppner, Argyropulos (1965)*	17 5,7%	10 3,3%	45 14,9%	42 13,9%	13 4,3%	85 28,3%	22 7,3%	67 22,3%	301
29. Nittner (1968)*	45 8,7%	32 6,2%	108 21%	116 22,5%	34 6,7%	44 8,6%	39 7,6%	95 18,7%	513
Gesamtzahl aus*	644 13,2%	126 2,5%	1129 23,1%	1088 22,4%	318 6,5%	294 6,0%	399 8,2%	887 18,1%	4885 100,0%

Zeichenerklärung: * Für die Gesamtwertung wurden nur diejenigen Spalten berücksichtigt, die vergleichbare Angaben enthalten. Die Rubriken 1, 5, 14 und 27 blieben unberücksichtigt, weil sie in späteren Veröffentlichungen der Rubriken 26 und 29 enthalten sind. In Zeile 1, 5 und 26 handelt es sich um das Krankengut der Mayo-Klinik, in Spalte 20 um das Krankengut von Prof. Riechert, Neurochirurg. Univ.-Klinik Freiburg i. Br. und in Spalte 14, z. T. in Spalte 27 und in Spalte 29 um das Krankengut der Kliniken von Prof. Tönnis.
[1] Die Zahl der Fälle ist aus den Prozentzahlen errechnet.

Zusammen kommen Meningiome und Neurinome meistens zwischen 40% und 60% vor, so daß diese beiden Hauptgeschwulstarten des Rückenmarks etwa die Hälfte der raumbeengenden spinalen Prozesse ausmachen.

Somit läßt sich sagen, daß Gliome, Meningiome und Neurinome des Spinalkanals sich in der Häufigkeit ihres Vorkommens umgekehrt verhalten wie die gleichartigen intrakraniellen Geschwülste (Tabelle 3). Während bei den Hirngeschwülsten die Gliome vorherrschen und danach mit Abstand die Meningiome und schließlich die Neurinome in einem Verhältnis 5,5:2:1 folgen, überwiegen im Spinalkanal eindeutig die Neurinome und Meningiome gegenüber den Geschwülsten aus der Gliomreihe; das Verhältnis für die Geschwulstarten Gliom:Meningiom:Neurinom beträgt hier etwa 3,5:5:5.

III. Ätiologie und Pathogenese.

Die *Ätiologie* der echten primären und auch der metastatischen Geschwülste ist noch immer völlig unklar. Lediglich über die *Pathogenese* lassen sich durch die experimentelle und humane Pathologie gewisse Vorstellungen machen (Peters 1951).

Bei den raumbeengenden spinalen Prozessen bestehen lediglich bei bestimmten, vorwiegend extraduralen Kompressionen ätiologische Hinweise; hierbei handelt es sich dann aber nicht um echte Geschwulstbildungen, sondern um Folgezustände entzündlich-eitriger Affektionen wie Pachymeningitiden, Arachnitiden und spinale Abscesse, um parasitär bedingte Raumbeengungen und um spezifische Gefäßerkrankungen, wie z. B. das Aortenaneurysma.

1. Dysontogenese.

In der Neuropathologie überwog früher in noch stärkerem Maße die *dysontogenetische* Anschauung, wonach die Geschwulstentstehung aus persistierendem Keimmaterial (Cohn-

Tabelle 3. *Übersicht über Klassifikation und Häufigkeit von 18 735 Hirngeschwülsten und 4885 Rücken-marksgeschwülsten einschließlich raumbeengenden spinalen Prozessen anderer Art.* (Zusammenstellung aus dem Schrifttum.)

| | Gegenüberstellung von Hirngeschwülsten und Rückenmarkstumoren | | | |
| | Hirngeschwülste Gesamtzahl von Tabelle 1, S. 6 | | Rückenmarksgeschwülste Gesamtzahl von Tabelle 2, S. 7—8 | |
	Zahl der Fälle	%	Zahl der Fälle	%
1. Medulloblastome	433	2,4		
2. Spongioblastome	397	2,2		
3. Oligodendrogliome	674	3,6		
4. Astrocytome	3207	17,2	649	13,3
5. Glioblastome	3293	17,5		
6. Ependymome	494	2,6	126	2,6
7. Plexuspapillome	49	0,2		
8. Pinealome	87	0,4		
9. Neurinome	1510	8,2	1129	23,1
10. Gangliocytome	20	0,1		
11. Meningiome	3496	18,4	1088	22,4
12. Angioblastome	212	1,1	s. Angiome	
13. Fibrome	5			
14. Sarkome	330	1,9	370	7,6
15. Chondrome	13	0,1		
16. Lipome	8			
17. Osteome	31	0,2		
18. Chordome	11	0,1		
19. Kraniopharyngeome	486	2,6		
20. Hypophysenadenome	1844	9,9		
21. Zylindrische Epitheliome	8			
22. Epidermoide	112	0,5		
23. Dermoide	99	0,4		
24. Teratome	31	0,2		
25. Angiome	833	4,6	305	6,2
26. Unklassifizierte Blastome	346	1,9		
27. Metastasen	409	2,3	323	6,6
28. Parasiten	8			
29. Granulome	131	0,6		
30. Arachnitis und Ependymitis	77	0,4		
31. Verschiedenes	81	0,4	895	18,2
	18 735	100,0	4885	100,0

(Bei den Hirngeschwülsten sind die Positionen 2—5 mit 40,5% zusammengefasst.)

HEIM 1878) oder versprengten Keimen (RIBBERT 1904) erklärt wurde. BÜCHNER (1950, 1956) schränkte diese Ansicht bereits dahingehend ein, daß er die dysontogenetischen Geschwülste zu den Raritäten zählte; für bestimmte Geschwulstbildungen des Nervensystems — wie Teratome, Melanome, Neurofibrome bei der Recklinghausenschen Krankheit und Angiome beim Morbus LINDAU — ließen sich entsprechende engere Beziehungen herstellen. Sie haben auch heute noch Gültigkeit.

PETERS (1951) hat die Neurofibromatosis Recklinghausen als besondere Gruppe der dysontogenetischen Prozesse mit blastomatösem Einschlag angesehen.

Als Folge *dysrhaphischer Störungen* sieht OSTERTAG (1926, 1936, 1941, 1952, 1955, 1958) die Entstehung der Gliome an, wobei entwicklungsgeschichtliche Vorgänge zugrunde liegen. Durch Ausschaltung und Fehldifferenzierung von Matrixgewebe an Naht- und Umschlagstellen des Nervensystems sollen gewisse Gliomarten am gleichen Ort und in gleicher Ausdehnung auftreten. Am Rückenmark werden die großen Krümmungen des Neuralrohrs während des fetalen Stadiums als derartige Prädilektionsstellen angesehen und für die Gliomentstehung bevorzugt gehalten, wie der Übergang von der Rautengrube zum Halsmark sowie die Nacken- und Steißbeuge. Es wurden Gliaheterotopien angenommen, wofür die lumbosacrale Häufung sowie die Kombination mit Spina bifida, Klumpfuß und anderen kongenitalen Mißbildungen zu sprechen schienen.

Koch (1948) faßte auch das Lipom im Rahmen dysrhaphischer Störungen als Fettgewebsheteroplasie auf und bezweifelte den echten Tumorcharakter mancher derartiger Neubildung. Auffällig sei auch hier die häufige Paarung mit anderen dysrhaphischen Erscheinungen angiomatöser und neurinomatöser Natur (Peters 1951), mit Spina bifida, Klumpfuß und anderen Mißbildungen.

2. Fehlregeneration.

In jüngster Zeit wurde der Gedanke der *Fehlregeneration* (Fischer-Wasels 1927) aus chronischem Reiz (Virchow 1963—1965) auch auf die Gliomgenese anzuwenden versucht.

Peters (1951) wendet gegen die Reiztheorie mit Recht ein, daß die Nervensubstanz durch die Blut-Liquorschranke besonders gut gegen chronische mechanische, physikalische und chemische Reize geschützt sei und daß weiter das funktionstragende neuroektodermale Parenchym regenerationsunfähig sei.

3. Vererbung.

Über *hereditäre* Zusammenhänge liegen bei den Geschwülsten des Nervensystems keine speziellen Untersuchungen vor. Antoni (1920) hat nur für die Neurofibromatosis Recklinghausen einen erblichen Einfluß erwogen.

Im Tierversuch wurde Heredität von Wells (1931) für Carcinome wahrscheinlich gemacht.

4. Trauma.

Traumatische Einflüsse sind bei der Entstehung von Geschwülsten nicht selten Anlaß eingehender Diskussion (Bing 1926, 1937, 1947, Christensen 1936, Brosowski 1937, Adson 1938, Tavares und Ferraz jr. 1938, Rasmussen, Kernohan und Adson 1940, Frowein 1949, u. a.). Peters (1951) fordert in jedem Fall neben dem Tumornachweis den traumatischen Dauerschaden und die örtliche Übereinstimmung beider.

Das Trauma als Ursache einer Geschwulst ist sicher außerordentlich selten, wie die Arbeiten von Marburg (1921, 1934), Staemmler (1939, 1942, 1948) und Hallervorden (1948) bei allerdings cerebralen Gliomen zeigen, die aber auch Peters (1951) anerkennt. Die Entstehung eines Meningioms am Ort eines chronisch entzündeten Narbengewebes wurde von Ostertag (1941) bei drei Fällen gesehen. Wenn alle diese Mitteilungen auch nur intrakranielle Geschwülste betreffen, so gelten selbstverständlich die hierbei gewonnenen Erfahrungen und Voraussetzungen auch für die Neubildungen im Spinalkanal.

Wenn überhaupt, so läßt sich ein Trauma wohl immer nur im fördernden Sinn erwägen.

Die verschlimmernde Wirkung eines Traumas als zusätzlicher Faktor wurde von Peters (1951) für diejenigen Fälle für vertretbar gehalten, die folgende Voraussetzungen bieten:

Der Tumor muß verifiziert sein.

Die Verschlimmerung des Zustandsbildes, gelegentlich wohl auch die erste Manifestierung des Tumorsyndroms, muß in mehr oder weniger unmittelbarem zeitlichen Zusammenhang mit dem Trauma aufgetreten sein; eine vorzeitige Auslösung durch das Trauma kann dann zur Diskussion stehen.

Das Trauma muß geeignet gewesen sein, zu den angeführten Vorgängen im Tumor oder seiner Umgebung geführt zu haben, wobei die Art des Glioms sowie die Angriffsart der Gewalt und die Lokalisation des Tumors berücksichtigt werden müssen.

Art und Lokalisation der Geschwulst dürfen ohne Trauma eine plötzliche Verschlimmerung erfahrungsgemäß nicht erwarten lassen.

Zeichen frischer Blutungen oder Nekrosen in dem Gliom oder seiner Umgebung können für einen Traumazusammenhang sprechen, bei bald anschließender geweblicher Untersuchung, ,,wobei Art und Intensität des vorangegangenen Traumas sowie Qualität des Glioms nicht außer acht gelassen werden dürfen".

In diesem Zusammenhang sei ein von SCHALTENBRAND (1951) beobachteter Rückenmarkstumor angeführt, der zweimal nach Gewalteinwirkungen im Abstand von Jahren jeweils mit einer Querschnittsläsion exacerbierte, die sich zwischenzeitlich wieder ganz zurückgebildet hatte.

Traumatische Einwirkungen und ihre Auswirkungen auf Melanome der Haut sind bekannt; jedoch soll auch hierbei an die Möglichkeit voneinander unabhängiger Geschwülste gedacht werden (OSTERTAG 1941).

Auf die versorgungsärztliche Bedeutung und die in diesem Zusammenhang sich ergebenden Erörterungen haben FINKELNBURG (1912, 1913), LUBARSCH (1912), DÜRCK (1924), MARBURG (1934), ZÜLCH (1950, 1956) u. a. eingehend hingewiesen.

5. Hormoneller Faktor.

Hormonelle Einflüsse bei der Geschwulstentstehung, vor allem während der Gravidität, wurden vielfach diskutiert. SCHIRMACHER (1953) weist auf eine während der Gravidität bestehende Neigung zu beschleunigter Gewebsproliferation hin und erklärt hierdurch die Verschlimmerung.

Sogar erstmalige Tumorsymptome oder auch nur vorübergehende Exacerbationen wurden hierbei nicht selten beschrieben (HIRSCH 1927, ANTONI 1936, BROSOWSKI 1937 u. a.).

B. Spezieller Teil.

I. Pathologie.

1. Topische Beziehungen der Geschwülste.

Bei den Rückenmarkstumoren kann bereits das Wissen um die topischen Verhältnisse innerhalb des Spinalkanals von entscheidender diagnostischer und prognostischer Bedeutung sein. Nach topischen Gesichtspunkten kommt man zu einer Aufgliederung in intramedulläre, extramedulläre intradurale (juxtamedulläre) und extradurale spinale raumfordernde Prozesse, wobei die von der Wirbelsäule ausgehenden Tumoren insofern eine Sonderstellung einnehmen, als sie bei einer medullären Symptomatik teils zu den extraduralen komprimierenden Prozessen gezählt, teils aber unberücksichtigt gelassen werden. Nach OPPENHEIM (1923) kommt auf ca. 15 Fälle von juxtamedullärem Sitz kaum einer von epiduralem, wenn man von den Wirbelgeschwülsten absieht. Seinen Angaben zufolge gehen die Rückenmarkstumoren zum größten Teil von den Meningen aus, während nach der Zusammenstellung von H. SCHLESINGER (1898) die Wirbeltumoren mit konsekutiver Beteiligung des Rückenmarks erheblich häufiger sind als alle meningealen und medullären Neubildungen zusammengenommen; das Verhältnis der von den Meningen zu den vom Mark ausgehenden wurde mit 7:3 bzw. 6:4 angegeben. Juxtamedulläre Geschwülste kamen bei ihm etwa doppelt so häufig wie intramedulläre vor. Bei ELSBERG (1925) betrug das Verhältnis der extramedullären zu den intramedullären Geschwülsten etwa 8:3 (49 extra-, 18 intramedulläre Tumoren). In einer seiner späteren Zusammenstellungen (1932) waren von 208 Rückenmarksgeschwülsten 28% extradural und 72% intradural gelegen.

Sofern nur generelle *topische Vergleiche* angestellt werden — also ohne Berücksichtigung der einzelnen Tumorarten — so ist das Verhältnis von intramedullären zu juxtamedullären und extraduralen raumbeengenden spinalen Prozessen sogar in größeren Statistiken mitunter recht unterschiedlich; manche Autoren lassen die von der Wirbelsäule ausgehenden primären und sekundären Tumoren unberücksichtigt, wogegen andere sie zu den extraduralen raumbeengenden spinalen Prozessen zählen. Durch diese uneinheitliche Stellung, die die von der Wirbelsäule ausgehenden Neubildungen im Rahmen der raum-

Tabelle 4. *Aufteilung der Rückenmarksgeschwülste nach topischen Gesichtspunkten*

Autor	Gesamtzahl	Intra-medullär	Juxta-medullär	Extradural	Intra-extradural
1. SCHLESINGER (1898)	400	302 75,5 %		88 22 %	10 2,5 %
2. STEINKE (1918)*	188	36 19 %	97 51 %	55 30 %	
3. ELSBERG (1931)*	100	14 14 %	67 67 %	19 19 %	
4. KERNOHAN, WOLTMAN ADSON (1933)	394	101 25 %	196 50 %	97 25 %	
5. McK. CRAIG (1935)	451	112 25 %	219 48 %	120 27 %	
6. McLEAN (1935)		32 %	48 %	20 %	
7. RASMUSSEN, KERNOHAN, ADSON (1940)*	557	64 11 %	297 53 %	154 28 %	42 8 %
8. ODDSSON (1947)*	150	38 25,3 %	80 53,4 %	32 21,3 %	
9. UMBACH (1962)*	192	57 30 %	75 39 %	60 31 %	
10. SCHEID (1963)*	419	52 12,4 %	196 46,8 %	154 36,8 %	17 4 %
11. NITTNER (1968)*	513	98 18,9 %	244 47,6 %	161 31,3 %	10 2,2 %
Summe	2119 100 %	359 16,9 %	1056 49,3 %	635 29,9 %	69 3,9 %

Zeichenerklärung: * Ausgewertete Spalten 2, 3, 7, 8, 9, 10, 11. Die übrigen Spalten wurden nicht berücksichtigt, weil sie keine vollständig vergleichbaren Angaben oder bereits ausgewertetes Krankengut enthielten. In Spalte 4, 5 und 7 handelt es sich um das Krankengut der Mayo-Klinik, in Spalte 9 um das Krankengut von Prof. RIECHERT, Neurochirurg. Univ.-Klinik Freiburg i. Br. und in Spalte 11 um das Krankengut der Kliniken von Prof. TÖNNIS.

beengenden spinalen Prozesse einnehmen, erklärt sich ein Teil der mitunter recht erheblich voneinander abweichenden Prozentzahlen bei statistischen Auswertungen (Tabelle 4).

Die an dem Krankengut von TÖNNIS gewonnenen Ergebnisse (NITTNER und TÖNNIS 1952, TÖNNIS, FRIEDMANN und NITTNER 1958) stützen sich auf 168 bzw. 204 intraspinale Geschwülste des gleichen Materials. Von 168 spinalen Tumoren verblieben nach Ausschluß der Metastasen und Wirbelgeschwülste 138 intraspinale Neoplasmen, von denen 29 (21 %) intramedullär, 84 (61 %) juxtamedullär und 25 (18 %) extradural lokalisiert waren.

Werden die 30 in dieser Zusammenstellung nicht einbezogenen Wirbelgeschwülste zu den extraduralen Tumoren gezählt, so ergibt sich ein Verhältnis von etwa 1:3:2 und bei 204 intraspinalen Geschwülsten ohne Wirbeltumoren wiederum von $^1/_5:^3/_5:^1/_5$.

Größenordnungsmäßig decken sich diese Angaben in etwa mit den jetzigen Zahlenverhältnissen bei unserem Krankengut von 513 spinalen raumbeengenden Prozessen und den Ergebnissen aus dem Schrifttum. Die der Tabelle 4 entnommenen mittleren Werte eines Gesamtkrankengutes von 2119 Fällen lassen eindeutig erkennen, daß etwa 17 % aller Rückenmarksgeschwülste intramedullär lagen, fast 50 % fanden sich juxtamedullär und etwa 30 % wurden extradural angetroffen. Somit überwogen die intraduralen Tumoren mit $^2/_3$ gegenüber den extraduralen. Diese Relationen können demnach im Prinzip als feststehend angesehen werden.

Sicherlich stehen aber die extraduralen raumbeengenden spinalen Prozesse viel mehr im Vordergrund, als insbesondere aus neurochirurgischen aber auch neurologischen Statistiken hervorgeht. SCHEID (1963) weist auf die Verzerrung durch den Auslesefaktor hin, weil derartige Kranke, z.B. mit metastasierenden Carcinomen, meistens in andere

Fachkliniken kommen. In diesem Zusammenhang wird noch einmal auf die obigen Ausführungen verwiesen.

Mit den Beziehungen von *Topik und Geschwulstart* haben sich bisher nur Einzelarbeiten beschäftigt. In einer Statistik von ELSBERG (1928) werden die intraduralen Geschwülste zu 82% von Meningiomen und Neurinomen dargestellt. ADSON (1950) gibt an, daß die juxtamedullären Geschwülste zu 50% von Meningiomen gestellt werden; 25% waren Neurinome und der Rest Neubildungen aus dem Fettgewebe, den Blutgefäßen und den Wirbeln. Nach SCHEID (1952) fielen auf 150 juxtamedulläre Kompressionen 70 (47%) Meningiome und 42 (28%) Neurinome, was weitgehend mit den Angaben von ADSON (1950) übereinstimmt. Außerhalb des Duralsackes lagen nur 15 Meningiome. Gleichzeitige intra- und extradurale Entwicklung zeigten 13 Geschwülste, bei denen es sich um Meningiome, Neurinome, Carcinome und Sarkome handelte.

Im allgemeinen läßt sich sagen, daß recht enge Beziehungen zwischen Topik und Geschwulstart bestehen.

α) Intramedulläre Geschwülste.

Als häufigste Geschwulstart wird hier immer das Gliom und das Ependymom angetroffen. Im Schrifttum findet sich das Gliom als Hauptvertreter bis zu 90% angegeben (PIA 1957), das Ependymom bis zu 60%. Danach folgen mit Abstand die Astrocytome mit etwa 20% und die Spongioblastome, während sich der Rest auf kleinere Gruppen verteilt.

β) Juxtamedulläre (intradurale extramedulläre) Geschwülste.

Unter ihnen stellen die Neurinome (um 23%) und die Meningiome (um 22%), wie auch in unserem Krankengut und allen größeren Vergleichsstatistiken, den Hauptanteil unter den juxtamedullären Tumoren und auch der Gesamtzahl aller Rückenmarksgeschwülste (s. Tabelle 2, S. 7—8). Hierzu gehören auch synonym bezeichnete Tumoren wie Geschwülste der Spinalwurzeln, Nervenwurzelgeschwülste, Neurolemmome und die Neurofibrome des amerikanischen Schrifttums (Neurinome), die im europäischen aber zu der Gruppe der Neurofibromatose Recklinghausen gezählt werden. Entsprechend wird multiples Vorkommen oder die Kombination mit anderen Geschwülsten oder Fehlbildungen dann nicht selten gesehen. In den weichen Häuten findet man Lipome, Gefäßgeschwülste, diffuse sarkomartige und melanotische Tumoren, Granulome (Tuberkulose) sowie primäre und sekundäre Gliome und Gliomatosen.

Nur bedingte und vor allem mehr prognostische Bedeutung hat die spinale Aussaat bei den Kleinhirn-Medulloblastomen und Pinealomen.

γ) Extradurale Geschwülste.

Hier überwiegen die Metastasen und die Sarkome aber auch die Mißbildungstumoren und Wirbelangiome.

Unter ihnen sind wohl die Mißbildungstumoren für den Neurochirurgen am wichtigsten. Sie sind in etwa 20% mit einer Spina bifida kombiniert. Es handelt sich hierbei vor allem um Epidermoide und die seltener anzutreffenden Dermoide. Weitere seltenere extradurale Geschwülste sind die Lipome und Fibrome.

Die Zuordnung der vertebralen Geschwülste zu den extraduralen Tumoren oder ihre Sonderstellung als eigene große Geschwulstgruppe — die mitunter unberücksichtigt bleibt — ist eine Erklärung für die abnormen Schwankungsbereiche in den Statistiken der spinalen Tumoren.

Nicht immer jedoch sind die topischen Beziehungen so eindeutig, daß eine scharfe Abgrenzung möglich ist. Bereits bei LISSAUER (1911) finden sich multiple Tumoren der Pia (Peritheliome) beschrieben, von denen einer in das Mark eingedrungen war und entsprechende klinische Symptome hervorgerufen hatte. Auch OPPENHEIM (1923) berichtete über Geschwülste, die zweifellos von den Meningen ausgegangen und einige Male vom Mark umschlossen waren. Andererseits können intramedulläre Tumoren gelegentlich einmal oder sogar in der Regel — wie das Lipom — auf die Meningen übergreifen. Ein derartiges Verhalten bei einem „Gliom" mit diffuser Ausbreitung im Spinalkanal wurde erstmalig von PELS LEUSDEN (1898) beschrieben. Hier ging der Tumor vom Lendenmark aus, hatte die Leptomeningen von Rückenmark und Gehirn infiltriert und war außerdem im Rückenmark selbst bis zum dritten Dorsalsegment nachweisbar. Die drei folgenden, gleichartig sich verhaltenden Geschwülste wurden von FRAENKEL und BENDA (1898), ROUX und PAVIOT (1898) sowie von FISCHER (1901) mitgeteilt (s. hierzu auch S. 18—19). Später haben sich erneut GRUND (1906), STRASSNER (1909), SCHAEDE (1911) u. a. mit dieser Fragestellung beschäftigt; GRUND (1906) ist hierbei auch auf die diffuse und die multiple Ausbreitung der Geschwülste unter Berücksichtigung der bis dahin veröffentlichten Fälle eingegangen. Wir konnten einen einzigen derartigen Fall beobachten.

In diesem Zusammenhang bedürfen wegen ihrer oft ausgedehnten topischen Beziehungen die Mißbildungstumoren nochmaliger Erwähnung. Sie kommen teils extradural, teils intradural, aber auch gleichzeitig extra-intradural oder häufiger extra-intramedullär vor. Ein derartiges Verhalten zeigen vor allem die Lipome, die zwar nicht zu häufig sind, aber zu den gut untersuchten Geschwülsten zählen (KRAINER 1935, BUCY und GUSTAFSON 1938, EHNI und LOVE 1945, BISCHOF und MÜLLER 1966 u. a.). Von 1937—1950 stieg die Zahl der mitgeteilten Fälle von 13 auf 47. Sie lagen 14mal extradural und 26mal intradural. Oft waren sie nicht exakt abgrenzbar. Am häufigsten werden sie extra- und intramedullär angetroffen (SCHMIEDEN und PEIPER 1929). In der Weltliteratur sind bis jetzt 45 intramedulläre Lipome beschrieben, denen 4 weitere Fälle aus dem Krankengut von TÖNNIS hinzugefügt wurden (BISCHOF und MÜLLER 1966). Eine Zwischenstellung nehmen die Epidermoide und Dermoide ein, die sich mitunter durch einen sog. Dermoid- oder Hautsinus bis an die Körperoberfläche verfolgen lassen, während sie selbst in der Regel intradural liegen. Aber auch subdural und intramedullär kommen sie vor (BISCHOF und NITTNER 1969). Die Angiome hingegen durchziehen die Dura nur selten. Sie werden entweder als Wirbelangiome und epidurale Angiome oder aber als Angiome der Rückenmarkshäute und des Rückenmarks selbst angetroffen. Sie liegen dann subarachnoidal oder subpial, mit Fortsätzen in das Innere des Markes, oder sie haben von vornherein enge Beziehungen zum Rückenmark. Isoliert im Epiduralraum gelegene Angiome sind weitaus seltener. BRONFMAN und ECTORS (1949) berichteten über 13 Fälle des Weltschrifttums, dem wir 3 eigene hinzufügen konnten; alle fanden sich zwischen D 2 und D 6 (NITTNER und TÖNNIS 1950).

Einen Überblick über die topischen Beziehungen der größeren Geschwulstgruppen und der jeweils am häufigsten anzutreffenden Tumorarten gibt die nachfolgende Aufstellung.

Intramedulläre raumbeengende Prozesse

Primäre intramedulläre Geschwülste
  Gliome (solide und cystische)
    Astrocytom
    Spongioblastom
    Oligodendrogliom
    Gangliocytom und -blastom
  Ependymom

Sekundäre intramedulläre Geschwülste
Mißbildungstumoren, Cysten und Parasiten
  Epidermoide, Dermoide, Teratome (Keimversprengungen)
  Cysten (Syringomyelie)
  Lipome
  Lipoangiome und Angiolipome

Angiome
  Angioblastom
  Angioma racemosum = Rankenangiom
  v. Hippel-Lindausche Erkrankung
  intramedulläre raumbeengende Hämatome
Parasiten
  Cysticerken
  Echinokokken

Entzündliche Prozesse
  akute: intramedullärer Absceß
  chronische: Granulationsgeschwülste
    Tuberkulom
    Syphilom
    Gumma

Juxtamedulläre (intradurale extramedulläre) raumbeengende Prozesse

Benigne Blastome
    Meningiom
    Neurinom
    Neurofibrom
    Generalisierte Neurofibromatose Reckling-
        hausen
    Myxom und Myxofibrom

Maligne Blastome
    Primäre Melanomatose
        primär sarkomatös entartete Melanomatose
        gutartige Melanomatose
        neurocutane Form der Melanomatose

Mißbildungstumoren, Cysten und Parasiten
    Epidermoide, Dermoide, Teratome
    Cysten

    Angiome
        intradurale raumbeengende Hämatome
    Parasiten
        Echinokokken
        Cysticerken

Entzündliche Prozesse
    akute: Subduralabsceß
    chronische: Arachnitis spinalis
        intradurale Granulome
            Tuberkulose
            Lues
            Coccidiose
            Torula
            Schistosomiasis
            Aktinomykose
            Sporotrichose

Extradurale raumbeengende Prozesse *

Benigne Neoplasmen
    Geschwülste des Knochens, Knorpels, Fett-
        und Bindegewebes:
    Osteom
    Osteoides Osteom
    Chondrom
    Lipom
    Fibrom
    Sympathicustumoren, benigne (Ganglio-
        neurom)
    Meningiom
    Neurinom

Maligne Neoplasmen bzw. metastatische Ge-
    schwülste
    Mamma-Ca
    Prostata-Ca
    Uterus-Ca
    Magen-Ca
    Darm-Ca
    Oesophagus-Ca
    Bronchial-Ca
    Schilddrüsen-Ca
    Hypernephrom
    Sarkom
    Chordom
    Sympathicustumoren, maligne

Systemerkrankungen des *hämatopoetischen*
    Apparates
    Leukosen: lymphatische Leukämie
        myeloische Leukämie
        Chlorom
    Retothelsarkomatosen

    Plasmocytom = Myelom = Kahlersche
        Krankheit; Ewing-Sarkom

Mißbildungstumoren, Cysten und Parasiten
    Epidermoide, Dermoide, Teratome
    Cysten
    Angiome
        extradurale raumbeengende Hämatome
    Parasiten
        Echinokokken
        Cysticerken

Entzündliche Prozesse
    akute: Absceß
    chronische: Granulome
        unspezifische
            eosinophiles Granulom
        spezifische
            Tuberkulom, fibröse Duratuberkulose
            Syphilom, Aortenaneurysma
            Pachymeningitis cervicalis hyper-
            trophicans
            Senkungsabsceß

Skeletbedingte Kompressionen
    Nucleus pulposus Prolaps
    Scheuermannsche Erkrankung = juvenile
        Kyphose
    Pagetsche Erkrankung
    Chondrodystrophie
    Ostitis fibrosa Recklinghausen
    Klippel-Feilsches Syndrom
    Posttraumatische Wirbelkörpernekrose
    Rheumatische Arthritis
    Spondylolisthesis

Wegen des streng topischen Verhaltens ist unter den extraduralen malignen Geschwülsten auf eine Gruppe von Sarkomen besonders aufmerksam zu machen, die im
Gegensatz zu den sonstigen Malignomen auf den Epiduralraum beschränkt bleiben und
die Dura niemals durchwachsen. Wahrscheinlich entsteht die Mehrzahl dieser selten vor-

* Siehe auch einschlägige Kapitel bei SCHLEGEL, Band VII/1 dieses Handbuchs.

kommenden Tumoren primär im Epiduralraum (Elsberg 1928, Zülch 1956, Törmä 1957, Bucy 1962). Elsberg (1928) erwähnt 17 primäre, nicht osteogene Sarkome des Spinalkanals, die sogar 37% seines Gesamtkrankengutes von extraduralen Tumoren ausmachen. Auch Törmä (1957) beschreibt in seiner Monographie 16 solcher Fälle von primären epiduralen Sarkomen, die allerdings histologisch sehr verschieden klassifiziert waren. Auf diese Sarkomgruppe haben Elsberg (1928), Nittner (1956, 1958) und später Bucy (1962) besonders hingewiesen. Die biologische Zusammengehörigkeit dieser Fälle wurde von Zülch (1956) sowie von Bingas und Zülch (1964) herausgestellt und einheitlich beschrieben. In ihrer histologischen Natur stehen sie der Kerngruppe des Retothelsarkoms sehr nahe. Auch R. Bischof (1960) wies bei klinisch gutartigen Verlaufsformen auf das Vorliegen differenzierter Sarkomtypen hin, wie das Retothelsarkom, das Melanosarkom, das Myxochondrosarkom und zum Teil auch das Spindelzellsarkom. Auf weitere Einzelheiten wird in dem Abschnitt über die Tumorart an entsprechender Stelle eingegangen (s. S. 47—53).

δ) Sanduhrgeschwülste.

In diesem Zusammenhang ist eine bestimmte Gruppe von Geschwülsten des Wirbelkanals und des paravertebralen Gewebes hervorzuheben, die wegen Form und Art des Wachstums im Schrifttum seit langer Zeit als *Sanduhr-*, *Zwerchsack-*, *Hantel-* oder *Flaschenhalsgeschwulst* bezeichnet wird (s. Abb. 106a und b, S. 266).

Wachstumsrichtung. Während Dowse (1874), Bing und Bircher (1909) eine Wachstumsrichtung vom Wirbelkanal nach außen annahmen und Heurtaux (1898), Zinn und Koch (1900), Boerner (1902) u. a. die gegenteilige Ansicht vertraten, ist nach Guleke (1916, 1935) nur die Entwicklung zur Sanduhrform das Gemeinsame, genetisch durchaus differenter Neubildung, wobei der Größe eines Tumoranteils keine Bedeutung hinsichtlich der Wachstumsrichtung beigemessen werden könne.

Häufigkeit. Cohen berichtete 1947 bei 110 extramedullären Tumoren im Thorakalbereich über acht Sanduhrgeschwülste, während Ranzi (1922) aus der Eiselsbergschen Klinik und seinem Krankengut bei 68 Laminektomien 11 extradurale Geschwülste und hierunter 3 Sanduhrgeschwülste fand. In dem Krankengut von Tönnis machten sie in einer früheren Zusammenstellung etwa 13% des Gesamtmaterials und 16% der extramedullären Tumoren aus (Tönnis und Nittner 1954). Heute beträgt ihr Anteil unter 513 raumbeengenden spinalen Prozessen 73 Fälle, was einer Häufigkeit von 14,2% entspricht (s. Tabelle 25, S. 266).

Höhenlokalisation. Am häufigsten werden *Sanduhrgeschwülste* in Übereinstimmung mit den Ausführungen von Jelsma (1941) im Thorakalabschnitt angetroffen, sofern ihre histologische Aufgliederung unbeachtet bleibt. Bei Berücksichtigung der Tumorart kommen sie als *Sanduhrneurinom* überwiegend im Cervicalbereich vor, wie es auch den Beobachtungen von Love und Dodge (1952), Tönnis und Nittner (1954, 1968), Arseni und Ionesco (1959) u.a. entspricht. Weitere Einzelheiten über Höhenlokalisation und Geschwulstart gehen aus Tabelle 25 u. 26, S. 266 u. 267, hervor.

Histologie. Den Hauptteil bilden Neurinome (Berblinger 1914, Guleke 1916, 1922, 1924, 1926, 1927, 1930, 1935, Antoni 1920, 1936, Bircher 1921, Erb 1923, Naegeli 1924 u. a.), die in unserem Krankengut fast die Hälfte der *Sanduhrgeschwülste* stellten (Tönnis und Nittner 1954, 1968). Auch Alessandrini (1940) glaubt, daß bei der Diagnose einer *Sanduhrgeschwulst* an erster Stelle an ein Neurinom gedacht werden muß; von seinen 5 beschriebenen Fällen waren 4 Neurinome. Eden (1940/41) berichtete über 32 *Sanduhrgeschwülste*, darunter 25 Neurinome. Alajouanine und Thurel (1947) beschrieben 12 *Sanduhrgeschwülste*, wovon nur 4 Neurinome waren. Dagegen fand Thurel (1950) unter 20 *Sanduhrgeschwülsten* 10 Neurinome. Später konnten auch Alajouanine und Thurel (1953) von 25 *Sanduhrgeschwülsten* die Hälfte als Neurinome klassifizieren.

Unter den spinalen Neurinomen sind die Angaben im Schrifttum über die Häufigkeit von *Sanduhrneurinomen* recht unterschiedlich. Arseni und Ionesco (1959) gaben die Häufigkeit von sanduhrförmig wachsenden Neurinomen mit 15,4% an. In der Zusammenstellung von Broager (1953) hatten sich von 44 spinalen Neurinomen 9 als *Sanduhrgeschwulst* entwickelt (20,4%).

Meningiome, Lipome, Sympathicustumoren, Phäochromocytome, Neurofibrome — auch bei gleichzeitiger Recklinghausenscher Erkrankung — Lymphogranulome, Echinococcuscysten, Hämangioendotheliome, Epidermoide und andere Geschwulstarten, wie sie FRAENKEL (1898), SCHLESINGER (1898), KRAUSE (1911), VALENTIN (1913), GULEKE (1922, 1935), OPPENHEIM (1923), STOUT (1924), CAPALDI (1927), FANCONI (1943), NITTNER (1952), TÖNNIS und NITTNER (1954, 1968), PERRIN, MORNEX, MANSUY und AIMARD (1967), BISCHOF und NITTNER (1969) u. a. beschrieben, sind weitaus seltener. Das die *Sanduhrgeschwülste* kennzeichnende Überschreiten topischer Grenzen — vor allem auch der Duragrenze — ist somit nicht immer Ausdruck des artspezifischen bzw. malignen Verhaltens einer Geschwulst.

Aber auch histologisch unreife Formen können sich als *Sanduhrgeschwulst* entwickeln, wobei sie den Weg des geringsten Widerstandes an der dorsalen Umgrenzung der Bögen und Ligamente nehmen. Sie werden von Sarkomen oder sarkomatös entarteten Geschwülsten, Carcinomen, Lymphosarkomen von Thymus und Mediastinum, wie sie PACANOWSKI (1882), BREGMAN und STEINHAUS (1903), OPPENHEIM mit BARDELEBEN (zit. bei OPPENHEIM 1923), BENNET (1927), PETTE (1951) mitteilten, von Endotheliomen der Pleura (HENSCHEN 1955) und unklassifizierbaren Tumoren gebildet. In dem Krankengut von TÖNNIS machten die malignen Blastome ein Viertel bis ein Fünftel der *Sanduhrgeschwülste* aus (TÖNNIS und NITTNER 1954, 1968). Auf weitere Einzelheiten wird in den entsprechenden Abschnitten eingegangen (s. auch S. 265—272).

2. Art des raumbeengenden Prozesses.

Als Grundlagen für Aussagen über die Hirn- und Rückenmarksgeschwülste wurden im Laufe der letzten Jahrzehnte an Stelle des für den Pathologen wie für den Kliniker nicht mehr ausreichenden Begriffes „Gliom" differenziertere Bezugssysteme erarbeitet. Die verschiedenen Gliome zeigten voneinander sehr abweichende histologische Bilder und sehr unterschiedliches Verhalten in ihrer biologischen Wertigkeit.

Die erste Klassifikation geht auf BAILEY und CUSHING (1926) zurück, die sich auf den histologischen Vergleich zwischen Zellen des normalen Hirngewebes und der Hirngeschwülste stützt. Dieser Einteilung entspricht in etwa auch die Klassifikation von PENFIELD (1931) und RIO HORTEGA (1932). Die Malignität der Tumoren aus der spongioblastischen Reihe wurde in einem umgekehrten Verhältnis zur Differenzierung des Zelltyps angesehen. RIO HORTEGA (1932) stellte den Gliomen die Paragliome gegenüber, wie es auch ZÜLCH (1939, 1956) tat. Von BERGSTRAND (1932) wurde eine Vereinfachung der Klassifikation angestrebt, wobei aus klinischer Sicht gutartige (Astrocytome) und bösartige (Glioblastome) unterschieden wurden. KERNOHAN, MABON, SVIEN und ADSON (1949) und RINGERTZ (1950) schlugen für die Astrocytome, Oligodendrogliome und Ependymome eine Unterteilung in Form eines aus 4 bzw. 3 Stufen bestehenden „grading"-Systems vor, wobei die Anzahl der Mitosen und das Ausmaß der Atypien einen Aufschluß über den Grad der Malignität geben sollen.

ZÜLCH gliederte in seinem Klassifikationsschema (1948) die intrakraniellen raumbeengenden Prozesse in sechs Hauptgruppen und legte auf die Zuordnung morphologischer und biologischer Aussagen innerhalb der einzelnen Geschwulstgruppen besonderen Wert, „d.h. es dürfen nur biologisch einheitliche Gewächse zusammengefaßt werden". Diese Einteilung wird in etwa auch der Unio Internationalis Contra Cancerum (UICC) gerecht, die 1958 eine einheitliche histologische Nomenklatur für alle Geschwülste des menschlichen Körpers vorgeschlagen hat mit dem Bestreben, durch eine allgemein anerkannte Klassifikation zu Vergleichen auf einer Ebene zwischen den verschiedenen Schulen zu gelangen.

Die sechs von ZÜLCH (1948, 1956) aufgestellten Haupttumorgruppen umfassen neuroepitheliale Tumoren, mesodermale Tumoren, ektodermale Tumoren, Mißbildungstumoren, Gefäßmißbildungen und Gefäßgeschwülste sowie sonstige raumbeengende Prozesse. Dieses

Klassifikationsschema wurde im folgenden auch den spinalen raumbeengenden Prozessen zugrunde gelegt.

Einleitend schreibt Zülch (1956) zur *Morphologie* und *Histologie* der Rückenmarkstumoren in Bd. III dieses Handbuches, daß sie sich eigentlich kaum von den intrakranialen Geschwülsten unterscheiden, es sei denn, daß die Neurinome im Spinalkanal besonders deutlich zu Palisaden- und Cystenbildung neigen, und daß die Meningiome typischerweise immer ohne Hyperostosen vorkommen und ausgesprochen häufig von „psammomatösem" Typ sind. Bei den Gliomen und Paragliomen sei an die häufige Cystenbildung erinnert (Kernohan und Sayre 1952). Die Ependymome des Filum terminale stammen sämtlich aus der „pseudopapillären Form" Kernohans (1932), bzw. lassen hier immer den von ihm beschriebenen myxopapillären Typ erkennen (Kernohan 1937). Meningiome und Angioblastome können sich im Spinalkanal in großer Ausdehnung als sog. Kolossaltumoren entwickeln. Bei den spinalen Lipomen schließlich findet sich stets eine starke Verstrebung mit dem Hinterstranggewebe bzw. den Wurzeln, so daß sie nicht radikal zu operieren sind.

Hinsichtlich der *artdiagnostischen Häufigkeit* finden sich im Schrifttum erhebliche Abweichungen, die im wesentlichen dadurch bedingt sein dürften, daß unter Rückenmarkstumoren einerseits nur Geschwülste des Rückenmarks selbst, eventuell noch seiner Wurzeln und Häute, andererseits aber auch sämtliche zu einer spinalen Raumbeengung führende Prozesse gezählt werden, wie Metastasen, skeletbedingte Formveränderungen der Wirbelsäule, entzündliche Endzustände — soweit sie komprimierend wirken — Parasiten, Mißbildungen u. v. a.

Obwohl die Rückenmarkstumoren im allgemeinen von gleichem histologischen Bau wie die Hirngeschwülste sind, unterscheiden sie sich wesentlich durch die verschiedene Häufigkeit ihres Vorkommens. So machen nach Kernohan (1937) Ependymome im Gehirn nur 2% aus, im Rückenmark dagegen 45%. Die Spongioblastome hingegen wurden im Gehirn in 33%, im Rückenmark als häufigste Geschwulstart aber nur in 7% angetroffen. Nach Antoni (1936) sollen Gliome, Meningiome und Neurinome im Spinalkanal in gleicher Häufigkeit vorkommen, während andere Autoren wieder häufiger Meningiome fanden und die Gliome als seltene Geschwulstart bezeichnen. In einer Statistik der Mayo-Klinik über 557 Rückenmarkstumoren (Rasmussen, Kernohan und Adson 1940) waren 11,5% intramedullär gelegen. 29% wurden von Neurinomen, 25% von Meningiomen und 10% von Sarkomen dargestellt, 8,5% waren extradurale Angiome, 6% Ependymome, 6% extramedulläre gemischtzellige Tumoren, 4% Chordome und der Rest unklassifizierbare Tumoren. Die nächste Veröffentlichung der Mayo-Klinik (1951) berichtete über 979 intraspinale Neoplasmen mit 22,5% intramedullären Geschwülsten und 11,5% intramedullären Gliomen (Woltman, Kernohan, Adson und McK. Craig 1951).

Ein ähnliches Verhalten war bei dem Krankengut von Tönnis zu beobachten. Nähere Einzelheiten bezüglich der Häufigkeit der einzelnen Tumorarten sind der Tabelle 2 und 3 (S. 7—9) zu entnehmen.

Vor allem kann für die extramedullären und besonders die extraduralen raumbeengenden Prozesse die präoperative Kenntnis der Artdiagnose von ausschlaggebender Bedeutung sein, weil sich hieraus wichtige diagnostische, therapeutische und prognostische Hinweise und Folgerungen ergeben können.

a) Neuroepitheliale Tumoren.

α) Gliome.

Sie sind mit den Ependymomen die häufigsten intramedullären Geschwülste, wobei bei den einzelnen Tumorarten die Abkömmlinge der Glia, der Ganglienzellen und der Fibrillen in einem bestimmten Verhältnis und in bestimmten Beziehungen zueinander stehen.

Gliome können aber auch primär extramedullär angetroffen werden (Cooper, McK. Craig und Kernohan 1950, 1951). Bei allen ihren 15 Fällen war ein weiteres gleichzeitiges intramedulläres oder intracerebrales Neoplasma ausgeschlossen, so daß es sich nicht um die seit PELS LEUSDEN (1898) des öfteren beobachteten diffusen Gliome der weichen Häute handelt; aber auch diese waren in Wirklichkeit Abtropfmetastasen primär cerebraler Geschwülste, vor allem von Medulloblastomen, und keine Sarkome, als die sie häufig beschrieben wurden. KERNOHAN und SAYRE (1952) berichteten ebenfalls über extramedulläre Gliome. In einer derartigen Zusammenstellung wurden 15 Gliome beschrieben, von denen 9 intradural und 6 extradural lagen, 9 waren Ependymome und 6 Astrocytome. Weitere Arbeiten zu diesem Thema finden sich bei SPILLER (1907), BAILEY und CUSHING (1926), CAIRNS und RUSSELL (1931), KERNOHAN, WOLTMAN und ADSON (1931), BAILEY (1936), CANTI, BLAND und RUSSELL (1937), POLMETEER und KERNOHAN (1947), KERNOHAN, MABON, SVIEN und ADSON (1949), MABON, SVIEN, KERNOHAN und McK.CRAIG (1949), McK.CRAIG, KEITH und KERNOHAN (1949), SVIEN, MABON, KERNOHAN und ADSON (1949), COOPER und KERNOHAN — nicht veröffentlicht — u. a.

Die übrigen *nicht* gliomatösen intramedullären Tumoren gehören nicht den nervösen Elementen an, sondern sind vom Mark umschlossene Neubildungen mesodermaler oder ektodermaler Herkunft, wie Lipome, Fibrome und Angiome, aber auch Neurinome usw. Da sie auf eine Störung des Schließungsvorgangs zurückgehen, werden sie vorwiegend in der Umgebung des hinteren Septums angetroffen.

Das Gliom liegt je nach seiner *biologischen Wertigkeit* klinisch als rasch wachsender Tumor vor, der Markscheiden und Achsenzylinder früh infiltriert, wie das maligne Gliom, oder es wächst verdrängend und verschont die Achsenzylinder. Klinisch bleibt es daher dann länger latent und verursacht nur geringere Erscheinungen (ABRAHAMSON und GROSS-MAN 1921). Nach ihrem Wachstumscharakter gehören unter den Gliomen und Paragliomen dann einerseits die zerstörend wachsenden Astrocytome und Oligodendrogliome, andererseits die stiftförmig sich entwickelnden Spongioblastome und die wohl am häufigsten vorkommenden Ependymome zusammen (PETTE 1929, 1936, 1951); sie zeigen enge Beziehungen zu den Gefäßen.

Die *äußere Form* des Rückenmarks kann je nach Art und Wachstumstendenz der Geschwulst nicht oder kaum sichtbar verändert sein — besonders wenn sich die Geschwulst in der Längsrichtung des Rückenmarks als Gliastift ausdehnt — oder das Rückenmark kann umschrieben oder bei sog. Kolossalgliomen über seine ganze Länge durch den Tumor und die reaktiven Veränderungen der Umgebung aufgetrieben sein, wie z.B. bei dem als Rückenmarkstumor sehr selten vorkommenden Glioblastoma multiforme. Hierbei überschreitet der Tumor an der Oberfläche nur selten die pialen Grenzen.

Die *Konsistenz* dieser Gliome ist sehr verschieden und einerseits vom Zell- bzw. Faserreichtum der Geschwulst, andererseits von regressiven Veränderungen abhängig, die sich vor allem bei den rasch wachsenden Tumoren finden. Die zellreichen Gliome neigen weniger zu Zerfall als die faserreichen und gehen bei zusammenhängender Längsausdehnung des Tumors ohne scharfe Begrenzung in die seitlichen Rückenmarksabschnitte über.

Bei über der Hälfte der intramedullären Gliome werden *syringomyelieähnliche Höhlen*, teils im Zentrum des Tumors selbst, teils in seinen oberen bzw. unteren Randgebieten, zum Teil mit derber Randgliose, gefunden. Sie werden als sekundäre Veränderungen oder als geschwulstförmige Fehlbildungen (Hamartome) angesehen. KERNOHAN und SAYRE (1952) z. B. fanden Höhlenbildungen bei 16 intramedullären Gliomen nicht weniger als 10mal, während PETERS (1951) dies offenbar selten sah (MABON, SVIEN, KERNOHAN und McK.CRAIG 1949, SLOOFF, KERNOHAN und MacCARTY 1964).

Höhlenbildungen geben häufig zu Verwechslungen mit echter „primärer" oder „gliotischer" Syringomyelie Anlaß. Sie werden bei Gliomen, aber auch bei Gefäßprozessen angetroffen (BODECHTEL 1963). Aber auch bei extramedullären Tumoren kommen sie vor und werden dann als zirkulationsbedingt durch Gefäßkompression erklärt.

1. Spongioblastome.

Das Spongioblastom ist das häufigste Gliom des Rückenmarks. Es wächst häufig als sog. „Stiftgliom" entweder mehr zentral oder zwischen den Hintersträngen und kann Bleistiftdicke überschreiten (ZÜLCH 1956). Nicht selten zerfällt es cystisch und liegt dann als sog. „Syringomyelie verbunden mit Tumor" vor.

2. Oligodendrogliome.

Diese Geschwulstart wird im Rückenmark ausgesprochen selten angetroffen. Es handelt sich um zerstörend wachsende, derbe, meist verkalkte Tumoren, die sich histologisch von der Oligodendroglia ableiten.

3. Astrocytome.

Die ebenfalls zerstörend wachsenden Astrocytome breiten sich unter Verschonung der Vorderhornzellen aus; klinisch werden daher fibrilläre Zuckungen und Amyotrophien vermißt.

Metastasen und *Rezidive* sind jedoch nur sehr selten. CAIRNS und RUSSELL (1931) haben bei systematischer Untersuchung des Spinalraums auch bei einem Astrocytom spinale Liquormetastasen gesehen, wogegen ZÜLCH (1956) sie nie beobachtet hat.

4. Glioblastome.

Das multiforme Glioblastom, die häufigste Hirngeschwulst, kommt im Rückenmark nur sehr selten vor (WOODS und PIMENTA 1944). Auch im Krankengut von TÖNNIS fand sich nur ein Fall.

Metastasen beim Glioblastom sind im Schrifttum von CAIRNS und RUSSELL (1931) beschrieben worden (in einem Fall bei insgesamt 22 spinalen Metastasen von Gliomen). ZÜLCH (1956) berichtete ebenfalls nur über einen Fall, der knopfförmige spinale Metastasen aufwies.

β) Paragliome.
5. Ependymome.

Zum ersten Male ist diese Geschwulstart 1902 von MALLORY wie auch von SAXER und ausführlich 1937 von KERNOHAN und FLETCHER-KERNOHAN beschrieben worden.

Gegenüber den relativ selten vorkommenden spinalen Gliomen machen die Ependymome, die ZÜLCH (1956) zu den Paragliomen zählt, fast die Hälfte der intramedullären Tumoren aus. Sie finden sich in allen Rückenmarksabschnitten, häufiger aber im oberen und vor allem im Conus und Filum terminale, wo sie sich dann zwischen den Caudafasern entwickeln. Sie kommen im Mark in der epithelialen, im Filum dagegen nur in der cellulären oder myxopapillären Form vor.

Makroskopisch handelt es sich um sehr große Tumoren von mehreren Zentimetern Länge. Sie erreichen vor allem im Conus-Caudagebiet eine Länge bis zu etwa 10 cm und fallen durch ihr schwammiges Aussehen auf. Auf die sie überziehende Arachnoidea wurde besonders von FOERSTER und GAGEL (1936) hingewiesen. Im Rückenmark liegen die Ependymome gewöhnlich mehr dorsal und zwischen den Hintersträngen und erstrecken sich dabei stiftförmig über mehrere Segmente. Im Ausnahmefall können sich die Geschwulstmassen auch einmal auf die Vorderseite vorschieben und dort unter anderem die Arteria basilaris umwachsen (eigener Fall von ZÜLCH 1956). Von den übrigen „Stiftgliomen" sind sie am ehesten durch ihre dunkelrötliche Farbe, wahrscheinlich als Folge einer vermehrten Durchblutung, zu unterscheiden. Ihre „Cyste" ist eine oft in den Segmenten darüber oder darunter gelegene sog. „Syringomyelie".

Histologisch hatten KERNOHAN und FLETCHER-KERNOHAN (1937) zunächst den epithelialen Typ (Ependymschläuche), den papillären Typ, den cellulären Typ (mit perivasculärer Anordnung der Zellen) und die eigentlichen Papillome des Plexus chorioideus unterschieden. Die histologische Struktur ist gekennzeichnet durch kleine Pseudorosetten,

Cysten und Kanäle oder Pseudoadenome, d. h. von größeren epithelialen Zellen umgebene Capillaren mit kernfreien Räumen.

Bei den Ependymomen des Rückenmarks finden sich epitheliale Bildungen vom Typus der „Ependymschläuche" recht häufig; sie kommen nach ZÜLCH (1956) auch bei Ependymomen des Aquädukts, jedoch selten bei denen des 4. Ventrikels und nie bei Großhirnhemisphären-Ependymomen vor.

Bei den Ependymomen der Cauda equina hatten KERNOHAN, WOLTMAN und ADSON (1933) festgestellt, daß der celluläre und myxopapilläre Typ vorherrscht, nicht aber der daneben im Mark noch vorkommende epitheliale Typ. Diese histologische Unterteilung wurde allerdings von TARLOV (1934) unter Hinweis auf differente Schnittführung und Schnittzahl angezweifelt. Inzwischen haben KERNOHAN und seine Mitarbeiter eine neue Untergliederung der Ependymome nach vier Malignitätsgraden getroffen (KERNOHAN, MABON, SVIEN und ADSON 1949, MABON, SVIEN, KERNOHAN und McK. CRAIG 1949, KERNOHAN und SAYRE 1952, 1958).

LÜTHY und IRSIGLER (1952) glauben, daß die Ependymome der Cauda histologisch wie auch klinisch mit den Neurinomen verwechselt werden können, die BAASCH (1944) näher beschrieben hat.

Rezidive und *Metastasen* sind auch bei den Ependymomen des Spinalkanals möglich. CAIRNS und RUSSELL (1931) fanden bei systematischer Untersuchung des Rückenmarks in 1 von 8 Fällen, SVIEN, MABON, KERNOHAN und McK. CRAIG (1953) in 6 von 9 Fällen eine Metastasierung auf dem Liquorweg. PETTE und KÖRNYEY (1931) haben die diffuse Aussaat sogar bei einem langsam wachsenden spinalen Ependymom beschrieben.

Die *Prognose* scheint bei den Ependymomen des Rückenmarks und in der Gegend des Filum terminale besser zu sein als bei anderer Lokalisation (KERNOHAN und WOLTMAN 1931, FOERSTER und GAGEL 1936, ZÜLCH und SCHMID 1955).

6. Neurinome.

Sie werden auch als Schwannome, Lemmome, Neurilemmome und im amerikanischen Schrifttum als Neurofibrome bezeichnet.

Früher wurden die spinalen Neurinome als Myxofibrome oder Myxome und in der älteren Literatur als Sarkome beschrieben.

Ihre *Histogenese* ist noch immer umstritten. Wie schon VIRCHOW (1858) halten sie NILS ANTONI (1920, 1936) und SCHERER (1934) für ektodermaler Herkunft, wogegen PENFIELD (1927, 1932) und GAGEL (1936, 1938) sie vom Mesoderm ableiten. ZÜLCH (1956) ordnet sie den neuroepithelialen Tumoren zu.

Mit den Meningiomen stellen sie die *häufigsten* intraduralen Geschwülste dar (s. Tabelle 2, S. 7—8). In der Dissertation von BAUER (1938) aus einem Allgemein-Pathologischen Institut betrugen die Neurinome des Spinalkanals 33% (78 von insgesamt 237 Fällen). Nach WOLTMAN, KERNOHAN, ADSON und McK. CRAIG (1951) sind sie im Spinalkanal mit 30% die am häufigsten vertretenen Tumoren (gegenüber 7,5% der intrakraniellen Tumoren des Beobachtungsgutes von ZÜLCH 1956, s. Tabelle 1, S. 6). In dem Krankengut von RIECHERT (UMBACH 1962) und von TÖNNIS (NITTNER 1968) machten die Neurinome etwa 20% aller raumfordernden Prozesse des Spinalkanals aus. Davon abweichend gibt ZEH (1958) das Verhältnis von Neurinomen:Meningiomen mit 2:5 an.

In bezug auf das Rückenmark und seine Häute lagen bei KERNOHAN (s. auch KERNOHAN und SAYRE 1952) von 226 spinalen Neurinomen 66% (176 Fälle) rein intraspinal und 17% (45 Fälle) extradural; der Rest hatte Zwerchsackform. Bekanntlich stellen Neurinome den wohl größten Anteil dieser pathologisch-anatomisch keine Einheit bildenden sog. *Sanduhrgeschwülste*. Vor allem neigen hierzu die von vornherein extradural angelegten Wurzelgeschwülste. Nach UMBACH (1962) liegt etwa die Hälfte der Neurinome im intra- und extraduralen Raum, was ihre Wachstumstendenz durch die Foramina intervertebralia als Sanduhr- bzw. Zwerchsackform verständlich macht. In dem Krankengut von TÖNNIS war bei 82 spinalen Neurinomen der überwiegende Teil mit 71,8% juxtamedullär gelegen.

Extradural (14,1%) und gleichzeitig extra-intradural (12,8%) kamen sie etwa gleich häufig vor. Nur in einem Fall hatte sich ein Neurinom intramedullär entwickelt (Breker 1966, s. Abb. 124, S. 287 und Tabelle 36, S. 292).

Innerhalb der einzelnen Rückenmarksabschnitte fielen nach einer Zusammenstellung von Rasmussen, Kernohan und Adson (1940) von 163 spinalen Neurinomen auf den Cervicalabschnitt 21%, auf das Thorakalgebiet 43% und auf den lumbosacralen Teil der Wirbelsäule 36%. In einer späteren Zusammenstellung von Kernohan und Sayre (1952) lagen bei 260 spinalen Neurinomen 23,5% cervical, 39,5% thorakal, 32% lumbal und 5% sacral. In der statistischen Abhandlung über die Biologie und Pathologie der spinalen raumfordernden Prozesse von Backus (1965) beträgt der prozentuale Anteil in den entsprechenden Abschnitten 28:58:13:1, in dem Krankengut von Riechert (Umbach 1962) cervical 48%, thorakal 25%, lumbosacral 27% und bei Tönnis (Breker 1966) in den gleichen Rückenmarksabschnitten 29%:59%:12% (s. auch Abb. 125, S. 287). Aus diesen Aufstellungen geht die recht unterschiedliche Verteilung der Neurinome innerhalb der einzelnen Rückenmarksabschnitte deutlich hervor. Nach Ravenel (1877) würde bei Aufgliederung der Gesamtlänge der Wirbelsäule (100%) der prozentuale Anteil für den cervicalen Abschnitt 22,5%, für den thorakalen Abschnitt 51,5% und für den lumbalen Abschnitt 26,0% betragen.

Ausgesprochene Prädilektionsstellen bestehen nicht, doch sind es häufiger die hinteren und caudaler gelegenen Wurzeln, welche betroffen sind.

Multiples Vorkommen von spinalen Neurinomen ist selten, es sei denn, daß Beziehungen zur Recklinghausenschen Erkrankung bestehen.

Der *bevorzugte dorsolaterale Sitz* der Neurinome stützt die Annahme, sie entwicklungsgeschichtlich mit der ebenfalls in diesem Streifen des Medullarrohrs entstehenden Ganglienleiste in Zusammenhang zu bringen und sie — wie die Meningiome — als embryonale Fehlbildungen anzusprechen. Nur etwa 10% werden an der Vorderfläche des Rückenmarks gefunden (Rasdolski und Klimow 1938). Ihr weiteres Vorkommen an Stellen, an denen ausgereifte Neurocyten angetroffen werden, führt zu den Übergängen der multiplen Nervengeschwülste der Recklinghausenschen Erkrankung und gibt eine Erklärung für das sogar gelegentliche intramedulläre Vorkommen.

Makroskopisch sind es Geschwülste von Hirsekorngröße bis zu sog. Kolossaltumoren, die den ganzen Spinalkanal ausfüllen können. Zülch (1956) beschreibt sie als pferdebohnen- oder fingerförmig geformt und gibt ihre Länge bis über 10 cm — im Caudagebiet sogar bis 14 cm — an. An den Caudawurzeln können sie aber auch als kleine Wurzelknötchen angetroffen werden, die mitunter keine Wachstumstendenz zeigen und symptomlos bleiben können. Zschau (1929) gibt ihr Vorkommen in der Cauda als Zufallsbefunde mit 11,2% an.

Die Konsistenz der spinalen Formen ist meist derber als die der Brückenwinkel-Neurinome. Die sie umgebende Umhüllung mit oft gefäßreicher Pia wird fälschlicherweise als Kapsel bezeichnet.

Histologisch bestehen sie aus fibrillären und reticulären Anteilen (Peters 1951). Nils Antoni (1920, 1936) faßte die letzteren allerdings schon als regressive Veränderungen auf. Der reticuläre Typ soll auch besonders zu cystischer Entartung neigen (Oehr 1938). Auch Zülch (1956) schreibt, daß sich regressive Vorgänge durch reticuläre Umwandlung des Gewebes mit metachromatischer Färbung anzeigen.

Regressive Veränderungen, wie Nekrosen, schleimige oder cystische Entartung, Verkäsung oder Verkalkung, sind häufige Beobachtungen. Verflüssigung, die mit cystischer Umwandlung endet, findet sich nach Penfield (1927, 1932) besonders beim spinalen Neurinom, vor allem im Caudabereich. Nach Zülch (1956) sind die regressiven Veränderungen am besten durch mangelhafte Vascularisierung des tiefen Gewebes bei größeren Tumoren zu erklären.

Besonders bei den spinalen Neurinomen finden sich auch häufiger Herde von altem Blutpigment bzw. perivasculäre Herde von Makrophagen mit Pigment. Sie liegen manchmal am Rande von Cysten, in die es hineingeblutet hat (Krayenbühl und Lüthy

1947). Gelegentlich können auch Mastzellen, seltener auch einmal Plasmazellen vorkommen. Kommt es zu einer Blutung in ein Neurinom, so kann klinisch dann ein apoplektiformes Bild auftreten (KRAYENBÜHL 1947, NITTNER 1958).

Varianten ergeben sich durch Ähnlichkeiten mit Ganglienzellen in Neurinomen und auch mit Makroglia, die von PENFIELD (1927, 1932) für Kerne degenerierender Fibroblasten gehalten wurden. ZÜLCH (1956) wies besonders darauf hin, daß Tigroidsubstanz immer fehlt. Nur in einem Fall eines spinalen Neurinoms sah er echte Nervenzellen, wogegen in einem anderen Fall eines Caudaneurinoms ein eigenartiger Herd beschrieben wurde, der „nur oberflächlich Ähnlichkeit mit Spinalganglienzellen" hatte.

Nach den Erfahrungen von ZÜLCH (1956, 1958) gibt es — im Gegensatz zu der Ansicht von KERNOHAN und SAYRE (1952) — recht erhebliche Unterschiede in Architektur und Zelltyp zwischen den intrakraniellen und den intraspinalen Neurinomen einerseits und denen der peripheren Nerven bzw. den Neurofibromen der Recklinghausenschen Krankheit andererseits.

Maligne Entartung mit Mitosen ist auch bei den Neurinomen des Spinalkanals eine Rarität, es sei denn, daß eine Recklinghausensche Erkrankung vorliegt.

Metastasierung kommt im allgemeinen bei solitären Formen nicht vor. „Durale Implantationsmetastasen" (SCHMINCKE 1925) dürften die Kombination eines Neurinoms mit fibroblastischen Meningiomen darstellen. Maligne Entartung eines spinalen Neurinoms bei Recklinghausenscher Krankheit ist gar nicht so selten, so daß sich hieraus mitunter Schlüsse auf das Vorliegen dieses generalisierten Krankheitsprozesses ergeben.

Differentialdiagnostisch ist darauf hinzuweisen, daß die Abgrenzung spinaler Neurinome von Meningiomen nicht immer leicht und nicht immer möglich ist, obwohl die Beziehungen zu den Rückenmarkshäuten den Aufschluß geben sollten. Die Meningiome sind im Spinalkanal häufig Psammome, d.h. besonders harte und kalkreiche Geschwülste. Die Neurinome sind dagegen durch ihre Neigung zur Verfettung und Cystenbildung vielfach von weicherer Konsistenz (ZÜLCH 1956).

Bei Auffindung *multipler Tumoren* kann es sich sowohl um Neurinome als auch um Meningiome oder um Kombinationen handeln, so daß dann erst die histologische Untersuchung den Aufschluß zu geben vermag.

Auch histologisch können sich differentialdiagnostische Schwierigkeiten gegenüber den fibroblastischen Meningiomen ergeben, die jedoch zelldichter, einheitlicher und straffer sind (ZÜLCH 1956). Hinsichtlich weiterer Einzelheiten wird auf Bd. III, S. 379 dieses Handbuchs verwiesen.

7. Neurofibromatose Recklinghausen*.

Das weitere Vorkommen von Neurinomen an Stellen, an denen unausgereifte Neurocyten angetroffen werden, führt zu den Übergängen von den multiplen Nervengeschwülsten zu der Recklinghausenschen Erkrankung und gibt darüber hinaus eine Erklärung für die sogar gelegentliche intramedulläre Lokalisation. Das gehäufte Vorkommen einer bestimmten Geschwulstart kann aber auch Ausdruck einer Neurofibromatose sein.

Die generalisierte Neurofibromatose Recklinghausen zeigt fließende Übergänge zu dysrhaphischen Störungen. Sie ist durch Vielgestaltigkeit der Erscheinungen gekennzeichnet. In den meisten Fällen liegen Hauttumoren und Pigmentanomalien vor. Dennoch können die häufig multipel vorliegenden Geschwülste an Wurzeln und Nerven, aber auch im Rückenmark, im Gehirn und an den Hirnnerven, extra- wie intradural, oft diagnostische Schwierigkeiten bereiten. Die Geschwülste können an jedem markhaltigen und marklosen vegetativen Nerven auftreten. Eine Übersicht über das Vorkommen von Tumoren bei der Neurofibromatose gibt die Zusammenstellung von STOUT (1935, 1949).

Maligne Entartung und *Metastasierung* kommt nach STOUT (1949) in etwa 20% der Fälle vor und erfolgt vor allem in Lunge und Pleura, aber auch in Zwerchfell, Leber und Knochen.

---

* Siehe auch SCHLEGEL, Band VII/1, S. 51–52 dieses Handbuchs.

γ) Gangliocytome.
8. Gangliocytome, Ganglioblastome.

Echte Gangliocytome oder -blastome kommen im Rückenmark nur vereinzelt vor. Sie werden auch Ganglioneurome, Ganglioneuroblastome, Ganglioglioneurome, Ganglioglioma, Gangliome, echte Neurome oder Ganglienzellgeschwülste genannt.

ZÜLCH (1956) fordert, daß eine Geschwulst nur dann sicher in die Reihe der Ganglienzellgeschwülste eingeordnet werden darf, wenn sich sicher blastomatöse, „reife" Ganglienzellen vorfinden.

Bei Unterteilung nach dem *Sitz* werden solche des Zentralnervensystems, der Cerebrospinalnerven und des Sympathicus unterschieden.

Im *Rückenmark* (BIELSCHOWSKY-PICK 1911, AUGUSTIN FOERSTER 1924, KERNOHAN-LEARMONTH-DOYLE 1932, LICHTENSTEIN und ZEITLIN 1937 u. a.) einschließlich der Medulla oblongata (FOERSTER-GAGEL 1932 u. a.) sind sie in der Reihenfolge der Häufigkeit wohl an letzter Stelle anzutreffen. SZENTPETERY (1957) beschrieb hier zwei Ganglioneurome von Bohnengröße. Hydromyelie des Rückenmarks wurde bei Ganglienzelltumoren des Kleinhirns beschrieben.

Als *Sympathicustumoren* (OBERNDORFER 1907, LANDAU 1912, PICK 1912, HERXHEIMER 1914, ROBERTSON 1914, BRUNNER 1924, BÜLBRING 1928, SCHERER 1934 u. a.) finden sich in der Monographie von HESSE (1930) an erster Stelle lumbal, dann thorakal und zuletzt cervical. Die gleiche Reihenfolge gibt NITTNER (1947) bei einer Zusammenstellung der Sympathicus-Ganglioneurome des Schrifttums an. Seit der ersten Beschreibung durch LORETZ (1870) fanden sich in einem Zeitraum von 75 Jahren 89 Fälle; davon entfielen 69% auf den Bauchabschnitt, 19% auf den Brust- und 12% auf den Halsbereich. Entsprechend dem Verlauf des Sympathicus waren sie vorwiegend retroperitoneal gelegen und zu 69% linksseitig. Medulläre Kompressionserscheinungen verursachen die Sympathicustumoren in der Regel nur dann, wenn sie sich als Sanduhrgeschwulst durch die Zwischenwirbellöcher intraspinal entwickelt hatten (NITTNER 1952, TÖNNIS und NITTNER 1954).

Im Gegensatz zu der sonstigen Bevorzugung des Bauchraums finden sie sich als *Sanduhrgeschwulst* überwiegend im Brustabschnitt; das Verhältnis cervical (CAPALDI 1927, CAPALDI 1927): thorakal (LORETZ 1870, STOUT 1924, CUSHING-WOLBACH 1927, NAFFZIGER-BROWN 1933, EDEN 1940, FANCONI 1943, SAMES 1950, NITTNER 1952): lumbal (RAPP 1913, KRAYENBÜHL-LÜTHY 1947, NITTNER 1952) betrug somit 2:8:3.

Auf das seltene Vorkommen der vom Sympathicus ausgehenden *Sanduhrgeschwülste* wurde wiederholt im Schrifttum hingewiesen. Nach der Statistik von K. EDEN (1940) kam auf 234 intraspinale Geschwülste nur ein *Sanduhr-Ganglioneurom*. Ebenso berichteten KRAYENBÜHL und LÜTHY (1947) bei 107 intraspinalen Tumoren nur über eine derartige Geschwulst. In dem Krankengut von RIECHERT fielen auf 192 spinale Prozesse 2 Sympathicoblastome (UMBACH 1962) und bei TÖNNIS auf 513 Rückenmarkskompressionen 4 Sympathicustumoren (s. auch NITTNER 1952, TÖNNIS und NITTNER 1954 und 1968).

Ein von BUSSE 1898 veröffentlichter Fall eines lumbalen Ganglioneuroms zeigte ohne intraspinale Tumorausdehnung eine medulläre Symptomatik. Die Störungen wurden auf Degenerationserscheinungen infolge Sympathicusschädigung zurückgeführt. Bei einem weiteren, von ANITSCHKOW 1913 publizierten Fall eines lumbosacralen Neuroblastoms des Sympathicus, wurden trotz erheblicher intraspinaler Ausdehnung keine neurologischen Störungen beschrieben.

ZÜLCH (1956) unterteilt die Ganglienzelltumoren des Sympathicus in die Sympathoblastome als die kongenitalen oder in frühester Jugend auftretenden malignen Tumoren und die (ausreifenden) benignen Ganglioneurome des Sympathicus, die gewöhnlich in späteren Altersstufen auftreten.

Als Paragangliome werden die chromaffinen Neoplasmen oder Phäochromocytome bezeichnet. Es handelt sich hierbei um relativ seltene Geschwulstformen der Bildungszellen des Sympathicus, die bevorzugt die Nebennierengegend befallen; sie finden sich aber auch an allen anderen Stellen mit chromaffinem Gewebe.

Relativ häufig ist die Vergesellschaftung mit der Neurofibromatose, so daß Paragangliome (Phäochromocytome) dann nicht eine Erkrankung sui generis darstellen, sondern Teilerscheinung einer Systemerkrankung sind. Häufiger als allgemein angenommen wird, ist wohl der Sympathicus befallen; aber auch das Rückenmark kann im Rahmen einer Systemerkrankung des zentralen und peripheren Nervensystems mit betroffen sein (U. NITTNER 1949).

Rezidive und Metastasen hängen von der biologischen Wertigkeit der Geschwulst ab. Die umschriebenen, „reifen" benignen Ganglioneurome des Sympathicus scheinen nach Totalexstirpation nicht zu rezidivieren. Die Sympathoblastome dagegen beweisen ihre Malignität durch infiltrierendes Wachstum und durch die Metastasierung nach Einbruch ins Blut- und Lymphgefäßsystem. Die (reifen) Ganglioneurome des Sympathicus verhalten sich im Gegensatz zu den Sympathoblastomen biologisch eher benigne und setzen nur seltener Metastasen (NITTNER 1947).

Die *Prognose* hängt somit weitgehend von der biologischen Wertigkeit, aber auch von dem Sitz der Geschwulst ab. Im Bereich der Medulla oblongata werden sie von FOERSTER und GAGEL (1932) für kaum zugänglich gehalten.

δ) Metastasen neuroepithelialer Tumoren.

Ganz allgemein läßt sich über die unterschiedliche Häufigkeit, in der spinale Metastasen angetroffen werden, sagen, daß dieses Verhalten teils mit der verschiedenen Neigung zur Metastasierung, teils mit der Dauer der Beobachtungszeit zusammenhängt.

Unter den Tumoren, die *nie* als Primärgeschwülste innerhalb des Spinalkanals bzw. des Rückenmarks angetroffen werden und dort daher nur als Absiedlungen vorkommen, sind die neuroepithelialen Tumoren und unter ihnen drei Blastomformen zu nennen: das Medulloblastom, das Pineoblastom, das Retinoblastom. RINGERTZ und TOLA (1950) beobachteten beim Kleinhirn-Medulloblastom bei etwa $^1/_5$ der Fälle Metastasen, POLMETEER und KERNOHAN (1947) dagegen bei 47,6% (20 von 42 Fällen). Nach den Ausführungen von BOHNDORF (1965) soll das Medulloblastom sogar „bereits im Frühstadium mindestens in 50% der Fälle zu Metastasen entlang des Rückenmarkkanals" führen. RUSSELL und SACHS (1943) berichteten über 51 gut beschriebene Fälle von Pinealomen, von denen 19 metastasiert hatten, sechsmal davon in die Meningen. Nach ZÜLCH (1956) unterscheiden sie sich insofern in der Metastasierung, als die Medulloblastome und Pineoblastome nur in das gleiche Keimblatt metastasieren, d.h. über die Liquorräume. Die Retinoblastome dagegen wachsen direkt ins Mesoderm oder metastasieren dorthin, vor allem ins Skeletsystem und in die Lymphknoten, seltener in die Organe. Von VIRCHOW (1863 bis 1865) wurden sie zu den Gliomen gezählt, obwohl er auch über eine Umwandlung zu Sarkomen berichtet hat. BAILEY und CUSHING (1926, 1930) dagegen faßten sie als Neuroepitheliome auf.

Metastasen des Kleinhirn-Medulloblastoms. Nach ZÜLCH (1956) bilden sich Metastasen des Kleinhirn-Medulloblastoms am Rückenmark bevorzugt im Gebiet der Hinterstränge als dicke, schichtartige Auflagerungen, die zu einer Ablagerung und Auftreibung bis zu Spazierstockdicke führen können. Im Caudabereich kommt es zur Bildung großer Knoten zwischen den Wurzeln durch anscheinend abgetropfte Geschwulstpartikel. Knopfartige Metastasen sind selten. Bei spinaler Aussaat ist besonders häufig eine Proliferation der Capillaren zu beobachten (ZÜLCH 1956). In zwei der von ZÜLCH (1956) beschriebenen Fälle kam es nach spinaler Metastasierung zu einer Infiltration der Wirbelsäule, aber auch zu „freier" Metastasierung in das Becken und in einem anderen Fall in die Lendenwirbelsäule sowie in die Haut.

Metastasen des Pinealoms. Die erste Pinealom-Metastase über die äußeren Liquorräume in den Spinalkanal (Cauda equina) wurde von BERBLINGER 1925 und danach 1944 be-

schrieben. Weitere Mitteilungen, auch mit diffusen Absiedlungen wie in den Spinalganglien, Hirnnerven und Meningen, finden sich bei Alajouanine und Thurel (1937),
Hornet (1939), Werner (1939), Thurel (1949). Magarey und Wolfe (1949) berichteten
über eine singuläre Metastase, die als Zwerchsack-Tumor die cervicalen Wurzeln entlang
gewachsen war.

b) Mesodermale Tumoren.

9. Fibrome.

Im *Spinalkanal* werden Fibrome so gut wie nur im älteren Schrifttum angetroffen.
Noch 1882, als Recklinghausen den Zusammenhang zwischen Fibromen der Haut und
Nervenendigungen erkannt und den Krankheitsbegriff der Neurofibromatose geschaffen
hat, waren für ihn und seine Zeitgenossen die Knoten der subcutanen und tiefer gelegenen
Nervenstämme ebenso wie diejenigen der Haut „Fibrome". Schlesinger (1898) schreibt
bereits „Fibrom, respektive Neurofibrom".

Makroskopisch und *histologisch* werden Fibrome im älteren Schrifttum recht unterschiedlich beschrieben. Nach Aschoff (1921) „sind sie wohl zum großen Teil faserreiche
Endotheliome, ... die vom basalen Periost und der Dura ausgehen, lappig und papillär
werden können, aber klein bleiben". Anderen Autoren zufolge entwickeln sie sich vorwiegend aus dem paravertebralen Gewebe, so daß sie bei Beziehungen zu den Rückenmarkswurzeln oder Nerven — auch des Nervus Sympathicus — dann als „Nerven-
fibrome" bezeichnet werden (Aschoff 1921). Fließende Übergänge von den Fibromen zu
den Neurinomen wurden beschrieben (s. auch Antoni 1920, 1936, Guleke 1935). Selbst
zu den Meningiomen finden sich im alten Schrifttum Beziehungen; Bailey und Bucy (1931)
sprachen sich z.B. entschieden gegen die Bezeichnung „meningeal fibroblastoma" für die
früher so genannten Duraendotheliome und späteren Meningiome aus, da es sich hierbei
nicht um Fibrome, sondern um epitheliale oder richtiger um endotheliale Tumoren
handelt.

Bei Berücksichtigung der *Topik* finden sich im Handbuchkapitel von Antoni (1936)
noch bei Adson und Ott (1922) unter 85 operativ verifizierten Tumoren 1 extradural
und 3 juxtamedullär gelegene Fibrome und bei Elsberg (1926) unter 179 Fällen juxtamedullärer und extraduraler Tumoren je 2 Fibrome. Guleke (1935) erwähnt sie unter
den epiduralen Geschwülsten noch an erster Stelle. Als Rarität sei auf ein von Oppenheim
(1913) mitgeteiltes intramedullär gelegenes, scharf begrenztes „Fibrom" im 2. Brustsegment hingewiesen (Oppenheim und Borchardt, 1913).

Bei Reid und Tutton (1952) finden sich Fibrome in einer Statistik über 330 Tumoren
und tumorartige Prozesse des Rückenmarks aus der Neurochirurgischen Universitätsklinik
Manchester zwar noch unter den seltenen Geschwulstarten, in jüngerer Zeit werden sie
jedoch selbst in größeren Zusammenstellungen und Sammelstatistiken vermißt. Bereits
bei Antoni (1936) findet sich bezüglich der Fibrome im Spinalkanal der Hinweis, daß
schon 1920 von Antoni die „Erkenntnis des Neurinoms als besonderer Geschwulstart
und die große Spielbreite des näheren histologischen Bildes" dargelegt worden ist, und
daß Fibrome — neben anderen Geschwulstarten, wie z.B. Fibrosarkome, Myxosarkome,
Lymphangiome — „seitdem aus dieser Region sozusagen verschwunden" sind.

10. Lipome.

Das Lipom leitet sich als geschwulstartige Neubildung vom Fettgewebe ab. Der
echte Tumorcharakter mancher Fettgeschwülste wird bezweifelt (Koch 1948). Vielfach
werden sie als Fettgewebsheteroplasie oder als reine Mißbildungen aufgefaßt. In diesem
Zusammenhang wird auf die häufige Kombination mit dysrhaphischen Störungen angiomatöser und neurinomatöser Natur (Peters 1951), mit Klumpfuß und anderen Mißbildungen hingewiesen, vor allem wenn sie mit Rückenmarksbrüchen und Spina bifida
vergesellschaftet sind (Kramer 1955 u.a.).

Lipome des Zentralnervensystems werden im Vergleich zu den übrigen Neubildungen selten angetroffen. Trotz des seltenen Vorkommens sind die Angaben über die Häufigkeit spinaler Lipome recht unterschiedlich, je nachdem nämlich, ob hierzu die ausschließlich raumbeengenden als Rückenmarkstumor imponierenden oder auch die mit Spina bifida kombinierten gezählt werden. Von letzteren wurden bis 1954 allein 269 im Lumbosacralgebiet aus dem Schrifttum zusammengestellt (KRAMER 1955).

Ausführliche Darstellungen in der älteren Literatur finden sich bei BOSTROEM (1897) und v. SURY (1907), spätere stammen von SIMON (1934), ECKART (1935), KRAINER (1935), BUCY und GUSTAFSON (1938), VONDERAHE und NIEMER (1944), EHNI und LOVE (1945), REICHEL und WÖCKEL (1961) sowie von BISCHOF und MÜLLER (1966). Die ersten Zusammenstellungen finden sich bei SIMON (1934) und KRAINER (1935); letzterer berichtete über 11 Rückenmarkslipome. BUCY und GUSTAFSON stellten bis 1938 unter Einbezug der Fälle von KRAINER (1935) 17 Lipome zusammen. Von 1937—1950 stieg die Zahl der mitgeteilten Fälle auf 47. Nach VONDERAHE und NIEMER (1944) sind inzwischen mehr als 100 Fälle veröffentlicht worden.

In Zusammenstellungen der letzten Jahre machen die im Spinalkanal vorkommenden — ohne weitere Aufgliederung hinsichtlich ihrer Lage zur Dura und zum Rückenmark — in dem Krankengut von RIECHERT (UMBACH 1962) mit 4,2% (8:192) — wobei allerdings auch Lipo-Fibrome miteinbezogen waren — den größten prozentualen Anteil aus, bei TÖNNIS (NITTNER 1967) 2% (8:404), bei GUIDETTI, FORTUNA, MOSCATELLI, RICCIO (1964) in der Sammelstatistik der Kliniken von Rom und Bologna 1,8% (4:222), bei KLAR und HENN (1961) 1,5% (4:262) und bei USBECK (REICHEL und WÖCKEL 1961) 1% (1:100), so daß sie unter den raumbeengenden spinalen Prozessen dieses Gesamt-Krankengutes etwa 2,5% (39:1596) darstellen.

Möglicherweise kommen sie als klinisch stumme Geschwülste häufiger vor als vermutet wird. Mitunter werden sie sogar erst als Zufallsbefunde entdeckt. So z.B. hatte bei REICHEL und WÖCKEL (1961) eine frische traumatische Querschnittslähmung zur Laminektomie geführt, die neben den Traumafolgen an der Wirbelsäule als Überraschungsbefund zusätzlich ein intradurales Lipom in gleicher Höhe aufgedeckt hat. Im neurochirurgischen bzw. neuroanatomischen Sektionsgut waren sie in der Sammelstatistik von BACKUS (1965) sogar in einer Häufigkeit von 3,4% (14 Fälle unter 416 spinalen Geschwülsten) vertreten.

Intramedulläres Vorkommen ist ausgesprochen selten. BISCHOF und MÜLLER (1966) fanden in der Weltliteratur nur 34 Beobachtungen, denen sie 4 weitere kasuistische Mitteilungen hinzufügten. In dem Krankengut der Mayo-Klinik (EHNI und LOVE 1945) kamen sie unter 740 intraspinalen Tumoren mit 6 Fällen in nur 0,8% vor, was sich etwa mit der Sammelstatistik von GUIDETTI, FORTUNA, MOSCATELLI und RICCIO (1964) deckt: 2 Lipome bei 222 spinalen Tumoren (0,9%). Im Krankengut der Neurochirurgischen Klinik Köln waren sie mit 1,4% (4 intramedulläre Lipome unter 270 Rückenmarkstumoren) relativ hoch vertreten (BISCHOF und MÜLLER 1966).

Die *topischen Beziehungen* zum Rückenmark und seinen Häuten sind beim spinalen Lipom häufig unklar. Nach STOOKEY (1927) wird in Übereinstimmung mit ZÜLCH (1956) eine Unterteilung in extra- und intradurale Lipome getroffen, zumal eine exakte Abgrenzung zum Rückenmark nicht immer möglich ist. In einer Literaturübersicht von EHNI und LOVE (1945) wird über 30 intradurale und 20 extradurale Fettgewebsgeschwülste des Spinalkanals berichtet. Nach einer Zusammenstellung der von 1937—1950 veröffentlichten Fälle lagen 26 intradural und 14 extradural (ZEH 1954).

Bei extraduraler Lokalisation werden sie häufiger im mittleren und unteren Thorakalgebiet oder bei Spina bifida in der Lumbo-Sacralregion angetroffen.

Intradurale gehen nach ZÜLCH (1956) von der Leptomeninx aus und bevorzugen die Cervical- oder Lumbosacralregion.

Intramedullär werden sie in allen Abschnitten angetroffen. Die 38 Fälle der Weltliteratur kamen in etwa gleicher Häufigkeit cervical und thorakal vor, so daß sie sich bei Berücksichtigung der Zahl der Segmente relativ am häufigsten im Cervicalabschnitt fanden.

Die Aufteilung cervical:thorakal:sacral betrug 16:17:5. Im Lumbalbereich griffen sie auf die Nachbarregionen über.

Für die Lipome des Conus und der Cauda nahm BASSETT (1945, 1950) an, daß es sich um kongentiale Fettgewebsansammlungen in der Glutaealregion handelt, die die Dura durchdringen, sich an den Conus anheften und beim Wachstum später einen Zug auf die nervöse Substanz ausüben.

Die intramedullären Lipome sind in der überwiegenden Mehrzahl im Gebiet der Hinterstränge lokalisiert. Die Geschwulst ersetzt dabei meist einen Teil des Markes und stülpt sich kappen- oder halbmondförmig über die Hinterstränge (EHNI und LOVE 1945, ZÜLCH 1956). Über ein dorsal gelegenes Lipom des Halsmarks in Höhe C 1—3, das sich spinocranial entwickelt hat, wurde von BUCY und GUSTAFSON (1938) berichtet. Häufig haben die Lipome eine Ausdehnung über mehrere Segmente, in wenigen Fällen sogar über den ganzen Spinalkanal.

Innerhalb der größeren Abschnitte des Spinalkanals überwiegen somit im Cervicalbereich die intraduralen und intramedullären Lipome, im Thorakalabschnitt die extraduralen aber auch die intramedullären und im Lumbalgebiet die intradural gelegenen.

In ihrer *Lage zum Rückenmark* werden sie ausgesprochen häufig dorsal angetroffen (EHNI und LOVE 1945, ZÜLCH 1956), wobei sie sich praktisch als Geschwulst aus dem dorsalen Teil des Markes heraus entwickeln. Diese Lokalisation dominiert auch in späteren Veröffentlichungen. Die Geschwülste ersetzen dabei meist einen Teil des Rückenmarks und stülpen sich oft über die Hinterstränge vor.

Bioptisch wirken sie wie Geschwülste, die im Hinterstrang aus dem Rückenmark herausquellen. Im Rückenmark bilden sich die Lipome meist plattenförmig und flach aus. Ihre gelbe Farbe verrät ihre Abstammung vom Fettgewebe. Häufig erscheinen die Lipome zunächst gut abgegrenzt. Die genauere Betrachtung und insbesondere die *histologische Untersuchung* zeigt dann vielfach enge Verbindungen mit der Rückenmarkssubstanz, vor allem entlang der Gefäße (ZÜLCH 1956, 1958). Der Versuch einer Entfernung in toto ist daher oft mit einer erheblichen Zerstörung des Nervengewebes gleichzusetzen. Echtes infiltrierendes Wachstum liegt nicht vor, sondern wird durch alte vernarbte unvollkommene Erweichungen vorgetäuscht (KRAINER 1935).

Die *Kombination* intraspinaler mit subcutanen Lipomen in gleicher Höhe ist möglich und wurde von BUCY und GUSTAFSON (1938) beschrieben. Bindegewebige Strangverbindungen zwischen beiden Lipomen wurden beobachtet (ZÜLCH 1956).

In Abhängigkeit von dem Gefäßgehalt gibt es nach ZÜLCH (1956) hämangiomatöse Lipome oder „Angio"-Lipome. Psammomkornbildungen in der überlagernden Leptomeninx und Fettzellager in der Randzone können vorkommen und sich entlang der Gefäße bis in die Tiefe des Rückenmarks verfolgen lassen.

Metastasen und *maligne Entartung* sind nicht bekannt.

Vielfache *Kombinationen* zwischen Lipomen einerseits und gleichartigen ähnlichen oder artfremden Geschwülsten andererseits wurden beschrieben. Auf die mannigfaltige Vergesellschaftung mit Fehl- und Mißbildungen soll hier nicht näher eingegangen aber darauf hingewiesen werden (CARAM, SCARCELLA und CARTON 1957, BISCHOF und MÜLLER 1966 u.a.). Histologisch erwiesen sich die Tumoren in den meisten Fällen als Fett- oder Mischgeschwülste, wogegen andere reine Tumoren selten sind (VONDERAHE und NIEMER 1944, ZÜLCH 1956, PIA 1960 u.a.). Aber auch Kombinationen mit Neubildungen neurinomatöser oder angiomatöser Natur kommen vor (PETERS 1951).

11. Chordome.

Chordome sind sehr seltene, maligne Tumoren, die analog ihrer embryonalen Abstammung bevorzugt an den Endpunkten der Wirbelsäule angetroffen werden.

Über die biologische Wertigkeit der Chordome sind die Angaben nicht einheitlich. GÜTHERT (1939) wie auch die Mehrzahl der Autoren führen aus, daß sie immer infiltrierend und zerstörend wachsen, daß sie Metastasen bilden und wegen dieses Verhaltens als maligne Tumoren zu gelten haben. Andererseits wird von KERNOHAN und SAYRE (1952) angegeben, daß nur etwa 10% der Chordome maligne sind und metastasieren.

Histogenetisch handelt es sich um Geschwülste aus Resten der embryonalen, ektodermalen Chordaanlage. Sie werden überall dort angetroffen, wo Chordagewebe nicht von Knorpel umhüllt ist (ZÜLCH 1956), z. B. am Dens epistrophei, an den Wirbeln und vor allem in der Sacrococcygealgegend (FLETCHER 1933). Die Chorda dorsalis verläuft vom Infundibulum bis zum Steißbein und beginnt sich vom 2. Fetalmonat an zurückzubilden, wobei mitunter Reste bei der Neubildung der knorpelig angelegten Wirbelkörper bestehen bleiben können (SCHMORL 1927). Normalerweise finden sich die Chordareste nur in den Zwischenwirbelscheiben als Nucleus pulposus erhalten. Ein Trauma, das häufig in der Vorgeschichte angegeben wird, scheidet als ätiologischer Faktor aus.

Über die *Häufigkeit* ihres Vorkommens finden sich im Schrifttum nur vereinzelt und recht unterschiedliche Angaben. Ein Anhalt über ihre ungefähre Häufigkeit geht aus der Schrifttumsübersicht von FLETCHER, WOLTMAN und ADSON hervor, die 1935 über 75 Fälle der Literatur und 10 eigene berichteten. In der Zusammenstellung von MABREY (1935) waren von 150 Chordomen 101 in der Wirbelsäule, bei POPPEN und KING (1952) waren von 13 Fällen 6 intraspinal lokalisiert. TÖRMÄ (1957) berichtete ebenfalls über 6 Chordome der Wirbelsäule, die somit bei einem Gesamtmaterial von 250 malignen extraduralen Tumoren nur 2,4% ausmachten.

Die *topischen Grenzen* werden von den Chordomen als maligne Geschwülste nicht eingehalten; sie bleiben nicht allein auf den Knochen beschränkt, sondern können sich auch nach vorn ins Becken entwickeln und dort beträchtliche Größe erreichen.

Bezogen auf die *einzelnen Abschnitte des Spinalkanals* zeichnen sie sich durch ihre bevorzugte Lage an den Endpunkten der Wirbelsäule, in der Spheno-Occipitalregion, vor allem aber in der Sacro-Coccygealgegend aus (KERNOHAN 1932, 1941, FLETCHER 1933, FLETCHER, WOLTMAN und ADSON 1935, MABREY 1935, BROCHER 1955, 1962 u. a.); letztere scheint bevorzugt befallen zu sein (SCHINZ und UEHLINGER 1931). In dieser Lokalisation wurden sie von DAHLIN (1957) bei 80 Chordomen in 53,8%, von RIX und GESCHICKTER (1938) bei 150 Fällen in 58% und von MABREY (1935) bei 150 Fällen sogar in 68% angetroffen. Nach KERNOHAN sollen ebenfalls ²/₃ der Chordome im Sacralgebiet gelegen sein (FLETCHER, WOLTMAN und ADSON 1935). Hier machen sie auch den Hauptteil aller Sacraltumoren aus. Sie können allerdings auch in anderen Wirbelsäulenabschnitten vorkommen (MABREY 1935, BROCHER 1962). An anderen Stellen des Spinalkanals wurden sie von MABREY (1935) in 9,4% (14 Fälle) angetroffen. In der Brust- und Lendenwirbelsäule machten sie bei RIX und GESCHICKTER (1938) 9,4% (14 von 150 Chordomen), bei GENTIL und COLEY (1948) 10% der von ihm untersuchten 128 Patienten und bei DAHLIN (1957) sogar etwa 19% (15 von 80 Chordomen) aus. Aber auch an der Halswirbelsäule kommen sie vor; dort allerdings seltener und auch weniger häufig als an der Schädelbasis. Nach ZÜLCH (1956) fielen von 17 Fällen mit direkten Beziehungen zum Zentralnervensystem 9 auf den Spinalkanal, davon waren allerdings 4 cervical, 2 thorakal und nur 3 lumbal gelegen. Von den 6 Fällen, die TÖRMÄ (1957) anführt, fanden sich 2 sacral, 2 thorakal, 1 lumbal und 1 cervicothorakal. In der Serie von GESCHICKTER und COPELAND (1949) kamen nur 4 spinale Chordome vor: 3 sacrococcygeal und 1 cervical.

Makroskopisch handelt es sich um Geschwülste von sehr unterschiedlicher Größe. Sacrococcygeal können sie bei präsacraler Entwicklung ins Becken bis Kindskopfgröße und bei dorsal gerichtetem Wachstum sogar Mannskopfgröße (JENNY 1941) und ein Gewicht von über 5 kg (ZEH 1954) erreichen. Die Konsistenz der Chordome kann grobknotig und oft der des Knorpels ähnlich sein (BAILEY und BAGDASAR 1929), aber auch weich und gallertig, glatt oder gelappt. Auch schleimgefüllte Cysten sowie röntgenologisch sichtbare Verkalkungen (HÄSSNER 1912, LINDGREN 1954) können vorkommen. Ihre Farbe wechselt vom weißlichen bis zum mehr bräunlich-rötlichen.

Durch das expansive Wachstum kommt es zur Ausbreitung und zum Einwuchern in den Spinalkanal, zu Weichteilverdickungen (RIX und GESCHICKTER 1938) und zu Auftreibungen und geschwulstartigen Anschwellungen, z.B. des Sacrums, die bei rectaler Untersuchung zu tasten sind (SCHINZ und UEHLINGER 1931, HELLNER 1950) und differentialdiagnostisch von Tumoren des Rectums und des weiblichen Genitalsystems abzugrenzen sind.

Die Chordome können sich über mehrere Wirbel erstrecken. Nach DYKE (1941) ist das Befallensein mehrerer aneinander angrenzender Wirbel sogar häufiger als bei allen anderen malignen tumorösen Prozessen der Wirbelsäule. Am Kreuzbein können sie von der vorderen Kreuzbeinhöhle ausgehen und sich dann nach vorn entwickeln (COENEN 1925) oder aber nach hinten. Seltener bleiben sie zentral gelegen, wobei dann das Kreuzbein weitgehend zersetzt und zerstört wird. Sie können aber auch lange Zeit verborgen bleiben.

Histologisch zeigen maligne Formen stärkere Polymorphie und weniger Vacuolen (HERZOG 1944) sowie Zelltypien und solide Mitosen.

Differentialdiagnostisch sind sie, besonders wenn sie verschleimen, von Metastasen des Gallertkrebses abzutrennen.

Metastasierung ist nur in einzelnen Fällen, wie z.B. bei einem sacrococcygealen Chordom von POTOTSCHING 1919 beschrieben worden und soll vor allem im Krebsalter beobachtet werden. KERNOHAN und SAYRE (1952) halten — wie bereits ausgeführt wurde — nur etwa 10% der Chordome für maligne und berichteten von einer Metastasierung in Lunge und andere Organe.

Rezidive sind wegen des infiltrierenden Wachstums und der schlechten Abgrenzbarkeit eine häufige Beobachtung.

12. Angioblastome.

Obwohl das Angioblastom eine Geschwulst ist, die sich vom Mesoderm ableitet, wird es im folgenden bei den Gefäßgeschwülsten und Gefäßmißbildungen (s. S. 57) abgehandelt.

13. Meningiome.

Sie werden vor allem im älteren Schrifttum auch als Epitheliome (MEYER 1859, ROBIN 1869), Neuro-Epitheliome, Endotheliome, Meningo- oder Dura-Endotheliome oder Psammome bezeichnet.

Histogenetisch handelt es sich um Geschwülste, die sich aus den Häuten des Zentralnervensystems ableiten und somit mesenchymaler Herkunft sind. Sie gehen vor allem von der Arachnoidea aus, sollen sich aber auch aus der Dura und der Pia entwickeln können. KERNOHAN und SAYRE (1952) nehmen an, daß die Meningiome von der Arachnoidea ausgehen und erst sekundär mit der Dura verwachsen. Peritheliome sollen dagegen ihren Ursprung von der Auskleidung der Gefäße und Lymphräume nehmen.

Unter den Meningiomen machen die des Spinalkanals, errechnet an dem Krankengut von TÖNNIS (1955), SLOOFF, KERNOHAN und MACCARTY (1964) und dem Beobachtungsgut von ZÜLCH (1958), zwischen 5% und 30% aus. LAPRESLE, NETSKY und ZIMMERMAN (1952) fanden von 121 Meningiomen 21 spinal gelegen, so daß bei ihnen der auf den Spinalkanal fallende prozentuale Anteil über 17% beträgt. Fast gleiche Angaben finden sich bei WOLF (1941) (19%; 242 intrakranielle gegenüber 57 intraspinalen Meningiomen) und ODDSSON (1947) (fast 21%; 184 intrakranielle gegenüber 48 intraspinalen Meningiomen) in dem Krankengut des Rigshospitalet.

Die *relative Häufigkeit der Meningiome unter den Rückenmarkstumoren* liegt in größeren Statistiken im allgemeinen zwischen 20% und 30%. Bei ESSBACH (1943) fanden sich in einer Sammlung von 888 spinalen Tumoren 32% Meningiome (282 Fälle). KERNOHAN und SAYRE (1952) haben an dem Krankengut der Mayo-Klinik unter 979 intraspinalen

Tumoren 25,9% Meningiome gefunden. In dem Beobachtungsgut von ODDSSON (1947) wie auch von ZÜLCH (1956) und TÖRMÄ (1957) machten sie etwa $^1/_3$ und bei TÖNNIS (BECKER 1965) über $^1/_5$ der spinalen raumbeengenden Prozesse aus.

Gelegentlich werden Meningiome sogar nur als Zufallsbefunde bei der Autopsie angetroffen; in dem Beobachtungsgut von LAPRESLE, NETSKY und ZIMMERMAN (1952) in 18%.

Das Zahlenverhältnis der spinalen Meningiome zu den spinalen Neurinomen wird von ZÜLCH (1956) mit 4:3 angegeben, während es in seinem eigenen Beobachtungsgut (61 Meningiome:62 Neurinome) wie auch in dem Krankengut von TÖNNIS (BECKER 1965, BREKER 1966) etwa 1:1 beträgt. Weitere Angaben über die Häufigkeit ihres Vorkommens unter den intraspinalen Tumoren einerseits und zu den einzelnen Tumorarten andererseits gehen aus den Tabellen 2 und 3 (s. S. 7—9) hervor.

Angaben über die *topischen Beziehungen der Meningiome* zum Rückenmark und seinen Häuten finden sich im Schrifttum nur gelegentlich.

ODDSSON (1947) schreibt in seiner Monographie „Spinal Meningioma", daß sie fast immer an der Innenseite der Dura adhärent sind, oft auch sekundär mit dem Ligamentum denticulatum, den spinalen Nervenwurzeln und der Arachnoidea, in seltenen Fällen sogar mit dem Rückenmark. Über Tumoren ohne Verbindung mit der Dura ist von ELSBERG (1928) und ANTONI (1936) berichtet worden. In all den vorliegenden 48 Fällen von ODDSSON (1947) haftete das Meningiom an der Dura und in zwei Fällen am Rückenmark, eine Erscheinung, die auch von LEARMONTH (1927) in einem Fall beobachtet wurde. In der großen Mehrzahl der Fälle liegt das spinale Meningiom intradural. 47 Fälle aus dem vorliegenden Material von ODDSSON (1947) waren intradural und nur einer sowohl extra- als auch intradural.

Extradurale Meningiome sind unter anderem von ELSBERG (1928), LINDEMANN (1940) und WOLF (1941) beschrieben worden. Von Meningiomen, die sowohl extra- als auch intradural gelegen waren, haben TISSIER (1898), MAAS (1918), RASMUSSEN, KERNOHAN und ADSON (1940) sowie WOLF (1941) berichtet. Die subpiale Entwicklung eines Meningioms wird in Übereinstimmung mit ANTONI (1936) als Seltenheit angesehen.

ARSENI und IONESCO (1958) berichteten in 98% der Fälle über subdurale (juxtamedulläre) Lage, nur 9 Meningiome waren extradural. Im Krankengut von RIECHERT (UMBACH 1962) lagen 2 von 22 gleichzeitig extra- und intradural, und nur ein Meningiom hatte sich extradural entwickelt. Bei TÖNNIS (BECKER 1965) machten die juxtamedullären Meningiome 85% aus, gegenüber 7% extra-intraduralen und 8% ausschließlich extradural gelegenen (s. Abb. 139, S. 305). Auch die juxtamedullären Meningiome waren von der Dura ausgegangen, oder sie waren zumindest mit ihr verwachsen. Sie hatten sich alle in Richtung des Rückenmarks entwickelt, ohne jedoch zu infiltrieren. Entsprechend verhielten sich auch die extraduralen Meningiome, die nie den Knochen arrodiert hatten. Hierin liegt ein wesentlicher Unterschied zu den homologen intrakraniellen Neubildungen, die die Tendenz zur Bildung von Hyperostosen zeigen (CUSHING und EISENHARDT 1938). ODDSSON (1947) hat im Schrifttum keinen Fall einer Hyperostose bei einem spinalen Meningiom finden können. Dann und wann mag ein Röntgenbild in Höhe des Meningioms eine knöcherne Atrophie ergeben (ODDSSON 1947). Der Grund für das Ausbleiben von Knochenveränderungen wird in dem vergleichsweise weiten Raum gesehen, der sich im Spinalkanal zwischen der Dura und dem Knochen befindet und von epiduralem Fett ausgefüllt wird sowie von Venenplexus und spinalen Nervenwurzeln. Falls eine geringe Hyperostose vorkäme, würde es zweifellos schwierig oder unmöglich sein, sie auf dem Röntgenbild darzustellen. Aus dem gleichen Grund dringen spinale Meningiome sehr selten in den Knochen ein. Auch dies ist außerordentlich selten, aber in einem Fall von WOLF (1941) sowie in dem Untersuchungsgut von ODDSSON (1947) beschrieben worden.

Eine Sondergruppe hinsichtlich der Geschwulstform stellen die auch bei Meningiomen vorkommenden *Sanduhrgeschwülste* dar. In dem Krankengut von ARSENI und IONESCO (1958) machten sie 6,1% (7 von 114 Meningiomen) und in dem von TÖNNIS (BECKER 1965)

4,6% (4 von 86 Meningiomen) aus; von den 4 *Sanduhrgeschwülsten* waren 3 Meningiome in etwa gleicher Ausdehnung extra-intradural gelegen, in einem Fall lag die Geschwulst fast ausschließlich juxtamedullär und hatte nur einen kleinen extraduralen Anteil, der sich zapfenförmig in das Zwischenwirbelloch fortsetzte. Nur in einem Fall war die Erweiterung des Zwischenwirelloches röntgenologisch sichtbar.

Nach einer vergleichenden statistischen Auswertung, die die *Häufigkeit der Meningiome innerhalb der einzelnen Abschnitte des Spinalkanals* berücksichtigt (s. Tabelle 37, S. 301), liegen $^4/_5$ dieser Geschwülste im Thorakalbereich und der Rest fast ausschließlich cervical oder in der Umgebung der Medulla oblongata. Lumbosacral stellen Meningiome eine ausgesprochene Seltenheit dar; nach Boctor (1963) neigen sie bei dieser Lokalisation zur malignen Entartung mit Metastasierung. Im Krankengut der Mayo-Klinik (Slooff, Kernohan und MacCarty 1964) finden sich einzelne Meningiome, die bis L5—S1 reichen. Brown (1942) vertritt die Ansicht, daß in anderen Zusammenstellungen Cauda equina-Meningiome häufiger vorkommen, zumal man im allgemeinen Meningiome in diesem Bereich der Wirbelsäule nicht erwartet und vielleicht daher einige Fälle übersieht. Unter den 705 spinalen Meningiomen — die Zusammenstellung des Schrifttums gibt Tabelle 37, S. 301 wieder — war der Conus-Caudaabschnitt mit 2,3% befallen; nur in der Statistik von Elsberg (1925) fanden sich Meningiome dieses Bereiches in einer Häufigkeit von 5,5%. Dieses Verhalten wird im Schrifttum vielfach mit der Ausdehnung des Ligamentum denticulatum in Beziehung gebracht. Dennoch, so meinen Elsberg (1925), Antoni (1936), Rasmussen, Kernohan und Adson (1940), können Meningiome an jeder Stelle und in jedem Bereich des Spinalkanals auftreten.

Intrakranielle Meningiome können sich gleichzeitig mit einem zapfenförmigen Fortsatz ins Foramen magnum und in den Spinalkanal als sog. „kraniospinaler Tumor" vorschieben (Bogorodinsky 1936). Ectors und van Bogaert (1953) beschrieben ein craniospinales intra- und extradurales Meningiom bei einem Geschwisterpaar, das aber auch periphere Neurofibrome und eine Atlas-Occiputsynostose aufwies. Van Bogaert und Martin (1935) haben diese craniospinalen Geschwülste früher als encephalo-medulläre Tumoren bezeichnet, wogegen andere Autoren wie Martin und Kleyntjes (1950) den medullären Anteil unberücksichtigt gelassen haben und sie als Tumoren des Foramen occipitale abgehandelt haben. Andere Autoren wieder sprechen nur ganz allgemein von Meningiomen der hinteren Schädelgrube, so daß dann der spinale Anteil unberücksichtigt bleibt (Olivecrona 1947, Campbell und Whitfield 1948, Petit-Dutaillis und Daum 1949, D'Errico 1950). Entwickeln sich diese Geschwülste jedoch vom Halsmark aus in Richtung des Foramen magnum oder sogar intrakraniell, so werden sie als spinocraniale Tumoren bezeichnet. Über sechs spinocraniale Meningiome berichteten Smolik und Sachs (1954). Auch Nittner (1959) sowie Friedmann und Krenkel (1965), Krenkel und Friedmann (1967) haben an dem Krankengut von Tönnis auf diese Tumoren und ihre klinischen Symptome hingewiesen.

Auf die Zahl der Segmente berechnet, ergibt sich angeblich kein Vorzugssitz. Zeh (1954) gibt ganz allgemein an, daß im Thorakalbereich vor allem Meningiome, im unteren Thorakal- und Lumbalbereich jedoch mehr Neurinome vorkommen sollen (Walker 1939, Rasmussen, Kernohan und Adson 1940 sowie Nittner und Tönnis 1952), was von Scheid (1952) jedoch nicht bestätigt werden konnte.

In dem Krankengut von Tönnis (Becker 1965) waren die am meisten betroffenen Wirbelsegmente im Halsmark C3 und 4, im Thorakalbereich D1, D3 und D6—8, wie aus Abb. 134, S. 303 hervorgeht. Dort sind einerseits die Häufigkeit der betroffenen Segmente graphisch dargestellt, in denen sich die spinalen Meningiome entwickelt hatten, andererseits die Ausdehnung der Tumoren über die sich erstreckenden Wirbelsegmente. Hiermit stimmen auch die Ergebnisse von Brown (1942) überein, in dessen Zusammenstellung D8 das Segment mit der höchsten Tumorquote war.

Auch was die *Lage der Meningiome zur Circumferenz des Rückenmarks* betrifft, so sind sie nicht an irgendeine Stelle des Medullarrohres gebunden. In der Mehrzahl haften sie der Insertionsstelle des Ligamentum denticulatum an und entwickeln sich von dort aus nach lateral, dorsal oder ventral und werden dann einer recht gebräuchlichen Einteilung zufolge als dorsolateral oder ventrolateral gelegen bezeichnet. Aber auch dorsal und ventral vom Rückenmark werden sie angetroffen. Einer Einteilung zufolge, die die Lage der Meningiome zum Ligamentum denticulatum, zum Rückenmarksquerschnitt und zu den Wurzeln berücksichtigt, unterscheiden ODDSSON (1947) und andere Autoren:

dorsale; dorsal vom Rückenmark gelegene, hinter der hinteren Wurzel,
dorsolaterale; vor der hinteren Wurzel, aber hinter dem Ligamentum denticulatum,
ventrolaterale; vor dem Ligamentum denticulatum, aber hinter der vorderen Wurzel,
ventrale; vor dem Rückenmark gelegene, vor der vorderen Wurzel.

Weitere Einzelheiten hierüber sind der Tabelle 5 zu entnehmen.

Tabelle 5. *Lage der Meningiome zum Rückenmarksquerschnitt.*

Autor	Jahr	Gesamtzahl	Dorsolateral	Ventrolateral	Dorsal	Ventral	Größere Ausdehnung
LEARMONTH	1927	57	38	11	7	1	–
ANTONI	1936	17	3	4	–	1	9 (lateral)
WOLF	1941	57	37	18	–	–	2
ODDSSON	1947	48	15	11	9	5	8
		179 (100%)	93 (51,9%)	44 (24,5%)	16 (9,3%)	7 (3,8%)	19 (10,5%)

Nicht immer wird sich selbst bei der Operation eine derartige Unterteilung treffen lassen. In den meisten Fällen wird auch für die Planung des Eingriffs — im Hinblick auf das Ausmaß der Entfernung seitlicher Wirbelanteile oder einer vorzunehmenden Hemilaminektomie — die präoperative Feststellung der seitlichen Lage des Meningioms ausreichen. Bei TÖNNIS (BECKER 1965) fanden sich der Häufigkeit nach 28 vorwiegend vorn, 27 seitlich und 23 vorwiegend hinten, was die obigen Ausführungen, Meningiome können an jeder Stelle der Circumferenz des Rückenmarks angetroffen werden, bekräftigt. Gelegentlich können sie sich aber auch flächenhaft ausbreiten und dann entsprechend in die normalen Rückenmarkshäute übergehen. Vorn gelegene Meningiome können dann bei flacher Gestalt der Beobachtung entgehen. Andere wieder entwickeln sich, wie die Neurinome, durch präformierte Spalten des Spinalkanals als die bereits erwähnten *Sanduhrgeschwülste* und können zu Veränderungen an den Zwischenwirbellöchern oder auch nur an den Wirbelbögen führen.

Makroskopisch werden Meningiome in jeder Größe angetroffen, soweit dies die Weite des Spinalkanals zuläßt. Nach ZÜLCH (1956) haben sie immer eine feste Haftstelle an der Dura. Meningiome mit klinischen Symptomen sind bohnen- bis pflaumengroß, aber auch größer. Gewöhnlich haben sie die Größe einer Haselnuß, einer Kirsche oder einer Walnuß, gelegentlich können sie aber auch weitaus größer sein, fingerförmige Gestalt annehmen und sich unter entsprechender Verdrängung des Rückenmarks über mehrere Segmente erstrecken. In ODDSSONs (1947) Beobachtungsgut erstreckten sich die Meningiome in 32 Fällen nur über einen Wirbel, in 13 Fällen über 2, in einem Fall über 3, in einem Fall über 4 und in einem Fall sogar über mehr als 4 Wirbel; ein Meningiom hatte sogar das gesamte Sacrum ausgefüllt und sich bis zum 3. Lumbalwirbel ausgedehnt. Sie können aber auch die Größe eines Stecknadelkopfes oder einer Linse haben und sind dann Zufallsbefunde.

Die größten Tumoren liegen cervical und caudal (ZÜLCH 1956). Wirkt sich bei entsprechender Größe und Lage die mechanische Kompression auf die Gefäßversorgung aus, dann kann es zu Erweichungen des Rückenmarks mit Ödem- und Cystenbildung kommen. NÖTZEL (1951) beschrieb unterhalb der Meningiome Markverödungen bzw. einen Status spongiosus.

Meist sind die Meningiome knotig, knollig und scharf abgesetzt. Die „Dura-Endo-theliome" sind im allgemeinen von harter Konsistenz und zeigen gelegentlich Kalk-einlagerungen. Geschwülste arachnoidaler Herkunft sind weich oder auch körnig und neigen zu regressiven Veränderungen mit schleimiger Entartung und Erweichung. Je nach ihrer Konsistenz werden daher diese Geschwülste als derbe oder weiche Meningiome bezeichnet.

In dem der Lage des Meningioms entsprechenden Knochen und in den Weichteil-geweben wird oft erhöhter Gefäßreichtum gefunden. Im Untersuchungsmaterial von ODDSSONs (1947) 48 Fällen lag erhöhter Gefäßreichtum des Knochens in 11 Fällen und des Weichteilgewebes in 6 Fällen vor. Psammome sind Folge einer hyalinen Umwandlung — als Vorstufe der Verkalkung — von Zellen in den konzentrischen Zellkugeln. Psammom-körner sind bedingt durch die Umwandlung zwiebelartiger Zellkugeln mit Verkalkungs-vorgängen. Sieben der 48 Fälle von ODDSSON (1947) wiesen Verkalkungen und ein Fall Verknöcherungen auf. Trotz der Psammomkörper ist die im allgemeinen ausbleibende Sichtbarkeit im Röntgenbild wahrscheinlich durch den stärkeren Kontrast der Wirbel-säule bedingt. Von den spinalen Meningiomen war von ANTONIs (1936) 42 Fällen nur einer röntgenologisch sichtbar verkalkt. Eigenartigerweise führen spinale Meningiome auch nicht zu Hyperostosen (BROWN 1942, ODDSSON 1947). Hierdurch unterscheiden sie sich in ihrem Verhalten gegenüber dem Knochen wesentlich von den intrakraniellen (s. auch S. 310).

Die Ansichten über die *histologische Klassifikation der Meningiome* gehen sehr stark auseinander. BAILY und BUCY (1931) unterteilen sie in die folgenden Gruppen:

1. mesenchymale,
2. angioblastische,
3. meningotheliomatöse,
4. psammomatöse,
5. osteoblastische,
6. fibroblastische,
7. melanoblastische,
8. lipomatöse,
9. sarkomatöse.

Typ 7 und 9 sind maligne Gewächse [die nicht zu den in der Monographie von ODDSSON (1947) abgehandelten Meningiomen gehören].

CUSHING und EISENHARDT (1938) schlugen die folgenden Typisierungen vor (mit Aus-nahme der Gruppe 7 und 9 unterteilten sie jeden Typ weiterhin in verschiedene Unter-gruppen):

1. Nicht reticulin- oder kollagenbildende meningotheliale Tumoren.
2. Meningotheliale Tumoren mit der Neigung zur Wirbelbildung und der Tendenz Reticulin oder Kollagen zu bilden.
3. Gutartige reticulin- oder kollagenbildende fibroblastische Tumoren.
4. Angioblastische reticulinbildende Tumoren.
5. Nicht reticulin- oder kollagenbildende epitheloide Tumoren.
6. Reticulin- oder kollagenbildende fibroblastische Tumoren des malignen Typus (sarkomatöse Meningiome).
7. Osteoblastische Meningiome.
8. Chondroblastische Meningiome.
9. Lipoblastische Meningiome.

Die von ODDSSON (1947) benützte Klassifikation entspricht der von BLAND und RUSSELL 1938 vorgeschlagenen, allerdings mit der Abweichung, daß Übergangsformen von Meningiomen in einer besonderen Gruppe zusammengefaßt wurden. ODDSSON (1947) gibt folgende Einteilung:

1. Endotheliomatöser Typus. Die Zellen sind verhältnismäßig groß, polygonal und haben nur schwach abgezeichnete Begrenzungen; manchmal sind sie allerdings deutlich. Das Protoplasma ist streifig oder homogen, manchmal feinkörnig. Die Kerne sind groß, mit blassem Nucleoplasma, einem weitmaschigen Chromatinnetz und 2—3 kleinen Nucleoli. Reticulum, elastische oder kollagene Fasern werden in kräftigen unregelmäßigen Trabekeln angetroffen, die auch von Blutgefäßen durchzogen sind. Durch diese Trabekel kommt es zu Läppchen von verschiedener Form und Größe, die vielleicht aus ungebrochenen Schichten von endotheloiden Zellen bestehen. An anderen Stellen — und zwar in wechselndem Maße bei all den Tumoren, die zu dieser Gruppe gehören — sind die Zellen in Wirbeln angeordnet, die oft der Degeneration unterliegen und dann in kollagenes Gewebe mit Verkalkungstendenz übergehen (Psammome). Einige der Tumoren zeigen deutliche hyalin-kollagene Verdickung der Gefäßwände.

2. Fibroblastischer Typus. Die Zellen sind im allgemeinen länglich, spindelförmig und zu Bündeln gruppiert, die sich in verschiedene Richtungen erstrecken. Die Zellen bilden Fibrillen. Die Kerne sind schmal und stabförmig, aber sie können auch denen in Gruppe 1 ähnlich sehen. Manchmal trifft man auch Palisadenbildung der Kerne an, und das Gewächs nimmt eine Form an, die an ein Neurinom oder ein Neurofibrom erinnert, je nach dem Bindegewebsgehalt. In allen Tumoren dieser Gruppe zeigen die Zellen eine Tendenz, Wirbel zu bilden, die jedoch oft weniger deutlich und von eher lockerer Struktur sind als diejenigen in Gruppe 1. Einige dieser Tumoren zeigen Psammomkörper. Kollagen- und Reticulumfasern werden oft zwischen den Zellen angetroffen. Elastische Fasern sind gleichermaßen vorhanden, wenngleich in geringerer Anzahl.

3. Der Übergangstypus zeigt eine Ähnlichkeit teils mit dem endotheliomatösen und teils mit dem fibroblastischen Typ. Abgesehen von endotheloiden Zellen enthält er zu unterschiedlichen Anteilen fibrillenbildende Zellen, die den Fibroblasten gleichen.

4. Angioblastischer Typus. Außerordentlich zellreich, mit Zellen, die in einem dichten Maschenwerk von Blutgefäßen angeordnet sind, umbaut von endothelialen Zellen, die oft die Lumina teilweise verschließen. Ähnliche Zellen befinden sich gewöhnlich im Stroma zwischen den Gefäßen. Gelegentlich finden sich auch Mitosen. Kollagene und elastische Fasern trifft man nicht an, außer in den Wänden der größeren Gefäße. Die Capillarwände bestehen aus dichtem Netzwerk von reticulären Fasern, die sich um die benachbarten Zellen ranken. In seltenen Fällen sind diese Gewächse weniger zellreich.

5. Xanthomatöser Typus. Bei grober Untersuchung findet man in diesen Tumoren Stellen von opaquer-gelblicher Erscheinungsform, meistens unmittelbar unterhalb der Kapsel. Bei mikroskopischer Untersuchung erscheinen diese Gewächse als Schichten von endotheloiden Zellen, die jedoch ebenfalls schwach ausgeprägte Wirbel bilden. Eine große Zahl dieser Zellen sind mit anisotropem Lipoid gefüllt, und im Paraffinschnitt zeigen sie das Aussehen typischer Schaumzellen. Diese Schaumzellen können mehr oder weniger große Konzentrationspunkte bilden oder nahezu den ganzen Tumor ausmachen.

6. Myxomatöser Typus. Eine kleine Zahl von spindel- oder sternförmigen Zellen ist in einer homogenen Matrix verstreut, die leicht hämatoxilinophil ist und sich unter Behandlung mit Toluidin blau-purpurrot färbt. Mit Mucicarmin färbt sich die Matrix nicht oder nur leicht rosa. Die beste Methode der Mucinfärbung besteht in den Naß-Filmpräparaten, die mit Toluidin blau angefärbt werden. Manchmal findet man Anhäufungen kleiner sternförmiger Zellen in Nestern rings um die Gefäße. Es befinden sich keine Fibrogliafibrillen in den Zellen oder Elastin in dem Stroma, aber die weniger zellreichen Bezirke der letzteren enthalten feine kollagene Fibrillen.

Die spinalen Meningiome lassen sich grob in zwei Typen unterteilen (ODDSSON 1947):

a) Ovoide oder globulare Meningiome finden sich am häufigsten. Dieser Typus entsteht durch ein konzentrisches Wachstum des Tumors, und er ist gewöhnlich von ziemlich fester Beschaffenheit, sogar außerordentlich hart, wenn er verkalkt oder verknöchert ist. Der Tumor, der in eine rötliche oder graue Kapsel gehüllt ist, die eine glatte oder warzige Oberfläche zeigt, bildet eine geringe oder tiefe Eindellung in das Rückenmark. In der Regel ist die Kapsel ziemlich gefäßreich, wohingegen der Tumor vergleichsweise gefäßlos ist, von rötlichem oder grauem Aussehen in der Schnittfläche. In seltenen Fällen trifft man eine Degeneration in Form von kleinen Cysten an, die eine geringe Menge von blutiger oder gelblicher Flüssigkeit enthalten.

b) *Meningioma en plaque*, die beetartig an der Innenseite der Dura entlangwachsen, sind weniger häufig. Bei Oddssons (1947) Material von 48 Fällen gehörten nur 5 zu diesem Typus. Die einleuchtendste Erklärung dieser Entwicklung ist die, daß der zentrale Anteil in einem frühen Stadium degeneriert oder verkalkt und daß der Tumor deshalb beetartig an den Rändern weiterwächst.

In dem vorliegenden Material von Oddssons (1947) 48 Fällen war das Meningiom in 17 Fällen endotheliomatös, in 17 Fällen war es dem Übergangstyp zuzurechnen, also teils endotheliomatös, teils fibroblastisch, in 12 Fällen fibroblastisch und in 1 Fall xanthomatös. Ein angioblastisches oder myxomatöses Meningiom fand sich in keinem Fall. 39 Fälle zeigten mikroskopisch Verkalkungen und 7 Fälle mikroskopisch eine knöcherne Metaplasie im Tumor. Bei Wolf (1941) lagen bei 51 von 57 spinalen Meningiomen mikroskopisch Verkalkungen vor.

Die histologische Untersuchung der Dura von 29 Fällen ergab in 10 Fällen ein Eindringen des Meningioms, in 7 Fällen eine fibröse Verdickung und in 3 Fällen eine knöcherne Metaplasie. Im Vergleich dazu sagt Wolf (1941), daß nur in 3 von 57 Fällen ein Einwachsen in die Dura vorlag: „Da dieses Material ausschließlich chirurgischen Ursprungs ist, ist dieser Prozentsatz nicht repräsentativ, und ein geringes Einwachsen in die Pachymeninx muß ebenso häufig sein, wie es in der Schädelhöhle angetroffen wird."

Das Material von Oddsson (1947) enthält keinen Fall mit Einwachsen eines Meningioms in das Rückenmark. Ein Fall ist von Forster (1913) mitgeteilt worden, darüber hinaus erwähnt Wolf (1941) einen weiteren Fall mit oberflächlichem Einwachsen in das Rückenmark, jedoch ohne histologische Bestätigung.

Soweit die spinalen Meningiome in dem Krankengut von Tönnis (Becker 1965) histologisch aufgegliedert waren (55 Fälle), handelte es sich in fast der Hälfte der Fälle um den fibroblastischen Typ (42%), danach folgten die endotheliomatösen (34,5%) und die psammösen Formen (20%), wobei die zur Verkalkung neigenden vorwiegend erst nach dem 50. Lebensjahr angetroffen wurden, was mit den Alterungsvorgängen in Zusammenhang stehen dürfte. Die angiomatösen machten dagegen nur 3,5% aus und kamen bei jugendlicheren Patienten vor. Auf die Altersbeziehungen wird im klinischen Teil (s. S. 302) näher eingegangen.

Das Auftreten eines *Rezidivs* ist bei den spinalen Meningiomen eine Frage der vollständigen Entfernung aller Geschwulstanteile. Bereits Cushing und Eisenhardt (1938) hatten betont, daß die vollständige Entfernung der Geschwulst mit den anliegenden weichen und harten Häuten eine rezidivfreie Heilung erwarten lasse. Maligne Entartung mit Mitosen ist bei den spinalen Meningiomen — wie auch bei den spinalen Neurinomen — eine Seltenheit. Boctor (1963) wies darauf hin, daß hierzu vor allem die im lumbalen Abschnitt des Spinalkanals anzutreffenden Meningiome neigen.

Eine *Metastasierung* von Meningiomen ist eine Rarität. Ausnahmen von der Regel, daß eine Metastasierung nicht der Gutartigkeit und der histologischen Struktur der Meningiome entspricht, finden sich bei Kalm (1948, 1949/50), der über eine Metastasierung in den Spinalkanal berichtete, sowie bei Winkelmann, Cassel und Schlesinger (1952).

Zülch, Pompeu und Pinto (1954) haben sogar auf eine Metastasierung in die Körperorgane hingewiesen.

Differentialdiagnostisch kommt am häufigsten wohl eine Verwechslung mit den Neurinomen vor. Neurinome sind im allgemeinen jedoch größer und mehr in die Länge gezogen und weniger oft nach ventral gelegen, auch sind sie glatter gekapselt. Bei primärer diffuser Tumorbildung in der Leptomeninx ohne Zusammenhang mit der Dura warnt Zülch (1956) davor, sie als „meningeale Meningeomatose" zu benennen oder gar von multiplen

Meningiomen zu sprechen. Auch könnten spinale Tumoren bestimmten gliösen Neubildungen (Spongioblastomen) ähnlicher sein als Meningiomen. In diesem Zusammenhang ist die metastatische Aussaat von Gliomen in den Arachnoidalraum (meningeale Gliomatose nach KERNOHAN) anzuführen (POLMETEER und KERNOHAN 1947).

Bei multiplem Vorkommen von Meningiomen im Spinalkanal ist aus morphologischer Sicht an die mannigfaltigen Bilder blastomatöser Erkrankungen zu denken (NITTNER und SCHIEFER 1955), die sich nach ZÜLCH (1951, 1955) in folgende Gruppen aufteilen lassen:

1. Alleiniges Auftreten multipler Meningiome (ohne Beziehungen zur Recklinghausenschen Erkrankung).

2. Multiple Meningiome im Rahmen einer rudimentären (form fruste) oder voll ausgebildeten Recklinghausenschen Erkrankung.

3. Multiple Meningiome kombiniert mit anderen Tumorarten.

4. Multiple Meningiome im Rahmen einer meningealen Meningiomatose. Auch Fälle der diffusen Sarkomatose gehören hierzu, die in etwa der bisherigen Bezeichnung Meningealsarkom des Schrifttums entsprechen.

Differentialdiagnostisch muß die Gruppe der Gliome mit metastatischer Aussaat in den Arachnoidalraum berücksichtigt werden, die von POLMETEER und KERNOHAN (1947) als meningeale Gliomatose bezeichnet wird.

Alleiniges multiples Vorkommen von Meningiomen im Spinalkanal, also ohne daß eine andere Erkrankung vorliegt, ist eine außerordentlich seltene Erscheinung. Entsprechende Fälle wurden von SÖDERBERGH (1914) und ANTONI (1936) beschrieben. RAND (1952) berichtete über 2 Fälle spinaler Meningiome sowie NITTNER und SCHIEFER (1955) über 3 isolierte Meningiome im Spinalkanal. Die von ARLT (1936) mitgeteilten multiplen Meningiome hatten die Arachnoidea des Spinalkanals durch Geschwulstmassen stark aufgetrieben und waren zum Teil ins Rückenmark eingedrungen.

Multiples Vorkommen als Metastasierung aufzufassen wurde im allgemeinen abgelehnt, da es nicht der relativen Gutartigkeit und der histologischen Struktur entspricht. Auf Ausnahmen von dieser Regel konnten allerdings KALM (1948, 1949/50) — *Metastasierung* in den Spinalkanal — WINKELMANN, CASSEL und SCHLESINGER (1952) sowie ZÜLCH, POMPEU und PINTO (1954) — Metastasierung in Körperorgane — hinweisen.

Die *Kombination* von Meningiomen mit anderen Tumoren, z.B. neuroektodermaler Herkunft und intrakraniellem Sitz, wurde von FEIRING (1955) beschrieben. Über das Zusammentreffen von intraspinalem Meningiom und Mamma-Carcinom wurde in 3 Fällen von FREEDMAN, FEIRING und DAVIDOFF (1949) berichtet.

14. Chondrome*.

Histogenetisch leiten sich die Chondrome — wie auch die Osteochondrome — als echte, aus hyalinem Knorpel bestehende Geschwulstbildungen (MAY 1927, SCHINZ und UEHLINGER 1931, SCHINZ 1952, GROTE und HOFFMANN 1957, GROSS 1963) vom Mesoderm ab. Obwohl oft ein Trauma als Ursache angeschuldigt wird, ist es als ätiologischer Faktor nicht anzuerkennen (MAY 1927, FELSEN 1928). Nach MAY (1927) findet man bei VIRCHOW (1863—1865) und RECKLINGHAUSEN (1889) den Hinweis, daß die Rachitis die Entwicklung eines Chondroms mitunter begünstigen kann. Desgleichen erwähnt MAY (1927) eine erbliche Prädisposition und zitiert WEBER, der diese Art einer tumorösen Neubildung bei verschiedenen Mitgliedern einer Familie über drei Generationen untersucht hat.

Chondrome der Wirbelsäule sind eine seltene Geschwulstart (SCHINZ und UEHLINGER 1931, HIENZSCH 1951, LEHMANN und LEICHER 1951, SCHINZ 1952, GROTE und HOFFMANN 1957, GROSS 1963, SEIFERTH 1964, BACKUS 1965). BACKUS (1965) gibt die Häufigkeit ihres Vorkommens mit 7 unter 416 raumbeengenden spinalen Prozessen an und SEIFERTH (1964) mit 5 bei 47 Patienten mit primären Tumoren der Wirbelsäule des Krankengutes der

---

* Siehe auch SCHLEGEL, Band VII/1, S. 64 und 65 dieses Handbuchs.

Neurochirurgischen Klinik Köln, worunter sich einmal eine multiple Geschwulstbildung fand. Einzelmitteilungen finden sich bei May (1927), Felsen (1928), Necai (1933), Liechti (1948), Hienzsch (1951), Lehmann und Leicher (1951), Grote und Hoffmann (1957), Paillas (1962) und Gross (1963).

Die *topischen Beziehungen* dieser Geschwülste sind bereits dadurch festgelegt, daß es sich hierbei um echte primäre Wirbelsäulentumoren handelt. Medulläre Kompressionserscheinungen sind daher auch nur bei entsprechender Wachstumsrichtung und Geschwulstgröße zu erwarten.

Chondrome können in jedem *Wirbelsäulenabschnitt* angetroffen werden (May 1927, Hienzsch 1951). Nach den Angaben des Schrifttums findet sich die Brustwirbelsäule bevorzugt befallen, ohne daß eine genauere Höhenlokalisation zu ersehen war. Von 19 Fällen lagen nur 2 cervical, 13 thorakal und 4 lumbal.

Makroskopisch handelt es sich um buckelige, durch Knochenauftreibung hervorgerufene Knoten (Schinz und Uehlinger 1931), die so hochgradig sein können, daß sie zu einer Bewegungseinschränkung der Wirbelsäule führen können (Seiferth 1964). May (1927) beschrieb eine harte und fixierte chondromatöse Neubildung in der Brustwirbelsäule, die sogar die Größe einer Zitrone erreicht hatte. In vielen Fällen bilden sie röntgenologisch sichtbare Weichteilschatten, die die Wirbelränder überschreiten und eine feine kalkdichte Tüpfelung oder Netzzeichnung aufweisen (Schinz und Uehlinger 1931). Auf weitere Einzelheiten wird bei den artspezifischen Röntgenveränderungen eingegangen (s. S. 355).

Rezidivneigung mit Tendenz zur *malignen Entartung* wurde von Hellner (1950), Seiferth (1964) u. a. beschrieben.

Übergänge vom gutartigen Chondrom zum Chondrosarkom sind möglich und zeitlich nur schwer abgrenzbar (s. Abb. 153a und b, S. 356). Nach Coley (1960) kann der Zeitraum zwischen 18 Monaten und 30 Jahren liegen, aber auch Intervalle von 3—5 Monaten sind bekannt (Seiferth 1964).

Multiples Vorkommen von Chondromen wurde von May (1927), Seiferth (1964) u. a. angegeben.

15. Osteochondrome.

Sie werden auch als gutartige Osteochondrome, kartilaginäre Exostosen oder als multiple kartilaginäre hereditäre Exostosis (Herzog 1944) bezeichnet.

Histogenetisch handelt es sich um selbständige Wucherungen der osteogenetischen Schicht des Periostes.

Als Wirbelsäulengeschwulst kommt das Osteochondrom nur selten vor; der Hauptsitz sind die Enden der langen Röhrenknochen, vor allem die distale Femur- und die proximalen Tibia- und Humerusmetaphysen (Hellner 1950, Lichtenstein und Hall 1952, Dahlin 1957, Lichtenstein 1959). Dahlin (1957) fand unter 272 Osteochondromen nur 7 in der Wirbelsäule, was einem prozentualen Anteil von 2,6% entspricht.

Hinsichtlich der *topischen Beziehungen*, der Wachstumsrichtung und der Geschwulstgröße gelten die gleichen Ausführungen wie für das Chondrom. Bis zum Auftreten klinischer Erscheinungen vergehen in der Regel mehrere Jahre.

Innerhalb der einzelnen *Wirbelsäulenabschnitte* bevorzugen sie, wie die Chondrome, den Thoraxabschnitt. Von 7 Wirbelsäulen-Osteochondromen Dahlins (1957) lagen 2 cervical und 5 thorakal.

Makroskopisch handelt es sich um knochenharte, gelappte, gut abgegrenzte, perlgraue Neubildungen, deren Grundfläche spongiös oder kompakt ist (Hellner 1950).

Der *histologische* Nachweis der Osteochondrome geht auf E. Müller (1913) zurück. Die endgültige artbestimmende Diagnose des von der Wirbelsäule ausgehenden komprimierenden Prozesses ist immer erst durch die feingeweblichen Untersuchungen zu erbringen.

Hinsichtlich der *Rezidivierung, malignen Entartung* und *Metastasierung* verhalten sie sich ebenfalls wie die Chondrome.

16. Osteoid-Osteome *.

Das Krankheitsbild des Osteoid-Osteoms wurde erstmalig 1935 von JAFFÉ beschrieben. *Histogenetisch* handelt es sich um eine Geschwulsterkrankung des unreifen, d. h. noch nicht verkalkten Knochens. Dem Trauma ist im Gegensatz zu den sog. „Osteomen" keine ätiologische Bedeutung beizumessen (JAFFÉ 1935, SHERMAN 1947, COLEY und LENSON 1949, GOLDING 1954).

In der Wirbelsäule kommen sie weit seltener als im übrigen Skeletsystem — vor allem an den Extremitäten — vor. Nach einer Zusammenstellung von 130 Fällen des Schrifttums (JAFFÉ 1935 und 1945, LEWIS 1944, SHERMAN 1947, COLEY und LENSON 1949, DOCKERTY, GHORMLEY und JACKSON 1951, GOLDING 1954) macht der in der Wirbelsäule lokalisierte Anteil nur 11,6% aus.

In den einzelnen *Wirbelsäulenabschnitten* werden sie am häufigsten in der thorakolumbalen Region angetroffen. In der oben angeführten Zusammenstellung des Schrifttums finden sich Höhenangaben nur in 6 Fällen (JAFFÉ 1935, 1945, LEWIS 1944, DOCKERTY, GHORMLEY und JACKSON 1951 und GOLDING 1954): 5mal waren die Wirbel D11—L2 befallen und nur einmal der 7. Halswirbel. Auch in den Einzelbeobachtungen von KLEINBERG (1944), FAGERBERG und RUDSTRÖM (1953), RUSHTON, MULDER und LIPSCOMB (1955) und SABANAS, BICKEL und MOE (1956) hatte sich der Tumor in Höhe D11—L2 entwickelt.

17. Osteome *.

Nach HELLNER (1950) trifft diese Bezeichnung nur für diejenigen Knochengeschwülste zu, die gutartig sind und zum überwiegenden Teil aus reifem Knochengewebe bestehen. Von DAHLIN (1957), der 1853 Knochentumoren zusammengestellt hat, wird das tatsächliche Vorkommen von Osteomen, im Gegensatz zu COLEY (1960), bezweifelt. Er glaubt, daß es sich hierbei vielmehr um reaktive knöcherne Wucherungen im Gefolge von Traumen handelt, die dann oft fehlgedeutet und unrichtig als Osteome angesprochen werden.

Die meisten Osteome werden an dem bindegewebig angelegten Schädeldach — seltener an den Extremitätenknochen — angetroffen.

Über Osteome in der Wirbelsäule finden sich u. a. Mitteilungen bei HELLNER (1950) und BROCHER (1952).

Der Sitz eines Osteoms kann der Wirbelbogen und der Wirbelkörper sein. Im Wirbelbogen werden Osteome wohl deshalb häufiger beobachtet, weil sie hier zu Wirbelsäulenverkrümmungen und Bewegungsstörungen führen, wogegen die Wirbelkörperosteome meist klinisch stumm bleiben.

18. Riesenzelltumoren **.

Riesenzelltumoren finden sich in der älteren Literatur im wesentlichen unter den Riesenzellsarkomen, den sog. braunen Tumoren, den Chondroblastomen, den aneurysmatischen Knochencysten und den Chondromyxoidfibromen. Als Synonyma sind heute nur noch die Bezeichnungen Riesenzellepulis und Osteoklastom üblich. Erst durch GESCHICKTER und COPELAND (1930), ALBERTINI (1955) und vor allem von LICHTENSTEIN (1959) ist eine klare histologische Definition dieser Geschwülste gegeben worden.

Sie sind primäre Knochentumoren, die sich somit *histogenetisch* vom Mesoderm ableiten. Die verschiedentlich geäußerte Auffassung einer traumatischen oder entzündlichen Genese wird heute für unwahrscheinlich gehalten.

Durch die unterschiedlichen Bezeichnungen dürfte auch die Zahl der als Riesenzellgeschwülste beschriebenen Fälle größer sein, als es den Tatsachen entspricht. So geht aus der Zusammenstellung von CHRISTENSEN (1925) hervor, daß von 918 Knochentumoren 362 Riesenzelltumoren waren. GESCHICKTER und COPELAND (1949) beobachteten dagegen unter 928 Knochentumoren nur 160 Riesenzellgeschwülste. DAHLIN (1957) teilte mit,

---

* Siehe auch SCHLEGEL, Band VII/1, S. 64 dieses Handbuchs.
** Siehe auch SCHLEGEL, Band VII/1, S. 65 dieses Handbuchs.

daß sich in seinem Material 109 Riesenzelltumoren befinden, die 4,8% der gesamten Knochentumoren und 17,1% der gutartigen Knochengeschwülste ausmachen. Das Verhältnis der gutartigen zu den bösartigen Riesenzelltumoren wird im allgemeinen mit etwa 10:1 angegeben, während der Prozentsatz der malignen Riesenzelltumoren unter den bösartigen Knochentumoren etwa 1% beträgt.

In der Wirbelsäule sind sie eine relativ seltene Geschwulstbildung. Von 858 in der Literatur beschriebenen Fällen (CHRISTENSEN 1925, GESCHICKTER und COPELAND 1930, KIRKLIN und MOORE 1932, MEYERDING 1945, PROSSOR 1949, WINDEYER und WOODYATT 1949, MIGNOLI und COCCHI 1950, THOMSEN und TURNER-WARWICK 1955, DAHLIN 1957, COLEY 1960) betrug der auf die Wirbelsäule fallende Anteil mit 22 Fällen 2,6% (Tabelle 6).

Tabelle 6. *Gesamtzahl der in der Wirbelsäule lokalisierten Riesenzelltumoren von 858 Fällen* (nach SEIFERTH 1964).

Autor	Jahr	Untersuchte Fälle	Davon in der Wirbelsäule
CHRISTENSEN	1925	245	—
GESCHICKTER, COPELAND	1930	82	2
KIRKLIN, MOORE	1932	110	2
MEYERDING	1945	40	—
PROSSOR	1949	25	2
WINDEYER, WOODYATT	1949	38	9
MIGNOLI, COCCHI	1950	51	3
THOMSEN, TURNER-WARWICK	1955	34	1
DAHLIN	1957	109	—
COLEY	1960	124	3
		858	22

Dem entsprechen auch die Angaben von SANTOS (1930), MILCH (1934), PROSSOR (1949), WILLIS (1949), HAMSA und CAMPBELL (1953), BOWMAN und REALS (1955), WEINBERG (1958), LICHTENSTEIN (1959). Nach HELLNER (1950) sind im Schrifttum etwas über 50 Beobachtungen von Riesenzellgeschwülsten der Wirbelsäule beschrieben. In dem Krankengut von 404 raumbeengenden spinalen Prozessen der Neurochirurgischen Klinik Köln fanden sich unter 47 von der Wirbelsäule ausgehenden komprimierenden Neoplasmen 5 Riesenzelltumoren, so daß sie im Gesamtkrankengut mit 1,2% und in der weiteren Aufgliederung mit 10,7% vertreten waren.

Als primäre Knochentumoren werden sie an der Wirbelsäule im Wirbelkörper, Querfortsatz oder Bogen angetroffen und führen zu vorwiegend halbseitigen, gut begrenzten Knochenveränderungen. Vielfach findet man bei ihrer Beschreibung den Hinweis, daß die Knochendestruktion relativ oft exzentrisch gelegen sei und der Übergang vom kranken zum gesunden Knochengewebe stufenweise und röntgenologisch ohne Zeichen einer reaktiven Randsklerose erfolge. Es kann aber auch der ganze Wirbelkörper durch das tumoröse Gewebe zerstört werden und zu einem Zusammenbruch mit Gibbusbildung führen (RIX und GESCHICKTER 1938, LIECHTI 1948). Gewöhnlich erstreckt sich die Geschwulst über 1—2 Segmente. Bei progredientem Verlauf ist auch ein Übergreifen des Prozesses auf mehrere Wirbel möglich (LIECHTI 1948, BLÜMEL und JANZEN 1950).

Auch Fälle mit infiltrierendem Wachstum, Rezidiven und Metastasenbildung sind bekannt. Bei Ausbreitung des tumorösen Gewebes außerhalb der Wirbelsäule kann es zu paravertebralen Weichteilschwellungen, sogar mit Verkalkung kommen.

Die Riesenzelltumoren können in allen *Abschnitten der Wirbelsäule* entstehen, die Hals- und Brustwirbelsäule scheint allerdings bevorzugt zu sein. Das Verhältnis innerhalb der einzelnen Wirbelsäulenabschnitte beträgt nach einer Zusammenstellung von 35 Fällen des Schrifttums und 5 Fällen aus dem Tönnisschen Krankengut von cervical nach sacral 13:19:6:2 (MILCH 1934, G. W. MURPHY 1935, VEGH 1937, JENKINSON, HUNTER und ROBERTS 1938, RICHARDS und SINGLETON 1938, WILLARD und NICHOLSON

1938, Brock und Bogart 1945, Prossor 1949, Blümel und Janzen 1950, Zannini und Frugoni 1950, Teng, Gross und Newman 1951, Hamsa und Campbell 1953, Bowman und Reals 1955, W. R. Murphy und Ackerman 1956, Pendergrass, Schaeffer und Hodes 1956, Regen und Haber 1957, Weinberg 1958, Cardauns, Friedmann und Nittner 1961, Bucy 1962, Seiferth 1964). Weitere Einzelheiten über Häufigkeit und Lokalisation sind der Tabelle 7 zu entnehmen.

Tabelle 7. *Lokalisation von 40 Riesenzelltumoren der Wirbelsäule* (nach Seiferth 1964).

Autor	Jahr	HWS	BWS	LWS	Sacrum	Gesamt
Zannini, Frugoni	1950	C2				1
Milch	1934	C3				1
Regen u. Haber	1957	C3				1
Willard u. Nicholson	1938	C4				1
Brock u. Bogart	1945	C4				1
Pendergrass, Schaeffer, Hodes	1956	C3, 4				1
Richards, Singleton	1938	C3, 5		L1		3
W. R. Murphy, Ackerman	1956	C5	Th3, Th8	L4		4
Vegh	1937	C6				1
Bowman, Reals	1955	C6				1
Teng, Gross, Newman	1951	C6		L3		2
Weinberg	1958	C7				1
Blümel, Janzen	1950		Th1, 2			2
Cardauns, Friedmann, Nittner	1961		Th2, 4 Th4, Th6, 8 Th6, 7 Th7—9			4
Bucy	1962		Th1, 2 Th4, Th7, 8	L1		4
Seiferth	1964		Th4, Th5 Th5, 6 Th6, 7, Th8			5
Jenkinson, Hunter, Roberts	1938		Th5, Th11			2
Hamsa, Campbell	1953		Th12		1	2
G. W. Murphy	1935			L1		1
Prossor	1949			L4	1	2
		13	19	6	2	40

In der Halswirbelsäule war eine Bevorzugung von C 3—6, im Brustabschnitt von D 1—8 (17 Fälle) auffällig. Im Krankengut von Tönnis waren alle fünf Riesenzelltumoren zwischen D 4—8 gelegen (Seiferth 1964).

Das *makroskopische* und *mikroskopische* Bild dieser Geschwülste hängt von ihrer biologischen Wertigkeit ab.

Die Mehrzahl dieser Tumoren ist benigne und zeichnet sich durch langsames Wachstum und fehlende Rezidivneigung aus. Da aber auch Fälle mit infiltrierendem Wachstum, Rezidiven und Metastasenbildung bekannt geworden sind, teilten Jaffé und Lichtenstein (1948) die Riesenzelltumoren wegen ihres unterschiedlichen Verhaltens in drei Gruppen ein: gutartige, semimaligne und maligne.

Die Geschwulst selbst kann knotig-knollig sein, sich bis in die Muskulatur ausdehnen, dabei aber abgegrenzt bleiben und sich bei der Operation aus dem Knochen mit dem Löffel gut entfernen lassen. Das Geschwulstgewebe ist derb und knirscht bei der Entfernung. Der Dornfortsatz kann beweglich sein (Blümel und Janzen 1950) oder auch fehlen, so daß man dann unter der Aponeurose bereits auf den Tumor stößt. Häufig sind die Bogenabschnitte einseitig verändert (Cardauns, Friedmann, Nittner 1961). Der ganze Wirbelbogen kann aber auch von derb-bröckeligen Geschwulstmassen völlig zerstört sein. Die Geschwulst kann in den Wirbelkanal einbrechen und mit der Dura adhärent sein, ohne sie makroskopisch zu durchsetzen (Blümel und Janzen 1950). In den Weichteilen kann der Tumor prall-elastisch sein, gelegentlich eine derbe bindegewebige Kapsel aufweisen und sich dann relativ gut abgrenzen lassen. Auch ein Vordringen in den Thoraxraum (Blümel und Janzen 1950, Cardauns, Friedmann und Nittner 1961) ist möglich.

Der *histologische Aufbau* der Riesenzelltumoren gleicht dem reticulären Bindegewebe, von dem es sich allerdings durch größere Zelldichte und die Zusammensetzung aus Spindel- und Riesenzellen unterscheidet. Diese Zellen sind untereinander durch Cytoplasmaausläufer verbunden, durch welche der charakteristische netzartige Bau dieser Geschwülste zustande kommt. Die Annahme, daß es sich bei den Riesenzellen um solide Gefäßsprosse handeln könnte, wird von Albertini (1955) abgelehnt. Lichtenstein (1959) beschreibt die Riesenzellen als ungleichmäßig zwischen den Spindelzellen liegende Elemente, deren Zahl von Fall zu Fall variiert und deren Kerne ebenfalls unterschiedlich zahlreich sein können.

Der gutartige Typ ist durch zahlreiche Spindel- und Riesenzellen, Isomorphie der Kerne und wenige Mitosen gekennzeichnet. In dem semimalignen Typ machen sich schon eine gewisse Polymorphie der Kernform und Größe bemerkbar sowie Unterschiede im Chromatingehalt. Mitosen sind nicht mehr ganz selten. Die maligne Form zeigt eine ausgesprochene Zellpolymorphie mit zahlreichen Mitosen.

Aufschluß über die biologische Wertigkeit der Geschwülste gibt erst die histologische Untersuchung, die auch meist erst die endgültige Bestätigung der Diagnose erbringt.

Maligne Entartung einer primär gutartigen Geschwulst wurde außerhalb der Wirbelsäule von Stewart, Coley und Farrow (1938), Jaffé, Lichtenstein und Portis (1940), Russell (1949), Windeyer und Woodyatt (1949) sowie Murphy und Ackerman (1956) u.a. beschrieben. Wenngleich an der Wirbelsäule nicht bekannt, scheinen auch hier Übergänge von der primär gutartigen in die bösartige Form möglich zu sein.

Metastasenbildung und *Rezidive* kommen vor (Stewart und Richardson 1952, Murphy und Ackerman 1956 u.a.), sogar bei histologisch gutartigen Formen, die auch in den Metastasen ihr gutartiges Aussehen beibehielten (Dyke 1931, Jaffé 1953).

Umwandlungen von Riesenzelltumoren in osteogene Sarkome wurden von Windeyer und Woodyatt (1949), Williams, Dahlin und Ghormley (1954) sowie von Murphy und Ackerman (1956) mitgeteilt. Allerdings handelte es sich auch hierbei — wie bei den Formen mit maligner Entartung, bei den Metastasenbildungen und bei den Rezidiven — um Geschwülste, die primär nicht in der Wirbelsäule lokalisiert waren.

Im Gegensatz hierzu findet sich nach Simmons — allerdings 1931 — *kein histologisch gesicherter Fall einer Metastasierung bei einer gutartigen Riesenzellgeschwulst.* Er nahm vielmehr an, daß es sich hierbei um Riesenzelltumoren handelt, die zu osteogenen Sarkomen wurden und die dann in üblicher Weise metastasierten. Die gleiche Ansicht wurde auch von Stewart, Coley und Farrow (1938) vertreten, wogegen Willis (1949) annahm, daß eine sarkomatöse Umwandlung eines vorher gutartigen Riesenzelltumors nicht vorkomme.

Die Umwandlung einer Riesenzellgeschwulst in ein osteogenes Sarkom wurde von Simmons (1931) mit 3,7% angegeben und darauf hingewiesen, daß wiederholte Traumen wie mehrfache Operationen den Wandel vom gutartigen zum bösartigen Tumor induzieren können. Auch die Auswirkung einer Röntgenbestrahlung bedürfe nach Murphy und Ackerman (1956) unter dieser Fragestellung einer Überprüfung.

Stewart und Richardson (1952) haben bei 7 von 18 Fällen Rezidive nach Curettagen und in 2 von 7 Fällen nach Resektionen gesehen.

Windeyer und Woodyatt (1949) berichteten über Malignität und Metastasierung nach chirurgischen Eingriffen. Von 9 chirurgisch behandelten Riesenzelltumoren, wovon 5 curettiert wurden, hatten sich 2 zu malignen Tumoren entwickelt. In 2 Fällen wurden Resektionen vorgenommen. Hiervon hatte eine Geschwulst zu einer Metastase geführt.

Hinsichtlich der Malignität und Rezidivneigung wurde von Murphy und Ackerman (1956) besonders auf die corticale Perforation geachtet. Von 11 Fällen mit corticaler Perforation zeigten 10 Fälle keine Rezidivbildung nach der Behandlung, dagegen wiesen 3 von 4 Fällen, die rezidivierten, keine corticale Perforation auf. STEWART und RICHARD-SON (1952) berichteten über Rezidive bei 17 von 34 Fällen, die wegen einer corticalen Perforation einer genaueren Betrachtung unterzogen worden sind. MURPHY und ACKERMAN (1956) fanden keinen gemeinsamen Nenner für eine corticale Perforation und ein Rezidivieren, so daß sie diesem Verhalten für die Aussage der Malignität oder Prognose keine große Bedeutung beimaßen.

Differentialdiagnostisch sind die Riesenzellgeschwülste von den eingangs angeführten Riesenzellsarkomen, den sog. braunen Tumoren, den Chondroblastomen, den aneurysmatischen Knochencysten und den Chondromyxoidfibromen abzugrenzen (CARDAUNS, FRIEDMANN, NITTNER 1961).

19. Aneurysmatische Knochencysten.

Die Bezeichnung aneurysmatische Knochencyste sowie die Abgrenzung von anderen cystischen Knochenveränderungen geht auf JAFFÉ und LICHTENSTEIN (1942) zurück.

Die Genese der aneurysmatischen Knochencyste ist unklar. Die Bezeichnung ist rein deskriptiv und die Frage, ob es sich um eine Geschwulst oder eine vasculäre Fehlbildung handelt, nicht geklärt (BINSWANGER 1962).

Die *Häufigkeit* geht aus einer Statistik über 2000 Skelettumoren hervor, die bei CABOT (1956) 26 aneurysmatische Knochencysten enthält, von denen 5 in der Wirbelsäule gelegen waren. Unter den primären Knochentumoren machten sie nach MACCARTY und Mitarb. (1961) 1,5% aus, davon waren 9 von 61 in der Wirbelsäule lokalisiert. Die Wirbelsäule stellt neben den langen Röhrenknochen den Prädilektionsort dar.

Innerhalb der Wirbelsäule ist eine Bevorzugung bestimmter *Abschnitte* nicht zu erkennen. Meist ist ein einzelner Wirbel betroffen, seltener sind zwei benachbarte Wirbel befallen (LICHTENSTEIN 1950). Bei BEELER, HELMAN und CAMPBELL (1957) fanden sie sich in Höhe C4—5, C7, Th1—2, L3 und zweimal im Sacrum, bei BINSWANGER (1962) im 8. Thorakal- sowie im 2. und im 3. Lumbalwirbel.

Als Wirbeltumor ist ihre exzentrische Lage charakteristisch (DAHLIN, BESSE, PUGH und GHORMELY 1955). STRASSNER (1909) hat darauf hingewiesen, daß vorwiegend die Bögen und Fortsätze befallen werden. Auch bei den drei Patienten von BINSWANGER (1962) lag die Geschwulst zweimal in der Bogenwurzel und einmal im Fortsatz. Bei Befall der Bogenwurzel soll es nach PAILLAS, PAYAN, SERRATRICE und LEGRÉ (1960) besonders schnell zu Kompressionssyndromen von seiten des Rückenmarks und seiner Wurzeln kommen.

Makroskopisch handelt es sich um Geschwülste von Kirsch- bis Faust- und Kindskopfgröße (BINSWANGER 1962), die als osteolytische Prozesse zu Destruktionen der Bögen und Querfortsätze führen und sich retroperitoneal oder paravertebral entwickeln, aber auch mit Tumorzapfen in den Spinalkanal reichen. Der extravertebrale Anteil erscheint von einer feinen Knochenschale überzogen und im Innern wabig septiert bzw. durch randständige Knochenleisten gekammert. Durch Einreißen der peripheren Knochenschale kann sich das Tumorgewebe in die Weichteile ausbreiten. Dieses Verhalten scheint vor allem bei den aneurysmatischen Knochencysten der Wirbelsäule nicht so selten zu sein, wie 6 Fälle von SHERMAN und SOONG (1957), 2 Fälle von BINSWANGER (1962) und 1 Fall im Röntgenatlas von HELLNER-POPPE (1956) zeigen.

Histologisch finden sich gefäßreiche fibrocystische Transformationen der Spongiosa, verbunden mit Blutungen, reparativen Knochenneubildungen und Riesenzellreaktionen. Die Geschwülste zeigen nach BINSWANGER (1962) „Schwammstruktur und bestehen aus einem Fachwerk von breiten und schmalen lamellären Scheidewänden, die ganz verschieden geformte Hohlräume — teils schmal, teils buchtig und weit — umschließen. Sie sind größtenteils mit einem einschichtigen Mesothel ausgekleidet und mit gelblicher oder blutiger Flüssigkeit gefüllt. Die Scheidewände sind abwechselnd zellreich und lassen meist eine eher zellarme und zwischensubstanzreiche Innenschicht und eine zellreichere

Deckschicht erkennen. Die Innen- oder Zwischenschicht besteht vorwiegend aus schlanken Spindelzellen, die zu Bündeln und Geflechten zusammengeschlossen sind. Zwischen den Spindelzellen sind kollagene Fibrillen, häufig auch unverkalkte und verkalkte Hyalinschollen ausdifferenziert. Die zellreichen Deckschichten bestehen aus saftreichen Spindelzellen und Riesenzellen. Die Spindelzellen sind geflechtartig miteinander verbunden, die Riesenzellen in die Netzmaschen eingefügt. Die Zahl der Riesenzellen wechselt von Stelle zu Stelle. Gelegentlich bilden sie ganze Ketten. Sie sind in der Form rund-oval und besitzen in der Schnittebene durchschnittlich 10—15 rund-ovale Kerne von gleicher Form und Größe. Die Kerne liegen in Haufen zusammen. Die Riesenzellen sind kleiner als die Riesenzellen der Riesenzellgeschwülste und nicht von Blut umspült. In den Randabschnitten sind in die Scheidewände oft Spongiosareste eingeschlossen. Vielfach werden die lamellären Knochenbälkchen auf breiter Front von ganzen Ketten von mehrkernigen Osteoklasten angenagt".

Die aneurysmatische Knochencyste ist nach Lichtenstein (1950, 1953) ausschließlich gutartig und zeigt nach Uehlinger (1952—1956) keine spontane maligne Entartung.

Differentialdiagnostisch sind die aneurysmatischen Knochencysten von dem Wirbelhämangiom röntgenologisch durch die Lage im Wirbelkörper und die charakteristische langsträhnige Spongiosazeichnung und von dem eosinophilen Granulom durch meist multiloculäres Vorkommen, die reine Osteolyse und die gelegentliche Eosinophilie abzugrenzen. Auch Tumoren der myeloischen Reihe können sie ähneln (Serratrice und Legré 1959).

20. Myelome, Plasmocytome oder Kahlersche Krankheit*.

Das Myelom oder Plasmocytom wird nach seinem ersten ausführlichen Beschreiber auch Kahlersche Krankheit genannt (Kahler 1889).

Da sich ein Myelom solitär und multipel darstellen sowie mit Amyloidspeicherung verbunden sein kann, werden verschiedene Verlaufsformen unterschieden. Willis (1948) und Törmä (1957) fassen diese Geschwulstgruppe als „Plasma-cell myeloma" zusammen und unterteilen sie in die Plasmocytome und die Myelomatosis.

Die Ansichten über das Zustandekommen *isolierter* oder *multipler* Myelome sind unterschiedlich. Pasternack und Waugh (1939) nehmen an, daß es isolierte Plasmocytome gibt, die keine Neigung zur Generalisation zeigen, daß es aber auch von vornherein eine generalisierte Form gibt, deren Herde abheilen können, so daß dann zum Schluß ein solitäres Myelom vorliegt. Die Autoren meinen, daß diese letzte Gruppe die „isolierten Myelome" darstellt. Außerdem gibt es isolierte Plasmocytome, die generalisieren und Myelome, die von vornherein multipel angelegt sind. Clarke (1956) glaubt, daß die meisten der sehr selten vorkommenden isolierten Myelome — er selbst berichtete über nur drei Fälle — innerhalb der Fünfjahresgrenze generalisieren.

Der Begriff des solitären Myeloms ist sogar umstritten, da nach Davison und Balser (1937), Batts (1939), Törmä (1957) sowie Brocher (1962) ein zunächst solitär erscheinendes Myelom später einen generalisierten Verlauf annehmen kann. Abel (1941) berichtete über das Auffinden multipler Myelome bei der Sektion einer Patientin, die kurze Zeit zuvor an einem anscheinend isolierten Wirbeltumor operiert worden war. Bei Paul und Pohle (1940) waren dagegen die ersten Anzeichen einer Generalisation erst 8 Monate nach der Entdeckung eines Primärherdes in der Wirbelsäule beobachtet worden.

Ihre *Häufigkeit* wird unter allen Tumoren des myelo-erythropoetischen Gewebes von Coley (1960) mit 95% angegeben. Nach Willis (1949) stellen sie 3%—25% aller primären, malignen Knochentumoren und nach Geschickter und Copeland (1928) 0,03% aller Malignome.

Myelome treten vorwiegend multipel auf. Geschickter und Copeland (1928) beschreiben in 90% von 425 untersuchten Fällen ein multiples Befallensein der Rippen,

---

* Siehe auch Schlegel, Band VII/1, S. 54 und S. 66 dieses Handbuchs.

des Sternums, der Clavicula, der Wirbelsäule und des Schädels. Ein solitäres Vorkommen wurde von ihnen nicht beobachtet.

Myelome der Wirbelsäule sind häufig kombiniert mit Herden in anderen Skeletteilen, vor allem Schädel, Rippen und Becken. Multipler Befall von Wirbelsäule und Schädel wurde von BATTS (1939) unter 40 Patienten in 53% festgestellt, der Wirbelsäule, des Schädels und der Rippen in 38%, der Wirbelsäule, der Rippen und des Beckens in 23%.

Im Gegensatz hierzu berichteten PASTERNACK und WAUGH (1939) über 31 sowie GOOTNICK (1945) über 61 Fälle von eindeutig solitären Myelomen im Skeletsystem. Hiervon machte der auf die Wirbelsäule fallende Anteil etwa 23% (21 Fälle) aus. Bei einer Gesamtzahl von 113 solitären Myelomen im Skeletsystem war die Wirbelsäule in 32,2% (42 Fälle) befallen. Einzelmitteilungen über solitäre Myelome der Wirbelsäule finden sich bei WALTHARD (1924), PAUL und POHLE (1940), RAVEN und WILLIS (1949), BOECKER und KNEDEL (1952), VOIGT (1957), UMBACH und NOETZEL (1960).

In der Wirbelsäule wird somit das Plasmocytom relativ häufig angetroffen. Unter den raumbeengenden spinalen Prozessen machte es in dem Krankengut von RIECHERT mit 5 Fällen 2,6% (UMBACH 1962), von TÖNNIS mit 10 Fällen 2,5%, dagegen bei KLAR und HENN (1961) mit 2 Fällen nur 0,8% aus. Es führt in etwa 40% zu neurologischen Störungen, vor allem, wenn es isoliert vorliegt (TÖRMÄ 1957). Bei multiplem Vorkommen werden spinale Kompressionserscheinungen mit etwa 20% angegeben (CLARKE 1956).

Die Brustwirbelsäule ist nach CLARKE (1956) etwa zweimal so häufig wie die übrigen *Wirbelsäulenabschnitte* betroffen. Nach den Angaben von TÖRMÄ (1957) soll das Plasmocytom dagegen vorwiegend lumbal vorkommen, während sich die von ihm aufgeführten 16 Fälle am häufigsten in der oberen und mittleren Brustwirbelsäule fanden. Im Kranken gut von TÖNNIS waren sie in 8 von 9 Fällen diffus über die Brustwirbelsäule verteilt. Bei 2 Fällen war durch den weiteren klinischen Verlauf das solitäre Auftreten fraglich. SEIFERTH (1964) gibt ebenfalls an, daß die Brustwirbelsäule für das solitäre Myelom als Prädilektionsstelle anzusehen ist. Sehr selten findet sich die Geschwulst in den Endabschnitten des Spinalkanals, also im Atlas und Sacrum.

Als primärer Wirbelsäulentumor kommt das Plasmocytom im Wirbelkörper und Wirbelbogen vor. Isoliert epidural gelegen stellt es eine ausgesprochene Seltenheit dar; in dieser Lokalisation wurde ein Fall von STRATEMEYER (1950) beschrieben, ein weiterer fand sich in dem Krankengut von TÖNNIS.

Makroskopisch sind es nach KAUFMANN (1922) ,,scharf umschriebene, gelegentlich bis hühnereigroße, weiche, ... von der Markmasse gut differenzierte Tumoren, welche teils nur das Markgewebe in Form von rundlichen Knoten oder förmlichen Zapfen substituieren, teils das kompakte Knochengewebe zum Schwund bringen (eventuell Spontanfrakturen)''. Je nach dem Gefäßreichtum bilden sie graue oder rote Knoten in Spongiosa oder Markzylinder (M. B. SCHMIDT 1921). Als myelogene Tumoren des Knochenmarks (KAUFMANN 1922) zerstören sie das Knochengewebe und machen es im allgemeinen weich, biegsam und schneidbar, so daß die Wirbel zusammensintern können (M. B. SCHMIDT 1921). Nach HAMPERL (1944) zerstören sie ,,zunächst die Spongiosa, dann die Knochenrinde'', so daß der Knochen vielfach durchlöchert sein kann. Manchmal allerdings kann es zur Neubildung von Knochen bis zur völligen Eburneation eines Wirbels kommen (GULEKE 1925). Die Rückenmarkskompression erfolgt entweder durch Druck einzelner Myelomknoten oder durch das Zusammensintern des Wirbels (s. Abb. 151a—c, S. 349). Schließlich kann das Myelom auch in die umgebenden Weichteile einbrechen.

Histologisch bestehen die Myelome entweder aus Myelocyten (Myelocytom), aus Myeloblasten oder aus Plasmazellen (Plasmocytom) und in vereinzelten Fällen aus Erythroblasten (M. B. SCHMIDT 1921).

Außer der knotigen Form kommt noch eine ebenfalls zur Myelomatose zu rechnende diffuse Durchsetzung des Knochenmarks mit Plasmazellen vor, die zu den seltenen plasmacellulären Leukämien überleitet.

Je nach Art der Globulinfraktion, die von den Plasmazellen gebildet wird, unterscheidet Machacek (1964) drei Arten: das α-, β- und γ-Plasmocytom. Im Harn wird der Bence-Jonessche Eiweißkörper in etwa 65% der Fälle ausgeschieden. Auf weitere Einzelheiten wird an späterer Stelle (s. S. 49 und 50) näher eingegangen.

Bei der Neigung des Myeloms *multipel aufzutreten*, ist es nach Hamperl (1944) nicht gerechtfertigt, von Primärtumor und Metastasen zu sprechen. Auch Kaufmann (1922) vertritt die Ansicht, daß es sich — auch bei dem Bild der gelegentlich vorkommenden metastatischen Knoten — „nicht um echte Metastasen, wie bei echten, in der Regel bösartigen Geschwülsten handelt, sondern um den Ausdruck einer Systemerkrankung des hämatopoetischen Apparates", als welche die Myelome angesehen werden (Lubarsch 1907, Pappenheim 1907, H. Hirschfeld 1911, v. Domarus 1912, Kaufmann 1922 u.a.).

21. Amyloid- und Paramyloid-Tumoren.

Gleichzeitiges Vorkommen von Amyloid- besser Paramyloid- im Geschwulstgewebe selbst oder in den inneren Organen ist nach Hamperl (1944) eine häufige Beobachtung.

Die Häufigkeit des Vorkommens einer allgemeinen Amyloidose beim Myelom wird von Schinz und Uehlinger (1931) sowie von Carson, Ackerman und Maltby (1955) mit etwa 10% angegeben. Dagegen wurde es in der Zusammenstellung von Geschickter und Copeland (1928) bei 425 Patienten in keinem Fall beobachtet. Kasuistische Mitteilungen über das gemeinsame Vorkommen von multiplen Myelomen und Amyloidablagerungen finden sich im Schrifttum bei Magnus-Levy (1934), Rosenblum und Kirschbaum (1936) u.a. In den Fällen von Randall (1933), Canigiani 1935) und Stadler (1938/39) wurde die Amyloidablagerung bei bekanntem Myelom erst durch die Sektion festgestellt.

Als Entstehungsort dieser pathologischen Eiweißformen werden die Myelomzellen aufgefaßt. Ausführliche Literaturangaben über Amyloidose *bei* Myelomen und Amyloid eigenartiger Struktur *in* Myelomen finden sich bei Glaus (1917).

Dahlin und Dockerty (1950) beobachteten in 22 von 50 Fällen die Amyloiddepots innerhalb des Tumors; in 15 Fällen wurden tumorartige Gebilde gefunden, die vollkommen aus Amyloid bestanden.

Alleiniges Vorkommen von Paramyloid, also ohne daß eine Grund- oder Begleiterkrankung vorliegt, ist möglich und kann, in der Wirbelsäule oder epidural gelegen, medulläre Kompressionserscheinungen hervorrufen. Als Grund-, Vor- oder Begleiterkrankung sind außer dem solitären und multiplen Myelom eine Nephrocirrhose (Edens 1906, Wolpert 1920) und multiple syphilitische Knochentumoren auszuschließen.

Der erste derartige Amyloidtumor, der unter anderem auch zu epiduralen und paravertebralen Infiltrationen geführt hat, dürfte 1919 von Schmid und danach 1924 von Mandl beschrieben worden sein. Der erste Fall eines lokalisierten Paramyloids des Knochensystems geht nach Bürgi (1937) auf Hedrén 1907 zurück. In letzter Zeit hat Entzian (1963) einen weiteren Fall von lokalisiertem, tumorförmigem Paramyloid der Halswirbelsäule mitgeteilt und auf das seltene Vorkommen sowie auf die noch ungeklärten ätiologischen und pathogenetischen Verhältnisse hingewiesen.

Makroskopisch imponierte der von Mandl (1924) mitgeteilte Amyloidtumor des 3. Brustwirbelkörpers als bösartige osteoklastische Geschwulst, die zum Zusammenbruch des Wirbelkörpers und dadurch zur Rückenmarkskompression geführt hatte. Als kennzeichnende Eigenschaft wurde die das Knochengewebe zerstörende Wirkung herausgestellt.

Innerhalb der Knochensubstanz breitet sich das Paramyloid infiltrierend aus (Mandl 1924, Entzian 1963), besonders in die benachbarte Muskulatur und in das Fettgewebe. Trotz des langsamen Wachstums besteht nach Askanazy (1940) keine Neigung zur Knochenneubildung.

Das Amyloid ist ein homogener Stoff, der eine Mischung von Eiweißkörpern darstellt, denen Schwefelsäureester und meist noch Fettstoffe beigemengt sind (Hamperl 1944).

In den meisten Fällen handelt es sich nicht um das Amyloid selbst, sondern um das chemisch nahestehende Paramyloid.

Differentialdiagnostisch ergeben sich grundlegende Unterschiede zwischen Amyloidtumor und Myelom durch die Lokalisation. Tumorförmiges Paramyloid tritt nach ENTZIAN (1963) außer an der Hals- und Brustwirbelsäule noch am Schädel, an Sternum, Rippen und Clavicula auf, nicht jedoch wie das Myelom an Scapula, Becken und Extremitäten.

22. Melanoblastome.

Melanoblastome treten im Zentralnervensystem wie auch in seinen Häuten sowohl primär als auch metastatisch auf. Gleichzeitiges intramedulläres und meningeales Vorkommen muß nicht unbedingt für Metastasen sprechen (JACOB 1934), da selbständiges gleichzeitiges Auftreten in multiloculärer Form schon auf Grund der Beziehungen zu systematischen Mißbildungen — Recklinghausen, tuberöser Sklerose, Lindau usw. — naheliegt (ZEH 1954). Auch ein Naevus der Haut sagt nicht immer etwas über einen Zusammenhang aus. VAN BOGAERT und VERBRUGGE (1933) sprechen deswegen auch von „ dysplasies pigmentaires neuro-ectodermiques". Nach GARTMANN (1969) werden Metastasen des Hautmelanoms, das primäre Melanom des Zentralnervensystems und die neurocutane Melanoblastose unterschieden, die gutartig bleiben oder maligne entarten kann (WILCOX 1939, TOURAINE 1941, 1949, LUND und KRAUS 1962, MUSGER 1963, REED, S. W. BECKER sr., S. W. BECKER jr. und NICKEL 1965 u.a.); die benigne Form kann trotz der Gutartigkeit zu Hirndruckerscheinungen und cerebralen Symptomen führen (MUSGER 1963).

„Primär" im Rückenmark gebildete Melanoblastome sind selten, wie der Fall v.THÖRNE (1938) mit herdförmiger und diffuser Metastasierung bei Ausgangsort von der Pia sowie der Fall von RAY und FOOT (1940) zeigen. Viel häufiger sind die weichen Häute des Rückenmarks bei Großhirn-Melanoblastomen mit einbezogen. Seit dem ersten Bericht von VIRCHOW 1859 über ein primäres Melanom des Zentralnervensystems sind etwa 30 Publikationen erfolgt, so daß hieraus bereits das seltene primäre Vorkommen des Melanoblastoms hervorgeht (ZEH 1954).

Unter 557 Rückenmarkstumoren der Mayo-Klinik (RASMUSSEN, KERNOHAN und ADSON 1940) waren nur 3 intraspinale Pigmentgeschwülste gefunden worden. In dem Beobachtungsgut von TÖRMÄ (1957) von 250 malignen extraduralen Wirbelsäulentumoren machten die malignen Melanome 6 Fälle aus.

Die *Malignität* der Melanoblastome ist sehr groß, jedoch können auch gutartige Formen auftreten (URBANEK 1943).

Metastasierung der primären Melanoblastome erfolgt innerhalb des Liquorraumes (ZÜLCH 1956). Als Leukometastasen werden pigmentfreie Teile dieser Geschwulstform verstanden, wobei dann der Nachweis chromatinumsäumter Vacuolen (APITZ 1937) von Wert sein kann. Metastasierung in andere Organe scheint nicht vorzukommen.

23. Sarkome*.

Die Sarkome des Spinalkanals werden sehr unterschiedlich aufgeteilt, obwohl sie sich histogenetisch einheitlich aus mesodermalen Anteilen ableiten.

Sogenannte „neurogene Sarkome" können überall an den Rückenmarkswurzeln wie auch an den peripheren Nerven entstehen. Besonders häufig kommen sie bei der Recklinghausenschen Krankheit vor. Auch hier leiten sie sich aus mesodermalen Bestandteilen ab. Übergangsformen zwischen echtem Neurinom und Sarkom sind möglich. ZÜLCH (1956) berichtete über einen Fall eines derartigen malignen Tumors einer peripheren Rückenmarkswurzel.

In den meisten Publikationen der früheren Jahre werden die Sarkome des Spinalkanals allgemein unter den metastatischen Tumoren abgehandelt (ELSBERG 1928), ohne auf weitere Einzelheiten einzugehen.

---

* Siehe auch SCHLEGEL, Band VII/1, S. 65 und 66 dieses Handbuchs.

Törmä (1957) gibt in Anlehnung an die Klassifikation von Geschickter und Cope-Land (1949) für die Sarkome folgende Einteilung: Sarkome aus der Gruppe der metastatischen Tumoren, wozu er die metastatischen Sarkome selbst und das Ewing-Sarkom zählt, Tumoren mit generalisierter Verteilung, wozu das Lymphosarkom, das Reticulumzell-Sarkom und die maligne Lymphogranulomatose als Hodgkinsche Erkrankung gerechnet werden, das osteogene Sarkom aus der Gruppe der malignen primären Wirbelsäulentumoren und das primäre extradurale nicht-osteogene Sarkom.

Die *Häufigkeit*, mit der Sarkome — ohne weitere Differenzierung und Klassifikation — im Spinalkanal angetroffen werden, reicht im Schrifttum von 0,5% bis zu fast 12% (s. Tabelle 2, S. 7—8).

Sarkome werden an der Wirbelsäule und im Spinalkanal seltener als im übrigen Skeletsystem vorgefunden. Als raumbeengende Prozesse des Spinalkanals kommen sie etwa gleich häufig wie Metastasen vor; in dem Beobachtungsgut von Backus (1965) war jede dieser beiden Geschwulstgruppen bei 416 spinalen raumfordernden Prozessen mit etwa 8% vertreten. Diese Häufigkeit für die Sarkome deckt sich mit den Angaben von Nittner (1958) und R. Bischof (1960), die in dem Krankengut von Tönnis bei 258 Rückenmarkstumoren 21 Sarkome (8,5%) fanden. Auch in einer späteren Zusammenstellung (Nikulla 1967) lag bei 34 Sarkomen unter 404 raumbeengenden spinalen Prozessen das gleiche Verhältnis (8,4%) vor. Rasmussen, Kernohan und Adson (1940) berichteten bei 557 intraspinalen Tumoren über 55 Sarkome, was etwa einer Häufigkeit von 10% entspricht.

Wurden nur die osteogenen Sarkome berücksichtigt, so war bei 32 von Thomsen und Turner-Warwick (1955) mitgeteilten Fällen das Sarkom nur einmal in der Wirbelsäule lokalisiert (3,1%), bei Price (1961) hatte es in 2 von 88 Fällen (2,3%) und bei Coventry und Dahlin (1957) sogar nur in 6 von 430 Fällen osteogener Sarkome die Wirbelsäule befallen (1,4%), so daß der Mittelwert aller auf die Wirbelsäule fallenden Sarkome dieser Serien somit bei einer Gesamtzahl von 550 Sarkomen des Skeletsystems 1,6% (9 Fälle) beträgt. Nach Schinz und Uehlinger (1931), Schinz (1952) und Brocher (1962) wird die Diagnose eines spinalen Sarkoms häufig sogar erst durch die Obduktion gestellt.

Die *topischen Beziehungen* des Sarkoms hängen von der Art des Tumors und seiner biologischen Wertigkeit ab. Den wohl größten Anteil bilden die von der Wirbelsäule ausgehenden osteogenen Sarkome, aber auch die primären extraduralen nicht-osteogenen Sarkome. Sie machten in dem von Törmä (1957) zusammengestellten Krankengut von 250 malignen extraduralen Tumoren des Spinalkanals 7,2% (18 Fälle) bzw. 6,4% (16 Fälle) aus und waren neben den Geschwülsten des lymphoiden (9,2% = 23 Fälle) und des myelo-erythropoetischen Gewebes (6,8% = 17 Fälle) außer den Carcinomen die am häufigsten vertretenen Malignome. Sie kommen somit überwiegend extradural vor.

Auch sie können, vor allem wenn es sich um gutartigere Formen handelt, als *Sanduhrgeschwulst* wachsen, wobei sie den Weg des geringsten Widerstandes an der dorsalen Umgrenzung der Bögen und Ligamente nehmen. Derartige Beobachtungen wurden nicht nur bei Sarkomen, sondern auch bei sarkomatös entarteten Geschwülsten (Tönnis und Nittner (1954, 1968) sowie bei Lymphosarkomen von Thymus und Mediastinum (Bennett 1868, Pacanowski 1882, Bregman und Steinhaus 1903 u. a.) gemacht.

In den drei großen *Rückenmarksabschnitten* — cervical, thorakal, lumbal — betrug das Verhältnis der Sarkome in dem Krankengut von Tönnis (R. Bischof 1960) 1:4:1.

Wurde die Ausdehnung der Sarkome jeweils auf die einzelnen Segmente bezogen, so lag eine relative Häufung in den unteren Cervical- und in den oberen Thorakalsegmenten und zwar von D3—5 vor (Nittner 1958, R. Bischof 1960). In den Segmenten D7—10 wurden sie seltener, nahmen aber in den unteren Thorakalsegmenten wieder an Häufigkeit zu. Auch in den oberen Lumbalsegmenten wurden sie verhältnismäßig häufig angetroffen und in tieferen Abschnitten wieder seltener.

In dem Beobachtungsgut von Seiferth (1964), das wiederum nur die von der Wirbelsäule ausgehenden Neoplasmen berücksichtigt, fanden sich von 20 Sarkomen 7 cervical,

11 thorakal und nur je einmal lumbal und sacral. Während hier keine Bevorzugung einzelner Wirbel festgestellt wurde, konnte bei 19 Fällen des Schrifttums eine gewisse Häufung im Bereich der unteren Brust- und der Lendenwirbelsäule (Th 8—L 5) erkannt werden (BREITLÄNDER 1926, WICHTL 1939, 1941, KLEINBERG 1944).

Die Lage der Sarkome zum Rückenmark hängt weitgehend von der Herkunft der Geschwulst ab. Bei histologisch unreifen Formen ist der Spinalkanal im allgemeinen oft über weite Strecken ausgefüllt, so daß eine Abgrenzung vielfach in vitam nicht möglich ist.

Makroskopisch fallen diese Geschwülste durch diffuse Ausbreitung, weiche Konsistenz, fleischige Beschaffenheit, starke Vascularisation und infiltratives Wachstum auf, das Knochen, Muskulatur usw. einbezieht. Eine Ausnahme bilden die auf den Epiduralraum beschränkten primären Sarkome, auf die noch im einzelnen eingegangen wird.

Der *histologischen Klassifikation* wird die Einteilung von TÖRMÄ (1957) in Anlehnung an GESCHICKTER und COPELAND (1949) zugrunde gelegt (s. S. 50).

Unter den **metastatischen Tumoren,** zu denen in der Unterteilung von TÖRMÄ (1957) auch Carcinome, neuroblastische Tumoren, maligne Melanome und unklassifizierbare metastatische Tumoren gezählt werden, machten bei 170 derartigen Geschwülsten die Sarkome 5,9 % (10 Fälle) und die Ewing-Sarkome 5,3 % (9 Fälle) aus.

Dieser in der Kindheit und im Jugendalter auftretende maligne Knochentumor wurde zuerst von EWING 1921 beschrieben. Andere Autoren, wie z. B. COLEY (1960), sind dagegen der Ansicht, daß es sich bei diesen Geschwülsten um Knochenendotheliome handelt.

Am häufigsten wird das Ewing-Sarkom* zwar in der Diaphyse der langen Knochen angetroffen; es gibt aber auch Primärtumoren in der Wirbelsäule, z. B. in der Serie von MORTON (1940).

Allerdings wird das Ewing-Sarkom in der Wirbelsäule nur sehr selten gefunden; bei MORTON (1940) unter 190 Fällen einmal — und zwar in der Lendenwirbelsäule — bei GESCHICKTER und COPELAND (1949) unter 122 Fällen einmal im Bogen des 4. und 5. Lendenwirbels und bei TÖRMÄ (1957) neunmal, wobei die Lendenwirbelsäule ebenfalls am häufigsten befallen war; 4 fanden sich lumbal oder im lumbo-thorakalen Übergang, 3 sacral und nur 2 Fälle thorako-cervical. Von seinen Fällen ist allerdings nicht bekannt, ob es sich um Primärtumoren oder Metastasen handelte.

Metastasen treten spät auf (TÖRMÄ 1957) und finden sich dann vor allem in der Lunge, in Lymphknoten und im Knochen. Als Skeletmetastasen kommen sie besonders im Schädel vor, etwas seltener in der Wirbelsäule, in den Rippen, in der Scapula und in der Clavikel.

Zu der Gruppe der **Tumoren mit generalisierter Ausbreitung** werden nach GESCHICKTER und COPELAND (1949) die Tumoren des lymphoiden und des hämatopoetischen Systems gezählt. Nach TÖRMÄ (1957) erfolgt die weitere Aufgliederung der Tumoren des lymphoiden Gewebes in Lymphosarkome, Reticulumzell-Sarkome und maligne Lymphogranulomatose (Hodgkinsche Erkrankung)** und der Tumoren des myelo-erythropoetischen Gewebes in Plasmazell-Myelome (Plasmocytome und Myelomatosis)** und andere Tumoren des myelo-erythropoetischen Gewebes.

Bei den Lymphosarkomen kann zwischen den „Lymphocytomen" und den „Lymphoblastomen" unterschieden werden. TÖRMÄ (1957) gibt in seinem Beobachtungsgut von insgesamt 40 Fällen dieser Gruppe (23 Tumoren des lymphoiden und 17 Tumoren des myelo-erythropoetischen Gewebes) 6 Lymphosarkome, 12 Reticulumzell-Sarkome und 5 maligne Lymphogranulome (Hodgkinsche Erkrankung) an. Übereinstimmend ist die Einteilung von WILLIS (1949), der aber noch zwischen Lymphosarkomen mit und ohne Leukämie unterscheidet. Reticulumzell-Sarkome können zwar auch als primäre Knochentumoren vorkommen; in Übereinstimmung mit COLEY (1960) ist dies allerdings selten, unter 23 Fällen einmal. In der Serie von WOLF (1941) waren es 3 Fälle. BROWDER und DE VEER (1939) beschrieben einen weiteren Fall von Reticulosarkom der Wirbelsäule.

---

* Siehe auch SCHLEGEL, Band VII/1, S. 53, 54 und 65 dieses Handbuchs.
** Siehe auch SCHLEGEL, Band VII/1, S. 54 und 65—66 dieses Handbuchs.

Die maligne Lymphogranulomatose ist selbst unter den malignen Tumoren eine seltene Erkrankung. Im Skeletsystem wird sie selten, im Spinalkanal dann jedoch wieder relativ häufig angetroffen.

Bei Törmä (1957) machte die maligne Lymphogranulomatose unter den malignen extraduralen Tumoren des Spinalkanals nur 2% (5 von 250 Fällen) aus.

In der Serie von Craver und Copeland (1934) wurden bei 172 Fällen in 15,7% Herde im Skeletsystem beobachtet, dagegen bei Goldman (1940) bei 212 Fällen nur in 6% der Fälle, wobei auch hier darauf hingewiesen wurde, daß die Wirbelsäule äußerst häufig befallen ist.

Vieta, Fridell und Craver (1942) gaben spinale Metastasen in 49% ihrer Lymphogranulom-Serie von 257 Fällen an.

Schinz und Uehlinger (1931) fanden in ihren Autopsie-Serien von 100 Fällen in 65% der Fälle die Wirbelsäule befallen.

Die Tumoren des myelo-erythropoetischen Gewebes * — wie sie Törmä (1957) bezeichnet — werden nach Willis (1948) in folgende Gruppen unterteilt: Plasmocytom und Myelomatosis, myelogene Leukämie, Chlorom, Polycythaemia vera, Basophilzell-Tumor und „Monocytic leukaemia". Im Schrifttum werden sie auch als Systemerkrankungen des hämatopoetischen Apparates mit Geschwulstcharakter bezeichnet. Hierzu zählen dann die verschiedenen Formen der lymphatischen und myeloischen Leukämie, die Lymphogranulomatose, das Plasmocytom oder Myelom und die selteneren Retothelsarkomatosen. Schließlich sei auch das den Leukosen zugehörige Chlorom erwähnt, das durch eigenartige grünliche Tumoren im Skeletsystem charakterisiert ist. Unter diesen als raumbeengende spinale Prozesse sehr selten vorkommenden Geschwulstbildungen ist am häufigsten das Plasmocytom oder Myelom vertreten. Es wurde an entsprechender Stelle (S. 44—46) bei den primären Wirbelsäulentumoren abgehandelt, wenngleich es als extreme Seltenheit auch einmal epidural vorkommen kann.

Alle anderen Tumoren des myelo-erythropoetischen Gewebes sind praktisch bedeutungslos. Bei Törmä (1957) findet sich nur ein einziger Fall; hierbei handelte es sich um ein Chlorom. Auch Willis (1948) berichtete über einen ähnlichen Fall eines Chloroms, den er als Rückenmarkstumor operiert hatte.

Die **malignen Primärtumoren der Wirbelsäule** * — osteogene Sarkome, Chondrosarkome, Chordome — werden von Törmä (1957) für die seltenste Geschwulstgruppe gehalten. Geschickter und Copeland (1949) unterteilen die hierzu zählenden osteogenen Sarkome in die osteolytischen und osteosklerotischen sowie in die Chondrosarkome; auch die Chordome wurden von ihnen zu den malignen Primärtumoren der Wirbelsäule gerechnet. In ihrer Serie fanden sich 16 Fälle von osteogenen Tumoren; hiervon waren 8 Fälle osteolytische und osteosklerotische Sarkome, die anderen 8 waren Chondrosarkome. In Coleys (1949) Statistik von 283 osteogenen Sarkomen waren 2 (0,7%) in der Wirbelsäule; ein Chondrosarkom wurde nicht beobachtet. Die Osteosarkome machten bei Törmä (1957) 7 Fälle und die Chondrosarkome 11 Fälle aus (gegenüber nur 6 Chordomen).

Primäre extradurale nicht-osteogene Sarkome waren in der Serie von Elsberg (1928) mit 37% (17 Fälle) aller extraduralen Tumoren vertreten. In der früheren Literatur war eine weitere Differenzierung dieser „primären extraduralen Sarkome" nicht erfolgt, und ihre Nomenklatur ist nicht einheitlich; zum Teil wurden sie zu den primären osteogenen Sarkomen, zum Teil zu den Lymphosarkomen gezählt. Bei Törmä (1957) machten sie 16 Fälle aus. Da es sich hierbei um eine Geschwulstgruppe von besonderem klinischen, therapeutischen und prognostischen Interesse handelt, wird hierauf ausführlicher eingegangen.

Während Zülch (1956) mit anderen Autoren der Auffassung ist, daß die Mehrzahl einer Gruppe von Sarkomen primär im Epiduralraum entsteht, vertreten andere dagegen die Auffassung, daß diese Sarkome von der Umgebung, besonders vom Mediastinum und

---

* Siehe auch Schlegel, Band VII/1, S. 54 und 65—66 dieses Handbuchs.

Abdominalraum, ihren Ausgang nehmen (DAVISON und MICHAEL 1930, WOLF 1941 u. a.), ähnlich wie die Neurofibrome, die Sympathicustumoren oder auch die Parasiten (ZEHNDER 1938). Hierüber berichteten BREGMAN und STEINHAUS (1903) bei einem Lymphosarkom des Mediastinums; sie hielten ein solches Vordringen in den Spinalkanal für äußerst selten, obwohl bereits Veröffentlichungen aus den Jahren 1868 von BENNETT und 1882 von PACANOWSKI vorliegen. Andere Autoren wiederum fassen schließlich — wie bereits ausgeführt wurde — alle extraduralen Sarkome des Spinalkanals als metastatische Tumoren auf (WOLF 1941 u. a.); sie kommen zwar vor, aber sicher recht selten, wie aus den Veröffentlichungen von TOUMEY (1943) (3 Sarkome bei 95 metastatischen Tumoren; Fibrosarkom, Liposarkom, unklassifiziertes Sarkom), GURI (1948) (4 Sarkome bei 50 metastatischen Tumoren; Ewing-Sarkom, Chondrosarkom, Fibrosarkom, osteogenes Sarkom) und TÖRMÄ (1957) (10 Sarkome bei 170 metastatischen Tumoren) hervorgeht. Auch Metastasen von Reticulosarkomen sind bekannt (BROWDER und DE VEER 1939). Schließlich sind noch die verschiedenen Lymphosarkome des Spinalkanals bei Systemerkrankungen (Leukämie) zu nennen; GALL und MALLORY (1942) beobachteten sie hierbei in etwa 38—48%, CRAVER und COPELAND (1934) bei der Lymphosarkomatose hingegen nur in 10,4% der Fälle. Auch die Lymphogranulomatose kann den Spinalkanal befallen (WEIL 1931, WINKELMANN und MOORE 1941, PINTO, COUTINHO, GOLLO und NETTO jr. 1955, TÖNNIS-NITTNER 1957). Bei Autopsien wurden epidurale Infiltrationen von VERDA (1922) mit einer Häufigkeit von 15—20% der Fälle angegeben.

BINGAS und ZÜLCH (1964) weisen darauf hin, daß schon ein Blick auf das Schrifttum die uneinheitliche Auffassung über die Klassifikation dieser Tumoren zeigt, wobei sich Bezeichnungen von Lymphosarkom über das Reticulosarkom bis zum kleinzelligen Sarkom finden. Sie führen hierzu weiter aus, daß aus der Schule von RÖSSLE (1939), besonders durch die Beschreibung von ROULET (1954), das Retothelsarkom (Reticulosarkom) herausgestellt und dem Lymphosarkom gegenübergestellt worden ist. BINGAS und ZÜLCH (1964) schreiben hierzu:

Nach RÖSSLE (1939) sind dies zwei verschiedenartige Tumorformen ohne Übergang, da es sich auch um verschiedene Differenzierungsprodukte zweier verschiedener Ausgangszellen handelt, nämlich der Lymphocyten einerseits und der Reticulo-Endothelien (Retothelien) andererseits. Auch FOOT (1933) übernimmt diese Einteilung in die Tumoren des lymphoiden Gewebes und die des Reticulums. ALBERTINI (1955) hingegen vermag diese scharfe Trennung nicht so eindeutig durchzuführen; man müsse das lymphatische Gewebe insgesamt als Ausgangsgewebe ansehen, wobei sich die Geschwülste einmal mehr in Richtung des reinen Reticulums, das andere Mal mehr in Richtung des lymphopoetischen Gewebes differenzieren. Bei der Entstehung der malignen Tumoren könne sich das Ausgangsgewebe, nämlich das undifferenzierte zellige Reticulum, nun einmal mehr cellulär, zum anderen mehr cellulär-faserig differenzieren.

Manche Autoren machen den Nachweis von Reticulinfasern im Silberbild zur Voraussetzung für die Diagnose eines Retothelsarkoms (Reticulosarkom). Andere glauben, daß bei stürmisch wachsenden, sehr wenig differenzierten Geschwülsten — gleicher Art — zwar relativ große mesenchymale Zellen mit ovalem oder eingekerbtem Kern vorhanden seien, aber noch keine silberimprägnierbare Fibrillen. In solchen Fällen sei eine große Zahl von Mitosen vorhanden. Erst später könnten dann durch Differenzierung der weiter wachsenden Geschwulst auch feine Silberfibrillen entstehen. Man sieht also Übergänge bzw. Mischbilder oder geradezu zwei verschiedene Typen: 1. Unreife, mehr celluläre, 2. reife, mehr fibrillenbildende Formen des Retothelsarkoms. Beide Typen können aber auch in einer Geschwulst nebeneinander vorkommen.

Biologisch war diese Sarkomform übrigens bereits aus den Hinweisen EWINGs (1921) gut bekannt, der auf die geringe Malignität und große Strahlenempfindlichkeit der sog. Schaft-Sarkome der langen Röhrenknochen hingewiesen hatte. Das Ewing-Sarkom entspricht wohl dem Rössle-Rouletschen Reticulosarkom, auch wenn die histologischen Beschreibungen auch hier sehr stark variieren.

Weitere Schwierigkeiten ergeben sich schließlich noch durch die unterschiedliche Auffassung zwischen den von europäischen und amerikanischen Autoren vertretenen Ansichten. Love, Miller und Kernohan (1954) leiten vom „Lymphoblastom" zwei Entwicklungslinien ab, die einmal in Richtung der Hodgkinschen Lymphogranulomatose, zum anderen des Lymphosarkoms verfolgt werden. Das letztere unterteilen sie in den kleinzelligen Typ, das folliculäre Lymphoblastom und das Retothelsarkom.

Bingas und Zülch (1964) schlagen die Rössle-Rouletsche Definition des Retothelsarkoms bzw. Reticulosarkoms für die Klassifikation der primären epiduralen Sarkome des Spinalkanals vor, zumal dieser Begriff auch von der angelsächsischen Literatur weitgehend übernommen ist.

Zülch (1958) weist darauf hin, daß eine einheitliche Beschreibung somit auch heute noch nicht zustande gekommen ist und daß die biologische Zusammengehörigkeit dieser Geschwulstgruppe nur von einigen Autoren wie Elsberg (1928), Nittner (1958) und später Bucy (1962) herausgestellt worden ist. Bucy (1962) nimmt an, daß diese Sarkome vom epiduralen Fett ausgehen und hält sie für Lymphosarkome, Zülch (1958) dagegen führt sie auf das epidurale primäre Bindegewebe — Venen, Lymphgewebe, Fett usw. — zurück. Durch das Fehlen aller sonstigen Prozesse außerhalb des Epiduralraumes ist die primäre epidurale Entstehung als bewiesen anzusehen (Elsberg 1928, 1941, Snellman 1941, Törmä 1957, Zülch 1958 u.a.).

Bezüglich ihrer *Häufigkeit* sind echte primäre epidurale Sarkome relativ selten. Schuberth (1926) sah z.B. unter 33 Sarkomatosen des Zentralnervensystems intraspinal nur 4 Fälle. Elsberg (1928) gibt 17 primäre, nicht osteogene Sarkome des Spinalkanals an, die sogar 37% seines Beobachtungsgutes extraduraler Tumoren ausmachten und Törmä (1957) 16 primäre epidurale Sarkome, die allerdings histologisch sehr verschieden klassifiziert wurden.

Der *Prädilektionssitz* dieser primären epiduralen Sarkome ist die Thorakalgegend (Törmä 1957, Nittner 1958, 1963, 1964, R. Bischof 1960 sowie Bingas und Zülch 1964).

Hinsichtlich ihrer Lage zum Rückenmark sind sie vorwiegend dorsal bis dorsolateral anzutreffen.

Makroskopisch handelt es sich um primär im Wirbelkanal sich entwickelnde, speckig bis fleischfarbige Geschwülste, die die Dura — die niemals durchwachsen und nur selten an der Oberfläche infiltriert ist — mantelförmig umgeben, eine Dicke von $1/2$—1 cm erreichen und sich meist über 3—6 Segmente erstrecken.

Histologisch handelt es sich nach Bingas und Zülch (1964) bei ihrem Beobachtungsgut primärer epiduraler Sarkome des Spinalkanals um sehr zellreiche, vorwiegend isomorph gebaute Tumoren, deren Zellen und Kerne rund, oval oder eckig sind. Eine bestimmte Architektur fehlt, abgesehen von dem Verhältnis zu den Fasern. Manchmal waren die Zellen in kompakten Inseln angeordnet und durch Bindegewebssträge voneinander getrennt. Perivasculäre Zellanordnungen waren selten. Die Kerne waren chromatinreich und zeigten eine große Zahl von Mitosen. Regressive Veränderungen lagen kaum vor. Im Silberbild erschienen feine Fibrillen mit engen Beziehungen zu den Kernen bzw. zu dem Cytoplasma, so daß das typische Kriterium des Reticular-Sarkoms (Retothelsarkoms) als erfüllt angesehen wurde. Aber auch faserärmere Partien wurden angetroffen, so daß einerseits mehr celluläre, andererseits mehr fibrilläre Formen unterschieden wurden. Dieses Verhalten wurde mit dem Faserreichtum des infiltrierten Gewebes, vor allem aber mit der Wachstumsgeschwindigkeit erklärt. Das Tumorgewebe war nicht sehr reichlich vascularisiert, die Gefäße zeigten dünnste Wände ohne Proliferation. Gelegentlich war die Dura vom Tumor infiltriert, besonders bei faserreichen Tumoren. Knochenveränderungen waren meist durch Druck hervorgerufen und nur sehr selten durch direktes Einwachsen der Geschwulst in den Knochen. Auch extradurale Nervenwurzeln wurden vom Tumor kaum infiltriert sondern meist umwachsen. Dagegen wurde infiltratives Wachstum in die Muskulatur beobachtet. Die histologische Differentialdiagnose ergibt sich nach Bingas und Zülch (1964) aus der Klassifikation der Sarkome der lymphatischen

Reihe bzw. des reticulären Gewebes. Ohne Kenntnis des Sitzes werden anfangs Verwechslungen mit neuroepithelialen Tumoren (Medulloblastomen) für möglich gehalten.

Metastasierung primärer epiduraler Sarkome kommt nach BINGAS und ZÜLCH (1964) innerhalb des Spinalkanals vor. Bei einem ihrer Fälle fanden sie 8 Monate nach der Operation eines extraduralen Tumors der Brustwirbelsäule epidurale Metastasen im Cervicalbereich sowie gleichzeitig eine Schwellung der hinteren Halslymphknoten. Ein primärer Mediastinaltumor wurde nicht gefunden. Auf das klinische Verhalten dieser Geschwülste wird an entsprechender Stelle (s. S. 261 und 348) eingegangen.

c) Mißbildungstumoren.
24.—26. Epidermoide, Dermoide, Teratome und Teratoide.

Zu dieser Gruppe werden von ZÜLCH (1956) Epidermoide, Dermoide und Teratome gezählt. Sie bilden den Übergang von den echten Geschwülsten zu den Mißbildungsprozessen. Manche Autoren rechnen sie zu den Hamartoblastomen (BARRAQUER-BORDAS 1949, PIMENTA, MARQUES und BARINI 1950). Häufig sind sie mit anderen kongenitalen Mißbildungen vergesellschaftet. Gelegentlich werden sie als Teratome zusammengefaßt (ZEH 1954).

Die Verlagerung von Epidermiskeimen mit Umbildung zu Perlen mit perlmutterähnlichem Glanz hat dieser nach BORST (1921) als epitheliales Neoplasma aufzufassenden Neubildung in der älteren Literatur die Bezeichnung Perlgeschwulst bzw. Cholesteatom eingebracht (LOVE und KERNOHAN 1936). Für derartige fetale Entwicklungsstörungen im Spinalkanal ist heute der Begriff Epidermoid und Dermoid allgemein gebräuchlich, wogegen die Bezeichnung Cholesteatom auf die nach therapeutisch-medikamentösen Lumbalpunktionen entstandenen örtlichen Neubildungen im Spinalkanal — zurückgeführt auf Epithelimplantationen — beschränkt geblieben ist (CHANDRIKOWA-MAREJEWA 1959).

Histogenetisch handelt es sich um Mißbildungstumoren auf dem Boden von Keimversprengungen, die nach BOSTROEM (1897) in die 3.—5. Embryonalwoche fallen. Der Vorzugssitz in der dorsalen Schließungsrinne scheint diese These zu stützen (ZÜLCH 1956). Für die Epidermoide des unteren Rückenmarksabschnittes wird diese Entstehungsmöglichkeit von HOLMDAHL (1934) abgelehnt, der an Hand embryologischer Untersuchungen den Nachweis erbracht hat, daß sich die caudalen Anteile des Rückenmarks verhältnismäßig frühzeitig aus einem soliden zellreichen Strang entwickeln, der erst sekundär zentral kanalisiert wird und sicher getrennt vom Oberflächenepithel entsteht.

Bei den **Epidermoiden** und den seltener vorkommenden **Dermoiden** handelt es sich um Geschwülste, die mit cholesterinhaltigen Massen gefüllt sind; sie wurden deshalb auch Cholesteatome genannt. Bei den Dermoiden treten zu den Epidermisprodukten der Epidermoide noch Anhangsgebilde der Haut, hauptsächlich Talgdrüsen und Haarbälge mit Haaren hinzu. Sind an diesen Miß- oder Fehlbildungen alle drei Keimblätter beteiligt, so werden sie auch als ,,Wundergeschwulst" oder Teratom bezeichnet (s. Abb. 91, S. 236).

Die Dermoide wachsen meist schneller als die Epidermoide und manifestieren sich meistens während der ersten Lebensjahre (VERBIEST 1939). Teratome wachsen äußerst langsam, vor allem die spinalen, so daß Verläufe von über 20 Jahren (MARQUES 1951) bekannt geworden sind.

Auf die Möglichkeit der traumatischen Genese eines spinalen Epidermoids haben HETZEL und KLOSS (1956) an Hand eines einschlägigen eigenen Falles hingewiesen, bei dem sich nach intralumbaler Verabreichung von Streptomycin in Punktionshöhe ein Epidermoid entwickelt hatte. Ursächlich wurde von HETZEL und KLOSS (1956) eine ,,Überimpfung von Epithelkeimen in eine Arachnoidalwurzel" angenommen, ein Verhalten wie es an anderen Körperstellen bereits seit langem bekannt ist (KAUFMANN 1884, GARRÉ 1894, WEGNER 1899 u.a.).

Viel häufiger wird einem angeschuldigten Trauma aber nur die Bedeutung einer Gelegenheitsursache beizumessen sein, da es gelegentlich einmal zur Ruptur eines Epidermoids oder Dermoids führen kann, die aber auch ohne äußerliche Gewalteinwirkung möglich ist. In Zusammenhang mit einem Trauma wurde die Ruptur einer sacral gelegenen Dermoidcyste von Sachs und Horrax (1949) und bei einem nicht mit der Haut verbundenen Dermoid von Henschen (1955) angegeben.

Die Mißbildungstumoren sind eine sehr selten vorkommende Geschwulstart. Nach Roberts (1951) kommt auf 34582 Geburten 1 kongenitaler Tumor.

Den Berechnungen von Pimenta, Marques und Barini (1950) zufolge werden sie spinal noch seltener als cerebral angetroffen, wo sie 0,25 bis 0,5% unter den Hirntumoren ausmachen.

Eine Übersicht über die Epidermoide des Weltschrifttums stammt von Mahoney (1936) und über die des Spinalkanals von Verbiest (1939); bis dahin waren neun gesicherte spinale Epidermoide beschrieben worden, die sich eigenartigerweise alle erst von D 4 abwärts fanden.

Über intraspinale **Teratome** und **Teratoide** hatte Hosoi bereits 1931 und später Masten (1940) berichtet, bis schließlich eine tabellarische Zusammenstellung über 25 Teratome und Teratoide sowie über 61 Dermoide und Epidermoide von Sachs und Horrax 1949 erfolgt ist. Ingraham und O. T. Bailey (1946) fanden unter 231 Tumoren eines Kinderhospitals 15 Teratome, wovon 7 intraspinal lagen. Über 9 spinale Teratome des Schrifttums bei Kindern unter 10 Jahren haben Furtado und Marques (1951) berichtet; allerdings scheinen sich darunter auch Dermoide zu finden (Zülch 1956). Weitere Berichte über Teratome liegen von Couto und Costa (1949), Sulamaa und Ahvenainen (1949) sowie von Vengerovskij (1949) vor, die alle in der Kreuz-Steißbeingegend lokalisiert waren.

Über die ersten spinalen Epidermoide wurde von Chiari 1883 und danach von Lauterburg 1923, Marinesco und Draganesco 1924 sowie Critchley und Ferguson 1928, Melnikoff-Raswedenkoff 1931, Michelsen 1932, Schroeder 1932 und Verbiest 1939 berichtet. Die bis dahin nach den Ausführungen von Verbiest (1939) von Trachtenberg (1898), Ivanoff (1903) und Berka (1907) — ohne Angaben des Schrifttums — beschriebenen, wurden von ihm für Mischfälle gehalten und als zweifelhaft angesehen. Weitere Angaben von Einzelfällen aus Statistiken oder kasuistische Mitteilungen, die ihr seltenes Vorkommen bestätigen, finden sich bei Palumbo 1951 (1 Fall eines riesigen Sacrococcygeal-Teratoms, das ein Knäuel enthält), Roberts 1951 (1 Fall eines kongenitalen sacrococcygealen Teratoms), Woltman, Kernohan, Adson und McK. Craig 1951 (10 Dermoide bei 979 intraspinalen Neoplasmen = 1%), Schwartz 1952 (von 4 Fällen kongenitaler intraspinaler Tumoren der Lumbosacralregion 2 Dermoide und 1 Teratom), Brizzi 1955 (3 Fälle von Dermoid-Cysten), King 1957 (1 Fall eines intramedullären Epidermoids der mittleren Dorsalregion), Peng und Gordon 1958 (1 Fall eines Teratoms des Conus), Klar und Henn 1961 (1 Dermoid, 1 Epidermoid bei 262 Laminektomien = 0,8%), Arjundas 1963 (3 Dermoide, 1 Teratom), Guidetti, Fortuna, Moscatelli und Riccio 1964 (3 Epidermoide bei 222 Rückenmarkstumoren = 0,9%), Kloss, Heppner und Argyropulos 1965 (2 Epidermoide bei 301 raumbeengenden spinalen Prozessen = 0,7%), Bischof und Nittner 1969 (8 Epidermoide und 4 Dermoide bei 513 raumbeengenden spinalen Prozessen = 2,3%) u. a.

Im neuro-anatomischen Beobachtungsgut wurden von Backus (1965) unter 416 raumbeengenden spinalen Prozessen 8 Epidermoide (=1,9%) und 3 Dermoide (=0,7%) gefunden, so daß diese Mißbildungstumoren unter den Rückenmarksgeschwülsten in einer Häufigkeit von 2,6% vertreten waren.

Nach den klinisch-statistischen Auswertungen kommen Epidermoide und Dermoide (24 Fälle) unter insgesamt 2168 raumbeengenden spinalen Prozessen in einer Häufigkeit von 1,2% vor. Diese Angaben dürften sich mit den Ausführungen von Roberts (1951) decken, der berichtete, daß auf 34582 Geburten 1 kongenitaler Tumor fällt.

Hinsichtlich der *topischen Beziehungen* bestehen meist fließende Übergänge. Dennoch werden vielfach extradurale, subdurale bzw. meningeale und intramedulläre unterschieden. Bei den sog. intramedullären Epidermoiden wurde von Verbiest (1939) auf den auffallenden Zusammenhang mit der Pia hingewiesen und bei dem von MARINESCO und DRAGANESKO (1924) beschriebenen Fall sogar ein Zusammenhang zwischen der extra- und intramedullären Portion des Epidermoids gefunden. In einem seltenen, von FRICK (1911) mitgeteilten Fall, schob sich ein Teratom mit 2 Zapfen in das gesprengte Rückenmark hinein (KAUFMANN 1922).

Diese Mißbildungstumoren können mit *sinusartigen Hautfisteln* vergesellschaftet sein.

Die erste derartige Mitteilung findet sich bei SJÖVALL, der nach GRÜTER (1958) bereits 1841 über die Kombination eines subduralen spinalen Dermoids mit einer fistulösen Verbindung zur Haut und Spina bifida berichtete. Danach wurde 1886 von LANNELONGUE und ACHARD ein diskontinuierlicher Stiel bei einem intrakraniellen und 1936 von HAMBY eine fistulöse Verbindung nach außen bei einem spinalen Dermoid beschrieben; sie verlief durch einen Wirbelbogenspalt nach außen und endete mit einer S-förmigen Cyste in der Rückenmuskulatur.

Nach HENSCHEN (1955) ist es bekannt, daß dermale Cysten des Zentralnervensystems durch einen soliden Strang mit dem subcutanen Bindegewebe in Verbindung stehen können. Weiter sind hier die zahlreichen Sinus zu nennen, die, von der Haut ausgehend, bis in unterschiedliche Tiefe, aber nicht bis zu den Hüllen des Zentralnervensystems reichen, wie es für die sog. Coccygealfisteln z. B. die Regel ist (GRÜTER 1958). Hierdurch erklären sich sekundäre Infektionen wie Meningitis, Absceßbildung, Osteomyelitis und andere Komplikationen (GRÜTER 1958, THIEFFRY, LEPINTRE, MASSELIN und FAURÉ 1958, PACHE und LORENZO 1960 u. a.).

Das gemeinsame Vorkommen von Mißbildungstumoren und sinusartigen Hautfisteln wurde erneut von SACHS und HORRAX (1949) hervorgehoben. In ihrer Gesamtzusammenstellung hatten nur 22 von 61 Epidermoiden und Dermoiden einen Hautsinus. Beide Formen können durch „Bindegewebsbahnen" Beziehungen zur zentralnervösen Substanz haben (ZÜLCH 1956). Jedoch hatten WALKER und BUCY bereits 1934 darauf hingewiesen, daß derartige Sinusbildungen im Lumbalbereich auch ohne das Vorkommen von Dermoiden beobachtet werden können und daß diese dann mit der Dura kommunizieren. Kongenitale Hautsinus zum Duralsack wurden von CLIFFTON und RYDELL (1947) und zum caudalen Ende des Filum terminale bzw. bis zum Zentralkanal von SHENKIN, HUNT jr. und HORN jr. (1944) mitgeteilt. Erreicht die Fistel das Dermoid, so spricht man vom Dermoidsinus, enthält der Fistelgang Haare, so wird die Fehlbildung als „pilonidalsinus" (pilus + nidus) bezeichnet; sie wird — im Gegensatz zum kongenitalen Hautsinus — ausschließlich im unteren Wirbelsäulenabschnitt angetroffen und deshalb auch „coccygeal-sinus" genannt (s. Abb. 88—90, S. 234—236).

Innerhalb der einzelnen Rückenmarksabschnitte werden die Mißbildungstumoren ganz überwiegend in der Lumbosacralgegend angetroffen. Bis zur Veröffentlichung der Epidermoide des Schrifttums durch VERBIEST (1939) fanden sich alle bis dahin beschriebenen acht Fälle von D 4 abwärts. Der erste Mißbildungstumor im Halsmark wurde 1941 von LIST bei im ganzen 60 Beobachtungen mitgeteilt (s. auch Abb. 73).

Als Mißbildungsprozesse haben sie den *Vorzugssitz in der dorsalen Schließungsrinne,* so daß sie an der Hinterfläche des Wirbelkanals angetroffen werden und sich bis in die Bogendefekte hinein fortsetzen können.

Makroskopisch sind die Mißbildungstumoren wurst- bis eiförmige, fast ausnahmslos streng in der Mittellinie befindliche Gebilde von solider oder cystischer Beschaffenheit, deren Inhalt die Produkte der Epidermis (Epidermoide) oder der Haut (Dermoide) sind. Ihr Hauptanteil ist cholesterinhaltige Substanz. Durch das Anwachsen von Detritusmassen werden diese Fehlbildungen innerhalb des Spinalkanals zu raumbeengenden Prozessen mit entsprechenden Kompressionssyndromen. Aber auch Epidermoide und Dermoide des Zentralnervensystems, die nicht mit der Körperoberfläche verbunden sind, führen infolge ihrer nur sehr langsamen Volumenzunahme erst spät zu manifesten neurologischen Funktionsstörungen. Selbst größere Tumoren, die das Rückenmark fast vollständig komprimieren oder im caudalen Abschnitt den Wirbelkanal ausfüllen, ja sogar auftreiben, können ohne nennenswerte klinische Symptomatik einhergehen (Elsberg 1928, King 1939, Barré, Philippides und Helle 1946 u.a.).

Im Gegensatz hierzu führen diejenigen Mißbildungstumoren *mit* einem kongenitalen Hautsinus häufig frühzeitig — meist schon in der Kindheit — zu akuten oder subakuten Infektionen. Reine Kompressionserscheinungen scheinen dann offenbar sogar sehr selten zu sein; so z. B. sind bis 1958 zwei derartige Fälle mitgeteilt worden (Ottonello 1933, Kooistra 1942), davon lag die „Geschwulst" einmal subarachnoidal und im anderen Fall intramedullär.

Aber auch das Epidermoid oder Dermoid *ohne* Hautsinus kann zu einem „meningitischen" Krankheitsbild führen, und zwar dann, wenn es rupturiert. Dieser nicht seltene Vorgang der Spontanruptur kann klinisch zwar auch unauffällig bleiben, er kann aber auch tödlich ausgehen (Verbiest 1939). Auch postoperativ ist eine aseptische Meningitis beim Epidermoid eine häufige Beobachtung. Sie wird hier ebenfalls durch Austreten von Cysteninhalt in den Liquorraum verursacht. Findeisen und Tönnis haben deshalb bereits 1937 darauf hingewiesen, daß es bei der Operation wichtig ist, den Austritt von Cholesterinbrei in den Liquor zu vermeiden.

Aseptische Meningitiden sind durch das Austreten von cholesterinhaltiger Substanz in den Liquorraum seit Critchley und Ferguson (1928) bekannt. Krieg hat 1936 das Bild der postoperativen aseptischen Meningitis nach Cholesteatom-Operationen beschrieben und das Schrifttum verwertet. Auch bei dem Fall von Verbiest (1939) lag postoperativ bei bakteriologisch sterilem Liquor eine „Meningitis" vor.

Bei Cholesteatomfällen wurden nach Verbiest (1939) im Liquor Cholesterinkristalle gefunden, außerdem aber auch Fettnadeln. Mahoney (1936) gelang der Nachweis, daß die aseptische Meningitis nicht durch Cholesterinkristalle verursacht sein könne, da diese Kristalle — auf die Gehirnoberfläche gebracht — eine lokale Nekrose, jedoch keine Meningitis hervorgerufen haben. Krieg (1936) machte die sauren Abbauprodukte des Inhalts der Cholesteatome hierfür verantwortlich. Bei den Epidermoiden bestehe der Inhalt der Cyste nur aus Zerfallsprodukten, bei den Dermoiden kämen daneben noch Produkte der Schweiß- und Talgdrüsen vor (Verbiest 1939).

Auch der Nachweis von Talg und Horn wurde gelegentlich erbracht. Horn bewirke allerdings eine basophile und nicht eine acidophile Reaktion (Marinesco und Draganesco 1924). Sehr wahrscheinlich ist bei Dermoiden neben Fettsäuren auch Milchsäure vorhanden; die Einspritzung von $^1/_{10}$ mg Milchsäure verursache ebenso aseptische Meningitiden (Verbiest 1939).

Histologisch gleichen diese Tumoren der Tubusstruktur und sind, entsprechend ihrem dermalen oder epidermalen Aufbau, mit den entsprechenden mehr ölig oder mehr trockenbröckeligen Massen angefüllt. Auch glatte Muskulatur und markhaltige Nervenfasern wurden schon in der Wand nachgewiesen (Walker und Moore 1939). Es finden sich immer eine mehrschichtige Plattenepithelauskleidung, deren Dicke stark wechseln kann, Epitheltrümmer und abgestoßene Keratohyalinmassen. Bei Geschwülsten von Dermoidcharakter sind darüber hinaus Gebilde der tieferen Hautschichten nachzuweisen: Haarfollikel und Haare, Talg- und Schweißdrüsen sowie ihre Ausscheidungen. Diese dermalen Strukturen können sich auf einzelne Stellen beschränken und deshalb mitunter eine sichere Trennung zwischen Epidermoiden und Dermoiden erschweren. Verbiest (1939) weist auf Besonderheiten der Gefäße hin, die eine entzündliche Sklerose zeigen können, wie sie auch Melnikoff-Raswedenkoff (1931) beschrieben haben.

Rezidive oder gar *Metastasierung* sind bei Totalentfernung wohl nicht bekannt (Zülch 1956). Im Gegensatz hierzu gibt Bostroem (1897) an, daß Dermoide und Epidermoide manchmal eine Neigung zu Metastasierung besitzen. Bucy (1935) betont die Notwendigkeit, die Exploration nach subdural fortzusetzen, wenn ein Sinus an der vermeintlich intakten Dura zu enden scheint. Intradural liegende Cysten können sonst übersehen werden und — auch ohne nachfolgende Entzündung — später zu Schädigungen führen.

Über *multiples Vorkommen* von Dermoiden und Teratomen wurde an Hand von etwa 40 Fällen von TRACHTENBERG (1898) berichtet. Auch ZEH (1954) hat auf multiples Vorkommen von Mißbildungstumoren erneut hingewiesen.

Viel häufiger finden sich *Kombinationen mit anderen Fehlbildungen*, wie eine Verdoppelung des Rückenmarks oberhalb des Tumors bei einem intrarhachidalen Dermoid (HARRIEHAUSEN 1909), oder ein zweigeteiltes unterstes Rückenmark mit doppeltem Zentralkanal bzw. Filum terminale (Diastematomyelie) bei einem kongenitalen Hautsinus (MAXWELL und BUCY 1946). Nach GRÜTER (1958) sind bei kongenitalem Hautsinus meist weitere Dysplasien anzutreffen, deren Terminationsperiode später liegt, so daß eine genetische Einflußnahme des einen geschädigten Systems auf andere für wahrscheinlich gehalten wird. Gelegentlich wurden bei kongenitalem Hautsinus auch multiple, dicht beieinander, aber doch voneinander getrennt liegende Cysten gefunden (HENSCHEN 1955).

Differentialdiagnostisch sind Verwechslungen mit dem Atherom möglich und schon gelegentlich Mißbildungstumoren als Grützbeutel operiert worden (ZÜLCH 1956).

d) Gefäßgeschwülste, Gefäßmißbildungen.

Angioblastome (s. S. 30, Abschnitt 12).

Das Angioblastom wird nach seinem ersten Beschreiber auch Lindau-Tumor genannt (LINDAU 1926, 1927).

Echte Hämangioblastome sind fast ausschließlich auf das Metencephalon und das Rückenmark beschränkt (ZÜLCH 1956). Sie können von dort aus weit in das verlängerte Mark zerstörend eindringen. Aber auch extramedulläre Lokalisation kommt vor, z.B. zwischen den weichen Häuten (POTONDI 1962). Über ein extradural gelegenes Hämangioblastom des Rückenmarks wurde von SMITH und ESTRIDGE (1964) berichtet. Ausführliche klinische Beschreibungen finden sich bei ZÜLCH (1948, 1956) u.a.

Im *Spinalkanal liegen sie immer dorsal* mit *Prädilektion* im Halsmark und in der Cauda equina (ZÜLCH 1956). Einen Fall mit 5 Tumoren beschrieben SCHMID und GAUPP (1943). Davon lagen 2 dorsal am Rückenmark, 2 an den Caudawurzeln und 1 Tumor an einer Vorderwurzel; zusätzlich lag ein Hypernephrom vor. Über ein sehr medial gelegenes Angioblastom der Medulla oblongata berichtete KNODEL (1931), über ein bulbospinales mit Sturge-Weber-Syndrom KRABBE (1955).

Makroskopisch handelt es sich um stiftförmige, meist cystische Geschwülste, die solide Wandtumoren bilden; durch die cystische Beschaffenheit steht das Bild der sog. „Syringomyelie" dann meist im Vordergrund. Die Abgrenzung der Angioblastome ist scharf und ihre Konsistenz in Abhängigkeit von der Blutfüllung weich-elastisch.

Histologisch handelt es sich um Neubildungen, die aus Angioblasten aufgebaut und zur Bildung von Gefäßen und reticulären Fasern befähigt sind (ZÜLCH 1956).

Maligne Entartung und *Metastasierung* ist beim Angioblastom nicht bekannt. Bei Auftreten neuer Tumoren wird wohl eher Multiplizität als Metastase und Rezidiv anzunehmen sein (PENNYBACKER 1954, ZÜLCH 1956). Totalexstirpation führt zu Dauerheilung, Eröffnung der Cysten allein und Übersehen des Wandtumors läßt ein Rezidiv erwarten (ZÜLCH 1956).

Differentialdiagnostisch kommen wohl am häufigsten Verwechslungen mit spinalen Angiomen vor. TANNENBERG (1924) beschrieb ein typisches Angioblastom des Rückenmarks als capilläres Angiom. Wegen der cystischen Beschaffenheit können sie auch als Syringomyelie verkannt oder mit gliomatösen Tumoren, die zu Cystenbildung neigen, verwechselt werden.

Bei *multiplen* Angioblastomen werden sie in der Regel dann auch im Rückenmark oder in der Medulla oblongata angetroffen. Sie sind dann hier und in anderen Organen nicht selten mit Cysten und anderen Neubildungen kombiniert (WOLF und WILENS 1934, SCHMID und GAUPP 1943, PENNYBACKER 1954). Über ein intramedulläres Angioblastom mit gleichzeitigem intraduralem Angiom wurde von Krishnan und Smith (1961) berichtet. Familiäres Vorkommen wurde von Lindau (1926, 1927) selbst wie auch von Rochat (1931), Vincent und Rappoport (1931) u. a. angegeben und von McK.Craig und Horrax (1949) multiples Vorkommen im Kleinhirn und Rückenmark mitgeteilt.

27. Angiome und Aneurysmen.

Bei den Angiomen des Spinalkanals sind die Angiome der Wirbelsäule und die Angiome innerhalb des Spinalkanals zu unterscheiden.

Die *Angiome der Wirbelsäule* * werden zu den am häufigsten vorkommenden primären Knochengeschwülsten gezählt. Sie sind für den Neurochirurgen nur unter besonderen Verhältnissen bedeutungsvoll, nämlich wenn sie zu neurologischen bzw. medullären Erscheinungen führen; einmal bei Einengung des Wirbelkanals infolge angiomatöser Auftreibung der Wirbelkörper oder Bögen und bei Zusammenbruch des Wirbelkörpers, zum anderen bei gleichzeitiger Lokalisation oder Einwachsen des Wirbelangioms in den epiduralen, eventuell sogar auch intraduralen Raum (Ribbert 1898, Deetz 1901, Muthmann 1903, Bailey und Bucy 1929, Sandahl 1931, Junghanns 1932, Köhlmeier 1936/37, Scheid und Burkhardt 1938, Ferber, L. und I. Lampe 1942, Stettbacher 1949, Nittner-Tönnis 1950, Klug 1958, Fortuna und Guidetti 1961, Schiefer 1961 u. v. a.). Bailey und Bucy (1929) führen 27 röntgenologisch nachgewiesene Wirbelkörperangiome an, von denen 16 ein Rückenmarkskompressionssyndrom ausgelöst hatten.

Im allgemeinen zeigen Angiomwirbel jedoch keine besondere Resistenzminderung. Verschiedentlich wurden, z.B. nach Traumen, sogar Frakturen benachbarter Wirbel beobachtet, während die angiomatösen Wirbel unverändert blieben (Sandahl 1931, Stehr 1940, Griep 1942, Cocchi 1953 u.a.). Nach leichten Traumen wurden Kompressionsfrakturen beschrieben von Globus und Doshay (1929), Sandahl (1931), Zdansky (1936), Schmitt (1941), Holta (1942) u.a. und ein Jahr postoperativ nach chiropraktischen (?) Manipulationen an der Wirbelsäule von Bell (1955). Aber auch ohne Trauma kann es zu einem Zusammenbruch eines Hämangiomwirbels kommen (Muthmann 1903, Köhlmeier 1936/37), der sich röntgenologisch in keiner Weise von den Kompressionsfrakturen anderer Genese unterscheidet (Nemenov 1939), es sei denn, daß ein paravertebrales Hämatom vorliegt (Peić 1968, s. Abb. 152a—c, S. 354).

Die *innerhalb des Wirbelkanals* gelegenen Angiome wirken teils als komprimierende Prozesse, teils bewirken sie Durchblutungsstörungen des Rückenmarks. Am häufigsten werden fließende Übergänge bestehen, ohne daß eine pathogenetische Abgrenzung der Symptome möglich ist.

Für diese innerhalb des Spinalkanals gelegenen Gefäßprozesse besteht eine verwirrende Vielfalt von Bezeichnungen: Aneurysma arteriovenosum, Angioma arteriosum, Arteriovenous aneurysm, Cirsoid aneurysm, arteriovenöses, racemöses Angiom, aneurysmatisches arteriovenöses Angiom, Haemangioma arteriovenosum, Cirsoid- oder Serpentinangiom, Hémorrhoïdes de la pie-mère, Anévrysme cirçoïde, Angiocèle pie-mérienne, Ektasie der pialen Venen, Mass of convoluted veins, Varix or varicosity of the venous plexus, Varicosis spinalis, Angioma arteriovenosum, Angioma venosum, subakute nekrotisierende Myelitis, angiodysgenetische Myelomalacie, angiodysgenetische nekrotisierende Myelopathie, angiohypertrophische Gliose des Rückenmarks, Angiodysgenesia spinalis, Foix-Alajouaninesche Krankheit.

Die *Histogenese* der Angiome und ihre Zuordnung zu Geschwülsten oder Mißbildungen ist nach Turner und Kernohan (1941) und van Bogaert (1950) auch jetzt noch keineswegs ganz geklärt. Bereits Cushing und Bailey (1928) unterschieden Gefäßgeschwülste und Gefäßmißbildungen, desgleichen später Bergstrand, Olivecrona und Tönnis (1936). Allgemein wird die Ansicht vertreten, daß Bau und Differenzierung der Angiome im wesentlichen nach der Geburt beendet sind (Zülch 1956 u.a.). Sobald die Angiome die

---

* Siehe auch Schlegel, Band VII/1, S. 62 und 63 dieses Handbuchs.

Gestalt einer Geschwulst annehmen, werden sie nach ALBRECHT (1950) und GRAF (1952) auch als „Hamartome" bezeichnet. Die französischen Autoren neigen mehr dazu, sie als Mißbildung anzusehen und sprechen von Angiomatosen. Nicht nur Syringomyelie, sondern auch andere kongenitale Mißbildungen — Spina bifida, Klumpfuß, Fingeranomalien, Kyphoskoliose, Anisochromie der Iris u.a. — werden bei ihnen beobachtet (LOUIS-BAR 1950).

WOLF und WILENS (1934) sahen z.B. ein multiples Angiom des Rückenmarks mit Syringomyelie und Syringobulbie und gleichzeitigen cystischen cerebellaren Hämangioblastomen sowie kongenitalen Cysten des Pankreas und der Nieren. KÖNIG und SCHOEN (1939) berichteten über einen ganz ähnlichen Fall, bei dem familiär dysrhaphische Störungen vorlagen.

Ätiologisch wird das Angioma arterio-venosum im allgemeinen als kongenitale Fehlbildung angesehen, die durch lokal begrenzte Persistenz des primitiven Gefäßnetzes entsteht. Die zwischen Venen und Arterien bestehenbleibenden kurzschlußartigen Verbindungen zwischen zu- und abführenden Gefäßen werden als Folge einer unvollständigen Ausbildung des Capillarsystems angesehen (SCHÖPE 1941, VAN BOGAERT 1950, SCHEID 1955, ZÜLCH 1956).

Als Terminationsperiode wird bei der Komplexität der Entstehung der Rückenmarksgefäße ein längerer Zeitraum der Fetalentwicklung angenommen (MINOT, EVANS, TANDLER und SABIN 1912). Für die Annahme einer kongenitalen Gefäßmißbildung sprechen die extra- und intramedulläre Lokalisation, der vorwiegend lumbosacrale Sitz und das gemeinsame Auftreten mit dysrhaphischen und dysontogenetischen Merkmalen als Ausdruck einer Entwicklungsstörung beim Schluß der Neuralplatte (THERKELSEN 1958 u.a.). Nach ROMERIO (1952), SCHLIACK und FÖLSCH (1958) u.a. ist der Übergang von den Gefäßmißbildungen zu den Gefäßgeschwülsten fließend, zumal auch bei den Mißbildungen Zeichen echter Gefäßsprossung feststellbar sind.

Das Trauma scheidet als ätiologischer Faktor in Übereinstimmung mit der im Schrifttum vertretenen Ansicht aus. Nur unter bestimmten Umständen wird gelegentlich durch einen Unfall eine ungünstige Auswirkung auf den Krankheitsprozeß zu erwägen sein (SCHEEL 1939, BROBECK 1950, NITTNER-TÖNNIS 1950).

Von den Hämangiomen des Skeletsystems ist die Wirbelsäule am häufigsten befallen. Nach JACOBS und KIMMELSTIEL (1953) sind dann in absteigender Häufigkeit der Schädel, das Becken, das Schulterskelet, die langen Röhrenknochen und am seltensten die kleinen Knochen an Händen und Füßen betroffen (VOGEL 1964).

Über die *Häufigkeit* von Wirbelkörperhämangiomen geben umfangreiche pathologisch-anatomische Untersuchungen von SCHMORL und JUNGHANNS (1932) Aufschluß, die bei 3829 Autopsien in 10,7% Wirbelkörperangiome als Zufallsbefunde nachweisen konnten.

Von TÖPFER (1928) wurden sie bei 2154 Wirbelsäulenautopsien in 11,9% und von ZAKOV (1953) zwischen 10,7% und 11,9% angetroffen.

Aus dem Schrifttum ergibt sich eine Diskrepanz zwischen der durch Obduktion pathologisch-anatomisch festgestellten Häufigkeit der Wirbelhämangiome und der durch klinisch-neurologische Erscheinungen erfaßten Fälle. Dieses Verhalten erklärt sich daraus, daß Wirbelhämangiome über lange Zeit oder sogar zeitlebens ein latentes Stadium beibehalten können. Dieses unterschiedliche klinische Verhalten wird durch langsames Wachstum, frühzeitigen Wachstumsstillstand oder nur geringe Ausdehnung des Angioms erklärt (SCHEID und BURKHARDT 1939, REINHOLD und SAUERBREY 1960 u.a.).

Klinisch stumme Wirbelhämangiome werden oft als Neben- bzw. Zufallsbefunde bei Röntgenuntersuchungen der inneren Organe aufgedeckt (MAKRYCOSTAS 1929, FERBER und LAMPE 1942, LIECHTI 1948, BROBECK 1950, MANNING 1951, SCHINZ 1952, COCCHI 1953, BELL 1955, REINHOLD und SAUERBREY 1960 u.a.)

Das Wirbelhämangiom wurde erstmalig 1863/65 von VIRCHOW pathologisch-anatomisch und 1927 von PERMAN röntgenologisch beschrieben. Klinische Symptome beim Wirbelhämangiom wurden erstmalig von GERHARDT (1895) und danach von MUTHMANN (1903) u. a. mitgeteilt.

Aber auch intraspinale bzw. medulläre Angiome kommen wahrscheinlich nicht so selten vor, wie allgemein angenommen wird. Nach WYBURN-MASON (1943) sollen zwar arterio-venöse Aneurysmen am Rückenmark weit seltener als im Gehirn angetroffen werden, jedoch wird bei Obduktionen auf eine Untersuchung des Spinalkanals in der Regel verzichtet, so daß sich auch hier klinisch stumm gebliebene Angiome der autoptischen Verifizierung entziehen dürften.

Nach MERRITT (1955) machen die Gefäßgeschwülste 4% der Rückenmarkstumoren aus. Bei RASMUSSEN, KERNOHAN und ADSON (1940) waren die Angiome unter 557 Tumoren mit 8,5% vertreten, NITTNER und TÖNNIS fanden 1950 bei 104 Rückenmarksgeschwülsten 13 (12,5%) und NITTNER 1968 in dem gleichen Krankengut bei 404 Tumoren 31 Angiome (7,7%), WOLTMAN, KERNOHAN, ADSON und McK. CRAIG (1951) bei 979 intraspinalen Neoplasmen 57 extramedulläre Hämangiome etc. (5,8%), ROWBOTHAM (1955) unter 80 primären und sekundären Neoplasmen 5 Angiome (6,2%), KLUG (1958) bei 148 Tumoren 10 Angiome (6,7%). ARSENI und SAMITCA (1959) berichteten bei 557 raumbeengenden spinalen Prozessen über 18 Gefäßmißbildungen (3,2%), KLAR und HENN (1961) bei 262 Laminektomien über 5 Angiome (1,9%) und UMBACH (1962) bei 192 spinalen Prozessen über 24 Angiome (12,5%). ARJUNDAS (1963) gab bei 118 intraspinalen Kompressionen 6 vasculär bedingte (5,1%) an, GUIDETTI, FORTUNA, MOSCATELLI und RICCIO (1964) berichteten bei 222 komprimierenden Rückenmarksprozessen über 23 Angiome (10,4%), KLOSS, HEPPNER und ARGYROPULOS (1965) bei 88 artdiagnostisch aufgegliederten — von insgesamt 301 Fällen raumbeschränkender Prozesse des Rückenmarks — über 15 Angiome (darunter 2 Wirbelangiome), so daß der prozentuale Anteil der Gefäßprozesse sogar ohne Wirbelangiome 14,8% ausmacht, und SCHEID (1963) bei 419 raumbeengenden spinalen Prozessen über 37 Angiome (8,8%). In der statistischen Zusammenstellung von BACKUS (1965) von 416 neuroanatomisch untersuchten komprimierenden Rückenmarksprozessen waren die Angiome (20 Fälle) mit 4,8% vertreten (s. Tabelle 2, S. 7 und 8 sowie Abb. 65, S. 198, Tabelle 23, S. 199 und Tabelle 24, S. 253).

In dieser Sammelstatistik machen somit die Angiome unter 4442 raumbeengenden spinalen Prozessen mit 298 Fällen 6,7% aus. Die unterschiedlichen Angaben hinsichtlich der Häufigkeit — zwischen 1,9% und 14,8% — dürften durch die unterschiedliche Gruppierung des Krankengutes, insbesondere im Hinblick auf die Wirbelangiome, bedingt sein.

Die ersten Fälle spinaler Angiome wurden 1885 von HEBOLD, 1888 von GAUPP und 1889 von KADYI mitgeteilt; KADYI (1889) berichtete über 26 Fälle, bei denen er anläßlich einer eingehenderen Untersuchung des Rückenmarks achtmal verschiedenartig ausgeprägte Erweiterungen der spinalen Venen und einen abnorm geschlängelten Verlauf gefunden hatte. Im Jahre 1943 wurden 112 Fälle von WYBURN-MASON monographisch zusammengefaßt. Nach WYBURN-MASON (1943) wie auch LINDENBERG (1957) werden am Rückenmark am häufigsten Venenanomalien in Form des Angioma racemosum venosum angetroffen.

KRAYENBÜHL und YASARGIL (1963) geben die Zahl der bis dahin veröffentlichten Fälle der Literatur einschließlich 19 eigener Fälle mit 326 Rückenmarksangiomen an. LUDWIG (1972) fand während eines Zeitraums von 12 Jahren (1949—1960) unter 189 *intraspinalen* Angiomen des Schrifttums in 14,8% (28 Fälle) *gleichzeitig* auch die *Wirbelsäule* an dem angiomatösen Prozeß beteiligt.

Der Prozentsatz der intramedullär gelegenen Angiome läßt sich nicht angeben, weil eine angiographische Erfassung erst in jüngerer Zeit gelingt und die Zahl der autoptisch eingehend untersuchten nur beschränkt ist. Ausführliche Besprechungen finden sich bei DANSMANN (1940), STOLZE (1950), SUTERLOCHMATTER (1950), SCHOLZ und MANUELIDIS (1951), KOTHE (1953), SCHLIACK und FÖLSCH (1958), SCHOLZ und WECHSLER (1959),

FLAMEND, VINCENTE, COERS und GUAZZI (1960), DAVID, SCHULZE und BUSCH (1962), LUDWIG (1972) u. a.

Die *topischen Beziehungen* sind unterschiedlich. Neben den ausschließlich im Wirbel, im Epiduralraum, subdural, subpial oder intramedullär gelegenen Angiomen gibt es fließende Übergänge vom Hämangiom des Wirbels bis zum Angiom des Rückenmarks (GUTHKELCH 1948, NITTNER und TÖNNIS 1950, KLUG 1958, SCHIEFER 1961 u.a.). Daß diese Abgrenzung präoperativ nicht immer möglich ist, wird durch die Angaben der Literatur bestätigt, wonach röntgenologisch nachgewiesene Wirbelangiome gelegentlich zu spontanen Subarachnoidalblutungen mit Nachweis von blutigem Liquor bei der Lumbalpunktion geführt haben (HASSAN und MUSTAFA 1957, LANG und PEJERICO 1960, LUDWIG 1972).

Intraspinal kommen Gefäßmißbildungen und Geschwülste sowohl in der zentralnervösen Substanz selbst als auch in den Rückenmarkshäuten vor.

Innerhalb der einzelnen Wirbelsäulenabschnitte finden sie sich am häufigsten im Brustbereich und hier wiederum vorwiegend im mittleren und unteren Anteil (BODECHTEL und SCHRADER 1953). Auch nach VOGEL (1964) werden sie hauptsächlich im Bereich der Brust- und Lendenwirbelsäule und hier wiederum besonders am dorsolumbalen Übergang angetroffen. Nach SCHMORLs Statistik (1927) findet sich das Hämangiom am häufigsten im 12. Brustwirbel und im 4. Lendenwirbel, nur selten hingegen im Bereich der Halswirbelsäule.

Ausdehnung und Lokalisation der Wirbelangiome sind unterschiedlich. Nach SANDAHL (1932) wird am häufigsten der Wirbelkörper befallen, der jedoch nur selten völlig durchsetzt wird, so daß die statische Funktion der Wirbelsäule erhalten bleibt und es zu keiner Einengung des Wirbelkanals kommt (PUTSCHAR 1929, LITTEN 1932, ZDANSKY 1936). Seltener sind die Bogenwurzeln und Fortsätze betroffen und nur vereinzelt die Wirbelbögen.

Gewöhnlich ist nur ein Wirbel, ein Wirbelbogen oder sogar nur der Dornfortsatz (GÜNTERT 1955) befallen. Aber auch mehrere Wirbel können betroffen sein, sogar voneinander entfernte Wirbel.

Weitere *Prädilektionsstellen* ergeben sich jedoch, wenn unterschieden wird, ob es sich um klinisch stumme oder um klinisch manifeste Hämangiome handelt. Hierauf wird an späterer Stelle im klinischen Teil näher eingegangen (s. S. 353). In der Hals- und oberen Brustwirbelsäule werden latent bleibende Hämangiome selten beobachtet (REISNER 1931, SANDAHL 1932). Nach SCHEID und BURKHARDT (1938) werden aber auch eindeutige medulläre Kompressionserscheinungen im Bereich der Halswirbelsäule vermißt. Sie werden vor allem bei Angiomen der unteren Brust- und der oberen Lendenwirbelsäule (D8—L2) angetroffen (PERMAN 1927, MAKRYCOSTAS 1929, REISNER 1931, SCHINZ und UEHLINGER 1931, IRELAND 1932, JUNGHANNS 1932, SANDAHL 1932, BARNARD und VAN NUYS 1933, HEANEY und WHITEAKER 1933, LIVINGSTON 1935, SCHLEZINGER und UNGAR 1939, SCHWINGENHEUER 1949, BROBECK 1950, MANNING 1951, FUCHS 1955, ASKENASY und BEHMOARAM 1957, REINHOLD und SAUERBREY 1960).

Intraspinal finden sich Angiome relativ häufig im mittleren und unteren Abschnitt des Rückenmarks und eigentlich selten im Conus-Caudabereich. THOMALSKE und VOGELSANG (1961) fanden im Schrifttum in dieser Höhe nur 6 gesicherte Fälle von arteriovenösen Aneurysmen: 1 Fall von SCOVILLE (1948), 1 Fall von TRUPP und SACHS (1948), 2 Fälle von BASSET, PEET und HOLT (1949) und 2 Fälle von BRION, NETSKY und ZIMMERMAN (1952).

Nach LINDENBERG (1957) sollen sie im Cervicalbereich meist ventral vom Rückenmark und nur im Thorakal- und Lumbalbereich meist dorsal vorkommen. Am häufigsten liegt aber das Rückenmarksangiom an der dorsalen oder dorsolateralen Oberfläche des Markes subarachnoidal (NITTNER und TÖNNIS 1950, ZÜLCH 1956, KLUG 1958, KRAYENBÜHL und YASARGIL 1963).

Makroskopisch entwickelt sich das Wirbelangiom im allgemeinen in nur einem Wirbel. Nicht selten sind aber auch benachbarte oder sogar entfernte Wirbel befallen.

Der Wirbel kann normale Form haben, aufgetrieben oder aber auch als Folge einer Kompressionsfraktur zusammengebrochen sein. Bei der Operation erweist er sich als sehr blutreich.

Auf das Vorkommen eines paravertebralen Weichteilschattens beim Wirbelhämangiom wurde erstmalig von Meves (1938) aufmerksam gemacht und auf seine differentialdiagnostische Bedeutung im Hinblick auf eine Spondylitis tuberculosa hingewiesen. Cocchi (1953) führte einen derartigen Befund auf eine subperiostale Blutung zurück. Bei dem von Chiappa und Sacchi (1953) mitgeteilten Fall handelte es sich um einen dem Angiomwirbel einseitig angelagerten mandarinengroßen Tumor (s. hierzu auch Abb. 152 a bis c, S. 354).

Das Einwachsen eines Hämangioms in das angrenzende Bandscheibengewebe wurde von Portmann (1963) beschrieben.

Die Angiome des Rückenmarks bestehen aus einzelnen oder zahlreichen verschieden langen und dicken Gefäßen von venösem oder arteriellem Aussehen. Teils liegen die Angiomgefäße in Bündeln, teils über- und nebeneinander, teils zu regelrechten Tumoren aufgeknäuelt. Einerseits sind sie rein oberflächlich gelegen, andererseits ziehen sie aber auch tief in das Innere des Rückenmarks. Die Höhe und Länge der segmentalen Ausbreitung schwankt stark, ebenso das Kaliber der Gefäße (s. Abb. 150, S. 340). In der Regel erstrecken sie sich über viele Segmente (Nicolai 1948). Auch wird eine Größenzunahme des Angioms (Wachstum?) von Tönnis und Schiefer (1955) für möglich gehalten.

Die Arachnoidea ist in der Umgebung oft auffallend verdickt. Diese Beobachtung veranlaßte Kadyi (1889), eine entzündliche Genese oder auch ein traumatisches Geschehen in Erwägung zu ziehen und die Gefäßerweiterungen als sekundär anzusehen. Wahrscheinlich handelt es sich bei derartigen Veränderungen der weichen Häute aber um die Folgen abgelaufener Blutungen aus dem Angiom.

Nach Krayenbühl und Yasargil (1963) führen 11% der Angiome zu einer Subarachnoidalblutung, vor allem bei jugendlichen Patienten und cervicaler Lokalisation des Prozesses. Ludwig (1972) fand bei 165 verwertbaren Angiomfällen des Schrifttums 47mal, also in 28% der Fälle, Anhaltspunkte für eine Blutung, die sich in Narben und Thromben als Zeichen von Gefäßwandverletzungen auf den Gewebsschnitten eindeutig erkennen ließen.

Histologisch unterschied bereits Virchow (1863—1865) kavernöse und racemöse Angiome. Fahr (1912) unterteilte die Kavernome der Wirbelsäule entsprechend dem Vorkommen von „angioblastischen" Zellen in kavernöse Angioblastome oder in Hamartome. Auch heute noch werden bei den Hämangiomen des Skeletsystems im wesentlichen zwei Formen unterschieden: das kavernöse und das capilläre (Kolju 1936, Abbott 1937, 1941, Cocchi 1953), wobei die kavernöse Form viel häufiger vorkommt und besonders an der Wirbelsäule und am Schädel angetroffen wird. [Die selteneren capillären Hämangiome finden sich nach Vogel (1964) im allgemeinen nur an den flachen Knochen und an den Metaphysen der langen Röhrenknochen.] Bezold (1951), Holmes, Sweet und Kelemen (1952) sowie Cocchi (1953) wenden sich gegen eine Aufteilung in kavernöse und capilläre Formen, weil das Hämangiom anfangs immer aus capillären Konglomeraten bestehe, die später konfluieren und Blutseen bilden. Kleinsasser und Albrecht (1957) erwähnen noch Mischtypen und trennen als eine weitere Gruppe die von Pich (1938) „Osteoangiome" benannten kavernösen Osteohämangiome ab, bei denen sich innerhalb des Hämangioms neues Knochengewebe bilden soll.

Die kavernösen Hämangiome der Wirbelsäule bestehen aus Gruppen weiter, buchtiger, blutgefüllter, mit einschichtigem Endothel ausgekleideter Hohlräume, die vielfach Verbindung mit den Knochenmarkscapillaren haben. Abgegrenzt sind die Hämangiome zum Teil durch schalige Knochenbälkchen, größtenteils aber durch ein fibröses Fettmark. Eine Kapsel ist nicht vorhanden (Schiefer 1961).

PUTSCHAR (1929) vertrat die Ansicht, daß es zwei Formen von Wirbelangiomen gibt; einmal bei jüngeren Menschen mit echtem Geschwulstwachstum und zum anderen bei älteren, die eher als Teleangiektasien in atrophischen Wirbeln anzusehen sind.

Diese Ausführungen decken sich mit den Beobachtungen von SCHLEZINGER und UNGAR (1939), wonach von den Patienten mit neurologischen Ausfällen die Hälfte noch nicht 30 Jahre alt war, wogegen die asymptomatischen Formen in dieser Altersklasse nur 5% ausmachten. Auch WAGNER (1941) weist darauf hin, daß Wirbelangiome bei Jüngeren nicht selten klinische Erscheinungen verursachen, dagegen bei Älteren symptomlos verlaufen und Zufallsbefunde bei Röntgenuntersuchungen oder Autopsien sind.

Rückenmarksangiome sind artdiagnostisch präoperativ kaum zu klären (STAEMMLER 1939, HASENJÄGER-PÖTZL 1941, HUBER 1941, KÜHNEKE 1941, SCHÖPE 1941 u.a.), es sei denn, daß es sich um die seltene Form des ausschließlich epidural gelegenen Kavernoms handelt (NITTNER und TÖNNIS 1950). Nach BERGSTRAND, OLIVECRONA und TÖNNIS (1936) werden an großen Gruppen das Angioma cavernosum, das Angioma racemosum und das Angioblastom (Lindau-Tumor) unterschieden. ZÜLCH (1956) unterteilt die Angiome des Spinalkanals in folgende Formen:

Angioma cavernosum
Angioma capillare ectaticum = Teleangiektasie
Angioma venosum = Angioma plexiforme = Rankenangiom
Angioma arteriovenosum = kongenitales arteriovenöses Angiom, früher auch als „Aneurysma" bezeichnet.

Das Angioma cavernosum setzt sich aus sackartig erweiterten, vielfach miteinander kommunizierenden Hohlräumen mikroskopischer Größenordnung zusammen. Im Gegensatz zu den Teleangiektasien besteht es aus erweiterten Hohlräumen, deren Zwischenwände teilweise eingeschmolzen sind und septenartig ins Lumen ragen. Das verbindende Bindegewebe zwischen den Gefäßwänden ist spärlicher entwickelt als bei den Phlebektasien und fehlt zeitweise ganz, so daß die wabenartigen Hohlräume durch dünne Gefäßwände getrennt sind und unmittelbar aneinandergrenzen.

Das Angioma capillare ectaticum oder die Teleangiektasie ist nach ZÜLCH (1956) wohl als ruhende Fehlbildung anzusehen. Mit bloßem Auge können diese mikroskopisch feinen Haargefäße nicht als Gefäße identifiziert werden, sondern erst mit Hilfe der feingeweblichen Untersuchung. Sie imponieren als Geschwulstgewebe aus dichtgepackten, geschlängelten und erweiterten Capillaren.

Auch scheint nach ROMAN (1913) eine diffuse capilläre Angiomatose des Rückenmarksquerschnittes, eventuell in Kombination mit Angiomen der Leptomeninx (HABERLAND 1950), vorzukommen.

Trotz des so verschieden feingeweblichen Bildes der ausgeprägten Formen beider Angiomtypen sind Mischformen zwischen diesen beiden am häufigsten. Sie werden durch Untergang von Gefäßwänden beim capillären Angiom, also der Teleangiektasie, erklärt, wobei die ehemalig haarfeinen Lumina dadurch sackartig erweitert werden und die Zwischenwände als septenartige Wandreste in die erweiterten Lumina hineinragen.

Das Angioma venosum oder Angioma plexiforme, auch Rankenangiom genannt, besteht nach ZÜLCH (1956) aus einem Knäuel erweiterter und vermehrter Venen. Sie sind makroskopisch sichtbar, strohhalm- bis fingerdick, mäßig bis stark varicenhaft erweitert und geschlängelt. Meist bedecken sie dicht die Dorsalfläche der weichen Rückenmarkshäute und erstrecken sich über 1, 2, öfter aber über 4—6 und mehr Segmente. Mitunter können sie sich über die ganze Länge des Rückenmarks ausdehnen. Unter den venösen Angiomen dürften die meisten Fälle der sog. „Varicosis spinalis" (SCHALTENBRAND 1938) anzutreffen sein. ZÜLCH (1956) weist auf die Notwendigkeit einer Abgrenzung der Varicen der spinalen Wurzeln von den „venösen Angiomen" hin.

Nach PETERS (1951) stellt das Angioma racemosum venosum meist ein arteriovenöses Aneurysma dar.

Das Angioma arteriovenosum aneurysmaticum oder kongenitale arteriovenöse Angiom, früher auch „Aneurysma" genannt, ist nach Bergstrand, Olivecrona und Tönnis (1936) eine Fehlbildung, wobei die Ausdifferenzierung des Capillarbettes zwischen Arterien und Venen ausbleibt. Das sehr einheitliche Bild des oberflächlichen arteriovenösen Rückenmarksangioms ist seit Roman (1913), Rosenhagen (1933), Schöpe (1941), Brion, Netsky und Zimmerman (1952) sowie Sorgo (1952) gut bekannt. Dennoch werden diese Gefäßveränderungen noch immer als „Varicose" des Rückenmarks beschrieben (Zülch 1956). Es unterscheidet sich von dem rein arteriellen bzw. venösen Rankenangiom nur durch die Eigenschaften des durchfließenden Blutes, das weder eindeutig venös noch arteriell ist. Durch den Wandbau der Gefäße sind diese Angiome nicht zu unterscheiden, da er stets atypisch ist; es gibt weder einen typisch arteriellen noch einen typisch venösen. Muskulatur und Elastica der Gefäßwände sind entweder spärlicher als bei normalen Arterien oder Venen oder seltener pathologisch verdickt oder völlig bindegewebig ersetzt.

Das arterielle Angiom und das venöse Angiom sind praktisch mit dem Angioma racemosum oder venosum identisch. Nach Thomalske und Vogelsang (1961) werden herkömmlich auch am Rückenmark rein arterielle, arteriovenöse und rein venöse Gefäßanomalien unterschieden, von denen das Vorkommen rein arterieller Angiome noch nicht als gesichert gelten könne (Turner und Kernohan 1941, Zülch 1956), obwohl viele Autoren ihre Existenz als gegeben betrachten. Von Trupp und Sachs (1948) wird eine Unterscheidung der venösen von arteriellen Angiomen bezweifelt. Als venöse bzw. arteriovenöse Angiome sind nach Zülch (1956) wahrscheinlich die Fälle von Rosenhagen (1933) und Haberland (1950) anzusehen.

Von den Phlebektasien tritt nach Zülch (1956) am Rückenmark die cirsoide und an der Dura die varicöse Form (Varix) auf, während an den spinalen Wurzeln die zylindrisch gebauten Phlebektasien vorliegen.

Nach Zülch (1956) spielen besonders an den Rückenmarksvenen echte varicöse und zylindrische Phlebektasien eine Rolle. Die erweiterten und geschlängelten Venen machen den Eindruck von Venengeflechten und zeigen Varixbildungen: Varices spinales meningeales. Puusepp (1938) hat diese Verhältnisse sehr eingehend beschrieben. Die mit den hinteren Wurzeln verlaufenden Venen sind zylindrisch erweitert und führen damit zur Raumbeengung (Zülch 1956).

In der Literatur werden nach einer Zusammenstellung von Krayenbühl und Yasargil (1963) von 326 intraspinalen Angiomen 133 Fälle als venös, 102 Fälle als arteriovenös und die restlichen als Varicosis oder Vascular malformation bezeichnet. Die nur bei einigen Fällen durchgeführten histologischen Untersuchungen ergaben vielfach primitive, noch undifferenzierte Gefäße, so daß eine Einteilung in arterielle, venöse und arteriovenöse nach makroskopischen Gesichtspunkten für unberechtigt gehalten wird (Krayenbühl und Yasargil 1963).

Thomalske und Vogelsang (1961) sind auf die spezielle Angiomform des arteriovenösen Aneurysmas näher eingegangen und haben die im Schrifttum vorliegenden, nicht sehr zahlreichen Fälle zusammengestellt. Nach Wyburn-Mason (1943) kommen auch die arteriovenösen Aneurysmen am Rückenmark seltener vor als im Gehirn. „Antoni (1958) nennt 2 Fälle von arteriovenösen Aneurysmen im Thorakalbereich, Arseni und Samitca (1959) berichten über 13 arterielle oder (?) arteriovenöse Aneurysmen, von denen eines im Conus-Caudaequina-Bereich nicht eindeutig pathologisch-anatomisch determiniert wird. Brion, Netsky und Zimmerman (1952) sprechen von 4 bis dahin in der Literatur niedergelegten, das Rückenmark betreffenden Fällen von arteriovenösen Aneurysmen, denen sie 5 weitere, davon 2 im Conus- und Lumbosacralbereich, nicht aber der Cauda equina, hinzufügen. Globus-Doshay (1929) erwähnen 7 arterielle oder (?) arteriovenöse Aneurysmen, für die sie keine Lokalisation mitteilen. Gross und Ralston (1959) berichten über einen Fall mit thrombosierten Gefäßen im Lumbalbereich. Henschen (1955) spricht von etwa 100 in der Literatur niedergelegten Fällen, ohne die lokalisatorische Verteilung zu streifen. Lombardi und Migliavacca (1959) teilen 4 Fälle von arteriovenösen Aneurysmen im unteren Brust- und oberen Lendenbereich mit. NEWQUIST und MAYFIELD (1960) sprechen von 1 Fall mit Vorliegen eines arteriellen (bzw. arteriovenösen) Angioms im oberen Brustbereich, bei dem es während einer Schwangerschaft zu einer Parese kam, die durch Dekompression mit Offenlassen der Dura erheblich gebessert werden konnte. Bei NITTNER und TÖNNIS (1950) findet sich ein Fall von Angioma racemosum art. (?) in Höhe L 2—3, von dem nicht mehr festgestellt werden konnte (Verlust der Unterlagen), ob es ein Hämangioma arterio-venosum aneurysmaticum im Sinne ZÜLCHs (1956) war. ROSENHAGEN (1933) beschreibt einen Fall mit bereits erfolgter Thrombosierung im Caudabereich, wobei ungeklärt ist, ob es sich um ein arteriovenöses oder ein venöses Angiom handelt. TURNER-KERNOHAN (1941) erläutern 8 unterhalb Th XII gelegene Fälle ohne genaue Lokalisation und Artdiagnose, VERBIEST (1960) 2 arteriovenöse Angiome im Thorakalbereich" (aus THOMALSKE und VOGELSANG 1961).

Im Conus-Caudabereich fanden THOMALSKE und VOGELSANG (1961) in der zugänglichen Literatur nur 6 sichere Fälle von arteriovenösen Aneurysmen (1 Fall von SCOVILLE 1948, 1 Fall von TRUPP und SACHS 1948, 2 Fälle von BASSET, PEET und HOLT 1949, 2 Fälle von BRION, NETSKY und ZIMMERMAN 1952), dem sie einen eigenen Fall hinzufügten.

Hieraus geht eindrucksvoll die Schwierigkeit einer Beurteilung der in der Literatur beschriebenen Kasuistik hervor, aber auch die Notwendigkeit einer einheitlichen Nomenklatur.

Die häufige *Kombination* von Angiomen *mit anderen Fehl- oder Geschwulstbildungen* ist bekannt und wird wiederholt im Schrifttum angeführt. Liegen daher multiple Fehl- oder Geschwulstbildungen und gleichzeitig medulläre Symptome vor, so ist differentialdiagnostisch dann immer auch an ein intraspinales Angiom zu denken.

Das gleichzeitige Vorkommen von Knochenhämangiomen *mit epidural gelegenen Angiomen* wurde von GUTHKELCH (1948), NITTNER und TÖNNIS (1950) u.a. mitgeteilt.

Neben *einem* Rückenmarksangiom wurden bisweilen noch *weitere* Angiome in der zentralnervösen Substanz beobachtet, so z.B. an der Medulla oblongata, im Lendenmark, Groß- und Kleinhirn, in Spinalganglien aber auch an den inneren Organen, z.B. im Ovar (BORST 1921). Zusammenhänge zwischen spinalen Angiomen und der v. Hippel-Lindauschen Erkrankung sind bereits seit LINDAU (1926, 1927) bekannt, worauf erneut von KLUG (1958) hingewiesen wurde, der über diese Kombination auch bei einem eigenen Fall berichtete, sowie von KRISHNAN und SMITH (1961).

Auch das gleichzeitige Vorkommen von Wirbelhämangiomen *mit Organhämangiomen* — Haut, Leber, Milz, Ovar, Darm — wurde wiederholt im Schrifttum erwähnt und hervorgehoben, daß es sich hierbei nicht um Metastasen (PERMAN 1927 u.a.), sondern um eine Kombination von Fehlbildungen handelt. Bereits 1922 wurde von ALEXANDER darauf aufmerksam gemacht, daß spinale Symptome in Kombination mit einem Hautangiom auf eine dem Dermatom entsprechende Gefäßmißbildung des Rückenmarks verdächtig sind. Derartige Hautveränderungen kommen nach KRAYENBÜHL und YARSAGIL (1963) in 6% der Fälle vor (COBB 1915, RAND 1927, JOHNSTON 1938, CROSS 1947, GROSS und RALSTON 1959 u.a.). FERBER und LAMPE (1942) z.B. beschrieben ein Wirbelhämangiom bei Th 7 in Kombination mit mehreren kleinen Hämangiomen der Haut, die zwischen 5. und 10. Thorakalsegment verteilt waren. ROSENZWEIG (1938) fand in 2 von 5 mitgeteilten Fällen von Wirbelangiomen zahlreiche Naevi vasculosi. Die Kombination mit Angiomen des Intestinaltrakts wurde von SCHLIACK und FÖLSCH (1958) beschrieben.

Das gemeinsame Vorkommen von Hämangiomen *mit Syringomyelie* (HENNEBERG 1921, OSTERTAG 1935), Gliose oder Neurofibromatose (GAUPP 1888) kommt vor und wird von OSTERTAG (1935) als Ausdruck einer dysontogenetischen bzw. dysrhaphischen Störung angesehen.

Auch Kombinationen *mit anderen gutartigen Geschwülsten,* vorwiegend Lipomen und Fibromen, sind beschrieben. Die Kombination eines spinalen Angioms mit einem Wurzelneurinom in gleicher Höhe ohne Vorliegen einer Neurofibromatose sah NITTNER während einer von BRONSON RAY 1959 durchgeführten Operation. Über das gleichzeitige Vorkommen eines spinalen Angioms und Chondroms wurde von Trommer (1919/20) berichtet (Borst 1921). Nittner und Tönnis (1950) wiesen auf Kombinationen mit mesenchymalen und ektodermalen Entwicklungsstörungen auch allgemeiner Art hin, wie Wuchsauffälligkeiten, abnorme Behaarung, Pigmentverschiebungen, Brustwarzenverdoppelungen, Spina bifida, aber auch eine Neigung zu metameren Hautgefäßmißbildungen, Naevi und Lipombildung. Auf eine ausgeprägte Venenschwäche am ganzen Körper wurde von Salscheider (1960) aufmerksam gemacht. Obwohl von Wyburn-Mason (1943) ein Zusammenhang abgelehnt wird, ist es auffällig, daß immer wieder derartige Fälle beschrieben werden (Salscheider 1960).

Malignität und *Metastasierung* ist bei Hämangiomen, da sie gutartige Geschwülste sind, äußerst selten (Borrmann 1898 u.a.). Irrtümlicherweise kann primäre Multiplizität für Metastasenbildung gehalten werden (Borst 1921).

Auch *extramedulläre Gefäßveränderungen* können Ursache einer Rückenmarkskompression sein, wenngleich sie bedeutend häufiger zu einer ischämischen Rückenmarksschädigung führen. Das *Aortenaneurysma* kann eine Arrosion der Wirbelkörper oder durch Rupturblutung mit epiduraler Ausbreitung eine direkte spinale Raumbeengung hervorrufen. Ätiologisch handelt es sich im thorakalen Teil der Aorta gewöhnlich um eine syphilitische Affektion, im Bauchteil um Auswirkungen der Arteriosklerose, wie bei dem von Katz, Harrison und Key (1962) mitgeteilten Fall.

Die Entstehung der spinalen bzw. medullären Symptome kann nach Lange-Cosack und Köhn (1962) auf verschiedene Weise erfolgen:

1. durch Druckusur der Wirbelsäule mit sekundärer Kompression des Rückenmarks,
2. durch Ausbreitung des aneurysmatischen Prozesses auf die für die spinale Versorgung wichtigen Intercostalarterien,
3. durch Thrombosierung oder Abriß der Intercostalarterien.

Der erste Fall einer spinalen Ischämie mit Paraplegie wurde 1898 von Coleman beschrieben und der anatomische Nachweis erstmalig von Kalischer (1914) erbracht. Spätere Beobachtungen stammen von Reitter (1916), Freistadt (1922), Rogers (1939), Weisman und Adams (1944), Schwarz, Shorey und Anderson (1950), Liebaldt (1960) u. a.

Nach einer Zusammenstellung von 424 in der Literatur veröffentlichten Fällen von Aneurysma dissecans der Aorta durch Scott und Sancetta (1949) bestanden bei 89 (21 %) sichere neurologische Ausfälle, die teils durch ischämische Schädigung des Rückenmarks, der peripheren Nerven oder durch eine Mangeldurchblutung des Gehirns zustande gekommen sind.

Uehlinger (1957) teilte 40 Beobachtungen autoptisch verifizierter Fälle von abdominalem Aortenaneurysma mit und ging auf die anatomischen und klinischen Eigentümlichkeiten ein. Die zwar selten vorkommenden „nervösen Komplikationen" in Form eines totalen Transversalsyndroms wurden beim Bauchaortenaneurysma auf einen Verschluß der Arteria radicularis magna mit irreversibler Ischämie des Lendenmarks bezogen.

In dem Krankengut von Tönnis fand sich ein Fall eines thorakalen Aortenaneurysmas, das durch Wirbelarrosion zu medullären Kompressionserscheinungen geführt hatte.

e) Metastatische epitheliale Tumoren *.

Artdiagnostisch sind es vor allem die Metastasen der drüsenartigen Krebse von Mamma, Prostata, Thyreoidea und Parotis sowie des Urogenitaltraktes, ferner Carcinome der Lunge, der Verdauungs- und Ausscheidungsorgane sowie Hypernephrome, die als Primärtumoren in Betracht kommen.

Die Tumorzellen gelangen vor allem über die ernährenden Gefäße in das Capillarnetz des Knochenmarks, jedoch nur selten in das Periost oder in die Corticalis (Walther 1948). Weitere Metastasierung in die Wirbelsäule erfolgt entlang der Lymphwege (Walther 1948).

---

* Siehe auch Schlegel, Band VII/1, S. 66—68 dieses Handbuchs.

Neben dem hämatogenen und lymphogenen Weg ist schließlich ein direktes Eindringen durch die Foramina intervertebralia möglich (GULEKE 1916, 1922, 1935, BROWDER 1934, BROWDER und DE VEER 1939, TÖNNIS und NITTNER 1954, 1957, 1968 u. a.).

Für die meningeale Carcinose oder „Meningitis carcinomatosa" ist der Metastasierungsweg noch nicht klar, jedoch spricht nach ZÜLCH (1956) alles für eine hämatogene Aussaat. Der Begriff der „Meningitis carcinomatosa" wurde von SIEFERT (1904) geprägt, von späteren Autoren übernommen (HUMBERT und ALEXIEFF 1913 u. a.), und ist auch heute noch eine übliche Bezeichnung für die Ausbreitungsform einer metastasierenden Geschwulst mit diffuser Tumorinfiltration der weichen Häute (MARGUTH und STAMM-LER 1963, STAMMLER, MARGUTH und SCHMIDT-WITTKAMP 1964 u. a.). Früher wurde ein Vordringen entlang der peripheren Nerven ins Rückenmark beschrieben (KNIE-RIM 1908), bis BERTHA (1935) darauf hinwies, daß hierbei eine diffuse Aussaat selbst dann noch nicht erfolgt, wenn die carcinomatösen Infiltrationen die Wurzeleintrittszonen fast erreicht haben. Spätere systematische Untersuchungen von BÜRGSTEIN (1940) haben dies bestätigt. Sogar wenn die Infiltrate in die Rückenmarkswurzeln vorgedrungen waren, breiteten sie sich weiterhin nur sehr zögernd aus; eine diffuse Aussaat lag in keinem dieser Fälle vor. Auch nach HASSIN und SINGER (1922) muß erst die Pia erreicht werden, damit eine meningeale Carcinose entstehen kann.

Übereinstimmend sind die statistischen Angaben, daß sich metastatische Tumoren am häufigsten im Skeletsystem (WALTHER 1948, WILLIS 1948) und in der Wirbelsäule finden (GESCHICKTER und COPELAND 1949).

Der sehr unterschiedliche Anteil von Metastasen bei raumbeengenden spinalen Prozessen wird weitgehend von dem Krankengut des jeweiligen Fachgebietes bestimmt. In neurologischen Kliniken ist er daher ungleich höher als in neurochirurgischen. So z. B. machten die Carcinom-Metastasen bis zum Jahre 1964 in der Neurologischen Klinik Köln unter den Rückenmarkstumoren 35 % aus, wogegen ihr Anteil in dem Krankengut der Neurochirurgischen Klinik nur 8,6 % betrug (s. Tabelle 2, S. 7 und 8).

Aber selbst in neurochirurgischen Kliniken sind größere Schwankungsbereiche auffällig, die zwischen 3,8 % (ARJUNDAS 1963) und 28,3 % (KLOSS, HEPPNER und ARGYROPULOS 1965) liegen. KLAR und HENN (1961) geben den Anteil von Carcinom-Metastasen bei 262 Laminektomien mit 4,2 % an, was etwa den Angaben von KUNICKI und MACIEJAK (1964) mit 4,3 % gleichkommt. HADDAD und ISSA (1960) fanden sie in 8,6 %, UMBACH (1962) in 9,4 %, dagegen ROWBOTHAM (1955) in 25 %. Im neuropathologischen Untersuchungsgut machten sie bei BACKUS (1965) 8,2 % aus, was sich etwa mit der von HADDAD und ISSA (1960) und UMBACH (1962) angegebenen Häufigkeit im Krankengut neurochirurgischer Kliniken deckt.

Hinsichtlich der *topischen Ausbreitung* werden von PUTSCHAR (1930) vier Formen unterschieden: 1. Gehirn und Rückenmark, 2. Pia und Arachnoidea, 3. Dura, 4. intradurale Teile der Hirn- und Rückenmarksnerven, nach dem Ausmaß des Geschwulstgewebes *umschriebene* und *diffuse* Absiedlungen.

In der Wirbelsäule werden sie in allen Abschnitten angetroffen, jedoch überwiegend im Thorakalbereich.

In den einzelnen *Höhenabschnitten und Segmentbereichen* sind gewisse Beziehungen zwischen dem Sitz des Primärtumors und der Lokalisation seiner Metastasen vielfach auffällig. So fand sich z. B. in dem Beobachtungsgut von TÖRMÄ (1957) beim Carcinom der Schilddrüse eine Häufung im cervicothorakalen Übergang, beim Mamma- und Lungencarcinom im thorakalen Wirbelsäulenabschnitt, vor allem in den Segmenten D 2—6 bzw. D 4—8, und bei den Primärtumoren des Genitaltrakts und des Rectums im Sacrum; die obere Grenze D 10 wurde hier nie überschritten. Bei den Malignomen des Intestinaltraktes, der Niere und der Prostata war die Bevorzugung einzelner Wirbelsäulenabschnitte nicht so ausgeprägt. Jedoch war auch hier eine bevorzugte Absiedlung in bestimmten Segmentgebieten auffällig, die sich weitgehend mit den Grenzen der spinalen Mangeldurchblutung decken; bevorzugt waren die Segmente D2—6 und D10—12, was wohl den Ausführungen von ZÜLCH (1954) entspricht, daß „etwa ein Locus minoris resistentiae einen Anreiz für die Geschwulstembolie geben kann" (s. Abb. 171, S. 388). Die Aussagen von PUTSCHAR (1930), daß Metastasen im Caudaabschnitt nur selten vorkommen, sind daher relativ und erfahren eine gewisse Einschränkung.

28. Carcinome.

Sie sind die am häufigsten metastasierenden Tumoren. TURNER und JAFFE (1940) geben in ihrer Serie von 1303 Carcinom-Fällen die Knochenmetastasen mit 18,4% an. In dem Autopsie-Untersuchungsgut von WALTHER (1948) metastasierten die Primärtumoren in folgender Häufigkeit *in das Skeletsystem* und *in die Wirbelsäule* (Tabelle 8). Die Absiedlungen in der Wirbelsäule machten hier somit fast 80% (305 von 391 Fällen) der Skelet-Metastasen aus.

Tabelle 8. *Skelet- und Wirbelsäulenmetastasen, Lokalisation und Häufigkeit* (nach WALTHER 1948)

Sitz des Primärtumors	Skelet-Metastasen		Wirbelsäulen-Metastasen	
	Zahl der Fälle	%	Zahl der Fälle	%
Brust	88/186	47,2	68	36,5
Prostata	47/113	42,4	40	35,5
Schilddrüse	32/104	30,8	15	14,4
Lunge	82/275	29,8	67	24,4
Niere	19/97	19,5	16	16,5
Haut	13/89	14,6	10	11,0
Uterus — Cervix	18/157	11,5	14	9,0
Uterus — Corpus	8/69	11,5	6	8,7
Hypopharynx	9/137	6,6	9	6,6
Oesophagus — unterer Teil	15/146	10,3	11	7,5
Oesophagus — oberer Teil	16/199	8,0	11	5,5
Magen	38/711	5,3	32	4,5
Gallengang	6/118	5,0	6	5,0
Gesamtzahl:	391/2401	16,4	305	12,5

Bei weiterer Aufgliederung nach *artdiagnostischen Gesichtspunkten* des Primärtumors und der Häufigkeit seiner Metastasen in das Skeletsystem standen bei TURNER und JAFFE (1940) die Metastasen des Prostatacarcinoms mit 57,8% an erster Stelle, danach folgten die des Bronchialcarcinoms mit 57,1%.

Bei Berücksichtigung des Geschlechts fanden sich Knochenmetastasen bei Frauen am häufigsten beim Brustkrebs, dann folgten der Häufigkeit nach die Carcinome des Uterus, des Colons und des Magens. Beim männlichen Geschlecht stand das Carcinom der Prostata an erster Stelle, danach folgten Lunge, Blase und Magen. Beide Geschlechter wurden etwa gleich häufig von Metastasen des Schilddrüsen-, Lungen- und Nieren-Carcinoms befallen (ABRAMS 1950).

Mamma-Carcinom.

Das Mammacarcinom ist die am häufigsten vorkommende maligne Geschwulst der Brustdrüse. Das Sarkom wird dagegen nur bis höchstens 4% angetroffen (SCHULTZ-BRAUNS 1933); in der Serie von KOULUMIES (1956) wurde unter 1351 Fällen sogar nur ein Sarkom gefunden.

Skeletmetastasen wurden zwischen 36,5% (WALTHER 1948) und 52% (KAUFMANN 1932) angetroffen, *spinale* Metastasen zwischen 1,6% (GESCHICKTER 1939) und 21% (OPPENHEIMER 1922).

Sie finden sich gewöhnlich in der Brust- und Lendengegend sowie im Becken, aber auch im Halsbereich kommen sie vor (TÖRMÄ 1957), so daß sie *in jedem Wirbelsäulenabschnitt* angetroffen werden können. Bei TÖRMÄ (1957) war eine Häufung im oberen und mittleren Brustbereich auffällig.

Makroskopisch werden osteolytische und osteosklerotische Metastasen unterschieden; osteolytische kommen meist *multipel* vor und wurden nach den Angaben des Schrifttums in der Wirbelsäule vielfach erst bei der Autopsie gefunden, ohne daß sie vorher röntgenologisch erkannt worden sind (WILLIS 1934, 1941, HAAGENSEN und STOUT 1943). Im Gegensatz hierzu hatten sie bei TÖRMÄ (1957) in allen Fällen röntgenologische Veränderungen hervorgerufen. *Solitäre* Metastasen lagen bei GESCHICKTER und MASERITZ (1939) in 31% vor und hatten zu radikulären und medullären Störungen geführt. TÖRMÄ (1957) wies darauf hin, daß sich in seiner Serie bei den „isolierten" osteolytischen Metastasen der Wirbelsäule multiple Herde fanden, die zu diesem Zeitpunkt klinisch noch nicht erfaßbar waren.

Gewöhnlich verursachen spinale Metastasen Symptome bevor der Primärtumor entdeckt worden ist (WILLIS 1934, TRINCA und WILLIS 1936, SAIDMAN 1947). Andererseits kann eine Metastasierung in den Spinalkanal aber auch später (TÖRMÄ 1957), ja sogar noch lange Zeit nach Entfernung des Primärtumors erfolgen; Intervalle von 10 Jahren (WILLIS 1934) bis zu 15 Jahren (TÖNNIS und NITTNER 1957) sind bekannt.

Histologisch handelte es sich in der Serie von KOULUMIES (1956) in 45% um das Carcinoma simplex bzw. solidum und in 38% um das Carcinoma adenomatosum.

Prostata-Carcinom.

Die Angaben über die Häufigkeit des Prostatacarcinoms und seine Metastasen sind selbst in größeren Statistiken sehr unterschiedlich. In Krebs-Statistiken schwanken die Angaben zwischen 5% und 15% (WILLIS 1934). In den USA machte es 1938 sogar 11,5% der Todesursachen beim männlichen Geschecht aus. Im Finnish Cancer Registry betrug 1954 die Mortalität unter den Männern 5,1% (TÖRMÄ 1957). STARKLINT (1950) berichtete über nur 1,5% bei Männern über 50 Jahren.

Die *Häufigkeit der Metastasierung* wird selbst in größeren Statistiken sehr unterschiedlich angegeben. Unter den Knochentumoren schwankt die Zahl der Metastasen beim Prostatacarcinom zwischen 30% und 70% (TÖRMÄ 1957). Absiedlungen *in das Skeletsystem* sind hier besonders häufig. Das unterschiedliche klinische Verhalten ist durch die histologische Beschaffenheit dieser Carcinome erklärt worden („latent cancer"). Die Häufigkeit solcher „latent cancer" wird im Schrifttum mit 13% (MUIR 1934) bis 30% (WALTHARD 1936, HOWALD 1948) angegeben, was den Ausführungen von GIERTZ (1952) entspricht, der sie mit etwa 20% aufführt.

In der *Wirbelsäule ist das multiple Vorkommen* charakteristisch. COMAN und DE LONG (1952) nahmen an, daß die Aussaat direkt über das paravertebrale Venengeflecht erfolgt. Bei TÖRMÄ (1957) fand sich eine gewisse Häufung im unteren Brustbereich.

Makroskopisch werden nach OBERNDORFER (1931) zwei Formen unterschieden. Bei dem gewöhnlich anzutreffenden Typ ist die Prostata nicht vergrößert, sondern oft sogar kleiner als normal. Bei der anderen Form dagegen ist sie vergrößert und knotenförmig verändert.

Die Metastasen sind meist osteosklerotisch. Bei KAUFMANN (1902) waren 87% der Skeletmetastasen osteoplastisch und 13% osteolytisch. Bei WALTHER (1948) betrug das Verhältnis 3:2; ein weiterer und kleinerer Teil gehörte dem Mischtyp an.

Histologisch handelt es sich in der überwiegenden Mehrheit (96%—98%), in Übereinstimmung mit WALTHER (1948), um das Carcinoma adenomatosum, jedoch mit unterschiedlicher Beschaffenheit des Stromas (TÖRMÄ 1957). In der Serie von NISKANEN und SOINI (1953) wurde folgende Unterteilung und Häufigkeit angegeben: Carcinoma adenomatosum — teils solidum 60%, teils scirrhosum 30% — und Carcinoma medullare 10%.

Schilddrüsen-Carcinom.

Dieses Carcinom macht unter den malignen Tumoren nur 1—5% aus (TÖRMÄ 1957), ist regional an das Vorkommen des Kropfes gebunden und bevorzugt das weibliche

Geschlecht; das Verhältnis gegenüber dem männlichen Geschlecht wird mit 3:1 (JOLL 1923/1924, PACK und LEFEVRE 1930), 1,7:1 (PEMBERTON 1939), 55:49 (WALTHER 1948), 59:16 (Finnish Cancer Registry 1954) und 6:1 (TÖRMÄ 1957) angegeben.

Charakteristisch für das Carcinom der Schilddrüse ist die oft hohe Differenzierung des Gewebes, wobei alle Varianten eine typische Neigung zur Metastasierung zeigen (TÖRMÄ 1957). Die Aussaat erfolgt meist auf dem Blutweg (WALTHER 1948), teilweise findet sie sich entlang der Lymphbahnen.

Skeletmetastasen wie auch Absiedlungen in der Lunge sind häufig.

Spinal fanden sie sich bei BÉRARD und DUNET (1921) unter 110 Fällen maligner Strumen in 36,5% (40 Fälle). In der Wirbelsäule werden die vom Carcinom der Schilddrüse ausgehenden Metastasen zum Unterschied von denen der anderen Carcinome immer im Wirbelbogen angetroffen.

Auf die *einzelnen Abschnitte der Wirbelsäule* verteilt fanden sich bei BÉRARD und DUNET (1921) 5 cervical, 20 thorakal, 13 lumbal und 2 sacral. Auch bei TÖRMÄ (1957) kamen sie in allen Abschnitten vor. Gewöhnlich werden sie isoliert angetroffen.

„Benigne metastasierende Strumen" wurden von COHNHEIM (1876) in Übereinstimmung mit den Untersuchungen von BÉRARD und DUNET (1921), JOLL (1923/24) u. a. beschrieben.

Histologisch wird am häufigsten das Carcinoma adenomatosum angetroffen.

Lungen-Carcinom.

Die Mehrzahl der Lungentumoren sind Carcinome. Die Sarkome machen dagegen nur bis zu 2% aus; bei WALTHER (1948) betrugen sie 2,1%, bei NYLANDER und AUKEE (1955) 0,5%. Eine Zunahme während der letzten Jahrzehnte ist nicht zu verkennen. Die hierdurch bedingte Mortalität betrug in der Schweiz im Jahre 1906 nur 1,9%, dagegen 1945 bereits 7,9%, in Dänemark von 1931—1940 neun Fälle und 1954 auf 100000 Einwohner 38 Fälle (TÖRMÄ 1957). Auch in Finnland ist die Zahl kontinuierlich angestiegen (LAUSTELA 1954).

Das männliche Geschlecht überwiegt bei weitem; SIMONS (1937) gibt 80%, BJÖRK (1947) 91,1% und LAUSTELA (1954) sogar 96% an.

Metastasen *in das Skeletsystem* wurden von ASK-UPMARK (1932) mit 20%, von WILLIS (1934) mit 25%, von WEGELIN (1942) mit 26,4% und von WALTHER (1948) mit 29,2% der Fälle angegeben. Bei OLSON (1935) fanden sich in 28% Knochen- und in 56% *Wirbel-Metastasen.*

Innerhalb der einzelnen Wirbelsäulenabschnitte finden sie sich bevorzugt im Thorakalbereich, vor allem innerhalb der Segmente Th 4—8 (TÖRMÄ 1957).

Histologisch weist über die Hälfte der Fälle eine „anaplastic structure" auf (WALTHER 1948, 54,2%; WEGELIN 1942, 61%; WILLIS 1934, 64%), wogegen „squamous cell carcinoma" in den entsprechenden Serien in 35,3%, 26% und 27% vorlagen (TÖRMÄ 1957). Andere Autoren berichten über 10% Adenocarcinome.

Nieren-Carcinom.

Das Vorkommen maligner Tumoren der Niere wird in größeren Statistiken mit etwa 2,5% angegeben (WILLIS 1934, 2,5%; WALTHER 1948, 2,7%; Finnish Cancer Registry von 1954, 1,6%), wobei ein geringes Überwiegen des männlichen Geschlechts deutlich ist. Bei etwa $^2/_3$ handelte es sich um Hypernephrome (Carcinoma lipocellulare, WALTHER 1948; Carcinome des Nierenparenchyms, WILLIS 1934). Etwa 15% waren Carcinome von anderem histologischen Typ, 10% Sarkome und die restlichen 5% Teratoblastome (WILLIS 1934).

Vielfach sind die Nierentumoren durch ein langsames, oft jahrelanges, symptomloses Wachstum charakterisiert. Der Primärtumor ist oft klein und bleibt unerkannt, so daß dann erst die Metastasen zu massiven Symptomen führen. Auch läßt ihre histologische Struktur vielfach keinen Schluß auf den Primärtumor zu (TÖRMÄ 1957).

Knochenmetastasen fand WALTHER (1948) bei Nierentumoren in 19,2% (beim Hypernephrom in 21,6%); TURNER und JAFFE (1940) geben sie mit 20% an. Bei FRIED (1946) waren 45% Skeletmetastasen und davon 38% in der *Wirbelsäule* lokalisiert.

Innerhalb der einzelnen Wirbelsäulenabschnitte fanden sie sich bei TÖRMÄ (1957) vom unteren Cervicalbereich abwärts mit einer Häufung zwischen Th 3 und 6.

Skeletmetastasen der Nierentumoren sind gewöhnlich osteolytisch und führen oft zu pathologischen Frakturen. In der Serie von TÖRMÄ (1957) handelte es sich bei den von der Niere ausgehenden 21 Neoplasmen ausschließlich um Hypernephrome. Das Hypernephrom verursacht meist solitäre Metastasen (s. Abb. 111, S. 269).

Tumoren des weiblichen Genitaltrakts.

Sie zählen zu den häufigsten Tumoren des weiblichen Geschlechts. In der Krebs-Sterblichkeitsziffer von Dänemark und Finnland stehen sie an dritter Stelle (TÖRMÄ 1957). Hinsichtlich der Metastasierung in das Skeletsystem ist zahlenmäßig kein Unterschied zwischen Cervix- und Corpus-Carcinom (WALTHER 1948).

In der Statistik von WALTHER (1948) führten diese Carcinome in 11,5% zu *Knochenmetastasen* und in 9% zu Absiedlungen in der *Wirbelsäule*.

Bei TÖRMÄ (1957) fanden sie sich alle erst von Th 10 abwärts, vor allem aber sacral (7 von 9 Fällen). Sechs waren primär vom Uterus ausgegangen, zwei von der Vagina und nur ein Carcinom vom Ovar. Knochenmetastasen vom Ovarcarcinom sind selten; auch WALTHER (1948) gibt sie nur mit 2,5% an, bei TURNER und JAFFE (1940) machten sie dagegen — bei allerdings nur 17 Fällen — 6% aus.

Primärtumoren des Magen-Darmtrakts.

Diese Krebsgeschwülste bilden die größte Gruppe unter den verschiedenen Carcinom-Statistiken; 37,9% im Danish Cancer Registry (1954) und 51,7% im gleichen Jahr in Finnland. Metastasen in das Skeletsystem und in die Wirbelsäule sind vergleichsweise selten.

Knochenmetastasen von Neoplasmen des Magen-Darmkanals werden von TURNER und JAFFE (1940) mit 13,1% und von WALTHER (1948) mit 16,4% angegeben bzw. *Wirbelsäulenmetastasen* mit 8,7%. Danach folgen bei WALTHER (1948) die Metastasen des Oesophaguscarcinoms mit 14,4% in das Skelet und mit 13,5% in die Wirbelsäule, sowie mit Abstand die Carcinom-Metastasen von Neoplasmen der Gallengänge (5% Skelet- und 5% Wirbelsäulen-Metastasen) und des Pankreas mit je 3,5%.

Innerhalb des Spinalkanals zeigen sich auch hier Beziehungen zwischen Metastasen und der spinalen Blutversorgung. Bei TÖRMÄ (1957) metastasierten Oesophagus- und Magencarcinome ausschließlich zwischen Th 3 und 7, dagegen Pankreas-, Colon- und Rectum-Carcinome nur von Th 10 abwärts, fast einheitlich lumbosacral.

Primärtumoren anderer Organe.

Bei TÖRMÄ (1957) fanden sich unter diesen weit seltener vorkommenden Geschwülsten vier Seminome. WALTHER (1948) wies darauf hin, daß die *Knochenbeteiligung* (= involvement) ein nur für diese Geschwulstart charakteristisches Merkmal ist. Weiter führte er je eine *spinale* Carcinom-Metastase ausgehend von der Tonsilla palatina und der Parotis sowie zwei Fälle von der Blase an.

Carcinome unbekannten Ursprungs.

Hierunter werden spinale Carcinom-Metastasen zusammengefaßt, deren Primärtumor nicht aufgefunden wurde. In SCHLESINGERs (1898) Autopsie-Serie machten sie 59 Fälle aus, bei GESCHICKTER und COPELAND (1949) 8,2%, bei TÖRMÄ (1957) 21,3% und bei ALEXANDER, DAVIS und FIELDS (1956) sogar fast 32%, bei allerdings insgesamt nur 22 Fällen; diese Autoren wählten dafür die Bezeichnung „anaplastic carcinoma".

Differentialdiagnostisch ist selbst bei nachgewiesenem extraspinalem Malignom auch an eine primäre Rückenmarksgeschwulst zu denken, wie drei Beispiele von Meningiomen bei gleichzeitigem Mammacarcinom zeigen (FREEDMAN, FEIRING und DAVIDOFF 1949).

Die übrigen metastatischen raumbeengenden spinalen Prozesse wurden bei den einzelnen Tumorarten abgehandelt.

f) Parasitäre Erkrankungen *.

Die tierischen Parasiten und Pilzinfektionen werden eingehend in dem gleichnamigen Kapitel dieses Handbuches, Bd. I, S. 673—727 von MATTOS-PIMENTA und BRANDT (1960) beschrieben und hier nur ausführlicher abgehandelt, soweit sie als raumbeengende spinale Prozesse für den Neurochirurgen von Bedeutung sind. Mitunter finden sie sich auch unter den entzündlichen Affektionen des Rückenmarks abgehandelt, da sie in bestimmten Stadien zu entzündlichen Reaktionen führen.

29. Tierische Parasiten**.
(Würmer und Protozoen.)

Erkrankungen durch Trematoden (Saugwürmer oder Egel).

Schistosomose.

Das im Spinalkanal selten anzutreffende Krankheitsbild der Schistosomose oder auch Schistosomiasis wird von den Schistosomidae hervorgerufen. Zoologisch zählen sie zum Stamm der Plathelmintes (Plattwürmer) und zur Klasse der Trematodes (Saugwürmer), von denen es 2400 Arten gibt. Die drei in Frage kommenden Wurmarten sind das Schistosoma haematobium (BILHARZ 1852), das Schistosoma japonicum (KATSURADA 1904) und das Schistosoma mansoni (SAMBON 1907).

Von diesen Saugwürmern, die dem Menschen schwere Gesundheitsschäden zufügen können, stehen die in den Blutgefäßen lebenden Pärchenegel an erster Stelle; das Schistosoma haematobium, der Erreger der Blasenbilharziose, das Schistosoma mansoni, das die Darmbilharziose hervorruft und das Schistosoma japonicum, das zur Gefäßbilharziose führt (Katayama-Krankheit). Im Spinalkanal sollen vor allem das Schistosoma haematobium und das Schistosoma mansoni angetroffen werden.

Das Schistosoma haematobium kommt vorwiegend in Afrika, aber auch in Ostasien und Australien vor, das Schistosoma japonicum wird besonders in Japan, aber auch in China und auf den Sundainseln angetroffen, das Schistosoma mansoni in Afrika sowie in Mittel- und Südamerika.

Die Durchseuchungsquoten sind nicht genau bekannt, sie liegen zwischen 8 % und 80 %.

Allein in Ostasien wird die Zahl der unter diesen Parasiten leidenden Menschen auf 114,4 Millionen geschätzt, und in stark infizierten Gebieten Chinas betrifft der Befall 56 % der Bevölkerung, während ebenfalls in Ostasien etwa 19 Millionen Menschen an der vom Chinesischen Leberegel (Opisthorchis sinensis) hervorgerufenen Leberdistomatose leiden, die nicht selten tödlich verläuft. Auch der in Südostasien und dem Malayischen Archipel verbreitete Darmegel (Fasciolopsis buski) hat dort etwa 10 Millionen Menschen befallen. Insgesamt leidet nach den Angaben von N. R. STOLL aus dem Jahre 1947 etwa jeder 15. Mensch unter Saugwürmern, wobei das Schwergewicht auf Ostasien und in zweiter Linie auf Afrika lastet.

Der Infektionsweg erfolgt nach der Passage eines Zwischenwirtes (Mollusken) durch Cercarien über den menschlichen Darm und dann hämatogen in die Lunge. Von dort gelangen die Eier auf dem Blutweg ins Zentralnervensystem, wahrscheinlich über die Epidural- und Rückenmarksvenen, in die das Weibchen zur Eiablage eindringt und sich

---

* Siehe auch SCHLEGEL, Band VII/1, S. 42 und 43 dieses Handbuchs.
** Siehe auch MATTOS-PIMENTA und BRANDT, Band IV/1, S. 673—727 dieses Handbuchs.

entgegen der Richtung des Blutstroms bewegt, oder in Form einer arteriellen Embolie der Wurmeier.

Die Erkrankung läuft in der Regel unter den Zeichen einer Allgemeininfektion ab, die klinisch zu einer mehr oder weniger akut verlaufenden Meningoencephalitis bzw. Meningomyelitis führen kann (ESPIN 1941, ABBOTT und SPENCER 1953 u. a.).

Das *Zentralnervensystem* wird nur relativ selten befallen. Bis 1958 fanden sich nach MATTOS-PIMENTA und BRANDT (1960) etwa 60 Veröffentlichungen in der Weltliteratur. MACIEL, COELHO und ABATH (1954) berichteten, daß bereits zu diesem Zeitpunkt insgesamt 92 Veröffentlichungen über eine cerebrale und 12 über eine medulläre Beteiligung vorgelegen haben. Den bekannt gewordenen Untersuchungsbefunden zufolge scheinen etwa 2% aller Erkrankungen neurologische Symptome hervorzurufen. Über *medulläre Lokalisation* berichteten unter anderem ROSS, NORCROSS und HORRAX (1952), GAMA (1953), NIOCHET und POTENZA (1956), PEPLER und LOMBAARD (1958), CASTAIGNE, BUGE, ESCOUROLLE und LAURIERS (1959), HUTTON und HOLLAND (1960), PONDE, CHAVES und SENA (1960), WAKEFIELD, CARROLL und SPEED (1962). Im Rückenmark sollen — wie bereits erwähnt — das Schistosoma haematobium und das Schistosoma mansoni häufiger vorkommen als das Schistosoma japonicum. PEPLER und LOMBAARD berichteten 1958 über den ihrer Ansicht nach ersten Fall einer histologisch bestätigten Infektion des Rückenmarks mit Schistosoma haematobium. Granulome des Rückenmarks durch Schistosoma mansoni mit Lähmungen und Querschnittsbildern teilten MÜLLER und STENDER (1930) sowie GAMA und MARQUES DE SÁ (1945) mit.

Makroskopisch handelt es sich um Granulom- und Abszeßbildungen von Erbs- bis Hühnereigröße (ZÜLCH 1956), die einen Rückenmarkstumor vortäuschen (MARTINETZ, NIOCHET und POTENZA 1956) und große Ähnlichkeit mit den tuberkulösen und luischen Formen aufweisen können. Die Dura kann mit diesen Granulomen verwachsen sein, wie bei CARMICHAEL und COWLEY (1952) aus der Schrifttumsübersicht zu entnehmen ist. Auch Narbenbildungen mit Einlagerung von Kalksalzen können vorkommen.

Histologisch werden nach SHIMIDZU (1935) vier Zonen unterschieden, wobei die beiden inneren die Parasiteneier enthalten: im Zentrum eine nekrotische Schicht mit eosinophilen Granulocyten und spindelförmigen Zellen, anschließend vorwiegend epitheloide Zellen und Lymphocyten, danach eine zellreiche Schicht von Lymphocyten, eosinophilen Granulocyten, Plasmazellen, Fibroblasten und einem engen Netzwerk von Gitterzellen und außen eine Randschicht mit protoplasmatischen Astrocyten-Hortegagliazellen, Fettzellen und eventuell auch Fremdkörper-Riesenzellen. Die Venen zeigen eine starke Zellinfiltration, nicht aber die Arterien (MATTOS-PIMENTA und BRANDT 1960).

Differentialdiagnostisch sind im entzündlichen bzw. abscedierenden Stadium vor allem tuberkulöse bzw. luetische Affektionen abzugrenzen. Bei diesen chronisch entzündlichen Erkrankungen können die Komplementbindungsreaktionen eine wertvolle differential-diagnostische Hilfe abgeben.

Parangonimiasis.

Diese Erkrankung — Paragonimiasis bei HENNEBERG (1936) und Parangonimiasis bei MATTOS-PIMENTA und BRANDT (1960) — wird durch den Lungenegel (Distoma pulmonale), der ebenfalls zu den Trematoden (Saugwürmern) zählt, hervorgerufen. RINGER hat ihn 1879 als erster beim Menschen nachgewiesen (COBBOLD 1880).

Geographisch kommt er hauptsächlich in Ostasien, aber auch in Süd- und Mittelamerika und in Afrika vor.

Die Durchseuchungsquote ist regional unterschiedlich; sie reicht z. B. innerhalb von Korea von 7,4% bis zu 50%.

Der Parangonismus befällt hauptsächlich Menschen, aber auch Hunde, Katzen und Schweine. Er führt zu charakteristischen Lungeninfiltraten und gelangt während seiner frühen larvären Phase entlang der Bindegewebsräume, die die Gefäße und Nerven umgeben, in das Zentralnervensystem. An seinem endgültigen Ort reift der Parangonismus aus und deponiert dort seine Eier. Von anderen Autoren wird eine hämatogen-embolische Aussaat in das Zentralnervensystem angenommen.

Er ist primär ein Parasit der Lunge, der eingekapselt die Größe einer Kaffeebohne hat. Der Körper des Lungenegels ist mit zwei Saugnäpfen versehen. Die unreifen Eier kommen mit dem Auswurf ins Freie und müssen ins Wasser gelangen, um zu Miracidien ausreifen zu können. In Mollusken entwickeln sich aus den eingedrungenen Miracidien Sporocyten, die in den hepato-pankreatischen Apparat des ersten Zwischenwirtes einwandern, wo sie sich über Redien zu Cercarien umwandeln. Nach Verlassen des ersten Zwischenwirtes gelangt die Cercarie in ein Süßwasserschalentier — zweiter Zwischenwirt—, reift in dessen Muskeln und inneren Organen zur Metacercarie aus, die dann durch den Genuß eines infizierten Schalentieres in den definitiven Wirt gelangt. Dort werden die Metacercarien frei, durchdringen aktiv die Wand des Intestinaltrakts, gelangen so in die Bauchhöhle und von dort durch das Zwerchfell in die Lungen, wo sie zu den Parasiten heranwachsen.

Die Parangonimiase des *Zentralnervensystems* ist eine seltene Erkrankung. Bis 1960 fanden sich im Schrifttum nur 165 Fälle mitgeteilt (BRANDT 1960). Über den auf den *Spinalkanal* fallenden Anteil liegen keine Literaturangaben vor, so daß sich ihr Vorkommen auf Einzelmitteilungen beschränkt (DIACONITA und NAGY 1957).

Makroskopisch werden beim Lungenegel eierhaltige cystische Höhlen angetroffen, deren Entstehung noch nicht endgültig geklärt ist. HENNEBERG (1936) vertritt die Ansicht, daß sie durch den Parasiten selbst hervorgerufen werden, der nur kurzlebig ist und nach dem Absterben zerstört wird (YOKOGAWA, RO, WAKISAKA und SO 1940). Aber auch Granulombildungen und Entzündungsvorgänge können vorliegen, desgleichen Abscesse.

Histologisch werden nach Art der hervorgerufenen Läsionen drei Typen unterschieden: eine exsudative Reaktion mit eitrigem Exsudat, Makrophagen, Riesenzellen und Granulocyten — vereinzelt auch eosinophile Granulocyten —, eine granulomatöse und cystische Läsion, die bei entsprechender Größe von einem Ring chronischer unspezifischer entzündlicher Veränderungen umgeben ist und schließlich kleine Fremdkörpergranulome mit einem konzentrischen Ring fibroblastischer Lamellen, die Riesenzellen und Eireste beinhalten. Sie können in Knötchen aus dichtem kollagenem Bindegewebe übergehen.

Differentialdiagnostisch sind vor allem die Cysticerkose, andere parasitäre Affektionen sowie chronische und entzündliche Prozesse anderer Art abzugrenzen.

Erkrankungen durch Cestoden (Bandwürmer).

Die Angaben über die Durchseuchungsquoten sind auch hier sehr unterschiedlich und von regionalen Faktoren abhängig. Die Verwurmung der Menschheit mit Bandwürmern (Cestodes) ist nach N. R. STOLL (1947) mit 74 Millionen zwar beträchtlich, aber nur halb so stark wie die meist gefährlichere mit Saugwürmern (Trematodes). Auf Europa entfällt mit 23,3 Millionen fast ein Drittel.

Der Infektionsweg der Bandwürmer, die Zwitter und ausnahmslos Schmarotzer sind, erfolgt über einen Zwischenwirt, der für den mit einem doppelten Hakenkranz am stecknadelkopfgroßen Kopf versehenen Schweinebandwurm (Taenia solium) das Schwein ist. Im Vergleich zum Rinderbandwurm (Taenia saginata) ist er der sehr viel gefährlichere, da seine Finne sich auch im Menschen ansiedelt und daher eine Selbstinfektion möglich macht (BREHM 1955). Die für den Menschen gefährlichste Art ist der Hunde- oder Hülsenbandwurm (Taenia echinococcus), weil seine Finne über Mannskopfgröße erreichen kann (Echinococcus cysticus bzw. hydatidosus); der Echinococcus alveolaris dagegen bildet nur stecknadelkopf- bis erbsengroße Blasen mit gallertigem Inhalt, die durch derbes Bindegewebe zu geschwulstähnlichen Ansammlungen vereinigt werden (HAMPERL 1944). Nur einige der 1500 Arten sind gefährliche Parasiten im menschlichen Darm. Dieser Wechsel zwischen den beiden Trägern — Finne im Zwischenwirt, Wurm im Endwirt — wird Wirtswechsel genannt.

Ganz allgemein werden Formen je nach ihrem Bau Cysticercus (blasenförmig mit nur einem Kopf), Coenurus (größere Blase mit zahlreichen Köpfen), Echinococcus (noch größere Blase mit Brutkapseln, die zahlreiche Köpfe bilden) oder Cysticercoid (Blase rückgebildet, so daß fast nur der Kopf verbleibt) genannt.

Diese Parasiten führen im Bereich des *Zentralnervensystems* in sehr unterschiedlicher Häufigkeit zum Syndrom der Raumbeengung.

Im *Spinalkanal* sind in diesem Zusammenhang Echinokokken etwa 30mal häufiger als Cysticerken beobachtet worden. Intramedullär kommen dagegen wieder Cysticerken häufiger als Echinokokken vor. In unseren Gebieten ist die intramedulläre Lokalisation jedoch eine Seltenheit (TÖNNIS und NITTNER 1957).

Cysticerkose.

Der Schweinebandwurm als Erreger dieses Krankheitsbildes gehört zoologisch zum Stamm der Plathelminthes (Plattwürmer) und zur Klasse der Cestodes (Bandwürmer), wovon es 1500 Arten gibt.

Der Cysticercus cellulosae ist nach HENNEBERG (1936) die geschlechtslose Jugendform des hakentragenden Bandwurms, der Taenia solium (Schweinebandwurm). Der Mensch kann durch Auto- oder Heteroinfektion befallen werden, die Fremdübertragung ist aber wohl die häufigere. Meistens gelangen die Eier mit unsauberen Nahrungsmitteln — schlecht gewaschenes Rohgemüse, Eiübertragung an den Händen — in den Darmkanal, dort schlüpfen die Oncosphaeren (Embryonen) aus und können auf dem Blutweg alle Organe befallen (HUHN 1956). Das Auftreten von Cysticerken ist nach ZÜLCH (1956) vom Genuß rohen Fleisches abhängig.

Die Cysticerkose wird vor allem in außereuropäischen Ländern angetroffen, vorwiegend in Mittel- und Südamerika, im mittleren und fernen Osten, in Indien und in Afrika. Eine Häufigkeitszunahme wurde von Sowjetrußland nach 1930 (ANTONOW 1932) und in geringem Maß von den USA und England nach dem zweiten Weltkrieg mitgeteilt. In den europäischen Ländern wird die Taenia solium noch in Jugoslavien, Rumänien, Spanien, Portugal und vereinzelt in Deutschland angetroffen (MATTOS-PIMENTA und BRANDT 1960). In Westeuropa machten Schweinebandwurmfinnen 1902 nur noch 0,16% (gegenüber etwa 2% 1870) aller im Institut VIRCHOWS vorgenommener Sektionen aus (HUHN 1956). In Westeuropa ist die Zahl heute vermutlich noch wesentlich niedriger, da durch die Fleischbeschau finnenhaltiges Schweinefleisch praktisch nicht mehr auf den Markt kommt. Das Vorkommen von Finnen der Taenia saginata, der Rinderfinne, ist nach HENNEBERG (1936) beim Menschen nicht mit Sicherheit nachgewiesen.

Während die Cysticerkose im Sektionsgut früher bis zu 6% ausmachte, wird sie heute noch höchstens bis zu 2% angetroffen.

Neurologische Symptome wurden in dem Krankengut der neurochirurgischen Klinik Santiago unter 5469 Aufnahmen nur in 1,3% gefunden und innerhalb der Tumorstatistik in 12,5%; andererseits wird über eine Häufigkeit in Mexiko bis zu 25% berichtet.

Der Schweinebandwurm lebt im Dünndarm des Menschen (Wirt); er hat eine Länge von 2—3 Metern und besteht aus einer Gliederkette (Proglottiden) von 800—1000 Abschnitten, wovon jeder bis zu 50000 Eiern enthält (R. u. G. DIRCKSEN 1960). Die reifen und abgestoßenen Glieder werden mit dem Kot ausgeschieden. Sie lassen bereits durch Größe, Aussehen und Verhalten einen Schluß auf die Art des Bandwurms zu. Das abgestoßene Glied des Rinderbandwurms ist größer und die bäumchenartige, eierenthaltende Verästelung zahlreicher (15—30) als beim Schweinebandwurm, der nur 7—10 solcher Seitenzweige aufweist. Auch soll die bereits abgegangene Proglottide des Rinderbandwurms im Gegensatz zu der des Schweinebandwurms extracorporal noch Bewegungen aufweisen (GICKELHORN 1940). Durch Zerfall dieser abgestoßenen Proglottiden gelangen die Eier ins Freie. Erst wenn das Ei in den Dünndarm eines Schweines oder aber eines Menschen kommt — auch Autoinfektion ist möglich — öffnet es sich unter dem Einfluß der Verdauungssäfte, und eine sechshakige Larve schlüpft aus, die die Darmwand durchbohrt und mit dem Blutstrom in alle Teile des Körpers gelangen kann. Die Wanderlarve wird dann zur Ruhelarve und wandelt sich zur Finne um, eine mit Flüssigkeit gefüllte Blase von der Größe einer Erbse oder Haselnuß, in der die Anlage des Wurmes (Blasenwurm) bereits deutlich zu erkennen ist. Erst wenn die Finne durch „Wirtswechsel" in den Darm des Menschen gelangt, was durch den Genuß von rohem oder unzureichend geräuchertem finnigen Schweinefleisch erfolgt, wird die Blasenwand aufgelöst, der Bandwurmkopf stülpt sich aus, heftet sich in der Wand des Dünndarms fest, und der Wurm wächst heran.

Die Absiedlung von Finnen — ganz allgemein — ist im Rückenmark und seinen Häuten weit seltener als im Gehirn. *Die spinale Cysticerkose macht etwa 10% der Fälle bei zentralnervösem Befall aus* (Fischer 1955, Mattos-Pimenta und Brandt 1960). Selbst in der älteren Literatur sind nur Einzelfälle aufgeführt (s. bei Elsaesser 1944). Das nur seltene Vorkommen innerhalb des Spinalkanals wird mit den Besonderheiten der spinalen Blutversorgung in wahrscheinlichen Zusammenhang gebracht.

Im Schrifttum wurde wiederholt darauf hingewiesen, daß in Fällen von Gehirncysticerkose das Rückenmark von den Parasiten verschont blieb (Henneberg 1936). Selbst bei dem von Preobrazhenski (1904) mitgeteilten Fall, in dem das Hirn von Tausenden von Cysten durchsetzt war, konnten im Rückenmark keine Parasiten gefunden werden. In dem von Wallbraun (1917) beschriebenen Fall von schwerer allgemeiner Cysticerkose fand sich nur eine Blase innerhalb des Rückenmarks. Über gleichzeitigen cerebralen und medullären Befall wurde von Gaupp (1941), Elsaesser (1944), Zeh (1954), Fischer (1955) u. a. berichtet.

Die meisten Fälle spinaler Cysticerkose sollen klinisch zu bedeutungslosen Befunden führen. Nach Henneberg (1936) kommt es nur in wenigen Fällen durch Ansiedlung zahlreicher Blasen innerhalb des Spinalkanals zu medullären Symptomen. Bei medullärer Lokalisation überwiegt der Kompressionsschaden (Huhn 1956).

Die Infektion mit diesen Parasiten kann je nach Anzahl und Lokalisation der Cysticerkenblasen akut, subakut oder chronisch verlaufen. Mit dem Absterben ist keinesfalls das Ende der Einwirkung auf das Zentralnervensystem erreicht. Es kann späterhin sowohl zu Reizerscheinungen als auch zu schweren progressiven Entzündungen auf Grund von sekundären Infektionen kommen.

Innerhalb des Spinalkanals finden sich komprimierende Cysticerkenblasen am häufigsten subarachnoidal bzw. in den Maschen der Arachnoidea. In der Regel liegen sie den hinteren Wurzeln an und führen zu mäßigen Verdickungen der weichen Häute (Henneberg 1936). Sehr selten werden sie nach Henneberg (1936) — der Schmauss zitiert — extradural angetroffen, vor allem als komprimierende Prozesse (Busse 1931). Durale wie auch intramedulläre Absiedlungen gehören zu den äußersten Seltenheiten (Mattos-Pimenta und Brandt 1960). Pachymeningitische Veränderungen finden sich vor allem bei meningitischen Verlaufsformen. Am seltensten wird der Parasit im Rückenmark selbst nachgewiesen. Bis 1954 wurden in der Weltliteratur nur vier Fälle mit intramedullärem Sitz beschrieben (Barini 1954). Häufiger werden Cysticerken in der Gegend der hinteren Wurzeln angetroffen (Huhn 1956). Über gleichzeitige Wurzel- und Rückenmarkskompression wurde von Cruz (1961) berichtet.

Innerhalb der einzelnen Rückenmarksabschnitte wird als Folge einer durch den Cysticercus racemosus hervorgerufenen chronischen basalen Meningitis häufiger eine Beteiligung des obersten Halsmarks gesehen. Aber auch eine Lokalisation in der Cauda equina wurde nach Huhn (1956) von Bittorf-Gebert beobachtet.

Makroskopisch tritt die Cysticerkose im Zentralnervensystem in Form von kugeligen und eiförmigen Blasen oder in der racemösen Form auf. Da die Blasen degenerativ entarten und dadurch fast völlig verschwinden können und dann vielfach erhebliche Verwachsungen bestehen, ist die Diagnose hierdurch oft erschwert.

Histologisch handelt es sich um die Vorgänge einer chronischen fibrösen Entzündung mit schwieliger Veränderung der Hirn- bzw. Rückenmarkshäute. In dem degenerativ veränderten Gewebe finden sich verkalkte oder entartete Cysticerkenreste, aber auch kleinzellige, an Gummen erinnernde Infiltrate. Nach Mattos-Pimenta und Brandt (1960) lassen sich am Nervensystem folgende Reaktionen feststellen: Die Ganglienzellen zeigen die Zeichen einer toxisch-infektiösen, ischämischen oder systematischen Schädigung. An den Rückenmarkshäuten finden sich Veränderungen im Sinne einer chronischen Lepto-meningitis mit reichhaltig eosinophilen Infiltrationen. Das Gefäßsystem reagiert mit perivasculären lymphocytären Infiltraten. Pan- oder endoarteriitische Vorgänge sind häufig, aber auch Veränderungen an den Venen in Form der cysticerkotischen Endo-phlebitis können vorliegen; sie erklären häufig anzutreffende Thrombosen.

Differentialdiagnostisch ist die klinische Unterscheidung von spezifischen Infektionen oft schwierig, vor allem bei meningitischen Reaktionen sowie bei pachymeningitischen und tabischen Erscheinungsbildern.

Echinokokkose.

Der Echinococcus oder Blasenwurm (Echinococcus polymorphus oder unilocularis) ist die cystische Finne des Hundebandwurms, der Taenia echinococcus.

Geographisch kommt die Echinokokkose zur Zeit am häufigsten in Südamerika, Süd-australien, Nord- und Südafrika sowie im mittleren und fernen Osten vor. In Europa wird sie nur selten, und zwar noch auf dem Balkan, in Österreich (Tirol) sowie in den Nord- und Ostgebieten Deutschlands angetroffen.

Für den Menschen ist der mit vier Saugnäpfen und doppeltem Hakenkranz versehene Hülsen- oder Hundebandwurm (Polycephalus multiceps), der als Wurm nur 3—6 mm lang wird und auch aus nur 3—4 Gliedern besteht, am gefährlichsten.

Der Infektionsweg geht über den Hund, Wolf oder Schakal (Wirt), in deren Darm der Wurm lebt. Im menschlichen Darm kommt der Wurm nicht vor. In den Darm des Men-schen oder auch der Haustiere — besonders Rind, Schaf, Schwein — gelangen jedoch seine Eier (Zwischenwirt), aus denen Embryonen werden, die anscheinend aktiv die Darmwand durchbohren und auf diese Weise über die Blut- bzw. Lymphbahn in die Organe und Körperhöhlen gelangen. Der aus dem Embryo im Verlauf von Monaten sich entwickelnde Echinococcus stellt eine flüssigkeitsgefüllte Blase dar. Aus der Blasenwand entwickeln sich gestielte Bläschen (Brutkapseln) mit eingestülpten Köpfen oder aber auch ohne Köpfe (Acephalocysten). Ferner können sich zwischen den Lamellen Tochterblasen entwickeln, die entweder in die ursprüngliche Blase eingeschachtelt liegen (Echinococcus hydatidosus oder endogenus) oder aber nach außen wachsen (Echinococcus exogenes, granulosus, veterinorum). Geht die primäre Blase (Mutterblase) zugrunde, so bildet sich ein Bindegewebssack, der bis 1000 Blasen enthalten kann. Gelangen die in den Blasen gebildeten Skolices in den Darm des Wirtes — Hund usw. — so entwickelt sich aus ihnen wieder die Taenia echinococcus (HENNEBERG 1936).

Außer der hydatidösen oder unilokulären Form (Echinococcus cysticus) kommt der Echinococcus alveolaris (multilocularis oder ulcerosus) vor. In dieser Form wurde er vielfach fehlgedeutet und erst relativ spät erkannt (VIRCHOW 1860, ZENKER 1881, 1882, VIERORDT 1886, BERNET 1893, WILMS 1898 u. a.).

Aus den Eiern des Echinococcus entwickelt sich die größte Bandwurmfinne, die im Finnenstadium also eine ungeschlechtliche Vermehrung durch Knospung mit Bildung von Tochterblasen eingeschaltet hat. Dieser Vorgang der Fortpflanzung — eine Wurm-generation, die sich geschlechtlich durch Eier vermehrt und eine Finnengeneration, die ungeschlechtlich durch Knospung erfolgt — wird Generationswechsel (Metagenesis) genannt. Die Übertragung kann direkt vom Hund oder aber z. B. auch durch Fliegen erfolgen, wenn die Eier aus dem Hundekot über die Nahrung in den menschlichen Magen-Darmtrakt gelangen. Erst bei Übertragung der Eier auf den Menschen entwickeln sich Finnenblasen, die bis Kopfgröße erreichen und sich in allen Teilen des menschlichen Kör-pers ansiedeln können. Dieser Bandwurm wird dadurch so gefährlich, daß der Mensch nicht Wurmträger ist, sondern nur von der ungewöhnlich großen Finne heimgesucht wird.

Etwa 65% der Finnenblasen siedeln sich beim Hundebandwurm in der Leber, etwa 10% in der Lunge und das restliche Viertel in verschiedenen anderen Organen ab. Hier-durch kann es zu sehr ernsten, ja tödlichen Komplikationen kommen, vor allem wenn eine

Finnenblase platzt und die Bandwurmköpfe im Körper verschwemmt, zahlreiche neue Blasen erzeugen. Selbst Todesfälle sind nicht selten; bis zum Jahre 1936 sind allein in Deutschland 34 bekannt geworden (R. u. G. Dircksen 1960).

Die Infektion kann primär hämatogen mit Absiedlung des Parasiten in den kleinen Gefäßen der Spongiosa des Wirbelkörpers erfolgen oder sekundär durch Invasion aus der Nachbarschaft oder aber durch Ruptur einer Cyste mit sekundärer Aussaat. Durch ein Trauma kann eine Echinokokkose nicht ausgelöst werden. Andererseits kann aber eine äußere Gewalteinwirkung einen bereits von Parasiten geschädigten Wirbel frakturieren und somit zu einer Gibbusbildung führen (Körte 1898). Auch symptomlos verlaufende Frakturen des Wirbelkörpers können gelegentlich einmal vorkommen.

Die Häufigkeit der Infektion ist im wesentlichen von geographischen und regionalen Faktoren abhängig. Howorth (1945) gibt auf ein ausführliches Literaturstudium gestützt an, daß bei annähernd 1000 mit Bandwürmern infizierten Kranken etwa 1% Hydatiden des Knochens vorkommen. Von 1874 Fällen von Hydatiden-Erkrankungen des Hydatid Registry of the Royal Australasian College of Surgeons lag eine Knochenbeteiligung in 2,4% vor (Woodland 1949). Nach der Statistik von Ivanissevich (1934) war von mehr als 400 Fällen der Knochen in einer Häufigkeit von annähernd 2% betroffen, wovon etwa die Hälfte auf die Wirbelsäule fiel. Auch anderen Literaturangaben zufolge wird eine Knochenlokalisation von Echinococcuscysten in der Wirbelsäule nur mit 1% angegeben (Schinz 1952 u. a.). Zoltán (1951) schätzte die Zahl der Veröffentlichungen von Wirbelechinococcus bis zum Jahre 1951 auf etwa 210 Fälle. Bei Lokalisation des Echinococcus in der Wirbelsäule durchbrechen etwa 84% die Corticalis und führen in Richtung des Spinalkanals zu medullären Kompressionserscheinungen (Mattos-Pimenta und Brandt 1960).

Das *Zentralnervensystem* wird in einer Häufigkeit von 0,16% bis 2% befallen (Mattos-Pimenta und Brandt 1960). Henneberg (1936) schätzt, daß im Schrifttum bis 1936 etwa 150 Beobachtungen über eine Lokalisation im Gehirn vorgelegen haben. Nach Henneberg (1936) war in der Statistik von Neisser (1882) in 7,5% der Fälle der Parasit in der Schädelhöhle und in nur 1,9% im *Wirbelkanal* gelegen. Bis zum Jahre 1909 wurden nach Borchardt und Rothmann (1909) 48 Fälle von Echinococcus der Wirbelsäule bzw. des Wirbelkanals beschrieben, Böge sammelte bis 1922 51 Fälle und van Woerden bis 1927 64 Fälle. Jiano und Netta fanden bis 1933 sogar 324 Fälle.

Die *Lokalisation* des Parasiten kann primär in der knöchernen Wirbelsäule selbst sein, paravertebral, epidural, intradural und selten auch intramedullär. An der Wirbelsäule kann die Erkrankung im Wirbelkörper oder in den Fortsätzen auftreten. Die Wirbelkörper können im vorderen, hinteren oder seitlichen Abschnitt befallen werden. Nach Borchardt und Rothmann (1909) soll sich der Echinococcus mit Vorliebe an zwei Stellen der Wirbelsäule ansiedeln; zwischen 2. und 5. Brustwirbel sowie lumbal und sacral.

Aber auch eine *paravertebrale Lokalisation* kommt vor, wobei dann eigenartigerweise der Echinococcus immer die Tendenz hat, in den Wirbelkanal einzudringen. Als Eintrittspforte in den Spinalkanal dienen am häufigsten die Intervertebrallöcher, die oft stark erweitert werden. Bisweilen sind auch die seitlichen Teile und Bögen der Wirbel usuriert und nur seltener die Wirbelkörper selbst zerstört. Die Parasiten erreichen den Wirbelkanal dann sekundär. Häufiger werden auch die Rippen einbezogen. Nach Dévé (1948) soll der Rippenbogen in 38% befallen sein. Auffällig ist beim Eindringen des Echinococcus in den Spinalkanal das Verhalten der Dura, die immer dem vordringenden Parasiten mehr Widerstand leistet als der Knochen. Ähnlich verhalten sich Pleura und Peritoneum.

Paravertebral entwickelt sich der Parasit in der Muskulatur oder im Bindegewebe. In dem Fall von Talko-Hryncewicz (1906) ging der Echinococcus von der Nackenmuskulatur aus und hatte zu einer Halsmarkkompression geführt. Bei etwa der Hälfte der Brustmarkkompressionen sowie bei den meisten Kompressionen des Lumbosacralmarks und der Cauda equina liegen gleichartige Verhältnisse vor. Der Parasit dringt dann von der

Rückenmuskulatur, vom hinteren Mediastinum oder vom Beckenbindegewebe her in den Spinalkanal ein, ohne daß vorher Symptome bestanden haben. Daher liegen auch keine sicheren Angaben über die Häufigkeit des primären oder sekundären Vorkommens in der knöchernen Wirbelsäule vor, weil die Fälle in der Regel erst diagnostiziert werden, zur Operation oder Sektion kommen, wenn bereits ein entsprechend fortgeschrittenes Stadium erreicht ist. Über *myelo-vertebrale Echinococcosis* wurde in letzter Zeit von ROMERIO (1954), ROMERIO und SANNA (1954), PAGNI (1957) u. a. berichtet. Klinisch und röntgenologisch können sie das Bild einer *Sanduhrgeschwulst* bieten (AZOD 1963, SOROUR 1963). Ein als *Sanduhrgeschwulst* zwischen Mediastinum und Spinalkanal entwickelter Echinococcus wurde z. B. von DOR, PAILLAS und ZAKARIAN (1962) beschrieben. Weitere Fallberichte, auch in den anderen Abschnitten des Spinalkanals, wurden von AZOD (1963) und SOROUR (1963) mitgeteilt.

Primäre *extradurale Lokalisation* einer uniloculären Echinococcosis findet sich bei GUSEINOV (1963). Der von ROJAS und RODRIGUEZ SAMMARTIONO (1960) mitgeteilte Fall hatte bei ebenfalls extraduraler Lokalisation zu einer Paraplegie geführt. FLEIS (1957) gab einen Fall von spinaler Echinococcus-Epiduritis an.

Eine *intradurale Lokalisation* ist sehr selten. HENNEBERG (1936) führte ohne weitere Literaturangaben die Fälle von BARTELS sowie von ESQUIROL und BUNK an und wies darauf hin, daß der Echinococcus gelegentlich auch von außen in den Duralsack eindringen kann (FOERSTER 1865, FRUSCI 1875, WOOD 1879 und SCHERB 1900). Zwei Fälle von sub-duraler-extramedullärer und vertebral-paravertebraler Lokalisation der Hydatiden-Cysten wurden von TOPALOGLU (1958) mitgeteilt.

Über die *Echinokokkose des Rückenmarks* wurde von POPOW und UMEROW (1935), BERKAY (1954), BOULVIN (1959), KAZANTSEVA (1959), LEREBOULLET (1961), OGLEZNEV (1963) u. a. berichtet.

Von den *einzelnen Wirbelsäulenabschnitten* wird am häufigsten die knöcherne Brust-wirbelsäule befallen. Danach folgen die Lendenwirbelsäule, die Sacralwirbel und schließ-lich die Halswirbelsäule. Nach HENNEBERG (1936) bildet der lumbosacrale Abschnitt die weit häufigste Prädilektionsstelle für den Parasiten, der sich entweder primär in der Muskulatur oder im Bindegewebe entwickelt und erst sekundär in den Spinalkanal vor-dringt, oder aber er ist primär im Knochen selbst lokalisiert (DENK 1929, BRÜTT 1931 u. a.). Nach BORCHARDT und ROTHMANN (1909) sind die Gegend des 2.—5. Brustwirbels sowie die Lumbal- und Sacralwirbel ausgesprochene Prädilektionsstellen. Auch MURRAY und HADDAD (1959) führen aus, daß Hydatiden am häufigsten das Becken befallen; HOWORTH (1945) gibt eine Häufigkeit von etwa 36% an, die Wirbelsäule war in 18% und das Sacrum in 11% beteiligt. ARIAS BELLINI (1946), WOODLAND (1949), PUGH (1951) und AZOD (1963) jedoch fanden, daß die Wirbelsäule mit etwa 50% am häufigsten betroffen war. MURRAY und HADDAD (1959) berichteten über drei Hydatiden der knöchernen Wirbelsäule, die alle thorakal gelegen waren. In dem Krankengut von SAMII (AZOD 1963) fielen von neun Hydatiden, die eine Medulla- oder Cauda-Kompression verursacht hatten, fünf auf die Brustwirbelsäule und die restlichen vier auf die Lenden- und Kreuzbeingegend. Über weitere Fälle im Thorakalabschnitt wurde von BOULVIN (1959), DOR, PAILLAS und ZAKARIAN (1962), UGO und SCHIEPPATI (1963) u. a., im Sacralbereich von CHAIT, PONS und ROLAND (1958) u. a. und im Sacro-Iliacalgebiet von GIBERTINI und ANGELI (1958) u. a. berichtet.

Im Bereich der Cauda equina wurden nach HENNEBERG (1936) in der Literatur nur 12 Fälle beschrieben (RUNTE 1931), wovon sich zwei primär intradural entwickelt hatten. Weitere Fälle wurden später von GROSSIORD, PECKER und BITRY-BOELY (1955), AZOD (1963) u. a. mitgeteilt.

Makroskopisch handelt es sich um durchscheinende, ziemlich dickwandige, weißliche Blasen, die mit einer wasserhellen Flüssigkeit gefüllt sind, die Kochsalz, Bernsteinsäure und Zucker enthält.

Die Cyste besteht aus einer Membrana germinativa, die von einem zellarmen Syn-cytium umgeben ist. Von der Membrana germinativa wachsen Scolices in die Cyste ein, die sich nach Erlangung einer ausreichenden Größe ablösen und zu Tochterblasen von gleicher Struktur werden. Im allgemeinen werden Einzelcysten angetroffen, während multiples Vorkommen selten ist.

Erhebliche Verdickungen der Dura und Verwachsungen mit dem Echinococcussack wurden nur vereinzelt beschrieben. Duraperforation und eitrige Meningomyelitis wurden nach Henneberg (1936) lediglich von Foerster (1865) mitgeteilt. Absceßbildungen kommen vor, wobei sich dann ein fibröser Sack mit trüb-gelblichem flüssigem Inhalt vorfindet, der Chitinmembranen, Tochtercysten, Sequester und große Mengen Cholesterol enthält (Mattos-Pimenta und Brandt 1963). Auch extraspinale Absceßbildung ist möglich, wie z. B. im Mediastinum, obwohl der Echinococcus in der knöchernen Wirbelsäule lokalisiert war (Garcia Russich 1956).

Eine seltene Komplikation ist die *pathologische Fraktur eines Wirbelkörpers*, die symptomlos verlaufen kann.

Bei der Echinokokkose der Wirbelsäule variiert das Aussehen der Wirbel in Abhängigkeit von der Ausdehnung des Prozesses. Die Spongiosa verliert ihre rosige Färbung und die Knochenbälkchen sind durch die mechanische Wirkung der unilokulären Mikro-Acephalocyste zerstört (Mattos-Pimenta und Brandt 1960). Die Reaktion des Knochengewebes wird von diesen Autoren mit einer sog. „kalten Entzündung" verglichen. Es kommt zu einer rein mechanischen Zerstörung der Knochenstruktur ohne periostale hyperostotische Veränderungen. Erst später tritt zu dem durch die mechanische Einwirkung der Cyste bestimmten Bild eine geringe toxisch-cytologische Wirkung der Parasiten und als Folge des durch die Larve ausgeübten Druckes eine osteoklastische Aktivität der Phagocyten hinzu. Es findet sich das Bild einer diffusen infiltrativen, mikrovesiculär-polycystischen Läsion. Die Corticalis wie auch die Bandscheiben und der Bandapparat werden meist erst in fortgeschritteneren Stadien in den Zerstörungsprozeß einbezogen. Als Reaktion auf die Invasion kann es zu einer Pachymeningitis oder zu Wurzel- und Rückenmarkskompressionserscheinungen kommen.

Metastasierung ist möglich und kann von Körperechinokokken aus erfolgen.

Die *Rezidivgefahr* ist durch weitere Streuung recht groß (Zülch 1956). Bei spinalem Sitz soll die Prognose noch ungünstiger als bei cerebraler Lokalisation sein (Goinard und Descuns 1952).

Differentialdiagnostisch ist der tuberkulöse Prozeß abzugrenzen, der klinisch im Gegensatz zum Echinococcus zur Ruptur oder Fistelbildung neigt. Bei Beteiligung des Rückenmarks und seiner Häute sind entsprechend die myelitischen bzw. meningomyelitischen Krankheitsbilder abzugrenzen.

Coenurose.

Diese beim Menschen äußerst selten anzutreffende Bandwurmerkrankung wird durch die Taenia multiceps (Leske 1780) hervorgerufen.

Der endgültige Wirt ist der Hund, seltener der Wolf. Die Larve wird von diesen Tieren durch den Genuß von infizierten Hirnen des Zwischenwirtes — in erster Linie Schafe, aber auch Pferde, Ziegen, Gazellen, Antilopen, Makakken und Menschen — aufgenommen. In deren Darm vollzieht sich die Umwandlung zur Oncosphäre, die durch die Darmwand in die Blutgefäße gelangt und von dort in das Zentralnervensystem eingeschwemmt wird, wo sich dann die Larve endgültig entwickelt. Auffallend ist der Tropismus der Larve zum Hirn des Zwischenwirtes. Im Zentralnervensystem anderer Tiere kommt die Larve nicht zu regulärem Wachstum sondern sie entartet.

Die Häufigkeit der Coenurose des *Zentralnervensystems* ist äußerst selten. Bis 1960 wurden 13 Fälle in der Weltliteratur beschrieben, davon drei im *Rückenmark* (Buckley 1947, Crusz 1948, Mattos-Pimenta und Brandt 1960).

Makroskopisch handelt es sich um eine cystische Larvenform aus Cuticula und Membrana germinativa. Vom Keimblatt aus wachsen multiple Scolices in die Blase ein. Die

Cysten kommen multipel vor und erreichen an den Meningen, wo sie manchmal Traubenform haben, eine Größe von 5—15 mm. Meningen und Parenchym weisen Gefäßstauungen auf. Das Parenchym zeigt makroskopisch keine Reaktionen.

Histologisch finden sich stark meningeale Reaktionen mit vorwiegend lymphocytären Infiltraten in den Meningen, jedoch *ohne* eosinophile Granulocyten. Im Parenchym kommt es zu einer Wucherung der Astroglia mit Riesenzellen und Siderophagen.

Differentialdiagnostisch sind die chronischen Meningoencephalitiden bzw. Myelitiden, auch solche anderer Parasiten, sowie die raumbeengenden Prozesse abzugrenzen.

Erkrankungen durch Nematoden (Rundwürmer).

Trichinose.

Da die Trichinose zu umschriebenen parasitären Erkrankungen des Zentralnervensystems in Form von Encephalitiden und Encephalomyelitiden führt, kommt ihr hinsichtlich der spinalen Raumbeengung keine praktische Bedeutung zu.

Die Trichinose wird durch die Trichinella (Trichina) spiralis hervorgerufen, die zu den Nematoden (Rundwürmern) zählt und als geschlechtsreifes Tier im Darm verschiedener Säugetiere, wie z. B. Ratte, Maus, Schwein, lebt. Sie kommt auch im Darm des Menschen vor.

Die Trichinella spiralis zeigt zwei Entwicklungsformen: Die Darmtrichine und die Muskeltrichine.

Durch den Genuß trichinenhaltigen Fleisches, das die Kapseltrichine enthält, gelangt diese in den Darm des Menschen. Durch den Magensaft wird die Kalkwand der Kapsel aufgelöst, der Wurm wird frei, gelangt in den Darm und wird dort zur Darmtrichine. Das Weibchen wird bis zu 4 mm, das Männchen bis zu 1,5 mm lang (R. u. G. Dircksen 1960). Das Weibchen bohrt sich nach seiner Begattung in die Darmwand ein und bringt dort 1000—2500 etwa $^1/_{10}$ mm lange bewegliche Larven zur Welt. Die Embryonen gelangen in die Chylusgefäße, von wo sie über die Blutbahn in alle Teile des Körpers verschwemmt werden. Bevorzugt sind die mit einem Sarkolemm versehene quergestreifte Muskulatur (Muskeltrichine) und stark durchblutete Organe. Die Stoffwechselprodukte der heranwachsenden Würmer haben gewebsschädigende Wirkung. Etwa nach 3 Wochen beginnt die Einkapselung der Würmer durch den Wirt, nach 6 Monaten verkalkt die Kapsel. Die Larve liegt dann spiralig aufgerollt in einem ovalen Kalkgehäuse. Im allgemeinen stirbt die Muskeltrichine nach einigen Jahren ab. Sie kann aber auch im Schwein bis zu 10 Jahren und im Menschen bis zu 30 Jahren lebensfähig bleiben. Durch den Genuß trichinenhaltigen Fleisches gelangt sie durch einen Wirtswechsel in den Darm des Menschen oder eines geeigneten Tieres, das dem Menschen als Nahrung dient. Die Infektion des Schweines z. B. erfolgt durch Fressen von infizierten Ratten und Mäusen.

Die Häufigkeit dieser Erkrankung hat seit der 1877 in Preußen und erst 1937 im ganzen Reich eingeführten Trichinenschau sehr stark nachgelassen. In Preußen wurden von 1877—1885 unter 1 Million Schweinen noch 480—610 trichinöse Tiere gefunden; 1932 kamen auf 1 Million nur 9 Stück (1 kg Schweinefleisch kann bis 12 500 eingekapselte Trichinen enthalten).

Der Nachweis von Trichinellen im *Zentralnervensystem* gelang erst relativ spät. Ausführliche Beschreibungen — auch bei gleichzeitigem Vorkommen im *Rückenmark* — finden sich bei Gamper und Gruber (1928).

Die *pathomorphologischen Befunde* sind gekennzeichnet durch eine Hyperämie und ein Ödem der weichen Häute sowie der zentralnervösen Substanz.

Histologisch finden sich rundzellige Infiltrate in den weichen Häuten und im Parenchym Reaktionen des gliösen Gewebes in Form von Gliaknötchen (Henneberg 1936).

Differentialdiagnostisch ist bei Beteiligung des Zentralnervensystems an die Encephalitiden oder die Encephalomyelitiden zu denken.

Protozoen.

Toxoplasmose.

Der Erreger ist das Toxoplasma gondii (Nicolle und Manceau 1908), das zu den Sporozoen zählt.

Bei der Infektion mit dem Toxoplasma werden zwei Formen unterschieden: die konnatale mit Verkalkungen und die im Laufe des Lebens erworbene, die eine hohe Durchseuchungsquote — 30%—65% der deutschen Bevölkerung (Alexander 1965) — aufweist.

Die Übertragung erfolgt durch Hunde, Katzen, Kaninchen und Mäuse, aber auch von Mensch zu Mensch und durch den Genuß von rohem Fleisch. Die Mehrzahl aller Betroffenen bleibt erscheinungsfrei. Sie beherbergen diese Protozoen in der Cystenform oder in Pseudocysten: Körperzellen, in denen die Vermehrung durch Zweiteilung bis auf 100 Stück vor sich geht (Alexander 1965).

Im *Zentralnervensystem* ist die Toxoplasmose äußerst selten. Sie tritt dann unter dem Bild einer Meningo-Encephalomyelitis auf. Derartige Verlaufsformen wurden von Paige, Cohen und Wolf (1942), Wolf, Cowen und Pluvinage (1949) sowie von Leitritz (1956) u. a. mitgeteilt.

Über *spinale* Syndrome mit chronischen Verläufen wurde von Baraquer-Bordas und Muinos (1962) berichtet. Im Rückenmark allein findet sie sich im Schrifttum nicht beschrieben, insbesondere nicht als komprimierender Prozeß. Außer Granulombildungen kann es zu Schrumpfungsvorgängen kommen, die im Spinalkanal zu einer Stenosierung führen können.

Differentialdiagnostisch sind andere Encephalomyelitiden, insbesondere die tuberkulöse Meningitis, aber auch Gefäßprozesse abzugrenzen. Untersuchungen des Augenhintergrundes sowie Röntgenaufnahmen des Schädels (Kalkeinlagerungen) helfen häufig diagnostisch weiter.

30. Pflanzliche Parasiten*.

(Pilze)

Die durch Pilze (Mycetes) hervorgerufenen Erkrankungen werden als Mykosen bezeichnet. Am bekanntesten sind die Aktinomykose, hervorgerufen durch die Aktinomycetes sowie die Blastomykosen, hervorgerufen durch die Blastomycetes (Sproßpilze) oder Saccharomycetes (Sproßhefen) und die Torulose oder Cryptokokkose, hervorgerufen durch den Cryptococcus neoformans.

Während Pilzerkrankungen des Nervensystems in unseren Breiten selten sind, spielen sie in wärmeren Zonen, vor allem in Amerika, eine bedeutendere Rolle.

Die ersten Mitteilungen über Pilzerkrankungen des Nervensystems stammen aus Deutschland (Zenker 1861, Ponfick 1882, Busse 1895, Oppe 1897, Hansemann 1905). Um die Jahrhundertwende folgten dann weitere Veröffentlichungen aus Südamerika (Rixford und Gilchrist 1896 u. a.) und der ganzen Welt.

Hinsichtlich der *Klassifikation und Epidemiologie der Mykosen* darf auf die einschlägige Literatur (Polemann, Wegmann und Stammler 1961 u. a.) verwiesen werden. Einen Überblick über die Bedeutung der einzelnen Erreger für die Entstehung neurologischer Erkrankungen — ungeachtet ihrer systematischen Ordnung — gibt die tabellarische Zusammenstellung von Stammler (1961), in der die Pilzinfektionen des Nervensystems in der Reihenfolge ihrer praktischen Häufigkeit aufgeführt sind (Tabelle 9). Wie daraus ersichtlich ist, befallen nur fünf Formen relativ häufig das Nervensystem, während die übrigen Fungi selten oder allenfalls vereinzelt derartige Krankheitsbilder hervorrufen. Auch führen sie vielfach erst unter bestimmten Bedingungen zu einer Infektion des Nervensystems (Stammler 1961).

Die *Infektion des Nervensystems* erfolgt grundsätzlich auf zwei verschiedenen Wegen. Am häufigsten breitet sich der Pilz auf dem Blutweg aus, sei es durch ausgedehnte Dissemi-

---

* Siehe auch Brandt, Band IV/1, S. 705—714 dieses Handbuchs.

Tabelle 9. *Pilzinfektionen des Nervensystems ihrer vermutlichen Häufigkeit nach geordnet*
(nach STAMMLER 1961).

Krankheitsbezeichnung	Erreger	Vorkommen	Häufigkeit
Cryptococcose (Torulose)	Cryptococcus neoformans	weltweit	*relativ häufig*
Aktinomykose Nocardiose	Actinomyces israelii Nocardia asteroides, brasiliensis. Noc. (Streptomyces) madurae	weltweit	*relativ häufig*
Coccidioidomykose	Coccidioides immitis	Südweststaaten von Nordamerika	endemisch *relativ häufig*
Südamerikanische Blastomykose	Blastomyces (Paracoccidioides) brasiliensis	Süd- bis Mittelamerika	endemisch *relativ häufig*
Nordamerikanische Blastomykose	Blastomyces dermatitidis	Oststaaten von Nordamerika	endemisch *relativ häufig*
Aspergillose	Aspergillus (meistens) fumigatus	weltweit	*nicht häufig*
Candidiasis (Moniliasis)	Candida albicans	weltweit	*nicht häufig*
Histoplasmose	Histoplasma capsulatum	vornehmlich Nordamerika	*nicht häufig*
Mucormykose	Absidia corymbifera, Rhizopus cohnii	weltweit	*nicht häufig*
Cladosporiose	Cladosporium trichoidis	weltweit	*nicht häufig*
Sporotrichose	Sporotrichum schenckii	weltweit	*selten*
Chromomykose	Hormodendrum pedrosoi, compactum, Phialophora verrucosa	warme Zonen	*selten*
Monosporiose	Allescheria boydii (perf. Form von Monosporium apiospermum)	weltweit	*selten*
Geotrichose	Geotrichum candidum	weltweit	*selten*

nierung, sei es durch mykotische Embolien. Als Ausgangspunkt kommen vor allem Organ- und Gewebsmykosen, aber auch Haut- und Schleimhautmykosen in Betracht. Erst an zweiter Stelle ist die fortgeleitete Infektion zu nennen, die das Nervengewebe von einem Nachbarschaftsprozeß her erreicht, wie z. B. von Schleimhautmykosen des Nasopharynx und des Ohres (STAMMLER 1961).

Folgende Krankheitsbilder sind nach STAMMLER (1961) zu erwarten:

1. Der mykotische Prozeß im Bereich der Schädelbasis.

2. Der sub- und epidurale Absceß bei der mykotischen Osteomyelitis der Schädelknochen.

3. Die mykotische Meningitis.

4. Die mykotische Meningo-Encephalomyelitis.

5. Der mykotische Hirnabsceß und das raumbeengende Mykom.

6. Die spinale Kompression bei der mykotischen Wirbelosteomyelitis und dem spinalen epiduralen Absceß.

Diese Erkrankungen führen im allgemeinen zu chronischen Prozessen (QUODBACH 1938). Die häufigste Manifestation ist die chronische Meningitis, die Meningoencephalitis und der Hirnabsceß.

Auch eine *spinale Lokalisation* kommt vor (LEY, JACAS und OLIVERAS 1951). Hier sind es vor allem auch Granulome, die raumbeengend wirken können (ZÜLCH 1956), und epidurale Abscesse. Eine intradurale oder intramedulläre Ausbreitung ist seltener. Intradurale Granulome wurden bei Coccidiose, Torula, gelegentlich auch bei Aktinomykose und Sporotrichose angetroffen. Intramedulläre Lokalisation ist eine Rarität. Infektionen mit Paracoccidiose (Mycosis LUTZ) sind im Rückenmark nicht bekannt (ZÜLCH 1956).

Innerhalb des Spinalkanals finden sich die Absiedlungen bevorzugt im oberen Brustgebiet sowie im Lumbal- und Sacralabschnitt.

Im folgenden sollen die Pilzerkrankungen nach den Erregern bzw. ihrer systematischen Ordnung abgehandelt werden.

6*

Aktinomykose.

Erreger dieser Erkrankung sind die Aktinomyceten — Aktinomyces israeli (Kruse 1896) —, die älteren Einteilungen zufolge zu den Mikrosiphonaten und zur Klasse der Hyphomyceten (Fadenpilze) gerechnet werden. Nach Meinung vieler Forscher sollen sie den Bakterien näher stehen als den Pilzen, so daß ihre Stellung noch recht unsicher ist (Hamperl 1944). Engler (1954) ordnet sie in die Abteilung der Bakteriophyten ein und zählt sie zu der Klasse der Schizomycetes, zur Reihe der Aktinomycetales, zur Familie der Aktinomycetaceae und zur Gattung der Aktinomyces.

Von den Aktinomyceten sind fast 50 Arten bekannt, die als Aerobier und Anaerobier vorkommen. Diese ubiquitären Parasiten werden auch im Magen-Darmkanal des Menschen (Wirt) angetroffen. Bei zentralnervöser Beteiligung findet man bei etwa zwei Drittel aerobe Stämme, die primär von einer Lungenaktinomykose ausgehen. Die anaeroben Stämme werden in der Mundhöhle und im Magendarmtrakt gefunden, wo sie obligate Parasiten sind. Nur ausnahmsweise entwickelt sich ein entzündlicher Prozeß. Pathogen sollen sie erst bei Einschleppung in die Gewebe werden und nach Ansicht einiger Autoren auch nur dann, wenn gleichzeitig bestimmte eiterbildende Bakterien vorhanden sind. Charakteristisch für diese Pilzinfektion sind die sog. Drusen, die meist bräunlich, bisweilen schwarz (Actinomyces paraguayensis) oder rötlich (Nocardia somaliensis, Nocardia micetomae, Nocardia argentinae) sein können (Brandt 1960).

Dem Aktinomycespilz verwandt ist der Erreger des Madurafußes, der in den Tropen — namentlich in Indien — vorkommt und zu eitrigen Meningitiden und Abscessen führt. Gelegentlich werden Streptothrixarten, die dem Aktinomyces nahe stehen, als Erreger angetroffen (Hamperl 1944).

Als Infektionsweg kommen drei verschiedene Möglichkeiten infrage, von denen die hämatogene Aussaat — etwa 60% — mit metastatischer Abscedierung im Zentralnervensystem die häufigste ist. Ein weiterer Infektionsweg ist die Ausbreitung längs der Nervenscheiden des Nasenrachenraumes. Schließlich kann es bei Phlegmonen des Halsbereichs durch Arrosion der Knochen zum subduralen Empyem kommen (Brandt 1960). Nach Stammler (1961) erreicht der Strahlenpilz das Nervensystem bei etwa $^1/_3$ der Fälle als fortgeleitete Infektion. Eine facio-cervicale Aktinomykose dringt gegen die Schädelbasis und die Halswirbelsäule vor, während sich die Infektion bei der Thorax- und Abdominalaktinomykose in Richtung der entsprechenden Wirbelsäulen- und Rückenmarksabschnitte ausbreitet.

Die Häufigkeit der Aktinomykose ist im Laufe der Zeit stark zurückgegangen. Um 1890 betrug die Beteiligung des *Zentralnervensystems* bei dieser Mykose noch 6%, heute dagegen etwa 2% (Brandt 1960). Zülch (1956) gibt an, daß im Schrifttum über 126 Fälle berichtet wurde, und daß Mitteilungen über spinales Vorkommen fehlen, bis auf einen von Elsaesser (1950) beschriebenen Fall, bei dem es zu einer fortgeleiteten Meningitis nach Ventrikeleinbruch eines mykotischen Hirnabscesses gekommen ist.

Spinal findet sich die Aktinomykose wohl am häufigsten in der Wirbelsäule selbst. Cope (1951) berichtete über 19 Fälle des Schrifttums von Aktinomykose der Wirbelsäule während eines Zeitraums von 70 Jahren und gab an, daß es sich immer um sekundäre Vorgänge handelt, die von der Umgebung übergegriffen haben. Auch Winston (1951) führte aus, daß die Wirbelsäulen-Aktinomykose im wesentlichen von einer Gewebs- oder Organaktinomykose fortgeleitet ist, daß es jedoch in seltenen Fällen auch zu einer hämatogenen Metastasierung kommen kann. Je nachdem, ob die Aktinomykose die Hals-, Brust- oder Lendenwirbelsäule betrifft, entwickelt sich das Querschnittssyndrom im Rückenmarks- oder Caudabereich (Krumdieck und Stevenson 1940). Klinisch handelt es sich um die Folgen einer Wirbelosteomyelitis und eines spinalen epiduralen Abscesses (Winston 1951, Stammler 1961). Brett (1952) beschrieb eine chronische Aktinomykose und wies auf die röntgenologischen Knochenveränderungen mit zahlreichen sklerotisch begrenzten Höhlen hin. Über spinale Meningitis, hervorgerufen durch Aktinomyces, berichteten Edwards, Elliott und Randall (1951) und über medulläre Lokalisation Lesné (1922).

Makroskopisch zeigen sich im Gewebe chronisch granulierende Entzündungen, umschriebene Granulome und Abscesse mit einer Neigung zu Fistelbildung. Im Eiter bildet der sonst in feinen Fäden wachsende Pilz weißliche oder gelbliche Körnchen, sog. Pilzdrusen. Sie bestehen aus einem Fadengewirr, aus dem am Rande strahlenförmig angeordnete keulen- oder kolbenförmige Auftreibungen vorragen, die ihm den Namen Strahlenpilz eingebracht haben.

Im einzelnen lassen sich im Bereich des Nervensystems zwei Arten von pathologischen Veränderungen abgrenzen: der Absceß mit mehr oder weniger flüssigem Inhalt und die granulierende Entzündung mit mehr oder minder diffuser Beteiligung der harten und weichen Hirnhäute. Selbst ein subdurales Empyem kann sich entwickeln. Bei umschriebener Prozeßlokalisation an der Hirnbasis oder im Spinalkanal wird man eine Einwanderung längs der Nervenscheiden berücksichtigen müssen. Eine multiple Abscedierung spricht immer für eine hämatogene Aussaat.

Histologisch ist das Bild durch die für die Aktinomykose charakteristischen Drusenformen gekennzeichnet.

Bei den Abscessen handelt es sich nach BRANDT (1960) um scharf begrenzte Eiterhöhlen, die vorwiegend rundkernige Entzündungszellen, randständige phagocytische Fettkörnchenzellen und nekrotisches Nervengewebe enthalten. Neben den typischen Aktinomycesdrusen sieht man zahlreiche große, chromatinarme, mit Kern versehene Zellen. In der Umgebung der Eiteransammlung findet sich eine lockere, reticuläre Kapsel mit konzentrischer Schichtung und reichlichen Lymphocyteninfiltrationen, vor allem in Gefäßnähe. Entzündliche Gefäßwandveränderungen und Thrombosierungen sind häufig.

Differentialdiagnostisch sind die Wirbeltuberkulose, die Lymphogranulomatose, die Wirbelmetastasen, der bakterielle epidurale Absceß oder auch das intraspinale Neoplasma abzugrenzen. Oft bleibt die Erkrankung als meningo-encephalitischer bzw. myelitischer Prozeß in der Genese ungeklärt und wird erst durch die Autopsie erkannt. Gegenüber der Tuberkulose sind die Zwischenwirbelscheiben nicht beteiligt, und der Prozeß greift auf die Querfortsätze sowie die Köpfchen der benachbarten Rippen über.

Moniliasis oder Candidiasis.

Der Erreger dieser weltweit verbreiteten Pilzerkrankung ist die Monilia albicans (ROBIN 1853), ein Pilz aus der Klasse der Hyphomycetes (Fadenpilze). ENGLER (1954) zählt sie zur Klasse der Fungi imperfecti oder Deuteromycetes und zur Formenreihe der Moniliasis oder auch Hyphomycetes genannt. In der weiteren Aufgliederung gehören sie zur Familie der Moniliaceae und zur Gattung der Monilia. Dieser Pilz bildet Hyphen von 50—600 μ Länge und 3—5 μ Breite und besteht aus aneinandergereihten Zellen. Er ist ein relativ harmloser Parasit der Mundhöhle und des Verdauungskanals, der nur bei herabgesetzten Widerstandskräften des Körpers pathogen wird und beim Menschen die als Soor bekannten grau-weißlichen membranösen Beläge in der Mundhöhle hervorruft. Sie bestehen aus zahlreichen Pilzfäden, abgeschnürten Sporen, abgestoßenen Zellen und Begleitbakterien. Die Pilzfäden reichen in der Regel in das Plattenepithel hinein.

Ein Vordringen des Pilzes in die Blutgefäße und eine Generalisierung ist selten. Dabei kann der Erreger in die verschiedenen Organe und auch in das Zentralnervensystem gelangen.

Eine Beteiligung des *Zentralnervensystems* ist eine Rarität. Soweit bekannt, wurden bis 1946 nur vier Fälle und danach bis 1960 sechs weitere Fälle veröffentlicht, die sich hauptsächlich bei Säuglingen und Kleinkindern fanden (BRANDT 1960). Bei *spinaler Lokalisation* sind Osteomyelitiden der Wirbelsäule mit entsprechenden neurologischen Komplikationen ganz vereinzelt beschrieben (GÁSPÁR, FENSTERMACHER und LINGEMAN 1932).

Die Erkrankung verläuft unter dem Bild einer Meningoencephalitis ohne irgendwelche artspezifischen Hinweise. Nur der Erregernachweis im Liquor kann weiterhelfen.

Makroskopisch findet sich eine spinalbetonte fibrös-granulierende Meningitis, eine granulomatöse Meningoencephalitis bzw. Myelitis mit miliaren Granulomen und verdickten Leptomeningen. Auch Erweichungsherde können vorkommen. Wechselnd große Abscesse und Granulome bieten in ihrem Aufbau und ihrer Verteilung keine Besonderheiten (STAMMLER 1961).

Histologisch liegt das Bild einer chronischen Entzündung vor mit Wucherung des Bindegewebes der Meningen, Tuberkelbildung mit Langhansschen- oder Fremdkörperriesenzellen, Lymphocyten, polymorphkernigen Granulocyten und gelegentlich Fibroblasten. Auch Mycelien können angetroffen werden, teils frei, teils von Riesenzellen umgeben. Bemerkenswert ist die ausgeprägte toxische Gefäßschädigung bei den septischakuten Verlaufsformen (STAMMLER 1961).

Differentialdiagnostisch sind alle anderen Meningoencephalitiden abzugrenzen.

Torulose oder Cryptokokkose.

Der Erreger ist der Cryptococcus neoformans (SAN FELICE 1894), ebenfalls wie der Erreger der Moniliasis aus der Klasse der Hyphomyceten (BRANDT 1960). ENGLER (1954) ordnet diese Fungi zur Klasse der Ascomycetes, zur Unterklasse der Protascomycetidae, zur Reihe der Protascales oder Endomycetales, zur Familie der Cryptococcaceae, zu denen die Gattung Cryptococcus und Torulopsis gehören. Andere Autoren rechnen diese Gattungen wie auch die Gattung des Aspergillus zu den Moniliaceae, was nach Ansicht von ENGLER (1954) nicht ganz begründet ist.

Der Cryptococcus neoformans ist ein rundzelliger Pilz von 6—7 μ Durchmesser, dessen pathogene Form sich durch Toxizitätsprüfung im Tierversuch erkennen läßt. Im Gegensatz zu den Fadenpilzerkrankungen und anderen Mykosen respektiert die Cryptokokkose bei ihrer Ausbreitung im allgemeinen die vorgegebenen Gewebsgrenzen. Demzufolge wird das Nervensystem meist durch eine embolische Ausbreitung auf dem Blutweg und seltener durch eine fortgeleitete Infektion erreicht (STAMMLER 1961).

Die meisten Krankheitsberichte stammen aus den USA (90%). Vereinzelt kommt diese Pilzinfektion in Südamerika und selten in Europa vor. Die Resistenzminderung der Erkrankten durch vorausgehende chronische konsumierende Krankheiten — vor allem durch eine Lymphogranulomatose, seltener durch eine Leukämie, Carcinose, Tuberkulose oder einen Diabetes mellitus — ist wohl besonders in den kälteren Zonen für das Angehen der Hefeinfektion von Bedeutung (STAMMLER 1961).

Die Torulainfektion ist im ganzen selten (DANDY 1938). Im *Nervensystem* aber ist sie neben der Aktinomykose die häufigste Pilzinfektion.

Bis 1960 konnte BRANDT aus der Literatur 240 Fälle von Torulose zusammenstellen, wobei das Zentralnervensystem in 81% beteiligt war. Kompressionssyndrome bei zentralnervöser Absiedlung wurden in 23% beschrieben, davon *Rückenmarkssymptome* in 12,5%; etwa in einem Viertel der Fälle wurde bei der Operation als Ursache der Kompression eine Granulombildung festgestellt, bei den übrigen lagen meningitische oder meningoencephalitische bzw. -myelitische Veränderungen (10%) vor (BRANDT 1960). In einer Zusammenstellung über parasitäre Granulome des Schrifttums berichteten BUCY und OBERHILL (1950) auch über Infektionen des Zentralnervensystems mit Torula histolytica und führten die Arbeiten von SMITH und CRAWFORD (1930) sowie von GOODHART und DAVISON (1937) mit Granulomen im Rückenmark an. Weitere Mitteilungen finden sich bei DANIEL, SCHILLER und VOLLUM (1949) u. a. sowie bei ZEITLHOFER (1958), der ein Torulom der Cauda equina beschrieben hat. Auch in der Dura können sie angetroffen werden (SMITH und CRAWFORD 1930). Ein Fortschreiten der Mykose in den Arachnoidalraum ist möglich (STAMMLER 1961). Wirbelosteomyelitiden und epidurale Abscesse, die zu einer spinalen Kompression führen (MEYER 1935), sind gleichfalls eine Seltenheit. Mitunter erreicht eine Cryptokokkose der Lungen die Wirbelsäule direkt oder infolge hämatogener oder lymphogener Aussaat. Selten ist der Tumor schon äußerlich sichtbar (BREWER und WOOD 1908).

Makroskopisch werden nach dem pathologischen Erscheinungsbild die meningitische Form mit Exsudaten an den weichen Häuten, die meningoencephalitische bzw. -myelitische Form mit zusätzlichen chronisch-entzündlichen und degenerativen Veränderungen in der zentralnervösen Substanz und die granulomatöse Form unterschieden, die ihren Ausgang von den Gefäßen nimmt und auf Mikroembolien mit Cryptokokken zurückgeführt wird (BRANDT 1960). In einzelnen Fällen kann der makroskopische Befund lediglich in einer Trübung der Meningen bestehen. Nach STAMMLER (1961) sieht man in der Regel aber eine deutlich gelatinöse granulomatöse Meningitis, die am Hirn meist basal betont ist und sich über den ganzen Spinalraum, insbesondere auch über den Bereich der Cauda equina erstreckt. Das gelatinöse Exsudat ist häufig sehr ausgeprägt und umgibt im Spinalkanal die Nervenwurzeln. Auch kleine subarachnoidale Blutungen liegen vor. Bei der granulomatösen Form finden sich in den verdickten Rückenmarkshäuten kleine Knötchen. Meningeale Verklebungen sind nicht ungewöhnlich. In der Dura findet man hin und wieder einzelne Granulome oder Cryptokokkome.

Histologisch liegt das Bild einer granulomatösen Meningitis vor — die der tuberkulösen ähnelt — mit chronisch-entzündlichen Veränderungen, Bildung von Granulationsgewebe und angiitischen Gefäßveränderungen. Riesenzellen und eingeschlossene Cryptokokken können sowohl in den Granulationen als auch frei im Subarachnoidalraum vorkommen. Seltener finden sich größere Anhäufungen von Cryptokokken, die dann meist zu nekrobiotischen Veränderungen führen. Mitunter bleiben die Gewebsreaktionen auf den Cryptococcus ungewöhnlich gering. Vereinzelt findet sich in den Meningen fast eine Hefereinkultur ohne stärkere celluläre Reaktionen. Um die mitunter verkalkten Hefezellen liegt eine Schleimkapsel, die meist unter der Fixierung zu einem die Pilze verbindenden zipfligen Netz wird. In der Mehrzahl der Fälle beobachtet man in dem unterschiedlich ausgeprägten gelatinösen Exsudat eine ausgeprägte lympho-histiocytäre Zellvermehrung. Leukocyten werden nur ausnahmsweise in größerer Zahl angetroffen.

Die Mykome selbst zeigen vereinzelt eine zentrale Einschmelzung, während Lymphocyten, Histiocyten sowie Körnchenzellen am Rande liegen. Arteriitische Gefäßveränderungen, größere vasculär bedingte Erweichungen oder Blutungen sind sehr viel seltener als bei den meisten anderen Mykosen (STAMMLER 1961).

Differentialdiagnostisch sind die verschiedenen Formen der Meningitis, insbesondere die tuberkulöse, sowie die Meningoencephalitis bzw. Myelitis, der spinale Absceß, die Sarkomatose und Carcinose der Meningen sowie der Rückenmarkstumor abzugrenzen. Der Nachweis gelingt durch Blutkulturen und später durch Harn- und Sputumuntersuchungen sowie durch Probeexcisionen. Auch die Liquordiagnostik kann weiterhelfen (Drucksteigerung, Pleocytose mit vorwiegend lymphocytären Elementen, geringe Eiweißerhöhung, verringerter oder fehlender Zucker, verminderte Chloride).

Aspergillose.

Die Gattungsbestimmung bei der Aspergillose des Nervensystems bereitet in der Regel große Schwierigkeiten, da bei der histologischen Untersuchung im Hirngewebe kaum jemals Fruchtkörper gefunden werden und eine Pilzkultur selten zu gewinnen ist (STAMMLER 1961). Vermutlich ist der Aspergillus fumigatus (FRESENIUS 1863) der häufigste Erreger dieser recht seltenen Erkrankung (GREBIN, CAWLEY und ZHENTLIN 1950). Er ist ein Schimmelpilz der Unterklasse der Ascomycetes (Schlauchpilze) aus der Klasse der Hyphomyceten. Nach der Unterteilung von ENGLER (1954) gehört dieser Fungus in die Unterklasse der Euascomycetidae, zur Reihe der Plectascates, zur Familie der Aspergillaceae und zur Gattung des Aspergillus. Es wurde bereits ausgeführt, daß der Aspergillus, wie auch Cryptococcus und Torulopsis — nach den Ausführungen von ENGLER (1954) aus nicht ganz begründeter Auffassung — zu den Moniliaceae gezählt werden.

Der Pilz ist morphologisch durch langgezogene Fäden mit kolbenförmiger Erweiterung (Coccidiophore) am freien Ende gekennzeichnet.

Das Vorkommen von Infektionen mit Aspergillus ist äußerst selten. Am häufigsten wird er in der Lunge angetroffen und führt dort zu mykotischen Granulomen, die meist spontan ausheilen. Bei Mischinfektionen mit Tuberkulose ist die Prognose dubiös.

Die Infektion kann vom Gesichtsschädel aus auf die Hirn- bzw. Rückenmarkshäute und die zentralnervöse Substanz übergreifen. Häufiger aber wird das *Zentralnervensystem* auf hämatogenem Weg erreicht, wobei nicht immer der streuende Primärherd gefunden wird.

In der Weltliteratur lassen sich nach BRANDT (1960) zehn Fälle überblicken. Über einen Fall medullärer Aspergillose berichteten CROSATO und TERZIAN (1961).

Spinale Querschnittssyndrome werden sowohl bei der Encephalomyelitis und Meningitis als auch bei der Osteomyelitis der Wirbel beobachtet (STAMMLER 1961). Jedoch kann dieses Krankheitsbild auch einmal durch eine Subarachnoidalblutung kompliziert sein (McKEE 1950).

Makroskopisch handelt es sich um eine Meningoencephalitis, Myelitis und Meningitis mit Verdickung der Rückenmarkshäute und hauptsächlicher Beteiligung des nervösen Parenchyms. Granulationsgewebe findet sich durchsetzt mit Abscessen und Einschmelzungsherden. Nach STAMMLER (1961) kommen im Rückenmark weit seltener als im Gehirn einzelne oder multiple Abscesse vor, die bei hämatogener Streuung unsystematisch in grauer und weißer Substanz verteilt sind. Bei der fortgeleiteten Entzündung liegen sie in der Nähe der Eintrittspforte. Sie sind unregelmäßig begrenzt und besitzen nur selten eine ausgebildete Absceßmembran. Häufig finden sich auch Blutungen und meist hämorrhagische Malacien. Liegt eine Meningitis aspergillosa vor, so ist die Arachnoidea getrübt oder durch eitrige und auch gelatinöse Massen verdickt. Eine besondere Akzentuierung ist bei den spinalen Meningen meist dorsal und caudal zu beobachten. Recht charakteristisch sind stecknadelkopf- bis bohnengroße Granulome, mitunter mit zentraler Einschmelzung. Auch arachnoidale Verklebungen und Subarachnoidalblutungen finden sich bei einem Teil der Fälle. Die Dura zeigt in Einzelfällen eine schwartenartige Verdickung mit epi-, intra- und subduralen Abscessen und Blutungen (SCHEIDEGGER 1958). Auch Knocheneinschmelzungen kommen vor.

Histologisch liegen miliare perivasculäre hämorrhagische konfluierende Erweichungsherde vor. Progressiven Zerstörungen des Gefäßendothels folgen später Nekrosen der gesamten Gefäßwand mit Einwanderung von Leukocyten, vor allem in der Umgebung der eingedrungenen Pilzfäden. Auch Glia und Neurone werden mit vernichtet. Die Meningen zeigen zwar starke zellige Infiltrationen, jedoch keinen Pilzbefall. Da der Aspergillus nicht in jedem Schnitt zu finden ist, sind ausgedehnte Untersuchungen zu empfehlen.

Differentialdiagnostisch sind die übrigen parasitären und bakteriellen Entzündungen des Zentralnervensystems, die Metastasen, Gliome sowie die Meningitis carcinomatosa und sarcomatosa abzugrenzen. Die Diagnose wird nur selten intra vitam gestellt. Der Nachweis wird durch den Erreger in der Liquor-Kultur erbracht.

Coccidioidomykose.

Die Erkrankung wird durch den Coccidioides immitis hervorgerufen und ist nicht mit der durch Coccidien verursachten Coccidiose zu verwechseln.

Geographisch wird sie vorwiegend im Südwesten von Nordamerika, besonders in Florida, Kalifornien und den benachbarten Staaten, angetroffen.

Die Infektion erfolgt nicht von Mensch zu Mensch, sondern durch Inhalation von Sporen dieses Pilzes (Chlamydosporen) oder durch Kontakt; sie haften an feinem Sand und Staub. Eingangspforten sind die Lungen, Wunden der Haut oder infizierte Gewebe. Je nach Eintrittspforte der Erreger werden eine pulmonale und eine nicht pulmonale Form der primären Coccidioidomykose unterschieden (PAUL 1948, 1953).

Die Erreger sind 5—60 μ große Sphaerulae, die auf günstigen Nährböden die Sphaerulae Hyphae bilden, die wiederum Chlamydosporen tragen. Die in den Sphaerulae eingeschlossenen Endosporen werden durch Platzen frei und breiten sich dann disseminiert im Körper aus.

Von dieser Pilzerkrankung sind *zwei Verlaufsformen* bekannt: die primäre, benigne und die sekundäre, maligne, die auch als coccidioidomyköses Granulom bezeichnet wird (PAUL 1948, 1953). In der disseminierten, sekundären, malignen Form wurde diese Erkrankung nur in 0,2% angetroffen, jeder zweite Fall endete tödlich.

Im Rahmen der Allgemeininfektion kann auch das *Nervensystem* befallen werden. Auch dieser Pilz erreicht das Nervensystem vornehmlich durch eine hämatogene Streuung und nur ausnahmsweise durch eine fortgeleitete Infektion. Miliare Aussaat — wie bei Tuberkulose — kommt vor. Gelegentlich kann der Primärherd sogar ausgeheilt oder auch verborgen sein.

Durch ihre neurologischen Komplikationen spielt diese Pilzerkrankung eine recht bedeutende Rolle (FORBUS und BESTEBREUTJE 1946, FIESE 1958). *Querschnittssyndrome* sind Folge eines myelitischen Herdes, eines arachnoidalen Granuloms, eines epiduralen Abscesses oder einer Wirbelmykose (INGHAM 1936).

Makroskopisch findet sich an Stellen kleinster Verletzung ein solider, schmerzloser Knoten, der später ulceriert und dicken, mucoiden, erregerreichen Eiter enthält. Die Ulcera können papillomatös entarten oder vernarben, aber auch skrofulösen Affektionen ähneln.

An den Meningen findet sich in der Mehrzahl eine fibrinös-granulierende Entzündung, besonders in den spinalen und basalen Anteilen. Arachnitische Verklebungen und knötchenförmige Granulome kommen vor. Bei Übergreifen auf die zentralnervöse Substanz können Abscesse und Mykome entstehen. Gewebserweichungen und Blutungen (JENKINS und POSTLEWAITE 1951) sind seltenere Beobachtungen.

Histologisch werden epitheloide Zellen, Riesenzellen und Tuberkelbildungen mit teilweise zentralen Nekrosen angetroffen. In späteren Stadien kommen bindegewebige Umwandlungen mit Vernarbung und Kalkeinlagerung vor. Nach STAMMLER (1961) finden sich an den Meningen lympho-histiocytäre, seltener leukocytäre Infiltrationen und Riesenzellen, vornehmlich vom Fremdkörpertyp. Die in wechselnder Größe vorkommenden Granulome lassen manchmal zentrale Einschmelzungen erkennen, die von epitheloiden Zellen und Riesenzellen umgeben sind. Im Parenchym finden sich entweder granulomatöse oder abscedierende Veränderungen. Auch Gliareaktionen und toxische Gefäßschäden nach Art der Arteriitis, Capillarschäden und Thrombosen kommen vor.

Differentialdiagnostisch sind vor allem die Tuberkulose sowie die Meningoencephalitiden abzugrenzen. Andere mykotische Erkrankungen lassen sich nur histologisch durch Abstrich und Biopsie klären. Eine große Hilfe leistet der Coccidioidin-Hauttest, aber auch Komplementbindungs- und Präcipitin-Reaktionen sowie Sputum-, Magensaft-, Abstrich- und Punktatuntersuchungen können aufschlußreich sein (PAUL 1948, 1953).

Blastomykose.

Der Erreger der südamerikanischen Blastomykose ist der Blastomyces oder Paracoccidioides brasiliensis und der der nordamerikanischen der Blastomyces dermatitidis.

Die Pilzelemente haben eine Größe von 5—20 μ, die Zellmembran ist doppelkonturiert, und im Nervengewebe finden sich mitunter recht charakteristische traubenförmige Kolonien.

Die Infektion erfolgt auf dem Wege einer hämatogenen Disseminierung.

Die Häufigkeit der Infektion mit diesem Erreger, auch die des *Zentralnervensystems*, ist relativ groß (LITTMAN, WICKER und WARREN 1948, AZEVEDO 1949).

Klinisch treten diese Pilzinfektionen als meist basal betonte, subakute bis chronische Meningitis, als Encephalomyelitis und besonders häufig in Form einzelner oder mehrerer Hirnabscesse auf (RITTER 1948). Nicht selten kommen Osteomyelitiden des Schädels und auch der *Wirbelsäule* mit entsprechenden neurologischen Komplikationen vor. Sie unterscheiden sich nicht in ihrer Symptomatik und ihrem Krankheitsverlauf von denen bei der Coccidioidomykose.

Der *makroskopische* und *histologische Befund* ist dem der Coccidioidomykose des Nervensystems recht ähnlich: basalbetonte granulierende, mitunter stark exsudative Meningitiden, Meningoencephalitiden, Abscesse und Granulome.

Differentialdiagnostisch sind die entsprechenden Erkrankungen anderer Genese abzugrenzen.

g) Granulomatöse Prozesse.

31. Unspezifische und spezifische Granulome.

Die Bezeichnung „Granulom" ist ein Sammelbegriff, unter dem *Endzustände unspezifischer* oder *spezifischer Entzündungsvorgänge* verstanden werden sollten. Im Spinalkanal führen sie im allgemeinen zu einer mehr oder weniger umschriebenen Raumbeengung. Aber auch stenosierende Prozesse kommen vor. Teils werden nur tumorartige Massen von Granulationsgewebe, teils aber auch mehr diffuse Granulationen mit Schwielen- und Absceßbildungen unter diesem Begriff zusammengefaßt. Mitunter ist sogar die Entscheidung, ob es sich um ein echtes Granulom oder ein Blastom handelt, schwierig (Scherer und de Busscher 1937, Schöpe 1938, Wilke 1950, 1951, 1954, 1955). Von manchen Autoren werden Neubildungen von blastomatösem Charakter dazugezählt, wie z. B. das eosinophile Granulom; Scott handelt es in den Kapiteln „Surgery of the Spinal Cord and Column" der amerikanischen neurochirgischen Literatur unter den Infektionen ab, wogegen es nach Albertini (1955) u. a. zu den Gschwülsten gehört. Hier wird im Kapitel über „Seltene Ursachen medullärer Kompressionen" darauf eingegangen (s. S. 127 und 128). In diesem Zusammenhang ist auf Grund der pathologischen Verhaltensweise auch das Boecksche Sarkoid zu nennen, das zu den unspezifischen Granulationen gerechnet wird. Auch hierüber wird im Kapitel über „Seltene Ursachen medullärer Kompressionen" berichtet (s. S. 128). Vielfach werden auch die parasitären Erkrankungen bei den entzündlichen Affektionen des Rückenmarks abgehandelt, da sie zu entzündlichen Reizerscheinungen führen und bestimmte Formen Granulome bilden. Hier wurde das Einteilungsschema von Zülch (1956) zugrunde gelegt, wie es in Bd. III dieses Handbuchs aufgestellt ist. Soweit sie im Spinalkanal für den Neurochirurgen von Interesse sind, finden sie sich an entsprechender Stelle der raumbeengenden spinalen Prozesse (s. S. 72—90).

Zu den Granulomen mit *spezifischem* Granulationsgewebe zählen vor allem die Tuberkulome und Gummen.

Die ersten Beschreibungen von Granulomen finden sich um die Jahrhundertwende bei Schmaus (1901), Stroebe (1903), Schmalz (1925) u. a., fast ausschließlich im Zusammenhang mit der Pachymeningitis tuberculosa externa. Epidurale Schwielen und Granulationen im Gefolge von direkten oder indirekten Verletzungen der Wirbelsäule und des Spinalkanals wurden von Mauss und Krüger (1935) beschrieben. Epidurale Granulationen, insbesondere bei Lymphogranulomatose, wurden von Luce (1923), Walthard (1925) u. a. mitgeteilt. Chronische, nicht spezifische spinale Peripachymeningitiden veröffentlichte Margulis (1933), wobei neben fibrös-hyperplastischen Neubildungen auf der Dura auch filzartiges Granulationsgewebe gefunden wurde. Auch Wucherungen des ortsständigen epiduralen Binde- und Fettgewebes im Gefolge von Wurzelkompressionen bei Bandscheibenvorfällen und degenerativen Prozessen der Wirbelsäule wurden in letzter Zeit zur Diskussion gestellt (Duus 1948, Duus, Kahlau und Krücke 1951, Weber 1955 u. a.). Derartige Granulationen wurden von sowjetischen Autoren (Kuimov 1947, Pavlonskij und Kanter 1951) als „chronische spinale Epiduritis" und von amerikanischen Autoren (Bucy und Freeman 1952) als „hypertrophic spinal pachymeningitis" beschrieben.

Granulome werden *im Spinalkanal selten* angetroffen. Die Angaben im Schrifttum schwanken nur gering und liegen auch in größeren Statistiken unter 3%. Bei Klar und Henn (1961) machten sie 1,2% (3/262 Fälle), bei Lombardi und Passerini (1964) 1,4% (18/1241) und bei Arjundas (1963) 2,5% (4/157) aus. Auch im neuropathologischen Untersuchungsgut waren sie in der statistischen Auswertung von Backus (1965) nur mit 1,2% (5/416) vertreten.

Relativ häufiger kommt es — vor allem bei den unspezifischen Formen — zu Verwachsungen und Cystenbildungen, die dann unter dem Begriff der Arachnitis spinalis oder der Arachnitis adhaesiva cystica zusammengefaßt werden.

Innerhalb des Spinalkanals werden diese selten vorkommenden Granulome überwiegend epidural angetroffen. Intradural sind sie ausgesprochene Raritäten, sowohl intra- als auch juxtamedullär. Bucy und Oberhill (1950) fanden im Schrifttum keinen Fall eines intraduralen „pyogenic granuloma", obwohl sie eine derartige Lokalisation durchaus für möglich halten. Auch die von Watts und Mixter (1931), Turnbull, Hyland und McKenzie (1933) sowie von Warren und Romano (1942) mitgeteilten intraspinalen pyogenen Granulome waren alle epidural gelegen. Offenbar besitzt das wenig differenzierte ortsständige Bindegewebe des Periduralraums unter gewissen Umständen eine Neigung, Granulationen zu bilden (Berthold 1958). Diese Wucherungsbereitschaft kann hier von völlig unspezifischen aber auch von spezifischen oder neoplastischen Prozessen angeregt werden, wobei nach Berthold (1958) dann „geradezu symbiotische Verbindungen mit dem wuchernden ortsständigen Bindegewebe" eingegangen werden. Als besonders bemerkenswert wird herausgestellt, daß auch nach Ausheilung bzw. Abkapselung eines spezifischen Prozesses dieses Gewebe unspezifisch weiterwuchern kann und dann Bilder entstehen, die sich von den entsprechenden Neubildungen in anderen Körperorganen deutlich unterscheiden. Auch nach Ausheilung unspezifischer Prozesse können derartige Granulationen in völlig unspezifischer Weise weiterwachsen (Berthold 1958). Die Dura bleibt in der Regel trotz innigen Kontaktes lange intakt, und erst sekundäre trophische oder zirkulatorische Störungen ermöglichen eine Durchwanderung von unspezifischen oder spezifischen Infekten (Berthold 1958). Auch bei einem von Watts und Mixter (1931) mitgeteilten Granulom mit Einwachsen in die Arachnoidea handelte es sich um eine sekundäre Beteiligung.

Primär intradurale, durch Eitererreger hervorgerufene Granulome sind nach Bucy und Oberhill (1950) nicht bekannt. Hierbei handelt es sich um intra- oder juxtamedullär (Weil 1945 u.a.) oder auch subarachnoidal (Hassin 1940 u.a.) gelegene Tuberkulome, extra- oder intramedulläre Gummen (Nonne 1913, Ray 1940 u.a.), um Granulome bei Pilzerkrankungen, die zuerst von Wernicke im Jahre 1892 und danach von Rixford und Gilchrist 1896 beschrieben wurden, sowie um Granulome bei Torula histolytica (Smith und Crawford 1930, Goodhart und Davison 1937, Swanson und Smith 1944) und bei Schistosoma (Müller und Stender 1930, Swanson 1946, Spiegel 1947, Hunt, Abramson und Weaver 1948 u.a.).

In den *einzelnen Abschnitten des Spinalkanals* entwickeln sich Granulationen bevorzugt dort, wo der Spinalkanal seine größte Ausdehnung aufweist (Dogliotti 1931, Kraas 1937, Buchholz und Lesse 1950). Nach Berthold (1958) werden sie vorwiegend zwischen Intumescentia cervicalis und lumbalis mit einem Anstieg zwischen D 6 und 10 angetroffen. Für ausschließlich kriegstraumatisch bedingte Fälle wurde von Mauss und Krüger (1918) ein Maximum zwischen C 3 und D 2 gefunden.

Ihren Ausgang nehmen sie oft von den Abgängen der die Nervenwurzeln umgebenden Durascheiden, so daß radikuläre Schmerzen ein häufiges Frühsymptom sind. Die Möglichkeit, daß sich mechanische Beanspruchungen begünstigend auf ihre Entstehung an dieser Stelle auswirken, wird gelegentlich diskutiert. Sie entwickeln sich und wachsen fast ausschließlich dorsal, selbst wenn sie von der Ventralseite des Spinalkanals, z.B. von den Wirbelkörpern, ihren Ausgang nehmen.

Makroskopisch treten Granulome bzw. Granulationen in zwei Erscheinungsformen auf. Einmal sind es die mehr oder weniger lockeren Granulationen von tumorähnlichem Aussehen, zum anderen die mehr schwielig-schwartigen Auflagerungen. In beiden können sich als Reste putrider Prozesse kleine Abscesse finden (Baumert und Zech 1940, Klausberger 1947, Spota, Bardeci und Christensen 1952).

Histologisch zeigen die Granulome einen größeren Zell- und Gefäßreichtum als die schwielig-schwartigen Auflagerungen. Nach Berthold (1958) handelt es sich um eine

Reaktionsweise des Binde- und auch Fettgewebes auf unspezifische aber auch spezifische Reize wie Tuberkulose, Lues, Carcinome u. a.; anscheinend bewirkt der spezifische Prozeß einen Reiz, der mit unspezifischen Reaktionen in Form von umschriebenen Wucherungen beantwortet wird. Das lockere, wenig differenzierte, ortsständige Bindegewebe und auch das Fettgewebe des Periduralraums zeigen eine besondere Wucherungsbereitschaft, so daß hier Granulome am häufigsten angetroffen werden. Selbst nach Ausheilung des spezifischen Prozesses können derartige Granulationen in völlig unspezifischer Weise weiterwachsen (Berthold 1958).

Nach dem histologischen Bild werden von Berthold (1958) bei den epiduralen Granulationen zwei Grundformen unterschieden. Einmal ein reticulärer Typ von lockerem, gefäß- und saftreichem Maschenwerk bindegewebiger Fasern mit unspezifischen oder spezifischen Zellen, die in Haufen liegen oder mehr reihenförmige Anordnung zeigen. Der andere Typ erscheint etwas fester. In scheinbar lockerer Grundsubstanz entwickelt sich ebenfalls ein lockeres Geflecht kollagener Fasern mit diffus verteilten oder in Haufen eingelagerten Zellen. Die Gefäße erreichen hier wesentlich größere Kaliber und Wandstärken, sie liegen oft gefäßschlingenartig oder plexusförmig dicht nebeneinander. Übergänge zu dem reticulären Gewebstyp und zu den schwieligen oder schwartigen Auflagerungen der Dura sind häufige Beobachtungen.

Bei den schwieligen oder schwartigen Auflagerungen (Mauss und Krüger 1918) handelt es sich histologisch um zell- und gefäßarme Faserlagen, die keinesfalls bloße Verdickungen der Dura darstellen, wie durch eingehendere feingewebliche Untersuchungen nachgewiesen wurde. Entsprechend dem Charakter dieser Gewebsart kann es zu Schrumpfungsvorgängen kommen, die dann adstringierend wirken können.

Differentialdiagnostisch sind Krankheitsprozesse am inneren Durablatt zu beachten, wie die Pachymeningitis interna oder die spinale Pachymeningeosis haemorrhagica interna, die sogar gewisse reaktive Veränderungen auf dem äußeren Blatt der Dura und wahrscheinlich auch Schwarten hervorrufen können, selbst dann, wenn der Prozeß nicht die Dura durchwandert hat.

Tuberkulome *.

Die Ausbreitung der Tuberkulose im Spinalkanal erfolgt wahrscheinlich in Form bakterieller Embolien analog zu anderen Organtuberkulosen. Gewöhnlich handelt es sich um einen sekundären Befall (Weil 1945).

Die Infektion findet meist entlang der Nervenwurzeln statt, befällt den Wirbel, die Zwischenwirbelscheibe und das epidurale Gewebe und führt zu entzündlichen Reaktionen an Dura, Arachnoidea und Pia (Bucy und Oberhill 1950). Als Granulationsgeschwülste finden sich Tuberkulome, die sowohl extramedullär (Campillo, Valero und Ley Vale 1961, Kalinovskaia 1961, Bergami und de Pasquale 1962) als auch intramedullär (Bettini 1962) oder in der Cauda equina (Carrillo 1940) angetroffen werden.

Ihr Vorkommen im Zentralnervensystem ist selten, im Rückenmark noch weit seltener als im Gehirn; Jaffé und Schultz (1936) fanden bei 7000 Autopsien 48 cerebrale (6,9%) und nur ein medulläres Tuberkulom, Wilson, Rupp und Bartle (1941) unter 6000 Sektionen 80 im Zentralnervensystem (1,3%) und davon 6 im Rückenmark. Die klinische Diagnose wurde bei diesen 80 Fällen nur einmal gestellt. Jennings (1934) teilte einen Fall eines Rückenmark-Tuberkuloms unter 5344 Patienten mit, die an einer Lungentuberkulose erkrankt waren. Somit wurden Tuberkulome in $1—1^1/_2\,^0/_{00}$ angetroffen.

In Kernohans Statistik betrug das Verhältnis der Tuberkulome zu den übrigen Rückenmarkstumoren 1:89 und bei Einbezug der Gliome des Filum terminale sogar 1:118 (Woltman, Kernohan, Adson und McK. Craig 1951).

Bis 1941 wurden von Wilson aus dem Schrifttum 59 Rückenmarkstuberkulome zusammengestellt. Thalhimer und Hassin hatten bereits bis 1922 84 Fälle aus dem Schrifttum gesammelt — wovon allerdings nur 67 verifiziert waren — und einen weiteren Fall

---

* Siehe auch Schlegel, Band VII/1, S. 33—39 dieses Handbuchs.

mitgeteilt. KUPKA und OLSEN (1938) stellten danach 19 weitere Fälle zusammen und berichteten über einen eigenen. LIN (1960) fand in der Folgezeit 16 Fälle und fügte ebenfalls einen eigenen hinzu, so daß bis dahin 105 intramedulläre Tuberkulome in der Literatur veröffentlicht worden sind. Die Fälle von CARAVETTA (1940), BUCY (1950) sowie von JÍMÉNEZ DÍAZ, MORALES PLEGUEZUELO, OBRADOR und RODRÍGUEZ-MIÑÓN (1950) blieben unberücksichtigt, weil es sich hier zwar um intradurale, aber um extramedulläre Tuberkulome handelt. Von diesen 105 Fällen war die Diagnose bei 88 durch Untersuchungen nach dem Tod und in 17 Fällen bei der operativen Entfernung der Geschwulst gestellt worden.

Weitere Zusammenstellungen finden sich bei DIBBLE und CASCINO (1956), die von 1935—1956 84 Fälle von Tuberkulomen des Rückenmarks aus dem Schrifttum gesammelt haben. BERTRAND, GUILLAUME, SAMSON und GUEGUEN (1958) beschrieben einen Fall eines intramedullären Tuberkuloms und teilten mit, daß sie in der Literatur nur zehn operierte Fälle fanden, von denen fünf intramedullär gelegen waren; unter diesen sind auch die Patienten von VERAGUTH und BRUN (1910, 1916) sowie von ELSBERG (1917). ARSENI und SAMITCA (1960) berichteten über acht intradurale, von denen drei extramedullär und fünf intramedullär gelegen waren. Im allgemeinen handelt es sich um Fallberichte, wie bei BETTINI (1962), die während der letzten Jahre immer seltener geworden sind.

Ob die Abnahme der Tuberkulome des Zentralnervensystems einschließlich des Rückenmarks (ANTONI 1936) einen echten Rückgang dieser Prozesse darstellt oder ob es sich lediglich um die Auswirkungen einer früheren und verbesserten Diagnostik handelt, bleibt dahingestellt.

Die Ursache für das Auftreten neurologischer Komplikationen bei tuberkulösen Erkrankungen des Spinalkanals wird im Schrifttum verschieden beurteilt. Am häufigsten wird die Ansicht vertreten, daß es sich um echte Kompressionserscheinungen des Rückenmarks handelt, die durch Abszeß- oder Sequesterbildung, durch Wirbeldislokation oder -einbruch und durch Granulationsgewebsplatten und Tuberkulome bedingt sind, wobei die extradurale Lokalisation überwiegt (ERLACHER 1952, KASTERT 1952, ORELL 1952, DÜGGELI und TRENDELENBURG 1957). Darüber hinaus werden perifokale Ödeme im Periduralraum mit dabei entstehenden Zirkulationsstörungen im Bereich des Rückenmarks ursächlich für das Zustandekommen medullärer Erscheinungen herangezogen (BODECHTEL und SCHRADER 1953). Das Vorkommen neurologischer Komplikationen bei tuberkulösen Wirbelsäulenerkrankungen wird von MAY (1953) nach Angaben des Schrifttums zwischen 15% und 40% angegeben, wobei Querschnittslähmungen 4,5% (KASTERT 1952) bis 10% (GIRDLESTONE 1949) aller Fälle ausmachen. Von BIESALSKI (1914) wurden Querschnittslähmungen oder andere neurologische Funktionsstörungen bei Spondylitis tuberculosa in 16% beobachtet. LOEFFLER (1922) gibt Zahlen anderer Autoren an, die zwischen 12% und 17% liegen und von SCHMIEDEN (1930) in seiner Sammelstatistik bestätigt wurden.

Bei dem Auftreten neurologischer Störungen spielen Erkrankungsalter und Verlauf eine entscheidende Rolle; die Rückenmarksbeteiligung bei Spondylitis tuberculosa ist im Erwachsenenalter häufiger und prognostisch ungünstiger als bei Kindern (LANGE 1937, CALVÉ 1951). Hinsichtlich des Verlaufs hat sich im Schrifttum eine Unterscheidung von Früh- und Spätlähmungen mit unterschiedlichen pathologisch-anatomischen Besonderheiten eingebürgert (SCHULZE 1957). Frühlähmungen werden auf ein perifokales Ödem mit Markschwellung (SCHMAUS 1890), aber auch auf Kompressionserscheinungen durch einen extraduralen Abszeß (SORREL-DÉJERINE 1926) zurückgeführt, Spätlähmungen dagegen auf extradurales Granulationsgewebe, pachymeningitische Veränderungen (SORREL-DÉJERINE 1926) und chronisch entzündliche Reaktionen der Arachnoidea (SCHULZE 1957).

Tuberkulome kommen *im Spinalkanal sowohl extradural als auch intradural* vor. Die intraduralen werden *intramedullär oder extramedullär oder aber intra- und extramedullär* angetroffen, so daß eine scharfe Abgrenzung nicht immer möglich ist. Extradurale komprimierende Prozesse sind wohl am häufigsten Folge einer Spondylitis tuberculosa

und vorwiegend durch Absceß- oder Sequesterbildung, durch massive Granulationsgewebsplatten sowie durch Wirbeldislokation oder -einbruch bedingt (ERLACHER 1952,
KASTERT 1952, ORELL 1952, DÜGGELI und TRENDELENBURG 1957).

Intradural sind tuberkulöse Prozesse selten. Die erste Beschreibung eines intraduralen
Tuberkuloms findet sich bei SERRE (1830), die erste Operation wurde 1909 von KRAUS
und McGUIRE ausgeführt. Hier sind tuberkulöse Prozesse für den Neurochirurgen von
Bedeutung, wenn sie zu einer echten Raumbeengung führen (THALHIMER und HASSIN
1922, CARAVETTA 1940, DIBBLE und CASCINO 1956, PIA 1956). In dem Stadium der
intraduralen Tumorbildung ist mit einer Ausheilung durch konservative Maßnahmen
— im Gegensatz zu den extraduralen Formen der Wirbelsäulentuberkulose — kaum zu
rechnen; dort wird bei meist allerdings längerer Therapie eine günstige Beeinflussung
durch konservative Behandlung bis zur Ausheilung in einer Häufigkeit von 36 % erreicht
(SCHULZE 1957).

Intradural entwickeln sie sich bei bestehender Meningitis tuberculosa, wenn die exsudative Phase in eine proliferative übergeht (HETZEL und KLOSS 1960). Dieser Prozeß
pflegt sich vorwiegend in der Arachnoidea abzuspielen und kann zur Ausbildung ausgedehnter tumorartiger, das Rückenmark umgebender Gewebsplatten von Arachnoidal-
tuberkulomen führen. Über intradurale aber extramedulläre Lage von Tuberkulomen
wurde u.a. von CARAVETTA (1940), BUCY (1950), JÍMÉNEZ DÍAZ, MORALES PLEGUEZUELO,
OBRADOR und RODRÍGUEZ-MIÑÓN (1950), JAKOBY und KOOS (1961) sowie von JENKINS
und HILL (1963) berichtet.

Seltener Sitz eines Tuberkuloms ist das Rückenmark selbst (KRAUSS und McGUIRE
1909, VERAGUTH und BRUN 1916, ELSBERG 1917, WARING 1921, THALHIMER und HASSIN
1922, DANDY 1925, KUPKA und OLSEN 1938, ARSENI 1957, BERTRAND, GUILLAUME,
SAMSON und GUEGUEN 1958, THUREL 1958, ARJUNDAS 1963 u.a.) und die Cauda equina
(CARRILLO 1940).

Makroskopisch handelt es sich bei den Tuberkulomen um Knötchen von einigen
Millimetern Durchmesser bis zu Tumoren von der Größe eines Hühnereies.

Histologisch finden sich schwielig-schwartige Veränderungen mit spezifischem Granulationsgewebe und bei Granulomen die für ein Tuberkulom charakteristischen Befunde
mit konzentrischer Schichtung, zentraler Nekrose, gelegentlich auch Verkalkung und
Absceßbildung. Durch Zusammenfließen kleinerer Tuberkel kann es zu Konglomerat-
tuberkeln kommen. Tabesartige Degeneration bei einem Solitärtuberkel des Lendenmarks
wurde von TAKINO, JAMAGUCHI und SUGIMOTO (1939) beschrieben.

Differentialdiagnostisch kann die Abgrenzung vom Gumma und vom Granulom bei
Coccidioidose Schwierigkeiten bereiten. Auf die Differentialdiagnose gegenüber den in
die Leptomeningen einwachsenden Tumoren wurde von HUGHES, ADAMS und ILBERT
(1963) eingegangen.

Eine in den Anfängen der *Tuberkulose-Behandlung mit Streptomycin* unbekannte und
daher überraschende *Komplikation nach intraduraler Applikation* war das Auftreten von
Cholesteatomen bzw. Epidermoiden (CHOREMIS, ECONOMOS, PAPADATOS und GARGOULAS
1956, ROUQUÈS 1956 u.a.). Sie wurden im Rückenmark (ROUQUÈS 1956) und in der
Caudaregion (CHANDRIKOWA-MAREJEWA 1959, KULAZHENKO und KHERSONSKII 1962)
einzeln oder multipel in verschiedener Zahl und Größe (CHANDRIKOWA-MAREJEWA 1959)
beschrieben. Meist handelt es sich bei diesen Patienten um Kinder (OECONOMOS und
CARACALOS 1957, CHANDRIKOWA-MAREJEWA 1959, BOBROVA, TSAREVA und SYCHEVA
1960). Im allgemeinen wird das durch Lumbalpunktion eingebrachte Streptomycin als
Ursache angesehen. Nur in der russischen Literatur wurde die Rolle des Streptomycins
vereinzelt für fraglich gehalten und die zahlreichen Lumbalpunktionen mit Versprengung
von Epidermiskeimen ätiologisch für die Entstehung der Epidermoide verantwortlich
gemacht. Über ihr Vorkommen als Spätkomplikation wurde von LAUNAY, ROUGERIE,
VERLIAC, THIRIEZ, ROBERT und LAUT (1961) sowie von AZAROVA, VOVNIANKO und
EIGINSON (1962) u.a. berichtet.

Gummen*.

Synonyme Bezeichnungen sind luische oder syphylitische Granulome und Syphilome.

Die Entstehung derartiger spezifischer Granulome hat immer eine luetische Infektion zur Voraussetzung, so daß es sich hierbei um späte Auswirkungen eines generalisierten Krankheitsprozesses handelt. Allerdings können sie in diesem Stadium die einzige Manifestation darstellen, selbst bei negativen serologischen Untersuchungen, und dadurch die Diagnose erheblich erschweren. Häufig wurde die Diagnose auf Grund des Ergebnisses der spezifischen Behandlung gestellt (JOACHIMSTHAL 1903 u. a.).

Das Vorkommen von Gummen ist heute äußerst selten. Noch NONNE schrieb 1913, daß an diese Möglichkeit gedacht werden muß, wenn sich Symptome eines extra- oder intramedullären Tumors zeigen. Im Laufe der Jahre sind die differentialdiagnostischen Erwägungen gegenüber den Neoplasmen des Spinalkanals wegen der Seltenheit von Syphilomen jedoch praktisch bedeutungslos geworden.

Syphilitische Erkrankungen können die *knöcherne Wirbelsäule* befallen oder sich innerhalb des Spinalkanals *an den Rückenmarkshäuten* oder *im Rückenmark* selbst manifestieren. Neurochirurgisches Interesse haben sie nur, wenn sie raumbeengend wirken.

An der Wirbelsäule tritt der Prozeß unter den Formen der Periostitis, Ostitis gummosa, Caries, Exostose und Nekrose auf (JASIŃSKI 1891) und kann zur Gibbusbildung sowie zu neurologischen Erscheinungen von seiten des Rückenmarks und seiner Wurzeln führen. Selbst unter diesen Voraussetzungen finden sich im älteren Schrifttum günstigste Behandlungsergebnisse durch konservative Maßnahmen, die in subcutanen Sublimatinjektionen, Jodkaliverabreichung und Einreibungen mit grauer Salbe bestanden (JASIŃSKI 1891). Auch in der Folgezeit hat sich die Jod- und Quecksilbertherapie als die Methode der Wahl erwiesen, die oft auch aus Gründen der diagnostischen Klärung durchgeführt worden ist.

Ausführliche Abhandlungen über das Vorkommen raumbeengender spinaler Prozesse bei syphilitischen Erkrankungen der Wirbelsäule, die auch das einschlägige ältere Schrifttum berücksichtigen, finden sich bei JASIŃSKI (1891).

Bei Beteiligung des Zentralnervensystems nehmen die Gummen häufig ihren Ausgang von den Meningen und greifen von hier auf die Rückenmarkssubstanz über, oder aber sie entwickeln sich vollständig extraparenchymal (BUCY und OBERHILL 1950).

Makroskopisch handelt es sich bei den Gummen gewöhnlich um einzeln vorkommende Granulome. Sie können aber auch multipel vorliegen und in der Größe von 1—2 mm bis zu 4—5 cm variieren (BUCY und OBERHILL 1950). Im Spinalkanal führen sie zu einer spindelförmigen Auftreibung des Rückenmarks und zu feinen Adhäsionen zwischen Meningen und eigentlichem Mark. Der Duralsack kann von diesen Massen, die ungewöhnlich weich sein können, ausgefüllt sein (RAY 1940). Extramedullär handelt es sich um Granulationsgewebe, das das Rückenmark flächenhaft komprimiert oder umwächst. Mitunter sind die Meningen nur geringfügig beteiligt, und der Prozeß ist auf die Wurzeln beschränkt oder breitet sich entlang der Wurzeln aus.

Histologisch finden sich die für die luetische Erkrankung spezifischen Veränderungen: gummöses, von Eiter- und Käseherden durchsetztes Gewebe. Daneben können hyperämisch-hämorrhagische, die Rückenmarkshäute komprimierende bindegewebige Massen vorliegen.

Ist der Knochen befallen, so finden sich kariöse Zerstörungen, Veränderungen einer kondensierenden Ostitis und einer „gummösen Knochenentzündung" sowie eitrige Infiltrationen. Im Epiduralraum können die Rückenmarksnerven von spezifischem Granulationsgewebe plattgedrückt oder geschwollen sein; die Herde erweisen sich vielfach als erweichende Gummen mit einer Vielzahl von kleinen Zellen, verfettetem Granulationsgewebe ohne deutliche Struktur, fibrösen Streifen, großen kernhaltigen corpusculären Elementen usw. (HAYEM 1873). In den Rückenmarkswurzeln können sich zwischen den einzelnen Nervenfasern Gummen bilden, die die Fasern zum Teil zerstören, jedoch immer

---

* Siehe auch SCHLEGEL, Band VII/1, S. 40 und 41 dieses Handbuchs.

noch den Achsenzylinder erkennen lassen. Im Nervengeflecht selbst kommt es zu einer „Bindegewebssklerose". An der Intima der Gefäße finden sich Entzündungserscheinungen und längs der kleinen Gefäße Anhäufungen von bräunlichem Pigment (Hayem 1873).

Differentialdiagnostisch sind in erster Linie die tuberkulösen Prozesse abzugrenzen, die als Knochentuberkulose nur bei im Wachstum befindlichen Individuen vorkommen, es sei denn, daß es sich um einen sekundären Knochenbefall handelt, der dann aber auch mit tuberkulösen Veränderungen in anderen Organen einhergeht (Fournier 1881, Jasiński 1891 u. a.). Fehlen diese und finden sich noch an anderen Stellen des Organismus Gummen, nimmt die Wahrscheinlichkeit eines Neoplasmas ab (Jasiński 1891).

h) Sonstige raumbeengende Prozesse innerhalb des Wirbelkanals.

32. Arachnitis, Meningopathie.

Synonyme Bezeichnungen sind Arachnoiditis, chronisch reaktive Leptomeningitis, Arachnitis adhaesiva cystica, Meningopathia, Meningopathia adhaesiva.

Unter diesen Bezeichnungen werden Verwachsungen und Wucherungen der das Zentralnervensystem umgebenden weichen Häute verstanden, gleich welcher Herkunft (Hampel 1937).

Unterteilungen werden nach ätiologischen oder anatomischen Gesichtspunkten getroffen. Manche Autoren unterscheiden eine primäre Arachnoiditis — wenn keine gültige Ursache gefunden wird — von sekundären Arachnoiditiden, die im Gefolge von Meningitiden, Brucellosen, Wirbeltraumen, Lumbalanaesthesien u. a. auftreten (Retif 1963). Mit der Bezeichnung „Begleitarachnoiditis" wurden entsprechende Veränderungen bei eindeutigen radikulospinalen Erkrankungen belegt.

Nach *pathologisch-anatomischen Gesichtspunkten* werden zwei Formen der Arachnoiditis unterschieden, nämlich eine cystische und eine fibrös-adhäsive. Der Einfluß der letzteren auf das Rückenmark äußert sich in einer chronischen Ischämie durch Schädigung der Blutgefäße des Rückenmarks, die zu einer multilokulären Myelomalacie (Kramer 1956) führen kann. Dagegen wird der cystischen Form eine mechanische Wirkung im Sinne einer Kompression zugeschrieben.

Ätiologisch wird am häufigsten der traumatische Faktor erwogen, weil sich die Arachnitis bei den spinalen Fällen bevorzugt in den traumatisch beanspruchten Gebieten findet. Auch von Yasuda (1937) und Zülch (1944) wurde dem Trauma eine besondere Bedeutung beigemessen. Als Kriterium soll hier die Pia nicht an dem Prozeß beteiligt sein und somit keine Veränderungen aufweisen. Taptas (1956) beschrieb sogar segmentäre spinale Arachnitiden als Folge von Rückenmarkstraumen ohne Wirbelfraktur. Über das gleichzeitige Vorkommen von Arachnitis und Discopathie wurde von Hrbek (1955) berichtet. Auch bei entzündlich-narbiger Liquorblockade wurde von Schaltenbrand und Tönnis (1936/37) ein traumatischer Ursprung angenommen. Neben dem Trauma werden örtliche und allgemeine Infektionen als ursächliche Faktoren angegeben (Pette 1922, 1936, Grahe 1932 u. a.), aber auch toxische oder toxisch-infektiöse Prozesse. Nach abgelaufenen Meningitiden (Grinker, Mackay und Wepler 1939), Infektionen mit Viren (Carrillo und Soto Romay 1937) oder Rückenmarksschwellung wurden sie vielfach beschrieben.

Von den spezifischen Infektionen findet sich im älteren Schrifttum die Lues als Ursache chronischer Leptomeningitiden häufig angeführt (Fahr 1914, Pette 1922, 1936, Nonne 1924, Jakob 1929 u. a.). Singeisen (1936) hatte darauf hingewiesen, daß sich bei Syphilis nur über dem hinteren Umfang des Rückenmarks ausgeprägte Veränderungen der weichen Häute fanden, entsprechend dem physiologisch hier stärker entwickelten subarachnoidalen Maschenwerk. Diese Beobachtung wurde von Hampel (1937) vollauf bestätigt. Auch als Folge intraduraler Blutungen — wie z.B. nach Verletzungen oder im Verlauf neurochirurgischer Eingriffe — kann es zu arachnitischen Veränderungen und Verwachsungen kommen, die sich dann vor allem am Ende des Duralsackes am ausgeprägtesten

finden (TÖNNIS und NITTNER 1957, NITTNER 1963), die aber auch örtlich im Verletzungs-
bereich vorkommen können (Abb. 1). Nach Tumoroperationen sowie in der Umgebung
von Rückenmarkstumoren wurden arachnitische Veränderungen von DAVIDOFF, GASS
und GROSSMAN (1947) beschrieben. Über einen eigenen gleichartigen Fall berichtete
ZÜLCH (1954). Desgleichen wurde von TÖNNIS und NITTNER (1957) auf derartige Veränderungen der Arachnoidea oberhalb oder auch unterhalb einer Rückenmarksgeschwulst
hingewiesen, die dann bei der Kontrastmitteldiagnostik zu Irrtümern der Höhenlokalisation führen können. Schließlich können sie sich auch als Reaktion auf Kontrastmittel-
substanzen (KIM, SONG und KIM 1963) in Form symptomatisch granulierender Arachnitiden (MARCOVICH, WALKER und JESSICO 1941) entwickeln. Ferner wurde der konstitu-
tionelle Faktor erwogen — ähnlich der Neigung zur Keloidbildung an der Haut — mit
einer enormen Bindegewebsvermehrung der Rückenmarkshäute und des perivasculären
Bindegewebes einschließlich der intramedullären Gefäße (GAGEL 1936).

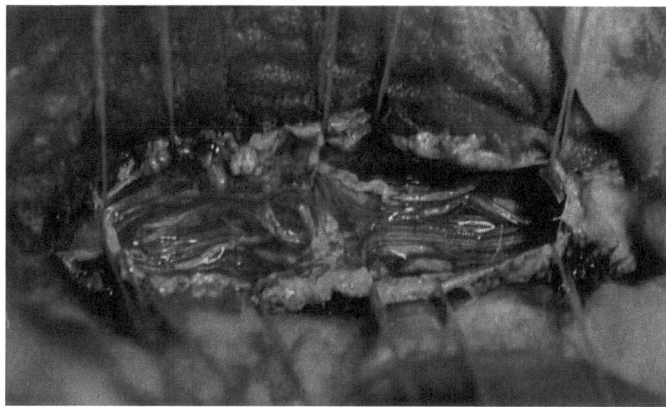

Abb. 1. Verwachsungen der Caudafasern untereinander und mit der Dura.

Die Angaben über die *Häufigkeit spinaler Arachnitiden* sind verschieden, je nachdem
ob es sich um pathologisch-anatomisches Untersuchungsgut oder um Diagnosen auf
Grund klinischer Syndrome neurologischer oder neurochirurgischer Kliniken handelt.
Vielfach fehlt auch eine weitere Differenzierung, so daß derartige Veränderungen an den
Rückenmarkshäuten unter dem Sammelbegriff der Meningopathie abgehandelt werden.
Hierunter werden gelegentlich sogar die epiduralen Abscesse gezählt, so daß die im Schrifttum mitgeteilten Zahlen erheblich schwanken und nicht vergleichbar sind. Dadurch erklären sich in manchen Statistiken hohe Fall- und Prozentzahlen — KLOSS, HEPPNER
und ARGYROPULOS (1965) geben 37 Meningopathien einschließlich Abscessen und darunter
17 Arachnopathien bei insgesamt 88 raumbeengenden spinalen Prozessen an, was einem
prozentualen Anteil von 43% bzw. fast 20% entspricht — wogegen sie in anderen Statistiken
unberücksichtigt bleiben. Bei UMBACH (1962) machten die reinen Arachnitiden mit 22
von 192 spinalen Prozessen 11,5% aus.

Als Endzustände von Entzündungen, die sich an den weichen Rückenmarkshäuten
abspielen, werden sie zwischen Durainnenfläche, Pia und Rückenmarkswurzeln angetroffen. Die Bezeichnung „-itis" sollte nur abgelaufenen Entzündungsvorgängen vorbehalten bleiben (s. auch S. 90). Für alle anderen Veränderungen ist die Bezeichnung
Meningopathie zutreffender.

Von den *einzelnen Abschnitten des Spinalkanals* wird am häufigsten das obere und
mittlere Cervicalgebiet und danach der mittlere Thorakalbereich befallen (STOOKEY 1927).

Bioptisch werden Übergänge von einfachen Verwachsungen bis zu abgekapselten
Cysten angetroffen. Makroskopisch können sie als arachnitische Verwachsungen even-
tuell mit Cystenbildung (SCHLESINGER 1893, SCHWARTZ 1897 u. a.), als strangartige
Adhäsionen und fibröse Membranen bis zur Ausbildung von Schwarten und Schwielen

vorkommen. Mitunter können sie zu einer Einmauerung des ganzen Rückenmarks führen (Hampel 1937, Yasuda 1937). Bisweilen zeigt die Arachnoidea nur eine leichte Trübung oder Verdickung. Arachnoidea und Pia können aber auch verwachsen sein, zu einer enormen, durch Bindegewebswucherung bedingten schwielig-schwartigen Veränderung der weichen Häute führen und mit dem Mark verbacken sein. Bei Absackung von Liquor in den verklebten Arachnoidalmaschen können Cystenbildungen vorkommen. Hierbei handelt es sich jedoch nicht um echte Cysten im pathologisch-anatomischen Sinn, da eine eigentliche Cystenwand fehlt. Ist das Rückenmark einbezogen, so kann es sulzige Beschaffenheit annehmen, Erweichungen und Höhlenbildung verschiedener Größe und Ausdehnung aufweisen und mit Veränderungen in der Umgebung des Zentralkanals einhergehen; er kann erweitert sein und seine Umgebung ebenfalls glasig-sulzig verändert sein. Auf dem Boden einer Arachnitis sind recht erhebliche Reaktionen des anliegenden Parenchyms bis zu Entmarkungsvorgängen möglich (Yasuda 1937, Zülch 1954).

Histologisch erweisen sich die Verdickungen zwischen Dura und Mark als Bindegewebszüge, die von einfachen oder herdförmig gewucherten endothelialen Elementen umgeben sind, die in Zellnestern vorliegen können. Vorwiegend an der Durainnenfläche können zapfen- und strangförmige Ansammlungen von aneinandergelagerten Kernhaufen mit Corpora amylacea in der Umgebung angetroffen werden. Die endothelialen Zellen werden besonders an den Wurzelscheiden — in die sie stellenweise hineinwuchern — und am Rande der Ligamenta denticulata angetroffen. Arachnoidea und Pia sind durch Bindegewebszüge mitunter fest verwachsen, die inneren Schichten der Dura erscheinen stellenweise aufgelockert oder kernreich und verdickt. In den Häuten werden gelegentlich Makrophagen und Lymphocytenansammlungen angetroffen, desgleichen in der Umgebung von Gefäßen, die verdickt und hyalin entartet sein können. Die Veränderungen an den weichen Häuten erweisen sich teils als derbe lamellöse, mehr oder weniger kernreiche Bindegewebszüge, die keinen Rückschluß auf die Art des Prozesses zulassen (Hildebrand 1912/13, Hampel 1937), teils als lockeres Bindegewebe mit unterschiedlich viel Gefäßen und endothelausgekleideten dünnwandigen Gefäßräumen. Nach Marburg (1921) ist stets die Dura beteiligt, weil die Arachnoidea selbst gefäßfrei ist und daher nicht isoliert erkranken kann. Es kommt zu Wucherungen der Duraendothelien, die auf die Arachnoidea übergreifen. Das darunter gelegene Bindegewebe wird ebenfalls zur Wucherung angeregt. Eine weitere Verdickung sollen die weichen Häute durch die fibrinösen Belege des eiweißreichen Liquors erfahren (Hampel 1937). Auch die Glia kann Verdichtungen zeigen, vor allem paraseptal. Markfaserfreie Streifen können das Bild einer anisomorphen Gliose aufweisen.

Kalkplättchen und Kalkplatten in den Meningen finden sich bereits im älteren Schrifttum aufgeführt. Nach Obersteiner (1896) und Schlesinger (1898) stellen sie sogar einen häufigen Befund, zumeist ohne wesentliches klinisches Interesse dar (Abb. 2a—c). Manchmal wird die Arachnoidea in weiter Ausdehnung betroffen (Heschl und Ludwig 1881). Mitunter kommt es sogar zu Knochenneubildung (Zanda 1889, Obersteiner 1896).

Differentialdiagnostisch können Veränderungen der Meningen, vor allem gegenüber Geschwülsten des Zentralnervensystems, erhebliche Schwierigkeiten bereiten. Bei umschriebenen Cystenbildungen ist bei Nachweis einer Cystenwand an eine parasitäre Erkrankung (Barany 1911, Schlesinger 1911) oder an ein kongenitales Dermoid zu denken. Differentialdiagnostisch muß auf das Vorkommen von Divertikeln der Arachnoidea hingewiesen werden, die in der Regel multipel und vielfach auch in Kombination mit sacralen Cysten angetroffen werden. Anscheinend sind sie nicht Folge einer Arachnoiditis adhaesiva, wie Operationen und mikroskopische Untersuchungen gezeigt haben (Teng und Rudner 1960), sondern wahrscheinlich anlagebedingte Anomalien.

33. Cysten.

Innerhalb des knöchernen Wirbelkanals können Cysten sowohl extradural als auch intradural und hier außerhalb oder innerhalb des Markes angetroffen werden. Gelegentlich

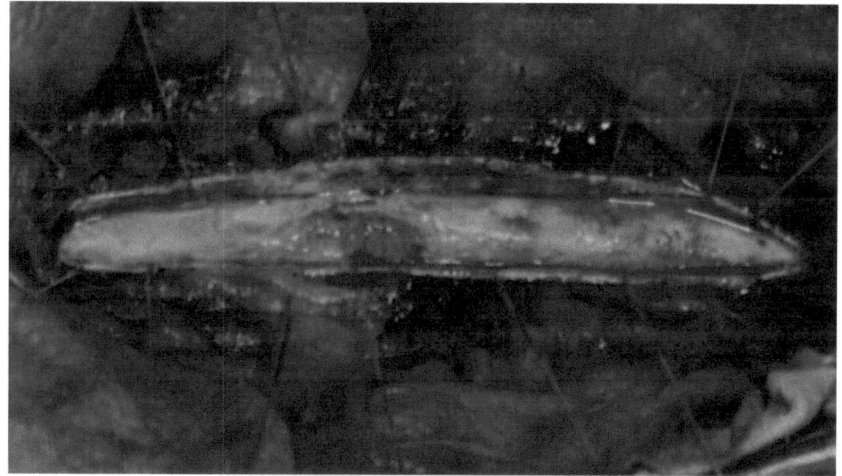

a

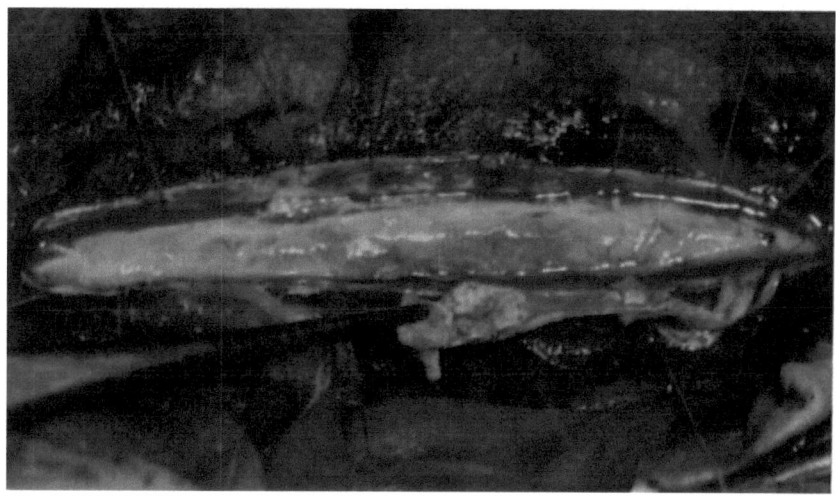

b

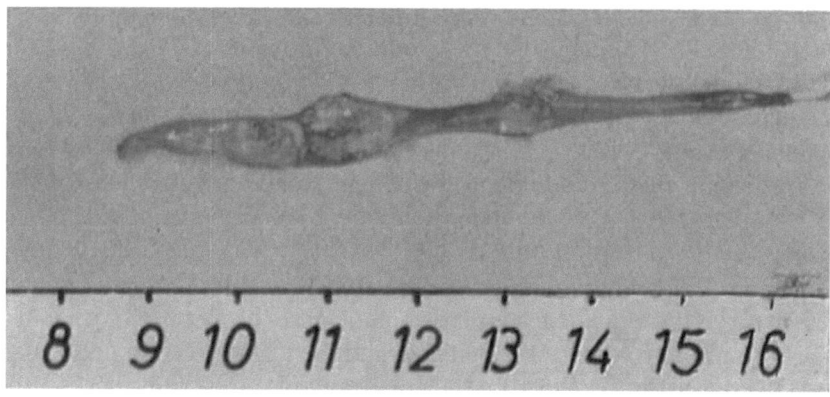

c

Abb. 2a—c. Kalkeinlagerungen in die Arachnoidea, a nach eröffneter Dura, b freipräpariert, c exstirpiert.

kommunizieren sie mit dem spinalen Subarachnoidalraum. Extradural finden sie sich am häufigsten im Bereich der Öffnungen des Wirbelkanals, also in den Foramina inter-vertebralia und im Hiatus sacralis, und stehen in engen Beziehungen zu den Spinal-

7*

wurzeln und den Wurzeltaschen. Je nach Sitz und Größe führen sie zu einer Kompression des Rückenmarks oder der Spinalwurzeln.

In einer Zusammenstellung von Lombardi und Passerini (1964) lagen von diesen Cysten der Häufigkeit nach 28 perineural, 6 arachnoidal und 5 extradural. Diese 39 Cysten von insgesamt 1241 Fällen ihres radiologisch und myelographisch untersuchten Krankengutes machten somit einen prozentualen Anteil von 3,2% aus.

Extradurale Cysten.

Synonyme Bezeichnungen sind kongenitale Duradivertikel oder durch einen Duradefekt vortretende Arachnoidalhernien. Im Sacralbereich werden sie auch unter anderen Bezeichnungen, wie „sacrale meningeale Cyste" (Strully und Heiser 1954) oder „occulte sacrale Meningocele" (Archer, Cooper und Cimmino 1948) angetroffen. Mitunter ist sogar eine Abgrenzung nicht möglich, weil extradurale Cysten und Meningocelen viel Gemeinsames haben können (Lombardi und Passerini 1964). Auch eine extraspinale Entwicklung der von der Dura ausgehenden Cysten — z.B. in Richtung des Mediastinums (Evtushenko 1958) — ist möglich.

Die Ansicht über die *Entstehung* dieser Cysten ist unterschiedlich. Bei den echten epiduralen Cysten handelt es sich um angeborene Fehlbildungen, die von den sog. traumatischen lumbalen, sacralen oder perineuralen Cysten abzugrenzen sind (Brunngraber 1959). Elsberg, Dyke und Brewer (1934) nehmen ein kongenitales Divertikel von der Dura oder einen Vorfall der Arachnoidea durch eine angeborene schwache Stelle in der Dura an. Hierfür kann die manchmal bei der Operation angetroffene Verbindung zwischen Cyste und Duralsack sprechen, durch die sich der Inhalt der Cyste in den Duralsack ausdrücken läßt. Bei Fehlen eines Verbindungsstranges wurde von Brunngraber (1959) dessen Obliteration erwogen. Eine Entstehung aus versprengten Zellresten ähnlich den Ganglien oder Epithelcysten wurde von Hyndman und Gerber (1946) angenommen. Auf Grund des Vorliegens von Schichtungskugeln in Zellnestern wurde von Haffner (1938) bei diesen Cysten sogar eine Tumorgenese für möglich gehalten.

Schließlich wird im Schrifttum auch eine Unterteilung in *kommunizierende* und *nichtkommunizierende* Arachnoidalcysten getroffen. In Übereinstimmung mit Perret, Green und Keller (1962) sind für die kommunizierenden Arachnoidalcysten die einfachen Bezeichnungen Arachnoidalcyste oder Divertikel der Arachnoidea, Hydrops der Meningen und leptomeningeale Cyste synonyme Begriffe. Die nichtkommunizierende oder geschlossene Arachnoidalcyste kommt äußerst selten vor. Lombardi und Passerini (1964) fanden im Schrifttum nur 16 Fälle und konnten einen eigenen (Morello und Lombardi 1963) hinzufügen.

Arachnoidalcysten können sich *extra-* oder auch *intradural* entwickeln. Über intradurale Arachnoidalcysten berichteten Murray (1959) sowie Perret, Green und Keller (1962). Sie werden in allen Abschnitten des Spinalkanals angetroffen. Über cervicalen Sitz wurde von Hoffmann (1960), über thorakalen von Perret, Green und Keller (1962) und über lumbalen von Murray (1959) berichtet.

Seit der ersten Beschreibung einer epiduralen Cyste durch Schlesinger (1898) in seinem Beitrag zur Klinik der Rückenmarks- und Wirbeltumoren sind im in- und ausländischen Schrifttum nur vereinzelte Beiträge und kasuistische Mitteilungen erschienen; auch Peiper (1948) weist in seinem Handbuchbeitrag auf die Rarität dieser Mißbildungen hin. Brunngraber führt bis 1959 an die 20 Publikationen zu diesem Thema an. Später machten Strang und Tovi (1961) erneut auf das verhältnismäßig seltene Vorkommen aufmerksam; bis 1961 fanden sie im Schrifttum 52 Fallberichte und fügten einen weiteren mit zwei extraduralen, kongenitalen, thorakal gelegenen Cysten hinzu. Fried und Dietrich (1964) berichteten über vier Fälle bei 280 Laminektomien. Lombardi und Passerini haben in ihrer 1964 erschienenen Monographie aus dem Schrifttum 71 Fälle von extraduralen Cysten zusammengestellt. Einzelheiten sind der Tabelle 10 zu entnehmen.

Das *Prädilektionsgebiet* für angeborene Duracysten ist der Thorakalbereich. Aber auch cervical (CROSATO 1957) und lumbal (BRUNNGRABER 1959) können sie angetroffen werden. Bei sacraler Lokalisation finden sie sich gelegentlich unter anderen Bezeichnungen, wie okkulte sacrale Meningocele (ARCHER, COOPER und CIMMINO 1948) oder sacrale meningeale Cyste (STRULLY und HEISER 1954). Aber auch Verwechslungen mit epidural-perineuralen Cysten kommen vor (TARLOV 1938, 1953).

In der Lumbosacralregion sind Cysten von TRENDELENBURG (1896), GOWERS (1897), SPILLER und MUSSER (1903), ARCHER, COOPER und CIMMINO (1948), SCHREIBER und NIELSEN (1950), SCHREIBER und HADDAD (1951), BAKER und WEBB (1952), PIA und HAAG (1955), SCHURR (1955) u. a. beschrieben worden. Im älteren Schrifttum handelte es sich jedoch meist um parasitäre Cysten.

Von 71 extraduralen Cysten des Schrifttums (LOMBARDI und PASSERINI 1964) waren 3 cervical, 1 cervico-thorakal, 44 thorakal, 8 thorako-lumbal, 5 lumbal, 2 lumbo-sacral und 8 sacral gelegen.

Gewöhnlich werden die extraduralen Cysten auf der Dorsalseite des Duralsackes angetroffen und erstrecken sich über mehrere Wirbel.

Makroskopisch liegt bei diesen Duracysten eine Aussackung der gesamten Rückenmarkshäute vor. Die prallgespannte, liquorgefüllte Cyste kann den Duralsack verdecken und durch zahlreiche bindegewebige Stränge mit ihm verbunden sein. Auch im Cystenhals liegt der Dura eine dünne Arachnoidalmembran an. Das im Spalt befindliche lockere Bindegewebe mit Gefäßen dürfte als einbezogene Pia anzusprechen sein (BRUNNGRABER 1959).

Histologisch handelt es sich bei der Cystenwand der extraduralen, angeborenen Duracysten um die den Rückenmarkshäuten entsprechenden typischen Befunde. Während diese extraduralen Cysten noch Reste einer arachnoidalen Auskleidung erkennen lassen sollen, bestehen die Wurzeltaschencysten aus narbigem Bindegewebe, so daß extraduralmeningeale und perineurale Cysten nach den Strukturelementen ihrer Wand eine Differenzierung ermöglichen (JACOBS, SMITH und VAN HORN 1954, PIA und HAAG 1955). Nach TARLOV (1938, 1953) fehlen in den extraduralen Cysten immer Nervenfasern, wogegen perineurale Cysten solche enthalten. Dadurch sei immer eine sichere Unterscheidung möglich.

Obwohl TARLOV (1938, 1953) vor einer Verwechslung der extraduralen Cysten mit Wurzelscheidencysten gewarnt hat, sind in letzter Zeit extradurale Cysten als Nervenwurzel-, Wurzelscheiden-, Wurzeltaschen- oder Perineuralcysten klassifiziert worden. Die Unterscheidung ist manchmal mit bloßem Augen schwierig, nicht jedoch — wie bereits ausgeführt wurde — bei der mikroskopischen Untersuchung, weil extradurale Cysten im Gegensatz zu den perineuralen niemals Beziehungen zu Nervenfasern erkennen lassen.

Eine Abgrenzung gegenüber der Meningocele ist mitunter nicht möglich (LOMBARDI und PASSERINI 1964).

Kombinationen mit anderen Entwicklungsstörungen des Achsenskelets — wie man sie auch bei Meningocelen finden kann (HACKENSELLNER 1953) — sind bei extraduralen Cysten häufigere Beobachtungen, z. B. mit Neurofibromatosis Recklinghausen (HACKENSELLNER 1953), mit Scheuermannscher Erkrankung oder basilärer Impression (CROSATO 1957).

Tabelle 10. Häufigkeit des Vorkommens extraduraler Cysten (Literaturübersicht von 71 Fällen, nach LOMBARDI und PASSERINI 1964).

WISE und FORSTER[1]	(1955)	33
SMITH und CHAVEZ	(1958)	1
BRUNNGRABER	(1959)	1
STRANG und TOVI	(1961)	1
GORTVAI	(1963)	27
DASTUR	(1963)	3
LOMBARDI und MORELLO	(1963)	3
LOMBARDI und PASSERINI	(1963)	2
	Total	71

[1] TEACHANORs Fall in der Serie von WISE und FORSTER blieb wegen mangelnder Angaben unberücksichtigt.

Epidural-perineurale Cysten.

Sie werden auch als Wurzelscheiden-, Wurzeltaschen- und Wurzelcysten bezeichnet. Entsprechend dieser Lokalisation und des bevorzugten lumbosacralen Sitzes lassen sie vorwiegend radikuläre Symptome erwarten. Obwohl die ersten Beschreibungen schon auf Marburg (1902) und Orsos (1914) zurückgehen, gewannen diese Veränderungen erst seit den Untersuchungen von Tarlov (1938) stärkeres Interesse und klinische Bedeutung.

Pathogenetisch werden sie nach Tarlov (1938) als Restzustand einer zum Defekt führenden degenerativen Erkrankung der Spinalganglien oder einer Spinalganglien-Apoplexie mit sekundärer Taschenerweiterung angesehen. Nach einer anderen, von Rexed (1947) sowie später von Rexed und Wennström (1959) entwickelten Theorie sollen sich diese Cysten durch Proliferation der ortsständigen Arachnoidalzotten oder arachnoidaler Zellen entwickeln. Als Ursache dieser Zottenwucherungen werden eine Fehlbildung oder eine larvierte Meningitis im Verlauf verschiedener Infektionskrankheiten — Grippe, Typhus, Lues, Tuberkulose — verantwortlich gemacht (Oseki 1912). Schreiber und Haddad (1951) nehmen eine traumatische Genese an, Strully und Heiser (1954) sowie Strully (1956) persistierende embryonale Verhältnisse, wogegen Schober (1961) im wesentlichen einem Locus minoris resistentiae gegenüber den hydrostatischen Liquordruckverhältnissen die größte Bedeutung beimißt.

Als Folge von Traumen nach stärkerer Gewalteinwirkung — z. B. an der ungeschützten, relativ beweglichen Halswirbelsäule — kann es unter bestimmten Voraussetzungen zu einem Abriß von Wurzeln ohne oder mit Verletzung der Wurzeltaschen kommen. Besonders nach einer Verletzung der Wurzeltasche können sich große cystenartige Räume in unmittelbarer Umgebung der Tasche entwickeln, wie sie myelographisch von Murphy, Hartung und Kirklin (1947), Jaeger und Whiteley (1953), White und Hanelin (1954), Whiteleather (1954), Rayle, Gay und Meadors (1955), Wiedenmann und Decker (1956) u.a. nachgewiesen wurden.

Nach operativen Eingriffen am Duralsack wurden derartige Cystenbildungen von Hyndman und Gerber (1946), Schreiber und Haddad (1951), Strully und Heiser (1954), Rayle, Gay und Meadors (1955) mitgeteilt. In diesem Zusammenhang sind auch die nach Bandscheibenoperationen infolge Verletzung der Dura aufgetretenen Arachnoidalcysten, die sich durch den Duradefekt hindurchschieben, zu erwähnen (Schreiber und Nielsen 1950). Auf das Zusammentreffen von Wurzeltaschencysten und Discushernien ohne Verletzung wurde von Rexed (1947), Seaman und Furlow (1956), Strully (1956), Abbot, Retter und Leimbach (1957), Luyendijk und del Prado (1958), Schober (1961) u.a. hingewiesen. Nach Schober (1961) sollen Drucksteigerungen und Druckschwankungen des Liquors unterhalb lumbosacraler Discushernien zu einem gehäuften Auftreten von Wurzeltaschencysten führen, da sich weit angelegte Wurzelscheiden schon unter dem normalen Druck der Liquorsäule, insbesondere aber bei allgemeinen oder örtlichen Veränderungen der Liquordynamik, cystisch erweitern. Zur weiteren Stützung seiner Theorie berichtete Schober (1961) über das gleichzeitige Vorkommen einer zeltdachartig erweiterten Wurzeltasche in Höhe eines intramedullären Astrocytoms. Ähnliche Beobachtungen wurden von Pia, Haag und Spaar (1958) mitgeteilt. Sie fanden in zwei von sieben Fällen bei Anomalien des unteren Duralsackes oder der Cauda ein Angiom und ein Angiolipom, zweimal eine Spina bifida des 1. Kreuzbeinwirbels und einmal eine solche des 7. Halswirbels mit einer Anomalie des Atlasbogens als gleichzeitige Fehlbildung und zusätzlich auch Auftreibungen der Wurzelscheiden und Cystenbildungen. Die unterschiedlichen Kombinationen dieser Störungen lassen daher eine Zugehörigkeit dieser Cystenbildungen zum Formenkreis der dysrhaphischen Entwicklungsstörungen immer wahrscheinlicher erscheinen.

Diese perineuralen Cysten finden sich entlang des Rückenmarks und haben Verbindungen zu den hinteren Wurzeln und den Spinalganglien. Oft werden sie multipel, gelegentlich auch bilateral angetroffen (Mérei 1953) und kommunizieren mehr oder weniger mit dem Subarachnoidalraum. Ihre Ausdehnung schwankt von Pfefferkorn- bis über Erdnußgröße. Vorwiegend werden sie in der Lumbosacralregion angetroffen. Von 28 perineuralen Cysten des Schrifttums (Lombardi und Passerini 1964) waren 6 cervical, 4 dorsal und 18 lumbosacral gelegen.

Histologisch gehen die Wurzelscheidencysten teilweise auf die hintere Wurzel und das Spinalganglion über und sind von vacuolisierten und angeschwollenen Nervenfasern mit weitgehender Zerstörung der Achsenzylinder und partieller Schädigung von Ganglienzellen begrenzt (PIA und HAAG 1955). In jedem Fall war eine Kommunikation mit dem Perineuralraum nachzuweisen, gelegentlich war auch die Arachnoidea proliferiert (REXED 1947).

Intradurale Cysten.

Sie können sich sowohl *im Subarachnoidalraum* als auch *im Rückenmark* selbst entwickeln. Nach chronisch-arachnitischen Adhäsivprozessen werden sie als Arachnitis cystica bezeichnet.

Ursächlich kommen chronische Infekte, auch Begleitmeningitiden bei Typhus, Scharlach usw. in Frage (BODECHTEL und SCHRADER 1953), vasculäre Prozesse, die zur Resorption von Rückenmarksgewebe führen (OSTERTAG 1955) sowie stumpfe Rückenmarkstraumen (FOERSTER 1921). Cystische Gebilde spezifischer Ätiologie, wie cystische Geschwülste oder cystisch zerfallene Carcinommetastasen (ABBOT, RETTER und LEIMBACH 1957), Dermoidcysten, parasitäre Cysten u.a., bleiben hier unberücksichtigt.

Intramedulläre Cysten.

Sie sind äußerst selten von neurochirurgischem Interesse. Ihrer *Genese* nach handelt es sich wohl überwiegend um Endzustände eines vasculären Geschehens. Sie entsprechen daher in der Regel Gefäßversorgungsgebieten und können in der Längsausdehnung des Rückenmarks ein größeres Ausmaß einnehmen. Über isolierte, zum Teil ausgedehnte intramedulläre Cysten wurde von BIEMOND (1959), SEITZ und KALM (1961) sowie PRESTON (1963) berichtet.

34. Entzündliche raumbeengende spinale Prozesse.

Bei der Einteilung der Rückenmarksgeschwülste, wie sie ZÜLCH (1951, 1955, 1956) für die Hirngeschwülste getroffen hat, müssen zwangsläufig die topographischen Verhältnisse — Rückenmark, Dura, Wirbelsäule — unberücksichtigt bleiben. Ihnen zufolge finden sich bestimmte Geschwülste intramedullär, extramedullär, spinal oder auch in unterschiedlichen Kombinationen.

Ähnlich liegen die Verhältnisse bei den entzündlichen raumbeengenden Prozessen. Extramedullär sind es z.B. die fast ausschließlich epidural anzutreffenden Abscesse oder die auf die Meningen beschränkten, nicht abscedierenden entzündlichen Veränderungen. Nach ZÜLCHS (1956) Einteilung wird — wie auch hier — die Arachnitis in der Gruppe: „Sonstige raumfordernde Prozesse" abgehandelt* (s. S. 96). Wegen der oft engen pathogenetischen Beziehungen werden auch die Cysten dort beschrieben. Nicht aufgeführt sind in seiner Einteilung die verschiedenen Formen der Pachymeningitis, auf die deshalb hier bei den entzündlichen Affektionen eingegangen wird (s. S. 114—116).

Abscesse.

Epidurale Abscesse.

Im allgemeinen wird unter der Bezeichnung des spinalen Abscesses seine extradurale Lage verstanden. Daraus geht hervor, wie relativ selten Abscesse oder umschriebene Eiteransammlungen intramedullär, subdural oder subarachnoidal vorkommen.

Eiterungen im Epiduralraum sind unter den *verschiedenartigsten Bezeichnungen* in die Literatur eingegangen, wie Pachymeningitis externa (NONNE 1902), Pachymeningitis externa purulenta (FUCHS 1920, HENNEBERG 1921) oder purulenta externa (SCHICK 1909, HENNEBERG 1921, KRAUSE 1925, MORGENSTERN 1925, SCHMALZ 1925, LIN, WEI, YU

---

* Siehe hierzu ZÜLCH, Band III, S. 12 und 13 dieses Handbuchs.

1928), Pachymeningitis spinalis externa purulenta (Bensheim 1928, Guttmann und
Singer 1931), Peripachymeningitis (Mannkopff 1864), Peripachymeningitis purulenta
(Kaminski 1917, Luce 1922, Hassin 1928), Perimeningitis (Pollak 1931), Perimeningitis spinalis (Albers 1833), Perimeningitis purulenta (Hinz 1921, Burckhart und
Faust 1952), akute eitrige Perimeningitis (Morawitz 1919, Keienburg 1924, Schwab
1924), Periduraler Absceß (Lennartz 1955), extradurale Spinaleiterung (Oppenheim
1910), extraduraler spinaler Absceß (Westerborn 1924), akute Epiduritis (Wertheimer
und Dechaume 1933), eitrige Epiduritis (Svolbová-Budinová 1940), Epimeningitis
spinalis (Braun 1922), epidurale Eiterung (Burckhart 1950, Weber 1955) oder spinale
epidurale Eiterung (Lehner 1950), Epiduralabsceß (Schick 1909, Mixter 1916, Mixter
und Smithwick 1932, Goes 1949, Lehner 1950).

Die *erste Beschreibung* eines serösen Exsudats auf der Außenfläche der Dura wurde
von Bergamaschi 1820 gegeben. Im gleichen Jahr berichtete Lallemand über eine große
Blutmenge entzündlichen Charakters, die extradural gelegen war. 1823 hatte Ollivier
d'Angers einen Fall beschrieben und 1835 Constant einen weiteren veröffentlicht, wo
Eiter an verschiedenen Stellen der freien Oberfläche der Dura mater gefunden worden
war. Albers hat 1833 als erster diese Veränderungen als eine Erkrankung sui generis
erkannt und Perimeningitis spinalis genannt. Spätere Veröffentlichungen stammen von
Simon (1855) und Traube (1863). Mannkopff (1864) trat im nächsten Jahr für die
Bezeichnung Peripachymeningitis ein, und Leyden (1874) versuchte nach Albers (1833)
eine weitere Klärung dieses Krankheitsbildes herbeizuführen. Die französischen Autoren
bedienten sich mit Vorliebe der Bezeichnung Perimeningitis, weil sie keine entzündliche
Reizung der Dura sahen und zitierten hierfür auch deutsche Verfasser wie Traube (1863)
und Mannkopff (1864). Lemoine und Lannois (1882) traten daher für eine Trennung
in Perimeningitis und Peripachymeningitis ein. De Buck (1910) verstand darunter einen
entzündlichen Prozeß sowohl der Außen- als auch der Innenfläche der Dura. Schließlich
wurde von Braun (1922) auch die Bezeichnung Epimeningitis gebraucht. Als genaueste
Bezeichnung wurde von Schmalz (1925) Pachymeningitis spinalis externa acuta angesehen.

Die *Pathogenese* der epiduralen Eiterung findet in den anatomischen Verhältnissen
der Wirbelsäule einschließlich der Meningen und des Rückenmarks ihre Erklärung. Der
sog. Epiduralraum wird einerseits von dem periostalen Überzug des Wirbelkanals,
andererseits von der eigentlichen Dura spinalis gebildet. Diese Duplikatur beginnt am
Hinterhauptsloch und reicht somit von hier bis zum Steißbein, bzw. bis zum 2. oder
3. Kreuzbeinwirbel. Sie ist mit lockerem Binde- und Fettgewebe, Blutgefäßen und Lymphspalten ausgefüllt.

Infolge der beiden Anschwellungen des Rückenmarks, der Intumescentia cervicalis
und lumbalis, entstehen im Epiduralraum enge und weite Stellen. Die weiten Stellen
liegen zwischen dem 2. und 10. Brustwirbel und caudal vom 2. Lendenwirbel. Diesen
vorgebildeten weiten Stellen im Bereich der Brust- und Lendenwirbelsäule entspricht
daher die häufigste Lokalisation der epiduralen Abscesse. Hinzu kommt noch, daß der
ganze Epiduralraum durch das lockere Binde- und Fettgewebe sowie die großen Venenplexus und Lymphgefäße einen guten Nährboden für Krankheitserreger darstellt (Jacoby
1952, Weber 1955).

Pathogenetisch wird allgemein angenommen, daß der Epiduralabsceß keine primäre
Erkrankung ist, sondern fast immer ein fortgeleiteter Prozeß. Im Schrifttum ließ sich
in 85% der Fälle ein Primärherd als Ausgangsort der epiduralen Eiterung nachweisen.

Bereits Leyden unterschied 1874 die Pachymeningitis nach

1. Wirbelkrankheit, meist Caries (sie ist meist ringförmig);
2. Decubitus, vor allem des Kreuzbeins mit Eröffnung des Wirbelkanals. Sie ist selten.
   Schon Duchek (1851) und Hasse (1869) erwähnten derartige Fälle;
3. Eiterungen mit Nekrose von Knochen;

4. Abscessen und Phlegmonen außerhalb des Wirbelkanals auf dem Wege durch die Zwischenwirbellöcher.

Diese Einteilung war nicht befriedigend. MESLIER (1894) hatte unter Zusammenfassung der ihm bis dahin bekannten Fälle folgende Einteilung gegeben:

1. Perimeningitis nach Erkrankung der Knochen der Wirbelsäule.
2. Perimeningitis nach Abscessen (warm) in der Nähe.
   Zu 1 gehörte die Tuberkulose, der kalte Absceß und die chronischen Erkrankungen. Für 2 schlug er folgende Unterteilung vor:
2a. Spontane Perimeningitis ohne bemerkbaren Grund. Infektion nicht vorhanden oder wieder geschwunden.
2b. Sekundäre Perimeningitis nach Entzündung des Zellgewebes und der Muskeln.

MOLLIÈRE unterschied 1897 folgende Arten der Pachymeningitis:

1. die sekundäre Perimeningitis, die ihren Ursprung von einem benachbarten Entzündungsprozeß (tuberkulöse oder luetische Wirbelcaries, Decubitus u.dgl.) nimmt;
2. die Perimeningitis nach Traumen, „Pyrexie" und Pyämie;
3. die primäre Perimeningitis nach unbedeutenden Einwirkungen wie Erkältung und Durchnässung.

DELÉARDE (1900) wollte 3 Jahre später sämtliche damals bekannten 17 Fälle als primär entstanden bezeichnen. Die einschlägige Literatur schien im allgemeinen die Einteilung von MOLLIÈRE (1897) zu bestätigen. Es finden sich nämlich Beobachtungen nach Decubitus (DUCHEK 1851 und HASSE 1869), nach Ostitis und Periostitis des Kreuzbeins (SPIES 1888), nach Stichverletzung in der Nähe der Wirbelsäule (BARTH 1901) u.a. Auch etwas weiter entfernt gelegene Entzündungsprozesse können den Ausgangspunkt bilden. Der Eiter würde dann durch die Zwischenwirbellöcher fortgeleitet.

Die Auffassung von MOLLIÈRE (1897) läßt sich mit den heutigen Ergebnissen der Bakteriologie nicht mehr vereinigen. Das Gebiet der sog. idiopathischen Entzündungen und Eiterungen ist in den letzten Jahren durch die bakteriologische Forschung bedeutend eingeengt worden.

PETERS gab 1906 für die Entstehung eine neue Einteilung:

1. Primäres entzündliches Ödem oder Phlegmone bei normalem Verhalten des Hirns, Rückenmarks und der übrigen Organe.
2. Pachymeningitis als Folgeerscheinung bakterieller Allgemeininfektion (Masern, Miliartuberkulose, Tetanus, Genickstarre, Darmkatarrhe usw.).
3. Sekundäre Infektion im Anschluß an Affektionen des Rückenmarks und der Wirbelsäule.

Auch gegen diese Einteilung waren Einwände zu machen (SCHMALZ 1925), weil eine Erkrankung des Rückenmarks und der mitbeteiligten weichen Häute niemals zu einer Pachymeningitis führt, daß aber umgekehrt wohl eine Pachymeningitis eine Leptomeningitis verursacht. Da nach SCHMALZ (1925) die Pachymeningitis wohl stets sekundär entsteht, wurde von ihm folgende Einteilung vorgeschlagen:

1. Pachymeningitis mit nachweisbarer Eintrittspforte.
   a) Verbreitung von dieser aus auf dem direkten Weg.
   b) Verbreitung auf dem Blut- bzw. Lymphweg.
2. Pachymeningitis mit nicht mehr nachweisbarer Eintrittspforte.

Schließlich ist die von MESLIER 1894 getroffene Einteilung, der der Infektionsweg zugrunde gelegt wurde, auch heute noch in groben Zügen gültig:

1. Direkte Verbreitung, von der Umgebung fortgeleitet.
2. Auf dem Blutweg entstanden.
3. Auf beiden Wegen entstanden.

Auch WEBER (1955) sieht heute in seiner Einteilung die epiduralen Abscesse entweder als fortgeleitet oder als hämatogen entstanden an.

Fortgeleitete Abscesse:

Spezifische Prozesse der Wirbel, vorwiegend auf tuberkulöser, aber auch auf luetischer Grundlage.

Osteomyelitische Prozesse der Wirbel.

Decubitus des Kreuzbeins mit Eröffnung des Wirbelkanals.

Infektionen durch Lumbalpunktionen oder Periduralanaesthesien.

Hämatogene Abscesse:

Sekundäre Infizierung eines traumatischen epiduralen Hämatoms.

Bakterielle Allgemeininfektion.

Ursache nicht auffindbar.

Die Keime sollen auf verschiedenen Wegen in den Epiduralraum gelangen:

Auf dem Blut- oder Lymphweg von allen Entzündungsherden des Körpers (Schmalz 1925, Pollak 1931, Rose 1941).

Entlang der Spinal- oder Intercostalnerven oder entlang der Lymphgefäße (Reinhardt 1909) durch die Foramina intervertebralia von Prozessen der Umgebung. Durch Eindringen der Keime bei Verletzung oder offener Verbindung zum Spinalkanal.

Auf direktem Wege von Osteomyelitiden der Wirbel oder Bögen (Donati 1906, Browder und Meyers 1937, 1941) oder auch der Fortsätze (Riese 1898, Schulte 1902, Ziegra 1904, Helferich 1905 u.a.). Bei der Mitteilung von Schulte (1902) handelte es sich sogar um die Osteomyelitis eines Dornfortsatzes. Nach Donati (1906) bevorzugt die unspezifische Osteomyelitis die Wirbelbögen und Fortsätze, wogegen die tuberkulöse Osteomyelitis fast immer den Wirbelkörper befällt.

Nach Bischof und Nittner (1965) liegt in der Regel nicht — wie allgemein angenommen wird — *ein* Primärherd allein vor, sondern es geht vielmehr eine chronisch entzündliche Erkrankung voraus, der erst ein *zweiter* akuter Infekt — meist als sog. „Primärherd" bezeichnet — folgt, dem sich dann in kurzer Zeit unter den Zeichen einer akuten Allgemeininfektion die medulläre Symptomatik anschließt. Bei Ausbreitung über den Blut- und Lymphweg läßt sich eine solche *mit* von einer solchen *ohne* direkte Gefäßwandbeteiligung abgrenzen. Bei direkter Gefäßwandbeteiligung erfolgt die Infektion auf dem Wege der Thrombophlebitis und der Lymphangitis (Luce 1922), z.B. von einem Retropharyngealabsceß aus, mit Ausbreitungsweg über die Plexus venosi spinales externi und die Plexus venosi vertebrales interni. Eine septische Thrombose der Plexus vertebrales interni mit Stase und Erweiterung auch der oberflächlichen Plexus wurde von Lannelongue (1879, 1880) beobachtet. Im anderen Fall erfolgt die Ausbreitung durch Streuung. Wohl jeder Infektionsherd im Körper ist in der Lage, auf metastatischem Wege zu einer Eiterung im Epiduralraum zu führen, auch wenn im Einzelfall seine Lokalisation nicht möglich ist (Burckhart 1950). Als Primärherd für Prozesse mit metastatischer Verschleppung der Erreger in den Epiduralraum stehen nach Burckhart und Faust (1952) Furunkel, Panaritien und Abscesse der oberen Körperhälfte als Vorkrankheiten weit an der Spitze. Sie sollen etwa die Hälfte aller Fälle umfassen. In größerem Abstand folgen eitrige pulmonale Erkrankungen, eitrige Mandelentzündungen und herdferne Osteomyelitiden (Burckhart und Faust 1952).

In einer Zusammenstellung von 100 Epiduralabscessen des Schrifttums wurde von Schnell (1962) darauf hingewiesen, daß in 37% sogar multiple isolierte Eiterungen vorlagen.

Über eine epidurale Eiterung bei einem Nasenfurunkel wurde von Keienburg (1924) und gleichzeitig mit Lymphangitis von Bodechtel (1941) berichtet sowie über eine Querschnittsläsion bei otogener Meningitis von Knospe (1939) bzw. über einen Spinalabsceß bei Otitis media von Morawitz (1919) und von Svolbová-Budinová (1940). Nach Pneumonie beobachtete Nonne (1902) eine „Pachymeningitis externa", desgleichen wiesen Pollak (1931) und Goes (1949) darauf hin. Auch Bronchiektasien können die

Ursache entzündlicher Vorgänge im Epiduralraum (BAUMERT und ZECH 1940 u. a.) und Rückenmark (CHIARI 1910) sein. Beziehungen zu einer Endokarditis wurden von KERNOHAN, WOLTMAN und BARNES (1939) gefunden. Über einen mit dem Spinalraum kommunizierenden retroperitonealen Absceß wurde von EISINGER und JOHNSON (1962) berichtet. Auf Beziehungen zwischen akuter Epiduritis und perinephritischer Phlegmone wurde von TRIDON, COXAM, HURIET und VICHARD (1961) hingewiesen und ein Mammaabsceß als „Primärherd" von BISCHOF und NITTNER (1965) angeführt. REWERTS (1944) sah eine epidurale Eiterung nach einer allgemeinen Furunkulose und GLEIXNER (1942) erst 7 Jahre (?) nach einer Mastitis puerperalis. Auch nach Pertussis wie auch im Gefolge gewöhnlicher Infektionskrankheiten können Perimeningitiden entstehen (POLLAK 1931). Bei BURCKHART und FAUST (1952) finden sich an weiteren primären Erkrankungen phlegmonöse Appendicitis, puerperale Sepsis, Bronchitis, Pleuritis, Scharlach und primäre nicht lokalisierte septische Prozesse. Weitere epidurale Abscesse metastatischen Ursprungs wurden von CASSIRER (1903), KAMINSKI (1917), McK. CRAIG und DOYLE (1932), SLAUGHTER, FREMONT-SMITH und MUNRO (1934), ALESSI und FASIANI (1940), OSAKA und HONJO (1941) u.a. mitgeteilt.

Eine direkte Ausbreitung durch die Intervertebrallöcher in den Epiduralspalt eines nahegelegenen Prozesses der Wirbelsäule entlang der Nerven und Gefäße ist nicht sehr häufig. In 4% der Fälle des Schrifttums war sie durch die Operationen oder Sektionen nachgewiesen worden (SCHNELL 1962, BISCHOF und NITTNER 1965).

Das gedeckte Wirbelsäulentrauma als alleinige Ursache einer epiduralen Eiterung erscheint bei kritischer Betrachtung sehr fraglich (BISCHOF und NITTNER 1965). Allerdings sollen Blutungen im Epiduralraum als Locus minoris resistentiae einen günstigen Nährboden für Bakterien darstellen können (SCHMALZ 1925, SMITT 1929). Je ein solcher Fall wurde von RUNGE (1920) und HASSIN (1928) beschrieben. Auch SPENCER (1879), DANDY (1926) u.a. maßen dem traumatischen epiduralen Hämatom eine ursächliche Bedeutung bei. In diesem Zusammenhang sei auf die Versuche von RODET (1895) hingewiesen; nach Traumatisierung der Knochen wurde bei Tieren, die im allgemeinen gegen Bakterien viel widerstandsfähiger sind als Menschen, durch Injektionen von Staphylokokken eine Knocheneiterung erzeugt. Auch Traumen anderer Art, wie z.B. Fall und Schlag, die zu Kontusionen oder Frakturen führten, wurden in der älteren Literatur gelegentlich erwähnt (LEYDEN 1874, WESTERBORN 1924, SMITT 1929 u.a.), desgleichen ein Schulterdurchschuß nach abgeheilter Eiterung (GLEIXNER 1942). Auch nach infizierten Verletzungen (JACOBY 1952) und nach operativen Eingriffen — GRAWITZ (1889) führte eine operierte Spina bifida an — wurden epidurale Eiterungen beobachtet. Eine direkte Implantation von Bakterien durch Lumbal-, Peridural- und Paravertebralpunktionen wurde von HEUSNER (1948), BURCKHART und FAUST (1952), BISCHOF und NITTNER (1965) angeführt. Epidurale Eiterungen bei Decubitus des Kreuzbeins mit Eröffnung des Wirbelkanals erwähnten bereits DUCHEK 1851, HASSE 1869, LEYDEN 1874 und HEYMANN 1897. Die Infektion nicht nur des Spinalkanals, sondern auch des Interkraniums durch einen kongenitalen Hautsinus wurde von MOUNT (1949) und FISHER (1960) mitgeteilt. GRÜTER (1958) führt ihn unter anderem als Infektionsquelle für einen Spinalabsceß an. Schließlich wurden Fälle von Epiduralabscessen auch ohne Nachweis einer Eintrittspforte beschrieben (SPENCER 1879, PETERS 1906, MORAWITZ 1919, MORGENSTERN 1925, MIXTER und SMITHWICK 1932, LEHNER 1950 u.a.).

Über chronisch entzündliche Granulome im Epiduralraum mit Absceßbildung berichteten DANDY (1926), VERAGUTH (1929) und GLEIXNER (1942), womit sich Beziehungen zur Osteomyelitis ergeben.

Der *Osteomyelitis* wird *als Ursache* epiduraler Abscesse von vielen Autoren große Bedeutung beigemessen. Ihr Anteil bei Entstehung eines Epiduralabscesses wird im Schrifttum unterschiedlich beurteilt. Von manchen Autoren wird bei Vorliegen eines epiduralen Abscesses *immer* eine Osteomyelitis der Wirbel angenommen (BROWDER und MEYERS 1941); die osteomyelitischen Herde könnten so klein sein, daß sie der Beobachtung entgehen, wenn nicht eine eingehende Untersuchung der ganzen Wirbelsäule vorgenommen wird (Schönwerth 1902, Hunt 1904, Donati 1906 u a). Schnell (1962) sowie Bischof und Nittner (1965) fanden, daß der spinale Epiduralabsceß in 25 % der Fälle des Schrifttums eine unspezifische entzündliche Erkrankung eines oder mehrerer Wirbel zur Voraussetzung hatte; nur in 2 % lag ein spezifischer Prozeß vor.

Über die *unspezifische Osteomyelitis* der Wirbelsäule mit spinalen Symptomen berichteten Morian (1893), Pulvirenti (1921), Clairmont (1924), Stammers (1938), Michaud (1956), Blanchi (1957), Guiot und Bastin (1957), Gospavic und Jovcic (1961), Robinson und Lessof (1961), Ting (1961), Freehafer, Furey und Pierce (1962), Goott (1962) u.a. Als häufige Ursache epiduraler Eiterungen wurde sie in einer übersichtlichen Zusammenstellung des Schrifttums von Donati (1906) angeführt. Auch in der Folgezeit wurde wiederholt in kasuistischen Beiträgen und ausführlichen Arbeiten auf ihre Bedeutung hingewiesen (Schönwerth 1902, Hunt 1904, Morawitz 1919, Luce 1922, Fraenkel 1922/23, Schmalz 1925, Martmer 1935, Osaka und Honjo 1941, Heusner 1948, Lehner 1950, Schnell 1962, Bischof und Nittner 1965 u.a.).

Die Osteomyelitis purulenta als unspezifische Form der Knochenmarkseiterung findet sich vorwiegend in den Bögen und Fortsätzen, seltener in den Wirbelkörpern und noch seltener gleichzeitig in Wirbelkörpern *und* Bögen. Sie befällt in der Regel viel häufiger isoliert einen als mehrere Wirbel. Hierdurch unterscheidet sie sich von der tuberkulösen Form, die auch bevorzugt den Wirbelkörper befällt (Donati 1906). Bisweilen erstrecken sich die entzündlichen Knochenveränderungen über zwei und mehrere Wirbel — zwischen drei und fünf vorwiegend bei der tuberkulösen Form — wobei dann auch eine Beteiligung der Gelenke und des Bandapparates zu erwarten ist (Donati 1906).

Greift der osteomyelitische Prozeß auf die unmittelbare Umgebung des Skelet-systems über, so werden im Brustbereich besonders häufig die Costo-Vertebralgelenke befallen und der Gelenkknorpel zerstört, so daß sich die Osteomyelitis auf eine oder mehrere Rippen ausdehnen kann. Bei Übergreifen der Entzündungsvorgänge auf die Muskulatur und Weichteile ist der Ausbreitungsweg des Abscesses nach Donati (1906) für die Osteomyelitis der Lendenwirbel die Psoasscheide, zuweilen beiderseits, oder der Raum hinter dem Psoas (prävertebraler Absceß); sehr oft entwickeln sich die Abscesse nach hinten und finden sich dann, meist einseitig, als paravertebraler Absceß in der langen Rückenmuskulatur oder auf der Rückenseite (Lannelongue 1879, 1880, Israel 1898, Körte 1898). Auch der peripleurale Raum ist für die weitere Ausbreitung prädisponiert. Retropleurale Abscesse (Heidenhain 1899) und „Einbruch des Eiters in die Pleura" (Morian 1893) sind beschrieben worden. Die Entwicklung eines paranephritischen Abscesses wurde von Riese (1898) bei einer Osteomyelitis des 1. Lendenwirbelkörpers mitgeteilt. Im Bereich der Halswirbelsäule kann es zu einem retropharyngealen Absceß kommen, der dann ein diagnostisches Kriterium darstellt (Donati 1906). Ohne Schwellung der hinteren Pharynxwand ist im Falle von Makins und Abott (1896) ein Absceß erst bei der Sektion gefunden worden.

Intraspinal kann sich der Prozeß auf die Meningen und das Rückenmark ausbreiten. Leyden (1874) erwähnt die Möglichkeit, daß aus einem Wirbel ein Sequester herauseitern und sogar die Meningen perforieren kann. Auch von Lannelongue (1879) und Donati (1906) sind zwei Fälle beschrieben worden. Bei der Halswirbelosteomyelitis kann es zu einem direkten Übergreifen des Eiters auf die Schädelhöhle und damit zu einer unmittelbaren Meningitis kommen (Donati 1906). Eine Perforation der Dura mit Kommunikation eines Epiduralabscesses mit dem Subduralraum bei einer Osteomyelitis des Atlas wurde von Lucas (1889) mitgeteilt. Auch hier kam es zu einer tödlichen Meningitis der hinteren Schädelgrube.

Besondere Erwähnung verdienen die *Komplikationen von seiten des Rückenmarks*, die von Pollak (1931) pathogenetisch erkannt und als vasculäres Geschehen richtig gedeutet wurden. Er wies besonders darauf hin, daß die Perimeningitis, auch Epimeningitis bezeichnet, als Ursache der akuten transversalen Myelopathien eine bedeutende Rolle spielt. Dem Bild entsprechen eine sog. zentrale Rückenmarksmalacie, worunter eine Erweichung im Markgrau verstanden wird, und Erweichungsherde im ventralen Anteil der Hinterstränge. Neben diesen beiden Gebieten — Grau des Rückenmarks einerseits, ventrales Hinterstrangfeld andererseits — finden sich weitere Erweichungsherde, besonders an der Peripherie des Rückenmarks, die wiederum „ihrer Form nach in klassischer Weise eine Abhängigkeit vom Gefäßapparat erkennen lassen, ... daß also hier zentrospinale Veränderungen auftauchen, welche vom Blutgefäßsystem her bedingt sind" (POLLAK 1931).

Spezifische Knochenprozesse befallen vor allem die Wirbelkörper, seltener die Bögen und die Fortsätze. Ein Einbruch in den Epiduralraum kann sowohl bei der tuberkulösen (KISCH 1925, BODECHTEL 1941, LEHNER 1950) als auch bei der luetischen Form (JASIŃSKI 1891, JOACHIMSTHAL 1903) erfolgen und eine Abscedierung bewirken. Syphilitische Ulcerationen im Pharynx mit Zerstörung eines Wirbels und Eindringen in den Wirbelkanal, wobei es dann zur epiduralen Eiterausbreitung kam, wurden von LEYDEN (1874) beschrieben.

In gleicher Weise wie bei dem epiduralen Spinalabsceß werden bei der Osteomyelitis der Wirbelsäule *subakute* und *chronische Verläufe* beobachtet. Bei der unspezifischen Osteomyelitis sind nach BRAUN (1922) *akute* Verläufe, bei den spezifischen Formen *chronische* Verläufe zu erwarten. Über die akute und subakute „Osteomyelitis purulenta" der Wirbelsäule berichtete bereits DONATI (1906). Chronische Osteomyelitiden wurden von ROUX, VIDAL und BAUMEL (1961), RISKÓ, GÁCSI und NOVOSZEL (1962) u.a. mitgeteilt.

Als *Ursache* für die *unspezifische Osteomyelitis* wurden von DONATI (1906) lokale eitrige Prozesse, wie infektiöse Hautabschürfungen (LABEYRIE 1905) oder Hautaffektionen, sogar chronische Akne (HEUSNER 1948), Abscesse, Furunkel, Panaritien, Anginen und von weiteren Autoren viele andere entzündliche Prozesse umschriebener und allgemeiner Art angegeben. BROWDER und MEYERS (1941) erwähnen die Otitis media, die Nasopharyngitis und Tonsillitis, MIXTER und SMITHWIK (1932) einmal eine Mastoiditis und in einem anderen Fall einen Periösophagealabsceß. Eine embolische Osteomyelitis als Komplikation einer Infektion des Urinaltraktes wurde von BRUNO, SIVERBERG und GOLDSTEIN (1960) mitgeteilt, desgleichen wiesen SIERRA, LUPARELLO und LEWIN (1961) auf entsprechende Zusammenhänge bei einer Wirbelosteomyelitis hin. Auch nach Lumbalpunktion wurde sie beschrieben (KLEINBERG 1956, HOPF 1961).

Die *Erreger* sind im allgemeinen Staphylokokken. Auch hier überwiegt — wie beim Epiduralabsceß — der Staphylococcus pyogenes aureus gegenüber dem albus. Kombinationen mit Streptokokken wurden beobachtet (SCHULTE 1902), wenn sie auch selten sind. Aber auch alleiniges Vorkommen von Streptococcus pyogenes (RIESE 1898) ist möglich. Über eine Osteomyelitis durch Pyocyaneus-Bacillus wurde von SCHEIN (1940) berichtet. Eine Wirbel-Osteomyelitis durch Infektion mit Proteus vulgaris wurde von CECCHETTI und SIMEONE (1962) mitgeteilt, durch Alkalescens-Dispar mit folgender Rückenmarkskompression von BRIGGS und LASCELLES (1963), durch Mikrococcus tetragenus von GROSS (1909) und schließlich eine typhoide Osteomyelitis von MILLER, RIDLEY und MEDD (1963).

Die Lokalisation innerhalb der *einzelnen Wirbelsäulenabschnitte* läßt gewisse Auffälligkeiten erkennen. Nach SCHNELL (1962) waren in den Fällen des Schrifttums die ersten vier Lendenwirbel am häufigsten von osteomyelitischen Herden befallen, wogegen die Wirbel von C4—D1 und von D4—D10 nie betroffen waren. Dem Sitz nach waren von 56 Fällen osteomyelitischer Prozesse, die DONATI (1906) aus dem Schrifttum zusammengestellt hatte, der Häufigkeit nach 26 lumbal, 18 thorakal und 9 cervical gelegen; die restlichen 3 verteilten sich auf die jeweiligen Übergangsgebiete. Nach DONATI (1906) soll auch das Lebensalter Beziehungen zu den betroffenen Abschnitten der Wirbelsäule aufweisen; während die Lokalisierung in den Hals- und Lendenwirbeln mit zunehmendem Alter etwas häufiger wird, nimmt sie im Brustabschnitt vom 1. bis zum 3. Lebensjahrzehnt etwas ab.

Über Osteomyelitiden im *Cervicalbereich* (Gospavic und Jovcic 1961) mit Epidural-absceß wurde unter anderem von Hutton (1956), über *thorakalen Sitz* mit Durchbruch in das hintere Mediastinum und in den Oesophagus von Yatskovets und Livshits (1956) und über *lumbale Lokalisation* von Schnell (1962) berichtet. Auf die Notwendigkeit einer Unterscheidung der Osteomyelitis des Kreuzbeins von derjenigen der „wahren Wirbel" wurde von Donati (1906), Gross (1909) u.a. hingewiesen.

Auf die *pathologisch-anatomischen Befunde* der Osteomyelitis wird hier nicht näher eingegangen und auf die entsprechenden Kapitel dieses Handbuchs verwiesen*.

Der *klinische Verlauf beim Epiduralabsceß* — ob mit oder ohne nachgewiesene Osteo-myelitis — kann akut, subakut und chronisch sein. Browder und Meyers (1941) trafen diese Unterscheidung sogar auf Grund der neurologischen Symptomatik. Im allgemeinen kennzeichnet den epiduralen Absceß des Spinalkanals die akute Verlaufsform (Morawitz 1919, Schwab 1924, Schmalz 1925, Mixter und Smithwick 1932, Mitchell 1938, Bunch und Madden 1939, Browder und Meyers 1941, Ugelli 1942, Rewerts 1944, Jacoby 1952, Rosi 1954, Weber 1955, Mincks und Pulaski 1956, Rushworth und Martin 1958, Holzbach 1959, Bischof und Nittner 1965 u.a.). Über die subakute und remittierend verlaufende Periduritis wurde von Picchio und Cormio (1962) berichtet. Chronische Verläufe epiduraler Eiterungen nicht spezifischer Art wurden von Veraguth (1929), Gleixner (1942) u.a. mitgeteilt.

Die *bakteriologische Untersuchung* beim Epiduralabsceß ergibt — wobei das Vor-liegen einer Osteomyelitis unberücksichtigt blieb — vorwiegend Staphylokokken mit Überwiegen des aureus gegenüber dem albus (Riese 1898, Donati 1906). Aber auch Kombinationen mit Streptokokken (Schulte 1902, Burckhart 1950) oder ihr alleiniges Vorkommen (Kirmisson 1885) ist bekannt. Staphylococcus aureus bei einem Epidural-absceß mit Septicämie und Pyämie wurde von Fitch (1940) beschrieben. Auch in späteren Arbeiten wird auf den fast ausschließlichen Nachweis von Staphylokokken hingewiesen (Jacoby 1952). Schick (1909) hat einmal Fränkelsche Diplokokken ge-funden und Peters (1904) unter anderem dreimal den Meningococcus intracellularis Weichselbaum. Typhusbacillen führen nur selten zu einem spinalen Absceß — wie auch Streptokokken und Pneumokokken — sondern meist zu einer sog. typhösen Spondylitis (Donati 1906). Ein derartiger Absceß wurde von Schäfer (1956) beschrieben. Auch Mischinfektionen, und zwar mit Staphylokokken, Streptokokken und Diplokokken (Peters 1904) sowie mit Staphylokokken und Bacterium coli (Peters 1904), wurden mitgeteilt. Über eine bakterielle Allgemeininfektion bei einem akuten spinalen Epidural-absceß wurde von Jacoby (1952) berichtet.

Über die *Häufigkeit* des Vorkommens dieser Erkrankung des Spinalkanals liegen keine verbindlichen Angaben vor. Wahrscheinlich trägt die unterschiedliche Namens-gebung wesentlich dazu bei. Im Schrifttum fanden Browder und Meyers (1941) bis 1936 203 Fälle pyogener Infektionen des spinalen Epiduralraums, denen sie weitere 7 hinzufügten.

Die Aufteilung der epiduralen Abscesse auf die einzelnen *Abschnitte des Spinalkanals* ist weitgehend von den topographisch-anatomischen Verhältnissen abhängig, offenbar aber auch von dem Sitz der Grundkrankheit und des Primärherdes. Der Höhenlokalisation nach werden vor allem Brust- und Lendenwirbelsäule ergriffen, selten solitär die Hals-wirbelsäule; ist sie mitbeteiligt, so soll sich nach Jacoby (1952) die Eiterung meist über größere Abschnitte oder die ganze Wirbelsäule erstrecken. Im Gegensatz hierzu fanden Bischof und Nittner (1965) Epiduraleiterungen auch auf diesen Abschnitt beschränkt, wenn die Lokalisation der chronischen Erkrankung und des Primärherdes in den höheren Segmenten der Halswirbelsäule gelegen war. Zwischen dem Sitz der chronischen Ent-zündung als Grundkrankheit, dem Sitz der akuten Entzündung als sog. Primärherd und dem Sitz der epiduralen Eiterung ergaben sich sehr aufschlußreiche Beziehungen. Bei

---

* Siehe auch Schlegel, Band VII/1, S. 39 und 40 dieses Handbuchs.

Lokalisation der chronischen Erkrankung *und* des Primärherdes in den höheren Segmenten der Halswirbelsäule trat auch die Epiduraleiterung in dieser Höhe auf. Gleiche Beobachtungen wurden bei epiduralen Eiterungen in Brustmarkhöhe gemacht, wenn eine gemeinsame Lokalisation der beiden Entzündungsprozesse im oberen Stamm oder oberen Extremitätenbereich vorlag, und bei epiduralen Eiterungen im Bereich der Lendenwirbelsäule, wenn gleichartige Affektionen des unteren Stammes oder der unteren Extremitäten bestanden (BISCHOF und NITTNER 1965). Die von BROWDER und MEYERS (1941) zusammengestellten Fälle zeigten keine deutliche Übereinstimmung zwischen der Höhenlokalisation des Primärherdes und der epiduralen Eiterung.

Von 60 epiduralen Abscessen des Schrifttums waren 23 Fälle zwischen D2 und D10 und 15 Fälle unterhalb des 2. Lendenwirbels gelegen. Zwischen D10 und L2 wurden 10 Fälle, im Cervicalbereich 9 und im cervico-thorakalen Übergang bis D2 3 Fälle beobachtet (SCHNELL 1962). Einer Zusammenstellung von JACOBY (1952) zufolge, bei der 59 Fälle des Schrifttums berücksichtigt wurden, fielen 18 Fälle auf die Lendenwirbelsäule *und* den thorako-lumbalen Übergang und 17 Fälle auf die Brustwirbelsäule, so daß fast 60% in diesen Abschnitten lokalisiert waren. 9 Fälle erstreckten sich über die gesamte Wirbelsäule. Da die epiduralen Eiterungen im Spinalkanal auf Grund der anatomischen Verhältnisse eine größere Ausdehnung einzunehmen pflegen, machen die bisher aufgeführten Fälle drei Viertel der Gesamtzahl aus. Von den restlichen fielen 6 auf die Lendenwirbelsäule allein, 4 auf die Halswirbelsäule und 3 auf den cervico-thorakalen Übergang; von 2 Fällen war die Ausdehnung unbekannt. SCHMALZ (1925) gibt an Hand einer Zusammenstellung von 30 Fällen des Schrifttums sogar an, daß Eiterungen den Epiduralraum am häufigsten in seiner ganzen Ausdehnung (37%) befallen. Danach folgen die Abscesse im Bereich der unteren Halswirbelsäule bzw. des thorako-lumbalen Übergangs (20%) und der Brustwirbelsäule (10%), wogegen sie in den anderen Abschnitten weniger vertreten sind. Der Atlas wurde nie überschritten. Diese Beobachtungen wurden mit den anatomischen Verhältnissen — den größten Weiten im Spinalkanal und den Beziehungen der Dura zum Hinterhauptsloch — in Zusammenhang gebracht.

Ausschließlich cervicale Lokalisation der Abscesse wurde beschrieben von REINHARDT (1909), DE BUCK (1910), HENNEBERG (1921), WERTHEIMER und DECHAUME (1933), BODECHTEL (1941), FARES und SILIQUINI (1962), PETERSEN (1962) sowie BISCHOF und NITTNER (1965).

Über reine thorakale Lokalisation berichteten REINHARDT (1909), HASSIN (1928), LIN, WEI, YU (1928), SMITT (1929), GUTTMANN und SINGER (1931), LÖWENSTEIN (1931), ALLEN und KAHN (1932), ELY (1932), MIXTER und SMITHWICK (1932), BUNCH und MADDEN (1933), DANDY (1933), OSAKA und HONJO (1941), GOES (1949), LEHNER (1950), PICCHIO und CORMIO (1962), SCHNELL (1962) sowie BISCHOF und NITTNER (1965).

Beschränkt auf das Lumbalgebiet waren die Fälle von CLAIRMONT (1923), KEIENBURG (1924), ELY (1932), NAVACH-ERSILIA (1933), LEHNER (1950), BURCKHART (1950), SARELL und LA FIA (1954), SCHNELL (1962), BISCHOF und NITTNER (1965) u.a.

Abscesse, die sich über die ganze Ausdehnung des Epiduralraums erstreckten, wurden von REINHARDT (1909), KAMINSKI (1917), MORAWITZ (1919), BRAUN (1922), ELY (1932) und REWERTS (1944) beschrieben, die zumindest vom unteren Cervical- bis zum Sacralgebiet reichten von REINHARDT (1909), MIXTER und SMITHWICK (1932) und bis in die Lumbalregion von UGELLI (1942).

Makroskopisch kann das Gewebe des epiduralen Raumes alle Stufen der Entzündung zeigen, die vom serösen Exsudat über eine hämorrhagische und eitrige Entzündung bis zum Absceß oder zur Bildung von Granulationsgewebe und Vernarbung reicht. Einer Zusammenstellung von SCHMALZ (1925) zufolge waren von 43 Fällen des Schrifttums 28 eitrig, 4 zeigten Granulationsgewebe, je 3 waren serös oder hämorrhagisch und in zwei Fällen fand sich eine Duraverdickung. Im allgemeinen liegt jedoch eine eitrige Entzündung vor. Auch bei den 29 Fällen von PETERS (1904) waren nur 9 nicht eitrig. Ein seröses Exsudat könnte der Beginn einer noch nicht im eitrigen Stadium befindlichen

Entzündung und ein hämorrhagisches Exsudat Folge einer Blutung sein (SCHMALZ 1925).
Fibrinöse bzw. eitrige Beläge wurden von TRAUBE (1863) bzw. LEWITZKY (1877), REIN-
HARDT (1909) und OPPENHEIM (1910) bis zur schwartigen Eindickung des Eiters beschrieben. Kommt es zur Entzündung mit Abszeßbildung, so ist der Eiter gelblich, dickflüssig,
rahmig und in Abhängigkeit von dem Erreger mitunter stinkend. Beim epiduralen Absceß
liegt eine mehr oder weniger ausgedehnte Umscheidung der Dura mit Eiter vor, der sie
zum Teil zylindrisch umgeben kann (REWERTS 1944). Die Eiteransammlung findet sich
im allgemeinen vorwiegend dorsal und dorsolateral, also im Bereich der Wirbelbögen.
Der Grund für die bevorzugte Beteiligung des dorsalen Epiduralraumes an dem entzündlichen Geschehen dürfte durch die anatomischen Verhältnisse bedingt sein, weil hier
durch Fettgewebe und Lymphspalten die besten Voraussetzungen für die Ansiedlung
und Ausbreitung der Infektion gegeben sind. Im vorderen Anteil ist die Dura mit dem
sehr widerstandsfähigen Wirbelbandapparat eng vereinigt. Sofern sich die Entzündung
nicht sehr ausbreitet oder der epidurale Absceß nicht akut entsteht, kann sich durch
Einwanderung von Fibroblasten und Gefäßsprossen Granulationsgewebe entwickeln, das
anfangs noch weich und schwammig ist und der Dura locker aufsitzt. Erst später wird
es derb und haftet der Dura fester an. Vernarbt dieses Gewebe, so verwächst es vollkommen mit der Dura und es entsteht eine Verdickung der harten Rückenmarkshaut
mit Schrumpfungsvorgängen (SCHMALZ 1925). Auch diese Veränderungen finden sich in
den meisten Fällen nur an der Hinterfläche der Dura bzw. im dorsalen epiduralen Raum.
Aber auch eine Beteiligung des übrigen Epiduralraumes bis zur zirkulären Entzündung
mit Schrumpfungsvorgängen und Einengung des Duralsackes kann vorkommen (REIN-
HARDT 1909, MORAWITZ 1919, BRAUN 1922 u.a.).

Je nach Ausdehnung, Lokalisation und Erreger kann es beim Epiduralabsceß zum
Übergreifen der Eiterung auf die extraspinale Umgebung der Wirbelsäule kommen, wie z.B.
in die Rücken-, Psoas- und Gesäßmuskulatur. Auch Abscesse in der Fossa ischiorectalis
sind beschrieben worden (DONATI 1906). Durchbrüche in die Pleurahöhle wurden von
CHIPAULT (1896) und die Eröffnung eines retropleuralen Abscesses von HEIDENHAIN
(1899) mitgeteilt. Aber auch eine intradurale Ausbreitung ist möglich. Bereits im älteren
Schrifttum wurde auf Veränderungen der Dura hingewiesen, die sich vom Beginn einer
Entzündung als Rötung bzw. Hyperämie und Ödem bis zur Verdickung mit Schwielen-
bildung verfolgen lassen (ALBERS 1833, TRAUBE 1863, SPENCER 1879, MESLIER 1894,
KOPCZYNSKI 1910, BRAUN 1922, MORGENSTERN 1925, SCHMALZ 1925 u.a.). Ein Durch-
bruch des Eiters in den subduralen Raum kommt äußerst selten vor, da die widerstands-
fähige Dura davor schützt. Über ein fibrinöses Exsudat der Durainnenfläche wurde von
UGELLI (1942) berichtet. In 20%—30% liegt eine Beteiligung der weichen Häute des
Rückenmarks und des Gehirns an dem Prozeß vor (SCHMALZ 1925), sei es in Form von
Rötung (SVOLBOVÁ-BUDINOVÁ 1940), Rötung und Schwellung (BRAUN 1922) oder lokaler
Verwachsungen (GUTTMANN und SINGER 1931, BURCKHART 1950). Starke Leukocyten-
infiltrate wurden beschrieben (BURCKHART 1950). Das Übergreifen des Prozesses wird
mit der zunehmenden Ausbreitung des Epiduralabscesses in Zusammenhang gebracht.
Auch an den Scheiden der Spinalnerven, an den Spinalganglien und am Rückenmark
selbst wurden von SCHMALZ (1925) an Hand der Fälle des Schrifttums in einer ausführlichen Abhandlung die verschiedenen Stadien der Entzündungsvorgänge aufgezeigt. Über
ein Marködem berichtete HINZ (1921) und über fragliche myelitische Veränderungen im
Halsmark MORAWITZ (1919). Die seltene Kombination eines epiduralen und intramedullären Abscesses wurde von WEBER (1955) mitgeteilt. Am Rückenmark wurden jedoch
außer den typischen Entzündungsvorgängen — wie sie als myelitische Veränderungen
in den Vorderhörnern (KAMINSKI 1917, MORAWITZ 1919) und als multiple entzündliche
Herde im Dorsalmark (SCHICK 1909) beschrieben wurden — Erweichungs- und Degenerationsvorgänge gefunden (LEMOINE und LANNOIS 1882, ADAMKIEWICZ 1892, OPPENHEIM
1905, 1910, BORNSTEIN 1916). Sie wurden als Myelomalacie von SITTIG (1927), als Erweichungen in Mark und Hintersträngen — der Gefäßversorgung entsprechend — von

POLLAK (1931) und als degenerative Veränderungen in der weißen Substanz im Bereich des Abscesses von BAUMERT und ZECH (1940) mitgeteilt. Über eine akute Querschnitts-Myelopathie bei einem epiduralen Absceß wurde von ALTROCCHI (1963) u.a. berichtet.

Mikroskopisch zeigt das mehr oder weniger stark veränderte Epiduralgewebe deutlich entzündliche Veränderungen. Außer eitrigen Bezirken finden sich Stauungen in den Capillaren, zum Teil Blutungen, sowie bald diffus, bald mehr perivasculär angeordnete Rundzellinfiltrate verschiedenen Ausmaßes. Neben frischen Infiltrationen mit Leukocyten kann eine Vermehrung des normalerweise zarten Bindegewebes vorliegen, wie es z.B. auch von PETERS (1904) beobachtet wurde.

Rezidive bei einer Osteomyelitis sind von DEMME (1874) und ISRAEL (1898) beschrieben worden.

Rückenmarksabscesse.

Gleichlautend ist die Bezeichnung Myelitis suppurativa.

Der Rückenmarksabsceß gehört zu den *seltensten Erkrankungen* des Nervensystems. Bis 1926 haben WOLTMAN und ADSON aus dem Schrifttum 29 Fälle zusammengestellt und einen eigenen hinzugefügt. Von WARTENBERG wurden 1936 10 weitere angeführt und in der Folgezeit im Schrifttum 20 gefunden, so daß in der Weltliteratur etwa 60 Fälle vorliegen dürften. BETTY und LOZBER berichteten 1963, daß sie im Schrifttum 50 Fälle gefunden hatten.

Der Rückenmarksabsceß kommt weit seltener als der Hirnabsceß vor. WARTENBERG (1936) bringt diese Beobachtung mit dem Massenverhältnis an nervöser Substanz gegenüber dem Gehirn, mit der geringeren Möglichkeit einer Fortleitung der Infektion, einem besseren Schutz gegenüber Traumen sowie einer geringeren Tendenz zu Entzündungen (CASSIRER und LEWY 1922, STEFFENS 1929) in Zusammenhang. Auch soll die das Rückenmark außen begrenzende weiße Substanz durch die Permeabilitätsverhältnisse einen besseren Schutz geben. Schließlich sollen die Weite und der Verlauf der Rückenmarksgefäße nach SCHMAUS (1901) das Rückenmark vor einer embolischen Einschwemmung schützen. Auch dem chemischen Faktor wird eine entzündungsunterdrückende Bedeutung beigemessen (SCHLESINGER 1894, 1897). Diese aufgeführten Gründe wurden als Beweis für die geringe Tendenz des Rückenmarks zu eitrigen Entzündungen im allgemeinen und zu eitrigen Einschmelzungsvorgängen im speziellen angeführt: trotz hochgradiger myelitischer Veränderungen blieben intramedulläre Abscesse Raritäten.

Das Rückenmark wird entweder *metastatisch* auf dem Blut- oder Lymphweg oder durch *direkte Fortleitung* befallen. Die metastatische Infizierung wird als die häufigste angesehen. Nach BODECHTEL und SCHRADER (1953) kann der Absceß sowohl nach Art der Herdmyelitis als auch der Meningomyelitis entstehen. Hier ausnahmsweise führt z.B. eine eitrige Meningitis zur Abscedierung in die Rückenmarkssubstanz.

Als häufigste *Ursache* des Rückenmarksabscesses werden nach WARTENBERG (1936) Verletzungen und Erkrankungen der Wirbel angesehen. BODECHTEL und SCHRADER (1953) nehmen als häufigste Ursache die eitrige Spondylitis und mehr als gelegentliche Ursache das Wirbeltrauma an. Über Wirbelfrakturen berichteten OLLIVIER (1837), FEINBERG (1876) und STERNBERG (1893), über Wirbeltuberkulose SCHLESINGER (1894, 1897), TURNER und COLLIER (1904) und über Wirbelcarcinom TURNER und COLLIER (1904). Bronchiektasen und Lungenempyem gaben NOTHNAGEL (1884), EISENLOHR (1892), HOMÉN (1895), SKÁLA (1896) und CHIARI (1910) an, eine Endokarditis CASSIRER (1903), eine Ohreiterung NONNE (1926), und SCHMITZ (1926) berichtete über einen Rückenmarksabsceß im Anschluß an einen Hirnabsceß nach einer chronischen Otitis media. Ein Prostataabsceß wurde von SCHLESINGER (1894, 1897) angegeben, ein septischer Abort von FORSTER (1926) und SITTIG (1927), Gonorrhoe von ULLMANN (1889), DE GUELDRE und SANÓ (1900), Infektionen der Haut von HITCHCOCK (1917), FORSTER (1926) und BARNES (1930), eine Aktinomykose von PRIBITKOFF und MALOLETKOFF (1901), LESNÉ und BELLIOR (1922) sowie von MOERSCH (1922), eine Tuberkulose innerer Organe von SILFVAST (1901) und Nonne (1926), eine Meningitis von Dreher (1899) und Kawashima (1910), eine eitrige Meningocele von Wolff (1909), ein kongenitales Dermoid von Dubreuille (1886—1887) und ein kongenitaler Dermal-Sinus von Mount (1949). Eine „Erkältung" als ursächlichen Faktor führten Fairbrother (1852) und Jaccoud (1895) an. Ätiologisch ungeklärt blieben die Fälle von Hart (1830), Demme (1876), Woltman und Adson (1926).

Innerhalb der einzelnen *Rückenmarksabschnitte* läßt sich ein bevorzugter Befall nicht feststellen; intramedulläre Abscesse werden von der medulla oblongata (Eisenlohr 1892, Weickhardt und Watis 1944) bis zum Conus medullaris angetroffen (Wartenberg, 1936).

Pathologisch-anatomisch kann das Ausmaß des Abscesses im Rückenmark sehr unterschiedlich sein. Die Eiterherde können miliare Größe haben oder hirsekorn- bis bohnengroß sein, aber auch den ganzen Rückenmarksquerschnitt einnehmen. Die Längenausdehnung beträgt meist 1—3 Segmente. Der Absceß kann sich aber auch — mehr oder weniger diffus — über weite Strecken und die ganze Länge des Markes ausdehnen. Auch multiple Abscesse in verschiedenen Höhen können vorliegen. Makroskopisch schiebt der Absceß das Nervengewebe zunächst auseinander und bewirkt keine gröberen Zerstörungen. Die pathologisch-anatomischen Veränderungen spielen sich meist in der grauen Substanz mit Bevorzugung der Basis des Hinterhorns oder der hinteren Commissur ab; die Hinterstränge sind seltener befallen (Wartenberg 1936). Wenn auch eine Begleitmeningitis eine häufige Beobachtung ist, so kann sie — wie bei Homén (1895) und Silfvast (1901) — völlig fehlen. In Abhängigkeit von der Größe des Abscesses und dem Ödem kann der Rückenmarkskanal ganz ausgefüllt sein (Wartenberg 1936). Bei längerem Bestehen ist eine Kapselbildung möglich. Der Absceß enthält gewöhnlich grünlich-weißen, dickflüssigen Eiter.

Das *mikroskopische Bild* hängt von dem Stadium des entzündlichen Vorgangs ab. Beim voll ausgebildeten Absceß ist das Gewebe meist zerfallen; mitunter sind auch vereinzelt Reste von Nervensubstanz zu erkennen. Ist der Prozeß noch nicht so weit fortgeschritten, so finden sich massenhaft Eiterzellen und homogenes, geronnenes Exsudat, das zuweilen eine Schichtung erkennen läßt, die durch Fibrin bedingt ist. Perivasculär finden sich Exsudate und kleinzellige Infiltrate, gelegentlich auch Blutungen. Bei längerem Bestehen ist durch Glia- und Bindegewebswucherung gelegentlich eine Kapselbildung zu erkennen. Zwischen den Schichten finden sich stellenweise reichlich gewucherte Capillaren. Die Umgebung des Abscesses ist ödematös durchtränkt: „Schwellung des Gliagewebes, Quellung der Achsenzylinder, vielfach Fehlen der Achsenzylinder, wodurch das Bild des ‚Lückenfeldes' entsteht. Nur in einzelnen Fällen ist die Abgrenzung des Abscesses gegen das umgebende Gewebe scharf" (Wartenberg 1936).

Der *Bakteriennachweis* soll nur selten gelingen, meist enthält der Eiter Streptokokken, dann Staphylokokken, Diplokokken, Aktinomyces, Stäbchen und Pneumokokken (Wartenberg 1936).

Als *Komplikation* sei auf die Möglichkeit des multiplen Vorkommens sowohl im Rückenmark als auch auf die Kombination eines Rückenmarksabscesses mit einem Hirnabsceß hingewiesen (Wartenberg 1936).

Entzündliche Erkrankungen der Rückenmarkshäute.
Pachymeningitis

Die Pachymeningitis spinalis externa ist — wie der Epiduralabsceß — häufig ein fortgeleiteter Prozeß (Bodechtel und Schrader 1953). Sie stellt das Endstadium einer abgelaufenen Entzündung dar. Manchmal wird unter dieser Bezeichnung sogar der Epiduralabsceß selbst verstanden (Bodechtel und Schrader 1953). Auf Grund des klinischen Symptomenkomplexes ist sie nie mit der Sicherheit wie andere Prozesse zu diagnostizieren, sondern vielfach erst durch die Laminektomie oder die Sektion (Dus 1960). Ob die chronisch-sklerosierende Form, wie sie Vulpian (1879) beschrieb, diesem Krankheitsbild zuzurechnen ist, bleibt dahingestellt.

Pathogenetisch unterscheidet sie sich nicht von den Epiduralabscessen. Die hauptsächlichen Erreger sind Staphylo- und Streptokokken. Auch spezifische Prozesse der Wirbelsäule kommen vor. Bei „Caries der Wirbelsäule" und „schwerem Decubitus in der Sacralgegend (bei Paraplegie usw.)" wurde sie von KAUFMANN (1922) angeführt. Als Folge traumatischer epiduraler Blutungen, die infiziert sein können, findet sie sich nach Wirbelsäulentraumen, perforierenden Wirbelsäulenverletzungen und operativen Eingriffen an der Wirbelsäule und innerhalb des Spinalkanals.

Über die *Häufigkeit* ihres Vorkommens sind keine verbindlichen Aussagen zu machen, weil die Operationsindikation erst bei spinaler Raumbeengung gegeben ist. Von diesem Ausmaß ist die Pachymeningitis jedoch selten.

Die Bezeichnung Pachymeningitis interna sagt aus, daß die Durainnenfläche mitbeteiligt sein kann (KAUFMANN 1922).

Die sog. *Pachymeningitis interna haemorrhagica* spielt im Spinalkanal — im Gegensatz zu der relativ häufig vorkommenden intrakraniellen Lokalisation — praktisch keine Rolle; nur selten ist auch die spinale Dura an dem Prozeß beteiligt. Mit Nachdruck weisen BODECHTEL und SCHRADER (1953) darauf hin, daß die sog. Subarachnoidalblutung — früher Meningealapoplexie genannt — mit der Pachymeningitis haemorrhagica interna nichts gemein hat, denn bei der letzteren kommuniziert das Hämatom nicht mit dem Liquorraum. Sie ist entweder Begleiterscheinung von spezifischen Entzündungen der Rückenmarkshäute, oder sie kommt als selbständige Erkrankung bei „cerebraler Paralyse" und bei Alkoholismus analog der Pachymeningitis haemorrhagica interna der Dura cerebralis vor (KAUFMANN 1922).

Pachymeningitis hypertrophica (CHARCOT-JOFFROY).

Unter dieser Bezeichnung wird eine chronische Entzündung aller Schichten der Dura verstanden, an der aber auch die Arachnoidea und die Pia beteiligt sind.

Die *Pathogenese* dieses Prozesses ist noch recht unklar. Als ursächliche Faktoren werden vorwiegend die Lues, aber auch die Tuberkulose und der Alkoholismus angeführt. Wichtig erscheint, daß auch unspezifische Erreger diese Veränderungen hervorrufen können. Die rheumatische Genese hat dagegen zunehmend an Bedeutung verloren. Gehäuftes familiäres Vorkommen (GROOD 1960) läßt auch an eine Prädisposition oder einen erblichen Faktor denken.

Höhenlokalisatorisch wurde sie früher als Erkrankung des Cervicalbereichs angesehen, was auch in der Benennung dieser Erkrankung als Pachymeningitis cervicalis hypertrophicans zum Ausdruck kommt. Sie kann sich aber, wenn auch seltener, in allen Abschnitten des Spinalkanals finden und zu seiner gewöhnlich ringförmigen Einengung führen. Nach KAUFMANN (1922) soll sie allerdings meist zuerst im unteren Teil des Halsmarks entstehen. DINA und LEONI (1952) beschrieben eine Pachymeningitis hypertrophicans dorsalis.

Makroskopisch handelt es sich um Verdickungen der Rückenmarkshäute mit schichtweiser, zwiebelschalenartiger Anordnung bis zu derben, schwielig-schwartigen Bindegewebsbildungen an der Innenfläche der Dura (Pachymeningitis interna fibroplastica). Dadurch können die Rückenmarkshäute um das 5- bis 10fache verdickt sein und sogar verknöchern (s. auch S. 98).

Nach KAUFMANN (1922) breitet sich die dicke Bindegewebsschwarte gewöhnlich ringförmig um das Rückenmark aus — am häufigsten an der unteren Cervicalanschwellung — und kann sich über eine Länge von etwa 10 cm erstrecken, so daß der Eindruck einer fibrösen Geschwulst entsteht. Auch die weichen Häute sind von der produktiven Entzündung ergriffen, welche entlang der Septen und Gefäße — die chronisch entzündliche Veränderungen zeigen können — ins Rückenmark eindringt. Vielfach wird der Prozeß an den weichen Häuten sogar für das Primäre gehalten und für die Quelle der neugebildeten, zwischen Arachnoidea und Dura befindlichen Bindegewebsmassen angesehen. Schließlich kann die Dura mit den weichen Häuten, den Nervenwurzeln und dem

Rückenmark schwielig verschmolzen sein und zur Atrophie der Nerven und zur Sklerose des komprimierten Rückenmarks, sogar bis zur totalen Querschnittsatrophie führen.

Mikroskopisch finden sich Bindegewebshyperplasien, was vielfach für die luetische Genese herangezogen wird. Die Klärung kann die serologische Untersuchung bringen; ein negatives Ergebnis spricht jedoch nicht dagegen.

Leptomeningitis acuta und chronica.

Akute entzündliche Prozesse der weichen Rückenmarkshäute erstrecken sich nur in Ausnahmefällen auf den Spinalkanal allein und führen auch dann nur sehr selten zu eitrigen oder serösen Exsudaten mit direkten Druckauswirkungen auf das Mark (Bodechtel und Schrader 1953). Auch fibrinös-eitrige Exsudate sind möglich. Diese Form der Leptomeningitis kann sich im Anschluß an Traumen entwickeln, sie kann von benachbarten entzündlichen Prozessen fortgeleitet sein — z.B. bei sacralem Decubitus, bei Spina bifida — oder hämatogen entstehen.

Makroskopisch sind die weichen Häute milchig-weiß und verdickt. Meist sind angrenzende Teile des Rückenmarks und der Nervenwurzeln mit ergriffen und auch die cerebralen Meningen beteiligt, so daß in der Regel eine Meningo-Myelitis und -Neuritis bzw. eine Cerebrospinalmeningitis vorliegt. Exsudat kann sich im Subarachnoidalraum sammeln und ist dann leicht flüssig, klebrig oder zäh und enthält gewöhnlich Eitererreger.

Mikroskopisch finden sich die charakteristischen Veränderungen einer Entzündung: Ödem, kleinzellige Infiltrationen und Erweichungsherde.

Chronisch entzündliche Prozesse der weichen Rückenmarkshäute finden sich über cariösen Stellen der Wirbelsäule, aber auch bei intramedullären Affektionen und nach Wirbelsäulentraumen. Die chronische Leptomeningitis spinalis kann in Form weißlicher, opaker Verdickungen der Meningen vorliegen, mit dem Rückenmark oder der Dura adhärent sein und dann als Meningomyelitis oder Pachymeningitis chronica hyperplastica (Kaufmann 1922) vorliegen.

Von praktischer Wichtigkeit ist die *adhäsive circumscripte Arachnitis*, die auch als Meningitis serosa chronica circumscripta bezeichnet wird (Kaufmann 1922) und zu Scheincysten führen kann. In dieser Form wurde sie bei der Arachnitis abgehandelt (s. S. 96—98).

Entzündliche Erkrankungen der Wirbelsäule*.

Entzündliche Prozesse der knöchernen Begrenzung des Spinalkanals werden nach pathologisch-anatomischen Gesichtspunkten in akute und chronische unterteilt, wobei die Art des Erregers weitgehend den Verlauf bestimmt; je nach Lokalisation, Ausmaß und Erreger werden unspezifische und spezifische Formen der Spondylitis und Osteomyelitis unterschieden.

Unspezifische Spondylitiden können bei allen bakteriellen Erkrankungen auftreten. Sie werden unter dem Sammelbegriff der Spondylitis infectiosa zusammengefaßt. Bei der unspezifischen Osteomyelitis, die seltener als die tuberkulöse vorkommt, handelt es sich häufiger um Staphylokokken- als um Streptokokken-Infektionen. Hierauf wurde an entsprechender Stelle bei dem epiduralen Absceß ausführlich eingegangen (s. S. 103). Die Spondylarthritis ankylopoetica oder die Strümpell-Bechterew-Mariesche Erkrankung wird zum Formenkreis der entzündlichen rheumatischen Leiden gezählt.

Spondylitiden als Ursache von Kompressionen des oberen Halsmarks wurden von Simonyi (1957) bzw. eines radikulomedullären Cervicalsyndroms von Bergami und de Pasquale (1962) beschrieben. Über die Behandlung bei derartigen Rückenmarkskompressionen berichteten Priboianu, Popescu, Dinulescu, Popovici und Tudose

---

* Siehe auch Schlegel, Band VII/1, S. 33—46 dieses Handbuchs.

(1962) u.a. Auch bei der Brucellose können Spondylitiden mit Marksymptomen auftreten. Befällt der Erreger jedoch das Nervensystem selbst, so kommt es zu einer Neurobrucellose. Hierbei auftretende Querschnittserscheinungen sind dann aber Folge einer entzündlichen Erkrankung des Nervensystems und nicht einer spinalen Raumbeengung. Die bekannteste Brucella-Infektion ist der Morbus Bang.

Zu den spezifischen Formen zählen die Spondylitis tuberculosa, luica und typhosa. Auch Spätfolgen tuberkulöser oder syphilitischer Infektionen können Druckerscheinungen des Rückenmarks oder der Nervenwurzeln hervorrufen. Über eine durch Tabes verursachte Osteoarthropathie des 3. Lendenwirbels, die zu einer Kompression der Cauda equina geführt hat, wurde von RATAJ (1962) berichtet. Schließlich sind die oft den entzündlichen Affektionen zugezählten parasitären einschließlich mykotischen Wirbelerkrankungen zu erwähnen. Soweit diese Erkrankungen der Wirbelsäule als raumbeengende spinale Prozesse von neurochirurgischer Bedeutung sind, wird hierauf in den entsprechenden Kapiteln dieses Bandes (s. S. 72—90) eingegangen. Lediglich die Osteomyelitis der Wirbelsäule wurde bei den Epiduralabscessen wegen ihrer pathognomonischen Bedeutung eingehender abgehandelt.

35. Blutungen.

Innerhalb des Spinalkanals werden sie — vor allem im älteren Schrifttum — auch als Haematorachis (BAIN 1897) und gelegentlich als meningeale Hämorrhagien bezeichnet; eine extradurale spinale Meningeal-Hämorrhagie wurde von HOPKINS (1899) mitgeteilt, über meningeale Hämorrhagien berichtete MICHON (1928).

Innerhalb des Spinalkanals sind sie als raumbeengende Prozesse ausgesprochen selten, insbesondere auch im Verhältnis zu den intrakraniellen Hämatomen. Mit den Blutungen im Spinalkanal und Rückenmark beschäftigt sich unter anderem die Monographie von OLDAK (1948). Ein ausführliches Literaturverzeichnis findet sich bei LEPOIRE, TRIDON, MONTAUT und GERMAIN (1961) in der Arbeit „L'hématome extradural rachidien spontané".

Ihre Einordnung kann nach Genese, topographischen Gesichtspunkten, klinischem Verlauf und Lebensalter erfolgen.

Als *Entstehungsursache* von Blutungen innerhalb des Spinalkanals werden im wesentlichen Wirbelsäulen- einschließlich Geburtstraumen, Gefäßmißbildungen bzw. Angiome und andere Gefäßprozesse, geschwulstartige Neubildungen, Blutkrankheiten, Entzündungen und Vergiftungen angeführt. Auch als Folge einer Antikoagulantientherapie können sie entstehen sowie nach diagnostischen und operativen Eingriffen im Spinalkanal.

Als Traumafolge finden sie sich meist epidural (PECKER, JAVALET und LE MENN 1960 u.a.).

Am häufigsten werden Gefäßmißbildungen als wahrscheinliche Blutungsquelle angenommen. Als Folge von Varicenbildungen innerhalb des Spinalkanals wurden sie bereits in der älteren Literatur von GAUPP (1888) und LINDEMANN (1912) erwähnt und im späteren Schrifttum als Folge von Angiomen und Gefäßmißbildungen des Spinalkanals (CHRISTENSEN und LARSEN 1953 u.a.) angesehen, auch wenn nicht immer deren Nachweis zu erbringen ist (LEPOIRE, TRIDON, MONTAUT und GERMAIN 1961); oft bleibt die Ursache ungeklärt. Auch bei tumorösen Prozessen kommen sie vor, z.B. als Subarachnoidalblutung bei einem Meningosarkom (MIGDALSKA-KASSUROWA, KIRKOWSKA, HAFTEK 1962) u. a.

Bei Hämophilie wurden Spontanblutungen extradural von SUMNER (1962) und als subdurales Hämatom von ALAJOUANINE, CASTAIGNE und LHERMITTE (1949) mitgeteilt. Über eine Polycythaemia vera als Blutungsursache wurde von AMYES, VOGEL und RANEY (1955) berichtet.

Blutungen in ein bereits erkranktes oder entzündlich verändertes Rückenmarksgewebe, wie bei der Myelitis oder Poliomyelitis acuta, aber auch bei Höhlenbildungen — „syringal haemorrhage" nach GOWERS — wurden von OPPENHEIM (1923) mitgeteilt.

Als Folge einer Behandlung mit Antikoagulantien wurden epidurale Blutungen von Weigert (1961) sowie von Whaley und Lindner (1962) erwähnt; Cloward und Yuhl (1955) sowie Alderman (1956) sahen sie nach Verabreichung von Dicumarol entstehen.

Im Verlauf einer Myelographie wurde eine spontane Hämorrhagie in das Rückenmark und seine Häute von Thurel und Morinet (1955) mitgeteilt.

Nach neurochirurgischen Eingriffen an Wirbelsäule und Rückenmark wurden sie sowohl epidural als auch subdural bzw. subarachnoidal (Haft, Finneson, Cramer und Fiol 1957) beschrieben.

Nach ihrer *topographischen Lage* können sie epidural, subdural, subarachnoidal, subpial und intramedullär angetroffen werden. Über eine gleichzeitige subarachnoidale und epidurale Blutung bei einer gefäßbedingten Rückenmarksschädigung wurde von Odom (1962) berichtet.

Nach dem *klinischen Verlauf* finden sie sich im Schrifttum meist als spontane spinale Hämorrhagien angeführt (Henson und Croft 1956). Drei Fälle von chronischen epiduralen und subduralen Hämatomen wurden von Carrea, Girado und Eurnekian (1954) mitgeteilt.

Die einzelnen *Abschnitte des Spinalkanals* sind in Abhängigkeit von der auslösenden Ursache in unterschiedlicher Häufigkeit betroffen.

Mit der Häufigkeit, Lokalisation und Ätiologie von Blutungen im Wirbelkanal bei Frühgeburten und Feten haben sich Volbert und Schweitzer (1954) beschäftigt. Die Frage der spinalen Raumbeengung muß hierbei in den meisten Fällen wohl offen bleiben. Bei 30 untersuchten Früh- und Fehlgeburten wiesen sämtliche Fälle extradurale Blutungen auf, etwa 84% subdurale und fast die Hälfte intramedulläre. Die Blutungen erstreckten sich in fast der Hälfte der Fälle über alle drei Rückenmarksabschnitte, bei etwa $^1/_4$ über zwei Rückenmarksabschnitte und bei $^1/_8$ der Fälle nur auf das Halsmark. Größere Blutungen dehnten sich immer auf alle drei Abschnitte der Wirbelsäule aus, bei kleineren war das Hals- und Lendenmark stärker betroffen als das Brustmark. Über intraspinale Hämorrhagien bei Neugeborenen berichtete Elgjo (1962) und über ein chronisches epidurales Hämatom bei einem Kind Maxwell und Puletti (1957).

Epidurale Blutungen.

Sie sind innerhalb des Spinalkanals *unter den Hämatomen des Spinalkanals wohl die häufigsten*. Über extradurale Lage des Hämatoms berichteten Farquar, Buzzard und Symond (1928), Alderman (1956), Nichols und Manganiello (1956), Fields und Jones (1957), Lowrey (1959), Cube (1962) und Lin (1962) mit Vorliegen einer Paraplegie. Auf das spontane Blutungsereignis wurde besonders von Amyes, Vogel und Raney (1955), Scott (1958), Lougheed und Hoffman (1960) sowie von Lepoire, Tridon, Montaut und Germain (1961) und eine damit verbundene Paraplegie von Schultz, Johnson, Brown und Mosberg (1953) sowie von Cecotto, Ruberti und Benedetti (1961) hingewiesen. Über zwei Fälle einer epiduralen spinalen Blutung wurde von Sadka (1953) und über drei Fälle spinaler epiduraler Hämatome von Lowrey (1959) berichtet.

Epidural entstehen sie nach Geburts- und Wirbelsäulentraumen. Bei Neugeborenen wurden sie hier sowohl nach Schultzeschen Schwingungen (Knapp 1904) als auch sonst in 10% operativer Geburten und anderer Geburtsläsionen beobachtet (Schaeffer 1897, Gött 1909); auch nach Asphyxie finden sie sich beschrieben. Über epidurale spinale Blutung mit subakuter Degeneration des Rückenmarks als Geburtsschädigung berichteten Hassin und Stone (1935). Ein chronisches spinales epidurales Hämatom bei einem Kind wurde von Maxwell und Puletti (1957) mitgeteilt. Über eine traumatische extradurale Blutung mit Paraplegie und „Spondylarthrite ankylosante" wurde von Pecker, Javalet und Le Menn (1960) und über eine extradurale spinale meningeale Hämorrhagie ohne eine grobe Verletzung der Wirbelsäule von REID und KENNEDY (1925) berichtet. Eine akute nichttraumatische epidurale Blutung erwähnen KAPLAN und DENKER (1949) sowie PLAGNE (1961). DAWSON (1963) fand als Blutungsquelle bei zwei Kranken kleine venös-angiomatöse Mißbildungen im Epiduralraum — einmal im oberen Thorakalbereich und einmal im oberen Lumbalgebiet — die zu raumbeengenden epiduralen Hämatomen geführt hatten. Beide Patienten wurden durch die Ausräumung des Hämatoms vollständig beschwerdefrei. Brüchige Gefäße als Blutungsursache gaben AMYES, VOGEL und RANEY (1955) an. Sie führten zu einer epiduralen Hämorrhagie mit Kompression des Rückenmarks (zwei Fälle). Bei ihrem 3. Fall handelte es sich um eine Polycythaemia vera. Auch bei anderen Blutkrankheiten und im Verlauf einer Antikoagulantientherapie sind sie epidural beobachtet worden (WINER, HORENSTEIN und STARR 1959). Mit der Frage des Ausmaßes der Blutung bei Lamenektomien haben sich SÓMA und NAKAJIMA (1954) beschäftigt. Im allgemeinen handelt es sich jedoch um venöse Sickerblutungen, denen keine praktische Bedeutung zukommt. Anders wird die Situation, wenn eine Infektion hinzutritt. Schließlich können auch bei Tetanus — ähnlich wie bei Tieren, die mit Strychnin vergiftet wurden — epidurale Blutungen entstehen (KAUFMANN 1922).

Innerhalb des Spinalkanals können alle Abschnitte einzeln und kombiniert betroffen sein. Zum Beispiel bei den drei Fällen, über die von AMYES, VOGEL und RANEY (1955) berichtet wurde, lag die Blutung einmal im unteren Cervical- und oberen Thorakalbereich, einmal im mittleren Thorakal- und einmal im Lumbalkanal. Ein spontanes epidurales Hämatom der Cervicalregion gaben PESERICO und SVIEN (1959) an, über ein spontanes extradurales Hämatom der Lumbalgegend berichteten POMME, MONTRIEUL und GIRARD (1959) und ebenfalls über ein extradurales Hämatom im Lumbalbereich, das das Syndrom eines Bandscheibenvorfalls vorgetäuscht hatte, SVIEN, ADSON und DODGE (1950).

Meist liegt das Blut geronnen zwischen Periost und Dura. Sofern keine operativen Maßnahmen notwendig werden, wird es bindegewebig umgewandelt und entwickelt sich zu einer oft sehr derben und dicken Duraschwarte. Durch Riß des vorderen Wirbelsäulenlängsbandes als Folge eines Schleudermechanismus mit Hyperlordosierung der Halswirbelsäule bei Unfällen oder Sportverletzungen kann es zu prävertebralen Blutungen bis unter die Halsfascie kommen (MORITZ 1962). Derartige Hämatome können innerhalb weniger Wochen verkalken und verknöchern und zu entsprechenden funktionellen Störungen führen.

Subdurale Blutungen.

Sie treten als Hämatome nur selten auf. COONEY und BAKER (1953) berichteten darüber im Anschluß an eine Rückenmarksoperation. Bei dieser Lage kommen sie auch als chronisches Hämatom vor (RADER 1955). Als seltene Komplikation bei Hämophilie erwähnen sie ALAJOUANINE, CASTAIGNE und LHERMITTE (1949).

Subarachnoidale Blutungen.

Subarachnoidal wie auch intramedullär erreichen Blutungen nicht allzu häufig das Ausmaß einer Raumbeengung.

Im Subarachnoidalraum können sie ebenfalls nach Traumen, im Anschluß an Hämorrhagien im Gehirn und Spinalkanal, z.B. aus spinalen bzw. medullären Angiomen und Tumoren, bei Entzündungen, bei hämorrhagischer Diathese, bei agonaler Stauung und medikamentös unter der Behandlung mit Antikoagulantien oder aus unbekannter Ursache entstehen.

Bei Blutung aus einem Rückenmarksgefäß handelt es sich meist um ein akutes Geschehen, das dann unter dem *klinischen Bild einer spontanen Subarachnoidalblutung* oder einer *Apoplexia spinalis* auftritt. Eine spontane subarachnoidale Hämorrhagie wurde von HENSON und CROFT (1956) mitgeteilt. Über spontane subarachnoidale Hämorrhagien berichteten auch ESPEY und SCOVILLE (1953). Sie führten aus, daß es sich *ursächlich* im allgemeinen um Folgen von Gefäßanomalien, selten auch um syphilitische Aneurysmen (Wyburn-Mason 1943) handelt. Subarachnoidale Hämorrhagien bei einem arteriovenösen Angiom wurden von Monti und Paparo (1955) und bei gleichzeitigem Vorliegen einer intramedullären und intrakraniellen Gefäßmißbildung von Christensen und Larsen (1953) beschrieben. Nach einer Rückenmarksoperation im Verlauf einer Thrombose spinaler Varicen wurde ein subarachnoidales Hämatom von Haft, Finneson, Cramer und Fiol (1957) beobachtet. Die neurologischen Symptome wurden hierdurch erklärt. Diese Autoren glauben bei unklaren idiopathischen subarachnoidalen Hämorrhagien eine Periarteritis nodosa berücksichtigen zu müssen.

Subarachnoidale Blutungen bei benignen und malignen Tumoren wurden mitgeteilt beim Neurofibrom von Halpern, Feldman und Peyser (1958), beim Ependymom von Mendelsohn und Mora (1958), beim „Meningosarkom" von Migdalska-Kassurowa, Kirkowska und Haftek (1962) sowie beim Chorionepitheliom von Seal und Millard (1955). Über eine ausgedehnte Subarachnoidalblutung, ausgehend von einem Meningealsarkom bei einem $3^1/_2$ Monate alten Kind, wurde von Tarlov und Keener (1953) berichtet und darauf hingewiesen, daß es der einzige Fall bei einem Kind unter zehn Fällen von Rückenmarkstumoren mit subarachnoidalen Hämorrhagien war. Bei Tumoren der Lumbalregion wurden sie von Fernández, Malosetti, Folle und Paseyro (1956), Mendelsohn und Mora (1958), Amici und Borghi (1959) mitgeteilt. Bei dem Fall von Halpern, Feldman und Peyser (1958) war die Ursache der subarachnoidalen Hämorrhagie ein spinales intradurales Neurofibrom im oberen Caudabereich. Im Gefolge von Hirn- und Rückenmarksoperationen sind die nicht zu umgehenden Blutungen in den subarachnoidalen Liquorraum so gut wie nie raumbeengend. Durch Lumbalpunktionen wird eine Ansammlung von Blut im unteren Duralsack vermieden und dadurch Verwachsungen zwischen Caudawurzeln und Rückenmarkshäuten vorgebeugt.

Bei stärkeren Blutungen finden sich größere Blutklumpen besonders um die Nervenwurzeln (Kaufmann 1922).

Als nicht raumbeengende Subarachnoidalblutung kann sie Teilerscheinung der vielfältigen klinischen Symptomatik bei der Neurobrucellose sein (Fincham, Sahs und Joynt 1963).

Intramedulläre Blutungen.

Über die *Häufigkeit* intramedullärer Blutungen liegen keine gesicherten Angaben vor, weil sie nur selten durch Raumbeengung Veranlassung zu einem neurochirurgischen Eingriff geben.

Im allgemeinen werden sie *durch den apoplektiformen Verlauf als spontane Hämatomyelie bezeichnet* und *ursächlich* als Komplikation eines Rückenmarksangioms oder eines Gefäßprozesses angesehen (Thurel und Villey 1955, Noel 1956, Odom, Woodhall und Margolis 1957, Ludwig 1972 u.a.). Als Geburtsläsionen kommen Blutungen nicht nur im Rückenmark selbst sondern auch unter der Pia vor (Burckhard 1905).

Intramedullär werden sie vorwiegend bei Gefäßmißbildungen oder Angiomen des Rückenmarks angetroffen. Aber auch Blutungen in einen Rückenmarkstumor können zu akuten medullären Kompressionserscheinungen führen. Über eine sekundäre Hämatomyelie bei einem Hämangiom berichtete Buckley (1936) und über eine akute Rückenmarkskompression durch Blutung in ein extradurales Neoplasma Kaplan (1942). Tumorblutung in ein spinales Neurinom mit apoplektiformem Verlauf wurde von Krayenbühl (1947) sowie von Viale, Müller und Nittner (1961) beschrieben. Nur vereinzelt wird auch ein Wirbelsäulentrauma angeschuldigt, wie bei Robson (1956), der eine Hämatomyelie im Zusammenhang mit einer Hyperextension mitteilte. Aber auch beim intramedullären Angiom wurden Hämatomyelien durch Ruptur eines Gefäßes gelegentlich als traumatischen Ursprungs angesehen (Clark 1954). Über ein verkalktes Hämatom des Thorakolumbalmarks mit Gefäßanomalien berichteten David, Carrot, Paraire und Charlin (1943).

i) Sonstige raumbeengende Prozesse außerhalb des Wirbelkanals.

36. Wirbelsäulenveränderungen.

Angeborene und erworbene Systemerkrankungen*.

Angeborene Systemerkrankungen.

Werden die tumorösen Neubildungen, insbesondere Mißbildungsprozesse — wie Dermoide, Epidermoide, Cysten und Angiome — unberücksichtigt gelassen, so sind angeborene raumbeengende Prozesse innerhalb des Spinalkanals — auch der nervösen Substanz selbst oder der Rückenmarkshäute, die zu einer Raumbeengung führen — kaum bekannt. Von SIQUEIRA und BUCY (1963) z.B. wurde als ungewöhnliche Ursache eines modifizierten Brown-Séquardschen Syndroms eine kleine Hernie des Rückenmarks beschrieben, die durch einen lokalen Defekt der Dura nach ventrolateral vorgedrungen war. Die histologische Untersuchung des Operationsmaterials sprach am ehesten für eine angeborene Mißbildung.

Die angeborenen Erkrankungen des Nervensystems nehmen insofern eine Sonderstellung ein, als die Wirbelsäule immer mitbeteiligt ist, wenn das Rückenmark betroffen ist. Häufig finden sich neben Erweiterungen des Spinalkanals auch Defekte durch Entwicklungsstörungen beim Schließungsvorgang. Eine primäre Raumbeengung kommt diesen Prozessen daher nicht zu.

Dagegen sind die Systemerkrankungen der Wirbelsäule, die unter den Sammelbegriff der enchondralen Dysostosen (MAU 1958) fallen, durchaus in der Lage, Rückenmarkskompressionen hervorzurufen. Hierbei stehen immer die Formveränderungen der Wirbelsäule im Vordergrund, so daß diese Kranken zuerst in orthopädische Behandlung kommen. Vielfach treten die *neurologischen Symptome* auch erst im weiteren Verlauf mit Zunahme der Wirbelsäulenveränderungen auf. Für den Neurochirurgen geben aber auch diese Krankheitsbilder relativ selten Anlaß zu operativen Maßnahmen.

Unter den angeborenen Systemerkrankungen der Wirbelsäule ist die *Chondrodystrophie* trotz der großen Seltenheit wohl diejenige, bei der medulläre Symptome am meisten bekannt sind und hinsichtlich ihrer Pathogenese diskutiert werden. Im amerikanischen Schrifttum findet sich die Chondrodystrophie auch unter der Bezeichnung Achondroplasia (fetalis) oder achondroplastic dwarf. Rückenmarkssymptome wurden hierbei von ZWINGOGRODZKI (1961), Rückenmarkskompressionserscheinungen und Wurzelsymptome von ROUQUÈS (1956), DUVOISIN und YAHR (1962) sowie eine Rückenmarks- und Caudakompression von EPSTEIN und MALIS (1955) beschrieben.

Ursächlich wird für das Auftreten *neurologischer bzw. medullärer Symptome* einmal die chondrodystrophisch bedingte Einengung des Wirbelkanals angeführt, was nach DONATH und VOGL (1925, 1927) zu einem Mißverhältnis von Rückenmarks- und Wirbelkanaldurchmesser führt. Zum anderen wird ein zusätzlicher Faktor angeschuldigt, sei es, daß eine weitgehende Einengung durch eine deformierende Spondylarthrose oder durch die Protrusion von einer oder mehreren Bandscheiben vorliegt (WEBER 1953). Obwohl unter den neurologischen Störungen bei Chondrodystrophie die Querschnittserscheinungen im Brustmarkbereich überwiegen, kann der Prozeß in allen Abschnitten des Spinalkanals zu Transversalsymptomen führen, wie die Fälle von SCHREIBER und ROSENTHAL (1952), SPILLANE (1952) u.a. zeigen. Die gelegentlich günstige Beeinflussung des medullären Syndroms durch eine Entlastungslaminektomie (ALBRECHT und RANZI 1926, VOGL und OSBORNE 1949, SCHREIBER und ROSENTHAL 1952, SPILLANE 1952, WEBER 1953) spricht zumindest auch für einen kausalen Zusammenhang zwischen den neurologischen Störungen und der Einengung des Wirbelkanals.

Die in der Literatur mitgeteilten Fälle mit spinalen neurologischen Symptomen sind 1949 von VOGL und OSBORNE zusammengestellt worden. Sie haben neun solcher Beob-

---

* Siehe auch SCHLEGEL, Band VII/1, S. 46—53 dieses Handbuchs.

achtungen gesammelt und einen eigenen Fall hinzugefügt (PARHON, SCHUNDA und ZAL-PLACHTA 1905, ZOSIN 1910, FALTA 1913, PARHON und SCHUNDA 1913, MAAS 1920, KEMÉ-NIFFY 1924, DONATH und VOGL 1925, 1927, ALBRECHT und RANZI 1926, FREUND 1933, VOGL und OSBORNE 1949). Weitere kasuistische Mitteilungen finden sich bei SCHREIBER und ROSENTHAL (1952), SPILLANE (1952), WEBER (1953), ROUQUÈS (1956) u. a.

Weiter können im Verlauf enchondraler Dysostosen — die hier nicht im einzelnen auf-geführt werden sollen (s. S. 124) — Kyphosen und Skoliosen entstehen, die zu medullären Symptomen führen können. Auch hierbei ist eine Besserung durch Laminektomie möglich, die bei progredienten Kyphosen und Skoliosen mit einer operativen Wirbelsäulenver-steifung kombiniert werden soll (COBB 1952).

Erworbene Systemerkrankungen.

Am Rückenmark sind keine erworbenen Systemerkrankungen bekannt, die zu einer Raumbeengung innerhalb des Spinalkanals führen. An der Wirbelsäule werden hierzu die Osteoporosen, die Ostitis deformans Paget, die Akromegalie, die Neurofibromatose sowie die Lipoidosen und Retikulosen gezählt.

α) Osteoporosen.

Sie stellen weder ursächlich noch pathologisch-anatomisch eine einheitliche Krank-heit dar (SCHMORL und JUNGHANNS 1957). Das Gemeinsame ist hierbei immer die Ver-minderung der Zahl und Dicke der Knochenbälkchen und damit der Tragfähigkeit und des Widerstandes der knöchernen Bestandteile der Wirbelsäule (SCHLEGEL 1969). Sie werden nach dem Erkrankungsalter in die jugendliche Osteoporose (LINDEMANN 1951, EBEL 1959), die präsenile oder postklimakterische und die Altersosteoporose unterteilt und als Funktionsstörungen der inneren Organe — renale Osteodystrophie der Kinder und Osteomalacie der Erwachsenen — der inkretorischen Drüsen — Nebenniere, Gonaden, Schilddrüse — oder als Folgen von Eiweiß- und Vitaminmangelschäden angesehen.

Medulläre Kompressionserscheinungen treten durch Spontanfrakturen der Wirbel auf (OSTERTAG 1955, SEITZ 1964). KEMPINSKY, MORGAN und BONIFACE (1958) beschrieben zwei Fälle von Paraplegie bei einer Osteoporose, die zu einer Deformierung der Wirbel-säule geführt hatte. In Abhängigkeit von der Grundkrankheit handelt es sich weniger um neurochirurgisch als vielmehr orthopädisch behandlungsbedürftige Leiden.

β) Ostitis deformans Paget.

Diese Erkrankung des Skeletsystems wird auch als *Osteodystrophia Paget, Pagetsche Erkrankung* oder einfach „*Paget*" bezeichnet.

Sie zählt zu den *häufigsten Knochenkrankheiten* und befällt in einem *hohen Prozent-satz die Wirbelsäule*. SCHMORL und JUNGHANNS (1957) fanden sie im Sektionsgut in 3%. Unter 138 Autopsien von Morbus Paget-Erkrankten lagen bei 69 (50%) Veränderungen einzelner Wirbel und in 6,5% sogar der ganzen Wirbelsäule vor. Die Einengung des Spinalkanals kann durch Wirbelknochenverdickung erfolgen (BRENNER 1962). Aber auch Keil- und Fischwirbelbildungen mit Abflachung und Verbreiterung kommen vor. Hyper-ostotische und sklerosierende Vorgänge führen zum sog. „Elfenbeinwirbel".

Durch Wirbelknochenverdickung bedingte *medulläre Kompressionserscheinungen* wer-den von TENG, GROSS und NEWMAN (1951) unter den Paget-Erkrankungen der Wir-belsäule mit 1:131 angegeben. ROBINSON (1953) hält das Auftreten einer Paraparese für noch seltener. Im Schrifttum wurden von BIANCHI und GIORDANI (1955) 50 Fälle mit neurologischen Komplikationen als Folge von Wirbelzusammenbrüchen und von CASTORINA und POLIZZI (1955) 59 Fälle als Folge von Kyphosen und Hyperostosen mit-geteilt. Die Zahl der Laminektomien wegen medullärer Kompressionserscheinungen wird seit dem erstbekannt gewordenen Eingriff durch SERGANT (1923) von BRENNER (1962) auf mehr als 25 geschätzt.

Von den einzelnen *Abschnitten der Wirbelsäule* wird die Halsregion am seltensten und das Lumbalgebiet am häufigsten betroffen. Nach WEIL (1958) fallen etwa $^1/_6$ der Wirbelprozesse auf die Halswirbelsäule, $^2/_6$ auf die Brustwirbelsäule und $^3/_6$ auf die Lendenwirbelsäule, was mit den Angaben von SCHMORL und JUNGHANNS (1957) übereinstimmt; von 69 Fällen waren 10 cervical, 23 thorakal und 36 lumbal gelegen. Medulläre Kompressionserscheinungen werden vorwiegend bei thorakalem Sitz beobachtet.

Pathologisch-anatomisch finden sich die oben beschriebenen Veränderungen. Mikroskopisch liegt das Bild der sog. Mosaik-Struktur vor.

Die *maligne Degeneration* eines osteodystrophen Knochens ist selten. Sie tritt meist bei einer Spontanfraktur oder bei einer Heilungsstörung auf. Die Häufigkeit der Sarkomentstehung wurde von HELLNER (1938) mit 2% angegeben. Im Bereich der Wirbelsäule sei sie besonders gering (KIENBÖCK 1958). Über sarkomatöse Entartung eines Paget-Wirbels wurde von RUBENS-DUVAL, VILLIAUMEY und MILHAUD (1959) berichtet. Bei FINNESON, GOLUBOFF und SHENKIN (1958) war es dabei zu einer Kompression der Cauda equina gekommen.

Gleichzeitiges Vorkommen von *anderen Neubildungen* ist selten; LASSERRE (1952) berichtete über eine vertebrale Angiomatosis. RUSSELL (1949) teilte die Kombination einer Pagetschen Erkrankung mit einem Osteoklastom mit.

γ) Akromegalie.

Diese durch Störung des Akrenwachstums gekennzeichnete endokrine Stoffwechselstörung führt auch zu Auswirkungen am Skeletsystem. In diesem Rahmen kommt es zu Veränderungen an der Wirbelsäule in Form von Kyphosen und Kyphoskoliosen und auch zu Veränderungen an den Wirbeln selbst; die Wirbelkörper sind im ventralen Durchmesser verlängert. Rückenmarkskompressionserscheinungen mit neurochirurgischen Konsequenzen sind nicht bekannt geworden.

δ) Neurofibromatose.

Auch dieser Erkrankung werden endokrine Stoffwechselstörungen zugrundegelegt (JENTSCHURA 1951). Am Skeletsystem führt sie zu tumorbedingten Veränderungen, auf die an entsprechender Stelle bei den Geschwülsten eingegangen wird (s. S. 154 und 267), aber auch zu hochgradigen Formveränderungen, die einen Tumor vortäuschen können. An der Wirbelsäule finden sich dann Exkavationen an den dorsalen Wirbelkörpern meist mehrerer benachbarter Wirbel mit einer erheblichen Erweiterung des Spinalkanals in beiden Ebenen (s. Abb. 30, S. 157). Skoliosen und Kyphosen mit starker Torsion verursachen hochgradige Wirbelsäulendeformierungen, die nicht selten mit einem Querschnittssyndrom einhergehen. Über derartige Veränderungen im Bereich der Halswirbelsäule berichteten HEARD, HOLT und NAYLOR (1962).

ε) Lipoidosen und Retikulosen.

Hierzu zählen Morbus Gaucher, Morbus Niemann-Pick, Morbus Hand-Schüller-Christian, Morbus Abt-Letterer-Siwe.

Diesen Erkrankungen liegt eine Störung im Lipoidstoffwechsel zugrunde. Über Rückenmarkskompression bei Morbus Gaucher wurde von RAYNOR (1962) berichtet.

Ob das eosinophile Granulom eine primäre Lipoidstoffwechselstörung oder eine Granulomatose des reticuloendothelialen Systems darstellt, wird unterschiedlich beurteilt. VON ALBERTINI (1955) zählt es zu den Geschwülsten.

An der Wirbelsäule führt es zu Kompressionsfrakturen und Gibbusbildung; als sog. Vertebra plana symptomatica — eine häufige Beobachtung — ist eine Abtrennung gegenüber dem Krankheitsbegriff Vertebra plana Calvé getroffen. Bei Rückenmarkskompression ist die Indikation zur Laminektomie gegeben.

Angeborene und erworbene Kyphosen sowie Kyphosen bei bestimmten Systemerkrankungen, Skoliosen und Kyphoskoliosen*.

Eine gewisse Sonderstellung nehmen die Kyphosen, Skoliosen und Kyphoskoliosen ein, weil sie Ausdruck einer Systemerkrankung sein können.

Die *angeborene Kyphose* ist für den Neurochirurgen praktisch bedeutungslos, ausgenommen bei der Chondrodystrophie. Von den *erworbenen* kann die *Scheuermannsche Erkrankung oder Adolescentenkyphose* zu medullären Kompressionserscheinungen führen, wie sie als *mehr oder weniger ausgeprägtes Querschnittssyndrom* von Blum (1936), Gullèdge und Brav (1950), Schlegel (1958) u. a. mitgeteilt wurden. Da sich bei dieser Erkrankung häufig mehrfache Bandscheibenvorfälle finden, wurden mitunter auch diese myelographischen und explorativ bestätigten Befunde für medulläre Kompressionserscheinungen verantwortlich gemacht, vor allem wenn sich die neurologische Symptomatik nach der operativen Entfernung des Prolapses zurückbildete (van Landingham 1954). Discusprolapse im Thorakalbereich sind allerdings seltener als lumbale oder cervicale und führen in dieser Höhe nicht zu radikulären, sondern zu medullären Symptomen. Bei den von Cloward und Bucy (1937) mitgeteilten zehn Fällen war die Ursache der Rückenmarkskompression bei Früh- oder Spätformen einer Scheuermannschen Erkrankung nicht ein Prolaps, sondern eine extradurale Cyste.

Weiter ist hier die *Vertebra plana Calvé* als aseptische Knochennekrose mit Zerfall eines Wirbels im jugendlichen Alter zu nennen, der zu neurologischen Komplikationen führen kann (Scheuer 1955).

Auf *Kyphosen als Folge einer Systemerkrankung* — wie bei Chondrodystrophie, Osteogenesis imperfecta congenita, polytope enchondrale Dysostose — wurde an entsprechenden Stellen (s. auch S. 121—123) eingegangen. Skoliosen sind weit seltener die Ursache medullärer Symptome. Wretblad hat 1939 nur 40 Fälle von Rückenmarksschädigungen als Folge derartiger Wirbelsäulendeformierungen aus dem Schrifttum zusammenstellen können.

Für die *Entwicklung der neurologischen Störungen bei Skoliosen* dürften neben der Einengung des Wirbelkanals und der Abknickung des Rückenmarks auch die Dura eine wichtige Rolle spielen. Sie wird an der Stelle des Wirbelknicks gespannt und preßt dabei das Rückenmark zusammen. Bei ihrer Incision quillt das Rückenmark aus dem Schlitz dann förmlich heraus (Okonek 1937). Auf die zusätzliche pathogenetische Bedeutung von Zirkulationsstörungen wird im Zusammenhang mit den degenerativen Wirbelsäulenprozessen eingegangen (s. S. 127). Über Rückenmarkssymptome bei Kyphoskoliose wurde bereits von Terzani (1932), Warner (1933), Chavany (1934), Schüller (1934), Montanaro und González (1935), Ponsold (1935) und in einer Dissertation von Schäfer (1935) berichtet. In späteren Arbeiten wurde von Bodechtel und Schrader (1953), Arnold und Dameron (1955), Bucy und Gokay (1955) sowie von Muratorio (1956) u. a. erneut darauf hingewiesen und ebenfalls auf die Problematik ihrer Genese eingegangen. Malmros (1958) berichtete über 18 Fälle von Kyphosen und Kyphoskoliosen mit Rückenmarkskompressionserscheinungen; 11 hiervon hatten eine Paraplegie. In der Gruppe der jüngeren Patienten handelte es sich vorwiegend um angeborene Fehlbildungen und bei den älteren Patienten um Adolescentenkyphosen. Arnold und Dameron (1955) beschrieben bei einem ihrer beiden Fälle die Kombination einer Kyphoskoliose — die zu einer Paraplegie geführt hatte — mit einer Dysostosis cleido-cranialis.

Symptomatische Wirbelsäulendeformierungen als Folge von Nerven- und Muskelerkrankungen oder Traumen sind in diesem Zusammenhang praktisch bedeutungslos.

Miß- oder Fehlbildungen und Variationen der Wirbelsäule**.

Sie bevorzugen den cranialen oder caudalen Abschnitt der Wirbelsäule und treten am oberen Ende als atlanto-occipitale Übergangsanomalien (Brocher 1955), als Assi-

---

* Siehe auch Schlegel, Band VII/1, S. 6—16 dieses Handbuchs.
** Siehe auch Schlegel, Band VII/1, S. 16—26 dieses Handbuchs.

milationsstörungen, Densaplasie, basiläre Impression und am unteren Ende der Wirbelsäule als lumbosacrale Übergangsanomalien auf. Mitteilungen über occipito-vertebrale Mißbildungen finden sich unter anderem bei MENDILAHARSU, INIGUEZ, CASTELLS, AZAMBUJA und MENDILAHARSU (1955).

Neurologische Komplikationen sind keine Seltenheit. An Hand von 20 Fällen berichteten CANEALS, TENUTO, ZACLIS und CRUZ (1956) sowie MANNIRONI und MURATORIO (1957) über *occipito-cervicale Mißbildungen* mit entsprechenden Störungen.

Als *Klippel-Feilsches Syndrom* wird eine Blockwirbelbildung mit gleichzeitigem Vorkommen von Keil- und Halbwirbeln im Bereich der Halswirbelsäule bezeichnet. Auch eine *Kombination mit anderen Mißbildungen oder Variationen*, z.B. einer basilären Impression oder *mit Tumoren*, kann vorliegen. Das gleichzeitige Vorkommen eines Klippel-Feil-Syndroms mit einer Agenesie des Ohres und einem Vogt-Koyanagi-Syndrom wurde von TARAB (1956) mitgeteilt, mit einem Neurofibrom von GIMENO, GOMEZ BUENO und LAMAS (1961), mit einem intraspinalen Neurofibrom, Recklinghausenscher Erkrankung und Meningocele von ZACKS (1960), mit einem Lipom von WYCIS (1953) und mit einem intrakraniellen Dermoid, das zu rezidivierenden Meningitiden geführt hat, von ROBERTS (1958).

Weitere *kombinierte* Fehlbildungen der Wirbelsäule und des Rückenmarks, z.T. mit gleichzeitigen medullären Kompressionserscheinungen, können in verschiedensten Formen vorliegen. Über eine occipito-cervicale Mißbildung und ein Arnold-Chiari-Syndrom berichteten VIDIGAL und LUCCIA (1956) und über eine langsam zunehmende Quadriplegie durch eine Mißbildung im Cervicalbereich TURNIN, DE RIVIÈRE und GAYRAL (1955).

Die *Spondylolisthese* (KILIAN 1853, 1854) ist eine bestimmte Form des Wirbelgleitens, die mit signifikanten Veränderungen im Bereich der Interartikularportion einhergeht (SCHLEGEL 1970). Bevorzugt wird der Übergang vom Kreuzbein zur Lendenwirbelsäule, wobei sie sich am häufigsten in Höhe L5/S1 findet. Weniger häufig kommt sie zwischen 4. und 5. Lendenwirbelkörper vor und an dem darüberliegenden Wirbel nur noch sehr selten. Olisthesen an der Halswirbelsäule sind eine ausgesprochene Rarität (SCHLEGEL 1970). Als Ursache neurologischer Komplikationen wird das Wirbelgleiten von verschiedenen Autoren mit unterschiedlicher Häufigkeit angegeben. SCHLÜTER (1956) fügt den Zahlen von ASBURY (1927) $^2/_3$, DE SÉZE und DURIEU (1947) 65% und AZÉMA (1932) 50% seine eigenen, wesentlich niedrigeren (10%) und die von MEYERDING (1941) 10,7% an. Die neurologischen Störungen sind meistens Wurzelsymptome. LAURENT (1958) gibt die Zahl der Patienten mit Ischiasbeschwerden bei Spondylolisthesis mit 28,3% und mit objektiven Anzeichen von Wurzelkompressionen mit 9,1% an. Bei Caudaschädigung konnten IDELBERGER und PIA (1957) die Verlagerung und Einengung des Duralsackes myelographisch als Zugwirkung — und nicht durch Druck bedingt — nachweisen.

Ist das Zwischenwirbelgelenk nicht pathologisch verändert und besteht trotzdem durch eine Lockerung im Bewegungssegment eine Ventralverschiebung eines Wirbelkörpers, so spricht man von einer *Pseudospondylolisthese*.

Über eine *knöchern bedingte Einengung des Wirbelkanals* mit neurologischen Störungen wurde von EPSTEIN, EPSTEIN und LAVINE (1962) im Cervicalbereich und von den gleichen Autoren sowie von NIZZOLI und BRIZZI (1962) im lumbalen Abschnitt berichtet; bei NIZZOLI und BRIZZI (1962) handelte es sich um den seltenen Fall einer Stenose des unteren Wirbelkanals.

*Degenerative Wirbelsäulenprozesse**

Mitunter werden sie — wie bei SEITZ (1964) — gemeinsam mit den angeborenen Wirbelsäulenveränderungen abgehandelt. Bereits NONNE (1913, 1928) hat auf die Bedeutung derartiger Veränderungen für die Pathogenese von Rückenmarksschäden hingewiesen. Sie werden durch Einengung oder abnorme Achsenabweichungen des Spinalkanals erklärt. FEUDELL, WORATZ und OEHLSCHLAEGEL (1957) wie auch HIRSCH (1959)

---

* Siehe auch SCHLEGEL, Band VII/1, S. 16—26 und 54—62 dieses Handbuchs.

ziehen als Ursache für die Einengung des Wirbelkanals eine periostale Proliferation in Betracht.

Gelegentlich *kombinieren* sich diese Faktoren. Bei Vorliegen einer Rückenmarkskompression kann diese aber auch durch den Knochenprozeß selbst bedingt sein; z.B. kann eine hohe Halsmarkschädigung auf einer Formveränderung der Schädelbasis beruhen. Durch eine Abflachung der hinteren Schädelgrube kann es zu Erscheinungen von seiten des Kleinhirns, der Medulla oblongata und des oberen Halsmarks kommen (GRÜNTHAL 1931), wobei die Hinterstränge und die Hinterstrangkerne zuerst betroffen werden (SEITZ 1964). Diese Knochenveränderung kann auch auf einer Skeletmißbildung beruhen, wie bereits ausgeführt wurde (s. S. 125). Auf die Problematik wurde von JANZEN und DIECKMANN (1958) ausführlich eingegangen. Über die Einstülpung der Halswirbelsäule in die Schädelbasis bei der Pagetschen Krankheit, die als Konvexobasis (MARIE, LERI 1911) oder basiläre Impression bezeichnet wird, haben BULL, NIXON, PRATT und ROBINSON (1959) sowie KATZENSTEIN-SUTRO und BOSCH-GWALTER (1960) berichtet.

α) Spondylosis deformans, Osteochondrose, Arthrose *.

Die Spondylosis deformans gilt als die häufigste Erkrankung der Wirbelsäule, an der allgemeine Alterungsvorgänge wesentlich beteiligt sind. Hintere spondylotische Randzacken können als Osteophyten in den Wirbelkanal hineinreichen und eine Druckwirkung auf das Rückenmark ausüben. Echte Myelopathien wurden von CLARKE (1955), CLARKE und ROBINSON (1956), FELTEN (1956), KUHLENDAHL und FELTEN (1956), GUIDETTI (1958, 1961), VERBIEST, PAZ und GASSE (1960), TAYLOR (1964), KUHLENDAHL (1969), HENSELL (1969) u.a. beschrieben.

Über ein *medulläres Kompressionssyndrom* als Folge einer *Spondylarthrose* wurde von JUAN (1956) berichtet. Rückenmarkssyndrome bei *Osteochondrose* wurden von NEU (1958), bei *Spondylose* von BATORSKA, KOTWICA und MACKIEWICZ (1961) und bei *Arthrose* von NAVARRET, DREYER, GONCALVEZ BORREGA, RESIO und SAINT MARTIN (1962) mitgeteilt.

Die Ansichten über die *Pathogenese* der Rückenmarksveränderungen bei diesen Wirbelsäulenprozessen sind recht unterschiedlich und zum Teil widersprechend. Nach den Ausführungen von SEITZ (1964) ist den mechanischen Einwirkungen eine wesentliche Bedeutung zuerkannt worden. Meist wurde angenommen, daß das Rückenmark von den in den Spinalkanal vorspringenden Knochenleisten komprimiert wird. Damit ließ sich aber nicht vereinbaren, daß bei der Laminektomie gelegentlich Kompressionen fehlten. KAHN (1947) hat daraufhin die Ansicht vertreten, das Rückenmark würde durch die Ligamenta denticulata im Wirbelkanal fixiert und infolgedessen dem von ventral wirksamen Druck nicht ausweichen können. Andere Untersucher wieder geben für diese Fixierung den Nervenwurzeln die Schuld. Sie vermuten, daß die vorderen Wurzeln im Bereich der Foramina intervertebralia durch sekundäre, auch von dem Grundleiden abhängigen Fibrosen der Wurzeltaschen fixiert werden. Nach der Auffassung von BUCY (1950) ist für die Rückenmarksläsion eine Reibung der Medulla spinalis an den Randzacken bei ihrer pulsationsabhängigen Auf- und Abwärtsbewegung anzuschuldigen. Im Gegensatz hierzu hat TAYLOR (1953) die Bedeutung der Ligamenta flava in den Vordergrund gerückt. Auf Grund myelographischer Untersuchungen und Studien an Leichen kam er zu dem Schluß, daß sich die Ligamenta flava bei Hyperextension des Kopfes weit in den Spinalkanal vorbuckeln. Diese Vorwölbung soll eine Schädigung des Rückenmarks bedingen, wenn es infolge von Knochenspangen nicht nach vorn ausweichen kann. NUGENT (1959) hat sich auf Grund von myelographischen Untersuchungen dieser Auffassung angeschlossen. Alle mechanischen Hypothesen hat BREIG (1960) verworfen. Nach seinen biomechanischen Untersuchungen behält das Rückenmark bei der Bewegung der Wirbelsäule und des Kopfes seine ursprüngliche Lage bei. Bei Rückwärtsneigen des Kopfes kommt es nach seiner Beobachtung zu einer Erschlaffung des Rückenmarks und

---

* Siehe auch SCHLEGEL, Band VII/1, S. 54—62 dieses Handbuchs.

seiner Häute. Die von TAYLOR (1953) und NUGENT (1959) festgestellten Kontrastmittelaussparungen sollen nicht auf einer Vorwölbung der Ligamenta flava, sondern auf einer Erschlaffung der Dura mater beruhen. Bei Vorwärtsneigen des Kopfes wird das Rückenmark gestreckt und gedehnt. Diese Dehnung soll im Bereich des Halsmarks etwa 2 cm betragen. BREIG (1960) ist der Ansicht, daß diese Dehnung bei den cervicalen Protrusionen infolge der vorspringenden Knochenleisten noch stärker werden muß und daß es schließlich infolge einer Überdehnung zur Gewebsschädigung kommt.

Ursächlich sind neben den *mechanischen Faktoren* für die Entwicklung der Rückenmarksschäden *Zirkulationsstörungen* angeschuldigt worden. Nach den Untersuchungen von ADAMKIEWICZ (1882) und KADYI (1889) sowie nach den später von KALM (1953), ZÜLCH (1954) u.a. gemachten Beobachtungen wird eine Minderdurchblutung des Rückenmarks für das Auftreten medullärer Symptome verantwortlich gemacht. Gegen diese Überlegungen hat sich NOESKE (1958) gewandt. Seine Untersuchungen ergaben auch beim Erwachsenen eine größere Zahl von arteriellen Zuflüssen im Halsmarkbereich als von den obigen Autoren angegeben wurde. Weiterhin stellte er zwischen den Arterien der Rückenmarksoberfläche ein weitverzweigtes Anastomosennetz fest. Er vertrat die Ansicht, daß auch bei Verlegung einiger Wurzelarterien die Zirkulation aufrechterhalten bleibe. MAIR und DRUCKMANN (1953) haben auf Grund der Ausdehnung von Erweichungsherden auf Zirkulationsstörungen im Bereich der Arteria spinalis anterior geschlossen. Einen Verschluß der Spinalarterien konnten jedoch weder diese Autoren noch BRAIN, NORTHFIELD und WILKINSON (1952) bei ihren autoptisch verifizierten Fällen nachweisen.

j) Seltene Ursachen medullärer Kompressionen.

Diese raumbeengenden Prozesse innerhalb des Spinalkanals sind gewöhnlich *Überraschungsbefunde bei der Operation;* entweder führen die diagnostischen Methoden zu Fehlurteilen, oder sie lassen eine weitere Klärung offen.

In diesem Zusammenhang ist die mitunter als Verlegenheitsdiagnose anzutreffende *Hypertrophie* oder *Verdickung des Ligamentum flavum* zu nennen. Nach den Ausführungen des Schrifttums und überzeugenden myelographischen Befunden (GOLDEN 1952, LEWIS 1958, MELOCHE 1962, LOMBARDI und PASSERINI 1964) ist an dem Vorkommen derartiger Veränderungen des Ligamentum flavum nicht zu zweifeln. DOCKERTY und LOVE (1940) beschreiben diese sog. Hypertrophie als Fibrose und Verdickung. Weitere Arbeiten, die sich hiermit beschäftigen und meist einzelne kasuistische Mitteilungen darstellen, finden sich bei TOWNE und REICHERT (1931), SPURLING, MAYFIELD und ROGERS (1937), ECHLIN (1949), POLLARD und SVIEN (1958) sowie MELOCHE (1962) u.a. Auch in Zusammenhang mit Bandscheibenvorfällen und operativen Eingriffen wegen Wurzelkompressionssyndromen werden sie nicht selten erwähnt (SICARD 1953, LOMBARDI und PASSERINI 1964 u.a.).

Mitunter wird erst auf Grund des Ergebnisses einer Entlastungslaminektomie auf die wahrscheinliche Ursache der Rückenmarks- oder Caudakompression geschlossen: ungleich entwickelte Dura und Wirbelsäule, abnorme Dicke der Dura, Abknickung des Rückenmarks und Verdickung der Nervenwurzeln (KLEINBERG 1951, SCOTT 1952). Eine Neuritis hypertrophicans mit Rückenmarkskompression wurde auch von SYMONDS und BLACKWOOD (1962) mitgeteilt.

Über die seltene Lokalisation einer extraperitonealen *Endometriose,* die sich im Lumbalbereich fand, wurde von FISCHER (1953) berichtet. DENTON und SHERRILL (1955) fanden ein Ischiassyndrom gleicher Genese und erwähnten, daß sie keinen ähnlichen Fall einer extrapelvinen Endometriose im Schrifttum gefunden haben.

Betrachtungen über ein spinales *Hygrom* wurden von BARTOLESCHI und CANTORE (1961) angestellt.

Über eine Kompression des Thorakalmarks bei einem Kranken mit *Sklerodermie* wurde von KAPLAN und MATLES (1957) berichtet.

Eine Erkrankung besonderer Art stellt auf Grund der pathologischen Verhaltensweise die *Sarkoidose* im Spinalkanal dar. Sie wird auch als BOECKs Sarkoid (HARRELL 1940, PENNELL 1951), BOECKs Disease (ERICKSON, ODOM und STERN 1942) oder Besnier Boeck-Schaumannsche Erkrankung (LONGCOPE 1941, REISNER 1944) bezeichnet. Im Zentralnervensystem tritt sie in veränderter Form auf, so daß ihre Diagnose oft sehr schwierig ist. Sie kommt sowohl im Gehirn als auch im Rückenmark und hier in der meningitischen wie in der granulomatösen Form vor. Als solche wurde sie im Spinalkanal von LONGCOPE (1941), ERICKSON, ODOM und STERN (1942), ASZKANAZY (1952), JEFFERSON (1957), WOOD und BREAM (1959) beschrieben. Hier kann sie das klinische Bild eines Rückenmarkstumors hervorrufen (s. auch S. 90).

Eine weitere seltene und granulomatöse Erkrankung, deren Ätiologie und Nosologie sehr umstritten ist, stellt das *eosinophile Granulom* der Wirbelsäule dar (s. auch S. 90).

Es handelt sich um eine umschriebene Knochenmark-Reticulumzellwucherung, die eine lokale Osteolyse bedingt. Das Krankheitsbild wurde erstmalig von OTANI und EHRLICH (1940) und von LICHTENSTEIN und JAFFÉ (1940) beschrieben. Ätiologisch und nosologisch stehen sich heute vor allem drei Meinungen gegenüber: 1. Einordnung in die Retikulosen, 2. Knochenmarkstumoren (Myelom) und 3. nicht eitrige Osteomyelitis, besonders entzündliche Histiocytomatose. Nach SCHUMACHER (1955) wird die Zuordnung zu den Retikulosen vor allem von nordamerikanischer Seite (GREEN und FARBER 1942) vertreten. Sie betrachten das eosinophile Granulom als leichteste Verlaufsform der Hand-Schüller-Christianschen und der Abt-Letterer-Siweschen Krankheit, die mit meist letalem Ausgang die maligneste Form darstellt. HANSEN (1949) beschreibt fünf Fälle, in denen immer Übergangsformen bzw. Mischformen der drei Krankheitsbilder vorgelegen haben sollen. Es handelte sich dabei um Kinder von 1—8 Jahren. Von SCHINZ, BAENSCH, FRIEDL, UEHLINGER (1952) wird das eosinophile Granulom des Knochens unter die nicht eitrigen Osteomyelitiden eingereiht, was sich mit der Ansicht von LICHTENSTEIN und JAFFÉ (1940) deckt, die das eosinophile Granulom als entzündliche Histiocytomatose deuten. Eine Einreihung in die Retikulosen erscheint SCHUMACHER (1955) nicht angebracht, denn die klinischen Krankheitsbilder und die Altersverteilung sind durchaus verschieden. Nach TÖPPNER (1952) sind für die Diagnose des eosinophilen Granuloms die histologische Untersuchung in Verbindung mit dem klinischen Bild und der Krankheitsverlauf ausschlaggebend. Von STEPANTSCHITZ und SCHREIBER (1953) ist ein klinisch einwandfreier Fall von Hand-Schüller-Christianscher Krankheit veröffentlicht worden, der histologisch das Bild eines eosinophilen Granuloms bot. GÜTHER (1952) trennt das eosinophile Granulom ebenfalls von der Hand-Schüller-Christianschen, der Letterer-Siweschen Krankheit und der Lymphogranulomatose ab, allerdings hält er eine Einreihung in die primär nicht-systematisierten Retikulosen für angebracht. Anamnestisch werden auch öfters Traumen angegeben.

Histologisch können vier Phasen unterschieden werden:

1. Proliferative Phase: Histiocytenwucherungen mit Plasmazellen, Lymphocyten und eosinophilen Leukocyten.

2. Granulomatöse Phase: gefäßreiches Granulationsgewebe mit massenhafter Ansammlung von eosinophilen Leukocyten (Absceßcharakter), Auftreten von Riesenzellen, lokale Nekrosen und Blutungen.

3. Xanthomatöse Phase: Auftreten von Schaumzellen.

4. Regenerative Phase: Ersatz des Granulationsgewebes durch Narbengewebe, das sekundär in Knochen übergeht.

k) Kombinierte Prozesse mit spinaler Raumbeengung.

Seit dem Bekanntwerden der Monographie von CUSHING und EISENHARDT (1938) wird dem Vorkommen gehäufter und diffuser Geschwülste des Nervensystems und der Hirn- bzw. Rückenmarkshäute allgemeines Interesse entgegengebracht. Hierbei wird nicht nur auf das *Zusammentreffen verschiedenartiger Tumoren im Zentralnervensystem* beim gleichen Patienten hingewiesen (LÉCHELLE, PETIT-DUTAILLIS und PERSET 1956), sondern auch auf das *gehäufte Vorkommen einer Geschwulstart*. RAND (1952) sowie NITTNER und SCHIEFER (1955) berichteten über multiple Meningiome im Spinalkanal.

Multiples Vorkommen als Metastasierung aufzufassen wurde im allgemeinen abgelehnt, wenn es sich um gutartige Geschwülste handelt. Auf Ausnahmen von dieser Regel konnten KALM (1948, 1949/50) — Metastasierung eines Meningioms in den Spinalkanal — WINKELMANN, CASSEL und SCHLESINGER (1952) sowie in letzter Zeit ZÜLCH (1951, 1955, 1956), ZÜLCH, POMPEU und PINTO (1954) — Metastasierung in Körperorgane — hinweisen.

Die *Klinik der diffusen und multiplen Tumoren* kann ein sehr verschiedenartiges Bild zeigen, wobei eine Diagnose intra vitam nur dann möglich ist, wenn sich der Prozeß nicht diffus ausbreitet, sondern sich zunächst umschrieben auf eine bestimmte Stelle lokalisiert und der Beginn durch ausgesprochene, über lange Zeit bestehende Lokalsymptome gekennzeichnet ist (PETTE 1929).

Aber auch die *Kombination von Tumoren mit Hämato- oder Syringomyelie, entzündlichen oder degenerativen Erkrankungen* kann vorkommen. Über ein Endotheliom der spinalen Dura und eine Hämatomyelie wurde von AFFOLTER (1954) und über eine diffuse Meningiomatosis mit Arachnoidalfibrose und Syringomyelie von NETSKY (1957) berichtet. Eine durch Syphilis getarnte diffuse cerebrospinale Gliomatose wurde von MOORE (1954) mitgeteilt. Multiple spinale Anomalien bei einem Lipom der Cauda equina gab DI BIAGIO (1959) an.

Differentialdiagnostisch haben dann häufig *degenerative Erkrankungen des Rückenmarks* oder eine *Encephalomyelitis disseminata* den Vorrang, z.B. eine amyotrophische Lateralsklerose (GARCIN, PETIT-DUTAILLIS, Mme BERTRAND-FONTAINE und LAPLANE 1933, DE LEHOCZKY und PIRI 1944, THUREL, BARBIZET und BLANCHET 1952, BODECHTEL und SCHRADER 1953, TÖNNIS und NITTNER 1957, HENSELL 1970), eine funikuläre Spinalerkrankung (GEIGER und FUHRMANN 1953, WIECK 1957, 1964), eine Tabes dorsalis (D'JACHKOV und KACHAEV 1962), eine multiple Sklerose (REISNER 1962), eine Neuromyelitis optica (MARKHAM und OTENASEK 1954) u.a.

II. Diagnostik.

1. Neurologische Diagnostik.

Die neurologische Anamnese gibt bei raumbeengenden spinalen Prozessen in erster Linie Aufschluß über Schädigungen der Rückenmarkswurzeln und der langen Rückenmarksbahnen. Bereits aus dem Auftreten und der Abgrenzung dieser Symptome können sich wichtige diagnostische und prognostische Folgerungen ergeben.

Die reinen Wurzelsymptome haben eine ausgesprochene höhenlokalisatorische Bedeutung und zeigen sich — ähnlich den Vorder- oder Hinterhornaffektionen — als segmentale Reiz- oder Ausfallserscheinungen. Dagegen lassen sich die Funktionsstörungen von seiten der langen Rückenmarksbahnen nur in ihrer Gesamtheit verwerten. Sie führen zu Syndromen, die Rückschlüsse auf die Lage des komprimierenden Prozesses zum Rückenmarksquerschnitt und auf die Schwere der Kompression erlauben.

Rückenmarkswurzeln. Die durch Wurzelaffektionen verursachten Störungen sind in der Regel die ersten und mitunter über lange Zeit die einzigen Krankheitszeichen. Sie treten immer in Form sensibler und motorischer Reiz- oder Ausfallserscheinungen auf, wobei das Charakteristische die segmentale Anordnung dieser in der Peripherie lokalisierten Störungen ist.

Die ersten Kennzeichen einer Wurzelschädigung sind die für die Höhendiagnose immer aufschlußreichen neuralgiformen Schmerzen, die an bestimmte Bedingungen gebunden sind. Es handelt sich um einen meist halbseitigen, manchmal aber auch doppelseitigen anfallsartigen Schmerz, der schwach beginnt, sich langsam steigert, größte Heftigkeit erreichen kann und immer an das Versorgungsgebiet der Wurzel gebunden ist;

eine Abhängigkeit von Körperhaltung und Lage mit Zunahme der Schmerzen — vor allem nachts — sowie eine Verstärkung durch intrathorakale oder intraabdominale Drucksteigerung, wie Husten, Niesen, Lachen, Pressen usw., sind weitere wichtige Hinweise. Als Lokalsymptom kann der Schmerz während und nach Druckschwankungen innerhalb des Spinalkanals, wie z. B. auch nach Lumbalpunktion oder lumbaler Luftfüllung, richtungweisend für die Höhendiagnose sein. Nach Kontrastinjektionen, vor allem mit zu großen Mengen des Kontrastmittels, kann er sich gelegentlich bis fast ins Unerträgliche steigern.

Wenn auch die frühere Regel: „Kein Rückenmarkstumor ohne neuralgiformes Vorstadium" als überholt gilt, so sollten um so mehr mitunter nur relativ kurzdauernde oder häufig nur geringe Schmerzen mehr Beachtung finden und ihnen entsprechende Bedeutung beigemessen werden. Ein Verschwinden oder Nachlassen des initialen Wurzelschmerzes, das mitunter sehr früh auftritt, ist auf eine Leitungsunterbrechung der geschädigten Wurzel zu beziehen, wobei dann häufig die Symptome der langen Rückenmarksbahnen durch Markkompression in den Vordergrund treten und die Wurzelsymptome überlagert werden.

Die Erkennung echter Wurzelschmerzen und ihre Abgrenzung von funikulären oder vegetativen Schmerzzuständen ist differentialdiagnostisch von größter Wichtigkeit, weil hierdurch häufig der Verdacht auf einen prognostisch günstigen extramedullären Tumor nahegelegt wird.

Neben dem Wurzelschmerz treten gelegentlich Sensibilitätsstörungen in Form von Reiz- oder Ausfallserscheinungen auf. Bei völligem Sensibilitätsverlust ist meist auf eine fortgeschrittene Schädigung mehrerer Wurzeln zu schließen.

Eine Schädigung der motorischen Wurzeln macht sich im Anfangsstadium als Reizerscheinung in Form fibrillärer Zuckungen bemerkbar, die für extramedulläre Lokalisation charakteristisch sein soll, wogegen Spontanbewegungen der Finger und Zehen für intramedullären Geschwulstsitz sprechen sollen.

Paresen mit Amyotrophien sind die deutlichen Kennzeichen einer meist fortgeschritteneren, mitunter bereits irreversiblen Schädigung einer, häufig aber mehrerer motorischer Wurzeln.

Trophische bzw. vegetative Störungen können bei alleiniger Wurzelschädigung auftreten und sind dann auf eine Schädigung trophischer Wurzelfasern zu beziehen.

Eine Läsion vom segmentalen Ausbreitungstyp kann aber auch durch eine Affektion eines oder mehrerer Hinter- oder Vorderhornsegmente hervorgerufen sein. Als Hinterhornschmerz oder als „Sensibilitätsausfall vom Hinterhorntyp" unterscheidet sie sich dann nicht von den gleichen Erscheinungen einer Läsion der entsprechenden sensiblen Wurzel. Das gleiche gilt für die atrophischen Paresen als Folge einer Schädigung motorischer Kerne im Vorderhorn. Für die Höhendiagnose sind derartige Ausfälle weniger von Bedeutung, da Ödem und Zirkulationsstörungen infra- oder supraläsionelle Störungen hervorrufen können, die einen Tumorsitz an falscher Stelle vorzutäuschen vermögen.

Rückenmarksbahnen. Die hervorstechendsten Symptome und eigentlichen Zeichen einer Rückenmarkskompression sind die Erscheinungen von seiten der langen Bahnen, deren verschiedene Vulnerabilität das klinische Bild bestimmt.

Schädigungen motorischer Bahnen oder Pyramidenbahnschädigung. Wegen der stärkeren Empfindlichkeit der Pyramidenbahnen treten motorische Erscheinungen als spastische, oder bei apoplektiformem Verlauf als schlaffe Paresen häufig als erstes Zeichen einer Schädigung der langen Rückenmarksbahnen in Erscheinung. Sie werden von den Kranken anfangs als flüchtige oder langsam zunehmende Schwäche der Extremitäten oder als Ermüdungsgefühl empfunden. Bei Schädigung des reflexhemmenden Pyramidenbahnsystems zeigt sich klinisch eine mit Tonuserhöhung einhergehende Reflexsteigerung; Verbreiterung der reflexogenen Zonen, organische Kloni und sog. Pyramidenzeichen. Das Reflexverhalten ist weitgehend von der Tonuslage abhängig, die bis zur Kontrakturstellung erhöht sein kann. Mit zunehmender Tonuserhöhung kann die Reflexerregbarkeit bis zu kaum auslösbaren Eigenreflexen herabgesetzt sein. Aber auch bei schnell sich entwickelnden medullären Symptomen können die Eigenreflexe zunächst schwinden (SCHEID, 1963). Von den Pyramiden(bahn)zeichen ist an den oberen Extremitäten der spastische Fingerbeuge-Reflex, an den unteren Extremitäten das Babinskische Großzehenzeichen am bekanntesten.

Es handelt sich hierbei offenbar um entwicklungsgeschichtlich alte Reflexe, die mit Ausbildung der Pyramidenbahn, d.h. der Markreifung, schwinden und bei Schädigung der Pyramidenbahnen wieder auftreten. Bezüglich weiterer Einzelheiten über die pathologischen Reflexe sowie deren Bedeutung, Beurteilung und Abgrenzung von funktionellen Störungen, z.B. bei Neurasthenikern und Psychopathen, muß auf die entsprechende neurologische Fachliteratur verwiesen werden.

Ob eine Lähmung in der spastischen oder in der schlaffen Form auftritt, hängt von der Höhe der Läsion und von der Art des komprimierenden Prozesses ab. Eine Schädigung innerhalb des zentralen Neurons führt im allgemeinen zu einer spastischen Lähmung, eine Schädigung des peripheren Neurons dagegen immer zu einer schlaffen Lähmung. Langsam wachsende Tumoren des Rückenmarks bewirken in der Regel spastische Lähmungen, rasch wachsende mit akut auftretenden Querschnittsbildern schlaffe Lähmungen und Reflexverlust, was als prognostisch ungünstig gilt. Meist handelt es sich dabei um maligne Tumoren, gelegentlich aber auch um entzündliche komprimierende Prozesse. Von MURALT (1949) nimmt einen direkten Zusammenhang von Malignität und Tonusverlust an und weist darauf hin, daß durch eine Kompression in jeder beliebigen Höhe des Wirbelkanals ein schlaffer Lähmungstyp erzeugt werden kann.

Schädigung sensibler Bahnen. Die sensiblen Bahnen verlaufen im Rückenmark, bezogen auf den Rückenmarksquerschnitt, im Hinterstrang und im Vorderseitenstrang. Dieser anatomischen Aufgliederung entspricht eine neurophysiologische nach Sensibilitätsqualitäten, wobei das Berührungsempfinden über den Hinterstrang und das Schmerz- und Temperaturempfinden über den Vorderseitenstrang geleitet wird.

Diese Sensibilitätsqualitäten werden über die sensiblen Hinterwurzeln dem Rückenmark zugeführt und in ihrer Gesamtheit als „Oberflächensensibilität" bezeichnet. Dagegen gelangen Empfindungen von Lage, Bewegung, Schwingung, Kraft und Druck durch sensible Endorgane — Receptoren — der Muskeln, Fascien, Sehnen, Gelenke, Knochen über die Spinalganglien zu den Hintersträngen und werden als „Tiefensensibilität" zusammengefaßt. Eine Störung der Tiefensensibilität tritt klinisch als sog. spinale Ataxie in Erscheinung. Ihr weitaus größter Teil bleibt unter der Schwelle des Bewußtseins und wird von den Koordinationszentren reflektorisch verarbeitet.

Die sensiblen Bahnen im Rückenmark können einzeln, kombiniert oder in ihrer Gesamtheit befallen sein. Bei fortschreitender Querschnittsunterbrechung werden meist zuerst die Hinterstränge betroffen, die zu epikritischen Sensibilitätsstörungen führen, und später erst der Vorderseitenstrang, der einen Ausfall der Schmerz- und Temperaturempfindung bewirkt. Ein isolierter Ausfall des Vorderseitenstrangs mit Störung der Schmerz- und Temperaturempfindung — also bei erhaltener Berührungs- und Lageempfindung — führt zu einer dissoziierten Empfindungsstörung.

Erfolgt der Tumordruck auf der Dorsalseite des Rückenmarks, so sind meist alle Qualitäten der Oberflächensensibilität sowie das Lage- und Bewegungsempfinden gleichmäßig betroffen. Im allgemeinen spricht dieses Verhalten für einen extramedullären Tumor. Wirkt sich die Raumbeengung zunächst allein oder vornehmlich auf eine Rückenmarkshälfte aus, so kann ein Brown-Séquardsches Syndrom auftreten. Entwickelt sich der Prozeß intramedullär, so können gelegentlich beidseitige dissoziierte Sensibilitätsstörungen bei weitgehend erhaltener Hinterstrangleistung beobachtet werden.

Klinisch treten sensible Störungen meist zuerst in den distalen Anteilen der unteren Extremitäten auf und dehnen sich dann allmählich proximalwärts aus, bis die der Läsionsstelle entsprechende Höhe erreicht ist. Oft werden zunächst nur Paraesthesien oder ein Taubheitsgefühl angegeben, denen in fortgeschritteneren Stadien objektivierbare Sensibilitätsstörungen folgen.

Außerdem können als Folge einer Schädigung sensibler medullärer Bahnen schmerzhafte Mißempfindungen — meist fern von dem betroffenen Rückenmarkssegment — auftreten, die funikuläre Schmerzen genannt werden. Sie pflegen sich erst in fortgeschritteneren
Stadien der Rückenmarkskompression einzustellen und werden als uncharakteristische
tiefe Schmerzen von dumpfem, rheumatoidem Charakter in die Peripherie, meist der
unteren Extremitäten, lokalisiert. In berührungsunempfindlichen Gebieten sind sie oft
brennend oder stechend, meist überaus heftig, quälend und medikamentös kaum zu beeinflussen. Sie können manschettenförmig begrenzt sein, aber auch als Gürtelschmerz vorliegen und dann schwierig von radikulären Schmerzen abzugrenzen sein. In einem taktil
unempfindlichen Hautbezirk werden sie auch als Anaesthesia dolorosa und bei gleichzeitig bestehenden Lähmungen als Paraplegia dolorosa bezeichnet.

Funikuläre Sensibilitätsstörungen sind für die neurologische Höhendiagnostik dann
aufschlußreich, wenn sie im Rahmen eines Querschnittssyndroms das Tumorniveau erreichen. Wenngleich sie häufiger unterhalb der Tumorgrenze bleiben, können sie aber auch
supraläsionelle Erscheinungen hervorrufen und dann eine Kompression in höher gelegenen
Rückenmarksabschnitten vortäuschen.

Vegetatives System.

Störungen innerhalb des vegetativen Systems führen zu sehr komplexen Vorgängen.
Durch Störungen der zentralen Steuerung und des Zusammenspiels der nervösen und
hormonalen Regulation gerät dieses System in einen sehr labilen Zustand.

Die Existenz vegetativer Bahnen im Rückenmark selbst ist sehr umstritten und bleibt
für den Menschen nur auf die Substantia reticularis des Halsmarks beschränkt. Außerhalb
des Rückenmarks ist es der Sympathicus mit Grenzstrang und Nervengeflechten sowie
der Parasympathicus, beide mit engen wechselseitigen Beziehungen. Eine scharfe Abgrenzung der Störungen des Grenzstrangs von solchen des Nervengeflechts ist nicht
mmer möglich.

Bei Halsmarkläsionen sind derartige Fehlsteuerungen am ausgeprägtesten. Oberhalb
des Segmentes D 6 treten Störungen im Versorgungsgebiet des Splanchnicus auf. Die
unmittelbaren Folgen sind eine anfängliche Vasodilatation, der eine vasoconstrictorische
Fehlsteuerung folgt. Störungen des Blutdrucks, der Temperatur- und der Schweißregu-
lation, der Pilomotorenreaktion u. a. sind unmittelbare Folgen, zu denen Funktionsstörungen der inneren Organe — wie z. B. Polyurie, pathologische Blutzuckerschwankun-
gen — hinzukommen. Weitere, meist weniger beachtete, vasomotorisch bedingte Störungen
sind Durchblutungsunterschiede der Gliedmaßen, Hautveränderungen, als deren Folge
Pigmentverschiebungen, Störungen des Haar- und Nagelwachstums auftreten können,
sowie Störungen des Mineralstoffwechsels mit Demineralisationsvorgängen am Skeletsystem, Ossifikationen an Gelenken, Muskeln und Sehnen; auch eine Neigung zur Stein-
bildung — Nierensteine usw. — ist bekannt.

Für die Höhendiagnose sind vasomotorische und trophische Störungen dann von
Bedeutung, wenn sie, z. B. in Form des weißen Dermographismus oder einer Aufhebung
der Schweißsekretion, das jeweils geschädigte Segment erkennen lassen. Bei unterer Hals-
mark- und oberer Brustmarkläsion weist das Bernard-Hornersche Syndrom durch seine
Trias — Miosis, Ptosis, Enophthalmus — auf eine Schädigung des Centrum ciliospinale
(C 7—D 2) hin, bei einer Schädigung der Cauda equina ist eine Hodenatrophie keine
seltene Beobachtung.

Blasen-, Mastdarm- und Sexualstörungen können als Folge einer direkten Kernschädi-
gung im Sacralmark, durch eine Schädigung des sympathischen Zentrums im oberen
Lendenmark, aber auch durch eine Schädigung der oberhalb der spinalen Zentren gelegenen medullären Bahnen entstehen. Bei den komplizierten und komplexen Verknüpfun-
gen und in Abhängigkeit von der Höhe und dem Ausmaß der Schädigung sind verschiedene
Schädigungsmöglichkeiten für das Auftreten dieser Funktionsstörungen gegeben.

Blasen- und Mastdarmstörungen treten häufig schon früh bei Conus-Caudaprozessen und gelegentlich auch bei intramedullär gelegenen Neubildungen auf. Bei Kompressionen in höher gelegenen Abschnitten des Spinalkanals führen sie als supranucleäre Rückenmarksschädigung öfters erst in fortgeschritteneren Stadien der Raumbeengung zu entsprechenden Störungen. Die Beteiligung der Blasenfunktion äußert sich zunächst meist in einer Erschwerung der willkürlichen Blasenentleerung oder in einer Harnverhaltung und später in einer Inkontinenz. Im Hinblick auf die Mastdarmfunktion besteht im allgemeinen dabei zuerst eine Obstipation, der später eine Inkontinentia alvi folgt.

Den ersten objektiven Hinweis auf eine Störung der Blasenfunktion gibt immer der Nachweis von Restharn und auf eine Störung der Mastdarmfunktion die durch die rectale Untersuchung festzustellende Tonussenkung der Mm. sphincter ani externus et internus.

Die übrigen Bahnsysteme sind für die Diagnostik der raumbeengenden spinalen Prozesse nur von untergeordneter Bedeutung.

Weiteren Einblick vermitteln die anamnestischen Angaben über die Dauer der Vorgeschichte und den Krankheitsverlauf, über das Auftreten der neurologischen Störungen in ihrer Häufigkeit, Reihenfolge und Dauer sowie über das Alter und das Geschlecht der Patienten. Diese rein anamnestischen Angaben lassen vielfach schon Aussagen über den klinisch-neurologischen Befund zu. Der Nachweis der spinalen Raumbeengung wird jedoch fast immer erst durch die diagnostischen Zusatzuntersuchungen erbracht, die für die jeweiligen Stadien der Rückenmarkskompression recht charakteristische Befunde liefern. Hierzu zählen die Röntgenbefunde auf dem Übersichtsbild, die Liquorveränderungen — Liquorzusammensetzung und Liquordynamik — sowie die Ergebnisse der Kontrastmitteldiagnostik.

Da nur bei einem unter gleichen Bedingungen ausgewerteten Krankengut entsprechende Vergleichsmöglichkeiten gegeben sind, wurde den folgenden Ausführungen das Krankengut von TÖNNIS zugrunde gelegt, das bis Ende des Jahres 1966 513 raumbeengende spinale Prozesse umfaßte. Sofern sich vergleichbare Abweichungen im Schrifttum ergaben, wurde darauf eingegangen.

a) Dauer der Vorgeschichte.

Die längsten Krankengeschichten bei raumbeengenden spinalen Prozessen lassen sich über einen Zeitraum von mehr als 25 Jahren verfolgen. Nur etwa ein Drittel der Fälle wurde innerhalb des 1. Jahres nach Beginn der ersten Krankheitszeichen diagnostiziert, und etwas über die Hälfte aller spinalen Kompressionen kam innerhalb der ersten 2 Jahre zur Operation.

Innerhalb der einzelnen *Abschnitte des Spinalkanals* wurde sogar von den Geschwülsten im Bereich der Medulla oblongata und des Halsmarks nur die Hälfte innerhalb der 2-Jahresgrenze operiert, jeder 2. Brustmarktumor wurde im 1. Jahr erkannt, dagegen jede 2. lumbosacrale Neubildung erst nach 7jähriger Vorgeschichte diagnostiziert (Abb. 3).

Bei Berücksichtigung der *topischen Beziehungen* wurde jede 2. von der Wirbelsäule ausgehende Geschwulst schon im ersten Halbjahr der Operation zugeführt und jede 3. intradurale im Verlauf des ersten Jahres. Die intramedullären Tumoren unterschieden sich bezüglich der Anamnesendauer nicht wesentlich von den juxtamedullären Raumbeengungen (Abb. 4).

Bezüglich der *Tumorart* zeigten die malignen Prozesse — Carcinome, Sarkome u. a. — in fast der Hälfte der Fälle eine Anamnesendauer von höchstens einem halben Jahr, in einem Viertel der Fälle bis zu einem Jahr. Von den Gliomen und Ependymomen hatte nur ein Drittel eine Krankheitsdauer von einem Jahr. Von den gutartigen Neubildungen wurde nur über ein Drittel im ersten Jahr diagnostiziert; Meningiome und Neurinome unterschieden sich hinsichtlich der Anamnesendauer kaum. Die Mehrzahl der Mißbildungsprozesse zeigte Anamnesen zwischen 5 und 20 Jahren (Abb. 5). Kurze Anamnesen hatten vor allem die im oberen Brustwirbelsäulenabschnitt gelegenen malignen, meist metasta-

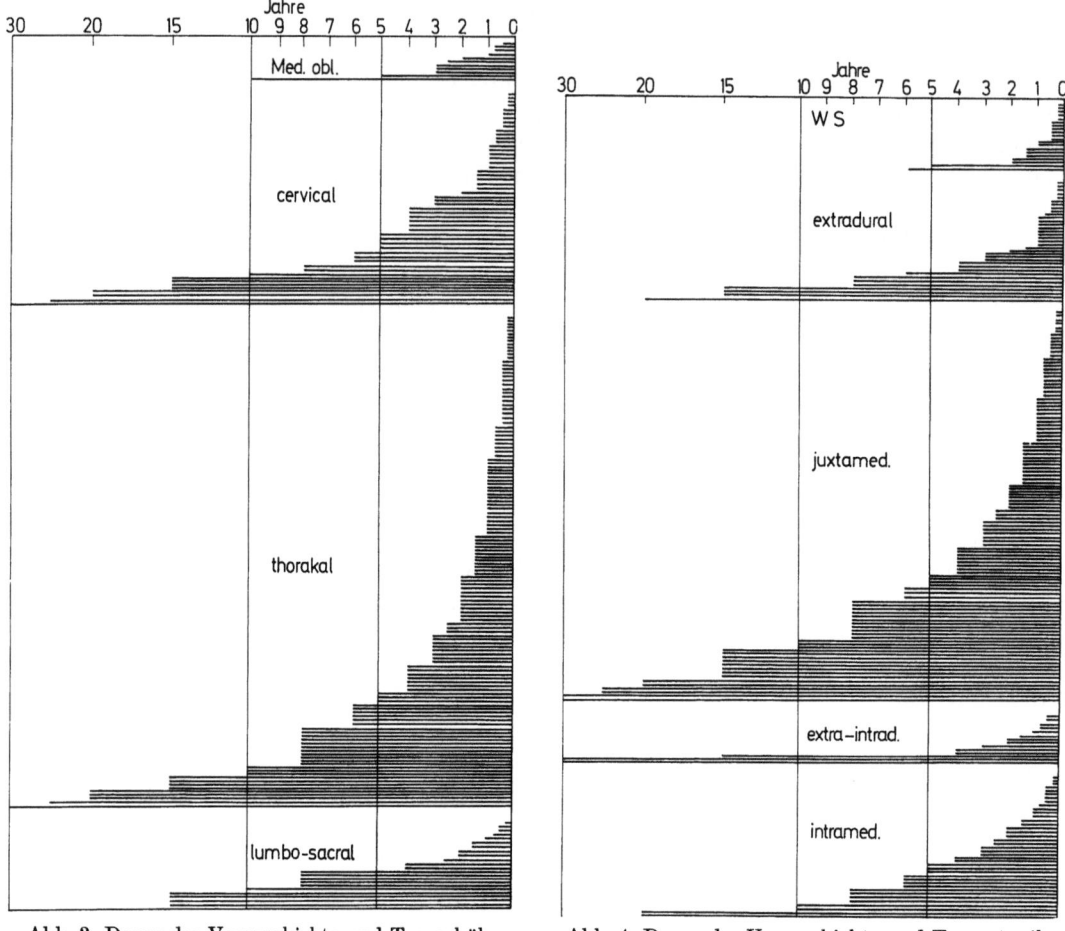

Abb. 3. Dauer der Vorgeschichte und Tumorhöhe.

Abb. 4. Dauer der Vorgeschichte und Tumortopik.

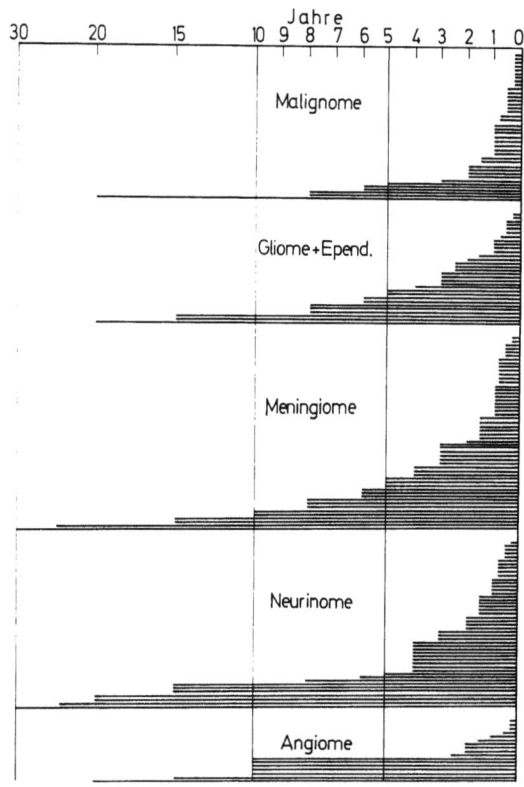

Abb. 5. Dauer der Vorgeschichte und Tumorart.

tischen Prozesse, aber auch andere extradurale Tumoren, längere Vorgeschichten fanden sich bei Gliomen und intraduralen benignen Neoplasmen und die längsten Anamnesen bei Mißbildungsprozessen, besonders des Lumbosacralbereichs.

b) Krankheitsverlauf.

Für den Krankheitsverlauf beim raumbeengenden spinalen Prozeß gilt bezüglich der Syndromgenese im allgemeinen eine langsame Progredienz geradezu als kennzeichnend. Dennoch gibt es erhebliche Abweichungen in der Verlaufs-Dauer und in der Verlaufs-Form, auf die sogar schon im älteren Schrifttum geachtet und eingegangen worden ist.

Verlaufs-Dauer. Abnorm kurze Verläufe finden sich gelegentlich bei rasch wachsenden intramedullären Gliomen. Doch können auch extramedulläre Tumoren derartige Verläufe mit schwersten schlaffen Paraplegien innerhalb kurzer Zeit — meist von 2—3 Monaten — aufweisen. Extradurale Kompressionen verursachen derartige Erscheinungen mitunter innerhalb weniger Stunden und Tage und Gefäßmißbildungen oder Tumorblutungen sogar innerhalb von Minuten und Sekunden.

Über abnorm kurze Verläufe von 2 Wochen bis zu 3 Monaten wurde bei intramedullären Tumoren von NONNE (1909) mit 14 Tagen, FLECK (1922) mit 20 Tagen, STERTZ (1906) mit 4 Wochen, FRAENKEL (1898) mit 38 Tagen, STERTZ (1906) mit 6 Wochen, TISSIER (1898) mit knapp 2 Monaten u.a. berichtet. Bei juxtamedullären Tumoren teilten eine Verlaufsdauer von 3 Monaten TAUBE (1887) und WERSILOFF (1898) und bei extraduralen von 11 Wochen EWALD-WINCKLER (1909) mit. Kurze Verläufe von 20 Tagen bis zu 3 Monaten wurden auch von ANTONI (1936) bei 5 Gliomen sowie bei 3 extraduralen und 2 juxtamedullären Tumoren angegeben.

Andererseits sind aber auch lange und abnorm lange Verläufe bekannt geworden, wobei vereinzelt erst eine akute Verschlechterung (STENDER 1912) Anlaß zu diagnostischem und therapeutischem Handeln gab. Mitunter kann ein sehr langes neuralgisches Stadium dem Rückenmarkskompressionssyndrom vorausgehen. Bereits im älteren Schrifttum finden sich 6 Jahre (AUERBACH 1910), 8 Jahre (SCHULTZE 1900) und 9 Jahre (FRANKE-STEHMANN 1932) angegeben, wobei Remissionen eintreten bzw. dazwischen liegen können.

Als „mittlerer" Verlauf beim raumbeengenden spinalen Prozeß wurde bis zur diagnostischen Klärung bzw. Operation von STEINKE (1918), errechnet an 279 Fällen, eine Zeit von 28,43 Monaten angegeben, wobei die extremen Zeiten 15 Tage bzw. 15 Jahre betrugen. Abnorm lange Verläufe wurden beim Gliom bereits von PUTNAM und WARREN (1899) mit 19 Jahren sowie von ANTONI (1931) mit 30 Jahren beschrieben.

Neben dieser in der Regel langsam progredienten Verlaufsform sind aber auch Remissionen bedeutenden Grades bereits von CASTEN (1911) und SCHLAPP (1911) bei Gliomen und von ANTONI (1920) und MÜLLER (1921) auch bei Neurinomen und Meningiomen beschrieben worden. Remissionen unter antiluischer Behandlung wurden von SCHULTZE (1903) sowie von GUILLAIN, SCHMITE und BERTRAND (1929) mitgeteilt. Über Exacerbationen während zweier Graviditäten mit Remissionen in der Zwischenzeit wurde von ANTONI (1920) berichtet.

Verlaufs-Form. Unter spontanem Verlauf werden im allgemeinen manifeste motorische Störungen, also Lähmungen — und hier wiederum vor allem der Beine — verstanden. Die übrigen neurologischen Störungen treten gegenüber den motorischen weit in den Hintergrund, selbst Blasen-Mastdarmstörungen. Ein plötzliches Brown-Séquardsches Syndrom (WERSILOFF 1898), eine Thermanaesthesie (HENSCHEN und LENNANDER 1901), ein Horner-Syndrom (v. EISELSBERG und MARBURG 1918), eine Retentio urinae (SCHLAPP 1911), Lähmungen von Blase und Darm (BULLARD 1899) sowie eine Incontinentia alvi (ABRAHAMSON-GROSSMAN 1921) sind erste Mitteilungen über derartige Verläufe. Ischias (STURSBERG 1907) oder andere Wurzelschmerzen (ANTONI 1936), passagere Paresen (SEELERT 1918) oder Paralysen — letztere auch in Episoden (BABINSKI-ENRIQUEZ-JUMENTIÉ 1914) — wurden früh beobachtet, ja sogar wiederholt auftretende Tetraplegien mit vollständiger Restitution (JUMENTIÉ 1921) sind beschrieben worden. Die Dauer solcher Schübe kann sich über Wochen (BABINSKI-ENRIQUEZ-JUMENTIÉ 1914) bis Monate

(BABINSKI-ENRIQUEZ-JUMENTIÉ 1914, SEELERT 1918) erstrecken. Plötzlicher Beginn bzw. Exacerbationen ohne prämonitorische Symptome sind zwar selten, wurden aber bei intramedullären Tumoren schon von THOMAYER (1908) und später von LENNEP (1920) und bei juxtamedullären Tumoren schon von WERSILOFF (1898), BREGMAN-STEINHAUS (1903), FOERSTER (1921) und MÜLLER (1921) u. a. beschrieben. Über spontane Verläufe, die erst nach einem mitunter sehr langen Vorstadium einsetzten, wurde erstmalig von SCHULTZE (1900) und später von AUERBACH (1910) und FRANKE-STEHMANN (1932) berichtet; diese Vorstadien können sich nach SEELERT (1918) über ein Jahrzehnt und länger erstrecken. Bei einem von SCHULTZE (1903) mitgeteilten Riesentumor der Cauda kam es bei 15jähriger Anamnese erst 12 Jahre nach Krankheitsbeginn zu einem Verschwinden der PSR.

Dadurch erfährt der für eine Rückenmarksgeschwulst typische Verlauf, der durch langsames Fortschreiten und eine ständige Zunahme der Symptome gekennzeichnet ist, eine tiefgreifende Einengung in seiner diagnostischen Beweiskraft und verpflichtet zu einer noch sorgfältigeren differentialdiagnostischen Abgrenzung.

c) Neurologische Störungen.

Die Kardinalsymptome der spinalen Raumbeengung treten als Schmerz (84%), Störungen der Motilität (91%), der Sensibilität (78%) sowie der Blasen-, Darm- und Geschlechtsfunktion (71%) auf und geben in ihrer Aufeinanderfolge und Dauer bereits anamnestisch oft wertvolle diagnostische Hinweise (GRÖSCHEL 1958). Letztere Störungen werden als vegetative Störungen zusammengefaßt.

Schmerz. Als auffälligstes und meist auch als Frühsymptom anzutreffendes Krankheitszeichen gilt der sog. Wurzelschmerz (60%), der vor allem bei malignen Prozessen, jedoch auch bei mehr als der Hälfte der extraduralen benignen Neubildungen und Mißbildungen anzutreffen ist (Abb. 6). Wegen der Resistenz der Wurzelfasern gegenüber mechanischen Schädigungen treten meist langdauernde neuralgische Stadien auf — durchschnittlich 1 Jahr, gelegentlich jedoch bis zu 10 Jahren — die aber als alleiniges Krankheitszeichen zur Diagnose einer intraspinalen Raumbeengung nicht ausreichen. Andererseits ist es bekannt, daß Wurzelschmerzen auch nur kurze Zeit

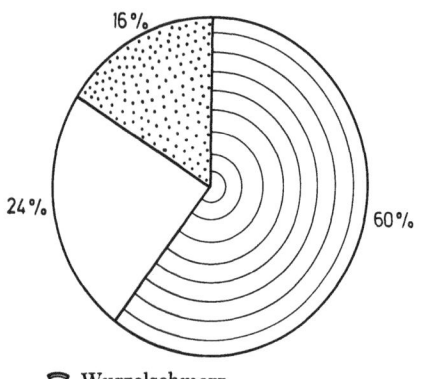

▽ Wurzelschmerz,
▽ Funikulärschmerz,
▽ nicht zu bestimmender Schmerz.

Abb. 6. Verteilung der Schmerzarten.

zu bestehen brauchen und bald von Bahnsymptomen überdeckt werden können. Besonders Wurzelneurinome zeigen diese Eigenheit.

Die seltenen funikulären Schmerzzustände (24%) sprechen eher für einen intraduralen Tumorsitz, vor allem für Gliome und Ependymome, obwohl bei diesen oft auch von Wurzelschmerzen nicht zu unterscheidende Hinterhornschmerzen angegeben werden. Sie treten gewöhnlich erst im späteren Erkrankungsstadium auf; für die Frühdiagnose sind sie daher weniger wichtig. Nach SCHEID (1963) können sie mitunter allerdings auch ein Initialsymptom sein.

Störungen der *Motilität.* Motorische Störungen sind die auffälligsten und häufigsten Symptome (91%) der Rückenmarkskompression, die die Patienten zum Arzt führen. Selbst wenn motorische Ausfälle vermißt werden, so lassen sich doch meist Reflexstörungen nachweisen, die dann oft auch mit Sensibilitätsstörungen kombiniert sind.

Als Folge einer Segmentschädigung sind die motorischen Störungen weit seltener zu erfassen; sie äußern sich z. B. im Anfangsstadium in fibrillären Zuckungen. Latente Paresen einer oder mehrerer Extremitäten wie auch beginnende Atrophien dürfen in diesem

Stadium nicht übersehen werden; sie weisen bereits auf eine Beteiligung mehrerer Segmente oder aber auf eine Schädigung der langen Rückenmarksbahnen hin.

Langsam wachsende benigne Tumoren führen zu spastischen, maligne destruierende Prozesse der Wirbelsäule wie die übrigen rasch bzw. infiltrierend wachsenden Prozesse sowie Angiome häufiger zu schlaffen, d. h. sog. hypotonischen Paresen. Plötzliche, apoplektiform auftretende Paresen werden bei Blutungen ins Rückenmark, Tumorblutungen oder bei Erweichungen gesehen.

Im Krankengut von TÖNNIS (GRÖSCHEL 1958) handelte es sich in 62% der Fälle um Paresen, in 38% der Fälle um Plegien, vorwiegend hervorgerufen durch extradurale Geschwülste, vor allem maligne Prozesse. Beiderseitige motorische Störungen lagen bei 71% der Fälle vor. Nur bei Tumoren der oberen Wirbelsäulenabschnitte — bis D1 — ist eine Tetrasymptomatik zu erwarten, besonders bei intraduralen Neurinomen und Gliomen. Sie wurde bei der Hälfte der Halsmark- und Medulla oblongata-Geschwülste angetroffen. Motorische Störungen einer Extremität, die aber gewöhnlich mit doppelseitigen, meist homolateral betonten Reflexstörungen einhergingen, waren selten (8,5%); sie kamen fast nur bei den intraduralen Tumoren der oberen Rückenmarksabschnitte oder bei den lumbosacralen Geschwülsten vor. Von den Paresen waren 8% Mono-, 43% Para- und 11% Tetraparesen, von den Plegien 0,5% Mono-, 28% Para- und 9,5% Tetraplegien.

Alle Fälle mit motorischen Störungen zeigten auch andere Ausfallserscheinungen, und zwar in 94,5% sensible — 18% dissoziierter Art — in 75,5% vegetative (73% kombinierte Blasen-Darm-Störungen, 21% Blasen-Störungen, 6% Darm-Störungen) und in 4% Potenzstörungen, die immer mit Blasen-Darm-Störungen verbunden waren. Bei Medulla oblongata- und hohen Halsmark-Geschwülsten, sog. spinocranialen Tumoren, wurden nicht selten auch Kleinhirnsymptome beobachtet.

Störungen der *Sensibilität*. Für die Frühdiagnose sind neben den Erscheinungen von seiten der Vorderwurzeln und der Pyramidenbahn vor allem die schon bald nach Krankheitsbeginn auftretenden Sensibilitätsstörungen aufschlußreich. Sie werden als erstes Symptom (14%) besonders bei intramedullären Tumoren und als zweites Symptom (38%) besonders bei Mißbildungsprozessen gefunden. Aber auch Meningiome können früh zu sensiblen Erscheinungen führen. Mitunter sind diese Störungen der einzige Hinweis auf das Vorliegen eines Rückenmarkstumors, vor allem, wenn motorische Ausfälle fehlen. Bei Zunahme der Kompression, besonders bei Sanduhrgeschwülsten, kommt es häufig zu einer homolateralen motorischen Schwäche und zu kontralateralen Sensibilitätsstörungen in Form des Brown-Séquardschen Syndroms.

Auch eine Dissoziation nach Höhe der sensiblen Störungen kommt vor; häufiger ist sie bei extramedullären Geschwülsten des Cervical- und Thorakal-Abschnitts zu finden, die hier meist mit einer Spastik verbunden ist.

Störungen der *Blasen-, Darm-, Geschlechtsfunktion*. Sie treten meist als letztes Symptom auf und kommen in der Regel erst dann zur Beobachtung, wenn motorische Störungen doppelseitig werden oder wenn Paresen in Plegien übergehen. In Einzelfällen können Blasen- und Darm-Störungen auch früh vorliegen (3%), besonders bei ventral gelegenen Tumoren. Bei extraduralen Geschwülsten treten vegetative Störungen seltener auf, vor allem bei Meningiomen und bei Tumoren der oberen Rückenmarksabschnitte. Potenzstörungen werden sicher seltener angegeben, als sie vorliegen.

Reihenfolge, Häufigkeit und *Dauer der Einzelsymptome*. Als Erstsymptom kommen am häufigsten Schmerzen (68%) vor. Motorische (15%) und sensible (14%) Störungen sind als Initialsymptom nur etwa bei jedem 6. Kranken, vegetative dagegen nur bei ca. 3% anzutreffen. Als Zweitsymptom überwiegen bereits die Motilitäts- (46%) und Sensibilitätsstörungen (38%) gegenüber den Schmerzen (9%) und vegetativen Störungen (7%). Als drittes Symptom kommen Störungen der Motorik (34%) und der Blasen-Darmfunktion (32%) zu fast gleichen Teilen neben Sensibilitätsstörungen (26%) und Schmerzen (8%) vor. Als viertes Symptom überwiegen in drei Viertel aller Fälle die vegetativen Störungen. Sensibilitäts- (13%) und Motilitätsstörungen (10%) treten jetzt nur weit seltener hinzu. Schmerzen (3%) als Spätsymptom sind ausgesprochen selten (Abb. 7). Im Krankengut von Tönnis wurden nach einer Zusammenstellung von Gröschel (1958) nur 6% der Fälle bei Auftreten des ersten Symptoms als spinale Raumbeengung erkannt. Etwa ein Zehntel (11%) wurde beim Vorliegen von zwei und ein Drittel (36%) von drei Symptomen diagnostiziert. Bei fast der Hälfte des Gesamtkrankengutes (47%) waren

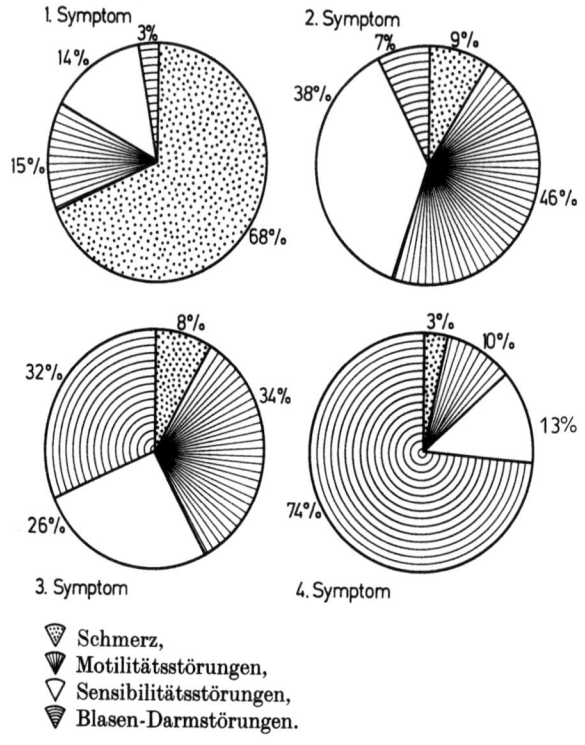

Abb. 7. Reihenfolge der Störungen.

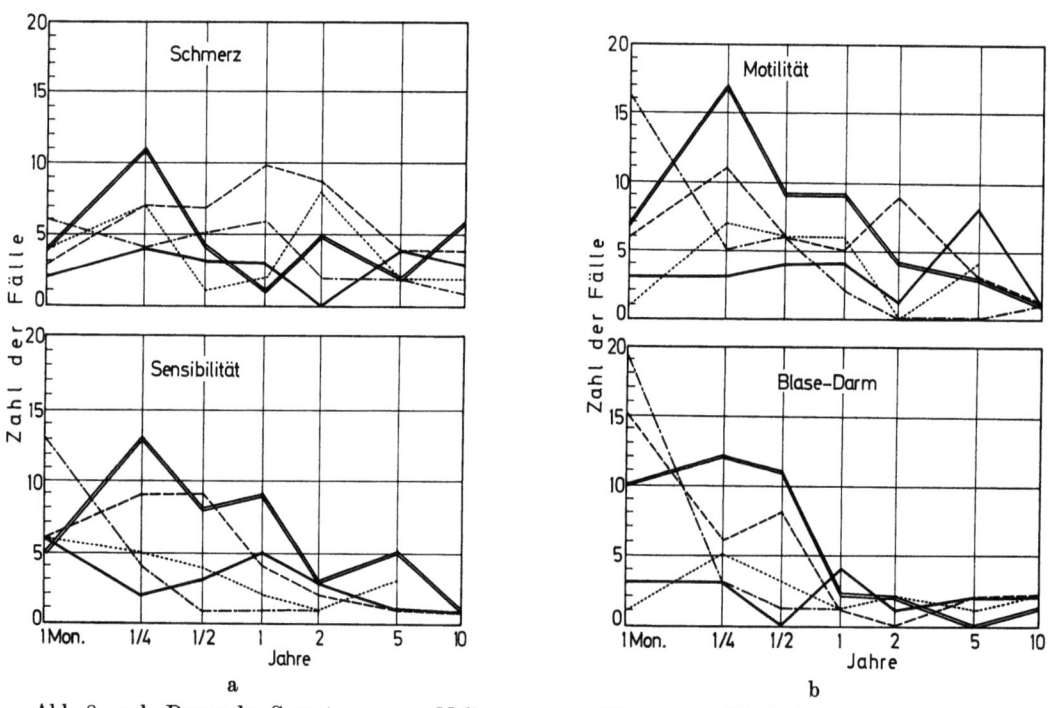

Abb. 8a u. b. Dauer der Symptome. —·— Malignome, ······· Gliome, ═══ Meningiome, − − − Neurinome, —— Mißbildungen.

allein aus den anamnestischen Angaben alle vier Kardinalsymptome der spinalen Raumbeengung zu erfassen.

Über die Dauer der einzelnen Störungen bis zum Auftreten der nächsten — d. h. bis ein weiteres Symptom hinzutritt — gibt die Abb. 8a u. b Aufschluß. Bei den Motilitäts- und Sensibilitätsstörungen verging selten mehr als ein Jahr. Bei den malignen Prozessen betrug das Intervall meist nur wenige Wochen oder Monate.

Cerebrale Anfälle bei Rückenmarkstumoren sind selten, wie auch aus den Arbeiten von KJELLBERG (1869), NOYES und DANA (1890), NEWMAN (1903), v. SLOTOW (1908), BRUNEL (1938), COOPER, KERNOHAN und McK. CRAIG (1952) sowie von KRENKEL und FRIEDMANN (1967) hervorgeht. Sie scheinen sich auf Geschwülste der Umgebung des Foramen occipitale magnum zu beschränken und vorwiegend bei Kindern und Jugendlichen aufzutreten. Für die Diagnostik der Rückenmarksgeschwülste sind sie nur im Hinblick auf die Höhenlokalisation von Bedeutung, da der Anfall sowohl homolateral als auch kontralateral zum Sitz der Geschwulst ablaufen kann. Auch artdiagnostisch scheinen sich aus dem Anfallsablauf keine Hinweise zu ergeben, da Anfälle bei extra- wie bei intramedullären Tumoren, bei Meningiomen wie bei Gliomen vorkommen können. Weitere Einzelheiten finden sich im Abschnitt über die Geschwülste der Medulla oblongata (s. S. 202).

d) Psychische Störungen.

Psychische Störungen bei Rückenmarkstumoren sind seltene Beobachtungen, die — ähnlich den Anfällen bei Rückenmarkstumoren — anscheinend nur bei Geschwülsten in der Umgebung des Foramen occipitale magnum angetroffen werden und allenfalls unter diesem Gesichtspunkt höhenlokalisatorische Bedeutung haben. Weder im Hinblick auf die extra- oder intramedulläre Lokalisation noch auf die Geschwulstart ergeben sich diagnostisch verwertbare Hinweise. Ausmaß, Schweregrad und Verlauf psychischer Störungen können sehr unterschiedlich sein, sogar Bilder einer akuten Psychose können hervorgerufen werden (DONNADIEU 1936). Eine Differenzierung der psychischen Störungen vermag jedoch keinen weiteren Aufschluß zu geben. Auch zwischen zeitlichem Faktor und der Schwere des Krankheitsbildes ergeben sich keine Beziehungen, da psychische Störungen sogar im frühen Stadium einer Rückenmarkskompression auftreten können. Frauen im mittleren und fortgeschritteneren Lebensalter scheinen gefährdeter zu sein. Bezüglich weiterer Einzelheiten wird auf den Abschnitt über die Geschwülste der Medulla oblongata (s. S. 202) verwiesen.

e) Altersverteilung.

Raumbeengende spinale Prozesse werden in allen Altersstufen beobachtet. Wenn sie auch von frühester Kindheit bis ins Greisenalter manifest werden können, so überwiegen sie doch im 4. und 5. Lebensjahrzehnt (BUNTS 1935, 1937, CAPELLA 1939, RASMUSSEN, KERNOHAN und ADSON 1940 u. a.). Im Krankengut von TÖNNIS (GRÖSCHEL 1958, NITTNER 1968) zeigte die Erkrankungs-Alterskurve einen Gipfel zwischen 35 und 55 Jahren und die Operations-Alterskurve zwischen 40 und 60 Jahren (Abb. 9). Vor dem 15. Lebensjahr waren 10% erkrankt, und 8% waren operiert worden.

Je früher eine Kompression des Rückenmarks auftritt, um so eher muß man im allgemeinen an kongenitale Geschwülste oder auch an ein Sarkom denken. Vor dem 20. Lebensjahr überwiegen die Sarkome, um das 2. Dezennium die Gliome. In etwa gleicher Häufigkeit finden sich in dieser Altersklasse bereits die Neurinome, wogegen im 4., 5. und auch noch 6. Lebensjahrzehnt die Meningiome vorherrschen. Erst jenseits des 45. Lebensjahres pflegen spinale Carcinommetastasen aufzutreten.

Alter und Tumorhöhe. Medulla oblongata-Tumoren und lumbosacrale Geschwülste zeigen meist in jüngeren Jahren ihre ersten Symptome, Hals- und Brustmarktumoren dagegen überwiegend erst im mittleren Alter. Zwischen Erkrankungsalter und Operation liegen im allgemeinen bei den Medulla oblongata-Geschwülsten bis zu 5 Jahre, bei cervicalen und thorakalen 5—10 Jahre und bei lumbosacralen bis zu 15 Jahre (Abb. 10).

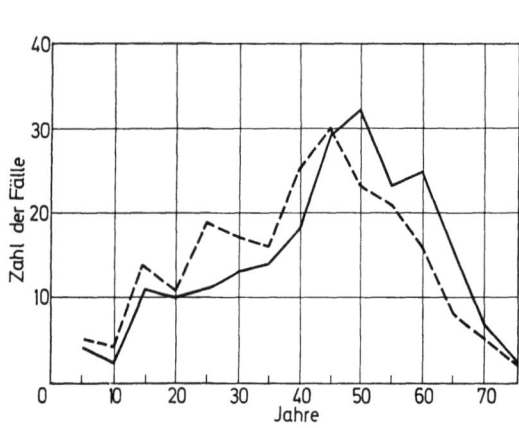

Abb. 9. Alter der Patienten. --- zur Zeit der Erkrankung, —— zur Zeit der Operation.

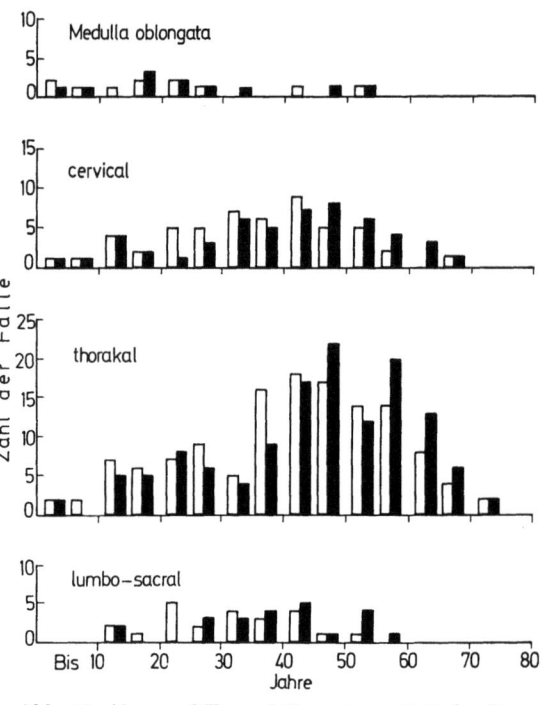

Abb. 10. Alter und Tumorhöhe. ☐ zur Zeit der Erkrankung, ■ zur Zeit der Operation.

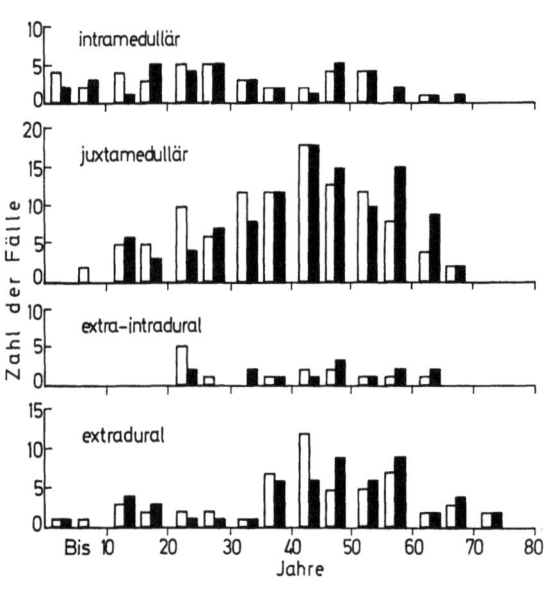

Abb. 11. Alter und Tumortopik. ☐ zur Zeit der Erkrankung, ■ zur Zeit der Operation.

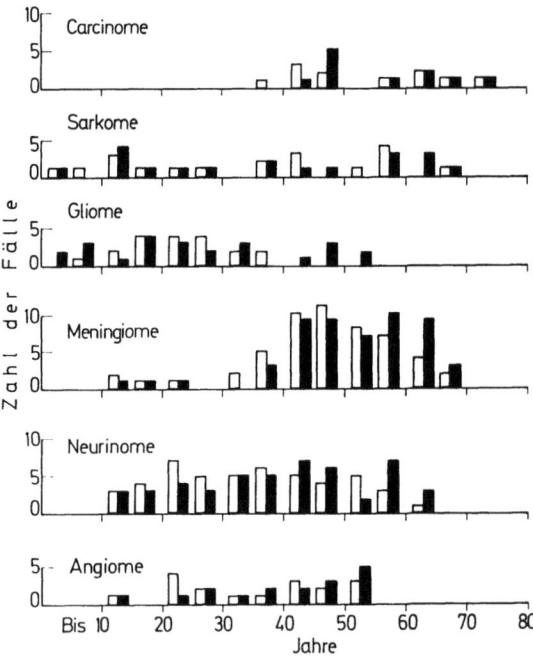

Abb. 12. Alter und Tumorart. ☐ zur Zeit der Erkrankung, ■ zur Zeit der Operation.

Alter und Tumortopik. Intramedulläre raumbeengende Prozesse werden in jedem Lebensalter angetroffen, bevorzugt jedoch im Kindes- und Jugendalter. Juxtamedulläre Tumoren zeigen einen Gipfel zwischen dem 40. und 50. Lebensjahr. Extra- und gleichzeitig intradural entwickelte Neubildungen werden vorwiegend erst nach dem 20. Lebensjahr beobachtet, was mit der Möglichkeit ihrer beidseitigen Ausdehnung eine Erklärung

finden kann. Extradurale Kompressionen zeigen einen geringen Anstieg des Erkrankungs-
und Operationsalters im 2. Lebensjahrzehnt und eine Häufung der Erkrankungen um das
40. Lebensjahr, die bis zum 75. nur langsam abnimmt (Abb. 11).

Das „mittlere" Lebensalter beträgt nach Adson und Ott (1922) für die intramedullären
Geschwülste 44 Jahre und für die juxtamedullären Tumoren 44,5 Jahre.

Alter und Tumorart. Obwohl die raumbeengenden spinalen Prozesse das 4. und
5. Lebensjahrzehnt bevorzugen, ist dieses Verhalten nicht mit dem „Krebsalter" zu
erklären; die größere Zahl der bösartigen Rückenmarkstumoren fällt eher in die 4. und die
der gutartigen in die 6. Dekade. Dem entspricht, daß Gliome nach Bodechtel (1963)
am häufigsten zwischen dem 20. und 40. Lebensjahr und häufiger im Kindes- als im Greisenalter vorkommen. Neurinome bevorzugen das 4. und 5., Meningiome das 5. und 6. Lebensjahrzehnt (Elsberg 1925, Walker 1939, Bodechtel 1953 u. a.). Gefäßmißbildungen
und Gefäßgeschwülste finden sich gehäuft zwischen dem 35. und 45. Lebensjahr (Zeh
1954).

Im Krankengut von Tönnis (Gröschel 1958, Nittner 1968) treten gliomatöse Prozesse gehäuft zwischen dem 15. und 25. Lebensjahr auf und nehmen jenseits des 40. Lebensjahres merkbar ab. Die Alterskurve bei Neurinomen zeigt eine annähernd gleichmäßige
Verteilung auf die Jahre zwischen 20 und 50 mit einer geringen Zunahme um das 45. Jahr,
wogegen die Meningiome gehäuft zwischen dem 40. und 60. — überwiegend bei Frauen —
angetroffen werden. Sarkome kommen häufiger — ein Viertel der Fälle — schon vor
dem 20. Lebensjahr vor, Dermoide meist vor dem 30. Lebensjahr, dagegen Lipome meist
erst um das 60. mit Bevorzugung des männlichen Geschlechts (Abb. 12).

Wiederholt wird im Schrifttum auf die Rückenmarkstumoren im *Kindesalter* eingegangen, was sowohl durch die diagnostischen und differentialdiagnostischen Schwierigkeiten eine Rechtfertigung erfährt als auch durch ihr nicht ganz so seltenes Vorkommen,
wie es früher angenommen wurde (Elsberg 1925, 1944). Auch Krabbe wies 1947 noch
auf die Seltenheit kindlicher Rückenmarksgeschwülste hin, obwohl ihr Anteil bereits
um die Jahrhundertwende mit 10—15% aller Rückenmarksgeschwülste angegeben wurde
(Gowers und Horsley 1888, Collins und Marks 1915).

Elsberg (1925) teilt in seiner ersten Monographie nur 5, in der zweiten (1941) jedoch
schon 38 Fälle des Kindesalters mit. Hamby (1935) sammelte 100 Fälle aus der Literatur,
zu denen er 1944 noch 114 Fälle von kindlichen Rückenmarkstumoren hinzufügte. Das
Burdenko-Institut stellte 53 Fälle zusammen, Krayenbühl (1947) erwähnte in seinem
Material von Spinaltumoren in 10% ein Vorkommen im Kindesalter, Grant (1956)
ebenfalls in 10%, Nittner (1956) in 15%, Gaist (1957) in 12%, Kornyansky (1959) in
7,2%. Über das größte Material berichten Ingraham und Matson (1954), und zwar über
63 eigene Fälle, während Dodge, Keith und Campagna (1956) die an der Mayo-Klinik
von 1920—1954 beobachteten 56 Fälle von Rückenmarkstumoren des Kindesalters
mitteilten. Láncos, Paraicz, Székely und Szénásy (1958) fanden 12 Fälle von ähnlichen
Tumoren und Pásztor, Paraicz und Szénásy (1961) 18 Fälle von Spinaltumoren im
Kindesalter bis zum 14. Lebensjahr, was etwa 10% ihres gesamten Spinaltumormaterials
entspricht. Nach den Angaben des Schrifttums läßt sich aus einem Vergleich zwischen
Sektionsmaterial (15%) und Operationshäufigkeit (3%) eindeutig erkennen, daß es sich
zumindest früher um ein diagnostisches Problem handelte (Collins und Marks 1915).

Bei den spinalen Affektionen des Kindesalters müssen die für diesen Altersabschnitt
typischen von denjenigen abgegrenzt werden, die in allen Altersstufen und somit auch im
Kindesalter angetroffen werden. Als typisch können die kongenitalen oder dysrhaphischen
Krankheitsbilder gelten, bei denen der Charakter von Mißbildungen, auch in tumoröser
Gestalt, weitgehend erhalten geblieben ist (Zeh 1954). Im frühen Kindesalter sind
es vor allem Dermoidcysten und Mißbildungstumoren, besonders Lipome. Nach pathologisch-anatomischen Gesichtspunkten werden bis zum 6. Lebensjahr vorwiegend Sarkome und nach dem 6. Lebensjahr intramedulläre gliomatöse Neubildungen — mit Bevor-

zugung von Hals- und Brustmark — angetroffen. Geschwulstbildungen des Sympathicus, Abtropfmetastasen cerebraler Gliome oder cerebellarer Medulloblastome sind weitere Geschwulstbildungen im engeren Sinn, die im Kindes- und Jugendalter vorherrschen, desgleichen unreife bösartige Tumoren, unter ihnen auch das multiforme Glioblastom (Woods und Pimenta 1944). Eine Zusammenstellung nach Häufigkeit und Alter bei 387 Fällen des Schrifttums (Abb. 13) sowie nach histologischen Gesichtspunkten von 540 aus der Literatur gesammelter Spinaltumoren im Kindes- und Säuglingsalter geben die Abb. 14 und 15 sowie bei 381 bzw. 487 Fällen die Tabellen 11 und 12 wieder.

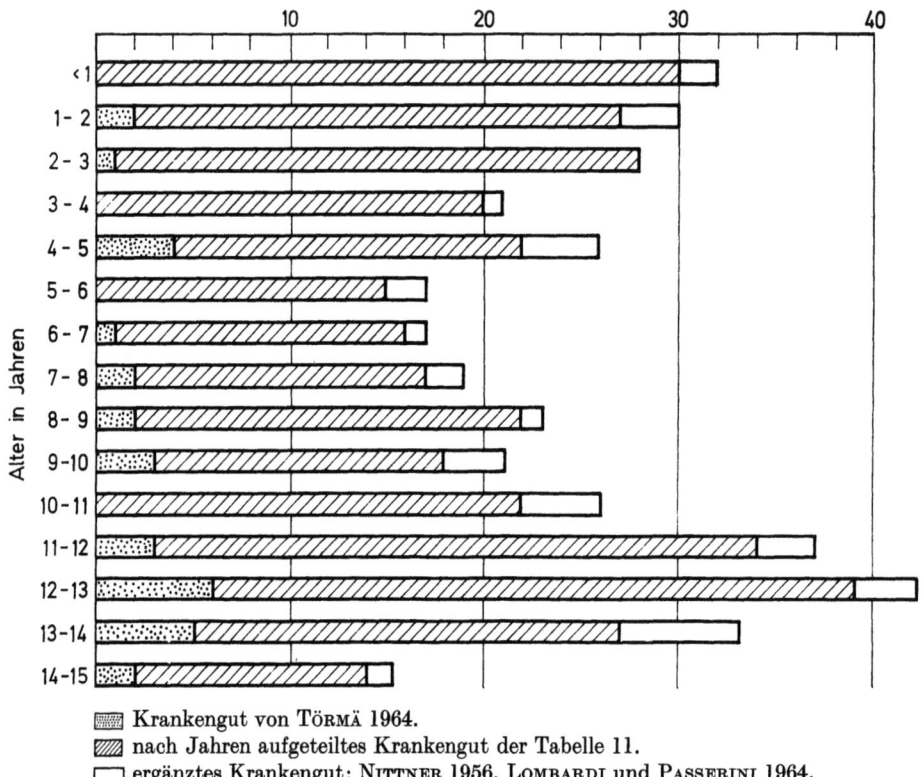

▦ Krankengut von Törmä 1964.
▨ nach Jahren aufgeteiltes Krankengut der Tabelle 11.
☐ ergänztes Krankengut: Nittner 1956, Lombardi und Passerini 1964.

Abb. 13. Altersverteilung der Spinaltumoren im Kindesalter nach Jahresabschnitten (Sammelstatistik von 387 Fällen; nach Törmä 1964, ergänzt und modifiziert).

Tabelle 11. *Häufigkeit der Spinaltumoren im Kindesalter nach Altersabschnitten* (Sammelstatistik von 381 Fällen nach Törmä 1964, ergänzt und modifiziert).

	Gesamtzahl	Jahre		
		0—1	1—7	7—16
Ford (1948)	23	0	5	18
Anderson u. Carson (1953)	13	1	5	7
Ross u. Bailey (1953)	22	4	6	12
Ingraham u. Matson (1954)	63	8	38	17
Dodge, Keith u. Campagna (1956)	56	3	14	39
Nittner (1956)	21	1	4	16
Törmä (1957)	11	1	1	9
Haft, Randsohoff u. Carter (1959)	30	6	9	15
Rand u. Rand (1960)	76	6	25	45
Pásztor, Paraicz u. Szénásy (1961)	18	1	9	8
Neurochirurgische Klinik Helsinki (1962)	31	0	10	21
Lombardi u. Passerini (1963)	17	1	7	9
	381	32	133	216
	100 %	8,4 %	34,9 %	56,7 %

In den einzelnen zeitlichen Abschnitten des Kindesalters nimmt nach DODGE, KEITH und CAMPAGNA (1956) das Vorkommen der Rückenmarkstumoren zwischen dem 11. und 14. Jahr sprunghaft zu; KORNYANSKY (1959) fand das Vorkommen bei über Sechsjährigen

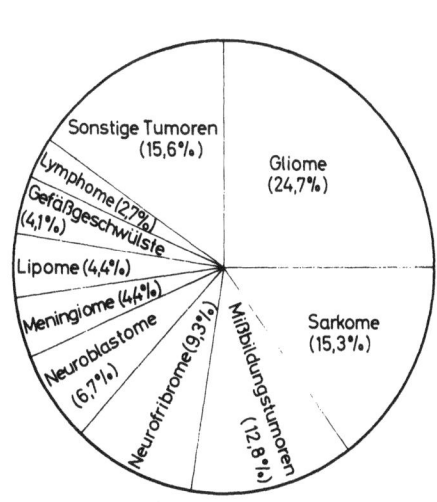

Abb. 14. Klassifikation und Häufigkeit von Spinaltumoren im Kindesalter (Sammelstatistik von 540 Fällen nach TÖRMÄ 1964).

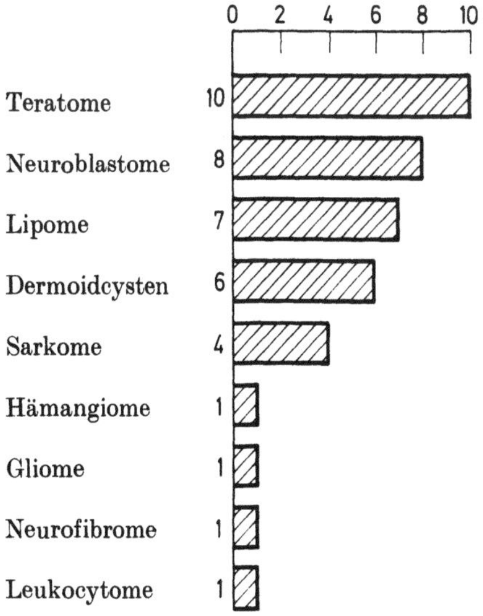

Abb. 15. Im Säuglingsalter diagnostizierte Spinaltumoren (MOSBERG 1951, PARKINSON, MEDOVY und MITCHELL 1954 u.a.; nach TÖRMÄ 1964).

Abb. 15 (Werte):

Tumorart	Anzahl
Teratome	10
Neuroblastome	8
Lipome	7
Dermoidcysten	6
Sarkome	4
Hämangiome	1
Gliome	1
Neurofibrome	1
Leukocytome	1

Tabelle 12. *Häufigkeit der einzelnen Geschwulstarten bei 487 Rückenmarkstumoren im Kindesalter* (Zusammenstellung aus dem Schrifttum nach LOMBARDI und PASSERINI 1964, ergänzt und modifiziert).

Tumorart	Gesamtzahl der Fälle	%	HAMBY (1944)	ANDERSON und CARSON (1953)	ROSS und BAILEY (1953)	INGRAHAM und MATSON (1954)	SVIEN, THELEN und KEITH (1954)	GRANT und AUSTIN (1956)	NITTNER (1955)	HAFT, RANASCHOFF und CARTER (1959)	LOMBARDI und PASSERINI (1963)	TÖRMÄ (1964)
Gliome	63	13,0	44	9								10
Astrocytom	23	4,7			4	9	2	3	1	3	1	
Spongioblastom	5	1,0							5			
Glioblastom	2	0,4						1	1			
Ependymom	14	2,9			1	1	4	3	1	1	3	
Unklassifiziert	15	3,1					2		3	5	3	2
Neurinome und Neurofibrome	53	10,8	23	3	1	3	8	3	5	2	3	2
Meningiome	23	4,7	10		1	2		5	2	1		2
Sarkome	78	16,1	42	3	2	5	5	5	7	4	1	4
Lymphome	13	2,7	9				2	1			1	
Ca-Metastasen	3	0,6					1	2				
Neuroblastome	27	5,5	6	2		6		2	1	6		4
Ganglioneurome	6	1,2				1		1	1	3		
Lipome	20	4,1	10		1	3	6					
Dermoide und Epidermoide	58	11,9	37			9				4	3	5
Teratome	14	2,9			2	12						
Gefäßgeschwülste	20	4,1	7	3	1	1	3	1	3		1	
Mißbildungs- und Mischgeschwülste	48	9,9	26	1		8	7	5			1	
Ostitis fibrosa	2	0,4										2
	487	100 %	214	21	13	61	41	30	29	30	17	31

(Die Gliom-Untergruppen Gliome bis Unklassifiziert: 122 Fälle, 25,1 %.)

3mal häufiger, nach Ingraham und Matson (1954) ist dagegen die größte Häufigkeit zwischen dem 1. und 4. Jahr zu verzeichnen. Verhältnismäßig selten ist ein Vorkommen im 1. Lebensjahr (s. Abb. 13, 14 und 15). Mosberg (1951) teilte insgesamt 24 Fälle von Spinaltumoren des Säuglingsalters — die Literaturangaben inbegriffen — mit, unter denen sich 13 Sektionsfälle und nur 11 im Leben diagnostizierte bzw. operierte Fälle fanden.

Was die topische Diagnostik betrifft, so wird man zwar auch bei Kindern intra- und juxtamedulläre sowie extradurale Prozesse präoperativ abzugrenzen versuchen, doch pflegen gerade die letzteren, ähnlich wie intramedulläre Tumoren, sehr schmerzhaft und mit bilateraler Symptomatik zu verlaufen (Krabbe 1947).

Die intramedullären, meist gliomatösen Geschwülste machen die häufigste Tumorart aus. Klinisch treten sie durch initiale Schmerzen, Paraesthesien und Paresen bis zu vollständigen Lähmungen mit relativ spät einsetzenden Blasen- und Mastdarmstörungen in Erscheinung.

Die juxtamedullären Neubildungen werden vorwiegend von Neurinomen, Meningiomen und Angiomen dargestellt und pflegen selten vor dem 10. Lebensjahr aufzutreten. Sie unterscheiden sich nur wenig in ihrem klinischen Erscheinungsbild von den artgleichen Geschwülsten des späteren Lebensalters.

Die extraduralen Geschwülste machen etwa $1/3$ der spinalen Rückenmarkskompressionen aus. Unter ihnen überwiegen die malignen Tumoren des Mediastinums oder des retroperitonealen Gewebes einschließlich der vom Sympathicus ausgehenden Neubildungen, die durch präformierte Spalten als *Sanduhrgeschwulst* in den Spinalkanal einwachsen und dort komprimierend wirken. Leukämische Infiltrate — sei es in der lymphatischen oder in der myeloischen Form als Chlorom oder einer Sonderform des Myeloms (Ewing-Sarkom) — sowie primäre Wirbeltumoren sind seltener. Gelegentlich können auch Abtropfmetastasen von cerebralen oder cerebellaren Primärtumoren im Spinalkanal angetroffen werden. Diese malignen Prozesse beginnen fast ausschließlich mit hypotonen Paresen, die in kurzer Zeit in Plegien übergehen und über zunehmende Kachexie und Ulcera decubitalia den letalen Verlauf einleiten. Die selten vorkommenden gutartigen extraduralen Rückenmarkskompressionen werden vorwiegend von Mißbildungstumoren dargestellt. Derartige teratogenetische Entwicklungsstörungen sind häufig mit einer Spina bifida und anderen Fehl- oder Mißbildungen, lipomatösen Geschwülsten, Dermoiden u. ä. vergesellschaftet. Letztere stellen als sog. kongenitale tubuläre Dermoide gelegentlich den Einfallsweg für eine meningeale bzw. eine innerhalb des Spinalkanals ablaufende Infektion dar; sie breitet sich je nach Ausdehnung, Lage und Beschaffenheit des Tubulus am häufigsten subdural aus. Aber auch epidurale und intramedulläre Abscesse können im Kindesalter auf diese Weise entstehen. Aus dieser Unterteilung nach topischen Gesichtspunkten ergeben sich wichtige artdiagnostische Hinweise, wie auch aus der Tabelle 12 über die Häufigkeit der einzelnen Geschwulstarten und aus der Tabelle 13 über die differentialdiagnostischen Unterschiede zwischen den am häufigsten vorkommenden Gruppen der Spinaltumoren im Kindesalter hervorgeht.

Die Erkennung der *kindlichen* spinalen Tumoren kann im Anfangsstadium erhebliche Schwierigkeiten bereiten, da sich die Untersuchungen im frühen Kindesalter im wesentlichen auf die Inspektion und Palpation beschränken müssen. Sofern bereits Lähmungen bestehen, überwiegen dann meist schlaffe Paraplegien. Verbiegungen oder auch Haltungsänderungen der Wirbelsäule — wie z. B. die Hüftlendenstrecksteife (s. auch S. 239) — sicht- oder tastbare Tumorknoten, paravertebral oder in den Weichteilen gelegen, sowie Mißbildungen können die Diagnose erleichtern. Röntgenbilder — welche Erweiterungen des Wirbelkanals, Destruktionen und dysrhaphische Merkmale aufdecken können — sowie Liquoruntersuchungen müssen stets herangezogen werden, desgleichen zur Festlegung der Höhendiagnose die kontrastmitteldiagnostischen Untersuchungen des Spinalkanals.

Langsam wachsende Tumoren führen vorwiegend zu indirekten *Röntgenveränderungen*, wogegen extradurale rasch wachsende eher Destruktionen der Wirbelbögen ohne Erweiterung des Wirbelkanals hervorrufen. Eine Infiltration des Wirbels spricht für Maligni-

Tabelle 13. *Differentialdiagnostische Unterschiede zwischen verschiedenen Gruppen der Spinaltumoren* (nach TÖRMÄ 1957 und 1964, modifiziert).

	Maligne extradurale Tumoren	Meningiome	Neurinome bzw. Neurofibrome	Gliome
Häufigkeit	22%	32%	23%	17%
Geschlechtsverteilung	40% ♀. 60% ♂	80% ♀ 20% ♂	50% ♀ 50% ♂	40% ♀ 60% ♂
Höhe des Herdes (c.-th.-l.)	15—58—26	11—85—4	34—47—29	39—36—24
Dauer der Symptome	7,7 Monate	29 Monate	39 Monate	40 Monate
Erstes Symptom				
Schmerzen	89%	54%	79%	72%
Paraesthesien	7%	23%	9%	8%
Paresen	2,5%	20%	14%	18%
Schmerzen				
allgemein	94%	86%	86%	88%
nur radikulär	46%	37%	81%	57%
Motorische Lähmungen	86%	96%	74%	90%
Sensibilitätsstörungen	81%	93%	71%	85%
BROWN-SÉQUARD-Syndrom				
total	1,6%	7%	5%	5%
partiell	2,4%	18%	18%	9%
Allgemeinzustand	schlecht	normal	normal	normal
Eiweißgehalt des Liquors	vermehrt	vermehrt	sehr vermehrt	sehr vermehrt
Röntgenuntersuchung der Wirbelsäule	Destruktion in 60%	Erosion in 10%	Erosion in 39%	Erosion in 26%
Myelographie	Extradurales Hindernis	Juxtamedulläres Hindernis	Juxtamedulläres Hindernis	Intramedulläres Hindernis

tät, Entwicklungsstörungen an Wirbelkörpern oder Bögen lassen am ehesten an sog. kongenitale Tumoren denken (INGRAHAM-MATSON 1954, OLSSON 1958). Auf weitere Einzelheiten wird im Abschnitt über die Röntgendiagnostik eingegangen (s. S. 148—160).

Die Untersuchungen des lumbalen *Liquors* zeigen bei meist normaler oder nur leicht erhöhter Zellzahl einen erhöhten Eiweißgehalt. Meist liegt auch eine Passagebehinderung oder Verlegung vor. Dennoch können trotz Passagestörung normale Liquorwerte vorkommen (GRANT und AUSTIN 1956), wie auch trotz freier Passage beim Queckenstedt-Versuch eine dann meist intramedulläre gliomatöse Geschwulst vorliegen kann (PÁSZTOR, PARAICZ und SZÉNÁSY 1961). Durch zu ausgiebige Lumbalpunktion kann es infolge „Einkeilung der Geschwulst" zu einer Verschlechterung des klinischen Bildes kommen (FEDOROV 1957), so daß GRANT und AUSTIN (1956) zur Vermeidung einer derartigen Komplikation die Entnahme nur geringer Liquormengen vorschlagen oder das sofortige Ersetzen dieser Menge, evtl. durch Kontrastmittel.

Die *Kontrastmitteluntersuchung* dient immer nur der exakten präoperativen Höhenbestimmung.

Differentialdiagnostisch ist an die im Kindesalter immer besonders häufig vorkommende Spondylitis tuberculosa zu denken, wobei eine andere Organtuberkulose und Gibbusbildung richtungweisend sein können. Verwechslungen mit der Poliomyelitis kommen vor allem bei akut auftretenden schlaffen Lähmungen vor und werden in diesem Alter durch die meist nicht oder nur schwer zu erfassenden Sensibilitätsstörungen begünstigt. Intermittierende Verläufe oder eine Zunahme der neurologischen Störungen nach Infekten können die frühe Erfassung eines raumbeengenden spinalen Prozesses zusätzlich erschweren und verzögern.

f) Geschlechtsverteilung.

Generelle Unterschiede der Geschlechtsverteilung sind bei raumbeengenden spinalen Prozessen nicht festzustellen, wenn die Geschwulstart unberücksichtigt bleibt (Tabelle 14).

Bei entsprechender Aufgliederung wurden vor allem bei den größeren Gruppen — Gliomen, Meningiomen, Neurinomen — folgende Beobachtungen gemacht.

Tabelle 14. *Geschlechtsverteilung bei 217 raumbeengenden spinalen Prozessen.*

	Gesamtzahl 217	♂ 108	♀ 109
Höhe			
Medulla oblongata	11	6	5
cervical	52	27	25
thorakal	131	60	71
lumbo-sacral	23	15	8
Topik			
intramedullär	39	23	16
juxtamedullär	109	49	60
extra-intradural	14	5	9
extradural	35	17	18
Wirbelsäule	20	14	6
Tumorart			
Gliome und Ependymome	31	15	16
Neurinome	47	25	22
Meningiome	53	8	45
Angiome	17	14	3
Metastasen	11	7	4
Sarkome	19	11	8
übrige	39	28	11

Tabelle 15. *Geschlechtsverteilung der Gliome und anderer, intramedullärer Tumoren bezogen auf Höhe, Topik und Tumorart*.*

	Gesamtzahl 75	♂ 38	♀ 37
Medulla oblongata	10	6	4
cervical	21	13	8
thorakal	30	11	19
lumbal	5	3	2
sacral	9	5	4
intramedullär	53	28	25
intra-juxtamedullär	9	4	5
juxtamedullär	11	6 (5)	5 (4)
intra-extradural	1	—	1
extradural	1	—	1
Ependymome	24	13	11
Spongioblastome	16	8	8
Astrocytome	2	1	1
Oligodendrogliom	1	—	1
Glioblastoma multiforme	1	—	1
Gliom regressiv verändert	1	1	—
Unklassifizierbare	3	2	1
Unklassifizierte	25	12	13
Lipom	1	—	1
Ganglioblastom	1	1	—

* Zeichenerklärung: ( ) Geschwülste der Gliomreihe im Caudabereich wurden bei den juxtamedullären Tumoren abgehandelt.

Für die intramedullären Geschwülste geben Woods und Pimenta (1944) ein Verhältnis von 57% Männer: 43% Frauen an. Im Krankengut von Tönnis (Broder 1965) betrug das Verhältnis bei den *Gliomen* sogar 1:1. Einen Überblick über die Geschlechtsverteilung bei den Gliomen bezogen auf Höhe, Topik und Tumorart gibt Tabelle 15. Im Kindes- und Jugendalter war dagegen die mehr als doppelt so häufige Erkrankung des männlichen Geschlechts auffällig. Speziell beim Ependymom fanden Woltman, Kernohan, Adson und McK. CRAIG (1951) ohne Berücksichtigung einzelner Altersabschnitte das männliche Geschlecht fast zweimal so häufig betroffen wie das weibliche.

Bei den *Meningiomen* ergeben sich die auffälligsten Unterschiede, wobei das weibliche Geschlecht gegenüber dem männlichen erheblich überwiegt. Nach einer zusammengefaßten Darstellung des Krankengutes von ELSBERG (1925), LEARMONTH (1927), ANTONI (1936), ODDSSON (1947) und TÖNNIS durch BECKER (1965) beträgt das Verhältnis von Frauen zu Männern 4:1. Ein annähernd gleiches Zahlenverhältnis findet sich auch bei SCHEID (1952), der 60 Frauen gegenüber nur 18 Männern betroffen fand. In unserem Krankengut entfielen bei den Meningiomen 83,7% (72 Fälle) auf das weibliche und 16,3% (14 Fälle) auf das männliche Geschlecht, was sogar einem Verhältnis von etwa 5:1 entspricht. Eine weitere Aufgliederung nach Geschlecht und Segmenthöhe geht aus Abb. 16 hervor.

Die spinalen *Neurinome* verteilen sich in annähernd gleicher Häufigkeit auf beide Geschlechter. Im Krankengut von BROAGER (1953) wurden von 44 Neurinomen 23 beim

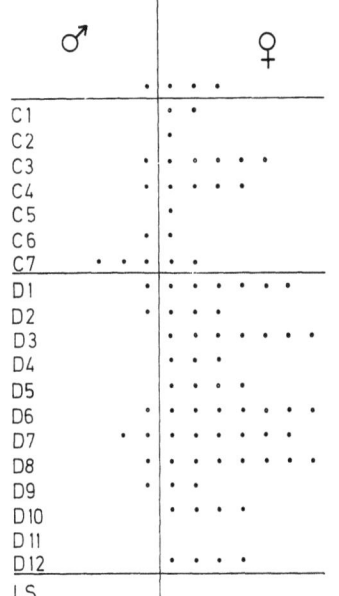

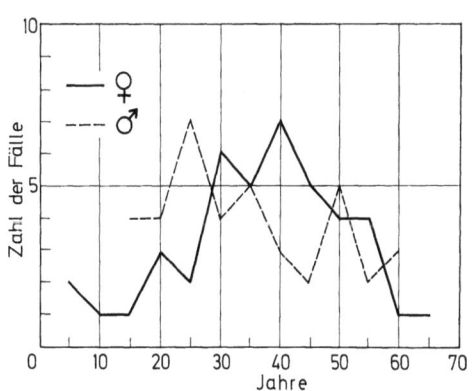

Abb. 16. Aufteilung der Meningiome nach Geschlecht und Segmenthöhe.

Abb. 17. Aufteilung der Neurinome nach Geschlecht und Alter.

weiblichen und 21 beim männlichen Geschlecht angetroffen. Ähnlich war das Verhältnis mit 43 Frauen zu 39 Männern im Krankengut von TÖNNIS (BREKER 1966); auch bei einer Aufgliederung nach Cervical-, Thorakal- und Lumbal-Region fanden sich keine Auffälligkeiten bezüglich der Geschlechtsverteilung. Erst bei Berücksichtigung einzelner Altersabschnitte wurden gewisse Unterschiede deutlich. Männliche Patienten erkrankten vermehrt zwischen dem 10.—25. Lebensjahr, weibliche dagegen häufiger zwischen dem 25.—40. Lebensjahr. Erkrankungen im Kindesalter sowie im höheren Lebensalter schienen beim weiblichen Geschlecht häufiger vorzukommen als beim männlichen. Eine Aufteilung über Geschlecht und Erkrankungsalter in den einzelnen Lebensabschnitten vermittelt Abb. 17.

Bei den *malignen Tumoren* der Wirbelsäule und des spinalen Extraduralraumes ist in der Regel sowohl im Gesamtkrankengut als auch innerhalb der einzelnen Tumorarten das männliche Geschlecht gegenüber dem weiblichen stärker betroffen. In der Zusammenstellung von TÖRMÄ (1957) beträgt das Verhältnis von Männern zu Frauen 153:97, was einem Prozentsatz von 61,2 : 38,8% entspricht. Die weitere Aufgliederung nach einzelnen Tumorgruppen geht aus Abb. 18 hervor.

10*

Auch die spinalen Angiome zeigen eine deutlich einseitige Belastung, wobei das männliche Geschlecht bevorzugt betroffen wird (Marinesco und Draganesco 1935, Nittner und Tönnis 1950, Scheid 1952 u.a.).

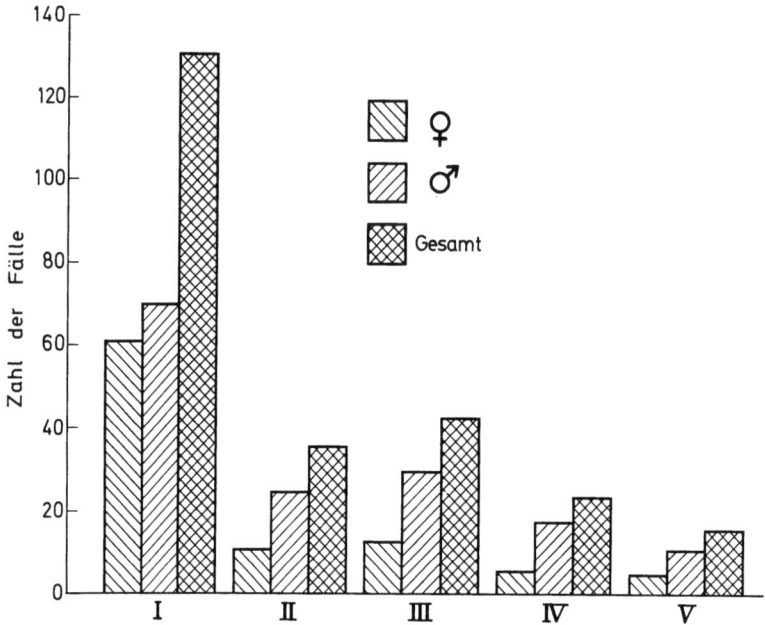

Abb. 18. Aufteilung der malignen Tumoren nach Geschlecht und Tumorart. *I* Metastatische Carcinome; *II* andere metastatische Tumoren; *III* generalisiert wachsende Tumoren; *IV* primär osteogene Tumoren; *V* primär nicht-osteogene Tumoren.
Aus: Malignant tumours of the spine and the spinal extradural space. A study based on 250 histologically verified cases Helsinki 1957 by Tapio Törmä.

2. Diagnostische technische Hilfsmittel.

a) Elektrische Diagnostik.

Die elektrische Untersuchung dient der Feststellung der Erregbarkeit eines Nerven; sie gibt also Aufschluß über die Funktionsfähigkeit innerhalb des peripheren Neurons.

Bereits Reizuntersuchungen mit galvanischem Strom lassen eine informatorische Orientierung durch Bestimmung der Schwellenwerte sowie des Verhaltens der geschädigten Muskulatur in Form partieller oder kompletter Entartungsreaktionen zu.

Eine subtilere Methode stellen die chronaximetrischen und die elektromyographischen Untersuchungen dar, die abnorme Muskelpotentiale in geschädigten Rückenmarkssegmenten aufdecken (Abb. 19a—c). Mit Ausnahme der tiefen Caudaprozesse ermöglichen sie über 80% der Tumoren der Höhe nach befriedigend zu lokalisieren (Hoefer und Guttmann 1944, Hoefer und Cohen 1950 u. a.), ohne jedoch weiteren Aufschluß über extra- oder intramedullären Sitz zu geben. Die Abb. 19a—c zeigen chronaximetrische Verlaufsuntersuchungen bei verschiedenen Schweregraden lumbaler und sacraler Wurzelschädigungen.

b) Röntgendiagnostik.

Bei der Röntgenuntersuchung der Wirbelsäule sind tumoröse Erkrankungen der knöchernen Wirbelsäule selbst sowie des Spinalkanals — die zu sekundären Knochenveränderungen führen können — von den gelegentlich zu einer Raumbeengung innerhalb des Spinalkanals führenden entzündlichen Erkrankungen der Wirbelsäule und von den orthopädischen Krankheitsbildern mit neurologischen Störungen abzugrenzen.

An röntgenologischen Veränderungen sind bei Rückenmarksgeschwülsten — um solche handelt es sich fast ausschließlich bei diesen, das eigentliche neurochirurgische

Abb. 19a—c. Klinische und chronaximetrische Verlaufsuntersuchungen bei reversiblen und irreversiblen Wurzelschädigungen durch Cauda-Kompression, a reversibel,
b teilweise reversibel, c irreversibel.

0 — 6 Paresenschweregrade bzw. Kraftgrade *ohne* Chron-
    axieerhöhung.
<u>0 — 6</u> Paresenschweregrade bzw. Kraftgrade *mit* Chron-
    axieerhöhung.

+ =   erregbar   } faradisch
○ =   unerregbar

p =   prompter Zuckungsablauf
v =   verlangsamter Zuckungsablauf } galvanisch
t =   träger Zuckungsablauf

6 =   normale Kraft
6- = fast normale Kraft
5 =   leichte Parese
4 =   mittelgradige Parese
3 =   schwere Parese

2 }
1 } schwerste Paresen { Bewegungen bei Ausschaltung der Eigenschwere möglich. Anspannung der Sehne ohne Bewegungseffekt

0 =   völlige Lähmung

	3 M.	2 M.	1 Tg.	1 Tg.	2 Tg.	23 Tg.	34 Tg.
	re.	re.	re.	Op re.	re.	re.	re.
Iliopsoas							
Glutaeus			6-	6	Chron o.B.		
Hüft-Muskeln			6-				
Quadriceps			6-	6			
Biceps			6-	6-			
Tib. ant.			5	5	6		
Ext. hal. long.	5	4	4	4	5	5	5
Ext. dig. long.	6	5	4	4	5	5	6-
Ext. dig. brev.	6	5	4	4	5	5	6-
Peroneus	6	6-	6-	6-	6-	6	6
Gastrocnemius		6-	6-	6-	6	6	
Flex. dig. long.			6	6			

Abb. 19a. Einseitige Schädigung lumbaler und
sacraler motorischer Wurzeln. Postoperativ vollständige Paresenrückbildung, die aus der Drei-
eckform hervorgeht.

	8+1 Tag		8 Tage		19 Tage		6 Wo.		10 Wo.		2 Jahre	
	re.	li.	Op re.	li.	re.	li.	re.	li.	re.	li.	re.	li.
Iliopsoas	6	6	6	6								
Glutaeus	5	4	5	4	5	4	6=	5=	6	6	6	6
Hüft-Muskeln	5	4	5	5	6	5±	6	5	6	6	6	6
Quadriceps	6	5	6	5	6p	5p	6p	6(v)	6p	6p	6	6
Biceps	5	3	5	4	5p	3p	5v	3(t)	6p	6p	6	6
Tib. ant.	3	0	5	0	5p	0p	5p	3v	6p	6	6	6
Ext. hal. long.	3	0	4	0	5p	0p	5p	0p	5v	1(t)	6	4
Ext. dig. long.	3	0	4	0	4p	0p	4(v)	0p	5p	3v	6	5
Ext. dig. brev.	3	0	3	0	5v	0v	5v	0p	5p	2v	6	5
Peroneus	3	0	3	0	4v	0p	4p	0(v)	6p	2v	6	5
Gastrocnemius	3	0	3	0	3v	0v	3v	0v	6p	3v	6	6
Flex. dig. long.	3	0	3	0	3v	0v	3v	0v	5v	4v	6	6

Abb. 19b.

	vor Op.		28. Tag		4½ Mon.	
	re.	li.	Op re.	li.	re.	li.
Iliopsoas						
Glutaeus	0	0	1	1	3	3
Hüft-Muskeln	5	5	5	5	5	6
Quadriceps	6	6	6	6	6	6
Biceps	3v	3v	4v	4v	5v	5v
Tib. ant.	0v	0v	0v	0t	0v	0v
Ext. hal. long.	0v	0v	0v	0v	0v	0v
Ext. dig. long.	0v	0v	0v	0v	0v	0v
Ext. dig. brev.	0v	0v	0v	0v	0v	0v
Peroneus	0v	0v	0v	0v	0v	0v
Gastrocnemius	0v	0v	0v	0v	0v	0v
Flex. dig. long.	0v	0v	0v	0v	0v	0v

Abb. 19c.

Abb. 19b. Doppelseitige Wurzelschädigung. Postoperativ nur einseitige vollständige Paresenrückbildung (Drei-
eckform). Die unvollständige Rückbildung mit Restparesen auf der anderen Seite geht aus der Prismaform
hervor, die das Ausmaß der motorischen Wurzelausfälle anzeigt.

Abb. 19c. Doppelseitige Wurzelschädigung. Postoperativ keine Paresenrückbildung, so daß die motorischen
Ausfälle in der Rechteckform als Dauerlähmung bestehenbleiben.

Indikationsgebiet darstellenden komprimierenden Prozessen des Spinalkanals — direkte
Tumorzeichen, indirekte Tumorzeichen und reaktive Veränderungen der Umgebung zu
unterscheiden.

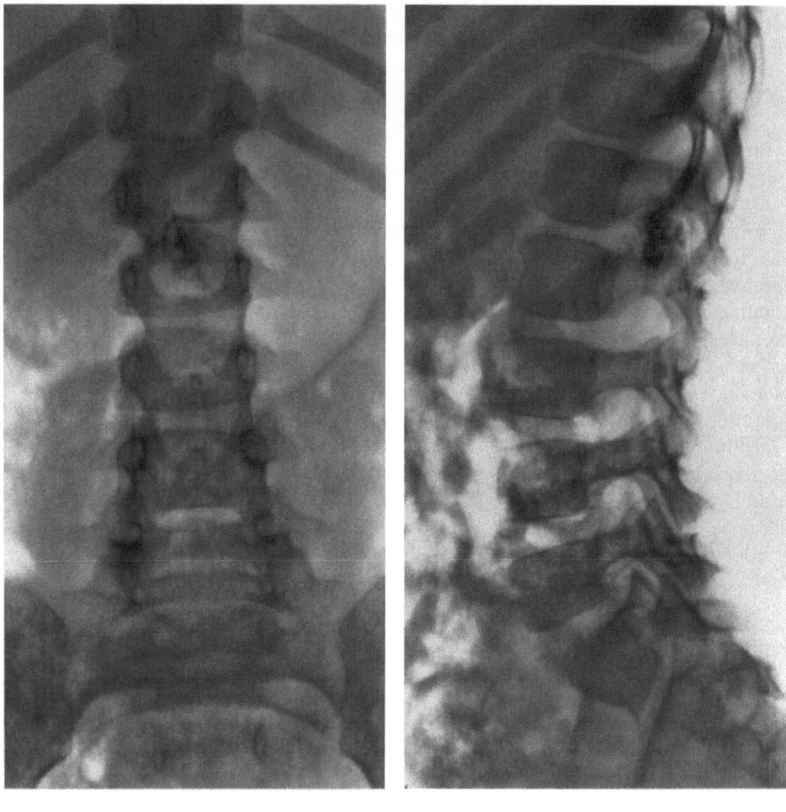

a   b

Abb. 20a u. b. Tumorverkalkung in Höhe L¹/₂ bei einem Ependymom von D12 bis S1. Verbreiterung des Spinalkanals und Verschmälerung der Bogenovale im Bereich der Verkalkung.

Der direkte Tumornachweis ist nur selten durch Verkalkungen der Geschwulst, wie z.B. beim Ependymom, Meningiom oder Teratom, zu erbringen (Abb. 20a und b).

Viel häufiger sind die sog. indirekten Tumorzeichen in Form lokaler Knochenveränderungen, meist mit Erweiterung des Wirbelkanals, wobei die Bogenwurzelabstände auf der sagittalen Aufnahme meßbar vergrößert sind. Unter der Größe des Bogenwurzelabstands — auch Interpedikularabstand genannt — versteht man die Entfernung von der medialen Begrenzung einer Wirbelbogenansatzstelle zu dem entsprechenden Punkt der gegenüberliegenden Seite. Eine Verbreiterung des Bogenwurzelabstands geht fast immer mit einer Beteiligung der Bogenwurzel selbst einher; sie ist dann in ihrem Querschnitt verschmälert und kann, vor allem bei extramedullären Tumoren, Arrosionen und Usuren aufweisen (Abb. 21a und b). STEFAN (1934) gibt in 48% seiner Fälle eine Vergrößerung des Interpedikularabstands an und nur in 44% Wurzelformveränderungen. BUSCH und SCHEUERMANN (1936) hatten unter 10 Fällen mit Vergrößerung des Interpedikularabstands sogar nur 5mal schmale und unscharf begrenzte Bogenwurzeln angetroffen.

Die Erweiterung eines oder mehrerer Zwischenwirbellöcher kommt bei *Sanduhrgeschwülsten* vor (Abb. 22a und b). Sie kann aber auch einmal Folge einer Druckatrophie bei großen, ausschließlich im Wirbelkanal gelegenen Tumoren sein, wenn diese zu einer Verbreiterung des ganzen Wirbelkanals führen (Abb. 23a und b), vor allem bei Kindern und Jugendlichen.

Gewarnt werden muß vor einer Fehlbeurteilung des breiten Interpedikularabstands im Cervicalbereich bei Kindern, der in diesem Alter noch physiologisch sein kann (Abb. 24a und b sowie 25a und b).

Zur frühzeitigen Erkennung raumbeengender spinaler Tumoren durch pathologische Veränderungen im Nativbild wurden maßtechnische Methoden erarbeitet, bei denen jedoch

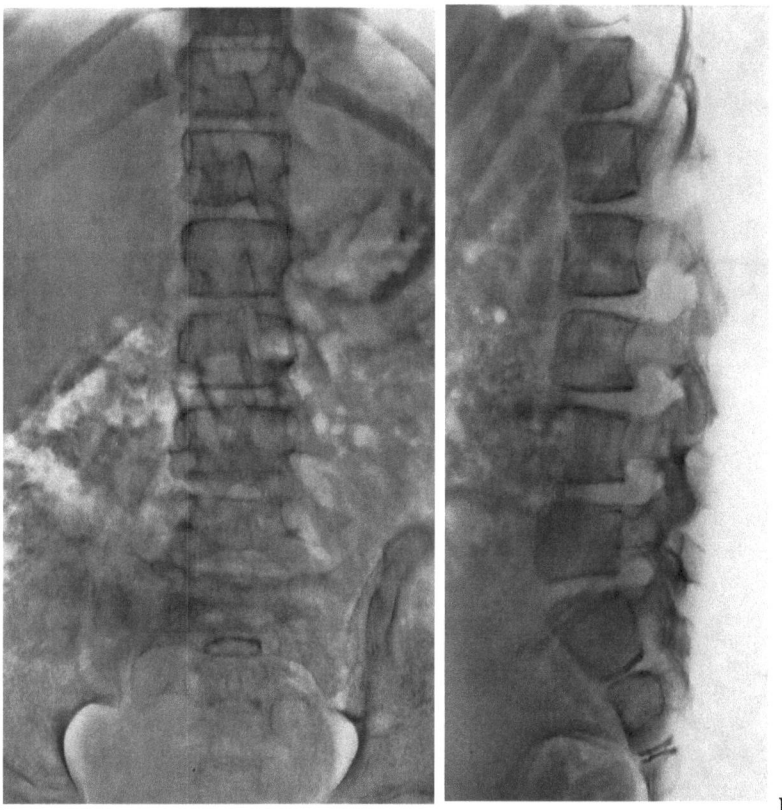

a   b

Abb. 21a u. b. Ependymom D9—L4, das zu indirekten Tumorzeichen im Bereich der ganzen LWS geführt hat; Verbreiterung des Spinalkanals, Verschmälerung und Usurierung der Bogenovale im ap-Bild und Steilstellung mit geringer Kyphosierung im thorakolumbalen Übergang. Dazugehöriges Myelogramm Abb. 48a u. b, S. 175.

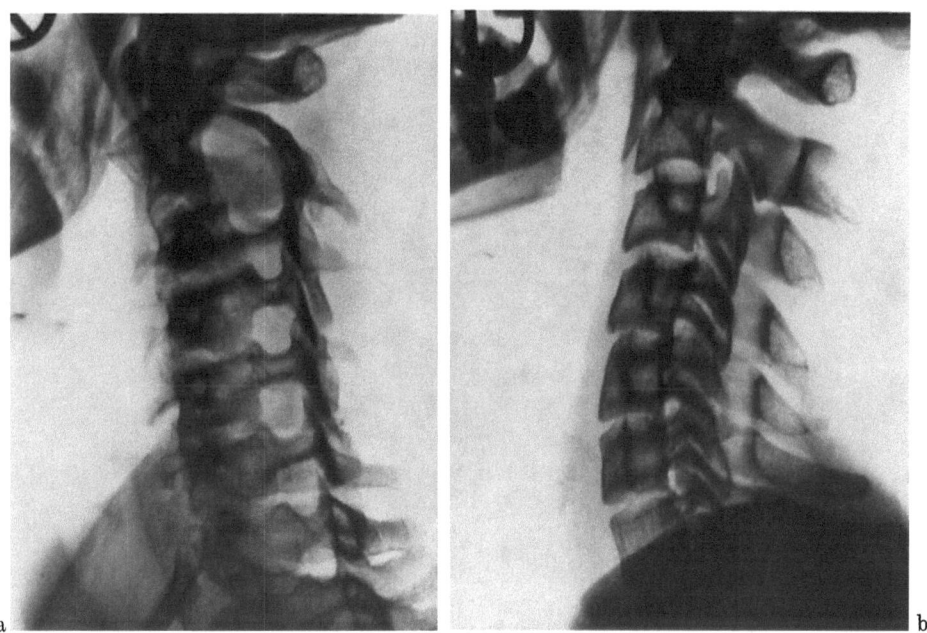

a   b

Abb. 22a u. b. Massive Erweiterung des Zwischenwirbelloches C 2/3, die bereits auch auf dem Seitenbild zu erkennen ist, hervorgerufen durch ein extradural gelegenes Sanduhr-Neurinom bei einem 17jährigen Mann mit 4jähriger Vorgeschichte. Im Bereich der Geschwulst deutliche Streckhaltung, erst darunter Lordosierung. (Siehe hierzu auch Abb. 71, S. 208: Gleichartige Geschwulst in gleicher Höhe, jedoch dort im Bereich des Tumors die stärkere Lordose und erst darunter die Streckhaltung.)

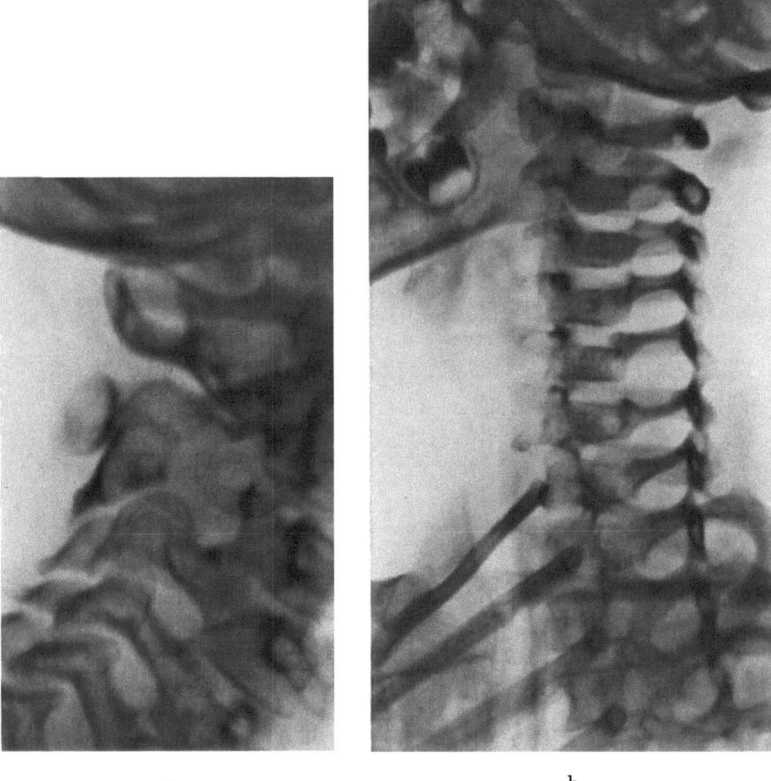

a   b

Abb. 23a u. b. Vorgetäuschte Sanduhrgeschwulst. a Durch umschriebene druckatrophische Vorgänge mit dadurch bedingter Erweiterung eines Zwischenwirbelloches bei einem Spongioblastom des oberen Halsmarks (10jähriges Mädchen). b Durch erhebliche Verbreiterung des ganzen Wirbelkanals mit Druckatrophie der Wirbelbögen. Extradural gelegenes Neurinom von großer Ausdehnung bei einem 2³/₄ Jahre alten Mädchen.

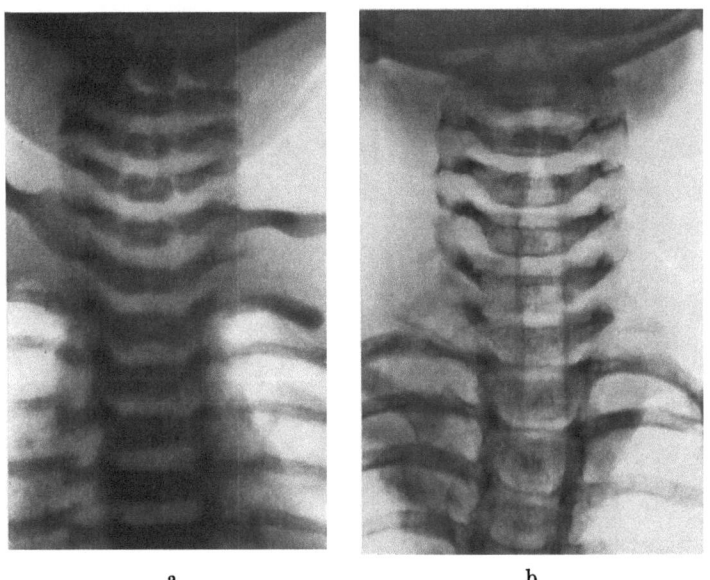

a   b

Abb. 24a u. b. Kindliche Halswirbelsäule noch im Normbereich; a im Alter von 1 Jahr, b im Alter von 3 Jahren.

die große Variationsbreite des normalen Wirbelkanals berücksichtigt werden muß, um Fehlurteile zu vermeiden (Abb. 26 mit Tabelle 16 sowie Abb. 27). Das von Elsberg und Dyke (1934) erstmals auf Grund von Messungen an 200 normalen Wirbelsäulen aufgestellte Diagramm der Interpedikularabstände konnte im wesentlichen von BUSCH und SCHEUERMANN (1936) sowie von LINDGREN (1937) bestätigt werden. ELSBERG und DYKE (1934) hatten zeigen können, daß die von ihnen gefundenen und tabellarisch festgelegten Werte für die einzelnen Wirbel aller Abschnitte sehr konstant sind, so daß schon bei Abweichungen von 1—2 mm gegenüber der Norm auf einen pathologischen Befund geschlossen werden darf. Große Vorsicht ist wegen der zunehmenden Fehlerbreite aber bei Messungen der Bogenwurzelabstände kindlicher Wirbelsäulen und besonders der Halswirbelsäule erforderlich. SIMRIL und THURSTON (1955) fanden allerdings auch bei Kindern sehr gleichbleibende Werte und betrachteten Abweichungen von mehr als 1 mm gegenüber

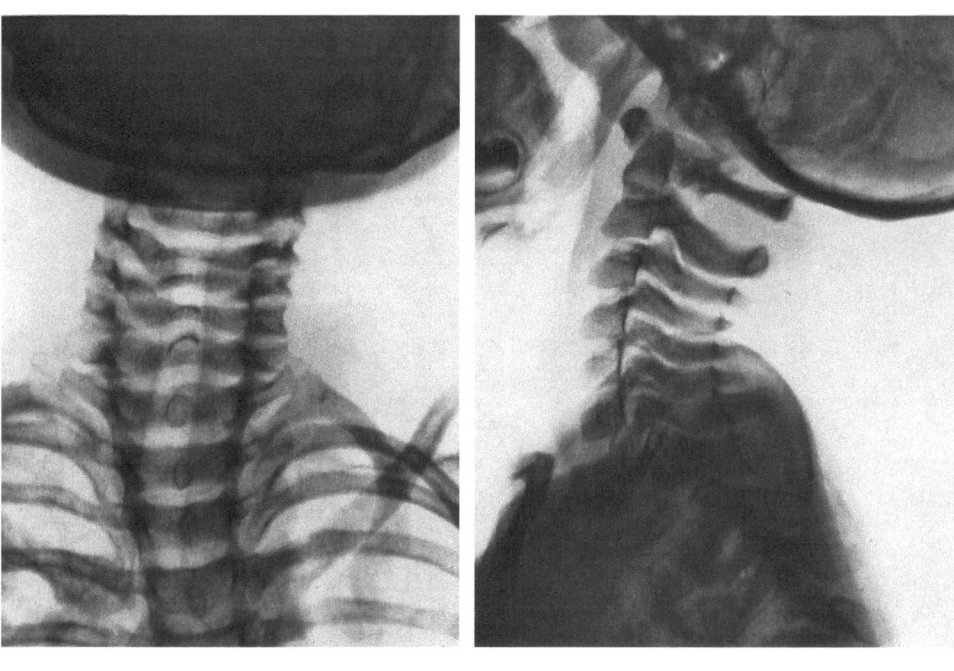

a   b

Abb. 25a u. b. Kindliche Halswirbelsäule. Pathologische Erweiterung des Spinalkanals in *beiden* Ebenen bei einem $2^1/_4$ Jahre alten Jungen mit einem Spongioblastom des Halsmarks, besonders im oberen Bereich von C 1—3. Im ap-Bild rechtskonvexe Skoliose, im Seitenbild Abflachung der Lordose mit Streckung im oberen Abschnitt.

dem als normal errechneten Durchschnitt als krankhaft. Sie berichteten über drei nachgewiesene Tumoren, die neurologisch und bei der Liquoruntersuchung unerkannt geblieben waren, und die nur zu einer geringen, über das normale Maß hinausgehenden Verbreiterung der Bogenwurzelabstände geführt hatten. Auf diese Autoren gehen die Kurven der Interpedikularabstände bei Kindern nach Altersklassen gestaffelt zurück. Auch SCHWARTZ (1956) unterteilte bei seinen Messungen nach verschiedenen Lebensaltern.

Die bei Messungen des sagittalen Durchmessers des cervicalen Spinalkanals von BOIJSEN (1954) gewonnenen Erfahrungen konnten von WOLF, KHILNANI und MALIS (1956) durch Untersuchungen an 100 Männern und 100 Frauen erweitert werden. ROTH (1960) kam zu gleichen Ergebnissen (s. hierzu auch Abb. 25a und b). Der sagittale Durchmesser des Spinalkanals der Brustwirbelsäule und Lendenwirbelsäule läßt sich im Summationsbild nicht meßbar erfassen. HAGEMANN (1961) führte deshalb erstmalig Messungen an Schichtaufnahmen in diesen Wirbelsäulenabschnitten durch. Das alleinige Auftreten dorsaler Exkavationen wird auf eine kongenitale Fehlbildung (SCHRÖDER 1956, PIA 1959) oder auf eine langdauernde Drucksteigerung im Spinalkanal (HIPP 1958, MURRAY 1958) zurückgeführt. Das Vorkommen von Wirbelkörperexkavationen nach abgeschlossener Ossifikation wird von MAU (1961) bei Arachnoidalcysten auf Liquordruckschwankungen zurückgeführt, während Hackensellner und Pape (1954) bei der Neurofibromatose Recklinghausen Liquordruckschwankungen, Duranachgiebigkeit und Knochendystrophie für die begünstigenden Faktoren halten.

Ein wenig bekannter Hinweis auf eine hochsitzende Halsmarkgeschwulst — extra- oder intramedullär — kann eine Vergrößerung des Abstandes zwischen Atlas und Dornfortsatz des 2. Halswirbels sein, wobei eine Verschmälerung der Atlasbögen im Seitenbild vorliegen kann (s. Abb. 69a und b, S. 207 sowie Abb. 123, S. 285).

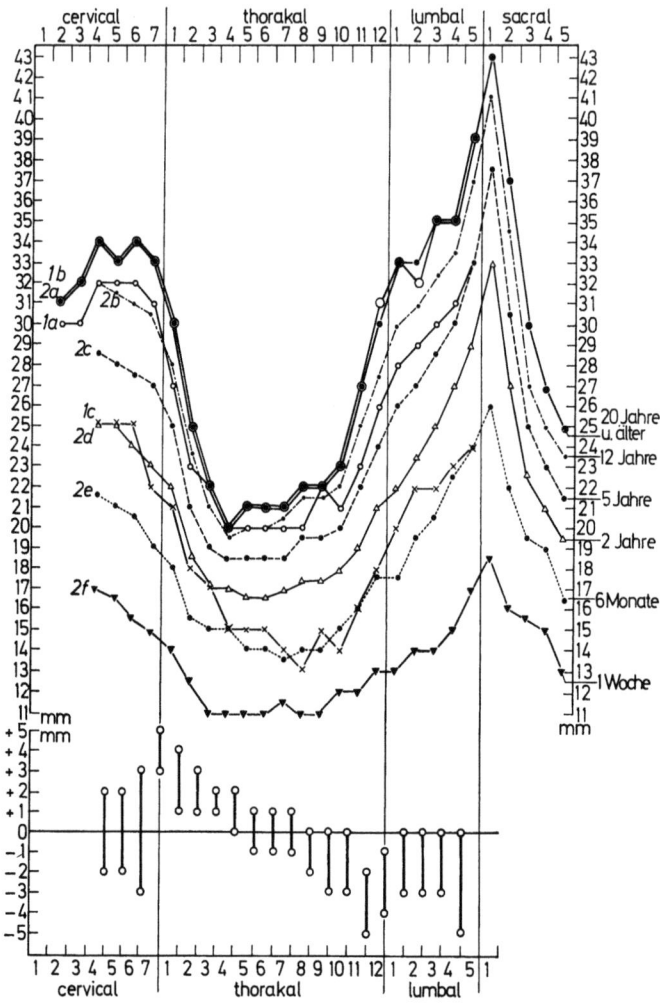

Abb. 26. Größe und Variationsbreite der Bogenwurzelabstände in Abhängigkeit vom Alter. Verhalten der Bogenwurzelabstände zueinander (nach Lindgren 1954).

Die Häufigkeit der genannten indirekten Tumorzeichen, insbesondere die Vergrößerung der Interpedikularabstände bei intraspinalen Geschwülsten, wird für die intramedullären Tumoren durchschnittlich mit 10% und für die extramedullären Tumoren mit 30%—50% angegeben. Bei einer Aufschlüsselung des Krankengutes von Tönnis nach diesem Gesichtspunkt ergab sich kein signifikanter Unterschied (Tönnis, Friedmann und Nittner 1958). Vergleicht man Lage, Sitz und Ausdehnung der indirekten Tumorzeichen bei den verschiedenen intraspinalen raumfordernden Prozessen, so lassen sich auch bei Kenntnis der Anamnese und des klinisch-neurologischen Befundes nur wenige differential-diagnostische Merkmale herausstellen. Die Gliome und die Sarkome des Epiduralraumes sind überwiegend im oberen Brustwirbelsäulenbereich und am Übergang zur Halswirbelsäule lokalisiert, während zum Beispiel die Ependymome und die Epidermoide in der

Tabelle 16. Größe und Variationsbreite der Bogenwurzelabstände in Abhängigkeit vom Alter
(Abstände in mm).

Wirbel-säule	ELSBERG und DYKE (1934)			SCHWARZ (1956)					
	Abstand			20 Jahre und älter	12 Jahre	5 Jahre	2 Jahre	¹/₂ Jahr	1 Woche
	normal	größter	kleinster						
	1 a	1 b	1 c	2 a	2 b	2 c	2 d	2 e	2 f
C 2	30	31		31					
C 3	30	32		32					
C 4	27—32	34	25	34	32	28,5	25	21,5	17
C 5	28—32	33	25	33	31,5	28	25	21	16,5
C 6	27—32	34	25	34	31	27,5	24	20,5	15,5
C 7	27—31	33	22	33	30,5	27	23	19	15
Th 1	23—27	30	21	30	28	25	22	18	14
Th 2	19—23	25	18	25	23,5	21	18,5	15,5	12,5
Th 3	18—22	22	17	22	21	19	17	15	11
Th 4	17—20	20	15	20	19,5	18,5	17	15	11
Th 5	17—20	21	15	21	20	18,5	16,5	14	11
Th 6	16—20	21	15	21	20	18,5	16,5	14	11
Th 7	16—20	21	14	21	20,5	18,5	17	13,5	11,5
Th 8	17—20	22	13	22	21,5	19,5	17,5	14	11
Th 9	17—22	22	15	22	21,5	19,5	17,5	14	11
Th 10	18—21	23	14	23	22	20	18	15	12
Th 11	19—23	27	16	27	25	22	19	16	12
Th 12	21—26	31	18	30	27,5	24	21	17,5	13
L 1	23—28	33	20	33	30	26	22	17,5	13
L 2	24—29	32	22	33	31	27	23,5	19,5	14
L 3	25—30	35	22	35	32,5	28,5	25	20,5	14
L 4	25—31	35	23	35	33,5	30	27	22,5	15
L 5	28—33	39	24	39	37	33	29	24	17
S 1				43	41	37,5	33	26	18,5
S 2				37	34,5	30,5	27	22	16
S 3				30	27	25	22,5	19,5	15,5
S 4				27	25	23	21	19	15
S 5				25	23,5	21,5	19,5	16,5	13

Mehrzahl die untere Brustwirbelsäule und Lendenwirbelsäule bevorzugen. Dabei können die Epidermoide und die Ependymome weder klinisch noch röntgenologisch sicher voneinander getrennt werden (Abb. 28 sowie 29a und b, s. auch Abb. 20a und b, S. 150). Die beschriebene dorsale Exkavation einzelner Wirbelkörper kommt auch bei der Recklinghausenschen Erkrankung vor (Abb. 30a und b).

Einen weiteren Hinweis kann man bei positivem Röntgenbefund durch die Zahl der veränderten Wirbelsegmente erhalten. Gewöhnlich sind die Interpedikularabstände und Bogenwurzelansatzstellen bei den Gliomen, Sarkomen, Ependymomen und Epidermoiden an mindestens 3 oder noch mehr Wirbeln auffällig (Abb. 31, 32, 29a und b, 28), wogegen sich die Neurinome und Meningiome auf 1, höchstens 2 Wirbelsegmente beschränken (Abb. 33, 34a und b). Ferner überwiegt bei den Neurinomen und Meningiomen die Einseitigkeit der Veränderungen; bei den anderen Tumoren sind beide Seiten des Spinalkanals annähernd gleichmäßig betroffen. Da die Brustwirbel insgesamt kleiner sind und sich durch die Überlagerung der Organe des Mediastinums oft nicht so gut darstellen lassen — dies gilt besonders für die obere und mittlere Brustwirbelsäule — erscheinen sonst gleiche Veränderungen an der Lendenwirbelsäule meistens deutlicher und erwecken den Eindruck größerer Ausdehnung. Auf weitere Einzelheiten wird bei Abhandlung der einzelnen Tumorarten an entsprechender Stelle eingegangen.

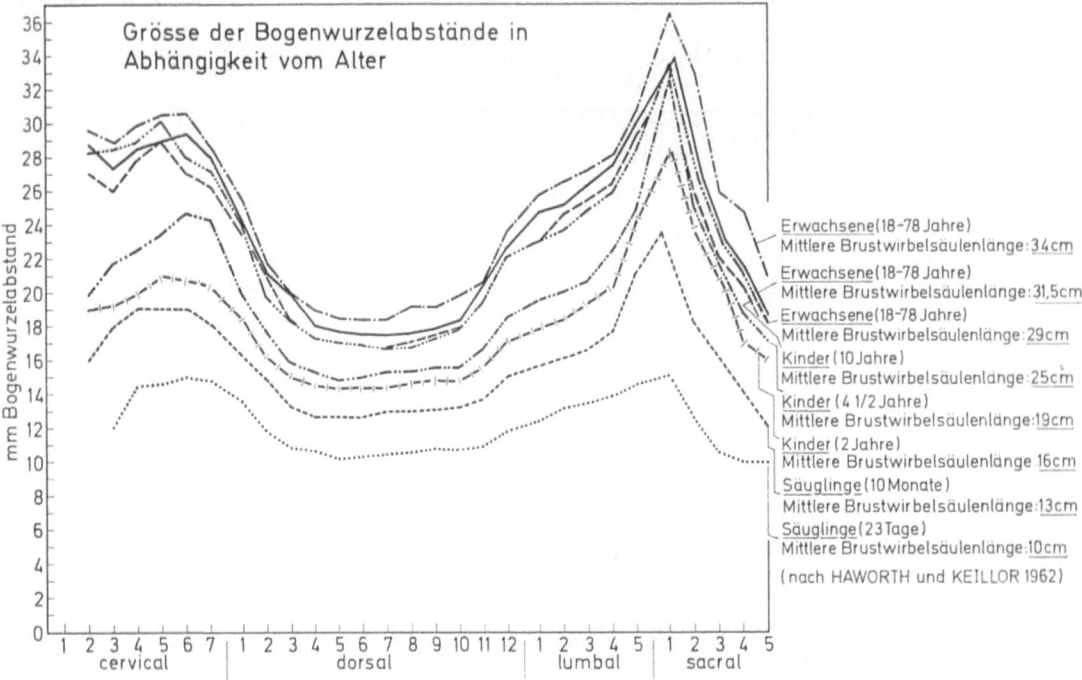

Abb. 27. Größe der Bogenwurzelabstände in Abhängigkeit vom Alter und von der mittleren Brustwirbelsäulenlänge (nach HAWORTH und KEILLOR 1962, Kurvendiagramm nach ZEITLER 1967).

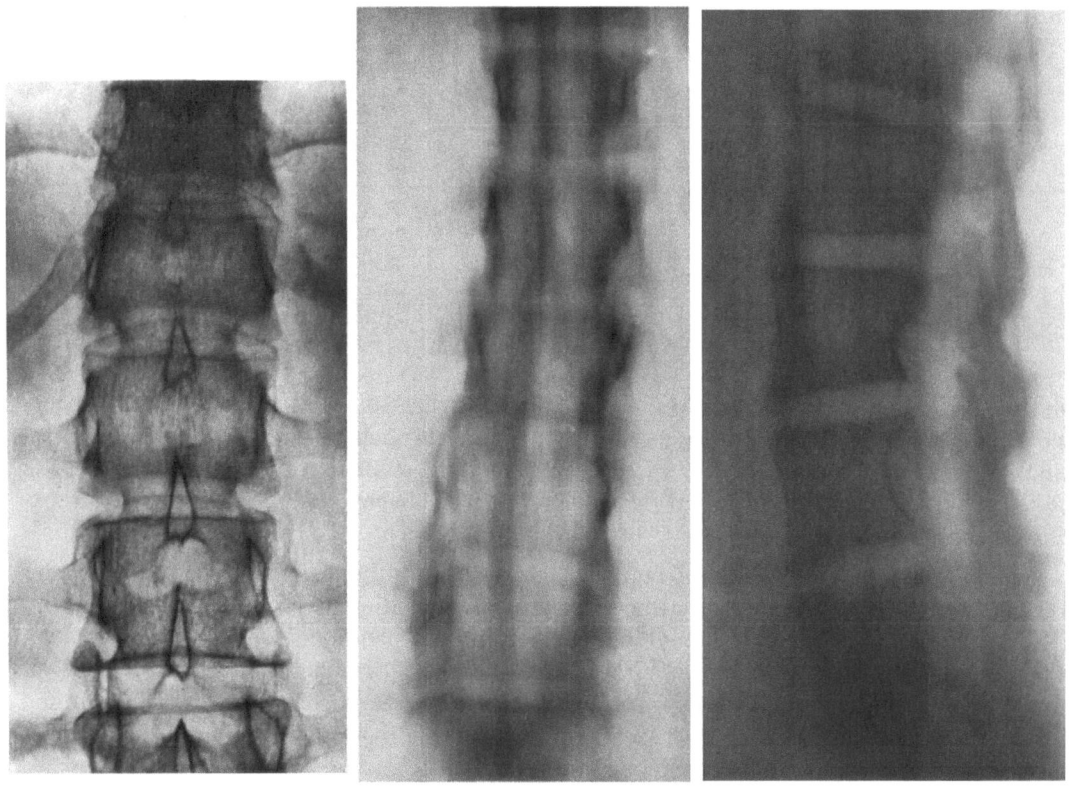

Abb. 28.   Abb. 29 a u. b.

Abb. 28. Indirekte Tumorzeichen vom 1.—3. Lendenwirbel; Verbreiterung des Spinalkanals, Usurierung und Verschmälerung der Wirbelbögen. Epidermoid. Kein Unterschied gegenüber dem Ependymom.

Abb. 29 a u. b. Tomogramm: a Ausweitung des Spinalkanals in Höhe des 1.—5. Lendenwirbels. b Dazugehöriges seitliches Bild: Dorsale Exkavation mehrerer Lendenwirbel. Ependymom. Kein Unterschied gegenüber dem Epidermoid.

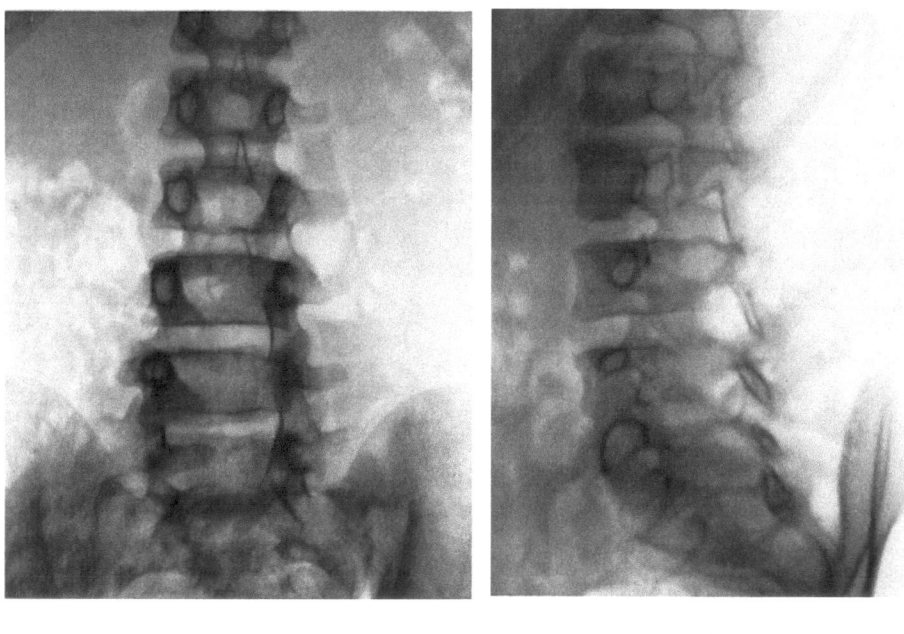

a   b

Abb. 30a u. b. Wirbelsäulenveränderungen bei Recklinghausenscher Erkrankung ohne Tumornachweis.

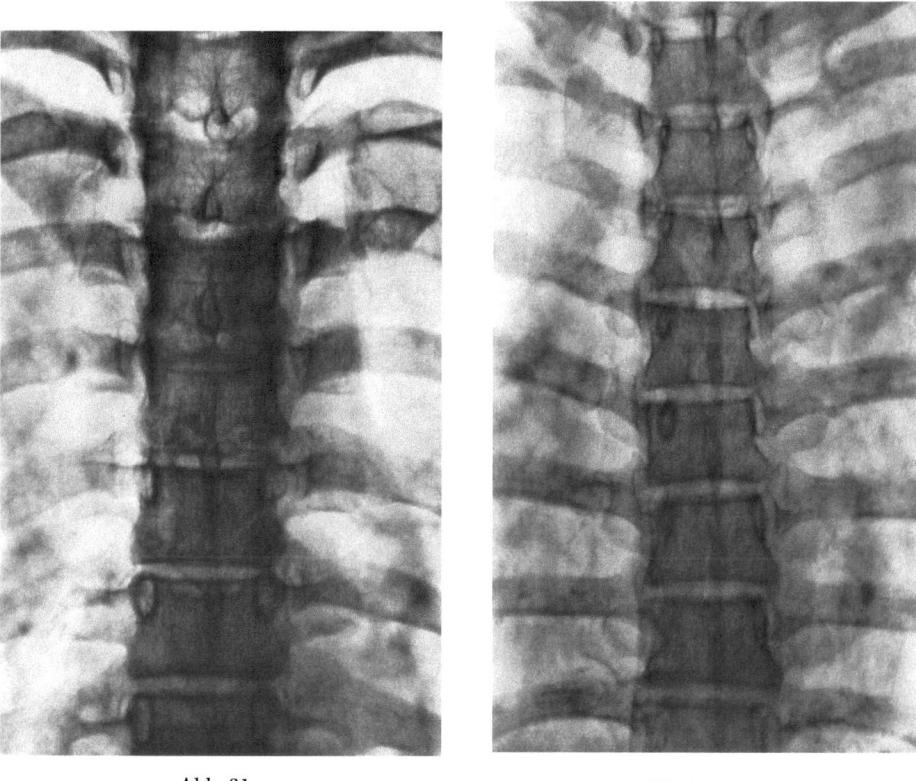

Abb. 31.   Abb. 32.

Abb. 31. Gliom: Indirekte Tumorzeichen vom 2.—6. Brustwirbel.

Abb. 32. Epidurales Sarkom: Indirekte Tumorzeichen, besonders vom 5.—7. Brustwirbel; Verbreiterung der Interpedikularabstände von D 5—7, Verschmälerung der Bogenansatzstellen besonders links, die nur noch als schmaler Saum erkennbar sind.

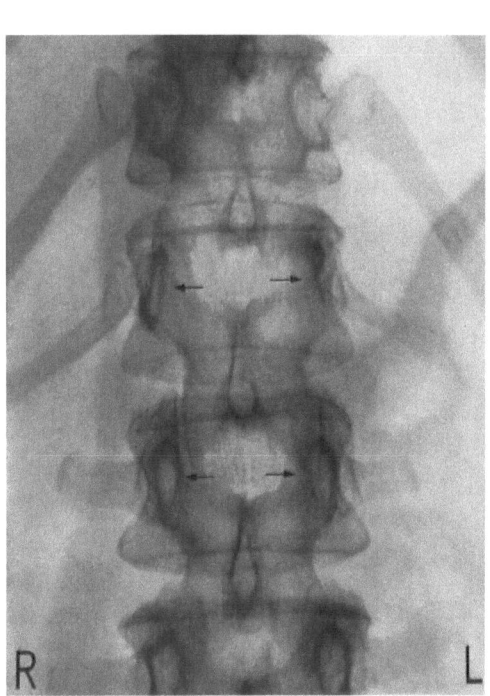

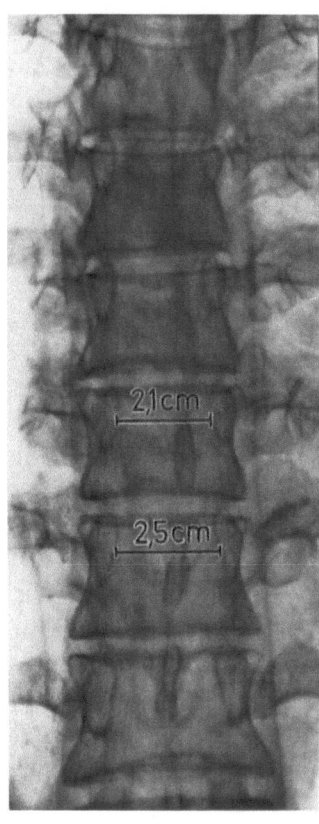

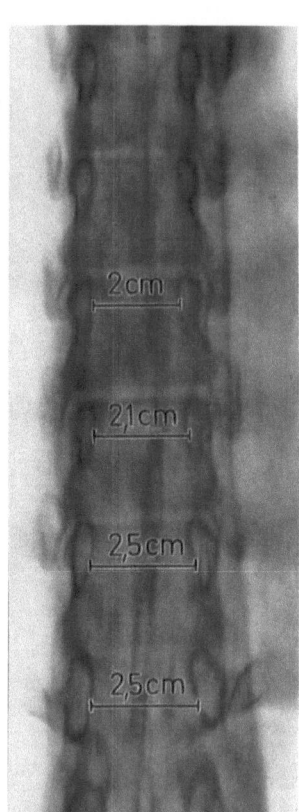

Abb. 33.   Abb. 34a u. b.

Abb. 33. Neurinom: Indirekte Tumorzeichen bei D 12 und L 1; Vergrößerung des Bogenwurzelabstands (→) und Verschmälerung der Wirbelbogenansatzstellen, links deutlicher als rechts, hervorgerufen durch intra- und extradural entwickelte Wurzelgeschwulst.

Abb. 34a u. b. Meningiom: Indirekte Tumorzeichen bei D 10, vorwiegend links: a ausgemessene Verbreiterung des Bogenwurzelabstands, geringe Verschmälerung der Wirbelbogenansatzstelle am 10. Brustwirbel links. b Dazugehöriges Tomogramm. Hervorgerufen durch eine Geschwulst der Rückenmarkshaut in Höhe von D 10—11.

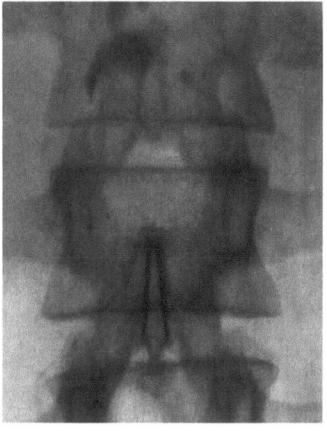

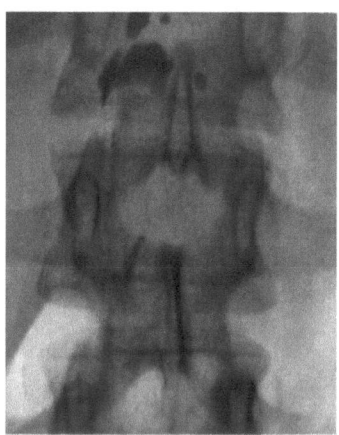

a   b

Abb. 35a u. b. a Abgeflachtes Bogenoval bei L1 rechts. Der Vergleich dieser Veränderungen mit der Abb. 35b zeigt, daß nur die exakt eingestellte Aufnahme eine Beurteilung zuläßt. b Auf Abb. 35b wird durch eine geringe Torsion der Wirbelsäule eine leichte Verschmälerung beider Bogenovale von L 1 vorgetäuscht sowie eine Verplumpung der darüberliegenden Wirbelkörperkante des 12. Brustwirbels. Das Kontrastmittel lief an der linken Seite des Spinalkanals vorbei. Neurinom in Höhe D12—L1 rechts dorsolateral.

Als reaktive Vorgänge und Veränderungen kommen Verbiegungen der Wirbelsäule in Form von Kyphosen (s. Abb. 21b, S. 151), Skoliosen, Kyphoskoliosen, sowie spondylarthrotische Randzacken, hyperostotische Randzeichen (RÜSKEN 1937, MEMMERT und RÜSKEN 1952), Knochenatrophien u. a. in den geschädigten Abschnitten, aber auch in der unmittelbaren und weiteren Umgebung vor. Reaktive Randzacken in den Bewegungssegmenten unmittelbar oberhalb und unterhalb des Tumors können wichtige Lokalzeichen sein (s. Abb. 99a und b, S. 245). Gelegentlich findet man den Hinweis, daß den Lokalzeichen eine Verbiegung der Wirbelsäule, ein degenerativer Wirbelprozeß oder eine Osteoporose längere Zeit vorausgehen können. ALLEN und KAHN (1933) wiesen sogar besonders auf skoliotische Verbiegungen als mitunter erstes, oft Jahre vorausgehendes Symptom einer

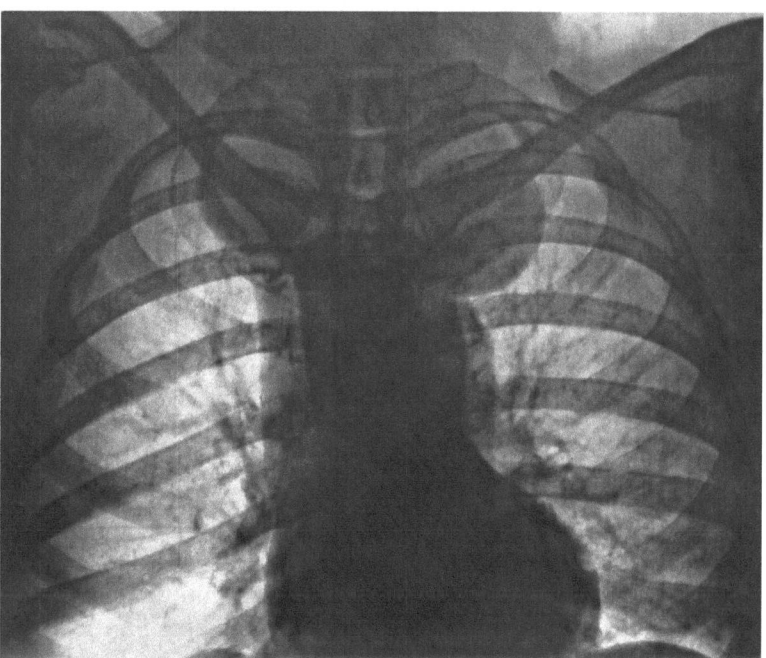

Abb. 36. Faustgroße Geschwülste in beiden Thoraxspitzen. Sanduhrgeschwülste, ausgehend von spinalen Neurinomen im unteren Cervicalbereich.

Rückenmarksgeschwulst hin, während BOLDREY, ADAMS und BROWN (1949) sie als nicht seltene Begleiterscheinung bei Rückenmarkstumoren erwähnten. Eine winkelige Kyphose, wohl durch reflektorisch-muskuläre Fixation bedingt, wurde von MEYER (1941) bei Tumoren im Bereich des Halsmarks beschrieben; der Knick entspricht jeweils dem Tumorsitz. Derartigen Befunden wird man dennoch mit großer Zurückhaltung begegnen müssen, da es sehr oft unmöglich sein dürfte, anderweitige Ursachen auszuschließen (s. Abb. 67, S. 205).

Während es bei vielen Erkrankungen möglich ist, auch ohne Kenntnis des klinischen Befundes röntgenologisch eine richtige Diagnose zu stellen, trifft dies für den Nachweis einer intraspinalen Geschwulst nur selten zu. Die Fehler und Täuschungsmöglichkeiten sind wegen der manchmal nur geringgradigen Veränderungen zu groß. Es ist daher unbedingt zu fordern, daß der Röntgenaufnahme eine genaueste neurologische Untersuchung vorangeht, damit alle Aufmerksamkeit dem fraglich erkrankten Wirbelsäulenabschnitt zugewandt werden kann; denn durch zentrierte, ausgeblendete Aufnahmen und evtl. Tomogramme läßt sich in manchen Fällen schon ein pathologischer Befund wahrnehmen, der auf Übersichtsaufnahmen leicht übersehen wird (Abb. 34a und b). Insbesondere ist eine genau sagittal eingestellte Aufnahme unerläßlich, da bereits eine geringe Torsion der aufgenommenen Wirbelsäulenabschnitte zu einer abnormalen Darstellung der Form der Wirbelbogenansatzstellen und somit zu der fälschlichen Annahme eines Tumors führen kann, wie auch andererseits tumorbedingte Veränderungen durch eine Torsion sich der röntgenologischen Darstellung entziehen können (Abb. 35a und b). Daraus ergibt sich, daß bei Verkrümmungen der Wirbelsäule der Nachweis indirekter Tumorzeichen sehr erschwert und eingeschränkt wird. Als Kompressionszeichen sind röntgenologische Veränderungen daher häufig nur bei entsprechendem klinischem Bild verwertbar und bedürfen weiterer Zusatzuntersuchungen.

Eine Ausnahme bilden die *Sanduhrgeschwülste*, wenn sie zu einer eindeutigen Erweiterung des Foramen intervertebrale führen und dadurch den Sitz der Geschwulst anzeigen. Am eindrucksvollsten kommen derartige Veränderungen auf Schrägaufnahmen zur Darstellung. Auf einfachen Übersichtsbildern in zwei Ebenen können sie sich der Feststellung entziehen. Der mitunter größere extraspinale Anteil der Geschwulst kann als scharf begrenzter Tumorschatten neben der Wirbelsäule liegen (Scheid 1963) und im Brustabschnitt als Lungentumor (Abb. 36) oder unilokulärer Echinococcus angesprochen werden (Bodechtel 1950). Meist handelt es sich um ein Neurinom einer Rückenmarkswurzel oder um eine vom Sympathicus ausgehende Geschwulst, gelegentlich aber auch um maligne Neubildungen. Infolge starker Usuren kann es zu einer Spontanfraktur kommen (Camp, Adson und Shugrue 1933, Bodechtel 1950).

c) Liquordiagnostik.

Eines der wichtigsten Ergänzungsverfahren für die Rückenmarksdiagnostik ist die Untersuchung der Liquorzusammensetzung und der Liquordynamik. Diese Untersuchungsergebnisse machen eine Abgrenzung der spinalen raumbeengenden Prozesse von entzündlichen und degenerativen Erkrankungen des Rückenmarks erst möglich.

Die Punktion des Subarachnoidalraumes wurde von Quincke (1891) eingeführt; der damit verbundene diagnostische Aufschwung und die Tragweite des Eingriffs waren damals noch nicht abzusehen. Die Liquordruckmessung ging den Untersuchungen der Liquorzusammensetzung lange Zeit voraus.

Liquorzusammensetzung. Die Veränderungen des Liquors können sich auf Farbe, chemische Zusammensetzung, kolloidchemisches Verhalten und Zellzahl beziehen.

Das *Aussehen* des Liquors ist unter normalen Bedingungen wasserklar. Jede Veränderung des Aussehens zeigt sich als Verfärbung oder Trübung und ist immer als pathologisch anzusehen. Eine Trübung des Liquors weist meist auf eine Vermehrung der Zellen über 400—600/3 hin (Demme 1935). Eine gelbliche Verfärbung des Liquors wird als Xanthochromie bezeichnet und gilt seit jeher als typisch für einen Sperrliquor. Beim spinalen Kompressionssyndrom wird sie auf einen vermehrten Übertritt von Serumfarbstoffen in den Liquor zurückgeführt. Eine gelbliche oder auch gelbrötliche Verfärbung ist jedoch nicht immer Folge einer Rückenmarkskompression, sondern sie kann auch auf eine ältere Blutung (Trauma, Pachymeningitis haemorrhagica, Arachnoidalblutung, Blutung aus einem Angiom, einem Aneurysma oder einem Tumor, auf eine Apoplexie) sowie auf eine Encephalitis oder eine Meningitis zurückzuführen sein. Eine stärkere, auch durch Entzündung bedingte Blutbeimengungen kann ihn rötlich bis bräunlich verfärben. Eine Braun- bis Schwarzfärbung weist auf eine Melanosarkomatose hin (Demme 1935), bei der mittels der Thormälenschen Probe der Nachweis von Melanin zu erbringen ist.

Besteht der Verdacht auf eine Blutbeimengung, so ist zunächst die Frage zu entscheiden, ob es sich lediglich um eine bei der Punktion entstandene artifizielle oder um eine länger zurückliegende Blutung handelt. Ist die Blutbeimengung durch Verletzung eines Gefäßes im Verlauf der Punktion bedingt, so sind Farbunterschiede in den einzelnen Liquortropfen und auch in den einzelnen Portionen der abgelassenen Liquormenge zu erkennen. Xanthochromie tritt immer erst nach einigen Tagen auf. Zur weiteren Klärung der Frage, ob es sich um eine frische oder um eine länger zurückliegende Blutung handelt, können das Zentrifugat und die Benzidinprobe herangezogen werden.

Zentrifugat: Nur bei frischer Blutung finden sich Erythrocyten im Sediment, die darüber befindliche Flüssigkeit ist klar. Liegt jedoch die Blutung länger zurück, so finden sich keine Erythrocyten im Sediment, und der Liquor ist xanthochrom.

Benzidinprobe: Zu 2 cm³ Wasserstoffsuperoxyd werden 1—2 Körnchen Benzidin in 1—2 cm³ Eisessig gelöst zugegeben. Nur länger zurückliegende Blutungen bewirken eine blaugrüne Färbung.

Xanthochromie wird bei etwa ¹/₇ der medullären Kompressionen angetroffen (KRAYEN-BÜHL 1940, 1947, TÖNNIS-NITTNER 1957). Im Krankengut von TÖNNIS lag in der Mehrzahl der Fälle eine gleichzeitige Eiweißerhöhung über 100 mg-% vor (SCHMIEGER 1970). KLAUENFLÜGEL (1941) weist darauf hin, daß eine Xanthochromie aber auch trotz hoher Eiweißwerte fehlen kann, so daß ihre diesbezügliche Bedeutung eingeschränkt ist.

Die Liquoranalyse bei raumbeengenden spinalen Prozessen stützt sich in erster Linie auf das Verhalten der *Eiweißwerte*. Unter physiologischen Bedingungen beträgt der Gesamteiweißgehalt im Liquor 24 mg-%, was 1 Teilstrich nach KAFKA entspricht. Leichte

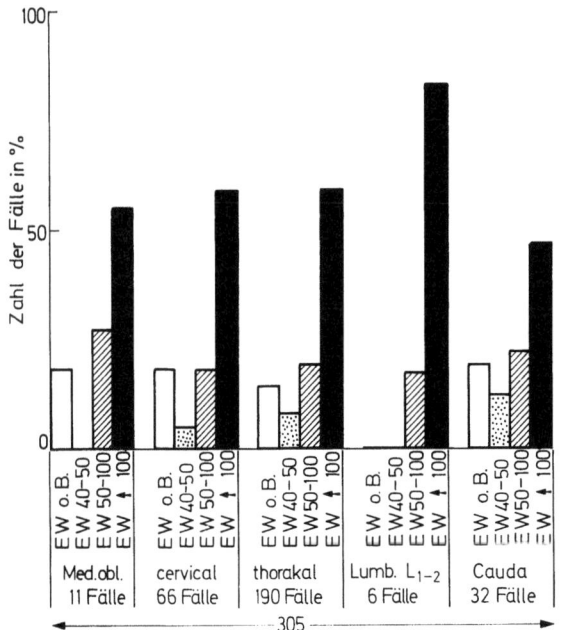

Abb. 37. Höhenlokalisation und lumbale Eiweißwerte.

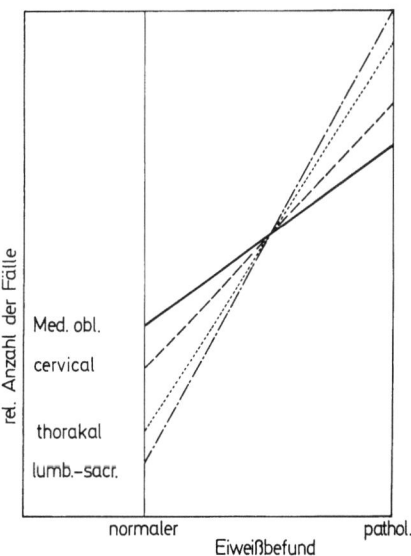

Abb. 38. Liquoreiweißgehalt und Tumorhöhe.

Unterschiede gehören in die physiologische Schwankungsbreite; sie liegen zwischen 0,8 und 1,2 Einheiten nach KAFKA, was etwa Werten von 20—30 mg-% gleichzusetzen ist (Albumine 0,6—1,0, Globuline 0,1—0,3 Einheiten). Der Lumballiquor weist bereits unter physiologischen Verhältnissen höhere Eiweißwerte als der Zisternalliquor auf.

Der Eiweißquotient — das Verhältnis von Globulin zu Albumin — liegt daher normalerweise zwischen 0,12 und 0,3—0,4.

Die Zuckerwerte betragen etwa die Hälfte des Blutzuckers und liegen zwischen 40 und 75 mg-%, die Chloride zwischen 680 und 750 mg-%, die Harnstoffwerte zwischen 6 und 15 mg-%. Für die Rückenmarksdiagnostik sind die quantitativen Bestimmungen jedoch vorwiegend von differentialdiagnostischer Bedeutung.

Bei einer Raumbeengung innerhalb des Spinalkanals wird der lumbale Liquoreiweißgehalt in der Regel (75%—85% der Fälle) in charakteristischer Weise verändert, was sich vor allem in einer Erhöhung der Gesamteiweißwerte zeigt, sich aber auch bei der quantitativen Eiweißbestimmung in einer Erhöhung der Albumine ausdrücken kann. Dadurch kommt es dann zwangsläufig zu einer Erhöhung des Eiweißquotienten, der normalerweise unter 0,5% zu liegen pflegt.

Im Lumballiquor können die Eiweißwerte leicht bis stark erhöht sein und über 1000 mg-% betragen. Völlig normale Werte sind eine Seltenheit. Bereits bei einer leichten Eiweißerhöhung — von 0,1—0,2 Teilstrichen nach KAFKA über der Norm — beginnen die Reaktionen nach Pandy und nach Nonne-Apelt positiv auszufallen. Erst Werten zwischen 40 und 50 mg-% — also etwa 2 Teilstrichen nach Kafka — wird man pathognomonische Bedeutung beimessen können. Bei starker Eiweißerhöhung kommt es zu einem Gerinnen des Liquors, das auf erhöhten Fibringehalt zurückgeführt und nach seinem ersten Beschreiber als Froinsches Syndrom (1903) bezeichnet wird. Es kann bei Kompression in jeder Höhe des Spinalkanals beobachtet werden und somit auch bei Halsmarktumoren vorkommen; insbesondere ist es nicht charakteristisch für einen Caudatumor.

Einzelheiten über die Höhenlokalisation und das Ausmaß der lumbalen Eiweißerhöhung sind aus der Abb. 37 (Schmieger 1970) ersichtlich. Nach Gröschel (1958) nimmt die Zahl der Fälle mit einer Eiweißvermehrung von den oberen nach den unteren Rückenmarksabschnitten zu (Abb. 38).

Tabelle 17. *Tumorart bezogen auf die Eiweißbefunde im lumbalen Liquor.*

Tumorart		Eiweiß normal		40—50 mg-%	Pathologische Erhöhung
Gliome	35	5	21%	2	28
Ependymome	17	3		1	13
Sarkome	28	3		4	21
Carcinome	23	4		1	18
Plasmocytome	6	—		—	6
Meningiome	74	12	24%	6	56
Neurinome	64	5	9%	1	58
Cysten	3	1		1	1
Angiome	22	5	36%	3	14
Lipome	5	3		—	2
Dermoide	6	1		2	3

Bei Berücksichtigung der *Tumorart* ist das Verhalten der Eiweißbefunde im lumbalen Liquor in Tabelle 17 (Nikulla 1967) aufgegliedert.

Werden die klinisch-neurologischen Syndrome mit dem Ausmaß der lumbalen Eiweißerhöhung in Beziehung gesetzt, so ergeben sich die aus Abb. 39 (Nikulla 1967) hervorgehenden aufschlußreichen Beziehungen.

Die zisternale Liquoranalyse wird bei den raumbeengenden spinalen Prozessen meistens für wenig aufschlußreich gehalten. Im allgemeinen gilt die Regel, daß eine Dissoziation zwischen lumbalem und zisternalem Liquor gewahrt bleibt. Scheid (1963) gibt in einer tabellarischen Zusammenstellung über Eiweißgehalt im Liquor errechnete Prozentzahlen mit Berücksichtigung topischer Beziehungen und des Verhaltens bei der Passageprüfung an (Tabelle 18). Vergleichende Untersuchungen von zisternalem und lumbalem Liquoreiweißgehalt des Krankengutes von Tönnis (Schmieger 1970) ließen erkennen, daß extradurale und gleichzeitig extradural und intradural gewachsene Geschwülste im Zisternenliquor fast ausschließlich normale Eiweißwerte bei erhöhten Lumbalwerten aufwiesen. Intramedulläre Tumoren hatten in 40% der Fälle auch zu einer zisternalen Eiweißerhöhung geführt, die jedoch wesentlich geringer als im Lumballiquor war, so daß die Dissoziation gewahrt blieb. Dagegen hatten die juxtamedullär gelegenen Neubildungen in fast 50% der Fälle eine Eiweißerhöhung im Zisternenliquor hervorgerufen, auch dann, wenn die lumbalen Eiweißwerte nur zwischen 40—50 mg-% betragen hatten. Schon Cushing und Ayer (1923), Antoni (1936) u. a. hatten hervorgehoben, daß unmittelbar oberhalb eines Tumors der Liquor in der gleichen Weise wie unterhalb verändert sein kann.

Die *kolloidchemischen Reaktionen* führen im Liquor bei krankhaften Veränderungen durch das Vorhandensein auch bestimmter Eiweißkörper zu einer Ausfällung — Trübung bis Flockung oder Verfärbung — der kolloidal verteilten Teilchen. Dieser Vorgang erfolgt für bestimmte pathologische Zustände bzw. Krankheiten in einer charakteristischen Art. Von den Kolloidreaktionen ist die Mastixreaktion (Emanuel 1915) wohl die bekannteste und auch die am häufigsten angewendete — Normomastixreaktion nach Kafka — gegenüber der Goldsol-, Benzoe-, Paraffin-, Schellack-, Kieselsäure-, Siliquid- oder der Sublimat-Fuchsinreaktion.

Liegt eine Raumbeengung im Spinalkanal vor, so ist in etwa 90% der Fälle eine pathologisch veränderte Mastixkurve zu erwarten, unter Umständen sogar auch dann, wenn die Eiweißwerte normal sind. Diese Beobachtung ist deshalb von Bedeutung, weil

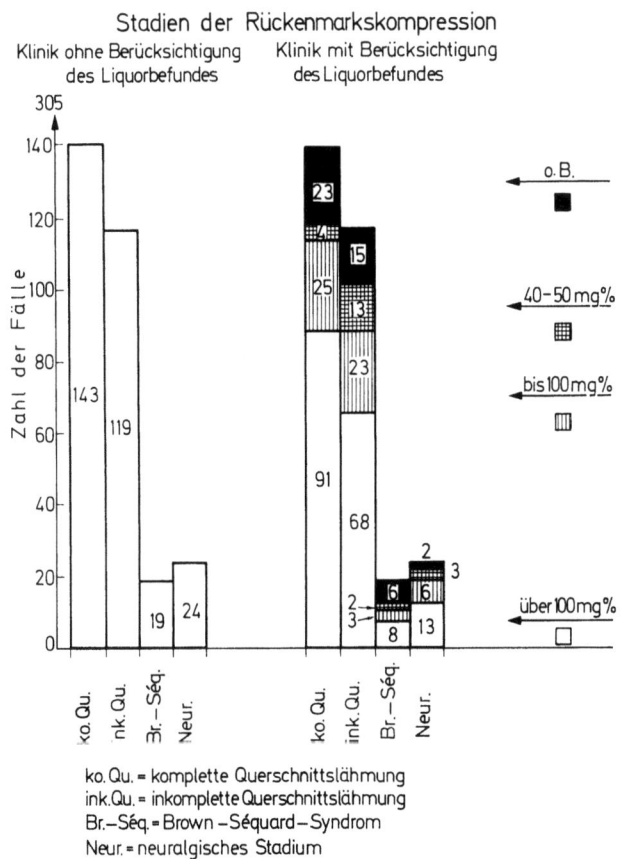

Abb. 39. Klinische Stadien und der Liquorbefund (lumbale Eiweißerhöhung). 305 Fälle.

Tabelle 18. *Der Eiweißgehalt des Liquors, angegeben in mg%, und das Verhalten des kombinierten Queckenstedtschen Versuchs bei Rückenmarkstumoren* (aus: SCHEID 1963).
Prozentwerte, errechnet für den *Lumballiquor* an 278 Fällen, für den *Zisternenliquor* an 236 Fällen, für die *Liquorpassage* an 169 Fällen.

Lage des Tumors	Lumbaler Liquor					Zisternaler Liquor				Kombinierter Queckenstedtscher Versuch		
	< 36	36—72	73-240	>240	insge-samt	< 36	36—72	73-240	insge-samt	frei	behin-dert	insge-samt
Extradural	10	17	40	33	100	88	6	6	100	10	90	100
Intradural extramedullär	6	25	42	27	100	75	23	2	100	12	88	100
Intramedullär	13	11	42	34	100	80	15	5	100	20	80	100
Sämtliche Lokalisationen	8	20	42	30	100	80	16	4	100	12	88	100

sie im Zweifelsfall zu weiteren diagnostischen Maßnahmen anregen soll. Andererseits kann auch bei eindeutig pathologischem Eiweißbefund eine normale Mastixreaktion vorliegen (Tabelle 19). Bei den Fällen unseres Krankengutes mit normalem lumbalem Eiweißbefund aber pathologischer Normomastixreaktion handelte es sich klinisch überwiegend um komplette Querschnittsbilder. Beziehungen zur Segmenthöhe oder zur Tumorart

11*

ließen sich hierbei nicht mit Sicherheit feststellen. Nach Gröschel (1958) sollen pathologische Mastixkurven bei $^3/_4$ der raumbeengenden spinalen Prozesse vorkommen, vor allem bei intraduralen Tumoren des unteren Rückenmarksabschnitts und bei Berücksichtigung der Tumorart bevorzugt bei Ependymomen, Gliomen, Sarkomen und Wirbelsäulentumoren.

Von den verschiedenen Möglichkeiten sich in einem typischen Kurvenbild ausdrückender pathologischer Abweichungen kamen nach einer Zusammenstellung von Schmieger (1970) in der Reihenfolge der Häufigkeit die „Meningitiskurve" (37 % der Fälle), die „Lueskurve" (34 % der Fälle) und die „Paralysekurve" (15 % der Fälle) vor (Abb. 40). Auch Bodechtel (1950) weist auf die stärksten Ausfälle der Kolloidreaktionen in der mittleren Kurvenzone hin und gibt den Anteil für die typische sog. Paralyse-

Tabelle 19. *Liquoreiweißgehalt und Normomastixreaktion.*

	EW o.B.	EW 40—50 mg-%	EW 50—100 mg-%	EW über 100 mg-%
NMR o.B.	15	—	5	2
leichte Trübung (4—5)	4	2	2	1
mittlere Trübung (6—8)	2	5	18	21
Flockung (9—12)	4	6	20	98

Kurvenform		⊔	V	⌐	∧	⌐	⌐
EW	gesamt						
o. B.	11	5	4	2	—	—	—
40—50 mg-%	19	4	8	3	—	4	—
50—100 mg-%	48	20	19	8	—	1	—
über 100 mg-%	134	49	41	19	16	2	7
Gesamt-Zahl	212	78	72	32	16	7	7

Abb. 40. Beziehungen zwischen typischen Kurvenformen der Normomastixreaktion und verschieden hohen lumbalen Eiweißwerten. Zeichenerklärung: ⊔ „Meningitiskurve", V „Lueskurve", ⌐ „Paralysekurve", ∧ Kurve mit 2 Fällungsmaxima.

kurve — wie beim Hirntumor — mit etwa 10 % an. Nach Scheller (1939) soll eine Rechtsausfällung der Goldsolreaktion besonders häufig sein. Beim Kompressionsliquor mit hohem Eiweißgehalt — kritischer Grenzwert 200—300 mg-% — werden nach Feudell und Woratz (1961) Kurven mit 2 Fällungsmaxima besonders häufig angetroffen. Sie beobachteten derartige „Doppelkurven" bei etwa $^2/_3$ ihres Krankengutes; in unserem lag ihr Anteil dagegen unter 10 % (Schmieger 1970).

Der *Zellgehalt* im Liquor schwankt unter physiologischen Bedingungen zwischen 0/3 und 8/3 Zellen in einem Kubikmillimeter. Nach Demme (1935) enthalten 86 % der Normalfälle nicht mehr als 4/3 Zellen. Ihre Auszählung erfolgt in der Fuchs-Rosenthalschen oder in der Nageotteschen Kammer.

Bei raumbeengenden spinalen Prozessen wird eine Zellvermehrung über 5/3 nur in einem Drittel der Fälle angetroffen. Meist handelt es sich nur um eine mäßige Pleocytose bis 30/3, seltener bis 50/3 Zellen im Lumballiquor. Das für eine spinale Raumbeengung typische Verhalten der Eiweißerhöhung bei normaler oder nur gering erhöhter Zellzahl wird als *cyto-albuminäre Dissoziation* bezeichnet. Zwischen den Zellwerten im Lumballiquor und dem Eiweißgehalt scheinen insofern direkte Beziehungen zu bestehen, als eine Zunahme der Zellen bei einem Gesamteiweißgehalt über 50 mg-% auffällig ist und erst bei einem Gesamteiweißgehalt über 100 mg-% die Zellwerte über 30/3 deutlich ansteigen (Tabelle 20). Eine Vermehrung des Zellgehalts bei hohen Eiweißwerten wurde von Klauenflügel (1942) angegeben. Scheid (1952) weist ergänzend darauf hin, daß sie auch bei nur geringer Eiweißvermehrung und bei normalen lumbalen Eiweißwerten angetroffen werden kann. In gleicher Weise verhalten sich die Zellzahlen und die Eiweißwerte im zisternalen Liquor (SCHMIEGER 1970).

Bei Gliomen und auch bei intraduralen Meningiomen ist eine Pleocytose häufiger zu erwarten als bei Neurinomen und Mißbildungstumoren. Nach BODECHTEL (1950) bewegt sie sich zwischen 10/3 und 50/3 Zellen, sowohl bei intra- als auch bei extramedullären Tumoren. Höhere Zellwerte sollen dann mehr an meningeale Metastasen, z. B. an Liquormetastasen cerebraler oder cerebellarer Gliome oder bei Jugendlichen an ein Medulloblastom, denken lassen. Auch eine Melanoblastose der Meningen kann sich dahinter verbergen, die durch den Nachweis von Melanin mittels der Thormälenschen Reaktion erfaßt werden kann.

Als physiologische Reaktion kann eine Zellerhöhung auch nach einer Punktion des Spinalkanals bzw. nach der Entnahme von Liquor auftreten.

Sind Zell- und Eiweißgehalt im lumbalen Liquor so gering, daß an eine disseminierte Encephalomyelitis gedacht werden muß, so gestattet der bei Rückenmarkstumoren meist normale Zellgehalt des zisternalen Liquors die notwendige Differenzierung (ZEH 1954).

Tabelle 20. *Zellzahlen und Eiweißwerte im lumbalen Liquor.*

Eiweißwerte		o. B.	40—50 mg-%	50—100 mg-%	über 100 mg-%
Zellen 8—30/3	58	3	1	14	40
Zellen über 30/3	28	2	—	3	23
Gesamtzahl	86	5	1	17	63

BODECHTEL (1950) sieht in den Eiweißwerten ein wichtiges differentialdiagnostisches Unterscheidungsmerkmal, da bei der Encephalomyelitis disseminata Werte von 2,5 Kafka oder 60 mg-% nur äußerst selten überschritten werden. Gleiche Angaben finden sich bei SCHRADER und WEISE (1951). Aber auch bei dieser Erkrankung kann eine ausgesprochene Dissoziation zwischen zisternalem und lumbalem Befund vorkommen, wogegen andererseits Rückenmarkstumoren eine zisternale Eiweißvermehrung aufweisen können.

Der Nachweis von *Tumorzellen im Liquor* glückt selbst bei sofortigen und gezielten Untersuchungen nur selten.

Eine *Eosinophilie im Liquor* kann bei Cysticerkose des Zentralnervensystems angetroffen werden.

Melaninnachweis im Liquor gelingt mittels der Thormälenschen Reaktion und soll für eine Melanoblastose der Meningen sprechen.

Fetttropfen im Liquor können bei adipösen Patienten nach wiederholten Punktionsversuchen angetroffen werden.

Positive Luesreaktionen im Sperrliquor bei normalen Reaktionen im Zisternenliquor sind nicht als lues-spezifisch zu bewerten; sie werden auf Übertritt von Luesreaginen aus dem Blut in den Liquor als Folge einer Störung der Permeabilität zurückgeführt.

Quantitative Bestimmungen von *weiteren Stoffen*, die im Liquor enthalten sind, wie z. B. von Zucker, Salzen, Harnstoff u. a., sind für die Tumordiagnostik selbst wenig aufschlußreich, dagegen mitunter für die differentialdiagnostische Abgrenzung von besonderer Bedeutung. Bezüglich weiterer Einzelheiten muß auf die entsprechende Fachliteratur verwiesen werden.

d) Liquordynamik.

Untersuchungen über die *Liquordynamik* innerhalb des spinalen Subarachnoidalraumes gehen auf QUECKENSTEDT (1916) zurück. Sie sind auch heute noch, z. T. in verschiedenen Modifikationen als „kombinierter" wie auch als „erweiterter" Queckenstedt-Versuch, ein wichtiges diagnostisches Hilfsmittel in der Rückenmarksdiagnostik. Der Prüfung der liquordynamischen Verhältnisse liegt das Prinzip des kommunizierenden

Röhrensystems zugrunde, wobei der Spinalkanal am waagrecht liegenden Kranken den langausgezogenen horizontalen Teil zwischen zwei Steigrohren darstellt. Eine mechanische Druckerhöhung im Intraspinalraum, z. B. durch Jugularis- oder Bauchkompression, wird bei freier Durchgängigkeit des Spinalkanals immer ein gleichmäßiges Ansteigen in den kommunizierenden Röhren zur Folge haben.

Bereits ein rascher Druckabfall bzw. ein rasches Nachlassen der Tropfenfolge bei lumbaler Liquorentnahme läßt auf einen kompletten Stop schließen. Eine dabei oder danach auftretende Zunahme der neurologischen Störungen ist auf eine Tumoreinklemmung zu beziehen, die eine sofortige Freilegung erforderlich macht. Je caudaler das Hindernis ist, um so rascher versiegt der Liquor und um so geringer ist die gewonnene Liquormenge. Als Einstichstelle wird man daher bei Verdacht auf einen Cauda-Tumor immer den tiefsten Zugang, also nach Möglichkeit zwischen L5 und S1, wählen. Als Ausweg kann nach Antoni (1936) die Punktion durch den Hiatus sacralis vorgenommen werden, wobei die Nadel zwar meist extradural zu liegen kommen kann, jedoch trotzdem charakteristische Druckschwankungen beobachtet werden. Große Cauda-Tumoren oder auch ausgedehnte Verwachsungen können zu sog. „Trockenpunktionen" Anlaß geben. Im amerikanischen Schrifttum wird empfohlen, dann Punktionen des Spinalkanals in zunehmender Höhe vorzunehmen, um sich ein Urteil über die Geschwulstgröße bzw. den oberen Tumorpol bilden zu können.

Schwankungen der Liquorsäulen treten unter physiologischen Bedingungen bereits pulsatorisch und bei Atembewegungen sowie beim Senken eines der beiden Rohre auf, so daß sich schon aus diesem Verhalten aufschlußreiche Hinweise bezüglich der Durchgängigkeit des Spinalkanals ergeben. Eine partielle Leitungsunterbrechung wird sich daher in einem geringen oder verzögerten Ansteigen und Abfallen der Liquorsäule in einem der beiden Steigrohre zeigen, während eine totale Unterbrechung den Ausfall des von der Druckwelle abgeschnittenen Rohres bewirkt.

Unterhalb einer Sperre wird inspiratorische Drucksteigerung und exspiratorische Drucksenkung beobachtet, während oberhalb ein gegenteiliges Verhalten auftritt (Antoni 1936). Bei cervicalem Hindernis kommt es zum „undurchgängigen Queckenstedt" ohne respiratorisches Blocksyndrom. Der passive Bauchdruck ermöglicht eine weitere Differenzierung, da sich bei Kompressionen im unteren Hals- oder oberen Brustmark lumbal eine Drucksteigerung ergibt; Bronisch (1950) bezeichnet dieses Phänomen als „erweiterten Queckenstedt".

Bei der Ausführung des Queckenstedt-Versuches wird zwischen absoluten und relativen Liquordruckwerten unterschieden. Erstere sind von den Sekretions- und Resorptionsverhältnissen, vom arteriellen und venösen Druck, vom elastischen Widerstand der Grenzmembranen des Liquorraumes sowie von der Atmung abhängig (Riechert 1954). Bei einwandfreier Lage der Kanülenspitze halten die meisten Autoren Liquordruckwerte bei horizontal gelagertem Patienten zwischen 70 und 160 mm Wasser für normal, wogegen Weigeldt (1923) u. a. noch Werte von 170—300 mm als Grenzwerte angeben. Demme (1935) hält Werte um 200 bei sonst normalem Liquorbefund für noch nicht sicher krankhaft. Starke Schwankungen, die durch das Verhalten des Patienten bedingt sein können — wie z. B. Pressen, Würgen oder Weinen — stellen vergleichende Druckmessungen in Frage und lassen eine Untersuchung in Narkose angebracht erscheinen. Die relativen Liquordruckwerte werden durch Vergleich zwischen zisternalen und lumbalen Werten erhalten und geben bei korrekter Lagerung des Patienten Aufschluß über die liquordynamischen Verhältnisse innerhalb des Subarachnoidalraumes; durch Reklination der Halswirbelsäule z. B. kann eine Passagebehinderung vorgetäuscht werden. Zur Prüfung der Liquordynamik macht man sich die Beeinflussung der Liquordruckschwankungen vom Druck des Venensystems zunutze. Unter physiologischen Bedingungen kommt es bei Stauung der Jugularisvenen und der abdominalen Gefäße in Abhängigkeit von dem Ausmaß einer manuell ausgeführten Kompression der entsprechenden Venen des Halses oder des Abdomens zu einem Druckanstieg der Liquorsäule in beiden Steigrohren und beim

Aufhören der Kompression zu einem ebenso raschen Druckabfall bis zu den Ausgangswerten. Bereits jede Verzögerung des Anstiegs oder Abfalls gibt Aufschluß über die dynamischen Verhältnisse. Für klinische Zwecke erweist sich die Steigrohrmethode als voll ausreichend und bietet gegenüber anderen Methoden mit Apparaturen — zum Teil in geschlossenen Systemen — keine ausschlaggebende Verbesserung. Die hierfür notwendigen Hilfsmittel sind zwei Punktionskanülen von gleicher Weite für die Zisternal- und Lumbalpunktion sowie zwei graduierte Glasrohre mit 1 mm lichter Weite, an deren unteren Enden Gummischläuche mit Ansatzstücken für die Punktionskanüle aufgeschoben sind.

Ausführung und Auswertung der Passageprüfung: Bei Kompression und nach Aufheben der Kompression werden Druckanstieg und Druckabfall der Liquorsäule in genormten Zeitabständen (5 sec) registriert. Bei komplettem Stop bleibt der Anstieg jenseits der Druckwelle aus, beim partiellen Block tritt er verzögert ein und erreicht meist nicht die entsprechenden Werte. Analog ist das Verhalten beim Aufheben der Kompression.

Feinere Unterscheidungsmerkmale ergeben sich bereits bei Atemschwankungen, die unter physiologischen Bedingungen im zisternalen und lumbalen Steigrohr parallel verlaufen und unter pathologischen Bedingungen zu einer charakteristischen Dissoziation führen, von ANTONI (1936) als „respiratorischer Block" bezeichnet.

Verwertbare Unterscheidungsmöglichkeiten ergeben sich weiter durch Kippen sowie durch Senken und Anheben nur *eines* Steigrohres. Nur bei freier Liquorpassage kommt es dann zu einem gleichen Verhalten im korrespondierenden Steigrohr. Ein Kippen des Operationstisches, das ein Senken oder Erhöhen des Kopfendes bezweckt, wie auch das Ablassen kleiner Liquormengen oder das Zusetzen einer physiologischen Kochsalzlösung (RIECHERT 1954) sind in gleicher Weise diagnostisch verwertbar.

Auch radioaktive Isotope sind zur Beurteilung der liquordynamischen Verhältnisse herangezogen worden (siehe hierzu auch S. 184—186, Abb. 64a—c).

Eine gestörte Liquorpassage ist zwar meist beweisend für das Vorliegen einer spinalen Raumbeengung, jedoch darf aus einer normalen Durchgängigkeit nicht absolut gegen das Vorliegen einer Geschwulst geschlossen werden. Bei etwa einem Siebentel der Fälle ist trotz Vorliegens einer Geschwulst die Liquorpassage frei. Hierbei überwiegen die extraduralen und die intramedullären Neoplasmen sowie die Geschwülste im Conus-Cauda-Gebiet. Im Krankengut von TÖNNIS (NIKULLA 1967) lag bei 86% der Rückenmarkstumoren eine Behinderung der Liquorpassage beim Queckenstedt-Versuch vor, die in 60% zu einem kompletten und in 26% zu einem partiellen Stop geführt hatte. Hierbei handelte es sich vorwiegend um Geschwülste der cervicalen und thorakalen Rückenmarksabschnitte. Der Diagnostik durch die liquordynamische Untersuchung entzogen sich die Gliome in 20% und die Angiome fast in der Hälfte der Fälle.

Bei Berücksichtigung des klinisch-neurologischen Syndroms lag im Stadium des *kompletten* Querschnittsbildes in 90% eine totale oder partielle Liquorpassagebehinderung vor, sofern es sich nicht um Conus-Cauda-Tumoren handelte; in dieser Höhe wurden Geschwülste nur in 40% erfaßt. Bei Vorliegen eines *inkompletten* Querschnittsbildes entzog sich bereits jeder 8. Rückenmarkstumor der Diagnostik durch den Queckenstedt-Versuch. Dabei war auffallend, daß die Zahl der Fälle mit partieller Verlegung prozentual gegenüber denjenigen mit einer kompletten Verlegung zugenommen hatte. Bei den Neubildungen mit freier Passage handelte es sich vorwiegend um Gliome, Angiome und um Geschwülste im Conus-Cauda-Bereich. Im *neuralgischen Stadium* wurden nur weiter zwei Drittel der Fälle durch den Queckenstedtschen Kompressionsversuch erfaßt (Abb. 41). Wird zusätzlich die Segmenthöhe berücksichtigt und mit den klinischen Stadien der spinalen Raumbeengung und dem Verhalten bei der Liquorpassageprüfung in Beziehung gesetzt, so ergeben sich die aus Abb. 42 ersichtlichen Beziehungen.

Obwohl die Eiweißerhöhung im lumbalen Liquor ein wichtiges Kriterium darstellt — ca. 75% aller Rückenmarkstumoren — kann auch sie im Frühstadium der Rückenmarkskompression fehlen; etwa ein Drittel dieser Fälle bot in diesem Stadium normale Liquoreiweißwerte und gleichzeitig völlig unauffällige liquordynamische Verhältnisse.

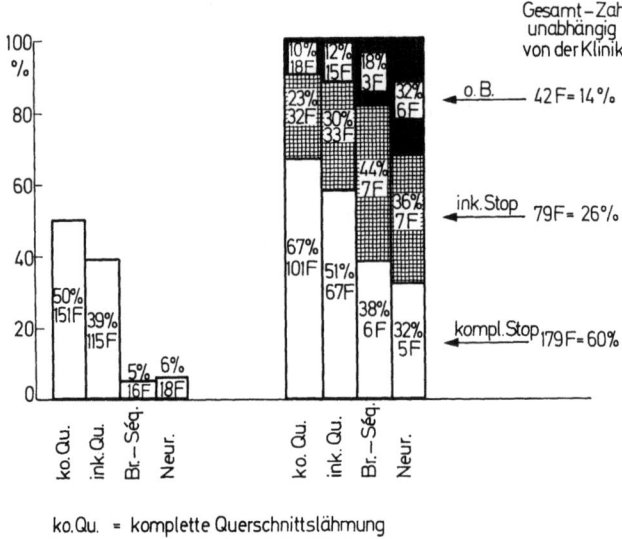

ko. Qu.   = komplette Querschnittslähmung
ink. Qu. = inkomplette Querschnittslähmung
Br.-Séq.= Brown-Séquard-Syndrom
Neur.   = neuralgisches Stadium

Abb. 41. Klinische Stadien und Liquorstop beim Queckenstedt-Versuch. 300 Fälle.

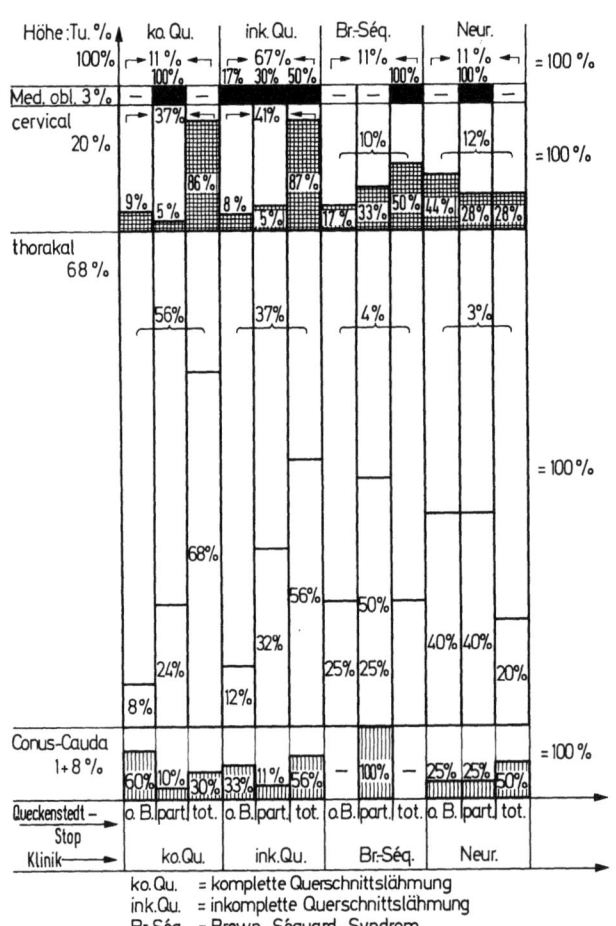

ko. Qu.   = komplette Querschnittslähmung
ink. Qu. = inkomplette Querschnittslähmung
Br.-Séq = Brown-Séquard-Syndrom
Neur.   = neuralgisches Stadium

Abb. 42. Segmenthöhe zu klinischen Stadien und Liquorstop beim Queckenstedt-Versuch. 300 Fälle.

Artdiagnostisch handelte es sich hierbei in der Reihenfolge der Häufigkeit um Angiome, Meningiome, Gliome und nur gelegentlich um Neurinome.

Ein kompletter Stop fand sich bei Vorliegen einer kompletten Querschnittslähmung bei zwei Dritteln der Fälle, bei Vorliegen eines inkompletten Querschnittsbildes in der Hälfte der Fälle und im neuralgischen Stadium nur weiter bei einem Drittel der Fälle (s. Abb. 41).

Eine Übersicht über die Beziehungen zwischen lumbaler Eiweißerhöhung im Liquor und dem Verhalten beim Queckenstedt-Versuch bei 222 raumbeengenden spinalen Prozessen gibt die Tabelle 21 wieder. Wie daraus hervorgeht, waren die Liquorwerte bei 15 %

Tabelle 21. *Liquor-Gesamteiweiß und Queckenstedt-Versuch.*

mg-%	Zahl der Fälle	Total	Part.	o. B.
über 100	134 (60 %)	91	37	9 (7 %)
50—100	38 (17 %)	21	11	6 (16 %)
40—50	16 (7,5 %)	3	9	4 (25 %)
bis 40	34 (15,5 %)	14	8	12 (35 %)
	222 (100 %)	129 (58 %)	62 (28 %)	31 (14 %)

und die Passageprüfung bei 14 % des Gesamtkrankengutes völlig unauffällig. Bei den Fällen mit „frei durchgängigem Queckenstedt" waren die Liquorwerte in der Hälfte der Fälle noch im Normbereich. Andererseits geht aus der Tabelle aber auch hervor, daß bei „durchgängigem Queckenstedt" in der Hälfte dieser Fälle die Eiweißwerte erhöht waren und daß bei einem „Stop im Queckenstedt" in einem nicht geringen Prozentsatz auch normale Eiweißwerte vorliegen können. Im Zweifelsfall muß daher bei begründetem Verdacht auf eine spinale Raumbeengung die Myelographie herangezogen werden.

e) Kontrastmitteldiagnostik.

Myelographie.

Die Indikation zur Kontrastdarstellung des Spinalkanals bleibt der präoperativen Tumorlokalisation vorbehalten, sofern die übrige Diagnostik keine eindeutige Klärung erbracht hat, aber der begründete Verdacht auf einen raumbeengenden spinalen Prozeß besteht. Sie ist somit immer nur auf die einer spinalen Raumbeengung verdächtigen Prozesse beschränkt und selbst hierbei nur für diejenigen Rückenmarksgeschwülste vorbehalten, die trotz neurologischer Symptome und pathologischer Liquorbefunde durch die röntgenologischen Untersuchungen höhenlokalisatorisch nicht weiter festzulegen sind. In den meisten Fällen wird die Myelographie die auf klinischen Befunden aufgebaute Höhendiagnose präoperativ erhärten müssen.

Da durch die Röntgendiagnostik die extraduralen, vorwiegend malignen Prozesse früh erfaßt werden und auch *Sanduhrgeschwülste* und kongenitale Mißbildungen durch charakteristische röntgenologische Veränderungen zur Darstellung gebracht werden können, sind es vor allem die eigentlichen juxta- und intramedullären Geschwülste mit den meist erst in vorgeschritteneren Stadien auftretenden röntgenologisch erfaßbaren Veränderungen, die einer myelographischen Klärung bedürfen.

Die Möglichkeiten, in den Spinalkanal ein Kontrastmittel einzubringen, sind durch physiologisch vorgebildete Spalten und Räume subarachnoidal, subdural sowie epi- bzw. peridural gegeben, wobei als Eingangspforte für das Kontrastmittel die Cisterna magna — Suboccipitalpunktion — oder das untere Ende des Duralsackes — Lumbalpunktion — verwendet werden. Entsprechend fanden die Bezeichnungen subarachnoidale und subdurale Myelographie sowie Epi- bzw. Peridurographie Eingang in das Schrifttum.

Die Peridurographie ist heute durch den Ausbau und die Verfeinerung der Subarachnoidalen Myelographie eine verdrängte Methode, die den Angaben des Schrifttums zufolge außerdem durch Komplikationen belastet ist, z. T. sogar mit tödlichem Ausgang.

RIECHERT (1954) berichtete allerdings nur zweimal unter 50 derartigen Untersuchungen über vorübergehende Reizerscheinungen. Die Darstellung des Periduralraumes wurde mit dem Bestreben versucht, Nebenwirkungen, wie sie durch ölige Kontrastmittel innerhalb des Liquorraumes hervorgerufen werden, zu vermeiden (Abb. 43 und 44).

Zur Injektion wird Lipiodol in einer Menge von 8—10 cm³ oder Abrodil, das durch Peristonzusatz viscös gemacht wurde, verwendet. Wegen der gelegentlich auftretenden Schmerzhaftigkeit wurde der Zusatz von Novocain 1% empfohlen. Die Injektion soll nach oben über L1—2 nicht hinausgehen. Bei der Injektion von sacral her können bis

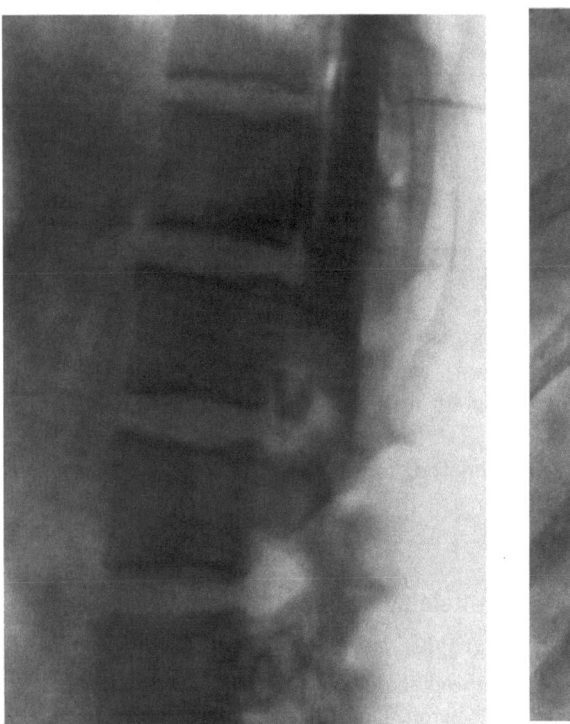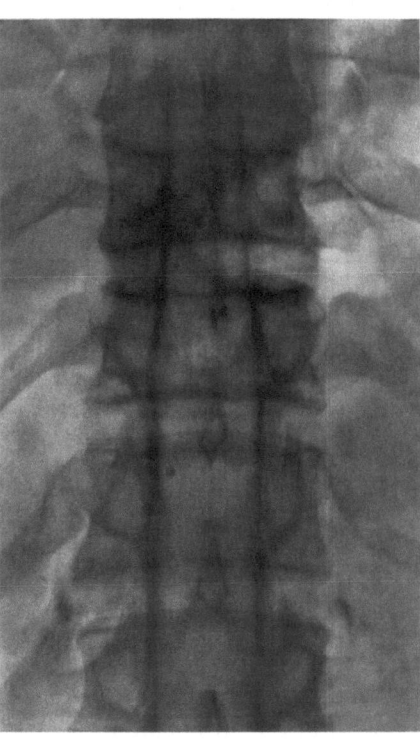

Abb. 43.   Abb. 44.

Abb. 43 u. 44. Epidurogramm oder Peridurogramm.

Abb. 43. Kompletter Kontrastmittelstop in Höhe L2/3 bei einem cystischen Tumor. Epidermoid.

Abb. 44. Einengung des Spinalkanals im thorakolumbalen Übergang durch ein Neurinom. Die Spur des Kontrastbandes zu beiden Seiten im Epiduralspalt ist oberhalb des Tumors durchgehend schmäler.

zu 20 cm³ injiziert werden. Die Röntgenuntersuchung soll so früh wie möglich, spätestens jedoch innerhalb der ersten Viertelstunde erfolgen, da sich danach durch Abfließen des Präparates keine brauchbaren Bilder herstellen lassen.

Auch epidurale Luftfüllungen wurden empfohlen (SANFORD und DOUB 1941 u.a.). Nach Ablassen von 40—60 cm³ Liquor sollen in Beckenhochlagerung 200 cm³ Luft epidural insuffliert werden, und zwar ein oder zwei Wirbelkörper höher als die Kompression vermutet wird. Nach dem Aufrichten werden die Aufnahmen geschossen. Durch diese Methode sollen initiale Kompressionen frühzeitig zu erkennen sein, vor allem zu einem Zeitpunkt, zu dem die Myelographie noch nichts Sicheres bietet (BINI und SASSAROLI 1946). SÄKER (1950) u. a. konnten dies nicht bestätigen.

Auch intramedulläre Kontrastmittelinjektionen sind versucht worden. Unter pathologischen Bedingungen können dann Höhlenbildungen im Rückenmark selbst, wie bei der Syringomyelie, bei zerfallenden intramedullären Tumoren, nach Resorption intramedullärer Blutungen usw., durch Kontrastmittelinjektion zur Darstellung gebracht werden. Diese Methode hat sich nicht eingebürgert, da sie einerseits nicht ohne Gefahr hinsichtlich einer zusätzlichen Markschädigung und hinsichtlich auftretender Reizerscheinungen ist und andererseits die Darstellung der Höhlen oft unzuverlässig ist (RIECHERT 1954).

Zur Darstellung der Verhältnisse innerhalb des Spinalkanals stehen drei myelographische Verfahren zur Verfügung: Die Darstellung mit öligen Kontrastmitteln, die Darstellung mit wasserlöslichen kontrastgebenden Substanzen sowie die Füllung mit Luft oder Sauerstoff. Erstere werden als positive, letztere als negative Kontrastmyelographie bezeichnet.

Positive Kontrastmittel: Die am weitesten verbreitete Methode ist die auf SICARD und FORESTIER (1921) zurückgehende Myelographie mit öligen Kontrastmitteln. Obgleich das früher gebräuchliche Jodipin und Lipiodol heute kaum noch verwendet werden und mit dem aus jodierten Polyestern zusammengesetzten Ethiodan oder Pantopaque gut verträgliche Substanzen zur Verfügung stehen, haften doch auch diesen Kontrastmitteln noch Mängel an.

Das *Jodipin* ist ein jodiertes Pflanzenöl, das für die Myelographie gewöhnlich in der 40%igen Lösung angewendet wird. Meningeale Reaktionen, die bei diesem Präparat auch auf einer Ausfällung von Calciumsalzen beruhen, gehen nicht selten mit einer Zellvermehrung im Liquor und Temperatursteigerungen während der ersten Tage einher.

Das *Lipiodol* — ebenfalls ein pflanzliches Jodöl, das in 40%iger Lösung benutzt wird — ist dem Jodipin etwa gleichzusetzen. Lassen sich diese Kontrastmittel nach der Untersuchung nicht wieder vollständig entfernen — was häufig der Fall ist — so treten bereits nach wenigen Wochen Verseifungsvorgänge ein, die besonders bei entzündlicher Genese spinaler Erkrankungen Wurzelreizzustände und Adhäsionen hervorrufen können (FRIEDMANN 1964). Belgische Autoren sahen Komplikationen jedoch nur dann auftreten, wenn es bei der Punktion zu einer artifiziellen Blutung gekommen war. Auf Grund dieser Beobachtung stehen sie einer Entfernung des Kontrastmittels ablehnend gegenüber (VAN DEN BERGH, CORNÉLIS, DEREYMAEKER, STROOBANDT 1967 u. a.).

Lipiodol in 8%iger Lösung wurde früher für die sog. ascendierende Myelographie benützt, die heute wegen der nachfolgenden cerebralen Reizerscheinungen nicht mehr angewendet wird (RIECHERT 1954).

Das *Immetal*, ein Isobutylester der Dijoderucasäure, zeigt eine geringere Viscosität als das Jodipin. Obwohl es deshalb den Vorteil hat, sich leicht im Spinalkanal hin- und herbewegen zu lassen, neigt es aus dem gleichen Grund zu Tropfenbildung, die zu Fehlbeurteilungen führen können. Es ist, wie die übrigen öligen Substanzen, ebenfalls nicht resorbierbar und liefert sehr kontrastreiche Bilder. Nennenswerte Nebenwirkungen sollen nicht beobachtet worden sein.

Nebenwirkungen; sog. Früh- und Spätschäden: An *nachteiligen Erscheinungen* als Folge der positiven Kontrastmethoden sind belanglose Nebenerscheinungen von Spät- oder Dauerschäden abzugrenzen. Pulsstörungen, Temperaturerhöhungen, Kollapszustände, segmentale Schmerzen und aseptische Meningitiden mit einer Zellvermehrung bis um 3000/3 sind im allgemeinen reversible Vorgänge.

An sog. *Spätschäden* sind bei diesen jodhaltigen Ölen eine akute bis subakute Verschlechterung des neurologischen Befundes, auch Innervationsstörungen an den basalen Hirnnerven, und bei der Operation Arachnitiden, Verklebungen der Zisternen, Cysten und Granulombildungen beschrieben worden. Die Anzeigestellung zur Anwendung derartiger Kontrastmittel muß daher immer kritisch überprüft werden und die injizierte Menge nach Möglichkeit gering gehalten werden. Hierfür ist neben der Lokalisation der mutmaßlichen Einengung des Spinalkanals auch die voraussichtliche komplette oder inkomplette Verlegung der Passage von Bedeutung (FRIEDMANN 1964). Die Erfahrung zeigt hier — wie auch bei den Untersuchungen mit anderen Kontrastmitteln — daß ein dem Queckenstedtschen Versuch nach anzunehmender vollständiger Verschluß des Lumens nicht unbedingt auch einem kompletten Hindernis im Myelogramm entsprechen muß; jedoch erweist sich eine den Druckverhältnissen im Spinalkanal zufolge gänzliche Blockade auch für das Kontrastmittel als zumindest weitgehend unpassierbar (s. Abb. 46, S. 174).

Ausführung und Auswertung der Myelographie mit ölhaltigen *Präparaten:* Nach FRIEDMANN (1964) läßt sich ein als komplett anzusehender Stop eines im oberen Wirbelsäulenbereich gelegenen Hindernisses mit einer Menge von 0,5—1 cm³ Kontrastmittel darstellen, während für die weiter caudal gelegenen Abschnitte 1,5—2 cm³ erforderlich sind. Liegt hingegen nur ein Teilverschluß vor, so muß eine größere, aber auch dann nach Möglichkeit 3 cm³ nicht überschreitende Kontrastmittelmenge in den Spinalkanal eingebracht werden, da sonst kleine Hindernisse zu leicht übersehen werden.

Die Injektion dieser Präparate erfolgt durch Suboccipitalpunktion in Seitenlage des Patienten bei etwas angehobenem Kopf, um ein Eindringen des Kontrastmittels in die Schädelhöhle möglichst zu vermeiden. Nach Aspiration einiger Kubikzentimeter Liquor wird das vorher erwärmte und dadurch dünnflüssiger gewordene Kontrastmittel langsam eingespritzt. Nach erfolgter Injektion wird das Fußende langsam gesenkt und das Herunterfließen des Kontrastmittels unter dem Röntgenschirm beobachtet. Bei einer nachgewiesenen oder verdächtigen Passagebehinderung wird der Befund durch Röntgenaufnahmen in verschiedenen Körperlagen und Einstellungen festgehalten. Kontrolluntersuchungen in Abständen von Stunden bis zu einem Tag können unter Umständen erforderlich werden.

Myelographie mit nicht-ölhaltigen *Präparaten:* Das *Pantopaque* ist ein Äthyl-Jodophenylundecipate mit 30,5% Jod in fester Form. Gegenüber dem Jodipin und Lipiodol hat es den Vorteil, im Laufe von Monaten zumindest teilweise resorbiert zu werden. Die Menge des durch *Zisternal-* oder *Lumbalpunktion* injizierten Kontrastmittels richtet sich nach der Höhe und dem Ausmaß der angenommenen Kompression und wird im deutschen Schrifttum zwischen 2 und 5 cm³, im amerikanischen bis zu 9 cm³ angegeben; 9 cm³ bei partieller Behinderung im Cervicalbereich, 6 cm³ bei partieller im Lumbalbereich, dagegen bei Tumoren mit Verlegung 1—2 cm³ (SCOVILLE 1959), wobei langsames Kippen eine Auflösung des Kontrastbandes in diffuse Tröpfchen vermeiden läßt.

Das *Abrodil*, ein wasserlösliches monojodmethanolsaures Natrium, eignet sich als 20%ige Lösung *ausschließlich zur Kontrastdarstellung des Lumbalabschnitts* des Spinalkanals. ARNELL und LINDSTRÖM (1931) hielten dieses Präparat für reizlos und daher wohl zur Darstellung des gesamten Wirbelkanals für geeignet; diese Annahme erwies sich jedoch als nicht zutreffend, da Schmerzen, Krampfzustände und Schocksymptome mit eventuell sogar tödlichem Ausgang auftreten können. Die Fehlerquellen liegen meist in der Untersuchungstechnik.

Die Injektion dieses Kontrastmittels muß wegen der aufgeführten Nebenerscheinungen *in Lumbalanaesthesie* bei gleichzeitiger Abstützung des Kreislaufs vorgenommen werden. Die Einstichstelle wird zweckmäßigerweise nicht zu hoch gewählt, da hierdurch akut auftretende Nebenerscheinungen vermieden werden können. Zur Lokalanaesthesie werden Novocain oder Pantocain und zur Kreislaufabstützung Racedrin 2 ml injiziert. Zur intralumbalen Anaesthesie wird ein spezifisch schweres Anaestheticum benützt, wie Novocain bis 0,1 g oder auch Pantocain 10 mg, das mit etwa 5 cm³ Liquor vermischt injiziert wird. Nach Einsetzen der Anaesthesie wird 20%iges Abrodil in einer Menge von 8—10 cm³ innerhalb von 2 min langsam eingespritzt. Um ein Höhersteigen des Kontrastmittels zu vermeiden, ist eine aufrechte Körperhaltung des Patienten unerläßlich. Die Röntgenuntersuchung muß innerhalb einer Viertelstunde beendet sein, um kontrastreiche Bilder zu erhalten. Unzureichende Hochlagerung des Oberkörpers und Kopfes des Patienten oder Ausdehnung des Anaestheticums oder des Kontrastmittels zu weit nach cranial läßt Regulationsstörungen erwarten, die dann oft unliebsame Komplikationen einleiten. Desgleichen sollte auch die Abrodil-Myelographie bei Kindern und Jugendlichen unter 14 Jahren nur in Ausnahmefällen zur Anwendung gelangen, da hier eher die geschilderten Komplikationen zu befürchten sind (FRIEDMANN 1964).

Seit 1967 steht das wasserlösliche Kontrastmittel *Dimer X* zur Verfügung — eine 60%ige wäßrige Lösung des Megluminjocarmats, bei einem Jodgehalt von 28% W/V — bei dem sich eine Lumbalanaesthesie erübrigt (GONSETTE und ANDRE-BALISAUX 1967).

Negative Kontrastmittel: Diese Methode der Darstellung des spinalen Subarachnoidalraumes mit Gas, Luft oder Sauerstoff geht auf DANDY (1919) zurück. Ihr entscheiden-

ler Vorteil liegt in der rasch wieder erfolgenden Resorption des Gases, wobei Sauer-
,toff weniger Nebenerscheinungen verursacht und schneller resorbiert wird. Allerdings
st die Kontrastdichte nicht so ausgeprägt, so daß sich die Anwendung vorwiegend auf
len unteren Abschnitt des Spinalkanals beschränkt (Abb. 45). Durch *Schichtaufnahmen*
erfährt diese Methode eine zusätzliche Verbesserung. Zur Darstellung krankhafter Veränderungen im oberen Brustwirbelsäulenbereich
ist die Gasmyelographie weniger geeignet, da hier
eine Überlagerung des Spinalkanals durch den
Schultergürtel und das obere Mediastinum die
Beurteilungsmöglichkeit einschränkt. Das gleiche
gilt für den lumbosacralen Abschnitt der Wirbelsäule, da sich durch die zahlreichen Knochenlinien,
die hier die zarte Aufhellung des luftgefüllten
Duralsackes überschneiden, Fehldeutungen nicht
immer vermeiden lassen (FRIEDMANN 1964).

Schädliche *Nach-* oder *Spätwirkungen* sind bei
Beherrschung der Technik und bei Berücksichtigung der vermutlichen Lokalisation und des Ausmaßes der Kompression nicht zu erwarten. Dagegen ist während der Untersuchung die allgemeine
Belastung des Patienten durch vegetative und
kreislaufbedingte Störungen größer als bei der
Jodölmyelographie. Dies trifft vor allem bei einer
nur partiellen Passagebehinderung zu, da dann häufig ein weitgehender Liquor-Luftaustausch vorgenommen werden muß und durch Eindringen von
Luft in die cerebralen Liquorräume Überdruck-
erscheinungen in Kauf genommen werden müssen.

*Ausführung und Auswertung der Gasmyelogra-
phie.* Die Injektion erfolgt am besten bei horizontal gelagertem Patienten. Das Einbringen der
Luft wird entweder im Liquor-Luftaustausch vorgenommen, oder aber es werden 30—40 cm³ Liquor
abgelassen und nach Freigabe der Passage abgewartet, bis durch Einströmen von Luft der Unterdruck ausgeglichen ist. Abschließend empfiehlt sich
die zusätzliche Injektion von 30—60 cm³ Luft mit
leichtem Überdruck.

Die *Indikation zur Myelographie* ist gegeben,
wenn zwischen klinischem und pathologischem
Untersuchungsbefund eine Niveaudifferenz von
mehr als zwei Segmenten besteht. Bei der Entscheidung für eine der drei möglichen myelographischen Verfahren müssen der Gesamtzustand
des Patienten, die vermutliche Lokalisation, die
Art des Prozesses, das Ausmaß der Kompression
und die jeder Kontrastsubstanz eigenen Vor- und

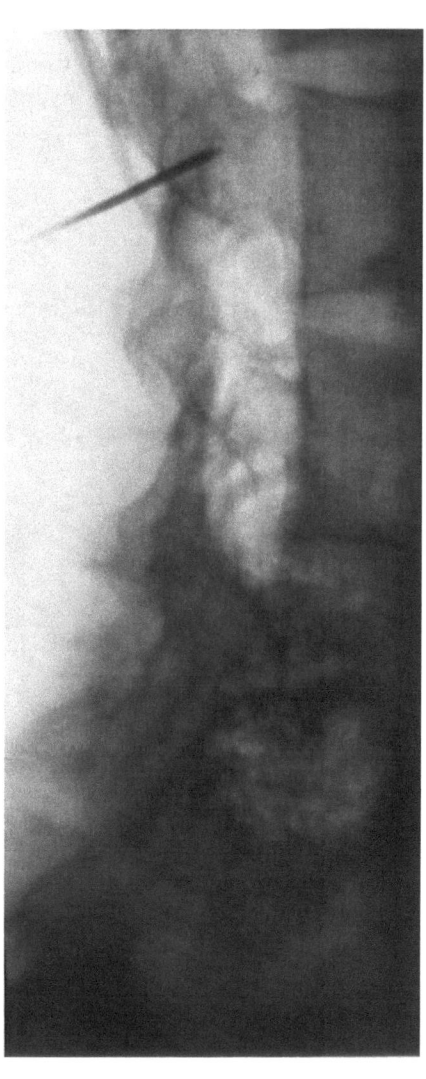

Abb. 45. Luftmyelogramm: Totalstop bei
L 3/4, hervorgerufen durch ein Neurinom bei
L 4.
Verdachtsdiagnose Bandscheibenvorfall
wegen typischer Vorgeschichte und Röntgen-
befund: Verschmälerung des Zwischenwirbel-
spaltes L4/5 mit Randzackenbildung und
Sklerosierung der angrenzenden Boden- und
Deckplatte.

Nachteile berücksichtigt und gegeneinander abgewogen werden. FRIEDMANN (1964) führt
hierzu aus, daß bei der Wahl zwischen gashaltigen und öligen Kontrastmitteln zu bedenken
ist, daß die röntgenologischen Resultate etwa gleich gut sind und die Quote der Fehlbeurteilungen bei beiden Verfahren 5%—10% nicht überschreitet. Aus diesem Grunde
können bei der Entscheidung, positives oder negatives Kontrastmittel zu verwenden,
folgende Gesichtspunkte richtungweisend sein: Im höheren Lebensalter, bei reduziertem
Allgemeinbefinden und einem nach Anamnese und Klinik vermutlich vorliegenden malignen

Prozeß erscheint die Injektion eines öligen Kontrastmittels schonender und sinnvoller, weil in einem derartigen Stadium die geschilderten Späterscheinungen gewöhnlich keine Rolle mehr spielen und sich eine akutere Reizwirkung des Kontrastmittels durch die sich anschließende Operation vermeiden läßt. Ist der Kranke jedoch noch jünger, wirkt er belastbar und besteht die Hoffnung einer postoperativ erfolgenden Restitution, so ist von den erwähnten Einschränkungen abgesehen, die Luftmyelographie vorzuziehen.

Zu warnen ist vor einer ambulanten Vornahme des Eingriffs. Eine Myelographie sollte nur dann ausgeführt werden, wenn eine Operation in Aussicht genommen ist und sofort angeschlossen werden kann; eventuell auftretende Komplikationen können unter Um-

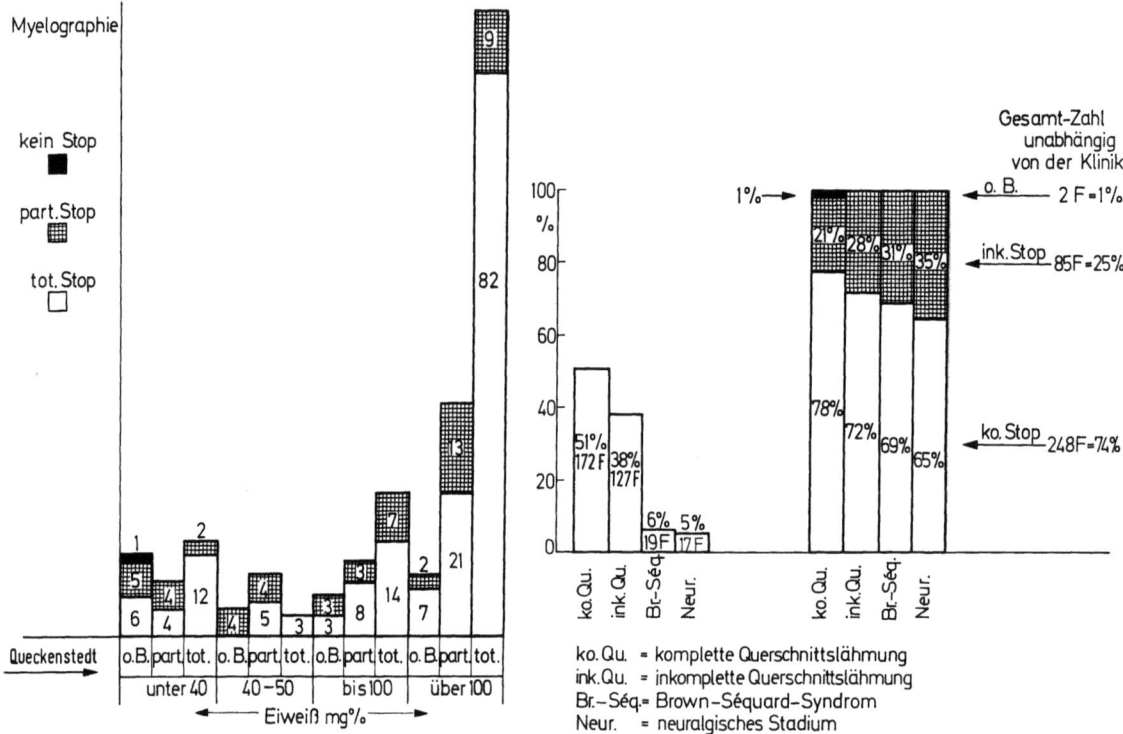

Abb. 46. Liquor-Gesamteiweiß zu Queckenstedt und Myelographie. 222 Fälle.

Abb. 47. Klinische Stadien und Liquorstop im Myelogramm. 335 Fälle.

ständen eine sofortige Freilegung des Rückenmarks erforderlich machen. Das Intervall zwischen Kontrastfüllung und Operation sollte 1—2 Tage nicht überschreiten, da sonst die Gefahr einer zusätzlichen Rückenmarksschädigung durch das Kontrastmittel besteht.

Der totale Stop im Myelogramm ist in jedem Fall für einen raumbeengenden spinalen Prozeß beweisend. Die Passageunterbrechung des Kontrastmittels ist jedoch nicht in jedem Fall mit dem Verhalten der Liquordynamik gleichzusetzen. Vielmehr ergibt eine Gegenüberstellung dieser beiden Untersuchungsmethoden, daß erst der Stop im Kontrastbild den Aufschluß gibt. Ähnlich liegen die Verhältnisse beim partiellen Stop, verglichen zwischen Myelogramm und Queckenstedt-Versuch (Abb. 46).

Ein bei der Durchleuchtung nachgewiesener oder verdächtiger Stop soll in jedem Fall durch Röntgenaufnahmen in verschiedenen Strahlengängen festgehalten werden, da er außer der Höhe mitunter weiteren Aufschluß über Art und Beziehung des Prozesses zu seiner Umgebung geben kann.

Bei Aufgliederung des Krankengutes von Tönnis (Nikulla 1967) ist in 74% ein kompletter und in 25% ein partieller Stop zu erwarten (Abb. 47).

Werden dazu die klinisch-neurologischen Syndrome mit dem Verhalten beim Queckenstedt-Versuch in Beziehung gesetzt, so ergibt sich als auffälligste Beobachtung, daß die Kontrastmitteluntersuchung die aufschlußreichste und auch zuverlässigste Methode zur

Erfassung einer spinalen Raumbeengung ist. Mit zunehmender Schwere des neurologischen Syndroms kommt es zu einer Verschiebung vom inkompletten zum kompletten Stop. Während dieses Verhältnis im neuralgischen Stadium noch etwa 1:2 beträgt, erreicht es mit ständiger Zunahme innerhalb der einzelnen Stadien beim kompletten Querschnittsbild fast 1:4 (Abb. 47). Weitere Beziehungen ergeben sich aus dem Eiweißgehalt im Lumballiquor, den Ergebnissen beim Queckenstedt-Versuch und denjenigen bei der Myelographie, wie die Abb. 46 zeigt.

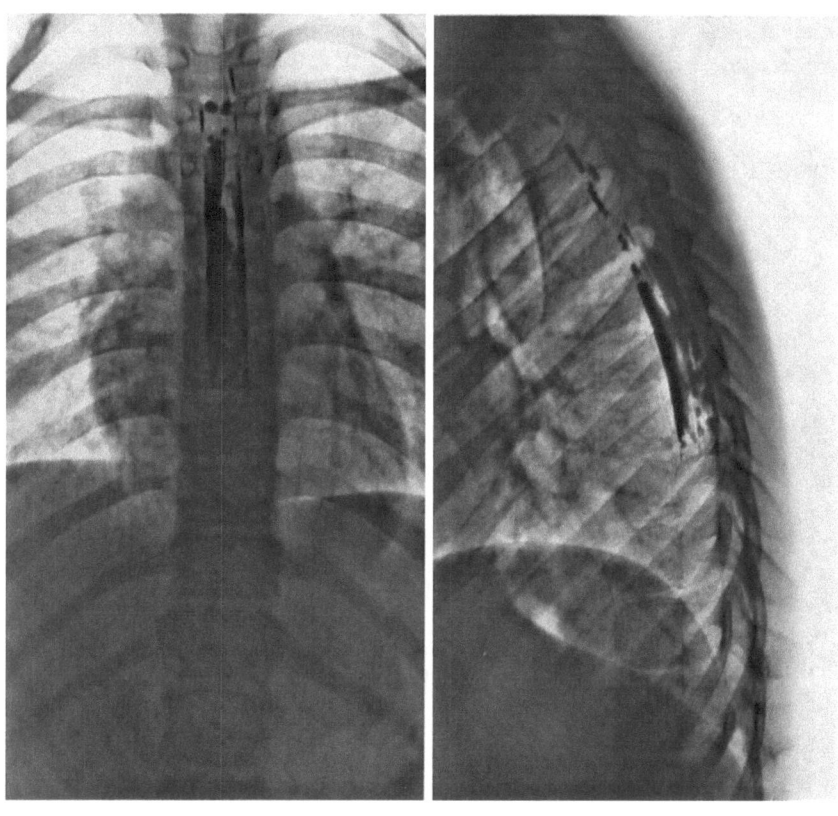

a   b

Abb. 48a u. b. Myelogramm bei einem Ependymom D9—L4 mit komplettem Kontrastmittelstop. Durch Stauung der Rückenmarksgefäße oberhalb des Tumors kann das Kontrastbild eines Angioms hervorgerufen werden und ohne Kenntnis des übrigen Befundes zu einer Fehlbeurteilung führen. Dazugehörige Übersichtsaufnahmen der Wirbelsäule Abb. 21a u. b, S. 151.

Irrtümer der Höhenlokalisation können vorkommen

1. bei ventralen Geschwülsten, wobei dann eine höhere Lokalisation durch einen Stop oberhalb des Tumors vorgetäuscht werden kann,

2. durch Veränderungen der Arachnoidea, wobei oberhalb, aber auch unterhalb des Tumors ein Stop auftreten kann,

3. bei intramedullären Tumoren oder intramedullären Cysten, da hierbei das Kontrastmittel am Rückenmark vorbeigleitet und sich der raumbeengende Prozeß der Diagnostik entziehen kann,

4. durch Gefäßstauung oberhalb und unterhalb des Tumors, wodurch ein Angiom vorgetäuscht werden kann (Abb. 48a und b).

Form, Dauer und Verhalten des Stops in bezug auf Topik und Art des Prozesses.

Unabhängig von der Art des Kontrastmittels können sich aus der Form, der Dauer und dem Verhalten des Stops charakteristische Rückschlüsse auf die Topik und die Art des Prozesses ergeben.

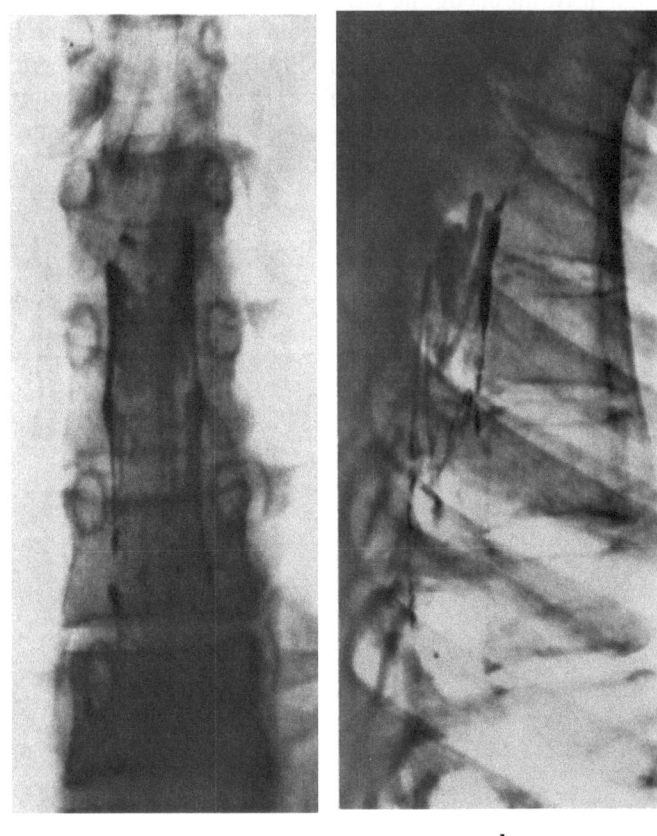

a   b

Abb. 49a u. b. Charakteristischer myelographischer Befund bei einem intramedullären Tumor in Höhe D7—9.
Kompletter Stop. Oligodendrogliom.

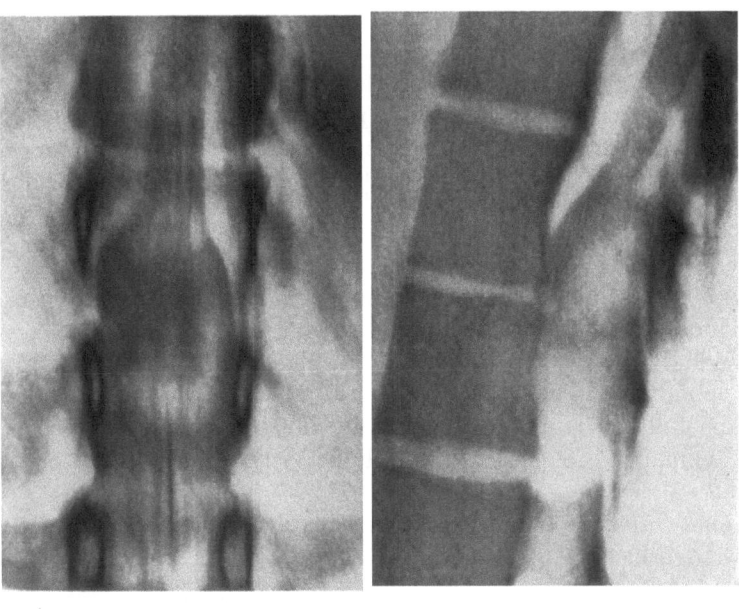

a   b

Abb. 50a u. b. Intramedulläre Dermoidcyste im unteren Rückenmarksabschnitt. Der Wirbelkanal ist im
Bereich der Geschwulst sowohl von Seite zu Seite als auch von vorn nach hinten erweitert. Tomogramm
nach Gasmyelographie (aus: Lindgren 1954).

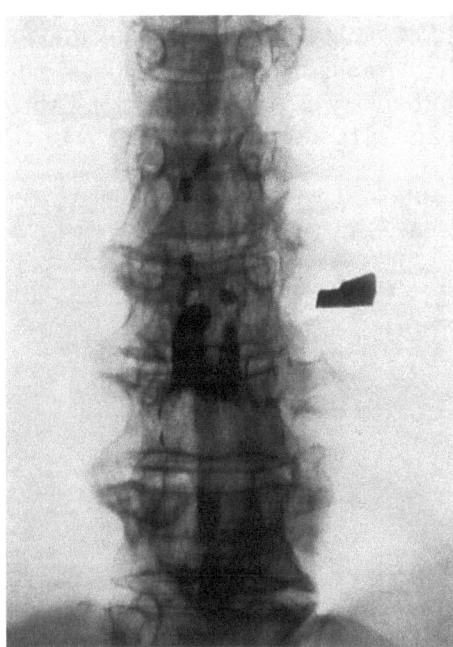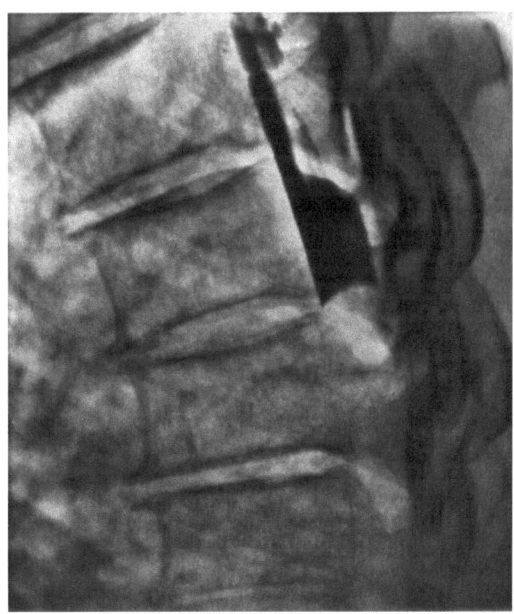

Abb. 51.   Abb. 52.

Abb. 51. Charakteristischer Stop bei einem juxtamedullären Tumor. Totalstop in Höhe D 10 mit typischer haubenförmiger Kontur und seitlicher Tumordarstellung. Bogenwurzelarrosion nur an einem Wirbel. Meningiom. Oberhalb und unterhalb der Tumorbegrenzung reaktive spondylarthrotische Veränderungen.

Abb. 52. Totaler Stop bei einem intraduralen Neurinom in Höhe D 9.

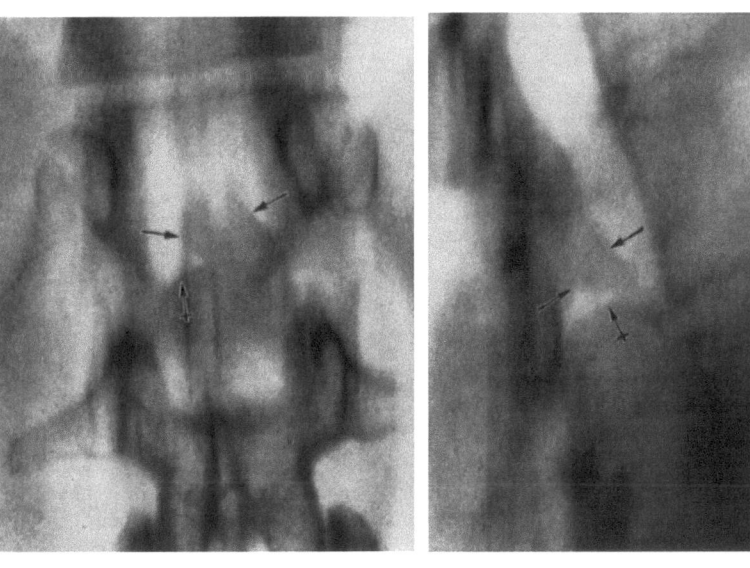

a   b

Abb. 53a u. b. Juxtamedulläres Neurinom auf der rechten Seite des Spinalkanals. Das Rückenmark ist unmittelbar über dem Tumor nach links verschoben (↗). Tumorpol (⤢). Tomogramm nach Gasmyelographie (aus: LINDGREN 1954).

Intramedulläre Geschwülste werden häufig erst durch das Myelogramm diagnostiziert. Der Befund ist von der Auftreibung des Rückenmarks abhängig, so daß sich fließende Übergänge von einem noch als physiologisch zu bezeichnenden Bild bis zu dem — wenn auch selten beobachteten — kompletten Stop finden. Durch die tumoröse Verbreiterung des Rückenmarks wird mit zunehmender Tumorgröße die Aussparung in dem Kontrast immer breiter, bis schließlich zwei schmale Seitenstränge bestehen. Am häufigsten, und für die intramedulläre Lage kennzeichnend, sind bilaterale oder bogenförmige Einsparungen. Mitunter ist der intramedulläre Tumor myelographisch nicht zu erfassen, oder es zeigt sich an der Stelle der Geschwulst nur ein diffus verwaschener Ölschatten (Abb. 49a und b, Abb. 50a und b, s. auch Abb. 122b und c, S. 284).

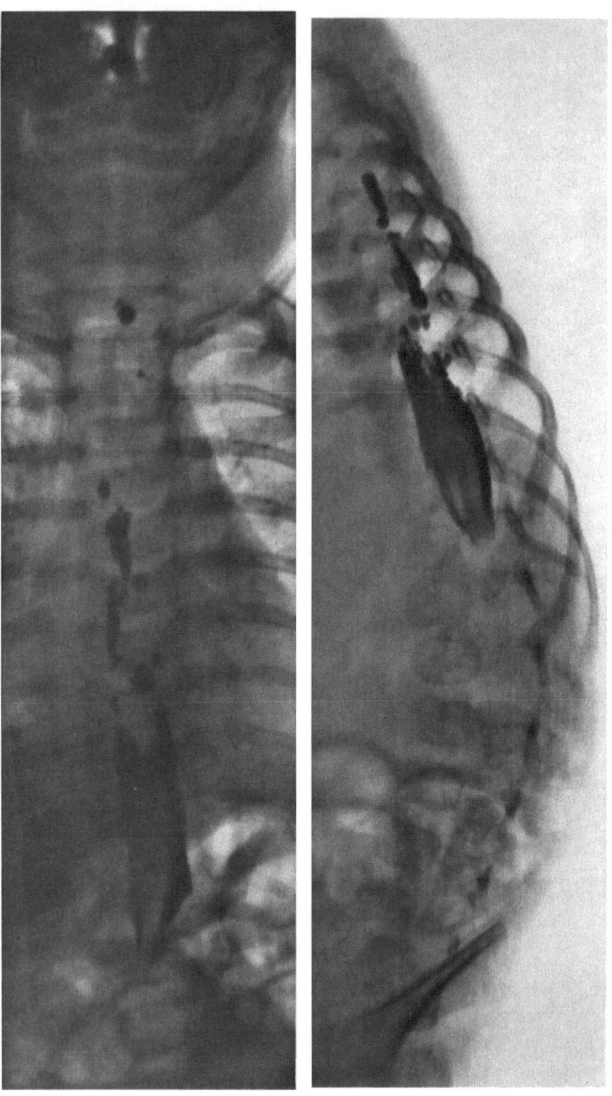
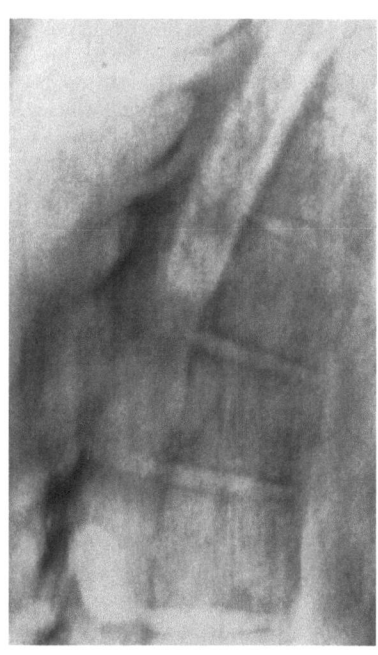

Abb. 54a u. b.   Abb. 55.

Abb. 54a u. b. Charakteristischer Stop bei einem extraduralen Tumor. Passagehindernis in Höhe D 10, verursacht durch ein peridural gewachsenes Neuroblastom.

Abb. 55. Extraduraler Tumor mit Destruktion des Wirbelbogens und Druckveränderungen an der Hinterfläche des Wirbelkörpers. Totaler Stop. Über dem Stop ist das Rückenmark nicht verändert. Gasmyelographie (aus: Lindgren 1954).

Nicht selten sind es Cysten im Halsmark, die sich der myelographischen Diagnostik vollständig entziehen. Spiralige Aussparungen sind mitunter durch prall gefüllte Venen der Rückenmarksoberfläche bedingt und können ein Angiom vortäuschen.

Juxtamedulläre Tumoren zeigen am häufigsten einen kompletten Stop. Bei partiellem Stop bleibt ein Teil des Kontrastmittels am oberen Pol als schmale Kappe oder typische, mitunter nicht zusammenhängende Haube hängen. Zu beiden Seiten des Tumors finden sich säulenförmige Ausläufer, die tagelang bestehenbleiben können. Die Schnelligkeit des

Absinkens ist von der Größe des Tumors und von den Veränderungen der Arachnoidea abhängig. Durch tumorbedingte Rückenmarksverschiebung entsteht oberhalb der Geschwulst häufig ein größerer freier Raum, dessen Boden der obere Tumorpol bildet; gelegentlich findet sich an der gegenüberliegenden Seite ein etwas höher gelegener kleiner nach unten zugespitzter Kontrastschatten (Abb. 51, 52, 53a und b).

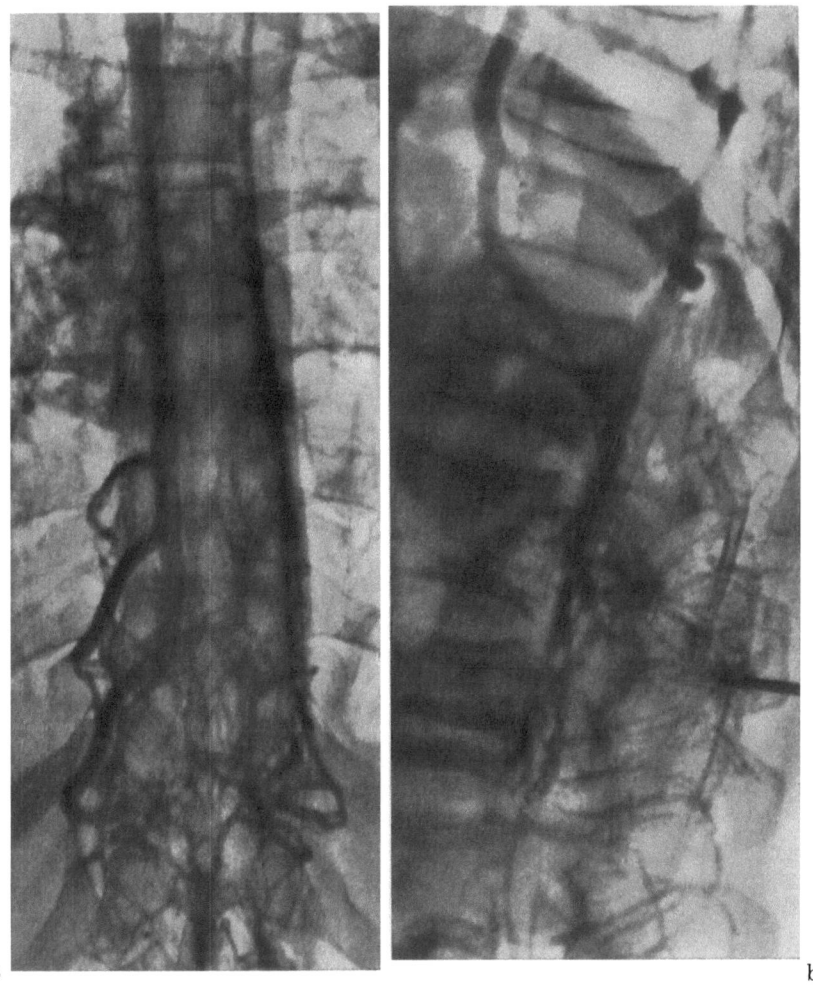

a   b

Abb. 56a u. b. Normales spinales Phlebogramm oder Ossovenogramm durch Kontrastmittelinjektion in den Dornfortsatz von L2. Die spinalen Venen entleeren sich in die Vena azygos und hemiazygos (aus: LINDGREN 1954.)

Kleine Tumoren ohne wesentliche Verlagerung des Rückenmarks zeigen gelegentlich nur einen Füllungsdefekt, oder sie können sich sogar ganz der Diagnostik entziehen. Im Cervical- und Thorakalabschnitt ist der Kontrastschatten weniger dicht, während im Conus-Cauda-Gebiet häufig eine völlige Abriegelung gefunden wird.

Extradurale raumbeengende Prozesse können zu einem partiellen oder totalen Stop führen. Er läuft im allgemeinen nach unten spitz zu (Abb. 54a und b, Abb. 55, s. auch Abb. 83b, S. 228). Mitunter ist er aber auch einem intramedullären Stop mit streifenförmigem Schatten und teilweisen Arretierungen ähnlich. Eine diesbezügliche Abgrenzung wird immer von einer gewissen Größe des Tumors abhängig sein und bei zunehmender Ausdehnung weitgehend ähnelnde Befunde ergeben können. Mitunter ist bei extraduraler, aber auch intraduraler oder intramedullärer Kompression das Kontrastmittel unregelmäßig begrenzt und kann durch Gefäßstauung im Myelogramm von Angiomen nur schwer zu unterscheiden sein (s. Abb. 48a und b, S. 175 und Abb. 84, S. 230).

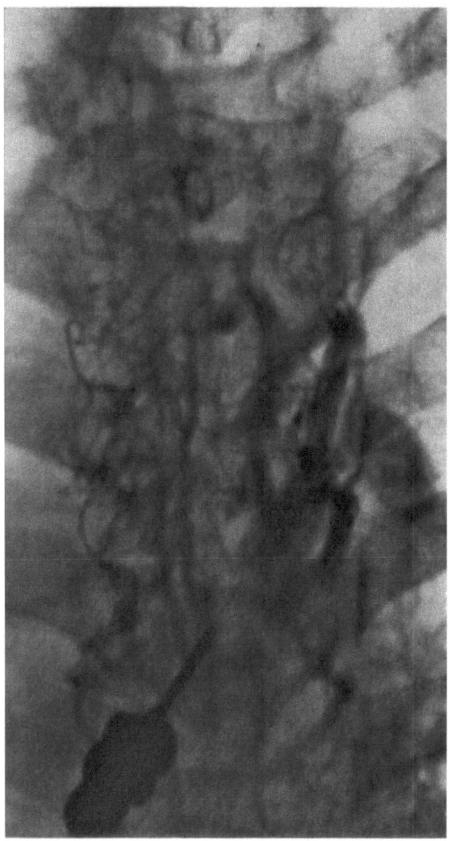

Abb. 57.

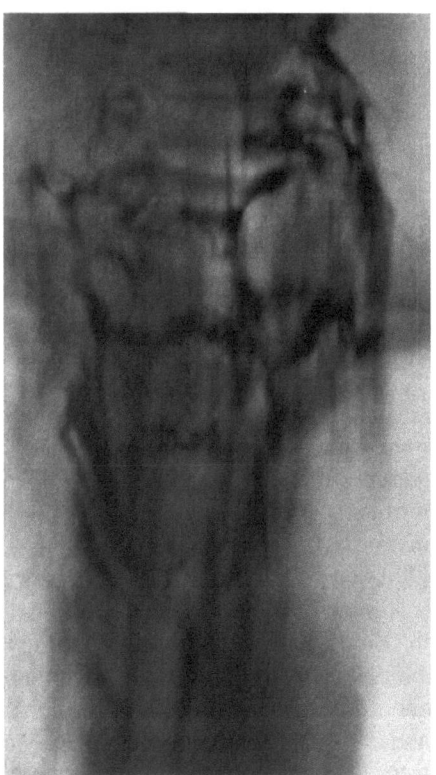

Abb. 58a.

Abb. 57*. Epidurales spinales Angiom mit Wirbelhämangiom BWK 7 (operativ gesichert). Klinisch inkomplette Querschnittssymptomatik ab Th 7. Panto-
paquemyelogramm: uncharakteristische Veränderungen
(Arachnoiditis?). Im Ossovenogramm Vermehrung der
Venen und der Kaliberdicke sowohl epiduraler als auch
paravertebraler Anteile.

Abb. 58a u. b. a Sanduhrneurinom C 7/Th 1 li. (operativ gesichert). Nur geringe Medialverlagerung epiduraler
Venen, die paravertebralen Venen umfassen den Tumor
und stellen ihn im Negativ dar (Tomogramm). b Dazugehörige Schrägaufnahme.

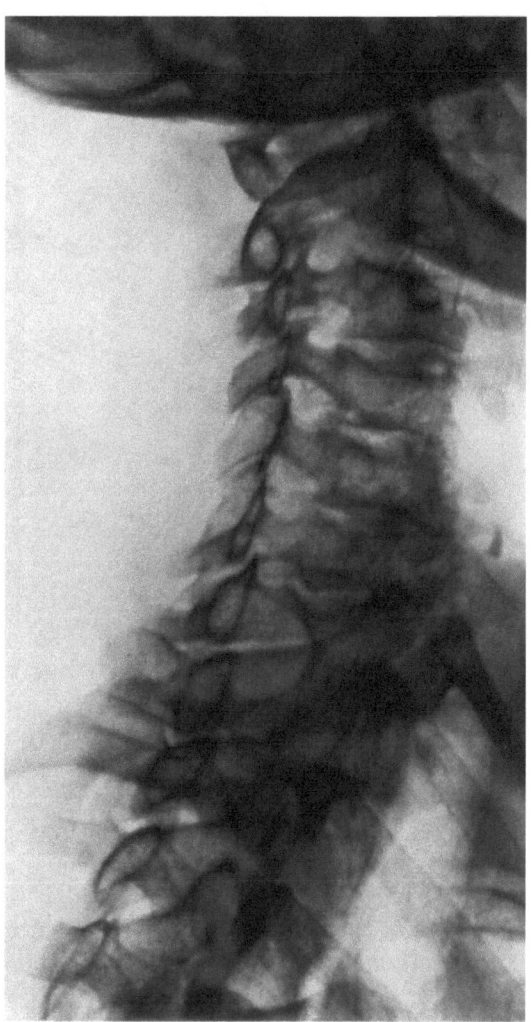

Abb. 58b.

* Die Abb. 57—61 wurden freundlicherweise von
Herrn Privatdozent Dr. H. Vogelsang, Neurochirurg.
Univ.-Klinik Gießen (Direktor: Prof. Dr. H. W. Pia),
zur Verfügung gestellt.

Vertebrale Phlebographie oder spinale Ossovenographie.

Dieses Untersuchungsverfahren gibt die Möglichkeit, sich über die Beschaffenheit des Spinalkanals auf Grund seiner Venen zu informieren, was durch Punktion der Wirbel-Dornfortsätze oder -Bögen technisch erreicht wird (Abb. 56a und b). Diese Methode kann vor allem bei Vorliegen eines spinalen Angioms, aber auch bei anderen, vorwiegend extra-duralen raumbeengenden Prozessen aufschlußreich sein (Abb. 57—61).

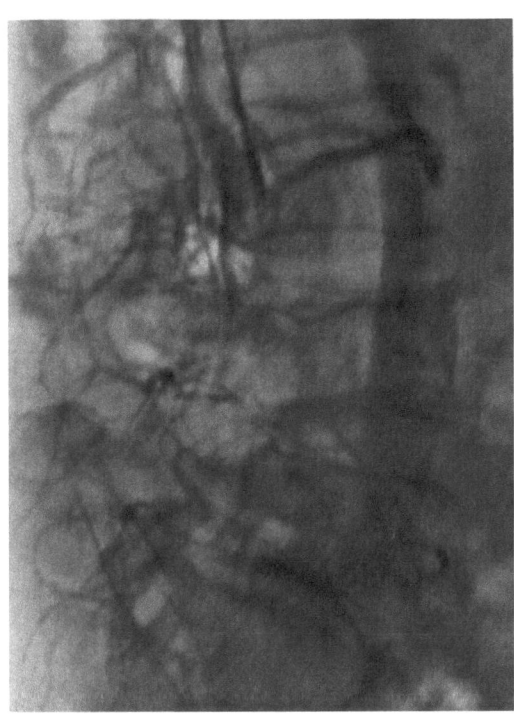 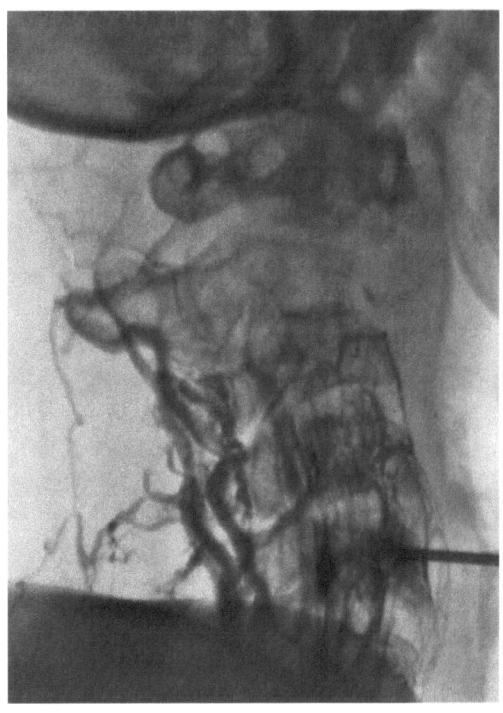

Abb. 59.   Abb. 60.

Abb. 59. Epidurales Granulom einer chronisch lymphatischen Leukämie in Höhe LWK 4 (operativ gesichert). Klinisch nur therapieresistente Ischialgie. Rö. LWS: geringe Destruktion Hinterwand LWK 4. Lumbales Myelogramm: leichte Dorsalwärtsverlagerung der Vorderwand des Duralsackes in dieser Höhe. Ossovenographie: Unterbrechung des vorderen Anteils epiduraler Venen in Höhe Unterrand 3. LWK, hintere Anteile in Höhe unteres Drittel 4. LWK.

Abb. 60. Metastase 2. HWK mit weitgehend osteolytischer Destruktion (operativ gesichert). Klinisch leichte Hinterstrangsymptomatik. Ossovenographisch Unterbrechung aller Anteile der Venen in Höhe Mitte HWK 3. Epidurale Venen wirken vom Tumor infiltriert.

Vertebralis-Angiographie.

Diese dem oberen Abschnitt des Spinalkanals vorbehaltene angiographische Unter-suchungsmethode gestattet über den Vertebraliskreislauf hier lokalisierte Gefäßmißbil-dungen artdiagnostisch und in ihrer Ausdehnung mittels der Brachialis-Arteriographie oder der Vertebralis-Angiographie zu erfassen (Abb. 62a und b sowie 63a und b). Dadurch kann der Nachweis einer operativ angehbaren Gefäßmißbildung gelingen, die Gefahr läuft, als Vertebralis-Insuffizienz verkannt zu werden, und die unbehandelt zu einer tödlichen Blutung führen kann.

Fistel-Kontrastdarstellung.

Die sog. Fistelfüllung ist in der Diagnostik der raumbeengenden spinalen Prozesse ein relativ selten angewandtes Verfahren. Es beschränkt sich im allgemeinen auf die Darstel-lung von Hauttaschen — z.B. bei Wundheilungsstörungen — Gängen, Fisteln, Dermal-sinus oder synonym bezeichneten dermalen Fehlbildungen und dient zur Klärung deren

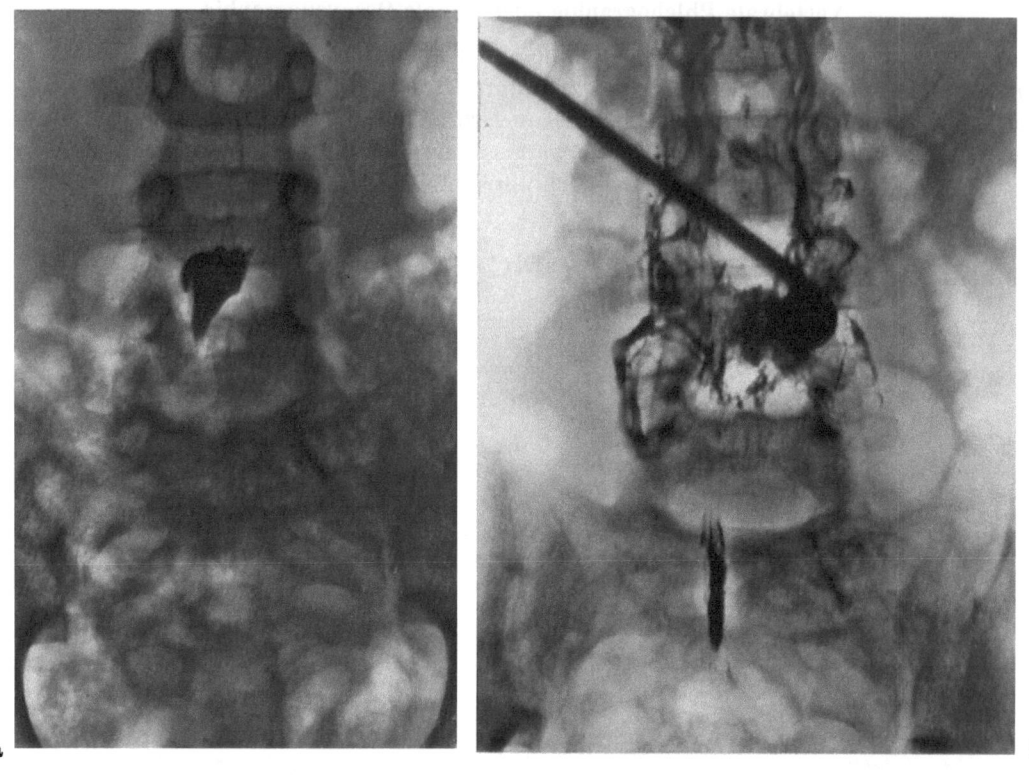

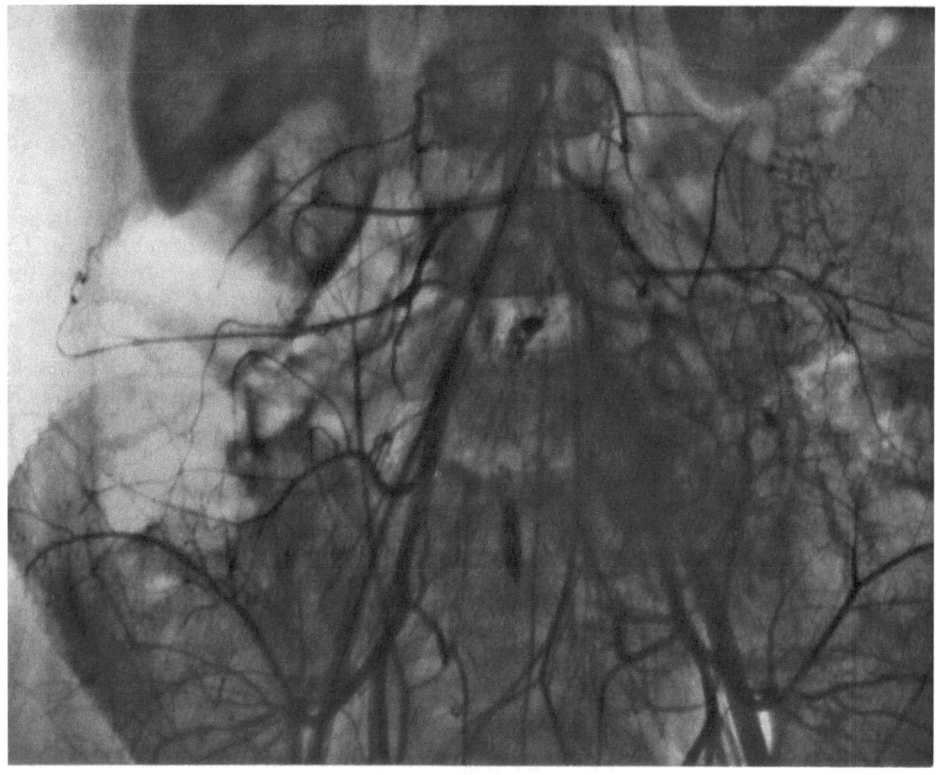

Abb. 61 a—c. Sarkom des Iliosacralgelenkes (operativ gesichert). Klinisch Ischialgie links und distal betonte Beinlähmung. a Myelographisch inkompletter Stop in Höhe des Zwischenwirbelraumes L5/S1, von links her einwirkend. b Ossovenographisch Unterbrechung aller Venenanteile, ebenfalls links betont.
c Bei der Aortographie großer angefärbter Tumor vor dem Iliosacralgelenk.

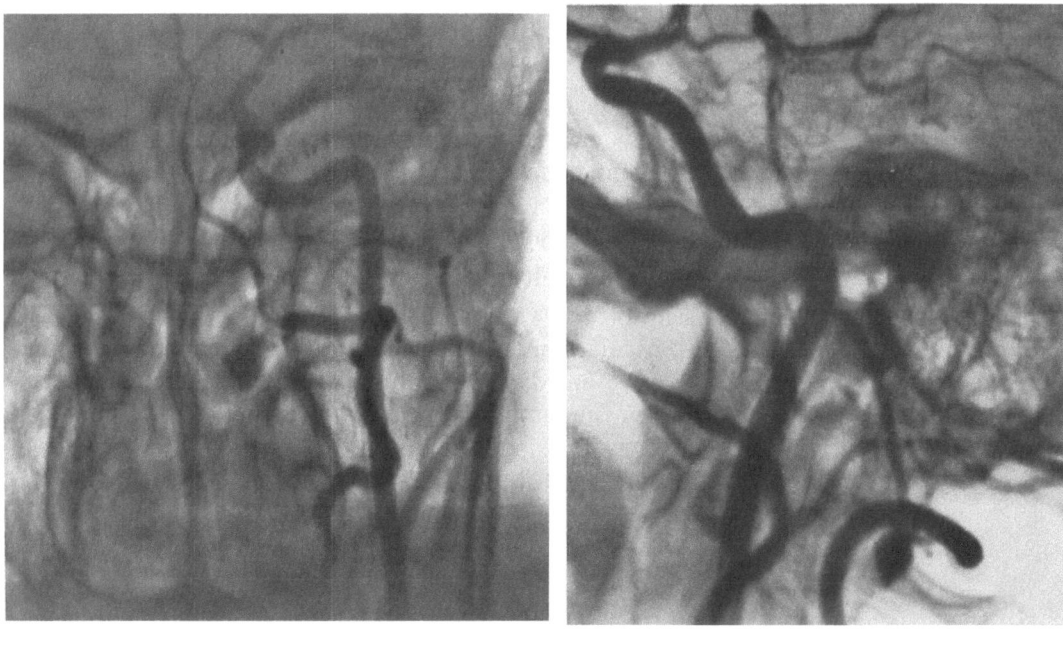

a   b

Abb. 62a u. b. Aneurysma im oberen Abschnitt des Spinalkanals, dargestellt über die Vertebralis. Die Abbildungen wurden freundlicherweise von Herrn Prof. Dr. W. BETTAG, Neurochirurgische Universitätsklinik Bonn (Direktor: Prof. Dr. P. RÖTTGEN), zur Verfügung gestellt.

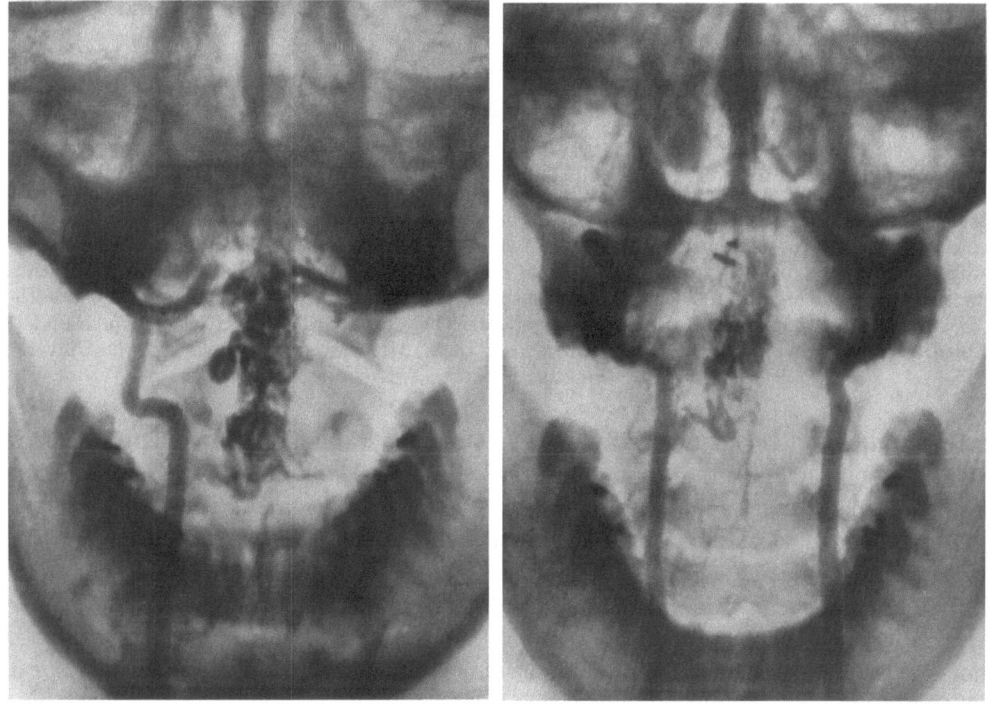

a   b

Abb. 63a u. b. Angiom und Aneurysma im Bereich des oberen Halsmarks, dargestellt über die Vertebralis, a vor der Clipung, b nach der Clipung des Aneurysmas. (Aus der Neurochirurgischen Universitätsklinik Prag mit freundlicher Genehmigung von Herrn Prof. Dr. Z. KUNC.)

Ausdehnung und Beziehung zum Intraduralraum. Als Fehlbildung beruhen sie meistens auf einer embryonalen Entwicklungsstörung. Sie sind dann mittelständig gelegen, in der Nähe der oberen oder unteren Schließungslinie des Neuralrohrs, und haben häufiger Beziehungen zu einem intraspinal gelegenen Dermoid oder Epidermoid. Eine als Porus bezeichnete Einziehung der Haut stellt meist die Eingangspforte für einen Fistelgang und für rezidivierende Infektionen des Spinalkanals dar.

f) Isotopendiagnostik.

Szintimyelographie.

Durch die Möglichkeit der Einführung von radioaktiven Isotopen in den spinalen Liquorraum bietet sich in Zentren mit den hierfür notwendigen apparativen Voraussetzungen eine Untersuchungsmethode an, die wegen ihrer Ungefährlichkeit und Treffsicherheit die Diagnostik der gestörten Liquorzirkulation im Spinalkanal wertvoll ergänzt.

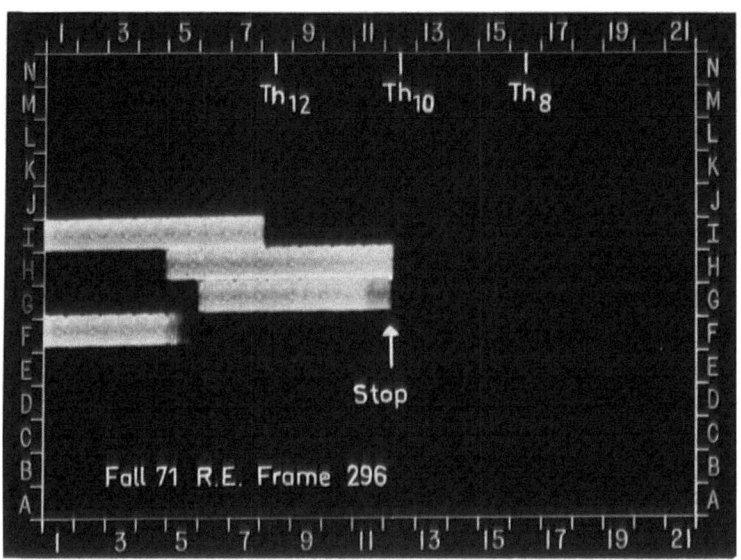

Abb. 64a. Diagnose: Operativ gesichertes Meningiom Th 9—10. Tc^{99m}-Myelographie. Isogramm des Datenblockes Nr. 296, 48,3 min nach der lumbalen Injektion von 5 mCi Tc^{99m}, gelöst in 4 ml physiologischer Kochsalzlösung, im Austausch gegen die gleiche Menge Liquor. Im Isogramm leuchten auf der Kathodenstrahlröhre nur solche Segmente auf, die einen vorgewählten Bereich von Impulsraten akkumuliert haben. Gegenüber den Abb. 64b und c ist die intrathecale Tc-Säule auf die vertikale Koordinate H/G verschoben worden. Dargestellt sind die Segmente, die 100—900 Impulse gespeichert haben (HG 1—4, > 900 Impulse). Der Hauptstop liegt von der 4. Minute nach der Injektion unverändert bei den Koordinaten HG 12 entsprechend Th 10. Die Abbildung wurde freundlicherweise von Herrn Prof. Dr. F. Mundinger, Neurochirurgische Universitätsklinik Freiburg i. Br. (Direktor: Prof. Dr. T. Riechert), überlassen.

Dadurch kann der Rückenmarkstumor wie auch jeder andere raumbeengende spinale Prozeß bereits im Frühstadium mit größerer Sicherheit erfaßt werden als mit den meisten anderen Untersuchungsarten. Zusammen mit diesen läßt er eine größere Genauigkeit in der abschließenden Beurteilung zu. Die erste Beschreibung geht auf Bauer und Yuhl (1953) zurück.

Zur Diagnose von raumverdrängenden Prozessen des cerebrospinalen Liquorraumes hat Mundinger (1968) erstmals das radioaktive Pertechnetat (Tc^{99m}) eingeführt. Das Radioisotop wird intrathecal (lumbal und suboccipital) eingebracht, wobei das zur Diagnostik entnommene Liquorvolumen gegen 5 mCi des trägerfreien Tc^{99m} in 4 ml physiologischer Kochsalzlösung ausgetauscht wird. Mit dem digitalen Autofluoroskop (Firma Baird Atomic) werden die Impulsraten von einem Rahmen mit 294 Kristallen zu gleicher Zeit und fortlaufend (dynamisch) mit kurzen Akkumulationsintervallen (0,1—0,2 min) über jeweils 8—10 Wirbelsegmente gemessen. Diese Datenblöcke werden numerisch im

IBM-Format einschließlich Prüfbits auf dem Magnetband gespeichert. Die Datenblöcke können zu jedem beliebigen späteren Zeitpunkt einerseits dem Analogcomputer zur quantitativen Auswertung im Isogramm (Abb. 64a) zugeführt werden, andererseits kann das Band direkt als Datenträger für eine rechnerische Auswertung auf Rechenanlagen verwendet werden. MUNDINGER (1968, 1969) hat zusammen mit KAISER, KRAINICK und

	1	2	3	4	5	6	7	8	9	10	11	12	13	14	15	16	17	18	19	20	21	
A	56	40	28	22	39	35	37	34	25	28	19	50	32	21	23	22	25	23	11	33	17	A
B	74	59	41	37	49	49	44	44	35	30	33	38	32	30	24	21	32	28	29	23	24	B
C	85	54	41	60	49	49	38	48	28	33	32	30	22	27	23	17	29	28	20	22	11	C
D	114	65	79	73	53	88	44	65	40	38	47	43	37	30	23	20	31	31	27	27	17	D
E	135	80	99	76	84	88	59	75	53	52	48	49	44	35	32	22	22	27	24	31	13	E
F	186	145	140	97	107	85	74	90	68	64	57	58	34	33	40	31	19	30	30	28	16	F
G	248	226	213	189	138	130	116	100	92	77	62	62	47	30	34	32	28	16	35	21	20	G
H	625	490	488	356	318	240	191	178	146	128	106	96	77	67	45	36	33	32	47	26	27	H
I	1382	1104	1072	1106	860	662	502	384	352	338	258	174	158	128	89	64	27	24	40	22	13	I
J	1015	1049	1147	1169	932	866	700	479	429	375	270	186	148	119	86	53	37	21	23	23	13	J
K	473	448	437	479	302	346	338	280	201	187	121	116	84	61	47	36	30	35	16	18	8	K
L	264	255	255	234	127	164	130	171	105	92	75	87	58	47	38	24	33	29	9	15	13	L
M	176	130	161	139	125	106	108	123	80	52	46	70	46	44	37	23	24	29	26	22	15	M
N	212	147	115	118	161	122	103	95	91	55	81	73	54	46	41	39	35	44	24	25	21	N

Abb. 64b. Fall 71, R.E. 48,3 min p. inj. (lumbal, 5m Ci Tc^{99m}).

I	1	2	3	4	5	6	7	8	9	0	1	2	3	4	5	6	7	8	9	0	1	I	
A I							Th$_{12}$			Th$_{10}$			Th$_8$								I	A
B I																					I	B
C I																					I	C
D I	1																				I	D
E I	1																				I	E
F I	1	1	1		1																I	F
G I	2	2	2	1	1	1	1	1													I	G
H I	6	4	4	3	3	2	1	1	1	1	1										I	H
I I	*	*	*	*	8	6	5	3	3	3	2	1	1	1							I	I
J I	*	*	*	*	9	8	7	4	4	3	2	1	1	1							I	J
K I	4	4	4	4	3	3	3	2	2	1	1	1									I	K
L I	2	2	2	2	1	1	1	1	1												I	L
M I	1	1	1	1	1	1	1	1													I	M
N I	2	1	1	1	1	1	1														I	N

Abb. 64c. Computerausdruck desselben Falles, Datenblock-Nr. 296 (s. Abb. 64a). Für den Datenblock ist die unterschiedliche relative Empfindlichkeit der einzelnen Kristalle mit Hilfe der Werte einer Lösung, in der die Aktivität des Tc^{99m} homogen verteilt ist (Pool), korrigiert. Die intrathecale Tc-Säule entspricht den Koordinaten IJ 1—16. Sie reicht — trotz der langen Meßdauer — und in Übereinstimmung mit Abb. 64a bis zur Koordinate 12 (Th 10) und mit einem dünnen Aktivitätsausläufer nicht weiter als bis zur Koordinate I 16 (Th 8). Bei normaler Wanderungsgeschwindigkeit und Resorption liegt die Spitze des Tc nach maximal 20 min bereits im oberen cervicalen Subarachnoidalraum. Diagnose: Totaler Stop bei Th 10 mit dünnem Subarachnoidalspalt bis Th 8, danach Abbruch der Aktivitätssäule. [Zu erkennen ist auch die Resorption des Technetium über den lumbalen Spinalwurzeln (z.B. Koordinate M$_1$, M$_3$, L$_6$, L$_8$).] Die Abbildungen wurden freundlicherweise von Herrn Prof. Dr. F. MUNDINGER, Neurochirurgische Universitätsklinik Freiburg i.Br. (Direktor Prof. Dr. T. RIECHERT), zur Verfügung gestellt.

WALTER (1970) verschiedene digitale Auswerteprogramme für den IBM-Computer 7040 ausgearbeitet (Abb. 64b und c). Die Computer-Auswertungen benutzt er für die Tc^{99m}-Myelographie (auch -Encephalo- und -Ventrikulographie, Gammaencephalographie, Arteriographie und Messungen des regionalen cerebralen Blutflusses).

Folgende Vorteile des Tc^{99m} zur Untersuchung von pathologischen Prozessen im cerebro-spinalen Liquorraum, zusammen mit der digitalen Auswertung mit dem Autofluoroskop (Gammakamera) sind bemerkenswert: Der Eingriff ist, abgesehen von der

Punktion, völlig komplikationslos und verursacht dem Patienten keinerlei Beschwerden. Das trägerfreie Technetium führt zu keiner Fremdkörperreaktion (im Gegensatz zu Jod[131]-Rihsa). Es wird rasch aus dem Liquorraum resorbiert (Halbwertszeit ca. $^1/_2$ Std), so daß die Strahlenbelastung minimal ist. Sie beträgt bei 5 mCi für den Gesamtorganismus und die Gonaden rund 0,08 Rad, für den oberen Dickdarm ca. 0,5 Rad. Die Technetium-Myelographie dauert maximal 1 Std. In vielen Fällen ist schon nach 20 min die Diagnose möglich. Das Technetium wird infolge seines geringen Molekulargewichtes von ca. 175 im Liquor gelöst, es wird somit gleichsam als Indicator der Liquordynamik benutzt. Dadurch können auch Prozesse diagnostiziert werden, die mit einer Störung der Liquorkinetik und Resorption verbunden sind. Die statistische Auswertung einer Serie von Mundinger (1969) sowie von Mundinger, Kaiser, Krainick und Walter (1970), deren Diagnosen in allen Fällen zusätzlich durch die Operation, die Röntgenkontrastmyelographie oder andere klinische Untersuchungen gesichert waren, zeigten folgendes Ergebnis: In allen Fällen mit einem totalen oder partiellen Stop war die Höhenlokalisation des raumverdrängenden Prozesses richtig diagnostiziert worden. In dieser Serie finden sich auch Patienten, bei denen die röntgenologischen Kontrastmethoden einen negativen Befund ergaben (Angioma racemosum, Syringomyelie). Fehlinterpretationen erfolgten nur bei einigen wenigen Fällen der Anfangszeit, als die zu verabfolgende Technetium-Aktivität und insbesondere das zu injizierende Volumen noch nicht festlagen (ausschließlich Fälle mit einer freien Passage). Unter Einbezug dieser Fälle war bei 83% die Diagnose richtig gestellt worden.

Über diagnostisch gleichartige Untersuchungen wurde von Joseph, Lang, Herrmann und Graul (1969) berichtet, die ihre ersten szintigraphischen Untersuchungen bei Rückenmarkskompression in den Jahren 1961 und 1962 durchführten. Sie bedienten sich der lumbalen oder suboccipitalen intrathecalen Injektion von 100 μCi [131]J-Humanalbumin. Ihrem Erfahrungsbericht über das technische Vorgehen sowie über „Möglichkeiten und Grenzen der Liquorraumszintigraphie" lagen Untersuchungen an mehr als 200 Patienten zugrunde.

g) Weitere Untersuchungsmethoden.

Myeloskopie.

Auch für den Spinalkanal wurde der Versuch unternommen, ihn abzuleuchten und bioptisch zu erfassen. Als diagnostisches Verfahren zur Erfassung raumbeengender spinaler Prozesse scheiterte diese Methode bisher noch an technischen Unzulänglichkeiten.

Wirbelbiopsie.

Durch Punktion der Wirbel mittels einer entsprechenden Punktionsnadel werden Teile des pathologisch veränderten Knochengewebes zur feingeweblichen Untersuchung entnommen. Hierdurch ist es möglich, eine präoperative Artdiagnose zu stellen (Valls, Ottolenghi und Schajowicz 1948, Schou 1960, Göthlin und Syk 1968 u.a.).

III. Klinik.

1. Stadien der Rückenmarkskompression.

Bereits Oppenheim (1923) hat drei Stadien der spinalen Raumbeengung unterschieden: das Stadium der beginnenden Kompression mit radikulären Schmerzen, das Stadium der zunehmenden Kompression mit einem Brown-Séquardschen Syndrom, das sich rasch verwischt und in das Stadium der vollständigen Kompression mit komplettem Querschnittssyndrom übergeht. Das nach diesen Gesichtspunkten aufgegliederte Krankengut der raumbeengenden spinalen Prozesse von Tönnis zeigt unter Berücksichtigung der topischen Beziehungen, der Segmentabschnitte und der Tumorart die Tabelle 22. In Übereinstimmung mit Scheid (1963) wurde zwischen vollständigen und unvollständigen Querschnitts- oder Transversalsyndromen unterschieden. Ein *komplettes Querschnittsbild* wurde

Tabelle 22. *Auswertung von 404 raumbeengenden spinalen Prozessen. Die klinischen Stadien bezogen auf Topik, Segmenthöhe und Tumorart*.

	Tumor-gesamtzahl	%	Querschnittssyndrom			
			Neuralgisches Stadium	Brown-Séquard	Inkompl. Qu.	Kompl. Qu.
Topik	404	100	31	22	150	201
intramedullär	85	21	6	8	34	37
juxtamedullär	184	45,5	12	11	69	92
extra-intradural	14	3,5	3	3	3	5
extradural	73	18,1	4	—	32	37
Wirbelsäule	48	11,9	6	—	12	30
Segmenthöhe	404	100	31	22	150	201
Medulla oblongata	16	4	2	3	9	2
cervical	84	21	7	8	31	38
thorakal	251	62	8	10	88	145
Conus-Cauda	53	13	14	1	22	16
Malignome	166	41,1	16	10	57	83
Gliome	42	10,4	4	7	19	12
Ependymome	23	5,7	4	1	12	6
Sarkome	34	8,4	3	1	8	22
Carcinome	35	8,7	2	—	9	24
Plasmocytome	10	2,5	—	1	3	6
Riesenzelltumor	2	0,5	—	—	1	1
Sympathicoblastom	1	0,2	1	—	—	—
unklassifizierte Tumoren	19	4,7	2	—	5	12
Benignome	186	46	12	9	70	95
Meningiome	90	22,2	—	4	40	46
Neurinome	83	20,6	11	3	25	44
Granulome	6	1,5	1	—	2	3
Osteochondrome	6	1,5	—	2	3	1
Osteoid-Osteom	1	0,2	—	—	—	1
Mißbildungen	52	12,9	3	3	23	23
Cysten	6	1,5	—	—	2	4
Angiome	31	7,7	1	1	15	14
Dermoide	7	1,7	—	—	5	2
Lipome	8	2	2	2	1	3
Tumorgesamtzahl	404		31	22	150	201
%		100 %	7,7 %	5,4 %	37,1 %	49,8 %

* Die semimalignen Geschwülste wurden hier und in den folgenden Tabellen bei den Malignomen aufgeführt und abgehandelt.

dann angenommen, wenn Willkürmotorik, Oberflächen- und Tiefensensibilität sowie Blasen-, Darm-, Sexualfunktion und Trophik gestört waren; letztere wurden als vegetative Störungen zusammengefaßt. Als *inkomplettes Querschnittsbild* wurden Krankheitsbilder mit unvollständigen Läsionen der langen Leitungsbahnen bezeichnet. Hier war das Syndrom von einer spastischen Parese oder Störungen der Sensibilität und in anderen Fällen der Blasen-, Mastdarm- und Sexualfunktion — mitunter auch in Form kombinierter Störungen — geprägt. Das Frühstadium der Rückenmarkskompression wurde wegen der häufig im Vordergrund stehenden Schmerzen als *neuralgisches Stadium* bezeichnet, zu dem aber auch andere, die spinale Raumbeengung einleitende neurologische Störungen gezählt wurden. SICARD (1927) hingegen gibt eine Unterteilung nach Alarmzeichen an, die aus Reizerscheinungen sensibler und motorischer Art bestehen, nach biologischen Symptomen aus Liquor-, Röntgen- und Kontrastmittel-Diagnostik und nach Querschnitts-symptomen. Im Grunde handelt es sich auch hierbei um eine Unterteilung nach pathophysiologischen Stadien, die darüber hinaus den Ausbau und die Erkenntnisse der diagnostischen Ergänzungsverfahren berücksichtigt.

Für die Frühdiagnose des raumbeengenden spinalen Prozesses kann eine Reihe von Krankheitszeichen von ausschlaggebender Bedeutung sein.

a) Erstes Stadium der spinalen Raumbeengung, Frühstadium oder neuralgisches Stadium.

Am häufigsten ist es der Schmerz, der als erstes Symptom die Erkrankung einleitet. Der Zeitpunkt des Beginns der Vorgeschichte ist nicht immer sicher festzulegen, da es im Frühstadium einer spinalen Raumbeengung außer den typischen Wurzelschmerzen unbestimmte rheumatische Beschwerden von wechselnder Heftigkeit geben kann. Berücksichtigt man jedoch, daß derartige Zustände sowohl bei extra- wie bei intramedullärer Raumbeengung als alleiniges Symptom über Jahre bis Jahrzehnte bestehen können, so ist es berechtigt, wenn man von einem neuralgischen Stadium des Rückenmarkstumors spricht. Der typische radikuläre Schmerz ist schneidend, reißend oder brennend und hält sich an das segmentale Versorgungsgebiet einer oder mehrerer Wurzeln. Therapieresistente segmentale Schmerzen, besonders wenn sie doppelseitig werden, sollten immer an einen spinalen Tumor denken lassen.

In dieses Stadium gehören auch Schmerzen der Wirbelsäule mit Wirbelsäulenversteifung und Zwangshaltungen, einschließlich der Extremitäten, sowie Verspannungen, vor allem der paravertebralen Muskulatur. Schon vor dem Auftreten der ersten neurologischen Symptome kann sich ein dumpfer Schmerz in dem betroffenen Abschnitt der Wirbelsäule einstellen. Meistens wird dann eine umschriebene Druck- und Klopfempfindlichkeit angegeben. Gelegentlich kommt es auch zu einer reflektorischen Fixierung einzelner oder mehrerer Bewegungssegmente der Wirbelsäule. Diese Erscheinungen sind bei den extraduralen Tumoren häufiger als bei den intraduralen (Scheid 1963).

Der Verdacht einer spinalen Raumbeengung wird erhärtet, wenn außer den Schmerzen segmentale sensible oder motorische Störungen und Erscheinungen von seiten der langen Rückenmarksbahnen auftreten, z.B. in Form von Reflexstörungen in Höhe oder auch unterhalb der Läsion. Beginnende Sensibilitätsstörungen und Paresen mit anfänglichen Reiz- und später auftretenden Ausfallserscheinungen sind für dieses Stadium kennzeichnend.

In Abhängigkeit von der Lage und Höhe des komprimierenden Prozesses kommen mitunter als Initialsymptom auch weniger charakteristische, dumpfe und in die Tiefe lokalisierte Beschwerden vor. Als Folge einer Reizung sensibler medullärer Bahnen treten schmerzhafte Mißempfindungen fernab von dem betroffenen Segmentbereich auf, die meist in die unteren Extremitäten projiziert werden. Ataktische Störungen als Folge einer Kleinhirnseitenstrang- oder Hinterstrangschädigung kommen beim Rückenmarkstumor nur selten vor, wahrscheinlich infolge der früh einsetzenden Spastik; eine stärkere Ataxie kann noch bei Halsmarksprozessen recht deutlich ausgeprägt sein; sie nimmt beinwärts rasch ab.

Das klinische Erscheinungsbild des Frühstadiums einer spinalen Raumbeengung kann zu Erscheinungen von seiten der Wirbelsäule (Rowbotham 1955), der Wurzeln und Meningen und selbst des Rückenmarks führen und einen wechselvollen, oft wenig charakteristischen Beschwerdekomplex hervorrufen (Néri und Romagnoli 1953, Perria und Tartarini 1954, Bloom, Ellis und Jennett 1955, Scott 1956, Sampaio 1958, Troland 1958, Bunts 1960 sowie Sergio und Gherardini 1963 u.a.).

Die ersten neurologischen Zeichen der Raumbeengung sind oft über einen längeren Zeitabschnitt (Giobbe 1957) sich erstreckende Wurzel- und Duraschmerzen, aber auch Reflexstörungen, beginnende Paresen und sensible Erscheinungen. In dem Krankengut von Tönnis war der Schmerz in 68% das alarmierende Erstsymptom. Danach folgten mit Abstand motorische und sensible Störungen mit annähernd je 15% und vegetative Störungen mit Beeinträchtigung der Blasen-, Darm- und Sexualfunktion nur in 3%.

Auch F. KRAUSE (1911), OPPENHEIM (1923), ANTONI (1936), BODECHTEL (1953, 1963), ESPIN
HERRERO (1955), McK. CRAIG (1956), TÖNNIS und NITTNER (1957), SCHULZE (1964) u. a.
weisen auf die hohe prozentuale Beteiligung des Schmerzes als ausgesprochenes Frühsymptom bei Rückenmarkstumoren hin. Als Wurzelschmerz spricht er in der Hälfte der Fälle
für einen nicht malignen extramedullären Tumor, häufig allerdings auch für ein Malignom.
Beim Wurzelneurinom können Schmerzen schon sehr bald von Symptomen der langen
Rückenmarksbahnen überdeckt werden, wogegen die anderen Geschwulstarten meist
längere Zeit ein neuralgisches Stadium durchlaufen. Für das gelegentlich rasche Verschwinden radikulärer Schmerzen wird die Kompressionslähmung der schmerzleitenden
Bahnen als Erklärung herangezogen. Auch BODECHTEL (1953) sowie TÖNNIS und NITTNER
(1957) führen das aneuralgische Stadium auf den „Wurzeltod" als Folge einer direkten
Tumor- oder indirekten Druckschädigung der Nervenwurzeln zurück, zumal es sich meist
um Beobachtungen bei Wurzelneurinomen handelt. Schmerzen können nicht nur im Anfangsstadium, sondern auch während des ganzen Verlaufs eines Rückenmarkstumors
fehlen (OPPENHEIM 1923). Gleichartige Beobachtungen wurden auch von SIBELIUS (1897),
BAILEY (1914) u. a. mitgeteilt. ŠERKO (1914) vermißte die Schmerzen in der Hälfte aller
extramedullären Tumoren; bei extraduralen sollen sie häufiger fehlen als bei intraduralen. Gleiche Angaben finden sich auch bei BRUNS (1896, 1908), COLLINS und MARKS
(1915), OPPENHEIM und BORCHARD (1918) sowie FOERSTER (1921).

Durch die diagnostischen Hilfsuntersuchungen lassen sich jedoch bereits in diesem
Stadium die meisten Verdachtsdiagnosen bestätigen und Fehldiagnosen entkräften (THEO
FIL 1970).

Röntgenologische Veränderungen sind als Kompressionszeichen häufig nur bei entsprechendem klinischen Bild verwertbar und bedürfen weiterer Zusatzuntersuchungen,
wie Liquordiagnostik mit fraktionierter Eiweißdifferenzierung, Zellzahlbestimmung und
kolloidchemischen Reaktionen, Queckenstedt-Versuch und Myelographie. Die Röntgenuntersuchung der Wirbelsäule ergibt in dieser Phase der Raumbeengung auf den Übersichts- oder Schrägaufnahmen nur bei Sanduhrgeschwülsten und lumbosacralen Mißbildungen sichere und dann meist gleichzeitig artdiagnostische Hinweise.

Die Liquoruntersuchung zeigt bereits in diesem Stadium bei etwa $^3/_4$ aller an einem
Rückenmarkstumor Erkrankten eine Erhöhung der Gesamteiweißwerte über 40 mg-%
im lumbalen Liquor. Bei intraduralen und intramedullären Tumoren liegt oft sogar eine
starke Eiweißvermehrung vor, vor allem bei Neurinomen, aber auch bei Gliomen und
Ependymomen. Normale Eiweißwerte finden sich gelegentlich bei extraduralem und
gleichzeitigem extra-intraduralem Tumorsitz sowie bei Tumoren im oberen Rückenmarksbereich.

Der Queckenstedtsche Versuch fällt hier noch relativ häufig negativ aus; in dem
Krankengut von TÖNNIS bei fast $^1/_3$ der Fälle, wovon die Hälfte Mißbildungsprozesse
waren. Bei einem weiteren Drittel der Fälle ergab die Liquorpassageprüfung aber bereits
in diesem Stadium eine vollständige Verlegung. In über der Hälfte dieser Fälle handelte
es sich um cervical und thorakal gelegene Tumoren. Nicht übersehen werden darf, daß
in diesem Stadium aber andererseits 44% aller cervicalen und 40% aller thorakalen
Geschwülste noch einen frei durchgängigen Queckenstedt aufwiesen. Im Conus-Caudagebiet dagegen war die Liquorpassage nur in 25% unbehindert.

Bei Tumoren im Cervicalbereich sollte in erster Linie an Neurinome und Gliome, im
Thorakalbereich an Wirbelsäulentumoren und im Conus-Caudagebiet an Lipome und
Ependymome gedacht werden und das Myelogramm angeschlossen werden, sofern die
Eiweißwerte normal sind.

Die Myelographie bringt in der Regel bereits in diesem Stadium die diagnostische
Klärung. Meist liegt ein kompletter Stop vor, besonders bei juxtamedullären und bei
cervicalen Tumoren.

Zur Operation kommen in diesem Stadium nur etwa 10% aller raumbeengenden spinalen
Prozesse, meist extradurale Neurinome, Medulla oblongata-Gliome, Mißbildungsprozesse

des Lumbosacralbereichs und Malignome, wobei die Wurzelgeschwülste mitunter nur zu einer partiellen Passagebehinderung im Myelogramm führen.

Differentialdiagnostisch kann in diesem Stadium die Abgrenzung von Wurzelkompressionssyndromen anderer Genese und spondylarthrotisch oder osteochondrotisch bedingten Beschwerden ohne weitere diagnostische Hilfsuntersuchungen häufig sehr schwierig und meist sogar unmöglich sein. Über das Vorliegen eines Rückenmarkstumors, der das Bild eines Bandscheibenvorfalls hervorgerufen hatte, wurde von Benaim (1960), Tönnis, Krenkel und Nittner (1963) u.a. berichtet. Andererseits ist auch das gleichzeitige Vorkommen eines Rückenmarkstumors und eines Bandscheibenvorfalls möglich (Love und Rivers 1962).

Besonderer Erwähnung bedarf innerhalb dieses Frühstadiums eine Gruppe von Rückenmarks- und Caudatumoren, die noch keinerlei objektivierbare neurologische Störungen hervorgerufen hatten und dennoch als raumbeengende spinale Prozesse erkannt wurden; allerdings werden sie äußerst selten erfaßt. Im Krankengut von Tönnis machten sie unter 447 Rückenmarkstumoren 1,8% aus. Um so mehr verwundert es, daß sich selbst bei diesen Kranken Anamnesen von 2 Monaten bis zu 12 Jahren Dauer erheben ließen; der Mittelwert lag bei 3,3 Jahren (Theofil 1970).

Die bevorzugte Altersgruppe war das 2. und 3. Lebensjahrzehnt, wobei allerdings die Dermoidcysten und Teratome das Bild zugunsten der 1. Lebensjahre etwas veränderten (Rouquès 1959). Dagegen findet sich bei McK.Craig (1957) unter seinen zwölf Fällen mit nur geringen neurologischen Störungen keiner vor dem 30. Lebensjahr; die meisten waren im 4. Dezennium, die übrigen reichten ohne besondere Häufung bis ins 7. Jahrzehnt. Moersch, McK. Craig und Christoferson (1951) haben sogar eine Zunahme um das 6. Lebensjahrzehnt beschrieben.

Innerhalb der einzelnen Abschnitte des Spinalkanals werden diese Tumoren vorwiegend lumbal und vereinzelt thorakal oder in den thorakalen Übergangsgebieten angetroffen. Moersch, McK.Craig und Christoferson (1951) geben sie in fast gleicher Häufigkeit cervical wie thorakal an.

Auffallend war bei diesen Geschwülsten ihr topisches Verhalten zum Rückenmark und seinen Häuten. Sie lagen eigenartigerweise fast ausnahmslos juxtamedullär, was auch mit den Angaben von Grote (1957), Rasdolski, Salman und Terpougov (1958) und Brunngraber (1959) weitgehend übereinstimmt. Intramedullär werden sie im Schrifttum nur selten erwähnt; meist handelt es sich hierbei um Einzelmitteilungen, z.B. ein Glioblastoma multiforme, Spongioblastom, Medulloblastom, Ganglioneurom, unklassifizierbares Gliom usw. (Brugger 1954, Slooff, Kernohan, MacCarty 1964 u.a.).

Artdiagnostisch sind es juxtamedullär und extradural vorwiegend Neurinome aber auch Meningiome und Carcinom-Metastasen, seltener Sarkome, Lipome, Fibrome, Chondrome, Chordome, Teratome, Lymphogranulome sowie Cysten, Parasiten und unklassifizierbare, meist im Caudabereich lokalisierte Tumoren. Ogorodnikowa (1958) beschrieb ein Hämangiom, das nur durch eine Blutung in das umgebende Gewebe klinische Erscheinungen hervorgerufen hatte. Ein cholesteatomatöses Epidermoid ohne neurologische Störungen wurde von Barraquer-Bordas (1949) mitgeteilt.

b) Zweites Stadium, Übergangsstadium oder Brown-Séquard-Syndrom und inkomplettes Querschnittsbild.

Wie bunt das Bild auch sein mag, es sollte nicht übersehen werden, daß das Frühstadium mit dem Auftreten manifester objektivierbarer funikulärer Paresen endet und daß der postoperative Verlauf wie die Rückbildung der Störungen von der Dauer und dem Ausmaß der Paresen abhängen. Längere Beobachtungs- und Wartezeiten zur Sicherung der Diagnose eines komprimierenden raumbeengenden Prozesses sind unzulässig und durch die diagnostischen Ergänzungsverfahren überholt; sie sollten spätestens zu Beginn des zweiten Stadiums angewendet werden, da nur dann noch eine wesentliche Verbesserung der Operationsmortalität und der Rückbildung neurologischer Störungen zu erwarten ist.

Das Übergangsstadium, das je nach dem Zeitpunkt des Erfaßtwerdens einem mehr oder weniger ausgeprägten Brown-Séquardschen Syndrom entspricht, reicht von der funikulären Parese bis zum Übergang zum kompletten Querschnittssyndrom. Das klinische Bild des Brown-Séquardschen Syndroms tritt in der reinen Form bei einer halbseitigen Unterbrechung des Rückenmarksquerschnittes auf. Ihm entsprechen auf der Seite der Rückenmarksschädigung ein Verlust der Motorik und Tiefensensibilität sowie eine Beeinträchtigung der Oberflächensensibilität und auf der der Schädigung gegenüberliegenden Seite durch Unterbrechung der gekreuzten Bahnen ein Ausfall für Schmerz- und Temperaturempfindung; durch seine doppelseitigen Leitungsbahnen kann das Berührungsempfinden nur herabgesetzt, aber auch unverändert oder sogar verstärkt sein. Dieses Bild der halbseitigen Querschnittsunterbrechung wird nur selten in der reinen Form beobachtet und verwischt sich rasch, weil die Schädigung nicht immer streng halbseitig ist und nicht immer sämtliche im halben Querschnitt verlaufende Bahnen gleichzeitig betroffen werden. Die oft nur kurze Dauer und die Flüchtigkeit der Symptome erklären sich weiter aus der verschiedenen Vulnerabilität der Leitungsbahnen (s. Kapitel Neurologische Diagnostik, S. 129), aber auch aus der Art, dem Sitz und der Ausdehnung des raumbeengenden Prozesses. Da bei dem akuten Auftreten eines Halbseitenquerschnittssyndroms die korrespondierende Rückenmarkshälfte durch Zirkulationsstörungen mit Ödem, Schwellung und Erweichung mitbeteiligt sein kann, ergeben sich daraus weitere Erklärungen für das häufig nur kurze, mitunter nicht erkannte Stadium. Somit wird auch häufiger nur ein inkomplettes oder larviertes Brown-Séquardsches Syndrom als das typische komplette Bild vorliegen. In diesem Stadium beherrschen die immer zuerst in das Auge fallenden motorischen Ausfälle das klinische Bild. Zwischen Lähmungsbeginn an einem Arm und Auftreten einer Parese des gleichseitigen Beines können Jahre liegen, während in der Regel zwischenzeitlich andere funikuläre Störungen folgen. Am häufigsten tritt eine Hypaesthesie oder Analgesie des kontralateralen Beines auf, der gelegentlich Paraesthesien vorausgehen. Mitunter können sich aber auch gleichzeitig mit den Paresen oder nur kurze Zeit danach kontralaterale Sensibilitätsstörungen einstellen und zum inkompletten Querschnittssyndrom überleiten. Ein Verwischen der Dissoziation mit Auftreten bilateraler Empfindungsstörungen, doppelseitigen Paresen sowie Blasen-Mastdarmstörungen zeigen dann den Übergang zum kompletten Querschnittsbild, dem dritten Stadium der Rückenmarkskompression, an. Bezüglich der in diesem Stadium häufig auftretenden funikulären Schmerzzustände wird auf das entsprechende Kapitel der neurologischen Diagnostik verwiesen.

Nicht immer muß das klinische Syndrom bzw. die Seite mit der stärkeren Parese der Seite des Tumorsitzes entsprechen; es sind Fälle bekannt mit kontralateralem Tumorsitz, wobei dann das klinische Bild durch eine Schädigung der äußeren Bahnen des über den Tumor gewölbten Rückenmarks erklärt wird, sei es durch Zugwirkung, sei es durch Druck der Wirbelkörper. Sofern das klinische Erscheinungsbild allein in diesem Stadium einen Rückenmarkstumor bzw. einen raumbeengenden spinalen Prozeß noch nicht gesichert erscheinen läßt, wird durch die einschlägigen Ergänzungsverfahren die Kompression als solche in der Regel erfaßt.

Während es bei vielen Erkrankungen möglich ist, auch ohne Kenntnis des klinischen Befundes röntgenologisch eine richtige Diagnose zu stellen, trifft dies für den Nachweis einer intraspinalen Geschwulst selbst beim Vorliegen eines kompletten Querschnittssyndroms nur recht selten zu. Die Röntgenuntersuchung der Wirbelsäule ohne Anwendung von Kontrastmethoden erbringt in diesem Stadium zwar schon relativ häufig Veränderungen, die jedoch oft nur Hinweise auf die spinale Raumbeengung sind. Die Fehler und Täuschungsmöglichkeiten sind wegen der manchmal nur geringgradigen Veränderungen zu groß, so daß unbedingt eine genaueste neurologische Untersuchung vorangehen muß, um alle Aufmerksamkeit dem fraglich erkrankten Wirbelsäulenabschnitt zuzuwenden (s. Abb. 35a und b, S. 158). Auch unterscheiden sie sich beim inkompletten und kompletten Querschnittssyndrom nur unwesentlich in der Häufigkeit ihres Vorkommens, in der Art und in ihrem Ausmaß, so daß bereits an dieser Stelle ohne weitere Unterteilung nach Stadien darauf eingegangen wird.

Zu den röntgenologisch nachweisbaren Veränderungen bei intraspinalen Tumoren gehören — abgesehen von den wohl äußerst selten sichtbaren Verkalkungen einer Geschwulst — in erster Linie die sog. indirekten Tumorzeichen, unter denen Veränderungen der Form der Ansatzstellen der Wirbelbögen am Wirbelkörper, die Vergrößerung der Bogenwurzelabstände und die Erweiterung der Foramina intervertebralia zusammengefaßt werden (s. Kapitel Röntgendiagnostik, S. 148). Unter der Größe des Bogenwurzelabstands — auch Interpedikularabstand genannt — versteht man die Entfernung von der medialen Begrenzung einer Wirbelbogenansatzstelle zu dem entsprechenden Punkt auf der gegenüberliegenden Seite.

Die Häufigkeit der indirekten Tumorzeichen, insbesondere die Vergrößerung der Interpedikularabstände bei intraspinalen Geschwülsten, wird für die intramedullären Tumoren durchschnittlich mit 10 % und für die extramedullären mit 30 %—50 % angegeben. Feste Beziehungen zwischen Röntgenbefund und Tumorgröße ergaben sich jedoch nicht. Die kleinsten Tumoren, die in diesem Stadium zu einem positiven Röntgenbefund geführt hatten, waren gut kirschgroß. Daß bei zahlreichen gleichgroßen Tumoren normale Übersichtsaufnahmen vorliegen, dürfte von der Wachstumsrichtung der Geschwülste, von ihrer biologischen Wertigkeit und von der Ausdehnungsmöglichkeit im Spinalkanal abhängen. Die Gegenüberstellung von Tumorgröße und positiver Röntgendiagnose ergab, daß von den extramedullären Geschwülsten die am häufigsten vorkommenden Neurinome und Meningiome dann durchschnittlich eine Länge von 2—3 cm und eine Breite von etwa 1 cm hatten (Tönnis, Friedmann und Nittner 1958). Röntgenologisch war der Prozentsatz der auf einen raumfordernden Prozeß hinweisenden Befunde bei den Neurinomen etwas größer als bei den Meningiomen; Neurinome führten in etwa $^{1}/_{3}$ der Fälle zu nachweisbaren Veränderungen. Am häufigsten liegt eine mehr einseitig betonte Druckatrophie an den Wirbelbogenansatzstellen mit dadurch bedingter Verbreiterung des Interpedikularabstands vor. Die indirekten Tumorzeichen beschränken sich bei dieser Geschwulstart meist auf einen Wirbel bzw. auf die einander zugekehrten Wirbelbögen zweier benachbarter Wirbel. Geringe, scharfbegrenzte Defektbildungen an einem Wirbelkörper können isoliert oder zusammen mit einem pathologischen Befund am benachbarten Wirbelbogen vorkommen. Bei Entwicklung zur *Sanduhrgeschwulst* sind dann die entsprechenden Veränderungen am Foramen intervertebrale zu erwarten.

Bei den Meningiomen war der Prozentsatz der auf einen raumfordernden Prozeß hinweisenden Röntgenbefunde etwas geringer als bei den Neurinomen; etwa $^{1}/_{4}$ der Fälle boten indirekte Tumorzeichen. Als häufigstes indirektes Tumorzeichen findet sich hier ebenfalls eine Druckatrophie an den Wirbelbögen mit einer Verbreiterung der Interpedikularabstände, jedoch relativ seltener als bei den Neurinomen. Die verschiedentlich geäußerte Ansicht, indirekte Tumorzeichen an *einem* Wirbel würden eher für ein Meningiom, an 1—2 Wirbeln mehr für ein Neurinom sprechen, trifft nicht immer zu. Auffallend ist allerdings auch bei den Meningiomen die teilweise vorhandene Seitenbetonung der Druckatrophie. Ausweitungen des Foramen intervertebrale können auch hierbei vorkommen, allerdings meist nicht in dem Ausmaß wie beim Neurinom. Auf Grund der röntgenologischen Veränderungen allein ist eine Unterscheidung zwischen Neurinomen und Meningiomen nicht möglich. Jedoch sind im klinischen Verhalten insofern Unterschiede auffällig, als bei der durch ein Meningiom hervorgerufenen Erweiterung eines Foramen intervertebrale stets ein inkomplettes Querschnittssyndrom, wenigstens in Form eines Brown-Séquardschen Symptomenkomplexes, vorliegt.

Die Gliome als fast ausschließlich intramedulläre Tumoren lassen röntgenologisch keine weitere Differenzierung nach einzelnen Tumorarten zu. Lediglich die Ependymome verhalten sich etwas unterschiedlich, so daß sie gesondert abgehandelt werden. Etwa ein Fünftel der Gliome führt zu pathologischen Röntgenbefunden, die sich über mehrere Wirbelkörper erstrecken und beidseits gleich stark ausgeprägt sind. Hierdurch bieten sie ein Unterscheidungsmerkmal gegenüber den Neurinomen und Meningiomen. Auch hier sind es indirekte Tumorzeichen, die als Folge einer Druckatrophie anzusehen sind. Die Bogenansatzstellen sind über wenigstens drei Segmente deutlich verschmälert und die Interpedikularabstände verbreitert. Destruktionen liegen nicht vor.

Die Ependymome führen in etwa gleicher Häufigkeit zu gleichartigen Veränderungen wie die übrigen Gliome. Jedoch können hier Druckatrophien im ganzen Bogenbereich mehrerer benachbarter Wirbel und scharf begrenzte Exkavationen an der hinteren Begrenzung des Wirbelkörpers neben ihrem gehäuften Vorkommen im unteren Abschnitt des Spinalkanals wichtige Unterscheidungsmerkmale sein.

Sarkome führen gegenüber den anderen spinalen Tumoren mit fast 50 % in einem sehr hohen Prozentsatz zu positiven röntgenologischen Veränderungen. Dieses Verhalten erklärt sich durch das zum Teil knochenzerstörende Wachstum dieser Tumoren. Neben indirekten Tumorzeichen, die einseitig stärker ausgeprägt sein können, werden regelrechte Destruktionen beobachtet. Andererseits kann auch *nur* eine Knochendestruktion vorliegen, so daß eine Trennung von einem primären Knochensarkom bzw. von einem Tumor mit sekundärer Beteiligung des Spinalkanals nicht möglich ist.

Die Mißbildungstumoren — Angiome, Lipome und Epidermoide — können darüber hinaus zu artspezifischen röntgenologischen Veränderungen führen. Beim Angiom des Spinalkanals erklärt sich der hohe Prozentsatz durch die oft gleichzeitige Wirbelbeteiligung an dem angiomatösen Prozeß mit typischen wabigen Aufhellungsbezirken. Die sehr selten vorkommenden Kavernome können an umschriebener Stelle einen Defekt an einem Wirbelkörper hervorrufen. An ein Lipom ist bei einem inkompletten Caudasyndrom und einer vorliegenden Spaltbildung zu denken. Da das Lipom infolge des mangelhaften Bogenschlusses genügend Raum für seine Entwicklung hat, sind sonstige Zeichen eines intraspinalen Prozesses weniger zu erwarten. Bei Epidermoiden, die ihre Prädilektion im unteren Abschnitt des Spinalkanals haben, finden sich meist über mehrere Wirbelsegmente erstreckende Veränderungen mit deutlicher Verbreiterung der Interpedikularabstände und strichförmig verschmälerten Bogenwurzeln. Die Unterscheidung von einem Ependymom dürfte unmöglich sein. Die röntgenologischen Veränderungen werden im allgemeinen immer nur ein Hinweis sein, so daß die Klärung erst durch die weiteren diagnostischen Hilfsuntersuchungen erbracht wird.

Die Liquordiagnostik gibt bei der Mehrzahl aller Kranken bereits in diesem Stadium der Rückenmarkskompression aufschlußreiche Befunde. Die größte Bedeutung kommt den Veränderungen des Liquoreiweißgehaltes zu, wogegen kolloidchemische Untersuchungen, Zellzahl usw. nur von untergeordneter Bedeutung sind.

Der Liquoreiweißgehalt ist bei der Mehrzahl aller Kranken — 85 % der Fälle — erhöht. Lag ein Brown-Séquardsches Syndrom vor, so waren die Eiweißwerte im lumbalen Liquor sogar immer erhöht. Somit ist der Liquoreiweißgehalt in diesem Stadium bei etwa jedem sechsten Kranken noch normal. Hinsichtlich der Höhe der Eiweißwerte finden sich im zweiten Stadium der Rückenmarkskompression insofern gewisse Unterschiede, als die Gruppe mit nur geringer Eiweißerhöhung bis 50 mg-% überwog; das Verhältnis des inkompletten gegenüber den Fällen mit komplettem Querschnittssyndrom beträgt etwa 3 : 1. Dagegen war in der Gruppe mit einem Gesamteiweißgehalt von über 100 mg-% eine Abnahme der prozentualen Häufigkeit beim inkompletten Querschnittssyndrom — etwas über die Hälfte der Fälle — und eine Zunahme beim kompletten Querschnittssyndrom — auf fast $^2/_3$ der Fälle — auffällig. In der Gruppe mit normalen Eiweißwerten bis 40 mg-% war ein deutliches Überwiegen innerhalb der einzelnen Spinalabschnitte mit der aufsteigenden Kompressionshöhe zu beobachten; das Verhältnis der normalen zu den pathologischen Eiweißwerten betrug bei den thorakalen Geschwülsten noch 1 : 6, bei cervicaler Lokalisation bereits 1 : 4 und bei den Oblongatatumoren 1 : 3. Bei Berücksichtigung der Geschwulstart waren im Stadium des inkompletten Querschnittssyndroms Meningiome fast doppelt so häufig wie Angiome und dreimal häufiger als Neurinome mit normalen Liquorwerten vertreten.

Der Queckenstedt-Versuch ist hier bei fast $^2/_3$ der Fälle undurchgängig und bei etwas über $^1/_4$ teilweise behindert. Beim Brown-Séquardschen Syndrom ist der Kompressionsversuch bei $^3/_4$ der Fälle pathologisch; in fast der Hälfte der Fälle lag hierbei ein inkompletter Stop vor. Freie Liquorpassage findet sich noch bei etwa $^1/_{10}$ der Fälle; es handelt sich dabei im allgemeinen um Geschwülste in den oberen Abschnitten des Spinalkanals und vorwiegend um intramedullär gelegene Tumoren. Bei den Angiomen war die Liquorpassage in der Hälfte der Fälle frei. Bei cervicaler Kompression war der Queckenstedt-Versuch in 8% der Fälle, bei thorakaler in 12% und bei den Conus-Caudatumoren sogar in 33% noch völlig frei durchgängig. Wurde das Brown-Séquardsche Syndrom allein berücksichtigt, so lagen die Werte höher; im Cervicalbereich bei 17% und im Thorakalabschnitt sogar bei 25% (Nikulla 1967). Dagegen konnten Conus-Caudatumoren hier immer durch eine zumindest partielle Passagebehinderung beim Kompressionsversuch erfaßt werden. Hieraus ergibt sich, daß der Queckenstedt-Versuch in diesem Stadium wohl einen wichtigen Hinweis auf die bereits vorliegende Kompression zu geben vermag, jedoch nicht in jedem Fall den letzten Beweis erbringt, woraus sich die Notwendigkeit zur Myelographie ergibt.

Das Myelogramm erbringt beim inkompletten Querschnittssyndrom immer die restlose Klärung der Raumbeengung. Drei Viertel der Fälle zeigten eine völlige Verlegung und das restliche Viertel einen partiellen Stop. Das Myelogramm beim Brown-Séquard-Syndrom ergab bei $^3/_4$ der Fälle von cervicalen und thorakalen intradural gelegenen Geschwülsten einen kompletten Stop. Inkomplette Verlegungen wurden nur bei $^2/_5$ der Fälle beobachtet, bei denen der Queckenstedt-Versuch unauffällig verlaufen war. Extradural und juxtamedullär gelegene Tumoren verursachen meist eine totale Passagebehinderung, vor allem Neurinome, Meningiome und Sarkome (Schmieger 1970).

Diagnostiziert werden im Stadium des inkompletten Querschnittsbildes 20%—25% der raumbeengenden spinalen Prozesse. Das Brown-Séquardsche Syndrom verwischt sich selbst bei langsam zunehmender Rückenmarkskompression gewöhnlich rasch und führt dann in das Stadium des kompletten Querschnittssyndroms über; es wird daher nur selten — 5% der Fälle raumbeengender spinaler Prozesse im Krankengut von Tönnis — erfaßt. Meist sind es Gliome, vorwiegend im oberen Halsmarkbereich, sowie intradurale Neurinome.

Differentialdiagnostisch sind in fortgeschritteneren Stadien der spinalen Raumbeengung vor allem Systemerkrankungen, funikuläre Spinalerkrankungen, Muskelatrophien, entzündliche und vasculäre Prozesse abzugrenzen; gelegentlich finden sich eine Friedreichsche Erkrankung, eine amyotrophische Lateralsklerose und tabesähnliche Bilder beschrieben. Diese Krankheitsprozesse sind in dem Krankengut von Tönnis bei $^1/_3$ der zur Operation eingewiesenen Tumorkranken während des präoperativen Verlaufs angenommen worden. Die Encephalomyelitis disseminata bzw. multiple Sklerose hatte mit 23% den größten Anteil (Gröschel 1958).

c) Drittes Stadium, Endstadium oder komplettes Querschnittsbild.

Bei komplettem Querschnittssyndrom wird der komprimierende Prozeß im allgemeinen immer erkannt. Meistens ist sogar die Tumorhöhe bereits durch den neurologischen Befund festgelegt. Die Dauer und das klinische Bild bis zum Erreichen des dritten Stadiums hängen von der Schnelligkeit der den ganzen Rückenmarksquerschnitt einnehmenden Schädigung ab. Am häufigsten findet sich ein langsam progredienter Verlauf.

Bei langsamer Rückenmarkskompression setzen die funikulären motorischen und sensiblen Erscheinungen zuerst an den distalen Abschnitten der Extremitäten ein, um mit fortschreitender Kompression langsam aufsteigend zuzunehmen. Von den motorischen Störungen überwiegt das spastische Syndrom, das am häufigsten als Paraparese — auch gegenüber den Paraplegien — vorliegt. Tetraplegien dagegen finden sich etwas häufiger als Tetraparesen. Ungeachtet der Höhe des Geschwulstsitzes kommt die Tetrasymptomatik 2—3mal seltener als die Parasymptomatik vor. Motorische Störungen in Kombination mit Sensibilitätsstörungen werden etwa in 95 % der Fälle und mit Blasen-Darmstörungen in 75 % angetroffen. Ein kompletter sensibler Ausfall ist Ausdruck einer massiven Schädigung aller sensiblen Bahnen und daher als prognostisch ungünstig zu beurteilen, besonders wenn der Ausfall die Querschnittshöhe markiert.

Eine akute Querschnittsschädigung ist in Analogie zum cerebralen Insult durch eine sog. schlaffe, richtiger hypotone Lähmung — auch hypotonische genannt — gekennzeichnet; sie wird auch als „Apoplexia spinalis" bezeichnet. So können z.B. Patienten aus dem Sitzen nicht mehr aufstehen oder verlieren plötzlich die Gewalt über die Beine.

Ein langsam progredienter Verlauf ist kennzeichnend für die Kompression durch gutartige raumbeengende Prozesse. Hier herrscht bei weitem die spastische Symptomatik vor. Innerhalb der einzelnen Geschwulstarten mit spastischen Erscheinungen überwiegen vor allem die Meningiome.

Eine plötzliche Querschnittslähmung wird am häufigsten bei malignen, meist metastatischen Neubildungen und bei Gefäßprozessen des Spinalkanals gesehen, jedoch nur in seltenen Fällen bei Arteriosklerose oder Hochdruck. Gelegentlich kann ein derartiger Verlauf auch einmal bei entsprechender Tumorgröße während oder nach plötzlichen Druckentlastungen, z.B. Lumbalpunktionen, sowie bei einer Blutung in den Tumor oder in das Rückenmark beobachtet werden.

Das Stadium der vollständigen Querschnittsschädigung verdient in Abhängigkeit von der Höhe der Läsion wegen der Gefahr postoperativ sich anbahnender Komplikationen besonderes Augenmerk, zumal sie entscheidend für den unmittelbaren und späteren Verlauf sein können.

So sind durch Schädigung der Kerne und Bahnen bei Halsmarktumoren Störungen der zentralen Regulation und der Atmung, im Brustabschnitt Störungen des Lungenkreislaufs, gelegentlich mit Ausbildung einer segmentalen Pneumonie, im Bauchabschnitt ileusartige Erscheinungen und im Conus-Caudagebiet Störungen der Blasenfunktion zu erwarten, die den Verlauf durch cystopyelitische Schübe bis zu uroseptischen Infektionen komplizieren. Ulcera decubitalia können, wie auch Blasenstörungen, bei jeder Kompressionshöhe auftreten und einer Allgemeininfektion Vorschub leisten.

In diesem Stadium der Rückenmarkskompression kommt den Ergänzungsverfahren nur noch die zu ermittelnde, meist aber durch das Querschnittsbild bereits festgelegte Höhendiagnose zu. Bei etwa $^2/_3$ der Fälle deckt sich in diesem Stadium die Höhe des neurologischen Querschnittssyndroms und bei der Hälfte der Fälle auch die Grenze der Sensibilitätsstörungen mit dem Tumorsitz.

Die röntgenologisch nachweisbaren Veränderungen bei Vorliegen eines kompletten Querschnittssyndroms unterscheiden sich in Häufigkeit, Lokalzeichen und Ausdehnung nur kaum von denen beim inkompletten Querschnittsbild, so daß auf die dortigen ausführlichen Beschreibungen (s. S. 192) verwiesen werden kann. Nur im Hinblick auf die Geschwulstart scheint ein normaler Röntgenbefund beim kompletten Querschnittsbild, wie der Vergleich der Neurinome und Meningiome zeigt, differentialdiagnostisch eher für ein Meningiom zu sprechen.

Die Liquoruntersuchungen ergeben in diesem Stadium in etwa 85 % der Fälle eine Eiweißerhöhung über 40 mg-%, wobei der Gesamteiweißgehalt bei etwa $^2/_3$ der Fälle über 100 mg-% liegt. Werte über 100 mg-% bieten von den gutartigen Tumoren vor allem Neurinome — aber auch Meningiome kommen vor — und von den Malignomen die Carcinome häufiger als die Sarkome, besonders wenn sie thorakal gelegen sind.

Dennoch entziehen sich selbst bei diesem Ausmaß der Kompression noch 15 % der Liquordiagnostik.

Innerhalb der einzelnen Höhenabschnitte sind es vorwiegend thorakale Tumoren und hier vor allem Meningiome. In dem Krankengut von TÖNNIS waren es im Cervicalbereich das Angiom und die Carcinommetastase, im Thoraxabschnitt fast ausschließlich Meningiome — neben zwei Angiomen und zwei Sarkomen — und im Caudagebiet ein Ependymom, ein Gliom und ein Lipom.

Artdiagnostisch handelt es sich bei den Tumoren mit normalen Eiweißwerten überwiegend um Meningiome, die dann ebenfalls vorwiegend thorakal angetroffen werden. Aber auch das Neurinom kann selbst in diesem Stadium der Rückenmarkskompression mit normalen Liquorwerten einhergehen. Die übrigen Tumorarten kommen nur vereinzelt vor.

Die Liquorpassage ist in diesem Stadium in 90% behindert, davon bei $^2/_3$ der Fälle komplett. Eine inkomplette Verlegung boten vorwiegend juxtamedullär gelegene thorakale Benignome. Somit ist immerhin noch in 10% die diagnostische Klärung durch die Liquoruntersuchungen, einschließlich der hydrodynamischen, nicht zu erbringen. Artdiagnostisch fielen darunter die Hälfte der Angiome sowie von den gliomatösen Tumoren und Cysten etwa $^1/_3$ der Fälle.

Innerhalb des Cervicalbereichs war der Queckenstedt-Versuch in 86% komplett, in 5% partiell gestört und in 9% frei durchgängig und im Thorakalgebiet nur weiter in 68% total, jedoch in 24% partiell behindert und in 8% frei. Im Conus-Caudagebiet machten die Fälle mit vollständiger Blockade 30% und mit partieller Behinderung 10% aus. Dafür stieg die Zahl der Fälle mit freier Durchgängigkeit auf 60% an. Etwa je 10% der cervicalen und thorakalen Gliome hatten ebenfalls bei einem vollständigen Querschnittssyndrom eine freie Liquorpassage, desgleichen drei von vier thorakalen gutartigen extraduralen Kompressionen und zwei von fünf Lipomen im Conus-Caudagebiet.

Das Myelogramm erbringt — wie auch in den übrigen Stadien — so gut wie immer die restlose Klärung des raumbeengenden spinalen Prozesses. In fast 80% liegt beim kompletten Querschnittssyndrom auch ein kompletter myelographischer Stop vor. Ein partieller Stop im Myelogramm findet sich besonders bei cervicalem Sitz, bei intraduraler Lage der Geschwulst und artdiagnostisch besonders bei Mißbildungstumoren einschließlich Angiomen und Cysten.

Nur ganz vereinzelt kann sogar bei Vorliegen eines kompletten Querschnittsbildes auch einmal das Myelogramm nicht den absolut sicheren Beweis erbringen. In dem Krankengut von Tönnis war dies bei einem extraduralen Sarkom und bei einem cervicalen Gliom erst durch die Probefreilegung möglich.

Dieses Stadium der Rückenmarkskompression erreichen nach den Angaben des Schrifttums immer noch die Hälfte bis zwei Drittel aller raumbeengenden spinalen Prozesse. Die unterschiedlichen Angaben sind durch die Zusammensetzung des Krankengutes bedingt. Werden die meist sehr früh zu kompletten Querschnittsbildern führenden Malignome mitberücksichtigt, so ist der prozentuale Anteil im allgemeinen hoch. Liegen dagegen den statistischen Auswertungen Untersuchungen der Liquordiagnostik oder der Liquorpassageprüfung zugrunde, so finden sich Angaben sogar unter 50%.

Innerhalb der einzelnen Abschnitte des Spinalkanals findet sich das komplette Querschnittsbild am häufigsten — in etwa 70% der Fälle — thorakal. Auch war es unter den thorakalen Geschwülsten mit fast 60% am häufigsten vertreten. Der cervicale Anteil lag bei 20% und der caudale bei etwa 8%. Innerhalb des Cervicalbereichs wurde es noch in 45% und bei den Caudakompressionen in 30% der Tumoren angetroffen.

Bei Berücksichtigung der topischen Beziehungen war auffällig, daß an erster Stelle die juxtamedullär gelegenen Tumoren mit fast 50% den größten Anteil ausmachten. Erst danach folgten in etwa gleicher Häufigkeit von 15%—20% intramedulläre, extradurale und von der Wirbelsäule ausgehende Prozesse.

Wird die Geschwulstart berücksichtigt, so liegt bei den Sarkomen und Carcinomen bzw. deren Metastasen in über $^2/_3$ der Fälle bereits ein komplettes Transversalsyndrom vor. Aber auch von den Benignomen werden die Meningiome und die Neurinome in der Hälfte der Fälle erst erfaßt, wenn sich schon ein komplettes Querschnittssyndrom entwickelt hat. Die Mißbildungstumoren, unter denen im allgemeinen die Angiome überwiegen, zeigen es ebenfalls fast in der Hälfte der Fälle.

Die differentialdiagnostischen Erwägungen sind im Stadium der vollständigen Querschnittsläsion bereits durch den neurologischen Befund und den Verlauf sehr eingeengt, vor allem wenn eine scharfe obere Sensibilitätsbegrenzung vorliegt. Schwierigkeiten sind nur bei rascher Entwicklung der Symptomatik, schubweisem Verlauf, Remissionen und akut aufsteigender Querschnittslähmung zu erwarten, sowie bei hohen Halsmarktumoren, wenn sie mit supraläsionellen cerebellaren und cerebralen Symptomen einhergehen. Im Zweifelsfall wird die Liquor- und Kontrastmitteldiagnostik eine rasche Abgrenzung der entzündlichen von vasculären und degenerativen Prozessen sowie von Systemerkrankungen ermöglichen. Ist eine Klärung nicht zu erbringen, wird immer einer Probefreilegung der Vorzug zu geben sein.

2. Höhendiagnose.

Auf Grund der topographischen Verhältnisse einzelner Rückenmarksabschnitte sowie deren Beziehungen zu gleichgeschalteten und übergeordneten Zentren ergibt sich für die entsprechenden Höhenabschnitte des Rückenmarks — Medulla oblongata, Cervicalmark, Thorakalmark und Conus-Cauda — durch charakteristische Syndrome eine zwanglose Unterteilung nach anatomischen und neurophysiologischen Abschnitten.

Die Häufigkeit des Vorkommens der Rückenmarkstumoren innerhalb der einzelnen Rückenmarks- oder Wirbelsäulenabschnitte ist unterschiedlich. Ebenso kommen die einzelnen Geschwulstarten in verschiedener Häufigkeit vor. Wird die Gesamtlänge des Rückenmarks von 44,5 cm — nach RAVENEL 1877 — zugrunde gelegt, so fallen auf den cervicalen Abschnitt 10 cm, auf den thorakalen 26 cm und auf den lumbalen 8,5 cm. Daraus ergibt sich für die Geschwülste im Cervicalbereich ein Anteil von 23 %, im Thorakalgebiet von 58 % und in der Lumbalregion des Rückenmarks von 19 % (SLOOFF, KERNOHAN und MacCARTY 1964). Wird jedoch der Segmentbezug zugrunde gelegt, so beträgt der errechnete Prozentsatz für die Medulla oblongata 5 %, für den Cervicalbereich 22 %, für den Thoraxabschnitt 38 % und für das Lumbosacralgebiet 35 % (lumbal 16 %, sacral 19 %). Hieraus erklären sich wohl zum größten Teil die oft recht unterschiedlichen Angaben über den Anteil der Rückenmarkstumoren im allgemeinen und der einzelnen Geschwulstarten im speziellen innerhalb der einzelnen Abschnitte. In der großen Sammelstatistik der Mayo-Klinik über 1322 histologisch verifizierte Rückenmarkstumoren (SLOOFF, KERNOHAN und MacCARTY 1964) waren nach der Aufteilung von RAVENEL 22,5 % cervical, 51,5 % thorakal und 26 % lumbal gelegen. Im Krankengut von TÖNNIS (NIKULA 1967, NITTNER 1968) fielen von 404 Rückenmarksgeschwülsten 4 % auf die Medulla oblongata, 21 % waren cervical, 62 % thorakal und 13 % im Conus-Caudabereich gelegen. Weitere Einzelheiten — insbesondere im Hinblick auf die Verteilung der einzelnen Geschwulstarten innerhalb der einzelnen Abschnitte des Spinalkanals — sind den Abb. 65a und b sowie der Tabelle 23 zu entnehmen; somit überwiegen bei Zugrundelegung des Segmentbezuges die Tumoren im Brustabschnitt um mehr als $^1/_3$, wogegen die Geschwülste im Lumbosacralbereich nur etwa den dritten Teil ausmachen. Dagegen ist eine weitgehende Übereinstimmung mit der von RAVENEL (1877) getroffenen Einteilung auffällig.

Auch das Erkrankungs- und Operationsalter einerseits sowie die sich daraus ergebende Anamnesendauer andererseits sind für die jeweiligen Abschnitte oft aufschlußreich.

Medulla oblongata-Tumoren und lumbosacrale Geschwülste zeigen meist in jüngeren Jahren, Hals- und Brustmarktumoren erst im mittleren Lebensalter ihre ersten Symptome (s. Abb. 10, S. 140).

Zwischen Erkrankungsbeginn und Operation liegen im allgemeinen bei den Medulla oblongata-Geschwülsten bis zu 5 Jahren, bei cervicalen und thorakalen 5—10 Jahre und bei lumbosacralen bis zu 15 Jahren. Nur etwa die Hälfte der Medulla oblongata- und Halsmarkgeschwülste kommt innerhalb von 2 Jahren nach Auftreten der ersten Symptome zur Operation. Fast jeder zweite Brustmarktumor wird im 1. Jahr erkannt, wogegen Patienten mit lumbosacralen Prozessen in der Hälfte der Fälle erst nach siebenjähriger Vorgeschichte diagnostiziert werden (s. Abb. 3, S. 134).

Das aufschlußreichste neurologische Symptom für die Höhenlokalisation sind in jedem Fall Segmentstörungen; nur sie zeigen die Höhe des Tumors an. In Form allein oder kombiniert auftretender Wurzel-, Vorder- oder Hinterhornschädigungen stellen sie das durch entsprechende Beschwerden und Störungen gekennzeichnete Frühstadium dar; während für eine Wurzelbeteiligung segmental verlaufende neuralgiforme, exazerbierende Schmerzen kennzeichnend sind, ermöglichen Amyotrophien bereits keine weitere Abgrenzung

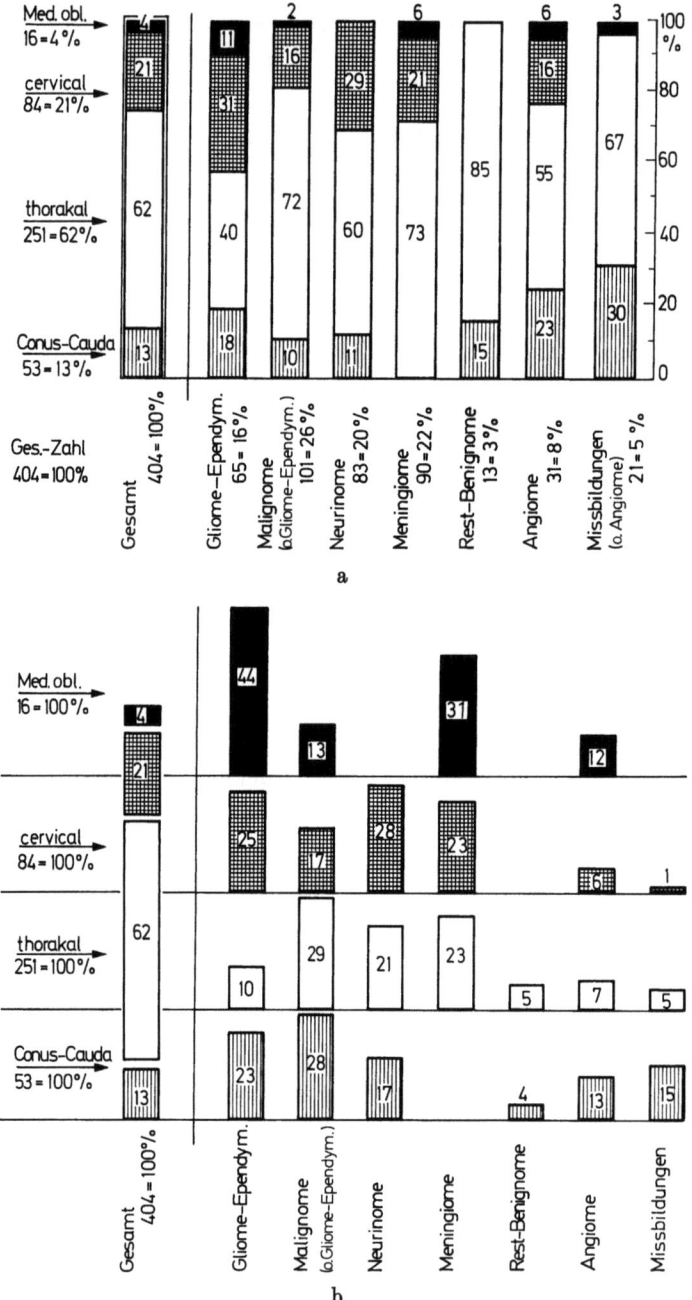

Abb. 65a u. b. 404 Rückenmarksgeschwülste. a Segmentale Verteilung nach Art der Tumoren (%) (bezogen auf die Wirbelsäule). b 404 Aufteilung nach Höhenabschnitten (%).

mehr hinsichtlich einer Vorderwurzel- oder Vorderhornläsion. Auch elektrisch findet sich meist nur eine quantitative Herabsetzung oder partielle Entartungsreaktion; komplette Entartungsreaktionen werden nur selten und bei Ausfall mehrerer Segmente gesehen. Mit diesen Störungen sich deckende weitere segmental begrenzte motorische und sensible Ausfälle sichern dann die Höhendiagnose. Der relativ späte Ausfall der Berührungs-

Tabelle 23. *Die Beziehungen von Segmenthöhe zur Tumorart.*

Segmenthöhe	Tumor-gesamtzahl	%	Medulla oblong.	Cervical	Thorakal	Conus-Cauda
Malignome	166	41,1	9	35	95	27
Gliome	42	10,4	6	14	19	3
Ependymome	23	5,7	1	6	7	9
Sarkome	34	8,4	1	6	22	5
Carcinome	35	8,7	—	3	27	5
Plasmocytome	10	2,5	—	1	8	1
Riesenzelltumoren	2	0,5	—	—	2	—
Sympathicoblastom	1	0,2	—	—	1	—
unklassifizierte Tumoren	19	4,7	1	5	9	4
Benignome	186	46	5	43	127	11
Meningiome	90	22,2	5	19	66	—
Neurinome	83	20,6	—	24	50	9
Granulome	6	1,5	—	—	6	—
Osteochondrome	6	1,5	—	—	4	2
Osteoid-Osteom	1	0,2	—	—	1	—
Mißbildungen	52	12,9	2	6	29	15
Cysten	6	1,5	—	—	6	—
Angiome	31	7,7	2	5	17	7
Dermoide	7	1,7	—	—	3	4
Lipome	8	2	—	1	3	4
Tumorgesamtzahl	404		16	84	251	53
%		100 %	4 %	21 %	62 %	13 %

empfindung erklärt sich aus der doppelt gesicherten Leitungsbahn über die Hinter- und Vorderseitenstränge. Funikuläre Paresen, spastische Reflexe und Tonuserhöhung geben nur Aufschluß darüber, daß die Schädigung oberhalb der Reflexsteigerung zu suchen ist. Gegenüber den Segmentschädigungen sind die Symptome der langen Bahnen für die Höhendiagnose nur von untergeordneter Bedeutung. Sie sind vielmehr für die Feststellung einer spinalen Raumbeengung als solche wesentlich. Als frühes und zuverlässiges Zeichen einer Bahnschädigung gilt eine Störung der Hautschrift, die an den Hinterstrang gebunden ist und auf eine Kompression des Rückenmarks in sagittaler Richtung hinweisen soll.

a) Medulla oblongata und hohes Halsmark.

In dieser Höhe sind es die Tumoren der Umgebung des Foramen occipitale magnum, die je nach Ausbreitung bzw. Wachstumsrichtung als craniospinale, spinocraniale oder hohe Halsmarktumoren bezeichnet werden.

Der Begriff „craniospinaler Tumor" geht offenbar auf BOGORODINSKI (1936) zurück, wogegen CUSHING und EISENHARDT (1938) eine Unterscheidung in supraforaminale (craniospinale) und subforaminale (spinocraniale) Tumoren trafen.

Eine Unterteilung nach klinischen Syndromen in juxtaforaminale sowie in supra- und infraforaminale Geschwülste wurde mehr aus systematischen Gründen und nicht etwa, weil sich im Frühstadium für die gegenseitige Abgrenzung entscheidende Unterschiede ergeben, von KRENKEL und FRIEDMANN (1967) getroffen.

Unter diesen Bezeichnungen für die hohen Halsmarkgeschwülste werden Neoplasmen zusammengefaßt, deren untere Begrenzung bis C_2, C_3, manchmal sogar bis C_4 reicht. Hieraus erklärt sich ein Teil der mitunter recht unterschiedlichen Zahlen- und Häufigkeitsangaben.

Die erste Beschreibung einer Geschwulst der Medulla oblongata stammt wahrscheinlich von CHEVALIER (1834). Im deutschen Schrifttum berichteten danach VIRCHOW (1863), MOSLER (1868) und SCHULZ (1883) über Einzelfälle. Weitere kasuistische Mitteilungen finden sich in der Folgezeit (Glynn 1887, Sokoloff 1887, Osler 1888, Graham 1896, Collins 1897), in der späteren Literatur (Voss 1937, Fay 1938, Gardner, Karnosh und McNerney 1938, Ecker 1941, Lereboullet und Puech 1941, Friedman 1941, Love und Adson 1941, List 1943), wie auch in der Gegenwart (Brugger 1954, Sai-Halász und Fényes 1955, Gund 1956, Nittner 1959, Bogorodinski und Souvorov 1961, Cichkina und Kouchinova 1961, Cohen und Macrae 1962, Reisner und Rupprecht 1962 u.a.). Zusammenfassende Darstellungen geben Chabrol (1908), Abrahamson und Grossman (1923), Bailey (1924), Elsberg (1925), Hare und Wolf (1934), Symonds und Meadows (1937), Foerster und Gagel (1939), Lindemann (1940), Cooper, Kernohan und McK.Craig (1952), Salaskin (1953), Love, Thelen und Dodge (1954), Weingarten (1955), Krenkel und Tönnis (1957), Krenkel und Friedmann (1967) u.a.

Die Angaben über die Häufigkeit der Tumoren in dieser Höhe, bezogen auf das ganze Rückenmark, sind im Schrifttum recht unterschiedlich und schwanken zwischen 2,5% (Smolik und Sachs 1954) und fast 10% (Friedmann und Krenkel 1965, Fried 1966). Elsberg und Strauss (1929) geben sie mit 3,7% an, für die Mayo-Klinik läßt sich ihr Anteil mit 15 Fällen (Cooper, Kernohan und McK.Craig 1952) von 979 Rückenmarkstumoren (Woltman, Kernohan, Adson und McK.Craig 1951) sogar nur auf 1,5% berechnen.

Die Mitteilungen, ob es sich bei den raumbeengenden Prozessen dieser Höhe um überwiegend gutartige oder bösartige Tumoren handelt, variieren in Abhängigkeit von dem Krankengut. Bei Krenkel und Friedmann (1967) machten die gutartigen Tumoren fast die Hälfte, dagegen bei Fried (1966) $^2/_3$ der ausgewerteten Fälle aus. Schließlich kann auch die Berücksichtigung von Fehlbildungen der atlanto-occipitalen Region und von entzündlichen Endzuständen die Häufigkeitsverhältnisse zugunsten der gutartigen komprimierenden Prozesse beeinflussen. Über benigne extramedulläre Tumoren in der Umgebung des Foramen occipitale magnum liegen zusammenfassende Arbeiten von Cushing und Eisenhardt (1938), Love und Adson (1941), Bennett und Fortes (1945), Dodge, Love und Gottlieb (1956), Arseni und Ionesco (1960) u.a. vor. Im Krankengut von Tönnis waren die histologisch verifizierten Gliome Spongioblastome und kamen in gleicher Häufigkeit wie Ependymome vor, Meningiome überwogen gering gegenüber den Neurinomen (Krenkel und Friedmann 1967).

Die Lokalisation und Ausdehnung der Tumoren dieses Höhenabschnitts steht in Beziehung zur Geschwulstart. Die größte Längenausdehnung haben die meist in Form der Stiftgliome wachsenden gliösen Tumoren. Bei den Meningiomen lassen sich auch im oberen Halsmarkbereich die beiden Wachstumsformen unterscheiden, von denen sich die rundlich begrenzten über 1—2 Segmente und die beetförmig wachsenden über 3, 4 und mehr Segmente erstrecken (Fried 1966). Die Neurinome blieben meist auf 2 Segmente beschränkt, sie zeigen allerdings in erhöhtem Maße die Tendenz, als *Zwerchsackgeschwulst* durch ein Intervertebralloch vorzudringen.

In der Alterszusammensetzung lassen sich drei Gipfel erkennen, wobei im 1. und 2. Lebensjahrzehnt die Gliome überwiegen, beim zweiten Gipfel im 4. Lebensjahrzehnt die Ependymome eine Häufung aufweisen und danach fast ausschließlich Meningiome und Neurinome angetroffen werden (s. auch Abb. 12, S. 140). Nach Fried (1966) liegt das Durchschnittsalter für die Ependymome bei 30 Jahren, für die Gliome bei 36 Jahren, für die Meningiome bei 39 Jahren und für die Neurinome bei 41 Jahren.

Die Anamnesendauer wird von Krenkel und Friedmann (1967) für die juxtaforaminalen Tumoren mit 4 Jahren und für die craniospinalen Gliome und Meningiome mit 2 Jahren angegeben (s. auch Abb. 3—5, S. 134).

In der Geschlechtsverteilung finden sich auch hier die für die Rückenmarkstumoren im allgemeinen geltenden Zahlenverhältnisse bestätigt. Von den gutartigen extramedullären Prozessen entfallen etwa $^1/_3$ auf das weibliche Geschlecht, wogegen bei den intramedullären und anderen bösartigen Tumoren das männliche Geschlecht führend ist.

Das klinisch-neurologische Erscheinungsbild ist im allgemeinen durch die Reichhaltigkeit der Symptome gekennzeichnet, die sich in dieser Höhe der Kompression aus der Vielzahl der Zentren und Bahnen und die dadurch bedingte mannigfaltige Schädigungsmöglichkeit erklärt. Die neurologischen Erscheinungen lassen sich einerseits auf eine direkte Schädigung durch die Geschwulst, andererseits auf eine Raumbeengung durch das Foramen occipitale magnum und die daraus resultierenden Liquorblocksymptome oder auf örtliche Zirkulationsstörungen zurückführen. Sie treten als bulbäre, cerebellare und auch cerebrale Störungen auf und sind nicht selten mit einer Stauungspapille und einem mitunter recht erheblichen Hydrocephalus occlusus vergesellschaftet.

Eine Beteiligung der Hirnnerven ist auf eine Schädigung der Kerngebiete in der Rautengrube zurückzuführen. Unter den Hirnnerven findet sich am häufigsten der Accessorius betroffen, mitunter sogar beidseitig, seltener der Glossopharyngeus, Trigeminus, Hypoglossus, Facialis, Statoacusticus und Abducens. An Hirnnervenstörungen wurden von ELSBERG (1925) Nystagmus, Hypaesthesie im Trigeminusgebiet und Störungen der Facialisinnervation beschrieben, während KRAUS und SILVERMAN (1926) wie auch JOHNSON (1934) nur über eine einseitige untere Facialisparese berichteten, die bei einem von OPPENHEIM (1913) mitgeteilten Fall nach Entfernung des Tumors verschwand. Eine beidseitige Abducensparese mit Hypaesthesie der Cornea und Nystagmus wurden von BABONNEIX und VINCENT (1935) mitgeteilt. ŠERKO (1914) wies darauf hin, daß Nystagmus eine nicht seltene Beobachtung ist, während LINDEMANN (1940) nur zeitweise einen isolierten Horizontalnystagmus fand. Störungen der Hirnnerven V, XI und XII mit Vertikalnystagmus wurden von SYMONDS und MEADOWS (1937) beschrieben, Schluck- und Sprachstörungen mit einseitiger Gaumensegellähmung von RHEIN (1924) bei einem Endotheliom im Bereich des Foramen occipitale magnum. BORCHARD (1914) sah einmal eine vorübergehende Neuritis nervi optici bei einem dem oberen Halsmark aufliegenden, aber in die Schädelhöhle reichenden Fibrom. Das Auftreten einer Stauungspapille als Ausdruck einer intrakraniellen Drucksteigerung ist häufig mit einem ausgedehnten Hydrocephalus internus occlusus vergesellschaftet (NITTNER 1959). Ähnliche Mitteilungen finden sich im Schrifttum bei McALPINE (1935), der über eine Stauungspapille bei einem Gliom in Höhe C_1 bis D_1 berichtete, während LINDEMANN (1940) einen Fall beschrieb, der bereits bei Schwellung der Papillen röntgenologische Zeichen erhöhten Hirndrucks und bei der Ventrikulographie einen hochgradigen Hydrocephalus aufwies. Keine ausgesprochenen Hirndrucksymptome, später aber am Augenhintergrund ein beginnendes Papillenödem wurde von ANDRÉ-THOMAS (1937) sowie von CAMPBELL und WHITFIELD (1948) beschrieben.

Wegen der im verlängerten Mark gelegenen lebenswichtigen Zentren gehören bei einer Schädigung dieses Gebietes oder auch seiner Umgebung Störungen der Atmung, Herztätigkeit, Körpertemperatur und des Kreislaufs zu dem klinischen Bild dieser Region. Das kombinierte Auftreten derartiger Störungen ist wohl immer als prognostisch ungünstig zu beurteilen. FABRITIUS (1910) hat darauf hingewiesen, daß selbst bei Leitungsunterbrechung im oberen Cervicalmark die Abtrennung der bulbären Atemzentren von den spinalen keine Dyspnoe zu bedingen braucht, ebenso wie bei Sitz der Geschwulst in der Phrenicusgegend der Nerv oft lange Zeit ungeschädigt bleibt (AUERBACH-BRODNITZ 1905/06, OPPENHEIM-KRAUSE 1909).

Die supraläsionelle Symptomatologie der hohen Halsmarktumoren wird aus den örtlichen Beziehungen des oberen Halsmarks zu seiner Umgebung verständlich, wobei eine Einklemmung des Rückenmarks im Foramen occipitale magnum zu Hirndruck mit entsprechenden Einklemmungserscheinungen und zu Durchblutungsstörungen führen kann (NITTNER 1959).

Die chronisch intermittierenden Hirndruck- und Einklemmungserscheinungen zeigen sich in anfallsweise auftretenden Kopf- und Nackenschmerzen, gelegentlich mit Erbrechen. Auf ihr klinisches Erscheinungsbild mit Stauungspapille und Hydrocephalus internus occlusus wurde bereits unter Berücksichtigung der Ausführungen im Schrifttum hingewiesen. Aber auch in jedem anderen Abschnitt des Spinalkanals kann ein Tumor zu einer Stauungspapille führen (Arseni und Maretsis 1967).

Durchblutungsstörungen in diesem Bereich betreffen den Vertebraliskreislauf. Das Krankheitsbild wurde erstmalig von Wallenberg (1895) bei einer lateralen „Nekrose" in der oralen Hälfte der Medulla oblongata als Folge eines Gefäßverschlusses der A. cerebelli inferior posterior beschrieben. Ein dieser Beschreibung sehr ähnliches Syndrom wurde von Babinski und Nageotte (1902) bei einem Verschluß der A. fossa lat. bulbi und von Thompson (1929) bereits bei Verlegung dieses Gefäßes gefunden. Siekert und Millikan (1956) machten eine intermittierende Insuffizienz des Arteria basilaris-Systems für das Auftreten periodischer oder vorübergehender Episoden mit Symptomen verschiedener Kombination verantwortlich, wie Paresen der Gesichtsmuskeln, Sehschwäche, Doppelbilder, Schwindel, Schluck- und Sprachstörungen sowie Paresen und Sensibilitätsstörungen der Glieder. Es erscheint daher bei hochsitzenden Halsmarktumoren wahrscheinlich, daß bei intermittierenden oder auch akuten Verläufen mit Neigung zu Remissionen, wechselnder Symptomatik und frühzeitigem Auftreten von Hirnnerven- und Kleinhirnsymptomen bis zum klinischen Bild des Wallenbergschen Syndroms lokale intermittierende Durchblutungsstörungen an dem Auftreten des jeweiligen neurologischen Syndroms beteiligt sind. Das Wechseln ein und desselben Symptoms, vor allem der hydrocephalen Erscheinungen aber auch der Hirnnervenstörungen, ist zwar häufig zu Beginn der Erkrankung zu beobachten, es kann aber auch erst in fortgeschrittenen Stadien auftreten. Synkopale und cerebrale Anfälle mit Bewußtseinsverlust und Krämpfen von meist fokalem Charakter und oft rasch folgenden Paresen sind seltenere Erscheinungen, die anscheinend dem Kindesalter vorbehalten sind; sie können homolateral oder als Hemiplegia alternans vorliegen. Auch Cooper, Kernohan und McK. Craig (1952) berichteten hierüber bei 2 von 15 Fällen und wiesen auf gleiche Beobachtungen bei 5 Fällen von 57 Rückenmarkstumoren des Schrifttums hin (Kjellberg 1869, Noyes und Dana 1890, Newman 1903, v. Slotow 1908, Brunel 1938). Genetisch werden außer cerebralen Durchblutungsstörungen ein Ödem, eine afferente Stimulation von Subthalamus und Cortex über Störzonen im aufsteigenden sensorischen System oder efferente motorische Impulse angenommen, die von zerstörten Pyramidenbahnteilen ausgehen, welche als Trigger-Zonen wirken. Auch psychotische Bilder, gelegentlich mit halluzinatorischen Inhalten (Donnadieu 1936), sind sogar in frühen Stadien der Erkrankung beobachtet worden und weder postoperativ noch in der Folgezeit wieder aufgetreten. Hypothalamische Störungen wurden gelegentlich beobachtet und teils als direkte Druckwirkung auf die Medulla oblongata, teils als Fernwirkung auf den dritten Ventrikel bei Vorliegen eines Hydrocephalus internus angesehen (Heinbecker 1944), zumal diese Störungen nach der Entfernung des Tumors rückbildungsfähig waren. Im Schrifttum werden sie als Cushing-Syndrom mit erheblicher Gewichtszunahme (Heinbecker 1944), Diabetes mellitus (de Jonge 1882), Glykosurie (Bensusan 1908—1909, Cooper, Kernohan, McK. Craig 1952) und zentrale Magersucht (Pollter 1963) beschrieben.

Außer den supraläsionellen Störungen und den Zeichen der örtlichen Markschädigung kommen Wurzel- und Hinterstrangsymptome in Form ausstrahlender Schmerzen in Hinterkopf, Nacken, Schultern und Arme mit Paraesthesien in den Fingern zur Beobachtung, mitunter auch ausstrahlende Schmerzen in den Rücken, gelegentlich bis in die Beine; Reizerscheinungen des Nervus occipitalis, der sich aus den ersten drei Cervicalwurzeln zusammensetzt, werden nicht selten als Occipitalneuralgie verkannt. Gelegentlich besteht der Schmerz als einziges Symptom sogar mehrere Jahre.

Sensible Störungen, vor allem an den oberen Extremitäten, können ein richtungweisendes, charakteristisches Frühsymptom sein und den supraläsionellen Erscheinungen wie auch den örtlichen Zeichen der Halsmarkschädigung vorausgehen. Sie können als Kälteparaesthesien auftreten, die mitunter einseitig, anfallsartig oder an- und abschwellend angegeben werden. In Form einer taktilen Hypaesthesie als Erstsymptom (Babonneix und Vincent 1935, Rubinstein 1938, Lindemann 1940) wurden sie schon als „Astereognosie" fehlgedeutet (WEINSTEIN und WECHSLER 1940) — zumal wenn initiale Nackenschmerzen fehlten — und gaben gelegentlich sogar zu Probefreilegungen im Parietalbereich Veranlassung. Die Angaben über die Häufigkeit des Vorkommens von Sensibilitätsstörungen sind im Schrifttum unterschiedlich; teils werden sie als diskrete Befunde, die oft nur auf eine Extremität beschränkt sind und seltener als motorische Störungen vorkommen, beschrieben, teils aber auch als massive Störungen bis zur Anaesthesie mit hyperaesthetischer Zone im Grenzgebiet. Bei FRIED (1966) lagen sie sogar in ausgeprägter Form bei 22 Kranken seiner 23 Fälle vor. Manchmal wieder werden Sensibilitätsstörungen vermißt, wie dies auch in den Serien von LOVE und ADSON (1941), COOPER, KERNOHAN und McK. CRAIG (1952), LOVE, THELEN und DODGE (1954) zum Ausdruck kommt. Häufig deckt sich der Sensibilitätsausfall nicht mit der cranialen Tumorbegrenzung; mitunter ergeben sich sogar unabhängig von der juxta- oder intramedullären Lage der Geschwulst ganz erhebliche Abweichungen. Hingegen ist von juxtamedullären Meningiomen bekannt, daß sie sowohl Ausfälle in typischer Höhe als auch aller Sensibilitätsqualitäten hervorrufen können (SMOLIK und SACHS 1954, DODGE, LOVE und GOTTLIEB 1956). Nach HAGUENAU (1932, 1934) soll eine Hypaesthesie im Bereich von C_2 für die Höhenbestimmung besonders wertvoll sein.

Motorische Störungen liegen als Muskelatrophien oder Paresen vor und werden meist erst im weiteren Verlauf einer hohen Halsmarkkompression registriert. Atrophien treten besonders an den kleinen Handmuskeln auf, sie kommen aber auch im Schultergürtel- und sogar im Thorakalbereich vor (s. Abb. 66, S. 205). Die Pathogenese dieser tumorfernen Muskelatrophien bei hohen Halsmarkgeschwülsten hat immer wieder die Neurologen (OPPENHEIM 1923 u.a.) beschäftigt, ohne daß bis heute eine einwandfreie Klärung erfolgt ist. KRENKEL und FRIEDMANN (1967) führen hierzu aus, daß vornehmlich zwei Mechanismen zur Deutung herangezogen werden, da eine direkte Kompression des peripheren motorischen Neurons — Vorderhornzellen, Radix ventralis, Nervus spinalis — nicht vorliegt. Ein Teil der Autoren nimmt eine arterielle Mangeldurchblutung der Vorderhornzellen infolge Kompression der Arteria spinalis anterior durch den Tumor an (SYMONDS und MEADOWS 1937, LOVE und ADSON 1941, DODGE, LOVE und GOTTLIEB 1956, COHEN und MACRAE 1962). Andere wieder sehen die Ursache der Muskelatrophien in einer venösen Stase mit folgendem Ödem; im Hinblick auf die zahlreichen venösen Verbindungen untereinander und die Abflüsse in jedem Cervicalsegment wird diese Theorie für unwahrscheinlicher gehalten. Da aus den Arteriae vertebrales in jedem Segment ein Ramus spinalis entspringt, der über den Ramus medius mit der Arteria spinalis anterior kommuniziert (RAUBER-KOPSCH 1939) ist es denkbar, daß bei der mitunter nur rudimentären Anlage einer Arteria vertebralis die Rami spinales, die sehr klein sein können, die Sauerstoffversorgung der Vorderhornzellen nicht zu gewährleisten vermögen.

Paresen der Extremitäten beginnen gewöhnlich an einer oberen Extremität — nach ELSBERG (1925) am ipsilateralen Arm — und greifen auf das gleichseitige Bein oder auf die andere Extremität über, um sich langsam progredient bis zur Tetrasymptomatik zu entwickeln. Während SYMONDS und MEADOWS (1937) die Elsbergsche Gesetzmäßigkeit bei hohen Halsmarktumoren weitgehend bestätigt fanden, berichteten COHEN und MACRAE (1962) das Gegenteil. Gelegentlich beginnen Lähmungserscheinungen an den unteren Extremitäten. Sie werden vielfach dann als Gangstörung oder Gangunsicherheit angegeben, der erst die manifesten Paresen folgen. An den unteren Extremitäten sind sie meist spastischer Natur, an den oberen Extremitäten liegen sie bei etwa der Hälfte der Patienten als schlaffe Parese eines Armes vor. Nach FRIED (1966) sind insgesamt die spastischen oder gemischten Lähmungen etwas häufiger als die schlaffen. Die tetraplegischen Lähmungsformen überwiegen vorwiegend bei den Gliomen und Meningiomen im Gegensatz zu den Neurinomen. Obwohl von den motorischen Ausfällen Tri- und Tetraparesen überwiegen, finden sich auch Berichte über Patienten, die mit fast ungestörter Motorik zur Operation kamen. Meistens handelte es sich hierbei um Gliome, aber auch um extradurale, gewöhnlich sogar maligne Prozesse mit intrakranieller Beteiligung. Über ein fast symptomlos verlaufendes Medulla oblongata-Gliom wurde von Brugger (1954) berichtet, das aus völliger Gesundheit heraus mit Übelkeit und Erbrechen zum plötzlichen Exitus geführt hatte.

Lähmungen der Zwerchfellmuskulatur mit peripheren Atemstörungen infolge einer Schädigung der Phrenicuswurzeln finden sich relativ selten beschrieben. Selbst bei Sitz der Geschwulst in der Phrenicusgegend bleibt der Nerv oft lange Zeit ungeschädigt (Auerbach-Brodnitz 1905/06, Oppenheim-Krause 1909). In einem weiteren Fall von Oppenheim (1913) wurde die Phrenicuslähmung röntgenologisch sichergestellt, ebenso von Veraguth-Brun (1910), Babonneix und Vincent (1935), Symonds und Meadows (1937).

Vereinzelt finden sich als alleiniges Symptom gesteigerte Reflexe, also auch ohne Vorliegen einer Parese. Die Lage der Geschwulst zum Rückenmark scheint für dieses Verhalten ohne Einfluß zu sein, da es sowohl bei intramedullären Tumoren als auch bei extraduralen Kompressionen vorkommt. Jedoch scheinen als Frühsymptom von vornherein doppelseitig auftretende Störungen mehr für ein Gliom, dagegen vorwiegend einseitige für ein Neurinom zu sprechen.

Koordinationsstörungen werden durch eine Schädigung der Hinterstrang- und Kleinhirnseitenstrangbahnen erklärt. Dadurch findet das manchmal paradox anmutende Verhalten des Muskeltonus eine Erklärung, der trotz einer Steigerung der Sehnenreflexe herabgesetzt sein kann, worauf bereits Heilbronner (1908) hingewiesen hat. Dodge, Love und Gottlieb (1956) sehen Koordinationsstörungen mit wenigen Ausnahmen als Ausdruck einer Läsion der Hinterstränge im Sinne einer spinalen Ataxie an. Sie treten als Dysdiadochokinese, grobe Unsicherheit der Zeigeversuche, isolierte oder mit diesen Störungen kombinierte Gangabweichungen sowie als beeinträchtigter Blindgang und -stand auf. Gelegentlich kann die Erkrankung auch mit Gangstörungen oder einer Gangunsicherheit eingeleitet werden, der dann erst die manifesten Paresen folgen (Nittner 1959). Häufig verschwinden die Koordinationsstörungen mit zunehmenden Lähmungserscheinungen. Vielfach verhindern diese dann aber auch eine gezielte Prüfung. Besonders werden sie bei den intramedullären Tumoren und Angioblastomen angetroffen (Krenkel und Friedmann 1967), aber auch bei extramedullären Geschwülsten, die die Hinterstränge komprimieren (Oppenheim 1923).

Blasen-Mastdarmstörungen werden bei Tumoren oberhalb C_2 fast immer vermißt. Im allgemeinen treten sie dann auf, wenn Paresen auf die andere Seite übergreifen oder in Plegien übergehen. Auch finden sie sich häufiger bei extraduraler Tumorlokalisation. Fried (1966) fand sie bei $2/3$ seiner Serie und weist auf die Bedeutung der Restharnbestimmung hin, die sie vielfach erst aufzudecken vermag.

Sonstige vegetative Störungen werden als livide Verfärbung, teigige Schwellung, Störung der Schweißsekretion — bisweilen nur einzelner Gliedmaßen oder auf die oberen Extremitäten beschränkt — beobachtet. Mitunter findet sich auch ein mehr oder weniger ausgeprägter Hornerscher Symptomenkomplex.

Treten Frühsymptome von vornherein doppelseitig auf, so ist in erster Linie an ein Gliom zu denken, sind sie dagegen vorwiegend einseitig, so liegt meist ein Neurinom vor.

Das seltenere Vorkommen organischer cerebraler Anfälle bei Rückenmarkstumoren scheint den Geschwülsten dieser Region vorbehalten zu sein, desgleichen das Auftreten psychischer Störungen, die sogar das Bild einer akuten Psychose annehmen können (s. hierzu S. 202).

Das klinische Bild einer Kompression in Höhe des verlängerten Markes entspricht am häufigsten einem inkompletten Querschnittssyndrom. Wegen der oft uncharakteristischen Entwicklung der Symptome wird eine Raumbeengung in dieser Höhe nur relativ selten im Frühstadium erfaßt; meist handelt es sich dann um Überraschungsbefunde, zumal sogar bei sehr großen Geschwülsten fast symptomlose Verläufe möglich sind (Foerster und Gagel 1932, 1935, 1939, Brugger 1954, Pollter 1963). Auch kann das Mark durch eine extramedulläre Geschwulst extrem ausgewalzt sein, ohne daß entsprechende neurologische Störungen vorliegen. Eine vollständige Querschnittslähmung bzw. Querschnittsunterbrechung ist in dieser Höhe mit dem Leben nicht vereinbar.

An der Wirbelsäule finden sich bereits bei der reinen klinischen Untersuchung — also ohne Röntgendiagnostik — Lokalzeichen im Cervicalbereich neben Auswirkungen, die die ganze Wirbelsäule betreffen können. Haltungsanomalien der Halswirbelsäule sind Folge einer algogenen Schonhaltung oder einer nerval bedingten Muskelschädigung, sei es in Form atrophischer Lähmungen oder Kontrakturen. Mitunter werden sie als sog. Zwangshaltungen des Kopfes verkannt, zumal wenn keine Knochenveränderungen nachzuweisen sind (Abb. 66). Im Krankengut von Tönnis lagen sie bei ⅓ der Fälle vor, wobei Bewegungseinschränkungen, Kopfschonhaltungen und Skoliosen überwogen.

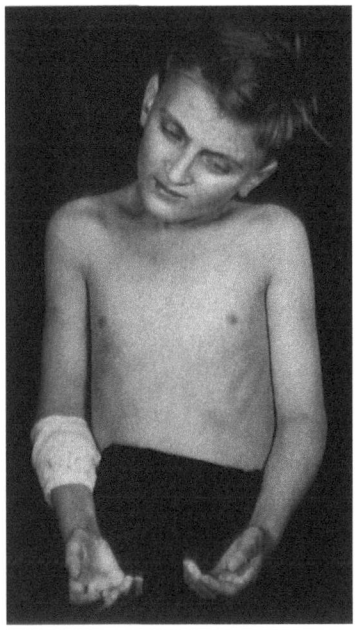 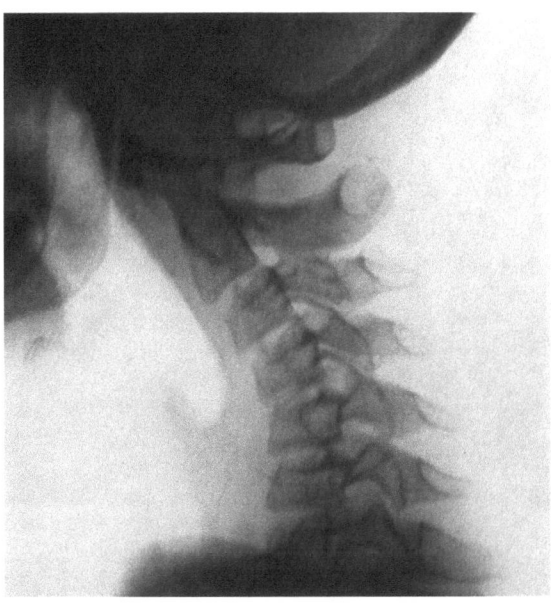

Abb. 66.   Abb. 67.

Abb. 66. Haltungs- und Bewegungsstörungen bei einem Gliom des oberen Halsmarks. (Dazugehörige Röntgenaufnahme der HWS s. Abb. 67.) Verkannt als psychogen, als spastischer Schiefhals und als Meningo Encephalitis nach einer Mumpserkrankung.

Abb. 67. Kyphosierung der Halswirbelsäule bei einem intramedullären Gliom.

Die Röntgenuntersuchung hat bei den hochsitzenden Halsmarktumoren die Halswirbelsäule aber auch die Schädelnativaufnahmen zu berücksichtigen (s. Abb. 76a und b, S. 211). Das Ausmaß aufschlußreicher Befunde ist weitgehend davon abhängig, ob dem Röntgenologen Höhenhinweise gegeben werden, um das Augenmerk auch auf Grenzbefunde richten zu können. Eine Abklärung durch Spezialaufnahmen oder Bewegungsaufnahmen wird in vielen Fällen dann erst möglich sein.

Die Röntgenaufnahmen der Halswirbelsäule zeigen bei etwa ⅓ der Fälle eine deutlich ausgebildete, den Bewegungsaufnahmen zufolge weitgehend fixierte Streckhaltung, besonders in dem oberen Anteil, in seltenen Fällen sogar bis zur Kyphosierung (Abb. 67). Im Verlauf der Erkrankung kann die Entwicklung einer derartigen Streckhaltung aus einer normalen Lordose und postoperativ die wieder eintretende Lordosierung beobachtet werden (s. Abb. 68a—c). Größere Bedeutung dürfte der Fixation der oberen Halswirbelsäulensegmente zukommen, vor allem, wenn eine Vergrößerung des Abstandes vom Atlasbogen zum Dens epistrophei oder auch zur Hinterhauptsschuppe eintritt (Abb. 69a und b). Neben der Streckhaltung der Halswirbelsäule ist auch einer verstärkten Skoliose der Hals- und oberen Brustwirbelsäule besondere Beachtung zu schenken, da sie als Ausdruck eines hochsitzenden Halsmarktumors wenig bekannt ist (Abb. 70). Sie scheint vorwiegend bei Kindern und besonders bei Gliomen aufzutreten.

Spondylotische und osteochondrotische Veränderungen finden sich isoliert als unspezifische Zeichen eines degenerativen Wirbelsäulenprozesses oder aber auch in Kombination mit Haltungsveränderungen und indirekten Tumorzeichen.

An tumorbedingten Lokalzeichen kommen Verbreiterungen des Spinalkanals in beiden Ebenen und Erweiterungen der Foramina intervertebralia vor. Eine meßbare Vergröße-

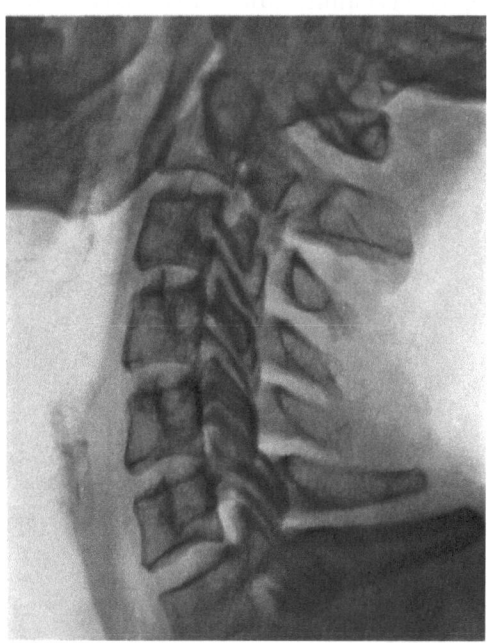

a

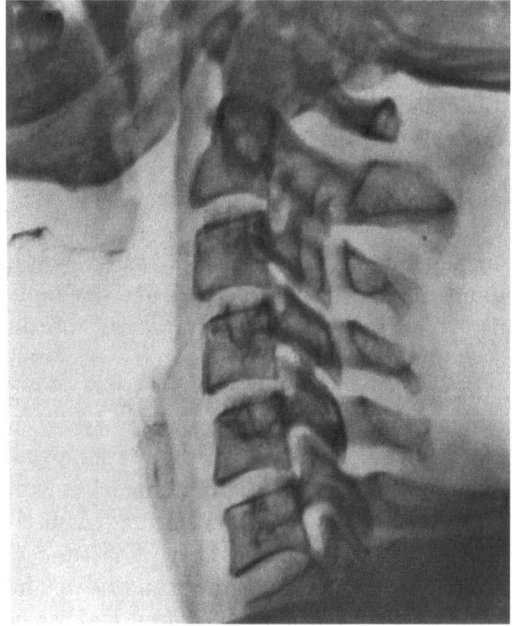

b

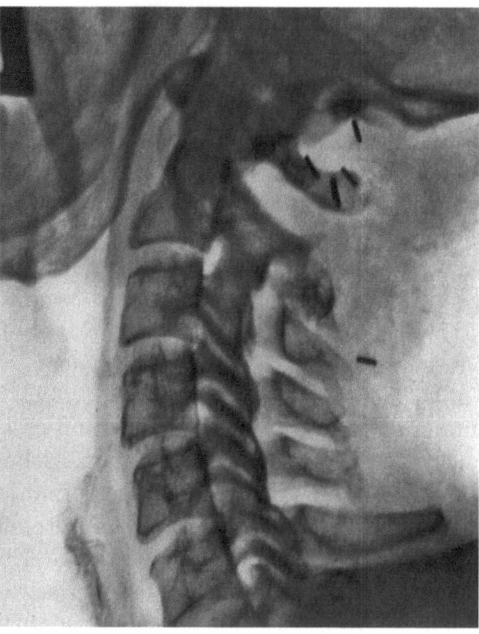

c

Abb. 68a—c. Entwicklung einer Streckhaltung der Halswirbelsäule und deren Rückbildung nach Entfernung der Geschwulst (Angioblastom C1—2). a Ausreichende Lordose der Halswirbelsäule (22. 9. 57). b Erhebliche Streckhaltung präoperativ (16. 12. 58). c Beginnende Lordosierung postoperativ (30. 6. 59).

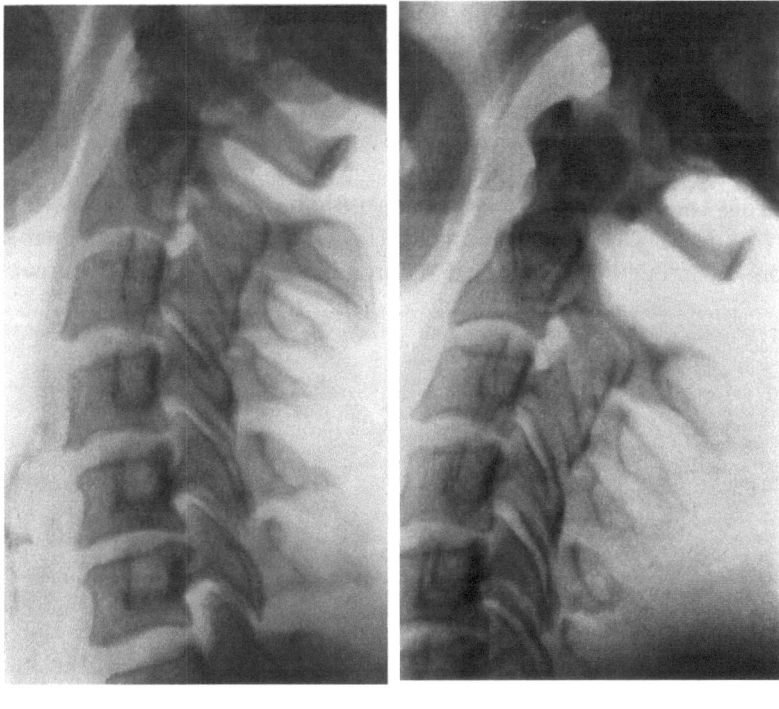

a   b

Abb. 69a u. b. a Seitliche Aufnahme der HWS (Nov. 56): Man sieht lediglich degenerative Veränderungen. b Seitliche Aufnahme der HWS derselben Patientin (August 57): Verbreiterung des Abstands zwischen Atlas und Wirbelbogen des 2. Halswirbels, Verschmälerung des Atlasbogens. Histologisch Meningiom.

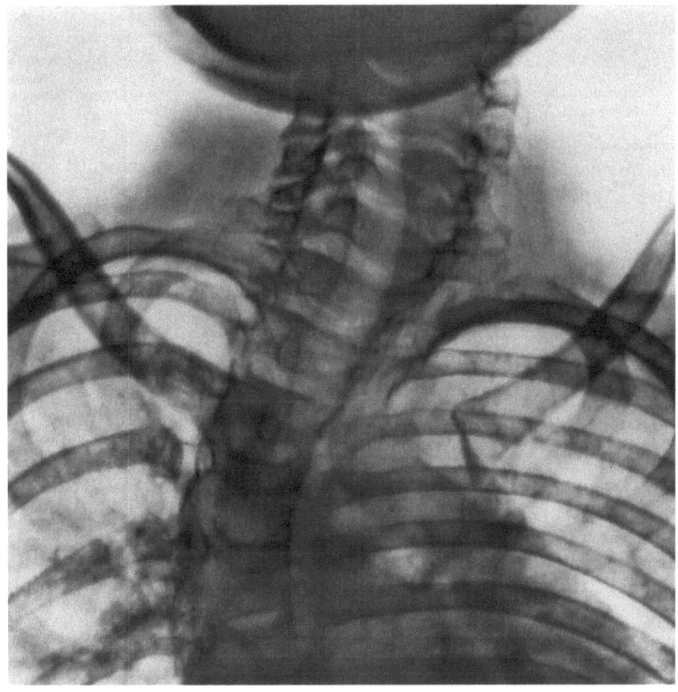

Abb. 70. Skoliose der Hals- und oberen Brustwirbelsäule bei einem ausgedehnten Spongioblastom der Medulla oblongata und des oberen Halsmarks bei einem 10jährigen Kind. Klinisch fehlgedeutet im Sinne eines Haltungsschadens; monatelang Behandlung mit konservativen Maßnahmen.

rung der Interpedikularabstände oder sogar Kalkeinlagerungen in die Geschwulst selbst
(Abb. 71a und b) — wie sie auch von McK. CRAIG und SHELDEN (1940) beschrieben
wurden — sind seltene Vorkommnisse. Eine Verbreiterung des Spinalkanals ist in dieser
Höhe im Seitenbild besser beurteilbar als auf der ap-Aufnahme, wie LINDGREN (1954) und
NITTNER (1959) ausführten, und daher von größter diagnostischer Bedeutung (Abb. 72a—c).
Derartige Erweiterungen sind allerdings nicht nur bei Tumoren sondern auch bei anderen
Erkrankungen des Rückenmarks—wie z. B. bei Mißbildungsprozessen (TÖNNIS und NITTNER
1968, Abb. 73) oder bei der Syringomyelie (HAGEMANN 1963) — möglich. Die Unter-
suchungen von HAGEMANN (1963) wie auch von anderen Autoren haben ergeben, daß sich

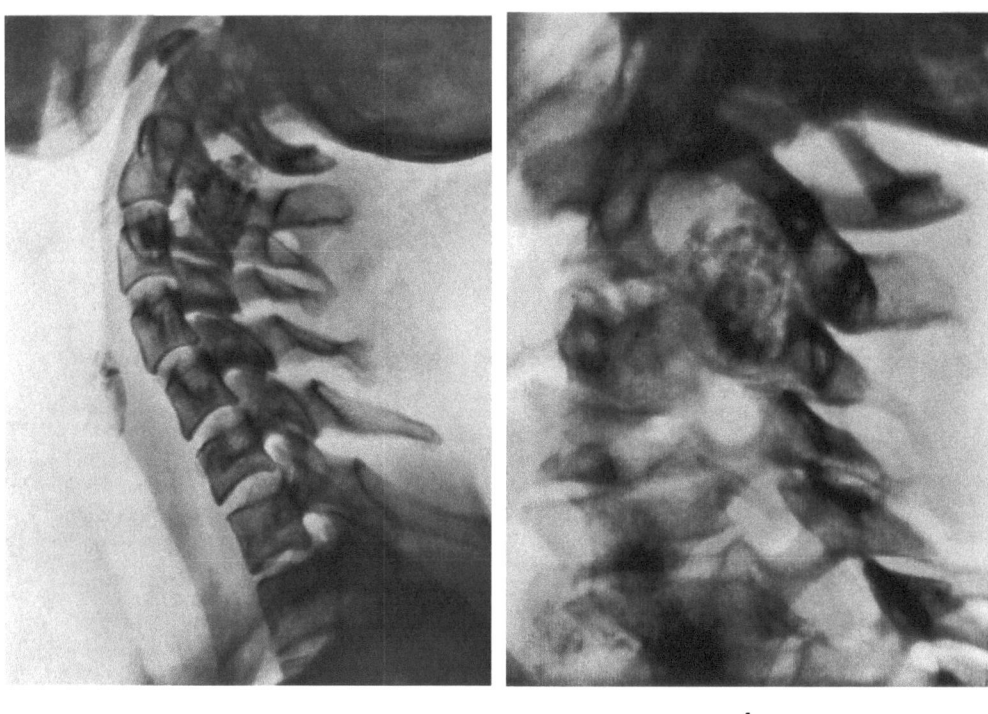

a   b

Abb. 71a u. b. Verkalktes Neurinom in Höhe C1—3 (Sanduhrgeschwulst). a Die Erweiterung des Zwischenwirbelloches ist bereits auf dem Seitenbild zu erkennen. Im Bereich der Geschwulst stärkere Lordose, darunter
Streckhaltung. b Ausweitung des Zwischenwirbelloches C2/3 durch die Sanduhrgeschwulst im Schrägbild.

die Interpedikularabstände im oberen Halswirbelsäulenbereich nur selten genau bestimmen
lassen und verläßliche Werte eigentlich erst ab C_3 zu erwarten sind. Eine weitere Einschränkung ist durch die starke Variationsbreite dieses Abschnitts des Spinalkanals in
beiden Ebenen gegeben. Auch BOIJSEN (1954) hat auf die große Variationsbreite und den
dadurch nur beschränkten Wert dieser Methode aufmerksam gemacht. HAGEMANN (1963)
hat für die Berechnung einen Index aufgestellt, der sich aus dem sagittalen Durchmesser
des Wirbelkanals mal 100, geteilt durch den sagittalen Durchmesser des Wirbelkörpers
ergibt. Nach dieser Berechnung sind eindeutige pathologische Vergrößerungen des Sagittaldurchmessers im oberen Halswirbelsäulenbereich ausgesprochen selten. Aus Veränderungen
der Umgebung des Foramen intervertebrale können sich weitere wichtige Hinweise, mitunter sogar auf die Artdiagnose des raumbeengenden Prozesses, ergeben. Eine nur auf ein
Zwischenwirbelloch beschränkte und scharf begrenzte Erweiterung spricht für eine gutartige *Sanduhrgeschwulst*, meistens ein Neurinom (Abb. 74, s. auch Abb. 22a und b, S. 151).
Seiten- und Größendifferenzen an zwei oder mehreren benachbarten Zwischenwirbellöchern sprechen für zwei- oder mehrzapfiges Wachstum dieser oder mehrerer Geschwülste
durch die Foramina intervertebralia (Abb. 75) oder aber auch für ausgedehntes intraspinales Tumorwachstum, ohne daß dann eine *Sanduhrgeschwulst* vorzuliegen braucht.

Derartige druckatrophische Veränderungen kommen bei extramedullärer wie bei intramedullärer Tumorlokalisation vor (s. Abb. 23, S. 152). Eine unscharfe Begrenzung des Zwischenwirbelloches — das unter Umständen nicht erweitert zu sein braucht — Destruktionen und Veränderungen der Knochenstruktur finden sich bei malignen bzw. metastatischen Prozessen (s. hierzu auch Abb. 111, S. 269).

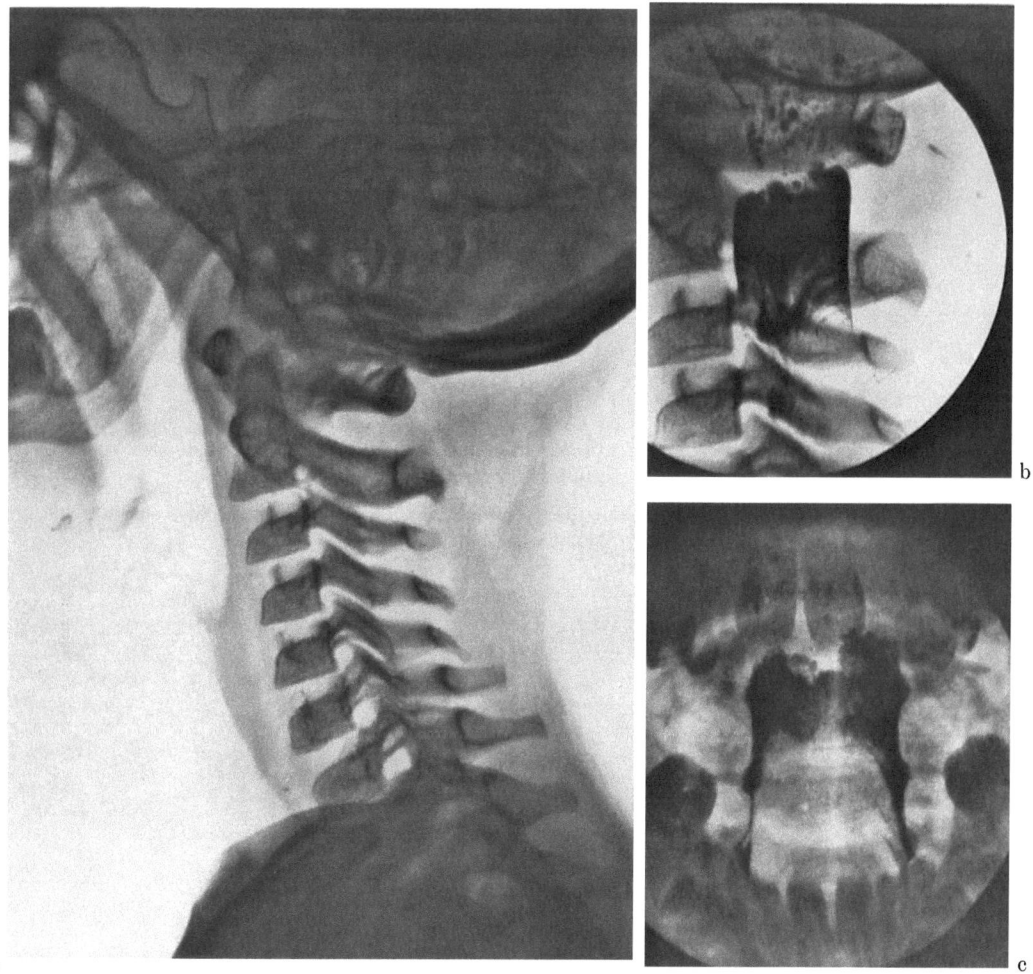

Abb. 72a—c. a Vergrößerung des Sagittaldurchmessers, hervorgerufen von einem intramedullären Tumor des Halsmarks. Ependymom. Streckhaltung der gesamten Halswirbelsäule. b u. c Kompletter Kontrastmittelstop am Übergang von C2/3, der die Verbreiterung des Spinalkanals in beiden Ebenen deutlich erkennen läßt (gleicher Fall).

Über die Häufigkeit des Vorkommens von *Sanduhrgeschwülsten* bei hochsitzenden Halsmarktumoren finden sich im Schrifttum meist nur schwer vergleichbare Angaben. Auch im Hinblick auf die röntgenologischen Veränderungen sind die Angaben über die Verbreiterung des Spinalkanals, die Veränderungen am Foramen occipitale magnum und Foramen intervertebrale meist allgemein gehalten, wie auch aus den Ausführungen von LOVE, THELEN und DODGE (1958) hervorgeht, die unter 74 craniospinalen Tumoren überwiegend eine Ausweitung der Foramina intervertebralia, Form- und Konturveränderungen am Foramen occipitale magnum, aber auch Vergrößerungen der Interpedikularabstände und zum Teil Zeichen einer intrakraniellen Drucksteigerung beschrieben. KRENKEL und FRIEDMANN (1967) fanden im Krankengut von TÖNNIS bei 32 hochsitzenden Halsmarkgeschwülsten eine Ausweitung eines Foramen intervertebrale viermal, aber nur bei sanduhrartig gewachsenen Neurinomen. In gleicher Häufigkeit wurden auch Veränderungen am Foramen occipitale magnum angetroffen.

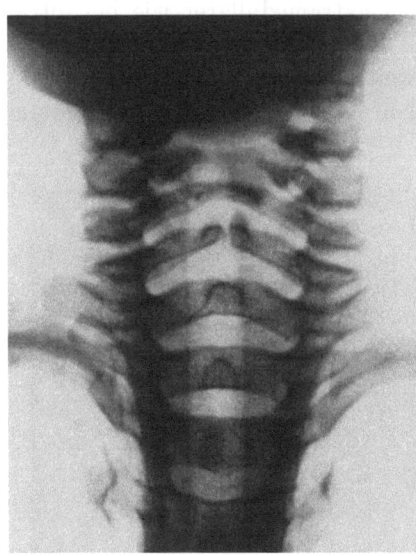 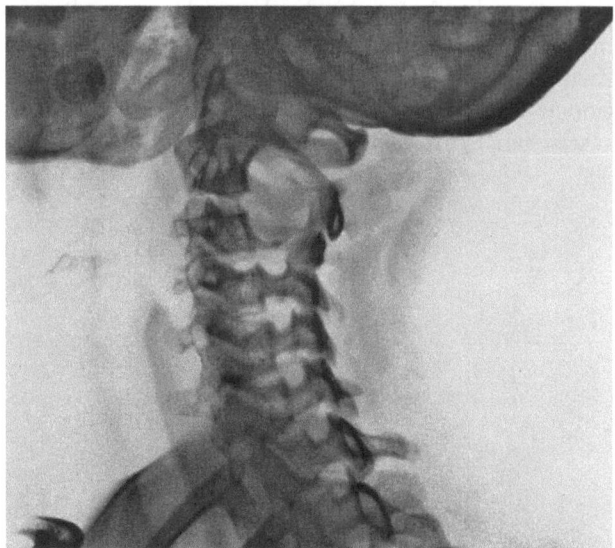

Abb. 73. Abb. 74.

Abb. 73. Spaltbildung im Cervicalbereich mit Vergrößerung der Wirbelbogenabstände bei Vorliegen eines Mißbildungstumors.

Abb. 74. Massive Erweiterung des Foramen intervertebrale C 2/3 durch ein Sanduhr-Neurinom bei einem 12jährigen Mädchen.

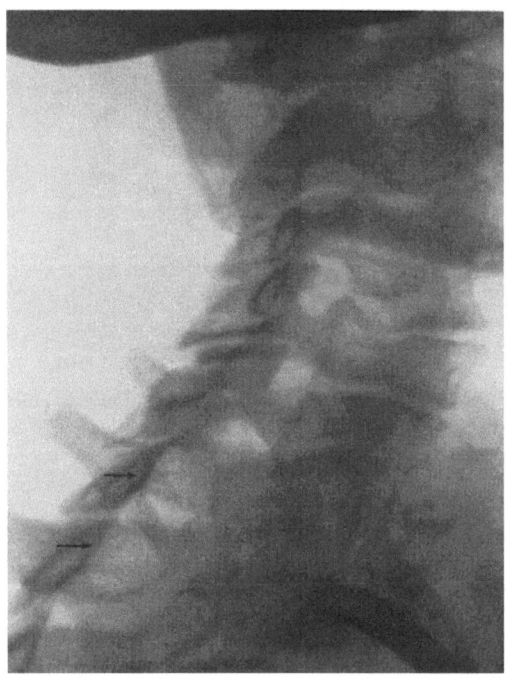

Abb. 75. Schrägaufnahme der Halswirbelsäule mit Erweiterung zweier benachbarter Foramina intervertebralia durch Sanduhrgeschwülste der unteren Cervicalwurzeln (→). Neurinom.

Die Übersichtsaufnahmen des Schädels lassen vielfach die Zeichen einer intrakraniellen Drucksteigerung erkennen, wie sekundäre Sellaveränderungen, vermehrt ausgeprägte Impressiones digitatae und Nahtverbreiterungen (Abb. 76a und b). Aber auch Veränderungen am Foramen occipitale magnum und den angrenzenden Knochenbezirken sind

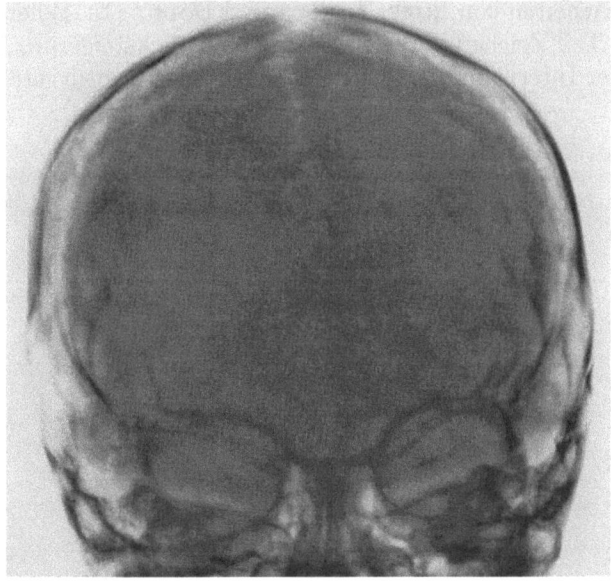

a

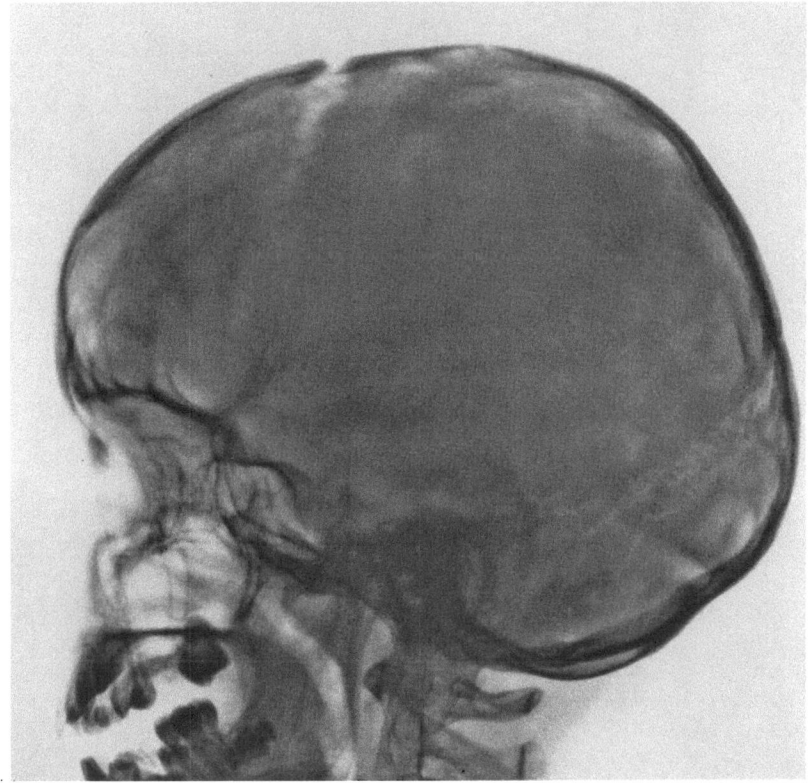

b

Abb. 76a u. b. „Druckschädel" als Ausdruck einer allgemeinen intrakraniellen Drucksteigerung: Nahtver-
breiterung, Sellaveränderungen, Betonung der Impressiones digitatae. Spongioblastom des Halsmarks bei einem
10jährigen Kind.

nicht selten zu beobachten. Auf die Bedeutung der intrakraniellen Drucksteigerung
wurde auch von COOPER, KERNOHAN und McK.CRAIG (1952) bei 6 von ihren 15 Fällen
hingewiesen. Bei der Ventrikulographie kann sich dann ein mehr oder weniger stark
ausgeprägter Hydrocephalus internus occlusus darstellen (Abb. 77a und b).

14*

Daß das Nativbild allein schon aufschlußreiche Hinweise zu geben vermag, geht bereits aus den Arbeiten von LOVE, THELEN und DODGE (1954) hervor, die unter 74 Tumoren 32mal zum Teil Zeichen der intrakraniellen Drucksteigerung, überwiegend aber eine Vergrößerung der Interpedikularabstände, Form- und Konturveränderungen am Foramen

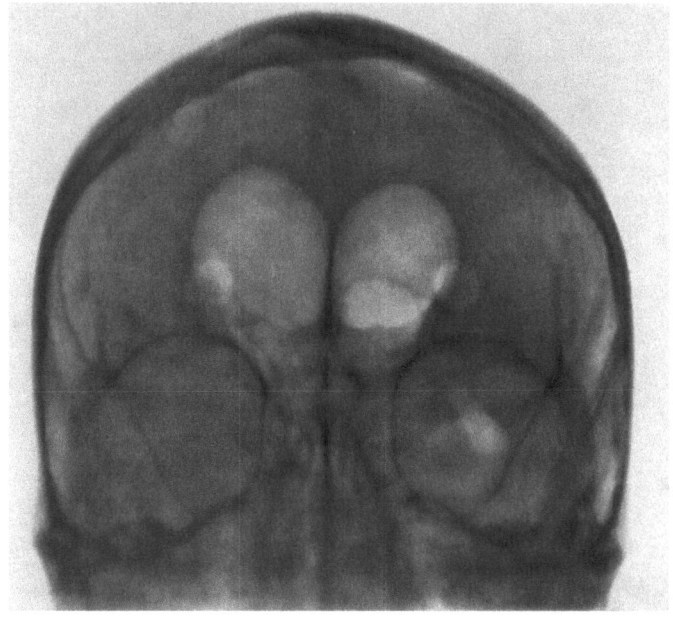

a

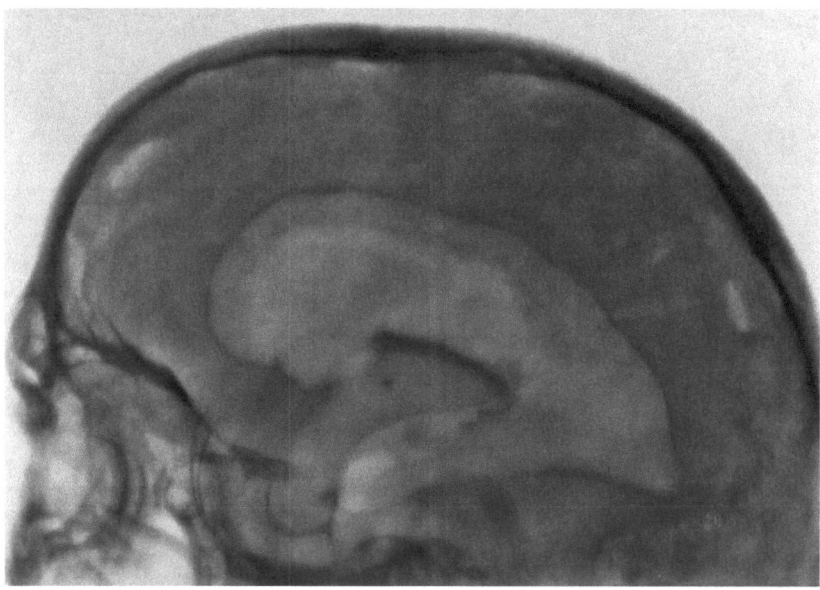

b

Abb. 77a u. b. Erhebliche diffuse Ventrikelerweiterung bei einem spinocranialen Tumor (Angioblastom).

occipitale magnum oder eine Ausweitung der Foramina intervertebralia fanden. Auch McK. CRAIG und SHELDEN (1940), die über 91 spinale Tumoren im Halswirbelsäulenbereich berichteten, weisen auf die zu beobachtenden Druckusuren der Bogenwurzelansatzstellen und eine Erweiterung des Spinalkanals hin, betonen aber, daß sie bei Meningiomen nie eine Hyperostose an der Ansatzstelle des Tumors am Knochen beobachten konnten.

Den Liquoruntersuchungen wurde bei den hohen Halsmarktumoren vielfach besonderes Interesse entgegengebracht. Einmal sind die Ergebnisse der Röntgenübersichtsaufnahmen dieses Höhenabschnitts oft wenig aufschlußreich, oder sie weisen in Richtung degenerativer Wirbelsäulenveränderungen. Zum anderen werden von Vergleichsuntersuchungen zwischen Zisternen- und Lumballiquor gerade in dieser Höhe einer spinalen Raumbeengung aufschlußreiche diagnostische Hinweise erwartet. Wenn auch hier häufiger als in den übrigen Rückenmarksabschnitten erhöhte Eiweißwerte im Zisternalliquor vorliegen, so besteht nach FRIED (1966) jedoch immer eine deutliche Differenz zu den lumbalen Werten im Sinne eines Froinschen Syndroms.

Bezogen auf die einzelnen Geschwulstarten betrug bei dem Krankengut von MERREM (FRIED 1966) das Verhältnis der Eiweißvermehrung von zisternal zu lumbal beim Meningiom 1:6, dagegen beim Neurinom und Gliom annähernd 1:2; nur ein Ependymom hatte sowohl zisternal als auch lumbal zu einer Eiweißerhöhung geführt.

Bei Geschwülsten dieses Bereichs ist immer auch an die Möglichkeit einer verlegten oder sog. „trockenen" Zisterne zu denken (SYMONDS und MEADOWS 1937, BENNETT und FORTES 1945, STOOKEY 1954, REISNER und RUPPRECHT 1962 u.a.), was Autoren wie LOVE, THELEN und DODGE (1954), STOOKEY (1954), REISNER und RUPPRECHT (1962) u.a. veranlaßte, die Zisternalpunktion wegen der Gefahr einer Dorsalverlagerung der Medulla ausdrücklich abzulehnen. Aber auch nach Lumbalpunktionen wurde über fortschreitende Verschlechterungen bis zu letalem Ausgang berichtet (CORDEL 1946 u.a.), so daß bei diesem Geschwulstsitz immer die Möglichkeit des sofortigen operativen Eingreifens gefordert werden muß. Vor allem soll bei frustraner Zisternalpunktion vor dem Versuch gewarnt werden, die Liquorentnahme erzwingen zu wollen. Behutsam ausgeführte Punktionen der Cisterna magna lassen derartige Zwischenfälle vermeiden.

Im zisternalen Liquor interessieren vor allem die Gesamteiweißwerte. Sie liegen in der Mehrzahl der Fälle unter 48 mg-%. Die Vermutung, daß die Neurinome zu höheren Werten führen als die übrigen Geschwülste, findet sich im allgemeinen nicht bestätigt. Jedoch scheinen sie unter den Geschwulstarten prozentual am häufigsten zu einer Eiweißerhöhung auch im Zisternalliquor zu führen, vor allem wenn noch eine inkomplette Passagebehinderung vorliegt. Im Hinblick auf die Höhe der Eiweißwerte waren es im Krankengut von TÖNNIS sogar zwei Spongioblastome, die bei freier bzw. partiell behinderter Liquorpassage Werte über 100 mg-% aufwiesen. Übersteigen die zisternalen Eiweißwerte die lumbalen, so ist immer auch an die Möglichkeit der Punktion einer Tumorcyste zu denken. Die Zellzahl bleibt im Zisternalliquor im allgemeinen normal.

Im Lumballiquor schwanken die Eiweißwerte zwischen Normalbefunden und Erhöhungen bis fast 1000 mg-%, wobei vielfach eine Abhängigkeit von der Liquordynamik besteht. Auffallend ist auch hier das Verhalten der Neurinome gegenüber den Gliomen; bei keinem der Neurinome lag eine Eiweißerhöhung über 100 mg-% vor, wogegen bei den intramedullären Gliomen die stärksten Eiweißanstiege zu verzeichnen waren. Im Lumballiquor kamen Pleocytosen bis 130/3 vor, besonders bei cystischen Gliomen (KRENKEL und FRIEDMANN 1967).

Dem Queckenstedt-Versuch kann nur beschränkte Bedeutung beigemessen werden, da selbst bei massiven neurologischen Ausfällen keine Passagebehinderung zu bestehen braucht. Etwa die Hälfte der Fälle kommt zur Operation, wenn bereits ein kompletter und ein Viertel wenn ein inkompletter Stop vorliegt.

Zwischen freier Passage und partieller Behinderung ergeben sich keine wesentlichen Differenzen der Eiweißwerte. Erst beim kompletten Stop ist eine erhebliche Eiweißvermehrung auffällig. Im Krankengut von TÖNNIS lag bei freier Durchgängigkeit der Mittelwert für die Gesamteiweißwerte (38–182 mg-%) bei 85 mg-%, beim partiellen Stop (48–96 mg-%) bei 75 mg-% und erst beim kompletten Stop (96–960 mg-%) bei 627 mg-%.

Die Myelographie ermöglicht bei gezielter und entsprechend ausgerichteter Untersuchungstechnik auch in dieser Höhe wohl immer die Sicherung des raumbeengenden

Prozesses und auch die exakte Bestimmung der oberen Tumorgrenze (PUUSEPP 1934, SCHICK 1934, VAMPRÉ und GAMA 1934 u.a., s. Abb. 72a—c, S. 209).

Vielfach findet sich die Ansicht vertreten, daß dieser Eingriff bei einer Rückenmarkskompression in Nähe der Medulla oblongata eine nicht ungefährliche und wenig erfolgversprechende Maßnahme darstellt (MONIZ und FURTADO 1933, SYMONDS und MEADOWS 1937, REISNER und RUPPRECHT 1962). Über einen negativen Befund berichteten auch COHEN und MACRAE (1962). Desgleichen muß auch die Ansicht von McK. CRAIG und SHELDEN (1940) mit Vorbehalt aufgenommen werden, daß die Myelographie die klinisch-neurologische Diagnose nicht zu verbessern oder wesentlich zu ergänzen vermag.

Zur myelographischen Darstellung bedienen sich die meisten Autoren der positiven Kontrastmittel im Gegensatz zur Luftmyelographie mit Injektion des Kontrastgases von lumbal her (BLOM und EKBOM 1962, COHEN und MACRAE 1962). Die lumbale Einführung von positivem Kontrastmittel wird z.B. von FRIED (1966) nur dann benützt, wenn von vornherein mit einer intrakraniellen Geschwulstentwicklung zu rechnen ist. Er bevorzugt die Pantopaque-Myelographie und weist ebenfalls auf die gute Verträglichkeit hin. Auch gibt sie meist Aufschluß über das Verhältnis des Tumors zum Rückenmark, was bei der Luftmyelographie wohl kaum in gleichem Maß der Fall ist. Die amerikanischen Autoren benützen größere Mengen der positiven, lumbal eingebrachten Kontrastsubstanz: zwischen 9 und 12 cm³. Von STEIN, LEEDS, TAVERAS und POOL (1963) wird ausführlich auf die myelographische Technik eingegangen, wobei besonders auf die Untersuchung in Bauchlage verwiesen und auf das subtile Vorgehen bei der Untersuchung der occipito-cervicalen Übergangsregion mit gezielten Aufnahmen in verschiedenen Richtungen aufmerksam gemacht wird. In den europäischen Ländern begnügt man sich im allgemeinen mit kleineren Kontrastmengen, die durch Zisternalpunktion injiziert werden und gleichermaßen für diagnostisch ausreichend gehalten werden. KRENKEL und FRIEDMANN (1967) beschreiben die an der Klinik von TÖNNIS angewendete Technik, bei der 0,5 bis höchstens 1 cm³ der positiven Kontrastsubstanz in horizontaler Lage des Patienten in die Cisterna magna injiziert wird. Dieser Bereich wird zunächst in beibehaltener horizontaler Lage in verschiedenen Richtungen untersucht und bildlich festgehalten, danach unter Sichtkontrolle der Patient langsam aufgerichtet und hierbei das Verhalten des Kontrastmittels, sein Abfluß in den Spinalkanal und die dabei erfolgende Abflußbehinderung und Formänderung des Kontrastbandes beobachtet und wiederum bildlich fixiert. Unter Umständen werden Aufnahmen nach einer Wartezeit von mehreren Minuten wiederholt. Dieses Vorgehen belastet den Patienten nur unwesentlich und erlaubt mit einer kleinen Kontrastmenge selbst geringe Veränderungen zu erfassen. Etwa ³/₄ der nach dieser Technik untersuchten Patienten zeigten an der oberen Tumorbegrenzung ein komplettes Passagehindernis und ¹/₄ einen partiellen Stop; nur bei einem Tumor der Medulla oblongata wurde nach dem Myelogramm der obere Pol ein Segment zu tief lokalisiert (FRIEDMANN und KRENKEL 1965, KRENKEL und FRIEDMANN 1967).

Bei Atemstörungen wird die Durchführung der Myelographie in endotrachealer Intubation empfohlen — sofern nicht schon eine Tracheotomie vorausgegangen ist — der die sofortige Operation angeschlossen werden soll.

Die differentialdiagnostischen Erörterungen sind bei hoher Halsmarkkompression im Anfangsstadium durch die recht uneinheitliche und uncharakteristische Symptomatik oft vielseitig und schwierig, worauf auch bereits PIEHL, REESE und STEELMAN (1950) bei Tumoren und STRULLY, GROSS, SCHWARTZMANN und v. STORCH (1951) bei nicht tumorbedingten Kompressionen hingewiesen haben. Besonders erschwert werden sie, wenn es sich um Kinder und Jugendliche handelt, die vielfach nicht in der Lage sind, zur Vorgeschichte exakte und verwertbare Angaben zu machen.

Bei den am häufigsten vorliegenden Hinterkopfschmerzen und Schulter-Armbeschwerden wird das Symptom der cervicalen Wurzelschädigung meistens zur Krankheitsbezeichnung, wobei diese Störungen dann auf eine Osteochondrose oder Spondylarthrose der Halswirbelsäule (ZÜLCH und SCHMID 1954 u.a.) bezogen werden. Chiropraktische

Maßnahmen werden daher in der Anamnese nur selten vermißt (KRENKEL und TÖNNIS 1957).

In fortgeschritteneren Stadien sind es die disseminierten (multiple Sklerose) sowie die entzündlichen (Myelitis, Arachnitis) und degenerativen (amyotrophische Lateralsklerose, Syringomyelie usw.) Erkrankungen des Nervensystems, Gefäßerkrankungen des Rücken-marks und kombinierte Strangerkrankungen, auf die vor allem von OPPENHEIM (1923) und CASSIRER (1920) hingewiesen wurde. Auch Geschwülste des Kleinhirns und des Kleinhirnbrückenwinkels sind bei den raumbeengenden Prozessen des oberen Halsmarks wegen der hier auftretenden supraläsionellen Störungen keine seltenen Einweisungs-diagnosen. Auch die Platybasie oder basiläre Impression vermag ähnliche komplizierte Syndrome hervorzurufen (BARRAQUER-BORDAS 1949, FAY und WILDEBUSH 1950, LHER-MITTE 1950 u.a.).

Operative Eingriffe infolge falscher Auslegung der Symptomatik vervollständigen die differentialdiagnostischen Fehlleistungen: Entfernung der Gallenblase, Behebung eines Meniscusschadens, Spanabstützung der Wirbelsäule, Ventrikulographie unter der An-nahme eines Tumors der hinteren Schädelgrube, Laminektomie im unteren Halswirbel-säulenbereich wegen eines angeblich hier bestehenden Stops im Myelogramm u.a.

b) Halsmark.

Die Geschwülste des Cervicalabschnitts finden sich in größeren Statistiken in einer Häufigkeit von 15,6% (ROBINEAU 1932) bis 25,5% (RICARD-THIERS-BOVET 1953) ange-geben, was annähernd mit dem nach Segmentbezügen errechneten Prozentsatz von 22% und dem aus der Gesamtlänge des Rückenmarks errechneten (RAVENEL 1877) mit 23% übereinstimmt. Hiermit decken sich auch weitgehend die Angaben größerer Sammel-statistiken. Nach einer Literaturzusammenstellung von SLOOFF, KERNOHAN und MACCARTY (1964) reicht die Schwankungsbreite bei den intramedullären Tumoren sogar von 17,3% (ELSBERG 1941) bis 47,6% (PADBERG-DAVIS 1952). Im Krankengut von TÖNNIS fielen an komprimierenden Prozessen auf diesen Abschnitt 21% und in dem der Mayo-Klinik 22,5% (SLOOFF, KERNOHAN und MACCARTY 1964); selbst bei alleiniger Berücksichtigung der drei großen Tumorgruppen — Gliome, Meningiome, Neurinome — betrug ihr Anteil immer noch 17,5% (SLOOFF, KERNOHAN und MACCARTY 1964); 23,3% der Neurinome, 13,9% der Gliome, 13,4% der Meningiome.

Bei einer Aufteilung nach der Geschwulstart machen die Gliome einschließlich Epen-dymome bei SLOOFF, KERNOHAN und MACCARTY (1964) im Cervicalbereich annähernd 27% und bei GUIDETTI, FORTUNA, MOSCATELLI und RICCIO (1964) 31% aus.

Wird die Häufigkeit des Vorkommens aller im Spinalkanal gelegener Gliome, Neurinome und Meningiome auf die der Halswirbelsäule bezogen, so beträgt der prozentuale Anteil innerhalb des Krankengutes der Mayo-Klinik (SLOOFF, KERNOHAN und MACCARTY (1964) in der Reihenfolge der oben angeführten Geschwulstarten 13,9% : 23,3% : 13,4%. Im Krankengut von TÖNNIS (NITTNER 1968) lagen die Werte mit 31% : 29% : 21% deutlich höher. Das Verhältnis Benignome : Malignome : Mißbildungstumoren betrug innerhalb dieses Abschnitts etwa 7:6:1.

Nach einer neuro-anatomischen Zusammenstellung aus dem Max-Planck-Institut Köln, Abteilung für Tumorforschung und experimentelle Pathologie, stehen unter den cervicalen Geschwülsten die Meningiome und Neurinome mit zusammen über 50% an der Spitze. Bei C_1 lag nur ein Meningiom, während die Segmente C_2 bis C_7 etwa gleichmäßig von Meningiomen und Neurinomen befallen waren. In 4 bzw. 3 Fällen zeigte sich ein Über-greifen auf die Dorsalsegmente, maximal bis D_4. Die Mehrzahl der Sarkome wurde erst von C_5 abwärts beobachtet, während Ependymome eher das mittlere Cervicalmark bevorzugten (BACKUS 1965).

WEBB, McK.CRAIG und KERNOHAN (1953) fanden bei 179 intraspinalen cervicalen Neoplasmen der Mayo-Sammlung 55% in den Segmenten C_4 bis C_7, wobei der Schwerpunkt für die Meningiome im oberen Cervicalbereich und für die Neurinome bei den Segmenten C_5 und C_6 lag. Bei einer früheren Bearbeitung von 22 Sarkomen des Krankengutes von TÖNNIS war bereits aufgefallen, daß diese Geschwülste praktisch nicht in den oberen Cervicalsegmenten auftraten (R. BISCHOF 1960). Ferner wurde die Seltenheit von Metastasen und eine relative Häufung von Gliomen und Ependymomen im cervicalen Spinalkanal hervorgehoben.

Das Erkrankungsalter zeigt einen Gipfel um das 45. Lebensjahr, das Operationsalter jedoch den Höhepunkt erst 5—10 Jahre später (s. Abb. 10, S. 140). Ein Überwiegen des weiblichen Geschlechts bei den Meningiomen und des männlichen Geschlechts bei den Malignomen trifft auch für diesen Abschnitt zu.

Die Anamnesen erstrecken sich in Abhängigkeit von der Geschwulstart im allgemeinen über 5—10 Jahre, vereinzelt aber auch bis über 30 Jahre. Etwa die Hälfte der Halsmarktumoren kommt innerhalb der ersten 2 Jahre zur Operation (s. Abb. 3, S. 134). Bei den längeren Vorgeschichten bis zu 10 Jahren wurden die meisten erst diagnostiziert, wenn schon 4 Jahre neurologische Symptome bestanden hatten.

Das klinisch-neurologische Erscheinungsbild wird weitgehend durch das Stadium und die Höhe der Kompression bestimmt. In den höheren Abschnitten wird häufiger das Früh- und Übergangsstadium angetroffen, in den tieferen nimmt das komplette Querschnittsbild zu.

Am häufigsten leitet das radikuläre Reizstadium die Erkrankung ein. Mit zunehmender Drucksteigerung tritt besonders bei den Halsmarktumoren die radikuläre Symptomatik rasch in den Hintergrund und macht dem eigentlichen klinischen Bild der Halsmarkkompression mit dem charakteristischen neurologischen Syndrom einer Para- oder Tetrasymptomatik Platz.

Ein charakteristisches Kennzeichen für raumbeengende Halsmarkprozesse sind früh auftretende vegetative Störungen. Erscheinungen von seiten des Sympathicus werden durch die Möglichkeit seiner Schädigung im Rückenmark selbst, in den motorischen Fasern und im Halsgrenzstrang erklärt, ohne daß sich daraus Schlüsse auf die extra- oder intramedulläre Lage der Geschwulst ergeben. Am häufigsten liegt ein mehr oder weniger ausgeprägtes Hornersches Syndrom vor, bedingt durch eine Schädigung der vom Centrum cilio-spinale im ersten und zweiten Brustsegment aufsteigenden Bahnen; mitunter ist nur eine Pupillendifferenz oder eine leichte Ptose auffällig. Gestörte Schweißsekretion mit An- oder auch Hyperhydrose sind neben anderen vegetativen Störungen häufige Frühsymptome.

Von den neurologischen Störungen bei den Tumoren des Cervicalabschnitts ist bei etwa $^2/_3$ der Fälle für den Patienten der Schmerz das führende Anfangssymptom. Als Zweitsymptom treten Sensibilitäts- und Motilitätsstörungen in annähernd gleicher Häufigkeit auf, als drittes Symptom pflegen motorische Störungen zu überwiegen. In Anlehnung an die Einteilung der spinalen Raumbeengung von OPPENHEIM (1923) werden in diesem Abschnitt die drei Stadien — Frühstadium, Übergangsstadium, komplettes Querschnittsbild — etwa in einem Verhältnis von 1:3:6 angetroffen.

Wurzelschmerzen treten hier sehr früh auf und lassen auf Grund charakteristisch ausstrahlender, segmental begrenzter Schmerzen eine höhenlokalisatorische Einordnung zu. Häufig handelt es sich um rheumatisch anmutende Schmerzen an der Außen- und Innenseite der Arme. Nicht zu verwechseln sind diese Schmerzzustände mit denen funikulärer Art, die immer infraläsionell lokalisiert werden. Auch sie können manchmal gürtelförmigen bzw. segmentalen Charakter haben und dann zu Fehlbeurteilungen Anlaß geben.

Die Mannigfaltigkeit der Sensibilitätsstörungen ergibt sich in gleicher Weise aus der Möglichkeit einer segmentalen wie funikulären Schädigung. Nach BODECHTEL (1953) kann ihr nur dann Bedeutung beigemessen werden, wenn sie sich als segmentale Störung mit scharfer Begrenzung nach oben absetzt. Kombinationen von Hypaesthesien in den oberen Bereichen mit infraläsioneller Anaesthesie sind häufige Beobachtungen bei einer

Halsmarkkompression. Charakteristische Erscheinungen sind Kälteparaesthesien in den Beinen; der häufige Beginn mit sensiblen Störungen an den unteren Extremitäten wird durch die oberflächliche Lage der Bahnen erklärt. Im oberen Halsbereich findet sich häufig eine Überempfindlichkeit, während darunter eine Hyp- bis Anaesthesie für alle Qualitäten oder auch eine dissoziierte Empfindungsstörung vorliegen kann. Die sacralen Dermatome bleiben gelegentlich ausgespart.

Von den motorischen Störungen überwiegen die Paresen; sie kommen fast doppelt so häufig vor wie Plegien. Vor allem dominieren die Paraparesen gegenüber den Paraplegien. Hat sich bereits eine Tetrasymptomatik entwickelt, so werden dagegen Paresen und Plegien fast gleich häufig angetroffen. Nach ANTONI (1936) sollen allerdings Tetraplegien mit entsprechenden Hypaesthesien vorherrschen. Die spastische Tetrasymptomatik beginnt in der Regel im homolateralen Arm, dem das gleichseitige Bein folgt, und greift dann auf das kontralaterale Bein über, um zum Schluß den kontralateralen Arm zu befallen. Diese Verlaufsform wurde von ELSBERG (1925) sowie von GUIOT und FORJAZ (1947) für gesetzmäßig gehalten. Ausnahmen hiervon sind jedoch bereits aus der älteren Literatur vielfach bekannt (HOCHHAUS 1891, SCHULTZE 1900, STERTZ 1906, SÖDERBERGH 1912 u.a.). Die für Halsmarktumoren pathognomonische Tetraparese kann in verschiedener Form vorliegen; supranucleär-spastisch oder als segmentäre Armparese mit funikulärer Beteiligung. Sofern die Vorderhornzellen des Rückenmarks und seine Wurzeln beteiligt sind, entsteht eine für die Höhe der Schädigung charakteristische schlaffe Armlähmung (Abb. 78a und b). Amyotrophien im Bereich der Arme und des Schultergürtels in Kombination mit spastischen Phänomenen sind auf eine Markkompression selbst dann verdächtig, wenn Sensibilitätsstörungen fehlen (BODECHTEL 1953). Mitunter kann aber eine Schwäche und Lähmung auch nur auf einen Arm beschränkt sein. Derartige Monoparesen einer oberen Extremität werden besonders bei Neurinomen beobachtet. Zwerchfellausfall infolge einer Phrenicuslähmung ist relativ selten und liegt meist in Kombination mit segmentären Muskelatrophien oder mit nucleären Amyotrophien vor. Im Rahmen des spastischen Syndroms treten Reflexsteigerungen und Pyramidenbahnzeichen auf, unter denen der Rossolimo-Reflex früh und häufig nachzuweisen ist. Gelegentlich wird auf eine Umkehr der Reflexe hingewiesen, d.h. ein der Beugekontraktur entsprechendes Überwiegen der Beugereflexe beim Versuch, die Sehnenreflexe der Streckmuskulatur auszulösen. Als Halsreflexe werden pathologische Reflexe bezeichnet, wenn sie bei Kopfdrehung zur geprüften Seite auftreten. Diesen Vorgängen der Reflexumkehr nach BABINSKI (1910) wird besondere höhendiagnostische Bedeutung beigemessen.

Ataktische Störungen kommen fast nur bei höher gelegenen Halsmarktumoren zur Beobachtung; sie nehmen nach caudal ab.

Blasen- und Mastdarmstörungen sind vom mittleren Halsmarkbereich abwärts fast die Regel. Als ein Frühsymptom kann Priapismus auftreten (BODECHTEL 1953). Auf die Auswirkungen auf den Sympathicus wurde bereits hingewiesen. Am meisten Beachtung findet das sog. oculo-pupilläre Syndrom. Übergänge von einer Anisokorie bis zu einem mehr oder weniger stark ausgeprägten Hornerschen Syndrom können vorliegen und mit Nystagmus kombiniert sein, der auch isoliert vorkommen kann.

Genauere Höhenhinweise können sich bei einer Teilschädigung des Halsmarks durch charakteristische sensible und motorische Segmentausfälle ergeben. Amyotrophische Lähmungen der Arm-, Hand- und Fingermuskulatur zeigen in jedem Fall eine Beteiligung der motorischen Vorderhornzellen oder der motorischen Wurzel an.

Im *oberen* Halsmarkbereich ist die Rückenmarkskompression vielfach noch von der neurologischen Symptomatik geprägt, wie sie bei den Prozessen im Oblongatabereich auftritt. Charakteristische Hals- und Nackenschmerzen führen frühzeitig zu einer Steife des Halses, der „cervicago" der Franzosen. Zwangshaltungen des Kopfes treten entweder durch reflektorisch-tonische Muskelspannungen auf (ELSBERG und STRAUSS 1929 u.a.) oder durch Antagonistenwirkung infolge Lähmungen. Reflektorisch-muskuläre Fixationen mit fließenden Übergängen von der Hyperlordose bis zur extremen Kyphosierung sind möglich, ohne daß Knochenveränderungen vorzuliegen brauchen. Nicht selten werden sie als rheumatisch angesehen oder als Haltungsanomalien verkannt. Auf schlaffe Lähmungen der tiefen Halsmuskeln sowie der Mm. sternocleidomastoideus und trapezius ist hier besonders zu achten. Spontanbewegungen der Finger sollen auf intramedullären Tumorsitz hinweisen (ZEH 1954). Auch Halsreflexe (SCHALTENBRAND 1951), z.B. Babinskisches

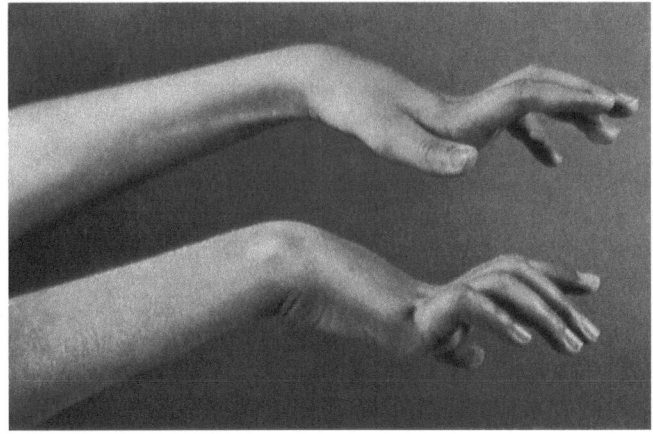

a

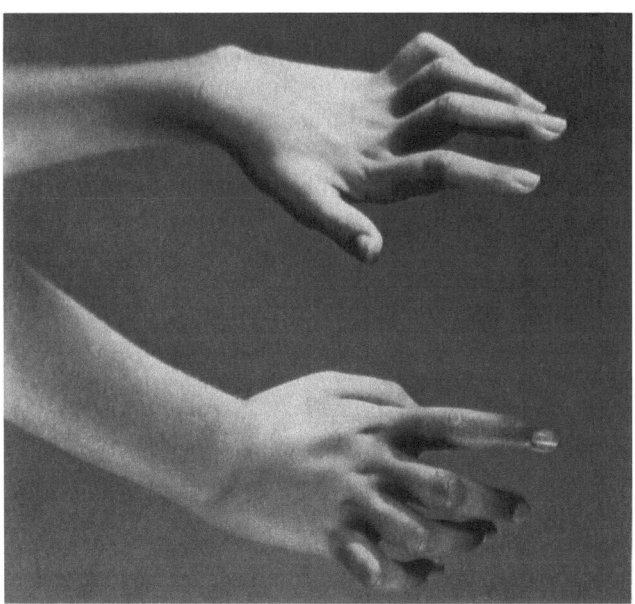

b

Abb. 78a u. b. Paresen, Atrophien und trophische Störungen an Händen und Fingern beiderseits, hervorgerufen durch ein Meningiom im mittleren und unteren Cervicalbereich bei einem 6jährigen Mädchen.

Zeichen durch Kopfdrehung auf die geprüfte Seite, sollen für eine Kompression in dieser Höhe besonders charakteristisch sein. An Sensibilitätsstörungen wird eine Hypaesthesie im Bereich von C_2 für die Höhenbestimmung von HAGUENAU (1932, 1934) für besonders wertvoll gehalten.

Von den *mittleren* Halssegmenten abwärts sind Teilschädigungen durch das klinische Bild einer mehr oder weniger ausgeprägten Plexusschädigung gekennzeichnet. Die mittlere Halsmarkkompression ist neben den segmentalen sensiblen Störungen durch eine Schwäche oder Lähmung der Ober- und Unterarmbeuger, seltener auch durch Atemstörungen infolge einer Phrenicusparese gekennzeichnet; sie können als ein- oder doppelseitige

Zwerchfellparesen vorliegen, die meist nur röntgenologisch erkennbar sind. Vom 5. Cervicalsegment ab tritt das Bild der Erbschen Oberarmlähmung mit Atrophien der Schulter- und Schulterblattmuskulatur, der Mm. biceps, brachialis und bisweilen des supinator auf, während der M. triceps bei erhaltener Funktion des unteren Segments intakt bleibt. Der „invertierte Radiusreflex" BABINSKIs soll speziell auf das 5. Halssegment hinweisen.

Im *unteren* Halsmark führen raumbeengende Prozesse häufig zu Atrophien der Unterarm- und Handmuskeln, meist in Kombination mit Pyramidenbahnzeichen. Vom unteren Halssegment ab kommt bei einseitiger Schädigung ein sog. Klumpkescher Lähmungstyp zur Beobachtung mit Hand- und Fingerbeugerparesen, wobei besonders die Kleinfingerballenmuskulatur betroffen ist, während der M. opponens oft unbeteiligt bleibt. An sensiblen Störungen finden sich zwischen den segmentären und den funikulären Hypaesthesien auffallend oft freie Zonen (ANTONI 1936). Das Hornersche Syndrom — voll

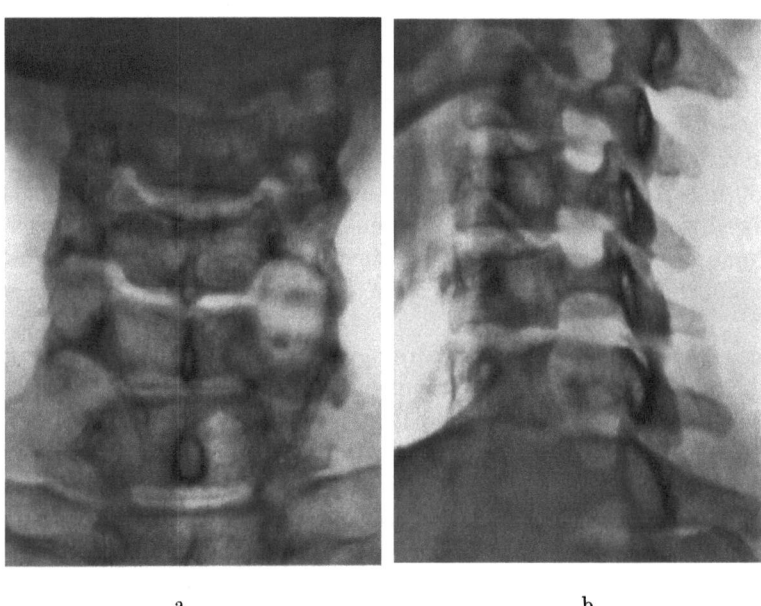

a   b

Abb. 79a u. b. Sanduhrgeschwulst (Neurinom) mit Ausweitung des Foramen intervertebrale C5/6 links.

entwickelt oder partiell — soll hier besonders häufig vorkommen. Als „syndrome oculopupillaire" — nach Mme DÉJÉRINE — wird es als typisches Zeichen für eine Schädigung des cervico-thorakalen Übergangs gehalten. Alleinige Lidspaltenverengung ohne Miose oder Enophthalmus wurde von ANTONI (1936) beschrieben.

Bei der klinischen Auswertung nach Stadien herrscht bei weitem das komplette Querschnittsbild vor. Im Übergangsstadium des inkompletten Querschnittsbildes wird nur etwa $^1/_3$ und im Frühstadium $^1/_{10}$ der Fälle erfaßt.

An der Wirbelsäule finden sich die bereits beschriebenen Lokalzeichen und Haltungsanomalien mit entsprechenden Bewegungseinschränkungen.

Die Röntgenuntersuchung der Halswirbelsäule läßt im Nativbild auch bei den Tumoren im mittleren und unteren Cervicalbereich noch relativ häufig im Stich. Indirekte Tumorzeichen in Form einer Verbreiterung des Spinalkanals sind erst ab C_3 mit einiger Sicherheit zu erfassen und verwertbar. Teils ist dies durch Form, Beschaffenheit und Struktur der Halswirbel bedingt, teils durch Überlagerung von Knorpel und Weichteilschatten. In mehr als der Hälfte der Fälle ergeben sich keinerlei Hinweise für ein Neoplasma. Eine Ausnahme bilden die durch *Sanduhrgeschwülste* hervorgerufenen Veränderungen an den Zwischenwirbellöchern, die besonders in dieser Höhe häufig aufschlußreich und eindrucksvoll sind (Abb. 79a und b). Auf Schrägaufnahmen sollte deshalb bei geringsten röntgenologischen Veränderungen oder klinischen Hinweisen nicht verzichtet werden. Mitunter

weisen schon die Übersichtsbilder in diese Richtung; jedoch bringen sie nie in dem Ausmaß wie Schrägaufnahmen die Erweiterung des Zwischenwirbelloches zur Darstellung.
Am häufigsten finden sich spondylarthrotische und osteochrondrotische Veränderungen,
denen jedoch keine pathognomonische Bedeutung zukommt. Die Häufigkeit des Vorkommens von *Sanduhrgeschwülsten* im Cervicalbereich beträgt nach McK. CRAIG und SHELDEN
(1940) im Krankengut der Mayo-Klinik fast 6,6 % (6 von 91 Tumoren dieses Bereichs bei
597 pathologisch verifizierten Rückenmarkstumoren), im Krankengut von TÖNNIS (TÖNNIS
und NITTNER 1968) dagegen 22,5 % (24 von 103 Tumoren dieses Bereichs bei 513 operativ
gesicherten Rückenmarksgeschwülsten, s. Tabelle 25, S. 266), was die Ausführungen im
Schrifttum bezüglich unterschiedlicher Angaben über die Häufigkeit ihres Vorkommens
unterstreicht.

Die Liquoruntersuchungen decken bei den cervicalen Geschwülsten einschließlich
Angiomen bei etwa $^4/_5$ der Fälle die spinale Raumbeengung durch erhöhte Eiweißwerte im Lumballiquor auf. Zisternale Eiweißerhöhungen werden weit seltener als bei
den Tumoren des cervico-cranialen Übergangs angetroffen. Meist besteht dann ein
inkomplettes Querschnittsbild und beim Queckenstedt-Versuch eine freie oder nur teilweise behinderte Liquorpassage. In unserem Krankengut lagen im Lumballiquor bei $^1/_5$
der Fälle aller raumbeengenden spinalen Prozesse im Cervicalbereich die Gesamteiweißwerte unter 50 mg-%, obwohl zum Teil schwere und schwerste neurologische Ausfälle
bestanden. Eiweißwerte über 100 mg-% fanden sich vor allem bei den intra- und juxtamedullären Tumoren — etwa je 60 % — wie überhaupt die gliomatösen Prozesse des
Rückenmarks am häufigsten bei cervicalem Sitz eine Eiweißerhöhung hervorgerufen
hatten.

Normalwerte werden bei jeder der drei großen Geschwulstgruppen und in jedem
Stadium der spinalen Raumbeengung angetroffen. Selbst das Neurinom kann in jedem
der drei klinischen Stadien noch normale Liquoreiweißwerte aufweisen. Im Krankengut
von TÖNNIS lag hierbei ein neuralgisches Stadium bei einem Neurinom vor, ein inkomplettes Querschnittssyndrom bei acht Geschwülsten — in gleicher Häufigkeit Neurinome,
Meningiome, Gliome und Mißbildungstumoren — und ein komplettes Querschnittsbild
bei vier Tumoren: bei je einem Neurinom, Meningiom, Carcinom und Angiom. Eiweißwerte zwischen 50 und 100 mg-% wurden bei fast $^1/_5$ der Fälle angetroffen. Es handelte
sich hierbei überwiegend um Neurinome, die in allen klinischen Stadien der spinalen
Raumbeengung vorkamen. Nicht beobachtet wurden Meningiome im neuralgischen
Stadium und Gliome bei einem kompletten Querschnittssyndrom.

Eiweißerhöhungen über 100 mg-% lagen fast bei $^2/_3$ der Fälle vor. Hier waren
in den jeweiligen Stadien der spinalen Raumbeengung alle drei großen Geschwulstarten
vertreten; nur im neuralgischen Stadium wurden Meningiome vermißt.

Bei sehr hohem Eiweißgehalt kommt es zu einer Gerinnung des Liquors. Dieses Verhalten wird auf erhöhten Fibringehalt zurückgeführt (Froinsches Syndrom).

Trotz normaler Eiweißwerte können die kolloidchemischen Untersuchungen pathologisch ausfallen, etwa bei $^2/_3$ dieser Rückenmarkstumoren. Andererseits sind auch normale Mastixkurven bei eindeutig pathologischen Eiweißbefunden bekannt.

Eine Zellerhöhung kann bei allen Tumorarten vorkommen. Allerdings scheinen die
intramedullären Geschwülste und auch die spinalen Metastasen unter den Rückenmarkstumoren am häufigsten dazu zu führen. Im allgemeinen handelt es sich um mäßige Pleocytosen bis etwa 30/3 Zellen. Geringe Erhöhungen um und über 10/3 werden häufiger als
über 30/3 angetroffen.

Eine Xanthochromie steht meist in Beziehung mit der Höhe des Eiweißgehalts im
Liquor oder mit der Tumorart. Im allgemeinen tritt sie erst bei Eiweißwerten über
100 mg-% auf. Unter den Geschwulstarten wird sie besonders bei den Angiomen und bei
den malignen, meist metastatischen Prozessen angetroffen.

Beim Queckenstedt-Versuch bewirken vor allem die extramedullären Malignome und
Benignome einen totalen Stop. GRÖSCHEL (1958) wies darauf hin, daß die intramedullären

Geschwülste häufiger einen partiellen Stop hervorrufen. Besonderes Augenmerk verdienen aber immer diejenigen Geschwülste, die sich bei der Liquordiagnostik unauffällig verhalten; sie machen im Cervicalabschnitt etwa 10% aus.

Trotz der unterschiedlichen klinischen Stadien boten die Halsmarktumoren im Krankengut von Tönnis bei fortgeschritteneren Querschnittsbildern in fast 90% einen totalen Stop; zu Beginn des inkompletten Querschnittsbildes war der Liquorkompressionsversuch noch in 30% partiell behindert und in 17% normal durchgängig. Im neuralgischen Stadium war die Passage sogar noch in 44% frei und bei den restlichen in je der Hälfte partiell und komplett verlegt.

Wird das Verhalten des Queckenstedt-Versuchs innerhalb der einzelnen Stadien weiter aufgegliedert, so fand sich eine freie Liquorpassage somit noch bei 44% im neuralgischen Stadium, in 17% bei Vorliegen eines Brown-Séquardschen Syndroms und in je 8%—9% beim inkompletten und kompletten Querschnittsbild. Eine partielle Behinderung lag im Frühstadium in 28%, beim Brown-Séquardschen Syndrom sogar noch bei $1/3$ und beim inkompletten Querschnittsbild bei 5% der Fälle vor. Bei der kompletten Querschnittslähmung war die Passage auch noch in 5% frei. Eine vollständige Verlegung wurde im neuralgischen Stadium in 28%, beim Brown-Séquardschen Syndrom bei der Hälfte der Fälle, dagegen beim inkompletten und kompletten Querschnittsbild in 87% bzw. 86% angetroffen (s. Abb. 42, S. 168).

Besonderes Interesse beanspruchen diejenigen Tumorarten, die normale Eiweißwerte aufweisen, da sie sich am häufigsten der Diagnostik entziehen. Hierunter fielen 9 Tumoren, davon 5 mit unauffälligem Queckenstedt-Versuch, wobei mit Ausnahme der Sarkome und Carcinome jede der 3 großen Tumorarten vertreten war. Ein komplettes Querschnittsbild wurde hier nur dreimal angetroffen; es handelte sich um ein Gliom, bei dem auch der Queckenstedt-Versuch frei durchgängig war, um ein Neurinom mit partieller Verlegung und um ein Meningiom, ebenfalls mit partiellem Stop beim Queckenstedt-Versuch. Beim inkompletten Querschnittsbild waren es fünf Geschwulstarten bzw. Mißbildungsprozesse: ein Meningiom mit komplettem und ein Neurinom mit partiellem Stop sowie je ein Neurinom, ein Angiom und ein Lipom mit freier Passage. Ein neuralgisches Stadium lag nur bei einem Neurinom vor. Somit war der Queckenstedt-Versuch bei normalen Eiweißwerten noch frei durchgängig bei zwei Neurinomen im ersten und zweiten klinischen Stadium der Rückenmarkskompression, bei einem Angiom und einem Lipom im zweiten Stadium und bei einem Gliom im dritten Stadium. Ein partieller Stop lag hier bei einem Meningiom im dritten Stadium sowie bei zwei Neurinomen, im zweiten und dritten Stadium, vor und ein kompletter Stop bei einem Meningiom im zweiten klinischen Stadium der spinalen Raumbeengung. Im Cervicalbereich kann somit jede Geschwulstart noch normale Eiweißwerte aufweisen und eine noch durchgängige Queckenstedt-Untersuchung, so daß die weitere Klärung dann die Myelographie bringen muß.

Die Notwendigkeit der Myelographie ergibt sich vor allem in diesem Abschnitt des Spinalkanals aus dem recht hohen Anteil der Geschwülste mit normalen oder nur leicht erhöhten Eiweißwerten bei freier oder nur partiell behinderter Liquorpassage (15% im Krankengut von Tönnis). Am häufigsten liegt dann auch nur ein inkomplettes Querschnittsbild vor, so daß dann auf jeden Fall die Kontrastmitteldiagnostik gefordert werden muß. Das Myelogramm deckte auch in diesem Abschnitt immer die spinale Raumbeengung auf, auch wenn es sich um Mißbildungsprozesse handelte, die sich als Angiome im allgemeinen am häufigsten der Liquordiagnostik entziehen. In etwa $2/3$ liegt ein kompletter Stop und bei dem restlichen Drittel ein partieller Stop vor. Bei den einzelnen Geschwulstarten unterscheidet er sich nicht von dem der übrigen Abschnitte; bei den intramedullären Geschwülsten findet sich häufiger eine partielle Verlegung als bei den juxtamedullären oder extraduralen raumbeengenden Prozessen. Das Kontrastband stellt sich bei den Gliomen meist als sog. Strickleiter-Stop an den seitlichen Begrenzungen des Wirbelkanals dar und zeichnet das Ausmaß der Raumbeengung zum Rückenmark hin ab. Bei den juxtamedullären Tumoren, die vorwiegend von Neurinomen und auch Meningiomen dargestellt werden, liegt ein hauben- oder kappenförmiger Stop vor, der im Negativ-bild der Tumorkappe entspricht. Unabhängig von der intra- oder extramedullären Ge-schwulstlokalisation kann das Kontrastmittel seitlich der Geschwulst vorbeifließen. Ein derartiges Verhalten pflegt bei intramedullären Tumoren etwas häufiger zu sein. Bezüglich weiterer Einzelheiten wird auf den entsprechenden Abschnitt der Kontrastmitteldiagnostik verwiesen (S. 177—179). Mitunter kann es durch arachnitische Verwachsungen zu einer passageren oder permanenten Passagebehinderung des Kontrastmittels ober- oder auch unterhalb einer Geschwulst kommen, die dann die Tumorlokalisation in einer anderen Höhe vortäuscht. Hierauf ist ein Teil ergebnisloser Laminektomien mit späterem Auf-finden des Tumors an anderer Stelle zurückzuführen.

Die differentialdiagnostischen Erwägungen decken sich noch weitgehend mit denen bei hochgelegenen Halsmarkgeschwülsten und hängen weitgehend von dem klinischen Stadium der Rückenmarkskompression bzw. von dem neurologischen Erscheinungsbild ab. Beginnt die Erkrankung mit einer Atrophie der kleinen Handmuskeln, so sind es vorwiegend die verschiedenen Vorderhornerkrankungen des Rückenmarks, die im Cervical-mark beginnen, Wurzelschädigungen infolge cervicaler Bandscheibenvorfälle, Osteochon-drosen und Spondylarthrosen und schließlich das Carpaltunnel-Syndrom, die in die engere Wahl gezogen werden. Am häufigsten sind im Cervicalabschnitt bei Vorliegen atrophischer Hand- und Unterarmparesen in Kombination mit spastischen Phänomenen wohl Verwechslungen mit der amyotrophischen Lateralsklerose (Garcin, Petit-Dutail-lis, Bertrand-Fontaine und Laplane 1933, Grant 1933, Lereboiullet und Puech 1941, Bodechtel 1953), zumal wenn Sensibilitätsstörungen vermißt werden. Aber auch Verwechslungen mit der Syringomyelie — vor allem bei Kompressionen im unteren Hals-mark — und mit der Encephalomyelitis disseminata kommen in fortgeschritteneren Stadien häufiger vor.

c) Brustmark.

Die Geschwülste des Thorakalabschnitts werden in der Literatur mit einer Häufigkeit von 50 % (Ingebrigtsen-Leegaard 1939) bis 68,6 % (Jirasek 1932) angegeben. Bezogen auf die Anzahl der Segmente beträgt ihr errechneter Anteil 38 %, dagegen bei Zugrunde-legung der Gesamtlänge des Rückenmarks 58 % (Ravenel 1877). Der Anteil der intra-medullären Geschwülste liegt zwischen 19,1 % (Padberg-Davis 1952) und 80 % (Rabi-neau 1932). Im Krankengut der Mayo-Klinik fielen auf den Brustabschnitt des Spinal-kanals 51,5 % (Slooff, Kernohan und MacCarty 1964) und bei Tönnis (Nikulla 1967, Nittner 1968) sogar 62 %. Werden nur die drei großen Tumorgruppen — Gliome, Meningiome und Neurinome — berücksichtigt, so betrug ihr Anteil im Krankengut der Mayo-Klinik immer noch 47,6 % : 81 % der Meningiome, 33,4 % der Neurinome und 25,7 % der Gliome bzw. bei Tönnis annähernd 60 % : etwa 70 % der Meningiome, 60 % der Neuri-nome und 40 % der Gliome einschließlich Ependymome. Bei einer Aufteilung nach der Geschwulstart machen die Gliome einschließlich Ependymome bei Slooff, Kernohan und MacCarty (1964) im Thorakalbereich fast 34 %, bei Guidetti, Fortuna, Mosca-telli und Riccio (1964) dagegen nur 13 % aus. Auffallend hoch war im Krankengut von Tönnis auch der Anteil raumbeengender Mißbildungsprozesse (67 %) und Angiome (55 %) in diesem Abschnitt des Spinalkanals. Das Verhältnis Benignome:Malignome:Mißbildungs-tumoren betrug für diesen Abschnitt etwa 4:3:1.

Nach einer neuro-anatomischen Zusammenstellung des Max-Planck-Institutes Köln, Abteilung für Tumorforschung und experimentelle Pathologie, lag der Schwerpunkt der thorakalen Tumoren bei den Meningiomen und Neurinomen, zugleich war der Brust-abschnitt die Vorzugslokalisation für diese beiden Geschwulstarten (Backus 1965). Über das gehäufte Vorkommen der Meningiome in diesem Abschnitt berichteten — nach an-steigender Prozentzahl geordnet — Brown (1942) 78 %, Elsberg (1925) 80,8 %, Antoni (1936) 84,5 %, Busch (1935) 84,6 %, Arseni und Ionesco (1958) 87 % sowie Oddsson (1947) 87,4 %. Eine Häufung von Neurinomen war bei D_4 und D_5 sowie von D_8 abwärts zu beobachten, zum Teil mit Übergreifen auf die Lumbalregion. Dagegen hielten sich die Meningiome vorwiegend an die oberen und mittleren Dorsalsegmente mit Bevorzugung des 1., 3. und 6.—8. Dorsalsegments. Das gehäufte Vorkommen von Meningiomen und — weniger ausgeprägt — auch von Neurinomen in der Thorakalregion ist bekannt. Von 140 Meningiomen und 163 Neurofibromen entfielen bei RASMUSSEN, KERNOHAN und ADSON (1940) 82% bzw. 43% auf diesen Abschnitt. ANTONI (1936) fand unter 18 Meningoendotheliomen 15 thorakale — bei nur 3 cervicalen — davon in einem Fall mit Übergreifen auf die Lumbalsegmente. LAPRESLE, NETSKY und ZIMMERMAN (1952) fanden von 21 Meningiomen 20 ausschließlich thorakal und nur 1 Meningiom cervical. Auch die Carcinommetastasen zeigten eine Häufung in den mittleren Abschnitten, vor allem zwischen D_3 und D_{10}. Sarkome wurden besonders in Höhe D_1 bis D_7 und dann wieder in den untersten Dorsalsegmenten angetroffen. NITTNER und TÖNNIS (1952) wiesen darauf hin, daß Carcinommetastasen auffallend häufig in den oberen Thorakalsegmenten liegen und vermuten einen ursächlichen Zusammenhang mit der schlechten Durchblutung dieser Segmente. Gleiche Beobachtungen wurden bei den Sarkomen von NITTNER (1958) und BISCHOF (1960) mitgeteilt, wobei eine relative Häufung in Höhe D_3 bis D_5 auffällig war. Nach den Beobachtungen von ZÜLCH (1954/1955) ist das Segment $D_{3/4}$ als kritische Grenzzone zwischen zwei großen funktionell autonomen Strömungsgebieten anzusehen, so daß ätiologisch verschiedenen Rückenmarksstörungen in diesem Gebiet die gleiche formale Störung der Durchblutung zugrunde liegen kann. Die Ependymome schienen den unteren Abschnitt zu bevorzugen, teils mit Ausdehnung in die Lumbalregion. Die Spongioblastome waren etwa gleichmäßig über das Dorsalmark verteilt. Auch die Plasmocytome zeigten eine ausgesprochene Prädilektion für die Brustwirbelsäule, allerdings ohne bestimmte Segmente zu bevorzugen (BACKUS 1965). Bei den Rückenmarks- und Wirbelangiomen war ein bevorzugter Befall des oberen, besonders aber des unteren Wirbelsäulen- und Rückenmarksabschnittes auffällig, etwa von D bis L_5. Auf 13 in dieser Sammlung enthaltene Angiomfälle wurde gesondert von NITTNER und TÖNNIS (1950) eingegangen. Der Schrifttumsquerschnitt weist neben einem vermehrten Auftreten im Gebiet der Intumescentia lumbalis auch ein gehäuftes Vorkommen im Bereich der Intumescentia cervicalis auf.

Die Alterskurve zeigt bei den Brustmarktumoren einen Anstieg von der 2. bis zur 5. Lebensdekade (s. Abb. 10, S. 140) mit einem fast doppelt so hohen Gipfel um das 40. Lebensjahr und einen allmählichen Abfall zum 7. Dezennium. Zwischen Erkrankung und Operation lagen im allgemeinen 5—10 Jahre. Die meisten Tumoren des Thorakalabschnitts kamen zwischen dem 40. und 60. Lebensjahr zur Operation. Fast $^2/_3$ der Patienten mit thorakalen Neurinomen erkrankten zwischen dem 35. und 60. Lebensjahr — besonders aber zwischen dem 45. und 50. Lebensjahr — mit einem durchschnittlichen Erkrankungsalter von 36 Jahren. Fast $^3/_4$ der Kranken mit Thorakalmarkgliomen wurden zwischen dem 10. und 50. Lebensjahr mit einem mittleren Erkrankungsalter um das 30. Lebensjahr und $^4/_5$ der Meningiompatienten zwischen dem 35. und 65. Lebensjahr mit einem mittleren Erkrankungsalter von 52 Jahren diagnostiziert.

Ein Überwiegen des weiblichen Geschlechts bei den Meningiomen — bis über das Siebenfache (BECKER 1965) — findet sich im Schrifttum immer wieder bestätigt, desgleichen die Bevorzugung des männlichen Geschlechts bei Carcinommetastasen. Die Neurinome kommen bei beiden Geschlechtern annähernd gleich häufig vor. Bisweilen überwiegen die weiblichen Erkrankten, in manchen Statistiken erhöht sich ihr Anteil bis auf das Doppelte (BREKER 1966). Auch bei den Gliomen ist lediglich im Brustmark ein Überwiegen des weiblichen Geschlechts — ebenfalls bis fast auf das Doppelte (BRODER 1965) — auffällig.

Die Anamnesen erstrecken sich in Abhängigkeit von der Geschwulstart im allgemeinen bis zu 8 Jahren, mitunter aber auch bis über 30 Jahre (s. Abb. 3, S. 134). Derartige Krankengeschichten wurden vereinzelt bei den Gliomen gefunden. Bei dieser Geschwulstart wurde etwa die Hälfte während der ersten 4 Jahre diagnostiziert. Die längsten Vorgeschichten bei den Meningiomen erstreckten sich bis zu 25 Jahren — etwa $^2/_3$ wurden während der ersten 2 Jahre diagnostiziert — und die längsten Anamnesen bei den Neurinomen über 15 Jahre, wobei über die Hälfte der Fälle weniger als zweijährige Anamnesen boten.

Von den neurologischen Störungen bei den Tumoren des Thorakalabschnitts ist bei fast $^2/_3$ der Fälle der Schmerz das führende Frühsymptom. Als zweites Symptom kommen sensible und vegetative Störungen — worunter im wesentlichen eine Beeinträchtigung der Blasen- und Mastdarmfunktion verstanden wird — in etwa gleicher Häufigkeit vor. Erst dann folgen die motorischen Ausfälle. Nach klinischen Stadien der spinalen Raumbeengung beträgt das Verhältnis von Frühstadium:Übergangsstadium:komplettem Querschnittsbild etwa 1:12:18. Somit überwiegt hier bei weitem die Zahl der Fälle, bei denen bereits eine komplette Querschnittslähmung vorliegt (s. Tabelle 22, S. 187).

Der Brustmarktumor ist relativ arm an Lokalsymptomen.

Wurzelschmerzen treten hier als Intercostal- oder Abdominalneuralgien auf. Sie werden nicht selten als Organ- oder Eingeweideschmerzen fehlgedeutet und dann je nach Höhe, Seite und Ausbreitung als Pneumonie, Pleuritis, Magen- oder Zwölffingerdarmgeschwür, Appendicitis, Gallen- oder Nierenkolik, Eierstockentzündungen oder Verwachsungen — letztere besonders nach vorausgegangenen Operationen — verkannt.

Rückenschmerzen und ausstrahlende Schmerzen entlang der Wirbelsäule sind durch Reizerscheinungen der Rami posteriores hervorgerufen und führen zu einem Hartspan der Muskulatur und zu lokalen Versteifungen der Wirbelsäule, die vielfach als statisch oder rheumatisch bedingt angesehen werden.

Sensibilitätsstörungen liegen hier als segmentale Hyper-, Hyp- oder Anaesthesien vor und sind in Abhängigkeit von dem Ausmaß der Kompression häufig mit funikulären Störungen kombiniert. Eine anfängliche Differenz — als Dissoziation der einzelnen Gefühlsqualitäten oder ihrer Höhenbegrenzung — verwischt sich in fortgeschritteneren Stadien sehr bald, vor allem mit dem Aufsteigen der funikulären Störungen. Am auffälligsten sind sie noch zu Beginn des inkompletten Querschnittsbildes beim mehr oder weniger ausgeprägten Brown-Séquardschen Syndrom. Empfindungsstörungen in dissoziierter Form werden in Kombination mit motorischen Ausfällen in annähernd gleichen Relationen im paretischen wie auch im plegischen Stadium angetroffen. Ist dagegen dieses Stadium überschritten und die sensiblen Ausfälle betreffen alle Qualitäten gleichmäßig und meist auch gleichseitig, so überwiegen sie in dieser Form gegenüber den dissoziierten in einer Häufigkeit von etwa 80%. Auch bei Kompressionen im Brustmarkbereich kann — wie beim Halsmarktumor — noch eine Aussparung der unteren sacralen Dermatome vorliegen.

Motorische Störungen kommen auch im Brustbereich als Wurzel- und Vorderhornschädigung vor, jedoch treten sie als Muskelreizsymptome und Amyotrophien gegenüber den funikulären Paresen und Plegien weit in den Hintergrund. Im Thoraxbereich sind segmentale Störungen oft schwer und spät zu erkennen, da sich eine Funktionsbeeinträchtigung erst bei Ausfall mehrerer Intercostalmuskeln durch ein Einsinken des Spatium intercostale oder ein Zurückbleiben einer Thoraxhälfte bemerkbar macht. Hohe Brustmarktumoren können zu Amyotrophien und Paresen bestimmter Finger- und Handmuskeln führen (Abb. 80a und b). Im mittleren und unteren Abschnitt des Dorsalmarks kann als auffällige Erscheinung eine Verziehung des Nabels als Folge von Amyotrophien vorliegen. Störungen an den langen Rückenmuskeln lassen sich nur schwer erfassen.

Im Rahmen des spastischen Syndroms treten Reflexsteigerungen, Kloni und Pyramidenbahnzeichen an einer oder meist an beiden unteren Extremitäten auf. In Abhängigkeit von der Tonuslage kann sich das Verhalten der Sehnenreflexe ändern. Bei stark erhöhtem Muskeldehnungswiderstand wirkt sich dann der lokomotorische Effekt nicht mehr als gesteigerter Adduktoren-, Patellar- oder Achillessehnenreflex aus, sondern es kommt zu Beugesynergismen und unter Umständen sogar zu hochgradigen Kontrakturen. Bei Senkung der Tonuslage, die dann meist auf ein Malignom verdächtig ist, kann es mit zunehmender Hypotonie zu einer Abschwächung bis zu einem Ausfall der Sehnenreflexe bei erhaltenen Pyramidenbahnzeichen kommen.

Ataktische Störungen sind in dieser Höhe Ausdruck einer beeinträchtigten Hinterstrangfunktion, die klinisch als sog. spinale Ataxie in Erscheinung tritt. Ihr Ausmaß wird weitgehend von dem Schweregrad der Parese bestimmt.

Blasen- und Mastdarmstörungen sind im fortgeschritteneren Stadium der Brustmarkkompression fast die Regel. Sie kommen etwa in gleicher Häufigkeit bei Paresen wie bei Plegien der Extremitäten vor. Potenzstörungen werden dagegen weit seltener erfaßt. Anderweitige segmentale, halb- oder doppelseitige vegetative Störungen können das

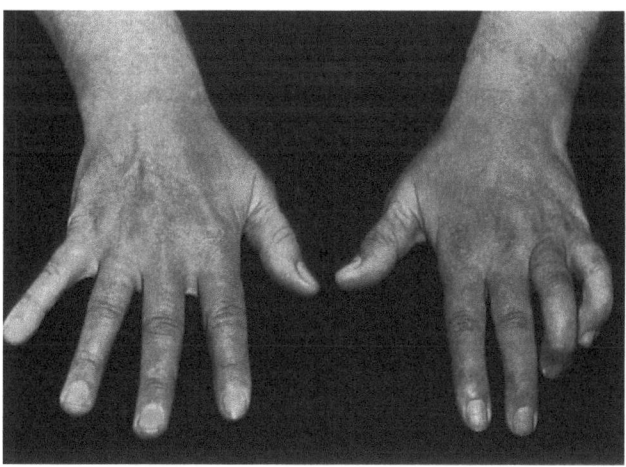

a

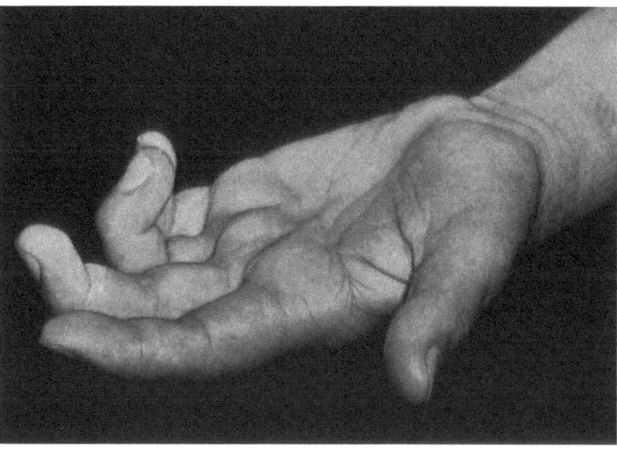

b

Abb. 80a u. b. „Schwurhand", hervorgerufen durch ein Plasmocytom des 2. Brustwirbels.

klinische Bild vervollständigen. Im oberen Brustbereich ist noch das Horner-Syndrom ein wichtiges und höhendiagnostisches Zeichen. Es kann auch bei Tumoren dieser Region mit Störungen in den Armen kombiniert sein, ohne daß die Kompression auf das Halsmark übergegriffen hat.

Höhenhinweise segmentaler Art sind an der Grenze vom Hals- zum Brustmark durch das Hornersche Syndrom gegeben, das unterhalb D_2 nicht mehr zu erwarten ist.

In der *oberen* Hälfte des Brustmarks sind Segmentsymptome selten, oder sie fehlen überhaupt.

Im *mittleren* Brustmark können Intercostalneuralgien, segmentale Sensibilitätsstörungen und Ausfälle der Intercostalmuskulatur höhenlokalisatorisch aufschlußreich sein. Vom sechsten Brustsegment an beginnt sich das Rückenmark an der Innervation der Bauchwand zu beteiligen. Radikuläre „Bauchsymptome" sensibler, motorischer und reflektorischer Art stehen dann im Vordergrund. Selbst noch bei Tumoren des mittleren Brustmarks können Störungen in den Armen beobachtet werden, und zwar vasomotorischer und sensibler Art, vor allem Paraesthesien, auch motorische Schwächen und sogar Reflexsteigerungen. Antoni (1936) führt sie auf eine „Affektion der diesem Markgebiet entstammenden Sympathicusneuronen" zurück und bezeichnet sie als pseudo-supraläsionelle Symptome.

Für das *untere* Brustmark haben Abdominal- und Visceralneuralgien, segmentale Gefühlsstörungen und Atrophien — die unabhängig voneinander zu Störungen der Bauchhautreflexe führen können — sowie Steifungen der Bauchmuskulatur höhendiagnostische Bedeutung. Aus dem Verhalten der Bauchmuskeln — „syndrome de la paroi abdominale" André-Thomas (1919) — sowie aus Verziehungen des Nabels können sich dann aufschlußreiche Segmenthinweise ergeben (Zeh 1954). Einseitige défenseartige Steifungen der Mm. rectus abdominis und obliquus abdominis externus wurden bereits von Taschenberg (1921) und im Bereich der gesamten Bauchmuskulatur von Söderbergh (1912) beschrieben. In beiden Fällen handelte es sich um Tumoren des siebten Thorakalsegments. Störungen der Rücken- und auch der Lendenmuskulatur lassen sich schwerer erfassen und werden daher im allgemeinen weniger beachtet.

Fehler der Niveaudiagnose können sich durch echte und pseudo-supraläsionelle Störungen ergeben — wobei dann der Tumor dem neurologischen Syndrom folgend zu hoch diagnostiziert wird — oder durch Fehlen oder undeutliche segmentäre und unvollständige funikuläre Störungen, bei denen dann der Tumor zu tief angesprochen wird (Antoni 1936).

Bei der klinischen Auswertung nach Stadien der spinalen Raumbeengung herrscht im Thorakalabschnitt bei weitem das komplette Querschnittsbild vor; es wird hier zwischen 60% und 70% angetroffen. Auch kommt es weit häufiger als im Cervicalbereich oder gar im Lumbalgebiet bei den Conus-Caudatumoren vor. Die entsprechenden Relationen betragen etwa 6:3:1. Im Übergangsstadium des inkompletten Querschnittsbildes wird nur etwa $1/3$ bis $1/5$ und im neuralgischen Stadium nicht einmal mehr $1/10$ der Fälle erfaßt (s. auch Tabelle 22, S. 187).

An der Wirbelsäule finden sich meist algogene, aber auch durch Atrophien, Lähmungen und Kontrakturen bedingte Schonhaltungen und Versteifungen, die als Bewegungseinschränkungen und Haltungsstörungen in Erscheinung treten (Abb. 81a und b). Eine steife Haltung des Rückens, größerer Abschnitte oder sogar der ganzen Wirbelsäule (Foerster 1921, 1927) sowie hochgradige Nackensteife mit Kernigschem Symptom (Antoni 1936) wurden selbst beim Brustmarktumor beobachtet. Eine lumbagoähnliche schmerzhafte vorübergehende Steife der Lendenmuskulatur bei einem Neurinom in Höhe D_{10} wurde von Antoni (1936) beschrieben, und zwar sogar als Frühsymptom 4 Jahre vor Eintritt der medullären Symptomatik. Umschriebener Druck- und Klopfschmerz weist meist auf einen extraduralen, häufig sogar malignen oder auch entzündlichen Prozeß — Epiduralabsceß — hin.

Die Röntgenuntersuchung ergibt im Brustbereich auf dem Nativbild am häufigsten Hinweise auf die spinale Raumbeengung. Indirekte Tumorzeichen sind auch hier die Regel. Sie kommen durch die Verhältnisse im thorakalen Abschnitt des Spinalkanals am deutlichsten zur Darstellung. Etwas über $1/3$ der Fälle zeigen tumorbedingte Lokalveränderungen, von denen wiederum $3/4$ der Fälle mit Allgemeinveränderungen spondylarthrotischer und osteochondrotischer Art kombiniert sind. Mitunter finden sich derartige reaktive Veränderungen als wichtige sekundäre Auswirkungen ober- und unterhalb der tumorbedingten Lokalzeichen (s. auch Abb. 51, S. 177). Allgemeinveränderungen allein kann für die Tumordiagnostik keine pathognomonische Bedeutung beigemessen werden. In diesem Abschnitt des Spinalkanals sind röntgenologische Veränderungen relativ häufig. Dennoch weisen immer noch über $1/3$ der Fälle keinerlei röntgenologische Veränderungen im Nativbild auf. Wirbelsäulenverbiegungen in Kombination mit neurologischen Störungen sind jedoch immer auf einen raumbeengenden spinalen Prozeß verdächtig (Abb. 82).

Alleinige Wirbelsäulenverbiegungen können gelegentlich auch bei einer *Sanduhrgeschwulst* vorliegen. *Sanduhrgeschwülste* führen hier weniger zu den typischen Veränderungen am Zwischenwirbelloch, sondern sie lassen den meist recht großen extraspinalen Tumoranteil

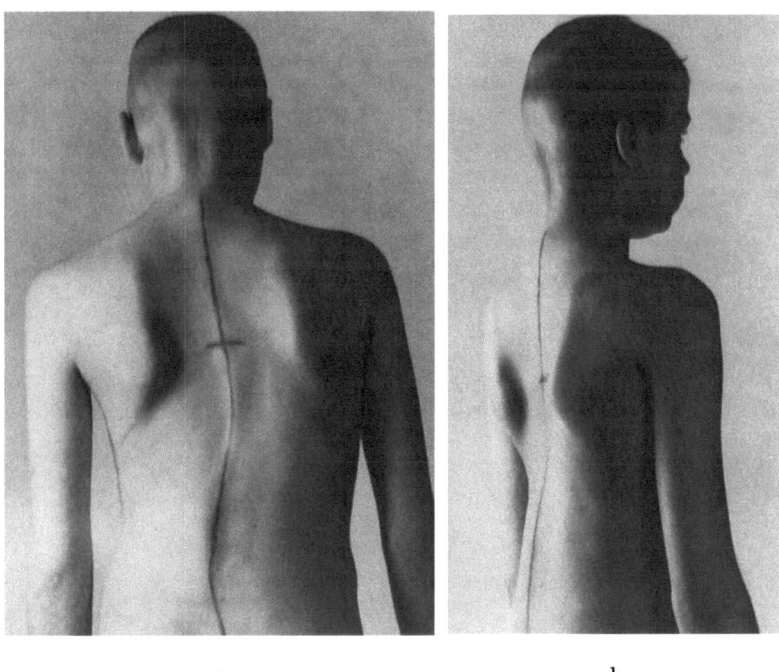

a   b

Abb. 81a u. b. Kyphoskoliose und Atrophien im Bereich der Schulter- und Schultergürtelmuskulatur. Spinale Metastasen nach Entfernung eines Kleinhirn-Medulloblastoms.

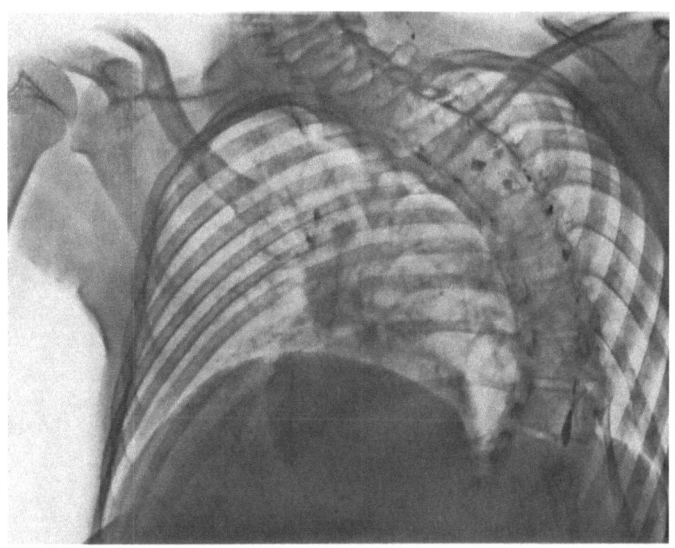

Abb. 82. Hochgradige Kyphoskoliose bei einem ausgedehnten thorakalen intramedullären raumbeengenden Prozeß mit entsprechendem kontrastmitteldiagnostischem Befund bei einem 10jährigen Kind.

als umschriebene, meist scharf begrenzte Verschattung im Thoraxraum erkennen. Gleichartige Beobachtungen wurden auch von NAFFZIGER und BRAUN (1933), VERCELLI und FERRÉRO (1934), URECHIA und DRAGOMIR (1935) sowie von BALLIVET (1949) u.a. mitgeteilt. Zerstörungen von Wirbelbögen, Seitenfortsätzen und wirbelnahen Rippenanteilen sprechen eher für einen malignen Prozeß (Abb. 83a und b, s. aber auch Abb. 36, S. 159). Bei

15*

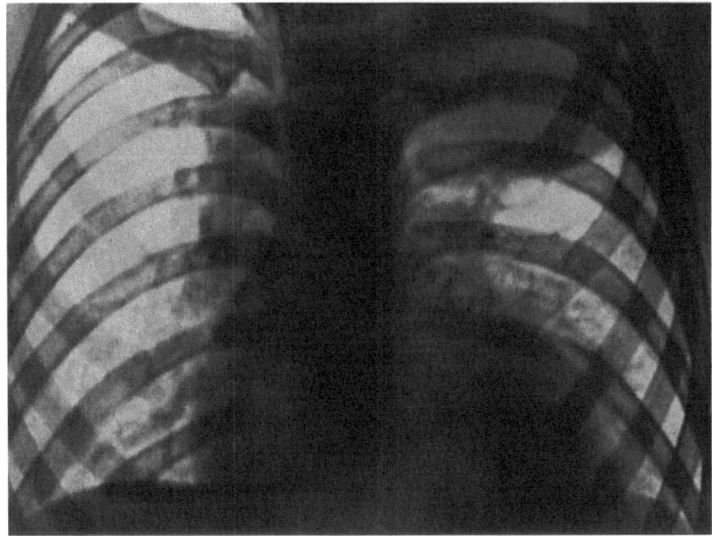

a

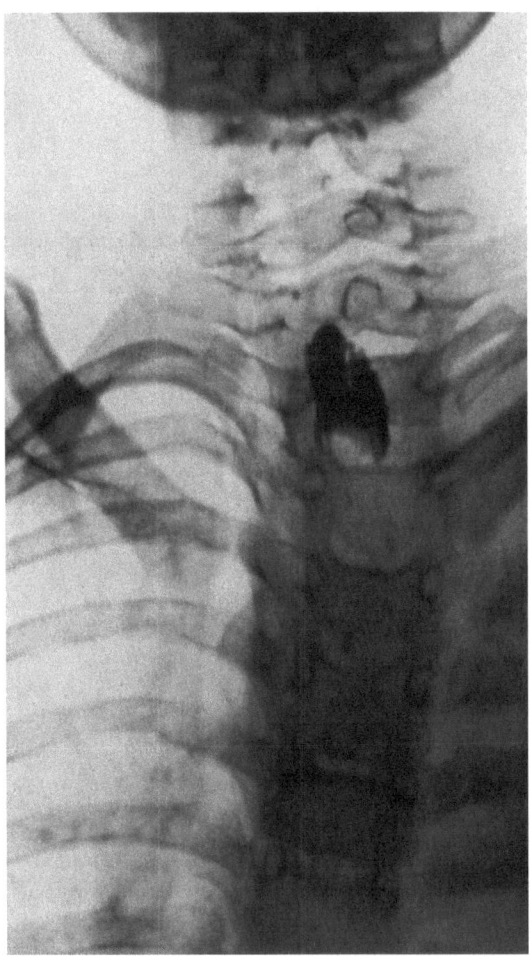

b

Abb. 83a u. b. Linksseitiger Mediastinaltumor bei einem 11jährigen Jungen, der sich innerhalb eines halben Jahres fast über die ganze linke Thoraxhälfte ausgebreitet hat und mit Fortsätzen durch die Zwischenwirbellöcher D 3 und 4 mit dem Spinalkanal in Beziehung stand. Knochenmetastasen der 3. und 4. Rippe. Sarkom.

Tönnis und Nittner (1968) machten die *Sanduhrgeschwülste* 10 % der im Thorakalabschnitt gelegenen Rückenmarkstumoren aus (s. Tabelle 25, S. 266).

Die Liquoruntersuchungen decken bei den thorakalen Geschwülsten einschließlich Angiome bei etwa 85 % der Fälle die spinale Raumbeengung durch erhöhte Eiweißwerte über 40 mg-% auf. Werden jedoch Gesamteiweißerhöhungen erst über 50 mg-% als sicher pathologisch bewertet, so beträgt ihr Anteil nur weiter 80 %. Hieraus ergibt sich die Notwendigkeit, auch den Übergangswerten zwischen 40 mg-% und 50 mg-% bereits entsprechende Bedeutung beizumessen, da sich andernfalls immerhin etwa 5 % der Fälle der Liquordiagnostik entziehen. Zisternale Eiweißerhöhungen werden gelegentlich auch bei Tumoren dieses Abschnitts angetroffen. Meist liegen jedoch gleichzeitig auch eindeutig pathologische lumbale Werte vor. Die Höhenlokalisation des Tumors schien hierbei keinen direkten Einfluß auszuüben. Vielmehr ergaben sich gewisse Beziehungen zum Stadium der Rückenmarkskompression insofern, als bei inkompletten Querschnittsbildern bzw. bei nur inkompletter Passagebehinderung die Fälle mit einer zisternalen Eiweißerhöhung zahlenmäßig gegenüber den kompletten Syndromen überwogen. Vereinzelt kann auch einmal bei normalen lumbalen Eiweißwerten eine Erhöhung im Zisternenliquor vorkommen. Im Lumballiquor liegen, wie bei den cervicalen Tumoren, etwa bei $^1/_5$ der Fälle die Gesamteiweißwerte unter 50 mg-%, obwohl auch hier bereits zum Teil schwere neurologische Ausfälle bestehen. Eiweißerhöhungen über 100 mg-% finden sich in mehr als der Hälfte der Fälle sowohl bei den intramedullären als auch bei den extramedullären Kompressionen ohne Unterschied hinsichtlich ihrer intra- oder extraduralen Lage.

Normalwerte unter 40 mg-% werden bei jeder der drei großen Geschwulstgruppen angetroffen, jedoch im Gegensatz zu den Halsmarktumoren nicht mehr im Frühstadium. Während beim inkompletten Querschnittsbild noch alle drei Tumorarten vertreten waren, fehlten beim kompletten Querschnittsbild die Neurinome. Am häufigsten wiesen in den letzten beiden Stadien die Meningiome normale Liquorwerte auf. Im Krankengut von Tönnis lag bei 25 Fällen mit einer Brustmarkkompression und normalem Liquorbefund zehnmal ein inkomplettes und bei den restlichen 15 Fällen ein komplettes Querschnittsbild vor. Ein Brown-Séquardsches Syndrom wurde nicht beobachtet. Eiweißwerte zwischen 50 und 100 mg-% wurden bei über $^1/_5$ der Fälle angetroffen; dabei bestand in gleicher Häufigkeit ein inkomplettes und ein komplettes Querschnittsbild, bei beiden überwogen die Meningiome. Eiweißerhöhungen über 100 mg-% lagen in dem Gesamtkrankengut bei über der Hälfte der Fälle vor. Hier überwogen im neuralgischen Stadium die Neurinome und es fehlten die Meningiome. Bei Vorliegen eines inkompletten und eines kompletten Querschnittsbildes waren Meningiome und Neurinome in etwa gleicher Häufigkeit vertreten, Gliome kamen häufiger beim inkompletten, Carcinom-Metastasen häufiger beim kompletten Querschnittsbild vor.

Die kolloidchemischen Reaktionen können trotz normaler Eiweißwerte pathologisch ausfallen. Jedoch ist ihr zunehmendes pathologisches Verhalten mit der zunehmenden Eiweißerhöhung signifikant.

Eine Erhöhung der Zellzahl kann bei allen Tumorarten angetroffen werden. Auch hier gelten die gleichen Ausführungen wie beim Halsmarktumor. Im allgemeinen handelt es sich nur um mäßige Pleocytosen bis etwa 30/3 Zellen. Geringe Erhöhungen sind häufiger als Werte über 30/3. Intramedulläre und metastatische Tumoren scheinen den größeren Anteil zu stellen; vor allem sind stärkere Erhöhungen auf derartige Neoplasmen verdächtig.

Eine Xanthochromie läßt meist Beziehungen zur Höhe der Eiweißwerte erkennen; nur vereinzelt liegt sie auch bei normalen Eiweißwerten vor. Den größten Anteil haben die juxtamedullären Geschwülste bei Eiweißerhöhungen über 100 mg-%.

Beim Queckenstedt-Versuch bewirken vor allem die extramedullären Malignome und Benignome einen totalen Stop. Ein partieller Stop findet sich auffallend häufig bei den juxtamedullären Tumoren. Eine freie Liquorpassage bieten vor allem die spinalen Angiome. Wird das Verhalten zwischen benignen und malignen Neoplasmen verglichen, so ist auffällig, daß die Benignome nur in über der Hälfte der Fälle eine vollständige Verlegung der Liquorpassage bewirken. Bei über $1/3$ der Fälle liegt dagegen eine partielle Behinderung vor. Anders verhalten sich jedoch die Malignome. Hier findet sich bei etwa $3/4$ der Fälle ein kompletter und nur bei $1/6$ ein partieller Stop. Eine freie Liquorpassage wird bei beiden in weniger als 10% angetroffen. Diese Fälle verdienen deshalb immer besondere Beachtung, weil sie sich bei der Queckenstedtschen Untersuchung der Diagnostik entziehen. Bei Berücksichtigung der klinischen Stadien fand sich im Krankengut von Tönnis selbst bei Vorliegen eines kompletten Querschnittsbildes nur in $2/3$ der Fälle ein kompletter Stop, der beim inkompletten Querschnittsbild in über der Hälfte der Fälle vorlag. Beim

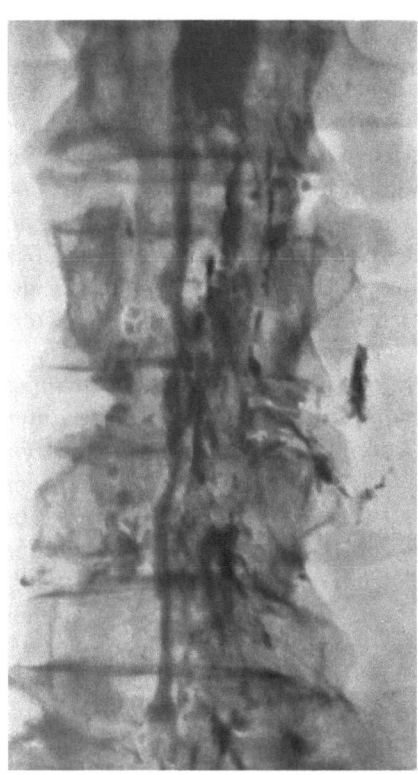

Brown-Séquardschen Syndrom und im neuralgischen Stadium betrug der Anteil mit vollständiger Passageblockierung 25% bzw. 20%. Partiell behindert war die Liquorpassage beim kompletten Transversalsyndrom in einem Viertel der Fälle, beim inkompletten in $1/3$ der Fälle und im Frühstadium der Rückenmarkskompression in 40—50%. Mit Zunahme des neurologischen Syndroms verringerte sich der Anteil frei durchgängiger Untersuchungsergebnisse. Im neuralgischen Stadium waren es noch 40% der Fälle dieses Stadiums, bei Vorliegen eines Brown-Séquardschen Syndroms nur weiter 25%, beim inkompletten Querschnittsbild noch 12% und beim kompletten 8%. Besonderes Interesse beanspruchen diejenigen Tumorarten, die sowohl eine unauffällige Queckenstedt-Untersuchung als auch normale Eiweißwerte aufweisen. Hierunter fielen 3 Tumoren im oberen Thorakalbereich — 1 Gliom mit einem Brown-Séquardschen Syndrom, 1 Angiom mit einem inkompletten, 1 unklassifizierter Tumor mit einem kompletten Querschnittsbild — sowie 4 Neoplasmen im unteren Abschnitt: 1 Gliom mit Brown-Séquardschem Syndrom, 1 Meningiom mit inkomplettem und 2 Angiome mit komplettem Querschnittsbild. Eine partielle Behinderung trotz normaler Eiweißwerte lag bei 4 Geschwülsten oberhalb D_6 — 3 Meningiome, 1 Angiom — und bei 2 Tumoren unterhalb D_6 — 1 Sarkom, 1 Cyste — vor. Besondere Beachtung

Abb. 84. Typisches Kontrastbild bei einem Angiom des Rückenmarks: Gefäße erweitert, geschlängelt und im Kontrastbild ausgespart.

verdient das Verhalten von 8 Geschwülsten, bei denen trotz normaler Eiweißwerte die Liquorpassage vollständig verlegt war. 7 davon lagen oberhalb D_6. Artdiagnostisch handelte es sich um 4 Meningiome im kompletten Stadium sowie um je 1 Neurinom, Gliom, Sarkom und 1 Cyste im inkompletten Stadium der Rückenmarkskompression. Hieraus ergibt sich auch für diesen Abschnitt des Spinalkanals, daß der Queckenstedt-Versuch wohl einen wichtigen Hinweis auf einen raumfordernden Prozeß zu geben vermag, jedoch nicht in jedem Fall den letzten Beweis erbringt. Deshalb ist es notwendig, vor allem in den frühen Stadien der spinalen Raumbeengung den Prozeß durch die Myelographie zu erfassen und abzuklären (s. auch Abb. 42, S. 168 sowie Abb. 46 und 47, S. 174).

Die Notwendigkeit zur Myelographie ergibt sich aus dem Verhalten des Liquors und des Queckenstedt-Versuchs. Aber selbst bei eindeutig pathologischen Voruntersuchungen ist die Kontrastmitteldiagnostik zur exakten präoperativen Höhenbestimmung meist unerläßlich. Werden die Liquoreiweißwerte sowie das unterschiedliche Verhalten der Passage beim Queckenstedt-Versuch und bei der Myelographie in Beziehung gesetzt, so ergibt sich, daß bei niedrigen Eiweißwerten der prozentuale Anteil einer nur partiellen

Verlegung noch relativ hoch ist und daß mit der Erhöhung der Eiweißwerte — vor allem über 100 mg-% — die Zahl der Fälle mit partieller und vor allem kompletter Behinderung stark zunimmt. Beim Queckenstedt-Versuch entziehen sich im Brustbereich immerhin noch 15% der raumbeengenden Prozesse der Erfassung durch diese Untersuchungsmethode. In einem relativ hohen Prozentsatz liegt hier auch nur eine partielle Passagebehinderung vor, so daß zur weiteren Klärung einer Raumbeengung die Kontrastmitteldiagnostik herangezogen werden muß. Im Stadium der partiell behinderten Liquorpassage beim Queckenstedt-Versuch liegt bei der Myelographie dann bereits bei etwa $^2/_3$ der Fälle ein kompletter Stop vor.

In diesem Höhenabschnitt deckt das Myelogramm immer die Passagebehinderung auf, wenn von den Angiomen mit der im Kontrastbild typischen Girlandenform abgesehen wird (Abb. 84). In über $^4/_5$ aller Brustmarktumoren liegt ein kompletter und bei dem restlichen Fünftel ein inkompletter Stop vor. Der komplette Stop wird auch hier häufiger bei juxtamedullären als bei intramedullären Tumoren angetroffen und bei Berücksichtigung der Geschwulstart häufiger bei Meningiomen als bei Neurinomen; nur im neuralgischen Stadium überwiegt der komplette Stop beim Neurinom, da Meningiome im Frühstadium kaum erfaßt werden. Bei den einzelnen Geschwulstarten unterscheidet sich das Myelogramm nicht von dem der übrigen Abschnitte, so daß auf die früheren Ausführungen verwiesen werden kann (s. S. 175). Bei Berücksichtigung der klinischen Stadien findet sich hier — im Gegensatz zu den Halsmarktumoren — sowohl bei Vorliegen eines kompletten als auch eines inkompletten Transversalsyndroms in etwa 85% der Fälle ein kompletter myelographischer Stop, so daß ein partieller Stop im Myelogramm nur weiter in etwa 15% angetroffen wird.

Die differentialdiagnostischen Erwägungen hängen weitgehend von dem jeweiligen Stadium der Rückenmarkskompression ab. Den größten Anteil haben die Erkrankungen des rheumatischen Formenkreises. Wurzelsymptome in Form neuralgischer Beschwerden werden bei Tumoren des cervicothorakalen Übergangs als Brachialgien, Intercostalneuralgien oder als pektanginöse Zustände angesprochen und bei tiefer gelegenen Tumoren als Abdominalneuralgien oder als Organschmerzen fehlgedeutet, wie Leberbeschwerden, Gallen- oder Nierenkoliken, Eingeweideschmerzen, Appendicitis, Unterleibsaffektionen u.ä. Selbst Ischialgien sind beim Brustmarktumor keine seltenen Fehldiagnosen. In fortgeschritteneren neurologischen Stadien sind es Systemerkrankungen, funikuläre Spinalerkrankungen und entzündliche Prozesse des Rückenmarks. Der größte Anteil dürfte auf die Diagnose „multiple Sklerose" fallen. Den sog. spinalen Erscheinungsformen der Encephalomyelitis disseminata sollte jedoch bei Fehlen von charakteristischen Schüben und Remissionen sowie cerebraler Symptome immer recht skeptisch gegenübergetreten werden (SCHRADER und WEISE 1951). Auch orthopädische Affektionen der Wirbelsäule werden häufig als Krankheitsursache angenommen und neurologische Ausfälle auf Verkrümmungen der Wirbelsäule bezogen.

d) Lendenmark oder Epiconus und Conus sowie Cauda equina.

Die Geschwülste des Lumbalabschnitts werden in der Literatur mit einer Häufigkeit von 5,7% (JIRASEK 1932) bis 25% (INGEBRIGTSEN-LEEGAARD 1939) angegeben. Bezogen auf die Anzahl der Segmente beträgt ihr errechneter Anteil 35% (16% lumbal, 19% sacral), dagegen bei Zugrundelegung der Gesamtlänge des Rückenmarks 19% (RAVENEL 1877). Der Anteil der intramedullären Geschwülste liegt zwischen 1,4% (DENK 1932) und 51,7% (ELSBERG 1941). Im Krankengut der Mayo-Klinik fielen auf den Lumbalabschnitt des Spinalkanals 26% (SLOOFF, KERNOHAN und MacCARTY 1964), bei TÖNNIS (NIKULLA 1967, NITTNER 1968) dagegen nur 13% (s. Abb. 65a, S. 198 und Tabelle 23, S. 199). Werden nur die drei großen Tumorgruppen — Gliome, Meningiome und Neurinome — berücksichtigt, so betrug ihr Anteil im Krankengut der Mayo-Klinik ohne Berücksichtigung der Geschwülste des thorakolumbalen Übergangs (7,8%) immer noch 23,6%: 40,3% der Neurinome, 26,5% der Gliome und 1,9% der Meningiome, bzw. bei TÖNNIS um 10%: etwa 11%

der Neurinome und 18% der Gliome einschließlich der Ependymome. Bei einer Aufteilung nach der Geschwulstart machten die Gliome einschließlich der Ependymome bei Slooff, Kernohan und MacCarty im Lumbalbereich 25%, bei Guidetti, Fortuna, Moscatelli und Riccio (1964) fast 24% und bei Tönnis 23% (Nikulla 1967) aus. Auffallend hoch war im Krankengut von Tönnis in diesem Abschnitt des Spinalkanals der Anteil raumbeengender Mißbildungsprozesse (30%) und Angiome (23%). Das Verhältnis Malignome:Mißbildungstumoren:Benignome des gleichen Krankengutes betrug innerhalb dieses Abschnitts etwa 5:3:2 (Nikulla 1967, Nittner 1968).

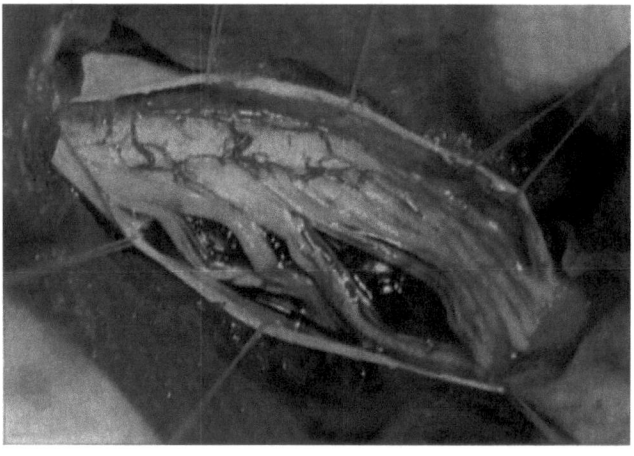

a

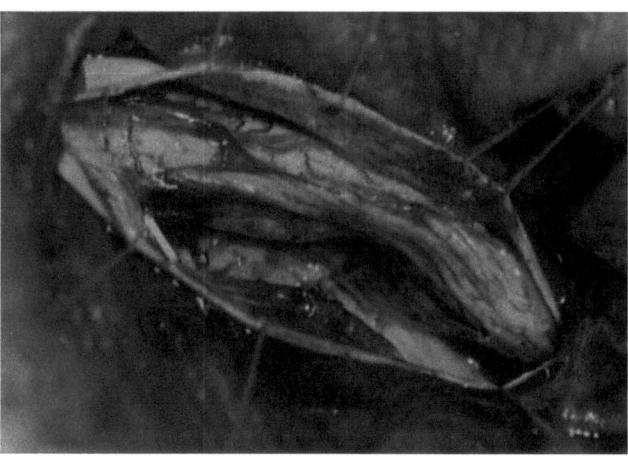

b

Abb. 85a u. b. Operationsphotos: a Meningiom in Höhe D12—L1, das die Caudafasern auseinanderdrängt. b Nach der Exstirpation ist das Tumorbett deutlich erkennbar.

Nach einer neuro-anatomischen Zusammenstellung des Max-Planck-Institutes Köln, Abteilung für Tumorforschung und experimentelle Pathologie, waren die häufigsten Geschwülste in der Lumbal- und Sacralregion Neurinome und Ependymome. Die Neurinome bevorzugten mehr die oberen Segmente, etwa bis L_3, wobei sie teilweise von den unteren Thorakalsegmenten bis in dieses Gebiet übergriffen. Eine Häufung von Ependymomen im Conus-Caudabereich ist nach Kernohan, Woltman und Adson (1933) auf Grund der normalen Histologie verständlich. Im caudalen zum Ventriculus terminalis erweiterten Abschnitt des Zentralkanals finden sich ungewöhnlich viele Ependymzellen, die sich auch in unregelmäßigen Zellinseln über die ganze Ausdehnung des Filum terminale verteilen. Die caudalen Ependymome kommen, wie auch Tönnis und Nittner (1957) hervorheben,

nur in der cellulären oder mycopapillären Form vor, nicht aber, wie in den oberen Markabschnitten, in der epithelialen Form. Auffallend ist ferner die ausgesprochene Seltenheit
von Meningiomen im caudalen Abschnitt des Spinalkanals. Selbst alle großen Statistiken
verzeichnen hier nur Einzelfälle (Abb. 85a und b). In einer Literaturzusammenstellung von
ODDSSON (1947) machten die Meningiome im Lumbalbereich mit acht Fällen 2,6% aus.
Diese Tatsache erscheint wenig erklärlich, wenn man davon ausgeht, daß die die Cauda
equina umschließenden Meningen sich nicht wesentlich von den Rückenmarkshäuten an
anderen Stellen des Spinalkanals unterscheiden. Bringt man die Entstehung der Meningiome jedoch mit der Ausdehnung der Ligamenta denticulata in Zusammenhang, so wird
bei deren Endigung im unteren Thorakalbereich ihr ebenfalls nur begrenztes Vorkommen
verständlich. Dagegen treten in diesem Abschnitt die Lipome hervor, die sonst im Spinalkanal seltener angetroffen werden und unter den Hirngeschwülsten sogar Raritäten
sind. Einige Autoren haben den echten Tumorcharakter mancher Fettgeschwülste bezweifelt, andererseits wird ihre häufige Paarung mit anderen dysrhaphischen Erscheinungen
angiomatöser oder neurinomatöser Natur hervorgehoben (ZEH 1954). Ebenso sind die
Mißbildungstumoren — Epidermoide und Dermoide — im caudalen Wirbelsäulen-Rücken-
marksabschnitt nicht ganz selten zu beobachten.

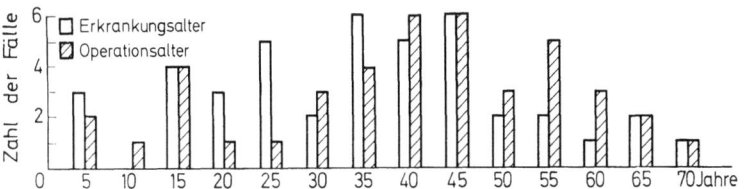

Abb. 86. Altersverteilung der Conus-Cauda-Tumoren.

Im Rückenmark und Spinalkanal weist eine Reihe von Befunden in Richtung der
dysontogenetischen Geschwulstentstehung, wie sich auch die Untersuchungen von
OSTERTAG (1936, 1958) zum großen Teil auf dysrhaphische Störungen und Spaltbildungen
im Rückenmark stützen. Sie könnten ursächlich an der Entstehung von Teratomen,
Gliosen, Gliomatosen und um den Zentralkanal gelegenen Ependymomen beteiligt sein.
WEBB, McK.CRAIG und KERNOHAN (1953) sahen z.B. bei 6 von 10 intramedullären Cervical-
geschwülsten eine Kombination mit Syringomyelie. Derartige Befunde bestätigen auch
TÖNNIS und NITTNER (1957), wobei sie allerdings offen lassen, ob es sich dabei um sekundäre Veränderungen oder um Hamartome als geschwulstartige Fehlbildungen handelt.
Auf Grund ihres bevorzugten dorsolateralen Sitzes könnten auch die spinalen Neurinome
sowie die Meningiome als embryonale Fehlbildungen angesprochen werden, ganz abgesehen von der generalisierten Neurofibromatose mit ihren fließenden Übergängen zu
dysrhaphischen Störungen und den Angioblastomen vom Typ Lindau. Nach den Untersuchungen von NITTNER und TÖNNIS (1950) verhält sich das Angioblastom des Rückenmarks klinisch wie ein spinales Angiom. Aber auch die Rückenmarksangiome finden sich
vorwiegend im unteren Abschnitt an der Hinterfläche und könnten ebenso als Folge eines
gestörten Schließungsvorgangs gedeutet werden. Wie ZEH (1954) an Hand der Literatur
ausführt, ist es letztlich noch nicht geklärt, ob die Angiome als Geschwülste oder als Mißbildungen aufzufassen sind.

Die Alterskurve zeigt sowohl für das Erkrankungs- als auch für das Operationsalter
einen zweigipfligen Verlauf. Der erste Höhepunkt liegt zwischen dem 10. und 15. Lebensjahr und wird vorwiegend von Mißbildungstumoren sowie von einem Teil der Ependymome
und Sarkome gebildet. Der zweite Anstieg liegt zwischen dem 30. und 45. Lebensjahr; die
meisten Patienten mit Tumoren des Lumbosacralabschnitts erkrankten im Alter zwischen 25 und 35 Jahren und kamen zwischen dem 35. und 45. Lebensjahr zur Operation
(Abb. 86, s. auch Abb. 10. S. 140). Die Gliome einschließlich Ependymome im Lumbalbereich des Wirbelkanals zeigen einen deutlichen Anstieg im 2. und vor allem im 3. Dezen-

nium. Die Neurinome dieses Abschnitts lassen ein vermehrtes Auftreten zwischen dem 20. und 25. sowie zwischen dem 30. und 40. Lebensjahr erkennen. Das durchschnittliche Erkrankungsalter betrug 32,9 Jahre und das mittlere Operationsalter 37 Jahre. Zu ähnlichen Ergebnissen kam auch Broager (1953). Er ermittelte ein durchschnittliches Er-

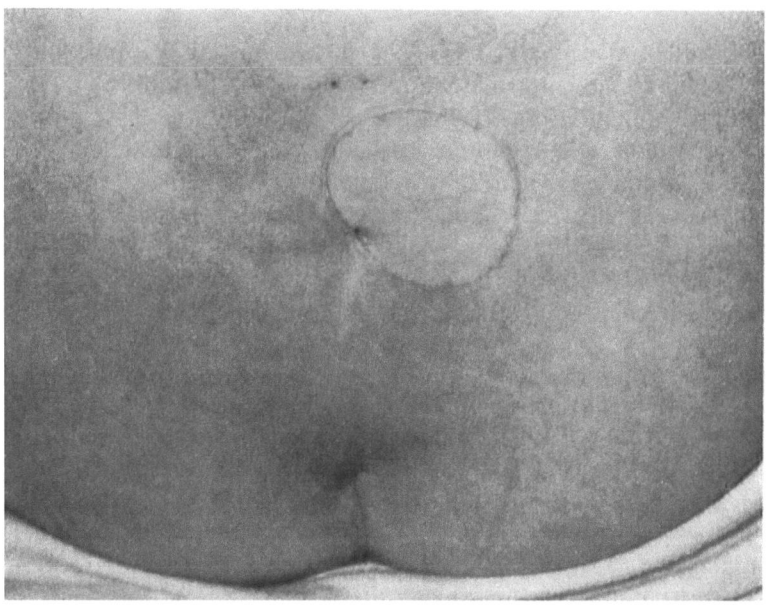

krankungsalter von 36,5 Jahren. Das entsprechende Operationsalter lag bei 42 Jahren.

Eine Geschlechtsbevorzugung ist bei den Kranken mit Conus-Caudatumoren nicht zu erkennen. Wahrscheinlich ist dieses Verhalten weitgehend durch das nur seltene Vorkommen der das weibliche Geschlecht bevorzugenden Meningiome bedingt. Bei den Gliomen überwiegt etwas das männliche Geschlecht, Neurinome dagegen kommen in gleicher Häufigkeit vor.

Die Anamnesendauer erstreckt sich in Abhängigkeit von der Geschwulstart auch hier bis über 30 Jahre; meist handelt es sich dann um Mißbildungsgeschwülste und um Angiome. Werden die malignen Tumoren des Kindesalters außer acht gelassen, so kommt etwa die Hälfte der lumbosacralen Geschwülste erst nach zehn-

Abb. 87. Topische Beziehungen der Conus-Caudatumoren.

jähriger Vorgeschichte zur Operation. Demgegenüber liegt vergleichsweise die Anamnesendauer bei den thorakalen und cervicalen Geschwülsten zwischen 5 und 10 Jahren, während sie bei den Oblongatatumoren bis zu 5 Jahren beträgt.

Werden die Altersgruppen mit der topischen Lokalisation und der Geschwulstart in Beziehung gesetzt — vertebral und paravertebral, extradural, extra- und intradural,

Abb. 88. Hautsinus im Lumbosacralbereich mit eingezogenem Porus, in Verbindung mit einem Epidermoid im Spinalkanal bei einem 5jährigen Jungen.

juxtamedullär (intradural extramedullär) sowie Conus, Filum terminale und Cauda equina (Abb. 87) — so spricht jugendliches Erkrankungsalter bei kurzer Anamnese und Marasmus für ein Sarkom, das sich meist extradural findet, während Fußdeformitäten, rezidivierende Meningitiden und Entwicklungsstörungen bzw. Hemmungsmißbildungen, z.B. ein Hautsinus, auf ein meist intradural gelegenes Epidermoid oder seltener Dermoid hinweisen (Abb. 88—91). Entsprechend der Genese dieser Mißbildungstumoren läßt sich die Vorgeschichte oft weit zurückverfolgen, so daß bei diesen Kranken mitunter erst im mittleren Lebensalter neurologische Störungen manifest werden und zur Klinikeinweisung Veranlassung geben (BISCHOF und NITTNER 1969). Mittleres Erkrankungsalter läßt vorwiegend an intradurale vom Conus oder von den Caudawurzeln ausgehende Neubildungen denken und höheres Erkrankungsalter mit kurzer Anamnese an Metastasen, vor allem bei Männern.

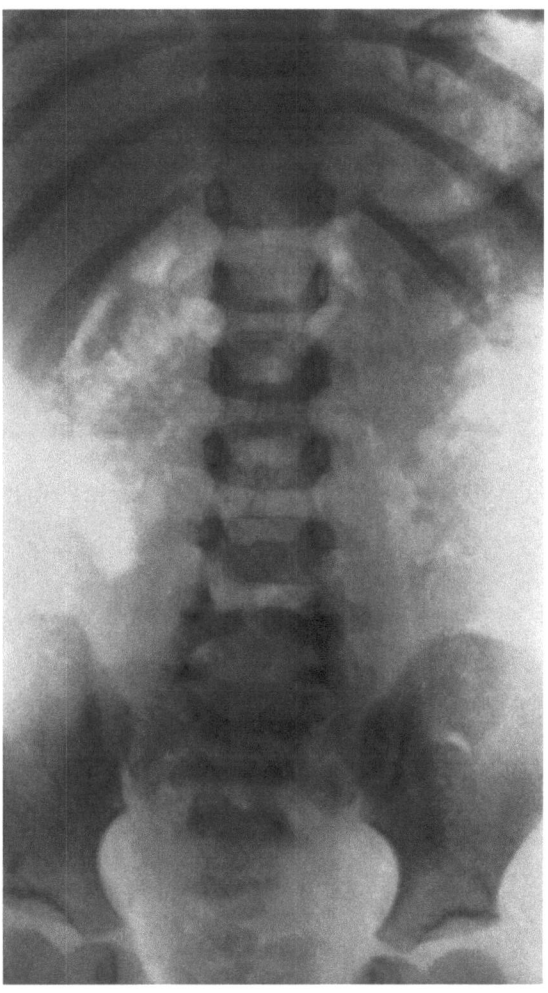

Abb. 89. Leichte linkskonvexe Skoliose der LWS. Verbreiterung des Bogenwurzelabstands von D12 abwärts. Bogenovale des 1. und 2. LW verschmälert. Bogenschlußdefekt bei L5 und L1. Epidermoid bei einem 2jährigen Kind von L2—5 mit extra- und intraduraler Ausbreitung. Durch „Hautsinus" rezidivierende meningitische Schübe.

Wird die Anamnesendauer bei der jeweiligen Tumorart berücksichtigt, so erstrecken sich die Vorgeschichten bei den Gliomen einschließlich Ependymomen von 1 Jahr bis zu 20 Jahren, ohne daß ein eindeutiger Anstieg nach einer bestimmten Zeit der Erkrankung zu erkennen ist (Abb. 92). Bei den Neurinomen reichen sie bis zu 15 Jahren, wobei die Hälfte der Fälle nach 2—7jähriger Krankheitsdauer zur Operation kam; bei 40% der Neurinom-Patienten betrug die Dauer der Anamnese weniger als 2 Jahre, bei 10% mehr als 7 Jahre mit maximal 15 Jahren (NITTNER 1965). Auch BAASCH (1944) weist darauf hin, daß Vorgeschichten von 5—10 Jahren keine Seltenheit sind. Bereits ELSBERG (1925) beschreibt einen Fall mit Beginn der Beschwerden vor 20 Jahren. Die längsten Vorgeschichten in unserem Krankengut ließen sich bei einem später maligne entartenden Chondrom und einem Lipom bis zu 27 bzw. 30 Jahren zurückverfolgen. Typisch sind rfener die Remissionen mit oft jahrelang beschwerdefreien Intervallen.

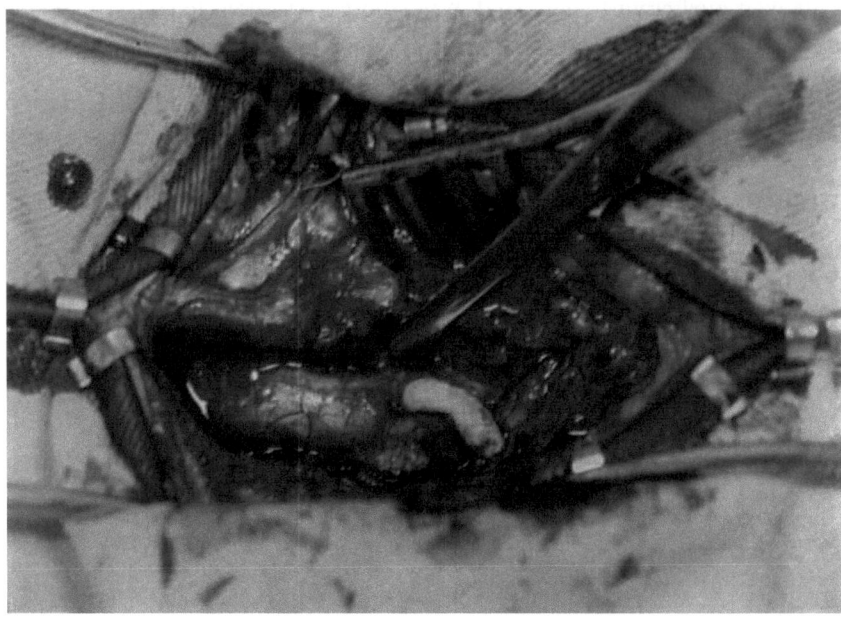

Abb. 90. Spontanentleerung von Epidermoidbrei während der Operation aus dem kommunizierenden Hautsinus.

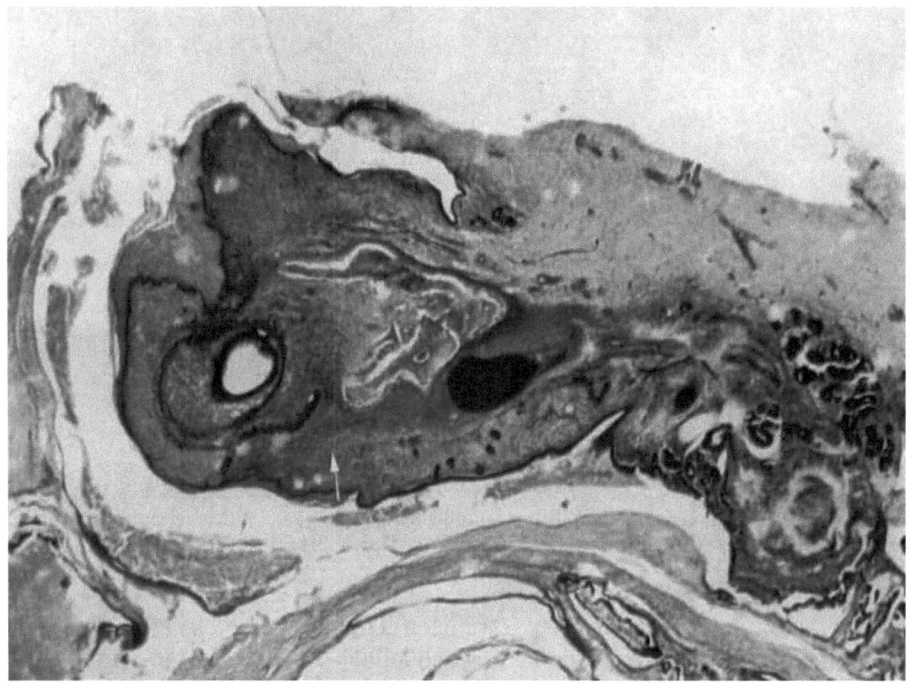

Abb. 91. Embryonales Teratom mit allen drei Keimblättern und Zahnanlage (↑). (Aus dem Pathologischen Institut der Universität Marburg a. d. Lahn mit freundlicher Genehmigung von Herrn Prof. PRINZ.)

Von den neurologischen Störungen bei den Tumoren des Lumbalabschnitts sind Schmerzen, die bei über $^4/_5$ der Fälle beobachtet werden, das führende Frühsymptom. Erst dann folgen mit Abstand in der Reihenfolge der Häufigkeit Blasen-, Darm- und Sexualstörungen sowie Ausfälle der Sensibilität und der Motorik. In diesem Stadium wird etwa $^1/_4$ der Conus-Caudatumoren diagnostiziert. Als zweites Symptom kommen sensible und motorische Störungen in annähernd gleicher Häufigkeit vor. Blasen-Darmstörungen werden etwas häufiger als zu Beginn der Erkrankung angetroffen. Schmerzen als Zweitsymptom kommen dagegen nur noch vereinzelt vor. Bis zu diesem Stadium mit zwei neurologischen Symptomen werden etwas mehr als ⅓ der Fälle erfaßt. Als drittes Symptom folgen motorische Ausfälle und mit Abstand Blasen-Mastdarmstörungen und Sensibilitätsausfälle, ebenfalls in annähernd gleicher Häufigkeit. Schmerzen als neu hinzukommendes drittes Symptom werden so gut wie nicht mehr beobachtet. Bis zu diesem Stadium — das noch dem inkompletten Querschnittsbild entspricht — werden fast ⅔ der Fälle diagnostiziert. Als viertes Symptom überwiegen Blasen-, Darm- und Sexual-

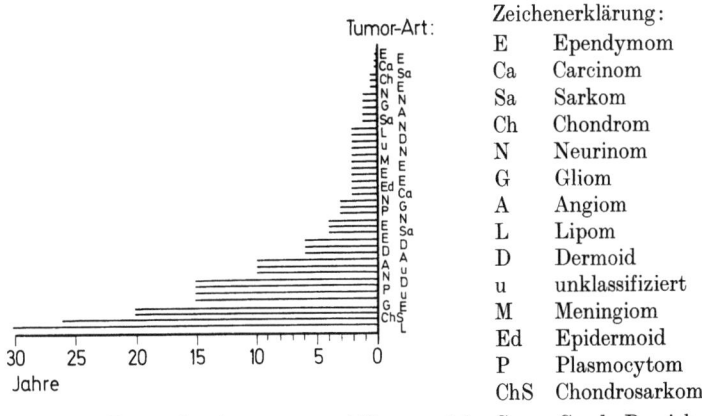

Abb. 92. Dauer der Anamnese und Tumorart im Conus-Cauda-Bereich.

Zeichenerklärung:

E	Ependymom
Ca	Carcinom
Sa	Sarkom
Ch	Chondrom
N	Neurinom
G	Gliom
A	Angiom
L	Lipom
D	Dermoid
u	unklassifiziert
M	Meningiom
Ed	Epidermoid
P	Plasmocytom
ChS	Chondrosarkom

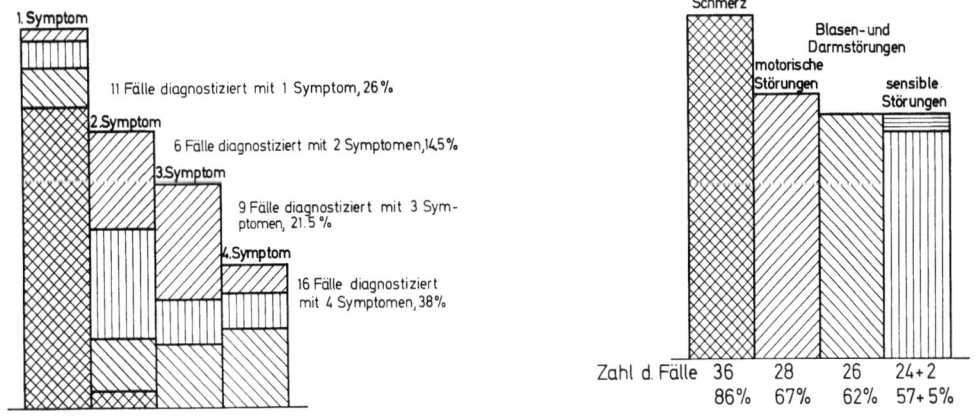

Abb. 93. Aufteilung der Conus-Caudatumoren nach Symptomen.

Abb. 94. Häufigkeit des Vorkommens der einzelnen neurologischen Störungen bei Conus-Caudatumoren.

Zeichenerklärung (Abb. 93 u. 94): ▒ Schmerz, ▨ motorische Störungen, ▥ sensible Störungen, ▨ Blasen-, Darm-, Sexualstörungen.

störungen. Sensible und motorische Störungen treten als viertes Symptom nur weiter selten auf. Radikuläre Schmerzen gehören dem Initialstadium an und kommen zu diesem Zeitpunkt der Raumbeengung nicht mehr neu hinzu. Das Stadium von vier Symptomen wird immerhin noch von über ⅓ der Fälle erreicht (Abb. 93, s. auch Tabelle 22, S. 187).

Nach klinischen Stadien der spinalen Raumbeengung beträgt das Verhältnis von Frühstadium : Übergangsstadium : komplettem Querschnittsbild etwa 2:3:2—4. Somit wird von den Conus-Caudatumoren fast ¼ bereits im Frühstadium erkannt und fast ⅔ werden diagnostiziert, bevor ein komplettes Querschnittssyndrom vorliegt.

Der Conus-Caudatumor ist relativ reich an Lokalzeichen. Unter ihnen sind die radikulären Symptome führend.

Wird die Häufigkeit des Vorkommens der einzelnen neurologischen Störungen bei Conus-Caudatumoren berücksichtigt, so ergibt sich in unserem Krankengut die aus Abb. 94 ersichtliche Aufteilung.

Wurzelschmerzen leiten fast regelmäßig die Caudakompression ein. In größeren Statistiken kommen sie als Erstsymptom in etwa $^4/_5$ der Fälle vor. Nur in 1—2 % werden Wurzelschmerzen während des ganzen Krankheitsverlaufs vermißt. Wegen der Resistenz der Wurzelfasern gegenüber einer langsam sich entwickelnden Kompression ist das neuralgische Stadium meist langdauernd — durchschnittlich 1—2 Jahre — bis ein weiteres Symptom neu hinzukommt. Andererseits ist zu beachten, daß Wurzelschmerzen nur kurze Zeit zu bestehen brauchen und von Wurzelschmerzen, die anderen Segmenten entsprechen, oder von anderen Wurzelsymptomen abgelöst werden können. Diese Eigen-

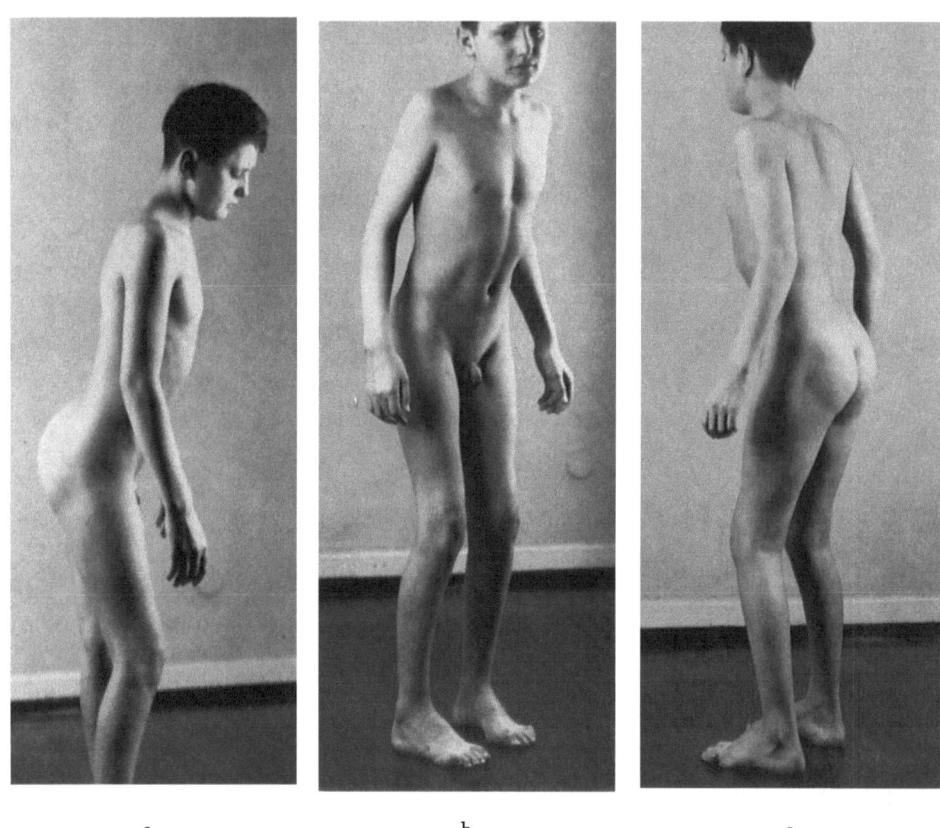

a   b   c

Abb. 95a—c. „Fehlhaltung" mit lumbosacraler Hyperlordose und fixierter Streckhaltung thorakal bis thorakolumbal. Rumpf aus der Hüfte nach vorn geneigt, Extremitäten gebeugt, Oberschenkel innenrotiert, Hohlfußbildung beiderseits. Lipom L 2—5 bei einem 13jährigen Jungen.

heit, die besonders Neurinome zeigen, läßt sich durch den als Folge des Geschwulstwachstums bedingten Wurzelausfall und somit der schmerzleitenden Fasern erklären. Der radikuläre Schmerz hält sich nicht immer scharf an die Segmentgrenzen bzw. Dermatome, sondern er kann bei Kompression der sacralen Wurzeln diffus in das „Kreuz" oder „Steißbein" lokalisiert werden. Auf dieses Verhalten wurde bereits von BAASCH (1944) hingewiesen. SCHLIACK (1957, 1958) und NITTNER (1963) bringen diese Schmerzlokalisation mit dem segmentalen Versorgungsgebiet der Sacral- und Coccygealwurzeln in Zusammenhang, die bei einer Caudakompression durch ihre Lage immer früh geschädigt werden. Bei Beteiligung einer oder mehrerer lumbaler oder oberer sacraler Wurzeln tritt dann meist das typische Bild der ein- oder doppelseitigen Ischialgie, gelegentlich auch der „Femoralisneuralgie" auf. Auch Ausstrahlungen in die Leistengegend, in das Rectum, den Unterleib oder die Genitalorgane sind bekannt. Meist zeigt der radikuläre Schmerz eine ausgesprochene Abhängigkeit von Drucksteigerungen, wie Husten, Niesen, Lachen, Pressen usw. Eine Zunahme beim Liegen (SCHMOLL 1906, WALLGREN 1923), nächtliches

Auftreten und refraktäres Verhalten gegenüber jeglichen konservativen Maßnahmen sind weitere charakteristische Zeichen für eine Caudakompression.

Bisweilen sind Schmerzen mit einer Zwangshaltung der Wirbelsäule kombiniert. In Abhängigkeit von der Höhe und dem Ausmaß der Kompression kann eine steife Haltung, eine Streckung auch unter Einbezug der Hüfte — Hüftlendenstrecksteife — eine Hyperlordose (Abb. 95a—c, s. auch Abb. 98a und b, S. 244) oder bei Tumoren im oberen Abschnitt auch eine lumbosacrale Kyphose (s. Abb. 100a und b, S. 247) vorliegen (LAQUER-REHN 1891). Das sichere Zeichen der symptomatischen Genese derartiger Wirbelsäulenveränderungen ist immer die postoperative Beseitigung dieser meist algogen bedingten Haltungsabweichungen.

Sensibilitätsstörungen liegen meist als segmentale Hyp- oder Anaesthesie, seltener als Hyperaesthesie vor, die auch in dieser Höhe mit funikulären Störungen kombiniert sein können. In der Regel erstrecken sich die Ausfälle über mehrere Segmente, da mehrere Wurzeln gleichzeitig komprimiert werden. Aber auch alleiniges Vorkommen funikulärer Gefühlsstörungen ist möglich, was dann auf eine intramedulläre Geschwulstlokalisation im Conus oder Epiconus hinweist, vor allem wenn sie dissoziierter Art sind. Anamnestisch werden Sensibilitätsstörungen nicht ganz so häufig angegeben, wie sie sich durch die Untersuchung erfassen lassen. Am häufigsten treten sie als Zweitsymptom auf. Bei fast der Hälfte von Conus-Caudatumoren werden sie zum Zeitpunkt der Operation selbst bei großen Geschwülsten und subtilster Prüfung (BAASCH 1944) sogar vermißt (NITTNER 1965).

Motilitätsstörungen können innerhalb dieses Abschnitts in Abhängigkeit von der Höhe sowie von der intra- oder extramedullären Lage der spinalen Raumbeengung als spastische oder als schlaffe Lähmungen vorliegen; auch intramedulläre Tumoren des unteren Rückenmarksendes führen zu hypotonen Paresen oder Plegien. Bei Vorderhornbeteiligung unterscheiden sie sich nicht von den Ausfällen durch Wurzelschädigung. In seltenen Fällen kann auf der einen Seite eine schlaffe, auf der anderen Seite eine spastische Parese gefunden werden (ELSBERG 1925). Motilitätsstörungen als erstes Symptom sind äußerst selten. Sie treten am häufigsten als zweites und drittes Symptom auf. Bei etwa $1/_3$ der Conus-Caudatumoren fehlen sie ganz. Die vielfach vertretene Ansicht, daß bei Conusaffektionen Paresen erst den Sensibilitätsstörungen folgen, darf nicht verallgemeinert werden. Die Beobachtungen beim Bandscheibenvorfall geben hierfür eindeutige Beispiele. Vielfach liegen allerdings motorische Störungen nur als leichte Schwächen oder unbeachtete Atrophien vor, die sich häufig der Feststellung entziehen. Desgleichen werden sogar Plegien übersehen oder fehlgedeutet, wenn sie Muskeln bzw. Myotome von nur untergeordneter Funktionsbedeutung betreffen. Teilausfälle der Gesäß- und Fußmuskeln mit Deformierungen, wie z.B. Hohl-, Spitz- oder Klumpfußbildung, sind nicht selten verkannte und fehlbehandelte Auswirkungen eines Caudatumors (Abb. 96a und b, s. auch Abb. 104a und b, S. 250). Atrophische Paresen mit Senkung der Tonuslage sind immer das sichere Zeichen einer Schädigung des peripheren Neurons, wobei der Prozeß allerdings auch im Conus gelegen sein kann und dann auf einer Vorderhornschädigung beruht. Fibrilläre Zuckungen werden recht häufig beschrieben. Veränderungen der elektrischen Erregbarkeit sind gewöhnlich nur gering oder fehlen ganz. Dagegen können elektromyographische und chronaximetrische Untersuchungen aufschlußreich sein (WIECK 1948, 1951, STAMMLER 1952, NITTNER 1963 u.a.). Meist werden Paresen erst auffällig, wenn sie sich als Schwäche eines oder beider Beine äußern. Bei Beteiligung der unteren Rückenmarksabschnitte sind spastische Erscheinungen und gelegentlich dissoziierte Empfindungsstörungen anzutreffen. Im allgemeinen werden motorische Störungen spastischer Art früher erfaßt — d.h. im paretischen Stadium — als schlaffe Lähmungen; sie überwiegen erst im paralytischen Stadium und liegen dann häufiger als Paraplegie vor.

Reflexstörungen finden sich als Abschwächung bis zur Areflexie, aber auch als Reflexsteigerung, wenn die unteren Rückenmarksabschnitte mitbeteiligt sind. In vielen Fällen liegen dann ausgeprägte, zum Teil sogar hochgradige Pyramidenbahnzeichen vor (ANTONI

1936). Eine schlaffe Lähmung und Areflexie aller Muskeln des lumbosacralen Versorgungsgebietes spricht im allgemeinen mehr für eine ausgedehntere Schädigung des Markes selbst und weniger der Caudafasern (Antoni 1936).

Blasen-, Mastdarm- und Sexualstörungen sind für eine Schädigung des Sacralmarks und seiner Wurzeln zwar pathognomonisch, jedoch kommen sie nicht so häufig als Frühsymptom vor, wie allgemein angenommen wird. Selbst in neurologischen Lehrbüchern wird immer wieder auf das frühe Auftreten von Miktionsstörungen hingewiesen, was jedoch nicht den Auswertungen neurochirurgischen Krankengutes entspricht. Baasch (1944) hebt sogar das frühere Auftreten von Obstipation und Sexualstörungen gegenüber den Miktionsstörungen hervor. Antoni (1936) weist auf das frühe Auftreten von Sphincterstörungen hin. Im Krankengut von Tönnis leiteten Blasen-Darmstörungen nur bei $1/_{10}$ der

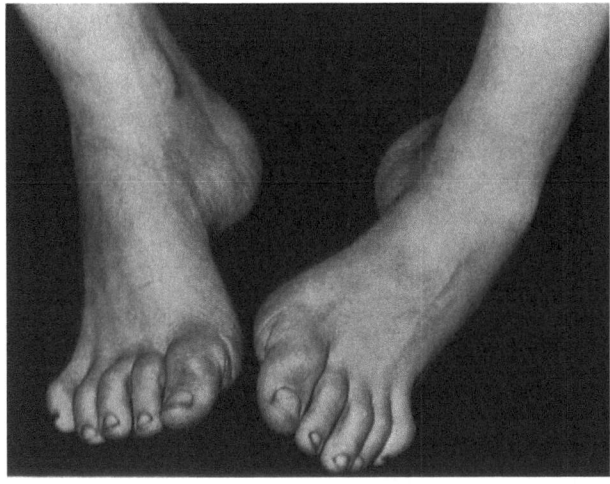

a

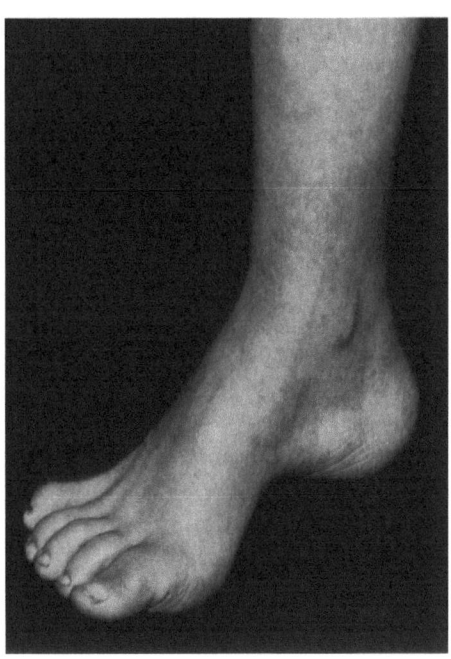

b

Abb. 96a u. b. Hohlfußbildung und Hammerstellung der Zehen. Lipom L 2—5.

Fälle aller Conus-Caudatumoren die Erkrankung ein und wurden am häufigsten als letztes Symptom beobachtet. Bei $1/_3$ fehlten sie sogar noch zum Zeitpunkt der Operation. Selbst wenn nur diejenigen Fälle mit Blasen-Darmstörungen berücksichtigt wurden, so machten Miktionsstörungen als Initialsymptom hiervon nur $1/_6$ aus (Nittner 1965). Nur bei Epidermoiden wurden sie zu Beginn der Erkrankung relativ häufiger gesehen. Blasenstörungen treten bei den raumbeengenden Prozessen im Conus-Caudabereich, ähnlich wie bei den Tumoren der anderen Rückenmarksabschnitte, meist erst bei doppelseitiger Schädigung und meist bei einem schon bestehenden Caudasyndrom auf. In der Regel wird sogar das Caudasyndrom durch das Hinzutreten der Blasenstörungen erst komplettiert. Die ersten Zeichen einer beeinträchtigten Blasenentleerung können allerdings nur durch das Katheterisieren erfaßt werden, vor allem zu einem Zeitpunkt, wenn sie den Patienten noch nicht bewußt geworden sind. Abnorme Blasenkapazität oder der Nachweis von Restharn geben dann weiteren Aufschluß. Cystometrisch ist bei Harnverhaltung eine große Kapazität — bis zu 1000 cm³ — und das Fehlen einer Detrusorkontraktion festzustellen. Da die Bauchpresse in den Fällen reiner Caudasyndrome noch erhalten ist, kann die Blasenentleerung nach einer gewissen Zeit auf diese Weise erfolgen, manchmal mit nur geringem Restharn. Entsprechend macht sich anfangs eine Entleerungshemmung mit erschwertem Wasserlassen bemerkbar, der das Stadium der Überlaufblase mit Harnträufeln und Inkontinenz folgt (Bischof und Nittner 1964).

Trophische Störungen, wie Decubitalgeschwüre, werden als nicht seltene Befunde beschrieben.

Der Conus-Caudatumor nimmt innerhalb der einzelnen Abschnitte des Spinalkanals insofern eine Sonderstellung ein, als er am häufigsten im Frühstadium erfaßt wird. Es soll deshalb auf die hierbei vorkommenden mono- und oligosymptomatischen radikulären Störungen gesondert eingegangen werden, da erst durch ihre Kenntnis und die Möglichkeit vorkommender Kombinationen seine Erfassung zu Beginn der Erkrankung möglich wird. Gelegentlich führt er nur zu radikulären Schmerzen (SCHMOLL 1906) mit rezidivierenden Attacken, die sowohl beim Neurinom als auch beim Ependymom und Sarkom vorkommen können. In Verbindung mit Reflexabweichungen und Darmstörungen handelt es sich häufiger um ein Ependymom. Auch Sensibilitätsstörungen mit nur latenten Paresen, mit und ohne Blasen-Darmstörungen, können vorliegen (s. hierzu auch Abb. 96a und b, S. 240). Blasenstörungen allein oder in Kombination mit Darmstörungen, aber auch Reflexabweichungen und Schmerzen — ohne Paresen und ohne Sensibilitätsstörungen — weisen am ehesten auf ein Epidermoid hin, das die unteren Abschnitte des Spinalkanals bevorzugt. Blasen-Darmstörungen treten dann entweder als Lokalsymptom auf, oder sie stellen sich ein, wenn motorische Störungen doppelseitig werden, in Plegien übergehen oder wenn Sensibilitätsstörungen dazukommen. Die gravierendsten Symptome sind immer die Störungen der Motorik, da von ihrem akuten oder langsam progredienten Auftreten und von der Dauer ihres Bestehens die Rückbildungsfähigkeit der Paresen und Plegien abhängt, die wiederum das Schicksal der Kranken weitgehend bestimmen. Nur in seltenen Fällen kommen Motilitätsstörungen isoliert vor. Meist jedoch sind sie Teil eines Querschnittssyndroms. Alleinige Paraparesen, in Verbindung mit doppelseitigen Sensibilitätsstörungen oder in Kombination mit Blasenstörungen können beim Ependymom und Angiom beobachtet werden. Inkomplette Hemicaudasyndrome werden sowohl bei intramedullären Gliomen als auch bei Wirbelsäulentumoren angetroffen.

Sofern nur eine motorische Wurzel betroffen ist und die ersten motorischen Störungen beginnen, sind die Angaben noch sehr uncharakteristisch und meist schwer zu erfassen; sie werden von den Patienten vielfach als Unruhe der Muskulatur oder als ein in die Muskulatur lokalisiertes pulsierendes oder vibrierendes Gefühl empfunden. Bei der Untersuchung können sich dann Fibrillationen oder Muskelwogen zeigen. Im Anfangsstadium sind es meist passagere Schwächen einzelner Muskeln oder Muskelgruppen, die als rascheres Ermüden, Umknicken oder Nachschleifen des Fußes bei längerer Belastung den Kranken auffallen, vor allem dann, wenn sie sich mehr oder weniger akut einstellen. Erst bei genauerem Befragen ergeben sich Rückschlüsse auf die geschädigten Muskelgruppen und Segmente, wie z.B. mangelndes Abrollen als Folge einer Gastrocnemiusschwäche, das vor allem beim Treppabgehen auffällt und meist bei einer Schädigung der ersten Sacralwurzel gefunden wird oder Schwierigkeiten des Fußhebens, die besonders beim Treppensteigen bemerkt werden und vorwiegend durch eine L_5-Schädigung bedingt sind. Derartige Angaben können dann bereits wertvolle höhendiagnostische Hinweise geben.

Auch isolierte Reflexstörungen kommen vor, jedoch relativ selten.

Oft sind sogar Reflexabschwächungen die ersten faßbaren Störungen, die im allgemeinen aber bald von Paresen und Atrophien gefolgt sind (Abb. 96a und b, S. 240, sowie Abb. 104a und b, S. 250).

Die Schwierigkeit der Höhendiagnose geht bereits daraus hervor, daß der bei D_{11} beginnende lumbo-sacrale Teil des Rückenmarks 8—9 cm einnimmt und die umgebenden Caudafasern von ihrem Ursprung bis zum Austritt aus dem Spinalkanal über eine Strecke von 10—14 cm verlaufen. Ohne Berücksichtigung der Höhe kann daher ein kleiner Tumor an irgendeiner Stelle dieser Strecke durch gleichzeitige Schädigung mehrerer Wurzeln die gleichen Erscheinungen hervorrufen. Eine Schädigung am Übergang vom Brust- zum Lendenmark tritt vor allem durch eine Funktionsstörung des M. iliopsoas (L_{1-3}) als Schwäche der Oberschenkelbeuger in Erscheinung. Bei völligem Funktionsausfall kommt es zu einer Gehunfähigkeit, da dann eine aufrechte Körperhaltung nicht mehr möglich ist. Weniger auffallend ist eine Adductorenschwäche, da sie sich erst beim Schenkelschluß zeigt. Radikuläre Schmerzen sind selbst bei medullärem Sitz in diesem Abschnitt des Spinalkanals besonders ausgeprägt, da die Wurzeln dicht beisammenliegen, über eine lange Strecke verlaufen und relativ resistent gegen Tumordruck sind. Störungen der Bauchhautreflexe treten früh auf und werden hier, wie auch bei Caudatumoren, fast nie vermißt. Sie können geradezu als pathognomonisch für eine Kompression angesehen werden, ohne daß ihnen allerdings eine sichere höhendiagnostische Bedeutung beigemessen werden kann. Lähmungen und eine Areflexie der Oberschenkelmuskulatur bei gesteigerten

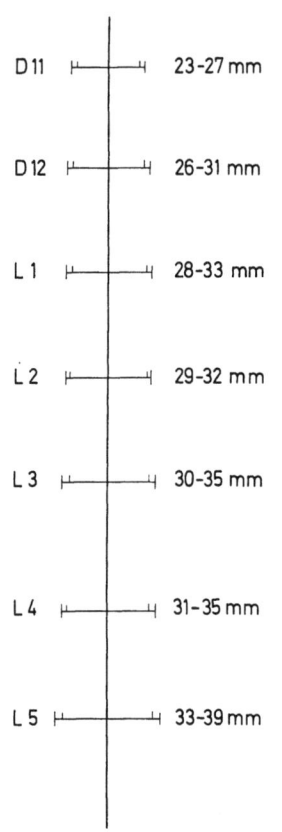

Abb. 97. Variationsbreite der Wirbelbogenabstände

Reflexen des Unterschenkels, eventuell mit Fußklonus, sprechen für eine Schädigung des oberen Lendenmarks. Liegen schlaffe Lähmungen und eine Areflexie aller lumbosacralen Muskeln vor, so ist im allgemeinen eine ausgedehntere Schädigung des Markes selbst und weniger der Caudawurzeln anzunehmen (ANTONI 1936).

Ab L_2 ist immer eine — wenn auch in der reinen Form selten beobachtete — komplette Caudaschädigung zu erwarten, da bei einem Querschnitt in dieser Höhe sämtliche Caudafasern getroffen werden. Sie wird als Lähmung vom sog. Oberschenkeltyp bezeichnet. Bei allen tiefer gelegenen raumbeengenden Prozessen gilt der Leitsatz: je tiefer die Kompression, um so weniger Wurzeln können geschädigt werden. Die Anamnese ist auch hier meist durch ein langes Schmerzstadium mit Ausbreitungsmöglichkeit von der Damm- und Kreuzbeingegend bis in den Fuß gekennzeichnet. Die Ausfälle sind bei Caudaläsionen meist nicht symmetrisch, sondern unregelmäßig verteilt. Die Nn. iliohypogastrici und ilioinguinales mit tiefsten Segmentbezügen aus L_1 bleiben oft unversehrt, so daß die Sensibilitätsstörungen meist nicht, wie nach dem Versorgungsgebiet zu erwarten wäre, bis in Leistenhöhe reichen; auch die Sensibilität der Hoden bleibt häufig intakt. Motorische Schädigungen können mitunter erst relativ spät zur Beobachtung kommen oder auch ganz fehlen. Fibrilläre Zuckungen und Muskelwogen haben hinsichtlich der Höhenlokalisation keine pathognomonische Bedeutung, da sie bei Conus- wie auch bei Caudaläsionen beobachtet werden.

Unterhalb L_3 tritt die Lähmung vom sog. Unterschenkeltyp auf. Lähmungen vom Versorgungsgebiet des N. ischiadicus bzw. Plexus sacralis beherrschen das klinische Bild. Bei meist erhaltenen Patellarsehnenreflexen finden sich Störungen der Gesäß-, Unterschenkel- und Fußmuskulatur, Sensibilitätsstörungen ab L_4 sowie Blasen-, Mastdarm- und Potenzstörungen.

Unterhalb L_5 treten motorische Störungen entsprechend dem Wurzelversorgungsgebiet als Unterschenkel-, Fuß- und Zehenmuskelparesen mit den die Segmentschädigung kennzeichnenden Atrophien auf. Der Achillessehnenreflex (S_1 bis S_2) ist meist gestört. Blasen-, Darm- und Potenzstörungen sind die Regel.

Unterhalb S_2 — sog. untere Caudaläsion — sind keine Beinparesen oder Atrophien mehr zu erwarten. Nur der Levator ani und der Analreflex sind ausgefallen, die Darmfunktion ist gestört und die Blasenfunktion durch eine Detrusoratonie beeinträchtigt; die Geschlechtsfunktion ist erloschen oder kann in Form der sog. dissoziierten Potenzstörung vorliegen; letztere soll häufiger bei extraduraler Kompression vorkommen.

Die Wirbelsäulensymptome kennzeichnen nahezu immer das klinische Erscheinungsbild der Conus-Caudakompression. Schmerzen führen hier in besonders hohem Maß zu Haltungs- und Bewegungsstörungen. Am häufigsten wird eine Steifhaltung und eine Schmerzsteigerung bei Bewegungen der Lendenwirbelsäule beobachtet. Sie kann bis zu einer Hüftlendenstrecketeife ausgeprägt sein. Als Folge eines raumbeengenden Prozesses im Spinalkanal wird sie ausschließlich bei Conus-Caudatumoren — vorwiegend Dermoiden und Epidermoiden — angetroffen (AULBACH 1950, HOREYSEK 1952, WILDE 1953, HAUBERG 1957, UHLEMANN 1959, MATZEN und POLSTER 1960, LÜTTICKE 1969 u. a.). In einer Zusammenstellung der Orthopädischen Universitätsklinik Köln (LÜTTICKE 1969) war bei 21 Kranken mit einer Hüftlendenstreckstarre achtmal ein Neoplasma im unteren Abschnitt des Spinalkanals die Ursache. Als Folge einer Spondylolisthese wurde sie von HARNACH, GOTFRÝD und BAUDYŠOVÁ (1966) sowie von LANCE (1966) beschrieben. ADKINS (1955) teilte hierzu 33 einschlägige Fälle mit.

Die beim Caudatumor zu beobachtenden Fehlhaltungen werden im allgemeinen auf Verspannungen der paravertebralen Muskulatur bezogen. Eine durch Schmerzen bedingte Zwangshaltung, die auch als lumbosacrale Kyphose vorliegen kann, wurde bereits von LAQUER-REHN (1891) beschrieben (s. hierzu auch Abb. 95a—c, S. 238, Abb. 100a und b, S. 247 und Abb. 21a und b, S. 151). Umschriebener oder diffuser Druck-Klopfschmerz über den Dornfortsätzen und paravertebral findet sich häufig in Höhe des raumbeengenden Prozesses. Aber auch eine Schmerzprojektion in tiefer gelegene Teile der Wirbelsäule, vor allem in das Kreuz- und Steißbein, kommt bei Conus-Caudatumoren nicht selten vor.

Die Röntgenuntersuchung der Wirbelsäule liefert in einem recht hohen Prozentsatz pathologische und zum Teil sogar artspezifische Befunde. Werden die von der Wirbelsäule ausgehenden Tumoren — Metastasen, Wirbelangiome u. a. — mit einbezogen, so finden sie sich in etwa der Hälfte der Fälle; ohne diese kommen sie als indirekte Tumorzeichen in einer Häufigkeit von etwa 40 % vor. Direkte Tumorzeichen in Form von Kalkeinlagerungen in die Geschwulst sind äußerst selten (Abb. 20a und b, S. 150). Indirekte Tumorzeichen — Verschmälerungen der Bogenovale, Usurierungen der Wirbelbögen, Veränderungen an den Wirbelkörpern oder eine Erweiterung des Spinalkanals im Lumbosacralgebiet in beiden Richtungen, also im sagittalen und seitlichen Strahlengang — finden sich im Gegensatz zu den anderen Wirbelsäulenabschnitten hier relativ häufig. Über die Variationsbreite der Wirbelbogenabstände gibt die Abb. 97 Aufschluß. Erhebliche derartige Veränderungen über mehrere Wirbel bei fehlenden infiltrierend-destruierenden Knochenveränderungen können sowohl für ein Ependymom (s. Abb. 28, S. 156) als auch für ein Epidermoid (s. Abb. 29a und b, S. 156) sprechen (TÖNNIS, FRIEDMANN und NITTNER 1958). In Kombination mit anderen Fehlbildungen erscheint ein Epidermoid wahrscheinlicher (Abb. 98). Auf die Notwendigkeit der exakten Einstellung sei wegen der Möglichkeit einer Fehldeutung besonders hingewiesen (s. Abb. 34a und b, S. 158 sowie Abb. 35a und b, S. 158). Mitunter können auch nur geringe Veränderungen sehr aufschlußreich sein; verwertbar sind sie dann jedoch nur im Zusammenhang mit der Klinik. Auf Verplumpungen und Randzackenbildungen, die in einigen Fällen ober- und unterhalb des Tumors gefunden werden, sei in diesem Zusammenhang besonders aufmerksam gemacht (Abb. 99a und b). Bei etwa $1/4$ der Fälle fehlen jegliche röntgenologische Veränderungen; selbst die für Tumoren uncharakteristischen Spondylarthrosen und Osteochondrosen werden vermißt. Die bereits beschriebenen Fehl- und Zwangshaltungen der Wirbelsäule (s. S. 239 und 242) finden sich bei der Röntgenuntersuchung bestätigt oder werden mitunter hierbei sogar erst aufgedeckt.

Die Liquordiagnostik ist bei jedem Verdacht auf eine spinale Raumbeengung unerläßlich. Fast jeder Conus-Caudatumor — einige Mißbildungen ausgenommen — führt zu einer lumbalen Eiweißerhöhung, zu einer pathologischen Mastixkurve und mitunter zu leicht erhöhten Zellzahlen. Zisternale Eiweißerhöhungen werden auch bei den Caudatumoren vereinzelt angetroffen, z.B. beim Epidermoid. Meist sind aber dann die lumbalen Eiweißwerte schon stark erhöht. Im Lumballiquor liegen bei fast $1/3$ der Fälle die Gesamteiweißwerte unter 50 mg-% und bei etwa der Hälfte über 100 mg-%. Beziehungen zwischen der Eiweißerhöhung einerseits und der Geschwulstart oder der topischen Lokalisation andererseits scheinen nicht zu bestehen. Werden Liquorvergleichsuntersuchungen bei den Tumoren in den einzelnen Rückenmarksabschnitten angestellt, so ergibt sich, daß die Zahl der Fälle mit Eiweißvermehrung von den oberen nach den unteren Rückenmarksabschnitten deutlich zunimmt, worauf auch GRÖSCHEL (1958) hingewiesen hat.

Handelt es sich um den Verdacht eines Conus-Caudatumors, so soll die Lumbalpunktion so tief wie möglich vorgenommen werden. Meist findet sich dann eine starke Eiweiß-erhöhung, die sich in einem Sperrliquor mit Xanthochromie ausdrückt. Das Froinsche Syndrom ist bei den Conus-Caudatumoren weitaus am häufigsten. Vereinzelt kann trotz korrekt durchgeführter Punktionen jeglicher Liquorabfluß ausbleiben. Derartige ,,trockene" Lumbalpunktionen können durch ein Anpunktieren des Tumors bedingt sein. Die Möglichkeit der Aspiration von Cysteninhalt oder Epidermoidbrei kann unter Umständen

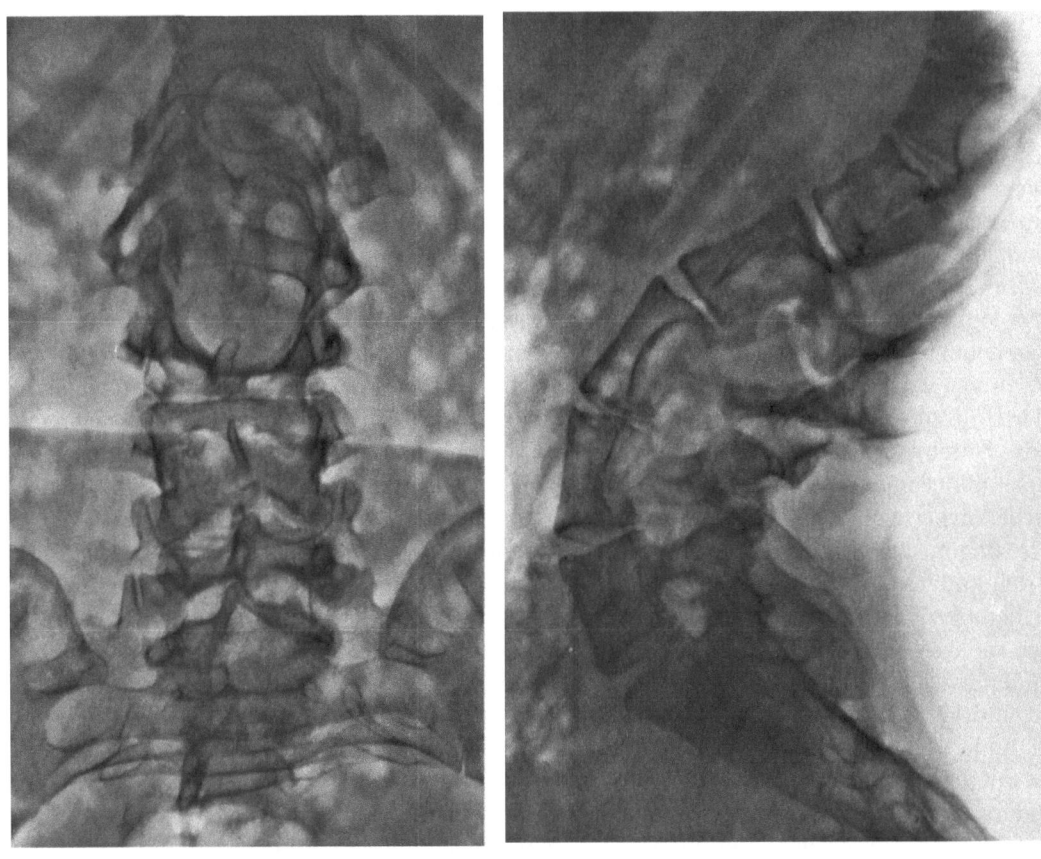

a   b

Abb. 98a u. b. Hochgradige Destruktion der Wirbelsäule bei einem ausgedehnten Epidermoid des Spinalkanals.

eine überraschende Klärung bringen. Eine weitere Überraschung kann sich durch stark er-höhte Zellzahlen ergeben. Die Ursache ist dann meist ein Epidermoid, vor allem wenn es durch einen Hautsinus Verbindung zur Körperoberfläche hat. Hierdurch erklären sich häufiger meningitische Schübe, die anfangs auch an einen Spinalabsceß denken lassen. Ist kein Liquor zu erhalten, so kann in die darüber gelegenen Intervertebralräume eingegangen werden, um so eventuell über den Tumor zu gelangen. Dieses Punktieren in verschiedenen Höhen kann oft schon allein die genaue Lokalisation erbringen (Elsberg und Cramer 1930).

Von den großen Tumorgruppen führen die am häufigsten vorkommenden Neurinome meist zu einem starken Eiweißanstieg, die ebenfalls häufig anzutreffenden gliomatösen Geschwülste — vorwiegend Ependymome — sind mit allen Eiweißwerten vertreten. Die in diesem Abschnitt sehr seltenen Meningiome bewirken meist Erhöhungen bis 100 mg-%, bei Oddsson (1947) in 60% der Fälle. Aber auch Werte bis 500 mg-% sind nicht unge-wöhnlich.

Im neuralgischen Stadium wurden im Krankengut von Tönnis normale Eiweißwerte nur bei 2 spinalen Carcinommetastasen, 1 Ependymom und 1 Lipom gefunden. Die An-

giome zeigten Werte von nur leichten bis sehr starken Erhöhungen, Ependymome sowohl
Werte unter als auch über 100 mg-% und Neurinome immer eine stärkere Erhöhung;
Werte über 900 mg-% bei Vorliegen eines Sperrliquors kamen bei einem Cauda-Neurinom
sogar schon im Frühstadium vor (TÖNNIS, KRENKEL und NITTNER 1963). Beim inkompletten
Querschnittsbild wurden mit Werten unter 50 mg-% nur vereinzelt Mißbildungsprozesse

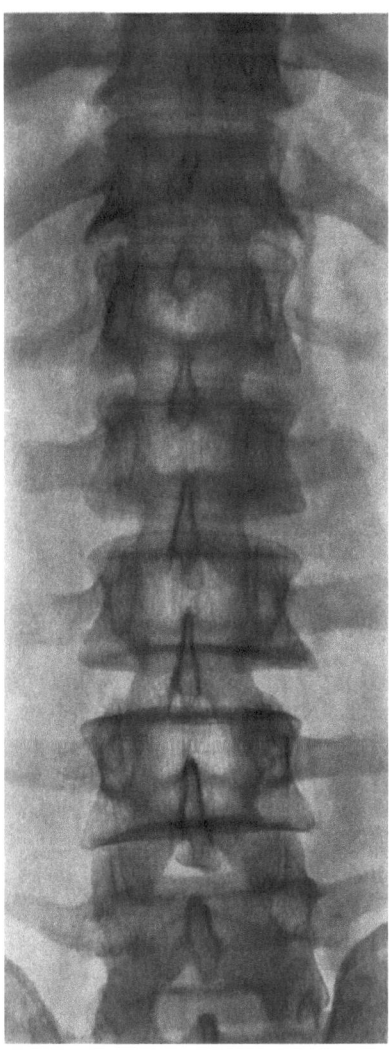

a

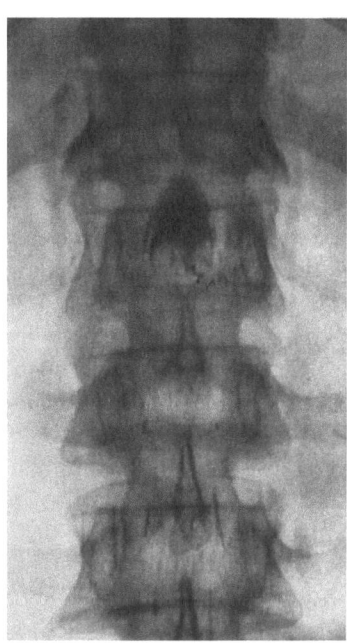

b

Abb. 99 a u. b. a Reaktive Veränderungen an den
Wirbelkörperkanten bei einem Ependymom von
L 1—3 oberhalb und unterhalb der den Tumor be-
grenzenden Bewegungssegmente bei D 12/L 1 und
bei L 3/4. Leichte rechtskonvexe Lumbal-Skoliose.
b Myelogramm des gleichen Falles mit Kontrastmittelstop über dem oberen Tumorpol bei L1. Im
darüber- und daruntergelegenen Segment spondylarthrotische Randzackenbildungen.

und Carcinommetastasen angetroffen. Im allgemeinen überwiegen, wie auch in den anderen
Stadien, die Tumoren mit einer Eiweißerhöhung über 100 mg-%. Mit Ausnahme der
Meningiome finden sich fast alle größeren Tumorgruppen vertreten. Bei Vorliegen eines
kompletten Conus-Caudasyndroms ist beachtenswert, daß selbst in diesem Stadium Mißbildungsprozesse und Metastasen, aber auch Ependymome völlig unauffällige oder noch
annähernd normale Liquoreiweißwerte aufweisen können. Mittelgradige (bis 100 mg-%) und
starke Erhöhungen finden sich bei allen Tumorarten, auch bei den Mißbildungsprozessen.

Die kolloidchemischen Untersuchungen fallen — selbst bei den wenigen Fällen mit
normalen Eiweißbefunden — so gut wie immer pathologisch aus.

Eine Zellvermehrung über 5/3 wird bei etwa ²/₃ der Neubildungen im Lumbalbereich
angetroffen. Sie kommt hier — wie auch bei den Oblongatatumoren — häufiger vor als
in den übrigen Abschnitten des Spinalkanals; in dem Gesamtkrankengut der Rückenmarkstumoren von TÖNNIS kamen erhöhte Zellzahlen in ¹/₃ der Fälle vor.

Eine Xanthochromie läßt auch hier meist Beziehungen zur Höhe der Eiweißwerte erkennen. Häufig besteht dabei ein Froinsches Syndrom.

Störungen der Liquordynamik beim Queckenstedt-Versuch fanden sich im gleichen Krankengut in mehr als der Hälfte der Fälle als kompletter Stop und bei $^1/_5$ als teilweise Passagebehinderung. Bei etwa $^1/_5$ lagen trotz eines Neoplasmas normale liquordynamische Verhältnisse im zisternalen wie auch im lumbalen Steigrohr vor. Bei Milnes (1953) machten sie nur $^1/_7$ seiner Serie aus. Meist sind es die in diesem Abschnitt lokalisierten Mißbildungstumoren und Angiome, die durch diese Untersuchungsmethode nicht oder nur selten erfaßt werden. Auf den normalen Ausfall der Liquor- und Kontrastmittel-untersuchungen bei Geschwulstsitz im Sacralkanal unterhalb des Duralsackes wurde von Elsberg und Constable (1930) berichtet. Bei Prüfung der Durchgängigkeit des Spinalkanals mittels des Queckenstedt-Versuchs kann gelegentlich auch schon aus dem verzögerten Druckabfall und aus dem Auftreten von Nebenerscheinungen auf einen Stop geschlossen werden; sofern sich Wurzelerscheinungen als Tumorlokalsymptom einstellen, sollte von einer weiteren Liquorentnahme Abstand genommen werden (Tönnis und Nittner 1957). Wichtig erscheint deshalb, nach der Lumbalpunktion erneute genaue neurologische Untersuchungen vorzunehmen, da dadurch manchmal vorher latent ge-bliebene Störungen manifest werden (Baasch 1944) oder durch zunehmende Kompression der Caudawurzeln Störungen neu auftreten können (Tönnis, Krenkel und Nittner 1963).

Bei Berücksichtigung der Tumorart liegt eine komplette Verlegung vorwiegend bei den malignen bzw. metastatischen Prozessen vor, wogegen die Mißbildungstumoren und vereinzelt auch Ependymome noch eine freie oder nur partiell behinderte Liquorpassage ergeben, zum Teil sogar bei normalen Eiweißwerten (Schmieger 1970).

Nach klinischen Stadien der spinalen Raumbeengung unterteilt, besteht eine voll-ständige Blockierung am häufigsten beim inkompletten Querschnittsbild. Selbst im neuralgischen Stadium überwog der totale Stop mit 50%, wogegen beim kompletten Querschnittsbild nur in 30% der Fälle die Verlegung vollständig war. Eine partielle Behinderung kam am häufigsten im neuralgischen Stadium vor — bei etwa $^1/_4$ der Fälle — und in je 10% beim inkompletten und kompletten Querschnittsbild. Eine völlig normale Liquorpassage fand sich wider Erwarten bei etwa 60% der Fälle mit kompletter Querschnittslähmung, wogegen beim inkompletten und neuralgischen Stadium nur 33% bzw. 25% der Fälle einen unauffälligen Queckenstedt-Versuch hatten. Es verdient deshalb hervorgehoben zu werden, daß bei den Conus-Caudatumoren selbst bei Vorliegen eines kompletten Querschnittsbildes die Liquorpassage in über der Hälfte und beim inkompletten bei $^1/_3$ der Fälle völlig frei ist, so daß dann zur weiteren diagnostischen Klärung unbedingt die Myelographie gefordert werden muß (s. Abb. 41, S. 168).

Die Myelographie erbringt vor allem bei Tumoren dieses Abschnitts meist erst die genaue Höhenlokalisation (Abb. 99a und b, Abb. 100a und b, s. auch Abb. 35a und b, S. 158). Sie wird immer nur dann ausgeführt, wenn sich präoperativ Diskrepanzen zwischen Anamnese sowie klinischen und röntgenologischen Befunden ergeben oder wenn die Ausdehnung des Tumors nicht zu bestimmen ist. Sie kann als positive oder negative Myelographie vorgenommen werden. Die Luft- bzw. Gasmyelographie ist eine vor allem den Conus- und Caudakompressionen vorbehaltene Methode, da hier diagnostische Schwierig-keiten durch Überlagerung lufthaltiger Organe, wie es im Thorax- und Cervicalabschnitt der Fall ist, wegfallen (s. Abb. 45, S. 173 und Abb. 50a und b, S. 176). Schichtaufnahmen und stereoskopische Röntgenbilder können die Deutung des Luftmyelogramms mitunter wesent-lich erleichtern. Für die sog. positive Myelographie werden jodölhaltige oder wasserlösliche jodhaltige Substanzen benützt. Vielfach wird bei Tumoren dieses Abschnitts der letzteren Methode mit einem wasserlöslichen Injektionspräparat der Vorzug gegeben. Dieses Ver-fahren ist ausschließlich der Untersuchung des Lumbalabschnitts des Spinalkanals vorbe-halten und kann erst nach einer Anaesthesie des Spinalkanals angewendet werden. An-derenfalls sind Komplikationen mit Krampfzuständen, heftigsten Schmerzen und Schock-symptomen mit eventuell sogar tödlichem Ausgang möglich. Eine Darstellung von Tumoren

und anderweitigen Erkrankungen höherer Abschnitte — oberhalb des ersten Lendenwirbels — ist deshalb abzulehnen. Desgleichen sollte auch bei Kindern und Jugendlichen unter
14 Jahren die Abrodil-Myelographie nur in Ausnahmefällen zur Anwendung gelangen,
da hier eher die geschilderten Komplikationen zu befürchten sind (FRIEDMANN 1964).

Die Myelographie deckt bei den Conus-Caudatumoren am häufigsten eine vollständige Blockierung auf; bei MILNES (1953) sowie im Krankengut von TÖNNIS (NITTNER

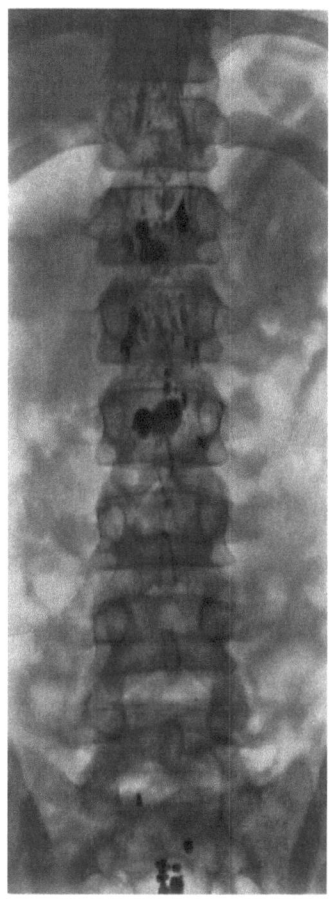
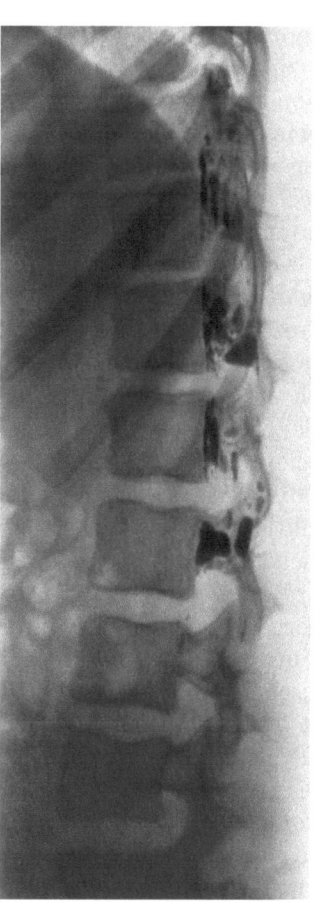

a   b

Abb. 100a u. b. Myelogramm bei einem ausgedehnten Ependymom im Conus-Cauda-Bereich ohne neurologische
Störungen. Deutliche Ausweitung des Duralsackes ab D 12, deutlich erkennbar an der Verteilung des Kontrastmittels. Leichte Kyphosierung der LWS und Streckhaltung im thorako-lumbalen Übergang. Keine Veränderungen an den Wirbeln oder Wirbelbögen, keine meßbare Verbreiterung des Spinalkanals.

1965) bei ³/₄ der Conus-Caudatumoren. Eine partielle Verlegung bei der Kontrastmitteldiagnostik ist nur bei den Mißbildungstumoren und Angiomen, bei den malignen, meist
metastatischen Prozessen und vereinzelt beim Ependymom zu erwarten. Fast immer
besteht dann ein inkomplettes Querschnittsbild.

Eine Unterteilung in Stadien ergibt sich zwanglos in Anlehnung an die von OPPEN-
HEIM (1923) getroffene Einteilung in das Frühstadium oder neuralgische Stadium, das
Übergangsstadium mit inkomplettem Querschnittsbild und das Endstadium mit totalem
bzw. komplettem Querschnittsbild in Abhängigkeit von Ausmaß und Dauer der Kompression. Sie ermöglichen eine der Klinik gerechtwerdende Abhandlung nach anamnestischen, klinisch-neurologischen, diagnostischen und prognostischen Gesichtspunkten.

Im Frühstadium oder neuralgischen Stadium sind besonders bei den Caudatumoren
die ersten und alleinigen Zeichen der Raumbeengung mitunter über Jahre anhaltende

Wurzelschmerzen; am häufigsten sind sie 1—2 Jahre das alleinige Symptom. Dann folgen Reflexstörungen, beginnende Paresen, Sensibilitätsstörungen oder Blasen-Darmstörungen. Bereits in diesem Stadium sind durch Liquor- und Röntgendiagnostik die raumbeengenden Prozesse der Cauda fast immer zu erfassen, selbst dann, wenn nur Schmerzen das alleinige Symptom sind. Wenn man von Mißbildungen wie Angiomen, Cysten usw. absieht, die auch bei komplettem Querschnittsbild normale Liquorbefunde aufweisen können, sind zu diesem Zeitpunkt die Liquorbefunde pathologisch. Röntgenveränderungen umschriebener — indirekte Tumorzeichen — und allgemeiner Art finden sich in etwa gleicher Häufigkeit zu Beginn der Erkrankung wie auch in Spätstadien. Sie werden im Caudabereich besonders häufig angetroffen, weil es sich bei diesen Neoplasmen vorwiegend um Ependymome und Epidermoide handelt. Bei den Neurinomen dagegen sind die Röntgenveränderungen weniger stark ausgeprägt. Lokale Veränderungen über mehrere Segmente können auch im Frühstadium vorliegen. Sie sind dann in der Regel durch Epidermoide oder Ependymome hervorgerufen, die sich röntgenologisch meist nicht voneinander abgrenzen lassen und zu einer über mehrere Wirbel sich erstreckende Verbreiterung des Spinalkanals mit Veränderungen an den Bogenwurzeln führen. Maligne, meist metastatische Prozesse sind in diesem Stadium ebenfalls durch Veränderungen an den Wirbelkörpern zu erkennen. Eine eingehende internistische Untersuchung hilft hier vielfach diagnostisch weiter. Der Queckenstedt-Versuch fällt bei Tumoren im Caudabereich häufiger als bei Geschwülsten der übrigen Rückenmarksabschnitte negativ aus. Die physiologische Breite des Spinalkanals dürfte zum Teil eine Erklärung geben. Gelegentlich wird aber die Ursache des negativen Ausfalls eine oberhalb des Tumors ausgeführte Lumbalpunktion sein. Auf die Möglichkeit der Tumorpunktion, die auch Ursache eines „pathologischen Queckenstedt-Versuchs" sein kann, wurde bereits hingewiesen. Im Frühstadium wird etwa $^1/_3$ der Conus-Caudatumoren erfaßt.

Das Übergangsstadium oder inkomplette Querschnittsbild wird bei den Conus-Caudatumoren häufiger gesehen und besteht auch längere Zeit als bei den Geschwülsten in den höheren Abschnitten des Spinalkanals. Dieses Verhalten wird durch die bessere Ausweichmöglichkeit der Caudafasern erklärt. In diesem Stadium wird fast $^1/_3$ der Conus-Caudatumoren diagnostiziert, im Gegensatz zu den Rückenmarkstumoren der höheren Abschnitte, bei denen dieses Stadium meist nicht so häufig erfaßt wird.

Das inkomplette Caudasyndrom ist neurologisch durch das Auftreten von Mono- und Paraparesen gekennzeichnet, die manchmal jahrelang bestehen, oder durch hinzukommende Blasen-Darmstörungen. Vereinzelt wird auch das Bild einer Hemicaudaschädigung angetroffen. Durch langes Bestehen neurologischer Ausfälle erklärt sich die mitunter nur mangelnde Rückbildung der neurologischen Störungen, insbesondere der Paresen. Die Liquoruntersuchungen ergeben auch hier sowohl hinsichtlich der Zusammensetzung als auch der Dynamik (Queckenstedt-Versuch) immer pathologische Befunde, wenn man von bestimmten Mißbildungstumoren, insbesondere Angiomen, absieht. Das Myelogramm sichert — falls erforderlich — die Höhendiagnose. Fehldeutungen der Höhenlokalisation können durch arachnitische Verwachsungen oberhalb der Kompression trotz Myelogramm oder durch eine Verschiebung der Caudafasern in kranialer Richtung möglich sein, da dann der Kontrastmittelstop oberhalb des Tumors liegt und auch keine weiteren artdiagnostischen Schlüsse zuläßt.

Hinsichtlich der Tumorart finden sich partielle Querschnittsbilder im Caudabereich vor allem bei den rasch sich ausbreitenden Metastasen, während die Ependymome wie auch einige Neurinome vielfach schon im Frühstadium erfaßt werden; allerdings ist bei den Ependymomen die Prognose von der biologischen Wertigkeit der Geschwulst abhängig und vielfach von vornherein ungünstig. Somit verwundert es nicht, wenn die bis zu diesem Stadium operierten Neurinome die günstigste Prognose haben. Die Aussichten der meist auch in diesem Stadium zur Operation kommenden Epidermoide sind wegen der in die Geschwulst einbezogenen Nerven als Folge der gemeinsamen Fehlanlage oft weniger günstig; vor allem sind es die sacralen Wurzeln, die in das Dermoid oder Epidermoid einbezogen sind, so daß dann Blasen-Darmstörungen und eine Neigung zu trophischen Ulcera bestehen.

Das komplette oder totale Querschnittsbild wird bei den Conus-Caudatumoren immerhin noch in 30%—40 % — gegenüber den Rückenmarkstumoren bei 50 %—60 % — angetroffen. Daß dieses Stadium beim Conus-Caudatumor nicht so oft wie beim Rückenmarkstumor erreicht wird, ist durch das relativ frühe Auftreten von Beinlähmungen als Folge einer direkten Schädigung der lumbalen Wurzeln erklärt. Paresen und Lähmungen sind zweifellos die auffälligsten und häufigsten Symptome, die die Patienten zum Arzt führen. Durch das in diesem Stadium vorliegende komplette Querschnittsbild ist die Höhe des Tumors meist schon auf Grund des neurologischen Befundes und der Röntgenaufnahmen — indirekte Tumorzeichen — festzulegen (Abb. 101). Die Kontrastmitteldiagnostik wird nur noch, falls erforderlich, zur exakten Höhenlokalisation oder zur Bestimmung der Ausdehnung des Prozesses herangezogen, z. B. bei den Angiomen, die sich gelegentlich in allen Stadien des Querschnittssyndroms der Liquor- und Kontrastmitteldiagnostik entziehen können. Mitunter kann hierbei auch der Röntgenbefund bei der präoperativen Beurteilung der Artdiagnose fehlleiten, wie die Röntgenveränderungen in Form indirekter Tumorzeichen bei einem innerhalb des Spinalkanals gelegenen Angiom zeigen (Abb. 101).

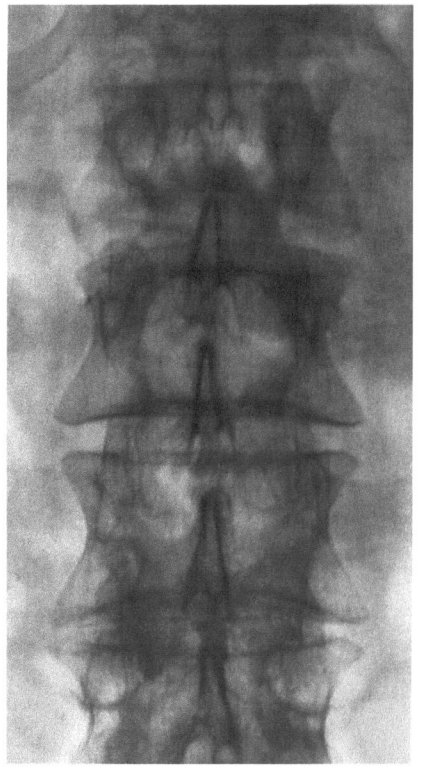

Abb. 101. Indirekte Tumorzeichen bei einem Angiom im Spinalkanal. Verbreiterung des Bogenwurzelabstands („Interpedicular distance"). Isolierte Deformierung der Bogenwurzeln des 2. und 3. Lendenwirbels: Bogenwurzeln verschmälert und usuriert, Bogenovale abgeflacht oder keilförmig zugespitzt.

Die differentialdiagnostischen Erwägungen hängen bei den Conus-Caudatumoren ganz von dem Ausmaß bzw. dem Stadium und der Höhe der Caudakompression ab. Höhenlokalisatorisch finden sich die Conus-Caudatumoren häufiger im thorakolumbalen Übergang und im *oberen* Lumbalabschnitt (Abb. 102), was sie differentialdiagnostisch von den vorwiegend im *unteren* Lumbalbereich vorkommenden, insbesondere medianen Bandscheibenvorfällen unterscheidet (Abb. 103). Im neuralgischen Stadium werden je nach dem Ausbreitungsgebiet der Schmerzen Abdominalneuralgien, Unterleibserkrankungen, Eingeweideschmerzen, Lumbago, Ischias oder ein Bandscheibenvorfall angenommen. Nicht unbedeutend ist daher auch die Zahl der chiropraktisch vorbehandelten Patienten oder der an Blasenraffung, Blinddarmentzündung, Leistenbruch usw. operierten Tumorkranken. Neuritis, Radiculitis, Arachnitis, Discushernie oder Spondylarthrose sind häufige Einweisungsdiagnosen. Im fortgeschritteneren Stadium sind es vor allem Muskelatrophien, atypische Systemerkrankungen oder entzündliche Prozesse, die bei diesen Tumoren in die engere Wahl gezogen werden (Abb. 104a und b). An eine Tabes wird mitunter wegen abgeschwächter oder fehlender Sehnenreflexe, Hypotonie, Sensibilitätsstörungen und lanzinierender Schmerzen gedacht. Von praktischer Wichtigkeit ist die Differentialdiagnose gegenüber einer „Neuritis der Cauda equina" (BAASCH 1944). ELSBERG und CONSTABLE (1930) fanden bei 45 Laminektomien in der Caudaregion nur in 28 Fällen einen Tumor und nahmen in den übrigen 17 Fällen einen entzündlichen Prozeß an. Diese Differentialdiagnose ist durch die Lumbalpunktion rasch zu klären, da von den 45 Fällen der oben zitierten Autoren bei allen Tumoren eine Liquoreiweißerhöhung gefunden wurde, dagegen in keinem Fall bei der Neuritis.

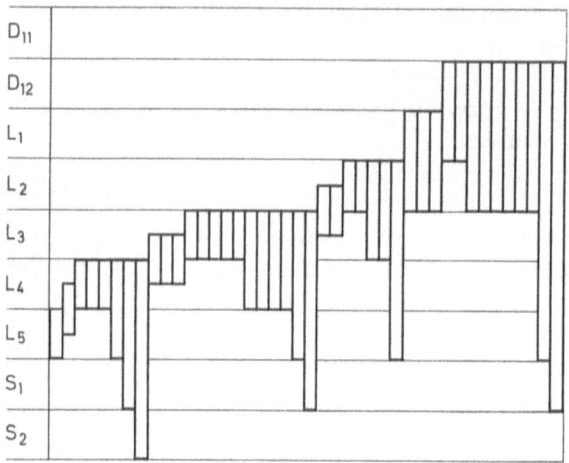

Abb. 102. Höhenverteilung der Conus-Cauda-Tumoren (42 Fälle).

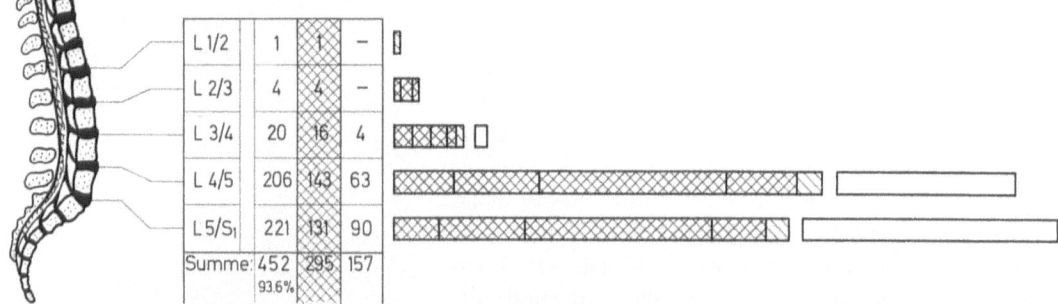

Abb. 103. Differentialdiagnostische Gegenüberstellung der lumbalen Bandscheibenvorfälle mit und ohne Paresen.
Zeichenerklärung: ▨ mit Paresen, ☐ ohne Paresen, ▨ passagere Paresen.

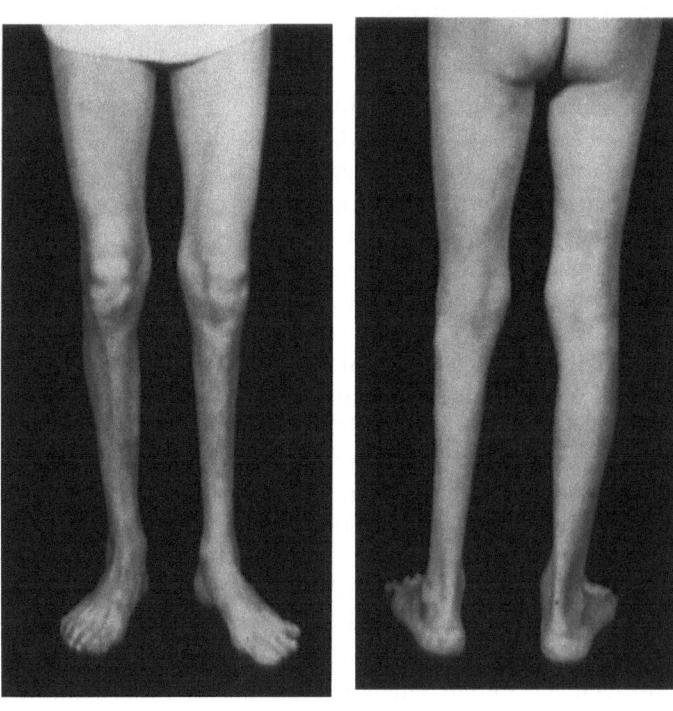

a   b

Abb. 104a u. b. Atrophie beider Unterschenkel und Hohlfuß links bei einem Epidermoid in Höhe L2—3.
Anamnesendauer 7 Jahre. Verkannt als atypische Systemerkrankung.

Es sollte immer dann, wenn bei Schmerzen oder oligosymptomatischen radikulären Störungen konservative Maßnahmen versagen, an die Möglichkeit eines Conus-Caudatumors gedacht werden und eine diagnostische Klärung erfolgen. Das gleiche gilt, wenn zu Schmerzen neue neurologische Störungen dazukommen oder wenn trotz Verschwinden der alten Schmerzen neue Schmerzen an einer anderen Stelle auftreten, aber auch wenn sich ohne Schmerzen neurologische Störungen einstellen. Selbst im Frühstadium gibt die Röntgenuntersuchung häufig durch indirekte Tumorzeichen Aufschluß über die Raumbeengung, die bereits vielfach durch die Liquordiagnostik bestätigt wird. Die Myelographie ist der präoperativen Höhendiagnose vorbehalten und sollte wegen der Möglichkeit von Zwischenfällen — z.B. Einklemmung der Caudawurzeln durch den Tumor während der Luftmyelographie oder Verschlimmerung nach Eingriffen mit positivem Kontrastmittel — nur ausgeführt werden, wenn die Möglichkeit der umgehenden Operation besteht.

3. Topische Diagnose.

Nach Klärung der Höhenlokalisation muß sich die weitere Diagnostik einerseits mit den topographischen Verhältnissen der Geschwulst, d.h. den Beziehungen des raumbeengenden spinalen Prozesses zu dem Rückenmark, seinen Häuten und der Wirbelsäule auseinandersetzen und andererseits auf die Artdiagnose nach histopathologischen und klinischen Gesichtspunkten eingehen.

Das klinische Bild wird vielfach erst verständlich aus der Wachstumsrichtung der Geschwulst bzw. der Kompression: bei Druck von außen herrscht das Dickenwachstum vor, während bei intramedullären Tumoren das Längenwachstum überwiegt. Infolgedessen ist der Verlauf bei extramedullärer Kompression rascher, die Störungen sind konstanter, die Begrenzung ist schärfer und die Kompression in relativ kurzer Zeit komplett, was sich im fortgeschrittenen Stadium in einem Querschnittsbild, im sog. Kompressionsliquor, undurchgängigem „Queckenstedt" und Totalstop im Myelogramm ausdrückt.

Vorgeschichte, Verlauf, neurologischer Befund und Ergänzungsuntersuchungen werden gelegentlich präoperativ eine topische Diagnose hinsichtlich intramedullärer, juxtamedullärer und extraduraler Kompression ermöglichen, was jedoch für das neurochirurgische Vorgehen im allgemeinen nur von untergeordneter Bedeutung ist. Soweit sie die Diagnostik bereichern und das therapeutische Vorgehen beeinflussen, wird bei der Artdiagnose darauf eingegangen.

Eine Aufteilung nach der Häufigkeit des Vorkommens der Rückenmarkstumoren bei Zugrundelegung topischer Beziehungen ergibt, daß innerhalb eines neurochirurgischen Krankengutes den größten Anteil — etwa die Hälfte, mitunter bis Zweidrittel — die juxtamedullär gelegenen Tumoren ausmachen. Erst an dritter Stelle stehen die intramedullär gelegenen Tumoren, die $^1/_4$ bis $^1/_6$ der raumbeengenden spinalen Prozesse darstellen. An zweiter Stelle stehen mit einem etwas höheren prozentualen Anteil um 30% die extraduralen Prozesse. Auf die von der Wirbelsäule ausgehenden raumbeengenden spinalen Prozesse fällt nur etwa $^1/_{10}$ der Fälle. Geschwülste, die die Dura durchwachsen und somit sowohl intra- als auch extradural liegen, stellen nur einen schwindend kleinen Anteil von 2—8% dar (s. Tabelle 4, S. 12). In einer Zusammenstellung von SCHEID (1963) beträgt das Verhältnis intramedullär : juxtamedullär : extra- und extra-intraduralem Tumorsitz annähernd 1:5:4. Einen Überblick über die topischen Beziehungen der Rückenmarkstumoren im Krankengut von TÖNNIS gibt die Abb. 105 und die weitere Aufteilung nach Tumorart und Höhenabschnitten die Tabelle 24 (NIKULLA 1967).

Auch Erkrankungs- und Operationsalter mit der sich daraus ergebenden Anamnesendauer zeigen mitunter gewisse Auffälligkeiten. Intramedulläre Tumoren werden in jedem Lebensalter angetroffen, sie bevorzugen aber das Kindes- und Jugendalter, so daß eine Senkung um etwa die Hälfte zwischen dem 35. und 45. Lebensjahr auffällt. Die Alterskurven für den Beginn der Erkrankung und den Zeitpunkt der Operation verlaufen fast gleich. Juxtamedulläre Geschwülste zeigen einen Gipfel zwischen dem 4. und 5. Jahrzehnt. Die dazugehörige Operationsalterskurve zeigt bei langsamerem Anstieg mit gleichem Höhepunkt auch einen langsameren Abfall. Extradurale Neubildungen einschließlich der von der Wirbelsäule ausgehenden Neoplasmen lassen bereits einen geringen Anstieg des Erkrankungs- und Operationsalters im 2. Jahrzehnt erkennen. Der Gipfel der Erkrankungskurve liegt um das 40. Lebensjahr und nimmt bis zum 75. Jahr nur langsam ab. Der Anstieg der Operationsalterskurve erfolgt etwa 10 Jahre später. Dieser langgestreckte Kurvenverlauf ist durch die metastatischen Prozesse des höheren Lebensalters bedingt. Extradural und gleichzeitig intradural gelegene (extra-intradurale) Neoplasmen werden vor dem

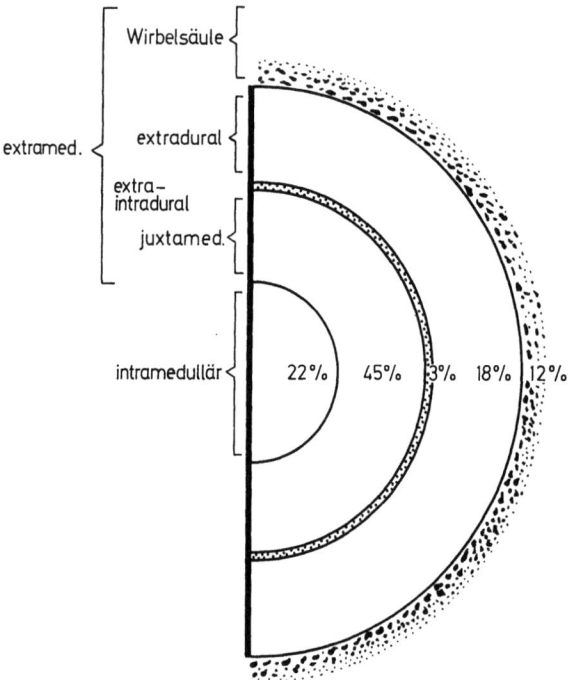

Abb. 105. Topik der Rückenmarksgeschwülste.

20. Lebensjahr kaum beobachtet und kommen danach in annähernd gleicher Häufigkeit bis zum 65. Lebensjahr vor (s. Abb. 11, S. 140).

In bezug auf die Anamnesendauer unterscheiden sich die intramedullären nicht wesentlich von den juxtamedullären Raumbeengungen. Beide bieten lange Vorgeschichten, die sich bis über 20, ja sogar 30 Jahre erstrecken. Etwas über die Hälfte der intramedullären Neubildungen haben Vorgeschichten bis zu 5 Jahren. Von den juxtamedullären werden annähernd $^2/_3$ im gleichen Zeitraum diagnostiziert. Jeder dritte der intraduralen und jeder zweite der extraduralen Neoplasmen kommt innerhalb des ersten Erkrankungsjahres und jeder zweite von der Wirbelsäule ausgehende Tumor schon im ersten Halbjahr zur Operation (s. Abb. 4, S. 134).

Unterschiede in der Bevorzugung des Geschlechts ließen sich nur bei den juxtamedullären Geschwülsten erkennen. Hier überwiegen die weiblichen Patienten, was durch das Überwiegen der das weibliche Geschlecht bevorzugenden Meningiome bedingt ist.

Die neurologischen Störungen und Stadien des klinischen Erscheinungsbildes werden durch die Lage der Geschwulst zum Rückenmark und seinen Wurzeln bestimmt.

Das neuralgische Stadium wird in 10 % bei den intra- und juxtamedullären Geschwülsten und bis zu 25 % bei den extraduralen Kompressionen angetroffen. Das inkomplette Querschnittsbild findet sich in 15 % bei den Wirbelsäulentumoren sowie bei den extra-intraduralen Geschwülsten und bis zu 20 % bei den übrigen Tumorlokalisationen. Das komplette Querschnittsbild wird in über der Hälfte der Fälle bei den intramedullären und bei den extraduralen Tumoren angetroffen, bei fast $^2/_3$ bei juxtamedullärer und bei gleichzeitiger extra-intraduraler Tumorlokalisation oder wenn die Raumbeengung von der Wirbelsäule ausgeht. Wie in den anderen Abschnitten des Spinalkanals kann auch hier bei Tumoren eine Stauungspapille beobachtet werden (WEICKMANN 1954, ARSENI und MARETSIS 1967 u.a.).

Die Röntgenuntersuchung deckt bei den von der Wirbelsäule ausgehenden Prozessen meistens auch die Artdiagnose der spinalen Raumbeengung auf. Bei extraduralen Neoplasmen kommen Lokalveränderungen in der Hälfte und bei juxtamedullären Tumoren in

Tabelle 24. *Das Verhältnis von Tumorart und Segmenthöhe zu den topischen Beziehungen des raumfordernden Prozesses.*

	Zahl der Fälle	in %	Intra-medullär	Juxta-medullär	Juxta-medullär u. extradural	Extradural	WS.
a) Tumorart							
Malignome	166	41,1	61	24	2	38	41
Gliome	42	10,4	33	8	—	1	—
Ependymome	23	5,7	15	8	—	—	—
Sarkome	34	8,4	1	2	—	23	8
Carcinome	35	8,7	—	—	2	11	22
Plasmocytome	10	2,5	—	—	—	1	9
Riesenzelltumoren	2	0,5	—	—	—	—	2
Sympathicoblastome	1	0,2	—	—	—	1	—
unklassifizierte Tumoren	19	4,7	12	6	—	1	—
Benignome	186	46	1	146	10	22	7
Meningiome	90	22,2	—	79	5	6	—
Neurinome	83	20,6	1	66	5	11	—
Granulome	6	1,5	—	1	—	5	—
Osteochondrome	6	1,5	—	—	—	—	6
Osteoid-Osteom	1	0,2	—	—	—	—	1
Mißbildungen	52	12,9	23	14	2	13	—
Cysten	6	1,5	5	—	—	1	—
Angiome	31	7,7	9	12	—	10	—
Dermoide	7	1,7	6	—	—	1	—
Lipome	8	2	3	2	2	1	—
Gesamtzahl	404		85	184	14	73	48
%		100	21	45,5	3,5	18,1	11,9
b) Segmenthöhe							
Medulla oblongata	16		9	7	—	—	—
Cervical	84		28	39	4	8	5
Thorakal	251		45	113	7	52	34
Conus-Cauda	53		3	25	3	13	9

$^1/_3$ der Fälle vor. Bei intramedullärer Geschwulstlokalisation liegen die Angaben über röntgenologische Veränderungen zwischen 30% und 50%.

Im Liquor verhalten sich die pathologischen Eiweißwerte zu den normalen nur bei juxtamedullären Geschwülsten wie 6:1, dagegen bei den intramedullären und bei den extraduralen wie 3:1. Gleichzeitig extra-intradural entwickelte Tumoren haben in gleicher Häufigkeit pathologische und normale Werte, Wirbelsäulentumoren dagegen in der Regel pathologische Befunde. Die Mastixkurve ist am häufigsten bei den juxtamedullären Neoplasmen pathologisch — in fast 90% der Fälle — und am seltensten bei den intramedullären; aber auch hier ist sie noch bei $^2/_3$ der Fälle pathologisch.

Die Zellzahl ist nur bei den intramedullären Geschwülsten auffallend häufig erhöht — in über der Hälfte der Fälle — bei den anders lokalisierten Tumoren dagegen nur bei $^1/_3$ bis $^1/_6$ der Fälle.

Der Queckenstedt-Versuch ist am häufigsten (80%) bei den juxtamedullären sowie bei den von der Wirbelsäule ausgehenden und extraduralen Tumoren vollständig verlegt und am seltensten bei den gleichzeitig extra-intraduralen Tumoren. Normale Befunde werden am häufigsten bei intramedullären (25%) und danach bei juxtamedullären und extraduralen Tumoren (je 15%) erhoben, jedoch kaum bei Wirbelsäulenprozessen beobachtet, sofern diese zu medullären Erscheinungen geführt haben; eine Ausnahme bildet das Angiom.

Auf weitere Einzelheiten wird in den entsprechenden Kapiteln der Artdiagnose und auch der Therapie eingegangen, soweit es sich um Knochengeschwülste und für den Neurochirurgen im Hinblick auf den geplanten Eingriff wichtige und wissenswerte Veränderungen handelt.

Im Myelogramm liegt am häufigsten ein kompletter Stop bei den juxtamedullären (85%) und am häufigsten ein inkompletter bei den intramedullären (33%) Tumoren vor. Bei den von der Wirbelsäule ausgehenden Raumbeengungen kann meistens auf eine Myelographie verzichtet werden. Bezüglich der Szintimyelographie, der Phlebographie bzw. Ossovenographie und der Wirbelbiopsie wird auf die entsprechenden Kapitel im diagnostischen Teil (s. S. 181—186) verwiesen.

a) Intramedulläre raumbeengende Prozesse.

Sie werden fast ausschließlich von gliomatösen Geschwülsten dargestellt, die Neubildungen der nervösen Bestandteile wie Glia, Ganglienzellen und Fibrillen sind. Die anderen intramedullären Tumoren gehören nicht den nervösen Elementen an, sondern sind vom Mark umschlossene Neubildungen mesodermaler oder ektodermaler Herkunft; sie werden von Angiomen, Lipomen und Fibromen aber auch Neurinomen sowie von Sarkomen, Melanomen, Epidermoiden, Dermoiden, Teratomen usw. dargestellt und daher als sekundäre intramedulläre Tumoren bezeichnet. Da sie z.T. auf eine Störung des Schließungsvorganges zurückgehen, werden sie vorwiegend in der Umgebung des hinteren Septums angetroffen. Diese sekundären intramedullären Geschwülste sind im Gegensatz zu den gliomatösen Neubildungen hinsichtlich ihrer biologischen Wertigkeit vorwiegend gutartig. Eine Übersicht über die relative Häufigkeit der intramedullären Tumoren zu dem Gesamtkrankengut der Rückenmarksgeschwülste geben die in den Tabellen 4 (s. S. 12) und 28 (s. S. 272) aufgeführten Zusammenstellungen aus dem Schrifttum. Die mitunter wenig befriedigenden Operationsergebnisse hängen mit den oft engen Beziehungen dieser Prozesse zur nervösen Substanz zusammen.

α) *Primäre intramedulläre Geschwülste.*

Das Gliom wird klinisch je nach seiner biologischen Wertigkeit als rasch wachsender Tumor, der Markscheiden und Achsenzylinder früh infiltriert, vorliegen — malignes Glioblastom, Medulloblastom — oder es wird mehr verdrängend wachsen, die Achsenzylinder verschonen, daher nur geringere Erscheinungen verursachen und längere Zeit latent bleiben. Diese Tumoren werden vor allem von Astrocytomen und Ependymomen dargestellt; sie zeigen enge Beziehungen zu den Gefäßen.

Die Konsistenz dieser Gliome ist sehr verschieden und einerseits vom Zell- bzw. Faserreichtum der Geschwulst, andererseits von regressiven Veränderungen abhängig, die sich vor allem bei den rasch wachsenden Tumoren finden. Die zellreichen Gliome neigen weniger zu Zerfall als die faserreichen und gehen bei zusammenhängender Längsausdehnung des Tumors ohne scharfe Begrenzung in die seitlichen Rückenmarksabschnitte über.

Bei über der Hälfte der intramedullären Gliome werden syringomyelieähnliche Höhlen, teils im Zentrum des Tumors, teils in seinen oberen oder unteren Randgebieten gefunden, so daß die Beziehungen zur Syringomyelie im Schrifttum immer wieder erwähnt werden (HALLOPEAU 1870, JOFFROY und ACHARD 1887, BIELSCHOWSKI und UNGER 1920,

HENNEBERG und KOCH 1923, TANNENBERG 1924, BREMER 1929, IONESCO-SISESTI 1929, LEVADITI, LEPINE und SCHOEN 1929, KERNOHAN, WOLTMAN und ADSON 1931, RUSSELL 1932, MASPES 1934, WOLF und WILENS 1934, TAUBER und LANGWORTHY 1935, NETSKY 1953, POSER 1956, TÖNNIS und NITTNER 1957, GUIDETTI, FORTUNA, MOSCATELLI und RICCIO 1964, SLOOFF, KERNOHAN und MacCARTY 1964). Ob es sich hierbei um sekundäre Veränderungen, um Hamartome als geschwulstförmige Fehlbildungen oder um ein zufälliges Zusammentreffen mit Syringomyelie handelt, wird immer noch vielfach diskutiert.

In Abhängigkeit von der Art und Wachstumstendenz der Geschwülste kann das Rückenmark in seiner äußeren Form stark, kaum oder nicht sichtbar verändert sein — besonders wenn sich die Geschwulst in der Längsrichtung des Rückenmarks als Gliastift ausdehnt — oder es kann umschrieben oder bei sog. Kolossalgliomen über seine ganze Länge durch den Tumor und die reaktiven Veränderungen der Umgebung aufgetrieben sein, wie z.B. bei dem Glioblastoma multiforme. Gegenüber diesen sehr selten vorkommenden spinalen Tumoren machen die stiftförmig sich entwickelnden Ependymome fast die Hälfte der intramedullären Gliome aus; sie finden sich im oberen Rückenmarksabschnitt wie auch im Filum terminale und entwickeln sich dann zwischen den Caudafasern. Sie kommen hier — worauf bereits hingewiesen wurde — in der cellulären oder myxo-papillären Form vor, nicht aber in der epithelialen Form wie im Mark. Ebenfalls stiftförmigen Wachstumscharakter weist das Spongioblastom auf.

Die im Rückenmark nur selten beobachteten, zerstörend wachsenden Oligodendrogliome leiten sich von der Oligodendroglia ab und sind derbe, meist verkalkte Tumoren.

Die ebenfalls zerstörend wachsenden Astrocytome breiten sich unter Verschonung der Vorderhornzellen aus; klinisch werden daher fibrilläre Zuckungen und Amyotrophien vermißt.

Echte Ganglioneurome sind im Rückenmark nur vereinzelt zu finden; sie werden aus den unreifen Vorstufen gebildet und sind zum Teil Frühformen der sympathischen Nervenzellen. Das Neuroepitheliom ist ebenfalls eine sehr seltene Geschwulst mit echten Ependymkanälen.

β) Sekundäre intramedulläre Geschwülste.

Von den sekundären intramedullären Tumoren sind die sehr selten anzutreffenden Lipome zu erwähnen. Sie kommen häufig gleichzeitig auch extramedullär vor und sind gelegentlich mit Veränderungen an der Arachnoidea vergesellschaftet; desgleichen sind Kombinationen mit Angiomen und Übergänge von Angio-Lipomen bzw. Lipo-Angiomen bekannt.

An weiteren intramedullären Mißbildungstumoren seien Keimversprengungen, sog. Teratome, angeführt. Sie werden intramedullär noch seltener als intracerebral angetroffen. Kombinationen mit anderen Mißbildungen sind keine seltenen Beobachtungen.

Parasiten mit intramedullärer Lokalisation sind eine Seltenheit. Unter ihnen ist es der Cysticercus, der häufiger als der Echinococcus angetroffen wird. Intramedulläre Bilharziose-Granulome sind ausgesprochene Raritäten, führen aber nach EL-BANHAWY und EL-SHERIF (1969) unter dem klinischen Bild eines Rückenmarkstumors zu charakteristischen Symptomen (GAMA 1953, PEPLER und LOMBAARD 1958, BARNETT 1965, EL-BANHAWY 1969). Relativ häufiger finden sich myelitische Verlaufsformen, nach ABBOTT (1953) bis hin zum Transversalsyndrom (MÜLLER und STENDER 1930, DAY und KENAWY 1936, BAYOUMI 1939, ESPIN 1941 u.a.). Im Spinalkanal sollen vor allem als Erreger der Bilharziose das Schistosoma haematobium und das Schistosoma mansoni angetroffen werden (ABBOTT 1953, MACIEL, COELHO und ABATH 1954, NIOCHET und POTENZA 1956, EL-BANHAWY 1969, EL-BANHAWY und EL-SHERIF 1969).

Auch die Syringomyelie allein kann durch große intramedulläre Cysten zu einer echten Liquorblockade führen, so daß auch bei dieser Erkrankung infolge Raumbeengung gelegentlich einmal ein neurochirurgisches Vorgehen indiziert sein kann, das dann nicht selten von einer längeren Remission gefolgt ist. Besonders bei Lokalisation im Halsmark kann mitunter der Ausschluß eines Neoplasmas nur durch die operative Revision erfolgen. Auf die engen Beziehungen zwischen gliotischen Geschwülsten, Stiftgliose und Syringomyelie unter dem Sammelbegriff des Status dysrhaphicus wurde bereits bei Abhandlung der Neurofibromatose hingewiesen (s. S. 2, 8—10, 23).

Die Angiome des Rückenmarks, auch fälschlicherweise als Varicosis spinalis bezeichnet, werden vielfach als Übergang von den Geschwülsten zu den Mißbildungen angesehen. Sie sind mit einer Fülle synonymer Bezeichnungen belegt (s. S. 58). Intramedullär und an der Dorsalseite des Rückenmarks kommen sie als Angioblastom und Angioma racemosum bzw. Rankenangiom vor. Das Angioblastom des Rückenmarks stellt im Gegensatz zu der von Hippel-Lindauschen Erkrankung nicht ein nach Symptomatik und bevorzugter Lokalisation erfaßbares eigenes Krankheitsbild dar, sondern verhält sich klinisch wie ein spinales Angiom. Es neigt dazu, wie gelegentlich auch das Angiom, sich über große Abschnitte auszudehnen und kann mitunter die ganze Länge des Rückenmarks einnehmen. Allerdings besteht bei der von Hippel-Lindauschen Erkrankung die Möglichkeit, daß auch das Rückenmark an dem Prozeß beteiligt sein kann. Die medullären Erscheinungen werden beim Angioblastom wie auch beim Angiom wohl weniger durch echte Raumbeengung als vielmehr durch Zirkulationsstörungen und entsprechende Folgeerscheinungen, wie Ödem und Schwellung mit sekundären Spätschäden, oder auch durch eine Blutung oder Erweichung hervorgerufen. Bei gleichzeitigem Vorkommen in anderen Organen wird von einem Status varicosus gesprochen, wobei außerhalb des Zentralnervensystems Angiome oder Gefäßanomalien im Gehirn, Kleinhirn, in Retina, Leber, Niere usw. angetroffen werden können. Fließende Übergänge zu anderen Mißbildungen, insbesondere zu Lipomen, aber auch zu der Neurofibromatose und der Syringomyelie sind bekannt.

Am Rückenmark werden Angiome vorwiegend im unteren Abschnitt an der Hinterfläche als Folge des gestörten Schließungsvorgangs gefunden. Gelegentlich sind sie mit segmentalen Hautveränderungen kombiniert.

γ) Entzündliche Prozesse.

An entzündlichen Affektionen können intramedulläre Abscesse und Granulationsgeschwülste vorkommen.

Die intramedullären Abscesse stellen seltene Komplikationen einer meist längere Zeit zurückliegenden unspezifischen Eiterung dar, die Granulationsgeschwülste das Endstadium einer meist spezifischen Erkrankung; sie treten als Tuberkulome, Syphilome bzw. Gummen usw. auf und sollen bei ihrem seltenen Vorkommen nur der Vollständigkeit halber erwähnt werden.

Das klinisch-neurologische Bild der intramedullären Geschwülste.

Es zeigt in annähernd gleicher Häufigkeit ein komplettes und ein inkomplettes Querschnittssyndrom. Im neuralgischen Stadium wird nur etwa $^1/_{10}$ der Fälle erfaßt.

An *röntgenologischen Veränderungen* finden sich bei fast der Hälfte der Gliome indirekte Tumorzeichen. Verkalkungen intramedullärer Geschwülste sind äußerst selten (s. Abb. 20a und b, S. 150, sowie Abb. 121a und b, S. 283). Besonders gliomverdächtig sind destruierende Wirbelkörperveränderungen, wenn sie sich über drei und mehr Wirbelkörper hinweg erstrecken. Auch Ayres (1958) weist auf ausgedehnte Wirbeldestruktionen beim Gliom hin. Broager (1953) gibt bei $^1/_3$ seiner Serie Veränderungen beim Gliom an. Schattefroh (1962) beschreibt bei Caudaependymomen eine Ausweitung des Wirbelkanals sowie Knochenatrophien und Wirbelkörperarrosionen.

Liquorveränderungen bei der Lumbalpunktion weisen über 90% der intramedullären Tumoren auf. Hierbei handelt es sich um Eiweißerhöhungen und in ebenfalls 90% um pathologische Mastixkurven. Bei der Zisternenpunktion zeigen nur etwa 2% eine Erhöhung des Proteingehalts, dagegen fällt bei $^3/_4$ dieser Geschwulstlokalisation die Mastixreaktion pathologisch aus. Eine Erhöhung der Zellzahlen findet sich lumbal und zisternal bei etwa je $^2/_3$ der Fälle.

Beim *Queckenstedt-Versuch* führen nur $^1/_3$ zu einer vollständigen und $^1/_5$ der Fälle zu einer teilweisen Verlegung.

Im *Myelogramm* dagegen ist der Stop etwa bei der Hälfte der Fälle komplett und bei der anderen Hälfte partiell. Nur bei annähernd $^1/_{10}$ der Fälle liegt kein typischer Kontrastmittelstop vor. Meist handelt es sich hierbei um raumbeengende Mißbildungsprozesse, wobei auch die Angiome einbezogen waren.

b) Juxtamedulläre (intradurale extramedulläre) raumbeengende Prozesse.

Die außerhalb des Rückenmarks und innerhalb der Dura gelegenen Geschwülste machen den Hauptanteil der gutartigen Tumoren des Spinalkanals aus.

α) *Benigne Neoplasmen.*

Die benignen Blastome sind fast ausschließlich Geschwülste der Rückenmarkshäute und -wurzeln.

Meningiome und Neurinome werden 4—5mal häufiger intra- als extradural, gelegentlich aber auch gleichzeitig intra- und extradural angetroffen. Beide Geschwulstarten kommen bevorzugt im mittleren Lebensalter vor; Neurinome am häufigsten zwischen 25 und 40 Jahren, jenseits des 5. Lebensjahrzehnts werden sie bereits seltener. Meningiome erreichen ihren Gipfel unter Bevorzugung des weiblichen Geschlechts zwischen dem 4. und 5. Lebensjahrzehnt. Sie werden besonders im oberen und mittleren Brustabschnitt gefunden, während die Neurinome vor allem im thorakolumbalen Abschnitt des Spinalkanals anzutreffen sind.

Die Meningiome kommen in annähernd gleicher Häufigkeit ventral, lateral und dorsal vor. Die Neurinome bevorzugen dagegen den dorsolateralen Sitz. Nur etwa 10% werden an der Vorderseite des Rückenmarks gefunden. Ihr weiteres Vorkommen an Stellen, wo unausgereifte Neurocyten angetroffen werden, führt zu den Übergängen der multiplen Nervengeschwülste, der Recklinghausenschen Erkrankung, und gibt eine Erklärung für das sogar gelegentlich intramedulläre Vorkommen.

Multiples Auftreten kann aber auch bei beiden Tumorarten beobachtet werden, ohne daß Beziehungen zu der Recklinghausenschen Erkrankung — an die differentialdiagnostisch immer gedacht werden muß — zu bestehen brauchen.

Bei der *Röntgenuntersuchung* zeigen die juxtamedullären Tumoren im Nativbild in fast der Hälfte der Fälle pathologische Befunde, die in etwa $^1/_3$ Lokalveränderungen darstellen. In über der Hälfte der Fälle liegen somit keinerlei pathologische Röntgenbefunde vor.

Bei den Meningiomen kann sich außer den lokalen indirekten Tumorzeichen bei bestimmten Formen eine durch Psammomkörner bedingte körnige Struktur erkennen lassen. Meningiome, die röntgenpositiv sind, erwiesen sich meist vom psammösen oder osteoblastischen Typ. Von beiden Typen waren bei BROWN (1942) 15% — bei 130 Fällen — angegeben worden; aber bei nur 4% reichte die Verkalkung aus, um auf dem Röntgenbild einen Schatten zu hinterlassen. Weiter berichteten CULVER, CONCARMON und KOENIG (1949) über fünf intraspinale, verkalkte, röntgenpositive Meningiome. Diese Autoren stellten fest, daß sich mikroskopische Veränderungen recht häufig finden, hingegen makroskopische und besonders röntgenologisch sichtbare Verkalkungen nicht annähernd so häufig angetroffen werden. Diese Autoren sowie OSGOOD, ARNET und LEWY (1944) sind der Meinung, daß Verknöcherungen bei intraspinalen Tumoren fast pathognomonisch für Meningiome sind. Auch BROWN (1942) sieht einen verkalkten intraspinalen Tumor mit großer Wahrscheinlichkeit für ein Meningiom an. An indirekten Tumorzeichen führen Meningiome immer nur zur Verbreiterung eines Interpedikularabstandes (s. Abb. 34a und b, S. 158).

Neurinome zeigen nicht selten massive Zerstörungen der Knochenstruktur und bei entsprechender extraspinaler Ausbreitung als *Sanduhrgeschwulst* eine Vergrößerung der jeweiligen Zwischenwirbellöcher, mitunter auch der angrenzenden Rippen (s. Abb. 22a und b, S. 151; Abb. 71a und b, S. 208; Abb. 74 und 75, S. 210; Abb. 79a und b, S. 219.

Sowohl bei primärer als auch bei sekundärer extraduraler Entwicklung können sich beide Geschwulstarten durch das Zwischenwirbelloch hindurch als *Sanduhr-, Zwerchsack-* oder *Flaschenhalsgeschwulst* in die paravertebralen Weichteile sowie in das Mediastinum, Abdomen oder Becken fortsetzen und bei der Röntgenuntersuchung zur Darstellung kommen; unscharf begrenzte Destruktionen sprechen für einen malignen bzw. metastatischen Prozeß. Weitere Ausführungen finden sich in dem Abschnitt „Sanduhrgeschwülste" (s. S. 265—272) sowie an den entsprechenden Stellen dieses Kapitels (s. Abb. 106a und b, S. 266; Abb. 111, S. 269; Abb. 112a und b, S. 271; Abb. 58a und b, S. 180; Abb. 36, S. 159; Abb. 83a und b, S. 228; Abb. 109, S. 268; Abb. 108, S. 268; Abb. 107, S. 268; Abb. 110, S. 269).

Im *Liquor* führen die meisten Meningiome — etwa $^2/_3$ der Fälle — zu einer Gesamteiweißerhöhung zwischen 50 und 200 mg-% und beim Queckenstedt-Versuch sowie im Myelogramm am häufigsten — ebenfalls etwa $^2/_3$ der Fälle — zu einem kompletten Stop. Bei den Neurinomen dagegen liegen die Gesamteiweißwerte am häufigsten zwischen 100 und 400 mg-%; sie finden sich in dieser Höhe fast bei der Hälfte der Fälle. Aber auch wesentlich höhere Eiweißwerte kommen vor. Bei etwa $^1/_5$ der juxtamedullären Tumoren waren die Zellwerte im Lumballiquor und bei annähernd $^1/_{10}$ der Fälle auch im Zisternalliquor erhöht.

Beim *Queckenstedt-Versuch* wie auch im *Myelogramm* zeigen etwa $^2/_3$ der Meningiome eine komplette und $^1/_3$ eine partielle Verlegung; bei 5% ist die Liquorpassage frei, jedoch nicht mehr die Passage des Kontrastmittels; hierbei liegt dann ein partieller Stop vor (BECKER 1965). Das Verhältnis vom totalen zum partiellen Stop beträgt bei den gleichzeitig extra-intradural gelegenen Meningiomen bei der Queckenstedtschen Passageprüfung 3:1 und bei der myelographischen 2:1, bei ausschließlich extraduraler Lokalisation bereits beim Queckenstedt-Versuch dagegen 4:1, während sich im Myelogramm dann immer ein totaler Stop fand.

Bei den juxtamedullären Neurinomen liegt beim Queckenstedt-Versuch wie auch im Myelogramm meistens ein kompletter Stop vor, jeweils in $^3/_4$ der Fälle. Hat sich das Neurinom jedoch gleichzeitig auch extradural entwickelt oder es liegt ausschließlich extradural, so ist nur bei $^2/_3$ der Fälle die Passage komplett verlegt.

Die generalisierte Neurofibromatose Recklinghausen mit fließenden Übergängen zu dysrhaphischen Störungen ist durch die Vielgestaltigkeit der Erscheinungen gekennzeichnet. Pigmentnaevi und Hauttumoren werden so gut wie nie vermißt. Bei den typischen Nervengeschwülsten handelt es sich um Neurofibrome, wenn auch Kombinationen mit Spongioblastomen, Astrocytomen und Meningiomen vorkommen und neben den echten Blastomen fließende Übergänge zu Cysten, Höhlen und Spaltbildungen im Sinne der Syringomyelie, zu tuberöser Sklerose, Lindau-Tumoren und anderen Erkrankungen vorliegen können. Gehäuftes Vorkommen derselben Geschwulstart muß daher nicht immer unbedingt für Metastasierung sprechen, sondern kann Ausdruck einer Neurofibromatose sein. Wenn auch in den meisten Fällen Hauttumoren und Pigmentanomalien vorliegen, so können die häufig multipel auftretenden Geschwülste an Wurzeln und Nerven, aber auch im Gehirn und Rückenmark, extra- wie intradural, oft diagnostische Schwierigkeiten bereiten. Vor allem werden symmetrische Wurzel- oder Hirnnervensymptome sowie bi- oder multiloculäre Erscheinungen auf diese zu Rezidiven neigende Erkrankung hinweisen. Operative Maßnahmen werden daher nur gelegentlich von Erfolg begleitet sein. Skeletveränderungen mit Skoliosen infolge einer besonderen Art von Wirbelmalacie und Wirbelausbuchtungen, die förmlich den negativen Abdruck eines Tumorbettes röntgenologisch vorzutäuschen vermögen, können besonders bei den larvierten Formen der Recklinghausenschen Erkrankung Anlaß zu Fehlbeurteilungen geben (s. Abb. 30a und b, S. 157).

β) Maligne Neoplasmen.

Maligne Blastome des Subarachnoidalraumes kommen nur selten vor und werden dann vorwiegend von Sarkomen dargestellt. Sie können die Wurzeln durchsetzen und auch in das Mark infiltrierend eindringen. Bei einer Tumorinfiltration der weichen Häute mit meist diffuser Ausbreitung im Meningealraum spricht man von einer Meningitis sarcomatosa oder carcinomatosa. Sie wird meist in der cerebralen oder cerebrospinalen Form angetroffen und verursacht weit seltener nur spinale bzw. medulläre Symptome (OLLIVIER 1837, STRASSNER 1909, SOMMERFELT 1917, SELENSKY 1930, TOP und BROSIUS 1937, BRONFMAN und REUMONT 1947, BERG 1953, SCHEIDEGGER 1954, MARGUTH und STAMMLER 1963. STAMMLER, MARGUTH und SCHMIDT-WITTKAMP 1964). Bei flächenhafter Ausbreitung können sie zunächst eine Meningitis vermuten lassen.

Bei der primären Melanomatose des Zentralnervensystems werden drei Formen unterschieden: die primär sarkomatös entartete Melanomatose, die seltener gutartig bleibende Melanomatose des Zentralnervensystems und die neurocutane Form der Melanomatose. Sie wird etwa bei 200 Rückenmarkstumoren einmal beobachtet.

Das klinisch-neurologische Bild der juxtamedullären Geschwülste.

Es wird in etwa $^2/_3$ der Fälle von einem kompletten und in $^1/_5$ der Fälle von einem inkompletten Querschnittssyndrom beherrscht. Im neuralgischen Stadium wird nur $^1/_{10}$ der Fälle angetroffen.

Röntgenologische Veränderungen werden in fast der Hälfte der juxtamedullären Geschwülste gefunden, hiervon bei etwa $^1/_3$ als indirekte Tumorzeichen. Kyphosen und Skoliosen werden häufig beobachtet und sind meist mit diffusen spondylarthrotischen Veränderungen vergesellschaftet.

Im *Liquor* sind sowohl die Eiweißwerte als auch die Mastixreaktion in über 80% der Fälle pathologisch, dagegen ist die Zellzahl nur bei etwa $^1/_3$ der juxtamedullären raumbeengenden Prozesse erhöht.

Der *Queckenstedt-Versuch* fällt in annähernd 85% pathologisch aus, was besagt, daß sich immerhin 15% der juxtamedullären Tumoren der Erfassung mittels dieser Untersuchungsmethode entziehen. Das Verhältnis vom kompletten zum partiellen Stop beträgt etwa 5:1.

Im *Myelogramm* können sich nur bei Angiomen und anderen Mißbildungsprozessen Schwierigkeiten der Kontrastmitteldiagnostik ergeben, in etwa 2% aller juxtamedullären raumbeengenden spinalen Prozesse. Der Kontrastmittelstop ist sogar in 80%—90% der Fälle komplett.

γ) Entzündliche Prozesse.

Auch Entzündungen können gelegentlich zu einer echten Raumbeengung innerhalb des Duralraumes führen. Akute Entzündungsvorgänge in Form des Subduralabscesses sind selten. Häufiger kommen chronische Formen zur Beobachtung. An Spätschäden abgelaufener Entzündungen findet sich im Schrifttum am häufigsten die Arachnitis spinalis angeführt. Sie ist gekennzeichnet durch Narbenbildungen und Verwachsungsvorgänge zwischen Durainnenfläche, Wurzeln und Pia; die Bezeichnung „itis" sollte tatsächlich nur abgelaufenenen Entzündungsvorgängen vorbehalten bleiben; andernfalls wird die Bezeichnung Meningopathia spinalis zutreffender sein. Granulome als Endzustände chronischer Entzündungen können bei intraduraler Tuberkulose, Lues, Coccidiose, Torula, Schistosomiasis u.a., gelegentlich auch einmal bei Aktinomykose und Sporotrichose auftreten.

Bioptisch werden Übergänge von einfachen Verwachsungen bis zu abgekapselten „Cysten" gefunden, wobei die Veränderungen vor allem nach Blutungen, aber auch nach intraduralen Kontrastmittel-Injektionen am ausgeprägtesten im unteren Ende des Duralsackes sind. Auch mechanische Insulte oder toxische bzw. toxisch-infektiöse Prozesse können zu derartigen Veränderungen führen. Auch die oben beschriebenen Granulome können hier angetroffen werden.

Das *klinische Bild* ist jeweils von der Art und dem Ausmaß der Veränderungen abhängig und vielfach durch den Verlauf gekennzeichnet. Die Regellosigkeit der Symptome wird oft richtungweisend sein. Ebenso wechselhaft kann sich der Verlauf durch Stillstand, Remissionen und Progredienz gestalten. Reiz- und Ausfallserscheinungen an verschiedenen Abschnitten des Rückenmarks, Fernsymptome und pathologische Liquorwerte mit normaler bis leicht erhöhter Zellzahl, aber auch relativ hohem Eiweißquotient und mäßig tiefer Linkszacke können die Diagnose erleichtern. Die Myelographie, die nur als letztes diagnostisches Hilfsmittel und nur bei tumorverdächtigen Erscheinungen angewendet werden sollte, kann ein perlschnur-, rosenkranz- oder strähnenartiges Kontrastbild ergeben.

c) Extradurale raumbeengende Prozesse.

Obwohl präoperativ nur in wenigen Fällen eine Artdiagnose möglich ist, lassen auch die extraduralen raumbeengenden Prozesse auf Grund der höhenlokalisatorischen Hinweise, des Verlaufs und des klinischen Erscheinungsbildes artdiagnostische Schlüsse zu.

α) Benigne Neoplasmen.

Die gutartigen Neubildungen — ohne Einbezug der Wirbelsäulengeschwülste — gehen vom Fett- und Bindegewebe aus und werden entsprechend als Lipom und Fibrom bezeichnet. Auch ausschließlich extradural gelegene Meningiome und Neurinome kommen zur Beobachtung. Andererseits können gutartige Geschwülste extraspinal entstehen, z.B. von den Spinalganglien oder dem Sympathicusgrenzstrang, und als Ganglioneurome durch die Zwischenwirbellöcher oder präformierte Spalten — *Sanduhrgeschwulst* — in den Spinalkanal einwachsen. Schließlich muß differentialdiagnostisch ein Nucleus pulposus-Prolaps ausgeschlossen werden, der unter dem Bild eines extraduralen Tumors auftreten kann, besonders wenn es sich um einen ausgestoßenen und medial gelegenen Prolaps handelt. Klinisch erscheint er bei der häufigsten Lokalisation im unteren Lumbalbereich als Caudatumor. Allein die Anamnese mit Rezidiven und das Fehlen des progredienten Verlaufs ermöglichen meist schon anamnestisch die Abgrenzung von einem Neoplasma. Auch findet sich der Bandscheibenvorfall in 94,4% der Fälle in den letzten beiden Lumbalsegmenten (Nittner 1963), so daß die Lokalisation eine weitere differentialdiagnostische Abgrenzung gegenüber dem Caudatumor ermöglicht (Tönnis, Klug und Linz 1951). Früher wurde er häufig als Chondrom beschrieben (s. Abb. 102, S. 250 und Abb. 103, S. 250).

Den Übergang von den echten Geschwülsten zu den Mißbildungen stellen die sog. Mißbildungstumoren, wie Dermoide, Epidermoide, Teratome, und die Gefäßgeschwülste dar. Letztere kommen im Wirbel wie epidural vor. Sie können entweder bei einem Übergreifen auf das Rückenmark zu Zirkulationsstörungen und zur Raumbeengung oder durch Zusammenbruch eines Wirbelkörpers zu echten Kompressionserscheinungen führen.

Schließlich kann eine spinale Raumbeengung durch nicht tumoröse, aber komprimierende Neubildungen, wie Cysten und Parasiten, erfolgen.

Die Cysten führen häufig über Gefäßkompressionen zu Ernährungsstörungen der Wirbel und des Rückenmarks, deren Folgen stark ausgeprägte Kyphosen oder Kyphoskoliosen mit Querschnittssymptomen sein können.

Die parasitären Affektionen werden selbst in den geographischen Prädilektionsgebieten während der letzten 50 Jahre weit seltener als früher angetroffen, so daß auch dieses Krankheitsbild nicht mehr allzu häufig beobachtet wird. Im Spinalkanal werden sie — sofern sie komprimierend wirken — annähernd 30mal häufiger von Echinokokken als von Cysticerken dargestellt, obwohl die Cysticerken intramedullär relativ häufiger vorkommen als Echinokokken und wiederum im Rückenmark weit seltener — etwa im Verhältnis 1:50 — als im Gehirn. Der Trichinose mit umschriebenen parasitären Encephalomyelitiden kommt hinsichtlich der Raumbeengung keine Bedeutung zu. Am häufigsten werden die parasitären raumbeengenden Prozesse epidural gefunden. Die oberen

Brustabschnitte sowie der Lumbal- und Sacralbereich sind die bevorzugten Stellen. Echinokokken wie auch Cysticerken führen zu entzündlichen Reizerscheinungen, so daß sie nicht selten unter den entzündlichen Affektionen des Rückenmarks abgehandelt werden.

Den ersten Hinweis kann bei den parasitären Affektionen der fast obligate Röntgenbefund geben. Neben rundlichen Verschattungen in Lunge und Mediastinum finden sich gleichartige Aufhellungen in den Wirbelkörpern und den Rippenköpfchen, wobei die Wirbelgelenke unbeteiligt bleiben. Bei Cysticerken werden multiple Kalkherde beobachtet. Als differentialdiagnostischer Hinweis auf eine parasitäre Affektion gilt die ausgesprochene Kugelform gegenüber der unregelmäßigen Spindelform tuberkulöser Senkungsabscesse. Der Röntgenbefund erklärt sich daraus, daß sich bei Eindringen des Parasiten die Dura widerstandsfähiger als der Knochen erweist. Die Komplementbindungsreaktionen nach WEIGAND und der intracutane Test nach CHASONI lassen besonders beim Echinococcus bei vitalen Cysten wohl kaum im Stich, wogegen bei gleichzeitiger Lues positive Reaktionen bedeutungslos werden. Eine Eosinophilie kann nur bei positiven Komplementbindungsreaktionen bewertet werden; hingegen soll sie als Liquorbefund pathognomonisch sein.

Klinisch treten die benignen Neoplasmen häufig durch exacerbierende paroxysmale Wurzelschmerzen in Erscheinung, denen weitere segmentale Störungen und spastische Lähmungen folgen. Erwähnt sei jedoch, daß Schmerzen beim extraduralen Tumor aber auch völlig fehlen können und daß der intramedulläre Tumor durch Schädigung von Hinterhörnern und Wurzelaustrittszonen oder durch mechanische Schädigung Wurzelerscheinungen wie bei einem extramedullären Tumor hervorrufen kann.

β) Maligne Neoplasmen.

An erster Stelle stehen die vom paravertebralen Gewebe ausgehenden, seltener über die Intervertebrallöcher, — gelegentlich auch als *Sanduhrgeschwulst* — hämatogen oder lymphogen in den Epiduralraum einwachsenden malignen bzw. metastatischen Geschwülste der drüsenartigen Krebse von Mamma, Prostata, Parotis, Lunge usw., das Hypernephrom sowie die Sarkome (s. S. 66—72 und S. 47—53). Das Sarkom kann im Epiduralraum aber auch als Primärtumor vorkommen und als relativ gut abgegrenzte, flächenhaft schwartig-speckige Geschwulst den Duralsack zum Teil umwachsen und komprimieren. Vorwiegend ist es jedoch dorsal oder dorsolateral gelegen, ohne den Knochen oder die Dura makroskopisch zu infiltrieren (s. S. 50—53 und 348). Gelegentlich können auch primär gutartige Tumoren, wie z. B. Meningiome oder Neurinome, einmal maligne entarten.

Das *klinische Bild* dieser extraduralen malignen Prozesse ist recht einheitlich. Schon im Anfangsstadium sind sie in der Regel durch eine meist umschriebene Schmerzhaftigkeit der Wirbelsäule im Gebiet der Tumorausbreitung gekennzeichnet. Vielfach ist auch der internistische Befund mit Senkungsbeschleunigung, sekundärer Anämie, Verschiebungen im Bluteiweißbild usw. aufschlußreich.

Das *neurologische Bild* wird von der Art des Prozesses bestimmt. Je nach Sitz der Geschwulst kommt es zu ein- oder doppelseitigen anfallsweisen Neuralgien und heftigsten Knochenschmerzen mit einer sich rasch entwickelnden schlaffen Parese oder Paraplegie. Die Schmerzen sind im Unterschied zur geringeren Intensität der Querschnittssymptome oft besonders heftiger Art (ENDERLE 1934). Die Ansicht, daß ein freier Raum zwischen segmentärer Zone und funikulärer Hypaesthesie für extradurale Kompression bezeichnend sei, hat sich dagegen nicht halten lassen (ANTONI 1936). ELSBERG (1932, 1941) nennt als Kennzeichen extraduraler Tumoren relativ kurzen Verlauf, plötzliche Exacerbation, vor allem auch nach lumbaler Liquorentnahme, Überwiegen der Rücken- gegenüber den Wurzelschmerzen, Paraesthesien, unbestimmte Wurzelschmerzen, kontralaterale Paresen und eine mäßige Eiweißvermehrung im Liquor, welche 150 mg-% nicht überschreitet. Extradurale maligne Neoplasmen sind fast ausschließlich durch eine schnell auftretende

Markkompression gekennzeichnet; hyperakute Querschnittssyndrome unter dem Bild
einer Querschnittsmyelitis sprechen für einen malignen Prozeß, besonders für ein Sarkom.

Ein sicheres Unterscheidungsmerkmal zwischen intra- und juxtamedullärer Kompression gibt es auf Grund des klinisch-neurologischen Befundes nicht (Antoni 1936).
Intramedulläre Geschwülste vermögen durch Läsion der Hinterhörner und der Wurzel-
eintrittszone oder durch Druck auf die Wurzeln ebenso radikuläre Schmerzen auszulösen wie juxtamedulläre. Ähnliches gilt für die motorischen Ausfälle. Dissoziierte Sensibilitätsstörungen sind ebenfalls kein verläßliches Kriterium. Vielleicht kann man sagen,
daß juxtamedulläre Kompressionen mit distal betonten und nach oben scharf begrenzten
Sensibilitätsstörungen und intramedulläre mit in der Kompressionshöhe überwiegenden,
weniger abgesetzten Ausfällen der Sensibilität einhergehen (Naffziger und Jones 1935).
Gleichzeitiges Auf- und Absteigen der Symptome besagt dagegen nicht mit genügender
Sicherheit, daß ein intramedullärer Prozeß vorliegt. Für diesen sprechen am ehesten
langsam und einseitig sich entwickelnde, zu Pyramidenzeichen ohne Sensibilitätsstörungen
hinzutretende Paraesthesien oder über längere Zeit bestehenbleibende, mit typischer Dissoziation einhergehende frühe segmentale Ausfälle. Praktisch muß man immer daran denken,
daß extramedulläre spinale Kompressionen wesentlich häufiger als intramedulläre vorkommen (Zeh 1954).

In Abhängigkeit von der Lokalisation des Primärtumors können sich die Metastasen
über die Lymphabflußgebiete an Prädilektionsstellen manifestieren, so z. B. beim Mamma-
und Bronchialcarcinom im Brustteil, aber auch gelegentlich lumbal, während das Prostatacarcinom die Becken- und Lumbosacralgegend bevorzugt. Der 6. und 7. Brustwirbel
sowie das Gebiet vom 4. Lenden- bis 2. Sacralwirbel sollen für metastatische Wirbelprozesse besondere Prädilektionsstellen sein.

Von den malignen Neoplasmen überwiegt unter den Carcinommetastasen das Mammacarcinom. Das Krankheitsbild wird auch hier weitgehend durch das Lymphabflußgebiet
bestimmt; nach anfänglicher Plexus- und Wurzelinfiltration kommt es durch Ausbreitung
auf dem Lymphweg zu paravertebralen Drüsenanschwellungen und bei Eindringen der
Metastasen in den Spinalkanal zu medullären Symptomen. Ein gleichzeitiger Herpes
zoster kann auf eine Beteiligung der Spinalganglien hinweisen. Der Exitus erfolgt bei
allgemeiner Kachexie nach wochen- bis monatelangem Krankenlager durch Urosepsis
oder Bronchopneumonie mit weiteren pulmonalen und kardialen Komplikationen; bei
einem akuten Querschnittssyndrom kann er innerhalb von Stunden eintreten. Die
scirrhöse Form des Mammacarcinoms bewirkt hingegen häufig längeres Siechtum. Das
Prostatacarcinom metastasiert meist multipel und führt sehr häufig zur sekundären
Carcinose.

Uterus-, Magen-, Darm-, Oesophagus-, Bronchial- und vor allem Schilddrüsencarcinome
sind seltener. Gelegentlich kann der Primärtumor auch verborgen bleiben. Das Hypernephrom mit relativ raschem und malignem Verlauf metastasiert bevorzugt in die Wirbelsäule. Zunächst perlförmigen Aufhellungen folgt die völlige Destruktion. Blutiger Urin
kann richtungweisend sein. Bei negativem Palpationsbefund muß eine Uretro- oder
Pyelographie herangezogen werden. Ebenfalls als maligner Tumor, der metastasieren
kann, hat das vorwiegend im Krebsalter anzutreffende infiltrierend wachsende Chordom
zu gelten, dessen Muttergewebe die Chorda ist. Dadurch ist seine häufigste Lokalisation
als Sacraltumor bedingt, wobei allerdings eine postsacrale Ausbreitung bis zu erheblicher
Größe möglich ist.

Weitere Erkrankungen von Geschwulstcharakter sind die Systemerkrankungen des
hämatopoetischen Apparates. Hierunter fallen die verschiedenen Formen der lymphatischen und myeloischen Leukämien sowie die Lymphogranulomatose und die selteneren
Retothelsarkomatosen. Das Myelom, Plasmocytom oder die Kahlersche Krankheit ist
durch Geschwulstherde im Skeletsystem gekennzeichnet. Das Erkrankungsalter liegt
jenseits des 50. Lebensjahres. Heftigste intermittierende Neuralgien, Knochenauftreibun-
gen, Verbiegungen der Wirbelsäule mit Pergamentknistern, Erweichungen mit Skelet-

deformitäten, Spontanfrakturen, charakteristische röntgenologische Veränderungen im Schädel, an den Rippen und Höhlenknochen in Form scharf begrenzter Aufhellungsherde sowie der Bence-Jonessche Eiweißkörper weisen auf die Diagnose hin, die durch das Bluteiweißbild mit einer extrem hohen Globulinfraktion und den Sternalmarkbefund — Plasmazellen — bewiesen wird. Gelegentlich kommen dabei auch cerebrale Symptome vor. Als „Ewing-Sarkom" wird ein sehr bösartiges Myelom des Jugendalters im 1. und 2. Jahrzehnt bezeichnet. Schließlich ist an dieser Stelle auch das den Leukosen zugehörige Chlorom anzuführen, welches durch eigenartige grünliche Tumoren im Skeletsystem charakterisiert ist und ebenfalls zu einer Rückenmarkskompression führen kann.

γ) Entzündliche Prozesse.

Den Neoplasmen folgt die Markkompression auf entzündlicher Basis. Entzündliche Affektionen können außerhalb des Duralsackes als akute, mit Eiterung einhergehende Entzündungsvorgänge und als chronische Endzustände mit unspezifischem und spezifischem Granulationsgewebe tuberkulöser und luischer Genese vorliegen. Die spezifischen Granulationsgeschwülste liegen dann als Tuberkulome oder Syphilome vor und werden mitunter nur durch den histologischen Bau von echten extra- oder auch intramedullär lokalisierten Tumoren unterschieden.

Von den *akuten Entzündungsvorgängen* ist der epidurale Absceß der häufigste und gleichzeitig auch einzige Prozeß, der sofortiges neurochirurgisches Vorgehen verlangt. Die Erreger, vorwiegend Staphylokokken, metastasieren in den Epiduralraum. Seltener gelingt der Nachweis einer Wirbelosteomyelitis. Bei nicht zu ermittelnden Entzündungsherden können oft Jahre zurückliegende Eiterungen die Ursache darstellen.

Klinisch finden sich bei den entzündlichen Affektionen die verschiedensten Stadien von hyperakuten bis zu chronischen Verlaufsformen. Beim Absceß führen die fast immer auf den Epiduralraum beschränkten Entzündungsvorgänge zu pyämisch-toxischen Allgemeinerscheinungen mit Temperaturerhöhung, Senkungsbeschleunigung und Blutbildveränderungen. Unter den spinalen und medullären Symptomen beherrschen die initialen Wurzelsymptome mit radikulären Schmerzen und örtlicher Druckschmerz der reflektorisch fixierten Wirbelsäule das klinische Bild. Das meist gleichzeitig bestehende komplette Querschnittssyndrom tritt hinter dem akuten Schmerzgeschehen häufig sogar zurück. Die Sicherung der Diagnose gelingt durch den Nachweis von Eiter im Epiduralraum. Es empfiehlt sich, eine möglichst dicke Kanüle in Höhe des vermuteten Abscesses in Etappen langsam vorzuschieben und jeweils längere Zeit zu beobachten, ob Eiter aus der Nadel hervortritt, eventuell unter Aspiration. Auf jeden Fall ist eine Punktion des Subarachnoidalraumes zu vermeiden. Der Liquor weist im allgemeinen keine Veränderungen auf. Eine gelegentliche Pleocytose spricht nicht gegen die epidurale Lokalisation des Prozesses. Der weit seltener zu beobachtende subdurale Absceß kann klinisch unter den gleichen Erscheinungen auftreten.

Chronische Entzündungen im Epiduralraum führen zu fibrösen Veränderungen und Granulomen. Duraschwarten, oft mehrere Millimeter dicke Narben und Einschnürungen des Rückenmarks sind dabei häufige Beobachtungen. Derartige Neubildungen schädigen das Rückenmark vorwiegend vorn oder seitlich und führen darüber hinaus zu Schädigungen der Nervenwurzeln. Spezifische Endzustände der Tuberkulose liegen in der fibrösen Form und luetische als Pachymeningitis cervicalis hypertrophicans vor. Die fibröse Duratuberkulose ist mitunter durch röntgenologisch erfaßbare Knochenherde am Ort des Prozesses zu erkennen, die allerdings bei nicht fortgeschrittenen Prozessen fehlen können. Röntgenologisch oder klinisch nachweisbare Senkungsabscesse können ebenfalls auf den richtigen Weg führen.

Schließlich ist als syphilitische Affektion auch das Aortenaneurysma als Ursache einer spinalen Kompression anzuführen. Die neurologischen Erscheinungen treten nach Wirbelkörperarrosion im mittleren Brustabschnitt oder durch Rupturblutung mit epiduraler Ausbreitung in Erscheinung. Hier wird der Röntgenbefund die Diagnose bei entsprechender Vorgeschichte und spezifischen klinischen Befunden aufdecken, zumal wenn sich aus einem neuralgischen Vorstadium mehr oder weniger rasch ein Querschnittsbild entwickelt.

Das *neurologische Bild* ist bei den extraduralen raumbeengenden Prozessen in über der Hälfte der Fälle durch das komplette Querschnittssyndrom gekennzeichnet. Im Stadium des inkompletten Querschnittsbildes befindet sich $1/5$ und im neuralgischen Stadium $1/4$ der Fälle.

Die *Röntgenuntersuchung* der Wirbelsäule ist von den innerhalb des Spinalkanals gelegenen Neubildungen bei den extraduralen raumbeengenden Prozessen immer am aufschlußreichsten. Werden nur die auf den Epiduralraum beschränkten Neubildungen — also ohne die primären Wirbelsäulengeschwülste — berücksichtigt, so finden sich etwa bei der Hälfte der Fälle durch die Geschwulst bedingte Lokalveränderungen. Vielfach ergeben sich hieraus bereits artdiagnostische Hinweise. Am häufigsten betreffen die Lokalveränderungen den Wirbelkörper, seltener die Bögen. Vielfach findet sich gleichzeitig auch eine diffuse, seltener eine lokalisierte Spondylarthrose. In etwa gleicher Häufigkeit werden auch Kyphosen und Skoliosen angetroffen.

Liquorveränderungen wurden bei $3/4$ der extraduralen Neoplasmen in Form erhöhter Eiweißwerte beobachtet. Nicht ganz so häufig finden sich pathologische Mastixkurven und weit seltener erhöhte Zellwerte; letztere kommen nur bei etwa $1/4$ der extraduralen Neoplasmen vor.

Die *Queckenstedtsche* wie auch die *myelographische Untersuchung* fallen in über 80% pathologisch aus und ergeben wiederum in etwa 80% eine komplette Verlegung.

d) Raumbeengende Krankheitsprozesse der Wirbelsäule.

Eine weitere spinale Raumbeengung ist durch Geschwülste, Entzündungen, Systemerkrankungen und sonstige, meist seltenere Erkrankungen oder Veränderungen der Wirbelsäule möglich. Die Beschwerden und neurologischen Störungen werden durch Verengung des Wirbelkanals sowie durch Abknickung und Torsion des Rückenmarks oder andere begünstigende Faktoren bewirkt. Störungen der Gefäß- und Liquorzirkulation mit Ödem und Schwellung des Markes dürften die ersten medullären Symptome hervorrufen. Das relativ späte Auftreten manifester neurologischer Störungen erklärt die häufige Überweisung dieser Patienten mit primär skeletbedingten spinalen Kompressionen durch den Orthopäden.

α) *Neoplasmen.*

Die primären Wirbelsäulengeschwülste können auf Grund ihres klinischen Verhaltens in benigne, semimaligne und maligne eingeteilt werden. Zu der ersten Gruppe gehören die Hämangiome, die Osteome und die Osteoid-Osteome. Die Chondrome sind nur bedingt zur Gruppe der gutartigen Wirbelsäulentumoren zu zählen, da sie einen bösartigen Verlauf annehmen können. Gleichartig kann sich ein Teil der Riesenzelltumoren verhalten. Sarkome, Myelome und Chordome bilden die Gruppe der bösartigen Tumoren.

β) *Andere raumbeengende Wirbelsäulenprozesse.*

Eine der bekanntesten Wirbelsäulenerkrankungen, die zu radikulären und medullären Symptomen führen kann, ist die jugendliche Kyphoskoliose oder Scheuermannsche Erkrankung, die auf einer angeborenen Anomalie der Zwischenwirbelscheiben beruht. Durch besondere Beanspruchung im Wachstumsalter sind die Veränderungen im mittleren Brustabschnitt am ausgeprägtesten, wobei das männliche Geschlecht bevorzugt befallen ist. Manchmal kommt es erst nach körperlichen Beanspruchungen zu einer Manifestation der Symptome.

Die Pagetsche Erkrankung kann ebenfalls gelegentlich zu medullären Erscheinungen führen. Mitunter beginnt sie sich in der Wirbelsäule zu manifestieren und führt neben den charakteristischen röntgenologischen Veränderungen in Form einer Verdickung der Spongiosa der Wirbelkörper zu typischen ausstrahlenden Schmerzen in die meist säbelscheidenförmig deformierten Unterschenkel. Ein durch Kompression verursachtes Querschnittsbild gilt als eine seltene Komplikation.

Die Chondrodystrophie kann besonders bei hochgradiger Kyphoskoliose medulläre Erscheinungen hervorrufen.

Die Ostitis fibrosa Recklinghausen wird als geschwulstartiger reaktiver Gewebsprozeß angesehen, der Riesenzelltumoren bildet. Durch bevorzugten Befall einzelner Wirbelabschnitte und epiphysennaher Gebiete treten dort scheinbare Knochenblasen auf. Kompressionserscheinungen werden bevorzugt beim männlichen Geschlecht um das 30. Lebensjahr gesehen. Lokale, schmerzhafte Schwellungen mit besonderem Befall des Thorakalbereichs sind charakteristische Symptome.

Das Klippel-Feilsche Syndrom, die posttraumatische Wirbelkörpernekrose, die rheumatische Arthritis sowie die meist im unteren Lumbalbereich vorkommende Spondylolisthesis als Ursache eines Caudasyndroms seien vollständigkeitshalber erwähnt, da auch sie, wenngleich äußerst selten, medulläre bzw. Cauda-Symptome hervorrufen können. Olisthesen an der Halswirbelsäule stellen eine ausgesprochene Rarität dar und sind meist mit anderen Mißbildungen in diesem Bereich vergesellschaftet (SCHLEGEL 1969). Auf die übrigen tumorösen, entzündlichen und sonstigen Wirbelsäulenprozesse als Ursache radikulärer und medullärer Symptome wird an dieser Stelle nicht näher eingegangen, da auf die entsprechenden Abhandlungen dieses Bandes verwiesen werden kann (s. S. 37—47, 107—110, 116—117, 121—127, s. auch SCHLEGEL, Band VII/1, S. 6—26 und 33—69 dieses Handbuchs).

Das *neurologische Bild* liegt hier in etwa 70 % als komplettes Querschnittssyndrom vor. Auf das inkomplette Querschnittsbild wie auch auf das neuralgische Stadium fallen etwa je 15 %.

Die *Röntgenuntersuchung* erbringt bei den von der Wirbelsäule ausgehenden Prozessen bereits im Nativbild den größten Anteil pathologischer und meist gleichzeitig auch artdiagnostischer Befunde. Am häufigsten betreffen sie den Wirbelkörper selbst. Spondylarthrosen sowie Kyphosen und Skoliosen treten hier an Häufigkeit gegenüber denen bei extraduraler Raumbeengung zurück.

Im *Liquor* wird bei medullären Symptomen in der Regel eine Eiweißerhöhung, ein pathologischer Ausfall der Mastixreaktion und nur ganz vereinzelt eine Erhöhung der Zellwerte beobachtet.

Der *Queckenstedt-Versuch* wie auch das *Myelogramm* sind bei Vorliegen einer spinalen Raumbeengung immer pathologisch. In über 80 % liegt sogar jeweils ein kompletter Stop vor, häufiger noch bei der Kontrastmitteluntersuchung als bei der Liquorpassageprüfung.

e) Sanduhrgeschwülste.

Die als *Sanduhrgeschwülste* bezeichneten tumorösen Neubildungen der Wirbelsäule und des Spinalkanals nehmen bei extraspinaler Ausbreitung den Weg präformierter Spalten oder auch den des geringsten Widerstandes. Gleichartig verhalten sich auch die extraspinalen Geschwülste; entsprechend wachsen sie am häufigsten durch die Foramina intervertebralia und rufen hier die bekannten Veränderungen hervor. Im deutschen Schrifttum sind sie als *Sanduhr-, Zwerchsack-, Hantel-* oder *Flaschenhalsgeschwulst* bekannt (Abb. 106a und b). Am häufigsten wird diese Wachstums*form* bei extraduraler Lage der Neubildung beobachtet.

Die *Häufigkeit* von Sanduhrgeschwülsten im Krankengut der raumbeengenden spinalen Prozesse liegt in größeren Statistiken bei 10 %—15 %. COHEN (1947) berichtete bei 110 extramedullären Tumoren im Thorakalbereich über 8 *Sanduhrgeschwülste*, während RANZI (1922) aus der Eiselsbergschen Klinik und seinem Krankengut bei 68 Laminektomien 11 extradurale Geschwülste und hierunter 3 Sanduhrgeschwülste fand. In einer früheren Zusammenstellung machten sie in unserem Krankengut 13 % des Gesamtmaterials und etwa 16 % der extramedullären Tumoren aus (TÖNNIS und NITTNER 1954), heute beträgt ihr Anteil unter 513 raumbeengenden spinalen Prozessen 73 Fälle, was einem prozentualen Anteil von 14,2 % entspricht (Tabelle 25).

Histologisch waren fast die Hälfte aller *Sanduhrgeschwülste* Neurinome, die Hälfte davon cervical gelegen. Auf weitere Einzelheiten über die feingewebliche Struktur der *Sanduhrgeschwülste* ist in dem pathologischen Teil dieses Kapitels eingegangen (s. S. 16 und 17).

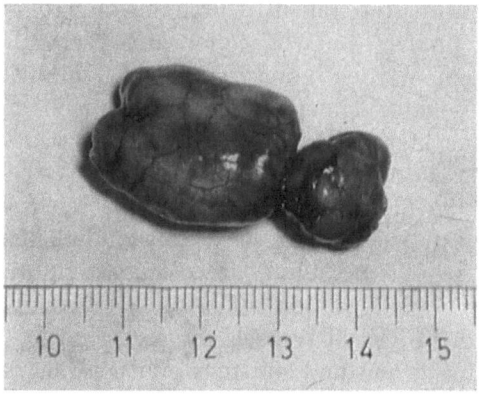

a

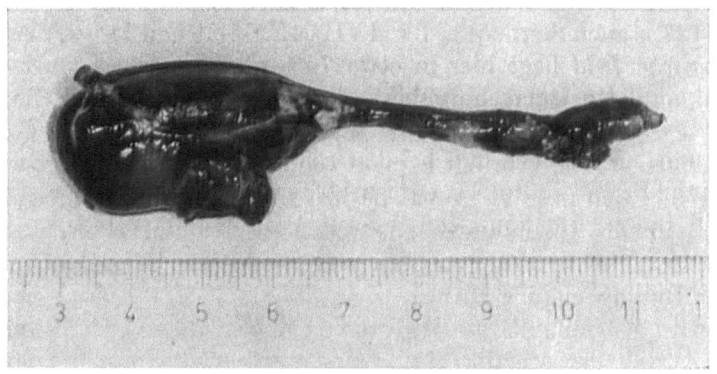

b

Abb. 106a u. b. Sanduhr-, Zwerchsack-, Hantel- oder Flaschenhals-Geschwulst.

Tabelle 25. *Von 513 Rückenmarksgeschwülsten 73 Sanduhrgeschwülste = 14,2 %*

Rückenmarksgeschwülste			Sanduhrgeschwülste		
Med. obl.	21	(4 %)			
Cervical	103	(20 %)	(33 %)	24 = 22,5 %	der Cervical-Tu.
Thorakal	307	(60 %)	(42 %)	31 = 10 %	der Thorakal-Tu.
Conus-Cauda	82	(16 %)	(25 %)	18 = 22 %	der Conus-Cauda-Tu.
Gesamtzahl	513	(100 %)	(100 %)	73 = 14,2 %	

Über die *Höhenlokalisation* der *Sanduhrgeschwülste* bestehen unterschiedliche Auffassungen. Nach Jelsma (1941) kommen sie hauptsächlich (59 %) im Thoraxabschnitt vor; allerdings wird hierbei eine histologische Aufgliederung vermißt. Bei Berücksichtigung der Tumorart finden sich *Sanduhrneurinome* überwiegend im Cervicalabschnitt. Übereinstimmend mit diesen Ausführungen sind unsere Beobachtungen wie auch die von Love und Dodge (1952); von ihren 60 Fällen lagen 26 cervical, 21 thorakal und 13 lumbosacral. Auch Arseni und Ionesco (1959) berichteten, daß 14 von ihren 24 Sanduhrneurinomen im Cervicalbereich lagen. Über die Häufigkeit des Vorkommens von *Sanduhrgeschwülsten* bei hochsitzenden Halsmarktumoren finden sich im Schrifttum meist nur schwer vergleichbare Angaben (s. S. 209). Eine Aufteilung unseres Krankengutes von 73 Sanduhrgeschwülsten nach Höhe und Geschwulstart gibt die Tabelle 26 wieder.

Vom *klinischen* und *neurologischen* Befund her können *Sanduhrgeschwülste* irreführend sein, weil nicht selten medulläre Kompressionserscheinungen fehlen und nur radikuläre Symptome vorliegen. Das häufigste radikuläre Symptom ist der Schmerz, der nach SCHEID (1952) als typischer Wurzelschmerz praktisch nie fehlt und der sehr oft zu Hal-

Tabelle 26. *Aufteilung von 73 Sanduhrgeschwülsten nach Höhe und Geschwulstart*

		Neurinome	Meningiome	Maligne Blastome	Mißbildungs- tumoren
Cervical	24	17	2	4	1
Thorakal	31	13	6	10	2
Conus-Cauda	18	4	—	3	11
Gesamtzahl	73	34	8	17	14

tungsstörungen der Wirbelsäule bzw. des Rumpfes und auch der Extremitäten führt. Sie sind daher die oft zuerst sichtbaren Krankheitserscheinungen einer *Sanduhrge-schwulst*. Über Skeletveränderungen ganz allgemein wurde bei Vorliegen einer Neuro-fibromatose in nahezu der Hälfte der Fälle von MILLER (1936) berichtet und auf Skoliosen als Folge einer besonderen Art von Wirbelmalacie hingewiesen. Oft wird im Frühstadium auch eine rheumatische Erkrankung unterstellt.

Je nach ihrem *Sitz* führen die *Sanduhrgeschwülste* in den einzelnen Abschnitten des Spinalkanals zu sehr typischen Erscheinungen.

Im *Cervicalbereich* können sie als spinocraniale Tumoren zu einer Liquorabflußbehinde-rung mit den charakteristischen intrakraniellen Druckzeichen führen. Sogar Schmerzzu-stände im Gesicht nach Art einer Trigeminusneuralgie sind beschrieben worden (TÖNNIS und NITTNER 1954). Bei entsprechender Größe des extravertebralen Anteils kann die Geschwulst am Hals äußerlich sichtbar werden und wie in dem von FLATAU und SAWICKI (1922) mitgeteilten Fall als „cervicales Neurofibrom" verkannt werden. Aber auch auf knöcherne Veränderungen der Wirbelsäule oder auf Skeletveränderungen, wie Spalt-bildungen (s. Abb. 73, S. 210, sowie Abb. 89, S. 235), spondylarthrotische oder osteo-chondrotische Veränderungen des entsprechenden Wirbelsäulenabschnitts (s. Abb. 113, S. 271) oder Halsrippen, sind Beschwerden einer cervicalen *Sanduhrgeschwulst* bezogen worden, worauf bei den Röntgenveränderungen eingegangen wird.

Im Bereich der *Brustwirbelsäule* können sich die *Sanduhrgeschwülste* in Richtung des Mediastinums entwickeln und dann zu einer Raumbeengung im Thorax führen, wie durch Verlaufsuntersuchungen nachgewiesen werden kann (s. Abb. 83 a und b, S. 228). Der extra-vertebrale Geschwulstanteil kann im Nacken, am Hals oder in der Supraclaviculargrube sichtbar werden und auf dem Röntgenbild als Weichteilschatten zu erkennen sein (TÖNNIS und NITTNER 1954). Gleichartige Beobachtungen wurden bereits von NAFFZIGER und BROWN (1933), VERCELLI und FERRÉRO (1934), URECHIA und DRAGOMIR (1935) sowie von BALLIVET (1949) mitgeteilt; bei diesen *Sanduhrgeschwülsten* handelte es sich um große Tumoren, die auch auf den Thoraxaufnahmen sichtbar waren.

Im *Bauch- und Lendenabschnitt* pflegen sie sich retroperitoneal auszubreiten und können dann zu Veränderungen der inneren Organe führen. Derartige Auswirkungen sind besonders eindrucksvoll, wenn es sich bei diesen Organen um innersekretorische Drüsen handelt, wie z. B. bei einem von NITTNER (1952) beschriebenen *Sanduhr-Ganglioneurinom*, das zu einer Verlagerung der linken Niere und Nebenniere geführt hatte, wodurch ein Cushing-Syndrom diagnostiziert wurde (Abb. 107). Eine Abflußbehinderung des Urins durch Ureterkompression ließ auch bei einer weiteren *Sanduhrgeschwulst* dieses Bereichs an einen Ureterstein oder an einen cystopyelitischen Prozeß denken (Abb. 108), ähnlich wie bei einem von NITTNER (1947) beschriebenen Sympathicustumor in der Bauchhöhle. Im Lendenabschnitt kann ein „Psoasschatten" auf die paravertebrale Ausbreitung eines spinalen Neoplasmas hinweisen (Abb. 109).

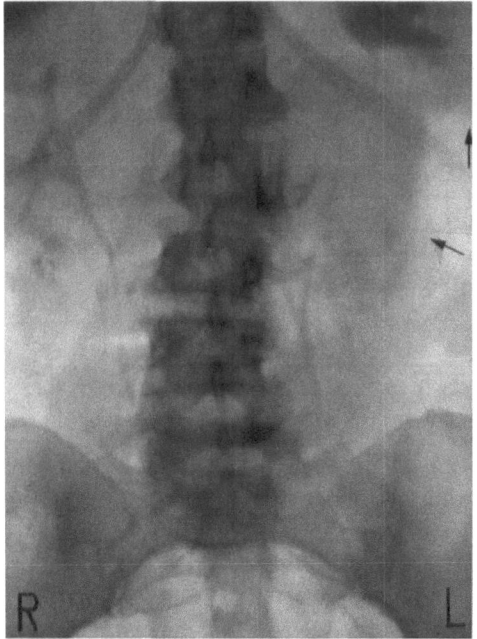

Abb. 107

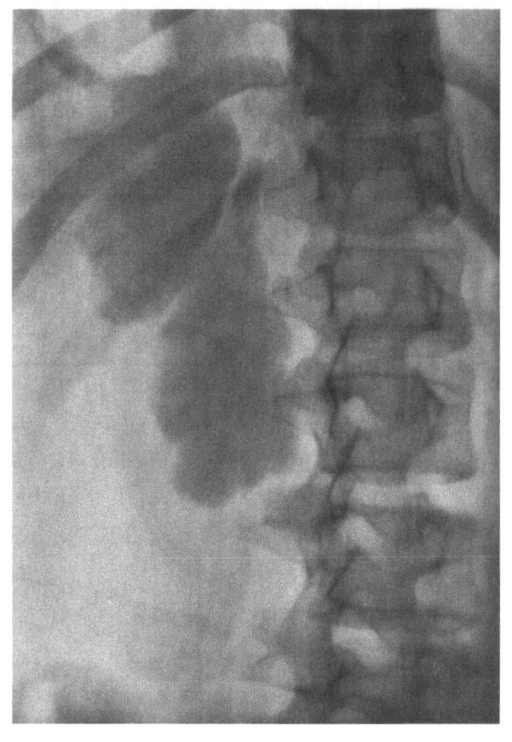

Abb. 108

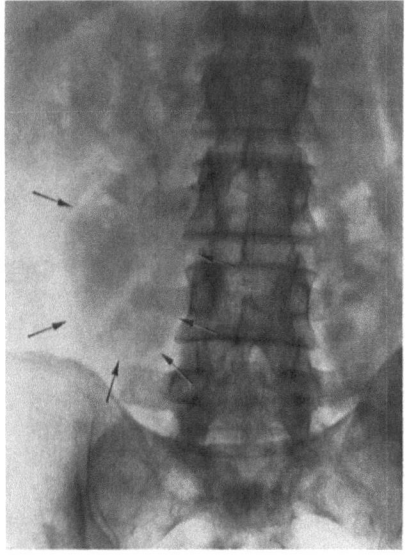

Abb. 109

Abb. 107. Lumbales Sanduhr-Ganglioneurom mit paravertebralem Tumorschatten (↑). Destruierende Veränderungen an der Lendenwirbelsäule und Verlagerung der linken Niere nach oben außen.

Abb. 108. Kontrastdarstellung eines paravertebralen Weichteiltumors mit Blutungshöhle. Epidurale Ausbreitung der Geschwulst in Zwerchsackform. Klinisch inkomplettes Querschnitts-Syndrom. Sarkom.

Abb. 109. „Psoasschatten", hervorgerufen durch eine lumbale Sanduhrgeschwulst in Höhe L3 mit rechts paravertebraler Ausbreitung (→).

Im Kreuz- und Steißbeinbereich können *Sanduhrgeschwülste* zu Erscheinungen im kleinen Becken führen, wenn sie sich in ventraler Richtung entwickeln, so daß vorausgegangene gynäkologische Eingriffe keine Seltenheit sind (Abb. 110). Die in diesem Abschnitt des Spinalkanals vorkommenden Geschwülste können auch unter den Sammelbegriff der Sacraltumoren fallen, die sich durch bestimmte Eigenschaften der Entstehung, des Verlaufs und der Lokalisation auszeichnen (ZEH 1954). Ihnen ist eine deutlich dysrhaphische Natur und eine kongenitale Anlage gemeinsam (BOLDREY und ELVIDGE 1939), wenn sie auch histologisch verschieden sind. Eine gleichzeitige Spina bifida kann einen Hinweis auf die Natur der Kompression — meist ein Lipom, aber auch ein Epidermoid

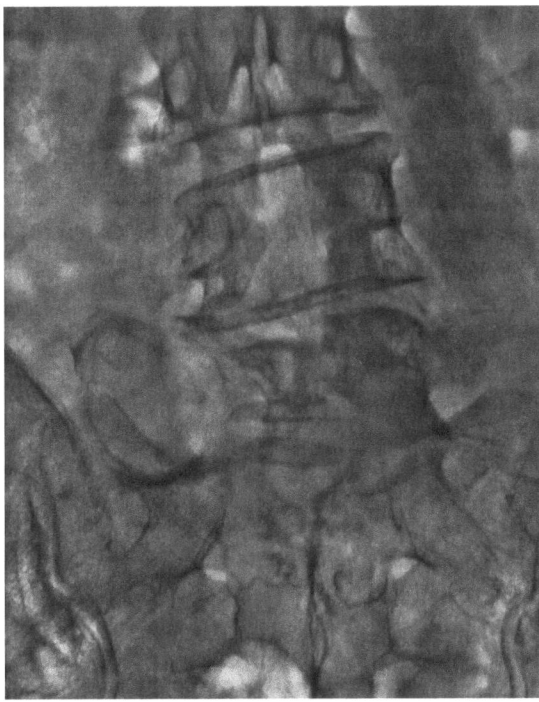

Abb. 110. Lumbosacrale Sanduhrgeschwulst (Neurinom). Destruktion des 5. Lumbal- und 1. Sacral-Wirbels ienschließlich Wirbelbogen und Querfortsatz, hervorgerufen durch eine intra- und extradurale Wurzel- geschwulst, die sich extraspinal als Beckentumor entwickelt hat. Klinisch inkomplettes Caudasyndrom mit komplettem Stop bei L4/5.

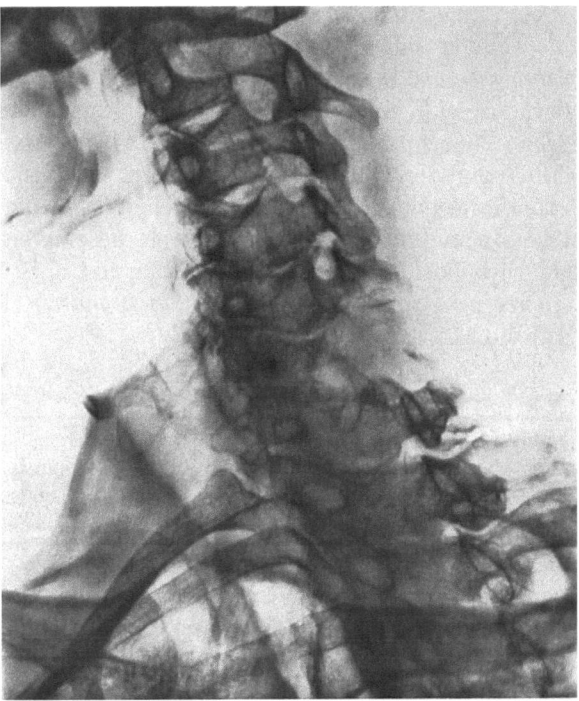

Abb. 111. Sanduhrgeschwulst, die zu einer unscharf begrenzten Destruktion im unteren Bereich der Hals- wirbelsäule geführt hat. Klinisch nur radikuläre Erscheinungen. Hypernephrom.

(s. Abb. 89, S. 235) oder Dermoid — geben, desgleichen eine Erweiterung des Sacralkanals, die für ein Teratom sprechen soll (ZEH 1954, BISCHOF und NITTNER 1969). Soweit diese Neubildungen nicht schon in der Kindheit manifest werden, zeichnen sie sich durch extrem lange Verläufe aus (HANNAN und GEIST 1950), zum Teil mit Remissionen und Stillständen.

Die diagnostischen Zusatzuntersuchungen können zum Teil sehr aufschlußreich sein und dann meist auch charakteristische Befunde ergeben, zum Teil aber auch im Stich lassen.

An *Röntgenveränderungen* ist die Erweiterung eines oder mehrerer Zwischenwirbellöcher typisch, aber nicht immer auf den einfachen Übersichtsbildern in zwei Ebenen zu erkennen, so daß dann erst Schrägaufnahmen den Beweis erbringen. GULEKE (1935) empfiehlt sogar stereoskopische Röntgenbilder, die ,,höhlenartige Erweiterungen der Zwischenwirbellöcher" oder eine Höhlenbildung im Wirbelkörper sichtbar werden lassen. Bei malignen Prozessen können zusätzliche Destruktionen an den Wirbeln vorliegen und artdiagnostisch richtungweisend sein (Abb. 111 sowie 112a und b). Veränderungen allgemeiner Art sind an der Wirbelsäule auch bei *Sanduhrgeschwülsten* keine Seltenheit, so daß häufig eine Spondylarthrose und Osteochondrose angenommen wird, die dann auch eine hinreichende Erklärung für radikuläre Erscheinungen abgibt.

Die weitere Röntgenuntersuchung einer dieser Patientinnen ergab, daß es sich nicht nur um eine spondylarthrotische Schnabelbildung, sondern zusätzlich auch um mehrere *Sanduhrgeschwülste* im Cervicalbereich und im cervicothorakalen Übergang ohne Zeichen einer Recklinghausenschen Erkrankung handelte (Abb. 113). Zwei dieser Geschwulstzapfen waren beiderseits in den Thoraxraum eingewachsen und hatten sich hier zu über apfelgroßen Geschwülsten entwickelt (s. Abb. 36, S. 159). Wegen der neurologischen Symptomatik mit schlaffer Paraparese der Arme, spastischer Paraplegie der Beine, Sensibilitätsstörungen ab C7 und Blasen-Mastdarm-Störungen wurde sie jahrelang als MS behandelt (TÖNNIS und NITTNER 1954).

Aber auch Spaltbildungen können vorliegen, die mitunter nur als anlagebedingte Entwicklungsstörung angesehen werden, während sich manchmal zusätzlich ein Mißbildungstumor als *Sanduhrgeschwulst* — wie ein Lipom, ein Epidermoid oder Dermoid — dahinter verbirgt (s. Abb. 73, S. 210 sowie Abb. 89, S. 235). Beziehungen zu einer Meningo- oder Meningomyelocele können daher bestehen. Auch auf Halsrippen sind Beschwerden einer cervicalen *Sanduhrgeschwulst* bezogen worden.

Als Rarität sei erwähnt, daß eine *Sanduhrgeschwulst* durch Erweiterung eines oder mehrerer Zwischenwirbellöcher einmal auch vorgetäuscht werden kann, und zwar dann, wenn durch eine Fehlbildung der Wirbelsäule oder auch des Rückenmarks oder durch einen intraspinalen raumfordernden Prozeß die seitlichen Teile der Wirbelsäule so stark atrophieren — meist bei Jugendlichen — daß es durch diese zu einer Erweiterung eines oder mehrerer Zwischenwirbellöcher kommt (s. Abb. 23a und b, S. 152).

Pathologische *Liquorbefunde* und ein *spinales Blocksyndrom* können bei *Sanduhrgeschwülsten* fehlen (Tabelle 27).

Tabelle 27. *Gruppeneinteilung der Sanduhrgeschwülste nach klinischen Erscheinungsbildern.*

1. Gruppe: Medulläre Kompressionserscheinungen	Spinales Blocksyndrom	70%
2. Gruppe: Medulläre Kompressionserscheinungen	Kein spinales Blocksyndrom	10%
3. Gruppe: Keine medullären Kompressionserscheinungen	Spinales Blocksyndrom	5%
4. Gruppe: Keine medullären Kompressionserscheinungen	Kein spinales Blocksyndrom	15%

Auf dieses Verhalten mit entsprechender Gruppeneinteilung wurde bereits von TÖNNIS und NITTNER (1954) hingewiesen. Abweichend von den Ausführungen von MEYER (1947), der auf manchmal normale Liquorbefunde und durchgängigen Queckenstedt-Versuch bei inkompletten Querschnittssyndromen aufmerksam machte, waren in unserem Krankengut von *Sanduhrgeschwülsten* selbst bei Vorliegen eines kompletten Querschnittsbildes Liquoruntersuchungen und Queckenstedt-Versuch vereinzelt völlig unauffällig.

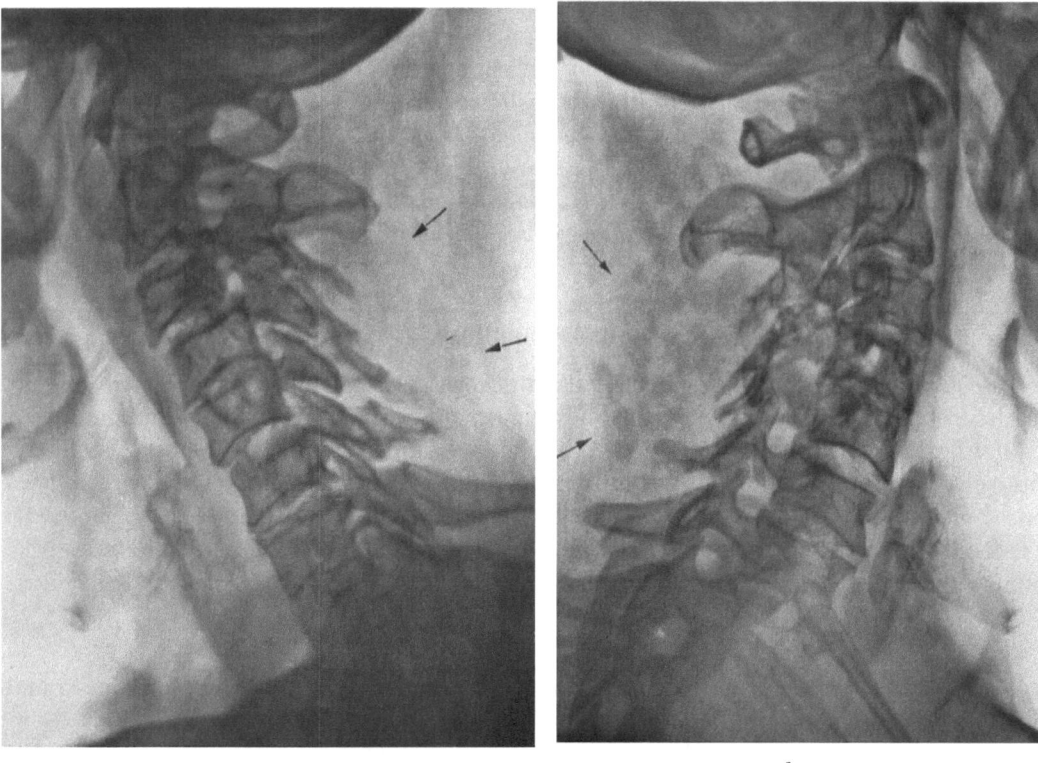

a   b

Abb. 112a u. b. Sanduhrgeschwulst mit Ausdehnung von C3—7 unter Einbezug mehrerer Zwischenwirbellöcher. Großer extraspinaler paravertebraler Tumorschatten (→). Ausmaß der pathologischen Veränderungen nur auf der Schrägaufnahme sicher zu beurteilen.

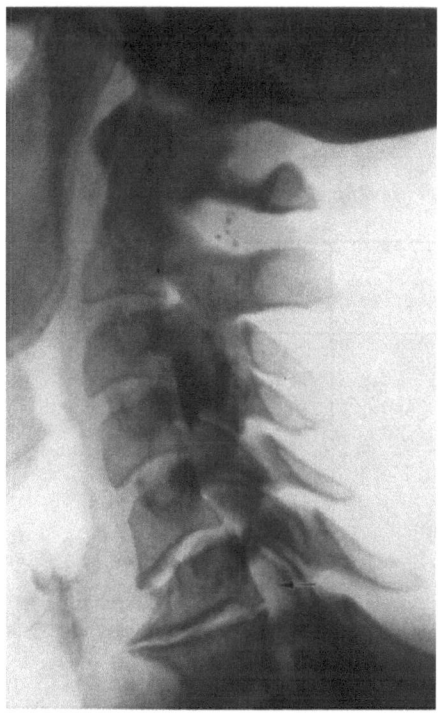

Abb. 113. Hochgradige spondylarthrotische Veränderungen mit Schnabelbildung bei C6/7. Aufhellung der Knochenzeichnung hinter der dorsalen Begrenzung des 6. Wirbelkörpers (←), die dem Ausbreitungsgebiet eines Zwerchsack-Neurinoms entspricht. Kontrastmittelstop in Höhe des 4. Cervicalwirbels, durch ein weiteres, höher gelegenes Neurinom bedingt.

Die *myelographische* Untersuchung stimmt mit den Ergebnissen der Liquorpassageprüfung beim Queckenstedt-Versuch weitgehend überein. Die Indikation hierfür ist jedoch allgemein nur dann gegeben, wenn die höhendiagnostischen Hinweise differieren.

Eine Bereicherung der Diagnostik ist insbesondere auch für die *Sanduhrgeschwülste* durch den Ausbau der Ossovenographie gegeben. Durch das Venenbild können sich mitunter wichtige Hinweise auf Größe, Lage und Ausdehnung einer *Sanduhrgeschwulst* sowie auf ihre Vascularisation ergeben (Abb. 58a und b, S. 180).

Weitere Ausführungen über *Sanduhrgeschwülste* finden sich an den entsprechenden Stellen.

4. Artdiagnose.

Die Klinik der raumbeengenden spinalen Prozesse wird im wesentlichen durch drei Geschwulstarten bestimmt. In größeren Tumorstatistiken finden sich daher meist die am häufigsten vorkommenden Gliome, Neurinome und Meningiome herausgestellt. Sie unterscheiden sich in einigen wesentlichen Punkten der Vorgeschichte, der klinisch-neurologischen Befunde und der diagnostischen Zusatzuntersuchungen voneinander, so daß auf Einzelheiten der anamnestischen Daten, der Klinik, Diagnostik und Differentialdiagnose näher eingegangen werden soll.

a) Gliome.

Häufigkeit: Die Gliome einschließlich der Ependymome stellen etwa $^1/_6$ aller im Spinalkanal vorkommenden Tumoren dar (s. auch Tabelle 2, S. 7 und 8).

Auch im Krankengut der Mayo-Klinik (Slooff, Kernohan und MacCarty 1964) machten sie unter 1322 histologisch verifizierten Tumoren des Spinalkanals 22% aus; in 18 Fällen waren es extramedulläre Gliome. Unter den intramedullär gelegenen Tumoren sind es in über 80% Geschwülste der Gliomreihe. Den Rest stellen die sekundären intramedullären Tumoren dar. Eine Übersicht über die relative Häufigkeit intramedullärer Tumoren zu dem Gesamtkrankengut der Rückenmarksgeschwülste gibt die in Tabelle 28 aufgeführte Literaturzusammenstellung von Slooff, Kernohan und MacCarty (1964).

Histologische Aufteilung: Unter den gliomatösen intramedullären Geschwülsten — die somit annähernd 80% ausmachen — fällt bis zur Hälfte auf die Ependymome. Kerno-

Tabelle 28. *Relative Angaben über die Häufigkeit des Gesamtkrankengutes von Rückenmarksgeschwülsten zu* menstellung des Schrifttums nach Slooff,

Autoren	Gesamtzahl der Rücken-marks-Tu.	Intramedullär		Geschlecht	
		Zahl der Fälle	(%)	♂	♀
Eiselsberg (1931)	75	14	18,7	8	6
Denk (1932)	713	71	10,0	—	—
Jirasek (1932)	35	4	11,4	—	—
Robineau (1932)	64	15	23,4	8	7
Bunts (1935)	36	8	22,2	—	—
Foerster-Gagel (1935)	88	20	22,1	—	—
Ingebrigtsen-Leegaard (1939)	24	4	16,6	4	—
Elsberg (1941)	275	29	10,5	10	9
Woods-Pimenta (1944) lit.	—	—	—	72	54
Woods-Pimenta (1944)	—	—	—	18	17
Padberg-Davis (1952)	143	25	17,4	15	6
Broager (1953)	271	43	16,0	—	—
Ricard-Thiers-Bovet (1953)	206	26	12,5	—	—
Henschen (1955) lit.	—	—	—	60	36
Henschen (1955)	—	—	—		
Rogers (1955)	89	12	13,4	—	--

[1] Errechnet aus 170 Neurinomen bzw. Neurofibromen, Meningiomen und Gliomen.

HAN (1932) gibt sie mit 45 % an, nach BAILEY und CUSHING (1926) machen sie 41 % der intramedullären Tumoren aus. In der von GUIDETTI, FORTUNA, MOSCATELLI und RICCIO (1964) aufgestellten Sammelstatistik des Krankengutes von ELSBERG (1941), BROAGER (1953), FASIANI (1954), ARSENI [und IONESCO] (1958), CASSINARI [und BERNASCONI] (1961), LOMBARDI [und PASSERINI] (1961), GUIDETTI [FORTUNA, MOSCATELLI und RICCIO] (1964) und SLOOFF [KERNOHAN und MACCARTY] (1964) über 3089 Rückenmarkstumoren werden die Gliome mit 438 Fällen in einer Häufigkeit von 13,5 % angegeben. Außer Ependymomen werden Spongioblastome, Astrocytome, seltener Oligodendrogliome, aber auch Medulloblastome, Lipome und Angiome beobachtet. Nach ihrem Wachstumscharakter gehören die zerstörenden Astrocytome und Oligodendrogliome einerseits und die stiftförmig sich entwickelnden Ependymome und Spongioblastome andererseits zusammen (PETTE und KÖRNYEY 1931, PETTE 1936). Ependymome kommen besonders häufig im Conus-Caudabereich vor. Nach SCHEIDEGGER (1963) können gut drei Viertel der Caudatumoren dieser Gruppe zugerechnet werden. Bei TÖNNIS machten sie nur ein Fünftel der Conus-Caudatumoren aus (NITTNER 1965), wenn allerdings auch die Mißbildungstumoren in das Gesamtkrankengut einbezogen wurden (Tabelle 29). Das multiforme Glioblastom — die häufigste Hirngeschwulst — wird nur selten intramedullär angetroffen (WOODS und PIMENTA 1944).

Topik: Werden die Lagebeziehungen des Glioms zum Rückenmark und seinen Häuten berücksichtigt, so liegen die Gliome in 70 % bis 94 % intramedullär. Gleichzeitige intra-juxtamedulläre Ausbreitung wird in etwa 10 % der Fälle angetroffen und alleiniges juxtamedulläres Vorkommen sogar noch etwas häufiger, um 15 %. Der Anteil mit intra- und extraduraler Ausbreitung eines Glioms ist verschwindend klein, er liegt um 1 %. Tabelle 30 gibt die Aufteilung des Krankengutes von TÖNNIS wieder.

Höhe: Innerhalb der einzelnen Abschnitte des Spinalkanals finden sich von den Gliomen um 10 % im Bereich der Medulla oblongata, 20 %—30 % fallen auf den Cervicalabschnitt, 40 %—60 % auf die Thorakalregion und fast 20 % auf das Conus-Caudagebiet. WOLTMAN, KERNOHAN, ADSON und MCK. CRAIG (1950) fanden sie viel häufiger im Lumbosacralbereich; von 220 intramedullären Gliomen waren 50 % lumbosacral gelegen. Eine Übersicht der nach Höhenabschnitten aufgeteilten intramedullären Tumoren des Schrifttums in Relation zur Häufigkeit des Gesamtkrankengutes von Rückenmarksgeschwülsten gibt die in Tabelle 28 aufgeführte Zusammenstellung von SLOOFF, KERNOHAN und MACCARTY (1964).

intramedullären Tumoren unter Berücksichtigung von Geschlecht und Lokalisation des Prozesses (Zusam-KERNOHAN, MACCARTY 1964, modifiziert.)

| Cervical (%) | | Cervico-thorakal | Thorakal (%) | | Thorakolumbal | Lumbo-Sacral (%) | |
Gesamtzahl (%)	Intra-medullär	(%)	Gesamtzahl (%)	Intra-medullär	(%)	Gesamtzahl (%)	Intra-medullär
—	35,7	7,1	—	42,9	14,3	—	—
23,5	32,4	—	59,5	66,2	—	17,0	1,4
5,7	—	2,9	68,6	—	17,1	5,7	—
15,6	20,0	—	62,5	80,0	3,2	18,7	—
14,4	—	—	68,6	—	—	20,0	—
—	—	—	—	—	—	—	—
25,0	75,0	—	50,0	25,0	—	25,0	—
23,0	17,3	—	56,1	31,0	—	20,9	51,7
—	29,0	9,5	—	51,5	2,5	—	7,5
—	25,7	11,4	—	28,6	11,4	—	22,9
—	47,6	—	—	19,1	—	—	33,3
18,3[1]	25,6	—	62,3[1]	34,9	—	19,4[1]	—
25,5	—	—	56,0	—	—	18,5	—
—	—	—	—	—	—	—	—
—	34,3	—	—	47,4	—	—	18,3

Wird die Verteilung der artdiagnostisch aufgegliederten Gliome und der anderen intramedullär gelegenen Tumoren auf die Wirbelsegmente bezogen, so ist ein erster Anstieg im mittleren Cervicalabschnitt — C_3 bis C_5 — zu erkennen. Thorakal finden sie sich gehäuft im mittleren Abschnitt bei D_7, vor allem aber im Gebiet des thorakolumbalen Übergangs. Am seltensten kommen sie von C_7 bis D_3 vor. Während im oberen Abschnitt

Tabelle 29. *Aufgliederung der intramedullären Tumoren nach Geschwulstart, Höhe und Topik*

	Gesamtzahl	Medulla oblongata	Cervical	Thorakal	Lumbal	Sacral	Intramedullär	Intra-juxtamed.	Juxtamedullär	Intra-extradural	Extradural
Gliome u.a.	75	10	21	30	5	9	53	9	11 (9)	1	1
Ependymome	24	2	5	6	4	7	11	4	8 (7)	1	—
Spongioblastome	16	4	1	10	1	—	11	4	1	—	—
Astrocytome	2	—	2	—	—	—	2	—	—	—	—
Oligodendrogliom	1	—	—	1	—	—	1	—	—	—	—
Glioblastoma mul.	1	—	—	1	—	—	—	—	—	—	1
Gliom regressiv	1	—	—	1	—	—	1	—	—	—	—
Unklassifizierbare	3	—	1	1	—	1	2	—	1 (1)	—	—
Lipom*	1	—	—	1	—	—	1	—	—	—	—
Ganglioblastom*	1	—	—	1	—	—	1	—	—	—	—
Unklassifizierte	25	4	12	8	—	1	23	1	1 (1)	—	—

* 1 Lipom und 1 Ganglioblastom wurden wegen ihrer intramedullären Lokalisation in den entsprechenden Tabellen bei den Gliomen aufgeführt.

Tabelle 30. *Topik und Höhe der Gliome einschließlich anderer, intramedullär gelegener Tumoren.*

	Zahl der Fälle	Intramedullär	Intra-juxtamedullär	Juxtamedullär		Intra-extradural	Extradural
Medulla oblongata	10	9	1	—	×	—	—
Cervical	21	20	1	—	—	—	—
Thorakal	30	22	5	2	—	—	1
Lumbal	5	2	2	1	(1)	—	—
Sacral	9	—	—	8	(8)	1	—
Gesamtzahl	75	53	9	11	(9)	1	1
%	100	70,6	12	14,8	(12)	1,3	1,3

Zeichenerklärung: ( ) Die Geschwülste der Gliomreihe im Caudabereich wurden bei den juxtamedullären Tumoren aufgeführt und abgehandelt.

des Spinalkanals Ependymome und Spongioblastome in annähernd gleicher Häufigkeit angetroffen werden, finden sich im caudalen Ende vorwiegend Ependymome (Abb. 114).

Geschlechtsverteilung: Das Gliom befällt beide Geschlechter in ungefähr gleicher Häufigkeit. Im allgemeinen ist ein leichtes Überwiegen der männlichen Kranken zu beobachten. Allerdings sind auch Verschiebungen bis zu einem Verhältnis von fast 2:1 möglich (Padberg-Davis 1952, Henschen 1955). Bei Woltman, Kernohan, Adson und McK. Craig (1951) betrug es für die Ependymome 3:2.

Besonders auffällig kann die mitunter mehr als doppelt so häufige Erkrankung des männlichen Geschlechts bei Gliomen im Kindes- und Jugendalter sein. Männer überwiegen bei den hohen Halsmark- und juxtamedullären Gliomen, Frauen bei den thorakal gelegenen Gliomen (s. Tabelle 15, S. 146).

Alter: Gliome treten von den ersten Lebensmonaten bis zum hohen Alter auf (Abb. 115). Die Altersspanne reicht vom 7. Lebensmonat bis zum 70. Lebensjahr. Am stärksten betroffen wird das 1.—3. Lebensjahrzehnt. Besonders beachtenswert erscheint die bereits angeführte häufige Erkrankung im Kindes- und Jugendalter, also bis zu 14 Jahren. Etwa ein Viertel aller Gliomerkrankungen fallen in diesen Zeitabschnitt. Nach Hoff und Wein-

GARTEN (1952) kommen Rückenmarkstumoren im Kindesalter seltener als Hirntumoren vor und werden oft übersehen, um so leichter, als ihre Symptomatologie nicht charakteristisch ist. Manche Autoren, wie z. B. auch SCHWARZ (1957), fanden im Kindesalter nur kongenitale Tumoren, was sich mit den Angaben von PARKINSON, MEDOVY und MITCHELL (1954) deckt, die bei Neugeborenen ebenfalls nur Mißbildungstumoren beobachteten.

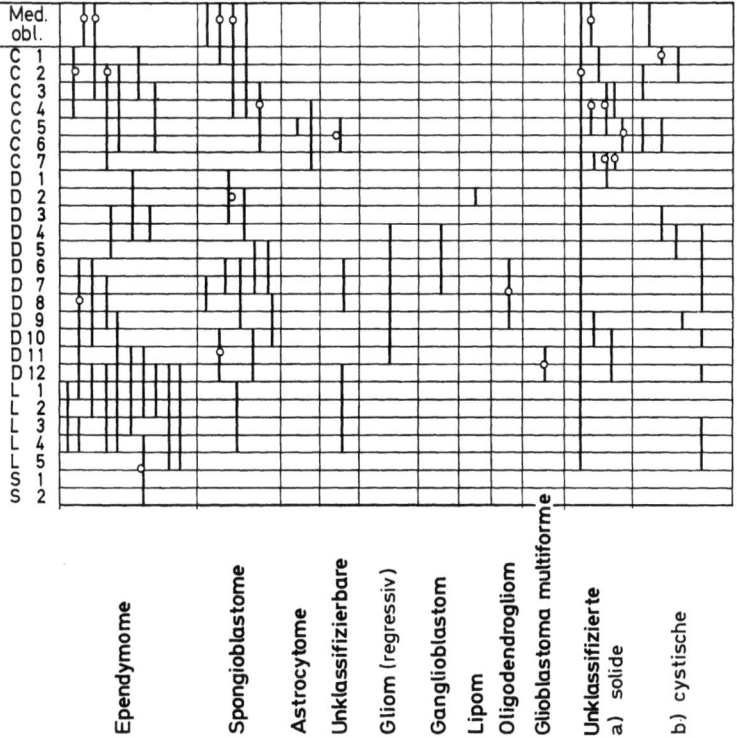

Abb. 114. Verteilung der Gliome bezogen auf die Wirbelsegmente ○ letale Fälle.

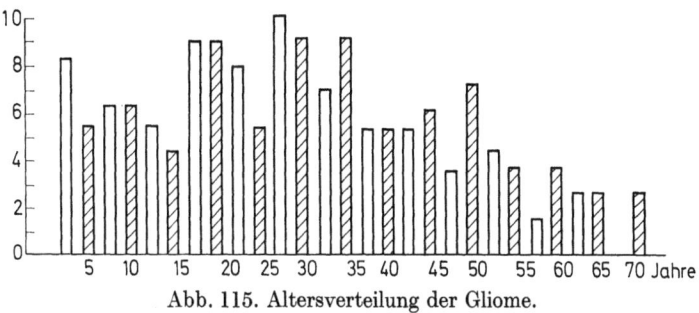

Abb. 115. Altersverteilung der Gliome.
☐ Alter zur Zeit der Erkrankung; ▨ Alter zur Zeit der Operation.

DEREYMAEKER, VAN DEN BERGH und STROOBANDT (1962) berichteten über intra-arachnoidale Tumoren bei Kindern unter 15 Jahren in 20% (16 Fälle), wobei die Mädchen mit 9:7 überwogen. HAMBY (1944) zählte bis 1942 nur 214 intraspinale Tumoren unter 15 Jahren in der gesamten Weltliteratur. Medulla oblongata- und Cervicalgliome finden sich besonders häufig im ersten Jahrzehnt. COOPER, KERNOHAN und McK. CRAIG (1952) hatten vier Patienten mit Medulla oblongata-Tumoren unter 5 Jahren und ein Drittel aller Fälle in der ersten bzw. zweiten Dekade angetroffen. Im allgemeinen liegt bei Rückenmarkstumoren der Höhepunkt des Erkrankungsalters zwischen 25 und 30 Jahren und der des Operationsalters zwischen 25 und 35 Jahren. Eine Aufgliederung des Krankengutes von TÖNNIS unter Berücksichtigung der Gliomlokalisation innerhalb der einzelnen Abschnitte des Spinalkanals zeigen Tabelle 31a und b.

Wird die Gliomart berücksichtigt, so finden sich im Jugendalter vorwiegend regressiv veränderte Gliome, Astrocytome und das selten vorkommende Glioblastoma multiforme. Zwischen dem 20. und 30. Lebensjahr werden gehäuft Spongioblastome, Ependymome und unklassifizierte Tumoren angetroffen. Das Durchschnittsalter zu Symptomenbeginn liegt bei den Gliomträgern um das 27. Lebensjahr und bei den Ependymomerkrankten jenseits des 30. Lebensjahres (Tabelle 32). Scheidegger (1963) fand bei spinalen Ependymomen eine Bevorzugung des 3. und 4. Dezenniums.

Tabelle 31a. *Alter bei Erkrankungsbeginn und Gliomlokalisation*

Jahre	Zahl der Fälle	Medulla oblongata	Cervical	Thorakal	Lumbal	Sacral
0—10	14	3	6	3	1	1
11—20	14	2	2	7	1	2
21—30	19	2	4	9	2	2
31—40	13	2	6	3	—	2
41—50	7	—	2	4	—	1
51—60	6	1	1	3	1	—
61—70	2	—	—	1	—	1
Ges.-Zahl	75	10	21	30	5	9

Tabelle 31b. *Alter bei der Klinikaufnahme und Gliomlokalisation*

Jahre	Zahl der Fälle	Medulla oblongata	Cervical	Thorakal	Lumbal	Sacral
0—10	11	2	5	2	1	1
11—20	13	2	3	6	1	1
21—30	14	1	4	7	—	2
31—40	14	3	4	3	1	3
41—50	13	1	4	6	2	—
51—60	6	1	1	3	—	1
61—70	4	—	—	3	—	1
Ges.-Zahl	75	10	21	30	5	9

Tabelle 32. *Intramedulläre Tumoren und Altersdurchschnitt*

Gliomart	Alters-durch-schnitt (Jahre)	Zeit-spanne (Jahre)
24 Ependymome	31,6	2—62
16 Spongioblastome	23,2	7—44
2 Astrocytome	16	
1 Oligodendrogliom	25	
1 Glioblastoma multiforme	19	
1 regressiv verändertes Gliom	10	
3 unklassifizierbare Tumoren	40,6	36—45
25 unklassifizierte Tumoren	29	2—65
1 Lipom	54	
1 Ganglioblastom	22	
75 Gliome	27,2	

Hinsichtlich der Gliomtopik liegt das Durchschnittsalter der rein intramedullär und der intra-juxtamedullär gelegenen Gliome, aber auch der intradural gelegenen Caudatumoren vor dem 30. Lebensjahr.

Anamnesendauer der Gliome: Oft haben die Gliome jahrelange Vorgeschichten. Die mittlere Anamnesendauer liegt jedoch um 5 Jahre.

Die spinocranial gelegenen führen viel früher zu Krankheitssymptomen als die Geschwülste im unteren Abschnitt des Spinalkanals. Dies ist auch aus der durchschnittlichen Dauer der Vorgeschichte zu ersehen, die vom Halsmarkbereich zur Cauda stetig zunimmt; sie beträgt im Krankengut von Tönnis (Abb. 116) in der Medulla oblongata 3,2 Jahre, cervical 4,2 Jahre, thorakal 5,4 Jahre, lumbal 5,6 Jahre und schließlich in der Cauda 6,4 Jahre (Broder 1965). Broager (1953) fand eine mittlere Dauer der Vorgeschichte bei cervicalen Gliomen von 6,25 Jahren, bei thorakalen von 2,5 Jahren und bei lumbal gelegenen von 6 Jahren. Cooper, Kernohan und McK. Craig (1952) berichteten dagegen nur über eine Dauer der Vorgeschichte von 10 Monaten bei Medulla oblongata-Gliomen.

In bezug auf die Topik hatten die intramedullären und intra-juxtamedullären Tumoren eine mittlere Anamnesendauer von 5—6 Jahren und die juxtamedullären Gliome von 2—3 Jahren (Abb. 117).

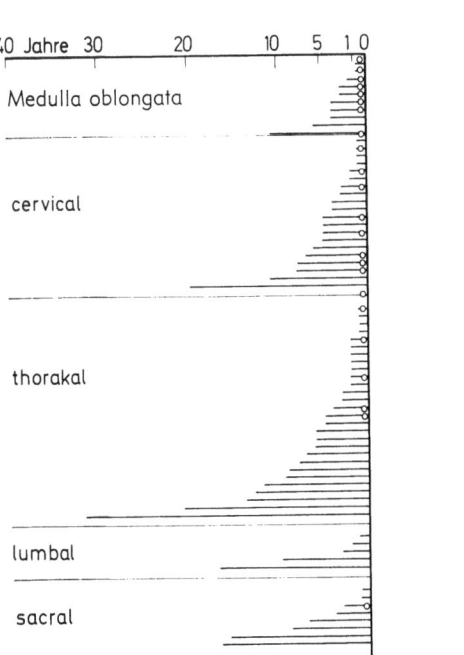

Abb. 116. Dauer der Vorgeschichte in bezug auf die Rückenmarkshöhe bei Gliomen. ○ letale Fälle.

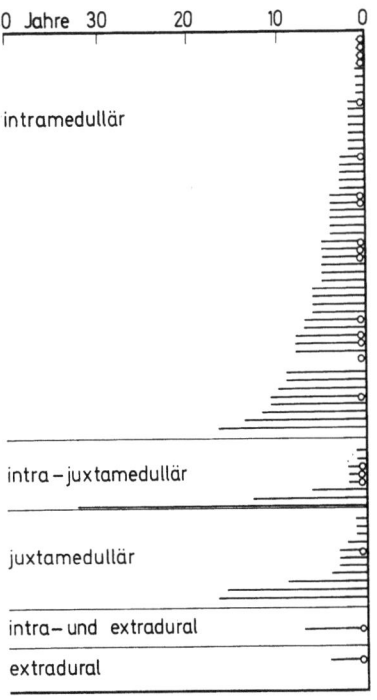

Abb. 117. Dauer der Vorgeschichte in bezug auf die Gliomtopik. ○ letale Fälle.

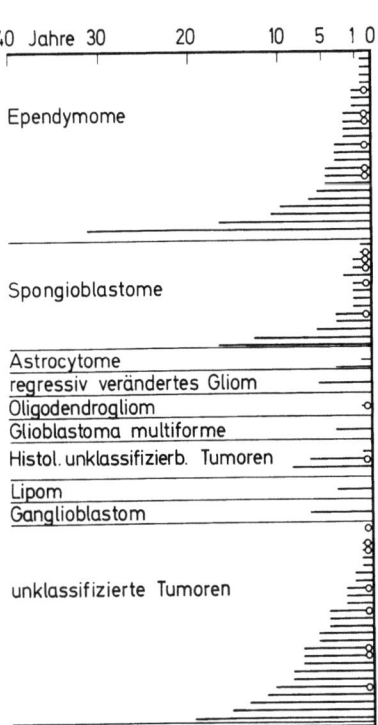

Abb. 118. Dauer der Vorgeschichte in bezug auf die Gliomart. ○ letale Fälle.

Werden die Gliomarten im einzelnen berücksichtigt, so ergibt sich, daß Ependymome, Spongioblastome und die unklassifizierbaren gliomatösen Geschwülste knapp 5 Jahre lang präoperative Symptome zeigen, während einige seltener vorkommende, wie z. B. Astrocytome und Oligodendrogliome, mitunter auch längere Vorgeschichten aufweisen können (Abb. 118). Auch WOLTMAN, KERNOHAN, ADSON und McK. CRAIG (1951) fanden bei 61 Ependymomen eine durchschnittliche Dauer der Vorgeschichte von 5 Jahren.

Zusammenfassend läßt sich sagen, daß bei juxtamedullären sowie bei hohen Halsmarkgliomen meist in kurzer Zeit Symptome auftreten, während bei intramedullären Gliomen und intraduralen Caudaependymomen oft erst nach vielen Jahren die ersten objektivierbaren Symptome zur Beobachtung kommen. Von den Gliomen hatte nur ein Drittel eine Krankheitsdauer von einem Jahr. In etwa drei Viertel der Fälle wurde die Operation innerhalb der ersten 5 Jahre ausgeführt. Über 10% der Fälle waren auch nach

Tabelle 33. *Klinische Stadien der spinalen Raumbeengung bei Gliomen bezogen auf Höhe, Topik und Tumorart.*

	Zahl der Fälle	Initialzeichen	Brown-Séquard	Querschnittsyndrome	
				inkomplett	komplett
Medulla oblongata	10	—	—	8	2
Cervical	21	1	2	11	7
Thorakal	30*	—	2	10	17
Lumbal	5	1	—	2	2
Sacral	9	2	—	3	4
Gesamtzahl	75	4	4	34	32
Intramedullär	53*	—	2	28	22
Intra-juxtamedullär	9	2	1	3	3
Juxtamedullär	11	2	1	2	6
Intra-extradural	1	—	—	1	—
Extradural	1	—	—	—	1
Gesamtzahl	75	4	4	34	32
Ependymome	24	3	1	10	10
Spongioblastome	16*	—	2	8	5
Astrocytome	2	—	—	2	—
Oligodendrogliom	1	—	—	—	1
Glioblastoma multiforme	1	—	—	1	—
regressiv verändertes Gliom	1	—	—	1	—
Ganglioblastom	1	—	—	1	—
Lipom	1	—	—	1	—
Unklassifizierbare	3	—	—	1	2
Unklassifizierte					
a) solide	13	1	—	5	7
b) cystische	12	—	1	4	7
Gesamtzahl	75	4	4	34	32
74 Fälle = 100%		5,4%	5,4%	46%	43,2%

*Bei einem thorakalen intramedullären Spongioblastom fehlte der klinisch-neurologische Befund.

10 Jahren noch nicht diagnostiziert; hierbei handelte es sich vorwiegend um intramedulläre, thorakale (D_4—D_{12}) Spongioblastome, Ependymome, Cysten und intradurale Caudatumoren.

Funktionsstörungen des Nervensystems. Die Gliome werden fast in gleicher Häufigkeit im Stadium des inkompletten und des kompletten Querschnittsbildes diagnostiziert. Nur etwa 5% kommen im Stadium der Alarmzeichen — wozu Reflexdifferenzen und Tonusstörungen, Schmerzen sowie Sensibilitätsstörungen gezählt werden — und weitere 5% beim Vorliegen eines Brown-Séquardschen Syndroms bereits zur klinisch-stationären Klärung (Tabelle 33).

Häufigkeit der Symptome: Wird die Häufigkeit der auftretenden Störungen betrachtet, so liegen Paresen oder Plegien mit fast 95% an erster Stelle. In annähernd gleicher Häufigkeit folgen Sensibilitätsstörungen mit 89% und Schmerzen mit 82%. In 54% kommen Blasen-Darmstörungen zur Beobachtung.

Fast die Hälfte der Patienten zeigt zum Zeitpunkt der Klinikeinweisung die vier Hauptsymptome der Rückenmarkskompression: Schmerzen, Motilitätsstörungen, Sensibilitätsstörungen und Blasen-Darmstörungen. Bei fast einem Drittel liegen drei Symptome und bei einem Viertel zwei Symptome vor.

Vorkommen der Hauptsymptome: Motorische Störungen sind die auffälligsten Krankheitserscheinungen; sie werden mit fast 95% am häufigsten angetroffen. Hierunter werden nach der von BING (1937) gegebenen Definition Paresen und Plegien verstanden. Er bezeichnet als Parese eine bloße Abschwächung der willkürlichen Bewegungsfähigkeit. Eine motorische Schwäche oder Reflexstörungen werden als alleinige Symptome äußerst selten gefunden, desgleichen Zwerchfellparesen, die auch einseitig vorliegen können.

Meistens entwickeln sich die motorischen Störungen langsam. Nur gelegentlich wird das Frühstadium mit fibrillären Zuckungen erfaßt. Häufiger finden sich Paresen oder Plegien mit gesteigertem oder abgeschwächtem Reflexverhalten. Das Verhältnis von Paresen zu Plegien liegt in dem ausgewerteten Krankengut bei 3:1. Die meisten Plegien

Tabelle 34. *Motorische Ausfälle in Kombination mit anderen neurologischen Störungen bei Gliomen.*

Störung	Zahl der Fälle	Tetra-	Tri-	Hemi-	Para-	Mono-	
Sensibilität	8	1	1	2	1	3	parese
dissoziiert	—	—	—	—	—	—	plegie
Sensibilität	38	8	2	2	21	5	parese
nicht dissoziiert	16	4	1	—	10	1	plegie
Blase	6	2	—	—	4	—	parese
	3	1	—	—	2	—	plegie
Darm	4	2	—	1	1	—	parese
	1	—	—	—	1	—	plegie
Blase und	30	7	1	1	19	2	parese
Darm	12	1	1	—	9	1	plegie
Potenz	1	—	—	—	1	—	parese
	2	—	—	—	1	—	plegie

verteilten sich auf intramedulläre Spongioblastome, weniger auf Ependymome. Die kombinierten intra-juxtamedullären Gliome zeigten nie und die juxtamedullären Gliome nur in einem Fünftel der Fälle Plegien.

Die Medulla oblongata- und Cervicalgliome treten am häufigsten mit einer Tetrasymptomatik in Erscheinung; sie lag hier in der Hälfte der Fälle vor. Danach wurden nicht — wie man erwarten sollte — Paresen an drei Extremitäten angetroffen sondern Hemiparesen, die bei den Medulla oblongata- und Cervicalgliomen ein Sechstel der Fälle ausmachten. Triparesen bzw. Triplegien wurden nur bei Cervicalgliomen beobachtet.

Thorakal- und Conus-Caudagliome haben überwiegend Paraparesen oder Paraplegien zur Folge, seltener Monoparesen oder Monoplegien.

Die auch nicht selten anzutreffenden Mono-, Hemi- und Triparesen zeigten, daß bei langsamer Entwicklung der motorischen Störungen zuerst die Parese eines Armes eintritt, dann des homolateralen Beines, dem das kontralaterale Bein und schließlich der Arm folgen.

Reflexstörungen ohne andere neurologische Ausfälle sind äußerst selten. Isolierte Reflexstörungen oder sogar normales Reflexverhalten werden fast ausschließlich bei Conus-Caudagliomen angetroffen.

In der Regel sind bei Gliomen die motorischen Störungen mit anderen neurologischen Ausfällen kombiniert, so in 87% mit Sensibilitätsstörungen. Motilitätsstörungen in Kombination mit Blasen- und Darmstörungen wurden in 60%, mit isolierten Blasenstörungen in 13%, mit isolierten Darmstörungen in 7% und mit Potenzstörungen in 4% angetroffen, wie in Tabelle 34 dargestellt ist.

Sensibilitätsstörungen sind das zweithäufigste Symptom. Sie treten meistens erst in späteren Stadien der Gliomerkrankungen auf. Im Anfangsstadium machen sie sich oft als Paraesthesien, seltener als Hyperaesthesien bemerkbar; erst dann folgen Hypaesthesien und Anaesthesien. Der Sensibilitätsausfall liegt meist wenige Segmente unter dem oberen Gliompol und zeigt bei den inkompletten Querschnittssyndromen oft unregelmäßige Aufhellungen. Relativ selten liegen dissoziierte Empfindungsstörungen vor, teils im Rahmen eines Brown-Séquardschen Syndroms.

Schmerzen kommen erst als dritthäufigstes Symptom vor, besonders bei den Gliomen des Thorakalgebietes sowie des Conus- und Caudabereichs. In dieser Höhe treten sie allerdings häufig (72%) als Erstsymptom auf. Als Anfangs- und Alarmsymptom sollten sie daher nicht übersehen werden. Dieses Alarmsymptom hält bei den Gliomen oft bis zu 2 Jahren an, ehe ihm weitere, schwere Störungen folgen. Die Abb. 119 zeigt eine Aufgliederung der Schmerzarten.

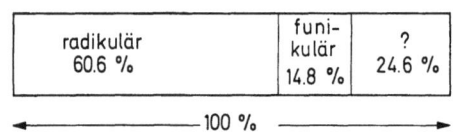

| radikulär 60.6 % | funi-kulär 14.8 % | ? 24.6 % |

◄———————— 100 % ————————►

Abb. 119. Verteilung der Schmerzarten bei Gliomen.

Blasen-Darm-Potenzstörungen treten meist erst im Endstadium der Gliomerkrankung auf; sie werden dann allerdings in über der Hälfte der Fälle angetroffen. Betrachtet man die einzelnen Rückenmarksabschnitte gesondert, so sind bei Gliomen der Medulla oblongata fast nie Blasenstörungen anzutreffen, im Cervicalbereich liegen bereits in fast der Hälfte der Fälle kombinierte Blasen-Darmstörungen vor und im Thorakalabschnitt sowie im Conus-Caudabereich sogar bei drei Viertel der Fälle. Zusätzliche Potenzstörungen bei Thorakal- und Caudagliomen werden nur selten erfaßt.

An weiteren Störungen trophischer und vegetativer Art werden vor allem Muskelatrophien beschrieben, die bei etwa der Hälfte aller Medulla oblongata- und Cervicalgliome vorliegen. Abnormer Dermographismus, Hautveränderungen, Ulcera decubitalia, Hyperkeratosen u. a. vervollständigen diesen Symptomenkomplex. Auch ein Bernard-Hornersches Syndrom kann bei Gliomen des Cervicalbereichs und des cervicothorakalen Übergangs gelegentlich beobachtet werden.

Reihenfolge der Symptome: Als typische Symptome der Rückenmarksgliome werden, wie auch bei den übrigen Rückenmarkstumoren, in der Reihenfolge des Auftretens Schmerzen, Sensibilitätsstörungen, Motilitätsstörungen und vegetative Störungen angetroffen.

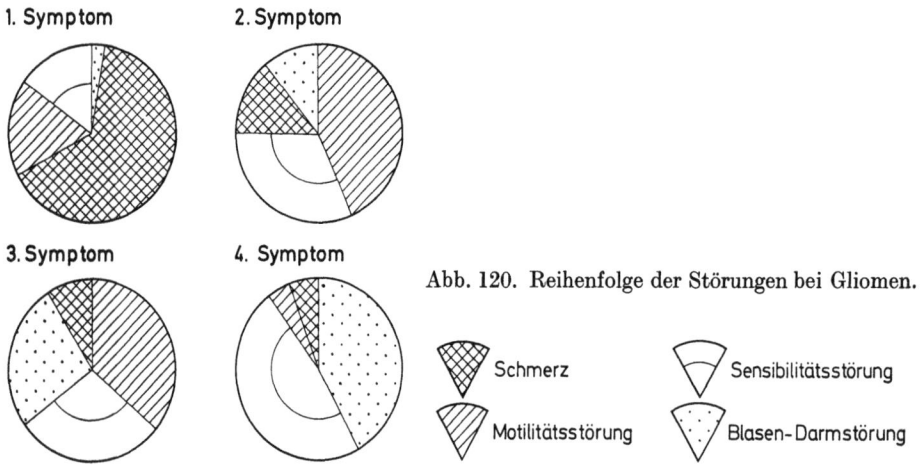

Abb. 120. Reihenfolge der Störungen bei Gliomen.

Als erstes Symptom überwiegt mit etwa 60% der Fälle der Schmerz, wobei das Verhältnis von radikulär zu funikulär 5:1 beträgt (Abb. 120). Denk (1932) gibt an, daß bei intramedullären Tumoren in der Regel Schmerzen infolge Unterbrechung der Schmerzbahn fehlen sollen, was sich jedoch nach diesen Ausführungen nicht mit den Beobachtungen des hier ausgewerteten Krankengutes deckt. Es schlossen sich in fast 20% Motilitätsstörungen, in 16% Sensibilitätsstörungen und in 4% Blasen-Darmstörungen an.

Als Zweitsymptom ergaben sich in 43% Paresen oder Plegien, in 30% Sensibilitätsstörungen, in 14% Schmerzen und in 13% Blasen-Darmstörungen.

Als drittes Symptom kamen in 40% Paresen oder Plegien vor, in gleicher Häufigkeit folgten mit 27,5% Sensibilitätsstörungen und Blasen-Darmstörungen, dagegen traten Schmerzen nur weiter in 5% hinzu.

Beim vierten Symptom überwogen mit fast 50% Sensibilitätsstörungen, es folgten mit 40% Blasen-Darmstörungen. Nur bei 5% traten Motilitätsstörungen und bei ebenfalls 5% Schmerzen auf.

Außer den angeführten vier Symptomen können in Abhängigkeit von der Tumorlokalisation — vor allem im hohen Halsmarkbereich — weitere, supraläsionelle Symptome hinzukommen, die durch die örtlichen Verhältnisse am Foramen occipitale magnum bedingt sind. Nach NITTNER (1959) werden sie durch eine Einklemmung des Rückenmarks im Foramen occipitale magnum bedingt, die zu einer Verlegung der Liquorbahn und zu Durchblutungsstörungen im Vertebraliskreislauf führen kann. Hieraus resultieren dann Hirndruckerscheinungen, cerebellare Symptome oder eine Kombination dieser Störungen. In der Reihenfolge der Häufigkeit finden sich: 1. Hirndrucksymptome, wie Kopfschmerz, Erbrechen und Stauungspapille, 2. einseitige caudale Hirnnervenstörungen, 3. Hirndrucksymptome und Hirnnervenstörungen kombiniert, 4. vegetative Störungen als Bernard-Hornersches Syndrom, Muskelatrophien, Durchblutungsstörungen, Hautveränderungen, Störungen der Schweißsekretion und abnormer Dermographismus.

Dauer der Hauptsymptome: Bei den Gliomen ist das zeitliche Intervall vom Beginn der jeweiligen Störungen bis zum Auftreten der nächsten besonders lang. Am längsten bestanden Schmerzen, bei einem Fünftel der Fälle bis zu 2 Jahren. Die Dauer der Motilitätsstörungen und Sensibilitätsstörungen betrug bei je einem Fünftel 1 Jahr, die Blasen-Darmstörungen bei ebenfalls fast einem Fünftel weniger als einen Monat.

Symptomatik nach Höhenabschnitten: Medulla oblongata-Gliome sind oft durch initiales Auftreten von Hirndruckerscheinungen, einseitigen caudalen Hirnnervenstörungen oder beiden Störungen zusammen gekennzeichnet. Es folgen krampfartige Muskelzuckungen, Paresen oder Paraesthesien. Blasenstörungen sind in diesem Bereich ungewöhnlich. COOPER, KERNOHAN und McK. CRAIG (1952) fanden: ,,Diplopia, ataxia, and headache were the most frequent early symptoms".

Auch bei Cervicalgliomen kommen noch Hirndrucksymptome und Störungen des XI. Hirnnerven vor. Als Erstsymptom treten aber meist Schmerzen oder Paresen auf. Erst an zweiter Stelle folgen Paraesthesien oder Nackensteife und an dritter Stelle Blasen-Darmstörungen. BROAGER (1953) fand als sehr verdächtig für Gliome dieses Bereichs, wenn von Anfang an bilateral radikuläre Symptome auftreten oder wenn sich unilateral radikuläre Symptome einstellen, denen radikuläre Symptome im kontralateralen Arm folgen.

Bei den Thorakalgliomen werden Hirndrucksymptome oder Hirnnervenstörungen nicht mehr beobachtet, jedoch Blasen-Darmstörungen um so häufiger. Sie kommen in über zwei Drittel der Fälle vor. In der Reihenfolge der Störungen überwiegt der radikuläre oder funikuläre Schmerz, meist folgen Paresen oder Paraesthesien und zuletzt Blasen-Darmstörungen.

Die Symptomatik der im Conus-Caudabereich liegenden Gliome und Ependymome zeigt kaum Unterschiede. Das erste Symptom ist fast immer der radikuläre Schmerz, an zweiter Stelle treten Paraesthesien oder Paresen auf, und erst zuletzt pflegen sich Blasen- und Darmstörungen einzustellen. SCHATTENFROH (1962) berichtet über die Caudaependymome, die in unserem Krankengut fast 80% der Conus-Caudagliome ausmachten: ,,Zu unterstreichen ist in allen drei Fällen das bereits im Schrifttum über das Caudaependymom festgehaltene Symptom des Schmerzes, das ungewöhnlich heftig, meist zu allererst auftritt. Dann folgen Bewegungsstörungen, Sensibilitätsverlust und Störungen der Sexual- und Blasenfunktion." PAILLAS, DONGIER und BADIER (1952) sahen bei Caudaependymomen oft Traumen in der Vorgeschichte, heftige und lange anhaltende ischiasähnliche Schmerzen, häufig Remissionen und geringe, spät auftretende Sensibilitätsstörungen.

Neurologische Störungen in bezug auf Gliomart, Topik und Höhe: wird die Geschwulstart berücksichtigt, so führen Spongioblastome häufiger zu dissoziierten Sensibilitätsstörungen und Monoparesen, Ependymome zu kombinierten schlaffen Paraparesen mit nicht dissoziierten Sensibilitätsstörungen und Blasen-Darmstörungen. Ependymome und cystische Tumoren zeigen aber auch mehrfach spastische Paraparesen, nicht dissoziierte Sensibilitätsstörungen und Blasen-Darmstörungen.

Bei Berücksichtigung topischer Beziehungen führen intra-juxtamedullär gelegene Gliome zu dissoziierten Sensibilitätsstörungen und spastischen Monoparesen, intramedulläre meist zu spastischen Paraparesen mit nicht dissoziierten Sensibilitätsstörungen und Blasen-Darmstörungen.

Hinsichtlich der Höhe kommen bei Medulla oblongata-Gliomen spastische Monoparesen und Hemiparesen mit nicht dissoziierten Sensibilitätsstörungen etwa gleich häufig vor. Cervicalgliome weisen spastische Hemi- und spastische Tetraparesen mit nicht dissoziierten Sensibilitäts- und Blasen-Darmstörungen auf, Thorakalgliome dissoziierte Sensibilitätsstörungen und Monoparesen; viel häufiger jedoch sind sie mit spastischen Paraparesen und Blasen-Darmstörungen kombiniert. Conus-Caudagliome verursachen meist schlaffe Paraparesen mit nicht dissoziierten Sensibilitäts- und Blasen-Darmstörungen.

Durch Inspektion und Palpation sind bei einem Drittel der Gliomkranken Veränderungen an der Wirbelsäule festzustellen. Es handelt sich vorwiegend um Skoliosen, gelegentlich um Kyphosen und seltener um Lordosen. Skoliosen werden vor allem bei cervicalen und thorakalen, intramedullären Ependymomen, cystischen Gliomen und Spongioblastomen beobachtet. Kyphosen kommen bei intramedullären, thorakalen cystischen Tumoren und Ependymomen vor. Lordosen werden meist bei intraduralen, lumbalen Ependymomen angetroffen. Etwa in 30% der Fälle wird bei der Untersuchung der Wirbelsäule Klopf-, Druck- oder Stauchungsschmerz über mehreren Dornfortsätzen festgestellt. Sofern ein Gliom extramedullär gelegen ist oder die Oberfläche des Rückenmarks erreicht, scheinen die entsprechenden Dornfortsätze sogar regelmäßig druck- und klopfempfindlich zu sein. Vielfach bestehen in dem Wirbelsäulenabschnitt Spontanschmerzen, die aber im allgemeinen für nicht sehr bedeutungsvoll gehalten werden.

Diagnostische Zusatzuntersuchungen.

Röntgenologische Veränderungen: Bei einem Drittel, mitunter sogar bei der Hälfte der Gliompatienten liegen röntgenologische „Tumorzeichen" vor. Im allgemeinen handelt es sich um indirekte Tumorzeichen, die sich über mehrere Wirbelsegmente ausdehnen. Vereinzelt können aber auch direkte Tumorzeichen in Form von Verkalkungen innerhalb der Geschwulst bereits auf den Übersichtsaufnahmen zu erkennen sein, wie z. B. bei einem histologisch unklassifizierten Halsmarkgliom (Abb. 121a und b) und bei einem Caudaependymom (s. Abb. 20a und b), S. 150). Indirekte Tumorzeichen liegen in Form einer Erweiterung des Wirbelkanals — Vergrößerung der Bogenwurzelabstände — und als Veränderungen an den Wirbelbögen und Wirbelkörpern vor. Reaktive Veränderungen wie spondylarthrotische Randzacken, Kyphosen und Skoliosen sind relativ häufige Nebenbefunde (Abb. 122a). Besonders gliomverdächtig sind destruierende Wirbelkörperveränderungen, wenn sie sich über drei oder mehr Wirbelkörper hinweg erstrecken (s. Abb. 31, S. 157). Neben konkaven Erweiterungen des Spinalkanals und destruierenden Prozessen an den Wirbeln finden sich Osteoporosen, Loosersche Umbauzonen usw. beschrieben. Broager (1953) fand in fast einem Drittel der Fälle röntgenologische Veränderungen bei Gliomen, wie eine Dilatation des Spinalkanals, Skoliosen usw.: „A diffuse dilatation of the spinal canal, occupying the extent of more than 3 vertebrae... will suggest the presence of a glioma." Auch Ayres (1958) sah bei Gliomen ausgedehnte Wirbeldestruktionen.

SCHATTENFROH (1962) beschrieb bei Caudaependymomen eine Ausweitung des Wirbelkanals, Knochenatrophien und Wirbelkörperarrosionen.

Ein wenig bekannter aber wichtiger Hinweis auf ein hochsitzendes Halsmarkgliom kann eine Vergrößerung des Abstands zwischen Atlas und Dornfortsatz des 2. Halswirbels sein, wobei eine Verschmälerung eines oder beider Atlasbögen im Seitenbild vorliegen kann (Abb. 123).

Auch eine Röntgenuntersuchung des Schädels kann bei hochsitzenden spinalen Tumoren aufschlußreich sein. So können bei den Gliomen der Medulla oblongata Drucksymptome vorkommen, wie eine Dehiszenz der Nähte, eine kalkarme „Drucksella" oder eine Ventrikelerweiterung (s. Abb. 76a und b, S. 211 sowie Abb. 77a und b, S. 212).

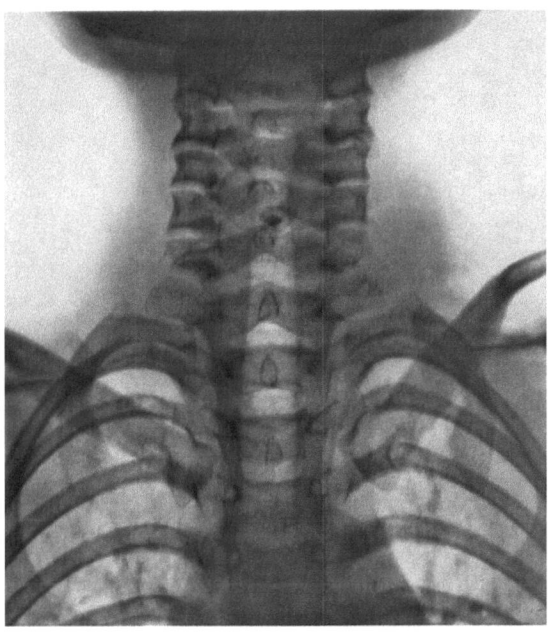

a

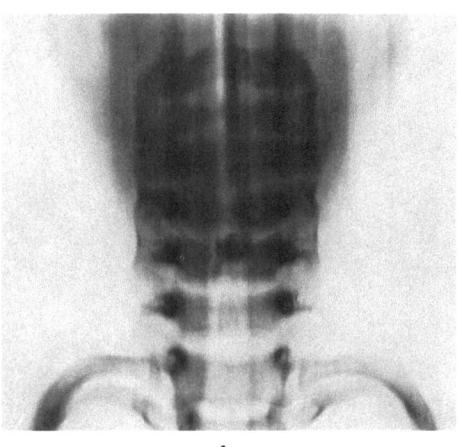

b

Abb. 121a u. b. Tumorverkalkung in Höhe C 5/6 bei einer intramedullären Geschwulst (unklassifizierbares Gliom) mit dazugehörigem Tomogramm bei einem 3jährigen Jungen mit 10 Monate langer Anamnese.

Liquorbefunde: Die Liquoruntersuchung erstreckt sich auf den zisternalen und lumbalen Liquor, wobei die Pandy- und Nonnereaktion, der Gesamteiweißgehalt, die Zellzahl und Mastixreaktion zu berücksichtigen sind.

Charakteristisch für Gliome ist der lumbale Liquor mit einer Eiweiß- und Zellvermehrung von durchschnittlich 35/3 Zellen (Tabelle 35). Die Medulla oblongata- und Conus-Caudagliome weisen fast alle im suboccipitalen wie im lumbalen Liquor sowohl pathologische Eiweißwerte und Zellzahlen als auch eine pathologische Mastixreaktion auf. Normale Eiweißwerte und Mastixreaktionen finden sich manchmal bei den thorakal gelegenen Gliomen. Die Liquorzusammensetzung scheint weder durch den Gliomsitz noch durch das Stadium der Kompression in sichtbarer Weise beeinflußt zu werden.

Ein Sperrliquor kann nach CUSHING und AYER (1923) auch oberhalb des Tumors eintreten, besonders im Frühstadium, wenn der Subarachnoidalraum noch nicht verlegt ist. Auch ein leichter Anstieg der Zellzahl spricht nach GROSZ (1925) nicht gegen einen spinalen Block.

Queckenstedtscher Druckversuch: Die meist intramedullär gelegenen Gliome führen nur bei einem Drittel bis bei der Hälfte der Fälle zu einer völligen Verlegung und bei einem Sechstel der Fälle zu einer partiellen Blockade des Liquorraumes. Normale Durchgängigkeit (20%—25%) spricht besonders bei Medulla oblongata- und Halsmarktumoren nicht gegen ein Gliom. Auch NIKULLA (1967) weist darauf hin, daß der kombinierte Queckenstedtsche Versuch bei besonders hoch oder tief gelegenen Tumoren häufiger

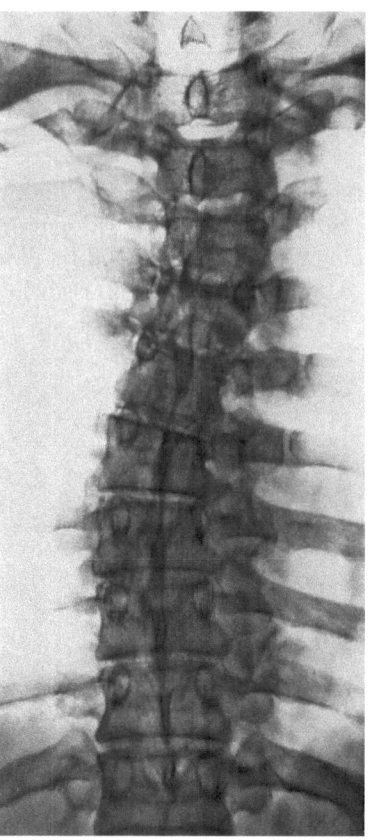

a

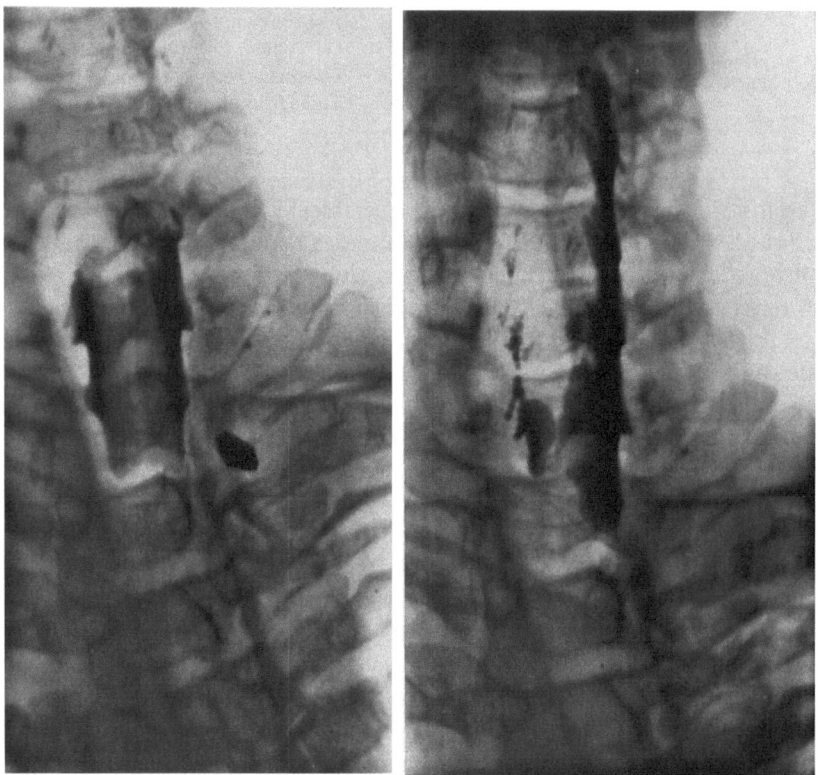

b   c

Abb. 122a—c. a Wirbelsäulenveränderungen bei einem intramedullären Spongioblastom von D 2—7.
b und c Typischer Kontrastmittelstop mit dargestellten Wurzeltaschen.

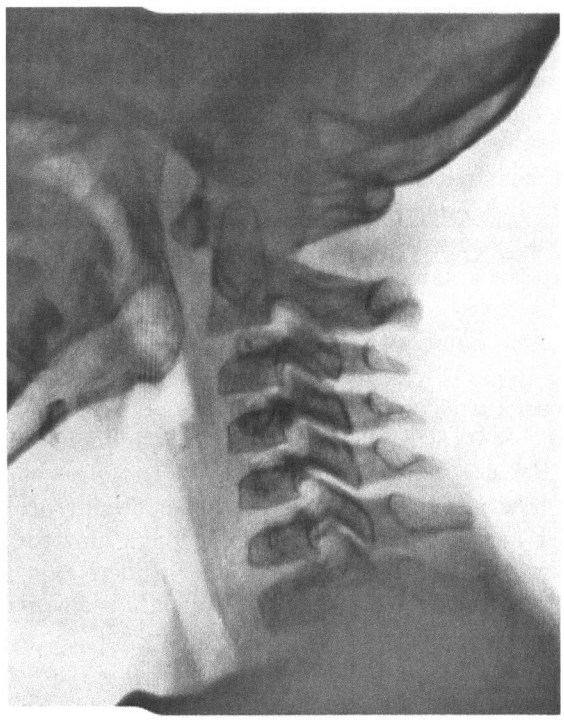

Abb. 123. Betont großer Abstand zwischen hinterem Atlasbogen und Dornfortsatz des 2. Halswirbels. Intramedulläres Gliom in Höhe C 1—3 bei einem 6jährigen Mädchen.

Tabelle 35. *Liquorbefunde, Queckenstedt und Myelogramm bei Gliomen und anderen intramedullären Tumoren.*

	Lumbales Gesamteiweiß		Zellzahl		Mastix-reaktion		Queckenstedt			Myelogramm		
	nor.	path.	nor.	path.	nor.	path.	tot.	part.	o.B.	tot.	part.	o.B.
Medulla oblongata	—	6	—	6	—	3	1	—	1	—	—	2
Cervical	—	16	6	8	—	7	6	5	3	11	6	1
Thorakal	4	19	11	10	3	7	12	4	5	14	14	—
Lumbal	—	8	1	5	—	1	8	—	3	11	1	—
Sacral	—	—	—	—	—	—	—	—	—	—	—	—
Intramedullär	3	36	15	20	2	14	19	7	7	19	18	3
Intra-juxtamedullär	1	5	1	4	1	2	—	1	3	4	3	—
Juxtamedullär	—	8	2	4	—	2	8	—	2	9	—	—
Intra-extradural	—	—	—	—	—	—	—	—	—	1	—	—
Extradural	—	—	—	1	—	—	—	1	—	3	—	—
Ependymome	1	15	3	8	—	3	11	2	3	16	3	1
Spongioblastome	2	11	5	7	1	5	6	1	3	7	5	1
Astrocytome	—	2	2	—	—	2	—	—	2	1	1	—
Oligodendrogliom	—	1	—	1	—	1	1	—	—	1	—	—
Glioblastoma multiforme	—	—	—	—	—	—	—	—	—	1	—	—
Ganglioblastom	—	1	1	—	1	—	—	—	1	—	1	—
Lipom	—	1	—	1	—	—	—	1	—	—	1	—
Gliom regressiv	—	1	—	1	—	—	1	—	—	—	1	—
Unklassifizierbar	—	2	2	1	—	—	2	1	—	3	—	—
Unklassifizierte												
a) solide	—	7	2	5	—	3	2	2	1	4	3	—
b) cystische	1	8	3	5	1	4	4	2	2	3	6	1

Zeichenerklärung: nor. = normal; path. = pathologisch; = tot. totaler Stop; part. = partieller Stop.

versagt. Ebenso fand Gröschel (1958) bei intramedullären Neoplasmen eine größere Anzahl — 25% der Fälle — normaler Befunde.

Myelographie: Die Myelographie ist für die exakte präoperative Höhenlokalisation in den meisten Fällen unumgänglich. Vom Halsmark bis zur Cauda equina zeigen alle Gliome — also ausgenommen die in der Medulla oblongata gelegenen — auch bei freier Liquorpassage beim Queckenstedt-Versuch, zumindest bei der Myelographie, einen partiellen Stop. Broager (1953) sah das Kontrastmittel als zwei parallele Streifen auf beiden Seiten des spindelförmig angeschwollenen Markes, oft mit einem darüber oder darunter gelegenen Tumorschatten kombiniert. Auch Turnbull (1962) spricht von dem charakteristischen, dicken, ausgeweiteten Mark. Dadurch kann es zu einem für intramedulläre Tumoren sprechenden Kontrastmittelausguß der Wurzeltaschen kommen (Abb. 122b und c).

Blutkörperchensenkungsgeschwindigkeit: Die biologische Wertigkeit des Glioms kann sich auch in der Blutkörperchensenkungsgeschwindigkeit ausdrücken; sie nimmt eine Mittelstellung ein. Bei etwa einem Drittel der Fälle ist sie normal, in fast der Hälfte leicht erhöht und bei annähernd einem Viertel deutlicher erhöht, wobei die maximalen Werte von 50/85 selbst bei Vorliegen eines kompletten Querschnittsbildes wohl nur selten überschritten werden; wie weit hier Cystitiden oder andere, als Folge eines Querschnittssyndroms vorliegende Infektionen beteiligt sind, läßt sich nicht immer abgrenzen. Bestimmte Geschwulstarten scheinen eine Einordnung zu den semimalignen Tumoren zu rechtfertigen, zumal auch hier die Blutkörperchensenkungsgeschwindigkeit im Durchschnitt mit 10/23 nur leicht erhöht zu sein pflegt.

Differentialdiagnostische Erwägungen. Besonders Gliome täuschen durch ihre Verläufe und ihre Symptomatik häufig andere Rückenmarksprozesse vor. Die differentialdiagnostischen Erwägungen hängen im wesentlichen von dem Stadium, von dem Ort der Entstehung, von der Art der Geschwulst und vor allem von der Höhe des komprimierenden Prozesses ab.

Gliome der Medulla oblongata werden gelegentlich als Kleinhirnbrückenwinkelprozeß angesprochen. Auch chronische Entzündungen, Myelitiden, Meningitiden und eine Meningopathia adhaesiva werden häufig in die engere Wahl gezogen.

Im Cervicalbereich sind es vor allem die Encephalomyelitis disseminata bzw. die multiple Sklerose, die Syringomyelie, lepto- und pachymeningitische Veränderungen und vereinzelt sogar Großhirnhemisphärenprozesse.

Im Thorakal- und Conus-Caudabereich sind die Querschnittsmyelitis, die Friedreichsche Ataxie, die Spondylitis, Arthritis und Arthrosis deformans, Ischias, Lumbago und der Bandscheibenprolaps differentialdiagnostisch abzugrenzen. Auch Erkrankungen der inneren Organe wie Leber- und Gallenblasenbeschwerden, Nieren- und Uretersteine werden mitunter diagnostiziert und frustran behandelt. Denk (1932) führt differentialdiagnostisch Neuralgien, Neuritiden, Rheuma und abdominelle Erkrankungen — Appendix, Gallenblase — an.

b) Neurinome.

Häufigkeit: Die Neurinome machen in größeren Statistiken 16% —30% aller im Spinalkanal vorkommenden Tumoren aus. Im Krankengut der Mayo-Klinik (Slooff, Kernohan und MacCarty 1964) waren sie unter 1322 histologisch verifizierten Geschwülsten des Spinalkanals mit 29% vertreten. In früheren Zusammenstellungen des gleichen Krankengutes betrug ihr Anteil unter 557 Fällen 29,0% (Rasmussen, Kernohan und Adson 1940) und unter 979 Fällen 29,9% (Woltman, Kernohan, Adson und McK. Craig 1951). Auch v. Muralt (1949) gibt ihre Häufigkeit mit 28% an. Bei Tönnis kamen sie unter 404 raumbeengenden spinalen Prozessen in 20% vor (Breker 1966, Nikulla 1967), desgleichen in dem Krankengut von Riechert (Umbach 1962). Klar und Henn (1961) fanden sie unter 262 Laminektomien mit 12,7% in gleicher Häufigkeit wie die Meningiome. Bei Kloss, Heppner und Argyropulos (1965) wurden sie unter 301 raumbeengenden Prozessen des Rückenmarks sogar nur in 15 % angetroffen, dagegen bei ARSENI und IONESCO (1958) unter 362 medullären Kompressionen in 38 % (s. auch Tabelle 2, S. 7 und 8).

Histologische Aufteilung: Auch die Klassifikation der Neurinome war im Laufe der Zeit Wandlungen unterworfen. ODIER (1803) führte zuerst den Ausdruck „Neurome" für diese Geschwülste der peripheren Nerven ein, die bis dahin noch nicht einheitlich zusammengefaßt worden waren. Der erste operierte und publizierte Fall geht wahrscheinlich auf LeCat (1753) zurück. Im Jahre 1858 traf VIRCHOW die Unterteilung in „wahre, gemischte und falsche Neurome". SOIKA beschrieb 1877 drei Fälle von multiplen Tumoren der peripheren Nerven („Neurome"). Fallberichte multipler Tumoren finden sich aber bereits auch bei SCHIFFNER (1818) und bei WISHART (1822). Erst 1882 wurde von RECK-LINGHAUSEN in seiner klassischen Arbeit über Neurofibromatose das kombinierte Vor-

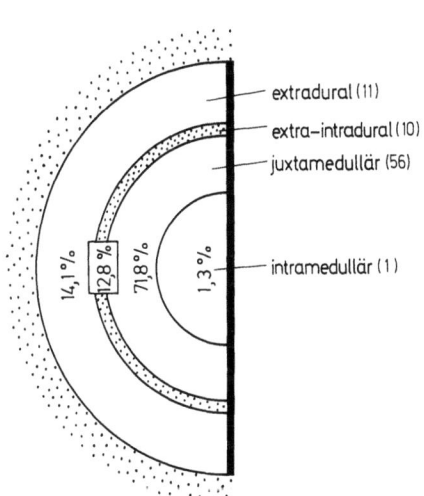

Abb. 124. Topik der Neurinome.
Bei 4 Neurinomen keine Angaben zur Topik.

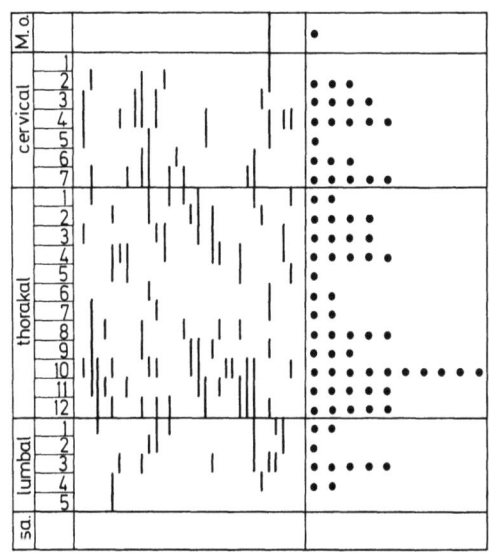

Abb. 125. Segmentale Verteilung und Ausdehnung der Neurinome.

kommen multipler Geschwülste herausgestellt. In der Folgezeit wurde die mesodermale und die ektodermale Herkunft dieser Geschwülste diskutiert (GRALL 1897, HARRISON 1904, 1924, YNTEMA 1943) und embryologische Gesichtspunkte herausgestellt. Auch den Spinalganglien, den hinteren Wurzeln, den Spinalnerven und den Schwannschen Zellen wurde besondere Beachtung geschenkt. Im Jahre 1910 berichtete VEROCAY über einen Fall von Recklinghausenscher Erkrankung mit multiplen Tumoren der peripheren Nerven und der Spinalganglien in Kombination mit multiplen Gliomen des Gehirns, bei denen es sich möglicherweise um Meningiome gehandelt hat. VEROCAY führte 1910 die Bezeichnung „Neurinom" ein und ANTONI traf 1920 die Unterteilung in einen fibrillären Typ A und einen retikulären Typ B des Neurinoms. Zur gleichen Zeit trat MALLORY (1920) für die Theorie ein, daß Neurinome und Meningiome gleicher Herkunft sind und sich vom Mesoderm ableiten. Schließlich wurde 1934 als neuer Terminus von STOUT die Bezeichnung Neurilemom eingeführt. Weitere histologische Studien, Untersuchungen über Regeneration und Transplantation gehen auf NAGEOTTE (1915, 1916, 1922, 1932), KIRSCH (1922), LHERMITTE und LEROUX (1923), ROUSSY, LHERMITTE und CORNIL (1924), HARVEY und BURR (1926), PENFIELD (1927, 1932), RAMÓN y CAJAL (1928), RHOADS und VAN WAGENEN (1928), FLEXNER (1929), STONE (1929), MASSON (1932), ROUSSY und OBERLING (1932), SPEIDEL (1932—1935), STOUT (1934), BOEKE (1935), WEXBERG (1935), TARLOV (1937, 1940), WORSTER-DROUGHT, DICKSON und MCMENEMY (1937), BAILEY und HERRMANN (1938), MURRAY und BRADLEY (1940), CHRISTENSEN (1941), STÖHR- VON MÖLLENDORFF (1943), DENNY-BROWN (1946), SAXÉN (1948), SCHEINER (1948), LICHTENSTEIN (1949), HÖR-

Stadius (1950) u. a. zurück. Auch die traumatische und infektiöse Genese wurde erörtert (Sayad und Harvey 1923, Lear und Harvey 1924). Bezüglich weiterer Einzelheiten wird auf den pathologischen Teil dieses Kapitels verwiesen (s. S. 21—23).

Topik: Etwa 70% der Neurinome werden im Spinalkanal juxtamedullär angetroffen. Extradurale und gleichzeitig extra-intradurale Lokalisation scheint etwa gleich häufig vorzukommen. Dagegen ist ein intramedullär gelegenes Neurinom äußerst selten (Abb. 124). Selbst in dem umfassenden Krankengut der Mayo-Klinik wurde ein intramedulläres Vorkommen unter 163 Neurinomen nicht beobachtet; 67% waren juxtamedullär und je 16,5% extradural bzw. extra-intradural gelegen (Rasmussen, Kernohan und Adson 1940). Im Krankengut von Riechert (Umbach 1962) machten die juxtamedullären sogar nur die Hälfte aus und die extra-intraduralen dagegen über 40%.

Sehr zahlreich sind die Veröffentlichungen über Sanduhrgeschwülste. Arseni und Ionesco (1959) geben die Häufigkeit von sanduhrförmig wachsenden Neurinomen mit 15,4% an. Im Krankengut von Tönnis (Breker 1966) zeigten jedoch 26,7% aller spinalen Neurinome Sanduhrform. Nach Alessandrini (1940) ist bei Vorliegen einer Sanduhrgeschwulst an erster Stelle an ein Neurinom zu denken; von fünf beschriebenen Fällen waren vier Neurinome. Eden (1941) berichtet über 32 Sanduhrgeschwülste, wovon 25 Neurinome waren. Nach Tönnis und Nittner (1954) sowie nach Zeh (1958) sind die Sanduhrgeschwülste keine klinisch-pathologische Einheit. So berichteten die erstgenannten Autoren über 25 Sanduhrgeschwülste, darunter 12 Neurinome. Bei Alajouanine und Thurel waren 1947 unter 12 Sanduhrgeschwülsten sogar nur 4 Neurinome, dagegen wurden von den gleichen Autoren 1953 von 25 Sanduhrgeschwülsten die Hälfte als Neurinome klassifiziert.

Auch über die Höhenlokalisation der Sanduhrgeschwülste bestehen unterschiedliche Auffassungen. Nach Jelsma (1941) kommen sie hauptsächlich im thorakalen Abschnitt der Wirbelsäule vor (59%). Allerdings fehlt hierbei die Aufgliederung nach der Tumorart. Übereinstimmend mit dem Krankengut von Arseni und Ionesco (1959) kommen nach Love und Dodge (1952) die Sanduhrneurinome hauptsächlich im Cervicalabschnitt der Wirbelsäule vor. Von 60 Fällen lagen 26 im Cervicalbereich, 21 im Thorakal- und 13 im Lumbosacralabschnitt der Wirbelsäule; 14 von 24 Sanduhrneurinomen, über die Arseni und Ionesco (1959) berichteten, lagen im Cervicalbereich. Die Aufteilung der Sanduhrgeschwülste unseres Krankengutes, bezogen auf die einzelnen Höhenabschnitte des Spinalkanals und die Tumorart, geht aus den Tabellen 25 und 26, S. 266 und 267 hervor.

Höhe: Innerhalb der einzelnen Abschnitte des Spinalkanals findet sich das Neurinom am häufigsten thorakal (Abb. 125); bei Rasmussen, Kernohan und Adson (1940) betrug ihr Anteil im Brustbereich 43%, in späteren Zusammenstellungen von Kernohan (1952) 39,5%, von Slooff, Kernohan und MacCarty (1964) selbst bei Einbezug der cervicothorakalen Übergangsregionen nur weiter 36,4%, bei Riechert sogar nur 25% (Umbach 1962), dagegen in dem von Backus (1965) zusammengestellten neuro-pathologischen Sektionsgut 58% und bei Tönnis 60% (Breker 1966, Nikulla 1967). Nur im Krankengut von Riechert (Umbach 1962) überwogen die Neurinome im Cervicalbereich mit 48%. Im allgemeinen werden sie in diesem Abschnitt in einer Häufigkeit von 20%—35% angetroffen. In der letzten Zusammenstellung der Mayo-Klinik machten die cervicalen Neurinome 24% aus (Slooff, Kernohan und MacCarty 1964). Bei Broager (1953) betrug ihr Anteil im Cervicalgebiet nur 10%. Im unteren Abschnitt des Spinalkanals werden sie vorwiegend lumbal und nur vereinzelt sacral angetroffen; das Verhältnis beträgt im günstigsten Fall 6:1. Vielfach geht bei dieser Aufgliederung aus den Statistiken aber nicht hervor, ob sich die sacrale Lokalisation auf die Nervenwurzeln oder auf den entsprechenden Wirbelabschnitt des Spinalkanals bezieht. Die Angaben für die lumbosacrale Lokalisation schwanken zwischen 11% und 40% (Krankengut von Tönnis 1966 und Krankengut der Mayo-Klinik 1964).

Innerhalb der einzelnen Wirbelsäulenabschnitte scheinen thorakal gelegene Neurinome gehäuft im unteren Bereich und cervical gelegene gehäuft in den mittleren Segmenten vorzukommen.

Geschlechtsverteilung: Die Neurinome teilen sich in annähernd gleicher Häufigkeit auf die beiden Geschlechter auf; bisweilen überwiegen die weiblichen Patienten gering (BROAGER 1953, BREKER 1966).

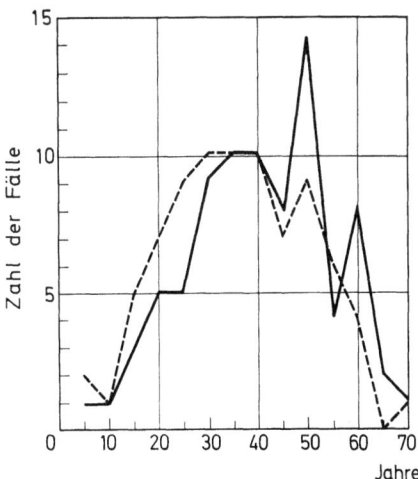

Abb. 126. Erkrankungs- und Operationsalter der Neurinome.

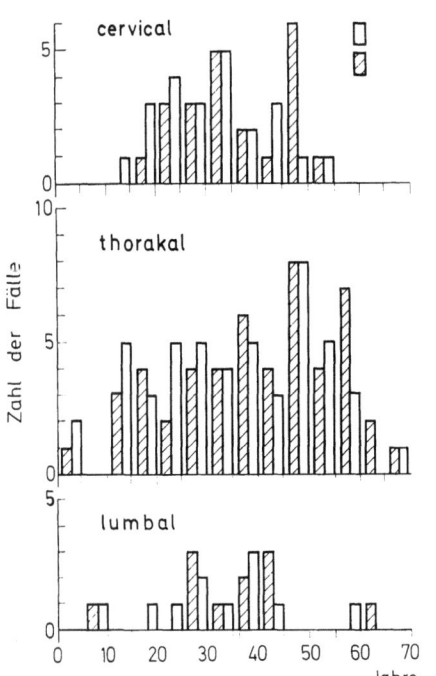

Abb. 127. Alter und Tumorhöhe der Neurinome.
☐ zur Zeit der Erkrankung;
▨ zur Zeit der Operation.

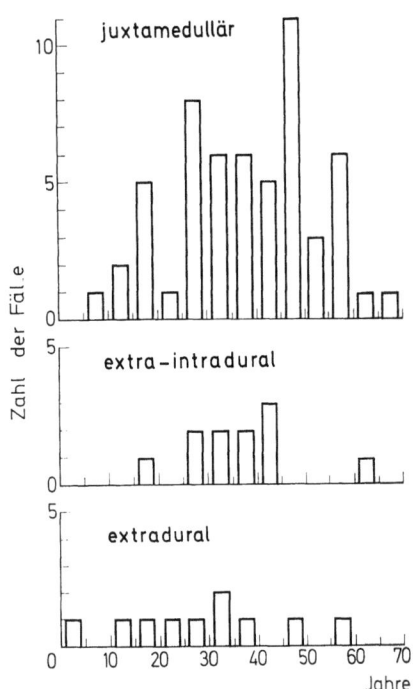

Abb. 128. Alter und Topik der Neurinome.

Alter: Der Beginn der Erkrankung fällt am häufigsten — bei über einem Drittel der spinalen Neurinome — zwischen das 25. und 40. Lebensjahr. Das Operationsalter liegt vornehmlich zwischen 35 und 50 Jahren (Abb. 126). Auch bei BROAGER (1953) kam ein Drittel im 4. und ein Fünftel im 5. Lebensjahrzehnt zur Operation. Jugendliches und hohes Erkrankungsalter sind selten. Männliche Patienten erkranken vermehrt zwischen dem 10. und 25., weibliche dagegen häufiger zwischen dem 25. und 40. Lebensjahr. Erkrankungen im Kindesalter sowie im höheren Alter scheinen beim weiblichen Geschlecht häufiger vorzukommen als beim männlichen. Nach BROAGER (1953) liegt das Durchschnittsalter für

Frauen bei 48 Jahren und für Männer bei 41 Jahren, wobei ein mittleres Erkrankungsalter ohne Berücksichtigung des Geschlechts von 40 Jahren und ein mittleres Operationsalter von $44^1/_2$ Jahren errechnet wurde. Der älteste Patient seiner Serie war 76 Jahre alt, drei hatten das 10. Lebensjahr noch nicht erreicht.

Innerhalb der einzelnen Abschnitte des Spinalkanals ergeben sich unterschiedliche Altersbeziehungen. Die cervicalen Neurinome werden häufig schon vor dem 35. Lebensjahr erkannt und operiert (Abb. 127). Die thorakalen Neurinome zeigen etwas abweichend von den cervical gelegenen ein gehäuftes Vorkommen im mittleren Lebensalter, zwischen dem 35. und 50. Lebensjahr; besonders wurden Patienten zwischen 45 und 50 Jahren betroffen. Das durchschnittliche Erkrankungsalter liegt bei 36 Jahren — bei Broager (1953) sogar bei $46^1/_2$ Jahren — und das mittlere Operationsalter bei fast 40 Jahren. Im Lumbalbereich der Wirbelsäule zeigen die Neurinome ein gehäuftes Vorkommen zwischen dem 30. und 40. Lebensjahr. Das durchschnittliche Erkrankungsalter liegt bei 33, das mittlere Operationsalter bei 37 Jahren, so daß die mittlere Anamnesendauer für beide Abschnitte annähernd 4 Jahre beträgt. Ähnliche Ergebnisse wurden auch von Broager (1953) mitgeteilt. Er ermittelte ein durchschnittliches Erkrankungsalter bei Neurinomen des Cervicalabschnitts von 34 Jahren, bei solchen des Thorakalabschnitts von 46,5 Jahren und bei Geschwülsten des Lumbalbereichs von 36,5 Jahren. Das entsprechende Operationsalter lag für cervicale Neurinome bei 40 Jahren, für thorakale bei 50 Jahren und für lumbale bei 42 Jahren. Daraus ergibt sich eine mittlere Anamnesendauer von 6 Jahren bei cervicalem, 3,5 Jahren bei thorakalem und 5,5 Jahren bei lumbalem Neurinomsitz.

Als Erklärung hierfür wurde die Tatsache angesehen, daß der Spinalkanal im Bereich des thorakalen Abschnitts enger ist als im cervicalen und lumbalen Bereich. Auch nach Love und Dodge (1952) ist die Dauer der Vorgeschichte bei Neurinomen des Cervicalbereichs deutlich länger als bei solchen des Thorakalbereichs. Sie ermittelten bei den *Sanduhrneurinomen* des Cervicalbereichs eine mittlere Dauer der Vorgeschichte von 4 Jahren, bei denen des Thorakalabschnitts dagegen eine solche von nur 3,2 Jahren.

Auch die topographischen Verhältnisse scheinen beim Neurinom gewisse Beziehungen zum Alter erkennen zu lassen (Abb. 128). Juxtamedulläre Neurinome werden in allen Lebensaltern, besonders aber zwischen 25 und 50 Jahren gefunden. Extradurale Neurinome kommen vorwiegend zwischen 30 und 35 Jahren vor; sie werden aber auch im frühen Kindesalter angetroffen. Extra-intradural gelegene Geschwülste scheinen dagegen nie vor dem 20. Lebensjahr neurologische Ausfälle hervorzurufen.

Anamnesendauer der Neurinome: Fast die Hälfte der an einem spinalen Neurinom erkrankten Patienten kommen innerhalb der ersten 2 Jahre und fast ein Drittel innerhalb des ersten Jahres zur Operation. Bei einem weiteren Drittel erstrecken sich die Anamnesen über 2 bis 7 Jahre. Vorgeschichten von 7—15 Jahren sind weit seltener; sie liegen zwischen 10% und 15% der Fälle. Die längste Erkrankungszeit ließ sich über 28 Jahre verfolgen, die kürzeste betrug 4 Wochen (Breker 1966).

Innerhalb der einzelnen Höhenabschnitte ist die durchschnittliche Anamnesendauer am kürzesten bei den thorakal gelegenen Geschwülsten; sie beträgt hier in über der Hälfte der Fälle weniger als 2 Jahre (Abb 129). Bei cervicalem und lumbalem Geschwulstsitz finden sich in annähernd der Hälfte der Fälle Anamnesen zwischen 2 und 7 Jahren. Über 7jährige Vorgeschichten werden in fast gleicher Häufigkeit — um 20% der Fälle — bei cervicalen und thorakalen Geschwülsten angetroffen; bei cervicalen sogar in 15% der Fälle über 15 Jahre, dagegen wurden derartig lange Vorgeschichten bei lumbaler Lage des Neurinoms nicht gesehen.

Die topischen Beziehungen wirken sich insofern auf die Anamnesendauer aus, als bei juxtamedullärer Lage die kürzesten Vorgeschichten überwiegen; die Hälfte der intradural gelegenen Neurinome hatten Krankengeschichten nur bis zu 2 Jahren (Abb. 130). Dagegen kamen bei den extra- sowie bei den gleichzeitig extra-intradural gelegenen Neurinomen in fast der Hälfte der Fälle Krankengeschichten von 2 bis 7 Jahren zur Beobachtung, bei letzteren sogar gelegentlich länger als 15 Jahre. Wahrscheinlich spielt das Verhalten der Dura bei der Ausbreitungsmöglichkeit eines Neurinoms im Hinblick auf die Anamnesendauer eine wichtige Rolle; bei intraduraler Lage sind vorwiegend kurze Anamnesen zu erwarten, dagegen bei gleichzeitiger extra-intraduraler Ausbreitung relativ am häufigsten die längsten Vorgeschichten.

Die Lage zum Rückenmark selbst sowie die histologische Differenzierung der Neurinome scheinen ohne direkte Auswirkung auf die Anamnesendauer zu sein (Abb. 131).

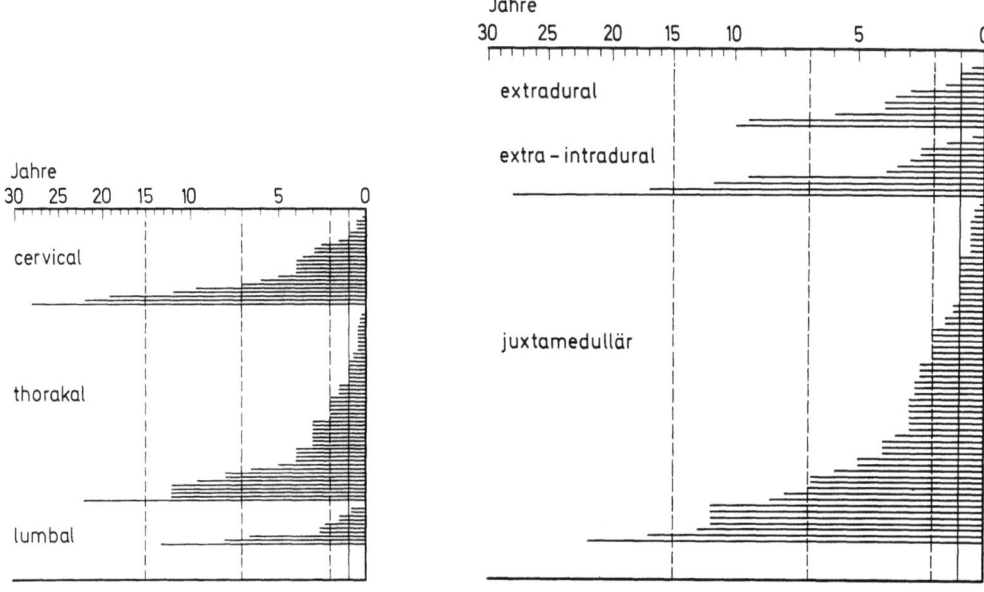

Abb. 129. Dauer der Vorgeschichte und Höhe bei Neurinomen.

Abb. 130. Dauer der Vorgeschichte und Topik bei Neurinomen.

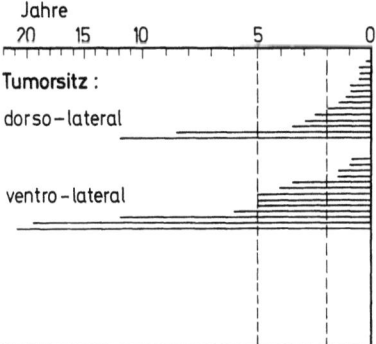

Abb. 131. Dauer der Vorgeschichte bezogen auf die Lage des Neurinoms zum Rückenmarksquerschnitt.

Funktionsstörungen des Nervensystems. Die Neurinome werden unter den drei großen Geschwulstarten am häufigsten (15%) im Frühstadium diagnostiziert (Tabelle 36). Es handelt sich hierbei meist um besonders hoch und tief gelegene Geschwülste mit Bevorzugung der extraduralen Lokalisation. Etwa ein Drittel fällt auf den cervicalen Abschnitt und ein Viertel auf die unteren Segmente der Brustwirbelsäule. Weniger die einfache Röntgenuntersuchung der Wirbelsäule — die nur in einem Viertel der Fälle lokale Veränderungen aufdeckt — als vielmehr die Liquoruntersuchungen führen in diesem Stadium zur frühzeitigen Erkennung der spinalen Raumbeengung. Die Gesamteiweißwerte sind in über drei Viertel der Fälle erhöht und die Liquor- und Kontrastmittelpassage in gleicher Häufigkeit behindert; bei der Hälfte handelte es sich um einen totalen und bei einem Viertel um einen partiellen Block.

Das Stadium des inkompletten Querschnittsbildes wird bei 35% der Fälle angetroffen, wenn sie zur klinisch-stationären Klärung kommen. Auch hier finden sich extradurale

Geschwülste bevorzugt. Die Liquoruntersuchungen fallen jetzt allerdings bereits in über 90% der Fälle und in gleicher Häufigkeit auch der Queckenstedt-Versuch pathologisch aus, wogegen die Kontrastmitteluntersuchung *immer* pathologisch ist; bei zwei Drittel der Fälle als kompletter und bei dem restlichen Drittel als partieller Stop im Myelogramm.

Das Endstadium des kompletten Querschnittsbildes — worunter Störungen der Motilität, der Sensibilität und der Blasen-Darmfunktion verstanden werden — wird immer noch von der Hälfte aller spinalen Neurinome erreicht. Besonders zahlreich finden sich hier die gleichzeitig extra-intradural gelegenen Geschwülste. Die lumbal vorkommenden führen nur relativ selten zu einem kompletten Querschnittsbild; sie werden meist in früheren Stadien der spinalen Raumbeengung diagnostiziert.

Häufigkeit der Symptome: Wird die Häufigkeit der vorkommenden Störungen betrachtet, so liegen Schmerzen und motorische Störungen mit je 85% weit an erster Stelle. Ihnen folgen Störungen der Sensibilität mit fast 70% und der Blasen-Darmfunktion mit über 55%.

Die Angaben über die Häufigkeit des Vorkommens aller vier Hauptsymptome der Rückenmarkskompression — Schmerz, Motilitätsstörungen, Sensibilitätsstörungen und Blasen-Darmstörungen — schwankt um 50%. Bei einem Drittel bis einem Viertel der Fälle liegen drei Symptome vor. Mit zwei Symptomen werden nur weiter etwa 5% und mit einem Symptom 2%—3% erfaßt.

Tabelle 36. *Klinische Stadien der spinalen Raumbeengung bei Neurinomen bezogen auf Höhe und Topik**.

	Zahl der Fälle	Frühstadium	Übergangs- stadium	Endstadium
Cervical	24	4	6 (1)	14
Thorakal	48	4	18 (2)	26
Lumbal	10	4	5	1
Extradural	11	5	6	1
Extra-intradural	10	1	5 (3)	7
Juxtamedullär	56	6	18	32
Intramedullär	1	—	—	1
Gesamtzahl	82*	12	29 (3)	41
%	100%	14,6%	35,4%	50%

Zeichenerklärung: ( ) Fälle mit einem Brown-Séquard-Syndrom, in den Zahlen beim Übergangs-stadium enthalten.

* Bei 4 Neurinomen keine Angaben zur Topik.

Vorkommen der Hauptsymptome: Der Schmerz (85%) tritt bei fast allen an einem spinalen Neurinom Erkrankten am häufigsten als erstes und eindrucksvollstes Symptom auf. Meist zeigt er sich in radikulärer Form und verstärkt sich gelegentlich beim Husten, Niesen und Pressen (Rasmussen, Kernohan und Adson 1940, Tönnis und Nittner 1957). Oft stellt er sich anfallsweise, halbseitig und immer an gleicher Stelle ein und hat lanzinierenden Charakter. Scheid (1952) hob besonders hervor, daß der Schmerz beim Neurinom kein konstantes Zeichen ist. In seiner Serie von 55 Neurinomen boten nur 33 Wurzelschmerzen als Initialsymptom. Christiansen (1932) machte darauf aufmerksam, daß juxtamedullär gelegene Geschwülste in einem nicht geringen Prozentsatz sogar bis in das Stadium des kompletten Querschnittsbildes ohne Schmerz verlaufen können. Bei Durchsicht unseres Krankengutes zeigte es sich, daß diese Neurinome ohne Schmerzen in der Vorgeschichte mehr ventral vom Mark gelegen waren. Gegenüber den radikulären kommen funikuläre Schmerzzustände ausgesprochen selten vor, um 5%. Mitunter läßt sich auch keine sichere Abgrenzung treffen. Häufiger wird ein Schmerz im Bereich der Wirbelsäule angegeben, der vielfach als spinaler Schmerz bezeichnet wird. Lokaler Druck- und Klopfschmerz ist nach Scheid (1952) besonders bei Halsmarkgeschwülsten anzutreffen.

Innerhalb der einzelnen Wirbelsäulenabschnitte nimmt der Schmerz nach caudal prozentual zu. Bei lumbal gelegenen Neurinomen wird er so gut wie nie vermißt. Wahrscheinlich hängt hiermit auch die meist frühe Klinikeinweisung zusammen. Bei den cervical und thorakal gelegenen Neurinomen entspricht die Schmerzausstrahlung in der Hälfte der Fälle der Seite des Tumorsitzes, bei etwa einem Drittel handelt es sich um beidseitige, bandförmig ausstrahlende Schmerzen.

Bei den Tumoren des oberen Cervicalbereichs wird der Schmerz vorwiegend in den Nacken oder sogar Hinterkopf, bei den von C_4 abwärts in die Schultern und Arme lokalisiert. Aber auch die Neurinome im oberen Teil der Brustwirbelsäule können, außer dem für diese Höhe charakteristischen Schmerz im Brustbereich, noch zu ausstrahlenden Schmerzen in die Schultern führen. Im mittleren Abschnitt der Brustwirbelsäule werden sie in den Oberbauch, in die Hüfte oder in den Rücken und bei Lokalisation des Neurinoms im unteren Teil der Brustwirbelsäule in die Hüfte, in den Unterbauch, in die Leiste oder in die Beine ausstrahlend angegeben. Im Lumbalbereich sind die Schmerzausstrahlungen auffallend häufig einseitig, homolateral zur Geschwulst.

Motilitätsstörungen treten beim spinalen Neurinom im Verlauf der Erkrankung mit 85% in gleicher Häufigkeit wie Schmerzen auf, wobei das Verhältnis von Paresen zu Plegien annähernd 2:1 beträgt. In über der Hälfte der Fälle handelt es sich um Paraparesen oder Paraplegien; bei mehr als der Hälfte mit homolateralem Einsetzen der Parese, bei den anderen mit beidseitigem Beginn zugleich. Am häufigsten — bei über einem Drittel der Fälle — kommen Paraparesen vor, besonders bei Neurinomen des unteren Thorakalabschnitts sowie im Lumbalbereich. Cervical gelegene Geschwülste führen in mehr als der Hälfte der Fälle zu einer Tetrasymptomatik — in der überwiegenden Mehrzahl Tetraparesen — dagegen verursachen thorakal gelegene fast immer Paraplegien.

Bei der Entwicklung der Motilitätsstörungen ist eine gewisse Prädilektion des Tumorsitzes zur betroffenen Extremität auffällig. In einem Drittel der Fälle wird zunächst der homolaterale Arm, dann das homolaterale Bein und schließlich das Bein der Gegenseite und zuletzt der entsprechende Arm befallen. Bei einem weiteren Drittel erlahmen zuerst beide Beine, dann beide Arme. Vereinzelt setzt der Beginn einer Schwäche auch im homolateralen Bein ein, dem dann der gleichseitige Arm, das kontralaterale Bein und schließlich der Arm folgen.

Radikuläre Paresen mit Atrophien kommen nach den Schmerzen als zweithäufigste Segmentstörung vor. In isolierter Form sind sie bei etwa einem Viertel der Patienten anzutreffen und hier wieder vorwiegend bei den Geschwülsten des Cervicalbereichs. Zur Frühdiagnose führen diese Störungen nur selten, weil sie von den Patienten meist wenig oder nicht beachtet werden oder sogar unbemerkt bleiben und erst bei der neurologischen Untersuchung auffallen.

Das Auftreten und auch der Schweregrad von Motilitätsstörungen spiegeln sich eindrucksvoll in der Dauer der Anamnese wider. Während Patienten, die keine motorischen Störungen boten, im Krankengut von TÖNNIS eine mittlere Anamnesendauer von 2,4 Jahren aufwiesen, betrug die Dauer der Vorgeschichte bei Patienten mit Paresen 3,6 Jahre. Diejenigen Fälle, bei denen bereits Plegien bestanden, hatten eine mittlere Anamnesendauer von fast 4 Jahren (BREKER 1966).

Bei denjenigen spinalen Neurinomen, die keine Störungen der Motorik zeigten (15%), fanden sich in der Hälfte der Fälle Reflexstörungen. Eine Steigerung einzelner Sehnenreflexe bei normaler Motilität war ein typischer Befund bei den Neurinomen im Cervical- und oberen Thorakalbereich. Abgeschwächte oder normale Reflexe fanden sich nur bei den Geschwülsten des lumbalen sowie des unteren thorakalen Abschnitts.

Zu den segmentalen Störungen, deren algogen-reflektorische oder myogen-paralytische Komponente nicht immer abzugrenzen ist, zählen auch die Formveränderungen der Wirbelsäule. Sie werden bei etwa einem Drittel der Neurinompatienten angetroffen und liegen als Versteifungen oder Verbiegungen einzelner Wirbelsäulenabschnitte vor. Oft finden sich im Halsbereich Steifhaltungen, aber auch Hyperlordosen und Skoliosen.

Im Brustbereich herrschen Skoliosen, Kyphosen oder Kyphoskoliosen vor. Im Lenden-abschnitt werden dagegen häufiger mehr oder weniger verstrichene Lordosen sowie fixierte Hyperlordosen angetroffen.

Störungen der Motorik sind in fast 80% der Fälle mit sensiblen und in über 50% mit vegetativen Störungen vergesellschaftet. Unter letzteren herrschen kombinierte Blasen-Darmstörungen, aber auch isolierte Blasenstörungen vor, während isolierte Darmstörungen ganz zurücktreten.

Unter den Sensibilitätsstörungen verdienen die vom Patienten selbst empfundenen sensiblen Reiz- und Ausfallserscheinungen besonderer Beachtung, da sie für die Früh-diagnose sehr aufschlußreich sein können. Fast 70% der Neurinom-Patienten bieten im Verlauf der Erkrankung sensible Reizerscheinungen, denen 80% objektivierbare Sensibili-tätsstörungen gegenüberstehen. Am häufigsten wird ein taubes Gefühl, oft aber auch ein Kribbeln, ein pelziges, ein „flauschiges" oder ein eingeschlafenes Gefühl angegeben. Die objektivierbaren Sensibilitätsstörungen beziehen in der überwiegenden Mehrzahl — um 70% — alle Empfindungsqualitäten ein; in dissoziierter Form werden sie daher nur bei den restlichen 30% angetroffen. Ein Brown-Séquardsches Syndrom ist dabei relativ selten. Gelegentlich überlagern hyperpathische Zonen die obere Begrenzung der Hyp- oder Anaesthesie, die im allgemeinen der Grenze der Tumorhöhe entspricht. Der Sensibilitäts ausfall beginnt fast immer drei Segmente unterhalb der Tumorhöhe. Aber auch Differenzen von sieben und mehr Segmenten sind beobachtet worden (RECHT 1965).

Störungen der vegetativen Funktionen machen mit über 50% den geringsten Anteil aus. Meist treten sie erst Wochen bis Monate vor der Klinikeinweisung zu den übrigen Kardinalsymptomen hinzu. Hiervon stellen kombinierte Blasen-Darmstörungen mit einem Drittel dieser Fälle den größten Anteil dar, während Blasenstörungen allein nur weiter bei einem Fünftel vorliegen. Sie werden vornehmlich bei Neurinomen des lumbalen sowie des unteren Thorakalabschnitts beobachtet. Darmstörungen als alleiniges vege-tatives Symptom kommen selten vor. Potenzstörungen werden nur ganz vereinzelt an-gegeben. Bei Geschwülsten des cervicalen Bereichs sind vegetative Störungen nur in der Hälfte der Fälle zu erwarten. Im unteren Thorakal- und im Lumbalabschnitt finden sich unter den vegetativen Symptomen die alleinigen Blasenstörungen am häufigsten vertreten.

Reihenfolge der Symptome: Der folgenden Aufgliederung liegt die Auswertung von 82 spinalen Neurinomen des Krankengutes von TÖNNIS zugrunde (BREKER 1966).

Als Erstsymptom traten bei 73,7% aller Wurzelneurinome Schmerzen auf. Von den einzelnen Geschwulstarten des Spinalkanals ist dies der höchste prozentuale Anteil; bei Gliomen werden sie als Erstsymptom um 60%, bei Meningiomen um 40% angetroffen. Die Häufigkeit von Motilitätsstörungen liegt bei 15,3%, der Sensibilitätsstörungen bei 8,5% und der vegetativen Störungen bei 2,5% (Abb. 132).

Ein zweites Symptom hatten 97,5%. In der Reihenfolge der Häufigkeit fanden sich Motilitätsstörungen in 42,9%, Sensibilitätsstörungen in 31,2%, Schmerzen in 18,1% und vegetative Störungen in 7,8%.

Ein drittes Symptom wiesen noch 92,9% auf. Auch hier standen Motilitätsstörungen mit sogar 44,6% an erster Stelle, denen Sensibilitätsstörungen mit nur 24,3% folgten. Die vegetativen Störungen machten jetzt bereits 20,3% und Schmerzen nur weiter 10,8% aus.

Ein viertes Symptom lag noch bei 64,7% der Fälle vor. Jetzt erst überwogen eindeutig die vegetativen Störungen mit 53,7%. Mit Abstand folgten dann die Motilitätsstörungen, die nur weiter in 27,8% vorlagen. Der Anteil der Sensibilitätsstörungen betrug 11,6% und der der Schmerzen 6,9%.

Außer den angeführten vier Kardinalsymptomen bei spinaler Raumbeengung können in Abhängigkeit von der Tumorlokalisation im oberen Halsmarkbereich weitere, supra-läsionelle Symptome hinzukommen. Sie treten vor allem dann auf, wenn Neurinome die obere Grenze von C_2 überschreiten, wobei Tumoranteile als sog. spinocraniale Geschwülste sich dann bis in die hintere Schädelgrube fortsetzen können (NITTNER 1959). Auch ARSENI und IONESCO (1959) berichteten über das Auftreten von supraläsionellen Störungen bei zwei *Sanduhrneurinomen* in Höhe von C_2. Hirndruckerscheinungen und örtliche Durchblutungsstörungen im Versorgungsgebiet der von der A. vertebralis abgehenden Gefäße prägen die Symptomatik, die durch cerebellare Erscheinungen und Hirnnervenstörungen gekennzeichnet ist.

Dauer der Hauptsymptome: Für das Neurinom ist der lange Zeitabstand vom Beginn des Schmerzes bis zum Auftreten eines weiteren Symptoms charakteristisch. Schmerzanamnesen zwischen einem halben Jahr und 2 Jahren sind die Regel. Bei jedem 10. Patienten erstreckt sich der Schmerz sogar über mehr als 5 Jahre. Die Symptome von seiten der langen

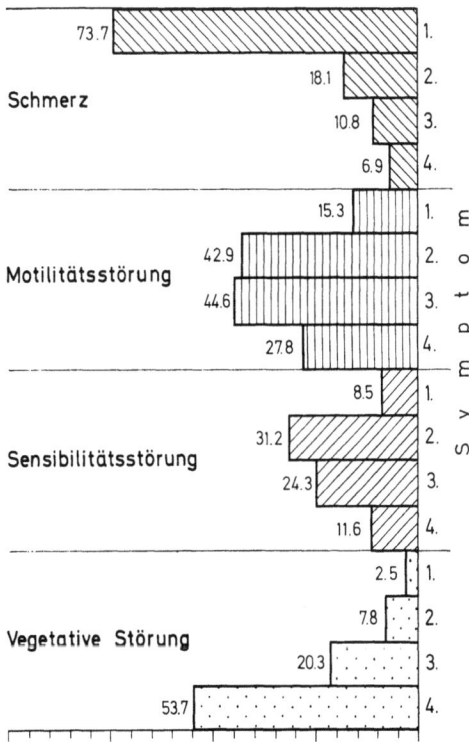

Abb. 132. Reihenfolge der einzelnen Störungen bei Neurinomen.

Rückenmarksbahnen bestehen isoliert nur selten über längere Zeit. Besonders zu Motilitäts- und vegetativen Störungen gesellen sich kurz nach ihrem Auftreten andere Symptome hinzu, oder aber diese Störungen sind so alarmierend, daß ärztliche Behandlung erfolgt.

Symptomatik nach Höhenabschnitten: Bei Neurinomen des Cervicalbereichs treten in mehr als der Hälfte der Fälle als Erstsymptom radikuläre Schmerzen auf. In einem Sechstel der Fälle beginnt die Erkrankung mit funikulären Paresen, seltener noch mit radikulären Paraesthesien an Händen, Fingern und Armen. Als durchschnittliche Dauer wurden für das Erstsymptom — bis zum Auftreten der nächsten Störung — eine Zeitspanne von 2,8 Jahren errechnet. Nur wenn Paresen die Erkrankung einleiteten, bestanden sie über wesentlich längere Zeit, im Durchschnitt 7,2 Jahre.

Als Zweitsymptom stehen die fast ausnahmslos als funikuläre Paresen vorkommenden motorischen Störungen im Vordergrund. Paraesthesien treten häufiger in funikulärer Form auf und werden bei einem Drittel der Fälle angegeben. Blasen-, Darm- und Sexualstörungen sind auch als Zweitsymptom selten.

An Spätsymptomen stehen motorische und vegetative Störungen an der Spitze; sie kommen bei vier Fünftel bzw. bei mehr als der Hälfte der Fälle vor.

Bei Neurinomen des Thorakalbereichs tritt als erstes Krankheitszeichen der Schmerz — sogar bei drei Viertel der Fälle — auf. Motilitäts- und Sensibilitätsstörungen werden dagegen bei Tumoren in diesem Abschnitt des Wirbelkanals viel seltener beobachtet. Bemerkenswert erscheint das Verhalten der Sensibilitätsstörungen, die bei einer Kompression in dieser Höhe als Erstsymptom meist in funikulärer Form, bei den cervicalen Neurinomen dagegen nur in radikulärer Form angetroffen werden.

Das Erstsymptom bei Neurinomen des Thorakalbereichs erstreckt sich durchschnittlich über 1,7 Jahre, im Gegensatz zu 2,8 Jahren bei den Neurinomen des Cervicalabschnitts.

Als Zweitsymptom sind die funikulären Paresen führend, die bei fast jedem zweiten Patienten vorliegen. Ein wesentlicher Unterschied in der Häufigkeit der übrigen Symptome zwischen thorakalen und cervicalen Neurinomen besteht nicht. Paraesthesien werden bei einem Drittel, Schmerzen bei einem Siebtel, Blasen-Darmstörungen bei einem Zehntel der Fälle angetroffen.

Als Spätsymptom finden sich bei drei Viertel aller Patienten mit thorakalen Neurinomen Motilitätsstörungen, bei über der Hälfte Blasen-, Darm- und Sexualstörungen und bei einem Drittel Sensibilitätsstörungen. Schmerzen als Spätsymptom sind beim thorakalen Neurinom ausgesprochen selten.

Bei Neurinomen des Lumbalbereichs überwiegt als Erstsymptom der radikuläre Schmerz gegenüber den Paresen in einem Verhältnis von 9:1.

Als Zweitsymptom finden sich radikuläre Paresen und radikuläre Paraesthesien in annähernd gleicher Häufigkeit.

Von den Spätsymptomen sind die Motilitätsstörungen führend. Erst dann kommen Blasenstörungen — bei fast der Hälfte der Fälle — und sogar radikuläre Schmerzen — noch bei etwa einem Drittel der lumbalen Neurinome — vor. Dagegen sind Sensibilitätsstörungen als Spätsymptom ausgesprochen selten.

Diagnostische Zusatzuntersuchungen.

Röntgenologische Veränderungen: Das Neurinom ist diejenige Geschwulst des Spinalkanals, die am häufigsten zu tumorbedingten Veränderungen führt. Die Angaben über die Häufigkeit pathologischer Befunde liegen im Schrifttum zwischen 40% und 65%; bei letzteren Prozentzahlen handelte es sich allerdings um ausschließlich lumbal gelegene Geschwülste (Camp 1934). Ähnliche Werte finden sich auch bei Dyke (1941). In der Serie von Broager (1953), der über 43 Neurinome berichtete, wurde mit 51% wohl die Höchstzahl lokaler röntgenologischer Veränderungen erreicht. Im Krankengut von Tönnis machten sie unter 82 Neurinomen 41,5% aus (Breker 1966), was den Angaben von Camp (1933) aus der Mayo-Klinik gleichkommt, der 42% angibt.

Auch bei dieser Geschwulstart wird zwischen den selten vorkommenden direkten und den im allgemeinen anzutreffenden indirekten Tumorzeichen unterschieden. Unter letzteren werden an lokalen Veränderungen Formabweichungen von Wirbelteilen, Wirbeln oder Wirbelsäulenabschnitten verstanden, wobei dann die Tumorhöhe dem befallenen Wirbel oder Wirbelsäulenabschnitt entspricht. Unter den lokalen Veränderungen fallen vor allem zahlenmäßig die durch das Dickenwachstum der Geschwulst hervorgerufenen Knochenveränderungen auf, die etwa bei einem Drittel der spinalen Neurinome angetroffen werden. Hierbei kommt es zu einer Vergrößerung des Bogenwurzelabstands — isoliert oder kombiniert mit Arrosionen einer oder mehrerer Bogenwurzeln — oder zu einer Defektbildung an den Wirbelkörpern. Am häufigsten liegt eine mehr einseitig betonte Druckatrophie an den Wirbelbogenansatzstellen mit dadurch bedingter Verbreiterung des Interpedikularabstands vor. Auffallend ist dabei, daß die indirekten Tumorzeichen sich in der Regel auf einen Wirbel bzw. auf die einander zugekehrten Wirbelbögen zweier benachbarter Wirbel beschränken. Erstreckt sich die Geschwulst über mehrere Segmente, so stehen dann die Druckauswirkungen auf die Wirbelsäule in longitudinaler Richtung im Vordergrund, wie Abflachungen der Bögen, Vergrößerungen der Intervertebrallöcher — ohne daß eine *Sanduhrgeschwulst* vorzuliegen braucht (s. Abb. 23a und b, S. 152) — sowie lokale Entkalkungen. Wächst ein Neurinom in *Sanduhrform* durch ein oder mehrere Zwischenwirbellöcher, so findet sich die typische scharf begrenzte Erweiterung des Zwischenwirbelloches, die mit Zerstörungen von Bögen, Seitenfortsätzen und wirbelnahen Rippenanteilen kombiniert sein kann. Aber auch die alleinige Erweiterung eines Foramen intervertebrale, also ohne Beteiligung des benachbarten Wirbelbogens, ist möglich. Bei entsprechender Größe kann der extraspinale Tumoranteil dann — ein- oder auch beidseitig — als Thorakal- bzw. Mediastinaltumor, als Bauch- oder als Beckentumor vorliegen und röntgenologisch erfaßbar sein (s. Abb. 33 sowie Abb. 35a und b, S. 158, Abb. 36, S. 159, Abb. 109, S. 268, Abb. 74, S. 210, Abb. 22a und b, S. 151, Abb. 79a und b, S. 219, Abb. 110, S. 269, Abb. 75, S. 210, Abb. 113, S. 271, Abb. 58a und b, S. 180).

Ein Vergleich zwischen den beschriebenen Wirbelveränderungen und der operativ gefundenen Tumorgröße zeigte, daß die Neurinome wenigstens Fingerendgliedgröße erreicht hatten. Bei kleineren Tumoren fanden sich keine lokalen Zeichen an den entsprechenden Wirbeln (TÖNNIS, FRIEDMANN und NITTNER 1958).

Als direktes Tumorzeichen gilt das Sichtbarwerden der Geschwulst im Röntgenbild. Es hängt von der Dichte des Geschwulstgewebes bzw. von dem Anteil schattengebender Kalkeinlagerungen ab. Selbst in größeren Statistiken sind derartige Befunde bei Neurinomen innerhalb des Spinalkanals selten, bis zu 5% (s. Abb. 71a und b, S. 208).

Zu den Veränderungen allgemeiner Art zählen spondylarthrotische und osteochondrotische Veränderungen sowie Verbiegungen der Wirbelsäule im Sinne einer Kyphose, einer Lordose, einer Skoliose oder einer Kyphoskoliose. Derartige pathologische Haltungsstörungen können schmerzreflektorisch oder spastisch-paretisch bedingt sein (TÖNNIS und NITTNER 1957), aber auch durch ein Zusammensintern zerstörter Wirbelkörper hervorgerufen werden (CAMP 1933, EDEN 1941, RÜTT 1954 u.a.).

Die Ansichten über die diagnostische Bedeutung derartiger Allgemeinveränderungen sind unterschiedlich. ZEH (1954) macht darauf aufmerksam, daß skoliotische Veränderungen der Wirbelsäule oft das erste und der eigentlichen Rückenmarkskompression lange Zeit vorausgehende Symptom eines spinalen raumfordernden Prozesses sein können. EDEN (1941) hält das Auftreten von Skoliosen für *Sanduhrneurinome* besonders charakteristisch. LOVE und DODGE (1952) führen sie an letzter Stelle aller röntgenologisch nachweisbarer Wirbelsäulenveränderungen an, CAMP (1933) läßt sie sogar unerwähnt.

Innerhalb der einzelnen Abschnitte des Spinalkanals nehmen die Lokalveränderungen von cervical nach thorakal deutlich ab. Wahrscheinlich kommt dem gehäuften Vorkommen von *Sanduhrneurinomen* im Cervicalbereich hierfür eine gewisse Bedeutung zu. Allgemeinveränderungen werden dagegen überwiegend im Thorakalgebiet angetroffen. Lumbal ist wieder eine Zunahme der Lokalveränderungen zu beobachten.

Die tumorbedingten Lokalveränderungen an der Wirbelsäule scheinen eine Abhängigkeit von der Dauer der Anamnese und auch von dem Schweregrad der Paresen aufzuweisen. Je länger die Vorgeschichte ist, um so häufiger ist mit dem Auftreten von Lokalveränderungen zu rechnen. Auch BROAGER (1953) hebt den Zeitfaktor beim Auftreten von Lokalveränderungen hervor und weist auf ein gehäuftes Vorkommen dieser Befunde bei Neurinomen mit 3—5jährigen Anamnesen hin. Die durchschnittliche Anamnesendauer beträgt im Krankengut von TÖNNIS bei dieser Gruppe 3,7 Jahre, dagegen bei der Gruppe ohne Lokalveränderungen 2,3 Jahre; die Hälfte dieser Fälle wurde innerhalb des ersten Jahres diagnostiziert, in der Gruppe mit Lokalveränderungen dagegen innerhalb des ersten Jahres nur der fünfte Teil. In der Gruppe mit Lokalveränderungen kommen in der Hälfte der Fälle schwerste Paresen, in der Gruppe ohne Lokalveränderungen in der Hälfte der Fälle dagegen nur leichte Paresen vor. Auch BROAGER (1953) weist neben dem Zeitfaktor auf Unterschiede innerhalb der einzelnen Höhenabschnitte hin. Je weiter caudal die Geschwulst gelegen ist, desto länger sind die Anamnesen und desto häufiger finden sich lokale röntgenologische Veränderungen in Verbindung mit schweren neurologischen Symptomen.

Liquorbefunde: Charakteristisch für das spinale Neurinom sind die oft hohen Eiweißwerte im Lumballiquor. Diese Geschwülste verursachen in größerem Maße als alle anderen Tumoren sehr hohe Eiweißwerte, auch höhere, als sie jedes komplette Passagehindernis hervorzurufen in der Lage ist. Auch zisternal wird bei dieser Geschwulstart relativ häufig — die Angaben schwanken zwischen 15% und 50% — eine Eiweißerhöhung gefunden. Allerdings überschreiten hierbei die Werte nur selten 100 mg-% oder gar 150 mg-%. Auch Scheid (1952) fand bei 7 von 55 Neurinomen Zisternaleiweißerhöhungen über 1,5 Kafka, hauptsächlich bei Tumoren des oberen Cervical- und Thorakalbereichs. In der Regel liegt dann aber bereits auch eine lumbale Eiweißerhöhung vor; allerdings kann auch einmal eine alleinige zisternale Eiweißerhöhung bestehen: wenn im Frühstadium eines im hohen Cervicalbereich gelegenen Neurinoms die Liquorpassage noch unbehindert ist.

Weiter scheint sich bei Vorliegen eines Neurinoms — im Gegensatz zu allen anderen raumbeengenden spinalen Prozessen — das Verhalten der Liquordynamik auf die Höhe des Eiweißgehaltes auszuwirken. Bei freier oder fast freier Passage pflegen die Eiweißwerte besonders hoch zu sein. Das fortgeschrittenere klinische Stadium der Kompression hat dabei als inkomplettes oder komplettes Querschnittssyndrom nur eine untergeordnete Bedeutung. Allerdings zeigen früh erkannte Neurinome in der Regel einen doppelt so hohen Eiweißgehalt wie im Frühstadium diagnostizierte Meningiome (Scheid 1952), was sich wiederum mit dem Verhalten beim Queckenstedt-Versuch deckt.

Ausschlaggebend sind auch beim Neurinom die lumbalen Eiweißwerte, die in über 90% der Fälle erhöht sind; etwa vier Fünftel führen zu einer Eiweißerhöhung über 100 mg-% und fast die Hälfte zu Werten zwischen 100 und 400 mg-%. Aber auch wesentlich höhere Werte — bis 2000 mg-% — kommen vor. Broager (1953) weist darauf hin, daß Eiweißwerte über 1000 (Bisgaards Methode) sehr verdächtig auf ein Neurinom oder auch auf ein Gliom sind, jedoch daß Albuminwerte über 40 mg-% im Zisternalliquor immer für ein Neurinom und gegen ein Gliom oder Meningiom sprechen. Einen Überblick über die Größenordnung der Eiweißwerte im Lumballiquor gibt die Abb. 148 (s. S. 321).

Selbst beim Neurinom finden sich aber immerhin noch in 10% der Fälle normale Eiweißwerte im Lumballiquor.

Ein Vergleich zwischen der Höhenlokalisation des Tumors und der Höhe des Eiweißgehalts läßt erkennen, daß die lumbalen Liquoreiweißwerte um so höher sind, je tiefer der Tumor gelegen ist, d. h. je näher der Tumor der Liquorentnahmestelle liegt. Gleiche Beobachtungen finden sich auch bei Broager (1953). In diesem Zusammenhang verdient die Beobachtung hervorgehoben zu werden, daß vor allem die Neurinome des Cervicalbereichs zu einer Erhöhung des Eiweißgehalts im Zisternalliquor führen.

Anscheinend hat die Anamnesendauer (Broager 1953) wie auch das klinische Stadium der Rückenmarkskompression keinen Einfluß auf die Höhe des Proteingehalts. Es ist jedoch bemerkenswert, daß über 10% der Fälle im Früh- und Übergangsstadium Gesamteiweißwerte von mehr als 800 mg-% aufweisen und daß selbst beim kompletten Querschnittssyndrom noch jeder 10. Patient einen normalen Liquorbefund hat und bei jedem dritten Patienten die Eiweißwerte zwischen 100 und 200 mg-% liegen. Gesamteiweißwerte über 600 mg-% sind beim kompletten Querschnittsbild sogar ausgesprochen selten. Zeh (1954) weist darauf hin, daß besonders *Sanduhrgeschwülste* bei Vorliegen eines kompletten Transversalsyndroms normale Liquorbefunde aufweisen können. Gleiches berichtete auch Meyer (1947), der zwei Fälle von cervicalen *Sanduhrneurinomen* beschrieb, die trotz schwerer Lähmungen normale Eiweißwerte boten. Auch in der Serie von Love und Dodge (1952) zeigten von 60 *Sanduhrneurinomen* nur 36 Liquorveränderungen. Tönnis und Nittner (1968) trafen deshalb für diese Geschwulstgruppe eine Unterteilung nach klinischen Erscheinungsbildern: medulläre Kompressionserscheinungen mit Liquorblocksymptomen (70% der Fälle), medulläre Kompressionserscheinungen ohne Liquorblock (10% der Fälle), keine medullären Kompressionserscheinungen mit Liquorblocksymptomen (5% der Fälle), keine medullären Kompressionserscheinungen ohne Liquorblock (15% der Fälle). Broager (1953) mißt der Längenausdehnung des Neurinoms im Hinblick auf die Eiweißerhöhung insofern Bedeutung bei, als die längsten Tumoren seiner Serie auch die stärksten Eiweißerhöhungen hervorgerufen hatten.

Die Normomastixreaktion fällt im Zisternalliquor weit häufiger — um 20% — pathologisch aus als der Eiweißerhöhung entspricht. Im lumbal entnommenen Liquor ist im Hinblick auf die Eiweißrelation dagegen nur in 50% — 60% mit einer pathologisch veränderten Mastixkurve zu rechnen.

Zellzahlerhöhungen finden sich bei etwa einem Fünftel der Fälle im Lumballiquor. In der Regel werden 11/3 bis 30/3 angetroffen.

Queckenstedtscher Druckversuch: Die Prüfung der Liquorpassage durch den Queckenstedt-Versuch zeigt bei fast zwei Drittel der Fälle einen kompletten und bei einem Drittel bis einem Viertel der Fälle einen partiellen Block. Nur in etwa 10% ist die Liquordynamik ungestört. Die Eiweißwerte übersteigen dabei nur selten 150 mg-%. Dagegen macht die Zahl der Fälle mit Eiweißwerten über 150 mg-% beim partiellen Stop annähernd die Hälfte und beim kompletten Stop zwei Drittel aus. Bei BROAGER (1953) fanden sich beim kompletten Block in der Hälfte der Fälle Eiweißwerte zwischen 300 und 1000 mg-%.

Wird zum Queckenstedt-Versuch das klinische Stadium der Rückenmarkskompression in Beziehung gesetzt, so ist auffallend, daß sich das Verhältnis von totalem Stop:partiellem Stop:Normalfällen im neuralgischen Stadium wie 1:1:1 verhält, im Brown-Séquardschen Stadium annähernd wie 2:2:1, bei Vorliegen eines inkompletten Querschnittsbildes bereits 5:3:1 und beim kompletten Transversalsyndrom sogar 7:2:1.

Myelographie: Sie wird auch beim Neurinom zur Klärung der liquordynamischen Verhältnisse und zur Sicherung der Höhendiagnose herangezogen. Sofern die Liquorpassage frei ist oder nur eine unvollständige Blockierung erkennen läßt, ist auch im Myelogramm noch in 75% dieser Fälle ein partieller Stop zu erwarten. Im allgemeinen überwiegt jedoch der totale Stop gegenüber dem partiellen mit einem Verhältnis von 3—5:1.

Innerhalb der einzelnen Höhenabschnitte werden beim totalen und beim partiellen Stop annähernd die gleichen Verhältniszahlen gewahrt; sie betragen von cervical:thorakal:lumbal in beiden Gruppen etwa 2:3:1.

Bei Berücksichtigung der klinischen Stadien der spinalen Raumbeengung verhält sich die Häufigkeit des partiellen Blocks:totalem Block im neuralgischen und Brown-Séquardschen Stadium wie 1:2, im Übergangsstadium wie 1:3 und beim kompletten Querschnittsbild wie 1:9.

Letzten Endes dient das Myelogramm aber immer zur exakten präoperativen Höhendiagnose. Hier läßt es — wie auch bei den übrigen Tumoren — nie im Stich. Nicht immer ist allerdings die artdiagnostische Klärung möglich. So weist BROAGER (1953) darauf hin, daß bei 5 seiner 44 Patienten mit einem spinalen Neurinom der Tumor an der Innenseite der Dura nach Art eines Meningioms inserierte und keinen Kontakt mit einer Nervenwurzel erkennen ließ. Übereinstimmende Beobachtungen wurden auch von WOOD (1949) mitgeteilt, der darauf hinwies, daß die myelographische Unterscheidung zwischen einem juxtamedullären Neurinom und einem Meningiom nicht in allen Fällen möglich ist. Im Lumbalbereich kann die artdiagnostische Unterscheidung eines *Sanduhrneurinoms* von einem Gliom schwierig sein.

Differentialdiagnostische Erwägungen. Als Wurzelgeschwülste zeichnet sich bei den spinalen Neurinomen an differentialdiagnostischen Erörterungen eine sehr deutliche Abgrenzung nach den klinischen Stadien der spinalen Raumbeengung ab. Wahrscheinlich gaben die hierbei im Initialstadium zu beobachtenden Wurzelsymptome mit dem im Vordergrund stehenden radikulären Schmerzsyndrom überhaupt erst den Anlaß, das neuralgische Stadium bei raumbeengenden spinalen Prozessen herauszustellen. Die Verkennung des radikulären Schmerzes ist um so verständlicher, da er beim spinalen Neurinom oft als erstes und als alleiniges Symptom über Monate und sogar Jahre bestehen kann. Die Höhe des Tumorsitzes bestimmt durch die Lokalisation und die Ausdehnung des Schmerzes die Fehldiagnosen. Bei Geschwülsten in der Umgebung des Foramen occipitale magnum und im Cervicalbereich sind es Occipital- und sogar Trigeminusneuralgien, Nacken-Schulterschmerzen und Brachialgien mit entsprechenden Schonhaltungen des Kopfes, der Wirbelsäule und der Arme (s. Abb. 71a und b, S. 208). Im Brustabschnitt sind es die verschiedenen Formen der Intercostal- und Abdominalneuralgien, die häufig auch in die Tiefe lokalisiert und dann als Eingeweideschmerz angesprochen werden. Appendektomien, Cholecystektomien Probelaparotomien u. a. sind gelegentliche Fehldiagnosen, denen ohne Vorliegen eines entsprechenden Organbefundes der therapeutische Erfolg versagt blieb. Im Lumbalbereich sind es bei Geschwülsten des oberen und mittleren Abschnitts Unterleibserkrankungen und bei Tumoren im unteren Abschnitt alle ätiologisch in Frage kommenden Formen der Ischialgie. In diesem Zusammenhang verdient auch der in anderen Höhen häufig angenommene „Bandscheibenschaden" besonderer Erwähnung. Aber auch Eigenerkrankungen der Wirbelsäule — wie z. B. die Scheuermannsche Erkrankung oder eine Wirbelfraktur, die Osteochondrose und Spondylarthrose — finden sich gelegentlich erwähnt. Handelt es sich um ein nicht streng radikuläres, sondern um ein mehr diffuses Schmerzgeschehen, so treten die Neuralgie, Neuritis oder Radiculitis in den Hintergrund und machen den Erkrankungen des rheumatischen Formenkreises Platz. Wird das Schmerzstadium von objektivierbaren neurologischen Störungen abgelöst, so handelt es sich entweder bei isolierten Wurzelausfällen um die Auswirkungen einer *Sanduhrgeschwulst* oder bei neu hinzutretenden Marksymptomen bereits um das Übergangsstadium, das zum kompletten Querschnittssyndrom führt. Mitunter stehen aber auch beim Neurinom von vornherein die Erscheinungen der Rückenmarkskompression im Vordergrund. Je nach Vorgeschichte, Verlauf und klinisch-neurologischem Erscheinungsbild fallen dann entzündliche und degenerative Erkrankungen des Rückenmarks in die engere Wahl. Patienten, bei denen differentialdiagnostisch eine multiple Sklerose bzw. eine Encephalomyelitis disseminata erwogen wurde, zeigten in ihrer Vorgeschichte ein Fehlen oder ein erst spätes Auftreten von Schmerzen. Meist standen dann sogar Störungen der Motorik ganz zu Anfang der Erkrankung im Vordergrund, jedoch waren sie in der Regel durch langsames Aufsteigen von den Füßen her charakterisiert. An weiteren aber bedeutend selteneren Erkrankungen des Rückenmarks finden sich die Myelitis, die Syringomyelie, vasculäre Prozesse und Systemerkrankungen angeführt.

c) Meningiome.

Häufigkeit: Die Meningiome machen in größeren Statistiken 20%—30% aller im Spinalkanal vorkommenden raumbeengenden Prozesse aus. Bei Essbach (1943) betrug ihr Anteil unter 282 Fällen sogar 32%. Im Krankengut der Mayo-Klinik (Slooff, Kernohan und MacCarty 1964) waren sie unter 1322 histologisch verifizierten Tumoren des Spinalkanals mit 25,5% vertreten. In einer früheren Zusammenstellung von Woltman, Kernohan, Adson und McK. Craig (1951) wurden sie unter 979 intraspinalen Neoplasmen in 25,9% angetroffen und bei Tönnis (Nikulla 1967) unter 404 raumbeengenden spinalen Prozessen um 22%. Bei Arjundas (1963) betrug ihr Anteil unter den tumorösen Prozessen nur 17% und bei Berücksichtigung aller intraspinaler Kompressionen (184 Fälle) sogar 10,9%. Auch Klar und Henn (1961) fanden sie unter 262 Laminektomien nur in 12,7% und Umbach (1962) unter 192 spinalen Prozessen in 13% vertreten.

Histologische Aufteilung: Die Klassifikation der Meningiome war im Laufe der Zeit Wandlungen unterworfen. Auf Bailey und Bucy (1931) geht die Unterteilung in mesenchymale, angioblastische, meningotheliomatöse, psammomatöse, osteoblastische, fibroblastische, lipomatöse und die als maligne angesprochenen melanoblastischen und sarkomatösen zurück. Cushing (1938) traf eine weitere Aufgliederung, die die Neigung zur Reticulin- oder Kollagenbildung berücksichtigte. Der von Bland und Russell (1938) vorgeschlagenen Typisierung bediente sich auch Oddsson (1947), allerdings mit der Abänderung, daß Übergangsformen gesondert abgehandelt wurden. Seiner Unterteilung zufolge wird ein endotheliomatöser und ein fibroblastischer sowie ein Übergangstyp zwischen diesen beiden Formen unterschieden, ferner ein angioblastischer, ein xanthomatöser und ein myxomatöser. Bezüglich weiterer Einzelheiten wird auf den pathologischen Teil dieses Kapitels verwiesen (s. S. 30—37).

Topik: Über vier Fünftel der Meningiome werden intradural extramedullär angetroffen. Bei ODDSSON (1947) sowie bei ARSENI und IONESCO (1958) finden sich mit 98% wohl die höchsten Angaben juxtamedullärer Lokalisation. Im Krankengut von RIECHERT machte der Anteil intradural gelegener Meningiome 88% aus. Gleichzeitig extra-intradural oder ausschließlich extradural gelegene Meningiome kommen in annähernd gleicher Häufigkeit vor und stellen den Rest dar (Abb. 133). Mitunter wachsen sie dann als *Sanduhrgeschwulst*.

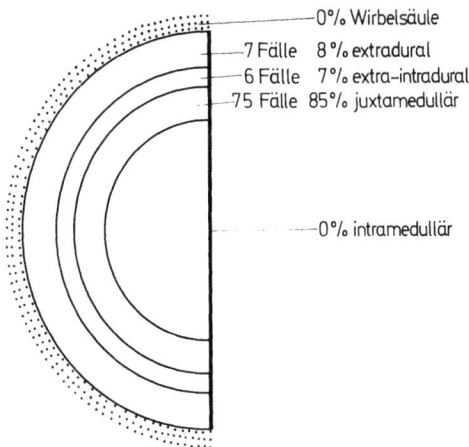

Abb. 133. Topik der Meningiome.

Tabelle 37. *Lage der Meningiome zur Längsachse des Rückenmarks*

Autor	Jahr	Gesamt-zahl	Cervical		Thorakal		Lumbal	
			F	%	F	%	F	%
ELSBERG	1925	73	10	13,7	59	80,8	4	5,5
BUSCH	1935	26	4	15,4	22	84,6	–	–
ANTONI	1936	18	3	16,6	15	83,4		
RASMUSSEN, KERNOHAN, ADSON	1940	140	23	16,4	115	82,2	2	1,4
BROWN	1942	130	24	18,0	101	78,0	5	4,0
ODDSSON	1947	48	4	8,4	42	87,4	2	4,2
ARSENI, IONESCO	1958	114	15	13,0	99	87,0	–	–
KOLLE	1959	45	4	8,9	40	88,9	1	2,2
UMBACH[1]	1962	25	6	24,0	17	68,0	2	8,0
BECKER[2]	1965	86	26	30,2	60	69,8	–	–
		705	119	16,8	570	80,9	16	2,3

Zeichenerklärung: F = Zahl der Fälle.
[1] Krankengut RIECHERT.
[2] Krankengut TÖNNIS.

Höhe: Innerhalb der einzelnen Abschnitte des Spinalkanals findet sich das Meningiom immer am häufigsten im Thorakalbereich, wo es auch die am häufigsten vorkommende Rückenmarksgeschwulst darstellt. Nach statistischen Auswertungen des Krankengutes von ELSBERG (1925), BUSCH (1935), ANTONI (1936), RASMUSSEN, KERNOHAN und ADSON (1940), BROWN (1942), ODDSSON (1947), ARSENI und IONESCO (1958), KOLLE (1959), UMBACH (1962) und BECKER (1965), das sich auf insgesamt 705 Fälle bezieht, betrug der Anteil thorakaler Meningiome 80,9%. Im Cervicalbereich machten sie 16,8% aus. Über lumbales Vorkommen wird nur vereinzelt berichtet, wie z.B. von UMBACH (1962), der sie in diesem Abschnitt mit 8% am häufigsten vorfand. ELSBERG (1925) gibt sie in einer Häufigkeit von 5,5%, ODDSSON (1947) von 4,2% und BROWN (1942) von 4% an (Tabelle 37). Innerhalb der einzelnen Wirbelsäulenabschnitte sind Meningiome am häufigsten im mittleren Cervicalbereich sowie im cervicothorakalen Übergang und im mittleren Brustabschnitt anzutreffen. Hier machten sie bei Tönnis 76% aller spinalen Meningiome aus (Abb. 134). Zu einem übereinstimmenden Ergebnis gelangte Brown (1942), in dessen Zusammenstellung D_8 das am häufigsten betroffene Segment war.

Geschlechtsverteilung: Bei den Meningiomen ist immer ein Überwiegen des weiblichen Geschlechts auffällig, das auch gegenüber allen anderen Geschwulstarten am stärksten ausgeprägt ist. Insgesamt finden sich diese Tumoren in etwa 80% bei Frauen. Dem entspricht auch eine statistische Auswertung des Krankengutes von Elsberg (1925), Learmonth (1927), Antoni (1936), Oddsson (1947), Scheid (1952) und Tönnis (Becker 1965). Umbach (1962) fand sogar nur drei männliche Patienten gegenüber 22 weiblichen.

Alter: Der Beginn der Erkrankung fällt in der Mehrzahl — ca. drei Viertel der spinalen Meningiome — zwischen das 40. und 70. Lebensjahr mit einem Gipfel um das 6. Lebensjahrzehnt. Bei diesen Fällen erfolgt die Operation im allgemeinen 2—5 Jahre nach dem Erkrankungsbeginn. Nur in weniger als 10% setzen die ersten Symptome vor dem 30. Lebensjahr ein, wobei dann die Anamnesen bedeutend kürzer sind und meistens 1 Jahr nicht überschreiten. Ein Erkrankungsbeginn vor dem 15. Lebensjahr ist ausgesprochen selten. Die obere Grenze des Erkrankungs- und Operationsalters reicht bei den weiblichen Patienten bis zum 75. Lebensjahr, wogegen das der Männer mit 65 Jahren endet. Auch Oddsson (1947) gibt die meisten Erkrankungen im Alter von 51—60 Jahren an. Bei Arseni und Ionesco (1958) liegt das Haupterkrankungsalter etwas früher; es beginnt mit 30 Jahren und reicht bis zum Ende des 5. Lebensjahrzehnts. Das Durchschnittsalter liegt bei Frauen um 50 Jahre, bei Männern um 53 Jahre. Eine Übersicht über die Altersverteilung der Meningiome zur Zeit der Erkrankung und zur Zeit der Operation gibt die Abb. 135.

Innerhalb der einzelnen Abschnitte des Spinalkanals ergeben sich unterschiedliche Altersbeziehungen.

Während die Meningiome im Cervicalabschnitt von der Kindheit bis ins Alter vorkommen, ist im Thorakalbereich eine Häufung zwischen dem 40. und 70. Lebensjahr festzustellen. Das mittlere Erkrankungsalter liegt bei Meningiomen im Cervicalbereich um das 40. Lebensjahr, bei Tumoren der Medulla oblongata um das 45. und bei Geschwülsten der Thorakalregion jenseits des 50. Lebensjahres. Gleich welcher Topik bevorzugen alle Meningiome das 5. bis 7. Lebensjahrzehnt. Von den juxtamedullär gelegenen entfallen die meisten Erkrankungen auf das 40. bis 45. sowie auf das 60. bis 65. Lebensjahr.

Wird das Alter der Patienten zu den histologischen Untergruppen der Meningiome in Beziehung gesetzt, so zeigt sich, daß das fibroblastische Meningiom erst nach dem 35. Lebensjahr in Erscheinung tritt. Angiomatöse Meningiome scheinen dagegen Patienten im jüngeren Alter zu befallen. Ein endotheliomatöses Meningiom kam sogar vor dem 10. Lebensjahr vor (Becker 1965). Die vorwiegend erst nach dem 50. Lebensjahr anzutreffende psammöse Form des Meningioms dürfte mit den Alterungsvorgängen in Zusammenhang stehen (Abb. 136).

Eine Aufgliederung nach Alter der Patienten und Lage der Meningiome zum Rückenmarksquerschnitt geht aus Abb. 137 hervor. In dieser Zusammenstellung (Krankengut von Tönnis, Becker 1965) konnten 78 Meningiome hinsichtlich ihrer Lage zum Rückenmark unterteilt werden: 28 lagen ventral, 27 lateral und 23 dorsal vom Rückenmark (s. auch Tabelle 5, S. 33). Die Unterschiede der einzelnen Gruppen — bezogen auf das Alter der Meningiomfälle — sind geringfügig.

Anamnesendauer der Meningiome: Über drei Viertel der an einem spinalen Meningiom erkrankten Patienten kommen innerhalb zweier Jahre und fast die Hälfte sogar innerhalb des 1. Jahres zur Operation. Bei nur etwa einem Viertel der Kranken sind noch Vorgeschichten zwischen 2 und 7 Jahren festzustellen. Längere Anamnesen sind ausgesprochen selten, die längsten lassen sich über 23 Jahre verfolgen. Die mittlere Krankheitsdauer liegt bei 2,3 Jahren (Becker 1965).

Innerhalb der einzelnen Höhenabschnitte ergeben sich keine größeren Unterschiede. Im allgemeinen ist die durchschnittliche Anamnesendauer am kürzesten bei den thorakal

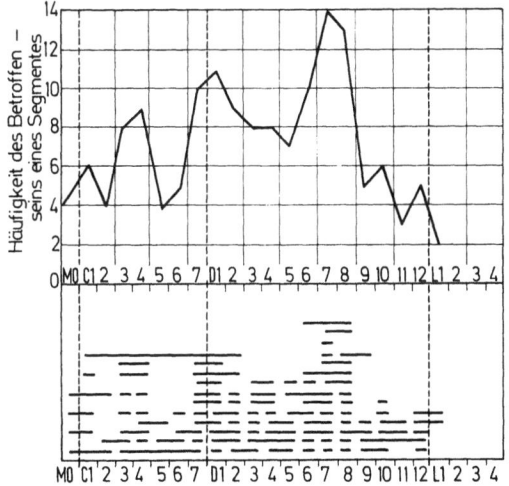

Abb. 134. Graphische Darstellung und Ausdehnung
der Meningiome über die jeweils betroffenen
Wirbelsegmente.

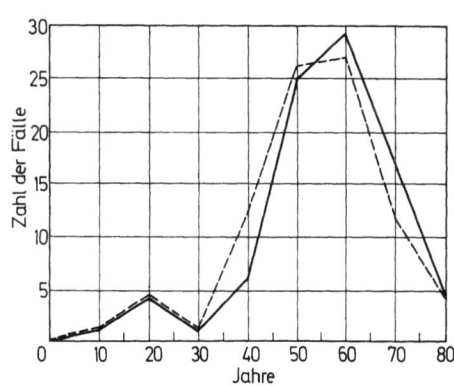

Abb. 135. Altersverteilung der Meningiome.
· · · zur Zeit der Erkrankung, — zur Zeit der Operation.

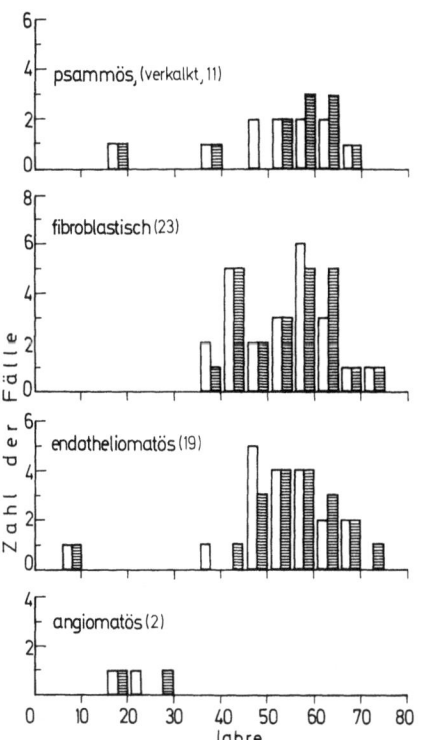

Abb. 136. Alter und Tumorart (histologische
Unterteilung der Meningiome).

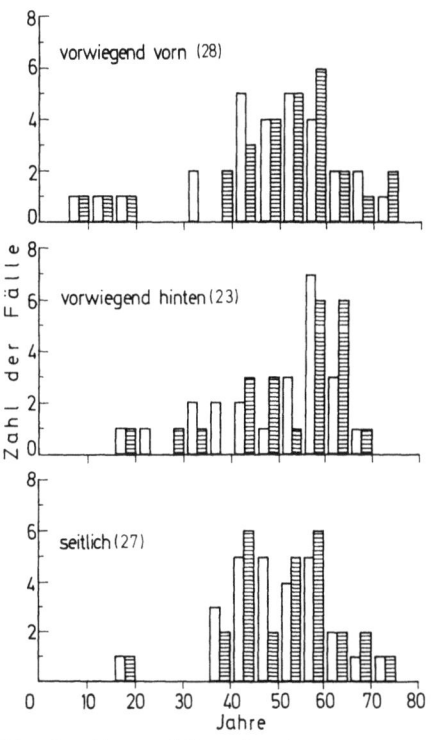

Abb. 137. Alter und Lage der Meningiome zum
Rückenmarksquerschnitt.

gelegenen Meningiomen — sie beträgt hier meist weniger als 2 Jahre — und am längsten
bei cervicalem Geschwulstsitz. Im Krankengut von Tönnis (Becker 1965) wurden innerhalb
des ersten Erkrankungsjahres 27% aller cervicalen, dagegen 57% aller thorakalen Meningiome diagnostiziert und innerhalb zweier Jahre 50% der cervicalen und 77% der thorakalen Geschwülste erfaßt. Broager (1953) vertritt die Ansicht, daß die engeren anatomischen Verhältnisse im Thorakalgebiet die kürzeren Anamnesen der hier gelegenen
Geschwülste erklären.

Die topischen Beziehungen des Meningioms sind ohne Auswirkung auf die Dauer der
Tumoranamnese. Fast die Hälfte aller juxtamedullär gelegenen Meningiome gelangt

innerhalb des ersten Erkrankungsjahres und fast drei Viertel der Fälle innerhalb zweier Jahre zur Operation. Über 10% der Geschwülste werden sogar schon im ersten Halbjahr diagnostiziert. Eine Anamnesendauer von mehr als 5 Jahren ist selten.

Wird die histologische Differenzierung der Meningiome berücksichtigt, so beträgt die durchschnittliche Anamnesendauer bei den fibroblastischen Meningiomen etwas über 1 Jahr, bei den endotheliomatösen etwas weniger als 2 Jahre und bei den angiomatösen 2 Jahre. Von den fibroblastischen kommen innerhalb der ersten 2 Jahre etwa 90% zur Operation. Die psammösen, verkalkten Meningiome bilden histologisch keine einheitliche Gruppe; hier finden sich endotheliomatöse, fibroblastische und histologisch nicht weiter

Tabelle 38. *Klinische Stadien der spinalen Raumbeengung bei Meningiomen bezogen auf Höhe, Topik, Lage zum Rückenmark und Histologie.*

		Zahl der Fälle	Frühstadium	Inkomplettes Querschnitts- syndrom	Brown-Séquard- Syndrom	Komplettes Querschnitts- syndrom
Medulla oblongata		4	—	2	—	2
Cervical		23	—	14	(3)	9
Thorakal		61	—	21	(4)	40
Extradural		7	—	1	—	6
Extra-intradural		6	—	4	(2)	2
Juxtamedullär		75	—	32	(5)	43
vorw. vorn	28		—	10	(2)	18
vorw. hinten	23		—	9	—	14
seitlich	27		—	8	(5)	19
psammös (verkalkt)	11		—	5	(2)	6
fibroblastisch	23		—	12	(1)	11
endotheliomatös	19		—	7	(2)	12
angiomatös	2		—	1	—	1
Gesamtzahl		88	—	37	(7)	51
%		100%	—	42%	(8%)	58%

Zeichenerklärung: ( ) Fälle mit einem Brown-Séquard-Syndrom in den Zahlen beim inkompletten Querschnittssyndrom enthalten.

differenzierbare in etwa gleicher Häufigkeit. Dem Operateur fallen sie durch härtere Konsistenz und dem Histologen durch psammöse Veränderungen auf.

Wird die Dauer der Vorgeschichte mit der Lage der Meningiome zum Rückenmarksquerschnitt in Beziehung gesetzt, so zeigen die von dorsal das Rückenmark komprimierenden Geschwülste mit durchschnittlich $2^{1}/_{2}$ Jahren die längsten Vorgeschichten, innerhalb der Zweijahresgrenze werden etwa zwei Drittel diagnostiziert. Dagegen beträgt die mittlere Anamnesendauer sowohl bei den ventral als auch bei den lateral vom Rückenmark gelegenen Meningiomen jeweils nahezu $1^{3}/_{4}$ Jahre. Weitere Einzelheiten über Höhe, Topik, Histologie und Lage zum Rückenmarksquerschnitt sind den Abb. 138—141 zu entnehmen.

Funktionsstörungen des Nervensystems. Die Meningiome werden fast in gleicher Häufigkeit im Stadium des inkompletten (42%) und des kompletten (58%) Querschnittsbildes diagnostiziert (Tabelle 38). Bei etwa der Hälfte der Patienten dieser Gruppen deckt sich die anamnestisch sowie durch neurologische Untersuchung ermittelte Sensibilitätsbegrenzung mit der Tumorhöhe. Obwohl die Meningiome unter den Rückenmarkstumoren relativ kurze Anamnesen aufweisen, werden sie ausgesprochen selten im Frühstadium erfaßt. Im Krankengut von TÖNNIS (BECKER 1965) wurde nur in einem Fall die Diagnose bei Vorliegen eines einzigen Symptoms gestellt. Es handelte sich hierbei um eine homolateral betonte Paraparese bei einem vorwiegend ventral gelegenen juxtamedullären Tumor in Höhe C_7. Die Beschwerden hatten nur 6 Wochen bestanden. Der Gang war innerhalb dieser kurzen Zeit erheblich spastisch-paretisch verändert. Mit zwei Symptomen wurden

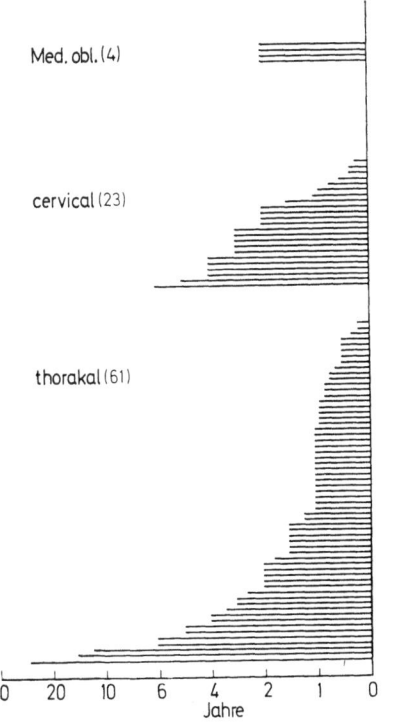

Abb. 138. Dauer der Vorgeschichte bezogen auf die
Höhe der Meningiome im Spinalkanal.

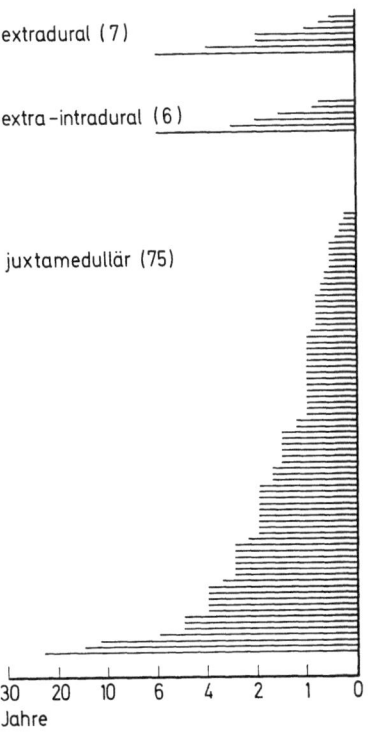

Abb. 139. Dauer der Vorgeschichte und Tumortopik
bei Meningiomen.

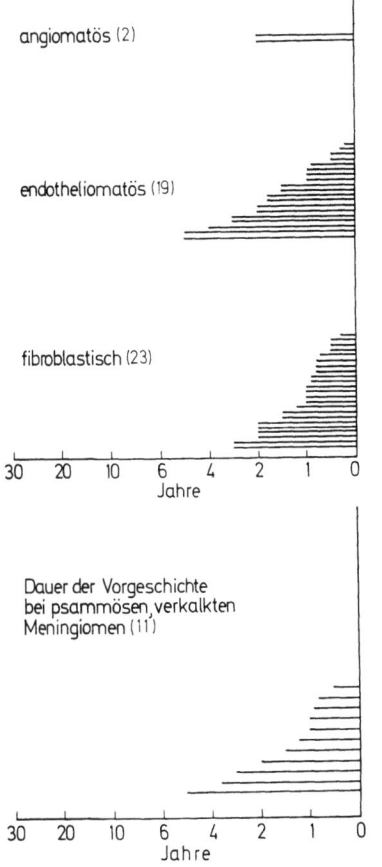

Abb. 140. Vorgeschichte und histologische Variante
der Meningiome.

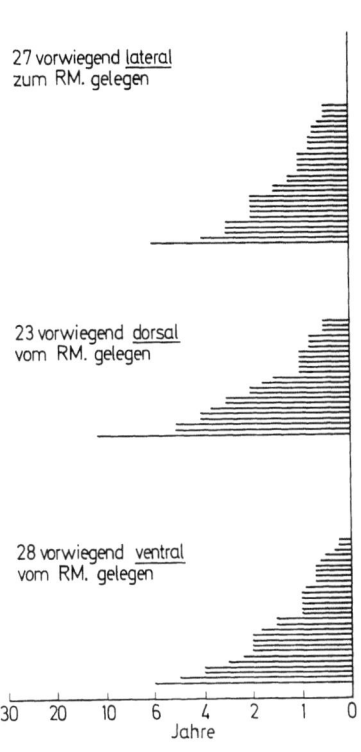

Abb. 141. Dauer der Vorgeschichte und Lage der
Meningiome zum Rückenmarksquerschnitt.

10,2% der Fälle erkannt. Drei Symptome bestanden bereits bei 48% und vier Symptome bei 40,7% der Fälle. Somit hatten in diesem ausgewerteten Krankengut fast 90% bei der Klinikeinweisung bereits drei und vier Symptome.

Häufigkeit der Symptome: Wird die Häufigkeit der auftretenden Störungen betrachtet, so liegen Motilitätsstörungen in etwa 95% vor, wenn hierzu nicht nur Plegien und Paresen sondern auch latente Paresen und motorische Reizerscheinungen gezählt wurden. Bei den Motilitätsstörungen war auffallend, daß sich die subjektiven Angaben in den meisten Fällen objektivieren ließen. Auch Oddsson (1947) gibt an, daß von 48 Patienten 44 (91,7%) sowohl subjektiv erfaßbare wie objektiv feststellbare Paresen aufwiesen. Unter den 130 Patienten von Brown (1942) fanden sich über 80%, bei denen bereits bei der Klinikaufnahme gröbere motorische Störungen festgestellt wurden. Bei Arseni und Ionesco (1958) lag der Anteil der Motilitätsstörungen bei fast 100%. Die unterschiedlichen Angaben beruhen wahrscheinlich auf der uneinheitlichen Bewertung.

Sensibilitätsstörungen kommen nach den Motilitätsstörungen mit annähernd 87% am häufigsten vor, wenn anamnestische Angaben, wie Mißempfindungen und Gefühlsminderung bzw. Gefühlsausfälle, mitberücksichtigt werden. Die Anzahl der Patienten des Krankengutes von Tönnis mit Paraesthesien betrug 80,5%, Hyp- oder Anaesthesien fanden sich bei 48,9%. Beschwerden dieser Art unterschieden sich von den motorischen Ausfällen insofern, als unter den Sensibilitätsstörungen weit häufiger objektivierbare Erscheinungen vorlagen, als sich anamnestisch ermitteln ließen. Nach den Angaben von Oddsson (1947) wurden von seinen 48 Patienten 29mal (60%) subjektive Sensibilitätsstörungen geäußert. Paraesthesien traten 32mal (64%) auf. Objektive Zeichen einer Sensibilitätsstörung hingegen wurden in allen Fällen angetroffen. Seiner Meinung zufolge hätte eine genauere Erhebung der Anamnese zu einem höheren Prozentsatz von subjektiven Empfindungsstörungen geführt, da mit Sicherheit angenommen werden müsse, daß deutliche Zeichen einer Sensibilitätsstörung bei der Mehrzahl der Patienten schon zur Zeit der Klinikaufnahme vorhanden gewesen sein müssen, zumal bei der Erhebung des neurologischen Befundes objektive Sensibilitätsstörungen in allen Fällen vorlagen. Bei Arseni und Ionesco (1958) hatten 112 von insgesamt 114 Patienten Sensibilitätsstörungen. Aus der Statistik von Brown (1942) geht hervor, daß 52 von insgesamt 130 Patienten Paraesthesien und 42 subjektive Sensibilitätsstörungen anderer Art geäußert hatten. Angaben über das Vorkommen von objektiven Sensibilitätsausfällen werden bei ihm vermißt.

Blasen- und Darmstörungen werden bei etwa drei Viertel der Meningiompatienten erfaßt, bei Oddsson (1947) in 75%, bei Tönnis (Becker 1965) in 72,5%. In der Aufstellung von Oddsson (1947) finden sich 17 Patienten mit Blasen- und Darmstörungen, 16 mit Blasenstörungen und 3 mit Mastdarmstörungen. Im Krankengut von Arseni und Ionesco (1958) lagen Sphincterstörungen 51mal vor. Brown (1942) gibt die Häufigkeit der vegetativen Störungen mit 47 von 130 an. Davon lag Inkontinenz von Blase und Darm bei 31 Fällen vor, Entleerungsstörungen bei 16 Patienten.

Schmerzen werden beim spinalen Meningiom in unterschiedlicher Häufigkeit angegeben. Die höchsten Werte dürften sich mit 85% bei Oddsson (1947) und danach mit 83% bei Arseni und Ionesco (1958) finden. Im Krankengut von Tönnis wurden Schmerzen bei 67,5% der Fälle spinaler Meningiome angetroffen.

Vorkommen der Hauptsymptome: Motilitätsstörungen finden sich bei den Meningiomen vorwiegend als Paresen — etwa in 75% der Fälle — weniger häufig als Plegien. Letztere machten bei Brown (1942) 23,9% und bei Oddsson (1947) 33% aus. Bei annähernd 80% aller Meningiompatienten waren die motorischen Störungen beidseitig. Hemiparesen kommen nur sehr selten und dann wohl ausnahmslos bei Meningiomen im Bereich der Medulla oblongata und des Halsmarks vor. Monoparesen und vor allem Tetraparesen werden etwas häufiger angetroffen. Paraparesen (50%) und Paraplegien (20%) überwiegen bei den Fällen mit Tumorsitz im Thorakalbereich. Monoplegien kommen nur vereinzelt und Tetraplegien wohl kaum zur Beobachtung. Wird die Lage der Meningiome innerhalb des Spinalkanals berücksichtigt, so verursachten die vorwiegend ventral gelegenen Tumoren immer Motilitätsstörungen, wobei Paresen dreimal häufiger als Plegien vorkommen. Im übrigen scheinen sowohl Lage als auch histologische Differenzierung des Tumors ohne Auswirkung auf die Motorik zu sein, zumindest in den fortgeschrittenen Stadien der Erkrankung. Auch ODDSSON (1947) erwähnte, daß der Grad der Parese unabhängig von der Tumorlage zum Rückenmark sei. Im allgemeinen gehen mit den motorischen Störungen auch Reflexstörungen einher. Reflexsteigerungen allein sind äußerst selten und wurden nur bei dorsal und bei lateral vom Rückenmark gelegenen Geschwülsten gefunden.

Sensibilitätsstörungen gehören neben dem Schmerz zu den frühesten Symptomen der Rückenmarkskompression. Sie traten bei 35% aller Fälle als Erstsymptom auf, was sich mit den Ausführungen von ODDSSON (1947) deckt, der angab, daß bei 13 von 48 Fällen (27%) die Erkrankung mit Paraesthesien und bei nur 3 Fällen (6%) mit Hyperaesthesien begann.

Das Erscheinungsbild der sensiblen Störungen ist sehr mannigfaltig. Neben den subjektiven Sensibilitätsstörungen in Form von Paraesthesien treten objektive Empfindungsstörungen als Herabsetzung oder als Ausfall der Empfindungswahrnehmung auf. Beide Arten können sowohl radikulär als auch funikulär vorkommen. ODDSSON (1947) fand radikuläre Paraesthesien in 9 von 48 Fällen seines Krankengutes. Sofern objektivierbare Sensibilitätsstörungen (43 Fälle, 30%) vorliegen, pflegen ihnen radikuläre Schmerzen vorauszugehen. Bei den Hyp- und Anaesthesien überwiegen Störungen der langen Bahnen, was als Hinweis für die Resistenz der Wurzeln gewertet werden kann.

Durch Wurzelaffektionen verursachte Störungen treten überwiegend als radikulärer Schmerz auf. Er wird in über 50% der Fälle angegeben und als reißend, schneidend oder brennend empfunden. Er hält sich häufig an das Hautgebiet einer sensiblen Wurzel. Wichtig für die richtige Beurteilung derartiger Schmerzzustände ist die Tatsache, daß der radikuläre Schmerz, solange die Wurzel intakt ist (NITTNER 1963), bei Husten, Niesen, Pressen zunimmt, und daß die Kranken im Sitzen eine Erleichterung verspüren, während das Stehen und das Liegen Exacerbationen verursachen (SCHEID 1952). Manchmal handelt es sich aber auch um einen nicht genau segmental begrenzten, in der Tiefe lokalisierten Schmerz, der mit Organschmerzen verschiedenster Herkunft verwechselt werden kann. Zahlreiche Autoren betrachten die Wurzelschmerzen als wichtigstes Symptom, das zu irgendeiner Zeit in nahezu jedem Fall in Erscheinung treten soll (ANTONI 1936, CUSHING und EISENHARDT 1938, BROWN 1942, ODDSSON 1947). Von anderen Autoren sind folgende Ergebnisse bekannt: BROWN (1942) gibt den radikulären Schmerz in 39,2% der Fälle an, ODDSSON (1947) in 55% und SCHEID (1952) in 60,2%, wobei bei nur 15 von insgesamt 78 Meningiomen die Beschwerden mit radikulären Schmerzen begannen. Subjektive und objektivierbare radikuläre Sensibilitätsstörungen treten gegenüber dem radikulären Schmerz ganz in den Hintergrund.

Das frühe Auftreten funikulärer Sensibilitätsstörungen in den distalen Partien des Körpers und das langsame Aufsteigen der Störungen bis in Höhe des komprimierenden Prozesses ist ein charakteristisches Symptom für die mittelliniennahe gelegenen Tumoren des Rückenmarks, wozu vor allem die Meningiome zählen. Eine Klärung für dieses Verhalten der Sensibilitätsstörungen bietet die oberflächliche Lage der lumbalen Segmentbezirke in den oberen Bereichen des Rückenmarks, wodurch es bei Kompression von außen zeitlich zu einer frühen Schädigung der entsprechenden Areale kommt (ANTONI 1936). Dissoziierte Empfindungsstörungen werden in etwa einem Viertel der Fälle angetroffen. Im Rahmen eines Brown-Séquardschen Syndroms kommen sie in einer Häufigkeit um 10% vor. Funikuläre Schmerzen werden bei Meningiomen am häufigsten (39%) angegeben.

Vegetative Störungen geben als Beeinträchtigung der Blasen-, Darm- und Geschlechtsfunktion vielfach erst den Anlaß zur Klinikeinweisung. Sie finden sich im allgemeinen erst kurze Zeit vor der Operation in den Krankengeschichten als vorletztes oder letztes Krankheitssymptom angeführt. Auch BECKER (1965) weist darauf hin, daß Störungen dieser Art im Lauf des letzten Vierteljahres vor der Operation bei immer zahlreicheren

Patienten in Erscheinung treten. Als Erstsymptom sind Blasen-Darmstörungen äußerst selten. Hingegen kommen sie bei je einem Drittel der Fälle als drittes und viertes Symptom vor. Bei Tumoren der Medulla oblongata und des oberen Halsmarks werden sie selbst dann selten angetroffen.

Supraläsionelle Störungen in Form einer cerebralen, cerebellaren oder Hirnnervensymptomatik treten bevorzugt in Abhängigkeit von der spinocranialen Lage eines Meningioms auf. Aber auch bei tiefer, selbst thorakal gelegenen Geschwülsten werden supraläsionelle Störungen beobachtet.

Reihenfolge der Symptome: Der folgenden Aufgliederung liegt die Auswertung von 86 spinalen Meningiomen aus dem Krankengut von TÖNNIS zugrunde (BECKER 1965).

Als Erstsymptom traten bei 41,7% aller spinalen Meningiome Schmerzen auf, Sensibilitätsstörungen fanden sich bei 35%, Motilitätsstörungen bei 22,2% und vegetative Beschwerden bei 1,1%.

Ein zweites Symptom hatten 99%. Miteinbezogen wurden auch jene Fälle, bei denen sich ein drittes oder viertes Symptom hinzugesellt hatte. Motilitätsstörungen fanden sich als Zweitsymptom in 51% der Fälle. Sensibilitätsstörungen bei 35%, Schmerzen bei 9,3% und vegetative Störungen in 3,5% der Fälle.

Ein drittes Symptom wiesen noch 88% auf; davon hatten 36% vegetative Störungen, 28% Motilitätsstörungen, 19,8% Sensibilitätsstörungen und 4,6% Schmerzen.

Ein viertes Symptom kam sogar noch bei 40,7% vor. Hier beherrschten im Gegensatz zu den frühen Symptomen die vegetativen Störungen das klinische Bild. Sie machten 35% aus, während Schmerzen in 4,6% und motorische Störungen in 1,1% vorlagen (Abb. 142).

Nur in einem Fall wurde die Diagnose bei Vorliegen eines einzigen Symptoms gestellt. Es handelte sich hierbei um eine homolateral betonte Paraparese bei einem vorwiegend ventral gelegenen juxtamedullären Tumor in Höhe C_7. Die Beschwerden hatten nur 6 Wochen bestanden. Der Gang war innerhalb dieser kurzen Zeit erheblich spastisch-paretisch verändert. Mit zwei Symptomen wurde die Diagnose in 10,4% der Fälle gestellt. Drei Symptome bestanden bereits bei 47,7% und vier Symptome bei 40,7% der Fälle. Somit hatten in diesem ausgewerteten Krankengut fast 90% bei der Klinikeinweisung bereits drei und vier Symptome.

Dauer der Hauptsymptome: Als längstes Symptom lassen sich Schmerzen und Sensibilitätsstörungen verfolgen, die in extremen Fällen 10 Jahre lang bestanden. Bei der überwiegenden Mehrzahl der Fälle erstreckt sich der Schmerz über 2 Jahre, vor allem bei cervicaler Lokalisation. Bei thorakalen Geschwülsten besteht er häufig nur ein halbes Jahr.

Sensibilitätsstörungen lassen sich bei cervicalen Meningiomen ebenfalls am häufigsten über 2 Jahre verfolgen. Ein anderer Kurvenverlauf findet sich bei den thorakalen Meningiomen. Hier überwiegen präoperativ Sensibilitätsstörungen während eines Zeitraums von 1 bis zu 1/2 Jahr. Außerdem ist dieses Symptom bei jedem dritten Patienten 1/4 Jahr vor der Operation zu beobachten.

Motilitätsstörungen treten in annähernd gleicher Häufigkeit während der letzten 2 Jahre vor der Operation auf. Bei cervicalen Meningiomen ist die Dauer der Paresen im allgemeinen länger als bei den thorakalen; nur bei etwa einem Fünftel machen sie sich noch kurze Zeit vor der Operation bemerkbar. Anders verhalten sich die thorakalen Meningiome. Hier treten Motilitätsstörungen bei mehr als einem Drittel aller Patienten erst ein halbes Jahr vor dem Eingriff auf.

Blasen-Darmstörungen zeigen insofern eine beachtliche Übereinstimmung im Kurvenverlauf, als bei den meisten Kranken diese vegetativen Störungen erst kurze Zeit vor der Operation auftreten. Meistens liegen sie innerhalb der Sechsmonatsgrenze. Anamnesen von mehr als 1 Jahr sind ausgesprochen selten, vor allem bei cervicaler Lokalisation.

Symptomatik nach Höhenabschnitten: Bei Meningiomen des Cervicalbereichs haben mehr als ein Drittel aller Patienten Schmerzanamnesen von 2 Jahren. Während des gleichen Zeitraumes werden Sensibilitätsstörungen bei einem Fünftel der Patienten, dagegen Motilitätsstörungen bei einem Viertel aller Patienten 1 Jahr vor der Operation gefunden. Ein halbes Jahr später kommen Sensibilitätsstörungen bei jedem sechsten Patienten und Störungen der Motilität sowie der Blasen-Darmfunktion bei jedem siebten Patienten vor. Drei Monate vor dem Eingriff fanden sich in noch einem Viertel aller Fälle sowohl Motilitäts- als auch Sensibilitätsstörungen, während Blasen- und Darmbeschwerden erst unmittelbar präoperativ bei jedem zweiten Patienten begannen.

Bei Meningiomen des Thorakalbereichs treten Schmerzen 2 Jahre vor der operativen Behandlung ebenfalls als häufigstes Symptom, jedoch nur bei jedem sechsten Patienten auf. Etwas seltener (13%) kommen zu diesem Zeitpunkt Motilitätsstörungen vor. Ein Jahr später werden bei fast jedem dritten Patienten Sensibilitätsstörungen beobachtet,

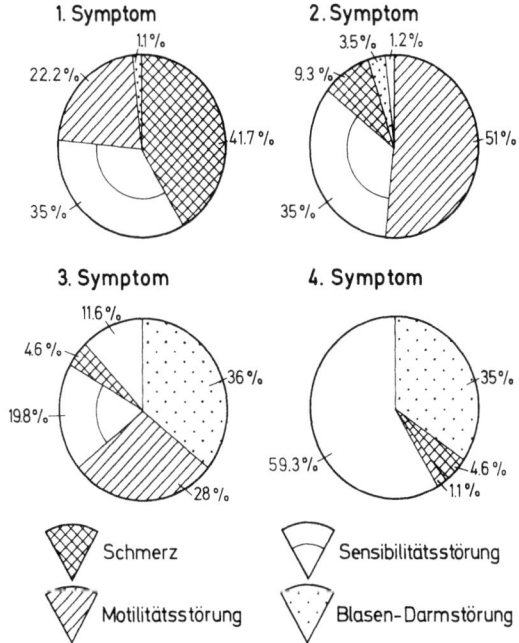

Abb. 142. Reihenfolge der einzelnen Störungen bei Meningiomen.

die $^{1}/_{2}$ Jahr später noch immer das zweithäufigste Symptom sind. Über ein Drittel aller Fälle haben $^{1}/_{2}$ Jahr vor dem Eingriff Motilitätsstörungen, die in den folgenden Monaten in ihrer Häufigkeit jedoch absinken, so daß $^{1}/_{4}$ Jahr vor der Operation vegetative Beschwerden schon häufiger als Motilitätsstörungen vorkommen — bei jedem siebten Patienten — die dann bis zum Operationstermin in ihrer Häufigkeit weiter ansteigen (38%).

Ein Vergleich zwischen den cervicalen und den thorakalen Meningiomen ergibt, daß zwar bei beiden der Schmerz am häufigsten 2 Jahre vor der Operation auftritt, daß er aber bei den thorakalen Meningiomen in nur unbedeutend geringer Anzahl vorkommt. Abgelöst wird er bei den thorakalen Meningiomen von Sensibilitätsstörungen, bei cervicalen Meningiomen hingegen von Motilitätsstörungen. Ein halbes Jahr vor dem Eingriff treten dann auch bei den Geschwülsten des thorakalen Bereichs die motorischen Störungen in den Vordergrund, die bei den Meningiomen in Nähe der Medulla oblongata und des Cervicalbereichs, zusammen mit Sensibilitätsstörungen, ihr Maximum $^{1}/_{4}$ Jahr vor der Operation erreichen. Übereinstimmend ist für alle Abschnitte der starke Anstieg der vegetativen Störungen unmittelbar vor der Operation.

Für den Schmerz ist kennzeichnend, daß er bis zum Auftreten des nächsten Symptoms manchmal 2 Jahre, in anderen Fällen nur $^{1}/_{2}$ Jahr oder nur wenige Monate bestehen bleibt. Sensibilitäts- und Motilitätsstörungen halten meist $^{1}/_{4}$ bis $^{1}/_{2}$ Jahr an, bis ein neues Symptom hinzukommt. Vegetative Störungen haben im allgemeinen eine Dauer von 1 bis 3 Monaten.

Diagnostische Zusatzuntersuchungen.

Röntgenologische Veränderungen: Sie kommen auch hier als indirekte und weit seltener als direkte Tumorzeichen vor (Abb. 143a und b). Die Meningiome sind wohl diejenigen Geschwülste des Spinalkanals, die am seltensten nur geringe und nur auf einen engen Abschnitt beschränkte Veränderungen auf dem einfachen Übersichtsbild erkennen lassen (Abb. 144, s. Abb. 34a und b, S. 158). Die Angaben über die Häufigkeit tumorcharakteristischer Befunde liegen im Schrifttum zwischen 8% (CULVER, CONCARMON und KOENIG 1949) und 18% (ODDSSON 1947). Bei BROWN (1942), der sie mit 15% angibt, handelte es sich um Meningiome vom psammösen oder osteoblastischen Typ. Andere Autoren wieder geben den Anteil schattengebender Verkalkungen mit 4% an. Einzelfälle sind beschrieben von PEIPER (1926), ROGERS (1928), ORNOS (1939), DYKE (1941), ANTONS (1944), OSGOOD, ARNETT und LEWY (1944), ODDSSON (1947), CULVER, CONCARMON und KOENIG (1949), BECKER (1965) u. a. Der Nachweis eines Tumorschattens hängt wahrscheinlich von Zahl und Dichte der Psammomkörper ab, die der Geschwulst eine größere homogene Dichte verleihen. Wenn die Psammomkörper sehr zahlreich sind, können mehrere Kalktupfer auf dem Röntgenbild sichtbar werden. Verschmelzen die Psammomkörper oder es kommt durch osteoblastische Tätigkeit sogar zur Knochenneubildung, so kann ein scharfer, gut erkennbarer Verkalkungsherd auf der ap und seitlichen Aufnahme zu sehen sein. Im Gegensatz hierzu führen intrakranielle Meningiome bis zu 12% zu röntgenpositiven Veränderungen (ANTONS 1944). Makroskopisch oder gar röntgenologisch sichtbare Verkalkungen treten gegenüber den mikroskopisch erkennbaren Veränderungen weit zurück (CULVER, CONCARMON und KOENIG 1949). Andererseits führen die gleichen Autoren sowie BROWN (1942), OSGOOD, ARNETT und LEWY (1944) aus, daß Verknöcherungen bei intraspinalen Geschwülsten fast pathognomonisch für ein Meningiom sind.

An indirekten Tumorzeichen finden sich Verbreiterungen des Bogenwurzelabstands im Bereich der Geschwulst, Deformierungen an den Bogenwurzeln selbst — meist auf der Seite des Meningioms — und gelegentlich auch eine Verbreiterung des Spinalkanals im anterior-posterioren Durchmesser (ODDSSON 1947). Auch die Vergrößerung eines Zwischenwirbelloches wird beim spinalen Meningiom nicht so selten angetroffen, wie allgemein angenommen wird. Allerdings erreicht sie meist nicht das Ausmaß wie beim Neurinom. Auffallend war im Krankengut von TÖNNIS, daß sich die indirekten Tumorzeichen überwiegend bei cervical gelegenen Meningiomen fanden (BECKER 1965).

Reaktive Veränderungen — wozu Kyphoskoliosen, Spondylarthrosen, Osteochondrosen, die Spondylosis deformans und die Osteoporose gezählt werden — sind in unmittelbarer Umgebung der Geschwulst in fast einem Drittel der Fälle anzutreffen. Zahlenmäßig überwiegen diese Veränderungen im Thorakalbereich. ODDSSON (1947) berichtete über das Vorkommen einer Skoliose bei 15 von 48 Meningiompatienten und einer Spondylosis deformans bei 21 Fällen des gleichen Krankengutes.

Liquorbefunde: Ausschlaggebend ist auch bei den Meningiomen die Erhöhung der Gesamteiweißwerte. Sie findet sich im lumbalen Liquor bei 90% aller Fälle und im zisternalen bei einem Drittel mit Bevorzugung der cervical gelegenen Meningiome. Am häufigsten — bei der Hälfte bis zwei Drittel der Fälle — bewegt sich der Proteingehalt zwischen 50 und 200 mg-%. Mit Werten über 300 mg-% ist nur in 5% der Fälle zu rechnen, ohne daß sich eine Bevorzugung einzelner Abschnitte des Spinalkanals erkennen läßt. Nach ODDSSON (1947) sollen aber auch Werte bis 500 mg-% nicht ungewöhnlich sein. Eine Zunahme der Eiweißwerte mit der Caudalverschiebung der Kompression scheint nicht aufzutreten. ODDSSON (1947) weist allerdings darauf hin, daß sich unter den thorakal gelegenen Meningiomen die meisten hohen Eiweißwerte bei Lokalisation der Geschwulst im unteren Drittel der Brustwirbelsäule fanden und daß dorsal und dorsolateral gelegene Geschwülste höhere Albuminwerte aufwiesen als ventral und ventrolateral gelegene. Die fraktionierte Eiweißdifferenzierung erfährt weder durch den Sitz des Meningioms noch durch das Stadium der Kompression eine Beeinflussung. Nach den Mitteilungen von

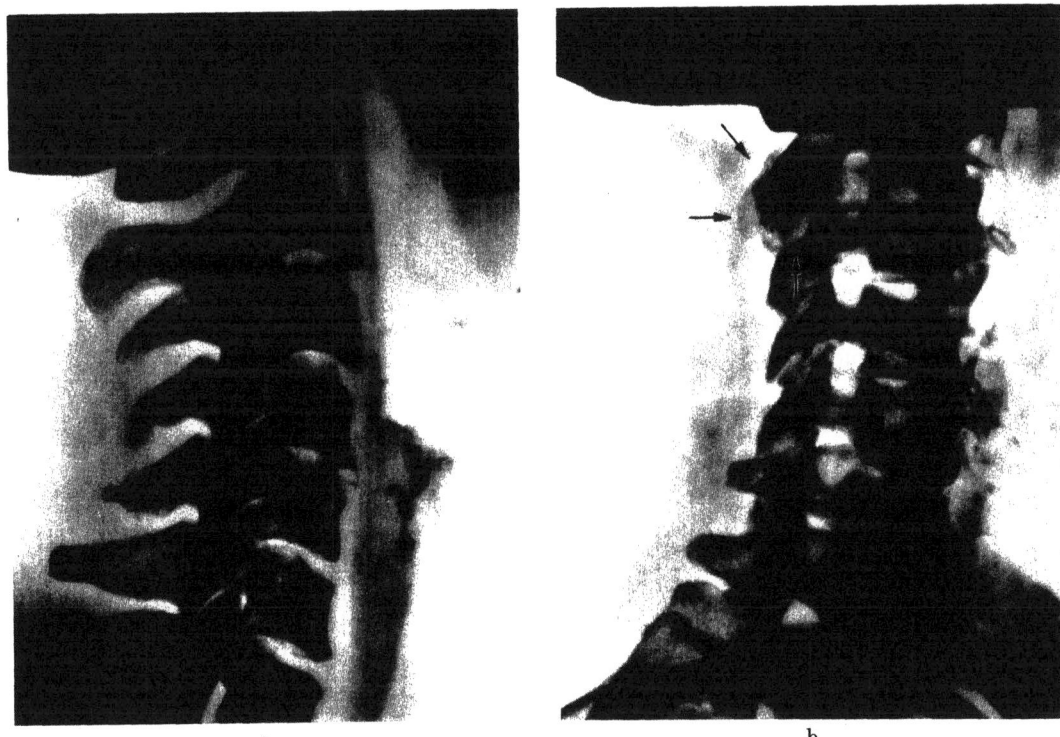

a   b

Abb. 143a u. b. Verkalktes Meningiom in Höhe C1/2 (→).

Abb. 144. Meningiom. Geringe Verschmälerung der Wirbelbogenansatzstelle am 5. Brustwirbel rechts (←)

Oddsson (1947) sind sogar hohe Albuminwerte bei Anamnesen unter 1 Jahr und niedrige Albuminwerte bei länger bestehenden Symptomen beobachtet worden.

Auch die Zellzahlen liegen im lumbalen Liquor etwas höher als im zisternalen. Scheid (1952) sieht beim Gesunden im zisternalen Liquor bis 8/3 und im lumbalen mitunter etwas höhere Werte, bis 12/3 Zellen, als normal an. Bei den Meningiomen des Spinalkanals wird eine erhöhte Zellzahl im zisternalen Liquor bei etwa 15% und im lumbalen bei etwa 30% der Fälle angetroffen.

Eine cyto-albuminäre Dissoziation ist annähernd bei 85% und eine Xanthochromie im lumbalen Liquor bei 10% der Fälle zu erwarten. Das Nonne-Froinsche Syndrom wird äußerst selten angetroffen.

Von den kolloidchemischen Reaktionen ist die Mastixkurve bei einem lumbalen Liquoreiweißgehalt über 40 mg-% wohl immer pathologisch, wobei je ein Drittel einen Rechtsausfall oder eine Linkszacke und das restliche Drittel einen uncharakteristischen aber pathologischen Kurvenverlauf aufweisen.

Queckenstedtscher Druckversuch: Fast zwei Drittel der spinalen Meningiome zeigen bei dieser Untersuchung eine vollständige und ein Drittel eine teilweise Verlegung des Liquorraumes. Nur bei etwa 5% der Fälle ist mit einer unbehinderten Passage zu rechnen. In dem Krankengut von Tönnis (Becker 1965) bestanden keine Beziehungen zwischen dem Ausmaß der gestörten Liquordynamik und der Höhe des Eiweißgehalts. Oddsson (1947) dagegen führt aus, daß Beziehungen der Albuminwerte zum Verhalten des Queckenstedt-Testes bestehen; bei partiellem Block überwog die Zahl der Fälle mit Eiweißwerten zwischen 30 und 100 mg-%, bei totalem Block dagegen mit Werten über 100 mg-%.

Myelographie: Sie dient der genauen Höhenbestimmung und bei denjenigen Fällen mit ungestörter Liquordynamik der Tumorerfassung. Zwei Drittel der spinalen Meningiome führen zu einem totalen und ein Drittel zu einem partiellen Stop. Ein unauffälliges Verhalten des Kontrastbandes während der myelographischen Untersuchung ist kaum zu erwarten. Irrtümer der Höhenlokalisation können sich auch bei diesem Untersuchungsverfahren einschleichen. Liegt die Geschwulst ventral, so kann es zu einer Behinderung bereits oberhalb des Tumors kommen. Veränderungen der Arachnoidea können zu einem Stop oberhalb aber auch unterhalb des Tumors führen.

Differentialdiagnostische Erwägungen. Durch die vorwiegend juxtamedulläre Entwicklung dieser Geschwülste sind vielfach schon zu Beginn der Erkrankung Symptome von seiten des Rückenmarks vorherrschend. Durch direkte Kompression des Markes treten zuerst subjektive und anschließend objektivierbare Störungen als Folge einer Schädigung der medullären Bahnen auf, so daß sich der raumfordernde Prozeß meist früh abzeichnet. Die differentialdiagnostischen Erwägungen werden bei den Meningiomen daher vorwiegend durch das jeweilige neurologische Syndrom bzw. das Stadium des komprimierenden Prozesses bestimmt. Im Gegensatz zu den Gliomen ist die Höhenlokalisation hier differentialdiagnostisch weniger irreführend.

Im Frühstadium sind es im wesentlichen rheumatische Erkrankungen, Neuralgien, Neuritiden, Radiculitiden und Durchblutungsstörungen, an die wegen Schmerzen und Paraesthesien gedacht wird. Erkrankungen der inneren Organe — wegen gastrischer oder intestinaler Beschwerden — sind im Frühstadium seltener zu erwägen.

In fortgeschritteneren Stadien der Rückenmarkskompression steht auch hier von den Erkrankungen des Zentralnervensystem die Encephalomyelitis disseminata an erster Stelle. Aber auch das Bild degenerativer Rückenmarkskrankheiten wird selbst im Spätstadium nicht selten nachgeahmt, so daß die Abgrenzung gegen eine spastische Spinalparalyse oder eine amyotrophische Lateralsklerose mitunter erst durch den Liquorbefund und das Myelogramm möglich ist. Syringomyelie, Stiftgliose, Arachnitis spinalis, Arachnoidalcyste, spinales Angiom sind weitere häufiger erwogene Krankheitsprozesse, die manchmal erst durch die Laminektomie geklärt werden. Auch Bailey und McK. Craig (1941) wiesen auf die differentialdiagnostischen Schwierigkeiten hin, die sich manchmal bei intraspinalen Meningiomen gegenüber degenerativen Rückenmarkserkrankungen, gegenüber der Syringomyelie, der multiplen Sklerose und auch der Arteriosklerose des Nervensystems ergeben können.

d) Differentialdiagnostische Gegenüberstellung von Gliomen, Neurinomen und Meningiomen[1].

Häufigkeit: Als häufigste Geschwulstarten kommen im Spinalkanal Meningiome, Neurinome und semimaligne oder maligne Gliome vor. Während sich bei WOLTMANN, KERNOHAN, ADSON und McK. CRAIG (1950) nur geringe Unterschiede in der Häufigkeit der drei Tumorarten fanden, kamen bei BROAGER (1953) doppelt so häufig Meningiome

Tabelle 39. *Topische Beziehungen.*

	Gliome		Neurinome		Meningiome	
	%	Zahl der Fälle	%	Zahl der Fälle	%	Zahl der Fälle
Intramedullär	70,7	53	1,3	1	—	—
Intra-juxtamedullär	12	9	—	—	—	—
Juxtamedullär	14,7	11	71,8	56	85	75
Intra-extradural	1,3	1	12,8	10	7	6
Extradural	1,3	1	14,1	11	8	7
Gesamtzahl	100 %	75	100 %	78*	100 %	88

* Bei 4 Neurinomen keine Angaben zur Topik.

Tabelle 40. *Segmentverteilung.*

	Gliome		Neurinome		Meningiome	
	%	Zahl der Fälle	%	Zahl der Fälle	%	Zahl der Fälle
Medulla oblongata	13,3	10	—	—	4,6	4
Cervical	28	21	29,2	24	26,2	23
Thorakal	40	30	58,6	48	69,2	61
Lumbo-sacral	18,7	14	12,2	10*	—	—
Gesamtzahl	100 %	75	100 %	82	100 %	88

* Neurinome kamen nur im Lumbalbereich vor, nicht sacral.

wie Gliome und Neurinome vor. In der Serie der Mayo-Klinik machten diese drei Geschwulstarten unter 1322 histologisch klassifizierten Tumoren des Spinalkanals 76,5 % aus; davon waren 383 Neurilemmome (37,8 %), 338 Meningiome (33,4 %) und 291 Gliome (28,8 %), darunter 18 extramedullär gelegene (SLOOFF, KERNOHAN, MacCARTY 1964). Im Krankengut von TÖNNIS war in der Häufigkeit des Auftretens bei diesen spinalen Tumorarten — Meningiome (86 Fälle und 2 Rezidive), Neurinome (82 Fälle) und Gliome (75 Fälle) — kein bedeutender Unterschied festzustellen (BECKER 1965, BREKER 1966, BRODER 1965).

Topik: Deutlichere Unterschiede ergaben sich bei einer Aufteilung nach topischen Gesichtspunkten. Die intramedullären Tumoren machen nach DENK (1932) 10 %—15 %, nach JIRASEK (1932) 11,42 % und nach ROBINEAU (1932) 20,1 % aller Rückenmarkstumoren aus. Die Gliome liegen in zwei Drittel bis drei Viertel der Fälle intramedullär, die Neurinome und Meningiome dagegen in ungefähr drei Viertel bis vier Fünftel der Fälle juxtamedullär. Weitere Einzelheiten gehen aus der Tabelle 39 hervor.

Die Sondergruppe der *Sanduhrgeschwülste* wird überwiegend von Neurinomen — um 25 % — gebildet, Meningiome werden gelegentlich beobachtet.

Höhe: Die Tumorverteilung innerhalb der einzelnen Höhenbereiche der Wirbelsäule ist unterschiedlich. Gliome kommen in jeder Höhe des Wirbelkanals bis zum Sacral-

---

[1] Die folgenden tabellarischen Zusammenstellungen beziehen sich auf das Krankengut von TÖNNIS. Prozentzahlen wurden auch bei geringer Fallzahl zur rascheren Orientierung angegeben.

bereich vor. Neurinome werden dagegen im Bereich der Medulla oblongata höchst selten angetroffen, Meningiome im allgemeinen nur von der Medulla oblongata bis zum ersten Lumbalwirbel (Tabelle 40).

Paillas, Dongier und Badier (1955) fanden im Caudabereich häufiger Neurinome als Ependymome. Die Ependymome zeigten langsames Wachstum und eine beträchtliche Größe.

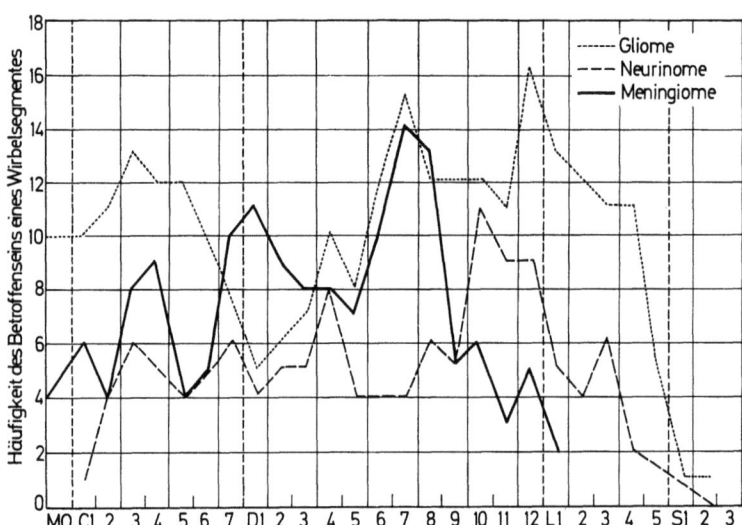

Abb. 145. Verteilung und Ausdehnung der Gliome, Neurinome und Meningiome bezogen auf die Wirbelsegmente.

Abb. 146. Segmentale Verteilung der Gliome, Neurinome, Meningiome, graphisch dargestellt.

Im Bereich der Medulla oblongata überwiegen demnach die Gliome. Im Cervicalbereich sind alle drei Geschwulstarten ungefähr gleich häufig verteilt; die Meningiome haben mit etwa 25% in dieser Höhe den niedrigsten Anteil, die Neurinome mit fast 30% den höchsten. Im Thorakalgebiet kommen bis über drei Viertel aller Meningiome vor. Neurinome werden in über der Hälfte der Fälle in diesem Gebiet angetroffen. Gliome finden sich hier mit 40% am seltensten, hingegen überwiegen sie zahlenmäßig unter den Tumoren des Lumbosacralbereichs. In diesem Abschnitt handelte es sich dabei überwiegend um Ependymome. Der Häufigkeit nach folgen dann Neurinome. Meningiome werden lumbosacral nur selten beobachtet und neigen hier zur malignen Entartung (BOCTOR 1963).

Segmentale Verteilung: Im Cervicalgebiet werden von allen Tumoren die mittleren Segmente am häufigsten betroffen. Die Meningiome zeigen weiterhin einen Gipfel bei C_7—D_2. Die Neurinome bevorzugen im Thorakalbereich die Wirbelsegmente D_3—D_4 und D_9—D_{12}. Gliome und Meningiome kommen sehr häufig bei D_6—D_8 vor. Außerdem zeigen die Gliome einen weiteren Anstieg im thorakolumbalen Übergang (Abb. 145 und 146).

Tabelle 41. *Geschlechtsverteilung.*

	Gliome		Neurinome		Meningiome	
	%	Zahl der Fälle	%	Zahl der Fälle	%	Zahl der Fälle
♂	50,7	38	47,6	39	16,3	14
♀	49,3	37	52,4	43	83,7	72
Gesamtzahl	100 %	75	100 %	82	100 %	86*

* Bei 2 Meningiomen keine Angaben.

Geschlechtsverteilung: Der Anteil der beiden Geschlechter ist bei den Neurinomen und Gliomen annähernd gleich groß, lediglich im Kindes- und Jugendalter wird bei letzteren eine mehr als doppelt so häufige Erkrankung des männlichen Geschlechts festgestellt. Unter den Meningiomen überwiegt das weibliche Geschlecht gegenüber dem männlichen in einem Verhältnis von etwa 5:1 (Tabelle 41).

Alter: Unterschiede finden sich auch innerhalb der drei Geschwulstarten in der Altersverteilung, sowohl im Hinblick auf das Erkrankungs- als auch auf das Operationsalter.

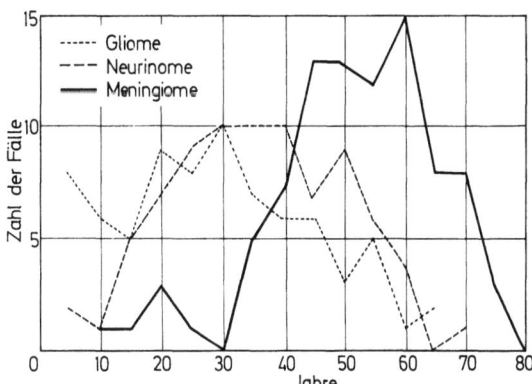

Abb. 147. Altersverteilung der Gliome, Neurinome, Meningiome (Erkrankungsalter).

Gliome treten von den ersten Lebensmonaten bis zum 70. Lebensjahr auf. Etwa ein Viertel aller Gliomerkrankungen fallen vor das 15. Lebensjahr, während nur vereinzelt Meningiom- und Neurinomerkrankungen in diesem Alter angetroffen werden. Das 1. bis 5. Lebensjahrzehnt ist am stärksten betroffen. Der Höhepunkt der Erkrankungen liegt zwischen 25 und 30 Jahren, der des Operationsalters zwischen 25 und 35 Jahren.

Neurinome kommen — ähnlich den Gliomen — am häufigsten im mittleren Lebensalter vor. Der Gipfel der Erkrankungen liegt hier zwischen 25 und 40 Jahren, der Gipfel der Operationen zwischen dem 35. und 50. Lebensjahr.

Meningiome bevorzugen im Gegensatz zu den beiden anderen Tumorarten das höhere Lebensalter. Drei Viertel aller Meningiompatienten — überwiegend Frauen — erkranken zwischen dem 40. und 70. Lebensjahr; der älteste Patient war 75 Jahre. Der Gipfel des Erkrankungsalters liegt im 6. Jahrzehnt, ebenso der Höhepunkt des Operationsalters. Nur weniger als 10% aller Patienten sind jünger als 30 Jahre (Abb. 147).

Bei allen drei Geschwulstarten ist auffallend, daß Patienten mit Tumoren im Cervicalbereich altersmäßig unter dem errechneten Gesamtdurchschnitt liegen, besonders ausgeprägt bei den Gliomen. Obwohl für sie das durchschnittliche Erkrankungsalter bei 27 Jahren liegt, kommen Medulla oblongata- und Cervicalgliome besonders häufig im 1. Jahrzehnt vor, cervicale Neurinome zwischen dem 20. und 35. Lebensjahr und cervicale Meningiome im Durchschnittsalter von 42 Jahren, gegenüber thorakalen Meningiomen mit 52 Jahren.

Anamnesendauer: Nach FRAZIER (1918), der die durchschnittliche Dauer eines spinalen Tumors mit 28,4 Monaten angab, entwickelt sich ein intramedullärer Tumor schneller als ein extramedullärer, wogegen ELSBERG (1933) über das Gegenteil berichtete. Die

Tabelle 42. *Mittlere Anamnesendauer* (in Jahren).

	Gliome	Neurinome	Meningiome
Medulla oblongata	3,2	—	2
Cervical	4,2	7	2,3
Thorakal	5,4	3,8	2,3
Lumbal	5,6	4,1	—
Sacral	6,4	—	—
	4,9	4,9	2,3

Tabelle 43. *Durchschnittliche Dauer der Vorgeschichte bezogen auf die Topik* (in Jahren).

	Gliome	Neurinome	Meningiome
Extradural	7	3,9	2,2
Extra-intradural	—	8,3	2,2
Juxtamedullär	3,4	3,8	2,4
Intramedullär	5,6	4	—

kürzesten Vorgeschichten haben unter den drei großen Tumorarten die Meningiome. Fast 50% von ihnen werden im ersten Jahr, 80% innerhalb von 2 Jahren und über 90% innerhalb von 5 Jahren operiert. Von den Gliomen und Neurinomen wird knapp ein Drittel der Fälle im 1. Jahr diagnostiziert, im 2. Jahr von den Gliomen etwa 45% und von den Neurinomen 50%, innerhalb von 5 Jahren von Gliomen und Neurinomen etwa drei Viertel der Fälle. Die mittlere Anamnesendauer beträgt bei den Meningiomen 2,3 Jahre und bei den Gliomen wie bei den Neurinomen 4,9 Jahre. Die Gliome und die Neurinome haben somit die längsten Vorgeschichten (Tabelle 42).

Auffällige Unterschiede finden sich in der Dauer der Vorgeschichte, wenn die einzelnen Höhenabschnitte berücksichtigt werden, wie die gleiche Tabelle zeigt. So beträgt die mittlere Anamnesendauer der cervicalen Neurinome 7 Jahre sowie die der thorakalen und der lumbalen Neurinome um 4 Jahre. Die Gliome in Höhe der Medulla oblongata gelangen nach etwa 3 Jahren, die cervicalen nach 4, die thorakalen und die lumbalen nach 5—6 und die Gliome des Caudabereichs nach mehr als 6 Jahren zur Operation. Während bei den Gliomen die Vorgeschichten länger werden, je weiter caudal die Geschwulst im Spinalkanal lokalisiert ist, bieten Neurinome das umgekehrte Bild; die cervicalen Tumoren haben die längsten Anamnesen.

Werden die drei Tumorarten unter Berücksichtigung ihres topischen Verhaltens hinsichtlich der Dauer der Vorgeschichte verglichen, so finden sich bei den juxtamedullären Geschwülsten die kürzesten Anamnesen. Beispielsweise gelangen die juxtamedullären Gliome nach 3,4 Jahren, die intramedullären nach 5—6 Jahren und die extraduralen Gliome erst nach 7 Jahren zur Operation (Tabelle 43). Bei den Meningiomen sowie Neurinomen sind die Unterschiede sehr viel geringer: so werden von den juxtamedullären Neurinomen innerhalb zweier Jahre die Hälfte, von den extraduralen im gleichen Zeitraum ein Drittel und von den extra-intraduralen Neurinomen binnen zweier Jahre ein Fünftel diagnostiziert.

Funktionsstörungen des Nervensystems. Bei Berücksichtigung klinischer Stadien der spinalen Raumbeengung werden im Frühstadium Neurinome mit fast 15% ihrer Gesamtzahl am häufigsten diagnostiziert. Gliome dagegen werden nur in 5% zu Beginn der Erkrankung erkannt und Meningiome sogar erst in fortgeschritteneren Stadien der spinalen Raumbeengung erfaßt. Im Stadium des inkompletten Querschnittsbildes kommen daher Gliome in über der Hälfte der Fälle — 51,4% bei TÖNNIS — und in etwa gleicher Häufigkeit Meningiome — 42% des gleichen Krankengutes — zur Operation. Mit einem kompletten Querschnittssyndrom sind die Meningiome (58%) führend, wobei sich die extradural gelegenen Geschwülste fast ausnahmslos in diesem Stadium befanden.

Tabelle 44. *Klinische Stadien der spinalen Raumbeengung.*

	Gliome	Neurinome	Meningiome
Frühstadium	5,4% (4 Fälle)	14,6% (12 Fälle)	—
Übergangsstadium	51,4% (38 Fälle)	35,4% (29 Fälle)	42% (37 Fälle)
Endstadium	43,2% (32 Fälle)	50% (41 Fälle)	58% (51 Fälle)

Tabelle 45. *Häufigkeit der 4 Hauptsymptome.*

	Gliome	Neurinome	Meningiome
Schmerz	82,4% (61)	85,3% (70)	67,5% (59)
Sensibilitätsstörung	89,1% (66)	68,3% (60)	87,5% (77)
Motilitätsstörung	94,5% (70)	85,4% (70)	95,5% (84)
Blasen-Darmstörung	54% (40)	56,1% (49)	72,5% (64)

Tabelle 46. *Aufteilung des Schmerzes.*

	Gliome	Neurinome	Meningiome
Radikulärer Schmerz	60,6% (37)	84,7% (59)	52,5% (31)
Spinaler Schmerz	—	10,2% (7)	8,5% (5)
Funikulärer Schmerz	14,8% (9)	5,1% (4)	39 % (23)
Nicht zu bestimmender Schmerz	24,6% (15)	—	—

Unter den Neurinomen traf dies eher für die extra-intraduralen Geschwülste zu. Extradurale Neurinome hingegen gelangten bereits schon während des 1. und 2. Stadiums zur Diagnose. Insgesamt wurde bei jedem 2. Neurinom ein komplettes Querschnittsbild angetroffen, wobei Geschwülste des Lumbalbereiches in nur einem Fünftel der Fälle dieses Stadium erreichten. Gliome wurden in 43% im dritten Stadium angetroffen (Tabelle 44).

Mit einem Symptom kommen alle drei Geschwulstarten äußerst selten zur Operation. Zwei Symptome haben dagegen bereits 15% der Gliomkranken, 10% der Patienten mit einem Meningiom und nur 5% derjenigen mit einem Neurinom. Drei Symptome werden bei den Meningiomen in 48%, bei den Gliomen in 30% und bei den Neurinomen in 28% der Fälle angetroffen. Vier Symptome kommen bei den Neurinomen in fast zwei Drittel der Fälle vor, bei den Gliomen in der Hälfte und bei den Meningiomen in 40% der Fälle.

Häufigkeit der vier Hauptsymptome: Schmerzen bieten mit 85% am häufigsten unter den drei Tumorarten die Neurinome. Sie kamen hier ebenso häufig wie Motilitätsstörungen vor und sind neben diesen das wichtigste Krankheitszeichen. Aber auch bei den Gliomen macht der Schmerz mit 82% einen hohen Anteil aus; er tritt jedoch seltener auf als Sensibilitätsstörungen. Bei den Meningiomen dagegen werden nur in 67% der Fälle Schmerzen geäußert; sie liegen in der Häufigkeit hier sogar an letzter Stelle (Tabelle 45).

Bei einer Aufteilung nach radikulären und funikulären Schmerzen überwiegt beim Neurinom der radikuläre Schmerz. Aber auch beim Meningiom und Gliom findet er sich in über der Hälfte der Fälle. Gliome fallen durch ihren hohen Anteil der nicht näher zu bestimmenden Schmerzart auf (Tabelle 46).

Motorische Störungen finden sich am häufigsten — um 95% — bei Meningiomen und Gliomen. Bei beiden Tumorarten kamen lediglich je vier Fälle ohne Motilitätsstörungen vor; bei den Meningiomen lag dann jedoch immer eine Reflexsteigerung vor, bei den Gliomen dagegen in zwei Fällen ein normales Reflexverhalten. Unter den Neurinomen fanden sich sogar 12 Fälle ohne Motilitätsstörungen, hierbei kamen siebenmal isolierte Reflexstörungen vor. Das Verhältnis von Paresen zu Plegien betrug bei allen drei Tumorarten 3:1. Während der Häufigkeit nach Monoparesen, Hemi- und Tetraparesen sowie Tetraplegien charakteristisch für cervicale Meningiome sind, finden sich Monoparesen neben Paraparesen und Paraplegien bei den Neurinomen zum überwiegenden Teil im Thorakalgebiet.

Tabelle 47. *Reihenfolge der Symptome.*

	Gliome	Neurinome	Meningiome
1. Symptom			
Schmerz	60,8%	73,7%	41,4%
Parese, Plegie	18,9%	15,3%	22,2%
Sensibilitätsstörung	16,2%	8,5%	35,3%
Blasen-Darmstörung	4,1%	2,5%	1,1%
2. Symptom			
Schmerz	13,8%	18,1%	9,4%
Parese, Plegie	43,1%	42,9%	51,8%
Sensibilitätsstörung	30,6%	31,2%	35,3%
Blasen-Darmstörung	12,5%	7,8%	3,5%
3. Symptom			
Schmerz	5,2%	10,8%	5,2%
Parese, Plegie	39,6%	44,6%	31,6%
Sensibilitätsstörung	27,6%	24,3%	22,4%
Blasen-Darmstörung	27,6%	20,3%	40,8%
4. Symptom			
Schmerz	5,7%	6,9%	11,4%
Parese, Plegie	5,7%	27,8%	2,8%
Sensibilitätsstörung	48,6%	11,6%	—
Blasen-Darmstörung	40,0%	53,7%	85,8%

Sensibilitätsstörungen treten bei Gliomen und Meningiomen mit ungefähr 88% als zweithäufigstes Symptom auf. Bei den Neurinomen machen sie dagegen nur 68% aus und liegen damit in der Häufigkeit hinter dem Schmerz. Ein Brown-Séquardsches Syndrom wurde im Krankengut bei spinalen Neurinomen dreimal, bei Meningiomen siebenmal und bei Gliomen viermal beobachtet.

Vegetative Störungen kommen bei den Meningiomen in der Syndromhäufigkeit mit 72% zwar erst an dritter Stelle, jedoch stehen sie innerhalb der drei großen Tumorgruppen an erster Stelle. Bei Neurinomen und Gliomen werden sie nur bei etwa 55% der Fälle beobachtet (s. Tabelle 45).

Reihenfolge der Symptome: Das häufigste Erstsymptom ist bei allen drei Tumorarten der Schmerz (Tabelle 47). Die verschiedenen Geschwulstarten unterschieden sich lediglich hinsichtlich der Häufigkeit des Vorkommens dieses Symptoms. Bei den Neurinomen liegt der Prozentsatz der Schmerzen wesentlich höher (73%) als bei den Meningiomen, bei denen nur etwa jeder zweite Patient (41%) Schmerzen als erste Beschwerden vorbrachte. Bei den Meningiomen als einziger Geschwulstart beginnen 35% der Fälle mit Sensibilitätsstörungen.

Als Zweitsymptom treten Paresen und Plegien in ungefähr der Hälfte, Sensibilitätsstörungen in einem Drittel der Fälle sowohl bei den Meningiomen und Neurinomen als auch bei den Gliomen in Erscheinung.

Auch als drittes Symptom herrschen Motilitätsstörungen bei den Gliomen und den Neurinomen noch vor, im Gegensatz zu den Meningiomen, bei denen in 40 % der Fälle bereits Blasen-Darmstörungen das führende Symptom sind. Bei den beiden anderen Geschwulstarten liegen die vegetativen Störungen als drittes Symptom an dritter Stelle. Erst dann folgen — bei allen Tumoren übereinstimmend — Schmerzen, die selbst beim Neurinom erst zu diesem Zeitpunkt noch bei jedem zehnten Patienten auftreten.

Als viertes Symptom kommen bei den Gliomen fast je zur Hälfte vegetative Störungen und Sensibilitätsstörungen vor, die bei dieser Geschwulstart erst jetzt und in einem erstaunlich hohen Maße auftreten. Bei den Meningiomen werden von 85 % aller Patienten mit einem vierten Symptom vegetative Beschwerden angegeben, Sensibilitätsstörungen dagegen werden als viertes Symptom nicht mehr angetroffen. Neurinome verursachen ebenfalls bei jedem zweiten Fall vegetative Beschwerden sowie bei fast jedem dritten Motilitätsstörungen.

Symptomatik nach Höhenabschnitten: Im Bereich der Medulla oblongata finden sich bei Gliomen an erster Stelle Hirndruckerscheinungen und einseitige caudale Hirnnervenstörungen, gelegentlich auch Schmerzen. Als Zweitsymptom treten Paraesthesien und Hirnnervenstörungen auf, letztere jedoch auch als häufigstes Drittsymptom.

Neurinome im Bereich der Medulla oblongata sind ausgesprochen selten. Sie führen auch in dieser Höhe zu radikulären Störungen, die in Abhängigkeit von den Beziehungen der Geschwulst zum Foramen occipitale magnum früh von Hirndruckerscheinungen, cerebellaren Symptomen und Hirnnervenausfällen überlagert sein können.

Demnach sind bei Geschwülsten im Bereich der Medulla oblongata beim Gliom Hirndruckerscheinungen das führende Erstsymptom, Paraesthesien das Zweitsymptom und Hirnnervenstörungen das Drittsymptom. Charakteristisch ist hier vor allem das Fehlen vegetativer Störungen. Bei allen drei Tumorarten können in Abhängigkeit von den Beziehungen des raumbeengenden Prozesses zum Foramen occipitale magnum Hirndruckerscheinungen, cerebellare Symptome sowie Hirnnervenstörungen — auch als Frühsymptom — auftreten.

Bei Meningiomen im Bereich der Medulla oblongata beginnt die Erkrankung in den meisten Fällen mit homolateralen, radikulären Schmerzen. Als Zweitsymptom treten in der Regel Sensibilitätsstörungen hinzu, entweder in Form von Paraesthesien oder von Hypaesthesien. Erst bei längerer Krankheitsdauer stellen sich im allgemeinen sensible und vegetative Störungen ein.

Im Cervicalbereich verursachen Gliome zu Beginn der Erkrankung in den meisten Fällen Schmerzen und danach Motilitätsstörungen. Letztere kennzeichnen neben Schmerzen auch das Zweitsymptom. Sogar das dritte Symptom wird überwiegend von Motilitätsstörungen geprägt.

Neurinome im Cervicalabschnitt rufen als wichtigstes Symptom Schmerzen hervor, als Zweitsymptom vorwiegend funikuläre Paresen sowie im Spätstadium Motilitätsstörungen neben vegetativen Störungen.

Meningiome im Cervicalgebiet führen bei drei Viertel der Fälle zu radikulären Schmerzen. Das Zweitsymptom bestimmen Paresen, charakterisiert durch ihren homolateralen Beginn und ihr häufiges Auftreten als Mono- und Hemiparesen. Als Spätsymptom liegen in den meisten Fällen Hypaesthesien und vegetative Störungen vor.

Alle drei Tumorarten gleichen sich bei cervicaler Lokalisation weitgehend bezüglich ihrer ersten Symptome, die durch radikuläre Schmerzen sowie durch funikuläre Paresen bestimmt werden. Das wichtigste Symptom bei weiterem Fortschreiten der Erkrankung sind Motilitätsstörungen. Zum Unterschied von Neurinomen und Gliomen wird das Krankheitsbild bei den Meningiomen als Zweitsymptom von funikulären Paraesthesien geprägt. Als Spätsymptom sind Hypaesthesien ein unterscheidendes Merkmal der Meningiome gegenüber den beiden anderen Tumorarten.

Im Thorakalbereich beginnen Gliome meist mit Schmerzen. Das Zweitsymptom wird von Paresen, Schmerzen und Paraesthesien geprägt. Als Drittsymptom treten Blasenstörungen nach Paresen und Paraesthesien in den Hintergrund.

Neurinome bieten zu Beginn der Erkrankung in 45% der Fälle Schmerzen, fast ausschließlich radikulärer Art. Neben Paresen und Paraesthesien kommen auch als Zweitsymptom noch Schmerzen vor. An Spätsymptomen dominieren motorische und vegetative Störungen.

Meningiome führen im Thorakalgebiet als Erstsymptom bei nahezu einem Drittel der Fälle zu Paraesthesien und danach auch am häufigsten zu funikulären Paresen. Als Zweitsymptom herrschen funikuläre Paraparesen neben bilateralen, funikulären Paraesthesien vor, als Spätsymptom überwiegen fast immer Hypaesthesien und vegetative Störungen.

Im Thorakalgebiet sind sowohl bei den Gliomen als auch bei den Neurinomen Schmerzen das häufigste Erstsymptom. Meningiome unterscheiden sich durch ihren häufigen Beginn mit funikulären Paraesthesien bzw. funikulären Paresen, die meist jedoch nicht isoliert, sondern in Kombination mit anderen Symptomen auftreten. Während Paraparesen übereinstimmend bei allen drei Tumorarten als Zweitsymptom vorherrschen, sind Meningiome im Spätstadium durch funikuläre Hypaesthesien sowie durch vegetative Störungen gekennzeichnet. Gliome sowie Neurinome bieten zu diesem Zeitpunkt der Erkrankung in der Mehrzahl der Fälle Paresen.

Im Lumbalbereich sind Meningiome eine Rarität. Hier finden sich Neurinome und Gliome, letztere erstrecken sich bis in den sacralen Teil des Wirbelkanals. Neurinome fallen in nahezu allen Fällen zuerst durch Schmerzen auf. Zur Zeit des Zweitsymptoms verursachen sie in gleicher Häufigkeit Paresen und Paraesthesien. Aber auch als Spätsymptom kommen Motilitätsstörungen sowie vegetative Störungen vor.

Diagnostische Zusatzuntersuchungen.

Röntgenologische Veränderungen: Die Röntgenaufnahmen der Wirbelsäule zeigen bei allen drei Tumorarten direkte und indirekte Tumorzeichen in verschiedener Häufigkeit, Form und Ausdehnung. Bei den Gliomen und bei den Meningiomen können — allerdings äußerst selten — haselnußgroße Verkalkungen vorliegen. Die Neurinome können sich pflaumen- bis eigroß darstellen.

Indirekte Tumorzeichen sind besonders bei Gliomen und Neurinomen zu finden. Intervertebrallocherweiterungen kommen meist bei Neurinomen als Folge einer *Sanduhrgeschwulst* vor. Für Gliome sind destruierende Wirbelkörperveränderungen, die sich über drei und mehr Wirbelkörper erstreckten, charakteristisch. Vor allem Meningiome zeigen seltener Veränderungen an Wirbelkörpern und -bögen.

Reaktive Veränderungen kommen als Osteochondrosen und Spondylarthrosen besonders bei Meningiomen vor — um 30% der Fälle — allerdings auch teils altersbedingt. Neurinome und Gliome dagegen führen jeweils nur bei etwa 15% der Fälle zu solchen Veränderungen.

Werden die drei Geschwulstarten miteinander verglichen, so weisen Gliome mit 45% der Fälle am häufigsten röntgenologische Veränderungen auf. Der Anteil indirekter Tumorzeichen liegt zwischen 15% und 20%; dabei handelt es sich vorwiegend um Veränderungen an den Wirbelkörpern.

Neurinome verursachen in etwas über 40% röntgenologische Tumorzeichen. Lokale Veränderungen sind hier besonders zahlreich und kommen in allen Rückenmarksbereichen vor. Veränderungen an den Wirbelkörpern und an den Wirbelbögen werden etwa gleich häufig angetroffen.

Meningiome führen in seltenen Fällen zu pathologischen Befunden. Meist kommt es nur zu tumorbedingten reaktiven Erscheinungen an der Wirbelsäule wie Osteochondrosen, Osteoporosen, Spondylosen und Spondylarthrosen. Sie überwiegen bei dieser Geschwulstart gegenüber den andern beiden Gruppen. Vergrößerungen des Interpedikularabstands sowie Erweiterungen des Zwischenwirbelloches werden überwiegend im Cervicalbereich gefunden. Ein ähnliches Verteilungsmuster unter Bevorzugung der oberen Rückenmarksanteile wurde bei Gliomen und Neurinomen nicht angetroffen.

Liquorbefunde: Im zisternalen Liquor führen zu einer Gesamteiweißerhöhung über 40 mg-% etwa 15% der Neurinome, 29% der Gliome sowie 35% der Meningiome. Auffällig ist weiter, daß bei 80% der Medulla oblongata- und der Lumbosacralgliome pathologisch erhöhte Gesamteiweißwerte vorliegen.

Im lumbalen Liquor führen alle drei Geschwulstarten mit wenigen Ausnahmen zu einer Erhöhung der Gesamteiweißwerte (Abb. 148). Sie ist bei den Neurinomen am stärksten und

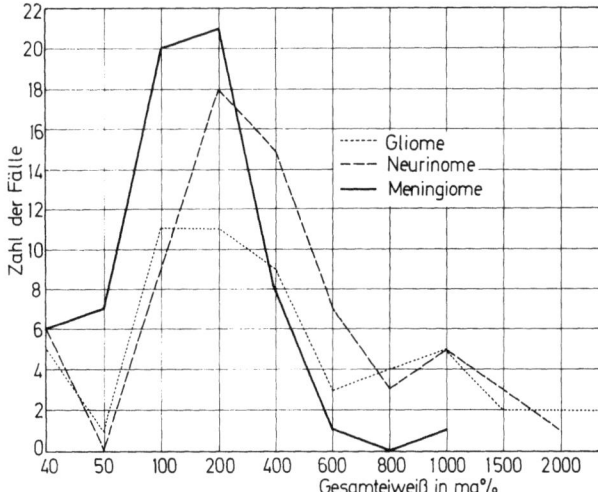

Abb. 148. Lumbale Liquoreiweißwerte der Gliome, Neurinome, Meningiome.

nimmt nach caudal hin zu. In der Hälfte der Fälle liegen die Werte zwischen 100 und 400 mg-%, bei einem Viertel sogar über 400 mg-%. Die Zellzahl ist ebenfalls bei einem Viertel bis einem Fünftel der Fälle auf 11/3 bis 30/3 Zellen erhöht. Bei den Meningiomen betragen die Gesamteiweißwerte im Durchschnitt 200 bis 300 mg-%, wobei die Zellzahlen meist noch im Normbereich liegen. Die Gliome verursachen — wie auch die anderen beiden Geschwulstarten — meist eine Gesamteiweißerhöhung über 40 mg-%, jedoch in 60% der Fälle auch eine Erhöhung der Zellzahlen auf etwa 35/3. Im allgemeinen gilt die Regel, daß die Liquorzellzahl bei den raumbeengenden spinalen Prozessen nicht erhöht ist. Dies trifft bei den Neurinomen in fast 80%, bei den Meningiomen in 70%, dagegen bei den Gliomen nur weiter in 40% der Fälle zu.

Queckenstedtscher Druckversuch: Am häufigsten (95%) führen die Meningiome zu einer meist vollständigen oder nur teilweisen Verlegung des Liquorraumes. Auch die Neurinome sind in einem hohen Prozentsatz (90%) durch die Liquorpassageprüfung zu erfassen. Dagegen entziehen sich die Gliome in einem Fünftel der Fälle dieser diagnostischen Methode, was sich mit den Angaben von ELSBERG (1925) deckt, der bei Rückenmarkstumoren in 20% einen negativen Ausfall des Queckenstedtschen Versuchs angibt (Tabelle 48).

Tabelle 48. *Queckenstedtscher Versuch.*

	Gliome	Neurinome	Meningiome
Totaler Stop	56,3% (27)	63,8% (42)	63,0% (44)
Partieller Stop	18,7% (9)	26,1% (19)	33,0% (23)
o. B.	25,0% (12)	10,1% (7)	4,0% (3)

Myelographie: Durch die Myelographie wird die Tumorlokalisation am sichersten festgelegt. Bei Gliomen ist der obere Tumorpol nicht immer darzustellen. Spinocraniale Gliome entziehen sich gelegentlich der Kontrastmitteldiagnostik. Hier ergibt dann die Probefreilegung die Klärung. Die Gliome zeigen in einem Drittel der Fälle einen partiellen und in zwei Drittel einen totalen Stop, desgleichen die Meningiome. Die Neurinome lassen sich am besten myelographisch erfassen; drei Viertel der Fälle bieten einen totalen und ein Viertel einen partiellen Stop (Tabelle 49).

Tabelle 49. *Myelographie.*

	Gliome	Neurinome	Meningiome
Totaler Stop	60% (36)	74,3% (53)	66,6% (50)
Partieller Stop	35% (21)	25,7% (18)	33,4% (25)
o. B.	5% (3)	—	—

IV. Therapie.

Die Behandlung der gutartigen raumbeengenden spinalen Prozesse ist ausschließlich operativ. Die Behandlung der bösartigen Geschwulstbildungen umfaßt Allgemeinmaßnahmen, Operation, Röntgen- bzw. Radiumbestrahlungen, Radio-Isotopentherapie, Hormonbehandlung und schließlich die Anwendung von Cytostatica.

Die Röntgenbestrahlung bei raumbeengenden spinalen Prozessen kommt lediglich für maligne und semimaligne Tumoren in Frage. Bei gutartigen Geschwülsten ist die operative Entfernung die allein erfolgversprechende Behandlung; eine Röntgenbestrahlung ist hierbei nicht zu verantworten. Ist die Malignität einer Neubildung ohne Ausführung einer Operation gesichert, so kann die alleinige Röntgenbestrahlung dann ausgeführt werden, wenn die Höhenlokalisation bzw. die Ausdehnung des Prozesses zur Festlegung des Bestrahlungsfeldes zu ermitteln ist. Für die Annahme von Malignität spricht klinisch ein progredienter Verlauf mit von vornherein oder zumindest rasch einsetzenden schlaffen Lähmungen unterhalb der Tumorbegrenzung. Nach einer ausgeführten Operation ist die Bestrahlungstherapie dann angezeigt, wenn durch die histologische Untersuchung der Nachweis der Malignität erbracht ist. Im allgemeinen kann die Geschwulst dann auch nicht vollständig entfernt werden, oder der Eingriff wird sogar nur auf eine Probeexcision zur feingeweblichen Untersuchung beschränkt.

1. Chirurgische Behandlung.

Geschichtliches.

Der erste operative Eingriff an der Wirbelsäule wurde 1594 von Ambroise Paré ausgeführt; er bestand in der Entfernung eines Splitters. Kessel und Jaeger (1955) berichten, daß die Entfernung gebrochener Dornfortsätze und Wirbelbögen bereits im frühen Mittelalter, vielleicht auch schon früher, ausgeführt worden ist. Die erste typische Laminektomie geht auf den britischen Chirurgen Cline im Jahre 1814 zurück. Die erste Rückenmarksgeschwulst wurde von William Macewen 1883 entfernt; es handelte sich dabei um zwei extramedullär gelegene Tumoren. Als Geburtsjahr der Rückenmarkschirurgie wird in den Lehrbüchern das Jahr 1887 angegeben. Der englische Chirurg Sir Victor Horsley hatte in diesem Jahr eine Geschwulst der Dura mater spinalis, die das Rückenmark komprimiert hatte, auf operativem Wege zur Heilung gebracht und gemeinsam mit Gowers 1888 darüber berichtet. Die Geschwulst wurde als „Fibromyxom" bezeichnet. Diese Autoren hatten darauf hingewiesen, daß okkulte Tumoren des Rückenmarks auf operativem Wege beseitigt werden können und daß damit eine völlige Heilung zu erzielen ist. Unter der Bezeichnung „occult" wurde verstanden, daß die Geschwulst sich innerhalb des Wirbelkanals befand und weder nach außen durchgebrochen noch in den Wirbelkanal eingewuchert war. Jedoch hatte bereits Macewen im Jahre 1883 „fibrous neoplasm of the theca" mit vollem Erfolg operiert und im folgenden Jahre einen weiteren Eingriff der gleichen Art durchgeführt.

Während Macewens Eingriff (1883) wenig Beachtung fand, wurden Gowers und Horsley (1887, 1888) durch ihre Mitteilungen als Begründer der modernen Rückenmarkschirurgie angesehen. Die größten Fortschritte der Rückenmarkschirurgie wurden aber erst mit Einführung der Liquoruntersuchungen erzielt.

LEYDEN (1874, 1876) und ERB (1876—1878) hatten schon in den 70er Jahren des vorigen Jahrhunderts die Frage der operativen Behandlung in Erwägung gezogen und bei denjenigen Geschwülsten zu chirurgischem Einschreiten aufgefordert, die nach außen vorgewuchert oder von außen nach dem Wirbelkanal vorgedrungen waren. Nach LEYDEN und GOLDSCHEIDER (1897) sind bis zu diesem Zeitpunkt „in der Literatur 14 Fälle von operativer Entfernung occulter Rückenmarksgeschwülste bekannt geworden: 1. HORSLEY und GOWERS 1887 (Deutsch von BRANDIS, Ein Fall von Rückenmarksgeschwulst mit Heilung durch Exstirpation), 2. HORSLEY (British med. Journ. 1890, Bd. II), 3. ROY 1890, 4. LAQUER und REHN (Neurol. Centralblatt. 1891, S. 193), 5. FENGER 1890, 6. PESCAROLO und CAPONOTTO (Verhandlungen des X. internationalen Congresses. Bd. IV, S. 9), 7. und 8. LICHTHEIM und MIKULICZ (Deutsche med. Wochenschrift. 1891, S. 1386), 9. RANSOM und THOMPSON (British med. Journ. 1894, Bd. I, p. 395), 10. SÄNGER und KRAUSE (Münchener med. Wochenschrift. 1894, Nr. 22), 11. BRUNS und LINDEMANN (Neurol. Centralblatt. 1894, ferner Arch. f. Psych. Bd. XXVIII), 12. STARR und COSH (The Americ. Journ. of med. sciences. 1895), 13. STARR und COSH (ebendort), 14. KÜMMELL (Deutsche Gesellschaft f. Chir. 1895)". Beiträge aus der Frühzeit der Rückenmarkschirurgie mit „glücklichem Ausgang" sind nach Ausführungen OPPENHEIMS (1923) „von LICHTHEIM-MIKULICZ, F. SCHULTZE-SCHEDE, BÖTTIGER-KRAUSE, SACHS-GERSTER, OPPENHEIM-SONNENBURG, OPPENHEIM-BORCHARDT, OPPENHEIM-KRAUSE, OPPENHEIM-BIER, PUTNAM-WARREN, WILLIAMSON, ESKRIDGE-FREEMANN, HENSCHEN-LENANDER, HAHN, PUTNAM-KRAUSS-PARK, ABBÉ, SPILLER, BAILEY, MUSKENS, WOLSEY, AUERBACH-BRODNITZ, BALDWIN, STURSBERG, SCHULTZE-BIER, H. KÖSTER, NONNE[1], ELSWORTH[2], HERZOG, BAILEY[3], BING-BIRCHER[4], HILDEBRAND[5], KÜTTNER[6], FLATAU-ZYLBERLAST[7], SICK[8], OWEN, DOUGLAS-CRAWFORD, EISELSBERG-STRÜMPELL[9], HUNT[10], BABINSKI-MARTEL-JUMENTIÉ (R. n. 12) u. A. beschrieben worden." Statistische Zusammenstellungen unter verschiedenartigen Gesichtspunkten und Auffassungen des Begriffs „Rückenmarkstumor" sind nach OPPENHEIM (1923) „von SACHS-COLLINS, STARR, KRAUSE, BÖTTIGER, WILLIAMSON, LLOYD, KÖHLISCH (Inaug.-Diss. Berlin 05) gegeben worden."

Nach OPPENHEIM (1923) hat es sich bei den auf chirurgischem Wege geheilten Fällen am häufigsten um Fibrome und deren Abarten — Fibrosarkome, Fibromyxome usw. — gehandelt, jedoch auch um Psammome, Endotheliome, Lymphangiome, Sarkome, Konglomerattuberkel sowie um Cysten und um Eingriffe bei Meningitis serosa circumscripta.

a) Allgemeiner Teil.

Schmerzbetäubung bei Rückenmarksoperationen.

Vor Einführung der Intubationsnarkose wurden die Eingriffe an der Wirbelsäule und im Rückenmark in örtlicher Betäubung oder in Allgemeinnarkose ausgeführt. Eingriffe im Caudabereich wurden gelegentlich in Periduralanaesthesie vorgenommen. Seit Einführung der Intubationsnarkose, die den Vorzug der künstlichen Beatmung und der völligen Muskelerschlaffung durch Anwendung von Curarepräparaten hat, gehören die meisten der früher angewendeten Verfahren der Schmerzbetäubung einer verflossenen Ära an. Obwohl das Rückenmark selbst gegenüber Manipulationen weitgehend schmerzunempfindlich ist, ist eine Zerrung an den Nervenwurzeln meist äußerst schmerzhaft, so daß sich bei Rückenmarksoperationen bereits auch hieraus der Vorteil der Intubationsnarkose ergibt, die sich als zweckmäßig erwiesen hat.

Instrumente und Vorrichtungen.

Zur sachgemäßen Durchführung sind neben dem allgemeinchirurgischen Instrumentarium, wie Skalpelle, Pinzetten, Klammern, Klemmen, Haken usw., spezielle Instrumente und Spezialeinrichtungen unerläßlich, wie ein Apparat und Instrumente zum Koagulieren und elektrischen Schneiden, besondere Wundsperrer und Knochenzangen, Meißel, Stanzen, Dissektoren, Duraschere und Führungsrinne, kleinste chirurgische Pinzetten, Clips, entsprechende Nadeln, Nadelhalter und Nahtmaterial sowie geschwänzte Watte neben Watte- und Gazelagen zum Abdecken des Operationsgebietes.

„[1] D.m.W. 08 u. N.C. 08 mit Diskuss. [2] Edinb. med. Journ. 08. [3] Journ. Amer. med. Assoc. 10. Z.f.Chir. Bd. 98. [5] A.f.kl.Chir. Bd. 94. [6] B.K.W. 08, 09 u. 10. [7] Z.f.N. XXXV. [8] B.k.W. 08. [9] B.k.W. 10. Annals of Surg. 10."

Desgleichen ist ein Saugapparat mit Glas- oder Metallansätzen mit oder ohne Luft-
ventil — was ein Ansaugen von Gefäßen leichter vermeiden läßt — erforderlich. Zur Blutstillung aus dem Knochen dient HORSLEYs Knochenwachs. Desgleichen sollten Muskelstückchen, Fibrinschaum, Oxycel und Wasserstoffsuperoxyd 3%ig zur Verfügung stehen.
Eine präoperativ angelegte intravenöse Tropfinfusion zur Kreislaufauffüllung ist immer
empfehlenswert.

Operationsmikroskop sowie Instrumente, Apparaturen und Geräte für eine Intubationsnarkose wie auch Spezialinstrumente sind heute aus einem neurochirurgischen Opera-
tionsraum kaum mehr wegzudenken.

Vorbereitungen des Kranken. Aufklärungspflicht.

Vor jeder Operation ist der Kranke — bei Minderjährigen auch sein gesetzlicher Vertreter — über Notwendigkeit, Ziel und Zweck der Operation sowie über mögliche Folgen
zu unterrichten. Im Verlauf einer Rückenmarks- oder auch Wirbelsäulenoperation können
sich Lähmungen, Sensibilitätsausfälle sowie Blasen-Mastdarmstörungen einstellen, die im
allgemeinen weitgehend von der Art des Prozesses, der zur Operation Anlaß gibt, abhängig
sind. Sie können aber auch als unvermeidbare Operationskomplikation bei einem kunst-
gerecht durchgeführten Eingriff auftreten.

Orientierung über das Operationsgebiet.

Am Tag vor der Operation ist eine Orientierung über den einwandfreien Zustand der
Haut im Operationsfeld erforderlich. Sollte dies nicht der Fall sein oder gar ein Decubitus
vorliegen, muß abgewartet werden, bis die in Frage kommenden Infektionsquellen vollständig beseitigt bzw. abgeheilt sind.

Ist postoperativ mit einer Gefährdung der statischen Verhältnisse der Wirbelsäule
zu rechnen, so ist vor dem Eingriff ein Gipsbett anzufertigen und unter Umständen Verbindung mit dem orthopädischen Fachkollegen aufzunehmen, um nach Entfernung der
Geschwulst in einer Sitzung eine Stabilisierung der Wirbelsäule vorzunehmen (s. S. 330,
348, 364 und 365).

Bestimmung der Laminektomiehöhe.

Die Stelle, an welcher die Laminektomie ausgeführt werden soll, muß vorher mit voller
Exaktheit bestimmt werden. Das Zählen der Dornfortsätze ist nicht selten unsicher, so daß
dringend empfohlen wird, die Wirbel vorher röntgenologisch zu bestimmen, und zwar in der
Lage, in der die Operation ausgeführt wird, da sonst durch die Hautverschiebung Irrtümer
unterlaufen können (DENK 1932 u.a.). Wenn eine myelographische Untersuchung vorausgegangen ist, so soll die Lage des Tumorpols auch auf der Haut in gleicher Position des
Patienten wie bei der Operation markiert werden. Auf diese Weise können sehr bedauer-
liche Fehler einer zu hohen oder zu tiefen Laminektomie vermieden werden.

Ist man darauf angewiesen, die Tumorhöhe durch Abzählen der Dornfortsätze zu bestimmen, so beginnt man am besten mit dem Dornfortsatz des 7. Halswirbels, der als
Vertebra prominens deutlich vorspringt. Gelegentlich ist aber auch der Processus spinosus
des 1. Brustwirbels prominent, so daß sich bereits hierdurch eine Fehlerquelle ergeben
kann. Im Zweifelsfall gehört immer der obere der beiden prominenten Fortsätze dem
7. Halswirbel an. Das Auffinden und Abzählen der thorakalen und lumbalen Dornfortsätze bereitet im allgemeinen keine größeren Schwierigkeiten, sofern es sich nicht um sehr
fettleibige Patienten handelt. Dagegen sind die oberen cervicalen Dornfortsätze durch ihre
tiefe Lage in der Nackenmuskulatur einer Palpation meist nicht sicher zugänglich. Bei
Eingriffen im Bereich der unteren Brust- und der Lendenwirbelsäule beginnt man die
Zählung beim 10. Brustwirbel, der durch Aufsuchen der 12. Rippe meist leicht gefunden
werden kann, wenn man sie medialwärts verfolgt, oder durch Aufsuchen des 3. Lenden-
wirbeldornfortsatzes, der in der Regel in Höhe der Darmbeinkämme liegt, oder des 5. Lendenwirbels, was im allgemeinen ebenfalls keine größeren Schwierigkeiten bereitet.

Das Niveau der Geschwulst sollte immer auf Grund einer Röntgenuntersuchung oder
einer Myelographie vor dem Röntgenschirm mittels einer mit Leukoplast fixierten Blei-

marke kenntlich gemacht werden. Eine andere Möglichkeit der Niveaumarkierung ist durch das Anzeichnen mit Farblösungen möglich. Dabei ist darauf zu achten, daß die Markierung in derjenigen Position erfolgt, in der der Kranke auch operiert wird, um eine lagebedingte Verschiebung der Haut und somit der angezeichneten Niveaumarkierung zu vermeiden. Differenzen ergeben sich z.B. bei Bauchlagerung und Ausführung einer Operation am sitzenden Patienten. Auch sollten hinsichtlich der Markierungshöhe Richtlinien mit den Röntgenologen abgesprochen sein, wobei man sich am besten im Hinblick auf die vorzunehmende Laminektomie auf den oberen Tumorpol einigt. Bei Abweichungen, z.B. bei einer lumbal vorgenommenen Myelographie mit Markierung des unteren Tumorpols, ist dem Operateur in jedem Fall Mitteilung zu machen, um eine Laminektomie in falscher Höhe zu vermeiden. Erst unmittelbar vor dem Eingriff wird die Höhe der Bleimarkierung durch Anritzen der Haut endgültig für den Eingriff gekennzeichnet.

Vorbereitung des Operationsfeldes.

Das Operationsfeld soll in großem Umfang rasiert sowie mit Seifenlauge und schließlich mit Alkohol und Jod gereinigt werden. Danach wird der geplante Hautschnitt in seiner ganzen Länge über den Dornfortsätzen durch eine oberflächliche Längsincision angezeichnet und durch kleine, in gewissen Abständen angelegte Querincisionen die Adaptation der Hautgebiete in gleicher Höhe sichergestellt. Anschließend wird das Wundgebiet mit einem Lokalanaestheticum — Novocain, dem Suprarenin $1/2$%ig beigesetzt ist — beiderseits paravertebral in Richtung der Wirbelbögen injiziert. Technisch wird dabei so vorgegangen, daß die Nadel in senkrechter Richtung, etwa 2 Querfinger lateral der jeweiligen Dornfortsätze eingestochen und bis in Höhe des Wirbelbogens vorgeschoben wird, der sich in einer Tiefe von 2—8 cm befindet. Wird der Wirbelbogen nicht in der erwarteten Tiefe erreicht, dann muß die Nadel zurückgezogen und die Stichrichtung mehr in cranialer oder caudaler Richtung geändert werden. Ist der Wirbelbogen erreicht, so wird die Nadel einige Millimeter zurückgezogen und danach aspiriert, um sich zu vergewissern, daß kein Blutgefäß oder der Subarachnoidalraum angestochen wurde. Sodann werden jeweils 5 cm³ der Novocain-Suprarenin-Lösung injiziert. Diese Injektion erfolgt beiderseits an allen Wirbelbögen, die entfernt werden sollen. Im Bereich der Halswirbelsäule ist besondere Vorsicht geboten, um einen Einstich in den Wirbelkanal zu vermeiden.

Lagerung des Kranken.

Im allgemeinen werden Eingriffe bei Rückenmarkstumoroperationen heute in Bauchlage des Kranken ausgeführt. Nur ausnahmsweise kann die Seitenlage des Patienten erforderlich werden, wenn es sich um ausgesprochen adipöse Kranke handelt. DENK (1932) führte noch aus, daß nur bei Operationen im Bereich des Hals- und oberen Brustmarks die Bauchlage des Patienten unter Verwendung von Kopf- und Schulterstützen der Seitenlage unbedingt vorzuziehen ist. Die Laminektomie im Bereich der unteren Brust- und Lendenwirbelsäule wurde nach seinen Erfahrungen ebenso gut in Seitenlage ausgeführt. Operationen am sitzenden Patienten werden vor allem in Amerika bei cervicalen Laminektomien bevorzugt, ohne daß hierbei die Gefahr der Luftembolie erhöht werden soll, wenn größere venöse Blutungen vermieden werden bzw. wenn auf eine vorsichtige Blutstillung geachtet wird.

Eingriffe am Halsmark werden am *liegenden* Patienten mit einer Kopfstütze ausgeführt, wie sie bei Kleinhirnoperationen benützt wird. Dabei muß bei der nach vorn gewünschten Beugung des Kopfes, die eine Streckung und Delordosierung der Halswirbelsäule bezweckt, dem Umstand einer möglichen Atembeeinträchtigung Rechnung getragen werden.

Operationen am *sitzenden* Patienten sollen keine Atemstörungen hervorrufen und technisch leichter sein. KESSEL und JAEGER (1955) weisen darauf hin, daß hierbei aber die Beine und das Abdomen des Kranken bandagiert werden müssen, um das Absacken größerer Blutmengen in die untere Körperhälfte zu verhindern. Trotz dieser Maßnahme können Patienten während des Eingriffs kollabieren, so daß eine Umlagerung auf dem Operationstisch erforderlich werden kann. Auch läßt sich am sitzenden Patienten nach Eröffnung der Dura das Abfließen des Liquors von oben her nicht völlig vermeiden, so daß Luft in die cerebralen subarachnoidalen und subduralen Räume eindringen und die von der Encephalographie her bekannten vegetativen Erscheinungen verursachen kann.

Bei thorakalen Laminektomien ist darauf zu achten, daß die Operationsstelle den höchsten Punkt des Rückens bildet. Ist eine Myelographie vorausgegangen, so ist bei der Lagerung des Patienten ein Vordringen des Kontrastmittels in die cerebralen Liquorräume zu vermeiden.

Bei Laminektomien im Bereich der Lendenwirbelsäule ist die physiologische Lordose in eine Kyphose umzuwandeln, was durch entsprechende Verstellung des Operationstisches, durch entsprechende Lagerung des Patienten oder durch Unterschieben von Rollen oder Kissen zu erzielen ist. Immer ist darauf zu achten, daß der Patient an keiner Stelle mit dem Metall des Operationstisches in Berührung kommt, um Verbrennungen während der Koagulation zu vermeiden.

b) Spezieller Teil.

Allgemeine Operationstechnik. Die Technik der Laminektomie.

Die Operationsmethoden haben sich im Laufe der Zeit grundlegend geändert. Noch nach der Wende zum 20. Jahrhundert bestanden lebhafte Bedenken, ob die Wegnahme eines oder mehrerer Wirbelbögen vertretbar sei.

Die zeitraubende osteoplastische Laminektomie, wie sie von Urban (1892), Dawbarn (1895), Borchard (1914) u.a. angegeben wurde, ist heute überholt. In Anlehnung an die obigen Überlegungen haben Bonomo (1902), Allesandri (1905) und Taylor (1910) die Technik der Hemilaminektomie entwickelt, die auch heute noch unter bestimmten Voraussetzungen Anwendung findet, worauf an entsprechender Stelle eingegangen wird (s. S. 329).

Die erste typische Laminektomie wurde bereits im Jahre 1814 von dem britischen Chirurgen Cline ausgeführt. Die heute übliche Technik ist die bilaterale Laminektomie, wie sie vor allem von Elsberg (1911—1916) und Frazier (1913—1918) entwickelt worden ist. Auch die Beiträge von Fedor Krause (1904—1911), v. Eiselsberg (1907, 1918) und Guleke (1925, 1935) sollten nicht vergessen werden. Bereits Denk (1932) wies darauf hin, zumindest drei Dornfortsätze und drei Bögen zu entfernen. Auf keinen Fall sollte jedoch die Laminektomie ausgedehnter angelegt werden als notwendig ist, weil sekundäre Schädigungen der Wirbelsäule nach Entfernung einer größeren Anzahl von Dornen und Bögen möglich sind, wenngleich sie zu den Seltenheiten gehören; auch Subluxationen sind beobachtet worden (Denk 1932). Eine bemerkenswerte Formveränderung der Wirbelsäule nach Entfernung der Dornfortsätze und Bögen von D_8—L_2 wurde von v. Eiselsberg (1930) mitgeteilt; im Bereich der Laminektomie hatte sich ein hochgradiger Gibbus gebildet, ohne daß an den Wirbeln röntgenologisch eine Strukturveränderung nachgewiesen werden konnte. Von Eiselsberg (1930) sah als Ursache dieser sekundären Deformierung den Verlust des hinteren Bandapparates an. Andererseits muß davor gewarnt werden, das Operationsgebiet zu klein anzulegen. Dies gilt nicht nur in der Längsrichtung, sondern auch in der Breite des Wirbelkanals. In der Regel werden die Processus spinosi und die rückwärtigen Bogenhälften beiderseits entfernt. Liegt der Tumor lateral, ventro-lateral oder gar ventral, so empfiehlt sich die Entfernung des gleichseitigen Bogenanteils bis an die Querfortsatzbasis. Durch die rein unilaterale Laminektomie oder sogenannte Hemilaminektomie wird nur ausnahmsweise ein genügender Zugang geschaffen (Denk 1932).

Die sog. bilaterale Laminektomie mit Freilegung des Rückenmarks.

Der Eingriff beginnt mit dem Hautschnitt, der genau in der Mittellinie über den Dornfortsätzen angelegt wird. Um hierbei Blutungen zu vermeiden, kann eine Kompression zu beiden Seiten des Hautschnittes vorgenommen werden. Da hierdurch eine Seitwärtsverschiebung der Haut durch die darunterliegenden Dornfortsätze möglich ist, wird im allgemeinen auf diese Art der Blutstillung verzichtet, und es werden nach Ausführung des Hautschnittes Michel-Klammern angelegt, die einerseits zur Blutstillung dienen, andererseits ein bis an den Wundrand heranreichendes steriles Tuch an beiden Wundrändern fixieren. Bei größeren Blutungen werden Klemmen zur Blutstillung benützt, die anschließend zur Koagulation oder zur Unterbindung der durchschnittenen Gefäße verwendet werden. Der Schnitt wird dann durch das Ligamentum supraspinale hindurch bis auf die Spitzen der Dornfortsätze fortgesetzt. Nunmehr werden die Processus spinosi subperiostal umschnitten und mit gleicher Schnittführung die intraspinalen Bänder durchtrennt, um die seitlichen Muskelpakete danach mit einem scharfen, breiten Meißel oder einem Raspatorium lösen und abschieben zu können. Diese Abtrennung erfolgt zunächst nur in einer Tiefe von

1—2 cm und soll mit Sorgfalt vorgenommen werden, da sich hierdurch das weitere Vorgehen erleichtert. Andernfalls läuft man Gefahr, in die Muskulatur zu geraten und unnötige Blutungen zu setzen, was sich störend auf den weiteren Gang der Operation und den postoperativen Verlauf auswirken kann. Lateralwärts muß die Ablösung der Muskulatur bis zu den Wirbelgelenken hin erfolgen, um die Laminektomie in dem erforderlichen Ausmaß vornehmen zu können.

Vor Ausführung der Laminektomie im Bereich der kräftigen Nackenmuskulatur ist während der Schnittführung genau auf die Mittellinie zu achten, dem Ligamentum nuchae folgend; dann spielt sich der Eingriff in der Regel fast ohne Blutverlust ab. Bei der Ablösung der paravertebralen Muskulatur von den gespaltenen Dornfortsätzen des 2.—6. Halswirbels können sich mitunter Schwierigkeiten ergeben, so daß sich die Anwendung der elektrischen Nadel als nützlich erweisen kann. Bei Eingriffen, die auch den Atlas einbeziehen, ist auf die Arteria vertebralis zu achten.

Bei der lumbalen Laminektomie kann die Entfernung der in diesem Abschnitt des Spinalkanals stark ausgebildeten Wirbelbögen manchmal schwierig sein. Die hier gelegenen Tumoren füllen durch ihre Größe und Ausdehnung den Spinalkanal mitunter gänzlich aus, so daß neben den technischen Schwierigkeiten auch im Hinblick auf die meist dorsal sich vordrängenden Caudawurzeln besondere Sorgfalt geboten ist.

Während capilläre und venöse Blutungen durch Tamponade der Wundhöhle mit Mulllagen oder großen Gazestücken, die mit heißer Kochsalz- oder Wasserstoffsuperoxydlösung getränkt sein können, gestillt werden, wird in gleicher Weise auf der anderen Seite vorgegangen. Danach wird die Tamponade entfernt. In die durch Haken zurückgehaltene Muskulatur werden zwei automatische Adson-Sperrer eingesetzt. Sodann beginnt die Abtragung der Dornfortsätze, die entweder mit der Dornfortsatzzange oder auch mit dem Luer so breit wie möglich in unmittelbarer Bogennähe abgekniffen werden und sich nach der Durchtrennung des oben und unten angrenzenden Ligamentum intraspinale mit einem Messer oder einer scharfen Schere mühelos entfernen lassen, oder aber man durchtrennt in gleicher Weise das am meisten caudal gelegene Ligamentum intraspinale und trägt danach die Dornfortsätze mittels einer Laminektomieschere, die dicht an den Wirbelbögen geführt werden muß, durch cranialwärts gerichtetes Vorgehen ab. Durch Abkneifen der Wirbelbögen wird anschließend der Spinalkanal breit eröffnet. Hierbei ist immer große Vorsicht angeraten, weil raumbeengende Prozesse die Weite des Spinalkanals verändern können und dann seine dorsale Begrenzung nicht in einer Ebene verläuft. Bei unüberlegtem und unvorsichtigem Vorgehen kann hierbei die Dura zerrissen und das Rückenmark irreversibel geschädigt werden. Durch vorsichtiges Ablösen des caudal vom untersten Bogen gelegenen Ligamentum flavum mit anschließendem Abkneifen der Bögen in kleinen Fragmenten in caudo-cranialer Richtung lassen sich derartige Schädigungen vermeiden, vor allem, wenn man die hier benützte Knochenzange niemals tief in den Wirbelkanal einführt, sondern sie flach und schrittweise vorführt. Auch wird bei diesem Vorgehen eine Druckschädigung des Markes vermieden. Die lateralen Anteile der Wirbelbögen lassen sich mit der Stanze oder einer doppelgelenkigen Zange mit entsprechender Biegung meist leicht entfernen. Blutungen aus dem Knochen werden durch Eindrücken von Wachs, Blutungen aus den epiduralen Venen durch Auflegen von Gelatineschwämmchen oder Muskelstückchen mit anschließender Kompression oder ausnahmsweise durch Koagulation gestillt. Hierfür benützt man eine feine Pinzette, hebt das Gefäß soweit wie möglich vom Duralsack ab, koaguliert immer nur unter Sicht und benützt den schwächsten wirksamen Koagulationsstrom.

Ist die Freilegung des Wirbelkanals in der erforderlichen Längen- und Breitenausdehnung erreicht und die vollkommene Blutstillung sichergestellt, erfolgt vor Eröffnung der Dura die Abdeckung des Operationsgebietes. Sie wird mit dünnen feuchten Wattelagen derart vorgenommen, daß diese beiderseits an die seitliche Muskulatur sowie an die obere und untere Grenze der ausgeführten Laminektomie zu liegen kommen und nur den Duralsack freilassen.

Ist das epidurale Fettgewebe intakt — über der Geschwulst fehlt es vielfach — so wird es in der Mittellinie mit einem stumpfen Instrument, wie einem Dissektor oder einer geschlossenen Pinzette, gespalten und nach beiden Seiten abgeschoben, ohne es zu entfernen. Blutungen aus epiduralen

Venen, die vielfach im Fettgewebe vorkommen, können durch vorsichtiges Koagulieren vermieden werden.

Die Eröffnung der Dura wird zweckmäßigerweise von einer kleinen Incision am oberen oder unteren Ende der Laminektomie her begonnen und in den Duraschlitz ein rillenförmiges Instrument eingeführt, auf das dann die Duraschere zu liegen kommt. Manchmal ist es zweckmäßig, die Dura mittels eines Durahäkchens etwas anzuheben, um eine Druckschädigung oder Verletzung des Rückenmarks zu vermeiden. Unter vorsichtigem Vorschieben von Rille und Schere wird die Dura in der Mittellinie in der erforderlichen Ausdehnung eröffnet und beiderseits in der Nähe des Schnittrandes mittels Haltefäden — an die Klemmen angebracht und zur Seite gelegt werden — gleichmäßig angespannt. Hierdurch wird der Duralsack nach beiden Seiten entfaltet. Dabei ist darauf zu achten, daß die Stichkanäle nicht einreißen, um keine größeren Öffnungen entstehen zu lassen, die später Anlaß zu Liquorcysten und äußeren Liquorfisteln geben können. Manche Operateure empfehlen die Arachnoidea bei Eröffnung der Dura nach Möglichkeit unverletzt zu lassen, weil dies für die anatomische Orientierung und für die Beurteilung der Liquorpassage unter Umständen von Wert sein kann. Gelingt dieses Vorhaben der alleinigen Duraeröffnung, so wölbt sich die sehr dehnbare Arachnoidea in Abhängigkeit von den liquordynamischen Verhältnissen wie ein durchsichtiges Kissen, auf dem die Spinngewebshaut schwimmt, als dünne liquorgefüllte Blase — mitunter sogar ballonförmig — vor, oder aber sie pulsiert nicht, wenn oberhalb eine Blockade besteht. Auch läßt sich bei diesem Vorgehen vermeiden, daß mit dem Liquor Nervenwurzeln hervorgespült werden. Diese zuerst von Elsberg (1925) empfohlene Incision der Dura ohne gleichzeitige Eröffnung der Arachnoidea bietet den Vorteil, daß eine bessere Orientierung über die Lage intraduraler Tumoren möglich ist.

Danach wird zur endgültigen Freilegung des Rückenmarks die Arachnoidea mit einer feinen Spitze, Pinzette oder Schere angestochen und vorsichtig längsgespalten, wobei Verletzungen — eventuell mit dem Liquor vorgespülter Nervenwurzeln — wiederum vermieden werden müssen. Guleke (1935) empfiehlt den Schnitt, wie bei der Duraeröffnung, besser von oben nach unten zu führen als umgekehrt, da sich auf diese Weise Verletzungen der Nervenwurzeln sicherer vermeiden lassen. Nach Eröffnung der Arachnoidea fließt in der Regel reichlich Liquor ab. Eventuell hierdurch bedingte Schockwirkungen lassen sich durch entsprechende Lagerung des Patienten, durch Kippen des Operationstisches mit leichtem Senken des Kopfendes und durch Auflegen von geschwänzten Wattestückchen auf das Rückenmark im Bereich der oberen und unteren Dura- bzw. Arachnoideaöffnung vermeiden; letzteres verhindert nicht nur ein übermäßiges Abfließen von Liquor sondern auch ein Eindringen von Blut. Mit der Eröffnung des Arachnoidalsackes ist die Freilegung des Rückenmarks beendet.

Die mehr lateral gelegenen Geschwülste können durch Emporheben des gleichseitigen Durarandes leichter zugänglich gemacht werden. Bei ventrolateralem oder sogar ventralem Sitz der Geschwulst wird das Mark durch Zug am Ligamentum denticulatum vorsichtig disloziert. Auf die Technik der Tumorentfernung wird an entsprechender Stelle eingegangen (s. S. 335—337).

Dem Verschluß einer Laminektomiewunde muß eine sorgfältige Blutstillung vorausgehen, da sich andernfalls ein Hämatom entwickelt, das zu Wundheilungsstörungen, unter Umständen sogar zu einer Kompression des Rückenmarks und im weiteren Verlauf zu unliebsamen Schwielen- und Schwartenbildungen führen kann. Die Dura wird im allgemeinen mittels einer fortlaufenden Naht mit feiner Seide verschlossen. Ausnahmen hiervon ergeben sich entweder bei großen Geschwülsten, sofern sie die Dura verdünnt oder durchwachsen haben, oder bei malignen oder semimalignen intradural gelegenen Neoplasmen. Wird eine Duraplastik erforderlich, wie dies nach Ausschneidung von Meningiomen mit ihrer Duraansatzstelle möglich ist, so bietet sich die Fascie der Rückenmuskulatur als das geeignetste Transplantat an. Manche Operateure bedecken die vernähte Dura mit einem dicken Fibrinschwamm oder Gel-Foam, um den durch die Wegnahme der

Wirbelbögen entstandenen Defekt auszufüllen. Vor dem Verschluß der Muskulatur können Antibiotica in Puderform in die Wunde eingestreut werden. Die Naht der Muskulatur erfolgt mit starken Catgutfäden, die nicht unter stärkerem Zug geknüpft werden sollten, da sonst Nekrosen begünstigt werden. Im übrigen wird der Wundverschluß schichtweise vorgenommen.

Die sog. Hemilaminektomie.

Die Entfernung nur einer Bogenhälfte eines oder mehrerer Wirbel erfolgt nur unter bestimmten Voraussetzungen. Im allgemeinen bleibt die Hemilaminektomie operativen Eingriffen im Halsmark vorbehalten. Selbst hier wird sie nur angewendet, wenn die statischen Verhältnisse der Wirbelsäule gefährdet sind, wenn es sich um einen lateral gelegenen Tumor oder um eine Sanduhrgeschwulst handelt.

Zur Vornahme des Eingriffs wird daher auch die Muskulatur nur auf einer Seite der Dornfortsätze abpräpariert, die Muskulatur mit entsprechenden Spezialsperrern zur Seite gehalten und die betreffenden Wirbelbögen bis weit lateral von den Dornfortsätzen mit geeigneten Knochenzangen entfernt. Im Lendenbereich kann sich dieses Vorgehen als sehr mühsam erweisen, da die Wirbel hier kräftig ausgebildet sind. Mitunter können sich dadurch Schwierigkeiten ergeben, zumal das Arbeiten mit der Knochenzange zwischen Dornfortsatz und Wirbelgelenken erschwert sein kann. In solchen Fällen empfiehlt sich entweder mit einer Fensterung des Ligamentum flavum im seitlichen Bereich zu beginnen und sich dadurch den entsprechenden Bogenanteil zugängig zu machen oder aber — wie KESSEL und JAEGER (1955) vorschlagen — den Dornfortsatz zu opfern, wodurch die Wegnahme einer Bogenhälfte wesentlich erleichtert wird.

Der Zugang von *vorn seitlich* wurde von GULEKE (1935) für Eingriffe im Bereich der Halswirbelsäule bei Folgezuständen entzündlicher, meist tuberkulöser Senkungsabscesse angegeben. Die Vorbedingung für die Ableitung des Eiters wurde hierbei für besser gehalten als bei dem vorderen Zugangsweg.

Der Zugang von *vorn* wurde von GULEKE (1935) nur für den Bereich der Bauchhöhle in Betracht gezogen und darauf hingewiesen, daß auch diesem Vorgehen verhältnismäßig enge Grenzen gezogen sind, da nur der 4. und 5. Lenden und die beiden obersten Kreuzbeinwirbel mit ihren Massae laterales und den Synchondrosen übersichtlich freigelegt werden können. Der 3. Lendenwirbel ist zwar noch erreichbar, jedoch bereits vom Zwölffingerdarm und den großen Gefäßen so verdeckt, daß er nur in geringem Maße zugängig gemacht werden kann. Die Anzeige zu diesem Eingriff hält GULEKE (1935) nur selten für gegeben, und zwar nach W. MÜLLER bei umschriebenen Geschwülsten der zugängigen Wirbel sowie bei tuberkulösen Herden, die im vorderen Wirbelteil liegen, noch nicht bis zum Wirbelkanal vorgedrungen sind und erst kleine Abscesse hervorgerufen haben.

Die Relaminektomie.

Sie wird gelegentlich bei dem Verdacht auf eine erneute Rückenmarks- oder Conus-Caudakompression erforderlich, die durch ein Tumorrezidiv oder durch Verwachsungen und Narbenbildungen gegeben sein kann. Die Schwierigkeit des Eingriffs besteht in den anatomischen Verhältnissen, da diese durch die Wegnahme der Dornfortsätze und Wirbelbögen vollkommen verändert sind. Hierbei empfiehlt sich immer vom Gesunden her in das alte Operationsgebiet vorzugehen. Andernfalls kann trotz größter Sorgfalt der Duralsack sofort eröffnet und auch das Rückenmark verletzt werden. Die Freilegung der Dura vom Gesunden her in den alten Operationsbereich gestaltet sich bei Berücksichtigung dieser Vorsichtsmaßnahmen wesentlich einfacher und läßt sich mit viel größerer Sicherheit und Schonung des Gewebes ausführen.

Verband und postoperative Behandlung.

Nachdem die Wunde geschlossen ist, werden mehrere Lagen steriler Gaze aufgelegt und an den seitlichen Begrenzungen durch aufgestrichene Mastixlösung oder mittels Leukoplaststreifen fixiert. Darüber dachziegelförmig angelegte breite Elastoplaststreifen sind für den Heilungsvorgang ein weiterer Schutz. Stattdessen kann auch eine Lage von Watte benützt werden, die mit Leukoplaststreifen befestigt wird. Weitere Wattelagen werden mit geeigneten Binden um den Rumpf festgehalten, woraus sich ihre Anwendung auf Eingriffe im Brust- und Lendenbereich ergibt. Im Halsgebiet bedient man sich am besten breiter Binden, die nach Abdeckung mit Watte um Hals und Stirn angelegt werden. Wunden im Bereich des Schultergürtels sind besonders gefährdet, weil sie hier durch den vorwiegend passiven Gebrauch der Arme bei Vornahme einer Lageänderung des Kranken trotz bereits fortgeschrittener Heilung auseinanderplatzen können. Guleke (1935) empfiehlt deshalb bei solchen Kranken auch die Hautnähte etwas länger liegen zu lassen. Derartige Wundheilungsstörungen sind vermeidbar, wenn die Kranken bei jeder Lageänderung nicht an den Armen, sondern nur am Körper angefaßt und bewegt werden.

Die Entfernung der Hautnähte erfolgt etwa nach 7—10 Tagen. Gelegentlich kann einige Tage vor der Entfernung der Fäden die alleinige Durchschneidung der Hautnaht unterhalb des Knotens angebracht sein, wenn die Naht unter zu starker Spannung steht, eine Reizung im Bereich der Wundränder auftritt, es zu Sekretaustritt gekommen ist oder wenn Störungen der Adaptation aufgetreten sind.

Die *postoperative Behandlung* richtet sich nach dem Allgemeinbefinden des Patienten und hängt weiter von den durch die Rückenmarksschädigung verursachten neurologischen Störungen und ihren Schweregraden sowie von dem Heilungsverlauf der Operationswunde ab. Unmittelbar nach der Operation und während der ersten Tage ist eine Überwachung der Kreislaufverhältnisse unumgänglich, vor allem bei älteren Patienten.

Sobald es der Zustand des Kranken erlaubt, sollen nach der Operation ein neurologischer Status erhoben und die Befunde festgelegt werden; nur dann ist ein vergleichsweises Urteil hinsichtlich des präoperativen Befundes einerseits und des postoperativen Verlaufs andererseits möglich.

Liegen an neurologischen Ausfällen Paralysen oder Paresen vor, so hängt die Weiterbehandlung davon ab, ob es sich um ein zentrales oder peripheres Geschehen handelt. In jedem Fall ist der frühe Beginn einer gezielten krankengymnastischen Nachbehandlung mit Massagen, passiven und — so bald wie möglich — auch aktiven Bewegungsübungen und bei Vorliegen einer peripheren nervalen Schädigung eine elektrische Behandlung angebracht. Vor allem ist durch entsprechende Lagerung der Beine und Füße der Entwicklung eines Spitzfußes vorzubeugen. Völlig gelähmte Patienten bedürfen besonderer Pflege mit ein- bis zweistündlichen Umlagerungen, sei es durch das Pflegepersonal oder durch Spezialbetten mit automatischen Kippeinrichtungen.

Bestehen zusätzlich oder auch alleinige Sensibilitätsausfälle, so ist die Gefahr eines Decubitus besonders groß. Das Unterlegen von Luft- und Wasserkissen, von Ringen oder besonderen gekammerten Matratzen, deren Spannung durch einen Automatismus in genormtem Rhythmus variiert, ist bei Querschnittssymptomen immer empfehlenswert. Durch Unterlegen von Watte oder Gaze oder durch Umwickeln gefährdeter Körperteile läßt sich bei früher Anwendung und häufigerem Wechsel manches Aufliegen verhindern. Auch ist dann immer besondere Vorsicht bei der Verabreichung von Wärme — sei es als Wärmflasche, Heizkissen oder Lichtbügel — angebracht, da die dann meist auch trophisch geschädigte Haut besonders anfällig ist. Gleiche Vorsichtsmaßnahmen gelten, wenn unter besonderen Bedingungen eine Lagerung im Gipsbett zur Fixierung der Wirbelsäule notwendig ist (s. auch S. 324, 348, 364 und 365).

Beginnen sich trotz aller vorsorglichen Maßnahmen dennoch trophische Störungen zu entwickeln, so leiten sie meist einen ungünstigen Verlauf ein. Liegt ein Decubitalgeschwür vor, so ist es wie eine frische Wunde zu behandeln. Ebenso bedeutungsvoll, mitunter sogar entscheidend für den weiteren Verlauf, ist das Verhalten einer nach dem Eingriff in der Regel gestörten Blasenfunktion. Die zunächst auftretende Harnverhaltung macht eine Katheterisierung erforderlich, sofern Doryl oder ähnliche Präparate nicht oder nur zu einer unvollständigen Entleerung führen. In regelmäßigen Abständen sorgfältig durchgeführtes Katheterisieren unter entsprechenden aseptischen und antiseptischen Verhältnissen mit Spülungen der Blase erweist sich vielfach günstiger als das Anlegen eines Dauerkatheters, der nie länger als 2—3 Tage belassen werden soll. Wird von vornherein mit länger bestehenden Blasenstörungen gerechnet, dann ist eine Überwachung des Urins mit antiseptischer Behandlung und die frühe Anwendung des Tidal-Apparates notwendig. Kommt die Spontanentleerung nicht in Gang, so ist ein Blasenautomatismus anzustreben (s. auch BISCHOF und SCHMIDT, Band VII/1, S. 401—524 dieses Handbuchs).

Ist die Wundheilung durch Blut- oder Liquoransammlung beeinträchtigt, so empfiehlt GULEKE (1935) wiederholte Punktionen, solange diese Ergüsse nicht vereitert sind. Temperatursteigerungen während der ersten Tage sprechen keineswegs immer für eine Infektion, sondern sie treten als „Resorptionsfieber" auf, das dann jedoch nach einigen Tagen wieder abklingt. Auch leichte Zeichen einer Hirnhautreizung bilden sich im allgemeinen von selbst zurück. Meist handelt es sich hierbei um eine sogenannte aseptische Meningitis, die durch den Liquorverlust bei der Operation, durch stärkere Liquordruckschwankungen oder durch Blutbeimengungen zum Liquor bedingt ist.

Besteht eine Liquorfistel, so sind die günstigsten Heilungsaussichten durch das Anlegen einer sogenannten Tupfernaht gegeben, sofern das Wundgebiet nicht infiziert ist. Hierbei wird in Abwandlung der Zapfen- oder Plattennaht seitlich streifenförmiges Mullmaterial verwendet. Während der ersten Tage können dann Punktionen des Subarachnoidalraumes zur Liquordruckentlastung notwendig sein. Durch sofortige antibiotische Behandlung muß einer Keimeinschleppung und Ausbreitung vorgebeugt werden.

Liegt eine Eiterung im Wundgebiet vor, so ist die Wiedereröffnung der Wunde unumgänglich, um dem Eiter die erforderliche Abflußmöglichkeit zu sichern und einer Ausbreitung der Infektion, evtl. mit Übergreifen auf die Rückenmarkshäute und den Liquorraum, vorzubeugen.

Spezielle Operationstechnik.
Das Vorgehen bei extraduralen Geschwülsten.

Vor Ausführung der Laminektomie ist es wichtig, sich ein Urteil über die Beschaffenheit der Dornfortsätze und Wirbelbögen zu bilden. Änderungen ihres normalen Baues, wie Atrophien oder Hypertrophien, können bereits wichtige Hinweise auf die Art und den Sitz eines Prozesses geben.

Nach der Laminektomie empfiehlt es sich immer den Epiduralraum sorgfältig zu inspizieren und mit dem Dissektor abzufühlen, um insbesondere pathologische Resistenzen, die dem Auge mitunter nicht zugänglich sind, nicht zu übersehen. Liegt eine Geschwulst vor, so muß vor ihrer Entfernung der obere und untere Pol freigelegt werden.

Meist lassen sich die extraduralen Geschwülste bei einiger Erfahrung artdiagnostisch von einander unterscheiden. Ergeben sich in dieser Hinsicht Schwierigkeiten, so soll durch einen mikroskopischen Schnellschnitt die sofortige Klärung herbeigeführt werden, die für das weitere Vorgehen bestimmend ist.

An extraduralen benignen Geschwülsten werden vor allem Neurinome und Meningiome, aber auch Mißbildungsprozesse, wie Lipome, Cysten u.a., angetroffen. Von den metastatischen Geschwülsten sind Carcinome, Sarkome — die auch in primärer Form vorkommen — und andere Absiedlungen von Primärtumoren anzutreffen.

Von den Granulomen sind das Lymphogranulom, das Tuberkulom und das in seiner Genese umstrittene Myelom oder Plasmocytom wohl die häufigsten Neubildungen.

An kongenitalen Tumoren ist im Epiduralraum das Epidermoid und Dermoid, das Teratom und das Chordom zu nennen.

Ein Teil der meist soliden Geschwülste neigt dazu, sich als sogenannte Sanduhrgeschwulst durch ein oder mehrere Zwischenwirbellöcher extraspinal auszudehnen.

Alle gutartigen Tumoren sollen unbedingt vollständig entfernt werden, Mißbildungsprozesse im Rahmen des Möglichen, Granulome möglichst ausgiebig exstirpiert und entsprechend weiterbehandelt werden. Bei den metastatischen Geschwülsten ist das Vorgehen abhängig von dem Primärtumor, dem Ausmaß der Metastasierung und dem Allgemeinbefinden des Patienten. Totalexstirpationen spinaler Metastasen sind in der Regel frustrane Entfernungsversuche, vor allem wenn das operative Vorgehen auf die Prognose abgestimmt ist.

Liegt ein benigner Tumor dorsal oder dorsolateral, so bereitet seine Exstirpation in der Regel keine Schwierigkeiten. Anders dagegen verhalten sich die ventral oder ventrolateral gelegenen Geschwülste, die eine ausgiebige Freilegung des seitlichen Spinalkanals mit Resektion der Bögen bis zu den Wirbelgelenken erforderlich machen. Mitunter ist die Entfernung derartiger Geschwülste leichter und schonender, wenn die Dura eröffnet wird, da dann das Rückenmark die Möglichkeit hat auszuweichen und vor einer Druckschädigung oder Zerrung sicherer bewahrt werden kann.

Handelt es sich bei der epiduralen Geschwulst um ein Neurinom, so muß man feststellen, ob es sich auch intradural oder extraspinal ausbreitet. Auch Neurofibrome, Ganglioneurome und Chondrome haben gelegentlich *Sanduhrform.* Meningiome finden sich häufiger am seitlichen Duralsack, mitunter aber auch an seiner Ventralseite, und haben immer Beziehungen zu den Rückenmarkshäuten. Neurinome dagegen gehen immer von einer

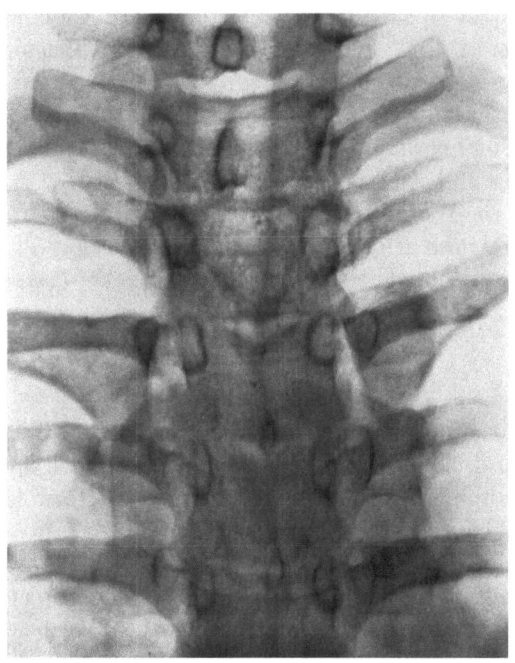

Abb. 149. Kavernom: rundlich-ovaler, sich teilweise in das Tracheallumen projizierender scharfbegrenzter Defekt am 2. Brustwirbel. Keine sichere Veränderung der entsprechenden Bogenwurzelansatzstelle.

Nervenwurzel aus, die bei ihrer Entfernung wegen der mitführenden Gefäße abgeklippt und durchtrennt werden muß. Aber auch Meningiome sind manchmal an einer Wurzel adhärent, so daß die Unterscheidung von einem Neurinom dann schwierig sein kann. Bei ihrer Entfernung ist immer darauf zu achten, daß auch der basale Geschwulstanteil an der Rückenmarkshaut entfernt wird. Die Ausschneidung der Dura ist immer noch die sicherste Verhütung eines Rezidivs. Nur unter besonders günstigen Voraussetzungen ist durch eine Koagulation der Dura an seiner Ansatzstelle Rezidivfreiheit gewährleistet.

Die Operation epiduraler Angiome hängt von der Art des Angioms ab. Kavernome — die sich immer dorsal und in Höhe D_2—D_6 finden — liegen meist als solide Geschwülste bis zu Walnußgröße der Dura dorsal auf und haben gewöhnlich engere Beziehungen zum Periost des Wirbelbogens als zur Dura selbst, so daß sie mitunter bei der Laminektomie bereits bei Wegnahme des Wirbelbogens mitentfernt werden. Durch ihre Lage, Größe, Konsistenz und ihre Beziehungen zum Spinalkanal können sie zu charakteristischen röntgenologischen Veränderungen führen (Abb. 149); aber auch unauffällige Röntgenbefunde kommen vor. Epidurale angiomatöse Gefäßerweiterungen werden nach Möglichkeit umstochen und dann abgetragen. Die Gefahr der Blutung und der Luftembolie muß durch möglichst schonendes und vorsichtiges Vorgehen vermieden werden. Die flächenhafte Ausdehnung derartiger Angiome macht mitunter eine ziemlich ausgedehnte Freilegung des Epiduralraumes erforderlich.

Nicht jede Anhäufung erweiterter Gefäße sollte indessen als Angiom angesprochen werden, da die epiduralen Venengeflechte oft stark erweitert sind und dann echten Angiomen ähneln können. Derartige Stauungen können durch den Geschwulstdruck hervorgerufen sein, manchmal aber auch mit einer erschwerten Atmung zusammenhängen.

In den Wirbelkanal vorspringende und das Rückenmark komprimierende Knochengeschwülste sind so weit abzutragen, wie es im Einzelfall möglich ist. Die Stabilität eines Wirbelkörpers nach Entfernung einer Knochengeschwulst kann durch Ausguß der im Wirbelkörper entstandenen Höhle mit Palacos — das zusätzlich in die Spongiosa eingedrückt wird — wieder hergestellt werden (SCHNEIDER 1970). Vorspringende Osteome oder Exostosen werden am besten mit einem feinen Meißel entfernt und ihr Mutterboden soweit wie möglich beseitigt. Schwieriger ist die Entfernung der von der Wirbelsäule ausgehenden und in den Spinalkanal vordringenden malignen Neoplasmen, wie Sarkome und Metastasen, da diese Neubildungen oft außerordentlich blutreich sind und zum anderen durch ihre Ausdehnung die statischen Verhältnisse der Wirbelsäule nach ausgiebiger Entfernung nachteilig beeinflussen. Besonders hierbei kann dann ein Ausguß der Tumorhöhle mit Palacos eine Stabilisierung der geschädigten und gefährdeten Wirbelsäule bewirken und für den Kranken die Voraussetzung für eine rasche Mobilisierung bedeuten (SCHNEIDER 1970). Bei der Mehrzahl derartiger Fälle besteht nicht die Möglichkeit einer wirklich vollständigen Entfernung der Geschwulst, sondern der Eingriff beschränkt sich vielfach auf eine Entlastungslaminektomie, um das bedrohte Rückenmark vor einer weiteren Kompression zu bewahren. Eine Zunahme der neurologischen Symptomatik ist dann in den meisten Fällen einer Beeinträchtigung der medullären Blutversorgung zur Last zu legen. Dennoch lassen sich die schlechten Aussichten in bezug auf die Spätergebnisse nicht verallgemeinern, wie Verläufe bei manchen Sarkomarten des Spinalkanals zeigen (MADELUNG 1907—1909, GULEKE 1935, ZÜLCH 1956, NITTNER 1958, R. BISCHOF 1960, BINGAS und ZÜLCH 1964 u.a.). Maligne Neoplasmen können sich auch als Sanduhrgeschwulst entwickeln — worauf bereits GULEKE (1916, 1922, 1926) hingewiesen hat — und selbst dann unter Umständen relativ günstige Spätergebnisse mit mehrjährigen Katamnesen aufweisen. Ein paravertebraler „Tumorschatten" allein sollte deshalb auch bei präoperativer Annahme eines malignen Prozesses nicht von vornherein als Kontraindikation für eine Freilegung angesehen werden, es sei denn, daß ein Lymphosarkom anzunehmen ist.

Sanduhrgeschwülste mit extraspinaler Ausbreitung besitzen wenigstens einen, gelegentlich aber auch zwei oder mehrere Fortsätze, die sich durch die Zwischenwirbellöcher oder jeweils zwischen zwei Wirbelbögen hindurch in die angrenzende Muskulatur oder je nach Höhe in das seitliche Halsdreieck, den Retropleural- oder Retroperitonealraum ausbreiten können. Das operative Vorgehen wird von den topographischen Beziehungen der Geschwulst, der Geschwulstart und der Größe des extraspinalen Anteils weitgehend bestimmt. Bezüglich der Geschwulstart wird auf das Kapitel „Sanduhrgeschwülste" im pathologischen Teil (s. S. 16 und 17) verwiesen. Ist der extraspinale Geschwulstfortsatz nur relativ klein, was dieser Geschwulstform auch die Bezeichnung Flaschenhalsgeschwulst eingebracht hat, so läßt sich der Zapfen ohne zusätzliche Manipulationen oder nach lateraler Erweiterung des Operationsfeldes meist leicht entfernen; in derartigen Fällen genügt die Erweiterung der das Zwischenwirbelloch bildenden Wirbelanteile. Hat der extraspinale Geschwulstanteil jedoch ein größeres Ausmaß, so muß das Operationsfeld seitlich erweitert werden, wobei Haut und Muskulatur quer eingeschnitten werden. Bei retropleuraler Lage kann eine Costo-Transversektomie notwendig werden, wobei auf subperiostales Vorgehen und auf eine Vermeidung von Pleura- oder Peritoneumverletzungen zu achten ist.

Nach der Laminektomie empfiehlt sich, zunächst den Tumorfortsatz freizulegen, um seine extraspinale Ausdehnung zu übersehen. Ragt er nur zapfenartig in das Zwischenwirbelloch hinein, so gelingt es meist, ihn vorsichtig herauszuluxieren und dann die ganze Geschwulst wie ein Neurinom anzugehen. Bei größerer Ausdehnung des extraspinalen Anteils muß das Operationsgebiet durch Einschneiden der Haut und der Muskulatur seitlich erweitert und ausreichend freigelegt werden; in der Regel ist ein Querschnitt von 5—8 cm ausreichend. Guleke (1935) empfiehlt den Schnitt manchmal schrittweise immer weiter seitlich nach außen zu verlängern, sofern sich das Ende der tumorösen Verdickung weit extraspinal ausbreitet. Bei einem von ihm beschriebenen Fall war dies bis zur hinteren Achsellinie notwendig. Im Bereich des Brustkorbs ist auf eine peinliche Schonung des bei dem Fehlen aller entzündlichen Reize meist zarten und durchsichtigen Brustfells zu achten. Da es sich meist um verdrängend wachsende und gut abgekapselte Geschwülste handelt, bereitet dann auch die Lösung dieser mediastinalen Geschwulstknoten von manchmal erstaunlich großer Ausdehnung in der Regel keine größeren Schwierigkeiten. In ähnlicher Weise werden die aus der Hals- oder Lendenwirbelsäule nach vorn heraustretenden Geschwulstfortsätze entfernt. Die vom Wirbelkanal aus nach vorn in Knochenhöhlen der Wirbelkörper einwachsenden Geschwulstzapfen liegen im allgemeinen dicht innen vor den Zwischenwirbellöchern, wo sie meist leicht aufzufinden und ohne Schwierigkeiten mit einem schlanken Elevatorium stumpf aus ihrem Lager herauszuheben sind. Wenn die Blutung nach der Beseitigung der Geschwulst sorgfältig gestillt ist, kann die Wunde geschlossen werden. Nach stärkeren Blutungen aus der Muskulatur oder bei ausgedehnten Laminektomien empfiehlt sich die Einführung einer Redon-Drainage für 1—2 Tage.

Davidoff (1947) weist darauf hin, daß Sanduhrgeschwülste ausgesprochen gutartig sein können, daß sie im Cervicalbereich aber wegen ihrer Beziehungen zur Arteria vertebralis zu ernsthaften Blutungen führen können. Wenn die Entfernung des extraspinalen Tumoranteils wegen des Gefäßreichtums Schwierigkeiten bereitet, könne dieser ohne Nachteil für den weiteren Verlauf belassen werden, sofern der intraspinale Anteil entfernt ist (Bericht über einen Fall mit 14jähriger Katamnese bei sehr gutem Allgemeinbefinden).

Ein zweizeitiges Vorgehen ist bei *Sanduhrgeschwülsten* im allgemeinen nicht erforderlich, da die einzeitige Durchführung des Eingriffs bei zielbewußtem vorsichtigen Vorgehen in der Regel keine besonderen Schwierigkeiten macht und vor dem zweizeitigen Verfahren offensichtliche Vorzüge hat. Entschließt man sich dennoch zu einer zweizeitigen Operation, so empfiehlt Guleke (1935), zunächst den im Wirbelkanal gelegenen Geschwulstknoten zu entfernen und in der späteren zweiten Sitzung den außerhalb der Wirbelsäule gelegenen Teil der Neubildung anzugehen.

In keinem Fall sollte bei extradural gelegenen Neurinomen unterlassen werden, den Duralsack zu eröffnen, da die Wurzelgeschwülste an ihrer Durchtrittsstelle durch die Dura oft eine so enge Einschnürung aufweisen, daß sie dann nicht dicker erscheinen als eine normale Rückenmarkswurzel. Der intradurale Geschwulstanteil ist meist durch die uneröffnete Dura weder sichtbar noch fühlbar. Innerhalb des Duralsackes findet sich dann die Wurzel manchmal in einer Ausdehnung von 1—2 cm Länge verdickt und grau-rot verfärbt, ohne daß makroskopisch eine geschwulstartige Veränderung an ihr sicher nachzuweisen ist. Ohne Duraeröffnung geht man das Risiko ein, von einem Rezidiv überrascht zu werden. Hierfür spricht die ausbleibende Rückbildung der neurologischen Symptomatik oder das erneute Auftreten neurologischer Störungen zu einem späteren Zeitpunkt. Dasselbe gilt für die Operation von Geschwülsten, die primär außerhalb des Wirbelkanals liegen und mit einem Fortsatz in ein Zwischenwirbelloch hineinragen, ein Verhalten, das z.B. für Ganglioneurome typisch ist. Auch hierbei empfiehlt sich die Freilegung des Wirbelkanals. Auch maligne Geschwülste können Sanduhr-, Flaschenhals- oder Zwerchsackform annehmen und sich mitunter relativ gut operativ angehen lassen.

Zur Entfernung einer *Sanduhrgeschwulst* kann die Eröffnung der Dura von der Durchtrittsstelle der betroffenen Nervenwurzel aus am Seitenrand des Duralsackes erfolgen. Vorzuziehen ist meist aber die Eröffnung der harten Hirnhaut in der Mittellinie nach Abtrennung des äußeren Geschwulstanteils an der Durchtrittsstelle durch die harte Hirnhaut, da hierbei die Übersicht besser und das Operieren beim Vorliegen eines größeren Geschwulstknotens im Duralsack bequemer und schonender ist. Sieht die Wurzel verdächtig aus, so ist sie vorsichtig freizulegen und nach Möglichkeit mindestens 1 cm oberhalb des oberen Endes der Veränderungen zu durchtrennen. Anschließend hat die Duranaht in der Mittellinie und an der Durchtrittsstelle der Nervenwurzel zu erfolgen.

Das Vorgehen bei juxtamedullären (intraduralen extramedullären) Geschwülsten.

Bezüglich der Technik der Laminektomie und der Duraeröffnung wird auf S. 326—329 verwiesen.

Dank der Kontrastmitteldiagnostik ist nach Ausführung der Laminektomie der Tumor vielfach bei noch intakter Dura durch Inspektion und zarte digitale Palpation zu erkennen. Der Duralsack ist in diesem Bezirk meist spindelförmig erweitert und vorgewölbt. Im allgemeinen ist dann auch das epidurale Fettgewebe — das immer im Hals- und Brustabschnitt des Spinalkanals vorhanden ist, im Lendenabschnitt aber fehlt — in unmittelbarer Umgebung des Tumors durch den Druck der Geschwulst geschwunden. Mitunter zeigt der freigelegte Duralsack aber auch keine makroskopischen Veränderungen und keine tastbaren Resistenzen, die die vorliegenden Rückenmarkserscheinungen erklären. Durch die präoperative Höhendiagnose ist der raumbeengende Prozeß aber meist ganz oder zumindest teilweise festgelegt.. Wird bereits bei uneröffneter Dura deutlich, daß eine mit der Dura in engem Zusammenhang stehende Geschwulst in der Mittellinie vorliegt, so kann es zweckmäßig sein, den Schnitt seitlich am Rand der Geschwulst durch die unveränderte und die noch frei bewegliche Dura zu legen, da dann die Orientierung leichter ist und eine Verletzung des der Geschwulst dann meist dicht anliegenden Rückenmarks eher vermeidbar sein kann. Auch bei *sanduhrförmigen* Neubildungen, die in einem Stück entfernt werden sollen, gibt GULEKE (1935) diese Schnittführung an. Im allgemeinen ist aber der Mittelschnitt auch hier vorzuziehen, da die Übersicht meist besser ist.

Der Freilegung des Rückenmarks folgt nunmehr die Besichtigung der Innenfläche der Dura, der weichen Rückenmarkshäute und des Rückenmarks selbst. Das weitere Vorgehen hängt von der Art und der Größe des Tumors sowie von seinen Beziehungen zum Rückenmark und seinen Häuten ab, d.h. wie fest die Geschwulst verwachsen ist, wie weit sie sich erstreckt und in welchem Ausmaß sie entfernbar ist. In jedem Fall muß vor der operativen Entfernung der obere und untere Geschwulstpol ausreichend freigelegt sein, falls erforderlich durch Erweiterung der Laminektomie.

Bei den ausschließlich extramedullären tumorösen Neubildungen läßt das Mark in Abhängigkeit von der Konsistenz der Geschwulst meist eine entsprechende Ausbuchtung erkennen, die gleichsam als „Tumorbett" imponiert (s. Abb. 85a und b, S. 232). Bei ventral gelegenen Tumoren kann das Mark nach dorsal gewölbt, mitunter aber auch nur verbreitert sein oder sogar unauffällig erscheinen.

Gelegentlich können auch einmal arachnitische Verwachsungen und Cystenbildungen aufgrund des myelographischen Befundes oder erst im Verlauf der Operation Anlaß zu einer Laminektomie außerhalb des Geschwulstniveaus geben, so daß dann eine weitere Eröffnung des Wirbelkanals um zwei, drei oder mehr Segmente notwendig werden kann. Bei höher gelegenen Geschwülsten fehlt dann in der Regel die Pulsation des uneröffneten Duralsackes. Daher kann die Beachtung der liquordynamischen Verhältnisse aufschlußreich sein. Ausbleibender Liquorabfluß aus dem oberen Arachnoidalschlitz läßt eine höher gelegene Blockade vermuten, was bereits MIXTER (1923) veranlaßte, dann den Queckenstedt-Versuch anzuwenden, was im Prinzip einer Jugulariskompression gleichkommt. Erweist sich das Rückenmark im Bereich der Freilegung als unauffällig, so gibt mitunter die medulläre Gefäßzeichnung einen weiteren Hinweis auf einen in der Nähe gelegenen raumbeengenden Prozeß (s. auch myelographischer Befund, Abb. 48a und b, S. 175). Als sicherste diagnostische Hilfe, um während der Operation eine an anderer Stelle im Spinalkanal gelegene Raumbeengung zu erkennen, steht die vorsichtige Sondierung des Subarachnoidalraumes mit einem dünnen, weichen Katheter in cranialer und caudaler Richtung zur Verfügung, wobei sich aus dem Abstand bis zur fühlbaren Resistenz das Ausmaß der Höhendifferenz ergibt.

Bei den dorsal und seitlich vom Mark gelegenen Geschwülsten macht die Feststellung, von wo diese Neubildungen ihren Ausgang genommen haben, für die Entscheidung ihrer Entfernbarkeit in der Regel keine Schwierigkeiten. Schwierig in der Beurteilung der Raumbeengung und des operativen Vorgehens können sich aber die weiter ventral vom Rückenmark gelegenen Neoplasmen verhalten, da sie mitunter ganz oder teilweise vom

Rückenmark verdeckt sind. Auch kann die Arachnoidea sie derart mit dem Rückenmark verbinden, daß sie anfangs nicht als extramedulläre Geschwülste erkennbar sind. Eine spindelige Geschwulstform und kaum auffallende Farbunterschiede können dann den Eindruck einer intramedullären Geschwulst erwecken. Die ventral vom Rückenmark gelegenen Geschwülste lassen sich nur durch vorsichtiges Kanten des Markes zugängig machen, was am schonendsten durch Anschlingen zweier hinterer Wurzeln mit einzinkigen stumpfen Häkchen oder durch vorsichtiges Kanten des Rückenmarks an einem oder mehreren abgetrennten Ligamenta denticulata mittels Alligatorenklemmen, die das abgetrennte Zackenband bis zu seinem Ansatz am Rückenmark fassen, möglich ist. Für das weitere Vorgehen erweist sich hierbei die von vornherein ausgiebige seitliche Laminektomie als unumgänglich. Andernfalls muß eine maximale Entfernung der seitlichen Bogenanteile im entsprechenden Bereich nachgeholt werden.

Vor Beginn der eigentlichen Ablösung einer extramedullären Geschwulst müssen alle arachnoidalen Verbindungen gelöst und in der Arachnoidea verlaufende Gefäße unterbunden und durchtrennt sein. Elektrokoagulationen mit geringsten, eben noch ausreichendem Koagulationseffekt dürfen nur dort vorgenommen werden, wo mit Sicherheit keine nervalen Beziehungen zum Rückenmark oder seinen Wurzeln bestehen.

Kleine Blutungen werden durch Auflegen von feuchten geschwänzten Wattestückchen oder durch Fibrinschwämmchen und Muskelstückchen gestillt, denen feuchte geschwänzte Watte aufgelegt wird. Andernfalls breiten sich ganz unbedeutende Blutungen flächenhaft unter die Arachnoidea aus und machen das Operationsgebiet unübersichtlich. Einmal gesetzte Blutungen nachträglich angehen zu wollen, erweist sich in der Regel als zeitraubend und gewebsschädigend, da die Blutungsquelle dann vielfach schlecht zu erkennen ist, die Gefäßchen schwer zu fassen sind und bei ihrer Unterbindung meist eine Schädigung des benachbarten Gewebes nicht vermieden werden kann. Mit feinsten Nadeln und feinster Seide muß dann versucht werden, das beste aus dieser Situation zu machen. Elektrische Verkochungen sind zu vermeiden, da Hitzeschädigungen am Rückenmark zu unausbleiblichen Folgen führen.

Erst wenn alle Beziehungen gelöst sind, die die Geschwulst mit dem Rückenmark oder seinen Wurzeln verbinden, kann die Entfernung des Tumors beginnen. Von der Dura ausgehende Geschwülste lassen sich in der Regel ziemlich leicht von der Oberfläche des Rückenmarks ablösen, da hierbei gegebenenfalls nur lockere Verbindungen zwischen Geschwulstoberfläche und weichen Häuten bestehen. Flächenhaft wachsende Neubildungen werden zweckmäßigerweise mit der darüberliegenden Dura, die umschnitten wird — meist handelt es sich um Meningiome — entfernt. GULEKE (1935) empfiehlt, die ganze Neubildung mit der darüberliegenden Dura der Länge nach zu halbieren, um die Ablösung der Geschwulst schonender durchführen zu können. Er hält es für vertretbar, daß die Dura erhalten werden kann, wenn sich die Neubildung ohne besondere Schwierigkeiten sauber von ihr ablösen läßt. Ist die Dura dagegen fest mit der Neubildung verbunden und eine saubere Abtrennung somit nicht möglich — wenn die Geschwulst fest an ihr haftet oder sie durchwachsen hat — so wird die Entfernung der veränderten Durateile durch Umschneiden im Gesunden für notwendig gehalten. Andernfalls ist mit einem Rezidiv zu rechnen. Bereits GULEKE (1935) wies darauf hin, daß das Abschaben oder gar oberflächliche Abschneiden der Geschwulst von der Dura, in dem Bestreben, die den Liquorabfluß verhindernden Rückenmarkshäute erhalten zu wollen, nicht empfehlenswert ist. Selbst nach Ausschneidung der Dura bildet sich in der Regel eine feste Narbe, die einen plastischen Ersatz — etwa durch freiverpflanzte Fascie — unnötig macht. Lassen sich seitlich oder vor dem Mark gelegene Tumoren nicht in toto entfernen, so müssen sie incidiert, mit dem Sauger oder der Curette verkleinert und danach die Kapsel exstirpiert werden.

Bei der Entfernung der von den weichen Häuten oder von den Nervenwurzeln ausgehenden Geschwülste, die dem Rückenmark hinten, seitlich oder vorn fest anliegen, ist wegen der engen nachbarschaftlichen Beziehungen zum Rückenmark schonendstes Vorgehen und größte Vorsicht erforderlich. Um jeden Druck auf das Rückenmark vermeiden zu können, empfiehlt sich immer die Ablösung derartiger Geschwülste vom Rückenmark weg gegen die Geschwulst hin. Die Geschwulst selbst kann ohne Bedenken mit Häkchen,

Pinzetten, Elevatorien oder durch die Geschwulst gelegte Haltefäden emporgehoben werden, sofern das Rückenmark hierdurch nicht gezerrt oder gedrückt wird. Nach Möglichkeit soll die bindegewebige Geschwulstkapsel geschlossen erhalten bleiben, da die Entfernung der unversehrten Geschwulst im allgemeinen leichter und sauberer gelingt. Nur bei großen und weit ventral gelegenen Geschwülsten, bei deren Entfernung in toto eine zusätzliche Quetschung des Rückenmarks möglich ist, sollte man sich zu einer Entfernung in Stücken entschließen. Nach Incision läßt sich die Geschwulst mit dem Sauger oder der Curette verkleinern. Rückenmarkswurzeln, die über die Geschwulst hinwegziehen oder mit ihr seitlich adhärent sind, werden nach Möglichkeit in der oben beschriebenen Weise vorsichtig gelöst. Haben sie jedoch direkte Beziehungen zur Geschwulst — sei es, daß die Geschwulst von ihnen ausgeht oder sie sich in der Geschwulst verlieren — so sind sie oberhalb ihrer Eintrittsstelle und hinter der Austrittsstelle zu durchtrennen. Vielfach kann sich dann der Stumpf als nutzvoll für das Vorziehen der Geschwulst erweisen. Selbst bei funktionell wichtigeren Nervenwurzeln wird man sich zu ihrer Entfernung entschließen, wenn sie sich innerhalb der Geschwulst verlieren. Handelt es sich um die hinteren Wurzeln der Brustnerven, so steht das Verhältnis der Wurzelresektion mitunter in keinem Verhältnis zu dem gewonnenen Vorteil einer schonenden Geschwulstentfernung.

Die Auslösung einer Geschwulst soll immer von dort aus erfolgen, von wo aus das Weiterarbeiten am leichtesten gelingt. Im allgemeinen gilt die Regel, daß eine Geschwulst um so sicherer und sauberer ausgelöst und in einem Stück entfernt werden kann, je derber und je kleiner sie ist. Weiche Geschwülste reißen leicht ein, so daß selbst bei großer Vorsicht Reste zurückbleiben können. Bei zerfließend weichen Geschwülsten kann ihre Entfernung mit dem scharfen Löffel notwendig werden.

Neurinome müssen nach ihrer Mobilisierung im Gesunden, wenigstens 1 cm vom sichtbaren Geschwulstende entfernt, von der Nervenwurzel abgetrennt werden, nachdem diese wegen der mitführenden Gefäße zu beiden Seiten von einem Silberclip abgetrennt worden ist. Große Neurinome sind oft cystisch, so daß sie nach Incision durch Absaugen verkleinert werden können. Ihre Kapsel läßt sich dann meist ohne besondere Schwierigkeiten entfernen. Liegen Neurinome als solide langgestreckte Geschwülste vor, so kann ihre stückweise Entfernung das schonendere Vorgehen darstellen. Auf das operative Vorgehen bei neurinomatösen *Sanduhrgeschwülsten* wurde bereits hingewiesen (s. S. 333—335). KESSEL und JAEGER (1955) geben als Erleichterung bei Entfernung eines *Sanduhrneurinoms* seine Durchtrennung an der Duraansatzstelle an, wobei dann beide Geschwulstanteile leichter separat angegangen werden können.

Meningiome müssen mit der Duraausgangsstelle entfernt werden, wobei die Dura neben dem Meningiom umschnitten werden muß. Bereits CUSHING (1922) empfahl bei ihrer Entfernung die Zugwirkung in lateraler Richtung auszuüben. Bei größeren Meningiomen ist ihre Ausräumung nach Incision der Kapsel mit anschließender Kapselentfernung meist am schonendsten.

Paramedulläre Epidermoide werden nach Möglichkeit ohne Eröffnung der Kapsel entfernt. Nur wenn es unumgänglich ist, sollte ihr Inhalt ausgelöffelt werden. Die Gefahr einer aseptischen Meningitis, die zu einem letalen Ausgang führen kann, ist dabei immer gegeben.

Bei Berücksichtigung der *Höhe des Geschwulstsitzes* sollen die am oberen und unteren Ende des Spinalkanals gelegenen Neubildungen wegen lokalisatorischer und operativer Besonderheiten eigens erwähnt werden.

Die in der Umgebung des *obersten Halsmarks* gelegenen Geschwülste setzen sich vielfach als spinocraniale Tumoren in die hintere Schädelgrube fort, so daß ihre Entfernung nicht nur durch Zerrung und Quetschung bei der Operation sondern auch durch Schädigung der in unmittelbarer Umgebung gelegenen lebenswichtigen Zentren, durch die mit der Tumorentfernung einhergehenden Druckentlastung und durch das folgende Marködem zu ernsten Komplikationen führen kann. Aus diesem Grund ist ein breiter Zugang erforderlich, um einerseits die Geschwulst möglichst schonend und ohne Nebenverletzungen entfernen zu können und andererseits dem folgenden Ödem und der Schwellung Rechnung zu tragen. Bei den in die hintere Schädelgrube vorgedrungenen Geschwülsten mit cerebralen, cerebellaren Symptomen oder Hirndruckerscheinungen empfiehlt sich das Vorgehen von der hinteren Schädelgrube aus, ähnlich der hinteren Entlastungsoperation. Steht die spinale Symptomatik im Vordergrund oder wird die craniale Entwicklung der Geschwulst erst bei der Operation entdeckt, so beginnt der Eingriff mit der Freilegung des oberen Halsmarks, der dann erst die Freilegung der hinteren Schädelgrube angeschlossen wird. Die Hinterhauptsschuppe braucht hierbei nicht so weit nach oben seitlich fortgenommen zu werden. Von einem Bohrloch in der Hinterhauptsschuppe aus wird der Knochen in Richtung des Hinterhauptsloches abgetragen und dieses eröffnet, bis der in der hinteren Schädelgrube liegende Geschwulstteil übersichtlich freigelegt werden kann. Hierbei erweist sich eine breite Fortnahme der das Hinterhauptsloch einengenden Knochenplatte immer als besonders nützlich.

Beginnt der Eingriff auf Grund der cerebellaren Symptomatik von der Hinterhauptsschuppe aus, so folgt der Freilegung der hinteren Schädelgrube die Laminektomie. Nach Verlängerung des Hautschnittes werden in typischer Weise die Dornfortsätze und Bögen der obersten Halswirbel entfernt, wobei die Bögen möglichst breit abgetragen werden sollen. Hierbei ist dem Verlauf der Arteria vertebralis im Atlas und durch die Foramina transversaria der Querfortsätze Rechnung zu tragen, da ihre Verletzung zu schwer stillbaren Blutungen führt und immer auch die Gefahr medullärer Komplikationen damit verbunden ist. Danach erfolgt die Spaltung der Dura in üblicher Weise und die Auswärtsklappung der Dura, die in typischer Weise mit Haltefäden und Klemmen zur Seite gehalten wird. Seitliche Incisionen an entsprechender Stelle können den Zugang erleichtern. Auf die Schonung größerer Blutleiter ist zu achten, was bei planmäßigem Vorgehen keine größeren Schwierigkeiten bereitet. GULEKE (1935) führt im einzelnen hierzu aus, die Spaltung der Dura über dem Halsmark in der Mitte bis nahe an das Hinterhauptsloch vorzunehmen und dort den Schnitt zur Seite abzubiegen, um den über dem Kleinhirn in der Mittellinie vom Hinterhauptsloch nach oben aufsteigenden Sinus occipitalis nicht zu verletzen. Die dabei unvermeidliche Durchtrennung des in Höhe des Hinterhauptsloches querverlaufenden Sinus marginalis ist bedeutungslos, wenn dieser Blutleiter beiderseits vom Schnitt gefaßt und unterbunden wird. Die Blutung aus diesem Sinus ist gewöhnlich unbedeutend. Auch die Gefahr einer Luftansaugung ist bei planmäßigem Vorgehen gering.

Ein transoraler Zugang bietet sich vor allem für die von ventral her das hohe Halsmark komprimierenden Prozesse an (MULLAN, NAUNTON, HEKMAT-PANAH und VAILATI 1966, MENZEL, PENZHOLZ und PISCOL 1970, GROTE, BETTAG und RÖMER 1971).

Bei craniospinalen Tumoren kann sich sofort nach dem Eingriff eine assistierte Beatmung — Bird-Respirator oder Engström-Gerät — als zweckmäßig oder sogar als notwendig erweisen, um einer zu erwartenden Hypoventilation der Lungen und damit der Gefahr einer progredienten Hypoxie bereits im Beginn entgegenzuwirken. KRENKEL und FRIEDMANN (1967) sehen sie als eine unabdingbare Forderung bei allen Kranken jenseits des 40. Lebensjahres sofort im Anschluß an die Exstirpation eines craniospinalen Tumors an.

Auf gewisse Besonderheiten des operativen Vorgehens ist auch bei Geschwülsten am *unteren Ende des Rückenmarks* und im *Bereich der Cauda equina* zu achten. Bereits der Zugang zum Lendenteil des Wirbelkanals kann wegen der stark ausgebildeten paravertebralen Muskulatur und der weit nach hinten vorragenden Gelenkfortsätze schwieriger sein als in den übrigen Abschnitten des Wirbelkanals. Durch die mächtig ausgebildeten Dornfortsätze liegen die Wirbelbögen hier bedeutend tiefer. Diesem Umstand ist bereits beim Anlegen des Mittelschnittes durch entsprechend lange Schnittführung und breite Freilegung bis in unmittelbare Nähe der Gelenkfortsätze Rechnung zu tragen, was bei Benützung der Luerschen Zange im allgemeinen keine größeren Schwierigkeiten bereitet. Da das epidurale Fettgewebe im Lendenbereich fehlt und die Dura den Wirbelbögen hier viel fester anliegt als in den übrigen Abschnitten des Wirbelkanals, ist die Gefahr der Duraverletzung bedeutend größer. Die engsten Beziehungen zwischen Dura und Wirbelbogen bestehen im lumbosacralen Übergang, an der Stelle der Abknickung des Spinalkanals, an der sich auch die Dura passiv beteiligt. Kompliziert kann das Vorgehen in diesem Gebiet dann werden, wenn die anatomischen Verhältnisse durch Fehlen eines Bogens oder bei mangelndem Bogenschluß unübersichtlich werden. Auch bestehen dann meist knorpelige oder strangartige Verbindungen, wodurch die Dura adhärent ist und besonders leicht eingerissen wird. Außer der Gefahr einer Liquorfistel besteht dabei dann die Möglichkeit einer direkten Wurzelschädigung, wenn eine Caudawurzel bei der ungewollten Eröffnung der Dura mit der Zange gefaßt wird. Durch vorsichtiges Arbeiten mit der Stanze oder bei stärkeren Adhäsionen mittels des Dissektors läßt sich durch stumpfes Abschieben der Dura meistens eine rasche Klärung der anatomischen Verhältnisse herbeiführen. Die Spaltung der Dura muß sehr vorsichtig ausgeführt werden, da sich die beweglichen Nervenwurzeln der Cauda equina bei Vorliegen einer intraduralen Geschwulst sofort in die Lücke der Dura vordrängen. Durch die außerordentliche Beweglichkeit der Caudawurzeln wird die Übersicht des Operationsgebietes und das Zurechtfinden mitunter schwierig, zumal die Wurzeln sogar nach der anderen Seite hin verlagert sein können. Es empfiehlt sich deshalb, sie bis zu ihren Austrittsstellen hin zu verfolgen. Häufig verschieben sich dann auch die anatomischen Lagebeziehungen des Conus medullaris zum 2. Lendenwirbel und zu den abgehenden Nervenwurzeln. Der Conus wird durch vorn gelegene Geschwülste oft in cranialer Richtung verschoben und nach hinten emporgehoben; er kann dann zwei Wirbel höher zu liegen kommen, als es seiner gewöhnlichen Lage entspricht. Weitere Schwierigkeiten bei den Geschwülsten im Conusbereich ergeben sich dadurch, daß die Rückenmarkshäute oft innig mit dem Conus verbunden sind und alle Grenzen zwischen Geschwulst und Rückenmark verwischt sind. Unter derartigen Umständen muß immer eine saubere Präparation der Geschwulstentfernung vorausgehen. Durch zartes Einkerben des die Wurzeln und die Geschwulst einscheidenden feinen Überzuges der Arachnoidea und Pia kann die Begrenzung der Geschwulst klargestellt werden, insbesondere die Beziehung der Neubildung zum Conus. Wenn oberer und unterer Tumorpol freigelegt sind, wird sich immer eine versehentliche Entfernung des Conus vermeiden lassen. Liegen die Caudafasern der Geschwulst an, so müssen sie unter Vermeidung einer Zugwirkung sorgfältig gelöst werden. Unlöslich mit der Geschwulst verwachsene Wurzeln werden nach Abklippung oberhalb ihrer Eintrittsstelle in die Geschwulst durchtrennt, wobei sich dann der mit der Geschwulst zusammenhängende Nervenstumpf für die weitere Vornahme der Exstirpation meist als nützlich erweist. Bei weichen Geschwülsten ist von vornherein eine radikale Entfernung nicht durchführbar. Derartige Neubildungen können nur mit großer Vorsicht ausgelöffelt werden. Die Ergebnisse bei subtotaler Entfernung von Ependymomen sind durchaus nicht ungünstig, was auch von WOLTMAN, KERNOHAN, ADSON und McK. CRAIG (1951) bestätigt wurde. Bei der Gefahr, zusätzliche Wurzelschädigungen zu setzen, ist mitunter sogar eine alleinige Entlastungslaminektomie aussichtsreicher.

Gleichartige Schwierigkeiten können sich auch bei der Exstirpation von *Ependymomen des Filum terminale* ergeben, bei denen die Dura mitunter stark verdickt oder auch mehrfach perforiert ist und die Caudawurzeln umwachsen sein können. Sind die Wurzeln in die Geschwulst mit einbezogen, so kann bereits der Versuch, sie einzeln freipräparieren zu wollen, zu schweren Schädigungen von seiten der Nerven und des Rückenmarks führen. Es empfiehlt sich deshalb, auch hierbei nur so viel Tumorgewebe zu entfernen — entweder durch Absaugen oder mit der Curette — wie ohne Schädigung der Caudawurzeln möglich ist. Die Blutungen sind dabei im allgemeinen gering, hängen aber von der Vascularisation der Geschwulst ab. Erstreckt sich ein Ependymom des Filum terminale bis in den Conus medullaris, so muß man sich bei seiner Entfernung die zu erwartenden Blasen- und Mastdarmstörungen vor Augen halten, die bei einer Conusschädigung die unausbleiblichen Folgen sind. Liegen präoperativ derartige Funktionsstörungen nicht vor, so beschränkt man sich besser bewußt auf ein nicht so radikales Vorgehen, vor allem wenn der Tumor, ohne Blasen-Mastdarmstörungen hervorgerufen zu haben, bereits den ganzen Conus durchsetzt hat. Ist nur der unterste Conusabschnitt mit einbezogen, so ist die Absetzung dieses Anteils vertretbar, wenn dadurch die Radikalität der Operation erreicht werden kann, was auch KESSEL und JAEGER (1955) vertreten.

Auch *Neurinome im Bereich der Cauda equina* können gelegentlich eine große Ausdehnung erreichen und sich ähnlich einem Ependymom verhalten, so daß dann die gleichen Vorsichtsmaßnahmen für das operative Vorgehen zweckmäßig sein können.

Meningiome im Bereich der Cauda equina sind ausgesprochen selten und meist verhältnismäßig klein, so daß ihre radikale Entfernung im allgemeinen keine technischen Schwierigkeiten bereitet. Im Hinblick auf die Rezidivneigung mit maligner Entartung und Metastasierung bei Meningiomen in diesem Abschnitt (Boctor 1963) ist ihre Entfernung weit von der Durahaftstelle vorzunehmen.

Auf das Vorgehen bei den *Sanduhrgeschwülsten* ist bereits an entsprechender Stelle eingegangen worden (s. S. 334).

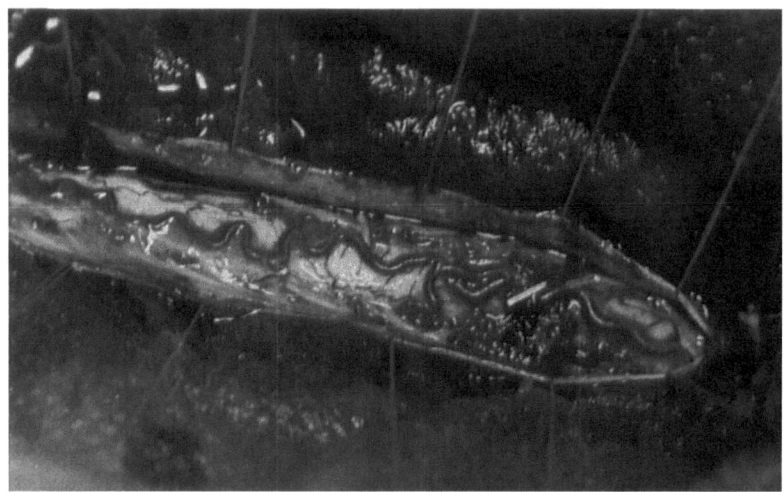

Abb. 150. Angiom, dem Rückenmark dorsal aufliegend.

Die dem Rückenmark aufliegenden *Angiome* werden nach Abklippung und Unterbindung des Hauptstammes und der Gefäßknäuel teilreseziert oder total entfernt (Abb. 150). Dieses Vorgehen ist nur bei oberflächlich gelegenen Angiomen angezeigt. Rosenhagen (1933) empfahl es sogar nur dann, wenn bereits eine Thrombosierung eingetreten war und wies darauf hin, daß bei ausgedehnten Gefäßverbindungen zwischen Angiom und Rückenmark ein Versuch der Unterbindung bzw. Entfernung der „varicösen Venen“ als wenig erfolgversprechend anzusehen sei. Krause (1911), Globus und Doshay (1929) u. a. sehen die Gefahr der Unterbindung in Nekrosen und Erweichungsvorgängen des Rückenmarks. Die Schwierigkeit der operativen Entfernung von spinalen Angiomen ist durch die in der Regel außergewöhnlich starken Blutungen bedingt, wie sie von Bailey und Bucy (1929), Bucy (1932, 1947) u. a. beschrieben wurden. Neue operative Möglichkeiten sind durch die Einführung der Mikrochirurgie gegeben (Krayenbühl, Yasargil und McClintock 1969, Yasargil 1969, Pia 1970, 1971).

Nach Entfernung einer juxtamedullären Geschwulst bleibt am Rückenmark in Abhängigkeit von der Größe und Konsistenz der Neubildung häufig eine Dellenbildung zurück, die auch als „Tumorbett“ bezeichnet wird und erst im Laufe der Zeit verschwindet (s. Abb. 85a und b, S. 232). Vor der Duranaht ist auf eine peinlich genaue Blutstillung zu achten. Ist eine Myelographie vorausgegangen, so ist das Kontrastmittel bei einem Stop möglichst sofort nach Eröffnung der Arachnoidea, andernfalls nach der Tumorentfernung, soweit wie möglich abzusaugen, was durch Senkung des Fuß- oder Kopfendes des Operationstisches erreicht werden kann. Hierdurch lassen sich postoperative, dem Kontrastmittel zur Last zu legende Komplikationen — wie Entzündungen und Verwachsungen — vermeiden. Bei einem größeren Duradefekt, z. B. bei Entfernung eines Meningioms, kann sich eine Überdeckung mit einem Fascienstreifen oder eine Duraplastik als zweckmäßig erweisen. Danach folgt in gleicher Weise wie bei extraduralem Vorgehen der schichtweise

Wundverschluß, wobei die Muskulatur mit Catgutnähten relativ locker angezogen und geknüpft werden soll, weil sich durch die Quellung des Darmmaterials der Knoten von selbst fester zuzieht und unter Umständen ein ungewünschtes Einschneiden der Muskulatur zur Folge hat.

Das Vorgehen bei intramedullären Geschwülsten.

Den Hauptanteil der intramedullären Neubildungen bilden die verschiedenen Gliomarten. Die sogenannten sekundären intramedullären Geschwülste sind weit seltener. Alle intramedullären Neubildungen führen zu einer mehr oder weniger stark ausgeprägten spindelförmigen Auftreibung des Markes. Nur bei den stift- oder röhrenförmig wachsenden Gliomen, die sich über weite Strecken und mitunter sogar über die ganze Länge des Rückenmarks ausdehnen können, kann die Beurteilung schwierig sein; das Rückenmark ist dann in seiner ganzen Länge verbreitert, so daß die charakteristische spindelförmige Auftreibung vermißt wird. Durch atrophische Vorgänge am Mark selbst kann seine äußere Form sogar der eines normalen Rückenmarks weitgehend gleichen.

Bevor ein Eingriff am Rückenmark selbst ausgeführt wird, muß der verbreiterte Markabschnitt in seiner ganzen Ausdehnung freigelegt sein, um bei dem weiteren Vorgehen technische Schwierigkeiten auf das Mindestmaß reduzieren zu können und vor Überraschungen geschützt zu sein; ventral gelegene extramedulläre Tumoren können das Mark derart dorsalwärts verschieben und verbreitert erscheinen lassen, daß ein intramedullärer Tumor vorgetäuscht werden kann. Vor jeder Manipulation am Mark selbst empfiehlt sich deshalb die Inspektion und die Palpation der ventrolateralen und ventralen Dura von beiden Seiten mittels eines Dissektors. Auch Verwachsungen mit den weichen Rückenmarkshäuten werden hierbei erkannt und können vorsichtig gelöst werden. Das auf diese Weise mobilisierte Mark wird bei der eventuell folgenden intramedullären Geschwulstentfernung weniger starken Zugwirkungen ausgesetzt.

Wird in dem freigelegten Gebiet die Geschwulst nicht gefunden, was selbst bei übereinstimmender Höhe des Kontrastmittelstops mit der Laminektomie möglich ist, so empfiehlt sich nach vorsichtiger Palpation des Markes die bereits beschriebene subarachnoidale Sondierung mit einem dünnen, elastischen Gummikatheter in cranialer und caudaler Richtung. Bei Geschwülsten in unmittelbarer Nähe des freigelegten Bezirkes kann bereits der Schwund des Fettgewebes am Ende der Laminektomie ein wichtiger Hinweis sein. Gleiche Bedeutung kann gestauten Venen zukommen, die nicht immer sofort als angiomatöse Veränderungen angesprochen werden sollten, zumal sie regelmäßig mit Beseitigung des komprimierenden Prozesses verschwinden.

Ist ein intramedullärer Tumor sichergestellt und in seiner ganzen Ausdehnung freigelegt, so sollte man sich durch eine vorsichtige digitale Palpation ein Urteil über die Konsistenz, insbesondere aber über das Vorliegen einer cystischen Beschaffenheit bilden. Im Hinblick auf die Beschaffenheit und Art des Glioms gilt im allgemeinen die Regel, daß cystische Gliome gutartiger und besser entfernbar sind als die das Gewebe gleichmäßig infiltrierenden, diffus wachsenden, unreiferen Formen, die sich schlechter abgrenzen lassen und die sich auch schneller auszubreiten pflegen. Der größte Teil der im Rückenmark sich bildenden Geschwülste von stift- oder röhrenförmiger Ausdehnung findet sich im hinteren Abschnitt des Rückenmarks bzw. hinter dem Zentralkanal, wobei von den großen Abschnitten das Cervicalmark und der cervico-thorakale Übergang bevorzugt befallen sind. Ist die Geschwulst cystisch verändert, so kann dies bereits durch die durchscheinende Beschaffenheit der Oberfläche zu erkennen sein. Nicht immer aber wird es möglich sein, eine derartige Veränderung durch Inspektion oder vorsichtige digitale Palpation zu erkennen, so daß vielfach eine vorsichtige Punktion des Rückenmarks mit einer feinen Nadel empfohlen wird, bevor mit der Freilegung des Tumors begonnen wird. Hat die Probepunktion eine Cyste bestätigt, so soll nicht der ganze Inhalt der Höhle durch Punktion entleert werden, da sonst das Auffinden der Höhle mit dem Skalpell und seine Abtragung von der intakten Rückenmarkssubstanz weit schwieriger ist. Probeeinschnitte in das Rückenmark bei unsicheren Befunden sind zu vermeiden. Liegt ein Tumor vor, so soll der

Eingriff so schonend wie möglich ausgeführt werden und der Schnitt nur in einer Ausdehnung vorgenommen werden, wie er für den beabsichtigten Zweck unbedingt erforderlich ist, um möglichst wenig wichtige Bahnen zu zerstören. Die Incision erfolgt mittels
eines feinen spitzen Skalpells. Die Anwendung der Hochfrequenznadel ist am Rückenmark
selbst nicht angebracht. Wenn das Rückenmark gleichmäßig aufgetrieben ist und die
Geschwulst nicht bis an die Oberfläche vorgewachsen ist, so wird der Längsschnitt in der
Mittellinie angelegt (Guleke 1935) oder dicht neben der Mittellinie (Kessel und Jaeger
1955) in einem möglichst gefäßlosen Abschnitt, wobei die Länge nur etwa 2 bis höchstens
3 cm betragen soll. Diese Ausdehnung genügt im allgemeinen, um sich ein Urteil über die
Art, die Abgrenzung und die Konsistenz, d.h. die Operabilität des Tumors, bilden zu
können. Dabei soll man sich im oberen Halsmarkbereich die Möglichkeit plötzlich auftretender Atemstörungen durch eine Schädigung des Phrenicuskerngebietes oder des
Atemzentrums selbst vor Augen halten und bei Lokalisation im unteren Abschnitt des
Rückenmarks an die als Spätfolgen möglichst zu vermeidenden Blasen-Mastdarmstörungen denken, die bis zur Urin- und Stuhlinkontinenz führen können. Hat die Geschwulst
die Oberfläche des Rückenmarks erreicht, so empfiehlt sich für den Einschnitt die Stelle
zu wählen, an der die Geschwulst zur stärksten Auftreibung des Rückenmarks geführt hat.

Die Exstirpation ist nur dann berechtigt, wenn sich die Geschwulst als gut abgegrenzt
erweist und ohne eine zusätzliche Schädigung des nervösen Gewebes entfernt werden
kann. Im allgemeinen trifft dies bei Berücksichtigung artdiagnostischer Gesichtspunkte
überwiegend für die Ependymome zu. Nach Vornahme der Incision drängt sich der Tumor
dann meist an die Oberfläche und kann mit Hilfe kleiner Wattestückchen von dem umgebenden Gewebe vorsichtig schrittweise abgelöst werden. Es empfiehlt sich, die Ablösung
am oberen oder unteren Tumorpol zu beginnen. Mitunter kann die weitere Mobilisierung
durch leichtes Anheben der Geschwulst mittels eines durch den bereits freipräparierten
Tumoranteil gelegten Haltefadens — der jedoch keine stärkere Zugwirkung ausüben
darf — wesentlich erleichtert werden. Häufig ziehen kleine Stränge von der Tumorober-
fläche zur Marksubstanz, die mit Clips versorgt und scharf durchtrennt werden müssen.
Zeigt die Geschwulst beim weiteren Vorgehen ein infiltrierendes Wachstum, so soll man
sich auf ihre partielle Entfernung beschränken oder sich wie bei einer bloßen Entlastungslaminektomie verhalten. Eine alleinige Längsspaltung des Rückenmarks über dem Tumor
hat sich vielfach als nutzvoller erwiesen als der Versuch einer weitgehend radikalen Operation (Woltman, Kernohan, Adson und McK. Craig 1951, Nittner 1958, Döker 1965).

Erweist sich eine intramedulläre Geschwulst von vornherein als nicht entfernbar, so
kann das zweizeitige Vorgehen die schonendste Methode sein. Diese zweizeitige Extrusions-
methode wurde von Elsberg und Beer (1911) eingeführt und als unleugbarer Fortschritt
in der Behandlung intramedullärer Tumoren angesehen (Denk 1932, Jirasek 1932).
Sie empfiehlt sich bei den diffus wachsenden Gliomen, die auch das Rückenmark seitlich
infiltrieren, sowie bei den tiefer unter der Oberfläche des Rückenmarks gelegenen Geschwülsten, deren radikale Entfernung zu einer unvermeidlichen Schädigung des Rückenmarks führen würde. Denk (1932) empfiehlt, das Mark hierbei über dem Tumor in einer
Länge von $1/2$ cm mit einem feinen Graefeschen Messer bis auf den Tumor zu incidieren
und letzteren der spontanen Ausstoßung zu überlassen. Guleke (1935) schlägt als die für
den Einschnitt zu bevorzugende Stelle am Rückenmark einen möglichst gefäßfreien Bezirk
vor. Im allgemeinen gibt er aber dem Schnitt in der hinteren Mittellinie den Vorzug, da er am
schonendsten ist. Denk (1932) dagegen schließt sich der Ansicht von Elsberg (1914, 1925)
an, der die Incision 1—2 mm neben der Mittellinie empfiehlt, um eine Verletzung der im
Septum verlaufenden Gefäße zu vermeiden. In jedem Fall ist die Incision — ob in der
Mittellinie oder paramedian — in der Längsrichtung im Verlauf der Rückenmarksbahnen
vorzunehmen und jedes Quereinschneiden zu vermeiden. Nach Ansicht von Guleke (1935)
genügt sogar oft schon die Punktion der Geschwulst, um dieser den Durchtritt zur Oberfläche entlang dem Stichkanal zu ermöglichen. Die zweite Sitzung wird bei einem derartigen Eingriff nach einem Intervall von 8 Tagen (Denk 1932) bis zu einigen Wochen
oder Monaten (Guleke 1935) angegeben, wenn die Geschwulst aus der Tiefe des Rücken-

marks durch den angelegten Spalt an die Oberfläche getreten und von selbst „geboren" worden ist. Ihre Entfernung ist dann im allgemeinen viel leichter und schonender möglich.

Seitdem WOODS (1928) u. a. für die Tumorentfernung in einer Sitzung eingetreten sind, ist die zweizeitige Exstirpationsmethode von ELSBERG und BEER (1911) vielfach verlassen worden, wenngleich auch heute noch der Vorteil dieses Verfahrens unter bestimmten Bedingungen nicht in Abrede gestellt werden kann.

Ist eine *vollständige* Tumorexstirpation ausgeführt worden, so wird die Dura nach Kontrolle der Blutstillung in der üblichen Weise geschlossen. Das Geschwulstbett im Rückenmark bleibt nach sorgfältigster Blutstillung sich selbst überlassen. Jedes Einlegen von Schwämmchen und ähnlichem ist nach Möglichkeit zu unterlassen. Falls erforderlich, ist zur Blutstillung das Auflegen mit Adrenalin oder Suprarenin getränkter Watte angebracht. Ist dem Eingriff eine Myelographie vorausgegangen, so ist anzuraten, das Kontrastmittel aus dem Duralsack zu entfernen (s. auch S. 340).

Ist nur eine *subtotale* Tumorexstirpation, eine Probeexcision oder eine Längsspaltung vorgenommen worden — sei es, daß sich die Geschwulst als infiltrierend erwiesen hat, sei es, daß sie aus anderen Gründen nur partiell oder nicht entfernt werden konnte — so wird die Dura offen gelassen und der Schluß der Wunde nach sorgfältigster Blutstillung mit der Muskelnaht begonnen.

Eine Erweiterung der operativen Möglichkeiten ist durch das mikroskopische Operationsverfahren zu erwarten (SLOOFF, KERNOHAN und MACCARTY 1964, GREENWOOD 1967, KRAYENBÜHL und YASARGIL 1967 u. a.).

Chirurgische Eingriffe bei Geschwülsten und geschwulstartigen Erkrankungen innerhalb des Spinalkanals.

Die verschiedenen Tumorarten und ihre Operabilität.

Gliome.

Obwohl sich die Gliome des Rückenmarks histologisch nicht von denen des Gehirns unterscheiden, weichen sie wesentlich in ihrer relativen Häufigkeit und auch in ihrem klinischen Verhalten von denen des Gehirns ab. In ihrer biologischen Wertigkeit sind die Gliome des Rückenmarks nicht so bösartig wie die artgleichen Hirngeschwülste (WOLTMAN, KERNOHAN, ADSON und McK. CRAIG 1951). Überlebenszeiten von Jahren wurden auch dann beobachtet, wenn eine Entfernung der Geschwulst nicht möglich war. Daraus ergibt sich, daß bei einer Neigung der Geschwulst zu infiltrativem Wachstum von ihrer Exstirpation abgesehen werden soll. Ein radikales Vorgehen soll nur für diejenigen Geschwülste vorbehalten bleiben, deren Entfernung leicht möglich ist und zu keiner zusätzlichen Schädigung der nervösen Substanz führt. Mehr oder weniger abgekapselte oder cystische Gliome bieten im allgemeinen diese Voraussetzungen. Bei cystischer Beschaffenheit der Geschwulst empfiehlt sich die Punktion der Cyste, ohne jedoch deren Inhalt vollständig zu entleeren. Die Ablösung der Cyste ist dann leichter möglich, und die Abgrenzung gegenüber dem gesunden Gewebe ist sicherer zu erkennen als bei einer weitgehenden oder vollständigen Entleerung des Cysteninhalts (s. auch S. 341).

Von den Gliomen, die $1/5$ bis $1/10$ aller spinalen Geschwülste darstellen, ist das *Ependymom* die am häufigsten vorkommende und prognostisch günstigste Geschwulstart, die in allen Abschnitten des Spinalkanals angetroffen wird. Im Lumbalkanal wird das Ependymom sowohl am häufigsten unter den Gliomen als auch unter den Ependymomen selbst angetroffen und erreicht hier meist eine beträchtliche Größe, bevor es zu manifesten klinischen Erscheinungen führt.

Das chirurgische Vorgehen wird auch hier von der Beschaffenheit, der Größe und der Ausdehnung des Ependymoms bestimmt. Die im Mark gelegenen sind meistens gut abgekapselt, so daß ihre Entfernung ohne eine zusätzliche Schädigung des Rückenmarks vorgenommen werden kann. Nach den Erfahrungen von KESSEL und JAEGER (1955) trifft dies besonders für die Halsmarkependymome zu. Sie können sich bis in die Rautengrube erstrecken. Auch bei ausschließlichem Sitz in der Medulla oblongata ist ihre Totalentfernung möglich, wenn sie unter künstlicher Beatmung des Patienten erfolgt, bzw. bei der Nachbehandlung der Notwendigkeit einer unterstützten Atmung Rechnung getragen wird (TÖNNIS 1964). Auch kann sich das Ependymom über die ganze Länge des Rückenmarks erstrecken und selbst dann noch operativ entfernbar sein, wie der berühmte Fall von HORRAX und HENDERSON (1939) gezeigt hat. Ependymome des Conus medullaris und des Filum terminale füllen häufig den Lumbalkanal ganz aus, so daß oft durch die Größe der Geschwulst und durch neu zu erwartende Störungen der Blasen- und Mastdarmfunktion der Exstirpation Grenzen gesetzt sind. Nur wenn derartige Störungen schon vorliegen und der Tumor bereits den ganzen Conus durchsetzt hat, ist eine Entfernung auch des unteren Conusabschnitts vertretbar. Andernfalls ist die ausgedehnte Entlastungslaminektomie der radikalen Operation vorzuziehen und eine Röntgennachbestrahlung das schonendere Vorgehen, ohne die Prognose ungünstiger zu gestalten.

Das *Astrocytom* des Rückenmarks und des Filum terminale ist eine im Spinalkanal seltener vorkommende Gliomart, die sich weniger gut vom Rückenmark abgrenzt und sich daher meist auch nur subtotal entfernen läßt. Häufiger ist sogar nur die Entlastungslaminektomie angezeigt, ohne daß hierdurch die Prognose ungünstiger wird (WOLTMAN, KERNOHAN, ADSON und McK. CRAIG 1951, DÖKER 1965).

Seltenere Gliomarten sind das *Oligodendrogliom*, das *Glioblastom* und von den Paragliomen das *Medulloblastom*.

Das operative Vorgehen bei diesen Gliomarten wird von ihren Beziehungen zum Rückenmark bestimmt. Nur bei guter Abgrenzung ist ein Exstirpationsversuch vertretbar. Das Glioblastom des Rückenmarks wächst infiltrierend, so daß hier nur die Entlastungslaminektomie in Frage kommt. Selbst Cordektomien, wie sie von MACCARTY und KIEFER (1949) ausgeführt wurden, vermochten eine Metastasierung nicht aufzuhalten.

Primäre *extramedulläre Gliome* lassen sich bei intraduraler Ausbreitung meist leicht und vollständig entfernen (COOPER, McK. CRAIG und KERNOHAN 1951). Sie werden vom heterotopen Gliagewebe abgeleitet und stellen eine klinisch nicht unwichtige Gruppe dar.

Neurinome.

Das operative Vorgehen bei der Entfernung dieser Geschwülste hängt davon ab, ob sie ihren Ausgangspunkt von einer vorderen oder hinteren Rückenmarkswurzel nehmen, ob sie von der Vereinigungsstelle beider Wurzeln ausgehen oder auch vom Anfangsteil des Nervus spinalis. In Abhängigkeit von dem Ausgangspunkt liegen diese Neurinome entweder intradural, gleichzeitig intra-extradural oder ausschließlich extradural. Auch eine extraspinale Ausdehnung, d.h. jenseits des Foramen intervertebrale ist möglich. Sie wachsen dann in die Muskulatur, in den Retropleural- oder Retroperitonealraum ein und werden auf Grund ihrer Geschwulstform als *Sanduhr*- oder *Flaschenhalsgeschwülste* bezeichnet.

Intradurale Neurinome hängen mit der Wurzel, von der sie ausgehen, als kleine, meist etwa haselnußgroße Neubildungen zusammen. Aber auch eine Längenausdehnung über 6 und mehr Segmente ist möglich. Häufig ist dann bereits eine cystische Umwandlung innerhalb der Geschwulst eingetreten. Derartige Geschwülste pflegen von Nervenwurzeln bedeckt zu sein, die vor der Geschwulstentfernung immer sorgfältig und schonend gelöst werden müssen. Im allgemeinen lassen sich Neurinome gut von der Umgebung freipräparieren und nach einem proximal und distal vom Tumor auf die Nervenwurzel gesetzten Clip durchschneiden, so daß die Geschwulst dann meist mühelos entfernt werden kann. Gelegentlich ist es zweckmäßig, einen langgestreckten Tumor stückweise zu entfernen, um eine Schädigung der nervalen Substanz zu vermeiden.

Extra- und gleichzeitig intradural gelegene Neurinome führen durch das trennende Durablatt in der Regel zu einer sogenannten *Sanduhrgeschwulst*. Bereits GULEKE (1935) hat darauf hingewiesen, daß nach einer Laminektomie ein extradural gefundenes Neurinom auf Grund seiner konisch zulaufenden Geschwulstform am Duraansatz oft eine ausschließlich extradurale Lage vermuten läßt, wogegen sich der intradurale Tumoranteil in Wirklichkeit erst einige Millimeter hinter der Durainnenseite zu entwickeln beginnt. Wird bei Vorliegen eines derartigen „extraduralen" Neurinoms der intradurale Anteil übersehen und die *Sanduhrform* der Geschwulst nicht erkannt, so ist das Weiterwachsen des intraduralen Geschwulstanteils nach der vermeintlichen Totalexstirpation des extraduralen Wurzelneurinoms unausbleiblich. GULEKE (1935) empfiehlt deshalb bei extraduralen Neurinomen auch den intraduralen Wurzelanteil zu inspizieren. Die Entfernung derartiger Geschwülste erfolgt entweder in toto nach Querdurchtrennung der Dura, oder aber die beiden Tumoranteile werden an der Duraansatzstelle durchtrennt und jeder Geschwulstanteil für sich entfernt. Auch hier gilt für den juxtamedullären Tumor, daß seine Abtragung immer vom Rückenmark weg in Richtung der Dura erfolgen soll. Die Entfernung des extraduralen Geschwulstanteils unterscheidet sich nicht von der eines extradural gelegenen Neurinoms.

Extradurale Neurinome lassen sich im allgemeinen ohne größere Schwierigkeiten entfernen. Wichtig ist bei dieser Lage, an die intradurale und an die extraspinale Ausbreitung eines derartigen extraduralen Neurinoms auch dann gedacht zu haben, wenn die Wurzel an der Durchtrittsstelle durch die Dura unauffällig erscheint oder wenn sie an der Durchtrittsstelle durch das Zwischenwirbelloch noch zapfenförmig aufgetrieben ist.

Innerhalb der einzelnen Höhenabschnitte finden sich Neurinome im Cervicalbereich oft extra- und intradural, im Brustabschnitt vorwiegend intradural gelegen — über $^2/_3$ der Fälle — wogegen im Caudabereich fast ausschließlich die intradurale Geschwulstentwicklung vorherrscht.

Meningiome.

Das operative Vorgehen hängt bei dieser Geschwulstart weitgehend von ihrer Größe, von der Lage zum Rückenmark und von der Höhe innerhalb des Spinalkanals ab. Da diese Geschwülste von den weichen Häuten, meist von der Dura ausgehen, werden sie überwiegend intradural angetroffen. Aber auch gleichzeitiges intra-extradurales Wachstum oder ein alleiniges extradurales Wachstum mit sogar extraspinaler Ausdehnung, d.h. jenseits des Foramen intervertebrale, ist möglich. Meist handelt es sich dann nur um einen Zapfen, der sich in Richtung der Muskulatur, des Retropleural- oder des Peritonealraumes fortsetzt und eine *Flaschenhals-* oder *Sanduhrform* aufweist.

In der Regel liegen die Meningiome als intradurale Tumoren im Subarachnoidalraum. Extradural kommen sie relativ selten vor. REID und TUTTON (1952) geben ihren Anteil mit 5% an. Die Meningiome sind meist rundlich, etwa kirsch- bis nußgroß, gut abgekapselt, von fester Konsistenz und haften der Dura an. Bei ihrer Entfernung muß die durale Ansatzstelle unbedingt mit entfernt werden, um ein Rezidiv zu vermeiden. Dies geschieht zweckmäßigerweise gleichzeitig mit der Entfernung der Geschwulst.

Bei dorsal oder dorsolateral gelegenen Geschwülsten bereitet dies in der Regel keine Schwierigkeiten. Die mehr ventral oder ausschließlich ventral gelegenen Meningiome können dagegen diagnostische und bei der operativen Entfernung technische Schwierigkeiten bereiten. Differentialdiagnostisch werden sie wegen der früh auftretenden Pyramidenbahn- und Hinterstrangsymptomatik recht häufig als multiple Sklerose verkannt. Bei der Operation kann durch Anhebung des Markes ein intramedullärer Tumor vorgetäuscht werden, wenn die Laminektomie nicht von vornherein breit ausgeführt wurde. Bei dieser Lage ist für die Entfernung der Geschwulst auch immer eine ausgiebige Abtragung der lateralen Bogenanteile erforderlich, da sich nur dann eine zusätzliche Schädigung des Rückenmarks vermeiden läßt. Bei Ausdehnung über mehrere Segmente, was relativ selten ist, kann sich die Durchtrennung einer oder mehrerer Nervenwurzeln für die anschließende Geschwulstentfernung als schonendstes Vorgehen erweisen. Die Entfernung muß dann meist schrittweise erfolgen oder aber durch Aushöhlung der Geschwulst. Hierbei ist in der Regel die Durahaftstelle wesentlich größer. Derartige ventral vom Rückenmark gelegene Geschwülste können im allgemeinen nie in toto entfernt werden, weil außer der direkten Schädigung des Markes wegen der nahen Beziehungen zu der Arteria spinalis anterior dann vasculäre Rückenmarksschäden aufzutreten pflegen. Außer der Wurzeldurchtrennung empfiehlt sich die Durchschneidung von ein oder zwei Zacken des Ligamentum denticulatum auf der Tumorseite, die das Anlegen feiner Alligatorenklemmen und ein leichtes Anheben und Drehen des Rückenmarks nach der Gegenseite ermöglichen. Jede Manipulation am Rückenmark selbst durch Instrumente, die es zur Seite schieben oder anheben, ist wegen der zusätzlichen Markschädigung zu vermeiden.

Obwohl spinale Meningiome im Brustbereich am häufigsten vorkommen, werden sie auch cervical und in den übrigen Abschnitten des Spinalkanals angetroffen. Im unteren Bereich des Spinalkanals sind sie ausgesprochen selten, im oberen können sie sich bis in das Foramen magnum erstrecken. Bei dieser Lokalisation werden sie zufolge ihrer Wachstumsrichtung als subforaminale oder spinocraniale Meningiome bezeichnet (BOGORODINSKY 1936, CUSHING und EISENHARDT 1938), im Gegensatz zu craniospinalen Meningiomen, die von der hinteren Schädelgrube ausgehen und in Richtung des Spinalkanals weiterwachsen.

KESSEL und JAEGER (1955) empfehlen einen plastischen Verschluß der entstandenen Duralücke und bedienen sich hierbei entsprechender Gewebsstreifen aus der Fascia lumbodorsalis. Bei dorsalem Duradefekt gelingt in der Regel das vollständige Einnähen des Fascienstückes. Reicht dagegen der Defekt weit nach lateral oder ventral, so begnügt man sich, das Transplantat dorsal einzunähen und es in anterolateraler Richtung über den Defekt hinweg um den Duralsack zu legen. Heute wird dann vielfach eine Homoioplastik mit lyophilisierter Dura vorgenommen.

Spinale Gefäßmißbildungen, Hämangiome und Hämangioblastome.

Bei einer Unterteilung nach pathologischen Gesichtspunkten wird zwischen Gefäßmißbildungen und echten Gefäßgeschwülsten unterschieden. Zu Gefäßmißbildungen werden vasculäre Abnormitäten und vielfach Angiome gezählt, unter denen das Angioma racemosum venosum das bekannteste ist. Arterio-venöse Angiome, arterielle Angiome und besonders Aneurysmen sind weit seltener. Da es sich bei *Gefäßmißbildungen* um meist sehr dünnwandige mißgebildete Gefäße handelt, die nicht nur an der dorsalen Fläche des Markes sondern auch in der Tiefe der Rückenmarkssubstanz verlaufen, reißen sie bei Manipulationen sehr leicht ein und führen zu intramedullären Durchblutungsstörungen. Nach der Zusammenstellung von WYBURN-MASON (1943) wurde nur relativ selten versucht, sie operativ anzugehen. Selbst geglückte Unterbindungen können schwere Zirkulationsstörungen im Mark mit entsprechenden neurologischen Ausfällen hervorrufen. Koagulationsversuche wurden von TRUPP und SACHS (1948) beschrieben. Durch die Entwicklung der Mikrochirurgie ist es zu einer Bereicherung der operativen Behandlungsmöglichkeiten gekommen. Diese Methode gestattet eine bessere Differenzierung der pathologisch veränderten Gefäße und wirkt sich somit durch Schonung der normalen Gefäße günstig auf die Verhütung der früher so gefürchteten sekundären medullären Erweichungsvorgänge aus (KRAYENBÜHL, YASARGIL und McCLINTOCK 1969, YASARGIL 1969, PIA 1970, 1971 u. a.).

An echten Gefäßgeschwülsten ist im Spinalkanal als ausgereifte Form das Hämangiom und an mehr oder weniger ausgereiften Geschwülsten das Hämangioendotheliom und das Hämangioblastom anzutreffen. *Hämangiome* extradural gelegen können vom ortsständigen Gewebe ausgehen oder aber sich von einem Wirbel in das epidurale Gewebe fortsetzen (GUTHKELCH 1948, NITTNER und TÖNNIS 1950). Epidural gelegen lassen sie sich meist gut entfernen und zeigen zufriedenstellende Ergebnisse, vor allem wenn es sich um ein Cavernom handelt, das immer zwischen D_2 und D_6 angetroffen wird (BRONFMAN und ECTORS 1949, NITTNER 1968). Gelegentlich bestehen fließende Übergänge zu Hämangiolipomen, die sich ähnlich verhalten (TAYLOR, HARRIES und SCHURR 1951).

Hämangioblastome des Rückenmarks liegen als rot oder rotbraun gefärbte Geschwülste von weicher bis mäßig fester Konsistenz in den hinteren Abschnitten des Markes. Im Caudabereich können sie gelegentlich eine Art Kapsel besitzen. Das operative Vorgehen ist dann mitunter günstiger als bei den weichen gelatineartigen Formen in den höheren Rückenmarksabschnitten.

Kongenitale Tumoren.

Hierzu sind die Chordome, die Epidermoide (Cholesteatome), die spinalen cystischen Teratome und Teratoide — zu denen INGRAHAM und BAILEY (1946) auch die Dermoidcysten zählen — die extraduralen Cysten sowie die Lipome zu rechnen.

Die aus den Resten der Chorda dorsalis hervorgehenden *Chordome* liegen primär extradural. Durch ihren malignen Charakter überschreiten sie während des weiteren Wachstums nicht nur die Duragrenze und führen zu einer direkten Markkompression, sondern sie infiltrieren auch die Wirbelsäule, die angrenzenden Knochen und die Muskulatur, so daß hierdurch der radikalen Entfernung Grenzen gesetzt sind. Auch multiples Vorkommen ist möglich (KESSEL und JAEGER 1955).

Epidermoide füllen als lange, sackartig abgekapselte, paramedullär gelegene Geschwülste den Spinalkanal weitgehend aus. Sie sind nach Möglichkeit unter Schonung der Nervenwurzeln und des Markes vollständig zu entfernen. Intramedulläre Epidermoide lassen sich dagegen nur selten radikal operieren.

Cystische Teratome und *Teratoide* wie auch *Dermoidcysten* finden sich häufig mit anderen kongenitalen Anomalien kombiniert (s. Abb. 88—91, S. 234—236). Sie werden in verschiedener Ausdehnung als meist gut abgekapselte Mißbildungstumoren sowohl extra- als auch intradural angetroffen und lassen sich in der Regel gut entfernen, sofern keine Beziehungen zum Rückenmark bestehen. Ist die Kapsel mit dem Mark verwachsen, so ist nur eine Entleerung des Teratomsackes möglich. Das operative Vorgehen soll so radikal wie möglich erfolgen; alle erreichbaren Cysten mit pathologisch verändertem Gewebe sollten entfernt werden, soweit dies ohne zusätzliche Schädigung des Rückenmarks und der Nervenwurzeln einschließlich Caudafasern möglich ist. Besteht eine Verbindung durch einen Fistelgang bzw. einen Hautsinus mit der Körperoberfläche, so ist hierdurch immer die Gefahr einer intraspinalen Infektionsausbreitung bis zum Absceß gegeben.

Extradurale Cysten werden, wie auch die übrigen Mißbildungsprozesse, meist an der Dorsalseite angetroffen, wo sie dem Duralsack aufliegen. In Abhängigkeit von ihrer Größe führen sie zu echten medullären Kompressionserscheinungen. Das operative Vorgehen besteht im Abtragen der Cyste.

Lipome des Rückenmarks kommen extra- oder intradural, oft im Bereich einer Spina bifida, seltener auch intramedullär (BISCHOF und MÜLLER 1966) vor. Als sekundäre intramedulläre Neubildungen weisen sie oft enge Beziehungen zur Rückenmarkssubstanz auf, so daß ihre radikale Entfernung dann meist nicht möglich ist.

Granulome.

Hierunter werden *entzündliche Endzustände unspezifischer* und *spezifischer Art* — wie Tuberkulome und Gummen — gezählt, die früher relativ häufiger vorgekommen sind. Gelegentlich werden auch Lymphogranulome und Myelome (Plasmocytome) dazugerechnet, die als mehr oder weniger umschriebene tumoröse raumbeengende Prozesse deshalb auch an dieser Stelle abgehandelt werden, obwohl sie nach pathologischen Gesichtspunkten anders einzuordnen sind (s. S. 90—96, bzw. S. 48—51 und 44—46). Innerhalb des Spinalkanals können Granulome intramedullär, juxtamedullär oder auch extradural angetroffen werden. Intramedulläre Tuberkulome wie auch Gummen sind ausgesprochene Raritäten. Während die Exstirpation intramedullärer Tuberkulome früher häufig von einer tuberkulösen Meningitis gefolgt war, ist heute durch die Streptomycinbehandlung diese Gefahr gemindert worden.

Lymphogranulomatöse Herde sind Ausdruck einer Systemerkrankung und können im allgemeinen nur partiell entfernt werden, so daß eine Nachbestrahlung notwendig ist. Die Besserung der neurologischen Symptomatik ist nur vorübergehend und wird von der Grundkrankheit überschattet.

Myelome (Plasmocytome) treten überwiegend multipel auf und bevorzugen bestimmte Teile des Skeletsystems und bestimmte Abschnitte der Wirbelsäule. Ausschließlich epidural gelegen sind sie ausgesprochen selten, wie die Mitteilungen von ROGERS (1953) sowie ein Fall im Krankengut von TÖNNIS (NIKULLA 1967) unter 404 raumbeengenden Prozessen erkennen lassen. Das Myelom (Plasmocytom) sollte bei medullären Kompressionserscheinungen nur dann operativ angegangen werden, wenn es isoliert und umschrieben die Wirbelsäule oder den Spinalkanal befallen hat. Die Laminektomie soll nicht nur auf den Bereich des Myeloms beschränkt werden, sondern von vornherein breit und über mehrere benachbarte Wirbel ausgeführt werden. Hierdurch läßt sich bei der Neigung oder bei dem häufig zu beobachtenden Übergreifen der Geschwulst auf benachbarte Wirbel eine Rezidivoperation vermeiden. Aber auch sie kann noch eine bedeutende Besserung der neurologischen Störungen und Beschwerden bringen, sofern im weiteren Verlauf keine Generalisierung auftritt. Kombiniertes operatives Vorgehen mit anschließender Gammatron-Bestrahlung (s. auch Löhr und Vieten, Bd. IV/4, S. 421—566 dieses Handbuchs) und bei multiplem Vorkommen eine cytostatische Therapie (s. S. 370—372) scheinen zu den besten Behandlungsergebnissen zu führen. Für das weitere Schicksal ist der Verlauf entscheidend, d.h. vom Verhalten des ortsständigen Prozesses und ob eine Generalisation erfolgt, die auch noch nach Jahren einsetzen kann (Abb. 151a—c).

Der neurochirurgische Eingriff besteht in einer Laminektomie mit dem Bestreben, die Kompression zu beseitigen. Selbst die alleinige Entlastungslaminektomie kann zu einer vorübergehenden Rückbildung der neurologischen Störungen führen. Die Notwendigkeit eines in gleicher Sitzung vorzunehmenden orthopädischen Eingriffs ist gegeben, wenn das Abrutschen eines Wirbels nach der Laminektomie oder das Auftreten einer Spontanfraktur zu befürchten ist. Dann ist die dorsale Fusion mit Palacos, die Lagerung im Gipsbett und die Versorgung mit einem Stützkorsett zu empfehlen (Schlegel 1969). Nach Entfernung der Geschwulst kann auch ein Ausguß der im Wirbelkörper entstandenen Tumorhöhle mit Palacos zur Stabilisierung der Wirbelsäule vorgenommen werden, was für den Kranken die Voraussetzung für eine rasche Mobilisierungsmöglichkeit bedeuten kann (Schneider 1970).

Metastatische Geschwülste.

Hierbei handelt es sich vorwiegend um Absiedlungen von *Carcinomen* der Lunge, Prostata, des Uterus, der Mamma usw. (s. auch S. 66—72 sowie S. 261—263). Ein operatives Vorgehen ist nur bei einer isoliert vorkommenden spinalen Metastase zu erwägen.

Die *metastatischen Sarkome* sind vorwiegend Lymphosarkome und finden sich überwiegend extradural, wobei häufig auch die Wirbelsäule beteiligt ist. Ihre Entfernung ist bei der nicht abzugrenzenden Ausbreitung dieser metastatischen Geschwülste immer nur subtotal, so daß auch die Bestrahlung ein Weiterwachsen der Geschwulst nicht zu verhindern vermag.

Die *primären epiduralen Sarkome* nehmen insofern eine Sonderstellung ein, als es sich hierbei um relativ gut abgegrenzte, auf den Epiduralraum beschränkte, flächenhafte Geschwülste von speckig-schwartiger Beschaffenheit handelt, die sich gut von ihrer Umgebung, insbesondere auch von der Dura abtragen lassen. Histologisch handelt es sich um Sarkome mit ausgereifteren Zellformen (s. auch S. 50—53 sowie 261—263). Auch hier ist eine Nachbestrahlung angezeigt. Katamnesen von mehreren Jahren sind keine Seltenheit.

Schließlich sind die metastatische Aussaat von Gliomen in den spinalen Subarachnoidalraum, die von Kernohan (1941) als meningeale Gliomatose bezeichnet wurde, sowie die Absiedlung von Medulloblastomen und Pinealomen anzuführen.

Multiple Rückenmarkstumoren.

Sie werden am häufigsten bei der Recklinghausenschen Neurofibromatose angetroffen. Diese primär gutartigen Neurofibrome können gelegentlich maligne entarten. Durch die Entfernung einzelner Neurofibrome, die eine medulläre oder radikuläre Symptomatik verursachen, kann meist nur eine vorübergehende Besserung der Kompressionserscheinungen erreicht werden. Im allgemeinen sind jedoch die Rückenmarkswurzeln einschließlich der Cauda equina von mehr oder weniger großen Geschwulstknoten bis zu traubenartigen Gebilden übersät. Die Indikation zu einem operativen Vorgehen kann daher nur von Fall zu Fall entschieden werden.

Multiple Meningiome können im Spinalkanal vorkommen, ohne daß ein Zusammenhang mit einer Recklinghausenschen Erkrankung besteht. Hierbei handelt es sich jedoch um ausgesprochen seltene Beobachtungen (List 1943, Rand 1952, Nittner und

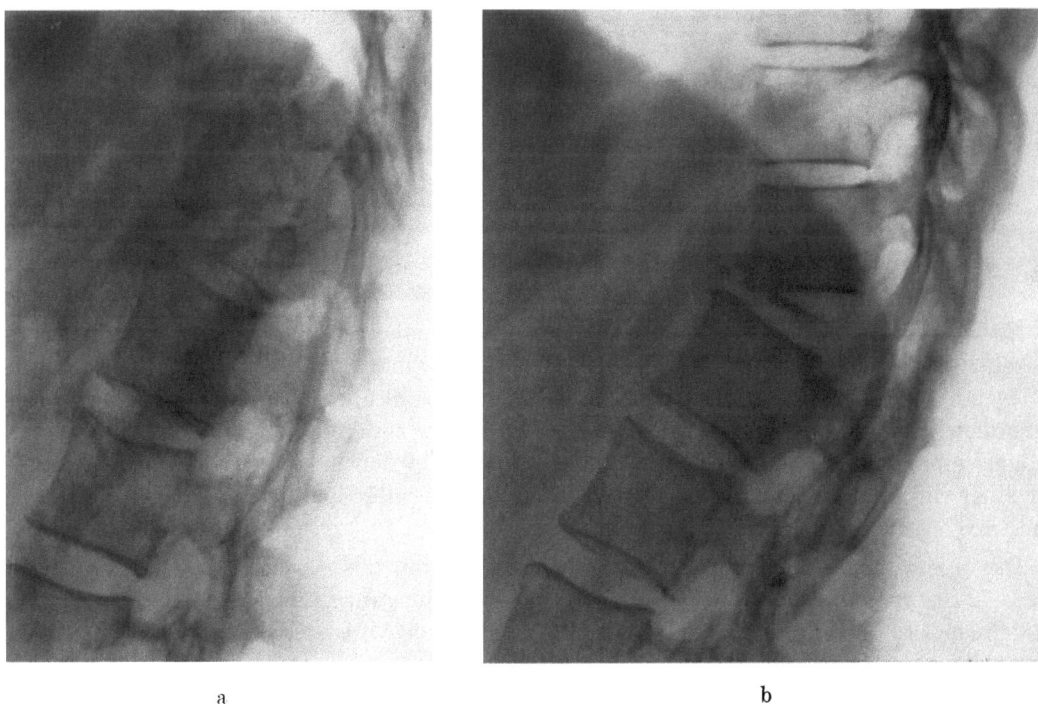

a   b

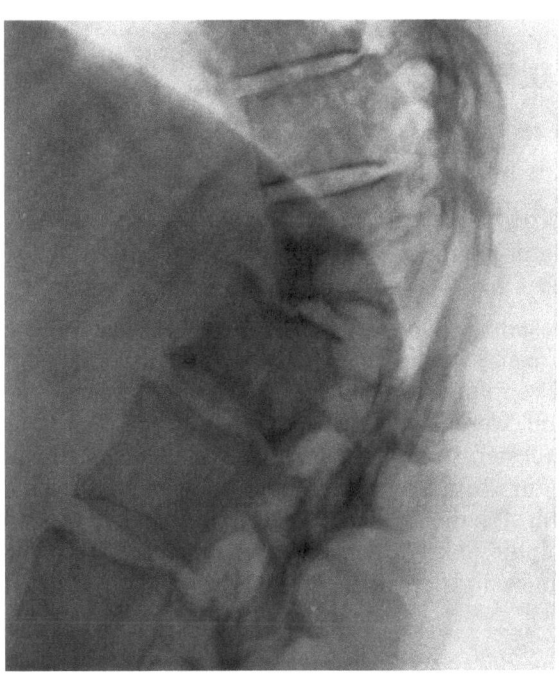

c

Abb. 151a—c. Plasmocytom von D12—L2 mit Wirbelkompression L1. Verlaufsuntersuchungen über einen Zeitraum von 12 Jahren (1947, 1952, 1959).

SCHIEFER 1955). Multiples Vorkommen als Metastasierung aufzufassen, wird im allgemeinen abgelehnt, da es nicht der relativen Gutartigkeit und der histologischen Struktur entspricht. Auf Ausnahmen dieser Regel konnten KALM (1948) — Metastasierung im Spinalkanal — WINKELMANN, CASSEL und SCHLESINGER (1952) sowie in letzter Zeit ZÜLCH, POMPEU und PINTO (1954) — Metastasierung in Körperorgane — hinweisen.

Multiples Vorkommen von Rückenmarkstumoren kann weiter bei der Lymphogranulomatose oder der Hodgkinschen Erkrankung (s. S. 48—52, 90, 347), beim Myelom oder

Plasmocytom (s. S. 44—46, 49, 50, 347, 348, 380) und beim Chordom (s. S. 28—30, 346, 347) beobachtet werden.

Chordome finden sich entsprechend ihrer embryonalen Herkunft am unteren und auch oberen Ende des Spinalkanals im Epiduralraum, von wo aus sie sich infiltrierend intradural und extraspinal ausbreiten. Dem anzustrebenden radikalen Vorgehen sind durch die Art des Prozesses, durch die Größe der Geschwulst und durch ihr infiltratives Wachstum jedoch immer Grenzen gesetzt.

Die Behandlung des akuten epiduralen Abscesses.

Entzündliche Erkrankungen innerhalb des Spinalkanals treten vorwiegend als Epiduralabsceß in Erscheinung. Das klinische Bild ist durch einen meist perakuten Verlauf mit heftigen Muskelschmerzen, lokalem Druckschmerz sowohl über den entsprechenden Dornfortsätzen als auch paravertebral sowie durch rasch zunehmende Querschnittserscheinungen geprägt. Die medulläre Symptomatik beruht in den meisten Fällen wohl weniger auf einer direkten Druckwirkung als vielmehr auf vasculär bedingten Vorgängen, die zu einer irreversiblen Querschnittslähmung führen.

Das operative Vorgehen hängt von der Ausdehnung des Abscesses ab; er kann sich auf 1—2 Segmente beschränken, sich aber auch über die ganze Länge des Epiduralraumes ausdehnen. Es besteht in der Eröffnung des epiduralen Abscesses mittels Laminektomie. Bevor der Eiter abgesaugt wird, soll eine Probe zur bakteriologischen Untersuchung und Resistenzbestimmung steril entnommen und abgefüllt werden. Nach Absaugen des Eiters ist das Absceßbett zu spülen und ein Antibioticum zu instillieren. Um den Abfluß nach außen zu gewährleisten und einer weiteren Ausbreitung der Infektion vorzubeugen, wird durch einen seitlich angelegten Stichkanal eine bis in den Epiduralraum reichende Gummidrainage gelegt, durch die die Spülung und die weitere Verabreichung eines artspezifischen Antibioticums vorgenommen werden kann.

Die Behandlung des chronischen epiduralen Abscesses.

Der klinische Verlauf erstreckt sich gegenüber dem akuten epiduralen Absceß über längere Zeit; Anamnesen von einem Jahr und länger sind bekannt.

Die Behandlung besteht in der Freilegung des Abscesses durch eine Laminektomie. Der Epiduralraum ist meist von Eiterherden und Granulationsgewebe ausgefüllt. Nach Absaugung des Eiters, von dem eine bakteriologische Untersuchung und Resistenzbestimmung vorzunehmen sind, werden die Granulationen unter Schonung der Dura vorsichtig entfernt. In dem gesäuberten Epiduralraum wird ein Antibioticum-Puder eingebracht und ein Drain in den Epiduralraum eingelegt, das außerhalb der Operationswunde an die Oberfläche gelegt wird. Es dient einerseits der Ableitung, andererseits der täglichen Spülung mit dem durch die bakteriologische Untersuchung festgestellten optimalen Antibioticum. Die Operationswunde wird in typischer Weise in Schichten vernäht.

Die Behandlung des subduralen spinalen Abscesses.

Das klinische Erscheinungsbild dieser äußerst selten vorkommenden Absceßlokalisation entspricht weitgehend dem des akuten Epiduralabscesses.

Das operative Vorgehen besteht in der Laminektomie. Nach Freilegung des Epiduralraumes liegt die Dura verdickt vor und zeigt keine Pulsation. Der Nachweis von Eiter wird durch eine vorsichtige Punktion des Subduralraumes erbracht. Vor Eröffnung der Dura ist in jedem Fall die Entleerung des subduralen Eiters durch Aspiration mittels der liegenden Kanüle vorzunehmen, um ein Vorquellen in das epidurale Gewebe zu vermeiden. Nach Säuberung des Subduralraumes wird ein Drain in den Duralsack gelegt, die Dura vernäht und das Drain durch eine besondere Öffnung nach außen geleitet. Es dient zur Drainage und zur täglichen Spülung mit dem durch bakteriologische Untersuchung ermittelten optimalen Antibioticum. Der Eingriff wird mit dem schichtweisen Verschluß der Wunde beendet.

Die Behandlung des Rückenmarksabscesses.

Klinisch tritt dieses Krankheitsbild unter den Erscheinungen einer Querschnitts-myelitis auf. Der Verdacht auf das Vorliegen einer intramedullären Eiteransammlung ist berechtigt, wenn außer dem entzündlichen Liquorbefund eine Passagebehinderung beim Queckenstedt-Versuch und ein myelographischer Stop bestehen. Nur bei frühzeitig ge-stellter Diagnose und operativer Freilegung ist mit einer günstigen Beeinflussung der schweren neurologischen Störungen zu rechnen.

Der Eingriff besteht in einer Freilegung des Spinalkanals und des betroffenen Rücken-marksabschnitts, der sich durch Schwellung und Fluktuation erkennen läßt. Der Nach-weis wird durch Punktion des Abscesses erbracht, dem die Eröffnung der Absceßhöhle angeschlossen wird. Die Incision wird im Bereich der stärksten Fluktuation des Rücken-marks in einem gefäßfreien Bezirk, möglichst nahe der Mittellinie, vorgenommen. Unter gleichzeitigem oberflächlichem Absaugen wird auf diese Weise die Absceßhöhle in ihrer ganzen Länge eröffnet. Ein in den Subarachnoidalraum eingelegter Drain wird durch eine besondere Öffnung an die Oberfläche geleitet und dient zur Behandlung mit dem artspezifischen Antibioticum. Die Dura wird in den meisten Fällen offen gelassen und die Operationswunde schichtweise geschlossen.

Die Behandlung der Arachnitis spinalis.

Unter dieser Krankheitsbezeichnung werden Veränderungen der spinalen Arachnoidea zusammengefaßt, die von Verdickungen über Verwachsungen bis zu Cystenbildungen reichen. Sie können sich umschrieben finden, auf eine oder mehrere Nervenwurzeln be-schränkt sein, mehr einseitig vorliegen oder auch große Strecken des Subarachnoidalraumes erfassen. Auch Ausdehnungen über die ganze Länge des Spinalkanals sind bekannt. Mitunter liegen flächenhafte Verwachsungen mit dem Rückenmark vor, die zu sekundären Markschädigungen führen können. Die Diagnose ist präoperativ nur dann mit einiger Sicherheit möglich, wenn die myelographische Untersuchung die hierfür sprechende fein-tropfige Verteilung des Kontrastmittels erkennen läßt. In Abhängigkeit von den Verände-rungen kann aber auch ein partieller oder vollständiger Kontrastmittelstop vorliegen. Häufig erbringt erst die Freilegung des Rückenmarks die diagnostische Klärung.

Der Eingriff besteht in der Laminektomie mit Duraeröffnung. Handelt es sich um zarte Verwachsungen, die sich nur auf einige Segmente erstrecken, so kann die einfache Lösung dieser Adhäsionen ausreichend sein, wobei eine Schädigung der meist in unmittel-barer Nachbarschaft liegenden Wurzeln und Gefäße vermieden werden muß. Nur bei zusätzlichen Wurzelschmerzen kann eine gleichzeitige hintere Wurzeldurchschneidung angezeigt sein. Bei strangartigen oder flächenförmigen Verwachsungen bestehen in der Regel enge Beziehungen zum Rückenmark und seinen Wurzeln, so daß ihre Entfernung nicht immer vollständig möglich ist. Im Bereich der Cauda equina sind die Veränderungen vielfach so stark ausgeprägt, daß Verbackungen mit den Nervenwurzeln und Cysten-bildungen vorliegen. Der Eingriff wird weitgehend von dem Ausmaß und der Beschaffen-heit der arachnoiditischen Veränderungen und ihren Beziehungen zur nervösen Substanz bestimmt. Er kann nur dort Aussicht auf Erfolg haben, wo sich von vornherein eine zu-sätzliche Schädigung des Rückenmarks bzw. der Cauda equina vermeiden läßt (s. Abb. 1, S. 97).

Da bei ausgedehnten Verwachsungen im allgemeinen eine Neigung zu entzündlichen Reaktionen an der Arachnoidea besteht, sind die Spätergebnisse oft wenig befriedigend. Dagegen sind die Resultate nach operativer Beseitigung einer „segmentären Arachnoi-ditis", z. B. nach Fraktur eines Wirbels, nach Eröffnung oder nach Abtragung cystischer Gebilde, weit günstiger. KESSEL und JAEGER (1955) empfehlen, die Dura nach Aus-führung des Eingriffs offen zu lassen, damit die Liquorzirkulation besser vor sich gehen kann. Bei dem anschließenden Verschluß der Wunde ist auf die besonders genaue Naht der einzelnen Schichten zu achten.

Die Behandlung der Pachymeningitis spinalis hypertrophicans.

Die Genese dieser Veränderungen an der harten Rückenmarkshaut ist in den meisten Fällen ungeklärt; in der älteren Literatur wird ihnen häufig eine Lues zur Last gelegt. Die Veränderungen sind vielfach nicht immer allein auf die harte Rückenmarkshaut beschränkt, sondern sie beziehen auch die weichen Häute, das Rückenmark oder die Cauda equina ein. Der bevorzugte Abschnitt für derartige Veränderungen ist die Cervicalregion. Aber auch ein Übergreifen in cranialer Richtung bis in die hintere Schädelgrube (Naffziger und Stern 1949) ist bekannt. Auf ihr Vorkommen im Thorakalabschnitt des Rückenmarks wurde von Kessel und Jaeger (1955) hingewiesen. Auch im unteren Abschnitt des Spinalkanals, im Bereich der Cauda equina, kann sie angetroffen werden.

Die Behandlung besteht nach vorgenommener Laminektomie in der Excision der schwartig-verdickten Dura, die am stärksten im dorsalen Anteil des Duralsackes ausgeprägt ist. Die Operation beschränkt sich daher auf die Abtragung dieser dorsalen und dorsolateralen Anteile des Duralsackes, sofern dies durch die Beziehungen zum Rückenmark möglich ist. Beim Fortbestehen von Wurzelschmerzen kann sich eine Röntgennachbestrahlung günstig auswirken.

Chirurgische Eingriffe bei entzündlichen Erkrankungen sowie nach Blutungen innerhalb des Spinalkanals.

Blutungen innerhalb des Spinalkanals werden extradural, intradural und intramedullär angetroffen. Sie führen jedoch nur selten zu einer Raumbeengung mit medullären Symptomen. Ursächlich werden Traumen, Gefäßmißbildungen bzw. Angiome und andere Gefäßprozesse, geschwulstartige Neubildungen, Blutkrankheiten, Entzündungen, Vergiftungen, Punktionen, operative Eingriffe und die therapeutische Anwendung von Antikoagulantien angegeben. Kessel und Jaeger (1955) nehmen bei spinalen epiduralen Hämatomen immer eine traumatische Genese an und unterstellen, daß relativ leichte Wirbelsäulentraumen zu epiduralen Hämatomen führen, wenn es nicht zu einer Fraktur der Wirbelsäule gekommen ist. Als Intervall zwischen Unfall und Manifestation der neurologischen Symptome geben sie 20 Minuten bis zu mehreren Wochen an. Das klinische Bild wird von der Höhe des Hämatoms innerhalb des Spinalkanals bestimmt. Die Niveaudiagnose ist durch die Myelographie zu ermitteln. Die Behandlung besteht in der Ausräumung des Hämatoms, sofern es raumbeengend wirkt.

Auch *Systemerkrankungen der Wirbelsäule*, entzündliche Wirbelsäulenerkrankungen und Degenerationsvorgänge an der Wirbelsäule können unter bestimmten Voraussetzungen ein neurochirurgisches Vorgehen erforderlich machen.

Da es sich hierbei überwiegend oder ausschließlich um orthopädisches Krankengut handelt, ist es für den Neurochirurgen eine Auslese. Bezüglich weiterer Einzelheiten wird auf die entsprechenden Ausführungen im Kapitel von Schlegel (1969), Bd. VII/1, S. 1 bis 72 dieses Handbuchs verwiesen.

Chirurgische Eingriffe bei spinaler Raumbeengung durch Geschwülste und Erkrankungen der Wirbelsäule.

Die primären *Geschwülste* der Wirbelsäule können nach ihrem klinischen Verhalten in benigne, semimaligne und maligne eingeteilt werden. Zu der ersten Gruppe werden die Hämangiome, die Osteome und die Osteoid-Osteome gezählt. Die Chondrome wie auch die Riesenzelltumoren sind nur bedingt gutartige Wirbelsäulentumoren, da sie einen bösartigen Verlauf annehmen können. Sarkome, Chordome und Myelome (Plasmocytome) werden zur Gruppe der bösartigen Tumoren gezählt; sie wurden bereits bei den metastatischen Geschwülsten (s. S. 348), bei den kongenitalen Tumoren (s. S. 346—347) und bei den Granulomen (s. S. 347—348 abgehandelt.

Die Diagnose dieser Geschwülste erfolgt in der Regel durch die Röntgenuntersuchung, so daß an dieser Stelle auf die charakteristischen röntgenologischen Veränderungen, insbesondere im Hinblick auf operative Konsequenzen, Vorsichtsmaßnahmen und Komplikationsmöglichkeiten jeweils näher eingegangen wird. Diese Geschwülste sind für den Neurochirurgen nur dann von Interesse, wenn sie zu einer Markkompression führen, nicht strahlensensibel sind und nicht von vornherein Ausdruck einer malignen, sich als System-erkrankung über den Gesamtorganismus ausbreitenden Erkrankung sind.

Sofern eine *Operation* angezeigt ist, besteht sie in einer Laminektomie mit dem Be-streben einer Dekompression des Rückenmarks und einer Entfernung der Geschwulst im Rahmen der jeweiligen Möglichkeiten. Bezüglich notwendig werdender orthopädischer Maßnahmen wird auf die Ausführungen S. 333 und 348 verwiesen.

Hämangiome der Wirbel sind weit häufiger, als sie neurologische Symptome hervorrufen. Die klinisch-neurologisch in Erscheinung tretenden Wirbelhämangiome bevorzugen nach SEIFERTH (1964) den oberen und mittleren Thorakalabschnitt (SCHEID und BURKHARDT 1938, SCHLESINGER und UNGAR 1939, MANNING 1951). Im allgemeinen ist nur ein Wirbelkörper verändert, aber auch zwei benachbarte und mehrere Wirbel können be-troffen sein. Über multiloculäres Auftreten wurde von JUNGHANNS (1932), SCHEID und BURKHARDT (1938), SCHINZ (1952), COCCHI (1953) u. a. berichtet.

Röntgenologisch finden sich die für ein Wirbelhämangiom typischen Veränderungen in Form der streifenförmigen und der grobwabigen Strukturierung. Wird die feinporige Spongiosa durch dickere, vorwiegend vertikal verlaufende Balken ersetzt, die durch horizontal verlaufende Trabekel verbunden sind, so kommt es zu einer streifenförmigen, balken- oder säulenartigen Anordnung (HAMMES 1933, LIVINGSTON 1935, STEHR 1940, NITTNER und TÖNNIS 1950, LINDQUIST 1951, ASKENASY und BEHMOARAM 1957, REINHOLD und SAUERBREY 1960 u. a.). Tritt dagegen die Trabekelzeichnung zurück, so läßt sich als Ausdruck einer annähernd gleichmäßigen Beteiligung der senkrechten und waagrechten Spongiosabalken eine mehr grobwabige Struktur erkennen (SCHINZ und UEHLINGER 1931), die auch als grobmaschig-netzförmige (LITTEN 1932, SCHWINGEN-HEUER 1949, FUCHS 1955 u. a.) oder als honigwabenähnliche Strukturen (ALPERS und PANCOAST 1932, TAPIE 1957, LEGRÉ und SERRATRICE 1960 u. a.) bezeichnet werden. Bei der Form des progredienten expansiven Wachstums des Hämangioms wird der Wirbel-körper durch das von innen andrängende Tumorgewebe atrophisch. Die normalen Kon-turen des Wirbelkörpers bleiben nicht mehr erhalten; die ventralen und dorsalen Wirbel-körperflächen buchten sich aus, die lateralen konkaven Flächen gehen in eine geradlinige und bei fortschreitendem Prozeß sogar in eine konvexe Begrenzung über (MAKRYCOSTAS 1929, HORMANN 1939, STEHR 1940, SCHWINGENHEUER 1949 u. a.). Durch die Auf-blähung des Wirbelkörpers kommt es zu einer Einengung des Wirbelkanals, wodurch direkte Kompressionserscheinungen hervorgerufen werden können (LITTEN 1932, STEHR 1940 u. a.). Bei einer zunehmenden grobwabigen Auftreibung und Atrophie der Wirbel-körper ist — im Gegensatz zu dem balkenförmigen Spongiosaumbau — die Tragfähigkeit des Wirbels nicht mehr garantiert, so daß ein Wirbelkörperzusammenbruch resultieren kann (Abb. 152a—c). Die Bandscheiben bleiben grundsätzlich in normaler Höhe erhalten (REINHOLD und SAUERBREY 1960, BROCHER 1962).

Die klinischen Erscheinungen werden daher entweder durch die gleichzeitige Aus-breitung des Angioms im spinalen Epiduralraum (BAILEY und BUCY 1929, SANDAHL 1932, NITTNER und TÖNNIS 1950) oder durch den selten vorkommenden Zusammenbruch eines Wirbelkörpers hervorgerufen.

Die Diagnose bei medullären Symptomen und die weitere Abgrenzung hinsichtlich einer Kompression oder einer durch das Angiom bedingten Durchblutungsstörung des Rückenmarks erfolgt durch die zusätzliche Liquoruntersuchung, Passageprüfung und Kontrastmitteluntersuchung.

Die *Behandlung* besteht bei medullären Kompressionserscheinungen in der Lamin-ektomie. Der Eingriff ist durch die Art des Prozesses in den meisten Fällen durch starke Blutungen erschwert. Sie können in Abhängigkeit von der Ausbreitung des Angioms bereits nach dem Hautschnitt auftreten. Die oft massiven Blutungen aus den Bögen durch stark erweiterte Blutgefäße können durch Eindrücken von Wachs in das Knochengewebe

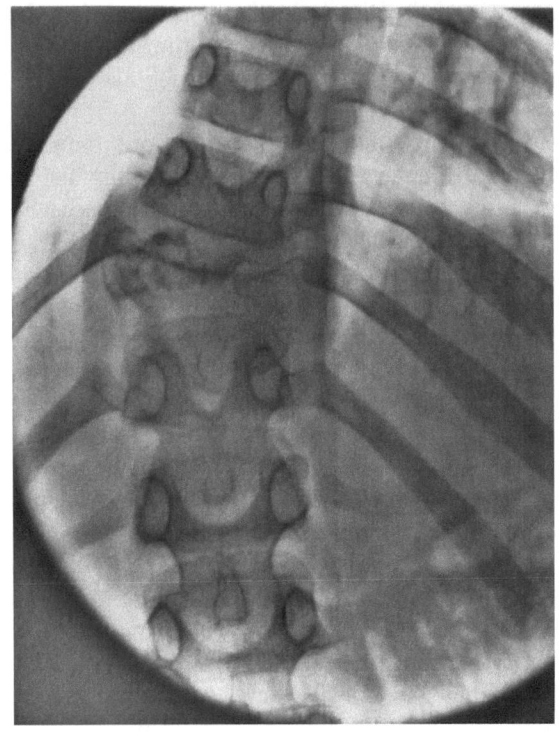

a

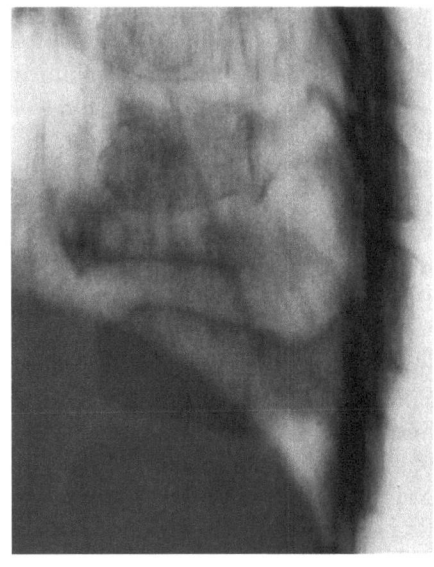

b

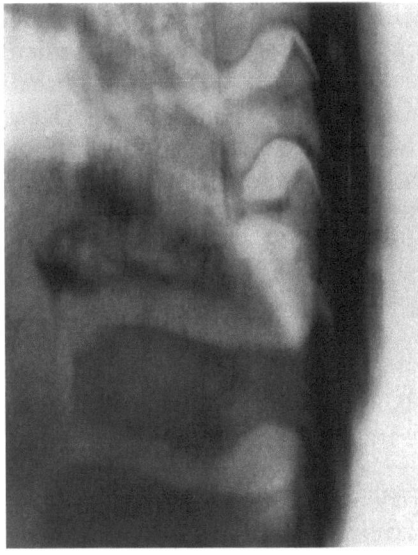

c

Abb. 152a—c. Wirbelkörperangiom mit Kompressionsfraktur des 11. Brustwirbels. a) Im ap-Bild ist in unmittelbarer Nähe des komprimierten Angiomwirbels ein paravertebraler Weichteilschatten zu erkennen, der sich bei der Operation als organisiertes Hämatom erwies. b) und c) Schichtaufnahmen im seitlichen Strahlengang, die die wabig-blasige Angiomstruktur wiedergeben. (Die Abbildungen wurden freundlicherweise von Herrn Priv.-Doz. Dr. St.Peić, Orthopädische Universitätsklinik Köln, Direktor Prof. Dr. G. Imhäuser, zur Verfügung gestellt.)

und durch Elektrokoagulation gestillt werden. Manche Autoren schlagen eine Röntgennachbestrahlung vor.

Osteom sollte als Bezeichnung für diejenigen Knochengeschwülste vorbehalten bleiben, die gutartig sind und zum überwiegenden Teil aus reifem Knochengewebe bestehen (Hellner 1950). Dahlin (1957) bezweifelt in seiner Übersicht von 1853 Knochentumoren sogar das Vorkommen von Osteomen. Mitteilungen über echte Osteome der Wirbelsäule finden sich u. a. bei Hellner (1950) und Brocher (1962), die bei Lokalisation im Wirbelkörper meistens klinisch stumm sind. Häufiger werden sie in den Wirbelbögen angetroffen.

Röntgenologisch führen sie zu einer Zone stark verdichteter Knochenstruktur, die durch eine gleichmäßige dichte Knochenauflagerung hervorgerufen wird (HELLNER 1950, BROCHER 1962).

Osteoid-Osteome sind dagegen eine Geschwulsterkrankung des unausgereiften, noch nicht verkalkten Knochengewebes (JAFFÉ 1935, 1945). An der Wirbelsäule werden sie immerhin in einer Häufigkeit von 11,6% angetroffen (JAFFÉ 1935, 1945, LEWIS 1944, SHERMAN 1947, DOCKERTY, CHORMLEY und JACKSON 1951, GOLDING 1954, COLEY 1960), mit besonderer Lokalisation im Thorakal- und oberen Lumbalbereich, wie auch weitere Mitteilungen von KLEINBERG (1944), FAGERBERG (1953), RUSHTON, MULDER und LIPSCOMB (1955) sowie von SABANAS, BICKEL und MOE (1956) u. a. erkennen lassen. Das Erkrankungsalter liegt zwischen dem 11. und 26. Lebensjahr, wobei das männliche Geschlecht gelegentlich bevorzugt ist.

Röntgenologisch finden sich kleine ovale bis rundliche Aufhellungen von einem halben Zentimeter bis zu zwei Zentimeter Durchmesser, die immer in nächster Umgebung des intensivsten Schmerzes und der größten Druckempfindlichkeit angetroffen werden. Umgeben wird dieses Gebiet von einer sklerotischen Zone, die sich als schmaler Ring abbildet und sich 1—2 cm um den zentralen Herd ausdehnen kann (LEWIS 1944, PONSETI und BARTA 1947, GOLDING 1954, LICHTENSTEIN 1959). Eine Vergrößerung des Herdes über 2 cm Durchmesser ist selten. SABANAS, BICKEL und MOE (1956) beschrieben eine C-förmige Skoliose der Wirbelsäule mit Scheitelpunkt an der Stelle der tumorösen Veränderung.

Chondrome sind echte, aus hyalinem Knorpel bestehende Geschwulstbildungen (MAY 1927, SCHINZ 1952, GROTE und HOFFMANN 1957, GROSS 1963 u. a.). In der Wirbelsäule werden sie nur selten angetroffen (HIENZSCH 1951, LEHMANN und LEICHER 1951, SCHINZ 1952, GROTE und HOFFMANN 1957, GROSS 1963), wie auch weitere Einzelmitteilungen von MAY (1927), FELSEN (1928), NECAI (1933), LIECHTI (1948) sowie von PAILLAS, SERRATRICE und LEGRÉ (1961) zeigen. Multiples Vorkommen ist möglich (MAY 1927, SEIFERTH 1964), desgleichen Rezidivneigung mit Tendenz zur malignen Entartung (HELLNER 1950). Die Brustwirbelsäule wird bevorzugt befallen; aber auch in jedem anderen Wirbelsäulenabschnitt können chondromatöse Geschwulstneubildungen vorkommen, wobei das 3. und 5. Lebensjahrzehnt und das männliche Geschlecht bevorzugt sind.

Die röntgenologischen Veränderungen imponieren meist als blasig-cystische Aufhellungen, die sich gut umschrieben (HELLNER 1950, GROSS 1963), aber auch weniger scharf begrenzt, vielkammerig oder gelappt (PAILLAS, SERRATRICE und LEGRÉ 1961) darstellen. Ist der grobblasige Eindruck im Röntgenbild nicht so ausgesprochen, dann können mehr oder weniger getüpfelte und gesprenkelte Flecken sichtbar werden, die dem Ganzen ein marmoriertes Aussehen geben (DAHLIN 1957, PAILLAS, SERRATRICE und LEGRÉ 1961). Die typischen röntgenologischen Veränderungen des großkammerigen Cystenbildes können sich erst ein halbes Jahr bis zu einem Jahr nach Beginn der Beschwerden einstellen (GROSS 1963). In vielen Fällen bilden die Chondrome Weichteilschatten, die die Wirbelränder überschreiten und eine feine kalkdichte Tüpfelung oder Netzzeichnung aufweisen (SCHINZ und UEHLINGER 1931, SCHINZ 1952).

Der Übergang eines gutartigen Chondroms in ein *Chondrosarkom* ist zeitlich nur schwer abgrenzbar (Abb. 153a und b). Der Zeitraum kann nach COLEY (1960) zwischen 18 Monaten und 30 Jahren liegen; aber auch wesentlich kürzere Intervalle — von 3 und 5 Monaten — sind möglich (SEIFERTH 1964). Geweblicher Feinbau und Grad der Gewebsreife bestimmen den Verlauf und das therapeutische Vorgehen, zumal es zum Zusammenbruch eines Wirbelkörpers mit Gibbusbildung kommen kann (Abb. 154).

Riesenzellgeschwülste kommen in der Wirbelsäule relativ selten vor, was den Angaben von SANTOS (1930), MILCH (1934), PROSSOR (1949), WILLIS (1949), HAMSA und CAMPBELL (1953), BOWMAN und REALS (1955), WEINBERG (1958), LICHTENSTEIN (1959) u. a. entspricht. Unter 858 Fällen des Schrifttums machten die in der Wirbelsäule lokalisierten nur 3,6% aus. Nach KESSEL und JAEGER (1955) werden sie als strahlenempfindliche Geschwülste meist schon vor dem Auftreten ernster spinaler Symptome auf diese Weise behandelt. Ihr bevorzugter Sitz ist die Hals- und Brustwirbelsäule, vorwiegend in den Wirbeln C$_3$—C$_6$ und D$_1$—D$_8$, mit einem Gipfel der Alterskurve im 2. und 3. Lebensjahrzehnt und einer stärkeren Beteiligung des weiblichen Geschlechts. Dringt das tumoröse Gewebe in die Muskulatur und in die Weichteile vor, so kann eine lokale Schwellung in Höhe des erkrankten Wirbels bestehen (Wichtl 1941, Prossor 1949, Stewart und Richardson 1952, Compere 1953 u. a.), die als kleine, harte, bisweilen auch als weiche Vorwölbung imponiert (Murphy 1935, Murphy und Ackerman 1956, Dahlin 1957).

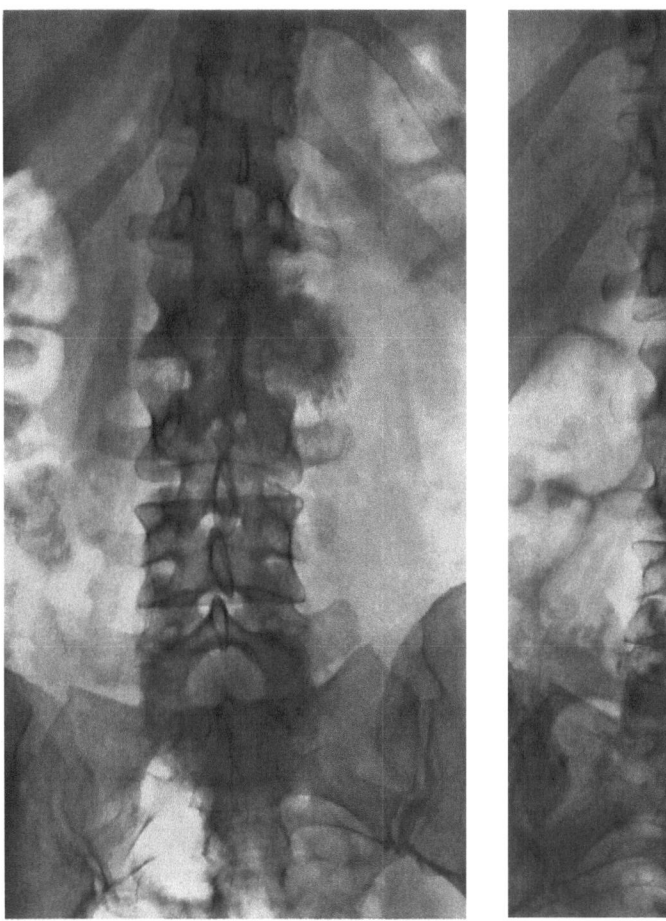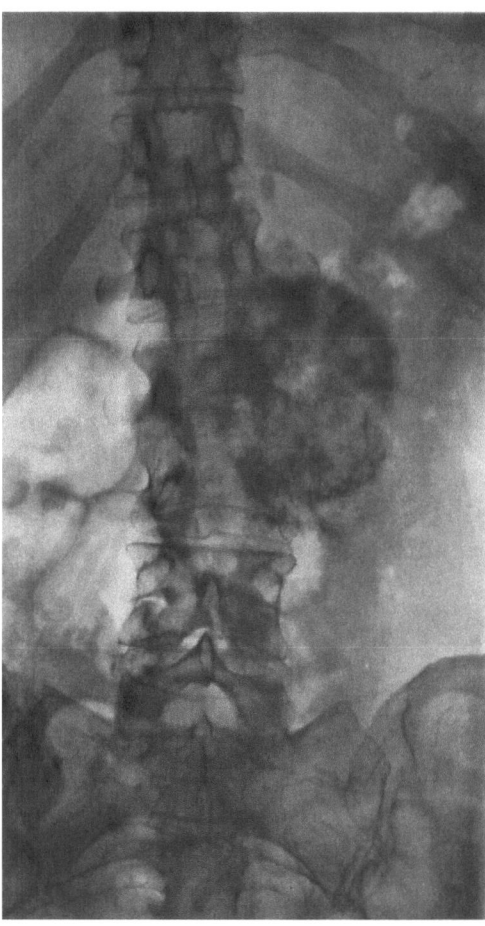

a   b

Abb. 153a u. b. Chondrosarkom im Bereich des 2. und 3. Lendenwirbels. Verlaufsuntersuchungen mit 1 Jahr Zwischenraum.

Im Röntgenbild stellen sich Riesenzelltumoren als circumscripte osteolytische Herde dar (Schinz 1952, Stewart und Richardson 1952), die einseitig lokalisierte Destruktionen des Wirbelkörpers und Bogens hervorrufen können (Cardauns, Friedmann und Nittner 1961). Bei schnellem Wachstum kann der ganze Wirbelkörper durch tumoröses Gewebe zerstört werden, wodurch ein Wirbelkörperzusammenbruch mit Gibbusbildung entstehen kann (Rix und Geschickter 1938, Liechti 1948). Auch ist ein Übergreifen des Krankheitsprozesses auf mehrere Wirbel möglich (Liechti 1948, Blümel und Janzen 1950). Bei extraspinaler Entwicklung kann sich ein paravertebraler Weichteilschatten darstellen, der verkalkt sein kann (Wichtl 1941). Eine Veränderung der Intervertebralscheiben ist nicht zu beobachten (Richards und Singleton 1938). Oft verursachen Riesenzelltumoren multiloculäre, cystenähnliche Bilder (Comprere 1953), die einer Agglomeration von „Seifenblasen" ähnelt. Während Willis (1949) wie auch Lichtenstein (1959) diese Erscheinungen als uncharakteristische Veränderungen bei Riesenzelltumoren ansehen, sind nach Schinz (1952) derartige grobblasige und polycystische

Auftreibungen mit einer Unterteilung des Cystenraumes durch Trabekel charakteristisch für eine aneurysmatische Knochencyste.

Eine Abgrenzung der benignen von den semimalignen und malignen Formen ist röntgenologisch nicht immer möglich. Die endgültige Bestätigung erbringt meist erst die feingewebliche Untersuchung. Das Verhältnis der gutartigen zu den bösartigen Riesenzelltumoren wird im allgemeinen mit etwa 10:1 angegeben.

Die *operative Behandlung* dieser Geschwülste — Osteome, Osteoid-Osteome, Chondrome, Riesenzelltumoren — besteht in der Laminektomie und der nach Möglichkeit weitgehenden Geschwulstentfernung. Ist die Geschwulst im Wirbelbogen gelegen, so ist

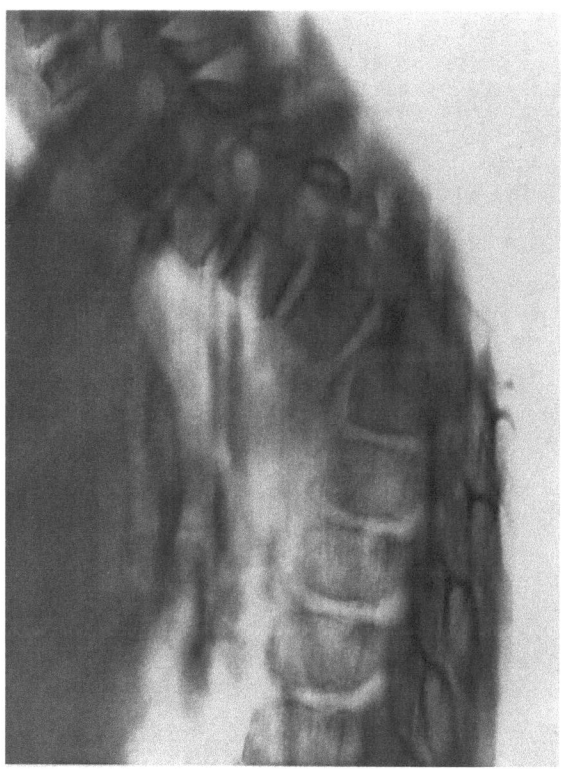

Abb. 154. Chondrofibro-Sarkom mit Zusammenbruch eines Wirbelkörpers und Gibbusbildung.

meist eine radikale Entfernung möglich. Dagegen können die vom Wirbelkörper ausgehenden und somit ventral vom Rückenmark gelegenen Neubildungen der Entfernung erhebliche Schwierigkeiten entgegensetzen. Bezüglich notwendig werdender orthopädischer Maßnahmen wird auf die Ausführungen S. 324, 333 und 348 verwiesen. Voraussetzung ist dann die weitgehende Resektion der Wirbelbögen, um die Geschwulst von der Seite her ohne zusätzliche Schädigung des Rückenmarks angehen zu können. KESSEL und JAEGER (1955) empfehlen die Duraeröffnung und die Durchtrennung einiger Zacken des Ligamentum denticulatum, um dem Mark die Möglichkeit zu geben, bei der Tumorentfernung dorsalwärts auszuweichen.

Auf die malignen Neoplasmen der Wirbelsäule — wozu die Chordome, Plasmocytome, Sarkome und die sekundären metastatischen Geschwülste gezählt werden — wurde bereits an entsprechender Stelle eingegangen, soweit sie von neurochirurgischem und gelegentlich orthopädischem Interesse sind (s. S. 28, 44, 47, 66 sowie 261, 264, 331, 333, 348).

Von den *Systemerkrankungen der Wirbelsäule*, die ein neurochirurgisches Vorgehen erforderlich machen können, sind vor allem die Ostitis deformans oder Pagetsche Erkrankung sowie die fibröse Dysplasie der Wirbelsäule zu nennen. Bei beiden Formen handelt es sich um echte medulläre Kompressionserscheinungen, die durch erkrankte

Wirbelkörper oder Bögen hervorgerufen werden. Der Eingriff besteht daher immer in einer Entlastungslaminektomie. Aber auch die Chondrodystrophie, die Akromegalie, die Neurofibromatose mit signifikanten Veränderungen des Skeletsystems und hochgradigen Skoliosen sowie die Lipoidosen und Retikulosen können zu einer Markschädigung führen.

Die *Ostitis deformans* (*Paget*) der Wirbelsäule bewirkt so gut wie immer Veränderungen in den Wirbelbögen, die verdickt und verbreitert sind und sich bei der Operation als weich und blutreich erweisen. Bei diesem an der Wirbelsäule selten anzutreffenden Krankheitsbild ist meist der Brustabschnitt betroffen.

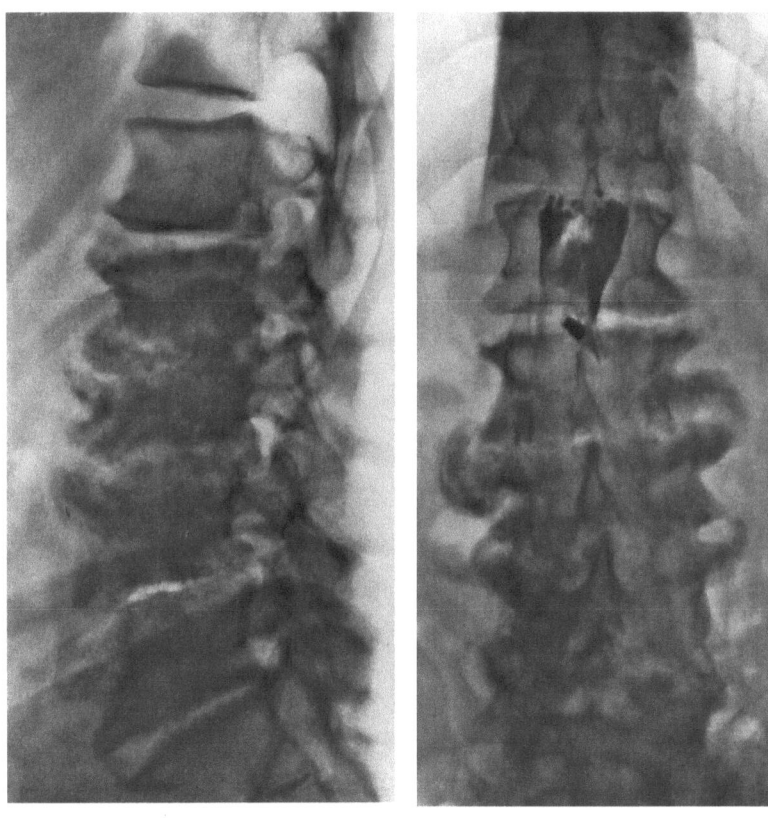

a   b

Abb. 155a u. b.. Tabesbedingte knöcherne Veränderungen an der Lendenwirbelsäule mit Caudasyndrom und myelographischem Stop in Höhe L1/2.

Die *fibröse Dysplasie* ist Teilerscheinung der von Albright und seinen Mitarbeitern (1937) beschriebenen Trias, die aus einer fibrösen Umwandlung eines oder mehrerer Knochen, Pigmentationen und einer Pubertas praecox besteht. Auch hierbei kann es zu echten Druckerscheinungen auf das Rückenmark bei Veränderungen eines oder mehrerer Wirbel kommen, die dann eine Laminektomie erforderlich machen.

Von den *entzündlichen Wirbelsäulenerkrankungen* ist als häufigste und wichtigste wohl immer noch die Spondylitis tuberculosa zu nennen. Die *Tuberkulose* der Wirbelsäule geht von dem Wirbelkörper aus und bezieht immer die Bandscheibe ein, was röntgenologisch für die differentialdiagnostische Abgrenzung bedeutsam ist. Bevorzugter Sitz sind die Lenden- und unteren Brustwirbel. Die Gefahr bei diesem Leiden besteht in dem Zusammenbruch eines oder mehrerer erkrankter Wirbelkörper, wodurch die als Malum Potti (1779) bekannte Gibbusbildung hervorgerufen wird. In diesem Stadium ist von der alleinigen Laminektomie nur eine weitere Schädigung der statischen Verhältnisse der Wirbelsäule zu erwarten. Dott (1947) empfiehlt in Anlehnung an die Costotransversektomie eine vordere Dekompression des Markes in Kombination mit einer Extension der

Wirbelsäule mittels einer am Schädel angelegten Crutchfieldschen Zange. Im Bereich der Lendenwirbelsäule wird dieser Zugangsweg als laterale oder antero-laterale Rhachotomie bezeichnet. Der Eingriff wird mit einem paravertebralen Hautschnitt begonnen, dem die Ablösung der Muskulatur und die Resektion der Rippenköpfchen, -hälse und der Querfortsätze folgt. Durch Abschieben der Pleura und weiteres medialwärts gerichtetes Vorgehen entlang der freigelegten Intercostalnerven wird die laterale Begrenzung des Spinalkanals freigelegt, bis der normale Duralsack ober- und unterhalb des tuberkulösen Prozesses vorliegt. Übergänge von granulomatösen Veränderungen an der Dura bis zum Vorliegen eines Abscesses sind möglich. Nach sorgfältiger Reinigung des Operationsgebietes ist die Wunde wegen der Gefahr einer Sekundärinfektion zu schließen und die operative Behandlung immer mit einer Streptomycintherapie zu kombinieren.

Syphilistische Erkrankungen im Bereich der Wirbelsäule sind selten. Hierdurch hervorgerufene Kompressionserscheinungen sind ausgesprochene Raritäten. Klinisches Bild und Verlaufsform können — z.B. bei der Lues spinalis — einen raumfordernden spinalen Prozeß nachahmen. Bei Vorliegen einer Tabes jedoch kann es gelegentlich einmal zu einer echten spinalen Raumbeengung infolge der für dieses Krankheitsbild ausgesprochen charakteristischen Knochenneubildungen kommen (Abb. 155a und b). Hierüber geben dann Liquor- und Kontrastmitteluntersuchungen weiteren Aufschluß. Bei Vorliegen eines Kompressionssyndroms ist die Indikation zur Entlastungslaminektomie und zur Freilegung der komprimierten Wurzeln gegeben.

Die durch *Degenerationsvorgänge an der Wirbelsäule* ablaufenden Krankheitsprozesse führen als Osteochondrose, Spondylose, Spondylarthrose oder als Bandscheibenvorfall zu Wurzel- oder Rückenmarkskompressionserscheinungen. Hierauf wird in den entsprechenden Kapiteln dieses Handbuchs, Band VII/1 näher eingegangen.

c) Störungen und Komplikationen nach Rückenmarkstumor-Operationen.

Veröffentlichungen über Störungen und Komplikationen im Verlauf von Operationen oder nach chirurgischen Eingriffen sind recht selten. Im allgemeinen gehen sie über Mitteilungen der Fall- oder Operationsmortalität nur wenig hinaus. Dazu ist das Material, das den jeweiligen Statistiken zugrunde liegt, immer unterschiedlich, wie auch die Beurteilung und Auswahl des jeweiligen Krankengutes von Autor zu Autor abweicht.

Noch OPPENHEIM (1923) schreibt, daß „die mit Glück operierten Geschwülste" aus allen Höhen des Rückenmarks enukleiert worden sind. Es seien aber auch Fälle bekannt, in denen „durch die Beseitigung des Liquor sowie die Lösung der Verwachsungen mehr geschadet wie genützt wurde; wohl im wesentlichen dadurch, daß Manipulationen an dem kranken Mark nicht vermieden werden konnten". OPPENHEIM (1923), der auch ERB zitiert, berichtete „im Anfang der chirurgischen Epoche" über Verletzungen des Rückenmarks bei der Aufmeißelung des Knochens, so daß Lähmungen nach der Operation an Intensität und Ausbreitung zugenommen hatten. Vorkommnisse dieser Art gehören einer verflossenen Ära an, da derartige Eingriffe an Spezialkliniken ausgeführt werden, die über entsprechende Erfahrung, operative Technik und Spezialinstrumente verfügen.

Abgesehen von diesen Beobachtungen der Frühzeit finden sich nach OPPENHEIM (1923) im älteren Schrifttum ungünstige Resultate im wesentlichen durch eine „Operation unter falscher Allgemeindiagnose (SCHULTZE-PFEIFFER, RAYMOND, JOACHIM, STARR), unter falscher Niveaudiagnose (STARR, HIRTZ-DELAMARE u.a.), Tod trotz genauer Diagnose innerhalb der ersten Tage oder Wochen nach der Operation an Shock, Entkräftung, Meningitis, septischem Decubitus, Pneumonie, überreichen Abfluß von Liquor cerebrospinalis usw. (SCHULTZE-SCHEDE, F. KRAUSE, STARR, ERB, OPPENHEIM-SONNENBURG, PUTNAM-ELLIOT, WALTON-PAUL, WARD, SICK, RAYMOND, OPPENHEIM-KRAUSE, QUANTE, QUENSEL u.a.), Erfolglosigkeit wegen intramedullären Sitzes (HAHN, EDINGER, OPPENHEIM-BORCHARDT, GOLDSCHEIDER-SCHLESINGER, PUTNAM-WARREN, bei letzterem trat allerdings trotzdem Besserung ein), wegen zu großer Ausdehnung und malignen Charakters oder wegen Multiplizität (Schede, Remak-Krause, Kron, Mitchell, Clarke, Powell, Muskens, Bergmann), zu spät ausgeführter Operation (Starr)."

Die Abhandlung der im Verlauf oder nach einer Operation auftretenden Störungen und Komplikationen kann sich auf die Operationsmortalität und ihre vermeintlichen Ursachen beschränken, wobei Morphologie und biologische Wertigkeit der Geschwulst, ihre topographischen Beziehungen und die Höhenlokalisation von Bedeutung sind, sie kann nach zeitlichen Faktoren erfolgen und schließlich die Häufigkeitsquote berücksichtigen, in der derartige Störungen und Komplikationen angetroffen werden. Die während einer Operation, in der postoperativen Phase oder erst als Spätkomplikation auftretenden Störungen können sofort den Verlauf bestimmen. Es können sich aber auch erst durch Summation von Störungen bestimmte typische Komplikationen entwickeln, die das weitere Schicksal des Patienten entscheidend beeinflussen. Die Zahl und die Schwere der postoperativ auftretenden Störungen zeigen im allgemeinen enge Beziehungen zu der Schwere des Krankheitsbildes, dem Allgemeinbefinden, dem Alter, den Kreislaufverhältnissen und der hiervon weitgehend abhängigen Belastungsfähigkeit des Patienten.

Tabelle 50. *Operationsmortalität* (nach dem Schrifttum).

Autor	Zahl der Fälle	Operative Mortalität	Autor	Zahl der Fälle	Operative Mortalität
Stursberg (1908)	119	27,7%	Arseni u. Ionesco (1958)	362	5,8%
Lennep (1920)	153	33%	Bauer, Karcher u. Klar (1958)	77	9,1%
Frazier u. Spiller (1922)	75	22%			
Elsberg (1925)	100	10%	Kostić (1958)	165	4,2%
Desgouttes u. Ricard (1932)	52	8,4%	Klar u. Henn (1961)	262	2,3%
Dominici (1932)	63	12,3%	Umbach (1962)	186	7%
Elsberg (1932)	208	5,8%	Heppner, Kloss u. Jenker (1965)	86	27,9%
Jirasek (1932)	35	13,5%			
Foerster u. Gagel (1935)	88	8%	Kloss, Heppner u. Argyropulos (1965)	301	14,9%
Nittner u. Tönnis (1952)	138	10,9%			
Broager (1953)	44	7%	Fried (1966)	23	18,2%
Simon (1954)	31	8%			

Die *Operationsmortalität* ist selbst in größeren Statistiken sehr schwankend und liegt zwischen 2,3% (Klar und Henn 1961) und 33% (Lennep 1920), wie aus der Tabelle 50 hervorgeht. Elsberg (1925) hat bei extramedullären Tumoren eine Mortalität von 7,5% und bei intramedullären eine solche von 15% errechnet, so daß ein Teil der unterschiedlichen Angaben bereits durch die *topische* Geschwulstaufteilung erklärt ist. Noch deutlichere Unterschiede ergeben sich bei Berücksichtigung der Geschwuls*art*. Die hohe Sterblichkeitsziffer der malignen Neoplasmen einschließlich der Metastasen ist bei der Morphologie und der biologischen Wertigkeit dieser Geschwülste verständlich.

Bei den intramedullären Tumoren — im wesentlichen Gliome und Ependymome — wird die hohe postoperative Sterblichkeitsquote durch die meist weitgehende Rückenmarkszerstörung erklärt, die auch nach der Operation nicht mehr oder in nur zu geringem Grad ausgeglichen werden kann. Das Finnish Red Cross Hospital gibt eine Operationsmortalität der Gliome von 28% (9/32 Fälle) an (Törmä 1957). Arseni und Ionesco (1958) registrierten bei den intramedullären Gliomen und Ependymomen eine Operationsmortalität von 19,7% (15/76 Fälle) und Olivecrona (1955) bei den Gliomen des Spinalkanals von 13,5% (7/52 Fälle). Diese Angaben liegen noch über denjenigen von Törmä (1957), der eine operative Sterblichkeit bei den bösartigen spinalen Prozessen von 13% mitteilt. Im Gegensatz hierzu lassen die benignen Neoplasmen eine nur geringe Operationsmortalität vermuten. Diese Erwartung findet sich jedoch längst nicht immer bestätigt. Langdauernde, meist irreparable Vorschädigungen der langen Rückenmarksbahnen mit Lähmungen, Sensibilitätsausfällen, Ulcera decubitalia und Blasenstörungen mit aufsteigenden Infektionen der Harnwege sind die hauptsächlichsten Ursachen für frühauftretende Komplikationen, die selbst bei gutartigen Neubildungen mitunter einen tödlichen Ausgang einleiten. Hieraus erklärt sich bei Meningiomträgern eine postoperative Mortalität von 8% (Salscheider 1960

und UMBACH 1962, Krankengut von RIECHERT), von 6,5% bei dem Krankengut von
ODDSSON (1947) und des Finnish Red Cross Hospitals (TÖRMÄ 1957) und von 4,2% bei
OLIVECRONA (1955). Demgegenüber stehen die Angaben von ARSENI und IONESCO (1958)
mit einer Operationsmortalität von nur 0,9% (1/114 Fälle). Bei den Neurinomen berichteten BROAGER (1953) über 7% sowie ARSENI und IONESCO (1958) über eine postoperative Mortalität von 3,1% (4/130 Fälle). RIECHERT hatte unter 40 Neurinomen postoperativ keinen Todesfall zu verzeichnen (SALSCHEIDER 1960, UMBACH 1962).

Auch die *Höhe* der Schädigung führt innerhalb der einzelnen Rückenmarksabschnitte
zu charakteristischen postoperativen Störungen, die sich auf die topographischen Verhältnisse sowie auf die Beziehungen zu übergeordneten und gleichgeschalteten Zentren
zurückführen lassen. Daraus ergibt sich nicht nur eine zwanglose Unterteilung nach physiologischen Abschnitten, sondern es rechtfertigen sich darüber hinaus Schlüsse auf bestimmte, für die einzelnen Höhenabschnitte charakteristische Komplikationen (NITTNER
und TÖNNIS 1952). Die nach Höhenabschnitten aufgeführten Komplikationen, die einen
tödlichen Ausgang einleiteten, sind in der Tabelle 51 — Krankengut von TÖNNIS — zusammengestellt (NITTNER 1964). Die Prognose ist am ungünstigsten für eine Schädigung
im Bereich der Medulla oblongata und auch des Halsmarks und verbessert sich mit der
Lokalisation in caudaleren Abschnitten des Rückenmarks (KOSTIĆ 1953, ARSENI und
IONESCO 1958, NITTNER 1958, 1964). Komplette Querschnittsbilder im Bereich der Medulla
oblongata und des oberen Halsmarks sind wegen der hier lokalisierten Zentren mit dem Leben
nicht vereinbar; selbst Teilschädigungen werden in dieser Höhe nur selten überlebt. Bei Halsmarkläsionen sind es Störungen der zentralen Regulation und der Atmung — teils durch
Schädigung der Phrenicuskerne — im Brustabschnitt Störungen der Thoraxorgane mit
Auswirkungen auf den Lungenkreislauf, die zur Ausbildung einer segmentalen Pneumonie
führen können, wie die Abb. 156 bei einem Neurinom der 4. Thorakalwurzel zeigt. Im
unteren Brust- und Bauchabschnitt sind es Störungen des Abdominalkreislaufs mit Ver-
sacken des Blutes in den Eingeweiden und Innervationsstörungen des Magen-Darmkanals
bis zu ileusartigen Erscheinungen. Bei Conus-Caudaschädigungen herrschen Störungen
der Blasen-Mastdarmfunktion vor, die den Verlauf durch cystopyelitische Schübe bis zu
uroseptischen Infektionen komplizieren können; eine abnorme Blasenkapazität oder der
Nachweis von Restharn sind oft die ersten Anzeichen einer derartigen Funktionsstörung
(NITTNER 1958, TÖNNIS und BISCHOF 1961, BISCHOF und NITTNER 1964 u. a.). Gleiche
und ähnliche Beobachtungen wurden auch von CHOR, FINKELMANN und BULSTEIN (1953)
sowie von ROSENBLUTH und MEIROWSKY (1953) beschrieben.

Nach einem akut aufgetretenen Querschnittssyndrom kann der Exitus sofort aber auch
nach Stunden oder Tagen erfolgen, während er bei chronischem Verlauf meist nach
monate- bis jahrelangem Siechtum infolge Pneumonie und Urosepsis bei allgemeiner
Kachexie unter dem Bild einer toxischen Allgemeininfektion mit Kreislaufversagen eintritt (NITTNER und TÖNNIS 1952).

Bei Berücksichtigung des *zeitlichen* Faktors werden Störungen und Komplikationen
im Verlauf der Operation, während der postoperativen Phase und Spätkomplikationen
unterschieden.

Als sehr seltene, aber sehr große Gefahr ist *im Verlauf einer Operation* an der Wirbelsäule oder am Rückenmark die Luftembolie zu nennen, die erstmalig FEDEROFF und
WISCHNEWSKY 1930 beschrieben haben. RÖTTGEN (1951) hatte unter 500 Operationen an
der Wirbelsäule über 2 Todesfälle durch Luftembolie berichtet. LEMBCKE (1946/47) gelang es,
die aus einer Luftembolie sich ergebende akute Gefahr durch Punktion der rechten Herz-
kammer zu beheben. RIECHERT (1954) empfiehlt bei den ersten auf eine Luftembolie
hinweisenden Anzeichen die Wunde mit physiologischer Kochsalzlösung zu füllen.

Verletzungen größerer und großer arterieller und venöser Gefäße sind mit und ohne
Verletzung des Peritonaeums beschrieben worden. Sie führen nach IRSIGLER (1951) und KUH-
LENDAHL (1951) zu abdominellen Symptomen, wenn es zu Blutungen in den Retroperitonealraum kommt; einmal war hierbei eine kleine Verletzung der Vena cava inferior
mit nachfolgender Blutung in die Bauchhöhle die Ursache. LINTON und WHITE (1945)

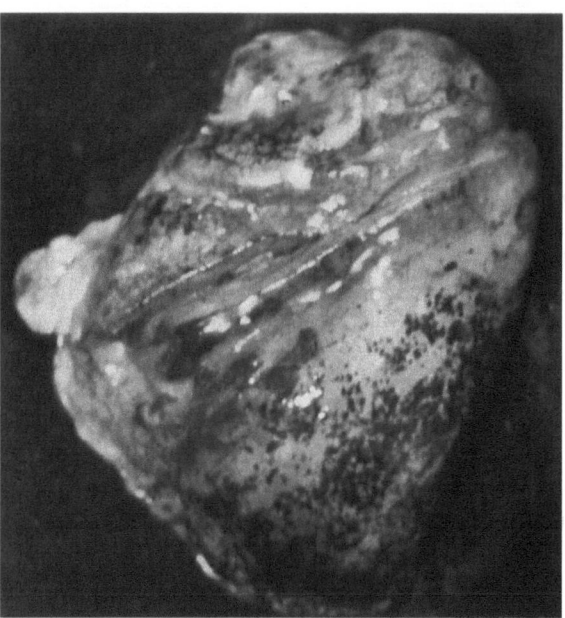

Abb. 156. Rechte Lunge mit deutlich erkennbarer Grenzzone bei doppelseitiger segmentaler Pneumonie, postoperativ aufgetreten nach Entfernung eines Neurinoms der 4. Thorakalwurzel.

Tabelle 51. *Todesursachen nach Rückenmarkstumoroperationen.*

Todesursache	Cervical			Thorakal			Lumbosacral		
	bis 8 Wo.	bis 5 J.	nach 5 J.	bis 8 Wo.	bis 5 J.	nach 5 J.	bis 8 Wo.	bis 5 J.	nach 5 J.
Zentrale Atemlähmung	2			1					
Zentrales Kreislauf-versagen	1								
Herzversagen	3			3					
Kreislaufversagen	1			2	3		1	1	
Pneumonie	3			2		1			
Lungenembolie	1			3	1			1	
Lungenödem	1								
Cystopyelitis	3			1					
Urosepsis		1			1		1		
Leberschaden	1								
Rückenmarksblutung	1								
Meningitis	1			1	1		2		
Ileus	1			2					
Metastasen		1		1				1	
Decubitus		1						1	
Sonstige		2	1	1	3	3			2
Unbekannt	1	5	1	2	6	1		2	1

berichteten über eine arterio-venöse Fistel zwischen der rechten Arteria iliaca communis und der Vena cava inferior nach einer Discusoperation.

Ureter- und Darmverletzungen sind äußerst seltene Komplikationen, zu denen es bei unsachgemäßer bzw. zu ausgiebiger Ausräumung eines Zwischenwirbelspaltes kommen kann.

Zu iatrogenen Druckschädigungen, Quetschungen und Zerrungen des Rückenmarks oder auch seiner Wurzeln mit dem Dissektor oder mit Zangen, die zur Entfernung der Wirbelbögen benutzt werden, kann es im Verlauf einer Laminektomie kommen, vor allem dann, wenn das Mark von einem ventral gelegenen Tumor oder die Wurzel durch einen lateral gelegenen raumbeengenden Prozeß angehoben ist. Guleke (1935) empfiehlt deshalb die Laminektomie immer sehr vorsichtig und in cranio-caudaler Richtung vorzunehmen.

Auch Wurzelausrisse sind bei unsachgemäßem Vorgehen möglich, die meist über das radikuläre Versorgungsgebiet hinausgehende irreparable medulläre neurologische Störungen hinterlassen können.

Dem Kreislaufkollaps mit seinen Gefahren wird heute bereits vor der Operation durch routinemäßiges Anlegen einer intravenösen Tropfinfusion vorgebeugt. Der große Vorteil dieser vorbeugenden Maßnahme wird vor allem immer dann von Nutzen, wenn es im Verlauf einer Operation erforderlich wird, den Kreislauf aufzufüllen und medikamentös abzustützen. Venenpunktionen erst im Stadium kollabierter Venen vornehmen zu wollen, bleiben meist frustrane Versuche, die dann schließlich eine Venae sectio mit der damit verbundenen Zeiteinbuße zur Folge haben.

Während des *postoperativen Verlaufs* können Störungen und Komplikationen des unmittelbaren Operationsgebietes von solchen des Rückenmarks unterschieden werden. An Störungen im Operationsgebiet sind Nachblutungen, Liquorfisteln, Wundheilungsstörungen und Wundinfektionen zu nennen, wogegen die Auswirkungen einer direkten oder indirekten — meist vasculär bedingten — Schädigung des Rückenmarks oder seiner Wurzeln fern vom Operationsgebiet als neurologische Ausfälle auftreten. Eine weitere gefürchtete Komplikation während des postoperativen Verlaufs ist die Thrombophlebitis wegen der sich daraus ergebenden Emboliegefahr.

Die Gefahr einer Nachblutung ist gering, wenn vor dem Schluß der Wunde auf eine exakte Blutstillung geachtet wird und wenn bei eröffnetem Arachnoidalraum die Dura liquordicht geschlossen worden ist. Nach operativen Eingriffen an Wirbelsäule und Rückenmark wurden Blutungen epidural, subdural und auch subarachnoidal beschrieben (HAFT, FINNESON, CRAMER und FIOL 1957), nach Verabreichung von Antikoagulantien wurden sie von CLOWARD und YUHL (1955), WEIGERT (1961), WHALEY und LINDNER (1962) u. a. mitgeteilt.

Kommt es zu einer Liquorfistel, so empfehlen KESSEL und JAEGER (1955) Bauchlagerung für die Dauer einer Woche und Verschluß der fistelnden Stelle durch Naht mit Kompressionsverband. Wir haben uns hierbei der sogenannten Tupfernaht — analog der Zapfen- oder Plattennaht — bedient und erforderlichenfalls entlastende Lumbalpunktionen vorgenommen.

Von seiten der Wirbelsäule ist die akute postoperative Spondylose zu nennen, die PEIPER (1948) für die häufigste Komplikation nach Discusoperationen hält, wenn die gesamte Zwischenwirbelscheibe durch Curettage entfernt wurde. GIESEKING (1951) nimmt bei 3 Monate nach der Operation auftretenden Spondylitiden durch den Eingriff eine Aktivierung eines schon vorher bestandenen entzündlichen Prozesses an.

Lokale Infektionen im Wundgebiet kommen bei der jetzigen Anwendung von Antibiotica weit seltener als früher vor.

Die Thrombophlebitis und Thrombose der Bein- und Beckenvenen birgt in besonders hohem Maß die Gefahr einer Embolie mit oft tödlichem Ausgang in sich; sie ist unter den während des postoperativen Verlaufs auftretenden Komplikationen die häufigste Todesursache. Im Krankengut von TÖNNIS (NITTNER 1964) machte der Anteil tödlicher Lungenembolien unter den an einer Thrombose Erkrankten fast ein Drittel aus (Tabelle 52). Zusätzliche cardiovasculäre Störungen scheinen begünstigend zu wirken. Länger als 2 Tage liegende Tropfinfusionen in den Beinvenen sind oft der erste Anlaß dieser im Anfangsstadium einer Venenentzündung noch meist als belanglos angesehenen Störung. Letal ausgehende Embolien nach Armvenenthrombosen als Folge intravenöser Tropfinfusionen sind uns weder aus dem Schrifttum noch aus eigener Erfahrung bekannt. Am sichersten lassen sich derartige Störungen und Komplikationen durch eine früh einsetzende Thromboseprophylaxe vermeiden. In gefährdeten Fällen kann, abhängig von dem zeitlichen Intervall zur Operation, eine Antikoagulantientherapie unter Kontrolle des Prothrombinspiegels eingeleitet werden.

Bei einer postoperativ auftretenden Verschlechterung des neurologischen Befundes muß streng zwischen reversiblen und irreversiblen Störungen unterschieden werden. In

Tabelle 52. *Störungen und Komplikationen*

	Gesamtzahl des Kranken- gutes	Zahl der Fälle mit Störungen und Kompl.	Zahl der Störungen und Kompl.	Zentrale Regulations- störungen		Pulmonal Pneumonie [†] Embolie (†)	Intestinal Ileus (†)	Urogenital
				Atmung	Kreislauf			
				alle †				
Medulla oblongata	11	7	20	4	4	2	1	4
Cervical	59	54	135	4	12	22 [6] (1)	7	21
Thorakal	155	130	289	6	16	20 [3] (3)	19 (3)	81
Conus-Cauda	44	27	73	2		4	5	20
Gesamtzahl	269	218	517	16	32	48 [9] (4)	32 (3)	126

einer unter diesem Gesichtspunkt vorgenommenen Auswertung des Krankengutes von TÖNNIS wies NITTNER (1964) darauf hin, daß unter 269 raumbeengenden spinalen Prozessen postoperativ bei fast 10% der Fälle inkomplette Querschnittsbilder aufgetreten waren, die keine oder kaum eine Rückbildungstendenz gezeigt hatten. Ähnlich verhielten sich postoperativ in annähernd gleicher Häufigkeit — fast 8% der Fälle — neu aufgetretene oder progredient gewordene Paresen (Tabelle 53). Allerdings darf hierbei die Tumorart nicht unberücksichtigt bleiben; es handelte sich vorwiegend um intramedulläre Gliome, Angiome und maligne Neoplasmen, die bereits präoperativ zum Teil recht ausgeprägte neurologische Störungen hervorgerufen hatten.

Wurden die jeweils einzelnen neurologischen Symptome berücksichtigt, so war postoperativ bei insgesamt 40% der Fälle eine Verschlechterung eingetreten, die sich nur bei 3% der Fälle wieder zurückgebildet hatte. Allerdings zählten hierzu auch mitunter für die Gebrauchsfähigkeit der Gliedmaßen belanglose Befundänderungen. Im Vordergrund dieser postoperativen neurologischen Störungen standen Blasenstörungen (47%) mit cysto-pyelitischen Schüben, die sich bei Kompressionen innerhalb der einzelnen Abschnitte in annähernd gleicher prozentualer Häufigkeit fanden. Ebenfalls in fast der Hälfte der Fälle lagen weniger bedeutungsvolle trophische Störungen vor. Allerdings können auch multiple Decubitalgeschwüre bei irreversiblen Sensibilitätsstörungen zu einer Allgemeininfektion mit letalem Ausgang führen, wie BAUER, KARCHER und KLAR (1958) berichteten.

Bei intestinalen Komplikationen (12%) besteht die Gefahr eines paralytischen Ileus, der einen letalen Verlauf einleiten kann (s. Tabelle 52).

Als *Spätkomplikation* ist die Osteomyelitis der Wirbel anzusehen. BRUSSATIS (1953) berichtete über 4 Fälle mit Ausheilung in Blockwirbelbildung.

Eine weitere Spätgefahr stellt die Gibbusbildung im Bereich der Laminektomie dar, nach BAUER, KARCHER und KLAR (1958) besonders bei noch wachsenden Individuen. ADSON (1948) rät deshalb, sich im Halsbereich nach Möglichkeit mit einer Hemilaminektomie zu begnügen. Bestehen bereits vor der Operation stärkere Veränderungen an den Wirbeln, die postoperativ eine Beeinträchtigung der Statik erwarten lassen, so ist es immer

Tabelle 53. *Permanente neurologische Störungen nach Rückenmarkstumoroperationen.*

	Zahl der Fälle	Zahl der Störungen und Kompl.	Querschnitts- syndrom		Paresen	Spastische Zeichen (Kloni, Synerg., Kontr.)	Sens.- Störungen	Blasen- Darm- Störungen	Throph. Störungen, Ulcera decub. ( )
			komplett	partiell					
Medulla oblongata	1	2		1		1			
Cervical	30	43		7	6	10	3	1	16 (8)
Thorakal	50	78	1	14	11	24	1	8	19 (13)
Conus-Cauda	15	25		4	4	4		5	8 (3)
Gesamtzahl	96	148	1	26	21	39	4	14	43 (24)

nach Rückenmarkstumoroperationen.

Cardio-Vasculär		Neurologische Störungen			Operations-gebiet	Rezidive	Tumor-Kachexie alle †	Exitus			
		Querschnitts-syndrom		andere; davon permanente Paresen ( )				Gesamt zahl	bis		
Kreislauf-versagen †	Thrombose †	Kompl.	partiell						1 Wo.	1 Mon.	1 Jahr
3 (3)			1	1				5	4	1	
18 (15)	4 (1)		7	36 (6)	4	2	1	18	8	6	4
34 (12)	9 (3)	1	14	63 (11)	26	3	5	25	10	8	7
4 (2)	1		4	21 (4)	12		1	3			3
59 (32)	14 (4)	1	26	121 (21)	42	5	7	51	22	15	14

angezeigt, vor dem Eingriff ein Gipsbett anzufertigen und die Operierten bis zur erreichten Stabilität der Wirbelsäule im Gipsbett zu behandeln, um einer stärkeren Deformierung der Wirbelsäule vorzubeugen. In besonderen Fällen kann eine zusätzliche Spaneinpflanzung erforderlich sein. Sie ist vor allem dann angezeigt, wenn bereits vor der Operation das Abrutschen eines Wirbelkörpers nach der Laminektomie zu befürchten ist. In einer derartigen Situation empfiehlt sich ein kombiniertes Vorgehen in einer Sitzung, wobei von dem Neurochirurgen die Geschwulst angegangen und unmittelbar danach von dem Orthopäden die Versteifungsoperation vorgenommen wird. Bei der Gefahr einer postoperativ auftretenden Spontanfraktur wird eine dorsale Fusion mit Palacos, die Lagerung im Gipsbett und die Versorgung mit einem Stützkorsett vorgeschlagen (SCHLEGEL 1969).

Wird die *Häufigkeitsquote* berücksichtigt, so überrascht, daß während des postoperativen Verlaufs bei etwa $^4/_5$ der Fälle in irgend einer Weise Störungen zu verzeichnen waren (NITTNER 1963; Krankengut von TÖNNIS, s. Tabelle 52 und 53), die sich jedoch meistens wieder zurückbildeten.

Am häufigsten handelte es sich um *neurologische Störungen* in Form einer Verschlechterung des neurologischen Befundes, die in über der Hälfte des Gesamtkrankengutes (55%) aufgetreten war. Das Verhältnis derartiger Störungen zu Paresen, die zugenommen hatten oder neu aufgetreten waren, betrug etwa 5:1; während des weiteren Verlaufs hatten sich die Paresen bei $^4/_5$ der Fälle wieder zurückgebildet, wogegen die inkompletten Querschnittsbilder keine oder keine vollstandige Rückbildung erkennen ließen. Partielle Querschnittsbilder und Paresen waren als permanente Störungen in annähernd gleicher Stärke bestehengeblieben und machten zusammen fast $^1/_5$ des Gesamtkrankengutes aus, wogegen spastische Zeichen allein nur bei etwa 15% des Gesamtkrankengutes noch nachzuweisen waren.

Danach folgten *Blasenstörungen* mit cystopyelitischen Schüben. Sie waren in allen Rückenmarksabschnitten, überwiegend jedoch im Conus-Caudagebiet, anzutreffen; bezogen auf das Gesamtkrankengut kamen sie bei fast der Hälfte, bezogen auf die Gesamtzahl postoperativ aufgetretener Störungen bei $^1/_4$ der Fälle vor. Als bleibende Störungen lagen sie nur bei etwa einem Zehntel der Fälle vor.

Cardio-vasculäre Störungen waren weit seltener, aber immerhin noch bei fast jedem 4. operierten Patienten verzeichnet worden. Über die Hälfte dieser Störungen führte zu Komplikationen, die zum Teil tödlich endeten, wobei vielfach ein pulmonaler Prozeß als fortgesetzte Erkrankung zu einem Zusammenbruch des Kreislaufs geführt hatte. Auch zentrale Regulationsstörungen schienen hierdurch begünstigt zu werden. Tödliche Embolien wurden in 4 Fällen bei der Sektion gefunden; sie machten $^1/_3$—$^1/_4$ unter den an einer Thrombose Erkrankten aus, und bei allen fanden sich pneumonische oder zumindest pulmonale Veränderungen.

Pulmonale Störungen kamen in gleicher Häufigkeit wie *zentrale Regulationsstörungen* vor — bei etwa jedem 5. bis 6. Patienten.

Intestinale Störungen wurden nur bei etwa jedem 10. während des postoperativen Verlaufs beobachtet. Ein Zehntel davon starb an den Folgen eines therapieresistenten paralytischen Ileus.

Wundheilungsstörungen jeglicher Art — Serom, Nahtdehiszenz, Hämatom, Liquorfistel, Wundinfektion — wurden bei jedem 6. beobachtet und hatten lediglich zu einem verzögerten Heilungsverlauf ohne ernstlichere Komplikationen geführt.

Auf die Bedeutung der Morphologie und biologischen Wertigkeit der Geschwülste, der topographischen Beziehungen und der Höhenlokalisation im Zusammenhang mit postoperativ aufgetretenen Störungen und Komplikationen wurde bereits an entsprechender Stelle im Abschnitt über die Operationsmortalität eingegangen (s. S. 360 und 361).

2. Strahlenbehandlung.

Die Bestrahlungstherapie bleibt den bösartigen Neoplasmen des Spinalkanals vorbehalten, die entweder nicht operativ angegangen werden oder bei denen nur eine Teilresektion oder gar nur eine Entlastungslaminektomie vorgenommen wurde. In der Behandlung der echten Rückenmarkstumoren liefert sie nur einen geringen, meist sogar nur einen palliativen Beitrag (Fiebelkorn 1958). Aber auch bei den extramedullären Geschwülsten hat die Bestrahlung wegen der mangelhaften Sensibilität der meisten dieser Tumorformen nur wenig Aussicht auf Erfolg. Anders können sich bestimmte extradurale Neubildungen verhalten, die dann hinsichtlich ihrer biologischen Wertigkeit primär maligne oder sekundär metastatische Prozesse darstellen. Aber auch sie werden infolge diagnostischer Unklarheiten meist primär operiert und der Geschwulstrest nachbestrahlt. Die postoperative Nachbestrahlung wird in der gleichen Weise durchgeführt wie die Strahlentherapie bei den seltenen, primär bestrahlten Fällen. Marburg und Sgalitzer (1930) haben bei anoperierten Tumoren oftmals eine bessere Strahlenreaktion beobachtet, als der histologische Befund vermuten ließ, so daß sich sogar gelegentlich die Ansicht vertreten findet, in möglichst allen Fällen von der Strahlentherapie Gebrauch zu machen (Wood, Berne und Taveras 1954 u. a.).

Im Bereich der Wirbelsäule paßt sich die Pendelbestrahlung um etwa 270° den pathologisch-anatomischen Verhältnissen in idealer Weise an und ist für alle Rückenmarkssegmente anwendbar. Bei richtiger Dosierung müssen die Gefäße noch funktionstüchtig bleiben und das Bindegewebe muß kräftig wuchern, während sich an den Tumorzellen die regressiven Veränderungen abspielen (Fiebelkorn 1958).

Bezüglich der zu verabreichenden Herddosis empfiehlt Fiebelkorn (1958) täglich 150—200 r über 3—5 Wochen, so daß eine Gesamtherddosis von etwa 4000 r resultiert. Steht eine Pendelbestrahlungseinrichtung nicht zur Verfügung, so wird auf zwei paravertebral angesetzte Stehfelder zurückgegriffen, die eventuell entsprechend der Tumorausdehnung durch Bleigummiabdeckung — auch nach der Seite — eingeengt werden müssen. Leider wird die notwendige Herddosis von 4000 r durch die frühzeitige Erschöpfung der Hauttoleranz oft nicht erreicht. Weitere Einzelheiten über Bestrahlungsplan, Strahlenempfindlichkeit und „Toleranzgrenze" des menschlichen Rückenmarks sind der Fachliteratur (Du Mesnil De Rochemont 1958, Fiebelkorn 1958, Scherer 1958, Franke 1963 u. a.) zu entnehmen. Nach kleineren Strahlendosen sah Rüsken (1948) gute Auswirkungen in erster Linie als Folge einer „Entzündungstherapie" an, welche sich durch eine deutliche Besserung der nicht durch den Tumor selbst bedingten Beschwerden äußerte. Da hinsichtlich der Strahlentherapie bei raumbeengenden spinalen Prozessen gleiche oder ähnliche Voraussetzungen und Bedingungen wie bei den Hirntumoren bestehen, wird auch auf das entsprechende Kapitel von Löhr und Vieten, Bd. IV/4, S. 421—566 dieses Handbuchs verwiesen.

Die intraspinale Behandlung mit *Isotopen*, wie kolloidalem Radiogold, kann die percutane Röntgentherapie bei besonderen Geschwulstarten — beispielsweise beim Medulloblastom — wertvoll unterstützen, wenn sich die bisherigen Tierversuche (Kerr, Schwartz und Seaman 1954) bestätigen. Bezüglich weiterer Einzelheiten wird auf das Kapitel von Wilcke, Bd. IV/4, S. 333—420 dieses Handbuchs verwiesen.

Die *Aussichten der Bestrahlungstherapie* sind bei den intramedullären Tumoren schlecht, bei den extramedullären deutlich besser (Fiebelkorn 1958).

Von den im *Rückenmark* vorkommenden *neuroepithelialen* Tumoren gilt das *Spongioblastom* als recht gut strahlenempfindlich, so daß zumindest die inoperablen Fälle und auch die anoperierten Tumoren bestrahlt werden sollten (Baltin 1947).

Bei dem *Oligodendrogliom* gehen die Meinungen über seine Strahlensensibilität auseinander (Rüsken 1948, Pette 1951). Die unterschiedliche Beurteilung dürfte durch eine größere gutartige aber strahlenrefraktäre und eine kleinere bösartige radiosensible Untergruppe gegeben sein (Penfield 1931).

Von den *Astrocytomen* besitzt der protoplasmatische Typ eine etwas größere Strahlensensilität als der fibrilläre. Jedoch spielt bei beiden die Röntgentiefentherapie in Form der postoperativen Bestrahlung nur eine untergeordnete Rolle.

Das als besonders bösartig vorkommende *Astroblastom* ist in der Regel nicht radikal zu erfassen und rezidiviert in den meisten Fällen. Trotz geringer Strahlenempfindlichkeit wird postoperativ zu einer intensiven Bestrahlung geraten.

Das *Glioblastoma multiforme* läßt ebenfalls eine hochdosierte Strahlentherapie angezeigt erscheinen, zumal seine radikale operative Entfernung nicht möglich ist. LÖHR und VIETEN (1967) zählen das Glioblastom zu den fraglich radiosensiblen Tumoren und auch McWHIRTER, PENNYBACKER, RUSSELL, RICHMOND, ELLIS und O'CONNELL (1945/46) halten den Wert einer Radiotherapie für gering. Alldings finden sich auch Hinweise dafür, daß diese Tumoren nicht völlig radioresistent sind.

Von den Geschwülsten des *pagliomatösen* Gewebes ist das *Ependymom* strahlenempfindlich, dagegen sind das *Neurofibrom* und das *Neurinom* wegen der nur geringen Strahlensensibilität kaum oder nicht beeinflußbar (PACK, ARIEL und MILLER 1953).

Das *Medulloblastom* kommt im Spinalkanal als Absiedlung eines Kleinhirn-Medulloblastoms vor. Die Angaben über die Häufigkeit spinaler Metastasen sind im Schrifttum sehr unterschiedlich. BOHNDORF (1965) gibt an, daß das Medulloblastom bereits im Frühstadium sogar mindestens in 50% der Fälle zu Metastasen im Wirbelkanal entlang des Rückenmarks führt, so daß er die Nachbestrahlung dieser Abschnitte — zusätzlich zum Operationsgebiet — für besonders sinnvoll hält. Auch von anderen Autoren wird wegen des frühen und kontinuierlichen Übergreifens auf die Umgebung einerseits und über den Liquorweg in den Spinalkanal andererseits die prophylaktische Mitbestrahlung dieser Abschnitte empfohlen (LAMPE und MACINTYRE 1949 und 1954, TODD 1949, PATERSON und FARR 1953, LÖHR und VIETEN 1967). Da es außerordentlich strahlensensibel ist, könne es allein durch eine intensive Bestrahlung oft über Jahre symptomfrei zu halten sein (RÜSKEN 1948, LAMPE und MACINTYRE 1954). Wegen der hohen Rezidivneigung ist bei der Ausbreitung und Absiedlung dieser Geschwulstart eine Operation wenig aussichtsreich.

Das *Ganglioneurom*, auch Gangliocytom genannt, kann überall dort angetroffen werden, wo sich Ganglienzellen finden oder während der embryonalen Entwicklung anzutreffen sind. Somit kann diese Geschwulstart sowohl intramedullär als auch extramedullär und extraspinal vorkommen. Intramedullär ist sie ausgesprochen selten. Vorwiegend tritt sie als Sympathicustumor auf. Strahlentherapeutisch ist sie nicht beeinflußbar (PACK, ARIEL und MILLER 1953, GILBERTSEN und LILLEHEI 1954). Dagegen sind die malignen Varianten, in erster Linie die des vegetativen sympathischen Systems — das Sympathicoblastom, das Sympathogoniom und das Neuroblastom — für den Strahlentherapeuten von ungleich größerer Bedeutung.

Die *extramedullären Tumoren* leiten sich vorwiegend vom Mesoderm und Ektoderm ab. Die am häufigsten vorkommende mesodermale Geschwulstart ist das *Meningiom*, das nur bei maligner Entartung auf Bestrahlung anspricht. Im übrigen ist es — wie das *Fibrom, Chondrom und Lipom* — strahlentherapeutisch nicht beeinflußbar.

Auch die meisten der *malignen Knochengeschwülste* sind wenig strahlenempfindlich. Alle Vertreter der primären osteogenen Sarkome wie auch die sekundären osteogenen Geschwülste zeichnen sich bis auf das Riesenzellsarkom durch eine geringe Strahlensensibilität aus; letztere setzen sich aus entarteten Chondromen (COLEY und HIGINBOTHAM 1954), maligne entarteten Exostosen (O'NEAL und ACKERMAN 1952), dem Paget-Sarkom (ROETZER 1949, SHERMAN und SOONG 1954), den Riesenzellgeschwülsten und den seltenen, auf dem Boden einer chronischen Osteomyelitis entstandenen Sarkomen zusammen. Nach BRAILSFORD (1953) gehen 40% aller Knochensarkome aus einer Ostitis deformans hervor. Eine Ausnahme bilden bestimmte Sarkomformen und die ihnen gleichzusetzenden blastomatösen Bluterkrankungen (SCHERER 1958). Das Ewing-Sarkom, ein Vertreter der myelogenen Tumoren, bildet im Gegensatz zu den anderen Knochenmalignomen häufig Knochenfernmetastasen und gilt als sehr strahlensensibel. Noch strahlenempfindlicher ist das primäre Retikulosarkom, das jedoch nicht durchweg als Sonderform angesehen wird (Parker und Jackson 1939, Coley, Higinbotham und Groesbeck 1950, Cocchi 1952, Francis, Higinbotham und Coley 1954). Hier wie auch bei anderen malignen Neoplasmen haben cytostatische Substanzen in therapeutischer Hinsicht zunehmend an Interesse gewonnen. Nach den bisherigen Erfahrungen hat sich bei bestimmten blastomatösen Erkrankungen weder ein Verzicht auf chemotherapeutische Mittel noch eine ausschließlich mit diesen Mitteln durchgeführte Therapie bewährt, so daß eine sinnvolle Kombination aller therapeutischen Möglichkeiten erst das Ziel der Behandlung darstellen dürfte.

Über die Bestrahlungsmöglichkeiten und Aussichten bei *metastatischen Knochentumoren* wird auf die einschlägige Literatur der Strahlentherapie verwiesen (s. auch Löhr und Vieten, Bd. IV/4, S. 421—566 und Schlegel, Bd. VII/1, S. 1—72 dieses Handbuchs). Scherer (1966) berichtete über „drei recht instruktive Fälle einer durch Strahlen örtlich geheilten Knochenmetastasierung" ohne zusätzliche Hormontherapie. Hierbei handelte es sich um einen bis fast zur Unsichtbarkeit aufgelösten 5. Halswirbel, der nach der Bestrahlung wieder so kräftig Kalk eingelagert hatte, daß die Statik ohne orthopädische Stützmaßnahmen erhalten blieb; in den anderen beiden Fällen war der 5. Lendenwirbel befallen, einmal der Wirbelkörper, einmal der linke Bogenanteil. In beiden Fällen war es zu einer völligen Wiederherstellung der Knochenstruktur gekommen. Liegen bereits Metastasen im übrigen Skeletsystem vor, so halten Sherman und Leaming (1953) ganz allgemein eine hochdosierte Bestrahlungskur für nicht angebracht.

Nach Fiebelkorn (1954, 1958) sind die Wirkungsmöglichkeiten der Strahlenbehandlung erheblich besser, wenn sie der Operation vorausgeht. Andernfalls können Zellelemente in Körperregionen verschleppt werden. Auch erweist sich das strahlengeschädigte Geschwulstgewebe dann vielfach bindegewebig verändert, was sich wiederum auf den Eingriff bzw. auf die operative Entfernbarkeit der Geschwulst günstig auswirkt.

Bei den *angeborenen Geschwulstformen* — dem *Teratom*, *Dermoid* und *Epidermoid* — sowie bei den *parasitären*, *entzündlichen*, und vorbehaltlich bei den *granulomatösen* und *angiomatösen* geschwulstartigen Prozessen ist in der Regel keine Strahlenbehandlung angezeigt. Unter den *Hämangiomen* bieten die Lindau-Tumoren (Bird und Krynauw 1953 Umbach 1954) und die Sturge-Webersche Krankheit für die Strahlentherapie keinerlei Erfolgsaussichten; die übrigen können durch sie manchmal gebessert werden (Rüsken 1948).

Die *Dauerresultate* bei malignen Neoplasmen des Spinalkanals sind — von wenigen Ausnahmen abgesehen — nach kombinierter operativer und strahlentherapeutischer Nachbehandlung oder nach alleiniger Strahlentherapie außerordentlich schlecht (Ernst und Wiesner 1953, Oberkircher, Staubitz und Parmenter 1953). Meist wird die Diagnose in Verkennung des Primärtumors zu spät oder gar erst nach metastatischer Ausbreitung gestellt oder aber ein Rezidiv macht die Aussichten auf eine Dauerheilung zunichte.

Strahlen-Spätschäden sind relativ seltene Beobachtungen, die nach Überschreitung der Toleranzgrenze auftreten. Sie äußern sich nach einer von der Strahlendosis abhängigen Latenzzeit in einer fortschreitenden Rückenmarkserkrankung, deren anatomisches Substrat auf lokale Kreislaufstörungen infolge Gefäßverödung bezogen wird (Kalbfleisch 1947, Brandenburg und Maurer 1954, Dugger, Stratford und Bouchard 1954). Derartige Strahlenspätschäden können sowohl nach der Röntgentherapie als auch nach Einlage von radioaktivem Kobalt in Form von Perlen auftreten. Bei der zeitlich begrenzten Einlagerung von Isotopen ist darüber hinaus die zusätzliche Schädigung des angrenzenden Gewebes gegeben, wodurch Nekrosen zu mitunter lang anhaltenden Wundheilungsstörungen führen können, die ihrerseits wieder einer aufsteigenden Infektion innerhalb des Spinalkanals Vorschub leisten.

Bezüglich der Strahlen*dosis*, die zu Rückenmarksschädigungen führt, berichtete Schinz (1964) über fünf Patienten, die wegen neoplastischer Erkrankungen des Rückenmarks 4400—12800 rad in mehreren Bestrahlungsserien erhalten hatten und nach längeren freien Intervallen Paraplegien bekamen, wogegen acht Kranke mit 1100—5000 rad bestrahlt wurden und später keine Schäden aufwiesen.

Das freie Intervall, nach dem Strahlenschäden des Rückenmarks auftreten, wird mit 2 Monaten bis zu 6 Jahren angegeben (SCHINZ 1964). Wegen dieser Komplikationsmöglichkeit wird deshalb von SCHINZ (1964) besonders darauf hingewiesen, bei Bestrahlungen extramedullärer oder extraspinaler Tumoren in der Nähe des Rückenmarks dieses möglichst nicht in den Strahlengang zu bringen. Sofern nach einem freien Intervall im Anschluß an eine Erstbestrahlung erneut neurologische Symptome auftreten, sollte deshalb immer auch an die Möglichkeit einer Strahlenschädigung gedacht werden, vor allem, wenn durch Liquoruntersuchung, Queckenstedt-Versuch, Myelographie und unter Umständen durch eine Relaminektomie ein Rezidiv ausgeschlossen worden ist. Auch SEITZ und KALM (1961) teilten vier eigene Beobachtungen mit und gingen im besonderen auf die Differentialdiagnose im Hinblick auf die intramedullären Geschwulstmetastasen ein.

Über die Klinik der Röntgenspätschäden ist zuerst aus dem Radiumhemmet in Stockholm berichtet worden. In einer zusammenfassenden Arbeit über 235 Kranke, die in der Zeit von 1930—1939 wegen eines Hypopharynxcarcinoms mit Röntgen- oder Radiumstrahlen behandelt worden waren, wies AHLBOM (1941) darauf hin, daß vier Patienten an einer als Röntgenschädigung aufzufassenden Querschnittsläsion gestorben sind. Auch JACOBSSON (1951), der über weitere 332 Fälle aus den Jahren 1939—1947 Mitteilung gemacht hat, beobachtete 13 Patienten mit mehr oder minder ausgedehnten, auf eine cervicale Myelomalacie hinweisende neurologische Störungen, die in fünf Fällen zum Tode geführt hatten. Weitere kasuistische Mitteilungen stammen von SMITHERS, CLARKSON und STRONG (1943), STEVENSON und ECKHARDT (1945), BODEN (1948), GREENFIELD und STARK (1948), MALAMUD, BOLDREY, WELCH und FADELL (1954), LAMPE (1958), SEBEK, RUBES und VENCLÍK (1959), SCHEIDEGGER (1960), SEITZ und KALM (1961), FRANKE (1963), HENSELL, GERHARD und HEINZLER (1969) u.a.

Nach SEITZ und KALM (1961) ist auf Grund des klinischen Syndroms eine Röntgenspätschädigung des Rückenmarks dann wahrscheinlich, wenn sich im subchronischen Verlauf zunächst ein Brown-Séquardscher Symptomenkomplex entwickelt, der später in eine komplette Querschnittsläsion übergeht. Die Zusammensetzung des Liquors und die Passage bleiben dabei regelrecht. Einschränkend fügten sie hinzu, daß diese Ausführungen nur für die schweren Fälle Gültigkeit haben. Bei leichter Röntgenschädigung kann mit geringeren Ausfällen gerechnet werden, die nicht zum Tode führen, sondern nur vorübergehend Störungen verursachen bzw. einen Defektzustand hinterlassen, wie BODEN (1948) sowie GREENFIELD und STARK (1948) berichtet haben.

Differentialdiagnostisch läßt sich das Krankheitsbild einer Strahlenspätschädigung des Rückenmarks bei Berücksichtigung aller Umstände — vor allem des zeitlichen Ablaufes — von der *Myelitis* leicht abgrenzen. Das *spinale Angiom* ist von den Röntgenschäden durch eine Eiweißvermehrung im Liquor zu unterscheiden. Auch *raumfordernde extramedulläre Prozesse* lassen sich auf Grund des Liquorsyndroms und der Kontrastmethoden verhältnismäßig leicht abtrennen, dagegen macht es große Schwierigkeiten, *intramedullär gelegene Tumoren* — insbesondere *Metastasen* — auszuschließen, die bei dem Grundleiden der Patienten dann immer in Erwägung zu ziehen sind.

Intramedulläre Geschwulstabsiedlungen rufen, wenn sie klinisch manifest werden, im allgemeinen in wenigen Tagen bis Wochen eine vollständige Querschnittssymptomatik hervor. Ein Zeitraum von 2 Monaten wird nur selten überschritten. Bei akutem Einsetzen der neurologischen Störungen kann das Bild einer Hämatomyelie auftreten und dann durch eine Blutung in das Geschwulstgewebe hervorgerufen sein (TANIGUCHI 1904, SADELKOW 1919). Das sich meist rasch entwickelnde Endstadium ist bei intramedullärer Geschwulstabsiedlung oder Ausbreitung durch eine mehr oder minder komplette Querschnittssymptomatik gekennzeichnet, ohne daß sich eine Reihenfolge in der Symptomausbildung erkennen läßt. Wenn auch dissoziierte Sensibilitätsstörungen häufiger Erwährung finden, wird ein Brown-Séquardsches Syndrom — im Gegensatz zur Strahlenschädigung — hierbei nur selten beobachtet. Obwohl der Prozeß in jedem spinalen Segment lokalisiert sein kann, wird das Cervical- und Lumbalmark bevorzugt betroffen, was durch die Gefäßversorgung der Medulla spinalis eine Erklärung findet. Die hämatogenen intramedullären Carcinommetastasen siedeln sich zunächst im Rückenmarksgrau an und dringen von dort nach allen Richtungen in das umliegende Gewebe ein, wobei begleitende Zirkulationsstörungen schnell eine weitgehende Querschnittserweichung zur Folge haben. Dagegen entsteht der strahlenbedingte Gefäßschaden nur langsam und die sich daraus ergebenden Veränderungen, vor allem die plasmatischen Gewebsinfiltrationen (SCHOLZ 1949), betreffen offenbar in erster Linie fleckförmig die Stränge. Als entscheidend kann bei Halsmarkprozessen gelten, daß die primären Geschwülste der Halsregion mit Ausnahme des Schilddrüsencarcinoms anscheinend nicht auf hämatogenem Weg in die Medulla spinalis eindringen. Dagegen sind spinale Röntgenspätschäden fast ausschließlich nach einer Röntgenbestrahlung des Gesichtsschädels und des Halses zu erwarten (SEITZ und KALM 1961).

3. Hormonbehandlung.

Die Hormontherapie ist nur auf das metastasierende Mamma- und Prostatacarcinom sowie auf Fern- und Spätmetastasen endometrialer Carcinome beschränkt (SCHMIDT 1966). Der celluläre Wirkungsmechanismus dieser Behandlung gilt als noch recht unbekannt. Für das Prostatacarcinom wird auf Grund der stimulierenden Wirkung durch androgene Hormone die Kombination von Kastration und gleichzeitiger gegengeschlechtlicher Hormonverabreichung als Therapie der Wahl angesehen. Beim metastasierenden Mammacarcinom sprechen nur 30%—40% auf eine Hormonbehandlung an (SCHMIDT 1966). Bei Patienten vor der Menopause besteht die Hormontherapie in einer operativen oder radiologischen Kastration und bei günstiger Auswirkung der Ovarektomie in einer Hypophysektomie. Neben die ablativen Maßnahmen tritt die weniger wirksame additive Hormontherapie. Bei jüngeren Patienten werden gegengeschlechtliche Hormone — also androgene Verbindungen — verabreicht. Je älter die Patientinnen sind, desto besser sollen sich hormonelle Maßnahmen auswirken. Über objektive Remissionen von Fernmetastasen wird in 30%—40% und über eine subjektive Besserung in 50% berichtet.

Nebennierenrindensteroide besitzen in hoher Dosierung einen echten therapeutischen Effekt bei akuten kindlichen Leukosen, bei Lymphosarkomen, beim großfolliculären Lymphoblastom (BRILL-SYMMERS) und bei der Lymphogranulomatose. Darüber hinaus vermögen sie häufig subjektive Besserungen zu erzielen.

4. Chemotherapie.

Bezüglich der Chemotherapie wird auf das Kapitel von SIMON, Bd. IV/4, S. 567—599 dieses Handbuchs verwiesen. Die Chemotherapie zielt auf die biochemische Verschiedenheit zwischen Krebszellen und den gesunden Zellen des Organismus ab. Krebszellen unterliegen einem stetigen Teilungsstoffwechsel, wie alle stark proliferierenden Gewebe (KUEMMERLE 1965, SCHMIDT 1966). SCHMIDT (1966) führt hierzu weiter aus, daß bis heute noch keine Verbindungen existieren, die selektiv die Tumorzellen zu schädigen vermögen, ohne die natürlicherweise proliferierenden Gewebe anzugreifen. HOWE und STAHL (1966) glauben sogar tierexperimentell Belege gefunden zu haben, die den Nutzen einer postoperativen Chemoprophylaxe in Frage stellen, da Chemotherapeutica nicht nur das Geschwulstwachstum, sondern ebenso die Fähigkeit der Lymphknoten hemmen, freizirkulierende Tumorzellen festzuhalten. Da unter diesen Gegebenheiten der Schaden den Nutzen überwiegen kann, bezweifeln diese Autoren den Sinn einer generellen postoperativen Chemoprophylaxe. Hierdurch könnten Mitteilungen über die Zunahme von Operations-*Früh*komplikationen (HEGEMANN und SCHAUDIG 1966 u. a.) eine Erklärung finden, wenngleich bei einzelnen Tumoren eine Verbesserung der Zweijahresgrenze erzielt wurde (HEGEMANN und SCHAUDIG 1966).

Die in der Chemotherapie angewandten Substanzen werden Cytostatica genannt. Sie hemmen den Teilungsstoffwechsel der Geschwulstzellen und die Mitosen direkt oder indirekt. Die heute zur Verfügung stehenden Substanzen mit cytostatischer Wirkung lassen sich auf folgende Gruppen zurückführen: alkylierende Cytostatica[1], Antimetabolite, cytostatische Antibiotica und mitosehemmende Alkaloide aus Vinca rosea, Hydrazin- und Podophyllin-Derivate sowie Arsen und Urethan (Tabelle 54). Je nach Wirkungsmodus der einzelnen Substanzen auf die Zellteilungsphasen wird zwischen den heute wichtigeren Ruhekerngiften (Alkylantien, Antimetabolite, Antibiotica) und den Spindelgiften (Kolchizin, Vincaalkaloide u. a.) unterschieden. Weitere Einzelheiten über Substanzen und ihr Anwendungsgebiet bei verschiedenen Krebsformen geht aus der Tabelle 55 hervor. Gesicherte Erfahrungen und Behandlungsergebnisse mit Cytostatica bei malignen raumbeengenden spinalen Prozessen liegen nicht vor. Desgleichen verfügen wir über kein eigenes Beobachtungsgut.

Zu der bisherigen intravenösen oder auch lokalen intraarteriellen Verabreichung von Cytostatica wurde bei malignen Neoplasmen des Spinalkanals auch die intrathekale Applikation vorgenommen.

Eine absolute Indikation zum Absetzen der cytostatischen Therapie stellen die meist reversiblen Leukopenien dar, die im allgemeinen nach 2 Wochen auftreten. Auch eine nicht vorhersehbare Knochenmarkaplasie kann auftreten (HEGEMANN und SCHAUDIG 1966).

Weitere Möglichkeiten einer Hemmung des Tumorwachstums sehen LÜHRS und BACIGALUPO (1960) in der Entkopplung der oxydativen Phosphorylierungsvorgänge. Hierdurch wird der im Tumorgewebe bestehende Energiemangel noch weiter verstärkt, und zwar bis zu einem Ausmaß, das eine Hemmung des Tumorwachstums bemerken läßt. Als „Entkoppler" wurden L-3',3,5-Trijodthyronin und Megaphen angewendet. Beide Substanzen waren im in vitro-Versuch an isolierten Tumormitochondrien — im Tierversuch und in der Klinik — wirksam. Günstige Auswirkungen in Kombination mit Cytostatica (TEM und ENDOXAN) wurden bisher bei leukämischer Lymphadenose, beim Mammacarcinom, beim Adenocarcinom des Ovars und bei Metastasen gesehen. Milztumor und Lymphome verkleinerten sich, und auch das Allgemeinbefinden wurde günstig beeinflußt.

Tabelle 54. *Cytostatica, die bei der Tumor-Chemotherapie Verwendung finden.*

Klassifikation	Cytostaticum	Klassifikation	Cytostaticum
Alkylierende Sub-stanzen	N-Lost, TEM Chlorambucil Thio-TEPA, Myleran Uracil-Lost Urethan-Lost Cyclophosphamid Tetramin	Hormone	Androgene Oestrogene NNR-Steroide Progesteron
		Antibiotica	Actinomycin D und verwandte Actinomycine Mitomycin C
Antimetabolite	Methotrexat 6-Mercaptopurin 5-Fluoruracil 5-Fluordesoxyuridin Jod- und Bromdesoxyuri din 6-Azauridin Cytosin-Arabinosid		Streptonigrin Daunomycin Bleomycin
		Andere Cytostatica	Urethan Colchicin Vincaleukoblastin Vincristin Podophyllinderivate

(Nach KUEMMERLE 1964, modifiziert und ergänzt mit freundlicher Unterstützung von Herrn Dr. med. H. O. KLEIN, Medizinische Universitätsklinik Köln.)

---

[1] Hierunter werden Verbindungen mit mehreren reaktionsfähigen Gruppen verstanden, die in wäßriger Lösung mit großer Geschwindigkeit Alkylreste auf andere Moleküle übertragen. Sie bilden hochaktive Wirkformen und können unter biologischen Bedingungen mit lebenswichtigen Zellbestandteilen reagieren (KUEMMERLE 1965).

Tabelle 55. *Stand der Chemotherapie 1970.*

Tumor	Cytostaticum	Tumor	Cytostaticum
1. Relativ gutes Therapieergebnis		Reticulumzell-Sarkom	Vincristin Cyclophosphamid
Akute Leukämie im Kindesalter	Methotrexat 6-Mercaptopurin Vincristin Prednison	Mammacarcinom	5-Fluoruracil Vincristin Cyclophosphamid (kombiniert mit Hormon- therapie s. S. 370)
Chronische granulocytäre Leukämie	Busulfan 6-Mercaptopurin Vincristin Natulan Asparaginase Cyclophosphamid Daunomycin Methotrexat	Ovarialcarcinom	Cyclophosphamid
		Chorionepitheliom	Methotrexat
		Akute myeloische Leukämie	6-Mercaptopurin Vincristin Natulan Asparaginase Cyclophosphamid Daunomycin Methotrexat
Chronische lymphatische Leukämie	Demecolin Chlorambucil Cyclophosphamid N-Lost Prednison	**3. Kurzdauerndes oder fragliches Therapieergebnis:**	
Großfolliculäres Lymphom	Chlorambucil Cyclophosphamid	Bronchialcarcinom	N-Lost Busulfan Methotrexat Cyclophosphamid
Morbus Hodgkin	Prednison N-Lost Chlorambucil Cyclophosphamid Vinblastin Vincristin Natulan	Malignes Melanom	Melphalan 5-Fluoruracil Cyclophosphamid
		Sarkome	Methotrexat N-Lost Actinomycin D Cyclophosphamid
2. Mäßiges Therapieergebnis:			
Multiples Myelom	PAM Urethan Melphalan Cyclophosphamid	Gastrointestinal-carcinome	5-Fluoruracil Actinomycin D Cyclophosphamid
Reticulumzell-Sarkom	Prednison Vinblastin	Restliche Uro-Genitaltumoren	Methotrexat 5-Fluoruracil Cyclophosphamid

(Nach KUEMMERLE 1964, modifiziert und ergänzt mit freundlicher Unterstützung von Herrn Dr. med. H. O. KLEIN, Medizinische Universitätsklinik Köln.)

Gewisse anaerobe Sporenbildner — Clistridium bulyricum Stamm M 55, der nur im Tumor wirkt, das gesunde Gewebe aber unbeeinflußt läßt — können nach HEPPNER (1966) neue Behandlungsmöglichkeiten gefäßreicher und daher besonders bösartiger Tumoren aufzeigen.

V. Operative Behandlungsergebnisse.

Erste Mitteilungen über Behandlungsergebnisse nach Rückenmarkstumoroperationen lassen sich bis zur Jahrhundertwende zurückverfolgen. Nach den Ausführungen von OPPENHEIM (1923) „hatte WILLIAMSON, der die Wirbelgeschwülste einbezieht, schon 24 Fälle mit vollkommener Heilung oder erheblicher Besserung sammeln können. SCHULTZE (Deutsche Klinik 05) berechnete, daß auf 62 Fälle 24 Heilungen kamen. OPPENHEIM fand 1907 in der ihm zugänglichen Literatur 65 Fälle, in denen ein Tumor im Wirbelkanal zu einer operativen Behandlung Anlaß bot. In 33 dieser Fälle, also in 50%, ist Heilung oder eine dieser nahekommende Besserung angegeben — ein immerhin glänzendes Resultat.

Aber es bleibt zu berücksichtigen, daß die Fälle mit unglücklichem Ausgang nur zum Teil veröffentlicht werden, und daß auch einige Male die Mitteilung zu schnell auf die Operation folgte. Eine gründliche Zusammenstellung lieferte STURSBERG (C. f. Gr. 08), ihm folgte MARTIUS (Inaug.-Diss. Rostock 10)".

Bei den katamnestischen Erhebungen operativ behandelter raumbeengender spinaler Prozesse bestimmen ihre topischen Beziehungen innerhalb des Wirbelkanals, die Art des raumbeengenden Prozesses — seine morphologische Beschaffenheit und biologische Wertigkeit — seine Höhenlokalisation sowie das klinische und klinisch-neurologische Gesamtbild weitgehend den postoperativen Verlauf und das spätere Schicksal dieser Patienten. Eine Übersicht der katamnestischen Erhebungen von 268 operierten Patienten mit raumbeengenden spinalen Prozessen des Krankengutes von TÖNNIS geben bei den einzelnen Geschwulstarten die folgenden tabellarischen Auswertungen (DÖKER 1965) wieder, wobei allerdings die bei malignen Geschwülsten regelmäßig angeschlossene Röntgenbestrahlung unberücksichtigt blieb. Die Katamnesen erstrecken sich über einen Zeitraum von 25 Jahren.

Werden die *topischen* Beziehungen zum Rückenmark berücksichtigt, so zeigen die von der Wirbelsäule ausgehenden, meist metastatischen Prozesse, die schlechteste und die juxtamedullären Tumoren — die meist von Neurinomen und Meningiomen dargestellt werden — die beste Prognose. Die intramedullären Tumoren nehmen insofern eine Mittelstellung ein, als sie überwiegend von den semimalignen und malignen Gliomen dargestellt werden. Abhandlungen der raumbeengenden spinalen Prozesse nach topischen Gesichtspunkten finden sich im Schrifttum ausgesprochen selten. Im Krankengut von TÖNNIS (DÖKER 1965) war bei den Wirbelsäulentumoren in nur 20%, dagegen bei den extraduralen raumbeengenden Prozessen in über 40% eine Besserung eingetreten. Die größte günstigste Gruppe fand sich bei den juxtamedullär gelegenen Neubildungen selbst dann, wenn sich in der Regel intramedullär anzutreffende Neoplasmen juxtamedullär entwickelt hatten. Auch bestimmte Formen ausschließlich im Epiduralraum anzutreffender Sarkome wiesen günstigere Verläufe auf, als von Sarkomen im allgemeinen zu erwarten ist. Insgesamt war bei 70% der außerhalb des Rückenmarks und innerhalb der Dura gelegenen Tumoren eine Besserung zu verzeichnen; allein ein Viertel der Fälle wurde völlig beschwerdefrei. Bei den intramedullären Tumoren war eine Besserung bei fast einem Viertel der Fälle eingetreten. Dagegen hatte sich der präoperative Befund bei über einem Drittel der Fälle postoperativ nicht geändert und bei $^1/_7$—$^1/_8$ sogar verschlechtert. Fast 30% der Fälle waren innerhalb des ersten halben Jahres nach der Operation gestorben, davon die meisten sogar innerhalb des ersten Monats. War der Prozeß in der Medulla oblongata gelegen, so war der Prozentsatz der ungünstigen Verläufe höher als bei den in tieferen Abschnitten des Spinalkanals gelegenen Geschwülsten.

Zeichenerklärung der Abb. 157—170:

_____	Gesamtdauer der Anamnese	Kl	klinisches Gesamtbild
_____	Gesamtdauer der Katamnese	K	komplettes Querschnittssyndrom
_____	Gesamtdauer der Anamnese und der Katamnese	iK	inkomplettes Querschnittssyndrom
		BS	Brown-Séquard-Syndrom
⊢— —	Dauer der Schmerzen	N	neuralgisches Syndrom
⊢— · ·	Dauer der motorischen Ausfälle	HN ^H_N	Hirnnervenbeteiligung
⊢······	Dauer der Sensibilitätsstörungen		
⊢— ·· —	Dauer der Blasen-Mastdarm-Sexus-Störungen	ex	extradural
		ex-in	extra-intradural
1	postoperativ o. B.	jux	juxtamedullär
2	postoperativ wesentlich gebessert	j-im	juxta-intramedullär
3	postoperativ gebessert	im	intramedullär
4	postoperativ unverändert	cerv	cervical
5	postoperativ verschlechtert	thor	thorakal
+	Fall wurde bis zum Tode verfolgt	l-s	lumbo-sacral
0	keine Angaben	1—267*	laufende Nummer der Fälle
		*	(Fall 152 = Neurinom *und* Meningiom)

Abb. 157a u. b. Neurinome.

Wird die *Tumorart* berücksichtigt, so zeigen unter den benignen Neoplasmen die am häufigsten vorkommenden Neurinome und Meningiome die besten Ergebnisse. In unserem Krankengut war fast bei $^2/_3$ dieser Geschwulstkranken eine gute bis sehr gute Rückbildung der neurologischen Störungen eingetreten.

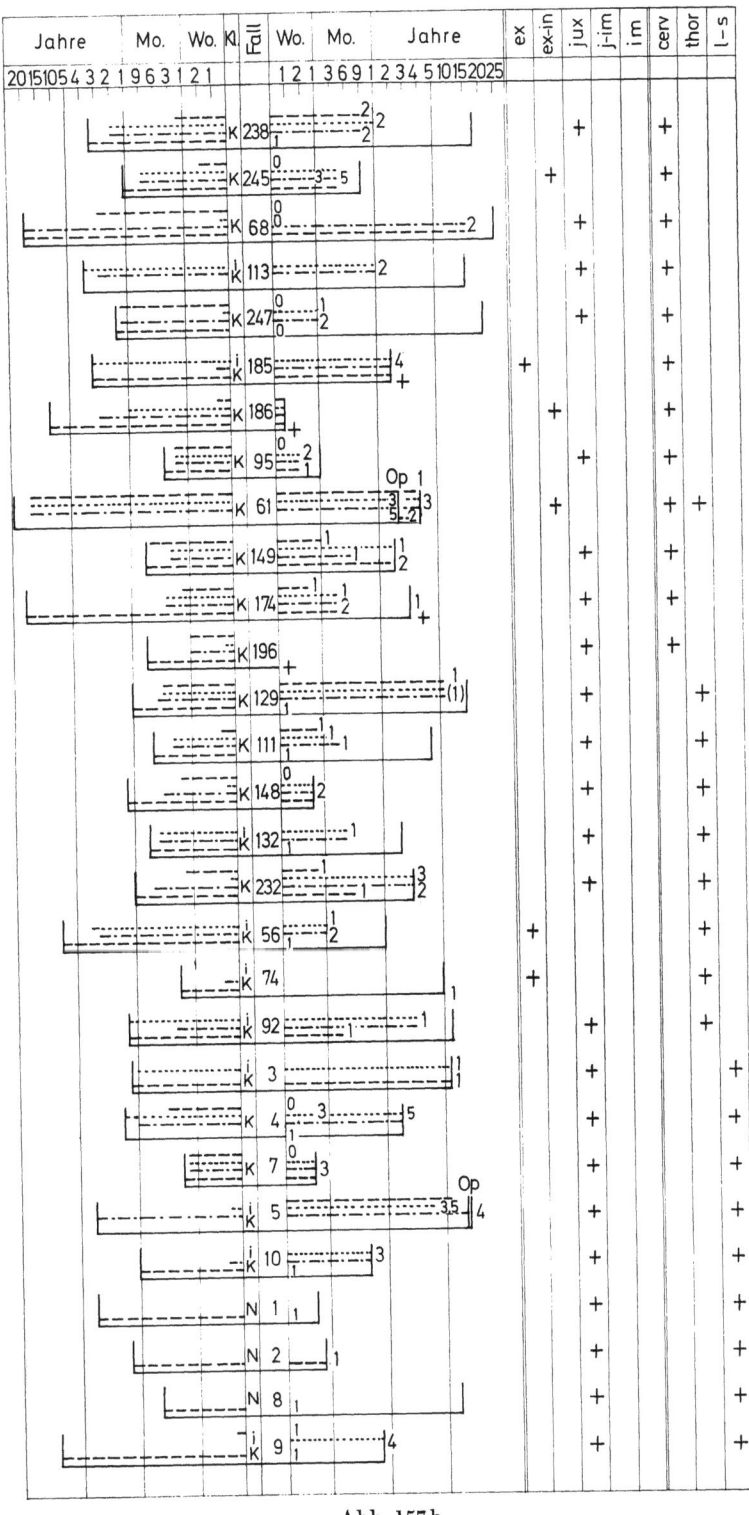

Jahre	Mo.	Wo.	Kl.	Fall	Wo.	Mo.	Jahre	ex	ex-in	jux	j-im	im	cerv	thor	l-s
20 15 10 5 4 3 2	1 9 6 3	1 2 1			1 2 1	3 6 9	1 2 3 4 5 10 15 20 25								
			K	238		2/2 2				+			+		
			K	245		3 5			+				+		
			K	68	0/0		2			+			+		
			K	113			2			+			+		
			K	247	0/0	1/2				+			+		
			K	185			4 +	+					+		
			K	186	+					+			+		
			K	95	0	2/1				+			+		
			K	61		3/5 2	Op 1 3			+			+	+	
			K	149	1	1/2				+			+		
			K	174	1	1/2	1 +			+			+		
			K	196	+					+			+		
			K	129	+		1 (1)			+					+
			K	111	1/1	1				+					+
			K	148	0	2				+					+
			K	132		1				+					+
			K	232	1	1	3/2			+					+
			K	56		1/1 2		+						+	
			K	74			1	+						+	
			K	92		1	1			+				+	
			K	3			1/1			+					+
			K	4	0 3		5			+					+
			K	7	0	3				+					+
			K	5			3.5/4 Op			+					+
			K	10		3				+					+
			N	1	1					+					+
			N	2		1				+					+
			N	8	1					+					+
			K	9	1/1		4			+					+

Abb. 157b.

Bei den *Neurinomen* (Abb. 157a und b) hatten $^2/_3$ der Fälle präoperativ sogar ein komplettes Querschnittssyndrom geboten. Die besten Rückbildungstendenzen fanden sich immer im Frühstadium bei Schmerzen und vegetativen Störungen. Auch Broager (1953) wies auf die gute Prognose aller derjenigen Fälle mit nur leichten neurologischen Symptomen und

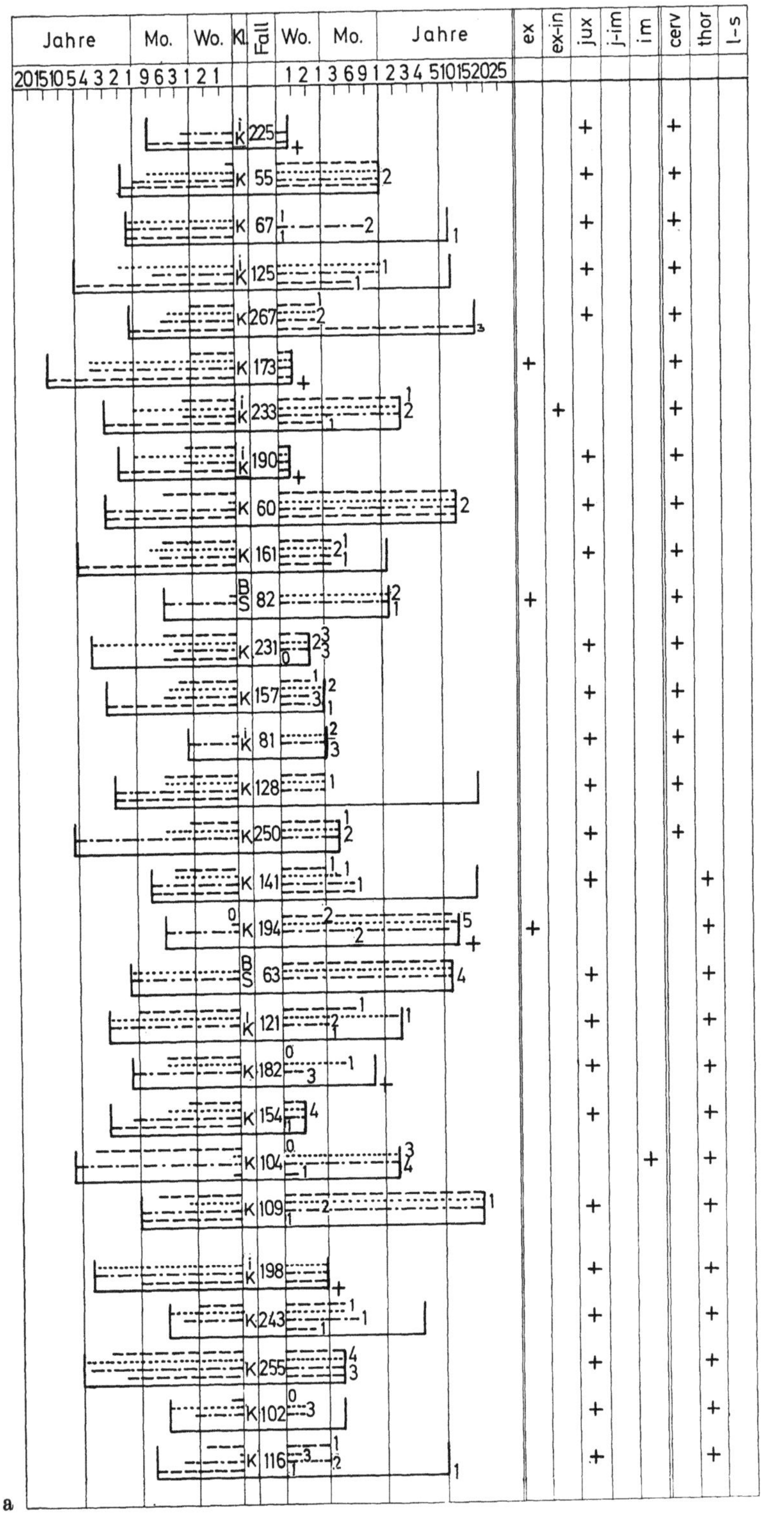

Abb. 158a u. b. Meningiome.

kurzen Vorgeschichten hin. Bei extraduraler oder intramedullärer Lage der Neurinome war die Prognose etwas ungünstiger, wobei die Höhenlokalisation ohne wesentlichen Einfluß war (Döker 1965).

Bei den *Meningiomen* (Abb. 158a und b) hatten präoperativ sogar $3/4$ der Fälle ein komplettes Transversalsyndrom hervorgerufen. Auch hierbei zeigten — wie bei den Neurinomen —

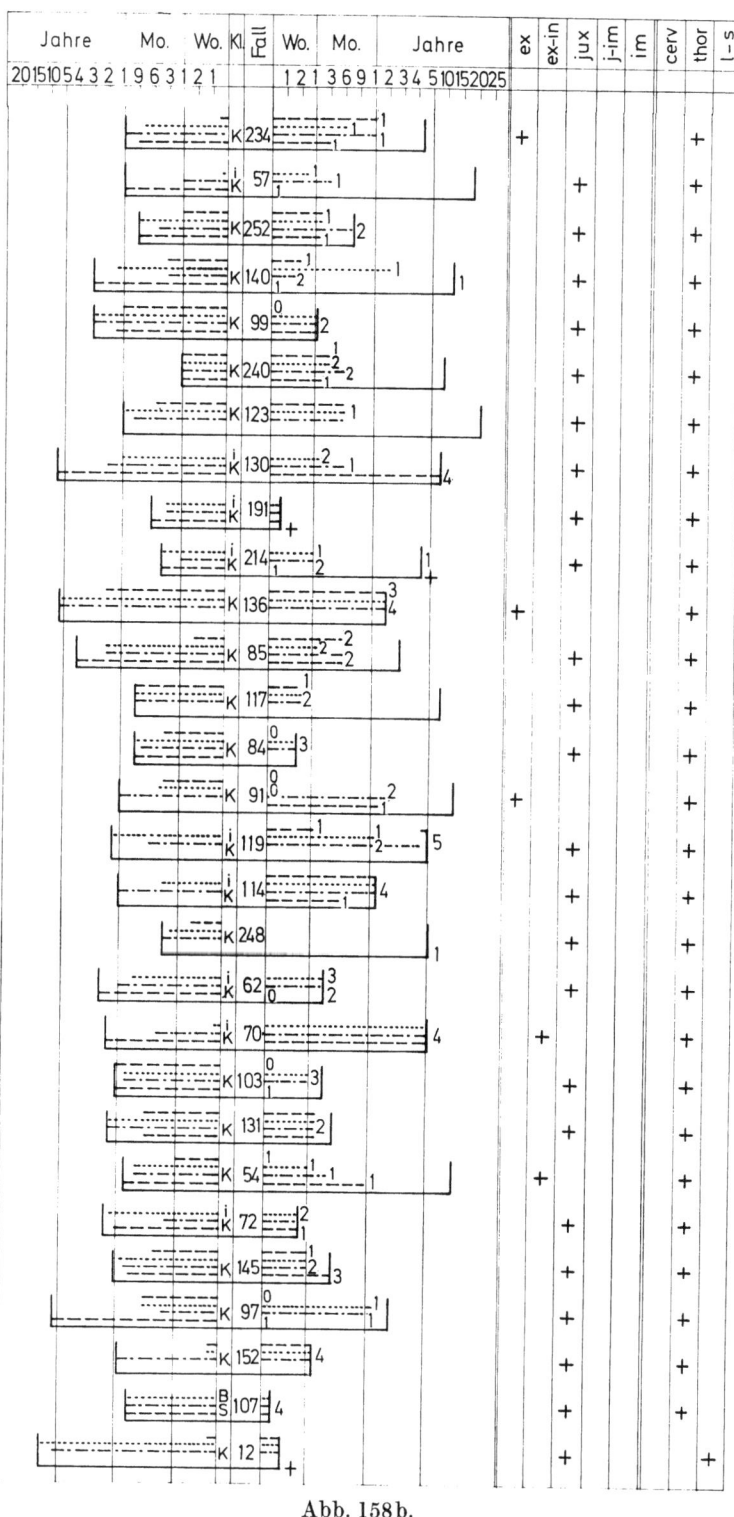

Abb. 158b.

2/3 der Fälle einen günstigen postoperativen Verlauf. Vegetative Störungen und Schmerzen besserten sich vor den Störungen der Sensibilität und der Motorik, meistens innerhalb des ersten Jahres nach dem Eingriff. Die extra- oder gleichzeitig extra- und intradural gelegenen Meningiome unterschieden sich prognostisch nicht von den juxtamedullären. Auffallend war, daß bei den Fällen ohne Besserung die Tumoren in Höhe D_1—D_4 und D_7—D_{10} gelegen waren. Dieses Verhalten ist durch den vasculären Faktor zu erklären,

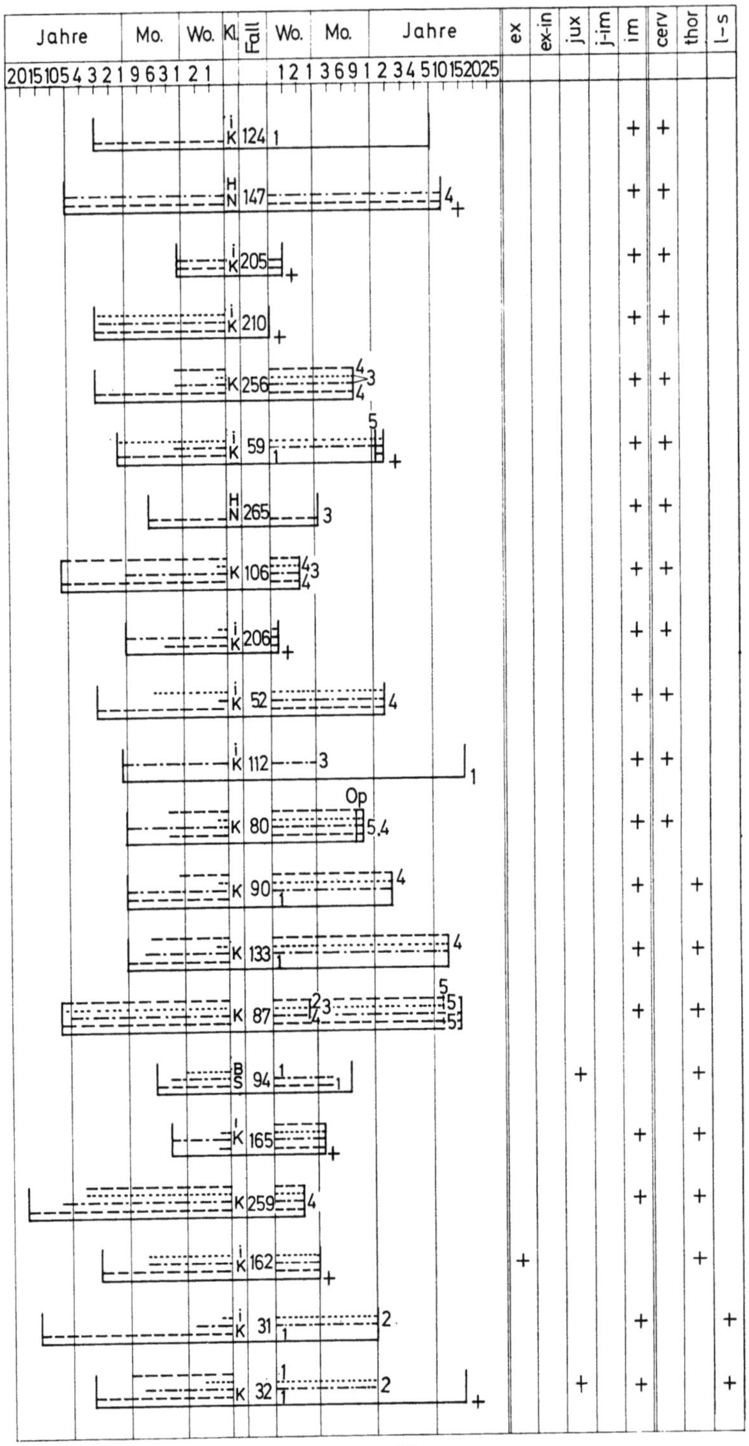

Abb. 159. Gliome.

zumal die Hälfte dieser Fälle präoperativ nur ein inkomplettes Querschnittsbild geboten hatten. ODDSON (1947) fand, daß bei nur langsamer Entstehung der Symptome die Prognose besser ist als bei denjenigen Fällen mit raschen Verläufen und Lähmungen, wobei er auf die Möglichkeit eines malignen Geschwulstwachstums hinwies.

Die nächst häufigste Gruppe stellen die semimalignen und malignen *gliomatösen Neubildungen* (Abb. 159), die wegen unterschiedlicher postoperativer Verläufe eine getrennte Abhandlung der eigentlichen Gliome und der Ependymome angebracht erscheinen lassen.

Bei den Gliomen konnte meist nur ein Stillstand erzielt werden. Dennoch wiesen fast $^1/_4$ der Gliomkranken deutliche Besserungen bis zur Beschwerdefreiheit auf; hierunter fanden sich sogar Patienten mit kompletten und inkompletten Querschnittsbildern. Die Rückbildung setzte meist erst im Verlauf des ersten Jahres ein; die der sensiblen Störungen begann häufig vor derjenigen der motorischen. Manchmal blieben Blasen-Mastdarmstörungen bestehen, obwohl sich die übrigen Ausfälle gebessert hatten.

Die Astrocytome hatten gegenüber den anderen Gliomarten günstigere Verläufe. Die Katamnesen erstreckten sich bei den Gliomen maximal sogar bis über 15 Jahre. Von etwa $^1/_3$ der Fälle konnte der zwischenzeitlich eingetretene Exitus ermittelt werden, der bei $^3/_4$ der final gewordenen innerhalb der Zweijahresgrenze eingetreten war.

Bei den Ependymomen (Abb. 160) waren die katamnestischen Erhebungen weit günstiger, vor allem bei den im Conus-Cauda-Bereich gelegenen; nicht nur hinsichtlich der Rückbildung neurologischer Störungen sondern auch in bezug auf die Überlebenszeit. Dies war offensichtlich bedingt durch die juxtamedulläre Lage und die damit gegebene Möglichkeit einer totalen Entfernung. Besserungen wurden bei kompletten und inkompletten Querschnittsbildern gesehen, im allgemeinen im Verlauf des ersten postoperativen Jahres. Die entscheidende Rückbildung der neurologischen Störungen begann frühestens nach einem Monat, im allgemeinen aber erst im Verlauf des ersten Jahres; die der Sensibilitätsstörungen blieb mehrfach hinter derjenigen der übrigen neurologischen Ausfälle zurück. Ausführliche Abhandlungen über die operativen Behandlungsergebnisse bei den einzelnen intramedullären Geschwulstarten finden sich bei GUIDETTI, FORTUNA, MOSCATELLI und RICCIO (1964), wobei auch die Erfahrungen des Schrifttums umfangreich berücksichtigt werden.

Unter den *malignen Neoplasmen*, die einer operativen Behandlung zugeführt wurden, überwiegen in den meisten Statistiken die *Sarkome* (Abb. 161). Unter ihnen verdient eine Gruppe besondere Beachtung, die immer epidural angetroffen wird und sich durch differenziertere Zellelemente auszeichnet (s. S. 50—53, 261, 348); Melano-, Retothel- und Chondromyxo-Sarkome ließen günstigere Verläufe erkennen als die übrigen Sarkomformen. Hierdurch erklären sich mitunter über Jahre erstreckende Katamnesen. Die längste Überlebensdauer erstreckte sich bei einem Spindelzellsarkom bis zu 8 Jahren. Im allgemeinen wird die Fünfjahresgrenze nur selten überschritten. Die mittlere Überlebensdauer betrug 4 Jahre, die durchschnittliche Überlebensdauer dagegen nur $10^1/_2$ Monate.

Bei den Patienten mit *Carcinom-Metastasen* (Abb. 162) wurde von vornherein die hierbei nicht zu erwartende Besserung durch die Katamnesen bestätigt. Die ungünstigen prognostischen Auswirkungen werden bereits durch die Tatsache vermittelt, daß über die Hälfte der Fälle innerhalb des ersten Monats nach der Operation verstarb. Anfängliche postoperative Besserungen nach makroskopisch „total" oder subtotal vorgenommenen Geschwulstentfernungen täuschten mitunter eine vorübergehende Rückbildung der neurologischen Störungen vor, die sich meist auf die Sensibilitätsstörungen beschränkte. Eine zusammenfassende monographische Abhandlung über die malignen Tumoren der Wirbelsäule und des spinalen Extraduralraumes, die auf 250 histologisch verifizierten Neoplasmen basiert und auch das gesamte entsprechende Schrifttum berücksichtigt, findet sich bei TÖRMÄ (1957).

Von den *Knochentumoren* zeigen sowohl die Riesenzellgeschwülste als auch die Plasmocytome unterschiedliche postoperative Verläufe. Dieses Verhalten erklärt sich bei der Riesenzellgeschwulst durch maligne, semimaligne und sogar benigne Formen und beim Plasmocytom durch solitäres und generalisiertes Vorkommen.

Beim Riesenzelltumor ist die artdiagnostische Klärung nicht immer präoperativ möglich. Bei jungen Patienten mit einseitigen oder vorwiegend seitenbetonten neurologischen Störungen, normalen Laborbefunden und vorwiegend halbseitigen, gut begrenzten Wirbelveränderungen sollte zumindest an eine Riesenzellgeschwulst gedacht werden und dann die Indikation zur Operation gestellt werden, zumal mit strahlentherapeutischen Maßnahmen im allgemeinen kein gleichartig gutes Ergebnis erzielt werden kann (CAR-

DAUNS, FRIEDMANN und NITTNER 1961). Bei der Rückbildung der neurologischen Ausfälle hat sich keine Gesetzmäßigkeit in bezug auf die Reihenfolge der Störungen ergeben; bei Querschnittsbildern hatten sich einerseits die Sensibilitätsstörungen, andererseits die Paresen wieder vollständig normalisiert. Rezidivfreie Verläufe sind nach mehrjährigen Beobachtungszeiten bekannt, auch jenseits der Fünfjahresgrenze.

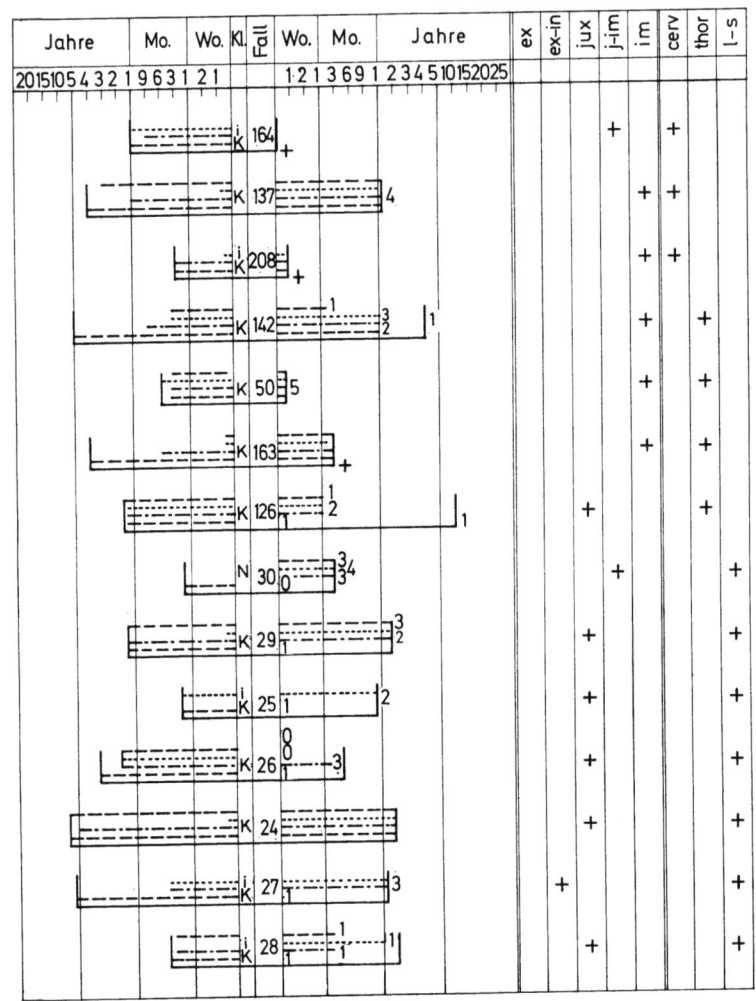

Abb. 160. Ependymome.

Beim Plasmocytom (Abb. 163) ist nur im Stadium des Solitärtumors ein operatives Vorgehen angebracht. Selbst dann ist trotz ausgiebiger Entfernung des Geschwulstgewebes ein Übergreifen auf benachbarte Wirbel und später eine multiple Ausbreitung möglich. GESCHICKTER und COPELAND (1928) beschrieben in 90% der von ihnen untersuchten 425 Fälle einen multiplen Befall des Skeletsystems. BATTS (1939) fand unter seinen 40 Patienten eine Kombination von Schädel- und Wirbelsäulen-Myelomen in 53%, von Schädel, Wirbelsäule und Rippen in 38% und eine zusätzliche Beteiligung des Beckens in 23%. Bezüglich weiterer Einzelheiten wird für beide Geschwulstarten auf die entsprechenden Ausführungen im pathologischen Abschnitt dieses Kapitels verwiesen (siehe S. 44—46, 50 und S. 347—350).

Da Komplikationen von seiten der inneren Organe bei diesem Geschwulstleiden von entscheidender Bedeutung für den unmittelbaren postoperativen Verlauf und für die weitere Prognose sein können, soll hierauf näher eingegangen werden.

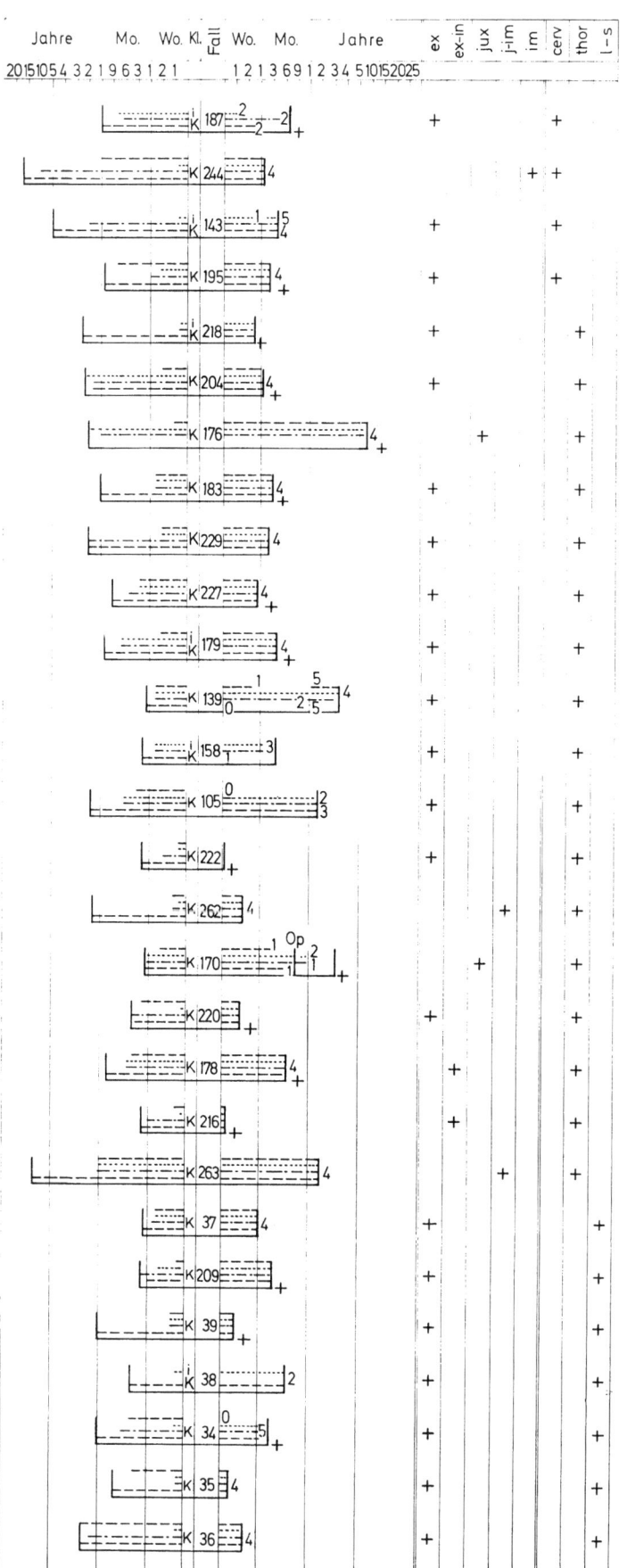

Abb. 161. Sarkome.

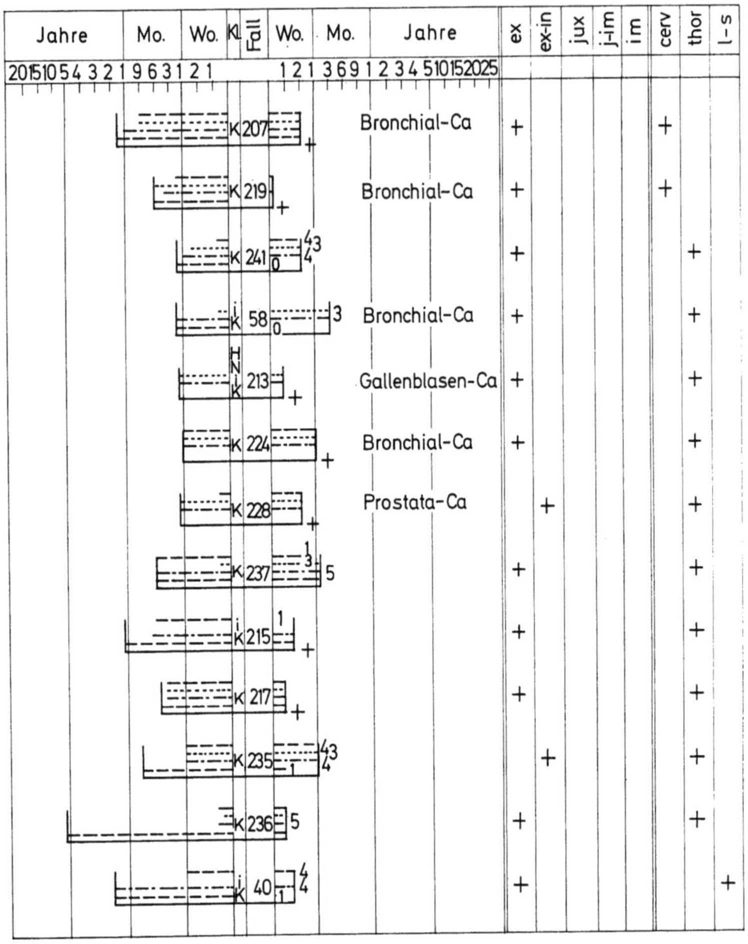

Abb. 162. Carcinom-Metastasen.

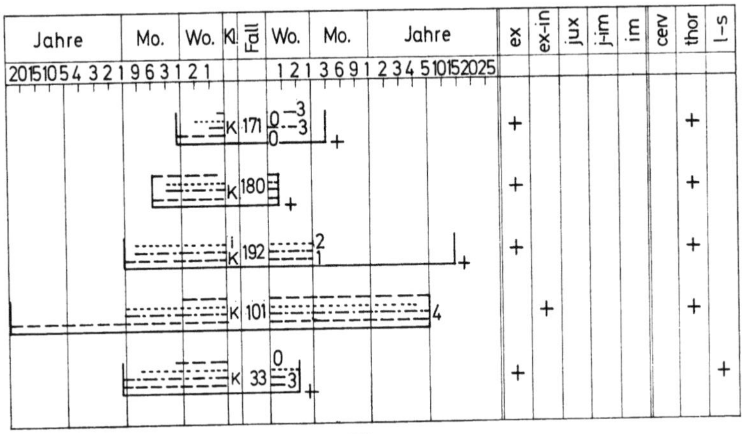

Abb. 163. Plasmocytome.

Bei der Myelomatosis wird die Entwicklung von Bronchitis, Stauungslunge und Bronchopneumonie begünstigt, da infolge der Thorax- und Wirbelsäulendeformation sowie durch Rippenfrakturen die pulmonale Ventilation herabgesetzt ist (Seiferth 1964). Auch Komplikationen von seiten der Nieren sind häufig, die von Geschickter und Copeland (1928) mit 70% angegeben werden. Diese Form der Nephritis wird von Lichtenstein und Jaffé (1947) als atypische Nephritis beschrieben, da sie ohne Ödeme und ohne Hypertonie einhergeht. Differentialdiagnostisch spricht der positive Ausfall der Bence-Jonesschen Eiweißreaktion im Urin nicht unbedingt für das Vorliegen einer Myelomatose, denn er kann auch bei Carcinommetastasen, Sarkomen und seniler Osteomalacie auftreten

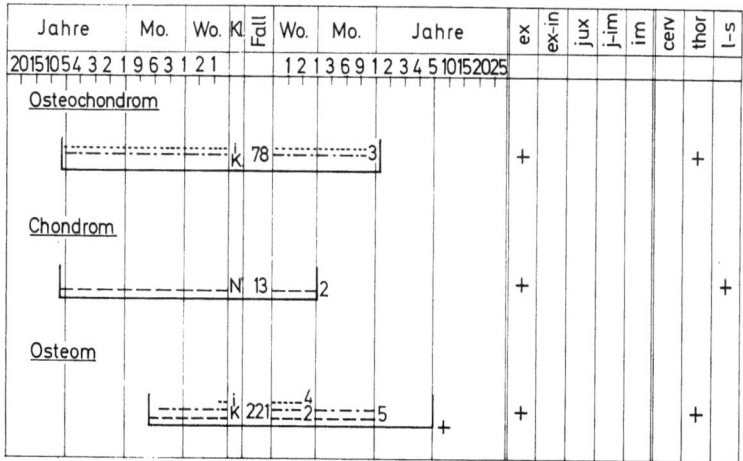

Abb. 164. Osteochondrom, Chondrom, Osteom.

Abb. 165. Epidermoide, Lipome.

(BATTS 1939, KINNEY 1940, BAYRD und HECK 1947, VOIGT 1957) und der negative Ausfall nicht gegen das Vorliegen eines solitären Myeloms; er ist dabei sogar die Regel.

Über die Hälfte dieser Patienten überlebte die Vierteljahresgrenze nicht, obwohl es sich zum Zeitpunkt der Operation um die isoliert vorliegende Geschwulstform gehandelt hatte. Andererseits sind Katamnesen jenseits der Fünfjahresgrenze bekannt. Die längste Überlebenszeit bei einem unserer Patienten betrug 14 Jahre, wobei sich die neurologischen Störungen postoperativ wieder weitgehend zurückgebildet hatten.

Die übrigen primären Knochengeschwülste (Abb. 164), wie Chondrome, Osteo-chondrome, Osteome bzw. Osteoid-Osteome, aneurysmatische Knochencysten usw. sind seltenere Tumorarten, über die kein größeres Zahlenmaterial in Form geschlossener katamnestischer Abhandlungen vorliegt.

Die an *Mißbildungstumoren* Erkrankten haben hinsichtlich der Lebensaussichten zwar eine gute Prognose, jedoch lassen die neurologischen Störungen bei der Art des Grundleidens häufig nur eine schlechte und unbefriedigende Rückbildungstendenz erkennen.

Unter den Epidermoiden (Abb. 165) waren nur geringgradige oder teilweise Besserungen eingetreten. Hierbei scheinen sich die oberhalb der Cauda equina gelegenen günstiger zu verhalten. Auch bei denjenigen Fällen, bei welchen eine totale Entfernung des Tumors möglich war, konnte keine Dauerheilung erzielt werden. Die Art der Ausfälle ist bei der Rückbildung der neurologischen Störungen praktisch nur von untergeordneter Bedeutung; sie hängt vielmehr von dem Ausmaß der in den Prozeß einbezogenen nervösen Substanz ab.

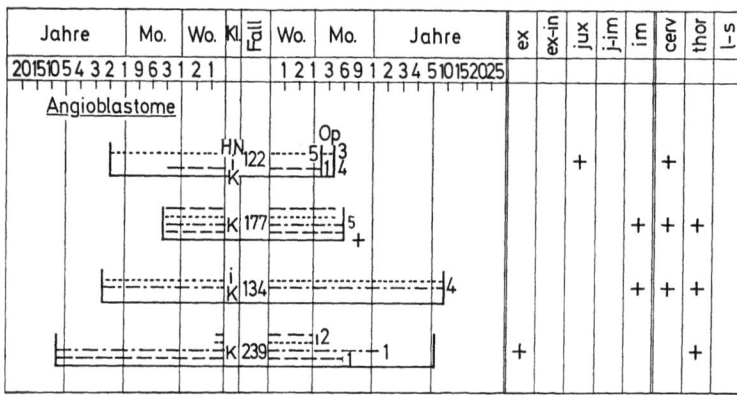

Abb. 166. Angioblastome.

Auch bei Patienten mit intraspinalen Lipomen (Abb. 165) wurde nur $^1/_3$ beschwerdefrei oder gebessert; es handelte sich hierbei um die rein extradural gelegenen. Dagegen waren die Rückbildungsaussichten bei den intradural oder gar intramedullär lokalisierten wegen der meist gleichzeitig bestehenden Beziehungen zum Rückenmark oder zur Cauda equina weit schlechter. Die Höhe innerhalb des Spinalkanals war dabei praktisch bedeutungslos.

Gefäßgeschwülste (Abb. 166), raumbeengende Gefäßveränderungen und Gefäßmißbildungen (Abb. 167) verhalten sich hinsichtlich der Lebenserwartung und der Rückbildungsaussichten neurologischer Störungen sehr ähnlich. Am günstigsten sind die Ergebnisse immer bei den epiduralen Kavernomen, die bisher ausnahmslos zwischen D_2 und D_6 angetroffen wurden. Selbst wenn komplette Querschnittsbilder vorgelegen haben, kann postoperativ eine vollständige Wiederherstellung und Beschwerdefreiheit eintreten. Weit weniger günstig sind die Aussichten bei den anderen angiomatösen Gefäßprozessen des Rückenmarks einschließlich Angioblastomen. Hier ist nur bei etwa $^1/_3$ der Fälle eine Besserung zu erwarten, die aber auch dann noch eintreten kann, wenn präoperativ inkomplette und selbst komplette Querschnittsbilder vorgelegen haben. Die Rückbildung der neurologischen Störungen wird am häufigsten zwischen 1 und 6 Monaten angegeben, aber auch noch nach 1 und $1^1/_2$ Jahren. Die längsten Katamnesen unseres Krankengutes erstreckten sich über fast 20 Jahre.

Unter den *entzündlichen Endzuständen* schnitten die unspezifischen Granulome (Abb. 168) besser ab als diejenigen, welchen ein spezifischer Prozeß zugrunde lag. Aber auch nach eitrigen Entzündungen ist die Besserung oft nur unvollständig und mitunter nur vorübergehend.

Durch *Cysten* (Abb. 169) bedingte neurologische Ausfälle sind nur zum Teil echte Kompressionserscheinungen. Bei diesen Neubildungen ist nicht nur ihre extra- oder intramedulläre Lage sondern vor allem der genetische Faktor für den weiteren Verlauf entschei-

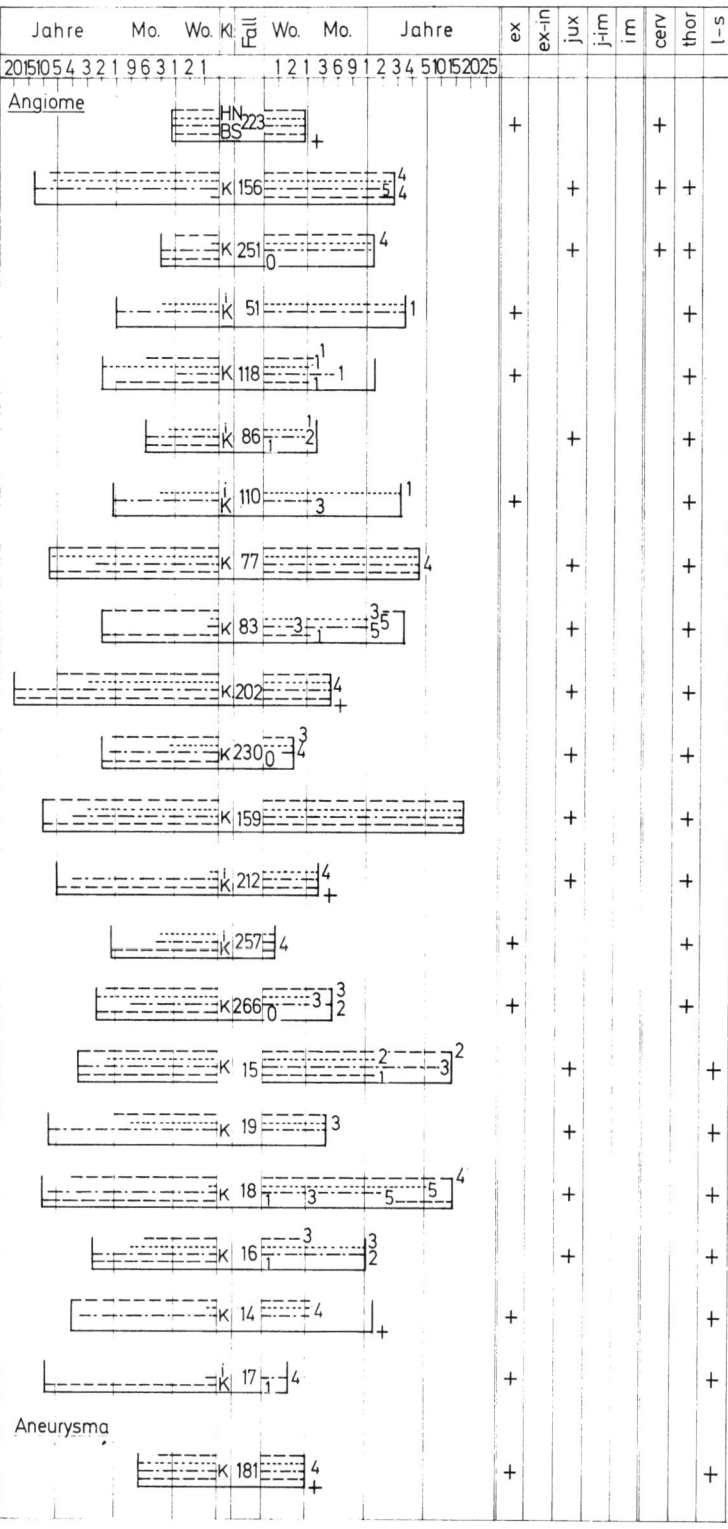

Abb. 167. Angiome, Aneurysma.

dend. Unter dieser Sammelbezeichnung finden sich angeborene cystische Fehlbildungen —
mitunter in Kombination mit Entwicklungsstörungen des Achsenskelets (HACKENSELLNER
1953) — Cysten als Traumafolge nach stärkerer Gewalteinwirkung und als Folge von
Begleitmeningitiden nach chronischen Infekten, aber auch Cysten bei parasitären Erkran-

kungen, nach intramedullären Blutungen oder als Folge eines anderen vasculären Geschehens, ja sogar bei Tumoren, die mitunter erst durch die Sektion ermittelt wurden. Dieses uneinheitliche Krankengut erklärt die Unterschiede in der prognostischen Beurteilung von
„Cysten" innerhalb des Spinalkanals. Die günstigsten postoperativen Ergebnisse finden sich

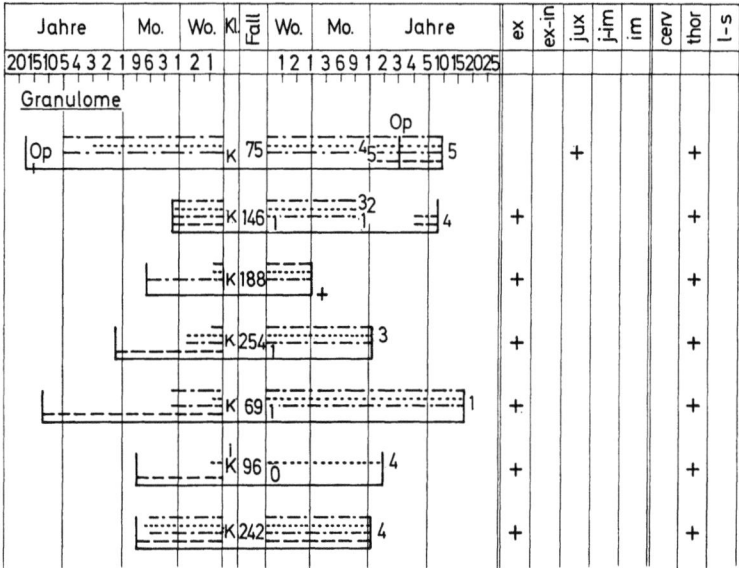

Abb. 168. Granulome.

Abb. 169. Cysten.

bei den extradural gelegenen, die vorwiegend als kongenital, traumatisch oder als Restzustand einer zum Defekt führenden degenerativen Erkrankung der Spinalganglien oder aber
als Folge einer abgelaufenen Entzündung angesehen werden. Ungünstiger ist die Prognose
bei den intradural extramedullär angetroffenen Cysten, was sich aus ihrer Genese als Folge
chronisch-arachnitischer Adhäsivprozesse oder eines vasculären Prozesses, der zur Resorption von Rückenmarksgewebe geführt hat, erklärt. Hier bleiben häufig irreversible neurologische Ausfälle trotz Cystenentfernung bestehen oder sie nehmen im weiteren Verlauf an

Intensität und Ausdehnung sogar zu. Ähnlich verhalten sich die intramedullären Cysten, die nur selten Anlaß zu einer neurochirurgischen Intervention sind.

Bei den *parasitären Erkrankungen* (s. Abb. 169) wird der postoperative Verlauf weitgehend von der Art des Parasiten — seiner mono- oder multiloculären Ausbreitung, seinen Beziehungen zu den Rückenmarkshäuten und zur nervösen Substanz selbst und seiner Neigung zu entzündlichen Reaktionen — bestimmt. Einzelheiten hierüber sind aus dem Abschnitt über die Pathologie der parasitären Erkrankungen zu ersehen (s. S. 72—82 und S. 101). Ganz allgemein läßt sich sagen, daß die Aussichten auf eine Rückbildung der neurologischen Störungen um so ungünstiger sind, je ausgedehnter der Prozeß ist, je stärker seine Neigung zur Aussaat — insbesondere des Inhalts parasitärer Cysten — ist und je stärker seine Neigung zu entzündlichen Veränderungen an den Rückenmarkshäuten und am Rückenmark selbst ist; mitunter können sogar Absceßbildungen auftreten, wodurch sich die Prognose weiter verschlechtert.

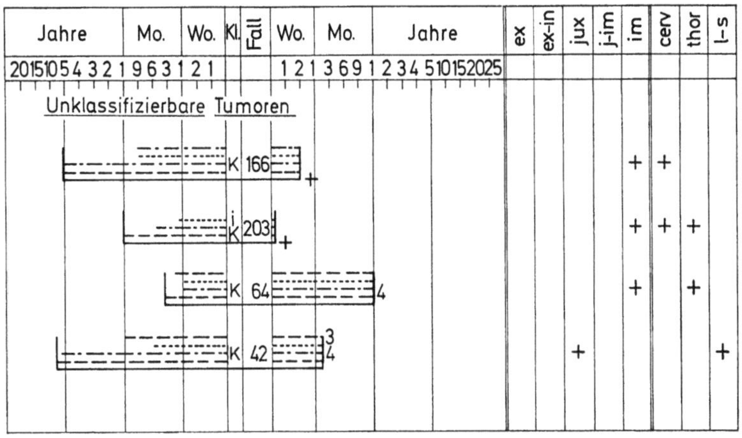

Abb. 170. Unklassifizierbare Tumoren.

Unklassifizierbare Tumoren[1] (Abb. 170) werden überwiegend intramedullär angetroffen und lassen postoperativ keine oder nur eine geringe Rückbildungstendenz der neurologischen Störungen erkennen. Komplikationen sind hier während der Nachbehandlung besonders häufig und nicht selten für den weiteren, meist ungünstigen Verlauf entscheidend.

Unklassifizierte Tumoren[1] — 11 Fälle dieser Zusammenstellung (Fall-Nr. 43, 44, 93, 160, 167, 172, 193, 200, 211, 249, 260) — sind im Hinblick auf die katamnestischen Auswertungen bedeutungslos und blieben deshalb unberücksichtigt, desgleichen ein thorakal gelegenes intramedulläres Ganglioblastom, das ein Brown-Séquardsches Syndrom hervorgerufen hatte (Fall-Nr. 153).

Unter den *sonstigen* raumbeengenden spinalen Prozessen nicht tumoröser und nicht entzündlicher Genese hängt die Prognose bei den von der Wirbelsäule ausgehenden Formveränderungen von der Art, dem Ausmaß, von der Dauer der Rückenmarkskompression sowie zusätzlich von vasculären Faktoren ab. Bei den angeborenen Systemerkrankungen, z. B. der Chondrodystrophie und bestimmten Formen der Kyphose oder Kyphoskoliose, sind die Aussichten auf eine Rückbildung bei den meist dann schon bestehenden schweren neurologischen Ausfällen weit ungünstiger als bei Kompressionen im Frühstadium, die durch degenerative Wirbelsäulenprozesse hervorgerufen werden. Über erworbene Systemerkrankungen — Ostitis deformans PAGET, Akromegalie, Neurofibromatose, Lipoidosen und Retikulosen — liegen nur Einzelmitteilungen vor. Die Indikation zu einem neurochirurgischen Eingriff ist hierbei entweder durch umschriebene oder ausgedehnte Form-

---

[1] Als unklassifizierbar wurden jene Tumoren angesehen, die aufgrund ihrer feingeweblichen Untersuchung nicht einzuordnen waren, wogegen als unklassifizierte Tumoren jene bezeichnet wurden, bei denen eine histologische Untersuchung nicht stattgefunden hat.

veränderungen gegeben, wie sie z. B. durch eine Kompressionsfraktur, durch Gibbusbildung oder bei der Neurofibromatose durch hochgradige Wirbelsäulendeformierungen
hervorgerufen werden (Heard, Holt und Naylor 1962).

Blutungen innerhalb des Spinalkanals wirken nur selten raumbeengend. Auch hier
wird der weitere Verlauf und das Schicksal der Patienten von dem Grundleiden bestimmt.
Bei einer akuten Raumbeengung ist die Prognose — allerdings in Abhängigkeit von der
Genese — um so günstiger, je früher die Entfernung des Hämatoms vorgenommen
werden kann.

Beim Vergleich der *Höhenlokalisation* der Tumoren — also ihrer Lage innerhalb der
einzelnen Abschnitte des Spinalkanals — mit den Rückbildungsaussichten der neuro-

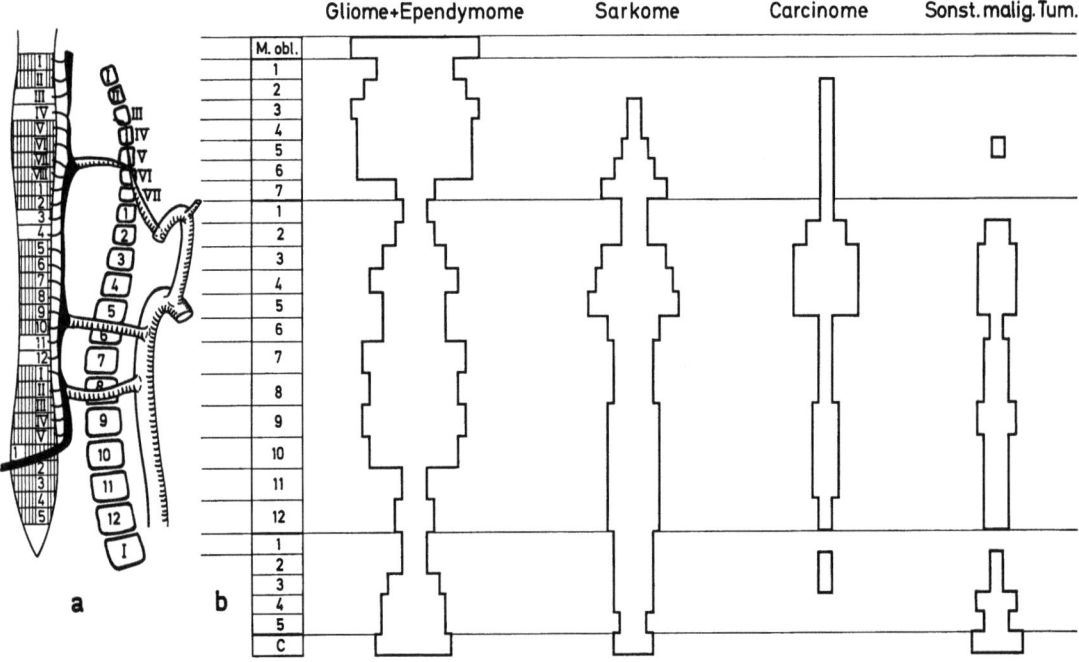

Abb. 171a u. b. Beziehungen zwischen Blutversorgung des Rückenmarks und Segmentverteilung der malignen
Tumoren. Häufung in den Gebieten der medullären Mangeldurchblutung (vasculäre Grenzgebiete).

logischen Störungen zeigte sich, daß der histologische Befund bzw. die biologische Wertigkeit der jeweiligen Neubildung für den postoperativen Verlauf ausschlaggebender ist als
die Höhenlokalisation selbst. Häufungen guter oder schlechter Ergebnisse zeigten sich an
verschiedenen Stellen des Rückenmarks, ohne daß ein für die Höhe signifikantes Ergebnis abzuleiten gewesen wäre. Allerdings scheinen Beziehungen zwischen der Häufigkeit
maligner Geschwülste und den Prädilektionsgebieten für eine medulläre Mangeldurchblutung zu bestehen (Abb. 171a und b), die eine schlechtere Prognose bei Bevorzugung bestimmter Rückenmarkssegmente zu erklären vermag. Aber auch die an der Grenzzone von
Gefäßgebieten lokalisierten gutartigen Rückenmarkstumoren verhielten sich insofern für
die prognostische Beurteilung aufschlußreich, als hier bereits schon vor oder auch nach Er-
reichung eines kompletten Querschnittsbildes die Aussichten auf eine Rückbildung der
neurologischen Störungen schwanden oder zumindest ungünstiger waren als in den anderen
Bereichen des Rückenmarks. Die mehrsegmentige Ausdehnung einer Geschwulst scheint
sich nicht ungünstiger als die nur auf ein Segment beschränkte auszuwirken.

Als *klinisches Bild* überwiegt in größeren Statistiken vor der Operation immer noch
das komplette Querschnittsyndrom; es wird in dem erstaunlich hohen Anteil von
annähernd $^2/_3$ aller an einer Rückenmarksgeschwulst Erkrankten angetroffen. Ohne
direkten Einfluß von Schwere und Ausmaß der neurologischen Störungen auf ihre Rück-

bildung war in unserem Krankengut bei der Hälfte der an einem Rückenmarkstumor Operierten eine Besserung eingetreten. Die Lebensaussichten und die Rückbildungsmöglichkeit der neurologischen Störungen werden in erster Linie durch die *Art* des raumbeengenden spinalen Prozesses bestimmt. Weitere Auswirkungen sind durch die *Höhenlokalisation* und durch das klinische Bild bzw. das *Stadium der Kompression* gegeben. Die Wahrscheinlichkeit, daß sich die im Anfangsstadium einer Rückenmarkskompression auftretenden neurologischen Störungen früher, rascher und ausgiebiger zurückbilden als im Spätstadium — wenn bereits ein komplettes Querschnittssyndrom vorliegt — erklärt sich zwanglos aus reversiblen oder irreversiblen Vorgängen der Markschädigung. Bestanden außer den Querschnittssymptomen auch Hirnnervenstörungen, so war die Prognose besonders ungünstig.

Tabelle 56. *Übersicht über die bekanntgewordenen Todesfälle nach Operationen wegen Rückenmarkstumor.*

Art	Ge-samt-zahl	To-des-fälle	Zeitpunkt des Todes post operationem				
			Op. bis 8 Wo.	8 Wo. bis 1 Jahr	1 Jahr bis 5 Jahre	Op. bis 5 Ja.	nach 5 Ja.
Neurinome	59	14	5	3	3	11	3
Meningiome	58	9	6	1	1	8	1
Osteochondrom	1	—	—	—	—	—	—
Chondrom	1	—	—	—	—	—	—
Osteom	1	1	—	—	1	1	—
Ca-Metastasen	13	7	7	—	—	7	—
Sarkome	28	16	7	7	1	15	1
Gliome	21	8	5	—	1	6	2
Ependymome	14	3	2	1	—	3	—
Plasmocytome	5	4	2	1	—	3	1
Angioblastome	4	1	—	1	—	1	—
unklassifizierbare Tu.	4	2	2	—	—	2	—
Cysten	6	—	—	—	—	—	—
Epidermoide	5	—	—	—	—	.	—
Lipome	6	2	—	1	—	1	1
Angiome	21	4	1	2	1	4	—
Aneurysma	1	1	1	—	—	1	—
Granulome	7	1	1	—	—	1	—
Ganglioblastom	1	—	—	—	—	—	—
Echinococcus	1	1	—	—	1	1	—
unklassifizierte Tu.	11	5	2	1	1	4	1
Gesamtzahl	268	79	41	18	10	69	10
%	100	29,5	15,4	6,7	3,7	25,8	3,7

Wird bei der Rückbildung der neurologischen Störungen die *Reihenfolge* der einzelnen Symptome berücksichtigt, so lassen sich gewisse Beziehungen auch zu der Reihenfolge ihres Auftretens im Verlauf der Rückenmarkskompression feststellen. Am häufigsten leitete der Schmerz die Erkrankung ein und bildete sich auch am ehesten als erste Störung zurück. Bei fast $1/4$ der Patienten war die Erkrankung nicht durch ein Einzelsymptom, sondern durch neurologische Störungen in kombinierter Form eingeleitet worden. Die Rückbildung der motorischen Ausfälle stand selten am Anfang. In der Regel erfolgte sie auch nur langsam und relativ häufig als letzte aller Störungen. Die Sensibilitätsstörungen hatten eine bessere Rückbildungstendenz als alle übrigen. Blasen-Mastdarmstörungen zeigten nur bei spätem Auftreten eine rasche Funktionswiederkehr. In Zahlenverhältnissen ausgedrückt besserten sich sensible Störungen am häufigsten, und zwar in $3/4$ der Fälle, Schmerz und motorische

Ausfälle in annähernd gleicher Häufigkeit bei über der Hälfte und Blasen-Mastdarm-störungen bei fast der Hälfte der Patienten.

Bezogen auf das Gesamtkrankengut war eine Besserung in Form einer teilweisen oder vollständigen Rückbildung aller zum Zeitpunkt der Operation bestehenden Ausfälle bei der Hälfte der Fälle eingetreten.

Bei einer *postoperativen Beobachtungszeit*, die sich an unserem Krankengut über 25 Jahre erstreckte, waren 30% der katamnestisch erfaßten Patienten zwischenzeitlich verstorben: davon die Hälfte innerhalb von 2 Monaten nach der Operation und fast 90% innerhalb der Fünfjahresgrenze; das entspricht etwa 15% bzw. 25% des Gesamtkranken-gutes (Tabelle 56).

Die postoperative Mortalität war bei den Patienten mit Tumoren der Medulla oblongata besonders hoch, aber auch noch bei denjenigen des Cervicalmarks wesentlich höher als bei thorakalem und lumbosacralem Tumorsitz. Allerdings handelte es sich bei der Mehrzahl der frühzeitig verstorbenen Patienten um morphologisch maligne oder semi-maligne Tumoren.

Unter den verschiedenen Tumorarten hatten die Carcinommetastasen und die un-klassifizierbaren Geschwülste die höchste Operationsmortalität. Bei den Plasmocytomen lag der Anteil bei 40% und bei den Sarkomen und Gliomen bei 20%. Für die Meningiome gibt sie Oddson (1947) in seiner Serie mit 6,2% an, was auch mit den Angaben von Elsberg (1941) mit 6% übereinstimmt. Am niedrigsten ist sie bei den Neurinomen, bei denen sie 1—2% beträgt, was wiederum den Mitteilungen von Elsberg (1925, 1941), aber auch denjenigen von Horrax, Poppen, Wu und Weadon (1949) entspricht.

Innerhalb der Fünfjahresgrenze war, abgesehen von den Carcinommetastasen und den unklassifizierbaren Tumoren, bei über 50% der Patienten mit Sarkomen und Plasmo-cytomen der Tod eingetreten.

Als Todesursache (s. Tabelle 51 S. 362), stehen bei den Tumoren der Medulla oblongata und des Halsmarks Störungen der Atemfunktion und Erkrankungen der Atmungsorgane im Vordergrund, gefolgt von Herz- und Kreislaufstörungen und Erkrankungen der harn-ableitenden Wege. Ähnlich verhielten sich die Geschwülste im thorakalen Bereich, ins-besondere bestand hier eine Zunahme der Lungenembolien. Im lumbosacralen Bereich sind Erkrankungen der Harnwege eine gefürchtete Komplikation, die zu uroseptischen Infektionen führen können und gelegentlich Meningitiden begünstigen.

Die *Wiedererlangung der Arbeitsfähigkeit* läßt fast immer enge Beziehungen zur weit-gehenden oder vollständigen Rückbildung der neurologischen Störungen erkennen. Dem-nach waren nach Rückenmarkstumor-Operationen diejenigen Patienten wieder voll arbeitsfähig geworden, die völlig beschwerdefrei oder wesentlich gebessert waren. Nur einige der wesentlich gebesserten Patienten hatten eine teilweise Arbeitsfähigkeit er-reicht. Als arbeitsunfähig dagegen bezeichneten sich im allgemeinen diejenigen Patienten, deren Störungen nach der Operation unverändert bestehengeblieben waren. Zum Großteil sind sie auf Grund der überstandenen Rückenmarkstumor-Operation invalidisiert worden, obwohl die meisten — nur ein Teil mit Stock — wieder gehfähig geworden waren. In größerem Ausmaß sollte deshalb häufiger von einer gezielten Rehabilitation mit dem Be-streben einer muskulären Ertüchtigung, einer späteren Umschulung und eines Berufs-wechsels Gebrauch gemacht werden.

Literatur*.

ABADIE, PAULI, BERGOUIGNAN: Halsmarkskompression durch Wurzelschwannom. J. méd. Bordeaux **111**, 640 (1934) [Französisch].

ABAJIAN, J. R.: Peridural segmental anesthesia with intracaine. Anesthesiology **4**, 372 (1943).

ABBASY, A. S. A.: Compression myelitis due to subperiostal typhoid abscess. Arch. Pediat. **63**, 65 (1946).

ABBE, (1892): Zit. nach KESSEL, F. K. u. JAEGER, F. (1955), S. 59.

ABBÉ, R.: Report of a case of spinal cord tumor successfully operated upon. J. nerv. ment. Dis. **29**, 281 (1902).

ABBOTT, K. H.: Subarachnoid hemorrhage from an ependymoma arising in the filum terminale; report of case. Bull. Los Angeles neurol. Soc. **4**, 127 (1939).

— Foramen magnum and high cervical cord lesions simulating degenerative disease of the nervous system. Ohio St. med. J. **46**, 645 (1950).

— Perineural cysts; review of literature and report of 8 cases. Clin. Orthop. **7.** 149 (1956).

— KERNOHAN, J. W.: Medulloblastomas; concerning problems of spinal metastasis and malignancy; report fo 6 cases and discussion of problems involved. Bull. Los Angeles neurol. Soc. **8**, 1 (1943).

— RETTER, R. H., LEIMBACH, W. H.: The role of perineural sacral cysts in the sciatic and sacrococcygeal syndromes. (A review of the literature and report of nine cases). J. Neurosurg. **14**, 5 (1957).

ABBOTT, P. H., SPENCER, H.: Transverse myelitis due to ova of schistosoma mansoni. Trans. roy. Soc. trop. Med., Hyg. **47**, 221 (1953).

ABBOTT, W. D.: Compression of the cauda equina by the ligamentum flavum. J. Amer. med. Ass. **106**, 2129 (1936).

— Angioma of the skull. Ann. Surg. **106**, 1100 (1937).

— Angioma of the skull. Ann. Surg. **113**, 306 (1941).

ABD-EL GHAFFAR, Y.: Intrathecal amethopterin in 2 cases of spinal cord involvement due to metastatic nasopharyngeal carcinoma and Hodgkin's disease. Cancer (Philad.) **13**, 677 (1960).

ABEL, W.: Scheinbar solitäres Myelom. Röntgenpraxis **13**, 224 (1941).

ABERCROMBIE, J.: Des maladies de l'ancéphale et de la moelle épinière. Trad. franç., 2. édit., p. 532. Paris: Germer-Baillière 1835.

ABESHOUSE, B. S., BOGORAD, D. C.: Perinephritic abscess and diseases of vertebrae and spinal cord. Urol. cutan. Rev. **39**, 295 (1935).

ABOUL NASR, A. L.: Sacrococcygeal chordoma. J. Egypt. med. Ass. **44**, 85 (1961).

ABOULKER, J., METZGER, J., DAVID, M., ENGEL, P., BALLIVET, J.: Les myélopathies cervicales d'origine rachidienne. XVe Congr. annuel de la soc. de neuro-chirurgie de langue française, Colmar, 24.—26. Mai 1965, tome 11, No 2, p. 87—198.

ABRAHAMSON, I., CLIMENKO, H.: Symptomatology of spinal cord tumors. J. Amer. med. Ass. **75**, 1124 (1920).

— GROSSMAN, M.: Tumors of the upper cervical cord. Trans. Amer. neurol. Ass. **25**, 149 (1921).

— — Tumors of the upper cervical cord. J. nerv. ment. Dis. **57**, 342 (1923).

— HYMAN, C.: Symptomatology of spinal cord tumors. J. Amer. med. Ass. **75**, 17 (1920).

ABRAHAMSON, L., McCONNELL, A. A., WILSON, G.: Acute epidural spinal abscess. Brit. J. Med. **1**, 1114 (1934).

ABRAMOVIČ, F. M., VARSCHAVSKY, D. M.: Über Wirbelhämangiome und ihre Behandlung. Vestn. Khir. **61**, 325 (1941) [Russisch].

ABRAMOVICH, Z. M.: Sluchai ekhinokokkoza pozvonochnika. (Report of a case of echinococcosis of the spine.) Khirurgiya (Mosk.) **34**, 127 (1958).

ABRAMS, H. L.: Skeletal metastases of carcinoma. Radiology **55**, 534 (1950).

— The vertebral and azygos venous systems and some variations in systemic venous return. Radiology **69**, 508 (1957).

— The relationship of systemic venous anomalies to the paravertebral veins. Amer. J. Roentgenol. **80**, 414 (1958).

ABRUZZINI, P.: Un caso di tuberculoma del midollo spinale. Riv. tisiol. (Roma) **13**, 233 (1940).

ACKERMANN, W.: Vertebral trephine biopsy. Ann. Surg. **143**, 373 (1956).

ACLE, E., ARANA-INIGUEZ, R., CASTRO, E., SAN JULIÀN, J.: Vertebral osteochondroma. Acta neurol. lat.-amer. **1**, 185 (1955) [Spanisch].

ACOSTA, C., WATTS, C. C., SIMPSON, C. W.: Ochronosis and degenerative lumbar disc disease. Case report. J. Neurosurg. **28**, 488 (1968).

ACQUAVIVA, R., THEVENOT, C.: Compression médullaire récidivante par hémangiome vertébral; rôle déterminant des grossesses. Maroc méd. **36**, 942 (1957).

— — Apropos of 3 observations of sacrococcygeal tumors. Maroc. méd. **40**, 806 (1961) [Französisch].

— — BENSIMON, S.: Vertebro-medullary echinococcosis. Apropos of 10 cases. Maroc. méd. **41**, 782 (1962) [Französisch].

ADAMKIEWICZ, A.: Die Blutgefäße des menschlichen Rückenmarkes. S.-B. Akad. Wiss. Wien, math.-nat. Kl. **85**, 101 (1882).

---

* Literaturzusammenstellung bis Juni 1970. Früheres Schrifttum siehe auch Literaturverzeichnis ANTONI, N. (1936), S. 122—131. Tumoren des Rückenmarks, seiner Wurzeln und Häute. In: Handbuch der Neurologie. Hrsg. v. O. BUMKE und O. FOERSTER, 14. Bd., Spezielle Neurologie VI, Erkrankungen des Rückenmarks und Gehirns IV, Raumbeengende Prozesse. Berlin: Springer 1936.

ADAMKIEWICZ, A.: Die degenerativen Krankheiten des Rückenmarkes. Stuttgart: Ferdinand Enke 1888.
— Über den pachymeningitischen Prozeß des Rückenmarks. Berl. klin. Wschr. 47, 1201 (1892).
ADAMS, A. E.: Zur Diagnostik traumatischer Spinalsyndrome. Münch. med. Wschr. 111, 1152 (1969).
— Schlechte Prognose für spinale Traumen. Münch. med. Wschr. 111, 1152 (1969).
ADAMS, R., WEGNER, W.: Congenital cyst of the spinal meninges as cause of intermittent compression of the spinal cord. Arch. Neurol. Psychiat. (Chic.) 58, 57 (1947).
ADAMS, W. S., ALLING, E. L., LAWRENCE, J. S.: Multiple myelome. Amer. J. Med. 6, 141 (1949).
ADELSTEIN, L. J.: Spinal extradural cyst associated with kyphosis dorsalis juvenilis. J. Bone Jt Surg. Old Ser. 23, 93 (1941).
— PATTERSON, G. H.: Surgical treatment of ependymal glioma of the spinal cord. Arch. Surg. 30, 997 (1935).
ADKINS, E. W.: Spondylolisthesis. J. Bone Jt Surg. B 37, 48 (1955).
ADSON, A. W.: Results of the surgical treatment of spinal cord tumors. Minn. Med. 2, 205 (1919).
— Tumors of the spinal cord. Surgical treatment and results. Surg. J. (Chic.) 25, 35 (1924).
— Diagnosis and treatment of tumors of the spinal cord. Northw. Med. (Seattle) 24, 309 (1925).
— Diskussionsäußerung. Arch. Neurol. (Chic.) 24, 1153 (1930).
— Surgical disease of the spinal cord. (In: Graham Surgical Diagnostic. 1930.)
— Tumors of the spinal cord: Diagnosis and treatment. Tex. St. J. Med. 28, 354 (1932).
— Diagnosis and treatment of spinal cord tumors. J.-Lancet (Minneap.) 54, 464 (1934).
— Intraspinal tumors. Internat. Abstr. Surg. 67, 225 (1938).
— Chronic recurring sciatica; diagnosis and treatment of protrusions of ruptured intervertebral disks. Arch. phys. Ther. (Omaha) 20, 325 (1939).
— Intraspinal tumors. Zbl. ges. Neurol. Psychiat. 92, 671 (1939).
— Bandscheibenzerreißung mit Prolaps des Nucleus pulposus in den Wirbelkanal als Ursache rezidivierender Ischias. Chirurg 17, 501 (1940).
— Symptoms, differential diagnosis and treatment of spinal cord tumors. Rocky Mtn med. J. 45, 989 (1948).
— Surgical consideration of intraspinal tumors. J. int. Coll. Surg. 14, 1 (1950).
— GHORMLEY, R. K.: Fixation of the spine for dislocation following removal of a high-lying tumor of the cervical portion of the spinal cord. Proc. Staff Meet. Mayo Clin. 8, 297 (1933).
— KERNOHAN, J. W., WOLTMAN, H. W.: Cranial and cervical chordomas. (A clinical and histologic study.) Arch. Neurol. Psychiat. (Chic.) 33, 247 (1935).
— OTT, W. O.: Results of the removal of tumors of the spinal cord. Arch. Neurol. Psychiat. (Chic.) 8, 520 (1922).
— WOLTMANN, H. W.: Tumors of the spinal cord: Diagnosis and treatment. Canad. med. Ass. J. 40, 448 (1939).
AEGERTER, E., ROBBINS, R.: The changing concept of myeloma of bone. Amer. J. med. Sc. 213, 282 (1947).
AFFOLTER, H.: Endotheliom der Dura mater spinalis and Hämatomyelie. Schweiz. Arch. Neurol. Psychiat. 73, 5 (1954).
AFRA, D., DEKA, G., ZOLTAN, L.: Über die operative Behandlung der paraplegischen Skoliose. Neurochirurgia (Stuttg.) 9, 66 (1966).
AFSCHARIAN, M.: Tumoren der hinteren Schädelgrube, des Kleinhirnbrückenwinkels, der Schädelbasis, des Hirnstammes sowie diffuse und multiple Neubildungen ohne Stauungspapille bei Erwachsenen. Inaug.-Diss. Köln 1962.
AGERHOLM-CRISTENSEN, J.: Tapered ends of vertebral arch as sign of intraspinal tumor. Ugeskr. Læg. 115, 90 (1953) [Dänisch].
AGRIFOGLIO, E.: Fibroplastisches Meningeom des Filum terminale. Minerva chir. 6, 10 (1951) [Italienisch].
AGUILAR, O. P.: Tumor en reloj de arena de la columna vertebral. Rev. méd. Barcelona 6, 126 (1929).
AHERNE, W. A.: A case of primary sarcoma of heart with vertebral metastases. J. Path. Bact. 72, 323 (1956).
AHLBOM, H.: Die Resultate der Strahlenbehandlung von endolaryngealen Karzinomen am Radiumhemmet. Acta radiol. (Stockh.) 22, 539 (1941) [Englisch].
AHRINGSMANN, H.: Über die Polymyalgia thorakobrachialis. Med. Welt 1961 II, 2337
AINSLIE, J. P.: Paraplegia due to spontaneous extradural or subdural haemorrhage. Brit. J. Surg. 45, 565 (1958).
AITKEN, A. P.: Rupture of intervertebral disc in industry; further observations on the end results. Amer. J. Surg. 84, 259 (1952).
AIZENSHTAT, A. I., TSERLIUK, B. M.: Benign osteoblastoma. Vestn. Khir. 87, 101 (1961) [Russisch].
AKAMATSU, H., MATSUMOTO, H., YOSHIMURA, H.: Autopsy case of spinal epidural tumor (Hodgkin's disease). Seikei Geka [Orthop. Surg.] 20, 1164 (1969) [Japanisch].
AKHTAR, M., WINKLER, C., BETZ, H.: Nachweis raumfordernder Prozesse im Wirbelkanal durch Myeloszintigraphie. Nucl.-Med. (Stuttg.) 7, 251 (1968).
ALAJOUANINE, TH., CASTAIGNE, P., LHERMITTE, P.: L'hématome sous-dural intrarachidien à évolution fatale, complication rare de l'hémophilie, p. 194—201. Paris: Masson & Cie. 1949.
— GIROT, L: Myélite à symptomatologie de compression médullaire (forme pseudo-tumorale des myélites). Rev. neurol. 32, 66 (1925).
— HORNET, TH.: Le ramollissement aigu de la moelle. Rev. neurol. 67, 400 (1937).
— — ANDRÉ, R.: Le feutrage arachnoidien spinal postérieur. Presse méd. 44, 691 (1936).

ALAJOUANINE, TH., HORNET, TH., ULLMANN, M., DELORRE, J.: Ramollissement médullaire au-dessus d'une tumeur extradurale métastatique. Rev. neurol. **69**, 169 (1938).

— PETIT-DUTAILLIS, D.: Compression de la queue de cheval par une tumeur du disque intervertébral; opération, guérison; présentation du malade. Bull. Soc. Chirurgie Paris **55**, 937 (1929).

— — Le nodule fibro-cartilagineux de la face postérieure des disques intervertébraux. Presse méd. **38**, 1657 (1930).

— THUREL, R.: Pinéalome avec métastases multiples, dissémination par le L.C.R. Rev. neurol. **68**, 793 (1937).

— — Syringomyélie, gliome et épendymome intramédullaires. Rev. neurol. **73**, 239 (1941).

— — Douze cas de tumeur en sablier, intrarachidienne et latérovertébrale. Sem. Hôp. Paris **23**, 2785 (1947).

— — Neurinome intrarachidien. Rev. neurol. **54**, 133 (1947).

— — Syndrome syringomyélique lombosacré; hémangiome intramédullaire. Rev. neurol. **79**, 44 (1947).

— — HASAERTS: Le rétentissement osseux des tumeurs intrarachidiennes. Sem. Hôp. Paris **29**, 2 (1953).

— — HORNET, TH.: Cysticerce méningeal (Considerations sur les arachnoidites). Presse méd. **45**, 918 (1937).

— — PAPAÏOANOU, C.: La douleur à type décharge électrique, provoquée par la flexion de la tête et parcourant le corps de haut en bas. Rev. neurol. **81**, 89 (1949).

— — WELTI, J.: Radiodiagnostic de la sciatique après remplissage lipiodole de cul-de-sac lombo-sacré et des gaines des racines. Presse méd. **37**, 509 (1942).

ALBALA, M., BARRICK, C. W., JENKINSON, E. L.: Vertebral trans-skeletal phlebography. Radiology **67**, 229 (1956).

ALBANESE, A.: Sacrococcygeal dermoid cyst. Sem. méd. (B. Aires) **119**, 422 (1961) [Spanisch].

ALBAROSA, U.: Cloroma mieloide con sindrome paraplegica. Boll. Soc. ital. pediat. **5**, 296 (1936).

ALBERS, H. E.: Die Entzündung der harten Haut des Rückenmarks, Perimeningitis spinalis. J. Chir. Augenheilk. (Berl.) **19**, 347 (1833).

ALBERT, H. H. VON, MARGUTH, F.: Der lumbale Bandscheibenvorfall. Münch. med. Wschr. **108**, 2133 (1966).

ALBERTENGO, J. B.: Rückenmarkskompression bei Lymphogranulomatose. Ann. ital. Chir. **14**, 172 (1949) [Italienisch].

— Medullary angioma. Bol. Soc. cir. Rosario **19**, 52 (1952).

ALBERTINI, A. VON: Histologische Geschwulstdiagnostik. Stuttgart: Georg Thieme 1955.

ALBRECHT, K.: Die röntgenologische Darstellung von Rückenmarkstumoren mit Jodipin. Mschr. Psychiat. Neurol. **60**, 1 (1925).

— Röntgendiagnostik des Zentralnervensystems. Ventrikulographie und Myelographie. Beih. Med. Klin. **23**, 128 (1927)

— Über das Hämangiom des Schädelknochens. Zugleich ein Beitrag zur Deckung von Schädeldefekten mit dem neuen Kunststoff Supramid. Bruns' Beitr. f. klin. Chir. **179**, 425 (1950).

— Über den Nucleus-pulposus-Prolaps unter besonderer Berücksichtigung der Spätergebnisse; Langenbecks Arch. klin. Chir. **268**, 462 (1951).

— DRESSLER, W.: Die Kontrastdarstellung des Periduralraums (Peridurographie). Fortschr. Röntgenstr. **72**, 703 (1950).

— KUBALEK, B.: Über die Häufigkeit von Fehldiagnosen infolge von Wurzelschmerzen bei Tumoren mit Rückenmarkskompression. Münch. med. Wschr. **99**, 599 (1957).

ALBRECHT, O., RANZI, E.: Kompressionsmyelitis bei Chondrodystrophie. Wien. klin. Wschr. **39**, 124 (1926).

ALBRIGHT, F.: In: CECILS Textbook of Medicine, 6. ed. Philadelphia: W. B. Saunders Company 1943.

— The effects of hormones and osteogenesis in man. Recent Progr. Hormone Res. **1**, 293 (1947).

— Zit. nach SCHOEN, R. u. TISCHENDORF, W. (1954), S. 756.

— REIFENSTEIN, E. C.: Parathyreoid glands and metabolic bone disease. Baltimore: Williams & Wilkins Company 1948.

— — Zit. nach SCHOEN, R. u. TISCHENDORF, W. (1954), S. 651, 739 u. 757.

— SCOVILLE, B., SUIKOWITSCH, H. W.: Syndrome characterized by osteitis fibrosa disseminata. New Engl. J. Med. **216**, 727 (1937).

ALCALÁ-SANTAELLA NÚÑEZ, R., BARREDA ESPINOSA, P. DE LA: Tumor de bulbo raquideo. Rev. clín. españ. **52**, 271 (1954).

ALDERMAN, D. B.: Extradural spinal-cord hematoma. Report of a case due to dicumarol and review of the literature. New Engl. J. Med. **255**, 839 (1956).

ALEMÀ, G.: Il tipo pseudomiotonico di apertura della mano nelle ernie del disco cervicale. Riv. neurol. **28**, 631 (1958).

— MERIGLIANO, D.: Osteoclastoma dello spazio epidurale midollare. Riv. Neurol. (Torino) **26**, 146 (1956).

ALESSANDRI, R.: Laminectomia della terza e quarta vertebra lombare per lesione della cauda equina. Riv. Pat. nerv. ment. **10**, 86 (1905).

— Processo osteoplastico modificato di laminectomia con due casi operati. Arch. Soc. ital. chir. **19**, 135 (1905).

— Tumore a clessidra (Neurinoma) del midollo spinale. Ann. ital. Chir. **9**, 2 (1930).

— Due nuovi casi operati di tumore a clessidra con compressione del midollo spinale. Boll. Accad. med. Roma **59**, 161 (1933).

— Ancora due casi di neurinoma a clessidra del midollo spinale, diagnosticati e operati. Boll. Accad. med. Roma **61**, 281 (1935).

— Rückenmarkskompression bei Endothelium. Cirurg. y Ciruj. **5**, 47 (1937) [Spanisch].

Alessandri, R.: Diagnostik und operative Technik der Sanduhrgeschwülste. Confin. neurol. (Basel) 3, 81 (1940).

Alessi, D.: Rückenmarkskompression bei Pagetscher Erkrankung der Wirbelsäule. Rif. med. 54, 538 (1938) [Italienisch].

— Neurinoma della coda equina in morbo di Recklinghausen. Ischialgia come unica manifestazione clinica. Policlinico, Sez. prat. 46, 2043 (1939).

— Diagnostische Schwierigkeiten bei extramedullären Tumoren. Clin. med. ital. 71, 151 (1940) [Italienisch].

— Fasiani, G. M.: Der metastatische Rückenmarksabsceß. Klinisch-chirurgischer Beitrag. Arch. Psychiat. Nervenkr. 111, 695 (1940).

Alexander, E., Jr., Davis, C. H., Jr., Field, C. H.: Metastatic lesions of the vertebral column causing cord compression. Neurology (Minneap.) 6, 103 (1956).

Alexander, G.: Die extraduralen otogenen Erkrankungen. In: Handbuch der Neurologie des Ohres von G. Alexander und O. Marburg, II, S. 1135—1154. Wien u. Berlin: Urban & Schwarzenberg 1929.

Alexander, K.: Angioma racemosum des Rückenmarks. Zbl. ges. Neurol. Psychiat. 28, 246 (1922).

Alexander, M.: Toxoplasmose, Bild beim Erwachsenen. Z. ärztl. Fortbild. 54, 32 (1965).

Alexander, W.: Angioma racemosum des Rückenmarks. Zbl. ges. Neurol. Psychiat. 28, 246 (1922).

Alhany, Mc, H. J., Netzky, M. G.: Spinal cord compression by extramedullary neoplasms. Clinical and pathological study. J. Neuropath. exp. Neurol. 14, 276 (1955).

Alias, B., Rodriguez, Pinos, A.: Contributo allo studio radiodiagnostico delle compressioni midollari. Riv. Pat. nerv. ment. 29, 49 (1924).

Alivisatos, C. N.: Some considerations on hydatid cysts of the vertebral column. Rev. méd. frç. Moyen-Orient 20, 219 (1963) [Französisch].

— Spiliotis, J. D.: Quelques aspects anatomo-pathologiques, cliniques et thérapeutiques de l'échinococcose vertébrale. Gaz. méd. Fr. 64, 417 (1957).

Alken, C. E.: Miktionsstörungen. Excerpta Sandoz, Ser. XI (1957).

Allbrook, D. B.: Cervico-dorsal osteomyelitis with extradural abscess. Lancet 1949 II, 1174.

Allen, E. V., Craig, W. M.: Effect of lesions of the nervous system on circulation. Proc. Staff Meet. Mayo Clin. 13, 131 (1938).

Allen, I. M.: Tumours involving the cauda equina: a review of their clinical features and differential diagnosis. J. Neurol. Psychopath. 11, 111 (1930).

— Glioma of the cervical cord. Canad. med. Ass. J. 28, 417 (1933).

— Neurofibroma of cauda equina. N. Z. med. J. 35, 163 (1936).

— Mercer, I. O.: Spinal symptoms with lymphadenoma. J. Neurol. Psychopath. 14, 1 (1936).

Allen, J.: Glioma of the cervical cord. Canad. med. Ass. J. 28, 417 (1933).

Allen, S. S., Kahn, E. A.: Acute pyogenic infection of the spinal epidural space. J. Amer. med. Ass. 98, 875 (1932).

— — A case of scoliosis produced by spinal cord tumor. J. nerv. ment. Dis. 77, 53 (1933).

Allenbach, E., Zimmer, M., Sartory, A., Meyer, J.: Mycoses vertébrales. Rev. Orthop. 23, 586 (1936).

Allende, J. M., Luque, O.: Rückenmarkskompression durch intradurale Echinococcuscyste. Zbl. ges. Neurol. Psychiat. 82, 267 (1936).

Allert, M.-L., Bressel, M., Sökeland, J.: Neurogene Blasenstörungen. Aktuelle Probleme. Tagung der Neurologisch-urologischen Arbeitsgemeinschaft Homburg/Saar, 28.—30. April 1968. Stuttgart: Georg Thieme 1969.

— Schmidt-Wittkamp, E.: Aufklärungspflicht, Kontrastmittelwahl und Komplikationsrate bei der Myelographie. Dtsch. med. Wschr. 93, 1543 (1968).

— — Komplikationen und Aufklärungspflicht bei Kontrastmitteluntersuchungen des Spinalkanales. Jahrestagg der Dtsch. Ges. für Neurochirurgie. Acta neurochir. (Wien) 19, 111 (1968).

Allessandri, R.: Importanza del lipiodol per la diagnosi e la cura dei tumori del midollo spinale. Rif. med. 40, 1112 (1924).

Allibone, E. C., Illingworth, R. S., Wright, T.: Neurofibromatosis (von Recklinghausen's disease) of the vertebral column. Arch. Dis. Childh. 35, 153 (1960).

Almqvist, R.: Drei Fälle von Paraplegie mit Scheuermannscher Kyphose. Svenska läkartidn. 31, 1539 (1934) [Schwedisch].

Alpers, B. J., Comroe, B. L.: Syringomyelia with choked disc. J. nerv. ment. Dis. 73, 577 (1931).

— Palmer, H. D.: Compression of the spinal cord due to a tuberculous abscess. Amer. J. Surg. 24, 163 (1934).

— Pancoast, H. K.: Haemangioma of the vertebrae. Surg. Gynec. Obstet. 55, 374 (1932).

— Smith, O. N.: Carcinomatosis of the meninges of the spinal cord and base of the brain, without involvement of the parenchyma, secondary to carcinoma of the lung. Amer. J. Cancer 32 361 (1938).

Alquier, L.: Des progrès récents apportés au diagnostic des tumeurs et compressions de la moelle par la clinique et l'étude du liquide céphalo-rachidien. Rev. neurol. 49, 76 (1919).

Altenburger, H.: Rückenmarksabscess. Nervenarzt 10, 96 (1937).

Altgauzen, N. N.: Zur Röntgendiagnose der Sanduhrgeschwülste. Vop. Neĭrokhir. 5, 60 (1941) [Russisch].

Altrocchi, P. H.: Acute spinal epidural abscess vs acute transverse myelopathy: a plea for neurosurgical caution. Arch. Neurol. Psychiat. (Chic.) 9, 17 (1963).

— Palo Alto: Acute transverse myelopathy. Arch. Neurol. Psychiat. (Chic.) 9, 111 (1963).

ALURRALDE, M., SEPICH, M. J.: Rückenmarkskompression durch Metastasen eines Nebennierenepithelioms. Pren. méd. argent. **22**, 559 (1935) [Spanisch].

— SPOTA, B. B., GOTUSSO, G. O.: Syringomyelie im Zusammenhang mit diffuser medullärer Gliosis. Pren. méd. argent. **21**, 10 (1934) [Spanisch].

ALVISI, C., BORROMEI, A.: Treatment of intramedullary gliomas. World Congr. of Neurological sciences, 4th internat. Congr. of Neurological surgery, 9th internat. Congr. of Neurology, Sept. 20—27, 1969, New York, N.Y., U.S.A. Excerpta Medica, The internat. medical abstracting service, Internat. Congr. ser. No 193, p. 40.

— — DAIDONE, R., VITO, R. DE: Rilievi neurochirurgici sui gliomi intramidollari cervicali. Minerva neurochir. **9**, 17 (1965).

ALWENS, W., HIRSCH, S.: Über die diagnostische und therapeutische Bedeutung der endolumbalen Lufteinblasung (Encephalographie). Münch. med. Wschr. **70**, 41 (1947).

AMADOR, C.: Massive tumor of the spinal cord; case report. Nicar. méd. **16**, 255 (1960) [Spanisch].

AMADOR, L. V., HANKINSON, J., BIGLER, J. A.: Congenital spinal dermal sinuses. J. Pediat. **47**, 300 (1955).

AMAKO, T., OGAWA, H., TOKUNAGA, Z., HUKUMA, H.: Röntgenographic findings of the vertebral bone associated with tumors of the spinal cord. Kyushu J. med. Sci. **9**, 133 (1958); — Ref.: Zbl. ges. Neurol. Psychiat. **155**, 267 (1960).

AMATO, A.: Contribution to the study of acute spinal epidural abscesses. Rif. med. **74**, 1417 (1960) [Italienisch].

AMELI, N. O.: Case of intramedullary abscess, recovery after operation. Brit. med. J. **1948** II, 138.

AMENDOLARA, J.: Giant chondroma; paraplegia due to compression. Pren. med. argent. **40**, 1725 (1953) [Spanisch].

AMEUILLE, P., WILMOTH, P., KUDELSKY, C.: Méningocèle rachidienne à développement intrapleural. Bull. Soc. méd. Hôp. Paris **56**, 608 (1940).

AMICI, R., BORGHI, G. P.: Emorragie subaracnoidee da tumori spinali intradurali del tratto lombare. Minerva neurochir. **3**, 192 (1959).

AMMON, R.: Pagetsche Erkrankung. Med. Klin. **46**, 997 (1951).

AMSTAD, E.: Beitrag zur Klinik und zur Histopathologie des Gangliozytoms der Medulla oblongata. Schweiz. Arch. Neurol. Neurochir. Psychiat. **39**, 5 (1937).

AMYES, E. W., VOGEL, P. J., RANEY, R. B.: Spinal cord compression due to spontaneous epidural hemorrhage. Report of three cases. Bull. Los Angeles neurol. Soc. **20**, 1 (1955).

AMYOT, R.: Volumineux neurinomes des nerfs de la queue de cheval. Rev. neurol. **1**, 368 (1933).

— Compression médullaire par un fibrogliome méningo-radiculaire sous-dural. Un. méd. Can. **63**, 246 (1934).

— Schweres Ischiassyndrom bei Neurinom der Cauda equina. Un. méd. Can. **66**, 403 (1937) [Französisch].

— Gliomatose der Rückenmarkshäute im Anschluß an ein intramedulläres Gliom. Arch. Neurol. Psychiat. **49**, 383 (1943) [Englisch].

— Ce qu'on croyait être myelose combinée était l'effet d'un tumeur intramédullaire. Un. méd. Can. **85**, 696 (1956).

— Intervalle de vingt ans entre l'exérèse chirurgicale d'un premier et d'un second neurinome de la queue de cheval. Un. méd. Can. **86**, 519 (1957).

— Sacral myelodysplasia. Dermoid cyst of the cauda equina: 2 cases. Un. méd. Can. **89**, 706 (1960).

— LAURIN, P. E.: Contribution à l'étude de la paraplégie des cancéreuses. Presse méd. **47**, 978 (1939).

ANASTASIO, A. S.: Cervical spinal cord tumors: case report. J. Amer. Pediat. Ass. **49**, 319 (1959).

ANCHERSEN, P.: Peripachymeningitis acuta purulenta. Acta med. scand. **124**, 1 (1946).

ANDA, L.: Multiple myelome. Acta radiol. (Stockh.) **33**, 515 (1950).

ANDERSEN, DELLAERT, R.: Compression médullaire par varices de la pie mère. J. belge Neurol. Psychiat. **37**, 499 (1937).

ANDERSEN, E.: A case of multiple cartilaginous exostoses with intraspinal localization. Acta psychiat. (Kbh.) **17**, 15 (1942).

ANDERSEN, T.: Frequency of prolapsus disci intervertebralis as cause of sciatica. Ugeskr. Læg. **102**, 255 (1940) [Dänisch].

— CHROM, SV. A.: Myelographie mit Luft bei Ischiaskranken. Nord. Med. **14** 1619 (1942).

ANDERSON, F. M., CARSON, M. J.: Spinal cord tumors in children: A review of the subject and presentation of twenty-one cases. J. Pediat. **43**, 190 (1953).

ANDERSON, G. W., ALPERS, B. J.: Retroperitoneal tumors as a cause of low back and leg pain. Neurology (Minneap.) **3**, 553 (1953).

ANDERSON, R.: Diodrast studies of the vertebral and cranial venous systems. J. Neurosurg. **8**, 411 (1951).

ANDRÉ-THOMAS [ANDRÉ THOMAS] s. THOMAS, A.

ANDREEV, V., STRATEV, I.: Cancer de la peau avec métastases osseuses. Bull. Soc. franç. Derm. Syph. **64**, 711 (1957).

— — Rak na kozhata s metastazi v kostite. (Cutaneous cancer with osseous metastases.) Sûvr. Med. **9**, 106 (1958).

ANGLESIO, E., STEFANIS, E. DE: Paraplegie durch Rückenmarkskompression bei malignem Lymphogranulom. G. Accad. Med. Torino **108**, 36 (1945) [Italienisch].

ANIKANDROV, B. V.: Osteochrondoma of the transverse process of the spine. Vestn. Khir. **84**, 116 (1960) [Russisch].

ANITSCHKOW, N.: Zur Kenntnis der malignen Neuroblastome des N. sympathicus. Virchows Arch. path. Anat. **214**, 137 (1913).

ANNENKOW, N. J.: Erfahrungen mit der chirurgischen Behandlung der Varizen des Rückenmarks und seiner Häute. Vop. Neirokhir. 5, 25 (1962) [Russisch]; — Ref.: Zbl. Neurochir. 24, 51 (1963).

ANSARI, FR.: Hämatomyelie bei arteriovenösem Hämangiom des Rückenmarks. Ein Beitrag zur Pathogenese der Foix-Alajouanineschen Krankheit. Inaug.-Diss. Köln 1965.

— Hämatomyelie bei Rückenmarksangiom. Zbl. allg. Path. path. Anat. 105, 425 (1964).

ANSPRACH, W. E.: Xanthomatosis with involvement of a vertebral body. Amer. J. Dis. Child. 48, 346 (1934).

ANTHONY, A. J.: Maladie de RECKLINGHAUSEN avec neurofibromes comprimant la moelle. Rev. neurol. 1, 592 (1931).

ANTOINE, M., TREHEUX, A., TRIDON, P., WEBER, M., PICARD, L.: Diagnostic radiologique des tumeurs congenitales de la queue de cheval. J. Radiol. Électrol. 46, 512 (1965).

ANTON, G., SCHMIEDEN, V.: Der Suboccipitalstich (eine neue druckentlastende Hirnoperationsmethode). Zbl. ges. Chir. 10, 193 (1917).

ANTONI (1927): Zit. nach ANTONI, N. (1936), Bd. XIV/4, S. 7.

ANTONI, N.: Eine Studie über respiratorische und pulsatorische Schwankungen des Liquordruckes und ihr Verhalten bei spinalem Block. Acta psychiat. (Kbh.) 6, 437 (1931).

— Tumoren der Wirbelsäule einschließlich des epiduralen Spinalraums. In: BUMKE, O. u. FOERSTER, O., Handbuch der Neurologie, Spezielle Neurologie II. Bd. 10., p. 51—109. Berlin: Springer 1936.

— Tumoren des Rückenmarks, seiner Wurzeln und Häute. In: BUMKE, O. u. FOERSTER, O., Handbuch der Neurologie, Bd. XIV/4, S. 1—131. Berlin: Springer 1936.

— Spinala kärlmissbildningar (Angiom) och myelomalacier. [Spinal vascular malformations (angiomas) and myelomalacia.] Nord. Med. 59, 491 (1958).

ANTONI, N. R. E.: Über Rückenmarkstumoren und Neurofibrome; Studien zur pathologischen Anatomie und Embryogenese; mit einem klinischen Anhang. München-Wiesbaden: J. F. Bergmann 1920.

— Respiratoriska och pulsatoriska tryckvariationer i det spinala subarachnoidalrummet och deras betydelse för diagnosen av block. Svenska Läk.-Sällsk. Handl. 57, 119 (1931).

— Förändringar i det intrakraniella trycket. Nord. Med. 4, 905 (1932).

ANTONOW, A.: Über die Art der Kapselbildung bei Hirncysticercose. Virchows Arch. path. Anat. 285, 485 (1932).

ANTONS, K.: Calcified spinal meningioma visible on roentgen film. Acta psychiat. (Kbh.) 19, 5 (1944).

ANTONY, F. J.: De la périméningite aigue spinale. Bull. Soc. méd. Hôp. Paris (1892).

AOYAGI, T., KYUNO, K.: Über die endothelialen Zellzapfen in der Dura mater cerebri und ihre Lokalisation in derselben, nebst ihrer Beziehung zur Geschwulstbildung in der Dura mater. Neurologica 11, 1 (1912).

APITZ, K.: Über Pigmentbildung in den Zellkernen melanotischer Geschwülste. Virchows Arch. path. Anat. 300, 89 (1937).

— Die neuen Anschauungen von Plasmozytom des Knochenmarks, den sogn. multiplen Myelomen. Klin. Wschr. 19, 1025 (1940).

ARAL, O., SALTUK, E., YALCINLAR, Y., ÜNER, H., DEMIRHAN, F., ARAL, Z.: A general study of the tumors of the medulla spinalis and operated cases, in the neurosurgical section of Haydarpasa Modell Hospital Istanbul. Bericht über die gemeinsame Tagg. der Belg. Verenig. voor — Groupement Belge de — Neurochirurgie und der Dtsch. Ges. für Neurochirurgie. Knokke/Belgien, 11. bis 14. Sept. 1968. Acta neurochir. (Wien) 20, 211 (1969).

ARANGO TAMAYO, E., ASENJO, A., VALLADARES, H., VILLAVILLENDIO, C.: Rückenmarkskompressionen. Arch. Soc. Ciruj. hosp. (Santiago) 11, 65 (1941) [Spanisch].

ARAYA, P., GUZMAN, A.: Hämangioendotheliom oder endotheliales Sarkom des Rückenmarkes. Zbl. ges. Neurol. Psychiat. 81, 370 (1936).

ARBUCKLE, R. K., SHELDEN, C. H., PUDENZ, R. H.: Pantopaque myelography. Correlation of roentgenologic and neurologic findings. Radiology 45, 356 (1945).

ARCÉ, J., BALADO, M.: Diagnostic et traitement des tumeurs intrarachidiennes. Cong. Soc. internat. de chir. Rap. 2, 825 (1932).

ARCHER, V. W., COOPER, G., CIMMINO, C. V.: Occult meningocele of the sacrum; report of 3 cases. Radiology 51, 691 (1948).

ARCT, W.: Przednio-boczne odbarczenie rdzenia kregowego w nowotworach zlosliwych kregoslupa powiklanych zaburzeniami neurologicznymi. (Doniesienie tymczasowe.) [Antero-lateral decompression of the spinal cord in malignant tumors of the spine with neurological complications. (Preliminary report).] Chir. Narzad. Ruchu 30, 401 (1965).

ARENDT, A., FISCHER, W., SCHNEIDER, H. J.: Diffuse spinale Meningeomatose. Neurochirurgia (Stuttg.) 5, 161 (1962).

ARETAEUS: De causis et signis morborum acut. et diut. Libr. quatt. p. 66. Oxon. 1723. de hydrope.

ARETAEUS, C.: Eight books on the causes, symptoms, and cure of acute and chronic diseases. Translated from the original Greek by JOHN MOFFAT, London, Book I, Chapt. VII, on Palsy, 134.

ARGENTA, G., MARCHIAFAVA, G.: Intramedullary tumor extending from D3 to the cauda equina, associated with ascending myelitis. (Anatomo-clinical contribution.) Riv. Neurol. 30, 44 (1960) [Italienisch].

ARIAS, R.: Contribution clinique à l'étude du syndrome de Froin. Rev. neurol. 30, 607 (1923).

— Klinischer Beitrag zum Studium des Froinschen Symptomenkomplexes. Rev. esp. Med. y chirurg. 7, 83 (1924) [Spanisch].

ARIAS BELLINI, M.: Osteohydatidosus: Its radiological features. Radiology 47, 569 (1946).

ARIETI, S.: Multiple meningioma and meningiomas associated with other brain tumors. J. Neuropath. exp. Neurol. 3, 255 (1944).

ARJUNDAS, G.: Intraspinal compressions. Review of 184 cases. J. Phyns Ass. 2 (1963).

ARLINGHAUS, H.: Zur Differentialdiagnose intrakranieller und intraspinaler raumfordernder Prozesse gegenüber dem zervikalen Vertebralsyndrom. Inaug.-Diss. Köln 1960.

ARLT, H. G.: Multiple Meningeome des Gehirns und diffuse Meningeomatosis des Rückenmarks. Z. ges. Neurol. Psychiat. 156, 713 (1936).

ARLT, K.: Die Bedeutung der Steißbeindermoide. Zbl. Chir. 85, 1326 (1960).

ARMOUR, D.: A paper on the diagnosis and treatment of spinal cord tumours. Brit. med. J. 1928 II, 429.

ARMSTRONG, J. R.: Causes of failures in lumbar disk surgery. J. Bone Jt Surg. B 33, 31 (1951).

— Lumbar disc lesions. London: E. J. Livingstone Ltd 1958.

ARMSTRONG, R.M., FOGELSON, M. H., SILBERBERG, D. H.: Familial proximal spinal muscular atrophy. Arch. Neurol. (Chic.) 14, 208 (1966).

ARNAUD, M.: A propos d'un kyste hydatique du rachis. Étude clinique, opératoire, anatomique et histologique d'une compression médullaire grave par hydatides de l'espace épidural. Bull. Soc. méd. chir. Paris 60, 746 (1934).

ARNAUDOV, D.: A case of sacrococcygeal teratoma in an infant. Khirurgiya (Sofiya) 13, 524 (1960) [Bulgarisch].

ARNDT, J., BUTTENBERG, H.: Hinweise zur segmentalen Manifestation eines latenten Herpes zoster. Münch. med. Wschr. 101, 1736 (1959).

ARNELL, S.: Myelography with water-soluble contrast, with special regard to the normal roentgenpicture. Acta radiol. (Stockh.) Suppl. 75, 1 (1948).

— LINDSTRÖM, F.: Myelography with sciodan (abrodil) Acta radiol. (Stockh.) 12, 287 (1931).

ARNOLD, A., BAILEY, P., LAUGHLIN, J. S.: Effects of betatron-radiations on the brain of primates. Neurology (Minneap.) 4, 165 (1954).

ARNOLD, J. G., JR., DAMERON, T. B., JR.: Kyphoscoliosis with paraplegia. Amer. Surg. 21, 268 (1955).

ARNOULD, G., LEPOIRE, J., TRIDON, P., SCHMITT, J.: Racemose angioma of the spinal cord. Apropos of 3 cases. Rev. méd. Nancy 86, 263 (1961) [Französisch].

ARNSTEIN, L. H., BOLDREY, E., NAFFZIGER, H. C.: A case report and survey of brain tumors during the neonatal period. J. Neurosurg. 8, 315 (1951).

ARONSON, S. M., ARONSON, B. E.: Clinical neuropathological conference. Dis. nerv. Syst. 29, 629 (1968).

— OKAZAKI, H.: Clinical neuropathological conference. Dis. nerv. Syst. 24, 247 (1963).

ARONSTAM, E. M., LUDDEN, T. E., MATUSKA, W. H.: Chondrosarcomas of thoracic spine; 2 cases. J. thorac. Surg. 31, 725 (1956).

ARPESELLA, G.: Carcinomatous degeneration of sacrococcygeal dermoid cyst. Neoplasmes (Paris) 5, 249 (1952) [Italienisch].

ARSENI, C.: Tuberculomata of the central nervous system. Brain and spinal cord. Confin. neurol. (Basel) 17, 258 (1957).

— Spinal cord dysembryoplastic tumours. Psychiat. Neurol. Neurochir. (Amst.) 71, 509 (1968).

— CHIHAIA, R.: La valeur de l'examen électromyographique dans les compressions radiculo-médullaires. Rev. roum. neurol. 5, 87 (1968).

— CHIMION, D., CARP, N., PIETRARU, N., IONESCU, I.: Complicatiile medulare ale leucemiei acute. Consideratii pe marginea a doua cazuri. (Medullary complications of acute leukemia. Considerations on 2 cases.) Stud. Cercet Neurol. 11, 443 (1966).

— — GEORGIAN, M.: Hématome épidural spinal spontané conditionné par une dysimmunoglobulinémie maligne. Rev. roum. neurol. 5, 145 (1968).

— DĂNĂILĂ, L.: Die ursprüngliche Zystizerkose des Rückenmarkes. Zbl. Neurochir. 28, 55 (1967).

— HORVATH, L., CARP, N.: Tumori disembrioplazice intraspinale la copii. Dysembryoplastische Intraspinaltumoren bei Kindern. Neurologia (Buc.) 13, 203 (1968) [Rumänisch].

— — ILIESCU, D.: Intraspinal tumours in children. Psychiat. Neurol. Neurochir. (Amst.) 70, 123 (1967).

— — MARINESCO, V.: La sciatique paralysante, forme clinique de la hernie discale lombaire. Acta neurol. belg. 8, 984 (1959).

— — SANDOR, G.: Compression of the spinal cord due to hydatid disease. Acta psychiat. neurol. scand. 35, 1 (1960).

— IONESCO, S.: Les compressions médullaires dues à des tumeurs intrarachidiennes. Étude clinico-statistique de 362 cas. J. Chir. (Paris) 75, 582 (1958).

— — Les neurinomes spineaux en sablier. J. Chir. (Paris) 78, 265 (1959).

— — Contribution à l'étude des tumeurs situées au niveau du foramen magnum occipitale. Psychiat. Neurol. Neurochir. (Amst.) 63, 170 (1960).

— MARETSIS, M.: Tumors of the lower spinal cord associated with increased intracranial pressure and papilledema. J. Neurosurg. 27, 105 (1967).

— — Spinal haemorrhagic pachymeningitis. Psychiat. Neurol. Neurochir. (Amst.) 71, 255 (1968).

— — PANOZA, G.: Diskalhernie der Halswirbelsäule. (Klinisch-therapeutische Betrachtung anhand von 38 operierten Fällen.) Neurologia (Buc.) 15, 325 (1970) [Rumänisch].

Arseni, C., Maretsis, M., Savu, C.: La valeur de la myélographie gazeuse segmentaire pour la localisation des hernies discales lombaires. Presse méd. 76, 1951 (1968).

— Marinescu, V., Nicolau, S.: Chisturile arahnoidiene spinale extradurale. (Prezentare de caz si consideratii clinice.) Neurologia (Buc.) 8, 131 (1968).

— Nash, F.: Thoracic intervertebral disc protrusion. A clinical study. J. Neurosurg. (Springfield) 17, 418 (1960).

— — Protrusion of thoracic intervertebral discs. Acta neurochir. (Wien) 11, 3 (1963).

— Petrovici, I.: Chronische Rückenmarksischämie bei den degenerativen Wirbelsäulenerkrankungen. Myelopathia vertebralis. Neurologia (Buc.) 10, 523 (1965) [Rumänisch].

— Samitca, D. C.: Sur un cas de cholestéatome vertébral. Rev. neurol. 99, 481 (1958).

— — Vascular malformations of the spinal cord. Acta psychiat. neurol. scand. 34, 11 (1959).

— — Intraspinal tuberculous granuloma. Brain 83, 285 (1960).

— — Primary intraspinal tumors in children and adolescents. A report on 12 cases. J. Neurosurg. (Springfield) 18, 135 (1961).

— Simionescu, M. D.: Vertebral hemangiomata. Report of 15 cases. Acta psychiat. neurol. scand. 34, 1 (1959).

— — Patologia vertebro-medulară neurochirurgicală. Bucuresti: Editura Medicală 1968.

— — Dănăilă, L.: Peridurographie unter Lufteinblasung bei lumbaler Diskalhernie. Oncol. Radiol. (Buc.) 4, 309 (1970) [Rumänisch].

— — Horwath, L.: Tumors of the spine. A follow-up study of 350 patients with neurosurgical considerations. Acta psychiat. neurol. scand. 34, 398 (1959).

— Stanciu, M.: Discopatiile vertebrale lombare. Bucuresti: Editura Medicală 1970.

Arturinski, E.: Über neue Verfahren zur Diagnose von Rückenmarksneubildungen. Polska gaz. lek. 153, 175 (1935) [Polnisch].

Artwinski, E.: New method in diagnosis of bone marrow tumors. Polska gaz. lek. 14, 153 (1935) [Polnisch].

— Ostrovski, M., Slacska, A.: Über Suboccipitalstich und Myelographie. Polska gaz. lek. 7, 477 (1928) [Polnisch].

Arutjunov, A. J.: Über latenten Verlauf und Remissionen bei Rückenmarkstumoren. Vop. Neïrokhir. 16, 18 (1952) [Russisch]; — Ref.: Zbl. ges. Neurol. Psychiat. 125, 128 (1953).

Arzhanov, N. I., Bekker, G. M.: Cholesteatoma of the spinal cord. Vop. Neïrokhir. 24, 43 (1960) [Russisch].

Arzt, P. K.: Abscess within the spinal cord, review of literature and report of 3 cases. Arch. Neurol. Psychiat. (Chic.) 51, 533 (1944).

Asbury, E.: Spondylolisthesis; definite cause of some cases of backache. J. Med. 8, 125 (1927).

— Spondylolisthesis; with especial reference to cauda equina. J. Amer. med. Ass. 88, 555 (1927).

Asch, R. L.: A contribution to the diagnosis of spinal cord tumors in childhood. Amer. J. Dis. Child. 13, 487 (1917).

Aschoff, W.: Pathologische Anatomie, 5. Aufl., Bd. 1 u. 2. Jena: Gustav Fischer 1921.

Ascoli, R.: Meine Erfahrungen über die „neurologische Blase" nach Rückenmarkstrauma. Z. Urol. 54, 261 (1961).

Asenjo, A., Contreras, M., Espinoza, J.: Lipomas intraespinales. Arch. Soc. Ciruj. hosp. (Santiago) 15, 773 (1945).

Askanazy, M.: Parasiten als Krankheitserreger. In: Pathologische Anatomie von L. Aschoff, Bd. I, S. 132—146. Jena: Gustav Fischer 1921.

— Das Knochenmark. In: Henke, F. u. Lubarsch, O., Handbuch der pathologischen Anatomie, Bd. 1/2, S. 775—1014. Berlin: Springer 1927.

— Über knötchenförmige lokale Amyloidbildung in der Darmmuskulatur. Verh. dtsch. Ges. Path. 7, 32 (1940).

— Migraine — a diagnostic dilemma? or Wastebasket syndrome? Sth. med. J. (Bgham, Ala.) 56, 247 (1963).

Askenasy, H., Behmoaram, A.: Neurological manifestations in haemangioma of the vertebrae. J. Neurosurg. (Springfield) 20, 276 (1957).

Ask-Upmark, E.: On the incidence of primary malignant tumours of the lung. Acta path. microbiol. scand. 9, 159 (1932).

— Zur Diagnostik der Rückenmarkstumoren. Klin. Wschr. I, 161 (1935).

— On the diagnosis of myelomatosis. Acta med. scand. 121, 217 (1945).

Astura Protto, C.: Sanduhrförmiges Neurinom der Wirbelsäule und des Thorax. Arch. Sci. med. 70, 331 (1940) [Italienisch].

Aszkanazy, C. L.: Sarcoidosis of the central nervous system. J. Neuropath. exp. Neurol. 11, 392 (1952).

Attie, E., Douaihy, H., Ponthus, P.: Apropos of an ivory spine. Rev. méd. frç. Moyen-Orient 18, 382 (1961) [Französisch].

Aubry, G.: Le syndrome de coagulation massive du liquide céphalorachidien. These de Paris 1909.

Aubry, M.: Application de l'épreuve de Queckenstedt aux thromboses sinuso-jugulaires. Ann. Mal. Oreil. Larynx 46, 175 (1927).

Auerbach, S.: Über einen bemerkenswerten Fall von intramedullären Rückenmarkstumor. J. Psychol. Neurol. (Lpz.) 17, 159 (1910).

— Die Differentialdiagnose zwischen Tumor im Bereiche des Rückenmarks, Meningitis serosa circumscripta spinalis und Caries der Wirbelsäule. Zbl. ges. Neurol. Psychiat. 9, 1 (1920).

AUERBACH, S.: Über zentrales Fieber nach Gehirn- und Rückenmarksoperationen. Z. ges. Neurol. Psychiat. **74**, 229 (1922).
— BRODNITZ: Über einen großen, intraduralen Tumor des Cervicalmarkes, der mit Erfolg exstirpiert wurde. Mitt. Grenzgeb. Med. Chir. **15**, 1 (1905/06).
— — Neurologisch-chirurgische Beiträge. Mitt. Grenzgeb. Med. Chir. **21**, 573 (1910).
AUERTIN, E., LAVIGNOLLE, A., DAVID-CHAUSSE, F., PICOT, C., CORCUFF: Medullary compression caused by Paget's disease of the spine. J. méd. Bordeaux **138**, 793 (1961) [Französisch].
AUFDERMAUER, H.: Pathologische anatomische Grundlagen des Halswirbelsäulensyndroms. Wiederherstellungschir. u. Traum. **7**, 56 (1963).
AUFDERMAUR, M.: Spondylitis ankylopoetica. I. Pathologische Anatomie. Documenta rheumatologica **2**, 1 (1953).
AUFRANC, O. E., JONES, W. N., HARRIS, W. H.: Hypercalcemia and collapse of first lumbar vertebra. J. Amer. med. Ass. **183**, 679 (1963).
AULBACH, R.: Beitrag zur Ätiologie und zum klinischen Bild der fixierten Lendenlordose. Z. Orthop. **79**, 645 (1950).
AULER, H., MARTIUS, H.: Diagnostik der bösartigen Geschwülste. 2. Aufl. München-Berlin: J. F. Lehmann 1943.
AUSTIN, G.: Tumors — intraspinal. In: JACKSON, IRA, J., and THOMPSON, RAYMOND, K., Pediatric neurosurgery. Oxford: Blackwell Sci. Publ. 1959.
— The significance and nature of pain in tumors of the spinal cord. Surg. Forum **10**, 782 (1960).
— The spinal cord, vol. 1, 532 pp. Springfield, Ill.: Ch. C. Thomas Publ. 1961.
AYALA, D.: Über den diagnostischen Wert des Liquordruckes und einen Apparat zu seiner Messung. Z. ges. Neurol. Psychiat. **84**, 42 (1925).
AYALA, G., SABATUCCI, F.: Klinischer und pathologisch-anatomischer Beitrag zum Studium der zentralen Neurofibromatose. Zbl. ges. Neurol. Psychiat. **103**, 496 (1926).
AYER, J. B.: Puncture of the cisterna magna. Arch. Neurol. Psychiat. (Chic.) **4**, 529 (1920).
— Spinal subarachnoidal block as determined by combined cistern and lumbar puncture. Arch. Neurol. Psychiat. (Chic.) **7**, 38 (1922).
— Combined cistern and lumbar puncture: as an aid in the diagnosis of compression of the spinal cord. J. Bone Jt Surg. **5**, 18 u. 59 (1923).
— Spinal subarachnoid block, its significance as a diagnostic sign. Analysis of fifty-three cases. Arch. Neurol. Psychiat. (Chic.) **10**, 420 (1923).
— Symptoms and signs of tumors involving the spinal cord. New Engl. J. Med. **203**, 295 (1930).
— SOLOMON, H. C.: Examination of the cerebrospinal fluid from different loci. J. nerv. ment. Dis. **4**, 84 (1926).
— VIETS, H.: Spinal fluid findings characteristic of cord compression. J. Amer. med. Ass. **67**, 1707 (1916).
AYMÈS, VERNEJOUL DE, LAPLANE, FRUCTUS: Tumeur médullaire haute opérée. Valeur localisatrice du Syndrome de Claude Bernard Horner. Rev. Oto-neuro-ophtal. **12**, 48 (1934).
— — GASQUET: Tumeur médullaire intradurale. Rev. neurol. **1**, 1206 (1933).
AYRES, W. W.: Ependymoma of the cauda equina: A report of the clinicopathologic aspects and follow-up studies of 18 cases. Milit. Med. **122**, 10 (1958).
AZARIAH, R.: Teratoma of the spinal cord. Brit. J. Surg. **54**, 658 (1967).
AZAROVA, E. A., VOVNIANKO, I. V., EIGINSON, V. E.: Clinical aspects and surgical treatment of late spinal complications (cholesteatoma) after tuberculous meningitis. Vop. neĭrokhir. **26**, 34 (1962) [Russisch].
— — — Clinical aspects and surgical treatment of late spinal complications (cholesteatomas) following tuberculous meningitis treated by the endolumbar administration of streptomycin. Zdravookhr. Kazakhst. **22**, 15 (1962) [Russisch].
AZÉMA, M. A.: Le spondylolisthesis. Thèse. Paris: Jouve & Cie. 1932.
AZEVEDO, P. A. DE: Le soes do sistema nervoso central na doensa de Lutz (blastomicose brasiliera). Hospital (Rio de J.) **36**, 465 (1949).
AZEVEDO, S.: Em torno da acao terapeutica dos extratos de certos cogumeellos no cancerhumano; nota previa. Rev. bras. Cancer. **2**, 5 (1948).
AZOD: Hydatid cysts of the spine. The Middle East neurosurgical fifth annual conference. Iran, 28th Sept. to 4th Oct. 1963 [Nicht veröffentlicht].
AZOD, A., JAIN, A. C., OHRI, B. B., RANGAM, C. M.: Spinal tumors. A preliminary report. J. Ass. Phyns India **10**, 141 (1962).
AZUMA, H.: Intraosseous pressure as a measure of hemodynamic changes in bone marrow. Angiology **15**, 196 (1964).
BAAKE, H.: Veränderungen am venösen Gefäßsystem bei Osteochondrosis cervicalis. Fortschr. Röntgenstr. **87**, 721 (1957).
BAASCH, E.: Das Neurinom der Cauda equina. Schweiz. med. Wschr. **74**, 1216 (1944).
— KOELLA, W.: Die lumbale Diskushernie im Rahmen der Ischias. Ther. Umsch. **12**, 1 (1945).
BABBINI, R. J.: Lumbalfüllung mit Lipiodol bei der Kompression des Rückenmarkes durch endoduralen Tumor. Rev. argent. Neurol. (Rosario) **3**, 265 (1938) [Spanisch].
— Nicht traumatisch bedingte Rückenmarkskompression. Dia méd. **14**, 1206 (1942) [Spanisch].
— Suture medullaire. Neuro-chirurgie **2**, 168 (1956); — Ref.: Zbl. ges. Neurol. Psychiat. **142**, 184 (1957).
— BARCE-IONE, R. D.: Tumorbedingte Neuralgien. Rev. argent. Neurol. (Rosario) **4**, 206 (1939) [Spanisch].

Babbini, R. J., Castañe Decoud, A.: Rückenmarkskompression durch ein Epidermoid. Rev. argent. Neurol. (Rosario) 5, 193 (1940) [Spanisch].

Babinski, J.: Sur une forme de paraplégie spasmodique consécutive à une lésion organique et sans dégénération du système pyramidal. Bull. Soc. méd. Hôp. Paris 1899, 342; — Ref.: Zbl. ges. Neurol. Psychiat. 19, 34 (1900).

— De l'abduction des orteils. Rev. neurol. 11, 728 (1903).

— De l'abduction des orteils. (Signe de l'eventail.) Rev. neurol. 11, 1205 (1903).

— De l'abduction des orteils. Soc. de Neurol., Paris 1903; — Rev. neurol. 11, 728 (1903).

— Sur la transformation du régime des réflexes cutanés dans les affections du systéme pyramidal. Rev. neurol. 2, 1 (1904).

— Inversion du réflexe du radius. Bull. Soc. méd. Hôp. Paris 1910, 185.

— Paraplégie spasmodique organique avec contracture en flexion et contractures musculaires involontaires. Soc. de Neurol., 12. Jan. 1911. Rev. neurol. 1, 132 (1911).

— Contracture tendino-réflexe et contracture cutanéo-réflexe. Rev. neurol. 2, 77 (1912).

— Tumeur méningée, paraplégie crurale, extraction de la tumeur, guérison. Rev. neurol. 23, 1 (1912).

— Réflexes de défense. Rev. neurol. 29, 1049 (1922).

— Sur le traitement des tumeurs juxta-médullaires. Rev. neurol. 30, 695 (1923).

— Sur l'épreuve du lipiodol comme moyen de diagnostic des compressions médullaires. Rev. neurol. 31, 228 (1924).

— Barré, A.: Compression de la moelle par tumeur extra-durale. Valeur localisatrice des réflexes cutanés de défense. Rev. neurol. 22, 262 (1914).

— — Jarkowski, J.: Sur la persistance des zones sensibles à topographie radiculaire dans les paraplégies médullaires avec anesthésie. Rev. neurol. 18, 532 (1910).

— Charpentier, A., Jarkowski, J.: Paraplégie crurale par tumeur extradure-mèrienne de la moelle dorsale. Opération. Guérison (sur l'épreuve du lipiodol). Rev. neurol. 2, 587 (1926).

— Enriquez, E., Jumentié, J.: Compression de la moelle par tumeur extra-dure-mèrienne. Paraplégie intermittente-operation extractive. Rev. neurol. 28, 169 (1914).

— Jarkowski, J.: Sur la possibilité de déterminer la hauteur de la lésion dans les paraplégies d'origine spinale par certaines perturbations des réflexes. Rev. neurol. 1, 666 (1910).

— — Réapparition provoquée et transitoire de la motilité volitionelle dans la paraplégie. Soc. de Neurol. 9. Nov. 1911. Rev. neurol. 2, 652 (1911).

— — Sur la localisation des lésions comprimant la moelle. De la possibilité d'en préciser le siège et d'en déterminer la limite inférieure au moyen des réflexes de défense. Bull. méd. (Paris) 26, 49 (1912).

— — Contribution à l'étude de l'anesthésie dans les compressions de la moelle dorsale. Rev. neurol. 27, 860 (1920).

— - Sur la possibilité de déterminer la hauteur de la lésion dans les paraplégies d'origine spinale par certaines perturbations des réflexes. Rev. neurol. 1, 666 (1920).

— — Sur le diagnostic des compressions spinales. Rev. neurol. 30, 670 (1923).

— — Quelques documents relatifs aux compressions de la moelle. Rev. neurol. 1, 375 (1924).

— — Tumeurs intra-médullaires de la région lombo-sacrée. Rev. neurol. 1, 802 (1929).

— — De Martel, T., Jumentié, J.: Tumeur méningée de la région dorsale supérieure; paraplégie crurale par compression de la moelle, extraction de la tumeur, guérison. Rev. neurol. 1, 640 (1912).

— Lecène-Bourlot (1911): Zit. nach Antoni, N., 1936, Bd. XIV/4, S. 2.

— Nageotte, J.: Hémiasynergie, latéropulsion et myosis bulbaire avec hémianesthésie et hémiplegie croisée. Rev. neurol. 10, 358 (1902).

Babitskiy, P. S.: Chirurgische Behandlung der Rückenmarkstumoren. Nov. khir. Arkh. 28, 53 (1933) [Ukrainisch].

— Extravertebrale Entfernung eines Rückenmarktumors. Z. ges. Neurol. Psychiat. 146, 720 (1933).

Babonneix, L., Vincent, Cl.: Tumeur bulbo-médullaire. Rev. neurol. 63, 702 (1935).

Bacci, F., Ley-Gracia, D. A.: Operative results in vascular tumours and malformations of the spinal cord. Third European Congr. of Neurosurgery, April 23—26, 1967. Excerpta Medica, Internat. Congr. ser. No 139, p. 98, 1967.

Bach, D.: Un cas de tumeur épendymaire de la queue de cheval. Schweiz. Arch. Neurol. 63/64, 17 (1949).

Bachs, A., Barraquer-Bordas, L., Barraquer-Ferre, L., Canadell, I. M., Modolell, A.: Delayed myelopathy following atlanto-axial dislocation by separated odontoid process. Brain 78, 537 (1955).

Bachtiarow, W.: Fall eines epiduralen Abscesses des Rückenmarks. Sovetsk. nevropat. 4, 130 (1935).

Bacigalupo, G., Lührs, W.: Entkopplung der oxydativen Phosphorylierung als neuartiges Prinzip zur Tumorbeeinflussung. Méd. et Hyg. (Genève) 17, 481 (1959) [Französisch].

Backus, M. L.: Untersuchungen zur Statistik der Biologie und Pathologie intrakranieller und spinaler raumfordernder Prozesse. Inaug.-Diss. Köln 1965.

Badiul, A. A.: Zur Klinik und Diagnostik der Syringomyelie. Zh. Nevropat. Psikhiat. 59, 527 (1959) [Russisch].

Bär, G. F. J. M., Herlinga, E. M.: Ein extraduraler Varix unter dem Bild eines Prolapsus nuclei pulposi. Ned. T. Geneesk. 1941, 3897 [Holländisch].

Bärtschi-Rochaix, W.: Die Diagnose lumbaler Bandscheibenprolapse und verwandter Zustände. Schweiz. med. Wschr. 72, 729 (1942).

— Wie lassen sich Myelographie-Schäden vermeiden? Praxis 23, 3 (1942).

BÄRTSCHI-ROCHAIX, W., CUADRA, J. DE LA: Ein Beitrag zur Kenntnis und Diagnostik der spinalen Cysticerkose. Helv. med. Acta **13**, 192 (1946).

— WEBER, H. H.: Die Sauerstoff-Myelographie (Überdruckmethode). Schweiz. med. Wschr. **74**, 971 (1944).

BAFFO, S.: Paraplegie der unteren Gliedmaße durch Tuberkulose bei einem dreijährigen Kind. Prat. pediat. **12**, 317 (1934) [Italienisch].

BAGDASAR, D., ARSENI, C.: Les compressions médullaires. Rev. Chir. (Paris) **42**, 795 (1939).

— NICOLESCO, J., ARSENI, C., NICEA, I.: Tétraplégie consécutive à une tumeur située au niveau de la moelle cervicale supérieure. Bull. Soc. méd. hôp. Bucarest **23**, 24 (1941).

BAGLEY, C., JR., ARNOLD, J. A., JR.: Unusual symptomatology of cauda equina tumors. Transact. Amer. neurol. Ass. **66**, 171 (1940).

BAILEY (1929): Zit. nach ANTONI, N. (1936), Bd. XIV/4, S. 2.

BAILEY, A. A., CRAIG, W. McK.: Intraspinal meningeomas simulating degenerative diseases of spinal cord. Proc. Staff Meet.Mayo Clin. **25**, 233 (1950).

— LOVE, J. G.: Epidural abscess of the spinal cord. Proc. Staff Meet. Mayo Clin. **24**, 16 (1941).

BAILEY, I.: Dermoid tumours of the spinal cord. J. neurol. neurosurg. psychiat. **30**, 588 (1967).

BAILEY, O. T.: Relation of glioma of the leptomeninges to neuroglia nests. Report of a case of astrocytoma of the leptomeninges. Arch. Path. **21**, 584 (1936).

— Tumors of brain and spinal in children. J. Ark. med. Soc. **50**, 47 (1953).

BAILEY, P.: Successful laminectomy for spinal cord tumor. J. nerv. ment. Dis. **30**, 99 (1903).

— Spinal cord tumor and trauma: a report of two cases. J. nerv. ment. Dis. **35**, 315 (1908).

— Painless tumors of the spinal cord. J. Amer. med. Ass. **63**, 6 (1914).

— A study of tumors arising from ependymal cells. Arch. Neurol. Psychiat. (Chic.) **11**, 1 (1924).

— Quelques nouvelles observations de tumeurs épendymaires. Ann. Anat. path. **2**, 481 (1925).

— Further remarks concerning tumors of the glioma group. Bull. Johns Hopk. Hosp. **40**, 354 (1927).

— El diagnostico histologico de los tumores del cerebro. Congreso Internacional de Cirugia 1931.

— Cellular types in primary tumors of the brain. In: PENFIELD, W., Cytology and cellular pathology of the nervous system. New York: Paul B. Hoeber 1932.

— Intracranial tumors. Springfield (Ill.): Ch. C. Thomas 1933.

— Congenital dermal sinus giving rise to a subdural abscess at the level of the fourth thoracic vertebra. Arch. Neurol. Psychiat. (Chic.) **33**, 896 (1935).

— Ependymoma of the cauda equina. Arch. Neurol. Psychiat. (Chic.) **33**, 902 (1935).

— Die Hirngeschwülste. Stuttgart: Ferdinand Enke 1936.

— Tumors of the nervous system in infancy and childhoos. In: BRENNEMANN, J., Practice of pediatrics, Bd. IV, H. 21, S. 1—111. Hagerstown: W. F. Prior Company 1950.

— Review of modern conceptions of the structure and classification of tumors derived from the medullary epithelium. J. belge Neurol. Psychiat. **38**, 759 (1938).

— Zur Klinik der epiduralen Eiterung. Nervenarzt **14**, 337 (1941).

— BAGDASAR, D.: Intracranial chordoblastoma. Amer. J. Path. **5**, 439 (1929).

— BUCY, P. C.: Cavernous hemangioma of the vertebrae. J. Amer. med. Ass. **92**, 1749 (1929).

— — Oligodendrogliomas of the brain. J. Path. Bact. **32**, 735 (1929).

— — Tumors of the spinal canal. Surg. Clin. N. Amer. **10**, 233 (1930).

— — The origin and nature of meningeal tumors. Amer. J. Cancer **15**, 15 (1931).

— CASAMAJOR, L.: Osteoarthritis of the spine as a cause of compression of the spinal cord an its roots. J. nerv. ment. Dis. **38**, 588 (1911).

— CUSHING, H.: A classification of the tumors of the glioma group on a histogenetic basis with a correlated study of prognosis. Philadelphia: J. B. Lippincott Co. 1926.

— — Die Gewebs-Verschiedenheit der Hirngliome und ihre Bedeutung für die Prognose. Jena: Gustav Fischer 1930.

— EISENHARDT, L.: Spongioblastomas of the brain. J. comp. Neurol. **56**, 391 (1932).

— HERRMANN, J. D.: The role of the cells of Schwann in the formation of tumors of the peripheral nerves. Amer. J. Path. **14**, 1 (1938).

— HILLER, G.: The interstitial tissues of the central nervous system: A review. J. nerv. ment. Dis. **59**, 337 (1924).

BAILEY, W. L., SPERL, M. P.: Angiomas of the cervical spinal cord. J. neurosurg. **30**, 560 (1969).

BAILLIE, M.: The morbid anatomy of some of the most important parts of the human body. Deutsch von SÖMMERLING, 1794. In: BERNET, A., Zur Casuistik des Echinococcus multilokularis, S. 10. Diss. Gießen 1893.

BAIN, W.: A case of haematorachis. Brit. med. J. **1897 II**, 455.

BAIROV, G. A., DREIER, K. L.: Surgical treatment of newborn infants with teratoma of the sacrococcygeal region. Vop. Okhrany Materin. Dets. **6**, 55 (1961) [Russisch].

BAJARDI, F.: Zur zytologischen Tumordiagnostik im Liquor cerebrospinalis. Wien. med. Wschr. **112**, 736 (1962).

BAJER, A., CENEK, R.: Rückenmarkskompression durch Lymphogranulomatose. Lék. Listy **2**, 170 (1947) [Tschechisch].

BAKER, A. B.: Clinical neurology. 2. ed. Vol. 1—4. New York: Hoeber-Harper 1962.

BAKER, A. B.: ADAMS, J. M.: Lipomatosis of the central nervous system. Amer. J. Cancer **34**, 214 (1938).

BAKER, G. S.: Lymphoblastoma of the spinal cord simulating organic diseases. Proc. Staff Meet. Mayo Clin. **17**, 588 (1942).

— DANIELS, F.: Concussion of the spinal cord in battle casualties. J. Neurosurg. **3**, 206 (1946).

— STATFORD, D. E.: Complete removal of a large intramedullary tumor (Ependymoma) from the cervical portion of the spinal cord. Proc. Staff Meet. Mayo Clin. **16**, 421 (1941).

— WEBB, J. H.: Intrasacral meningocele causing backache and sacral nervepain. Proc. Staff Meet. Mayo Clin. **27**, 231 (1952).

BAKER, H. L., LOVE, J. G., LAYTON, D. D.: Angiographic and surgical aspects of spinal cord vascular abnormalities. Radiology 88, 1078 (1967).

BAKER, H. W., COLEY, B. L.: Chordoma of lumbar vertebrae. J. Bone Jt Surg. A **35**, 403 (1953).

BAKEY, L., BENEDEK, L.: Über einen erfolgreich operierten juxta-medullären Tumor. Gýogyászat (Budapest) **78**, 1 (1938) [Ungarisch].

— — JUBA, A.: Über eine juxtamedulläre Dermoidcyste. Mschr. Psychiat. Neurol. **108**, 222 (1943).

BAKODY, J. T., HAZARD, J. B., GARDNER, W. J.: Pigmented tumors of the central nervous system. Cleveland Clin. Quart. **17**, 89 (1950).

BAKULEW, A. N.: Chirurgische Behandlung der Rückenmarkstumoren. Vestn. Khir. **58**, 205 (1939) [Russisch].

BALADO, M.: Puncion occipital y puncion lumbar. Rev. especial (B. Aires) 1, 929 (1926). Rev. argent. Neurol. (B. Aires) **1**, 66 (1927).

BALDWIN, H. C.: Case of tumor of the spinal cord, correctly diagnosticated, operation, marked improvement. Boston med. surg. J. **154**, 623 (1906).

BALEK, F., UJHÁZYOVÁ-KRÁLIKOVÁ, D.: Leptomeningeale Karzinomatose. Neoplasma (Bratisl.) **9**, 185 (1962).

BALESTRA, F., MORANDINI, N.: Sindrome midollare trasversa come apparente prima manifestazione di leucemia acuta emocitoblastica. Minerva med. **53**, 1062 (1962).

BALESTRIERI, A.: Athetoid movements of hand in lesions of cervical spinal cord. G. Psichiat. Neuropat. **83**, 597 (1955) [Italienisch].

— Cisti spinali extradurali e occlusione dei forami di Luschka e Magendie in sogetto disrafico. Riv. Neurol. **28**, 17 (1958).

BALL, V., AUGER, L.: Les chordomes ou tumeurs de la chorde dorsale chez l'homme et les animaux. Rev. Path. comp. **33**, 919 (1933).

BALLANTINE, H. T., JR.: Surgery of the spine and spinal cord. In: LEWIS, D., Practice of surgery, vol. XII, chapter 3, p. 1—60. Hagerstown: W. F. Prior 1955.

BALLIF, L., MORUZI, A.: Paraplégie grave par arachnoïdite kystique opération guérison. Bull. Soc. roum. neurol. **17**, 8 (1936).

— — FERDMAN, M.: Treize cas de compression tumorale de la moelle épinière. Vol. jubilaire en l'honneur de Parhon. 18—47 (1934); — Ref.: Zbl. ges. Neurol. Psychiat. **75**, 684 (1935).

BALLIVET, J.: Volumineux neurinome en sablier intrarachidien et intrathoracique. Rev. neurol. **81**, 66 (1949).

BALOG, A.: Über die Rückenmarksgeschwülste. Zbl. Chir. **63**, 557 (1936).

BALTAVÁRI, L.: Akute Kompression des Halsmarks durch Bandscheibenprolaps. Nervenarzt **27**, 176 (1956).

BALTIN, M. M.: Roentgenotherapy of orbital tumors. Vestn. Oftal. **26**, 22 (1947) [Russisch].

BAMFORTH, J., KENDAL, D.: A case of megakaryocytic myelosis with paraplegia. Acta med. scand. **99**, 494 (1939).

BANNAPOUR, M.: Complications médullaires des leucémies. Thèse de Paris 1940.

BANNWARTH, A.: Zum Liquorsyndrom des Rückenmarkstumors. Arch. Psychiat. Nervenkr. **107**, 61 (1938).

BANOLA, A.: La paraplégie pottique. Arch. méd. chir. 4, 189 (1935).

BANSAL, S., BRADY, L. W., OLSEN, A., FAUST, D. S., OSTERHOLM, J., KAZEM, I.: The treatment of metastatic spinal cord tumors. J. Amer. med. Ass. **202**, 686 (1967).

BARANY, R.: Sitzungsbericht über 4 Fälle. Jb. Psychiat. Neurol. **32**, 451 (1911).

BÁRÁNY, R.: Messung des Minimums des Liquordrucks. Acta oto-laryng. (Stockh.) **5**, 390 (1923).

BARBIER, J., PLAUCHUE, M., CHAMBATTE: Tuberkulome des Rückenmarks. J. Méd. Lyon 28, 35 (1947) [Französisch].

BARBIERI, D.: Pseudoblocco del liquor; ematomielite acuta malacica sacrolombare. Policlinico, Sez. med. **45**, 29 (1938).

BARCIA, D., AMAT, E.: Arachnoiditis as a cause of spinal cord compression. Rev. esp. Oto-neuro-oftal. **18**, 182 (1959) [Spanisch].

BARGELLINI, D.: Scoliosi congenita con sindrome di compressione midollare. Arch. Ortop. (Milano) **56**, 261 (1941).

BARINI, O.: Cisticerco macrocistico intramedullar extirpacao cirurgica. Arch. Neuro-psiquiat. (S. Paulo) **12**, 264 (1954).

BARKER, D. E.: Treatment of decubitus ulcers. In: PRATHER, G. C. and MAYFIELD, F. H., Injuries of the spinal cord, p. 281—295. Springfield (Ill.): Ch. C. Thomas 1953.

BARKMANN, A.: Contribution à l'étude des difficultés encourant le diagnostic en hauteur des tumeurs rachidiennes. Acta med. scand. **60**, 88 (1924).

BARNARD, L., NUYS, R. G. VAN: Primary haemangioma of the spine. Ann. Surg. **97**, 19 (1933).

BARNES, C. D., JOYNT, R. J., SCHOTTELIUS, A. A.: Motoneuron resting potentials in spinal shock. Amer. J. Physiol. **203**, 1113 (1962).

BARNES, F. R.: A case of suppurative transverse myelitis. New Engl. J. Med. **203**, 725 (1930).

BARNETT, A. M.: Bilharzial granuloma of the spinal cord. S. Afr. med. J. **39**, 699 (1965).

BARON, E., ANGRIST, A.: Incidence of occult adenocarcinoma of prostata after 50 years of age. Arch. Path. **32**, 787 (1941).

BARR, J. S.: Ruptured intervertebral disc and sciatic pain; J. Bone Jt Surg. A **29**, 429 (1947).

— Low back and sciatic pain. Results of treatment. J. Bone Jt Surg. A **33**, 663 (1951).

— RISEBOROUGH, E. J.: Treatment of low back and sciatic pain in patients over 60 years of age. A study of 100 patients. Clin. ortop. **26**, 12 (1963).

BARRAOUER-BORDAS, L.: Juxtamedulläres, cholesteatomatöses Epidermoid. Rev. esp. Oto-neuro-oftal. 8, 21 (1949) [Spanisch].

— CANAL, N., DURAN-OBIOLS, F., COMAS-FABRES, A.: Sur un ganglioneuroblastome intraspinal chez le jeune enfant. Acta. neurol. belg. **63**, 147 (1963).

— GRAU-VECIANA, J. M., PERES-SERRA, J.: Cinq nouveaux cas de syndrome médullaire cervical central aigu par hyperextension. Acta neurol. belg. **66**, 99 (1966).

— MUINOS, A.: Ocular pathology and spinal syndrome of chronic evolution possibly to toxoplasmosis. Rev. esp. Oto-neuro-oftal. **21**, 219 (1962) [Spanisch].

BARRAQUER-FERRÉ, L.: Paraplégie spasmodique aigue guérissable (leucomyélite réversible). Rev. neurol. **95**, 387 (1956).

— BARRAQUER-BORDAS, L.: Lipoma medular. An. Med. Cir. (Barcelona) **36**, 232 (1949).

— — DURAN OBIOLS, F., MODOLELL, A., COMA FABRES, A.: Meningioma angioblàstico gigante de la cola de caballo; extirpación parcial; regresión clinica. Rev. esp. Oto-neuro-oftal. **15**, 514 (1956).

— GISPERT CRUZ, I. DE, TOLOSA COLOMER, E.: Cauda-Tumoren. Med. clin. (Barcelona) **4**, 107 (1945) [Spanisch].

— TOLOSA, E., BARRAQUER-BORDAS, L., DURÁN, F.: Intradural lipoma of the spinal cord. Acta psychiat. (Kbh.) **25**, 7 (1950).

BARRÉ, J. A.: Les différentes douleurs des compressions médullaires. Presse méd. **31**, 449 (1923).

— CHARBONNEL, A.: Vorübergehende Muskelhypotonie und Areflexie aller Extremitäten im Verlaufe einer spastischen Paraplegie bei Rückenmarkskompression. Rev. neurol. **69**, 262 (1938) [Französisch].

— CRUSEM, L., MORIN, P.: Tumeur extra-dure-mèrienne. Etude clinique; résultats de l'exploration au lipiodol. Remarques. Rev. neurol. **1**, 253 (1925).

— DESMARET, JOLTRAIN: Compression de la moelle par tumeur. Valeur localisatrice des réflexes cutanés de défense; remarques cliniques et anatomo-pathologiques. Rev. neurol. **22**, 269 (1914).

— JUIF, J.: Sur les troubles vestibulaires dans la syringobulbie. Rev. oto-neuro-oftal. (B. Aires) **24**, 85 (1952).

— KABAKER, J., DHAUTEVILLE: Troubles pupillaires et affection de la moelle cervicale. Rev. neurol. **69**, 684 (1938).

— LERICHE, R.: Etude neuro-chirurgicale d'une tumeur de la moelle. Rev. neurol. **2**, 636 (1926).

— — GILARD: Arachnoïdite primitive. Rev. neurol. **65**, 339 (1936).

— — MORIN, P.: Troubles radiculaires des membres supérieurs et syndrome de Brown-Séquard par kyste arachnoïdien et tumeur, avec arthrite cervicale. Opération curative, heureux effets. Rev. neurol. **2**, 239 (1925).

— METZGER, O.: L'arachnoïdite spinale. Sa fréquence, ses principaux signes et son évolution. Médecine **11**, 117 (1930).

— — Resultats eloignés de l'intervention chirurgicale dans l'arachnoïdite spinale. Rev. neurol. **65**, 545 (1936).

— PHILIPPIDÈS, FREYD: Ausgedehnte intramedulläre und extramedulläre Gliomatose. Rev. neurol. **78**, 616 (1946) [Französisch].

— — HELLE: Tumeur perlée de la moelle. Rev. neurol. **78**, 158 (1946).

— SCHRAPF, R.: Troubles sympathiques des membres supérieurs dans les affections de la région moyenne ou inférieure de la moelle. Rev. neurol. **36**, 225 (1920).

BARRON, K. D., HIRANO, A., ARAKI, S., TERRY, R. D.: Experiences with metastatic neoplasms involving the spinal cord. Neurology (Minneap.) **9**, 91 (1959).

BARROWS, L., HUNTER, F., BAULSER, B.: The nature and clinical significance of pigments in the cerebrospinal fluid. Brain **78**, 59 (1955).

BARTELHEIMER, H., FRENZEL, H.: Erwünschte und unerwünschte Wirkungen der zytostatischen Therapie. Med. Klin. **43**, 1653 (1967).

— MAURER, H. J.: [Hrsg.] Diagnostik der Geschwulstkrankheiten. Stuttgart: Georg Thieme 1962.

BARTELS,: Ein Fall von Echinococcus innerhalb des Sacks der Dura mater spinalis. Dtsch. Arch. klin. Med. **5**, 108 (1869).

BARTH, K.: Operative Behandlung der eitrigen Meningitis. Verh. dtsch. Ges. Chir. **30**. 51 (1901).

BARTIER, O.: Is clinical diagnosis of subacute myelitis necroticans of Foix-Alajouanine type possible? Belg. T. Geneesk. **11**, 737 (1955).

BARTOLESCHI, B., CANTORE, G.: Considerazioni su un presunto caso di igroma spinale. Riv. Neurol. **31**, 593 (1961).

BARTSCH, W.: Frühstadien der spinalen Mangeldurchblutung. Nervenarzt **25**, 481 (1954).

— Rückenmarksischämie infolge Vasospasmen. Excerpta Sandoz, Ser. XII, Nov. 1957.

Bartsch, W.: Die operative Indikation bei spinaler Mangeldurchblutung. Acta neurochir. (Wien), Suppl. 3, 145 (1955).

— Boroffka, A., Ketz, E.: Von der Symptomatologie zur Genese des Halswirbelsäulen-Syndroms. Acta neuroveg. 10, 214 (1954).

Barucci, M.: Hypertrophische cervicale Meningitis. Riv. Pat. nerv. ment. 70, 511 (1949) [Italienisch].

Baruch: Zur Diagnostik der Rückenmarkstumoren. (Kurze Mitteilung.) Verh. Dtsch. Ges. Chir. 41, 116 (1912).

Basiglio, A. P.: Angioma de duodecima vertebra dorsal y segunda lumbar, con compression de la medula espinal. Tratamiento con radioterapia profunda. Sem. méd. (B. Aires) 106, 335 (1955).

Bassel, P. M., Blanton, B. N.: Spinal cord tumors. Southw. Med. 24, 399 (1940).

Basset, M. M. J., Fargeon, A.: Contribution à l'étude de l'étiologie coenestopathique des éclosions délirantes. Sur un cas de délire interprétatif transformé par l'extirpation d'une tumeur médullaire (présentation de la malade). Ann. méd.-psychol. 118, 906 (1960).

Bassett, R. C.: Lipomas of cauda equina. Univ. Hosp. Bull. (Ann. Arbor.) 11, 26 (1945).

— Diagnosis of angiomas. Univ. Hosp. Bull. (Ann. Arbor.) 12, 46 (1946).

— Neurologic deficit associated with lipomas of cauda equina. Ann. Surg. 131, 109 (1950).

— Peet, M. M., Holt, J. F.: Pial medullary angiomas. Clinico-pathological features and treatment. Arch. Neurol. Psychiat. (Chic.) 61, 558 (1949).

Basso Ricci, S., Miserocchi, E.: Terapia combinata chirurgica e radiologica in 3 casi di localizzazione en dorachidea di linfogranuloma maligno. Tumori 49, 147 (1963).

Bassoe, P., Shields, C. L.: Diffuse endothelioma of spinal cord. Trans. Amer. neurol. Ass. 10, 66 (1916).

Bastagli, D.: Su alcuni casi di affezioni infettive acute del midollo spinale. Acta med. ital. Mal infett. 4, 262 (1949).

— Nota 2. Due forme di mielite acuta infettica benigna. Acta med. ital. Mal. infett. 5, 1 (1950).

Bastian, Richard: Quains dictionary of med, p. 1480. London: Longmann, Green & Co. 1882.

Bastos, D.: Traitement chirurgical des tumeurs de la moelle. IXe Congr. de la Soc. Internat. de Chirurgie, Madrid, 15—18 mars 1932, vol. II, p. 811—813.

Bastow, J.: Vertebral collapse. Med. Press 1956, No 6113, 10.

Batorska, J., Kotwica, S., Mackiewicz, J.: Manifestations in the spinal cord in spondylosis. Pol. Tyg. lek. 16, 643 (1961) [Polnisch].

Batson, O. V.: The function of the vertebral veins and their role in the spread of metastases. Ann. Surg. 112, 138 (1940).

— Role of vertebral veins in metastatic processes. Ann. intern. Med. 16, 38 (1942).

— Vertebral vein system as mechanism for spread of metastases. Amer. J. Roentgenol. 48, 715 (1942).

— The vertebral vein system; Amer. J. Roentgenol. 78, 195 (1957).

Batten, F. E.: A lecture on the diagnosis of tumors of the spinal cord. Lancet 1907 I, 139.

Battistini, A.: Su di un caso di teratoma della regione sacrococcigea. Lattante 29, 226 (1958).

Battistini, F. D.: Su di un caso di teratoma sacrococcigeo. Lattante 28, 65 (1957).

Batts, M., Jr.: Multiple myeloma. Arch. Surg. 39, 807 (1939).

Baudey, M. M. J., Feld, M., Bernard, J.: Modifications du rachis dans un cas de tumeur intramédullaire (diagramme radiologique). Rev. neurol. 101, 562 (1959).

Baudouin, A., L'Hermitte, J., Deparis, G.: Complications nerveuses du cancer de la prostate. Rev. neurol. 65, 295 (1936).

Bauer, A.: Beitrag zur Behandlung von Rückenmarkstumoren mit Röntgenstrahlen. Diss. München 1938.

Bauer, F. K., Yuhl, T.: Myelography by means of J131. Neurology (Minneap.) 3, 341 (1953).

Bauer, G. C., Scoccianti, P.: Uptake of Sr 85 in non-malignant vertebral lesions in man. Acta orthop. scand. 31, 90 (1961).

Bauer, H. J.: Einbringen von Medikamenten in den Subarachnoidalraum. Möglichkeiten und Gefahren. Jahrestagg der Dtsch. Ges. für Neurochirurgie. Acta neurochir. (Wien) 19, 106 (1968).

Bauer, K. H.: Das Krebsproblem. Berlin-Göttingen-Heidelberg: Springer 1949.

— Karcher, H., Klar, E.: Wirbelsäule und Rückenmark. Becken. In: Fehler und Gefahren bei chirurgischen Operationen. 4. Aufl., S. 462—551. Jena: VEB Gustav Fischer 1958.

Bauer, K. M., Feine, U.: Das Lymphogramm. Med. Welt 1964 I, 1.

Bauer, R.: Die Bestrahlungstechnik beim Brustkrebs. Strahlentherapie 83, 401 (1950).

Bauer, W.: Beitrag zur Frage des Vorkommens und Wesens der Neurinome. Inaug.-Diss. Göttingen 1938.

Baumann, C., Ronnen, J. R. von: Het beeld van de hernia nuclei pulposus van de lumbale tussenwervelschijven. Med. Maandbl. 3, 59 (1950).

Baumert, W., Zech, K.: Beitrag zur Klinik und Pathologie der Pachymeningitis externa spinalis. Münch. med. Wschr. 87, 824 (1940).

Bau-Prussak, S.: Über den diagnostischen Wert der Lipiodolmyelographie. Z. ges. Neurol. Psychiat. 99. 453 (1925).

Baylin, J., Wear, M.: Blastomycose und Actinomycose der Wirbelsäule. Amer. J. Roentgenol. 69, 395 (1953).

Bayoumi, M. L.: Bilharzial myelitis. J. Egypt. med. Ass. 22, 457 (1939).

Bayrd, E. D., Heck, F. J.: Multiple myeloma, review of 83 proved cases. J. Amer. med. Ass. 133, 147 (1947).

Bazhenova, A. A.: Roentgenodiagnosis of calcified tumors of the spinal cord. Vestn. Rentgenol. Radiol. 36, 51 (1961) [Russisch].

BEATTIE, J. M., DICKSON, W. E. C.: Osteoclastoma. In: A textbook of pathology, 4. ed., p. 308. London: W. Heinemann 1943.

BEAUPÈRE, L.: Injections sous-arachnoïdiennes de lipiodol et diagnostic des tumeurs médullaires. Thèse de Lyon 1924.

BECCHINI, G.: Sull endorachide-lipiodol. Diar. radiol. (Torino) 6, 143 (1927).

BECHER, E.: Beobachtungen über die Abhängigkeit des Lumbaldruckes von der Kopfhaltung. Dtsch. Z. Nervenheilk. 63, 89 (1919).

— Über photographisch registrierte Bewegungen des Liquors in der Lumbalgegend. Mitt. Grenzgeb. Med. Chir. 35, 343 (1925).

— Untersuchungen über die Dynamik des Liquors cerebrospinalis. Mitt. Grenzgeb. Med. Chir. 35, 353 (1925).

BECHINIE, E., HOLUB, V.: Landryho vzestupná obrna u desetiletého chlapce, podmíněná nádorem. (Landry's ascending paralysis associated with a tumor in a 10 year old boy.) Čs. Pediat. 11, 772 (1956).

BECHTEREW, W.: Anatomie du système nerveux. Lyon: A. Storck; Paris Odéon 1902.

BECIRIK, T., NAGULIC, I.: Problem of the differential diagnosis of tumors of the spinal cord from multiple sclerosis. Srpski Arkh. tselok. Lek. 87, 987 (1959) [Serbisch].

BECK, A. R., LEICHTLING, J. J.: Unusual problems in surgery. J. Mt Sinai Hosp. 36, 227 (1969).

BECK, K.: Zur Kasuistik der Zirkulationsstörungen im Gebiet der vorderen Spinalarterie. Dtsch. Z. Nervenheilk. 168, 173 (1952).

BECKER, E.: Über die Geschwülste der Cauda equina. Diss. Heidelberg 1936.

BECKER, H.: Strömt der spinale Liquor von caudal nach cranial? Nervenarzt 23, 146 (1952).

BECKER, J.: Die Meningiome des Rückenmarks. Klinik und Differentialdiagnose. Inaug.-Diss. Köln 1965.

BECKER, P. F. L.: Rückenmarksbefunde bei angeborenen Zwerchfelldefekten. Zbl. allg. Path. path. Anat. 103, 177 (1962).

BECKER, T., KRUMBHOLZ, S., JUNG, H.: Die Bedeutung der spinalen Gefäßversorgung für die Manifestation neurologischer Symptome bei Rückenmarkstumoren. Beitr. Neurochir. 15, 25 (1968).

BECKMAN, E. H.: Tumors of the spinal cord with a report of 18 cases. Lancet 1917 I, 35.

BECKMANN, H.: Zur Kenntnis der Callusbildung bei osteomalacischen Frakturen. Dtsch. Arch. klin. Med. 76, 1 (1903).

BÉCLÈRE, A.: Über die Gefahren, welche man bei der Radiotherapie der Tumoren der Schädelhöhle und des Wirbelkanales vermeiden muß. Strahlentherapie 23, 506 (1926).

BÉCLÈRE, H.: Sur la radiothérapie des compressions médullaires. Rev. neurol. 1, 720 (1923).

BEDBROOK, G. M.: Intrinsic factors in the development of spinal deformities with paralysis. Paraplegia 6, 222 (1969).

BEDRNA, J., UHER, V.: Pleuraechinococcus in den Wirbelkanal eindringend. Čas. Lék. čes. 72, 1367 (1933) [Tschechisch].

BEDUSCHI, A., COLUMELLA, F., PAPO, I.: Ependimoma della cauda con stasi papillare. Chirurgia (Milano) 10, 310 (1955).

BEEHLER, E.: Metastasis to spinal subdural space. Report of case. Bull. Los Angeles neurol. Soc. 25, 44 (1960).

BEELER, J. W., HELMAN, C. H., CAMPBELL, J. A.: Aneurysmal bone cysts of spine. J. Amer. med. Ass. 163, 914 (1957).

BEGEMANN, H.: Klinische Hämatologie. Stuttgart: Thieme 1970.

BEGG, A. C.: Nuclear herniations of the intervertebral disc. J. Bone Jt Surg. B 36, 180 (1954).

— FALCONER, M. A.: Plain radiography in intraspinal protrusion of lumbar intervertebral disks: a correlation with operative findings. Brit. J. Surg. 36, 225 (1949).

— — McGEORGE, M.: Myelography in lumbar intervertebral disk lesions. Brit. J. Surg. 34, 141 (1946).

BEHREND, H.: Sarkoidose: Ätiologisch ungelöstes Rätsel. Selecta 12, 129 (1970).

BEIERWALTES, W. H., LIEBERMAN, L. M., VARMA, V. M., COUNSELL, R. E.: Szintigraphischer Nachweis von Melanomen und ihren Metastasen mit einem Chloroquin-Derivat. J. Amer. med. Ass. 206, 77 (1968) [Englisch].

BEILIN, L. G.: On the technic of roentgenography of the spine in the lateral position. Vestn. Rentg. Radiol. 37, 60 (1962) [Russisch].

BEKIER, J., MICHALE, W.: Jednoczasowa hemilaminektomia i pozaplucna mediastinotomia w leczeniu guza klepsydrowatego. (Simultaneous hemilaminectomy and extrapulmonary mediastinotomy in the treatment of hour-glass tumor.) Pol. Tyg. lek. 18, 1275 (1963) [Polnisch].

BEKS, J. W. F., PENNING, L., VAN DER ZWAAG, P., EBELS, E. J.: Dumbell tumours in the spinal canal. Psychiat. Neurol. Neurochir. (Amst.) 69, 399 (1966).

— VAN DER ZWAAG, P.: Zandlopergezwellen van het spinale kanaal. Ned. Maandschr. Geneesk. 108, 578 (1964).

BELART, W.: [Hrsg.] Die Funktionsstörungen der Wirbelsäule. Bern-Stuttgart: Hans Huber 1965.

BELIAEV, V. I.: Udalenie u rebenka dvukh nevrinom spinnogo mozga tipa pesochnykh chasov. (Removal of 2 hourglass-type neurinomas of the spinal cord in a child.) Vopr. Neĭrokhir. 30, 47 (1966) [Russisch].

BELL, A. L. L., WUNDERLICH, H. O., FETT, H. C., POOL, C. C.: An erect method of myelography. Amer. J. Surg. 79, 259 (1950).

BELL, C.: Observations on injuries of the spine and of the tigh bone. London: T. Tegg 1824.

BELL, R. L.: Hemangioma of a dorsal vertebra with collapse and compression myelopathy. J. Neurosurg. 12, 570 (1955).

BELMUSTO, L., OWENS, G., DE LA PAVA, S.: Aspects of intramedullary spinal cord metastases. N. Y. St. J. Med. 66, 2273 (1966).

BELUGIN, A. A.: Neurinom des Rückenmarks. Klin. med. (Mosk.) 16, 171 (1938) [Russisch].

BELZ, F.: Ein Beitrag zur Bedeutung der Luftmyelographie insbesondere für die Diagnostik des Bandscheibenprolapses. Nervenarzt 21, 300 (1950).

BENAIM, J.: Epidural abscesses. Acta neuropsiquiát. argent. 2, 151 (1956) [Spanisch].

— Lumbosciatics of tumorous origin which simulate disk hernias. Día. méd. 32, 201 (1960) [Spanisch].

BENDA, C.: Diskussion zum Vortrag von A. FRAENKEL: Zur Lehre von den Geschwülsten des Rückenmarks. Verein für innere Medizin in Berlin. Sitzung vom 16. Mai 1898. Münch. med. Wschr. 14, 674 (1898).

— Ein Fall von Blastomykosis cerebri. Dtsch. med. Wschr. 33, 945 (1907).

BENDA, R.: Angioma racemosum des Rückenmarks. Zbl. ges. Neurol. Psychiat. 28, 245 (1922).

BENEDEK, L., JUBA, A.: „Spätblockade" bei Lipiodolographie. Dtsch. Z. Nervenheilk. 151, 55 (1940).

— — Über die ependymalen Mitteldorfschen Tumoren. Arch. Psychiat. Nervenheilk. 115, 174 (1942).

— — Über das Lipiodolgranulom. Dtsch. Z. Nervenheilk. 153, 247 (1942).

— — Meningeomatose bei der Recklinghausenschen Krankheit. Mschr. Psychiat. Neurol. 108, 157 (1943).

— — Über die sog. „präsacralen" Ependymome. Z. ges. Neurol. Psychiat. 172, 394 (1941).

BENEDETTI, A., GIAMMUSSO, V.: Considerations on a case of multiple primary spinal cord tumors. Psichiat. Neuropat. 90, 441 (1962) [Italienisch].

BENENZON, R., MADARIAGA, S. E., GARCIA DADONI, L. R.: Condroma osteocoxigeo. Día. méd. 29, 1181 (1957).

BENEŠ, V.: Léčení stlačení míchy zhoubným extradurálním procesem. (Treatment of pressure on the spinal cord from destructive extradural processes.) Rozhl. Chir. 35, 653 (1956).

BENICHOU, R.: Contribution à l'étude du radio-diagnostic lipiodolé sous-arachnoïdien. Thèse d'Alger 1920.

BENINI, A., KRAYENBÜHL, H.: Hydrocephalus occultus symptomaticus. Ein klinisch neuartiges Syndrom. Ätiologie, Pathogenese, Diagnose und Therapie. Schweiz. med. Wschr. 99, 621 (1969).

BENJAMIN, H. B., WAGNER, M., FULTON, J., HAUKOHL, R. S.: Presacral tumours; case report and review of literature. Med. Tms (Lond.) 82, 905 (1954).

BENNET, G. E.: Tumors of cauda equina and spinal cord. J. Amer. med. Ass. 89, 1480 (1927).

BENNETT, A. E., FORTES, A.: Meningioma obstructing the foramen magnum. Arch. Neurol. Psychiat. (Chic.) 53, 131 (1945).

BENNETT, A. H.: Intra-thoracic cancer, involving the bronchial glands, spinal column, etc., occluding the left bronchus, and converting the left lung into a series of abscecesses. Trans. path. Soc. Lond. 19, 65 (1868).

BENNETT, W. A.: Primary intracranial neoplasms in military age group-world war II. Milit. Surg. 99, 594 (1946).

BENSHEIM, H.: Über Pachymeningitis spinalis externa purulenta. Zbl. ges. Neurol. Psychiat. 112, 777 (1928).

BENSON, D. F.: Intramedullary spinal cord metastasis. Neurology (Minneap.) 10, 281 (1960).

BENSON, W. R., BASS, S., JR.: Chondromyxoid fibroma; report of occurrence in vertebral column. Amer. J. clin. Path. 25, 1290 (1955).

BENSUSAN, A.: Notes on a case of glycosuria caused by tumour of the medulla. Transvaal med. J. 4, 182 (1908/1909).

BENTE, D., SCHMID, E. E.: Zur Klinik und Therapie der Krankheitsbilder bei Osteochondrose der Halswirbelsäule. Med. Klin. 24, 818 (1952).

BENZER, H., SCHÖNBAUER, L.: Bericht über 49 Hirn- und Rückenmarksbrüche, die an der 1. chirurgischen Universitätsklinik zur Beobachtung kamen. Münch. med. Wschr. 100, 565 (1958).

BÉRARD, L., DUNET, CH.: Le goitre métastatique existe-t-il? Rev. Chir. (Paris) 59, 521 (1921).

BÉRAUD, R., MELOCHE, B. R.: A propos de deux cas de malformations vasculaires médullaires. Neuro-chirurgie 10, 559 (1964).

— — A propos des malformations vasculaires médullaires. Description de deux cas et revue de la littérature. Un. méd. Can. 94, 176 (1965).

BERBERICH, J., HIRSCH, S.: Zur röntgenologischen Darstellung des Rückenmarks (Myelographie). Klin. Wschr. 4, 14 (1925).

BERBLINGER, W.: Extradurales, solitäres Neurofibrom. Münch. med. Wschr. 62, 568 (1914).

— Zur Kenntnis der Zirbelgeschwülste. Zbl. ges. Neurol. Psychiat. 95, 741 (1925).

— Zur Kenntnis der Pinealocytome nebst Bemerkungen über die cerebrogene Frühreife. Schweiz. Zschr. Path. 7, 107 (1944).

BERENBRUCH, K.: Ein Fall von multiplen Angiolipomen, kombiniert mit einem Angiom des Rückenmarks. Inaug.-Diss. Tübingen 1890.

BERESFORD, H. R.: Melanoma of the nervous system, treatment with corticosteroids and radiation. Neurology (Minneap.) 18, 277 (1968).

BERG, L.: Hypoglycorhachia of non-infectious origin diffuse meningeal neoplasia. Neurology (Minneap.) 3, 811 (1953).

BERG, N. O., LINDGREN, M.: Time-dose relationship and morphology of delayed radiation lesions of the brain in rabbits. Acta radiol. (Stockh.), Suppl. 167 (1958).

BERGAMASCHI, G.: Sulla mielitide stenica e sul tetano loro identità, metodo di cura, e malattie secondarie, die se derivano osservazioni. Pavia 1820.

BERGAMI, P. L., PASQUALE, F. M. DE: La sindrome neurologica radicolo-midollare nella spondilite cervicale. Minerva neurochir. 6, 75 (1962).

BERGAMI, P. L., PASQUALE, F. M. DE: Lumbosacral radiculomedullary compression in Pott's disease. Minerva neurochir. **6**, 187 (1962) [Italienisch].

BERGAMINI, A.: Il neuroma plessiforme ed i suoi rapporti con la neurofibromatosi o morbo di Recklinghausen. Clinica (Bologna) **5**, 116 (1939).

BERGAMINI, V., FABIANI, A., SCHIFFER, D.: Contributo allo studio degli ependimomi: ependimomi spinali (2 casi). Acta neurol. (Milano) **17**, 206 (1962).

BERGER, F. M.: Spinal cord depressant drugs. J. Pharmacol. exp. Ther. **96**, 243 (1949).

BERGER, R. L., SIDD, J. J., RAMASWAMY, K.: Retrograde vertebral-artery flow produced by correction of subclavian steal syndrome. New Engl. J. Med. **277**, 64 (1967).

BERGH, R., VAN DEN, CORNÉLIS, G., DEREYMAEKER, A., STROOBANDT, G.: Persönliche Mitteilung 1967.

BERGLAND, R. M.: Congenital intraspinal extradural cyst. Report of three cases in one family. J. Neurosurg. **28**, 495 (1968).

BERGMANN, E. VON: Über einige Fortschritte der Hirnchirurgie. Verh. dtsch. Ges. Chir. **24**, 1 (1895).

BERGMARK, G.: Intermittent spinal claudication. Acta med. scand. **138**, Suppl. 246, 30 (1950).

BERGONZI, M.: Angioreticuloma esteso a tutto il midollo, con siringomielia. Arch. ital. Anat. Istol. pat. **1**, 759 (1930).

BERGSTRAND, A., HÖÖK, O., LIDVALL, H.: Vertebral haemangiomas compressing the spinal cord. Acta neurol. scand. **39**, 59 (1963).
— — — Vascular malformations of the spinal cord. Acta neurol. scand. **40**, 169 (1964).

BERGSTRAND, H.: On gliomas of the cerebral hemispheres. Acta path. microbiol. scand., Suppl. **2**, 100 (1932).
— Über das sogenannte Astrocytom des Kleinhirns. Virchows Arch. path. Anat. **287**, 538 (1932).
— Angioma racemosum venosum. In: BERGSTRAND, H., OLIVECRONA, H., TÖNNIS, W. (1936), S. 37—43.
— Die pathologische Anatomie der Hämangiome des Zentralnervensystems. In: BERGSTRAND H., OLIVECRONA H., TÖNNIS, W. (1936), S. 8—68.
— OIVECRONA, H., TÖNNIS, W.: Gefäßmißbildungen und Gefäßgeschwülste des Gehirns. Leipzig: Georg Thieme 1936.

BÉRIEL, L.: Le diagnostic élémentaire des tumeurs intra-rachidiennes. J. Méd. Lyon **18**, 218 (1921).
— Tumeur intrarachidienne. Compression de la moelle dorsale par un angiome extra-dural; localisation, opération. Lyon méd. **131**, 777 (1922).
— Tumeurs intra-rachidiennes. Sur l'opportunité des interventions. Lyon méd. **132**, 66 (1922).
— Sur la position des tumeurs intra-rachidiennes par rapport à la duremère. Rev. neurol. **30**, 597 (1923).
— Tumeurs intra-rachidiennes. Résultats éloignés de cas opérés en 1923. Lyon méd. **132**, 66 (1923).
— Tumeurs intra-rachidiennes; sur un aspect clinique des tumeurs malignes. Lyon méd. **134**, 823 (1924).
— Il faut connaître, localiser et faire opérer les tumeurs intra-rachidiennes. J. Méd. Lyon **138**, 589 (1926).
— Tumeurs intra-rachidiennes. Diagnostic général. IXᵉ Congr. de la Soc. Internat. de Chirurgie, Madrid, 15—18 mars 1932, vol. II, p. 351—383.
CLAVEL Mᵐᵉ: Tumeurs intra rachidiennes. Les kystes séreux simulant les tumeurs. Lyon méd. **143**, 200 (1929).
— DESGOUTTES: Tumeurs intra-rachidiennes. Intervention datant de sept mois. Guérison. Lyon méd. **132** 61 (1923).
— — Tumeurs intra-rachidiennes. Un cas de fibrome méningé avec compression de la moelle dorsale. Lyon méd. **132**, 605 (1923).
— — Un cas de tumeur méningée spinale enlevée chirurgicalement. Soc. Méd. Lyon, 26 juin 1926.
— — Deux cas de tumeurs primitives opérées dans la région dorsale. Lyon méd. **139**, 637 (1927).
— DEVIC, A.: Tumeurs intra-rachidiennes. Diagnostic avec les maladies de la moelle et en particulier avec les scléroses en plaques. Lyon méd. **132**, 403 (1923).
— MESTRALLET, A.: Les compressions médullaires. Paris: Edit. Baillière 1929.
— PAUFIQUE: Tumeurs intra-rachidiennes. Récupération rapide post-operative. Lyon méd. **140**, 189 (1927).
— — Tumeurs intra-rachidiennes. Remarques sur la valeur diagnostique de l'épreuve du lipiodol. Lyon méd. **139**, 664 (1927).
— ROUSSET, J.: Difficultés et erreurs de diagnostic entre le mal de Pott et les tumeurs intra-rachidiennes. J. Méd. Lyon **11**, 141 (1930).
— WERTHEIMER: Sur l'intervention chirurgicale dans les compressions par tumeur. Rev. neurol. **30**, 710 (1923).

BERING, E. A., JR.: Notes on retention of pantopaque in subarachnoid space. Amer. J. Surg. **80**, 455 (1950).

BERITASHVILI, S. I., RUMIANTSEV, I. U. V.: Diastematomieliia, rotekavshaia kak opukhol spinnogo mozga. (Diastematomyelia, simulating a tumor of the spinal cord.) Vop. Neĭrokhir. **32**, 53 (1968).

BERKA (1907): Zit. nach VERBIEST, H. (1939), S. 135.

BERKA, F.: Ein Fall von Cholesteatom der Cauda equina. Čas. Lék. čes. **45**, 332 (1906) Böhmisch); — Ref.: Zbl. allg. Path. path. Anat. **17**, 490 (1906).
— Spine echinococcosis. J. int. Coll. Surg. **22**, 35 (1954).

BERKHEISER, E. J.: Multiple myelomas of children. Arch. Surg. **8**, 853 (1924).

BERKMAN, A. T.: Giant cell tumor of third cervical vertebra. Türk Tib Cem. Mec. **15**, 399 (1949) [Türkisch].

BERKWITZ, N. J.: Extensive longitudinal cavitation of the spinal cord associated with a circumscribed intra-medullary tumor. Arch. neurol. Psychiat. (Chic.) **32**, 569 (1934).

BERLING, E. A., JR.: Notes on the retention of pantopaque in the subarachnoid space. Amer. J. Surg. **80**, 455 (1950).

BERMAN, S.: Case of tumor (meningioma) in region of foramen magnum. Clin. Proc. Jew. Hosp., Philadelphia **1**, 183 (1942).

BERMAN, W.: Xanthomatosis showing spinal cord compression. J. Mt Sinai Hosp. 5, 419 (1938).

BERMANN, C. B., LAPHAM, L. W., PASTORE, E.: Jaundice and xanthochromia of spinal fluid. J. Lab. clin. Med. 44, 273 (1954).

BERNARD, CL.: Des phénomènes oculo-pupillaires produits par la section du nerf sympathique cervical; ils sont indépendants des phénomènes vasculaires calorifique de la tête. C. R. Acad. Sci. (Paris) 55, 381 (1862).

BERNARD, J., SELIGMANN, M., TANZER, J., LAPRESLE, J., BOIRON, M., NAJEAN, Y.: Les localisations neuro-méningées des leucémies aiguës leur traitement par les injections intrarachidiennes d'améthoptérine. Nouv. Rev. franç. Hémat. 2, 812 (1962).

BERNASCONI, V., CASSINARI, V.: 26 cases of cervical medullary compression by tumors and vascular malformations. Neuro-chirurgie 6, 277 (1960) [Französisch].

— — Tumori e malformazioni vasali spinali. Acta neurochir. (Wien) 10, 1 (1961).

BERNET, A.: Zur Casuistik des Echinococcus multilokularis. Inaug.-Diss. Gießen 1893.

BERNEY, J., GAUTHIER, G., WERNER, A.: Compression myelo-radiculaire aiguë par hématome sous-arachnoï-dien spontané. Neuro-chirurgie 13, 771 (1967).

BERNHUBER: Ein Pseudoplasma medullae spinalis. Dtsch. Klin. (Berl.) 5, 406 (1853).

BERNSMEIER, A.: Differentialdiagnose der Zirkulationsstörungen des Gehirns, der Meningen und des Rückenmarkes. In: G. BODECHTEL, Differentialdiagnose neurologischer Krankheitsbilder. II. Aufl., S. 165—332. Stuttgart: Georg Tieme 1963.

BERTHA, H.: Über Carcinomzellen im Liquor cerebrospinalis. Mschr. Psychiat. Neurol. 91, 15 (1935).

— FORSEL, M.: Über einen Fall von Pachymeningitis cervicalis hypertrophikans (gummosa). Mschr. Psychiat. Neurol. 95, 102 (1937).

BERTHOLD, H.: Epidurale Granulationen als Ursache von Querschnittssyndomen. Dtsch. Z. Nervenheilk. 177, 209 (1958).

BERTOCCHI, A.: Topographisch-anatomische Beobachtungen am Wirbelkanal in Hinblick auf die epidurale Anästhesie; — Ref.: Zbl. Chir. 59, 2497 (1932).

BERTONE, G., FRATINI, P. G.: Rückenmarkskompression infolge eines intraduralen Chordroms der Halswirbelsäule. Arch. ital. Chir. 50, 345 (1938) [Italienisch].

BERTOYE, A., TOMMASI, M., ROUGEMONT, J. DE, MONIER, P., COTTON, J.: Un cas de tumeur médullaire (Ganglioneurome) chez un nourrisson de cinq mois. Pédiatrie 17, 941 (1962).

BERTRAND, I., GUILLAUME, J., FEDER, A.: Cysticercose des Rückenmarks. Rev. neurol. 77, 134 (1945) [Französisch].

— GUILLAUME, J. M., SAMSON, M., GUEGUEN, Y.: Tuberculome intramédullaire dorsal. Rev. neurol. 98, 51 (1958).

BESOLD, G.: Über zwei Fälle von Gehirntumoren (Hämangiosarkom oder sogenanntes Peritheliom in der Gegend des dritten Ventrikels) bei zwei Geschwistern. Dtsch. Z. Nervenheilk. 8, 49 (1896).

BESSET, R. C., PEET, M., PIAL, M., HOLT, J. F.: Medullary angiomas. Arch. Neurol. Psychiat. (Chic.) 61, 558 (1949).

BETHLEHEM, J.: Angioma racemosum venosum spinale. Ned. T. Geneesk. 99, 2517 (1955).

BÉTOULIÈRES, P., GROS, C., PALEIRAC, R., LEVALLOIS, M.: Aspect radiologiques du squelette dans les tumeurs de la moelle; etude des critères normaux et pathologiques de la charnière dorso-lombaire. J. Radiol. Électrol. 37, 574 (1956).

— PALEIRAC, R., PICARD, J., GIRAUD, C.: Der Riesenzelltumor der Wirbelsäule. Schwierigkeiten der röntgenologischen Deutung. J. Radiol. Électrol. 39, 277 (1958) [Französisch].

BETTAG, W.: Über Komplikationen mit tödlichem Ausgang nach Abrodil-Myelographien und Peridurographien. Jahrestagg der Dtsch. Ges. für Neurochirurgie. Acta neurochir. (Wien) 19, 110 (1968).

BETTAIEB, A.: Les tumeurs primitives intramédullaires extirpables de la région cervicale et dorsale. Casuistique de Guiot. Thèse de Paris 1960.

— Kystes épidermoides congénitaux intra-médullaires. Tunis. méd. 42, 115 (1964).

BETTE, H.: Zur Differentialdiagnose zwischen Wirbelsäulentumor und Spondylitis tuberkulosa unter besonderer Berücksichtigung ihres Röntgenbefundes. Z. Orthop. 86, 232 (1955).

BETTEX, M.: Angeborene dermale Fistel in Verbindung mit einer Epidermoidcyste der Cauda equina. Helv. paediat. Acta 14, 372 (1959).

BETTINI, G.: On a case of tuberculoma of the spinal cord. Arch. Putti Chir. Organi Mov. 16, 50 (1962) [Italienisch].

— JACCHIA, G. E.: Spinal cord compression caused by vertebral echinococcosis. Arch. Putti Chir. Organi Mov. 16, 73 (1962) [Italienisch].

— SIMONETTI, E.: Anatomy and pathology of the spinal epidural space. Arch. Putti Chir. Organi Mov. 16, 96 (1962) [Italienisch].

BETTY, M., LORBER, J.: Intramedullary abscess of the spinal cord. J. Neurol. Neurosurg. Psychiat. 26, 236 (1963).

BEUSEKOM, G. TH. VAN: Spinal cord compression in patients with Hodgkin's disease. Psychiat. Neurol. Neurochir. (Amst.) 72, 17 (1969).

BEYER, P., STRICKER, P., KLEIN, M.-L.: Deux observations de tumeurs sacro-coccygiennes du nouveau-né (présentation des malades). Arch. franç. Pédiat. 16, 1270 (1959).

BEYKIRCH, A.: Klinischer Beitrag zur Beurteilung der myelographischen Röntgenbilder, zugleich Mitteilung über einen Fall eines reinen seltenen intraduralen, extramedullären Lipoms. Bruns' Beitr. klin. Chir. 142, 301 (1928).

BEZOLD, K.: Ein Fall von ausgedehnter Knochenhämangiomatose. Fortschr. Röntgenstr. 75, 636 (1951).

BHAGWATI, S. N., McKISSOCK, W.: Spinal cord compression in Hodgkin's disease. A review of 10 cases. Brit. J. Surg. 48, 672 (1961).

BHANDARI, Y. S.: Subarachnoid hemorrhage due to cervical cord tumor in a child. Case report. J. Neurosurg. 30, 749 (1969).

BIAGIO, F. DI: Malformmazioni rachidee multiple con lipoma della cauda. Riv. Neurol. 29, 401 (1959).

— GHERARDINI, G. F.: Sindrome neurologica a localizzazione midollare cervicale in un caso di 'teleangiectasia emorragica ereditaria' (M. DI RENDU-OSLER). Riv. Neurol. 39, 451 (1969).

BIANCHERI, T.: Tumori midollari. Riv. ital. endocr.-neurochir. 5, 133 (1939).

BIANCHI und GIORDANI: Rückenmarkkompression bei Morbus Paget der Wirbelsäule. Verh. dtsch. orthop. Ges. 86, 97 (1955).

BIANCHI, L., DELLA TORRE, B.: Rara forma di ficomicosi umana a decorso piemico. Minerva med. 53, 2462 (1962).

BIANCHI, M.: Linfoblastomi spinali. Minerva neurochir. 3, 156 (1959).

— Spina bifida cistica e meningoceli occulti. Minerva neurochir. 12, 106 (1968).

— FRERA, C.: Lipomi spinali. Minerva neurochir. 2, 67 (1958).

BIANCHI-MAIOCCHI, A.: Un raro caso di calcificazioni diffuse dell'aracnoide spinale (aracnoidite calcarea). Arch. Ortop. (Milano) 4, 629 (1955).

— CATTANEO, R.: Tumori primitivi del rachide. Arch. Ortop. (Milano) 71, 559 (1958).

BIANCHINI, A.: La radiadiagnostica rachidiana alla Sicard. Radiol. med. (Torino) 11, 235 (1924).

BIANCIFIORI, C.: Chordoma. Lav. Ist. Anat. Univ. Perugia 14, 163 (1954).

BIANCO, A. J., JR.: Low-back pain and sciatica, diagnosis and indications for treatment. J. Bone Jt Surg. A 50, 170 (1968).

BIASINI, A.: Visualizzazione angiografica intraossea dei corpi vertebrali mediante iniezione diretta di liquidi di contrasto. (Tecnica, risultati, e possibilità diagnostiche.) Minerva chir. 10, 491 (1955).

BICKHAM, W. S.: Technique of exposure of the spinal cord and canal. Osteoplastic resection and laminectomy. Ann. Surg. 41, 372 (1905).

BIDDAU, L.: Contributo clinico ed anatomo-istologica allo studio dei tumori spinali del bambino. Pediatria (Napoli) 45, 924 (1936).

BIDZINSKI, J.: Spontaneous spinal epidural hematoma during pregnancy. Case report. J. Neurosurg. 24, 1017 (1966).

BIEDERMANN, F.: Zur Differentialdiagnose von raumbeengenden Prozessen im Wirbelkanal mit Rückenmarkskompression unter besonderer Berücksichtigung des Myelographiestops. Radiol. diagn. (Berl.) 2, 473 (1961).

BIELSCHOWSKY, F.: Neoplasia and internal environment. Brit. J. Cancer 9, 80 (1955).

BIELSCHOWSKY, M., PICK, L.: Über das System der Neurome und Beobachtungen an einem Ganglioneurom des Gehirns (nebst Untersuchungen über die Genese der Nervenfasern in „Neurinomen"). Z. ges. Neurol. Psychiat. 6, 391 (1911).

— UNGER, E.: Syringomyelie mit Teratom- und extramedullärer Blastombildung. J. Psychol. Neurol. (Lpz.) 25, 173 (1920).

— ROSE, M.: Zur Kenntnis der zentralen Veränderungen bei Recklinghausenscher Krankheit. J. Psychol. Neurol. (Lpz.) 35, 42 (1927).

— VALENTIN, B.: Über ein Lipom am Rückenmark mit Hydrosyringomyelie und anderen Mißbildungen. J. Psychol. Neurol. (Lpz.) 34, 225 (1927).

BIEMOND, A.: Rückenmarkstumor ohne Sensibilitätsstörung verlaufend als Neuritis ischiadica. Ned. T. Geneesk. 2, 4116 (1928) [Holländisch].

— Klinisch-anatomische Demonstration. Varicosis spinalis. Psychiat. neurol. Bl. (Amst.) 45, 31 (1941) [Holländisch].

— Un cas d'hémangiome vertébral extramédullaire et intramédullaire. Acta neurol. belg. 51, 497 (1951).

— Le diagnostique de la varicose spinale. Acta neurol. belg. 51, 500 (1951).

— Ruggenmergs- en Perifere zenuwziekten, 2nd ed. Amsterdam: Scheltema & Holkema 1954.

— Solitary intramedullary cyst of the cervical medulla. Folia psychiat. neerl. 62, 233 (1959).

— JONG, J. M. B. V.: On cervical nystagmus and related disorders. Brain 92, 437 (1969).

— PRICK, J. J. G.: Over epimeningitis spinalis en abcesvorming in de epidurale ruimte. Psychiat. Neurol. Bl. (Amst.) 45, 329 (1941).

BIER, A., 1898: In BIER, A., (1899), S. 362: Versuche über Cocainisierung des Rückenmarkes. Dtsch. Z. Chir. 51, 361 (1899).

— 1900: Zit. nach ANTONI, N. (1936) Bd. XIV/4, S. 73.

— Ueber den Einfluss künstlich erzeugter Hyperämie des Gehirnes und künstlich erhöhten Hirndruckes auf Epilepsie, Chorea und gewisse Formen von Kopfschmerzen. Mitt. Grenzgeb. Med. Chir. 7, 333 (1901).

— Das zurzeit an der Berliner chirurgischen Universitätsklinik übliche Verfahren der Rückenmarksanästhesie. Dtsch. Z. Chir. 95, 373 (1908).

— Ueber den heutigen Stand der Lumbal- und Localanästhesie. Langenbecks Arch. klin. Chir. 90, 349 (1909).

— Die Abgrenzung der konservativen und der chirurgischen Behandlung der Knochen- und Gelenktuberkulose. Verh. dtsch. Ges. Chir. 45, 74 (1921).

BIESALSKI, K.: Orthopädische Behandlung der Nervenkrankheiten. Jena: Gustav Fischer 1914.

Biggs, C. R., Quinlivan, W. F., Raymond, J. E.: Cystic teratoma of the spinal cord. J. Amer. osteopath. Ass. 69, 64 (1969).

Bignami, A., Cantore, G. P.: Hématomyélie consécutive à une hérnie du disque thoracique. (Etude anatomo-clinique.) Neuro-chirurgie 14, 651 (1968).

Billant: Hodgkinsche Krankheit mit Beteiligung der Wirbelsäule. Bull. Soc. électroradiol. méd. France 27, 615 (1939) [Französisch].

Billi, A.: Contributo allo studio anatomo-clinico dei tumori intramidollari. Riv. ital. endocr.-neurochir. 3, 143 (1937).

Bing, J., Neel, A. V.: On the site of production of pathologically increased globulin as elucidated by conditions in cerebrospinal fluid. Acta med. scand. 111, 57 (1942).

Bing, L., Martin, J., Goldstein, S. L.: Sensory changes with herniated nucleus pulposus. J. Neurosurg. 9, 133 (1952).

Bing, R.: Kongenitale, heredofamiliäre und neuromuskuläre Erkrankungen. In: Handbuch der inneren Medizin (Bergmann u. Staehlin), 2. Aufl., Bd. 5, 2. Teil. S. 1154—1259 Berlin 1926.

— Lehrbuch für Nervenkrankheiten. Berlin-Wien: Urban & Schwarzenberg 1937; Basel 1947.

— Kompendium der topischen Gehirn- und Rückenmarksdiagnostik. 12. u. 13. Aufl. Basel: Benno Schwabe 1945 und 1948.

— Bircher, E.: Ein extraduraler Tumor am Halsmarke. Schmerzfreier Verlauf; Brown-Séquardsches Syndrom. Heilung durch Operation. Dtsch. Z. Chir. 98, 258 (1909).

Bingas, B., Zülch, K. J.: Epidurale Sarkome des Spinalkanals. Acta neurochir. (Wien) 12, 11 (1964).

Bingel, A.: Intralumbale Lufteinblasung zur Höhendiagnose intraduraler extramedullärer Prozesse und zur Differentialdiagnose gegenüber intramedullären Prozessen. Dtsch. Z. Nervenheilk. 72, 359 (1921).

— Zur Technik der intralumbalen Lufteinblasung, insbesondere zum Zwecke der „Encephalographie". Dtsch. med. Wschr. 47, 1492 (1921).

— Todesfälle nach Gaseinblasungen in den Lumbalkanal. Med. Klin. 19, 637 (1923).

Bini, L., Sassaroli, S.: Pneumoepidurografia. Radiologia (Roma) 2, 30 (1946).

Binswanger, U.: Zur Klinik der aneurysmatischen Knochenzyste der Wirbelsäule. Inaug.-Diss. Zürich 1962.

— Zur Klinik der aneurysmatischen Knochenzyste der Wirbelsäule. Schweiz. Arch. Neurol. Psychiat. 92, 44 (1963).

Biocca, P.: Epidermoide intrarachideo. Riv. ital. endocr.-neurochir. 11, 177 (1945/1946).

— Intraspinales Epidermoid. Sperimentale 98, 661 (1947) [Italienisch].

Bircher, E.: Demonstrierte Fälle. Schweiz. med. Wschr. 51, 1272 (1921).

Bird, A. V.: Spinal cord complications of Bilharziasis. South Afr. med. J. 39, 158 (1965).

— Krynauw, R. A.: Lindau's disease in South African family. Brit. J. Surg. 40, 433 (1953).

Birrell, J. H. W.: Chordomata; review of 19 cases including 5 vertebral cases. Aust. N. Z. J. Surg. 22, 258 (1953).

Bischof, R.: Zur Differenzierung der Sarkome im Spinalkanal. Inaug.-Diss. Köln (1960).

— Bischof, W.: Zur Erkennung der Sarkome im Spinalkanal. Dtsch. Z. Nervenheilk. 187, 213 (1965).

Bischof, W.: Die Sarkome des Spinalkanals. Tagg der Dtsch. Ges. für Neurochirurgie Hamburg, 24.—26. September 1964. Acta neurochir. (Wien) 13, 340 (1965).

— Frowein, R. A.: Zur Spätmyelomalazie nach Kompressionsfraktur. Zbl. Neurochir. 28, 61 (1967).

— Karimi-Nejad, A.: Zur Pathogenese medullärer Blasenstörungen bei Rückenmarksprozessen. J. Neurovisc. Relat. 31, 96 (1968).

— Müller, W.: Beitrag zur Biologie der intramedullären Lipome. Dtsch. Z. Nervenheilk. 189, 1 (1966).

— Nittner, K.: Blasenfunktionsstörungen bei raumfordernden Prozessen im Conus-Cauda-Bereich. Zbl. Neurochir. 25, 29 (1964).

— — Zur Pathogenese, Klinik und Behandlung des spinalen Epiduralabszesses. Zbl. Neurochir. 26, 193 (1965).

— — Zur Klinik und Pathogenese der vaskulär bedingten Myelomalazien. Neurochirurgia (Stuttg.), 1. Teil: 8, 215 (1965); 2. Teil: 9, 28 (1966).

— — Epidermoide und Dermoide des Spinalkanals. Zbl. Neurochir. 30, 101 (1969).

— — Zur Klinik und operativen Behandlung des lumbalen Bandscheibenvorfalls. Neurochirurgia (Stuttg.) 12, 43 (1969).

— Schettler, G.: Zur Klinik und Therapie der arteriovenösen Angiome und Varicosen des Rückenmarks. Dtsch. Z. Nervenheilk. 192, 46 (1967).

— Schmidt, H.: Behandlung und Verletzungen des Rückenmarks. In: Handbuch der Neurochirurgie, Hrsg. v. H. Olivecrona u. W. Tönnis. Bd. VII/1, S. 401–524. Berlin-Heidelberg-New York: Springer 1969.

— Schütte, W.: Die Blasenlähmung aus neurochirurgischer Sicht. Verh. dtsch. Ges. Urol. 21, 116 (1965).

— Sorgo, W.: Pathogenetische Überlegungen bei einem Cholesteatom des Rückenmarks. Dtsch. Z. Nervenheilk. 161, 280 (1949).

Bischoff, A.: Experiences with the diagnosis of tumor cells in the cerebrospinal fluid. Acta neurochir. (Wien) 9, 510 (1961).

— Zytodiagnostik des Zentralnervensystems und seiner Häute. Ber. der Dtsch. Ges. für Angewandte Zytologie, S. 131. München: Blau-Verlag 1965.

Bissi, A., Calabi, V.: Sindrome compressiva mieloradicolare da malformazione vascolare chirurgicamente guarita. Minerva neurochir. **5**, 31 (1961).

Bitker, M., Drosdowski, Held, J.-P., Grossiord, A.: L'hypertension paroxystique des lésions hautes de la moelle. Presse méd. **67**, 1777 (1959).

Bittorf, A. v.: Beiträge zur pathologischen Anatomie der Gehirn- und Rückenmarksgeschwülste. Beitr. path. Anat. **35**, 169 (1903).

— Über Cysticerkenmeningitis unter dem Bilde basaler, tuberculöser Meningitis. Dtsch. Z. Nervenheilk. **47/48**, 873 (1913).

Bittorf-Gebert: Zit. nach Huhn, A., S. 14. Die Zystizerkose des Gehirns und Rückenmarkes. Fortschr. Neurol. Psychiat. **24**, 7 (1956).

Björk, V. O.: Bronchiogenic carcinoma. Acta chir. scand., Suppl. **123**, 1 (1947).

Björkesten, G. af: Primary melanoma of the leptomeninges. Acta psychiat. (Kbh.) **24**, 307 (1949) [Schwedisch].

— Surgical aspects on lumbar disc herniation. Finska Läk.-Sällsk. Hand. **97**, 159 (1954) [Schwedisch].

— Horting, H.: Hypophysectomy as a method of treatment in metastatic breast cancer. Finska Läk.-Sällsk. Handl. **98**, 15 (1955) [Schwedisch].

Black, B. K., Kernohan, J. W.: Primary diffuse tumors of meninges. Cancer (Philad.) **3**, 805 (1950).

Black, S. P. W., German, W. J.: Tumors found at operation within the vertebral canal. J. Neurosurg. **7**, 49 (1950).

Black, W. A.: Pain produced by intraspinal tumor simulating pain by gallbladder disease. Surg. Clin. N. Amer. **24**, 893 (1944).

Black, W. C., Faber, H. K.: Blood vessel tumor of the spinal cord in a boy aged nine years. J. Amer. med. Ass. **104**, 1889 (1935).

Blackburn, G., Jepson, R. P.: Staphylococcal spinal osteomyelitis with acute extradural abscess. Brit. med. J. **1946 II**, 297.

Blackford, L. M.: Hemangioma of vertebra with compression of cord. J. Amer. med. Ass. **123**, 144 (1943).

Blacklock, J. W. S.: Neurogenic tumors of the sympathetic system in children. J. Path. Bact. **39**, 27 (1934).

Blagoveshchenskaia, O. V.: Teratomy kresttsovo-kopchikovoi oblasti u detei. (Teratoma of sacro-coccygeal region in children.) Khirurgiya (Mosk.) **33**, 108 (1957) [Russisch].

Blahd, M. E.: Hemangioma of the spinal cord. J. Amer. med. Ass. **80**, 1452 (1923).

Blanchetière, A., Léjonne, P.: Syndrome de coagulation massive et de xanthochromie du liquide céphalo-rachidien dans un cas de sarcome de la dure-mère. Gaz. Hôp. (Paris) **82**, 1303 (1909).

Blanchi, M.: Le osteomieliti acute traverso-apofisarie delle vertebre. Arch. Ortop. (Milano) **70**, 111 (1957).

Bland, J. C. W., Russell, D. S.: Histological types of meningiomata and comparison of their behaviour in tissue culture with that of certain normal human tissues. J. Path. Bact. **47**, 291 (1938).

Blasi, A. de: Un melanosarcoma primitivo del midollo spinale. Pathologica **22**, 606 (1930).

Blatiene, M.: Cases of presacral teratomas. Sveik Apsaug **7**, 25 (1962) [Lith.].

Blau, J. N., Logue, V.: Intermittent claudication of the cauda equina. Lancet **1961 I**, 1081.

— Rushworth, G.: Observations on the blood vessels of the spinal cord and their responses to motor activity. Brain **81**, 354 (1958).

Bleehen, N. M., Jelliffe, A. M.: Vinblastine sulphate in the treatment of malignat disease. Brit. J. Cancer **19**, 268 (1965).

Bless, F.: Die percutane Wirbelkörperpunktion. Schweiz. med. Wschr. **93**, 496 (1963).

Bligaard, K.: The value of the cerebrospinal fluid examination in the diagnosis of intracranial tumors. Acta psychiat. (Kbh.) **16**, 111 (1941).

Bloch, J., Walter, J. P., Bloch, P.: Lumbar metastases of occult cancer of the breast. Roentgen. Europ. **4**, 107 (1962).

Bloch, N. R., Weisman, A. I., Trattler, S. C.: Spontaneous rupture during labor of presacral benign cystic teratoma. Amer. J. Obstet. Gynec. **72**, 1146 (1956).

Blockey, N. J., Schorstein, J.: Intraspinal epidermoid tumours in the lumbar region of children. J. Bone Jt Surg., B **43**, 556 (1961).

Blom, P. S.: Radioactive iodine studies in thyroid disease. Diss. Leiden 1954, Universitaire Pers.

— Terpstra, J., Querido, A.: Storende invloeden bij het schildklieronderzoek met behulp van radioactief jodium. Ned. T. Geneesk. **98**, 13 (1954).

Blom, S., Ekbom, K. A.: Early clinical signs of meningiomas of the foramen magnum. J. Neurosurg. **11**, 661 (1962).

Bloom, D.: Trophic ulcers in case of dermoid cyst. N. Y. St. J. Med. **47**, 2425 (1947).

Bloom, H. J. G., Ellis, H., Jennett, W. B.: The early diagnosis of spinal tumours. Brit. med. J. **1955 I**, 10.

Bloom, M. H., Bryan, R. S.: Benign osteoblastoma of the spine. Case report. Clin. Orthop. **65**, 157 (1969).

Blümel, P., Janzen, R.: Riesenzellgeschwülste der Wirbelsäule. Bruns' Beitr. klin. Chir. **180**, 497 (1950).

Blum, W.: Rückenmarksläsion bei Scheuermannscher Krankheit. Schweiz. med. Wschr. **66**, 283 (1936).

Blumberg, B. S., Sokoloff, L.: Coalescence of caudal vertebrae in the giant dinosaur Diplodocus. Arthr. and Rheum. **4**, 592 (1961).

Blumenthal, G.: Die immunbiologische Diagnose der Echinococcenkrankheit. Med. Welt **1930 I**, 45.

Boattini, G.: Osservazioni sulla topidiagnostica dei tumori endorachidei. Clin. med. ital. **67**, 291 (1936).

Boazek, J., Kwiatkowska, W.: Niektore czestsze bledy w chirurgicznym leczeniu guzow nowotworowych u Dzieci. (Some frequent errors in the surgical treatment of neoplastic tumors in children.) Pol. Tyg. lek. **24**, 318 (1969).

Bobrova, T., Tsareva, T., Sycheva, N. N.: Cholesteatomas of cauda equina of the spinal cord after tuberculous meningitis in children treated by intralumbar streptomycin. Zh. Nevropat. Psikhiat. **60**, 802 (1960) [Russisch].

Bocchi, L., Casacci, A.: Meningeal angioreticuloma with compression of cauda equina. Ateneo parmense **24**, 698 (1953) [Italienisch].

Boccia, L.: Embryologic studies of podalic extremity with respect to formation of congenital and foveal coccygeal fistulas and cysts. Ortop. Travm. Protez. **24**, 523 (1956) [Russisch].

Bockhoven, S., Levatin, P.: Treatment of Lindau's disease. Arch. Ophthal. **38**, 461 (1947).

Boctor, S.: Extradural meningioma. The Middle East neurosurgical society fifth annual conference. Iran, 28th September— 4th October 1963 [Nicht veröffentlicht].

Bodechtel, G.: Befunde am Zentralnervensystem bei Spätnarkosetodesfällen und bei Todesfällen nach Lumbalanästhesie. Z. ges. Neurol. Psychiat. **117**, 366 (1928).

— Neurologische Erscheinungen bei Krankheiten des Blutes und der blutbildenden Organe mit Ausnahme der perniciösen Anämie. In: Handbuch der Neurologie (Bumke, O. u. Foerster, O.), Bd. XIII, S. 986—1008. Berlin: Springer 1936.

— Die Krankheiten des Rückenmarks. In: Handbuch der inneren Medizin, 3. Aufl., Bd. V/2, S. 799—1135. Berlin-Göttingen-Heidelberg: Springer 1939.

— Zur Klinik der epiduralen Eiterung. Nervenarzt **14**, 337 (1941).

— Die technischen Hilfsmittel bei der Diagnose der Rückenmarkstumoren. N. med. Welt **1**, 517 (1950).

— Die Erkrankungen des Rückenmarks und die Neurofibromatose Recklinghausen. In: Handbuch der inneren Medizin, 4. Aufl., Bd. V/2, S. 300—648. Berlin-Göttingen-Heidelberg: Springer 1953.

— Differentialdiagnose neurologischer Krankheitsbilder. Stuttgart: Georg Thieme 1958; 2. Aufl. 1963.

— Diagnostica differenziale delle sindromi neurologiche. Roma: Abruzzini Ed. 1961.

— Erbslöh, F.: Die Foix-Alajouaninesche Krankheit. In: Handbuch der speziellen pathologischen Anatomie und Histologie (Henke-Lubarsch), Bd. XIII/1B, S. 1576—1599. Berlin-Göttingen-Heidelberg: Springer 1957.

— Guizetti, H. U.: Die Veränderungen der Wirbelsäule bei der Lymphogranulomatose und ihre Beziehungen zu neurologischen Symptomen. Z. ges. Neurol. Psychiat. **149**, 191 (1933).

— — Pseudotumor cerebri, bedingt durch eine röntgenologisch faßbare Anomalie des Hinterhauptloches mit Verlagerung der beiden oberen Halswirbel. Z. ges. Neurol. Psychiat. **143**, 470 (1933).

— Schrader, A.: Die Erkrankungen des Rückenmarks einschließlich multipler Sklerose und Neurofibromatose Recklinghausen. In: Handbuch der inneren Medizin, 4. Aufl., Bd. V/2, S. 300—776. Berlin-Göttingen-Heidelberg: Springer 1953.

— — Die komprimierenden Rückenmarksprozesse einschließlich der eigentlichen Rückenmarkstumoren, der Tumoren der Wirbelsäule und der komprimierenden entzündlichen und degenerativen Prozesse an der Wirbelsäule. In: Handbuch der inneren Medizin, 4. Aufl., Bd. V/2, S. 557—642. Berlin-Göttingen-Heidelberg: Springer 1953.

— — Die Rückenmarkstumoren. In: Bodechtel, G., Differentialdiagnose neurologischer Krankheitsbilder. S. 565—592. Stuttgart: Thieme 1958; 2. Aufl. 1963.

Boden, G.: Radiation myelitis of cervical cord. Brit. J. Radiol. **21**, 464 (1948).

— Radiation myelitis of the brain stem. J. Fac. Radiol. (Bristol) **2**, 79 (1950).

Böck, F., Brenner, H., Horcajada, J.: Rückenmarkeinklemmung nach Lumbalpunktion bei intraduralen Tumoren. Nervenarzt **40**, 87 (1969).

Boeke, J.: Nervenregeneration. In: Handbuch der Neurologie, Bd. 1, S. 995—1122. Berlin: Springer 1935.

Boecker, W., Knedel, M.: Zur Klinik des solitären Plasmozytoms. Fortschr. Röntgenstr. **76**, 764 (1952).

Bödecker, H.: Therapie kardial und venös bedingter Komplikationen bei organischen Durchblutungsstörungen der unteren Extremitäten. Ther. d. Gegenw. **96**, 1 (1957).

Böge, H.: Echinokokkus der Wirbelsäule und des Rückenmarkes. Klin. Wschr. **1**, 174 (1922).

Böhler, J.: Solitäres Myelom der Wirbelsäule. Zbl. Chir. **83**, 1199 (1958).

Böhm, E. v.: Beitrag zur Behandlung von Miktionsstörungen. Privatklin. u. Sanat., **57**, 269 (1955).

Böhme, R.: Über die Röntgendiagnostik des luftgefüllten lumbalen Durasackes im sagittalen Strahlengang. Nervenarzt **23**, 342 (1952).

Bönniger u. Adler: Rückenmarkstumor. Berl. klin. Wschr. **47**, 2262 (1910).

— — Intraduraler Konglomerattuberkel des Rückenmarks; Operation; erhebliche Besserung. Med. Klin. **7**, 679 (1911).

Boeri, R., Negri, S.: Le metastasi cranio-cerebrali; considerazioni cliniche. Riv. Pat. nerv. ment. **78**, 93 (1957).

Boerner, E.: Über Fibrome des Halses mit Beziehungen zum Rückenmark. Dtsch. Z. Chir. **67**, 309 (1902).

Boesman, Th.: Myelografie van de lendestreek met in water oplosbaar contrastmiddel. Ned. Maandschr. Geneesk. **100**, 1947 (1956).

Boettiger, A.: Ein operierter Rückenmarkstumor, gleichzeitig ein Beitrag zur Lehre der Brown-Séquardschen Halbseitenläsion und zur Kenntnis des Verlaufes der sensiblen Bahnen im Rückenmark. Arch. Psychiat. Nervenkr. **35**, 83 (1901/02).

Bogaert, L. van: Pathologie des angiomatoses. Acta neurol. belg. **50**, 527 (1950).

BOGAERT, L. VAN, MARTIN, P.: Méningiomatose diffuse cérébro-spinale à évolution subaiguë. J. belg. Neurol. Psychiat. **35**, 758 (1935).

— VERBRUGGE, J.: Sur un méningoblastome rachidien à inclusions mélaniques. J. belge Neurol. Psychiat. **33**, 813 (1933).

BOGATÍNA, Z. J.: Intramedulläre Metastase eines Bronchialkrebses. Zh. Nevropat. Psikhiat. **6**, 178 (1937) [Russisch].

BOGDAN, B.: Die Bedeutung der Myelographie für die Lokalisation der Rückenmarksgeschwülste. Zbl. ges. Neurol. Psychiat. **76**, 663 (1935).

BOGEN, E.: The cause of breast cancer. Amer. J. publ. Hlth **25**, 245 (1935).

BOGER, W. P.: Acute epidural abscess. Amer. J. Surg. **66**, 103 (1944).

BOGOLEPOV, N. K., EROKHINA, L. G.: Neurological syndromes in diseases of the aorta. Zh. Nevropat. Psikhiat. **62**, 1669 (1962) [Russisch].

BOGORODINSKY, D. K.: Syndrome of craniospinal tumor. Tashkent, Gort., Publ., USSR, 104 (1936).

— Observations on restoration of sensation during postoperative period in patients with spinal cord tumors. Vopr. Neĭrokhir. **5**, 34 (1941).

— Certain clinical problems of intramedullary craniospinal tumors. Zh. Nevropat. Psikhiat. **59**, 1033 (1959) [Russisch].

— MYSHKOVSKAIA, V. A.: On malignant connective tissue tumors of intracraniovertebral (cranio-spinal) localization. Arkh. Pat. **23**, 73 (1961) [Russisch].

— RAZORENOVA, R. A., KRIVOSNEINA, A. N.: On the clinical and pathology of ischemic diseases of the spinal cord. Syndrome of swelling of the lumbar artery. Zh. Nevropat. Psikhiat. **62**, 1673 (1962).

— SKOROMETS, A. A.: Circulation du sang dans la moelle epinière. Zh. Nevropat. Psikhiat. **67**, 1619 (1967) [Russisch].

— — Concerning the clinical picture of infarctions and ischemic states in the thoraco-sacral region of the spinal cord. Zh. Nevropat. Psikhiat. **68**, 54 (1968) [Russisch].

— SOUVOROV, G. P.: La clinique des tumeurs vertebrales craniennes .Zh. Nevropat .Psikhiat. **61**, 497 (1961) [Russisch].

BOHARAS, S., KOSKOFF, Y. D.: Early diagnosis of acute epidural abscess. J. Amer. med. Ass. **117**, 1085 (1941).

BOHM, E., FRANKSSON, C., PETERSÉN, I.: Sacral rhizopathies and sacral root syndromes (S II—S V). Acta chir. scand., Suppl. **5**, 216 (1956).

BOHNDORF, W.: Zur postoperativen Strahlenbehandlung maligner Tumoren. Ther. d. Gegenw. **104**, 473 (1965).

BOICHEV, B.: Osteotomia vertebrae. (Osteoma vertebrale.) Khirurgiya (Sofiya) **9**, 398 (1956) [Bulgarisch].

BOIJSEN, E.: Cervical spinal canal in intraspinal expansive processes. Acta radiol. (Stockh.) **42**, 101 (1954).

BOIJSEN, F.: Endocrine therapy of prostatic cancer during the years 1945—1947. Ugeskr. Læg. **116**, 1010 (1954) [Dänisch].

BOIT, H.: Ein Fall von Chromatophoroma durae matris spinalis. Beitrag zur Kenntnis des Chromatophoroma piale. Frankfurt. Z. Path. **1**, 248 (1907).

BOIXADÓS, J. R.: Hydatidosis of the spinal cord. Acta neurochir. (Wien) **9**, 157 (1961) [Spanisch].

BOLDREY, E., ADAMS, J. E., BROWN, H. A.: Scoliosis as a manifestation of disease of the cervicothoracic portion of the spinal cord. Arch. Neurol. Psychiat. (Chic.) **61**, 528 (1949).

BOLDREY, E. B.: Discussion on contrast media in roentgen diagnosis. Bull. Univ. Calif. Med. Center **1**, 593 (1950).

— ELVIDGE, A. R.: Dermoid cysts of the vertebral canal. Ann. Surg. **110**, 273 (1939).

BOLLEN, A. L.: Over epiduralanaesthesie. Diss. Amsterdam 1938.

BOLLER, F., SEGARRA, J. M.: Spino-pontine degeneration. Europ. Neurol. (Basel) **2**, 356 (1969).

BOLOT, F., LADOUCH, LABORDE, GUILLEMINET, M.: Deux cas d'angiome vertébral. Lyon chir. **53**, 454 (1957).

BOLTE, J. P.: Raumfordernde Prozesse des Wirbelkanals. Inaug.-Diss. Würzburg 1964.

BONACCORSI, A.: Echinococco paravertebrale con invasione secondaria del canale midollare. Ann. ital. Chir. **11**, 864 (1932).

BONAFOS, M., BLONDEAU, A.: Traitement des métastases vertébrales du cancer du sein. Bull. Féd. Soc. Gynéc. Obstét. franç. **8**, 80 (1956).

BONDARCGUK, A. V.: Ein Fall von Rückenmarkstumor. Zh. Nevropat. Psikhiat. **8**, 65 (1939) [Russisch].

BONHOEFFER, K.: Über meningeale Scheincysten am Rückenmark. Berl. klin. Wschr. **52**, 1015 (1915).

BONIS, G.: Über das Vorkommen von Kerneinschlüssen in Meningiomen. Dtsch. Z. Nervenheilk. **183**, 194 (1961).

BONNAL, A. J., PHILIP, B., BONNEAU, H., BERRARD-BADIER, M.: Hourglass lumbar ganglioneuroma with compression of the cauda equina. Marseille chir. **14**, 373 (1962) [Französisch].

BONOMO, L.: Laminectomia laterale; nuovo metodo di apertura del canale rachidiano. G. med. eserc. (Roma) **1**, 1132 (1902).

BONTE, J.: Methode de retrait des huiles iodées fluides utilisées en myelographie. J. Radiol. Éléctrol. **38**, 11 (1957).

BOON ZAIER, A. C.: Paraplegia in spinal tuberculosis. J. Bone Jt Surg. B **40**, 351 (1958).

BOOTH, A. E.: Lateral thoracic meningocele. J. Neurol. Neurosurg. Psychiat. **32**, 111 (1969).

BOOTH, C. B.: Does nystagmus occur in lesions of the cervical cord? Arch. Neurol. Psychiat. (Chic.) **67**, 69 (1952).

Borak, J.: Zur Frühdiagnostik der Wirbelmetastasen. Fortschr. Röntgenstr. 56, Beih. 2, 8 (1937).

Borchard (1914): Zit. in: Oppenheim, H., Lehrbuch der Nervenkrankheiten, 7. Aufl., S. 525. Berlin: S. Karger 1923.

Borchardt, M.: Osteoplastische Knochenlappenbildung aus den Dornfortsätzen der Wirbelsäule. Zbl. Chir. 41, 929 (1914).

— Tumor des oberen Halsmarkes. Berl. klin. Wschr. 51, 1481 (1914).

— Bemerkungen zu den sogenannten Sanduhrgeschwülsten des Rückenmarks und der Wirbelsäule. Klin. Wschr. 5, 636 (1926).

— Zur Kenntnis der Neurinome. Bruns' Beitr. klin. Chir. 138, 1 (1926).

— Kyphoskoliose und Rückenmark. Schweiz. med. Wschr. 64, 613 (1934).

— Rothmann, M.: Zur Kenntnis der Echinokokken der Wirbelsäule und des Rückenmarks. Langenbecks Arch. klin. Chir. 88, 328 (1909).

Borck, W. F., Tönnis, W.: Zur Differentialdiagnose infratentorieller Geschwülste. Fortschr. Neurol. Psychiat. 23 (4), 125 (1955).

— Zülch, K. J.: Über die Erkrankungshäufigkeit der Geschlechter an Hirngeschwülsten. Zbl. Neurochir. 11, 333 (1951).

Bordasch, F.: Zur Chirurgie des Rückenmarks. Bruns' Beitr. klin. Chir. 167, 473 (1938).

Bordes-Valls, M.: Contuibutión al estudio de la epidúrografía en los procesos compresivos medullares. Rev. esp. Oto-neuro-oftal. 11, 274 (1952).

Borges-Fortes, A., Niemeyer, P.: Myeloradiculäre Kompression bei Schwannom. Hospital (Rio de J.) 24, 905 (1943).

— Portugal, J. R.: Radiculomedulläre Kompression durch Tumor. Hospital (Rio de J.) 18, 571 (1940).

Borges-Fortes, E.: Rückenmarkshöhle und Tumor. Cult. méd. (Rio de J.) 3, 455 (1942) [Spanisch].

— Intramedulläre und extramedulläre Angiomatose. Cult. méd. (Rio de J.) 6, 253 (1944) [Spanisch].

Borgherini, A.: Beiträge zur Kenntnis der Leitungsbahnen im Rückenmarke. Wien: Alfred Hölder 1886.

Borghi, G. P., Corridori, F.: Papilla da stasi nelle lesioni spinali. Cervello 37, 61 (1961).

Boriani, G.: Tre casi di ,,angioma vertebrale". Bull. sci. med. (Bologna) 111, 98 (1939).

Bornitz, G.: Zur klinisch-diagnostischen Bedeutung des erweiterten und kommunizierenden Cavum septi pellucidi (Septumpellucidum-Cyste, V. Ventrikel). Nervenarzt 40, 121 (1969).

Bornstein, B.: Differentialdiagnose der Pseudotumoren. Arb. neurol. Inst. Univ. Wien 34, 54 (1932).

— Casper, J.: Neuropathia Carcinomatosa. Confin. neurol. (Basel) 19 220 (1959).

Bornstein, M.: Experimentelle und pathologisch-anatomische Untersuchungen über die Kompression des Rückenmarks. Z. ges. Neurol. Psychiat. 30, 184 (1916).

Borrelli, F. J., Maglione, A. A.: The importance of myelography in spinal pathology. Amer. J. Roentgenol. 76, 273 (1956).

Borrmann: Ein Blutgefäßendotheliom mit besonderer Berücksichtigung seines Wachstums. Virchows Arch. path. Anat. 151, 151 (1898).

Borrusso, G.: Contributo allo studio dei tumori spinali extramidollari. Policlinico, Sez. med. 40, 306 (1933).

Bors, E.: Sacral neurotomy or low subarachnoid alcohol block in autonomic hyperreflexia. In: Discussion zu Kurnick, N. B., Drug therapy of autonomic hyperreflexia in patients with spinal cord lesions, read at the Third Annual Paraplegia Conference, Veterans Administration Hospital, West Roxbury, Mass. Oct. 12—14, 1954.

Borsay, J., Joos, M., Csergo, I.: Clinical pathological conference of Northwestern University Medical School. Case 45. Quart. Bull. Northw. Univ. med. Sch. 36, 64 (1962).

— — — The importance of anterolateral decompression in tuberculous spondylitis, Pott's paraplegia and tumors of the vertebrale. Tuberkulózis 15, 15 (1962) [Ungarisch].

Borsinger, G.: Die cerebrospinale Lipiodol- resp. Jodipin-Schädigung nach Myelographie. Diss. Zürich 1945.

Borst, M.: Die angeborenen Geschwülste der Sacralregion. Zbl. allg. Path. 9, 449 (1898).

— Die Lehre von den Geschwülsten, Bd. 1, 2. Wiesbaden: Bergmann 1902.

— Geschwülste des Rückenmarks. Ergebn. allg. Path. path. Anat. 9, 452 (1904).

— Echte Geschwülste (Blastome). In: Aschoff, L., Pathologische Anatomie, 5. Aufl., Bd. I, S. 690—813. Jena: Gustav Fischer 1921.

Bosch, K., Janssen, W.: Plötzlicher Tod durch intramedulläres Hämangiom. Dtsch. Z. ges. gerichtl. Med. 52, 571 (1962).

Bosch del Marco, L. M., Folle, J. A.: Plasmocytic myeloma of vertebral localization. Bol. Soc. Cirurg. Urug. 26, 691 (1955) [Spanisch].

Boschi, G. F., Nasetti, F., Zanetti, V.: Aracnoidite spinale operata. G. Psichiat. Neuropat. 60, 192 (1932).

Bosma, N. J.: Two angiographically demonstrated arteriovenous malformations of the spinal cord. Psychiat. Neurol. Neurochir. (Amst.) 71, 19 (1968).

Bostroem, E.: Über die pialen Epidermoide, Dermoide und Lipome und duralen Dermoide. Zbl. allg. Path. path. Anat. 8, 1 (1897).

Botreau-Roussel: Syndrome de compression médullaire par fongosités tuberculeuse épidurales, consécutives à une minime ostéite d'une lame vertébrale avec arrêt en dôme du lipiodol. Rev. neurol. 1, 120 (1928).

Botterell, E. H., Fitzgerald, G. W.: Spinal cord compression produced by extradural malignant tumours; early recognition, treatment and results. Canad. med. Ass. J. 80, 791 (1959).

BOUCCUEY, J. P.: Les tumeurs non kystiques intramédullaires cervicales. Acta neurol. belg. **67**, 527 (1967).

BOUCHÉ, G.: Compression médullaire par arachnoïdite cloisonnée; Laminectomie; Guérison. Rev. neurol. **22**, 69 (1914).

BOUCHUT, D., MICHAILIDIS, J.: Kyste cholestéatomateux intramédullaire par dysembryoplasie nerveuse. Lyon méd. **150**, 694 (1932).

BOUDIN, G., BARBIZET, J., LABRAM, C.: Diagnostic value of the discovery of neoplastic cells in the cerebrospinal fluid. Concours méd. **82**, 383 (1960) [Französisch].

— LABET, R., LAURAS, A.: Priapisme révélateur d'un épendymome. Rev. neurol. **101**, 66 (1959).

— PÉPIN, B., BARBIZET, J., LABRAM, C.: Syndrome de l'hémi-moelle gauche par thrombose de la portion initiale de l'artère vertébrale chez un sujet porteur d'une thrombose ancienne de la sous-claviére gauche. Bull. Soc. méd. Hôp. Paris **75**, 164 (1959).

BOUDOURESQUES, J., GASCARD, E., TOGA, M. KHALIL, R., VIGOUROUX, R. A., DANIEL, F., PELISSIER, J. F.: Neuropathies postérieures et processus expansifs, aspects séméiologiques et lesionnels, discussion des faits (trois observations anatomo-cliniques). Rev. neurol. **120**, 201 (1969).

— ROGER, J., BONNAL, J., VIGOUROUX, R.: Compression médullaire à forme de pseudo-sclérose latérale amyotrophique; à propos de deux observations. Rev. neurol. **98**, 408 (1958).

BOUDREAU, R. P.: Primary intraventricular tumors. Radiology **75**, 867 (1960).

BOUDREAUX, J.: Les tumeurs primitives du rachis. J. Chir. (Paris) **48**, 352 (1936).

BOUISSOU, H., DUPONT, H. B., REGIS, G.: Hourglass tumours of the thorax and the spine in children. Toulouse méd. **61**, 91 (1960) [Französisch].

BOULVIN, R.: Deux cas d'échinococcose du rachis dorsal. Acta orthop. belg. **25**, 339 (1959).

— A propos d'un cas de gliome intramédullaire. Acta chir. belg. **59**, 349 (1960).

— Sur un cas de dysembryome sacro-coccygien. Acta chir. belg. **59**, 353 (1960).

BOURDE, Y., LAPLANE: Tumeur de la queue de cheval (forme pseudo-pottique); lipio-diagnostic. Opération. Guérison. Soc. Chir. Marseille, 23 janvier 1926.

BOUREAU, M., PADEANO, J.: Clinical aspects of sacrococcygeal tumors in children. Rev. Prat. (Paris) **12**, 2591 (1962) [Französisch].

BOURGEOIS, J., GODLEWSKI, J. L., VIALA, C.: Gastric cancer with vertebral metastases discovered at the occasion of hematemesis appearing after an inopportune prednisone treatment. Sem. Hôp. Paris **37**, 2987 (1961) [Französisch].

BOURGUET, E.: A propos d'un cas d'angiome caverneux osseux. Diss. Montpellier 1943.

BOUTON, J.: Primary melanoma of the leptomeninges. J. clin. Path. **11**, 122 (1958).

BOUTTIER, H., BERTRAND, I., MATHIEU, P.: Sur un cas de fibrogliome médullo-bulbaire. Rev. neurol. **30**, 763 (1923).

BOUWDIJK BASTIAANSE, F. S. VAN, TEMPELMANNS PLAT, C. J. H.: Die diagnostische Bedeutung von Lipiodol. Ned. T. Geneesk. **68**, 2227 (1924) [Holländisch].

BOUZARTH, W., GUTTERMAN, P.: Delayed traumatic spinal subarachnoid hemorrhage. J. Amer. med. Ass. **205**, 880 (1968).

BOVAIRD, D. H., SHLAPP, M. D.: An extramedullary tumor of the spinal cord apparently caused by trauma. J. nerv. ment. Dis. **38**, 221 (1911).

BOVO, G.: Über eine sogenannte Sanduhrgeschwulst. Arch. Sci. med. **91**, 105 (1951) [Italienisch].

BOWER, J. O., CLARK, J. H., DAVIS, L.: The management of giant cell sarcoma of the vertebra. Arch. Surg. **21**, 313 (1930).

BOWMAN, H. S., REALS, W. J.: Giant cell tumors of sixth cervical vertebra; case. J. Bone Jt Surg. A **37**, 186 (1955).

BOWSHER, D.: Further consideration on cerebrospinal fluid dynamics. Brit. med. J. **1957** II, 917.

— The topographical projection of fibres from the anterolateral quadrant of the spinal cord to the subdiencephalic brain stem in man. Psychiat. et Neurol. (Basel) **143**, 75 (1962).

BOWSHER, D. R.: Connexions of the internal vertebral venous plexus. J. Anat. (Lond.) **88**, 583 (1954).

BOX, C. R.: A case of invasion of the cauda equina by tumour with demarcation of the sensory root areas of the lower limbs. Lancet **1903** II, 1566.

BOYD, D. P., MEISSNER, W. A., VELKOFF, C. L., GLADDING, T. C.: Primary melanocarcinoma of the oesophagus. Cancer (Philad.) **7**, 266 (1954).

BOYD, H. R.: Iatrogenic intraspinal epidermoid. Report of a case. J. Neurosurg. **24**, 105 (1966).

BOYKIN, F. C., COWEN, D., IANNUCCI, C. A. J., WOLF, A.: Subependymal glomerate astrocytomas. J. Neuropath. exp. Neurol. **13**, 30 (1954).

BOYLE, J. B., JR.: A clinical-pathological study of Von Recklinghausen's disease. Thesis, Graduate School, University of Minnesota 1958.

BOZZI, R.: Sanduhrgeschwülste. Riv. sper. Freniat. **61**, 441 (1937) [Italienisch].

BRAAF, M. M., ROSNER, S.: Chronic headache. A study of over 2000 cases. N. Y. St. J. Med. **60**, 3987 (1960).

BRAAKMAN, R., PENNING, L.: The hyperflexion sprain of cervical spine. Radiol. clin. biol. **37**, 309 (1969).

BRADFORD, F. K.: Intramedullary dermoid cyst. Ann. Surg. **107**, 107 (1938).

— Spinal meningiomas. Sth. Surg. **9**, 722 (1940).

— Lumbar intervertebral disc rupture. Dis. nerv. Syst. **11**, 1 (1950).

Bradford, F. K.: Intraspinal tumors (12 cases). Dis. nerv. Syst. **15**, 55 (1954).

— Spurling, R. G.: The intervertebral disk. Springfield (Ill.): Ch. C. Thomas 1947.

Bradley, J. M.: Gliomas of the central nervous system. A review of 286 cases. J. Coll. Surg. Aust. **7**, 120 (1963).

Brage, D.: Various spinal cord syndromes and their differential diagnosis from leprosy. Sem. méd. (B. Aires) **121**, 1213 und 1302 (1962) [Spanisch].

Brahdy, M. B.: Triplegia following tonsillectomy. Embolic occlusion of the arteries of the spinal cord. Amer. J. Dis. Child. **49**, 716 (1935).

Brailsford, J. F.: Paget's disease of bone; its frequency, diagnosis and complications. Brit. J. Radiol. **11**, 507 (1938).

— The radiology of bones and joints. 5. ed. London: Churchill 1953.

— Wilkinson, M.: Cervical arthropathy in syringomyelia, tabes and diabetes. Brain **81**, 275 (1958).

Brain, W.: A case of haematorachis. Brit. med. J. **1897** II, 455

Brain, W. R.: Diseases of the nervous system. 5. ed. London: Oxford Univ. Press 1955.

— Greenfield, J. G., Northfield, D. W. C.: Atypical Lindau's disease. J. Neurol. Psychiat. **6**, 32 (1943).

— Knight, G. C., Bull, J. W. D.: Discussion on rupture of the intervertebral disc in the cervical region. Proc. roy. Soc. Med. **41**, 509 (1948).

— Northfield, D., Wilkinson, M.: The neurological manifestations of cervical spondylosis. Brain **75**, 187 (1952).

— — — Zit. nach Clarke, E., and Robinson, P.: Cervical myelopathy: a complication of cervical spondylosis. Brain **79**, 483 (1956).

Branciforti, S., Negri, L.: Importance of variations in rachimetric curve of Elsberg-Dyke in diagnosis. Minerva ortop. **6**, 253 (1955) [Italienisch].

Brand, N., Ashkenazi, H.: Epidermoid tumor of the spinal cord. A case report. Israel med. J. **18**, 184 (1959).

Brandán Caraffa, J.: Fibrome extra-dural opéré. Rev. sud-amer. Med. **3**, 945 (1932).

— Peirotti, M.: Seltene Form von spinaler Arachnitis. Arch. argent. neurol. **16**, 49 (1937) [Spanisch].

Brandenburg, W.: Lipoblastisches Meningom des Rückenmarks mit dem klinischen Bilde der spastischen Spinalparalyse. Zbl. allg. Path. path. Anat. **96**, 118 (1957).

— Maurer, H. J.: Zur Entstehung der Hirngewebsschädigung durch Röntgenstrahlen. Strahlentherapie **95**, 432 (1954).

Brandt, G.: Melanoma of the skin with special reference to histological differential diagnosis, clinical picture, and end results of treatment. Ann. Chir. Gynaec. Fenn. **45**, Suppl. 3, 1 (1956).

Brandt, M.: Über Jodöl-Ablagerungen am Großhirn. Fortschr. Röntgenstr. **47**, 463 (1933).

Brandt, P.: In: Mattos-Pimenta, A. u. Brandt, P., Die tierischen Parasiten und Pilzinfektionen im zentralen Nervensystem. In: Handbuch der Neurochirurgie. Hrsg. v. H. Olivekrona u. W. Tönnis. Bd. 1, S. 673—727; B. Pilze, S. 705—714; C. Protozoen, S. 714—717. Berlin-Göttingen-Heidelberg: Springer 1960.

Braubach, M.: Ein Fall von Lipombildung der Rückenmarkshäute. Arch. Psychiat. Nervenkr. **15**, 489 (1884).

Brauer, L.: Die Beziehungen der Rückenmarksquerlaesion zu den unterhalb derselben sich abwickelnden Sehnenreflexen. Münch. med. Wschr. **46**, 41 1 (1899).

Braun, H.: Über Epimeningitis spinalis. Zbl. Chir. **35**, 1274 (1922).

Braun, K.: Zur Prognose der embryonalen Nierensarkome (Spätrezidiv eingewuchert in den Wirbelkanal mit Kompression der Cauda equina). Zbl. ges. Chir. **65**, 1455 (1938).

Braun, W.: Operativ behandelter Fall von Rückenmarksschuß. Verh. dtsch. Ges. Chir. **35**, 56 (1906).

— Erfahrungen mit der Abrodilmyelographie. Jahrestagg der Dtsch. Ges. für Neurochirurgie. Acta neurochir. (Wien) **19**, 109 (1968).

— Ullmann, G.: Kongenitaler Dermalsinus als Ursache rezidivierender Meningitiden. Chir. Praxis **12**, 301 (1968).

Bregenzer, K.: Über die Geschwülste des Rückenmarks. Inaug.- Diss. Heidelberg 1935.

Bregman, L.: Ein Beitrag zur Klinik und zur operativen Behandlung der Rückenmarksgeschwülste. Dtsch. Z. Nervenheilk. **31**, 68 (1907).

— Steinhaus, J.: Lymphosarkom des Mittelfells mit Übergang in den Rückgratskanal. Virchows Arch. path. Anat. **172**, 410 (1903).

Bregman, L. E., Szpilman-Neudingewa, P.: Zur Diagnostik der Rückenmarkserkrankungen mittels Lipiodols. Neurol. pol. **11**, 57 (1928) [Polnisch].

— Zur Lipiodoldiagnose bei Rückenmarkskrankheiten. Dtsch. Z. Nervenheilk. **103**, 302 (1928).

Breido, I. S., Demin, V. N., Litvinova, E. V.: Kresttsovo-kopchikovye khordomy. (Sacro-coccygeal chordomata.) Vop. Onkol. 8, 235 (1955).

Breig, A.: Biomechanics of the central nervous system. Thesis Stockholm: Almquist & Wiksell 1960.

— El-Nadi, A. F.: Biomechanics of the cervical spinal cord. Acta radiol. (Stockh.) **4**, 602 (1966).

Breit, A.: Pendel- und Stehfeldbestrahlung am Hundehirn. Strahlentherapie **102**, 217 (1957).

— Über die Wirkung fraktionierter Röntgenbestrahlung auf das Rückenmark beim Tier. Strahlentherapie **106**, 446 (1958).

— Wiedemann, O.: Ergebnisse der Gasmyelographie. Fortschr. Röntgenstr. **81**, 761 (1954).

Breitländer, K.: Zentrales osteoplastisches Sarkom eines Wirbels im Röntgenbild. Fortschr. Röntgenstr. **34**, 523 (1926).

BREKER, H.: Die Neurinome des Spinalkanals, Klinik und Differentialdiagnose. Inaug.-Diss. Köln 1966.

BREMER, A., MOYSON, F., PARMENTIER, R.: Le plasmocytome solitaire, présentation d'un cas. Acta chir. belg. **56**, 422 (1957).

BREMER, F. W.: Klinische Untersuchungen zur Ätiologie der Syringomyelie, der „Status dysraphicus". Dtsch. Z. Nervenheilk. **95** 1 (1926).

— Die pathologisch-anatomische Begründung des Status dysraphicus. Dtsch. Z. Nervenheilk. **99**, 104 (1927).

— Syringomyelie. Fortschr. Neurol. Psychiat. **1**, 429 (1929).

— Funikuläre Spinalerkrankung. In: Handbuch der Neurologie. Hrsg. v. BUMKE, O. u. FOERSTER, O., Bd. XIII, S. 941—986. Berlin: Springer 1936.

— Syringomyelie und status dysraphicus. Fortschr. Neurol. Psychiat. **9**, 103 (1937).

— Status dysrhaphicus und Syringomyelie. Fortschr. Neurol. Psychiat. **14**, 109 (1942).

BREMER, J. L.: Dorsal intestinal fistula; accessory neurenteric canal; diastematomyelia. Arch. Path. **54**, 132 (1952).

BREMM, K.: Seltene Lokalisationsform eines Retikulosarkoms. Z. Orthop. **94**, 116 (1961).

BRENNEMANN, J.: Practice of pediatrics. Hagerstown: W. F. Prior Company 1950.

BRENNER, H.: Paraplegie infolge isoliertem Morbus Paget der Brustwirbelsäule. Zbl. Neurochir. **23**, 103 (1962).

— Das akute Rückenmark. Wien. med. Wschr. **116**, 1038 (1966).

— KRAUS, H.: Zur Diagnostik und Therapie der Rückenmarksangiome. Acta neurochir. (Wien) **15**, 62 (1966).

BRESCHET, G.: Essai sur les veines du rachis. Paris: Méquignon-Marvis 1819.

— Recherches anatomiques, physiologiques et pathologiques sur le système veineux et spécialement sur les canaux veineux des os. Paris: Villaret & Cie. 1828—1832.

BRET, J.: Technika misni arteriografie. (Technic of spinal arteriography.) Čs. Neurol. **32**, 316 (1969).

BRETT, M. S.: Chronic actinomyocosis of the spine. Mod. Med. (Minneap.) **20**, 1088 (1952).

BREWER, G. E., WOOD, F. C.: Blastomycosis of the spine. Ann. Surg. **48**, 889 (1908).

BRIANI, S., PESERICO, L.: Dermoidi ed epidermoidi spinali. Osped. Ital.-Chir. **5**, 756 (1961).

BRIERLEY, J. B.: The penetration of particulate matter from the cerebrospinal fluid into the spinal ganglia, peripheral nerves and perivascular spaces of the central nervous system. J. Neurol. Neurosurg. Psychiat. **13**, 203 (1950).

— FIELD, E. J.: The connexions of the spinal subarachnoid space with the lymphatic system. J. Anat. (Lond.) **82**, 153 (1948).

— — The fate of an intraneural injection as demonstrated by the use of radio-active phosphorus. J. Neurol. Neurosurg. Psychiat. **12**, 86 (1949).

BRIERRE, J. T., COLCLOUGH, J. A.: Total myelography. Complete visualization of the spinal subarachnoid space. Radiology **64**, 81 (1955).

BRIGGS, J., LASCELLES, R. G.: Spinal cord compression following vertebral osteomyelitis to due alkalescens — dispar. J. clin. Path. **16**, 155 (1963).

BRIHAYE, J.: Les tumeurs métastatique du système nerveux central. A propos de 239 observations. Acta chir. belg. **62**, 43 (1963).

— HASAERTS, R., LOCOGE, M.: Epidermoid cyst of the cauda equina separated into 2 masses, one ossified on the spot, the other mobile in the dural cul-de-sac. Acta neurol. belg. **60**, 410 (1960) [Französisch].

— JEANMART, L., BERBEN, J. Y., LUSTMAN-MARECHAL, J., GOMPEL, C.: Le chordome de la colonne cervicale. Acta neurochir. (Wien) **15**, 285 (1966).

— LEBRUN, J., DOR, P., ORTEGAT, P. E.: Quadriplegia due to a hemangioma of the cervical vertebrae. Neurochirurgie **7**, 60 (1961). [Französisch].

— MARTIN, P., RETIF, J., NOTERMAN, J.: Les paraplégies hodgkiniennes. Acta chir. belg. **63**, 157 (1964).

— SMETS, W., ROOD, M. DE: Le traitement chirurgical des paraplégies cancéreuses. Acta chir. belg. **58**, 794 (1959).

BRIMFIELD, C. H., J. R. MILLER: Pathologic compression of the vertebral body. J. Amer. osteopath. Ass. **58**, 275 (1959); discussion p. 279.

BRINKERINK, P. C., LUYENDIJK, W.: Hypophysectomie bij gemetastaseerd mammacarcinoom. Ned. T.Geneesk. **105**, 572 (1961).

BRION, S., GUERIN, R.: Diagnosis of cauda equina syndromes. Cah. Coll. Méd. Hôp. Paris **4**, 417 (1963) [Französisch].

— NETSKY, M. G., ZIMMERMAN, H. M.: Vascular malformations of the spinal cord. Arch. Neurol. Psychiat. (Chic.) **68**, 339 (1952).

BRIX, W. F., STROTZKA, H.: Atypische klinische Erscheinungen bei extramedullären Tumoren. Wien. klin. Wschr. **62**, 504 (1950).

BRIZIARELLI, G.: Pathologic anatomy of alterations of first formation; teratoma. Lav. Ist. Anat. Univ. Perugia **13**, 169 (1953) [Italienisch].

BRIZZI, R.: Intraspinal dermoids; 3 cases. Acta neurochir. (Wien) **4**, 164 (1955).

— Foschi, F.: Su un caso di tumore benigno del forame occipitale. Minerva med. **51**, 315 (1960).

BROAGER, B.: Cervical disc-prolapse. Acta psychiat. (Kbh.) **19**, 45 (1944).

— Twenty cases of lumbar disc-prolapse with cauda equina syndrome. Read at the annual meeting of the Scandinavian neurosurgical Society, 1948 [nicht veröffentlicht].

— Multiple cerebellar angioreticulomas. Acta psychiat. (Kbh.) **24**, 317 (1949).

Broager, B.: Spinal neurinoma. A clinical study comprising 44 cases. With a discussion of histological origin and with special reference to differential diagnosis against spinal glioma and meningioma. Acta psychiat. (Kbh.) Suppl. **85**, 1 (1953).
— Spinal intramedullary glioma. Subtotal or partial excision and X-ray treatment in five cases. Minerva neurochir. **9**, 2 (1965).
Brobeck, O.: Haemangioma of vertebra associated with compression of the spinal cord. Acta radiol. (Stockh.) **34**, 235 (1950).
Brocher, J. E. W., La sciatique d'origine vertebrale et nerveuse. Helv. med. Acta **7**, 355 (1940/41).
— Die Myelographie in der Lumbago- und Ischiasforschung. Fortschr. Röntgenstr. **65**, 1 (1942).
— Die Scheuermannsche Krankheit und ihre Differentialdiagnose. Basel: Benno Schwab & Co. 1946.
— Zur Diagnose der Wurzelkompression. Schweiz. med. Wschr. **52**, 1325 (1946).
— Die Wirbelverschiebung in der Lendengegend. Leipzig: Georg Thieme 1951.
— Die Wirbelsäulentuberkulose und ihre Differentialdiagnose. Stuttgart: Georg Thieme 1953.
— Die Occipito-cervical-Gegend. Stuttgart: Georg Thieme 1955.
— Die degenerativen Wirbelsäulenveränderungen. Fortschr. Röntgenstr. **84**, Beih. 38, 61 (1956).
— Die Wirbelsäulentuberkulose und ihre Differentialdiagnose. Fortschr. Röntgenstr. Erg.-Bd. **68**, 1 (1959).
— Konstitutionell bedingte Veränderungen des Wirbelbogens. Fortschr. Röntgenstr. **92**, 363 (1960).
— Die Wirbelsäulenleiden und ihre Differentialdiagnose. 3. erw. Aufl. Stuttgart: Georg Thieme 1962.
Brock, E. H., Bogart, E. B.: Benign giant cell tumor of the spine. Report of a case occuring in the cervical spine. Amer. J. Roentgenol. **54**, 512 (1945).
Brock, S.: Injuries of the skull, brain and spinal cord. Baltimore: Williams & Wilkins Co. 1940.
Brockhoff, V., Tiwisana, Th.: Intraspinales Sympathoblastom im Kindesalter. Z. Kinderchir. **2**, 495 (1965).
Broder, D.: Die Gliome des Rückenmarks. Klinik und Differentialdiagnose. Inaug.-Diss. Köln 1965.
Brodskii, Iu. S.: Nekotorye voprosy likvorodiagnostiki opukholei oblasti konskogo khvosta. (Certain aspects of diagnostic examination of the cerebrospinal fluid in tumors of the region of the cauda equina.) Vop. neïrokhir. **22**, 33 (1958).
— Verkhogliadova, T. P.: Klinika i patomorfologiia ependimom oblasti konskogo khvosta. (Clinical aspects and pathomorphology of ependymomas of the cauda equina region.) Vop. Neïrokhir. **22**, 22 (1958).
Brodsky, V. A.: Melanomas of the nervous system. Vop. Neïrokhir. **23**, 39 (1959).
Bromage, P. R.: Spinal epidural analgesia. London: Livingstone, E. & S. 1954.
Bromberg, F., Wexler, D. J.: Retrorectal tumors. N.Y. St. J. Med. **53**, 1876 (1953).
Bromer, R. S.: The syndrome of "coagulation massive et xanthochromie" occurring in a case of tuberculosis of the cervical spine. Amer. J. med. Sci. **151**, 378 (1916).
Bromowicz, J., Mert, B., Zajgner, J.: Intraspinal hemorrhage from angioma of the spinal cord in labor. Neurol. Neurochir. Psychiat. pol. **11**, 857 (1961) [Polnisch].
Bronfman, S., Ectors, L.: Hémangioblastome épidural. Acta neurol. belg. **49**, 433 (1949).
— Reumont, M.: Contribution à l'histopathogénèse de la réticulo-endothéliose de Besnier-Boeck-Schaumann. Arch. belges Derm. **3**, 466 (1947).
Bronisch, F. W.: Akute Exacerbation eines Querschnittsprozesses nach paravertebraler Anästhesie. Dtsch. med. Wschr. **73**, 239 (1948).
— Liquordruckstudien bei komprimierenden Rückenmarksprozessen. Nervenarzt **21** 309 (1950).
— Nil nocere! Differentialdiagnostische und therapeutische Fragen beim Bandscheibenleiden vom Standpunkt des Neurologen. Münch. med. Wschr. **100**, 1233 (1958).
Brosowski, L.: Zur Symptomatologie und Therapie extramedullärer Geschwülste. Mschr. Psychiat. Neurol. **96**, 143 (1937).
Brouwer, B.: Über Arachnoiditis adhaesiva circumscripta. Dtsch. Z. Nervenheilk. **117—119**, 38 (1931).
— Oljenick, Ign.: Lipiodol-test in tumors of the spinal cord. Acta psychiat. (Kbh.) **1**, 15 (1926).
Browder, J.: Tumors of the spinal cord. Amer. J. Surg. **24**, 1 (1934).
— — Meyers, R.: Infections of spinal epidural space aspect of vertebral osteomyelitis. Amer. J. Surg. **37**, 4 (1937).
— — Pyogenic infections of the spinal epidural space. Surgery **10**, 296 (1941).
— Veer, J. A. de: Lymphomatoid diseases involving the spinal epidural space. Arch. Neurol. Psychiat. (Chic.) **41**, 328 (1939).
Brown, J. R.: Radicular pain, including Guillain-Barrésyndrome. Lancet **1955 II**, 315.
Brown, M. H.: Intraspinal meningiomas. Arch. Neurol. Psychiat. (Chic.) **47**, 271 (1942).
— Kernohan, J. W.: Diffuse meningiomatosis. Arch. Path. **32**, 651 (1941).
— — Diffuse meningiomatosis. Arch. Path. **32**, 651 (1941).
Brown, R. W.: The central canal of the spinal cord. Thesis, Graduate School. University of Minnesota 1939.
Brown-Séquard, Ch.-É.: Expérience sur les plaies de la moelle épinière. C. R. Soc. Biol. (Paris) **1849/1850 I**, 17.
— De la transmission des impressions sensitives dans la moelle épinière. C. R. Soc. Biol. (Paris) **1**, 192 (1850).
— Explication de l'hémiplégie croisée du sentiment. C. R. Soc. Biol. (Paris) **2**, 70 (1850).
— De la transmission croisée des impressions sensitives par la moelle épinière. C. R. Soc. Biol. (Paris) **2**, 33 (1851).

BROWN-SÉQUARD, CH.-É.: Nouvelles recherches sur la physiologie de la moelle épinière. J. physiol. l'homme (Paris) **1858**, I, 176.
— Nouvelles recherches sur le trajet des diverses espèces de conducteurs d'impressions sensitives dans la moelle épinière. Arch. Physiol. (Paris) **1868** I, 610, 716; **1869** II, 237, 693.
— Fait nouveau à l'appui de la théorie d'après laquelle l'anesthésie, dans les cas de lésion partielle de la moelle épinière, dépend non d'une section de conducteurs, mais d'une inhibition. C.R. Soc. Biol. (Paris), 8. s., **4**, 238 (1887).
BROWNE, M. K.: A case of presacral teratoid tumour. Brit. J. Urol. **35**, 179 (1963).
BRUCHER, J. M., CERVOS-NAVARRO, J.: La carcinomatose méningée étude anatomoclinique de 11 cas. Acta neurol. belg. **60**, 368 (1960).
BRÜCKNER, L.: Ein langes Überleben beim metastasierenden Ewingsarkom. Radiol. clin. (Basel) **29**, 94 (1960).
BRÜGGER, A.: Über vertebrale, radikuläre und pseudoradikuläre Syndrome, I. Documenta Geigy, Acta rheum. **18**, 1 (1960).
BRÜTT, H.: Echinococcus der Cauda equina. Klin. Wschr. **10**, 571 (1931).
— Intrakranielles Chondrom als Hirntumor. Dtsch. Z. Chir. **231**, 497 (1931).
— Über einen erfolgreich operierten Fall von Rückenmarksechninokken. Zbl. Chir. **2**, 2066 (1931).
BRUGGER, G.: Über einen fast symptomlos verlaufenden riesigen Tumor der Medulla oblongata. Zbl. Neurochir. **14**, 301 (1954).
BRUMBY, K. H.: Über die Häufigkeit der Plasmozytome. Z. ges. inn. Med. **15**, 1123 (1960).
BRUN, R.: Drei Fälle von seltenem unterem Oblongata-Syndrom. Zugleich ein Beitrag zur Kenntnis des Faserverlaufs in der Pyramiden- und Schleifenkreuzung. Schweiz. Arch. Neurol. Psychiat. **68**, 248 (1952).
BRUNEL, M.: Sur une variété de tumeurs du tronc cérébral: les tumeurs intra-bulbaires. Gaz. méd. Fr. **45**, 395 (1938).
BRUNNER, H.: Medulloblastome des Sympathicus. Langenbecks Arch. klin. Chir. **129**, 364 (1924).
BRUNNER, K. W.: Die Therapie des Plasmazytoms. Dtsch. med. Wschr. **92**, 1505 (1967).
BRUNNGRABER, C. V.: Zu den angeborenen Durazysten. Kasuistischer Bericht. Zbl. Neurochir. **20**, 7 (1959/60).
BRUNO, M. S., SILVERBERG, T. N., GOLDSTEIN, D. H.: Embolic osteomyelitis of the spine as a complication of infection of the urinary tract. Amer. J. Med. **29**, 865 (1960).
BRUNS, V.: In: HAHN, O., Ueber die primäre akute Osteomyelitis der Wirbel. Fall 1, S. 265—268. Bruns' Beitr. klin. Chir. **14**, 263 (1895).
— In: HAHN, O., Ueber die akute infektiöse Osteomyelitis der Wirbel. Fall 4, S. 179—180. Bruns' Beitr. klin. Chir. **25**, 176 (1899).
BRUNS, L.: Fall von Tumor des Lenden- und unteren Dorsalmarkes. Neurol. Zbl. **13**, 281 (1894).
— Anatomische Demonstrationen und klinische Bemerkungen zur Chirurgie der Rückenmarkstumoren. Neurol. Zbl. **14**, 125 (1895).
— Klinische und pathologisch-anatomische Beiträge zur Chirurgie der Rückenmarkstumoren. Arch. Psychiat. Nervenkr. **28**, 97 (1896).
— Über einen Fall von metastatischem Carcinom an der Innenfläche der Dura mater cervicalis und an den unteren Wurzeln des Plexus brachialis der linken Seite, nebst Bemerkungen über die Symptomatologie und Diagnose des Wirbelkrebses. Arch. Psychiat. Nervenkr. **31**, 128 (1899).
— Die Segmentdiagnose der Rückenmarkserkrankungen. Zbl. Grenzgeb. Med. **4**, 177, 276 (1901).
— Die chirurgische Behandlung der Rückenmarkshautgeschwülste. Dtsch. Z. Nervenheilk. **54**, 2108 (1907).
— Die Geschwülste des Nervensystems. Hirngeschwülste; Rückenmarksgeschwülste; Geschwülste der peripheren Nerven. Berlin: S. Karger 1908.
— Zur Frage der idiopathischen Form der Meningitis serosa circumscripta. Berl. klin. Wschr. **2**, 1753 (1908).
BRUSKIN, J., PROPPER, N.: Experimentelle Myelo-encephalographie an Hunden und über den Einfluß von Jodipin und Lipiodol auf das Rückenmark, Gehirn und dessen Häute. Z. ges. exp. Med. **275**, 34 (1931).
BRUSORI, G.: Cystic image of body of dorsal vertebra. Radiol. med. (Torino) **39**, 252 (1953) [Italienisch].
BRUSSATIS, F.: Osteomyelitis nach Operation lumbaler Diskushernien. Acta neurochir. (Wien) **3**, 209 (1953).
— Elektromyographische Untersuchungen der Rücken- und Bauchmuskulatur bei idiopathischen Skoliosen. Stuttgart: Hippokrates-Verlag 1962.
— ZANDER, E.: Über maligne Entartung spinaler Neurinome. Schweiz. Arch. Neurol. Psychiat. **70**, 176 (1952).
BRYAN, M.: Spongioblastoma multiforme of the spinal cord. Case report. J. nerv. ment. Dis. **79**, 530 (1934).
BUCHANAN, D. N.: Tumors of the spinal cord in infancy (Abstr.). Arch. Neurol. Psychiat. (Chic.) **63**, 835 (1950).
— WALKER, A. E.: Vascular anomalies of the spinal cord in children. Amer. J. Dis. Child. **61**, 928 (1941).
BUCHHOLTZ, H. W.: Kasuistischer Beitrag zur Kenntnis des Karzinoms des Zentralnervensystems. Mschr. Psychiat. Neurol. **4**, 183 (1898).
— HÄUSSLER, G.: Über die „hohe Peridurographie". Zbl. Neurochir. **11**, 328 (1951).
— LESSE, K. T.: Anatomisch-physikalische Untersuchungen des Periduralraums. Chirurg **21** 135 (1950).
— — Die extradurale Spinalanaesthesie. Chirurg **21**, 202 (1950).
BUCHSTEIN, H. F.: Meningiomas of spinal cord. Minn. Med. **24**, 539 (1941).

Buchstein, H. F., Love, J. G.: Tumor of the spinal cord complicating tabes dorsalis. J. Amer. med. Ass. 112, 1579 (1939).

Buchthal, F., Clemmesen, S.: Electromyogramm of atrophic muscles in cases of intramedullary affections. Acta psychiat. (Kbh.) 18, 377 (1943).

Buck, D. de: Note sur un cas de périméningite spinale aiguë à siège cervical. 1910. 4 p. (aus: Ann. Soc. méd. de Gand 1910).

Buckley, A. C.: Hematomyelia secondary to hemangioma. J. nerv. ment. Dis. 83, 422 (1936).

Buckley, J. J. C.: Coenurosus from human spinal cord. Trans. roy. Soc. trop. Med. Hyg. 41, 7 (1947).

Buckreus, F.: Differential diagnosis of tabes dorsalis. Arch. Derm. Syph. (Chic.) 181, 99 (1940).

Bucy, P. C.: Studies in degeneration of peripheral nerves. J. comp. Neurol. 45, 129 (1928).

— Blood vessel tumors of spinal canal. Surg. Clin. N. Amer. 12, 1323 (1932).

— Intradiploic epidermoid (cholesteatoma) of skull. Arch. Surg. 31, 190 (1935).

— Round table discussion on tumors, benign and malignant. J. Pediat. 30, 6, 716 (1947).

— Compression or degeneration of the spinal cord. Arch. Neurol. Psychiat. (Chic.) 63, 332 (1950).

— Intradural spinal granulomas. J. Neurosurg. 7, 1 (1950).

— Some primary tumors of the spine. Clin. Neurosurg. 8, 32 (1962).

— Metastatic tumors to the central nervous system. Wis. med. J. 68, 231 (1969).

— Buchanan, D. N.: Teratoma of the spinal cord. Surg. Gynec. Obstet. 60, 1137 (1935).

— Freeman, L. W.: Hypertrophic spinal pachymeningitis with special reference to appropriate surgical treatment. J. Neurosurg. 9, 564 (1952).

— Gokay, H.: Osteochondroma of the lumbar spine. J. Neurosurg. 12, 72 (1955).

— — Paraplegia resulting from severe kyphoscoliosis. J. Amer. med. Ass. 157, 1210 (1955).

— Gustafson, W. A.: Intradural lipoma of the spinal cord. Zbl. Neurochir. 3, 341 (1938).

— — Structure, nature and classification of the cerebellar astrocytomas. Amer. J. Cancer 35, 327 (1939).

— Haymond, H. E.: Lumbosacral teratoma associated with spina bifida occulta. Amer. J. Path. 8, 339 (1932).

— Heimburger, R. F., Oberhill, H. R.: Compression of the cervical spinal cord by herniated intervertebral discs. J. Neurosurg. 5, 471 (1948).

— Jerva, M. J.: Primary epidural spinal lymphosarcoma. Trans. Amer. neurol. Ass. 86, 201 (1961).

— — Primary epidural spinal lymphosarcoma. J. Neurosurg. 19, 142 (1962).

— Keplinger, J. E.: Tumors of the brain stem with special reference to ocular manifestations. Arch. Ophthal. 62, 541 (1959).

— Ladpli, R.: Recoverable paraplegia. J. Amer. med. Ass. 185, 685 (1963).

— Oberhill, H. R.: Intradural spinal granulomas. J. Neurosurg. 7, 1 (1950).

— Ritchey, H.: Klippel-Feil syndrome associated with compression of cord by extradural hemangiolipoma. J. Neurosurg. 4, 476 (1947).

— Spiegel, J. J.: An unusual complication of the intraspinal use of iodized oil. J. Amer. med. Ass. 122, 367 (1943).

Budinova-Smelá, J.: Contribution à l'étude des manifestations neurologiques observées au cours de l'évolution des hémangiomes rachidiens. Schweiz. med. Wschr. 79, 1084 (1949).

Buecheler, E., Duex, A.: Die direkte lumbale und vertebrale Venographie. Methodik, Indikation und Ergebnisse. Čs. Radiol. 23, 241 (1969).

— — Sobbe, A.: Die renolumbale Anastomose im direkten retroperitonealen Veno- und selektiven Azygogramm Fortschr. Röntgenstr. 109, 712 (1968).

Büchner, F.: Allgemeine Pathologie. München-Berlin: Urban & Schwarzenberg 1950; 2. verb. u. erw. Aufl. 1956.

Bülbring, E.: Über das bösartige Neuroblastom des Sympathikus. Virchows Arch. path. Anat. 268, 300 (1928).

Büngner, O. v.: Über allgemeine multiple Neurofibrome des peripherischen Nervensystems und Sympathicus. Langenbecks Arch. klin. Chir. 55, 559 (1877).

Bueno, R.: Syringomyelie und intramedulläres Gliom. An. med. int. Madrid 4, 543 (1935) [Spanisch].

Bürgi, U.: Über einen Fall von solitärem Amyloidtumor des Scheitelbeins. Frankfurt. Z. Path. 50, 410 (1937).

Bürgstein, A.: Über die Metastasierung des Carcinoms in die Meningen. Frankfurt. Z. Path. 54, 457 (1940).

Büssem, W.: Differentialdiagnostische Schwierigkeiten zwischen Spondylitis tuberculosa und unspezifischer Erkrankung der Zwischenwirbelscheiben. Dtsch. Z. Chir. 240, 464 (1933).

Buffin, R. P., Veyssiere, C.: Apropos of a case presacral teratoma. Lille chir. 17, 232 (1962) [Französisch].

Buhl: Z. rationelle Medizin, N.F. 8, 120 (1855). In: Bernet, A., S. 28. Zur Casuistik des Echinococcus multilokularis. Inaug.-Diss. Gießen 1893.

Bui Quoc Huong, Luu Dinh Hue, Nguyen Quoc Khanh: Les hématomyélies spontanées de la grossesse. Etude critique de cinq cas personnels. Discussions pathogéniques. Rev. neurol. 119, 370 (1968).

Bull, J. W.D.: Diagnostic neuroradiology. In: Feiling, A., Modern Trends in Neurology 154, 600 (1951).

— Spinal meningiomas and neurofibromas. Acta radiol. (Stockh.) 40, 283 (1953).

— McKissock, W.: An atlas of positive contrast myelography. New York: Grune & Stratton 1962.

— Nixon, W. L. B., Pratt, R. T. C., Robinson, P. K.: Paget's disease of the skull and secondary basilar impression. Brain 82, 12 (1959).

Bullard, W. N.: Paralysis following cerebrospinal meningitis. Boston med. surg. J. 140, 159 (1899).

Bunch, G. H., Madden, E.: Acute extradural abscess with compression of cord. Amer. J. Surg. 20, 763 (1933).

BUNCH, G. H., MADDEN, E.: Acute epidural abscess with compression of the cord. Sth. Surg. 8, 291 (1939).

BUNK: Zit. nach HENNEBERG, Die tierischen Parasiten des Zentralnervensystems, S. 335. In: Handbuch der Neurologie (BUMKE O. und FOERSER, O.), Bd. XIV, Spezielle Neurologie VI, S. 286. Berlin: Springer 1936.

BUNNER, R.: Lateral intrathoracic meningocele. Acta radiol. (Stockh.) 51, 1 (1959).

BUNTS, A. T.: Spinal cord tumors: An analytical review of 36 cases. Surg. Clin. N. Amer. 15, 1047 (1935).

— Spinal cord tumors. Cleveland Clin. Quart. 4, 261 (1937).

— Subacute meningomyelitis simulating tumor. Cleveland Clin. Quart. 7, 10 (1940).

— Vascular malformations of cord. Cleveland Clin. Quart. 14, 33 (1947).

— The mimicry of tumors of the spinal cord. Amer. J. Surg. 26, 630 (1960).

BURACZEWSKI, J., LYSAKOWSKA, J., RUDOWSKI, W.: Przypadek guza Codmana (chondroblastoma) o niezwyklym umiejscowieniu. (Case of Codman's tumor (chondroblastoma) of unusual site.) Pol. Tyg. lek. 11, 2069 (1956).

— — — Chondroblastoma (Codman's tumour) of the thoracic spine. J. Bone Jt Surg., B 39, 705 (1957).

— RUDOWSKI, W.: Chordoma of the thoracic spine appearing as a mediastinal tumor; report of two cases. J. thorac. Surg., 34, 75 (1957).

— — Kliniczno-radiologiczny zespół objawów struniaków kregosłupa, z wyłaczeniem guzów kości krzyżowej. (Clinico-radiological syndrome of symptoms of chordomas of the spine, not including sacral bone.) Pol. Tyg. lek. 12, 806 (1957).

BURCKHARD, G.: Beobachtungen über die Gefahren Schultzescher Schwingungen. Münch. med. Wschr. 52, 258 (1905).

— Die Blutungen nach der Geburt, ihre Entstehung und Behandlung. Würzb. Abh. Med. 3, 42 (1905).

BURKHARDT, H., ROMMEL, K., ENDRES, O.: Messungen des Kollagenumsatzes zur Diagnostik von Knochenmetastasen. Schweiz. med. Wschr. 10, 327 (1969).

BURCKHART, TH.: Das klinische Bild der epiduralen Eiterung im spinalen Raum. Dtsch. med. Wschr. 75, 576 (1950).

— FAUST, CL.: Querschnittssyndrome bei Perimeningitis purulenta. Klinik und Behandlung. Nervenarzt 23, 426 (1952).

BURMEISTER, H.: Zur Chirurgie der Rückenmarksgeschwülste. Dtsch. Gesundh.-Wes. 11, 1273 (1956).

BURNIAT, H., HIZETTE, G.: Un cas d'angiome vertébral. J. belg. Méd. phys. Rhum. 14, 13 (1959).

BURROWS, E. H.: The sagittal diameter of the spinal canal in cervical spondylosis. Clin. Radiol. 14, 77 (1963).

BURROWS, F. G.: Some aspects of occult spinal dysraphism, a study of 90 cases. Brit. J. Radiol. 41, 496 (1968).

BURTON, J. F.: Tumor cells in the cerebrospinal fluid. Acta neurochir. (Wien) 9, 510 (1961).

BURZEW: Perimeningitis et myelitis bulbi acuta. Jeshenedjelnaja klinitscheskaja Gazeta 1883, No. 26—31. Neurol. Zbl. Nr. 1 (1884).

BUSCH, E.: Discussion reg. the Thesis of Geert-Jørgensen, Copenhagen 1935.

— Meningiomas of the lateral ventricles of the brain. Acta chir. scand. 55—57, 282 (1939).

— Luftmyelographie zur Diagnose des lumbalen Diskusprolapses und der ligamentären Wurzelkompression. Acta radiol. (Stockh.) 22, 556 (1941).

— CHRISTENSEN, E.: Tumors of peripheral nerves with special reference to neurogenous sarcomas. Acta psychiat. scand., Suppl. 46, 72 (1947).

— SCHEUERMANN, H.: Die Röntgendiagnose der Rückenmarksgeschwülste. Fortschr. Röntgenstr. 53, 107 (1936).

BUSCH, G.: Kontrastdarstellung eines spinalen Angioms. Fortschr. Röntgenstr. 94, 551 (1961).

— Zur Indikation und Methodik der Röntgenkontrastuntersuchung des Spinalkanals. Dtsch. Med. J. 12, 547 (1961).

BUSCH, J. G.: Über Ursachen und Therapie degenerativer Wirbelsäulenkrankheiten. Ärztl. Mitt. (Köln) 3, 150 (1961).

BUSCHOR, O.: Über den sogenannten Syringomyeliekomplex unter besonderer Berücksichtigung der Hydromyelie. Confin. neurol. 19, 21 (1959).

BUSHE, K. A.: Intraspinale Angiome. Neurochirurgen-Tagg in Erfurt am 22. u. 23. April 1966. Zbl. Neurochir. 28, 81 (1967).

— Kontrastuntersuchungen des Spinalkanals, Komplikationen und Schäden. In: Die Wirbelsäule in Forschung und Praxis, Bd. 41. Stuttgart: Hippokrates-Verlag 1969.

— GLEES, P.: Chirurgie des Gehirns und Rückenmarks im Kindes- und Jugendalter. Stuttgart: Hippokrates-Verlag 1968.

BUSS, R. H.: Sacral teratoma. Ned. T. Geneesk. 106, 1924 (1962) [Holländisch].

BUSSCHER, J. DE, SCHERER, H. J., THOMAS, F.: Recklinghausen's neurofibromatosis combined with true syringomyelia. J. belge Neurol. Psychiat. 38, 788 (1938).

BUSSE, O.: Über Saccharomycosis hominis. Virchows Arch. path. Anat. 140, 23 (1895).

— Ein gangliöses Neurom des Nervus sympathicus. Dtsch. med. Wschr. 24, 93 (1898).

— Ein großes Neuroma gangliocellulare des Nervus Sympathicus. Virchows Arch. path. Anat. 151, Suppl.-H., 66 (1898).

Busse, W.: Beitrag zur klinischen Diagnostik der parasitären Erkrankungen des Zentralnervensystems. Arch. Psychiat. Nervenkr. 95, 189 (1931).

Busser, F., Lichtenberger, R.: Plasmocytosarcome vertébrale. Ann. Anat. path. 10, 202 (1933).

Butler, E. C. B.: Complete rectal prolapse following removal of tumors of cauda equina; 2 cases. Proc. roy. Soc. Med. 47, 521 (1954).

Butler, J. P.: Myelography harness. Radiography 29, 63 (1963).

Buttenberg, H.: Angiom des 4. Halswirbelkörpers. Z. Orthop. 93, 436 (1960).

Butterworth, R. D., Carpenter, E. B.: Pyogenic osteomyelitis of cervical spine with quadriplegia secondary to cord pressure. Sth. med. J. (Bgham, Ala.) 42, 561 (1949).

Cabelle Lancry, C.: Rehabilitation in medullary compression. Med. esp. 42, 254 (1959) [Spanisch].

Cabieses, F., Vallenas, M., Landa, R.: Cysticercosis of the spinal cord. J. Neurosurg. 16, 337 (1959).

Cabitza, A.: Über die spinale Lokalisation bei Recklinghausen'scher Neurofibromatose. Chir. Organi Mov. 51, 64 (1962) [Italienisch].

Cabolet, L.: Untersuchungen über Form- und Längenveränderungen des Duralsackes bei latenten Hemmungsmißbildungen und numerischen Variationen im lumbosacralen Wirbelsäulenabschnitt. Inaug.-Diss. Würzburg 1965.

Cabot (1965): Zit. nach Binswanger, U., S. 16, 1962.

Cacciapuoti, G. B.: Trombo-arterite midollare con sindrome di Brown-Séquard. Cervello 12, 189 (1933).

Cadeillan, A.: De l'ostéomyélite aiguë des corps vertébraux comme cause de mal de Pott. Thèse Paris 1880.

Caetano de Barros, M., Farias, W., Ataide, L.: Basilar impression and Arnold-Chiari malformation. A study of 66 cases. J. Neurol. Neurosurg. Psychiat. 31, 596 (1968).

Cafaro, A., Cafaro, C.: Aneurisma dissecante dell'aorta con paraplegia da mielomalacia ischemica. Policlinico, Sez. prat. 69, 741 (1962).

Cahen, J.: Deux cas d'arachnoïdite spinale. J. Chir. (Brux.) 34, 592 (1935).

— Dagnelie, J.: Arachnoïdite spinale opérée et guérie chez une jeune femme atteinte d'une hémiplégie datant de l'enfance. J. belge Neurol. Psychiat. 34, 333 (1934).

Cahill, K. M.: Echinococcosis. N.Y. Med. J. 63, 1964 (1963).

Cailey 1865: Zit. nach Antoni, N., Tumoren des Rückenmarks, seiner Wurzeln und Häute, S. 1. In: Handbuch der Neurologie. Hrsg. v. Bumke, O. u. O. Foerster, Bd. XIV/4. S. 1–131. Berlin: Springer 1936.

Cairus, H., Jefferson, G., Stebbing, G. F., Ross, J. P.: Discussion on the surgery of the spinal cord. Proc. roy. Soc. Med. 23, 403 (1930).

— Riddoch, G.: Observations on the treatment of ependymal gliomas of the spinal cord. Brain 54, 117 (1931).

— Russel, D. S.: Intracranial and spinal metastases in gliomas of the brain. Brain 54, 377 (1931).

Cajal, S. [siehe: Ramón y Cajal, S.]: Nouvelles observations sur l'évolution des neuroblastes, avec quelques remarques sur l'hypothèse neurogénétique de Hensen-Held. Anat. Anz. 32, 1 (1908).

Cajal, S. R. y [siehe: Ramón y Cajal, S.]: Histologie du système nerveux de l'homme et des vertébrés. Paris: Maloine 1909.

— Degeneration and regeneration of the nervous system. London: Oxford University Press 1928 and New York: Hafner Publ. Co 1959.

Calabro, A., Smaltino, F.: L'impeigo delle soluzioni di urea nella mielografia positiva nei tumori intramidollari (Nota preliminare). Minerva neurochir. 9, 33 (1965).

— — Urea in positive contrast myelography. Acta radiol. (Stockh.) 5, 984 (1966).

Calandriello, B.: Paraplegia due to vertebral echinococcosis. Boll. Soc. tosco-umbra Chir. 17, 375 (1956) [Italienisch].

Calcagno, B. N., Manfredi, F. J., Dickmann, G. H.: Biologische Behandlung eines Wirbelsäulenechinococcus. Bol. Acad. argent. cir. 26, 845 (1942) [Spanisch].

Caldicott, W. J.: Diagnosis of spinal osteoid osteoma. Radiology 92, 1192 (1969).

Calvé, J.: Die Knochen- und Gelenktuberkulose. Stuttgart: Ferdinand Enke 1951.

Calvo, W.: Effect of traumatism on genesis of encephalomedullary tumors. Rev. esp. Oto-neuro-oftal. 11, 227 (1952) [Spanisch].

— Tumores encefalomedulares, estudio morfologico y biologico. Arch. esp. Neurol. 5, 1 (1954).

— Barcia Salorio, J. L.: Morbidity and malignancy of encephalomedullary tumors in relation to biologic cycle of patient. Rev. esp. Oto-neuro-oftal. 13, 83 (1954) [Spanisch].

Camañer, A.: Über Rückenmarkskompressionen. Día méd. 12, 730 (1940) [Spanisch].

— Sacon, J. I., Brocato, E.: Lymphogranulomatose mit Rückenmarkskompression. Hosp. argent. 3, 799 (1933) [Spanisch].

Cambier, P., Ley, R. A.: Tumeur médullaire. J. belge Neurol. Psychiat. 34, 321 (1934).

Cameron, A. H.: The spinal cord lesion in spina bifida cystica. Lancet 1956 II, 171.

— Malformations of the neuro-spinal axis, urogenital tract and foregut in spina bifida attributable to disturbances of the blastopore. J. Path. Bact. 73, 213 (1957).

Cameron, B. M., Friend, L. F.: Osteoid osteoma; case. J. Bone Jt Surg. A 36, 876 (1954).

Cames, O., Cid, J. M., Parachu, L.: Perlgeschwulst des Rückenmarks. Bol. Soc. Cirug. Rosario 2, 154 (1935). [Spanisch].

Cammermeyer, J.: Tumors of tactile endorgans. Arch. Path. 42, 1 (1946).

CAMP, J. D.: A roentgenologic study of osseous changes with neurofibroma of the spinal cord and associated nerves Proc. Staff Meet. Mayo Clin. 8, 239 (1933).
— The significance of osseous changes in the roentgenographic diagnosis of tumors of the spinal cord and associated soft tissues. Radiology 22, 295 (1934).
— Multiple tumors within the spinal canal. Amer. J. Roentgenol. 36, 775 (1936).
— The roentgenologic localization of tumors affecting the spinal cord. Amer. J. Roentgenol. 40, 540 (1938).
— The Roentgenologic diagnosis of intraspinal protrusion of intervertebral disks by means of radiopaque oil. J. Amer. med. Ass. 113, 2024 (1939).
— Contrast myelography. Med. Clin. N. Amer. 25, 1067 (1941).
— Contrast myelography, past and present. Radiology 54, 477 (1950).
— Contrast myelography. Amer. J. orthop. Surg. 12, 243 (1955).
— ADSON, A. W.: Roentgenologic findings associated with tumors in the spinal canal. Proc. Staff Meet. Mayo Clin. 6, 726 (1931).
— — SHUGRUE, J. J.: Roentgenographic findings associated with tumors of the spinal column, spinal cord, and associated tissues. Amer. J. Cancer 17, 348 (1933).
CAMPAILLA, G., BONFANTI, G.: Sanduhrgeschwulst. Riv. Neurol. 20, 79 (1950) [Italienisch].
CAMPBELL, E., WHITFIELD, R. D.: Osteogenic sarcoma of vertebral secondary to Paget's disease. N. Y. St. J. Med. 43, 931 (1943).
— — Posterior fossa meningiomas. J. Neurosurg. 5, 131 (1948).
CAMPBELL, E. W. JR.: Bladder dysfunction related to lesions of the spinal cord. Sth. med. J. (Bgham, Ala.) 60, 364 (1967).
CAMPBELL, F. G.: Painless tumors of the cauda equina. A case report. Neurology (Minneap.) 13, 341 (1963).
CAMPBELL, J. A., SILVER, R. A.: Roentgen manifestations of epidural granulomas of the spine, with a report of ten cases. Amer. J. Roentgenol. 72, 229 (1954).
CAMPBELL, M. M.: Pyogenic infections within vertebral canal. Bull. neurol. Inst. N.Y. 6, 574 (1937).
CAMPBELL, W. C.: Amber colour of spinal fluid with coagulation en masse. Report of a case. Amer. J. Surg. 29, 348 (1915).
CAMPBELL CONNOLLY, R.: Congenital kyphoscoliosis and paraplegia. Second Europ. Congr. of Neurological Surgery, April 18—20, 1963. Excerpta Medica, Internat. Congr. Ser. No 60, p. 137. 1963.
CAMPILLO VALERO, D., LEY VALLE, A.: Spinal cord compression by intraspinal tuberculoma. Rev. clin. esp. 81, 44 (1961) [Spanisch].
CAMPO, J. C. DEL: Echinococcus der Wirbelsäule. Arch. urug. Med. 36, 337 (1950) [Spanisch].
CAMPOS, O. P.: Osteoid-osteoma of cervical spinous. Proc. Jap. Soc. Int. Med. 9, 112 (1946).
CAMUS, J., ROUSSY, G.: Cavités médullaires et méningites cervicales. Étude expérimentale. Rev. neurol. 22, 213 (1914).
CANAZIO, P.: The surgical treatment of sacrococcygeal cysts and fistulas. Rass. int. Clin. Ter. 42, 1122 (1962). [Italienisch].
CANEALS, M., TENUTO, A., ZACLIS, J., CRUZ, O. R.: Occipito malformations. Report of twenty new cases. Arch. Neuro-psiquiat. (S. Paulo) 14, 1 (1956) [Portugiesisch].
CANET, L., MESSIMY, R., FISCHGOLD, H., BORNE, G., ABOULKER, J.: Neurinome kystique du sacrum. Neuro-chirurgie 9, 121 (1963).
CANIGIANI, T.: Zur Differentialdiagnose der universellen osteolytischen Carcinommetastasen und des multiplen Myelomes. Fortschr. Röntgenstr. 52, 386 (1935).
— Über Pagetsche Knochenkrankheit. Fortschr. Röntgenstr. 64, 228 (1941).
CANTI, R. G., BLAND, J. O., RUSSELL, D. S.: Tissue culture of gliomata. Res. Publ. Ass. nerv. ment. Dis. 16, 1 (1937).
CANTORE, G., FORTUNA, A.: Intersomatic fusion with calf bone "Kiel bone splint" in the anterior surgical approach for the treatment of myelopathy in cervical spondylosis. Acta neurochir. (Wien) 20, 59 (1969).
CANTORE, G. P., MOSCATELLI, G., SILIPO, P.: Il quadro radiografico degli angiomi midollari. Note critiche. Nunt. radiol. (Roma) 34, 329 (1968).
CANTU, R. C., WRIGHT, R. L.: Aseptic meningitic syndrome with cauda equina epidermoid tumor. J. Pediat. 73, 114 (1968).
CAPALDI, B.: Zwei Fälle von Sympathikoblastom. Frankfurt. Z. Path. 35, 83 (1927).
CAPANI, L.: Pachimeningite dorsale luetica a sindrome tumorale. Riv. Neurol. 9, 243 (1936).
CAPELLA, F.: Contributo allo studio dei tumori intradurali extramidollari. Ann. ital. Chir. 18, 455 (1939).
CAPENER, N.: Vertebral biopsy for doubtful neoplasms. Proc. roy. Soc. Med. 54, 1105 (1961).
CAPONOTTO, A., PESCAROLO, B.: Estirpazione di un tumore intra-durale del canale rachideo. Rif. med. 23, 68 (1892).
CAPUTO, P. J.: Chordoma of the thoracic spine; case report of a rare entity. Northw. Med. (Seattle) 58, 553 (1959).
CARAM, P. C., SCARCELLA, G., CARTON, CH. A.: Intradural lipomas of the spinal cord. J. Neurosurg. 14, 28 (1957).
CARAVETTA, M.: Un caso di tubercoloma midollare operato e guarito. Clinica (Bologna) 6, 187 (1940).
— Un caso di cordoma lombare operato e guarito. Arch. ital. Chir. 77, 57 (1948).
CARAYON, A., COURSON, B., VIRIEU, R., PIQUARD, B.: Medullary compression due to clinically inapparent liver cancer metastasis (apropos of 10 cases). Bull. Soc. méd. Afr. noire Langue franç. 13, 586 (1968) [Französisch].

CARBILL, H., CARLING, E. R.: Disease of the cervical spinal cord. Lancet 1926 I, 70.

CARBONE, F., HASAERTS, R., CORDIER, J.: Ossification diffuse de l'arachnoïde spinale. Acta neurol. belg. 54, 183 (1954).

CARBONE, G.: Considerazioni su un caso di tumore a mieloplassi del rachide dorsale. G. ital. Chir. 13, 520 (1957).

— Plasmocitoma solitario della colonna vertebrale. Policlinico, Sez. chir. 64, 29 (1957).

CARBONETTO, E.: Treatment of sacrococcygeal cyst. Personal technic. Pren. méd. argent. 49, 1319 (1962). [Spanisch].

CARDAUNS, H., FRIEDMANN, G., NITTNER, K.: Bericht über 4 Riesenzelltumoren der Wirbelsäule. Zbl. Neurochir. 21, 3 (1961).

CARDENAS, J., RESNIKOFF, S.: Substantial advances in neurosurgery. IV. Management of the patient with neoplasms of the central nervous system. Gac. méd. Méx. 93, 603 (1963) [Spanisch].

— — PEREZ PERALES, L.: A case of intramedullary abscess. (Review of the literature.) Gac. méd. Méx. 92, 516 (1962) [Spanisch].

CARDILLO, F.: I tumori della colonna vertebrale. Carrateri clinici e radiologici. Radiol. fisica med. (Bologna) 1, 17 (1935).

— Le alterazioni radiografiche della colonna nei tumori endorachidiani. Radiol. med. (Torino) 22, 563 (1935).

CARELLA, A., CAVONE, L., LAMBERTI, P.: Rapporti tra artrosi cervicale e circolo vertebro-basilare. Studio clinico ed angiografico. Acta neurol. (Napoli) 24, 455 (1969).

CARILLO, R. u. Mitarb.: Contribucion clinica y anatomo-pathologia sobre 50 tumores de la serie astrocitica-astroblastica del sistema nervioso. Arch. Neurocirug. 8, 64 (1951). Zit. nach ZÜLCH, K. J. (1956): In: Handbuch der Neurochirurgie, Bd. III, S. 224, 612 u. 635.

CARMAN, R. D., DAVIS, K. S.: Roentgenological evidence of spinal cord tumors: Report of three case. Radiology 3, 185 (1924).

CARMEL, P. W., CRAMER, F. J.: Cervical cord compression due to exostosis in a patient with hereditary multiple exostoses. Case report. J. Neurosurg. 28, 500 (1968).

CARMICHAEL, F. A., COWLEY, H. S.: Schistosomiasis of the brain. J. Neurosurg. 9, 620 (1952).

CARON, S.: Gliom des hohen Halsmarks. Laval méd. 9, 217 (1944) [Französisch].

CARRASCOSA, R. G.: A case of medullary "inclusion" epidermoid. Rev. clín. esp. 84, 262 (1962) [Spanisch].

CARREA, R. M. E., GIRADO, M., EURNEKIAN, A.: Hematoma cronico epidural y subdural espinal; relatión de tres casos y analisis de la literatura. Sobre el tema. Med. Deporte y Trab. 14, 379 (1954).

CARRILLO, R.: Metastatisches Tuberkulom der Cauda equina. Pren. méd. argent. 27, 1547 (1940) [Spanisch].

— Ependymom der Cauda equina. Arch. Neurocirug. 1, 241 (1944) [Spanisch].

— BRAVO, G.: Mielopatia producida por espondilosis cervical. Rev. clin. esp. 112, 391 (1969).

— MATERA, R. F., INSAUSTI, T.: Meningiomas multiples. Rev. Asoc. méd. argent. 61, 562 (1947).

— SOTO ROMAY, R.: Aracnoiditis quística de la cauda equina; consideraciones anátomo-clínicas. Sem. méd. (B. Aires) 2, 913 (1937) [Spanisch].

CARROT: A propos d'une arachnoïdite spinale diffuse. Bull. Soc. méd. mil. franç. 30, 215 (1936).

CARSON, C. P., ACKERMAN, L. V., MALTBY, J. D.: Plasma cell myeloma. Amer. J. clin. Path. 25, 849 (1955).

CARTER, E. K., COMPTON, J. W.: Ewing tumor. Sth. Surg. 16, 796 (1950).

CARTON, H., GODLEWSKI, S., LAPRESLE, J.: Sur un syndrome d'aspect multinévritique par metastases d'un pinéalome, ayant évolué sans signes d'hypertension intacranienne et sans atteinte mesorcéphalique. Acta. neurol. belg. 69, 257 (1969).

CASADEMONT, M., POU, A.: Complicaciones medulares en la espondiloartrosis cervical (II). Med. clín. (Barcelona) 50, 24 (1968).

— — Formas neurologicas perifericas puras del sindrome mielopatico cervical por espondiloartrosis. Med. clín. (Barcelona) 51, 573 (1968).

CASAGRANDE, A.: On a case of voluminous sacrococcygeal teratoma. Osped. maggiore 50, 424 (1962) [Italienisch]

CASAL, M. A., GROSSO, M.: Dermoid tumors of the sacrococcygeal region and the anterior abdominal wall· Pren. méd. argent. 47, 2665 (1960) [Spanisch].

CASPER, J.: Beiträge zur Pathologie der multiplen und diffusen Endotheliome der Hirnhäute. Dtsch. Z. Nervenheilk. 96, 85 (1927).

CASSINARI, V., BERNASCONI, V.: Tumori e malformazioni vasali spinali. Acta neurochir. (Wien) 9, 612 (1961).

CASSIRER, R.: Über Compressionsmyelitis. Zusammenfassendes Referat. Zbl. allg. Path. path. Anat. 9, 963 (1898).

— Über metastatische Abszesse im Zentralnervensystem. Arch. Psychiat. Nervenkr. 36, 153 (1903).

— Krankheiten des Rückenmarks und der peripherischen Nerven. Leipzig: Georg Thieme 1920.

— Die Krankheiten des Rückenmarks. In: H. Oppenheim's Lehrbuch der Nervenkrankheiten. 7. wesentl. verm. u. verb. Aufl., I. Bd., S. 121—590. Berlin: S. Karger 1923.

— KRAUSE, F.: Frühdiagnose einer Halsmarkgeschwulst, Operation, Heilung. Berl. klin. Wschr. 58, 224 (1921).

— LEWY, F. H.: Ein Beitrag zur metastatischen Myelitis. Mschr. Psychiat. Neurol. 52, 127 (1922).

CASTAIGNE, P., BUGE, A., ESCOUROLLE, R., DES LAURIERS, A.: Manifestations nerveuses des bilharzioses. Lésions médullaires dues à S. Mansoni. Bull. Soc. méd. Hôp. Paris 75, 749 (1959).

— CAMBIER, J., LORMEAU, G., BENOIST, M.: Cholestéatome de la queue de cheval 6 ans après une ponction lombaire. Presse méd. 70, 2211 (1962).

— LAPLANE, D., ESCOUROLLE, R.: Un cas de ramollissement médullaire par embolie. Rev. neurol. 118, 290 (1968).

Caste, H. G.: Meningiomas espinales. Arch. Neurocirug. **9**, 92 (1952).

Castel, L. P., Mauran, J., Jobard, P.: Un case de chordome sacro-coccygien. Mém. Acad. Chir. **79**, 805 (1953).

Castellano, F.: Die Myelographie in der klinischen Praxis. Progr. med. (Napoli) **4**, 410 (1948) [Italienisch].

Casten, H. R., Rückenmarkstumor. Berl. klin. Wschr. **48**, 45 (1911).

Castets, B.: Éléments de diagnostic des compressions médullaires lentes. Concours méd. **80**, 3573 (1958).

Castorina, G., Bianchini, A. M.: Primi risultati sull'impiego della mieloscintigrafia. Riv. Neurol. **34**, 243(1964).

— Polizzi, F.: La localizzazione vertebrale del morbo di Paget con sintomi de compressione midollare. Lav. neuropsichiat. **17**, 331 (1955).

— Sassaroli, S.: Osservazioni sulla tecnica della spinografia e flebografia ossea intraspinosa. Lav. neuropsichiat. **17**, 47 (1955); — Ref. Zbl. ges. Radiol. **50**, 45 (1956).

Castro, A. F.: Presacral tumors. Sth. med. J. (Bgham, Ala.) **54**, 969 (1961).

Catalano, D.: Therapy of angioma. G. ital. Chir. **11**, 1037 (1955) [Italienisch].

Catalano, L., Caracino, L.: Su di un caso operatore di ependimoma del filum terminale. Riv. Neurol. **24**, 372 (1954).

— Ederli, A.: Metastasi spinale da pinealoma. Riv. Neurol. **24**, 895 (1954).

Cathelin, F.: Mode d'action de la cocaine injectée dans l'espace épidural par le procédé du canal sacré. C. R. Soc. Biol. (Paris) **53**, 478 (1901).

— Les injections épidurales par ponction du canal sacré et leurs applications dans les maladies des voies urinaires. Paris: Baillière & Fils 1903.

Cathey, A. D.: Epidural infections. Tri-St. Med. J. (Shreveport) **7**, 1484 (1935).

Catola, G., Benelli, R.: Sur un cas d'arachnoïdite spinale. Rev. neurol. **40**, 965 (1933).

Cattaneo, C.: Contributo allo studio dei teratomi sacro-coccigei. Rif. med. **68**, 961 (1954).

Cattaneo, I.: Neurologisches Syndrom bei Lymphogranulomatose. Progr. med. (Napoli) **2**, 385 (1946) [Italienisch].

Cauchoix, J., Binet, J. P., Cormier, J. M., Lemoine, A.: A propos des tumeurs des corps vertébraux dorsaux et de leur traitement par exérèse chirurgicale. Mém. Acad. Chir. **85**, 229 (1959).

— Taussig, G., Nordin, J. Y.: Sciatique et syndrome de la queue de cheval par retrecissement du canal rachidien apres arthrodèse lombo-sacrée postérieure. Sem. Hôp. Paris **45**, 2023 (1969).

Cauthen, J. C., McLaurin, L. P., Foster, M. T.: Spinal cord compression secondary to extramedullary hematopoiesis in two brothers. Report of two cases. J. Neurosurg. **29**, 529 (1968).

Cavazzuti, F., Marani, L., Vecchi, G. P.: Plasmocitoma associato ad osteosclerosi diffusa. Minerva med. **58**, 4165 (1967).

Cavicchia: La chirurgia spinale nelle lesioni traumatichi. G. med. eserc. (Roma) (1898).

Cawalader, W. B.: Observations on character of the onset of spinal paralysis with reference to the significance of the apoplectiform type of onset in contrast to the slow progressive development of paralysis. Trans. Amer. neurol. Ass. **47**, 04 (1921).

Cecchetti, P., Simeone, M.: Radiographic and clinical observations on a case of vertebral osteomyelitis caused by a rare pathogenic agent. Riv. Infort. Mal. prof. **49**, 958 (1962).

Cecotto, C., De Vito, R., Schiavi, F., Zotti, G.: Malformazioni mielo-vertebrali (m.v.v.) anteriori e posteriori. Minerva neurochir. **12**, 43 (1968).

— Giammusso, V.: Considerations on 12 surgically treated cases of malformation of the craniovertebral joint. Minerva neurochir. **4**, 36 (1960) [Italienisch].

— Mingrino, S.: Tumore del cono e della cauda con ipertensione endocranica. Acta chir. ital. **15**, 1 (1959).

— Ruberti, R., Benedetti, A.: Paraplegia acuta da ematoma epidurale spinale spontaneo. Riv. Anat. pat. **19**, 351 (1961).

Cello, R. M., Olander, H.: Cord compression and paraplegia in a dog secondary to pancreatic carcinoma. J. Amer. vet. med. Ass. **142**, 1407 (1963).

Celoria, F., Albertengo, J. B.: Osteoma osteoide vertebral. Bol. Soc. argent. Ortop. **21**, 172 (1956).

Cenek, R.: Rückenmarkskompression durch Wirbelhämangiom. Lék. Listy **3**, 234 (1948) [Tschechisch].

Cereseto, P. L., Fernández, J. M.: Quiste dermoideo sacrococcigeo; resección. Día méd. **29**, 3580 (1957).

Cerutti, F. P. L.: Pathologisch-Anatomisches Museum, enthaltend eine Darstellung der vorzüglichsten krankhaften Veränderungen und Bildungsfehler der Organe des menschlichen Körpers, Bd. 1 u. 2. Leipzig: Baumgärtner 1821—1824.

Červeňanský, J.: Tumori na grubnachniia stulb. (Tumors of the spine.) Chir. i. ortop. (Sofia) **11**, 201 (1958).

— Neoplastic diseases of the spine. I. Benign tumors of the spine. Bratisl. lek. Listy **43**, 79 (1963) [Tschechisch].

— Bolesti v krížoch z onkologického Hladiska. (Backache from the oncological viewpoint.) Bratisl. lek. Listy **51**, 406 (1969) [Slowakisch].

Cervos-Navarro, J., Matákas, F.: Elektronenmikroskopischer Beitrag zur Histogenese der Neurinome. Verh. dtsch. Ges. Path. **52**, 491 (1968).

Cestan, Riser, Mériel: Contribution au diagnostic des tumeurs multiples de la moelle. Paris méd. **57**, 173 (1925).

Cevese, P. G.: Modern orientation on question of so-called benign metastasizing goiter. Riv. Anat. pat. **9**, 569 (1955) [Italienisch].

Chabrol, E.: Les tumeurs du bulbe. Encéphale **1**, 403 (1908).

Chade, H. O.: Metastasen der Wirbelsäule und des Rückenmarks. Schweiz. Arch. Neurol. Neurochir. Psychiat. **102**, 257 (1968).

Chadzynski, J.: Des réflexes tendineux et cutanés et de leur dissociation (antagonisme) dans les maladies du système nerveux. Thèse de Paris 1902.

Chait, A., Pons, T., Roland, V. A.: Neurogenic bladder caused by sacral echinococcus cyst. J. Urol. (Baltimore) **80**, 183 (1958).

Chambers, W. R.: Intraspinal tumors in children resembling anterior poliomyelitis. J. Pediat. **41**, 288 (1952).
— Intraspinal tumor; a difficult diagnosis. Amer. J. Surg. **87**, 824 (1954).
— Headache as the first and only sign of basilar impression. J. Bone Jt Surg. A **37**, 189 (1955).
— Tumors of the nervous system simulating meningitis: a report of two cases. Med. Tms (Manhasset) **86**, 378 (1958).

Chandler, H. C., French, L. A., Peyton, W. T.: Surgical treatment of metastatic tumors of spine. Ann. Surg. **140**, 197 (1954).

Chandrikowa-Marejewa, T. G.: Kholesteatomy oblasti konskogo khvosta u detei, perenesshikh tuberkulez-nyi meningit. (Cholesteatome in der Cauda equina-Region bei Kindern nach tuberkulöser Meningitis.) Vop. Neĭrokhir. **23**, 41 (1959).

Chang, C. J.: Presacral teratoma in adult: report of 5 cases. English abstract, p. 9. Chin. J. Surg. **7**, 2 (1959).

Chapchal, G.: Spondylolysis als oorzaak van klachten laag in de rug. Ned. T. Geneesk. **92**, 3154 (1948).
— Over pijn laag in de rug. Ned. T. Geneesk. **94**, 2786 (1950).

Charpentier, J., Messimy, R., Dalage, C.: Coccygodynie revelatrice d'un épendymome du filum terminale. Ablation complète sans sequelles. Rev. neurol. **118**, 160 (1968).

Charbonnel, F., Massé, L.: Interventions pour compressions médullaires par tumeurs. Bordeaux chir. **5**, 186 (1934).

Charcot, J. M.: Hemiparaplégie déterminée par une tumeur qui comprimait la moitié gauche de la moelle épinière au-dessus du renflement dorsolombaire. Arch. physiol. (Paris) **2**, 291 (1869).
— Leçons sur les maladies du système nerveux. Paris: Delahaye & Lecrosnier 1886.
— Joffroy, A.: Deux cas d'atrophie musculaire progressive avec lésions de la substance grise et des faisceaux antérolatéraux de la moelle épinière. Arch. physiol. (Paris) **2**, 354 (1869).

Charlone, R.: Paraplegie durch geschwulstbedingte Kompressionen des Rückenmarks. Arch. Pediat. Urug. **4**, 58 (1933) [Spanisch].

Chason, J. L.: Subependymal mixed gliomas. J. Neuropath. exp. Neurol. **15**, 461 (1956).
— Walker, F. B., Landers, J. W.: Metastatic carcinoma in the central nervous system and dorsal root ganglia. A prospective autopsy study. Cancer (Philad.) **16**, 781 (1963).

Chateau, R., Rougemont, J. de, Bonneville, B., Barge, M., Groslambert, R., Perret, J.: Coccygodynie revelatrice d'une tumeur geante de la queue de cheval. J. Méd. Lyon. **48** 573 (1967).

Chatterjee, R. N.: Spinal vascular malformations — their classification, pathogenesis and the rationale of treatment by excision of the draining veins. World Congr. of Neurological sciences, 4th internat. Congr. of Neurological surgery, 9th internat. Congr. of Neurology. September 20—27, 1969, New York, N.Y., U.S.A. Excerpta Medica, The international medical abstracting service, Internat. Congr. ser. No 193, p. 46.
— Roy, R. N.: Spinal vascular malformations and their treatment. Proc. Austr. Ass. Neurol. **5**, 607 (1968).

Chatterjee, S. C., Datta, S. K.: Tumors of cauda equina. Calcutta med. J. **40**, 131 (1943).

Chaussier (1807): Zit. nach Antoni, N., Tumoren des Rückenmarks, seiner Wurzeln und Häute, S. 1. In: Handbuch der Neurologie (Bumke, O. u. Foerster, O.), Bd. XIV, Spezielle Neurologie VI, Rückenmark und Gehirn IV, S. 1. Berlin: Springer 1936.

Chavany, J. A.: Tumeurs de la moelle (Moelle enveloppes et racines). Étude clinique, diagnostique et théra-peutique.) Gaz. Hôp. (Paris) **100**, 709 (1927).
— Les tumeurs de la moelle. Etude clinique, diagnostique et thérapeutique. Paris: Gaston Doin & Cie. 1928.
— Compression de la moelle par tumeur juxta-médullaire enucléable et syphilis du nevraxe. Presse méd. **42**, 569 (1934).
— Tumore midollare e sifilide nervosa. Gazz. Osp. Clin. **55**, 1014 (1934).
— David, M.: Compressions médullaires et épidurites inflammatoires de nature indéterminée. Paris méd. **2**, 521 (1935).
— — Stuhl, L.: Epidurite inflammatoire cryptogénétique avec paraplégie par compression médullaire. Rev. neurol. **67**, 499 (1937).
— — Thiébaut, F.: Compression médullaire dorsale supérieure chez une femme de 73 ans atteinte de maladie de Recklinghausen. Guérisson de la paraplégie après ablation de 2 petits méningiomes. Rev. neurol. **66**, 550 (1936).
— Janny, P., Hagenmuller, D.: Section physiologique de la racine, processus curateur spontané de certaines sciatiques. Presse méd. **55**, 773 (1949).
— Rosier, M., Lobel, G.: Rückenmarkskompressionen und Geschwülste des sympathischen Nervensystems. Paris méd. **38**, 417 (1948) [Französisch].
— Sicard, J., Dupuis, R.: Neuro-chirurgie des compressions médullaires d'origine métastatique la variété sous arachnoidienne, citronscrite énucléable. Sem. Hôp. Paris **26**, 188 (1950).
— Thiébaut, F.: Étude diagnostique des compressions médullaires. Gaz. Hôp. (Paris) **111**, 101 (1938).

Cheatle, G. L., Gutler, M.: Gelatinous carcinoma of the breast. Arch. Surg. **20**, 569 (1930).

Chen, P. H., Yung, S. K.: Experimental studies on medulla oblongata injuries affecting respiration. Zhong Waike Zasshi. 9, 526 (1961) [Chinesisch].

Cherepanov, A. N.: Multiple arachnoid endotheliomatose in combination with carcinomatosis. Vop. Neĭrokhir. 25, 62 (1961) [Russisch].

Cherigie, E., Coulon, M., Tavernier, G.: Lipiodol myelography and teleradiodiagnosis. Ann. Radiol 6, 201 (1963) [Französisch].

Chevalier, T. W.: Case of tumor in the medulla oblongata. M. Gaz. London 14, 10 (1834).

Chi, C. Y.: Intraspinal subdural abscess. Chin. med. J. 50, 921 (1936).

Chiappa, S., Sacchi, A.: Sopra una forma poco comune di angioma vertebrale. Ann. Radiol. diagn. (Bologna) 26, 105 (1953).

Chiari, H.: Centrales Cholesteatom des Dorsalmarkes. Prag. med. Wschr. 39, 378 (1883).

— Zur Kenntnis der Pachymeningitis tuberculosa interna bei Meningitis tuberculosa. Arch. exp. Path. Pharmak. (Leipzig) Festschrift 1908.

— Über myelitis suppurativa bei Bronchiektasie. Z. Heilk. 1, 351 (1910).

Chiari, K.: Diagnostik und Therapie bei angeborenen und erworbenen Skelettveränderungen des frühen Kindesalters. Mitt. öst. Sanit. Verwalt. 3, 112 (1967).

Chiarugi, G.: Istituzioni di Anatomia dell'uomo. Embriologia (Milano) 1, 830 (1945).

Chiasserini, A., Chiasserini, A., Jr.: Epidermoidi e dermoidi del nevrasse. Chirurgia (Milano) 10, 81 (1955).

Chiasserini, A., Jr.: Sugli ascessi epidurali spinali acuti. Sist. nerv. 1, 51 (1949).

— Marchiafava, G.: Pathologic and clinical studies of primary sarcomas of spinal epidural space. Policlinico, Sez. chir. 63, 123 (1956) [Italienisch].

— — Dorsal vertebral chordoma in primary epidural site. Policlinico, Sez. prat. 63, 1022 (1956) [Italienisch].

Chiasson, S. W., Corkran, R. G.: Syringomyelia. McGill med. J. 14, 65 (1945).

Chigot, P.-L., Klein, M.: Tumeurs sacro-coccygiennes du nouveau-né et de l'enfant. Mém. Acad. Chir. 78, 820 (1952).

Chipault, zit. nach Tournadour, F.: De l'ostéomyélite de la colonne vertébrale; pathogénie et traitement chirurgical. Thèse Paris 1890.

— Etudes sur la chirurgie médullaire. (Historique, chirurgie opératoire, traitement.) Paris: F. Alcan 1894.

— Gazette des hôpitaux. 12. Déc. 1896, Fall III u. Fall IV. Zit. nach Duprat, B.: Contribution à l'étude de l'ostéomyélite vertébrale aiguë chez l'enfant. Thèse Bordeaux 1901.

Chipault, A.: Thérapeutique de la scoliose des adolescents. Paris: Vigot frères 1900.

Chipman, M., Barlow, J. F.: A 52-year-old man with low back pain. S. Dak. J. Med. 23, 27 (1970).

Chiro, G. di, Doppman, J., Ommaya, A. K.: Selective arteriography of arteriovenous aneurysms of spinal cord. Radiology 88, 1065 (1967).

— Fried, L. C., Doppman, J. L.: Experimental spinal cord angiography. Brit. J. Radiol. 43, 19 (1970).

Chiro, G. di: Combined retino-cerebellar angiomatosis and deep cervical angiomas. J. Neurosurg. 14, 685 (1957).

Chlenoff, Z. G., Vodoguinskaya, S. V.: Un caso de aracnoiditis espinal operada dos veces. Arch. argent. Neurol. 2, 311 (1928).

Chmielewski, J.: Przycatnosc badan dynamicznych plynu mozgowo-rdzeniowego dla wczesnego rozpoznania guzow kanalu kregowego. (Suitability of dynamic examinations of the cerebrospinal fluid for early diagnosis of spinal canal tumors.) Pol. Przegl. chir. 37, 1209 (1965) [Polnisch].

Chodak-Gajewicz, M., Rydzewski, W., Waleszkowski, J., Jakubowski, J.: Z zagadnien korelacji kliniczno-mielograficzno-operacyjnych w guzach kanalu kregowego. Neurol. Neurochir. pol. 2, 705 (1968) [Polnisch].

Chodoff, R. J., Conston, A. S.: Presacral neurofibrosarcoma. Amer. J. Surg. 86, 484 (1953).

Chopart, F., Desault, P. J.: Traité des maladies chirurgicales et des opérations qui leur conviennent. Paris: Chez les auteurs 1779.

Chor, H., Finkelmann, J., Blustein, H.: Bodily state in injuries of spinal cord. Neurology (Minneap.) 3, 111 (1953).

Choremis, C., Economos, D., Papadatos, C., Gargoulas, A.: Intraspinal epidermoid tumors (cholesteatomas) in patients treated for tuberculous meningitis. Lancet 1956 II, 437.

Christeas, N.: Paraplegie mit vorübergehender vollständiger Anaesthesie durch elastische Kompression. Rev. Path. comp. 38, 459 (1938) [Französisch].

Christensen, E.: Fall eines intraspinalen Tumors. Hospitalstidende 1936, 19 [Dänisch].

— Studier over kronisk subduralt hæmatom. Kobenh'vn: Nyt. Nordisk Forlag Arnold Busck 1941.

— Chronic adhesive spinal arachnoiditis. Acta psychiat. (Kbh.) 17, 23 (1942).

— Medulloblastomas. Proc. II/1 Intern. Congr. Neuropath. London 1955. Pt. I, p. 243–248. Amsterdam: Excerpta Med. Found. 1955.

— Busch, E.: Die extraduralen Knochengeschwülste des Spinalkanals. Acta psychiat. (Kbh.) 12, 481 (1937).

— Larsen, H.: Fatal subarachnoid hemorrhages in pregnant women; intracranial and intramedullary vascular malformations. Ugeskr. Læg. 115, 1901 (1953) [Dänisch].

Christensen, E. R.: Presacral and sacral tumours in children. Dan. med. Bull. 5, 25 (1958).

Christensen, F. C.: Bone tumors. Analysis of one thousand cases with special reference to location, age and sex. Ann. Surg. 81, 1074 (1925).

Christensen, J. G.: Varices epidurales saquideas. Pren. méd. argent. 39, 1770 (1952).

CHRISTIAN, P., NODER, W.: Akute Rückenmarkssyndrome bei Isthmusstenose der Aorta als Folge eines pathologischen Kollateralkreislaufs über die A. spinalis ant. Z. Kreisl.-Forsch. **43**, 125 (1954).

CHRISTIANSEN, V.: Tumorer i Rygmarven og deres kirurgiske Behandling. Nyt med. Aarsskr. **51**, 108 (1909).

— Et tilfælde as opereret intraspinal tumor. Dansk Klin. **1**, 193 (1910).

— Les tumeurs juxtamedullaires. Acta psychiat. (Kbh.) **12**, 895 (1932).

CHRISTOPHE, L.: Tumeur intramédullaire chez un enfant de moins de trois ans. Liège méd. **26**, 1317 (1933).

— Echinococcose vertébrale. Acta neurol. belg. **55**, 467 (1955).

CHUGUNOV, G. M., UTKIN, V. V., DONSKOI, M. D.: Sluchai pervichnoi melanomy spinnogo mozga. (A case of primary melanoma of the spinal cord.) Vop. Neïrokhir. **29**, 51 (1965).

CIANI, N., GHERARDI, D., SILIPO, P.: Gli angiomi racemosi venosi del midollo spinale. Riv. Neurol. **34**, 617 (1964).

CIBERT, J., DURAND, L., RIVIERE, CH.: Les compressions urétrales par sclerose aux tissu cellulo-adipeux periurétral, "peri-ureterites-primitives". J. Urol. méd. chir. **62**, 705 (1956).

CIBILS AGUIRRE, R., BRACHETTO-BRIAN, D., CASCO, C. M., TAHIER, J. A.: Subdurale sympathische Geschwulst mit Kompression des Halsmarks beim Kind. Arch. argent. Pediat. **16**, 3 (1941) [Spanisch].

CICHKINA, A. N., KOUCHINOVA, R. L.: La clinique des tumeurs cranio spinales. Zh. Nevropat. Psikhiat. **61**, 501 (1961) [Russisch].

CIEZA RODRÍGUEZ, M.: Paraplegie bei tuberkulösem Senkungsabszeß. Rev. méd. La Plata **4**, 95 (1946) [Spanisch].

CIMBAL, W.: Beiträge zur Lehre von den Geschwülsten im 4. Ventrikel. Virchows Arch. path. Anat. **166**, 289 (1901).

CIOFFI, F. A., BERGAMINI, G., D'ACUNZO, L.: Melanosarcomatosi diffusa primitiva delle leptomeningi. Riv. Pat. sper. **9**, 381 (1968).

CIONINI, A., ROTTA, C.: Emoblastosi a decorso acuto con complesso sintomatologica nervosa. Haematologica **15**, 593 (1934).

CIRILLO, O. D., GRUEFT, T.: Considerazioni su due casi di tumore delle meningi spinali nei bambini. Med. Pediat. **4**, 574 (1952).

CIRLA, A.: Zwei Beobachtungen von Riesenzelltumoren der Wirbelsäule. Atti Soc. lombarda Sci. med. biol. **8**, 160 (1953) [Italienisch].

— I tumori gigantocellulari della colonna vertebrale. Radiol. med. (Torino) **42**, 151 (1956).

— Granuloma eosinofilo vertebrale (con 4 figure nel testo). Arch. Ortop. (Milano) **69**, 209 (1956).

CIUFFINI, P.: Klinischer und pathologisch-anatomischer Beitrag zum Studium der Echinokokken des Rückenmarks und der Cauda equina. Arch. Psychiat. Nervenkr. **53**, 175 (1914).

CLAIRMONT, P.: Zur Kasuistik der Osteomyelitis der Wirbelsäule mit spinalen Symptomen. Schweiz. Arch. Neurol. Psychiat. **13**, 194 (1923).

CLARA, M.: Das Nervensystem des Menschen. Leipzig: Johann Ambrosius Barth 1942.

— Entwicklungsgeschichte des Menschen. Leipzig: Quelle & Meyer 1943.

CLARK, J. M. P.: Traumatic haematomyelia from rupture of intramedullary angioma; report of case. J. Bone Jt Surg. B **36**, 418 (1954).

CLARKE, E.: Spinal cord involvement in multiple myelomatosis. Brain **79**, 332 (1956).

— LITTLE, J.: Cervical myelopathy. Neurology (Minneap.) **5**, 861 (1955).

— ROBINSON, P.: Cervical myelopathy: a complication of cervical spondylosis. Brain **79**, 483 (1956).

CLARKE, J. M.: On endothelioma of the spinal dura mater: with a case in which an operation was performed. Brain **18**, 256 (1895).

CLARKE, N. E.: Loculated meningitis with the syndrom of Froin in the spinal fluid. Arch. Neurol. Psychiat. (Chic.) **12**, 173 (1926).

CLAUBRY, G. DE: Observation sur une maladie de la colonne vertébrale. J. gen. méd. chir. (Paris) **32**, 129 (1808).

CLAUS, R.: Zur Diagnostik der Rückenmarksgeschwülste. Dtsch. Gesundh.-Wes. **12**, 1166 (1957).

CLAUSNITZER, H.: Hämangiom des 4. Brustwirbels mit Rückenmarkskompression. Dtsch. Z. Nervenheilk. **142**, 276 (1937).

CLAY, A., DUPONT, A., GOSSELIN, B.: Observation anatomo-clinique d'un chordome lombaire avec métastases viscerales multiples. Arch. Anat. path. **17**, 111 (1969).

CLEMENS, H. J.: Beitrag zur Histologie der Plexus venosi vertebrales interni. Z. mikr.-anat. Forsch. **67**, 183 (1961).

— Die Venensysteme der menschlichen Wirbelsäule (Morphologie und funktionelle Bedeutung). Berlin: W. de Gruyter 1961.

— Über die Gefäßverhältnisse in den Foramina intervertebralia. Die Wirbelsäule in Forschung und Praxis, **25**, 110 (1962.)

— Die Venensysteme der Wirbelsäule. Neue röntgenanatomische Untersuchungen. 16 mm Farbton-Film. Fa. Sandoz, Basel/Schw. 1965.

CLIFFORD, J. H., McCLINTOCK, H. G., LUBCHENCO, A. E.: Primary spinal cord malignant melanoma. Case report. J. Neurosurg. **29**, 410 (1968).

CLIFFTON, E. E., RYDELL, J. R.: Dermal sinus with dural connection. J. Neuropath. (Baltimore) **4**, 276 (1947).

Climescu, V., Janăș, A. T.: Ostitis fibrosa der Wirbelsäule. Rev. chir. (Bucuresti) **36**, 249 (1933) [Rumänisch].

Cline (1814): In: Kessel, F. K., Jaeger, F., Eingriffe am Rückenmark, S. 10. Wien und Innsbruck: Urban & Schwarzenberg 1955.

Close, A. S., Taira, Y., Cleveland, D. A.: Spinal cord compression due to extramedullary hematopoiesis. Ann. intern. Med. **48**, 421 (1958).

Cloward, R. B.: Spinal extradural cysts. Ann. Surg. **105**, 401 (1937).

— Changes in the vertebrae caused by ruptured intervertebral discs. Observations on their formation and treatment. Amer. J. Surg. **84**, 151 (1952).

— The treatment of ruptured intervertebral discs by vertebral body fusion. J. Neurosurg. **10**, 154 (1953).

— Destruction of cervical vertebra by solitary neurofibroma. Report of a case with quadriplegia. J. Neurosurg. **17**, 511 (1960).

— Bucy, P. C.: Spinal extradural cyst and kyphosis dorsalis juvenilis. Amer. J. Roentgenol. **38**, 681 (1937).

— Yuhl, E. T.: Spontaneous intraspinal hemorrhage and paraplegia complicating dicumarol (bishydroxycoumarin) therapy. Neurology (Minneap.) **5**, 600 (1955).

Clymer, G., Mixter, W. J., Mella, H.: Experience with spinal cord tumors during the past ten years. J. nerv. ment. Dis. **53**, 229 (1921).

Cobb, J. R.: Conditions involving the spine and thorax, exclusive of those in the lower part of the back. Arch. Surg. **59**, 1335 (1949).

— Aera of fusion for scoliosis. J. Bone Jt Surg. A **34**, 511 (1952).

— Outline for the study of scoliosis. In: Instruct. Course Lect. American Academy of Orthop. Surgeons. **9**, 261 (1952).

— Technique, after-treatment and results of spine fusion for scoliosis. Instruct. Course Lect. Am. Acad. orthop. **9**, 65 (1952).

— Scoliosis—quo vadis? J. Bone Jt Surg. A **40**, 507 (1958).

Cobb, S.: Hemangioma of the spinal cord associated with skin naevi of the same metamere. Ann. Surg. **62**, 641 (1915).

Cobbold, T. S.: Trichinosis, and the dangers airsing from the consumption of flesh food. San. Rec. (Lond.) **1**, 403 (1879/1880).

— Parasitic disease in batrachia and salmonidae. Veteran (Lond.) **53**, 373 (1880).

Cocchi, U.: Diagnostico e terapia dei tumori maligni dell'osso. Minerva med. **2**, 965 (1952).

— Die Chondrodystrophie. In: Schinz, H. R., Baensch, W. E., Friedl, E., Uehlinger, E., Lehrbuch der Röntgendiagnostik, 5. Aufl., S. 653—662. Stuttgart: Georg Thieme 1952.

— Zur Diagnose und Therapie der Wirbelhaemangiome. (Züricher Erfahrungen an Hand von 26 Haemangiomfällen.) Strahlentherapie **92**, 368 (1953).

— Die Röntgentherapie der Hirngeschwülste. Behandlungsresultate und Komplikationen. Krebsforschung und Krebsbekämpfung II. Sonderbände der Strahlentherapie **37**, 317 (1957).

— Gewebsveränderungen infolge Strahlenbehandlung von Hirn- und Rückenmarkstumoren. Les éditions Acta méd. belgica, 3. Congr. internat. de Neuropath. 1957, S. 219—226.

Cocchiararo, G., Rordorf, R.: La puntura sottoccipitale introduzione nella rachide di sostanze opache ai raggi X. Rif. med. **41**, 29 (1925).

Codman, E. A.: Bone sarcoma. New York: Paul B. Hoeber 1925.

Coenen, H.: Das Chordom. Bruns' Beitr. klin. Chir. **133**, 1 (1925).

— Die Entstehung und Entwicklung der Sanduhrgeschwülste an der Wirbelsäule und der hantelförmigen Lipome des Thorax. Dtsch. Z. Chir. **203/204**, 71 (1927).

Coggeshall, H. C., Storch, T. C. von: Diagnostic value of myelographic studies of the caudal dural sac. Arch. Neurol. Psychiat. (Chic.) **31**, 611 (1934).

Cohen, H.: Hour-glass or dumb-bell tumours of the spine. Brain **57**, 49 (1934).

— Kelly, R. E., Hughes, R. R.: Ependymoma of filum terminale. Lpool med.-chir. J. **46**, 206 (1939).

Cohen, I.: Benign spinal cord tumor in suspected malignancy. J. Mt Sinai Hosp. **2**, 116 (1935).

— Epidural spinal infections. Ann. Surg. **108**, 992 (1938).

— Spinal extradural arachnoid cyst associated with extradural malignancy. J. Mt Sinai Hosp. **12**, 116 (1945).

— Diskussion zum Vortrag B. C. Meyer. In: Dumb-bell tumors of the spinal cord. Report of two cases Arch. Neurol. Psychiat. (Chic.) **58**, 108 (1947).

— Kaplan, A.: Tumors in the region of the cauda equina. A review of 25 cases. Amer. J. Surg. **60**, 36 (1943).

Cohen, L.: The statistical prognosis in radiation therapy. Amer. J. Roentgenol. **84**, 741 (1960).

— Macrae, D.: Tumors in the region of the foramen magnum. J. Neurosurg. **19**, 462 (1962).

Cohnheim, J.: Einfacher Gallertkropf mit Metastasen. Virchows Arch. path. Anat. **68**, 547 (1876).

— Vorlesungen über allgemeine Pathologie. Berlin 1878.

Colclough, J. A.: Epidural abscess of spinal cord. New Orleans med. surg. J. **99**, 237 (1946).

— Compression of the spinal cord by osteitis deformans. Surgery **25**, 760 (1949).

Cole, S. C., Godsick, P. A., Norman, A.: The value of laminectomy in benign and malignant extradural spinal cord compression. Bull. Hosp. Jt Dis. (N.Y.) **30**, 76 (1969).

Coleman, J. B., Dissecting aneurysm. Dublin J. med. Sci. **106**, 125 (1898).

COLEY, B. L.: Neoplasms of bone. New York: Paul B. Hoeber 1949.
— HIGINBOTHAM, N. L.: Management of malignant disease in neighborhood of hip. Surg. Gynec. Obstet. **99**, 727 (1954).
— — Secondary chondrosarcoma. Ann. Surg. **139**, 547 (1954).
— — GROESBECK, H. P.: Primary reticulum-cell sarcoma of bone; summary of 37 cases. Radiology **55**, 641 (1950).
— LENSON, N.: Osteoid-osteome. Amer. J. Surg. **77**, 3 (1949).
COLEY, N. L.: Neoplasms of bone. New York: Paul B. Hoeber, 1. ed. 1949, 2. ed. 1960.
COLEY, W. B.: Malignant changes in the so-called benign giant-cell tumor. Amer. J. Surg. **28**, 768 (1935).
COLKET, T. C., RUSSELL, F. E.: Alterations in cerebrospinal fluid protein following pantopaque myelography; Experiment. Neurology (Minneap.) **2**, 62 (1960).
COLLAR PEREZ, A.: Röntgenologische Verwechslung von Arachnitis und Tumorrezidiv. Bol. Secc. san. Polic. nac. (Habana) **3**, 306 (1947) [Spanisch].
COLLIER, J.: The false localizing signs of intracranial tumours. Brain **27**, 490 (1904).
COLLIN, J., KRABBE, K. H.: Et tilfælde af opereret intraspinal tumor med helbredelse. Ugeskr. Læg. **76**, 1189 (1914) [Dänisch].
COLLINS, D. H., HENDERSON, W. R.: A case of intradural spinal lipoma. J. Path. Bact. **61**, 227 (1949).
COLLINS, J.: Gliom der Medulla oblongata. Dtsch. Z. Nervenheilk. **10**, 453 (1897).
— ELSBERG, C. A.: Giant tumors of the cauda equina. Amer. J. med. Sci. **147**, 493 (1914).
— MARKS, H. E.: The early diagnosis of spinal cord tumors. Amer. J. med. Sci. **149**, 103 (1915).
COLLOMB, H., CAMAIN, R., COURSON, B., QUENUM, C.: Paraplégie aigue par ostéolyse, avec effondrement vertébral, due à histoplasma capsulatum (Variété du Boisi). Bull. Soc. Path. exot. **55**, 753 (1962).
— SANKALE, M., DUMAS, M., ANCELLE, J. P.: Les formes neurologiques du cancer primitif du foie (étude clinique et éléctro-encéphalographique). Bull. Soc. méd. Afr. noire Langue franç. **13**, 577 (1968).
COLLUCI, G.: Sindrome paraplegica da carcinosi dell ossa. Rif. med. **53**, 226 (1937).
COLMAR, A. VON: Die Wirbelsäuleninsuffizienz nach ausgedehnter Laminektomie. Arch. orthop. Unfall-Chir. **46**, 445 (1954).
COLONNA, P. C., FRIEDENBERG, Z. B.: The disc syndrome. The results of the conservative care of patients with positive myelograms. J. Bone Jt Surg. A **31**, 614 (1949).
COLOVER, J.: Sarcoidosis with involvement of the nervous system. Brain **71**, 451 (1948).
COLUMELLA, F., DELZANNO, G. B.: Epidermoide endomidollare. Acta neurol. belg. **12**, 12 (1957).
COMAN, D. R., DE LONG, R. R.: The role of the vertebral venous system in the metastasis of cancer to the spinal column. Cancer (Philad.) **4**, 610 (1952).
COMBY, J.: Tumeurs de la moelle épinière chez les enfants. Arch. Méd. Enf. **33**, 487 (1930).
COMPERE, E. L.: Diagnosis and treatment of giant-cell tumors of bone. J. Bone Jt Surg. A **35**, 822 (1953).
— JOHNSON, W. E., COVENTRY, M. D.: Vertebra plana (Calvé's disease) due to eosinophilic granuloma. J. Bone Jt Surg. A **36**, 969 (1954).
COMPOSTELLA, A.: Sui neurinomi spinali. Minerva ortop. **13**, 494 (1962).
CONCETTI, L.: La ponction lombaire de Quincke dans la pratique infantile. Ann. Méd. Chir. infant. (Paris)(1899).
CONDORELLI, S., MESSINETTI, S., BARTOLO, M., COLOMBATI, M., ZELLI, G. P., MOCAVERO, G.: Sull'esistenza di oscillazioni repiratorie della pressione intraspongiosa dei corpi vertebrali nell'uomo. Atti Soc. ital. Cardiol. **22**, 344 (1962).
CONFORTI, P., AGRESTI, A.: Spinal cord tumors, atypical radicular neurinoma of cervical column. Minerva chir. **11**, 54 (1956) [Italienisch].
CONNOLLY, R. C.: Spinal ependymoma of cauda equina presenting as "Sciatica". Proc. roy. Soc. Med. **56**, 10 (1963).
CONOS, B.: Le syndrome de Claude-Bernard-Horner dans les lésions médullaires basses avec dissociation consécutive à l'opération. Rev. neurol. **34**, 363 (1927).
— Échinococcose vertébrale, troisième récidive; paraplégie; opération; guérisson rapide pour le moment. Rev. neurol. **1**, 101 (1934).
— Hémiatrophie linguale, scoliose, hémiathrophie du tronc avec intégrité des membres, céphalée intense, spasme conjugué de la tête et des yeux chez un ancien encéphalitique. Rev. neurol. **63**, 285 (1935).
CONSTANS, J. P., BRICOUT, J.: Metastatic paraplegia. (Medullospinal complications of spinal metastases.) Gaz. méd. Fr. **70**, 1949 (1963) [Französisch].
CONSTANT: Gaz. méd. Paris (Revue de la clinique Baudelocque), p. 75 (1835). In: SCHMALZ, A. 1925, S. 521 u. 540—541.
COONEY, J. F., BAKER, G. S.: Subdural hematoma following operation on spinal cord; case. Proc. Staff Meet. Mayo Clin. **28**, 364 (1953).
COOPER, C. M.: Cerebrospinal fluid of anomalous character in a case of intraspinal tumor. J. Amer. med. Ass. **55**, 2298 (1910).
COOPER, I. S.: Neurosurgical aspects of treatment for patients with spinal cord injuries. J. Amer. med. Ass. **162**, 1205 (1956).
— HOEN, T. I.: Gynecomastia in paraplegic males: Report of seven cases. J. clin. Endocr. **9**, 457 (1949).
— — Intrathecal alcohol in the treatment of spastic paraplegia. J. Neurosurg. **6**, 187 (1949).

COOPER, I. S., KERNOHAN, J. W., CRAIG, W. McK.: Tumors of the medulla oblongata. Arch. Neurol. Psychiat. (Chic.) **67**, 269 (1952).

–- MacCARTY, C. S., RYNEARSON, E. H., BENNETT, W. A.: Metabolic consequences of spinal cordectomy. Proc. Staff Meet. Mayo Clin. **24**, 620 (1949).

— CRAIG, W. McK., KERNOHAN, J. W.: Tumors of the spinal cord: Primary extramedullary gliomas. Collect. Papers Mayo Clin. **42**, 493 (1950).

— — — Tumors of the spinal cord. Primary extramedullary gliomas. Surg. Gynec. Obstet. **92**, 183 (1951).

— RYNEARSON, E. H., MacCARTY, C. S., POWER, M. H.: Metabolic consequences of spinal cord injury. J. clin. Endocr. **10**, 858 (1950).

COOPER, M. J.: Lymphogranulomatosis maligna with invasion of spinal canal and paraplegia. J. Amer. med. Ass. **102**, 917 (1934).

COPE, V. Z.: Actinomycosis of bone with special reference to vertebral column. J. Bone Jt Surg. B **33**, 205 (1951).

CORBELLA, T., MAMOLI, A.: La diagnosi clinica precoce di tumore endomidollare. Minerva neurochir. **9**, 30 (1965).

— — The clinical diagnosis of intramedullary tumor. Acta neurol. belg. **65**, 770 (1965).

CORBI RODRIGUEZ, L., CEREZA, J. A., BABBINI, R.: Ein Fall von Rückenmarkskompression durch ein Meningiom. Rev. méd. Rosario **27**, 733 (1937). [Spanisch].

CORBINO, D.: Arteriovenous aneurysm of the spinal cord. Riv. pat. nerv. ment. **80**, 455 (1959) [Italienisch].

CORBOZ, R.: Die Psychiatrie der Hirntumoren bei Kindern und Jugendlichen. Berlin-Göttingen-Heidelberg: Springer 1958.

CORDEL, H.: Über Pseudotumor spinalis. Nervenarzt **10**, 558 (1937).

— Hochsitzende extramedulläre Tumoren des Halsmarkbereiches als Kontraindikation zur Lumbalpunktion. Dtsch. med. Wschr. **71**, 145 (1946).

CORDY, D. R.: Plasma cell myeloma in a dog. Cornell Vet. **74**, 498 (1957).

CORNIL, L.: Essai de la classification des tumeurs neuroectodermiques primitives de la moelle épinière, des racines et de leurs enveloppes. Bull. Acad. Méd. (Paris) **110**, 307 (1933).

— MOSINGER, H.: Sur les angiomes et téléangiéctasies intrarachidiens. Arch. Anat. path. **9**, 955 (1932).

— — Le meningoblastome lacunaire des meninges spinales. Ann. Anat. path. **10**, 725 (1933).

— — Sur les processus prolifératifs de l'épendyme médullaire. (Rapports avec les tumeurs intramédullaires et la syringomyélie.) Rev. neurol. **1**, 749 (1933).

CORNIL, V., MARTINEAU: Tumeur de la moelle; meningite spinale. Bull. Soc. anat. Paris **40**, 299 (1865).

CORRADI, M., MOSCATELLI, G.: Cisti epidermoide intramidollare. Riv. Neuropsichiat. **5**, 261 (1959).

CORRADINI, E. W., TURNEY, M. F., BROWDER, E. J.: Spinal epidural infection. N.Y. St. J. Med. **48**. 2367 (1948).

CORRIDORI, F., CECCHINI, A.: Le compressioni midollari da emangioma vertebrale: Quadro clinico-radiologico. Sist. nerv. **12**, 495 (1960).

CORRIE, J. A., COLEBATCH, J. H., RICE, M. S., EKERT, H.: Central nervous system infiltration in acute childhood leukaemia. Proc. Aust. Ass. Neurol. **5**, 443 (1968).

CORSELLAS, M. F.: Primäre bösartige Geschwülste. Pren. méd. argent. **31**, 73 (1944) [Spanisch].

COSACESCO, A.: Le myélome chez les jeunes. Lyon chir. **43**, 677 (1948).

— VEREANO, D.: Le kyste hydatique épidural primitif. Presse méd. **54** 871 (1946).

COSCO MAZZUCA, R., LO RE, F.: Rara associazione di una complessa malformazione dell'arco vertebrale posteriore lombare con un tumore intradurale. Arch. Putti Chir. Organi Mov. **23**, 296 (1968).

COSSA, P.: Sciatica due to shell wound of buttoks and to extradural tumor of cauda equina. Rev. neurol. **41**, 1048 (1934). [Französisch].

— MARTIN, E., CAZAC, A., DARCOURT, G.: Syndrome de l'artere du renflement lombaire et syndrome du renflement lombaire. Rev. neurol. **113**, 633 (1965).

COSTA, A., MASUELLI, L.: Über ein Schwannom des Rückenmarks. Rif. med. **54**, 182 (1938). [Italienisch].

COSTA, A. DE, L., FIGUEIREDO, H. B. DE, SERRA, J. P.: Cisticercose do sistema nervoso. Arch. bras. Med. **47**, 407 (1957).

COSTE, F., GUIOT, G., WEISSENBACH, R.: Hémangiome d'un corps vertébral avec compression nerveuse. Exérèse chirurgicale de la tumeur. Bull. Soc. méd. Hôp. Paris **67**, 1033 (1951).

— HAGUENAU, J.: Discordance in results of spinal canal roentgenography with lipiodol and Queckenstedt test in neuroglioma. Rev. neurol. **64**, 145 (1935). [Französisch].

— LAURENT, F., BENICHOU, C.: Chordome du sacrum. Rev. Rhum. **26**, 48 (1959).

COSTE, J.: Le cancer vertébral. Thèse de Paris 1926.

COUCH, R. S.: Tumours of the spinal canal. Diagnosis. Proc. roy. Soc. Med. **55**, 101 (1962).

COURSON, B., CAVE, L., SANKALE, M., HAYEN, M., SOW, M., WADE, F., LEMERCIER, G.: Délabrement lombosacré par tumeur géante de la queue de cheval (à propos d'un cas d'épendymome opéré). Bull. Soc. méd. Afr. noire Langue franç. **10**, 717 (1965).

COURTLAND, H. D., JR.: Spinal extradural cyst. J. Neurosurg. **6**, 251 (1949).

COURVILLE, C. B.: Ganglioglioma; tumor of the central nervous system; review of literature and report of 2 cases. Arch. Neurol. Psychiat. (Chic.) **24**, 439 (1930).

— Pathology of the central nervous system. 3d ed. Mountain view, California 1950.

— Calcification and ossification incident to compressive softening of the spinal cord; report of case. Bull. Los Angeles neurol. Soc. **23** 88 (1958).

Courville, C. B., Abbott, K. H.: Histogenesis of meningiomas, with particular reference to origin of the "meningiothelial" variety. J. Neuropath. exp. Neurol. 1, 337 (1942).
— Evans, H. S.: Residual lesions in healed tuberculous meningitis. Bull. Los Angeles neurol. Soc. 2, 125 (1937).
Couto, D., Costa, N.: Teratoide sacrococcigea. J. bras. Neurol. 1, 3 (1949) [Portugiesisch].
Coventry, M. B., Dahlin, D. C.: Osteogenic sarcoma, a critical analysis of 430 cases. J. Bone Jt Surg. A 39, 741 (1957).
Cowper, W.: Anatomia corporis humani. In: Acta Eruditorum, 1699, p. 54, tab. 93 (transl. from "The anatomy of humane bodies", Lond. 1698).
Cox, L. B.: The cytology of the glioma group; with special reference to the inclusion of cells derived from the invaded tissue. Amer. J. Path. 9, 839 (1933).
— Case of syringomyelia associated with intramedullary tumour, with remarks on relation of gliosis to tumours of ependymal origin. J. Path. Bact. 44, 661 (1937).
Coxe, W. S.: Tumor of the spinal canal in children. Amer. J. Surg. 27, 62 (1961).
Coy, P., Baker, S., Dolman, C. L.: Progressive myelopathy due to radiation. Canad. med. Ass. J. 100, 1129 (1969).
Crabbe, W. A., Wardill, J. C.: Benign osteoblastoma of the spine. Brit. J. Surg. 50, 571 (1963).
Craig, J., Mitchell, A.: Spinal tumors in childhood. Arch. Dis. Childh. 6, 11 (1931).
Craig, R. L.: Effect of iodized poppyseed oil on the spinal cord and meninges: an experimental study. Arch. Neurol. Psychiat. (Chic.) 48, 799 (1942).
— Case of epidermoid tumor of the spinal cord; review of literature of spinal epidermoids and dermoids. Surgery 13, 354 (1943).
Craig, W. McK.: The use and abuse of iodized oil in the diagnosis of lesions of the spinal cord. Surg. Gynec. Obstet. 49, 17 (1929).
— Spinal cord compression: Tumors and allied non-traumatic conditions. Amer. J. Surg. 12, 303 (1931).
— The pain of tumors of the spinal cord. West. J. Surg. (Portland) 40, 56 (1932).
— Experimental production of the syndrome of spinal cord tumors. Surg. Clin. N. Amer. 13, 915 (1933).
— Operability of spinal cord tumors. Minn. Med. 17, 110 (1934).
— Tumors of the spinal cord. Surg. Clin. N. Amer. 15, 1371 (1935).
— Tumors of the spinal cord and their relation to medicine and surgery. J. Amer. med. Ass. 107, 184 (1936).
— Tumors of spinal cords. Amer. J. Surg. 75, 69 (1948).
— Intraspinal tumors and part they play in general diagnosis. Virginia med. Mth. 81, 409 (1954).
— Relief of painful syndromes — importance of intraspinal tumors as cause. Rocky Mtn med. J. 53, 305 (1956).
— Need for consideration of intraspinal tumors as a cause of pain and disability. J. Amer. med. Ass. 163, 436 (1957).
— Dockerty, M. B., Harrington, S. W.: Intervertebral and intrathoracic blastomycoma simulating dumbbell tumor. Sth. Surg. 9, 759 (1940).
— Doyle, J. B.: Metastatic epidural abscess of the spinal cord. Ann. Surg. 95, 58 (1932).
— Horrax, G.: Occurrence of hemangioblastomas in three members of family. J. Neurosurg. 6, 518 (1949).
— Keith, H. M., Kernohan, J. W.: Tumors of the brain occuring in childhood. Acta psychiat. (Kbh.) 24, 375 (1949).
— Norstrom, C. W., Kernohan, J. W., Love, J. G.: One hundred primary caudal tumors. J. Amer. med. Ass. 178, 1071 (1961).
— Shelden, C. H.: Tumors of the cervical portion of the spinal cord. Arch. Neurol. Psychiat. (Chir.) 44, 1 (1940).
— Svien, H. J., Dodge, H. W., Camp, J. D.: Intraspinal lesions masquerading as protruded lumbar intervertebral disks. J. Amer. med. Ass. 149, 250 (1952).
— — Mabon, R. F.: Surgical application. Proc. Staff Meet. Mayo Clin. 24, 76 (1949).
— Wagener, H. P., Kernohan, J. W.: Lindau-von Hippel disease. A report of four cases. Arch. Neurol. Psychiat. (Chic.) 46, 36 (1941).
Craigmile, T. K.: The Queckenstedt test: its indications, contraindications and dangers. J. Indian med. Ass. 50, 1106 (1957).
Cramer, F.: Neoplasms and space-taking lesions of the neuraxis. Some specific considerations in respect to orthopaedic practice. Clin. orthop. 27, 29 (1963).
— Hudson, F.: Myelographically demonstrated cervical intervertebral discs, co-existing with tumors. Trans. Amer. neurol. Ass. 81, 171 (1956).
— — Myelographically demonstrated lesions of the cervical intervertebral discs, co-existing with tumors and other causes of myelopathy. Acta radiol. (Stockh.) 46, 31 (1956).
Cramer, H.: Beitrag zur Kontrastfüllung des Periduralraums mit 35% viskösem Perabrodil durch den Sakralkanal; insbesondere zur Darstellung von Bandscheiben im Ileosakralbereich. Dtsch. med. Wschr. 75, 769 (1950).
— Meningocele sacralis ventralis. Acta neurochir. (Wien) 9, 1 (1960).
Cramer, W., Schmidt, W.: Beitrag zur Kasuistik des Teratoma triphyllicum der Sakralgegend. Geburtsh. u. Frauenheilk. 17, 643 (1957).

CRAVER, L. F., COPELAND, M. M.: Lymphosarcoma in bone. Arch. Surg. **28**, 809 (1934).

— — Changes in the bone in Hodgkin's granuloma. Arch. Surg. **28**, 1062 (1934).

CRAWFORD, A. M.: Multiple myeloma. Glasg. med. **119**, 111 (1933); — Ref.: Amer. J. Cancer **19**, 495 (1933).

CRAWFORD, O. B.: The technic of continuous peridural anesthesia for thoracic surgery. Anesthesiology **14**, 316 (1953).

CREMIEUX, A., BOUDOURESQUES, J., PUJOL, R., TATOSSIAN, A., KAHLIL: Flexion of the lower extremities on the occasion of a fit of coughing: isolated symptom revealing a medullary compression. Rev. Oto-neuro-ophtal. **32**, 235 (1960) [Französisch].

CRESSMAN, M. R., HOPPENFELD, S.: Treatment of an unusual case of tuberculosis of the cervical spine. Case report. J. Neurosurg. **30**, 65 (1969).

CREYX, M., MASSIÈRE, R., PAULY, R., MORETTI, G.: Forme pseudomyélitique des tumeurs médullaires. J. Méd. Bordeaux **116**, 41 (1939).

CRILE, G.: A speculative review of the role of endocrine imbalance in the genesis of certain cancers and degenerative diseases. J. nat. Cancer Inst. **20**, 229 (1958).

CRINIS, M. DE: Die Frühsymptome bei Rückenmarkstumoren. Dtsch. med. Wschr. **66**, 309 (1940).

CRITCHLEY, J.: Malignant paraplegia. Med. J. Aust. **49**, 653 (1962).

CRITCHLEY, M.: Paraplegic eunuch with lues. Proc. roy. Soc. Med. **40**, 552 (1947).

— FERGUSON, F. R.: The cerebrospinal epidermoids (cholesteatomata). Brain **51**, 334 (1928).

— GREENFIELD, J. G.: Spinal symptoms of intraspinal chloroma and leukemia. Brain **53**, 11 (1930).

CROS JUAN A., ROYO MARTI, M.: Clinical and electrophoretic considerations on a case of vertebral plasmacytoma. Rev. esp. Reum. **9**, 137 (1961) [Spanisch].

CROSATO, F.: Fall von basilärer Impression mit Arachnoidalzysten der oberen zervikalen Wurzeln. Riv. Neuropsichiat. **3**, 1 (1957).

— TERZIAN, H.: On a case of medullary aspergillosis. 9. Psichiat. Neuropat. **89**, 1077 (1961) [Italienisch].

CROSBY, R. M. N., WAGNER, J. A., NICHOLS, P.: Intradural lipoma of the spinal cord. J. Neurosurg. **10**, 81 (1953).

CROSS, G. O.: Subarachnoid cervical angioma with cutaneous hemangioma of a corresponding metamere. Arch. Neurol. Psychiat. (Chic.) **58**, 359 (1947).

— PACE, J. W.: Malignant pheochromocytoma with paroxysmal hypertension and metastasis to cervical spine. J. Amer. med. Ass. **142**, 1068 (1950).

— REAVIS, J. R., SAUNDERS, W. W.: Lateral intrathoracic meningocele. J. Neurosurg. **6**, 423 (1949).

CROSTI: Contributo clinico alla chirurgia del rachide e del midollo. Officine Grafiche Milanesi, Sacchi, Milano, 1907.

CROUZON, O.: Compression de la moelle chez neurofibromatose. Monit. méd. (Paris) **44**, 1049 (1934).

— ALAJOUANINE, T., DELAFONTAINE, P.: Compression médullaire de la région dorsale moyenne chez une malade syphilitique avec syndrome de Froin et réaction de Wassermann positive dans le sang et liquide céphalorachidien. Rev. neurol. **2**, 577 (1926).

— BERTRAND, I., POLACCO: Gliome intramédullaire à type de syringomyélie. Rev. neurol. **35**, 228 (1928).

— CHRISTOPHE, J.: Rückenmarkskompressionen bei Neurofibromatose. Monde méd. **44**, 1049 (1934) [Französisch].

— PETIT-DUTAILLIS, P., Mlle BRAUN, S., GILBERT-DREYFUS: Sur un nouveau cas de tumeur méningé opéré après repérage radioscopique et radiographique par injection de lipiodol en position verticale et déclive. Rev. neurol. **1**, 236 (1927).

— — CHRISTOPHE, J.: Sur un cas de compression de la queue de cheval d'origine traumatique par nodule fibro-cartilagineux au disque inter-vertébral. Rev. neurol. **1**, 12 (1931).

— — GILBERT-DREYFUS: Guérison d'une paraplégie avec énucléation chirurgical d'un fibro-endothéliome méningé chez une malade de 71 ans. Rev. neurol. **2**, 520 (1927).

— — JARKOWSKI, J., BERTRAND: Compression médullaire par pachyméningite de nature indéterminée. Opération. Guérison. Rev. neurol. **2**, 50 (1929).

CROWLEY, L. V., PAGE, H. G.: Adenocarcinoma arising in presacral enterogenous cyst. Arch. Path. **69**, 64 (1960).

CRUSEM, L., D'ANDRADE, C.: Étude anatomo-clinique d'un cas d'arachnoïdite spinale, ayant comme symptome prédominant une altération de la sensibilité profonde. Rev. neurol. **1**, 1019 (1933).

CRUSZ, H.: On an english case of intramedullary spinal coenurus in man, with some remarks on the identity of Coenurus spp. infesting man. J. Helminth. **22**, 73 (1948).

CRUTCHFIELD, W. G., SCHULZ, E. S.: Fractures and dislocations of the spine. Amer. J. Surg. **75**, 219 (1948).

CRUVEILHIER, J.: Anatomie Pathologique. Paris: Baillière 1835—42.

— Meningitis nach Durchbruch einer Lungenkaverne in den Wirbelkanal. Zit. nach SCHMALZ, A. (1925), S. 559. In: Gaz. hebdomaire **1**, 20 (1856) [Französisch].

CRUZ, O. R.: Compressão radiculomedular por cisticercos: Registro de dois casos com tratamento. Arch. Neuropsiquiat. (S. Paulo) **19**, 231 (1961).

CSIKY, J.: Über die Geschwülste des Hirns und Rückenmarks. Orvosképzés **13**, 15 (1923) [Ungarisch].

CUATICO, W., GANNON, W., SAMOUHOS, E.: A needle designed for myelography. Technical note. J. Neurosurg. **28**, 87 (1968).

Cube, H. M.: Spinal extradural hemorrhage. J. Neurosurg. 19, 171 (1962).

Cucco, G.: Manifestazioni oculari nella sindrome da emorragia subarachnoidea. Ann. Ottal. 77, 454 (1951).

Cuche, D., Jacob, P., Vincent, P., Abbatucci, S.: A case of myeloplaxic tumor of the lumbar column. Diagnosis and treatment. J. Radiol. Électrol. 43 199 (1962) [Französisch].

Culver, G. J., Concarmon, J. P., Koenig, E. C.: Calcification in intraspinal meningiomas. Amer. J. Roentgenol. 62, 237 (1949).

Cummings, J. N.: Cerebrospinal fluid in diagnosis. Brit. med. J. 1954 I, 449.

Cummins, F. M., Taveras, J. M., Schlesinger, E. B.: Treatment of gliomas of the third ventricle and pinealomas. With special reference to the value of radiotherapy. Neurology (Minneap.) 10, 1031 (1960).

Cuneo, H. M.: Spinal extradural cysts. Report of a case. J. Neurosurg. 12, 176 (1955).

— Invasion of the spinal cord by malignant schwannoma. J. Neurosurg. 14, 242 (1957).

— Rand, C. W.: Brain tumors of childhood. Springfield (Ill.): Ch. C. Thomas 1952.

Curtiss, P. H., Jr., Collins, W. F.: Diagnosis of spinal cord tumors in pediatric patients. Cancer Bull. (Wash.) 12, 108 (1960).

— — Spinal-cord tumor — a cause of progressive neurological changes in children with scoliosis. A report of three cases. J. Bone Jt Surg. A 43, 517 (1961).

Curtius, F.: Status dysraphicus und myelodysplasie. Fortschr. Erbpath. 3, 199 (1939).

— Lorenz, I.: Über den Status dysraphicus. Z. ges. Neurol. Psychiat. 149, 1 (1933).

Cushing, H.: Intradural tumor of the cervical meninges. Ann. Surg. 39, 934 (1904).

— The special field of neurological surgery. Johns Hopk. Hosp. Bull. 16, 77 (1905).

— Cases of spontaneous intracranial hemorrhages associated with trigeminal naevi. J. Amer. med. Ass. 47, 178 (1906).

— The special field of neurological surgery. Five years later. Johns Hopk. Hosp. Bull. 21, 236 (1910).

— The meningiomas (dural endotheliomas): their source and favoured seats of origin. Brain 45, 282 (1922).

— The intracranial tumors of preadolescence. Amer. J. Dis. Child. 33, 551 (1927).

— Experiences with the cerebellar medulloblastomas. Acta path. microbiol. scand. 7, 1 (1930).

— Intracranial tumours: Notes upon a series of two thousand verified cases with surgical-mortality percentages pertaining thereto. Springfield (Ill.): Ch. C. Thomas 1932.

— Intrakranielle Tumoren. Berlin: Springer 1935.

— Ayer, J. B.: Xanthochromia and increased protein in the spinal fluid above tumors of the cauda equina. Arch. Neurol. Psychiat. (Chic.) 10, 167 (1923).

— Bailey, P.: Tumors arising from the blood vessels of the brain: Angiomatous malformations and hemangioblastomas. Springfield (Ill.): Ch. C. Thomas 1928.

— Eisenhardt, L.: Notes on first reasonably successfull removal of intracranial tumor. Bull. Los Angeles neurol. Soc. 3, 95 (1938).

— — Meningiomas: Their classification, regional behaviour, life history and surgical end results. 1. ed. Springfield (Ill.): Ch. C. Thomas 1938; 2. ed. New York: Hafner Publ. Co. 1962.

— Weed, L. H.: Studies on the cerebrospinal fluid and its pathway. No IX. (Calcareous and osseous deposits in the arachnoidea.) Johns Hopk. Hosp. Bull. 26, 367 (1915).

— Wolbach, S. B.: Transformation of malignant paravertebral sympathicoblastoma into benign ganglioneuroma. Amer. J. Path. 3, 203 (1927).

Cuveland, E. de: Röntgenbefunde bei angeborenen Fehlbildungen der Wirbelsäule. Med. Mitt. „Schering" 30, 36 (1969).

Cyprin, L. B.: Zur Frage der malignen Umwandlung der Astrozytome. Zbl. Neurochir. 15, 178 (1955).

Czirer, L.: Über diagnostische Irrtümer auf Grund einer Gallensteinkrankheit vortäuschenden Rückenmarksgeschwulst. Orvoskepzes 25, Sonderheft 2 (1935) [Ungarisch].

Czogalla, A.: Über diffuse Meningiomatose. Inaug.-Diss. Bonn 1949.

Dabrowski, M., Budzbon, J.: Wypadniecie jadra miazdzystego w odcinku ledzwiowym kregoslupa u 7-letniego chlopca. Neurol. Neurochir. pol. 19, 101 (1969).

Dabska, M., Buraczewski, J. J.: Aneurysmal bone cyst. Pathology, clinical course and radiologic appearances. Cancer (Philad.) 23, 371 (1969).

Da Costa, D. G.: Über die chirurgische Behandlung der Abszesse des zervikalen epiduralen Raums. Brasil méd. cir. 8, 85 (1946) [Portugiesisch].

— Dunham Filho, N.: Über lumbosakrale Chordome. Rev. bras. Cirurg. 13, 649 (1944) [Portugiesisch].

— Love, J. G.: Primary melano-epithelioma of the spinal cord. Proc. Staff Meet. Mayo Clin. 14, 628 (1939).

Da Costa, J. C.: A case of amyloid tumor. J. Med. 47, 593 (1962) [Portugiesisch].

Daglio, P.: Le psiconevrosi: nuovo problema medico-sociale. Minerva med. 2, 1094 (1953).

D'Agostino, G., Colonna, M.: Contribution to the knowledge of chordoma: 2 cases with sacrococcygeal localization. Gazz. int. Med. Chir. 67, 2052 (1962).

Dahl, B.: Wie entwickelt sich das nekrotische Röntgengeschwür? Strahlentherapie 59, 552 (1937).

Dahlin, D. C.: Primary amyloidosis with report of six cases. Amer. J. Path. 25, 105 (1949).

— Bone tumors. Springfield (Ill.): Ch. C. Thomas 1957.

Dahlin, D. C., Besse, B. E., Pugh, D. G., Ghormely, R. K.: Aneurysmal bone cyst. Radiology 64, 56 (1955).

— Dockerty, M. B.: Amyloid and myeloma. Amer. J. Path. 26, 581 (1950).

DALE, A. J. D.: Diastematomyelia. Arch. Neurol. Psychiat. (Chic.) **20**, 309 (1969).

D'ALESSIO, E., COBELLIS, P.: Teratomas of the sacrococcygeal region. (Observation on 3 operated cases.) Rass. int. Clin. Ter. **39**, 1141 (1959) [Italienisch].

DALFORNO, S., RAMELLA GIGLIARDI, M.: Ependimoma mixopapillare del filamento terminale. Cancro **20**, 193 (1967).

DALICHO, W. A.: Die Entwicklung eines Wirbelmyxoms im Röntgenbild. Z. Orthop. **87**, 632 (1956).

DALL' ARMI, G. v.: Halbseitige Verletzung des Rückenmarks. Inaug.-Diss. Würzburg, 1875.

DALLOZ, J. C., QUENEAU, P., CANLORBE, P., RUBIN, S.: Modifications de la statique rachidienne au cours des compressions médullaires par tumeur chez l'enfant. Arch. franç. Pédiat. **20**, 309 (1963).

DAMBSKA, M., LOWENTHAL, A., GUAZZI, G. C.: Le syndrome anatomo-clinique des meningiomatoses. J. neurol. Sci. **2**, 68 (1965).

D'ANDREA, F., DIVITIIS, E. DE, ELEFANTE, R., TURCHIARO, G.: Correlazioni tra mieloscintigrafia e mielografia nella diagnostica delle affezioni vertebro-midollari. Rass. int. Clin. Ter. **46**, 1225 (1966).

DANDY, W. E.: Roentgenography of brain after injection of air into spinal canal. Ann. Surg. **70**, 397 (1919).
— Localization of brain tumors by injection of air into the ventricels of the brain. J. Mo. med. Ass. **21**, 329 (1924).
— The diagnosis and localization of spinal cord tumors. Ann. Surg. **81**, 223 (1925).
— Abscess and inflammatory tumors in spinal epidural space (so-called pachymeningitis externa). Arch. Surg. **13**, 477 (1926).
— A sign and symptom of spinal cord tumors. Arch. Neurol. Psychiat. (Chic.) **16**, 435 (1926).
— Arteriovenous aneurysm of the brain. Arch. Surg. **17**, 190 (1928).
— Venous abnormalities and angiomas of the brain. Arch. Surg. **17**, 715 (1928).
— Benign encapsulated tumors in lateral ventricles of brain, diagnosis and treatment. Ann. Surg. **98**, 841 (1933).
— Encephalitis und Meningitis infolge pathogener Pilze. In: Hirnchirurgie, S. 444. Leipzig: Johann Ambrosius Barth 1938.
— Cysticercus cellulosae. In: Hirnchirurgie, S. 777. Leipzig: Johann Ambrosius Barth 1938.
— Injuries and tumors. Industr. Med. Surg. **8**, 381 (1939).
— Concealed ruptured intervertebral disks: Plea for elimination of contrast medium in diagnosis. J. Amer. med. Ass. **117**, 821 (1941).
— Recent advances in diagnosis and treatment of ruptured intervertebral disks. Ann. Surg. **115**, 514 (1942).

D'ANGERS, O. (1827): Zit. nach ANTONI, N. (1936), Bd. XIV, S. 1.

DANIEL, P. M., SCHILLER, F., VOLLUM, R. L.: Torulosis of the central nervous system. Report of two cases. Lancet **1949** I, 53.

DANIELOPOULO, D., RADOVICI, A., CARNIOUL, A.: Réflexes viscero-moteurs, cutanés-viscéraux et oculo-viscéromoteurs. Rev. neurol. **29**, 249 (1922).

DANIELS, L. E.: Compression of cervical portion of spinal cord; loss of kinesthetic sense in hands. Neurology (Minneap.) **6**, 344 (1956).

DANISCH, F., NEDELMANN, E.: Bösartiges Thymom bei einem dreijährigen Kinde mit eigenartiger Metastasierung ins Zentralnervensystem. (Zugleich ein Beitrag zur Klinik und Pathologie der Geschwulstmetastasierung auf dem Liquorwege.) Virchows Arch. path. Anat. **268**, 492 (1928).

DANSMANN, W.: Über die sogenannte Myelitis necroticans subacuta. Z. ges. Neurol. Psychiat. **168**, 644 (1940).

D'ANTON, D.: Maladie de Recklinghausen avec syringomyélie vraie. Rev. neurol. **1**, 274 u. **2**, 971 (1928).

DARDENNE, G.: Hypertension intracranienne et contaminations chimiques et cytologiques du liquide cephalo-rachidien. Acta neurochir. (Wien) **17**, 46 (1967).

DARDI, M.: Cisti pre-sacrococcigee; contributo clinico. Rass. giul. Med. **12**, 364 (1956).

DASTUR, H. M.: The radiological appearances of spinal extradural arachnoid cysts. J. Neurol. Neurosurg. Psychiat. **26**, 231 (1963).
— DESHPANDE, D. H.: 22 epidermoids of the CNS. A 10-year series. Neurology (Bombay) **16**, 99 (1968).

DAUKSYS, J., MORGAN, D.: Extra-dural tumor of the cord. Med. Bull. Veterans' Adm. (Wash.) **14**, 75 (1937).

DAUM, S., BILLET, R.: Deux cas de kystes des racines sacrées. Neuro-chirurgie **8**, 111 (1962).

DAUNIC, RISER, LASALLE: La pneumorachie dans les compressions médullaires avec sténose incomplète des méninges. Bull. Soc. méd. Hôp. Paris **48**, 1289 (1924).

DAVATCHI, F., BENOIST, M., MASSARE, C., HELENON, CH., BLOCH-MICHEL, H.: Contribution a l'étude des canaux étroits à l'étage lombaire. Technique radiologique et valeur normale. Sem. Hôp. Paris **45**, 2008 (1969).
— — — — — Etude du canal osseux lombaire dans la sciatique vertébrale commune. Sem. Hôp. Paris **45**, 2013 (1969).

DAVES, G. G.: Tumors involving the cauda equina, with report of a case. J. Amer. med. Ass. **42**, 751 (1904).

DAVEY, P. W., BERRY, N. E.: Intramedullary spinal abscess coincidant with spinal anesthesia. Canad. med. Ass. J. **65**, 375 (1951).

DAVID, E., SCHULZE, H. A. F., BUSCH, G.: Zur Abgrenzung der angiodysgenetischen nekrotisierenden Myelopathie. Wien. Z. Nervenheilk. **19**, 44 (1962).

David, M., Carrot, E., Paraire, J., Charlin: Hématome calcifié de la moelle dorso-lombaire avec dilatation variqueuse de voisinage. Rev. neurol. **75**, 33 (1943).

— Constans, J. P., Lamarche, J.: Compression médullaire récidivante par hémangiome extradural. Rôle déterminant dés grossesses sur les rechutes. Rev. neurol. **87**, 638 (1952).

— Hecaen, H., Angulergues, R., Magis, C.: Les tumeurs occipitales. Neurocirugía **1**, 85 u. 177 (1955).

— Hirsch, J. F., Sachs, M., Guyot, J. F.: Reflexions sur trois cas de tumeurs intramédullaires opérées. Neuro-chirurgie **11**, 557 (1965).

— Messimy, R., Sachs, M., Chedru, F.: Hémangioblastomes cérébelleux et compression médullaire. Presse méd. **76**, 2413 (1968).

Davidoff: Diskussion zu Meyer, B. C., Dumb-bell tumors of the spinal cord. Report of two cases. Arch. Neurol. Psychiat. (Chic.) **58**, 108 (1947).

Davidoff, C. M., Gass, H., Grossman, J.: Postoperative spinal adhesive arachnoiditis and recurrent spinal cord tumor. J. Neurosurg. **4**, 451 (1947).

Davidoff, L. M.: Tumors of the spinal cord in infancy and childhood. Clinical aspects. N.Y. St. J. Med. **65**, 2439 (1965).

— Martin, J.: Hereditary combined neurinomas and meningiomas. J. Neurosurg. **12**, 375 (1955).

Davidović, S., Pavlović, D.: Presakralna dermoidna cista enormne velicine. (Giant presacral dermoid cyst.) Srpski Arhiv. celok. Lek. **85**, 1165 (1957).

Davidson, S.: Cryptococcal spinal arachnoiditis. J. Neurol. Neurosurg. Psychiat. **31**, 76 (1968).

Davies, F. L.: Effect of unabsorbed radiographic contrast media on the central nervous system. Lancet **1956 II**, 747.

Davis, C. B., Bassoe, P.: Two operated cases of extradural tumor compressing the thoracic portion of the cord. J. nerv. ment. Dis. **1**, 354 (1919).

Davis, F. W., Jr., Markley, H. E.: Rheumatoid arthritis with death from medullary compression. Ann. intern. Med. **35**, 451 (1951).

Davis, H. C.: Spinal extradural cyst. Case report and tabulation of previously reported cases. J. Neurosurg. **6**, 251 (1949).

Davis, L.: Neurosurgical lesions; diagnosis and treatment of those producing pain in back. Industr. Med. Surg. **10**, 55 (1941).

— The principles of neurological surgery. 3. ed. Philadelphia: Lea & Febiger 1946.

— Haven, H. A., Stone, T. T.: The effect of injections of iodized oil in the spinal subarachnoid space. J. Amer. med. Ass. **94**, 772 (1930).

— Martin, J., Goldstein, S. L.: Sensory changes with herniated nucleus pulposus. J. Neurosurg. **9**, 133 (1952).

Davis, M. R., Cannefax, G. R., Johnwick, E. B.: Cerebrospinal fluid — a comparative study of specimens taken from the cisterna magna and lumbar subarachnoid space. J. vener. Dis. Inform. **32**, 284 (1951).

Davis, R. A., Brochner, R., Ruge, D., Wetzel, N.: Notes on some unusual causes of spinal cord compression. Quart. Bull. Northw. Univ. med. Sch. **32**, 329 (1958).

Davis, T. K.: Double papilledema caused by blocking of cord at fourth cervical vertebra greatly relieved by operation. Arch. Neurol. Psychiat. (Chic.) **9**, 245 (1923).

Davison, C., Brock, S., Dyke, C. C.: Retinal and central nervous hemangioblastomatosis with visceral changes. Bull. neurol. Inst. N.Y. **5**, 72 (1936).

— Michael, J. J.: Lymphosarcoma with involvement of the central nervous system. Arch. intern. Med. **45**, 908 (1930).

Davison, Ch., Balser, B. H.: Myeloma and its neural complications. Arch. Surg. **35**, 913 (1937).

— Keschner, M.: Myelitic and myelopathic lesions. Traumatic lesions of spinal cord, clinico-pathologic study. Arch. Neurol. Psychiat. (Chic.) **30**, 326 (1933).

Dawbarn, R. H. M.: Paraplegia from spinal fracture, compression of cord, early laminectomie, cure. Ann. Surg. **21**, 46 (1895).

Dawkins, M.: The identification of the epidural space. A critical analysis of the various methods employed. Anaesthesia **18**, 66 (1963).

Dawson, B. H.: Paraplegia due to spinal epidural haematoma. J. Neurol. Neurosurg. Psychiat. **26**, 171 (1963).

Daxenberger, H.: Über einen Fall von chronischer Compression des Halsmarks mit besonderer Berücksichtigung der secundären absteigenden Degenerationen. Dtsch. Z. Nervenheilk. **4**, 136 (1893).

Day, H. B., Kenawy, M. R.: A case of bilharzial myelitis. Trans. roy. Soc. trop. Med. Hyg. **30**, 223 (1936).

De Araujo, A.: Syndromo da cauda de cavallo por spina bifida oculta. Radiodiagnostico pelo lipiodol subarachnoidiano. Operação, Cura. Rev. bras. Cirurg. **2**, 523 (1933).

Dechaume, J., Wertheimer, P.: Discussion du rapport. Rev. neurol. **40**, 944 (1933).

Decher, H.: Das enzephale Zervikalsyndrom in otologischer Sicht. Dtsch. med. Wschr. **88**, 2340 (1963).

Decker, H. G., Livingston, K. E.: Spinal extradural cyst. J. Neurosurg. **6**, 248 (1949).

Decker, K.: Zur neuroradiologischen Untersuchung. Dtsch. med. Wschr. **80**, 1691 (1955).

— Klinische Neuroradiologie. Stuttgart: Georg Thieme 1967.

Decker, R. E., Wei, W. C.: Thoracic cord compression from multiple hereditary exostoses associated with cerebellar astrocytoma. Case report. J. Neurosurg. **30**, 310 (1969).

Decoulx, P., Razemon, J. P.: Plasmocytome du sacrum. Lille chir. **11**, 296 (1956).

— Vandendorp, F., Graux, P., Bernard, M.: The dorso-lumbar spine of the aged. Lille méd. **8**, 342 (1963) [Französisch].

— — Soulier, A., Godefroy-Vaudeville, Y.: Granulome éosinophilique du rachis. J. Radiol. Électrol. **35**, 90 (1954).

Decourt, J., Petit-Dutaillis, D.: Tumeur prémédullaire de la région dorsale. Bull. Soc. méd. Hôp. Paris **49**, 839 (1933).

— Sèze, S. de: L'arachnoïdite spinale. Prat. méd. franç. **11**, 285 (1930).

Deery, E. M.: Laminectomy for Pott's paraplegia. Ann. Surg. **124**, 201 (1946).

Deetz: Demonstration „Angiom der Wirbelsäule". In: Sitzg vom 23. März 1901, Ges. für Natur- und Heilkunde zu Dresden. Münch. med. Wschr. **48**, 1506 (1901).

Defiore, J. C., Lindberg, L., Ranawat, N. S.: 85 strontium scintimetry of the spine. J. Bone Jt Surg. A **52**, 21 (1970).

Degenring, F. W.: Die Häufigkeit der vertebragenen Rheumatoide. Med. Welt **1961 II**, 2342.

Degtiarev, I. P., Roshchupkin, V. N., Sluchai Khloromy, S.: Sindromom kompressii spinnogo mozga. Vop. Neĭrokhir. **31**, 4 (1967) [Russisch].

Déjerine, J.: Le syndrome de claudication intermittente médullaire. Rev. neurol. **8**, 342 (1906).

— La claudication intermitente de la moelle épinière. Presse. méd. **19**, 981 (1911).

— Sémiologie des affections du système nerveux. Paris: Masson & Cie 1914.

— Jumentié, M. J.: Tumeur intramédullaire de nature complexe. Prolifération epithéliale et glieuse avec hématomyélie et cavités médullaires: syndrome de compression lente de la moelle avec période de rémission et syndrome sympathique à type irritatif. Rev. neurol. **28**, 1138 (1921).

Dekaban, A.: Neurology of infancy. Baltimore: Williams & Wilkins Co. 1959.

Delage, J., Janny, P., Montrieul, B., Lagarde, R.: Chitoneuromateuse diffuse au cours d'une phacomatose. Arch. Anat. path. **16**, 310 (1968).

Delagénière, Y.: Le traitement chirurgical des tumeurs de la moelle. (Technique opératoire.) Arch. franco-belges chir. **30**, 741 (1927).

— Les tumeurs de la moelle; diagnostic précoce; résultat du traitement chirurgical (d'aprés 34 observations). J. Chir. (Paris) **29**, 516 (1927).

— Chirurgie des tumeurs de la moelle. Paris: Gaston Doin 1928.

— Paraplégie complète par tumeur de la moelle dorsale chez une femme de 72 ans. Opération. Guérison. Bull. Soc. nat. Chir. **56**, 92 (1930).

— Considérations sur le pronostic des tumeurs intrarachidiennes opérées. Cong. Soc. internat. de chir. **2**, 868 (1932).

Delahaye, A., Jacob, P., Treps, P.: La chirurgie du corps vertébral chez les tuberculeux multifocaux. Presse méd. **69**, 1130 (1961).

Delank, H. W.: Enzyme des Kohlehydratstoffwechsels im Liquor cerebrospinalis bei neurologischen Erkrankungen. Dtsch. Z. Nervenheilk. **184**, 632 (1963).

— Machetanz, E.: Das Syndrom der protein-cytologischen Dissoziation im Liquor cerebro-spinalis (unter Berücksichtigung elektrophoretischer Liquor-Eiweißuntersuchungen). Dtsch. Z. Nervenheilk. **174**, 189 (1956).

Delannoy, E., Martinot, M.: A case of presacrococcygeal teratoma. Lille chir. **15**, 192 (1960) [Französisch].

Deléarde, A. E.: De la périmeningite aigue spinale. Gaz. méd. Paris **42**, 493 (1900).

Delitala, F.: La scoliosi. Chir. Organi Mov. **40**, 355 (1955).

Delius, M.: Zur Klinik der Rückenmarkstumoren. Diss. München 1939.

Delmas-Marsalet, P.: Poussées évolutives gravidiques et image lipiodolée caractéristique des hémangiomes médullaires. Presse méd. **49**, 946 (1941).

— Bergouignan, L., Verger: Rückenmarkskompressionen durch intraspinale maligne Lymphogranulomatose. Bull. Soc. méd. chir. Bordeaux **37**, 467 (1936) [Französisch].

— Lafargue, P., Cuzac, J.: Kyste hydatique de la queue de cheval. J. Méd. Bordeaux **118**, 257 (1941).

Delorme, G., Montagnac, Geindre: Diagnosis and treatment of sacrococcygeal chordoma. J. Méd. Bordeaux **138**, 1198 (1961) [Französisch].

DeMarco, P., Testa, G., Pellone, M.: Su alcuni aspetti insoliti di complicanza spinale in un caso di linfogranuloma maligno. Riv. sper. Freniat. **93**, 774 (1969).

Dembo, N. A.: Paraplegie infolge epiduraler Fibrose bei Sponylitis. Vestn. Khir. **60**, 172 (1940) [Russisch].

Demerliac, M. C.: Certains aspects de liquide céphalo-rachidien. La xanthochromie dans les tumeurs de la moelle basse. Thèse de Paris 1925.

Demme, H. Die Liquordiagnostik in Klinik und Praxis. München: J. F. Lehmann 1935; 2. Aufl. München und Berlin 1950.

– Liquor. Fortschr. Neurol. Psychiat. **9**, 277 (1937). **11**, 205 (1939). **13**, 26 (1941). **18**, 169 (1950).

– Liquordiagnostik in Klinik und Praxis. Fortschr. Neurol. Psychiat. **24**, 113 (1956).

– Mumme, C.: Blastomykose des Zentralnervensystems. Dtsch. Z. Nervenheilk. **127**, 1 (1932).

Demme, R.: Zur Lehre der Erkrankungen der Wirbelsäule im Kindesalter. Fall II und III. Jb. Kinder-heilk. (Berl.) **7**, 97 (1874).

— Nutzen und Schaden der Schutzpocken-Impfung. XIII med. Jahresbericht und die Tätigkeit des Jenner-schen Kinderspitales, zit. nach Chiari: Populär-wissenschaftl. Darstellung des gegenwärtigen Standpunktes der Impffrage. Öffentl. Vortrag geh. im Cyklus der akadem. Vorträge der Universität. Bern: Dalp 1875.

Demole, V.: Syndrome de coagulation massive et de xanthochromie dans un cas de compression médullaire par tumeur rachidienne. Rev. neurol. **22**, 648 (1915).

Denecke, K.: Die Periduralanästhesie in der Chirurgie. Zbl. Chir. **64**, 130 (1937).

Denes, L., Perneczky, M.: Pathologically verified cases of occlusion of the posterior inferior cerebellar artery. On 2 types of lateral bulbar syndrome. Ideggyóg. Szle **16**, 136 (1963) [Ungarisch].

Denis, Charbonnel, Massé: Tumeur de la moelle (méningiome intradural). Paraplégie. Exérèse. Guérisson. Bull. Soc. méd. chir. Bordeaux **35**, 134 (1934).

Denis, W., Ayer, J. B.: A method for the quantitative determination of protein in cerebrospinal fluid. Arch. intern. Med. **26**, 436 (1920).

Denk, W.: Über die Sicard'sche Myelographie und ihre Ergebnisse. Langenbecks Arch. klin. Chir. **140**, 208 (1926).

— Der Echinococcus der Wirbelsäule. Wien. med. Wschr. **1929** I, 513.

— Diagnose und Therapie der Rückenmarkstumoren. Cong. Soc. internat. de chir. Rap. **2**, 445 (1932).

Denker, P. G., Brock, S.: The generalized and vertebral forms of myeloma. Brain **57**, 291 (1934).

— Osborne, R. L.: Aberrant thyroid tumor of vertebra with compression of spinal cord. Arch. Neurol. Psychiat. (Chic.) **49**, 277 (1943).

Denny-Brown, D.: Progressive paraplegia? Intramedullary spinal tumour. Proc. roy. Soc. Med. **26**, 305 (1933).

— Importance of neural fibroblasts in the degeneration of nerve. Arch. Neurol. Psychiat. (Chic.) **55**, 171 (1946).

Denstad, T.: The resorption of abrodil in myelography. Acta radiol. (Stockh.) **32**, 428 (1949).

Denton, R. O., Sherrill, J. D.: Sciatic syndrome due to endometriosis of the sciatic nerve. Sth. med. J. (Bgham, Ala.) **48**, 1027 (1955).

Deodhar, L. P., Deshpande, C. K., Saeth, S. C.: Malignant sacrococcygeal teratoma. A case report. Indian J. Cancer **6**, 206 (1969).

Dercum, F. X., Da Costa, J. C.: Intramedullary tumor of cervical cord. J. nerv. ment. Dis. **44**, 97 (1916).

Dereux, J.: Forme particulière d'accidents médullaires du cancer vertébral d'origine prostatique: paraplégie spasmodique sans compression et d'évolution régressive. Bull. Soc. méd. Hôp. Paris **75**, 185 (1959).

— Medullary complications of vertebral cancer of prostatic origin. Sem. Hôp. Paris **35**, 2396 (1959) [Franzö-sisch].

— Billet, H., Desorgher, G., Goullard, X.: Paraplégie cypho-scoliotique à propos d'un cas suivi d'autopsie. Rev. neurol. **79**, 3 (1947).

— Ledieu, J.: Des inflammations des nerfs de la queue de cheval. Presse méd. **41**, 2037 (1933).

— — Les arachnoïdites de la queue de cheval. Rev. neurol. **1**, 1010 (1933).

Dereux, M. J.: Tumeur cervicale intra-médullaire. Extirpation. Amélioration considérable. Rev. neurol. **1**, 235 (1930).

— Syndrome de Guillain-Barré avec stase papillaire. Rev. neurol. **89**, 157 (1953).

Dereymaeker, A.: Complications médullaires au cours d'une leucémie myéloide aiguë. J. belge. Neurol. Psychiat. **40**, 509 (1940).

— Compressions médullaires par tumeurs et kystes congénitaux. Acta neurol. belg. **54**, 87 (1954).

— Bergh, R. van den, Stroobandt, G.: Les tumeurs intrarachidiennes chez l'enfant. Statistique personelle. Acta neurochir. (Wien) **10**, 501 (1962).

— Ghosez, J.-P., Henkes, R.: Résultats comparés de l'abord postérieur (laminectomie) et de l'abord ventral (fusion corporéale), dans une cinquantaine de cas personnels. Neuro-chirurgie **9**, 13 (1963)

D'Errico, A.: Meningiomas of the cerebellar fossa. J. Neurosurg. **7**, 227 (1950).

Derrien, E., Mestrezat, W., Roger, H.: Syndrome de coagulation massive, de xanthochromie et d'hémato-leucocytose du liquide céphalo-rachidien: méningite rachidienne, hémorrhagique et cloisonné. Rev. neurol. **17**, 1077 (1909).

Descuns, P.: Deux observations de tumeurs intra-médullaires. Afr. franç. chir. **5**, 243 (1947).

Desgouttes, L.: Considérations sur le traitement chirurgical des tumeurs de la moelle. Rôle du lipiodol en particulier. Bull. Soc. nat. Chir. **53**, 611 (1927).

— Ricard, A.: A propos du traitement chirurgical des tumeurs intrarachidiennes. Lyon méd. **150**, 213 (1932).

Desplas, B., Millet, P.: La réputation choquante de l'anesthésie rachidienne est elle justifiée? Bull. Soc. Chir. Paris **64**, 380 (1918).

Deucher, F.: Präsacrale Tumoren. Schweiz. med. Wschr. **90**, 969 (1960).

Deutsch, L.: Kompressionsmyelitis bei idiopathicher Osteopsathyrose. Wien. klin. Wschr. **48**, 990 (1935).

Dévé, F.: Echinococcosis des Wirbelkanals. Pren. méd. argent. **19**, 664 (1932) [Spanisch].

— L'echinococcose secondaire. Paris: Masson & Cie. 1946.

— L'echinococcose osseuse. Montevideo: Monteverde 1948.

De Vega, R., Crespo, F.: Comentarios clínicos a un caso de muerte rápida por compresión bulbar. Rev. clín. esp. **14**, 404 (1944).

DE VET, A.: The importance of early surgery in spinal cord compression, caused by metastatic vertebral tumours. World Congresses of Neurological sciences, 4th internat. Congr. of Neurological surgery, 9th internat. Congr. of Neurology. September 20—27, 1969, New York, N.Y., U.S.A. Excerpta Medica, The internat. medical abstraction service, Internat. Congr. ser. No. 193, p. 48, 1969.

DE VET, A. C.: Behandeling van de hernia nuclei pulposi. Ned. T. Geneesk. 91, 493 (1947).

— Über die Beziehungen zwischen tuberkulöser Spondylitis und neurologische Affektionen. Arch. chir. neerl. 2, 303 (1950).

DEVIC, A., JEANNIN, J.: Compression médullaire par anévrysme de l'aorte. Opération. Lyon méd. 141, 309 (1928).

— — Compression médullaire par tumeur méningée chez une femme de 75 ans. Ablation. Mort. Lyon méd. 141, 557 (1928).

DEVIC, E., TULOT, G.: Un cas d'angiosarcome des méninges de la moelle chez un sujet porteur d'angiomes multiples. Rev. Méd. (Paris) 26, 255 (1906).

DEVIC, M., MANSUY, L., AIMARD, G., MICHEL, F., THIERRY, A., EYSSETTE, M., DUFOY, A.: Myélopathies cervicales: Incidence, thérapeutiques chirurgicales. A propos de 35 observations. Rev. neurol. 118, 299 (1968).

DEVIN, G., CONGIN, A.: Su di un caso di emangioma vertebrale. Oncologia (Basel) 23, 147 (1949).

D'IACHKOV, V. G., KACHAEV, V. L.: Neurinoma of the spinal cord with a clinical course simulating tabes dorsalis. Vop. Psikhiat. Nevrol. 8, 305 (1962) [Russisch].

DIACONITA, G. H., NAGY, P.: Contributions to the study of intrarachidian localization of distoma (Paragonimiasis). Acta med. scand. 159, 151 (1957).

DIAZ BOBILLO, I., CARREA, R., BORDENAVE, A., MOSQUERA, J. E., HERNÁNDEZ, H., GRIADO, M., GIANANTONIO, C.: Observaciones sobre las hidrocefalías, hipertensión endocraneana asociada a tumores medulares caudales al primer segmento dorsal. Arch. argent. Pediat. 43, 245 (1955).

DIAZ-Y-GOMEZ, E., ELSO QUILEZ, E., RABANO, A.: Tumores medulares e hipertermia. Rev. esp. Oto-neurooftal. 9, 20 (1950).

DIBBLE, J. B., CASCINO, J.: Tuberculoma of the spinal cord. J. Amer. med. Ass. 162, 461 (1956).

DICKSON, W. E. C., HILL, T. R.: Malignant adenoma of the prostate with secondary growths in the vertebral column simulating Pott's disease. Brit. J. Surg. 21, 677 (1934).

DIECKMANN, H.: Chronische zervikale Myelopathie. Dtsch. med. Wschr. 92, 1821 (1967).

DIEMATH, H. E.: Rückenmarkstumoren im Kindes- und Jugendalter. Wien. klin. Wschr. 48, 946 (1959).

— Tumoren des Conus medullaris. Klin. Med. (Wien) 17, 263 (1962).

— Diagnose und Differentialdiagnose spondylogener Schmerzen. 13. Ausseer Symposion, Kongreßband, pp. 126, Stiasny (Graz), S. 18 (1967).

DIEMEL, H.: Über die angiographische Differentialdiagnose beim Hypernephrom. Rhein. Ärztebl. 22, 526 (1967).

DIERSEN, G., DONCKASTER, G., RODRIGUEZ, G., HERNANDEZ, J.: Abscesos epidurales espinales (presentaciones de dos casos). Arch. Neurobiol. (Madr.) 31, 447 (1968).

DIESSNER, H., SCHMIDT, R. M.: Zur Polyacrylamidelektrophoresis in der neurologisch-psychiatrischen Diagnostik. Clin. chim. Acta 25, 153 (1969).

DIETERLE, J. D.: Extradural spinal cord tumor; case report. Wis. med. J. 32, 322 (1933).

DIETRICH, H.: Halsmarkschädigungen nach Bagatell-Traumen bei kongenitaler Blockwirbelbildung der HWS. Mschr. Unfallheilk. 61, 330 (1958).

DIETRICH, J., FRIED, H., HOMMEL, H.-J.: Stauungspapille bei neurologisch symptomlosem Kaudatumor. Nervenarzt 34, 412 (1963).

DIETZ, H., ULBRICHT, W.: Zur Frage der Potenzstörungen nach lumbaler Myelographie mit positiven Kontrastmitteln. Jahrestagg der Dtsch. Ges. für Neurochirurgie. Acta neurochir. (Wien) 19, 109 (1968).

— WOLF, R., ZEITLER, E.: Die Isotopen-Myelographie in der klinischen Diagnostik. Int. Kongr. f. Neurol. Chir. 23.—27. 8. 1965, Kopenhagen. Excerpta med. (Amst.), Int. Congr. Series, Nr 93, 236—237 (1965).

— — — Erste Ergebnisse mit der Isotopen-Myelographie. In: G. Hoffmann, Radionukleide in der klinischen und experimentellen Onkologie, S. 299—304, und in: Radionukleide in der klinischen und experimentellen Onkologie. Suppl.-Bd. III d. Nuklearmedizin, S. 289—294. Stuttgart: Schattauer 1965.

— — — Über die diagnostische Anwendung der Isotopen-Myelographie. Kolloquium der Dtsch. Ges. für Neurochirurgie. Berlin 12.—13. 2. 1965. Acta neurochir. (Wien) 13, 575 (1965).

— ZEITLER, E.: Klinische Erfahrungen mit der Suspensions-Myelographie mit SH 617 (L). Beitr. Neurochir. 15, 58 (1968).

— — WOLF, R.: Die szintigraphische Darstellung der Liquorräume mit [131]J-markiertem menschlichen Serumalbumin (RIHSA). Methodik, Indikationen, Ergebnisse. Fortschr. Röntgenstr. 105, 537 (1966).

DIETZE, G.: Das multiple Myelom, kasuistischer Beitrag über ein Gamma-Plasmozytom. Z. ärztl. Fortbild. 50, 559 (1956).

DIEZ, J.: Geschwülste der Cauda equina mit den Symptomen einer hartnäckigen Ischias. Rev. Asoc. méd. argent. 57, 925 (1943) [Spanisch].

— Primäre Echinococcosis des Wirbelkanals. J. int. Coll. Surg. 8, 297 (1945) [Englisch].

— Hartnäckige Ischias bei Neurofibromatosis der Cauda equina. Rev. Asoc. méd. argent. 60, 273 (1946) [Spanisch].

DIEZEL, P.: Gewebsmißbildungen am cranialen und caudalen Neuroporus mit Beziehungen zur Geschwulstbildung. Arch. Psychiat. Nervenkr. **128**, 229 (1949).

DIHLMANN, W.: Zur Morphologie, Theorie und Problematik der Strahlenspätschäden im Zentralnervensystem.
Strahlentherapie **112**, 567 (1960).

DIMITRI, V.: Klinische und histopathologische Studien bei Arteriosklerose des Rückenmarks. Rev. Asoc. méd.
argent. **52**, 240 (1938) [Spanisch].

— ARANOVICH, J.: Pseudomyelitisches Syndrom eines Ependymoms, vergesellschaftet mit intra- und extra-
blastomatöser Syringomyelie. Rev. neurol. B. Aires **5**, 95 (1940) [Spanisch].

— BALADO, M.: Lipiodol intraraquideo. Arch. argent. Neurol. **1**, 159 (1927).

— — Compresiones de médula y su diagnostico por el lipiodol. Arch. argent. Neurol. **6**, 1 (1930).

DINA, M. A., LEONI, L.: Contributo casistico allo studio della pachimeningite ipertrofica a sede dorsale. Arch.
Neurochir. (Firenze) **1**, 213 (1952).

DINABOURG, A. D., MELNITSCHENKO, V. D., RABINOWITSCH, O. A.: Über Ganglioneurome des zentralen und
sympathischen Nervensystems. Med. Zh. (Kiev) **6**, 469 (1936) [Ukrainisch].

— ZINGERMAN, M. J., LEYBOVICH, B. E.: Die Wiederherstellung der Rückenmarksfunktionen nach Tumorentfernung. Sovetsk. Psichonevrol. **4**, 42 (1936) [Russisch].

DINI, P.: Spinal cord compression by vertebral angiomas. Arch. Putti Chir. Organi Mov. **16**, 157 (1962) [Ita-
lienisch].

DINNING, T.: Malignant spinal extradural tumours. Aust. N.Z. J. Surg. **31**, 126 (1961).

DIRCKSEN, R.: Das Wattenmeer, Landschaft ewigen Wandels. 3. Aufl. München: Bruckmann 1959.

— DIRCKSEN, G.: Tierkunde, II. Bd., Wirbellose Tiere. München: Bayerischer Schulbuch-Verlag 1960.

DISCH, R. C., SAWYER, C. D.: Sacrococcygeal region tumors, teratomas. N.Y. med. J. **56**, 1654 (1956).

DISERTORI, B.: Compressioni del midollo spinale simulanti la sclerosi in placche. Un caso di aracnoidite e un
caso de tumore. Verifica chir. Minerva med. **1**, 384 (1935).

— Compressione della coda equina da cisti del filo terminale. Riv. sper. Freniat. **60**, 540 (1936).

— PEZCOLLER, A.: Su tre casi di tumore del midollo spinale. Riv. sper. Freniat. **61**, 263 (1937).

DIXON, W. E., HALLIBURTON, W. D.: The cerebrospinal fluid. I. Secretion of the fluid. J. Physiol. (Paris) **47**,
215 (1913).

DJINDJIAN, R.: Angiographie médullaire sélective. Société Française d'électro-radiologie médicale. Séance du
20 février 1967 (à paraître dans le Journal de Radiologie).

— Arteriography of the spinal cord. Amer. J. Roentgenol. **107**, 461 (1969).

— DORLAND, P.: Phlébographie rachidienne par voie trans-épineuse. Ann. Radiol. **3**, 449 (1960).

— — BAGET, P.: Phlébographie vertébro rachidienne lombaire. Presse méd. **73**, 131 (1965).

— — PEREZ, J.: La saccographie gazeuse améliorée par la méthode de soustraction. Ann. Radiol. **6**, 157 (1963).

— DUMESNIL, M., FAURÉ, C., LEFÈBVRE, J., LEVEQUE, B.: Etude angiographique d'un angiome intrarachidien.
Rev. neurol. **106**, 278 (1962).

— — — TEVERNIER, G.: Angiome médullaire dorsal (Etude clinique et artériographique.). Rev. neurol. **108**,
432 (1963).

— — HOUDART, R., LEFÈBVRE, J.: Angiographie des angiomes médullaires. In: La radiographie des formations
intrarachidiennes. Paris 1965.

— FAURÉ, C., HOUDART, R., LEFÈBVRE, J.: Exploration angiographique des malformations vasculaires de la
moelle épinière. VII. Symp. neuroradiol., New York 1964. Acta radiol. Diagn. **5**, 145 (1966).

— — HURTH, M.: Explorations artériographiques des anevrysmes artério-veineux de la moelle épinière. Les
Monographies des Annales de Radiologie. Paris: Expansion Scient. franç. 1966.

— — — DUMESNIL, M.: Les angiomes médullaires de la region dorso-lombaire. J. Radiol. Électrol. **46**, 168 (1965).

— HOUDART, R., HURTH, M.: Acquisitions récentes en angiographie médullaire. Rev. neurol. **115**, 1068 (1966).

— — — Angiographie de la moelle épinière. VIII. Symp. neuroradiol., Paris 1967. Acta radiol. Diagn. **9**,
707 (1969).

— LEFÈBVRE, J., FAURÉ, C., LES BESNERAIS, Y., HURTH, M.: L'artériographie des angiomes de la moelle.
Rev. neurol. **109**, 640 (1963).

— HURTH, M., FAURÉ, C., LEFÈBVRE, J.: L'aortographie des angiomes de la moelle dorsale. J. Radiol. Électrol.
46, 680 (1965).

— — HOUDART, R.: Angiomes médullaires, dysplasies vasculaires segmentaires ou généralisées et phacomatoses.
Rev. neurol. **121**, 109 (1969).

— — JULIAN, H., HOUDART, R.: Sur quelques problèmes nouveaux en angiographie médullaire. Neurochirurgie **15**, 471 (1969).

— MAMO, H., SAIMOT, G., HOUDART, R.: Contractures tétaniformes paroxystiques au cours de l'artériographie
sélective de l'artère d'Adamkiewicz. Presse méd. **77**, 1311 (1969).

— PANSINI, A.: Spinal phlebography by transpinous route. Rev. neurol. **105**, 505 (1961) [Französisch].

— — DORLAND, P.: Phlebographie rachidienne par voie trans-épineuse. Acta radiol. (Stockh.) **1**, 689 (1961).

DOBIÁŠ, J., JANOTA, O., TAX, J.: Míšní abscesy. [Spinal cord abscesses.] Čs. Neurol. **22**, 203 (1959)
[Tschechisch].

— KLIMKOVÁ-DEUTSCHOVÁ, E.: Intraduralní lipom míšní. [Intradural lipoma of the spinal cord.] Čs. Neurol.
24, 351 (1961).

Dobrochotow, M.: Lipom des Rückenmarks. Zh. Nevropat. Psikhiat. 5, 1335 (1936) [Russisch].

Dockerty, M. B., Ghormley, R. K., Jackson, A. E.: Osteoid-osteoma, clinico pathologic study of 20 cases. Ann. Surg. 133, 77 (1951).

— Love, J. G.: Thickening and fibrosis (so called hypertrophy) of the ligamentum flavum. Proc. Staff Meet. Mayo Clin. 15, 161 (1940).

Dodge, H. W., Svien, H. J., Camp, D. J., Craig, W. McK. Tumors of the spinal cord without neurologic manifestations producing low back and sciatic pain. Proc. Staff Meet. Mayo Clin. 26, 88 (1951).

Dodge, H. W., Jr., Love, J. G., Gottlieb, C. M.: Benign tumors at the foramen magnum: surgical considerations. J. Neurosurg. 13, 603 (1956).

— Keith, H. M., Campagna, M. J.: Intraspinal tumors in infants and childhood. J. int. Coll. Surg. 26, 199 (1956).

Döker, I.: Katamnestische Erhebungen bei Rückenmarkstumoren. Inaug.-Diss. Köln 1965.

Döring, G.: Entstehung und Ursache der Syringomyelie und spinalen Gliose. Nervenarzt 20, 263 (1949).

Doerr, C.: Zur Kenntnis der Tuberkulose des Rückenmarks. Arch. Psychiat. Nervenkr. 49, 406 (1912).

Dogliotti, A. M.: Eine neue Methode der regionären Anaesthesie: „Die peridurale segmentäre Anaesthesie". Zbl. Chir. 58, 3141 (1931).

— Anestesia peridurale segmentaria. Soc. internat. de chir. Rap. 3, 819 (1932).

— Anesthesia: Narcosis, local, regional, spinal. Chicago: Ed. Lebour 1939.

Domarus, A. von: Taschenbuch der klinischen Hämatologie, Bd. 13. Mit einem Beitrag von H. Rieder: Röntgenbehandlung bei Erkrankungen des Blutes und der blutbereitenden Organe. Leipzig: Georg Thieme, 1. Aufl. 1912, 2. Aufl. 1919, 3. Aufl. 1922.

Dominici, L.: I tumori del midollo spinale. Riforma med. 44, 1423 (1928).

— La chirurgia dei tumori spinali. Arch. ital. Chir. 22, 689 (1929).

— La chirurgia dei tumori spinali. IXe Congr. de la Soc. Internat. de Chirurgie, Madrid 15—18 mars 1932, vol. II, p. 721—809. Bruxelles: Impr. Méd. et Scient. (1932).

Donald, J. M.: A case of intraspinal extradural abscess. J. Amer. med. Ass. 90, 1114 (1928).

Donaldson, J. R., Angelo, T. A.: Quadriplegia due to guineaworm abscess. J. Bone Jt Surg. A 43, 197 (1961).

Donath, J., Vogl, A.: Untersuchungen über den chondrodystrophischen Zwergwuchs. Wien. Arch. inn. Med. 10, 1 (1925); Zbl. ges. Neurol. Psychiat. 111, 333 (1927).

Donathan, E. R.: Acute epidural abscess of spinal canal; complete recovery following emergency laminectomy and penicillin. J. Amer. med. Ass. 126, 956 (1944).

Donati, M.: Über die akute und subacute „Osteomyelitis purulenta" der Wirbelsäule. Langenbecks Arch. klin. Chir. 79, 1116 (1906).

— Sulla chirurgia dei tumori del midollo spinale. IXe Congr. de la Soc. Internat. de Chirurgie, Madrid 15—18 mars 1932; vol. II, p. 842. Bruxelles, Impr. Méd. et Scient. (1932).

Donker, de: Les angiomes vertébraux. Acta orthop. belg. 15, 278 (1949).

Donnadieu, A.: Troubles mentaux par hypertension intra cranienne due à une compression haute de la moelle. Ann. méd.-psychol. 94, 96 (1936).

Dontenwill, W.: Die Bedeutung der Hormone für die Geschwulstentstehung. Zbl. Gynäk. 83, 1704 (1961).

Dontsova, Z. O.: Examination of the physiological changes in the gray matter of the spinal cord of frogs following exclusion of the afferent impulse from the receptors of the aorta. Bjull. eksp. Biol. Med. 54, 10 (1962) [Russisch].

Doppman, J., Chiro, G. di: Subtraction angiography of spinal cord vascular-malformations. J. Neurosurg. 23, 440 (1966).

Doppman, J. L., Wirth, F. P., Jr., Chiro, G. di, Ommaya, A. K.: Value of cutaneous angiomas in the arteriographic localization of spinal-cord arteriovenous malformations. New Engl. J. Med. 281, 1440 (1969).

Dor, J., Paillas, J., Zakarian, S.: Spinal and mediastinal hour-glass echinococcosis with paraplegia and extensive mediastinal opacity. 2-stage operation, anatomical cure and regression of paraplegia. Presse méd. 70, 2795 (1962) [Französisch].

Dorndorf, W., Kahrweg, A.: Syndrom der lateralen Medulla oblongata (Wallenberg-Syndrom) bei proximal lokalisierten Verschlußprozessen der Vertebralarterien. Nervenarzt 40, 107 (1969).

Doroshevich, Z. B., Rosin, V. S.: Retsidiviruiushchii gnoinyi meningit kak oslozhnenie vrozhdennoi opukholi spinnogo mozga. [Recurring suppurative meningitis as a complication of congenital spinal cord neoplasms.] Pediatriya 47, 89 (1968) [Russisch].

Dorsey, J. F., Tabrisky, J.: Intraspinal and mediastinal foregut cyst compressing the spinal cord. Report of a case. J. Neurosurg. 24, 562 (1966).

Dott, N. M.: Early diagnosis of intracranial tumour. Brit. med. J. 1937 II, 891.

— Skeletal traction and anterior decompression in the treatement of Pott's paraplegia. Edinb. med. J. 54, 620 (1947).

Doublier, Salinier, Barbier: A propos de l'ostéochondrome vertébral. Mém. Acad. Chir. 89, 632 (1963).

Douglas, W. M., Miller, S., Watson, G. W.: Spontaneous subarachnoid hemorrhage of intraspinal origin. Brit. med. J. 1953 I, 554.

Douglas-Crawford, D.: Operation for removal of intraspinal tumour. Lpool med.-chir. J. 29, 315 (1909).

Dovedov, A. M.: On the diagnosis of spinal lesions in chronic brucellosis. Vestn. Khir. 85, 80 (1960) [Russisch].

DOWLING, E., DEFILIPPO, R. A., MIERES, A.: Heteromorphous glioblastoma. Pren. méd. argent. **40**, 2824 (1953) [Spanisch].
— VIALE, S. M., GULLAND, O.: Über die Epidermoide. Pren. méd. argent. **31**, 725 (1944) [Spanisch].
DOWLING, J. L.: Dermoides, dimples and spinal meningitis. Med. J. Aust. **1956 II**, 751; — Ref.: Zbl. ges. Neurol. Psychiat. **141**, 115 (1957).
DOWMAN, C. E.: Complete transverse lesion of the spinal cord with retention of superficial reflexes. Arch. Neurol. Psychiat. (Chic.) **10**, 33 (1923).
DOWSE: Case of fibro-nucleated tumour. Brit. med. J. **1874 I**, 292.
DOWZENKO, A.: Liquorveränderungen bei Polyradiculoneuritis und spinalem Block. Pol. Tyg. lek. **3**, 9 (1948) [Polnisch].
DOZIO, G.: Sacrococcygeal region tumors, teratoma; case. Minerva chir. **10**, 1363 (1955) [Italienisch].
DRAECK, F.: Über ein Gliom des obersten Halsmarks und der Medulla oblongata. Inaug.-Diss. Gießen 1914.
DRAHOZAL, H., FUSEK, I., SVACINA, J.: Reticulum cell sarcoma of the spine with the involvement of the cord. Rozhl. Chir. **40**, 707 (1961) [Tschechisch].
— — — Diffuse osteoblastic metastases from carcinoma of the stomach. J. Mt Sinai Hosp. **29**, 451 (1962).
DRAKE, R. L.: Lymphosarcoma involving epidural space. J. Kans. med. Soc. **42**, 212 (1941).
DREHER, R.: Über die Ausbreitung der tuberculösen und eitrigen Meningitis auf das Ventrikelependym, die Hirnnerven und auf das Rückenmark. Bonn: J. F. Carthaus 1898.
— Untersuchung einiger Fälle von tuberkulöser und eines Falles von eitriger Meningitis unter besonderer Berücksichtigung des Ventrikelependyms, der Hirnnerven und des Rückenmarks. Dtsch. Z. Nervenheilk. **15**, 58 (1899).
DREIER, K. L.: Teratoma of the sacrococcygeal region in children. Vestn. Khir. **90**, 104 (1963) [Russisch].
DRESSLER, F., SCHLIACK, H., WENDE, S.: Halsmarkangiom mit rezidivierenden Insulten. Dtsch. med. Wschr. **93**, 1852 (1968).
DREW, A. L., MAGIE, K. R.: Papilledema in the Guillain-Barré-syndrom. Arch. Neurol. Psychiat. (Chic.) **66**, 744 (1951).
DRIESEN, W., HAHN, F., RUMMEL, W.: Über den Einfluß von Cardiazol, Cormin und Pyramidon auf das Elektroencephalogramm (E.E.G.) und das Myelogramm von Katzen und Kaninchen. Dtsch. Z. Nervenheilk. **164**, 395 (1950).
DRIFT, J. H. A. VAN DER, MAGNUS, O.: Space-occupying lesions in older patients. Psychiat. Neurol. Neurochir. (Amst.) **64**, 192 (1961).
DROPMANN, K.: Beitrag zur Liquorzelldiagnostik. Dtsch. Z. Nervenheilk. **178**, 131 (1958).
DRUENER, H. U., BÖTTCHER, H., HECKER, W. C.: Beitrag zur Prognose maligner Teratome. Bruns' Beitr. klin. Chir. **216**, 693 (1968).
DUBÉ, J. E., RIOPELLE, J. L., LEGAULT, J. P.: Latentes Epitheliom des Oesophagus. J. Hôtel-Dieu Montréal **4**, 170 (1935) [Französisch].
DUBOIS, J.: Sacrococcygeal region cysts, technic of exeresis. Rev. méd. Liège **10**, 727 (1955) [Französisch].
DUBOWITZ, V., LORBER, J., ZACHARY, R. B.: Lipoma of the cauda equina. Arch. dis. Childh. **40**, 207 (1965).
DUBREUILLE, W.: Abcès intramédullaire consécutif à une tumeur dermoïde congénitale. J. Méd. Bordeaux **16**, 352 (1886/1887).
DUBS, R.: Beitrag zur Anatomie der Lumbosakralregion unter besonderer Berücksichtigung der Diskushernie. Diss. Zürich, 1948. — Fortschr. Neurol. Psychiat. **18**, 69 (1950).
DUCHEK: Pachymeningitis externa nach Dekubitus. Vischr. prakt. Heilk. (Prag) **1**, 20 (1851) [Tschechisch].
DÜBEN, W.: Epidermoide des Schädels und der Wirbelsäule mit spezieller Berücksichtigung der Röntgenbefunde. Fortschr. Röntgenstr. **72**, 484 (1950).
DÜGGELI, O., TRENDELENBURG, F.: Die Wirbelsäulentuberkulose. Documenta Rheumatologica Geigy 11, 1 (1957).
DÜRCK, H.: Über die ätiologische Bedeutung des Traumas für die Geschwulstentstehung in der Unfallbegutachtungspraxis. Klin. Wschr. **3**, 654 (1924).
DÜRWALD, W., SCHMIDT, R. M.: Beitrag zur Myelographie und deren Komplikationen. Ärztl. Wschr. **9**, 932 (1954).
DUFFY, G. P.: Hypophysectomy in the treatment of certain cases of paraplegia due to secondary deposits from carcinoma of the breast. Case report. J. Neurosurg. **30**, 615 (1969).
DUGGER, G. S., STRATFORD, J. G., BOUCHARD, G.: Necrosis of brain following roentgen irradiations. Amer. J. Roentgenol. **72**, 953 (1954).
DU MESNIL DE ROCHEMONT, R.: Lehrbuch der Strahlenheilkunde. Behandlung mit Röntgenstrahlen und radioaktiven Substanzen. Stuttgart: Ferdinand Enke 1958.
DUNN, A. W., APONTE, G. E.: Ependymoma of the conus medullaris. U.S. armed Forces med. J. **11**, 341 (1960).
DUPERROY, G., HENRAD, E.: Hémangiome vertébral et syndrome douloureux en gynécologie. Bull. Soc. belge gynéc. obstét. **26**, 301 (1956).
DUPLAY, A.: Observations des maladies des centres nerveux. Arch. gén. Méd. **6**, 493 (1834).
DUPONT, A., VANDAELE, R.: Epidermotropic cutaneous reticulosis accompanied by gastric and vertebral lesions. Arch. belges Derm. **15**, 267 (1959) [Französisch].

DUPRAT, B.: Contribution à l'étude de l'ostéomyélite vertébrale aiguë chez l'enfant. Thèse Bordeaux 1901.

DURÁN, F., TORRUELLA, J., COMA, A.: Compresiones medulares en la infancia; a propósito de dos casos observados en niños menores de cuatro años. Rev. esp. Pediat. 14, 829 (1958).

DURAN OBIOLS, F.: Estenosis del canal vertebral lumbar. Rev. esp. Oto-neuro-oftal. 14, 239 (1955).

— Sindromes radiculares y espinales de la espondilosis cervical; consideraciones sobre su tratamiento quirurgico. An. Med. (Espec.) 41, 231 (1955).

DURIEU, M.: A propos d'un cas de métastase osseuse d'un cancer du larynx. Rev. Laryng. (Bordeaux) 78, 106 (1957).

DUS, V.: Spinal peripachymeningitis. J. Neurosurg. 17, 972 (1960).

DUSSER DE BARENNE, J. G.: Sticheinwirkung auf das Zentralnervensystem. Folia neuro-biol. (Lpz.) 7, 549 (1913).

DUSTIN, E.: Mal de Pott cervical-syndrome de Froin. J. méd. Bruxelles 14, 747 (1909).

DUTTMAN, G.: Die röntgenologische Darstellung des Periduralraumes und ihre diagnostische Bedeutung. Langenbecks Arch. klin. Chir. 264, 450 (1950).

DUTTON, J. E. M., ALEXANDER, G. L.: Intramedullary spinal abcess. J. Neurol. Neurosurg. Psychiat. 17, 303 (1954).

DUUS, P.: Die Einengung der Foramina intervertebralia infolge degenerativer Wirbelsäulenprozesse als Ursache von neuralgischen Schmerzzuständen im Bereich des Schulter- u. Beckengürtels sowie der Extremitäten. Nervenarzt 19, 489 (1948).

— Zur neurologischen Differentialdiagnose der Wirbelsäulenerkrankungen. Allg. Z. Psychiat. 124, 188 (1949).

— Die Einengung der Foramina intervertebralia und ihre klinische Bedeutung. Neue med. Welt 43, 1403 (1950).

— KAHLAU, G., KRÜCKE, W.: Allgemein-pathologische Betrachtungen über die Einengung der Foramina intervertebralia. Langenbecks Arch. klin. Chir. 268, 341 (1951).

DUVOISIN, R. C., YAHR, M. D.: Compressive spinal cord and root syndromes in achondroplastic dwarfs. Neurology (Minneap.) 12, 202 (1962).

DWORACEK, H., REIF, R.: Zwei Fälle von extramedullärem Plasmocytom. Wien. klin. Wschr. 68. 86 (1956).

DYES, O.: Das Röntgenbild des Wirbelkanals bei Rückenmarkstumoren und Ostitis fibrosa. Fortschr. Röntgenstr. 50, 482 (1934).

— Röntgenuntersuchung des Bandscheibenprolapses. Med. Klin. 43, 24 (1948).

DYKE, C. G.: The roentgen-ray diagnosis of spinal cord tumors. In: Golden Ross, Diagnostic roentgenology. New York and Edinburgh: Th. Nelson & Sons 1936.

— The roentgen-ray diagnosis of diseases of the spinal cord, meninges and vertebrae, p. 42. In: ELSBERG, C. A., Surgical diseases of the spinal cord. New York: Paul B. Hoeber 1941.

— DAVIDOFF, L. M.: Roentgen treatment of diseases of the nervous system. Philadelphia: Lea & Febiger 1942.

— — ELSBERG, C. A., TARLOV, I. M.: The effect of radiation applied directly to the brain and spinal cord. Radiology, 31, 451 (1938).

DYKE, S. C.: Metastasis of the "beningn" giant-cell tumor of bone (osteoclastoma). J. Path. Bact. 34, 259 (1931).

DZENITIS, A. J.: Spontaneous atlanto-axial dislocation in a mongoloid child with spinal cord compression — case report. J. Neurosurg. 25, 458 (1966).

EARLE, K. M.: Histochemistry of brain tumors; a study of the Pas-positive substance in 486 intracranial neoplasms and 30 intraspinal neoplasms. Lab. Invest. 8, 665 (1959).

EARLY, C. B., SAYERS, M. P.: Spinal epidural meningioma. Case report. J. Neurosurg. 25, 571 (1966).

EARNEST, F., KERNOHAN, J. W., CRAIG, W. McK.: Oligodendrogliomas: A review of two hundred cases. Arch. Neurol. Psychiat. (Chic.) 63, 964 (1950).

EAST, C. F. T., LIGHTWOOD, R. C.: Compression paraplegia in lymphadenoma. Lancet 1927 II, 807.

EATON, L. M.: Pain caused by disease involving the sensory nerve roots (root pain); its characteristics and mechanics of its production. J. Amer. med. Ass. 117, 1435 (1941).

— CRAIG, W. McK.: Tumor of the spinal cord: sudden paralysis following lumbar puncture. Proc. Staff Meet. Mayo Clin. 15, 170 (1940).

EATON, R. G., ROGERS, F. L.: Transverse myelitis caused by pressure of lung abscess. Med. Bull. Veterans' Adm. (Wash.) 14, 287 (1938).

EBAUGH, F. G.: The use of lipiodol in the localization of spinal lesions. Preliminary study. Amer. J. med. Sci. 169, 865 (1925).

EBBERS, H.: Über das gleichzeitige Vorkommen von Syringomyelie mit Recklinghausenscher Krankheit und Hirntumor. Arch. Psychiat. Nervenkr. 113, 605 (1941).

EBEL, D.: Die Systemerkrankungen des Skeletts im Kindesalter. In: Klinik der Gegenwart, Bd. 8, S. 205—217. München-Berlin: Urban & Schwarzenberg 1959.

— Osteoporose und Fischwirbelbildung im Wachstumsalter. Zbl. Neurochir. 21, 24 (1961).

— KEUTH, U.: Extreme Mikromelie bei Chondrodysplasia calcificans congenita. Z. Kinderheilk. 82, 59 (1959).

EBICH, E. M.: Der Echinococcus der Wirbelsäule und des Rückenmarks. Sovetsk. Psichonevrol. 17, 51 (1941) [Russisch].

ECCLES, J. C., SCHMIDT, R. F., WILLIS, W. D.: The mode of operation of the synaptic mechanism producing presynaptic inhibition. J. Neurophysiol. **26**, 523 (1963).

ECHLIN, E. C.: Hypertrophy of the ligamentum flavum. In: BROCK, S., Injuries of the brain and spinal cord and their coverings: neuro-psychiatric, surgical and medico-legal aspects. Baltimore: Williams & Wilkins Co. 1949.

ECHLIN, F. A.: Brain and spinal cord tumors; their importance to the general practitioner. N.Y. St. J. Med. **58**, 904 (1958).

— SELVERSTONE, B., SCRIBNER, W.: Bilateral and multiple ruptured disks as one cause of persistent symptoms following operation for a herniated disk. Surg. Gyn. Obstet. **83**, 485 (1946).

ECHOLS, D.: Surgical treatment of sciatica. Results three to eight years after operation. Arch. Neurol. Psychiat. (Chic.) **61**, 672 (1949).

ECHOLS, D. H.: Acute epidural abscess of spinal canal. Med. Arts Sci. **92**, 682 (1940).

— Emergency laminectomy for acute epidural abscess of spinal canal; report of 4 cases with recovery in 3. Surgery **10**, 287 (1941).

— Multiple meningioma. Removal of ten intracranial tumors from a patient. Arch. Neurol. Psychiat. (Chic.) **46**, 440 (1941).

— Laminectomy for spinal cord tumor and other diseases; analysis of 151 consecutive cases. New Orleans med. surg. J. **95**, 373 (1943).

ECKART, G.: Über Lipombildungen im Gehirn und Rückenmark. Allg. Z. Psychiat. **103**, 330 (1935).

ECKER, A.: Removal of tumor arising anterior to the medulla. Arch. Neurol. Psychiat. (Chic.) **46**, 908 (1941).

ECTORS, L.: Les complications radiculaires, médullaires et cérébrales des lésions de la colonne cervicale. Acta chir. belg. **1**, 217 (1961).

— ACHSLOGH, J., SAINTES, M. J.: Les compressions de la moelle cervicale. Paris: Masson & Cie. 1960.

— BOGAERT, L. VAN: Ablation d'un méningiome du trou occipital chez un frère et une soeur. Acta neurol. belg. **53**, 193 (1953).

— HOZAY, J.: Tumeurs épidermoides céphaliques et rachidiennes. Acta neurol. belg. **58**, 655 (1958).

EDEIKEN, J., ZERVAS, N. T., CLEARFIELD, R.: Cervical perineural or extradural cysts mimicking bone erosion of neurofibromata. Clin. Orthop. **44**, 187 (1966).

EDEL, H. H.: Rheuma und Nervensystem. Ärztl. Prax. **22**, 1427 (1970).

EDEN, K.: The dumb-bell tumours of the spine. Brit. J. Surg. **28**, 549 (1940/41).

EDEN, K. C.: Dissemination of a glioma of the spinal cord in the leptomenings. Brain **61**, 298 (1938).

EDENS, E.: Über lokales und allgemeines Amyloid. Virchows Arch. path. Anat. **184**, 137 (1906).

EDERLI, A., ANDERSON, M.: I tumori spino craniali. Rass. Neuropsichiat. **4**, 553 (1950).

— SASSAROLI, S., SPACCARELLI, G.: Vertebral angiography as a cause of necrosis of the cervical spinal cord. Brit. J. Radiol. **35**, 261 (1962).

EDGAR, M. A., NUNDY, S.: Innervation of the spinal dura mater. J. Neurol. Neurosurg. Psychiat. **29**, 530 (1966).

EDINGER, L.: Experimentelle Erzeugung tabesartiger Rückenmarkskrankheiten. Mschr. Psychiat. Neurol. **3**, 433 (1898).

EDMUNDS, L. H., HOLM, J.: Osteoid osteoma — with report of two cases. Bull. Mason Clin. **14**, 10 (1960).

EDWARDS, C., ELLIOTT, W. A., RANDALL, K. J.: Spinal meningitis due to Actinomyces bovis, treated with penicillin an streptomycin. J. Neurol. Neurosurg. Psychiat. **14**, 134 (1951).

EDWIN-SMITH-PAPYRUS: Zit. nach PIA, H. W., Lehrbuch der Chirurgie, Bd. XIII/2, S. 257 (HELLNER, H., NISSEN, R., VOSSSCHULTE, K.). Stuttgart: Georg Thieme 1957.

EEG-OLOFSSON, R.: Pandy's and Nonne's tests for protein in cerebrospinal fluid. Nord. med. **36**, 2410 (1947) [Schwedisch].

EFSEN, F.: Spinal cord lesion as a complication of abdominal aortography. Acta radiol. (Stockh.) **4**, 47 (1966).

EFSKIND, L.: Veränderungen des Gefäßepithels nach Röntgenbestrahlung. Acta path. microbiol. scand. **17**, 481 (1940).

EGGENSCHWYLER, H.: Die Abrodilmyelographie. Röntgen- u. Lab.-Prax. **4**, 229 (1951).

EGUIAGARAY, J. M.: Un caso de compresion medular por espongioblastoma intradural extramedular. Cirug. Ginec. Urol. **6**, 595 (1953).

EHNI, G. J.: Intraspinal and intracranial lipomas: Report of cases, review of the literature, and clinical and pathological study of intraspinal lipomas with report of cases and discussion of intracranial lipomas. Thesis, Graduate School, University of Minnesota 1943.

— Multiple intraspinal lesions. Proc. Staff Meet. Mayo Clin. **19**, 489 (1944).

— LOVE, J. G.: Intraspinal lipomas. Report of cases; review of the literature, and clinical and pathologic study. Arch. Neurol. Psychiat. (Chic.) **53**, 1 (1945).

— PUGH, D. G.: Intraspinal lipomas. Proc. Staff Meet. Mayo Clin. **19**, 513 (1944).

EHRENBERG, L.: Zur Kasuistik der primären Tumoren der Cauda equina. Acta med. scand. **59**, 57 (1923).

EHRENBERG, S.: Om lumbalpunktionsfyndet i ätta fall av opererad, primär ryggmärgstumör, med särskild hänsyn till lymfocyttalet och liqvortrycket. Hygiea (Stockh.) **81**, 970 (1919).

EHRET, R.: Bilateraler, pathologischer Fremdreflex bei unvollkommenem Kompressionssyndrom in Höhe von C 3 durch ein Neurinom. Nervenarzt **28**, 31 (1957).

EHRHARDT, W., KNEIP, P.: Die „offene Tür" vom Knochenmark zum Kreislauf. Geburtsh. u. Frauenheilk. **5**, 29 (1943).

EHRHART, H.: Chemotherapie maligner Bluterkrankungen. Klin. Wschr. **45**, 113 (1967).

EICHHOLTZ, F., STAAB, A.: Die Anwendung von Novocain in der inneren Medizin. II. Teil: Die Toxikologie der lokalanaesthetischen Stoffe. Klin. Wschr. **30**, 97 (1952).

EICHHORST, H., NAUNYN, B.: Über die Regeneration und Veränderungen im Rückenmark nach streckenweiser totaler Zerstörung desselben. Arch. exp. Path. Pharmak. **2**, 225 (1874).

EIE, N., WEHN, P.: Measurements of the intra-abdominal pressure in relation to weight bearing of the lumbo-sacral spine. J. Oslo Cy Hosp. **12**, 205 (1962).

EISELSBERG, A. v.: Ein Fall von operiertem Rückenmarkstumor. Berl. klin. Wschr. **47**, 654 (1910).

— Querschnittsläsion des Rückenmarks. Münch. med. Wschr. **64**, 288 (1917).

— Zur Indikation und Technik erworbener Rückenmarkskrankheiten. Bruns' Beitr. klin. Chir. **122**, 249 (1921).

— Über den Wert der Lipidolfüllung. Dtsch. Zschr. Chir. **200**, 53 (1927).

— Über eine bemerkenswerte Gestaltsveränderung der Wirbelsäule nach einer ausgedehnten Laminektomie wegen Rückenmarkstumor. Arch. orthop. Unfall-Chir. **28**, 132 (1930).

— Intramedulläre Rückenmarkstumoren. Mitt. Grenzgeb. Med. Chir. **42**, 613 (1931).

— CLAIRMONT (1907): Zit. nach ANTONI, N. (1936). Bd. XIV/4, S. 2 u. 119.

— MARBURG, O.: Zur Frage der Operabilität intramedullärer Rückenmarkstumoren. Arch. Psychiat. Nervenkr. **59**, 453 (1918).

EISELSBERG, A. F., RANZI, E.: Über die chirurgische Behandlung der Hirn- und Rückenmarkstumoren. Langenbecks Arch. klin. Chir. **102**, 309 (1913).

EISENBEISS, J. A.: In den Wirbelkanal einwachsende Ganglionneurome des paravertebralen sympathischen Systems. Bull. Los Angeles neurol. Soc. **16**, 194 (1951).

EISENBREY, A. B., HUBER, P. J., RACHMANINOFF, N.: Benign osteblastoma of the spine with multiple recurrences. Case report. J. Neurosurg. **31**, 468 (1969).

EISENLOHR, C.: Über Abscesse in der Medulla Oblongata. Dtsch. med. Wschr. **18**, 111 (1892).

EISINGER, R. P.: JOHNSON, D. A.: Retroperitoneal abscess communicating with the spinal epidural space. N.Y. med. J. **62**, 564 (1962).

ELAUT, L., VERDONK, G.: Anatomische Beobachtungen zur epiduralen und transsakralen Anästhesie. Zbl. Chir. **61**, 12 (1934).

EL-BANHAWY, A.: A case of dorsal spinal intramedullary schistosoma mansoni granuloma. J. Egypt. surg. Soc. **4**, 130 (1969).

— Angiomatous malformation of the cervical cord presenting with subarachnoid haemorrhage. J. Egypt. surg. Soc. **4**, 273 (1969).

— EL-NADI, F.: Air- oil myelography: A new technique in myelographic diagnosis. Third Europ. Congr. of Neurosurgery, April 23—26, 1967. Excerpta Medica, Internat. Congr. ser. No 139, p. 178, 1967.

— EL-SHERIF, H.: Bilharziasis of the spinal cord. J. Egypt. surg. Soc. **4**, 254 (1969).

ELEFANT, E., JEKLEROVÀ, J., LESNY, I.: Rückenmarkskompression im Säuglingsalter. Ann. paediat. (Basel) **184**, 253 (1955).

— VOJTA, V., BENEŠ, V.: Intraspinal neuroblastoma in a newborn baby. Arch. Dis. Childh. **33**, 212 (1958).

ELEJALDE, P.: Extradurale Rückenmarkstumoren mit sekundärer Arachnitis und Rückenmarkskompression. Rev. Neurol. Psiquiat. S. Paulo **6**, 83 (1940) [Portugiesisch].

— Syphilitisches Gumma mit den Symptomen eines intramedullären Tumors. Arch. bras. Med. **35**, 137 (1945) [Portugiesisch].

EL-GINDI, S., EL-BANHAWY, A.: A better outlook for surgery in paraplegics. J. Egypt. med. Ass. **52**, 65 (1969).

ELGJO, K. M.: Intraspinal hemorrhages in newborns. Acta path. microbiol. scand. **56**, 1 (1962).

ELIASBERG, A. F.: Zur Klinik der Rückenmarkserkrankungen im Kindesalter. Jb. Kinderheilk. **84**, 445 (1916).

ELKINGTON, J. ST. C.: Chronic lymphatic leukaemia with paraplegia. Proc. roy. Soc. Med. **32**, 1419 (1939).

— Arachnoiditis. In: Modern trends in neurology. Ser. 1, p. 149—161. New York: Paul B. Hoeber 1951.

ELKINS, CH. W., ARNOLD, D. J.: Epidural spinal abscess. Ohio St. med. J. **45**, 702 (1949).

ELLENBERG, M.: Diabetic neuropathy following stress situations. Amer. J. med. Sci. **238**, 418 (1959).

ELLIOTT, D. C.: X-ray studies on caudal anaesthesia, another intravenous absorption of substances injected into the sacral canal. Amer. J. Surg. **40**, 139 (1926).

ELLIS, V. H.: Notochordal tumour of the cauda equina in a child of 8 years. Brit. J. Surg. **23**, 25 (1935).

ELLMER, G.: Zur operativen Behandlung der Syringomyelie. Zbl. Chir. **57**, 2209 (1930).

ELMAN, R.: Spinal arachnoid granulations with especial reference to cerebrospinal fluid. Bull. Johns Hopk. Hosp. **34**, 99 (1923).

ELSAESSER, K. H.: Zur Symptomatologie, Diagnostik und Therapie der Hirncysticerkose. Z. ges. Neurol. Psychiat. **177**, 323 (1944).

— Über die Aktinomykose und ihre Lokalisation im Zentralnervensystem. Dtsch. Z. Nervenheilk. **164**, 123 (1950).

ELSBERG (1911—1916): Zit. nach KESSEL, F. K., JAEGER, F. (1955), S. 10.

ELSBERG, C. A.: Surgery of intramedullary affections of the spinal cord. Anatomic basis and technic. J. Amer. med. Ass. **59**, 1532 (1912).

Elsberg, C. A.: Observations on 60 laminectomies for spinal disease. Surg. Gynec. Obstet. 16, 117 (1913).
— The surgical treatment of intramedullary affections of the spinal cord. Surg. Gynec. Obstet. 18, 170 (1914).
— Surgical significance and operative treatment of enlarged and varicose veins of the spinal cord. Amer. J. med. Sci. 151, 642 (1916).
— Laminectomy and removal of conglomerate tubercle from the substance of the spinal cord. Ann. Surg. 65, 269 (1917)
— Concerning spinal cord tumors and their surgical treatment. Amer. J. med. 59, 194 (1920).
— The diagnosis and surgical treatment of tumors in front of the spinal cord. Surg. Gynec. Obstet. 33, 670 (1921).
— The false localizing signs of spinal cord tumor. Arch. Neurol. Psychiat. (Chic.) 5, 64 (1921).
— The early symptoms and the diagnosis of tumors of the spinal cord, with remarks on the surgical treatment. Amer. J. med. Sci. 165, 719 (1923).
— Some aspects of the diagnosis and surgical treatment of tumors of the spinal cord. With a study of the end results in a series of 119 operations. Ann. Surg. 81, 1057 (1925).
— Tumors of the spinal cord and the symptoms of irritation and compression of the spinal cord and nerve roots. Pathology, symptomatology, diagnosis and treatment. New York: Paul B. Hoeber 1925.
— The frequency and character of bladder disturbances in new growths of the brain and spinal cord. Ann. Surg. 84, 509 (1926).
— Surgery of the spinal cord. In: Whipple, A. O., Nelson loose-leaf living Surgery. New York: Th. Nelson & Sons 1927.
— Extradural spinal tumors; primary, secondary, metastatic. Surg. Gynec. Obstet. 46, 1 (1928).
— Tumors of the spinal cord: Problems in their diagnosis and localisation; procedures for their exposure and removal. Arch. Neurol. Psychiat. (Chic.) 22, 949 (1929).
— The meningeal fibroblastomas; their origin, gross structure, blood supply, and their effects upon brain. Bull. neurol. Inst. N.Y. 1, 3 (1931).
— The diagnosis and surgical treatment of tumors of the spinal cord. IX. Congr. d. l. Société Int. de Chirurgie, Madrid 1932, p. 385.
— Concerning the clinical features and the diagnosis of extramedullary meningeal and perineurial fibroblastomas of the spinal cord. Bull. neurol. Inst. N.Y. 3, 124 (1933).
— The surgical diseases and surgery of spinal cord, p. 419—462. In: Nelson new loose-leaf surgery. New York: T. Nelson 1938.
— Some pathological features of primary and secondary extramedullary tumors of the spinal cord. J. Mt Sinai Hosp. 7, 247 (1940/41).
— Surgical diseases of the spinal cord, membranes, and nerve roots: Symptoms, diagnosis and treatment. With chapters by Cornelius G. Dyke and Abner Wolf. New York: Paul B. Hoeber 1941.
— Beer, E.: The operability of intramedullary tumors of the spinal cord; a report of two operations with remarks upon the extrusion of intraspinal tumors. Amer. J. med. Sci. 142, 636 (1911).
— Constable, C.: Tumors of the cauda equina. Arch. Neurol. Psychiat. (Chic.) 23, 79 (1930).
— Cramer, F.: Multiple lumbar punctures; their value for the localization and diagnosis of tumors of the cauda equina. Arch. Neurol. Psychiat. (Chic.) 23, 775 (1930).
— Dyke, C. G.: Diagnosis and localization of tumors of the spinal cord by means of measurements made on the X-ray films of the vertebrae, and the correlation of clinical and X-ray findings. Bull. neurol. Inst. N.Y. 3, 359 (1934).
— — Brewer, E. D.: The symptoms and diagnosis of extradural cysts. Bull. neurol. Inst. N.Y. 3, 395 (1934).
— Hare, C. C.:A new and simplified manometric test for the determination of spinal subarachnoidal block by means of the inhalation of nitrite of amyl. Bull. neurol. Inst. N.Y. 2, 347 (1932).
— Rochfort, E. L.: Xanthochromia and other changes in the cerebrospinal fluid. J. Amer. med. Ass. 68, 1802 (1917).
— Stookey, B.: The mechanical effects of tumors of the spinal cord: Their influence on symptomatology and diagnosis. Arch. Neurol. Psychiat. (Chic.) 8, 502 (1922).
— Strauss, J.: Tumors of spinal cord with project into posterior cranial fossa, report of case in which growth was removed from ventral and lateral aspects of medulla oblongata and upper cervical cord. Arch. Neurol. Psychiat. (Chic.) 21, 261 (1929).
Else, J. E.: Spinal cord tumor in v. Recklinghausen's disease. Surg. Clin. N. Amer. 13, 25 (1933).
Elsworth, R. C.: Tumor of cauda equina removed by operation; recovery. Ann. Surg. 46, 603 (1907).
Eltze, D.: Über die Komplikationen nach Spinalanaesthesien und Paravertebralblockaden. Inaug.-Diss. Köln 1961.
Eltze, J.: Zur vasculären Genese traumatischer Rückenmarkschäden. Inaug.-Diss. Köln 1961.
Elvidge, A., Penfield, W., Cone, W.: The gliomas of the central nervous system: a study of two hundred and ten verified cases. Proc. Ass. Res. Nerv. Ment. Dis. (Baltimore) 16, 107 (1937).
Elvidge, A. R., Martinez-Coll, A.: Long-term follow-up of 106 cases of astrocytoma, 1928—1939. J. Neurosurg. 13, 318 (1956).
Ely, F.: Epidural spinal abscess. J. Iowa St. med. Soc. 21, 675 (1932).

EMANUEL, G.: Eine neue Reaktion zur Untersuchung des Liquor cerebrospinalis. Berl. klin. Wschr. **52**, 792 (1915).

EMERSON, C. W., JR.: Intraspinal tumors in children with an illustrative case. J. Tenn. med. Ass. **62**, 913 (1969).

EMIL-WEIL, P., BERTRAND, I., COSTE, M.: Un cas de paraplégie douloureuse au décours d'une leucémie. Les complications médullaires de la leucémie myélogène se transformant en leucémie aiguë. Sang. **9**, 577 (1935).

EMMETT, J. L., LOVE, J. G.: Urinary retention in women caused by asymptomatic protruded lumbar disk, report of 5 cases. Trans. Amer. Ass. gen.-urin. Surg. **59**, 130 (1967).

EMMINGER, E.: Die Anatomie und Pathologie des blockierten Wirbelgelenks. Hippokrates (Stuttg.) **38**, 254 (1967).

ENCKE, A.: Die Schädelnähte unter normalen und pathologischen Verhältnissen. Inaug.-Diss. Köln 1961.

ENDERLE, C.: Beitrag zur Kenntnis der „familiären myelodysplasischen Syndrome" und des „Status dysraphicus". Z. ges. Neurol. Psychiat. **146**, 747 (1933).

— La diagnosi dei tumori extradurali del midollo spinale. Policlinico, Sez. prat. **41**, 483 (1934).

— Meningocele intrasacrale occulte (rivelato con la mielografia). Riv. Neurol. **5** 418 (1942).

ENESTRÖM, S., GRÖNTOFT, O.: Oligodendroglioma of the spinal cord; report of one case. Acta path. microbiol. scand. **40**, 396 (1957).

ENGEL, E.: Die transspinale Phlebographie im Kindesalter. In: Neurologie der Wirbelsäule und des Rückenmarks im Kindesalter, S. 173—187. Jena: VEB Gustav Fischer 1964. (Heft 27 in Samml. zwangloser Abhandlungen aus dem Gebiete der Psychiatrie und Neurologie.)

ENGELKE, H.: Zur Symptomatologie der intramedullären und extramedullären Rückenmarkstumoren. Inaug.-Diss. Düsseldorf 1949.

ENGELMANN, K., SJOERDSMA, A.: Phäochromozytom-Diagnose. J. Amer. med. Ass. **189**, 81 (1964) [Englisch].

ENGLER, A.: Syllabus der Pflanzenfamilien, I. Bd. Berlin: Gebrüder Borntráger 1954.

ENISH, V. A., SHREIBER, D., VARTSOK, R.: Eksperimentalnye opukholi tsentralnoi nervnoi sistemy u krolikov. [Experimental tumors of the central nervous system in rabbits.] Vop. Onkol. **14**, 76 (1968) [Russisch].

ENTZIAN, W.: Über lokalisiertes tumorförmiges Paramyloid der HWS. Ein kasuistischer Beitrag zur Differentialdiagnose raumfordernder spinaler Prozesse. Dtsch. Z. Nervenheilk. **185**, 1 (1963).

EPPINGER, H.: Endotheliom der Meninx pia mit Metastasen in der Pleura, den Lungen und dem Perikard. Vischr. prakt. Heilk. **126**, 17 (1875).

EPSTEIN, B. S.: Effect of increased intraspinal pressure on movement of iodized oil within the spinal canal. Amer. J. Roentgenol. **52**, 196 (1944).

— Low back pain associated with varices of the epidural veins simulating herniation of the nucleus pulposus. Amer. J. Roentgenol. **57**, 736 (1947).

— The spine. A radiological text and atlas. Philadelphia: Lea & Febiger 1962.

— Tumors of the spinal cord in infancy and childhood. Radiologic aspects. N.Y. St. J. Med. **65**, 2442 (1965).

— DAVIDOFF, L. M.: The roentgenologic diagnosis of dilatations of the spinal cord veins: report of a case. Amer. J. Roentgenol. **19**, 176 (1943).

— — Myelographic diagnosis of extramedullary cervical spinal cord tumors. Amer. J. Roentgenol. **55**, 413 (1946).

— GOVONI, A. F.: Aspetti mielografici delle aracnoiditi. Radiol. med. (Torino) **45**, 113 (1959).

EPSTEIN, J. A., BELLIER, A. J., COHEN, I.: Arterial anomalies of the spinal cord. J. Neurosurg. **6**, 45 (1949).

— CARRAS, R., LAVINE, L. S., EPSTEIN, B. S.: The importance of removing osteophytes as part of the surgical treatment of myeloradiculopathy in cervical spondylosis. J. Neurosurg. **30**, 219 (1969).

— DAVIDOFF, L.: Chronic hypertrophic spondylosis of the cervical spine with compression of the spinal cord. Surg. Gynec. Obstet. **93**, 27 (1951).

— EPSTEIN, B. S., LAVINE, L.S.: Nerve root compression associated with narrowing of the lumbar spinal canal. J. Neurol. Neurosurg. Psychiat. **25**, 165 (1962).

— — — Cervical spondylotic myelopathy. The syndrome of the narrow canal treated by laminectomy, foramenotomy, and the removal of osteophytes. Arch. Neurol. Psychiat. (Chic.) 8, 307 (1963).

— LAVINE, L. S., EPSTEIN, B. S., CARRAS, R.: Herniated disks and related disorders of the lumbar spine. Surgical treatment in the geriatric patient. J. Amer. med. Ass. **202**, 187 (1967).

— MALIS, L. I.: Compression of spinal cord and cauda equina in achondroplastic dwarfs. Neurology (Minneap.) **5**, 875 (1955).

ERB, K.H.: Zur Neurinomfrage. Dtsch. Z. Chir. **181**, 350 (1923).

ERB, W.: Krankheiten des Rückenmarks und des verlängerten Marks. Abt. 1. 2. In: Handbuch der Krankheiten des Nervensystems, Bd. 1, 2, und Ziemssen, H. v., Handbuch der speziellen Pathologie und Therapie, Bd. 11, 2. Leipzig: Vogel 1876—1878.

ERBSLÖH, F.: Das Zentralnervensystem bei Krankheiten des Blutes. In: Handbuch der speziellen pathologischen Anatomie und Histologie, Bd. XIII/2, S. 1428—1716. Berlin-Göttingen-Heidelberg: Springer 1958.

— PUZIK, A.: Nil nocere! Rückenmarks- und Kaudaläsionen als Therapieschäden nach paravertebralen Injektionen. Münch. med. Wschr. **101**, 517 (1959).

ERDESZ, I.: Diagnostizierung von Rückenmarksgeschwülsten mittels „Lipjodol." Gyógászat (Budapest) **64**, 433 (1924) [Ungarisch].

ERDESZ, I. S.: Über die therapeutische Wirkung des bei der Myelographie gebräuchlichen Jodöles. Ther. hung. **7**, 46 (1930) [Ungarisch]; — Ref.: Münch. med. Wschr. **77**, 449 (1930).

Erichsen, J. E.: The science and art of surgery. Philadelphia: Blanchard & Lea 1885.

Erickson, T. C., Baaren, H. J.: Late meningeal reaction to pantopaque used in myelography (report of a case which terminated fatally). Trans. Amer. neurol. Ass. 77, 134 (1952).

— Odom, G. L., Stern, K.: Boeck's disease (sarcoid) of the central nervous system. Report of a case with complete clinical and pathologic study. Arch. Neurol. Psychiat. (Chic.) 48, 613 (1942).

Ericsson, N. O.: On the frequency of complications especially those of long duration, after spinal anaesthesia. Acta chir. scand. 95, 167 (1947).

Erlacher, R. H.: Zur operativen Herdausräumung bei Spondylitis. Wien. klin. Wschr. 64, 218 (1952).

Ermakov, D. G., Ermakova, Zh. I.: Sochetannye porazheniia pozvonochnika tuberkulezom i opukhol' iu. [Association of tuberculosis and tumor of the spine.] Vrach. Delo. 12, 129 (1967) [Ukrainisch].

Ernould, H., Ory, M.: Un cas d'hyperostose rachidienne ankylosante avec hyperostose frontale interne; considérations endocriniennes. J. belge Méd. phys. Rhum. 12, 255 (1957).

Ernst, E. C., Heilbrun, N.: Diagnosis of intraspinal hemangiomas by myelography. Radiology 54, 417 (1950).

Ernst, F., Wiesner, E.: Maligne Sympathicusgeschwülste im Kindesalter. Wien. klin. Wschr. 65, 336 (1953).

Ernst, P.: Parasiten. In: Pathologische Anatomie von Aschoff, L., Bd. II, S. 424—425. Jena: Gustav Fischer 1921.

Eskridge, J. T., Freeman, L.: Intradural spinal tumor opposite the body of the fourth vertebra; complete paralysis of the parts below the lesion; operation, recovery with ability to walk without assistance within three month. Philad. med. J. 2, 1236 (1898).

Eskuchen, K.: Die Lumbalpunktion. Berlin-Wien: Urban & Schwarzenberg 1919.

— Zur Liquordiagnostik. Klin. Wschr. 1, 1369 (1924).

— Die Diagnose des spinalen Subarachnoidalblocks. I. Die Allgemeindiagnose mittels kombinierter Lumbal- und Cisternal-Punktion. Klin. Wschr. 3 II, 1851 (1924).

— Die Diagnose des spinalen Subarachnoidalblockes. II. Die Höhendiagnose, insbesondere mittels lumbaler Luftfüllung und zisternaler Jodipininjektion. Klin. Wschr. 4, 870 (1925).

— Die Zisternenpunktion. Ergebn. inn. Med. Kinderheilk. 34, 243 (1928).

— Liquor — Untersuchung — Lumbalpunktion — Zisternenpunktion — Ventrikelpunktion — Encephalographie — Ventrikulographie — Myelographie. In: Neue Deutsche Klinik, Bd. 6, S. 213—271. Berlin-Wien: Urban & Schwarzenberg 1930.

Espadaler, J. M., Salers, R., Sole, J.: Diverticules pararadiculaires intrasacrés. Rev. neurol. 98, 316 (1958).

Espey, F., Scoville, W. B.: Spontaneous spinal subarachnoid hemorrhage. — Case report with successful surgical intervention. J. nerv. ment. Dis. 117, 351 (1953).

Espin, J.: La substancia metaplasmática en los nódulus producidos por schistosoma mansoni. Rev. Policlin. Caracas 10, 73 (1941).

— Mielitis producida por huevos de schistosoma mansoni. Rev. Policlin. Caracas 10, 245 (1941).

Espin-Herrero, J.: El dolor, como sintoma precoz de los tumores medulares. Med. esp. 34, 400 (1955).

— Calvo, W.: Spinal compression by vertebral metastasis of simple goiter. Rev. esp. Oto-neuro-oftal. 14, 23 (1955) [Spanisch].

Esquirol: Zit. nach Leyden, E. v. (1874), Bd. 1, S. 290—292 u. nach Wilms, M. (1898), S. 157.

Esquirols, J.-E.-D.: Observation sur des altérations trouvées chez plusieurs individus morts à la suite d'accès d'épilepsie. Bulletins de la Faculté de médecine de Paris, et de la Société établie dans son sein. 5, 426 (1817).

Essbach, H.: Die Meningeome. Vom Standpunkt der organoiden Geschwulstbetrachtung. Erg. allg. Path. path. Anat. 36, 185 (1943).

Essen, K. W.: Beitrag zur Ausbreitung der Lymphogranulomatose am Zentralnervensystem. Verh. dtsch. Ges. inn. Med. 52, 482 (1940).

Esser: Über eine seltene Rückenmarkshautgeschwulst (Chromatophorom). Dtsch. Z. Nervenheilk. 32, 118 (1907).

Esteves, B. L., Castro Bibiloni, J. M., Pedace, E. A.: Tabes und Kompressionssyndrom durch Wirbelmetastase. Rev. Asoc. méd. argent. 46, 1208 (1932) [Spanisch].

Estévez, R.: Fibrom des unteren Marks mit Ischiassyndrom. Rev. méd. Chile 71, 1207 (1943) [Spanisch].

Evtushenko, A. V.: On the problem of epithelial cysts and fistulae of the sacrococcygeal region. Nov. khir. Arkh. 1, 46 (1962) [Russisch].

Evtushenko, L. M.: Two cases of mediastinal cyst originating from the dura mater. Sovetsk. Med. 22, 139 (1958) [Russisch].

Ewald, C. A., Winckler, R.: Rückenmarkstumor unter dem Bilde einer Myelitis verlaufend. Berl. klin. Wschr. 47, 529 (1909).

Ewald, G.: Neurologie. B. Die Rückenmarkstumoren. In: Diagnostik der bösartigen Geschwülste von Auler, H., Martius, H., 2. Aufl., S. 144—148. München-Berlin: J. F. Lehmann 1943.

Ewing, J.: Diffuse endothelioma of bone. Proc. N.Y. path. Soc. 21, 17 (1921).

— The structure of nerve tissue tumors with reference to radium therapy. J. nerv. ment. Dis. 53, 131 (1921).

— Tumors of nerve tissue in relation to treatment by radiation. Amer. J. Roentgenol. 8, 497 (1921).

— A review and classification of bone sarcomas. Arch. Surg. 4, 485 (1922).

— Neoplastic diseases. Philadelphia: W. B. Saunders Co. 1922.

— Neoplastic diseases. A treatise on tumors, 3. ed. Philadelphia: W. B. Saunders Co. 1928.

EWING, J.: Causation, diagnosis and treatment of cancer. Baltimore: Williams & Wilkins Co. 1931.
— Lectures on tumor pathology. Cornell Univ. Med. School 1933.
— Review of classification of bone tumors. Bull. Amer. Coll. Surg. **24**, 290 (1939).
EWING, J. B., PRAKASH, A.: Sacrococcygeal teratomas in adults. Canad. J. med. Surg. **4**, 287 (1961).
EWIG, W., LULLIES, H.: Der Einfluß der Atmung auf die Druckschwankungen im Cerebrospinalkanal. Z. ges. exp. Med. **43**, 764 (1926).
— — Über die pulsatorischen Druckschwankungen im Lumbalkanal. Z. ges. exp. Med. **43**, 782 (1926).
EXNER, C.: Variationen und Fehlbildungen der Wirbelsäule. In: Handbuch der Orthopädie von HOHMANN, G. HACKENBROCH, M., LINDEMANN, K., Bd. II, S. 51—98. Stuttgart: Georg Thieme 1958.
EXNER, E.: Zur Genese der Spondylolisthesis. Arch. orthop. Unfall-Chir. **58**, 306 (1965).
EYER, H. H.: Der Liquor, Untersuchung und Diagnostik. Berlin-Göttingen-Heidelberg: Springer 1949.
EYLAU, O.: Zur Ätiologie, Pathogenese und Therapie des Schulter-Arm-Syndroms. Med. Klin. **51**, 1 (1956).
EYRE, D. P.: Neurological complications of Hodgkin's disease. Postgrad. med. **42**, 723 (1966).
FABER, V.: Ein Fall von carcinomatös entartetem Papillom des Seitenventrikels. Frankfurt. Z. Path. **47**, 168 (1934).
FABIANI, F.: Contributo clinico alla conoscenza della sindrome alterna di Wallenberg. (Il comportamento del riflesso di Dagnini-Aschner in un caso di origne tumorale metastatica.) Policlinico, Sez. prat. **61**, 373 (1954).
FABING, H. D.: Progressive fall in protein content of cerebrospinal fluid with drawn above tumor of cauda equina. Arch. Neurol. Psychiat. (Chic.) **41**, 373 (1939).
FABRICIUS HILDANUS, G.: Observationum et curationum chirurgicarum centuriae. T. 1, p. 247. Lugduni: Huguetan 1641.
FABRITIUS, H. A.: Ein Fall von Stichverletzung des Rückenmarks. Zugleich ein Beitrag zur Frage über die Leitungsbahnen im Rückenmark. Dtsch. Z. Nervenheilk. **37**, 415 (1909).
— Über zwei Fälle hochgelegener Rückenmarkstumoren mit besonderer Berücksichtigung des Verhaltens der Atmung und der Sehnenreflexe in ähnlichen Fällen. Arb. Path. Inst. Helsingfors **3**, 17 (1910).
— Zur Differentialdiagnose der intra- und extramedullären Rückenmarkserkrankungen. Mschr. Psychiat. Neurol. **31**, 16 (1912).
FÄRBER, D.: Muskelverspannung und Schmerz — ihre Wechselwirkung und therapeutische Beeinflussung. Med. Welt **1**, 1238 (1963).
FAETH, W. H.: Spinal lithiasis. J. Neurosurg. **15**, 116 (1958).
FAGER, C. A., WOLTMAN, H. W.: The hazards of spinal anesthesia in patients with cord tumory. Anesth. Analg. (Clevel.) **41**, 232 (1962).
FAGERBERG, S., RUDSTRÖM, P.: Osteoid-osteoma of a vertebral arch. Acta radiol. (Stockh.) **40**, 383 (1953).
FAHR, TH.: Histologische Beiträge zur Frage der Pachymeningitis. Zbl. allg. Path. path. Anat. **23**, 977 (1912).
— Demonstration seltener Tumoren im und am Zentralnervensystem. Klin. Wschr. **7**, 138 (1928), II.
— Kurzer Beitrag zur Frage des meningealen Sarkoms. Zbl. allg. Path. path. Anat. **65**, 289 (1936).
— Zit. nach ZÜLCH, K. J.: Biologie und Pathologie der Hirngeschwülste. Handbuch der Neurochirurgie. Hrsg. v. H. OLIVECRONA u. W. TÖNNIS. Bd. 3, S. 469, 538 u. 559. Berlin-Göttingen-Heidelberg: Springer 1956.
— LUBARSCH, O.: Die gewebsgleichen (homologen) für gewöhnlich nicht destruierend wachsenden Gewächse von ausgereiftem Typus. In: Handbuch der speziellen pathologischen Anatomie und Histologie. Hrsg. v. HENKE, F. u. LUBARSCH, O. Bd. VI/1, S. 589—607. Berlin: Springer 1925.
FAHR, W.: Kasuistische Beiträge zu den Tumoren im untersten Rückenmarksabschnitt. Inaug.-Diss. Erlangen 1918.
FAINBERG, M. G., VAINBERG, N. S.: Maski tuberkulosa v klinike sabolewanij nervnoj sistemy. Klin. Med. (Mosk.) **45**, 58 (1967) [Russisch]. Aus: Aktuelle Kurzreferate. Med. Klin. **63**, 90 (1968).
FAIRBROTHER, H. C.: Paraplegia. — Abscess of spinal marrow. Med. Tms Gaz. (Lond.), old ser. **26**, n.s. **5**, 190 (1852).
FAIRBURN, B.: Neurosurgery today. 6. Spinal cord surgery. Nurs. Times (Lond.) **63**, 249 (1967).
— GORTIVAI, P.: Kyphoscoliosis with paraplegia. Third European Congr. of Neurosurgery, Madrid, April 23—26, 1967. Excerpta Medica, Internat. Congr. ser. No. 139, p. 99 (1967).
FAIVRE, J., PECKER, J., JAVALET, A.: Les problèmes thérapeutiques dans les chordomes. A propos de trois formes craniennes et de deux formes rachidiennes. Neuro-chirurgie **14**, 831 (1968).
FALCONER, M. A.: Problems in neurosurgery. Cauda equina tumours. Trans. med. Soc. Lond. **82**, 126 (1966).
— HOOPER, R. S.: Intramedullary epidermoid cyst of the spinal cord. Brit. J. Surg. **28**, 538 (1941).
— MacGEORGE, M., BEGG, A. C.: Observations on cause and mechanism of symptom production in sciatica and low back pain. J. Neurol. Neurosurg. Psychiat. **11**, 13 (1948).
FALTA, W.: Zwei Fälle von starken Wachstumsstörungen. Wien. klin. Wschr. **60**, 921 (1913).
— Die Erkrankungen der Blutdrüsen. Wien-Berlin: Springer 1928.
FALTIN, R.: Sanduhrgeschwulst. Finska Läk.-Sällsk. Handl. **76**, 233 (1934) [Finnisch].
FANCONI, G.: Drei weitere Fälle von Sympathogoniom beim Säugling und beim Kleinkind. Ann. paediat. (Basel) **160**, 318 (1943).

Farago, I.: Cavernom mit Markblutung unter dem klinischen Bild einer Hämatomyelie. Confin. neurol. (Basel) 43, 201 (1942).

Fares, G., Mastragostino, S.: Considerations on several cases of endodural tumors of the spine. Minerva ortop. 10, 690 (1959) [Italienisch].

— Siliquini, P. L.: Le ombre ascessuali prevertebrali cervicali. Minerva ortop. 13, 229 (1962).

Farman, J. V.: Death from neuroblastoma. A case report. Brit. J. Anaesth. 37, 883 (1965).

Farnarier, G., Roger, J., Vigouroux, R.: Localisation médullaire d'un médulloblastome avec syndrome d'hypertension intracranienne. Rev. Oto-neuro-ophtal. 29, 494 (1957).

Farquar Buzzard, F., Symond, C. P.: Extradural spinal hemorrhage. William Osler's modern Medicine. Vol. 6, 588. Philadelphia-New York: Lea & Co. 1928.

Farr, C. E.: Sarcoma of cervical vertebra. Ann. Surg. 95, 936 (1932).

Farr, R. E.: Sacral anesthesia. Arch. Surg. 12, 715 (1926).

Fasano, V., Sicuro, A., Broggi, G.: Observations sur l'évolution clinique pré et post-opératoire de 30 cas de compression non traumatique de la moelle cervicale. Neuro-chirurgie 6, 216 (1960).

Fasiani (1954): Zit. nach Guidetti, B., Fortuna, A., Moscatelli, G., Riccio, A. (1964), p. 4.

Fasiani, G. M., Berlucchi, C.: Rückenmarkskompression durch Ependymom des 4. Ventrikels. Riv. Pat. nerv. ment. 53, 171 (1939) [Italienisch].

Fasske, E.: Zur Genese der primären Melanosarkome der Leptomeninx bei Säuglingen. Zbl. allg. Path. 98, 3 (1958).

Fastje, H. M.: Beitrag zur Frage der Häufigkeit des Prostatakarzinoms unter besonderer Berücksichtigung der klinisch latenten Fälle. Diss. Berlin 1935.

Fau, R., Cabanac, J. L., Chateau, R., Couderc, P.: Compression of the cauda equina by a myeloblastic sarcoma developing under the mask of lumbar diskopathy. Lyon méd. 92, 1165 (1960) [Französisch].

Faulong, L., Caron, J. P., Hurth, M.: Présentation de malade: Un cas de maladie de Paget avec paraplégie par compression dorsale haute, opérée. Rev. Rhum. 29, 187 (1962).

Faure-Beaulieu, M., Martel, T. de: Compression de la moelle dorsale par psammome. Ablation de la tumeur. Guérison de la paraplégie. Bull. Soc. méd. Hôp. Paris 48, 979 (1924).

— — Salomon, J.: Paraplégie avec signes de compression médullaire par arachnoïdite sans tumeur. Guérison clinique complète aorès laminectomie et radiotherapie. Rev. neurol. 1929 II, 575.

Favini Sacerdoti, F., Ricciardi, L.: Intradural spinal teratoid; case. Clin. pediat. 37, 525 (1955) [Italienisch].

Fay, T.: Vasomotor and pilomotor manifestations: their localizing value in tumors and lesions of the spinal cord: a report of thirteen verified cases. Arch. Neurol. Psychiat. (Chic.) 19, 31 (1928).

— Early signs in localization and diagnosis of spinal cord tumors. Penn. med. J. 38, 603 (1935).

— Localization and treatment of lesions of the spinal cord. Surg. Clin. N. Amer. 18, 1577 (1938).

— High cervical laminectomy in three cases of amyotrophic lateral sclerosis. Trans. Amer. neurol. Ass. 68, 63 (1942).

— Wildebush, F. F.: High cervical lesions simulating multiple sclerosis and syringomyelia. Arch. Neurol. Psychiat. (Chic.) 64, 746 (1950).

Fazio, C., Agnoli, A., Bava, Gl., Bazzao, L., Fieschi, C.: Demonstration of spinal tumors with intravenously injected 99MTC-pertechnetate, a new diagnostic technique. J. nucl. Med. 10, 508 (1969).

Federschmidt, K.: Die urologische Behandlung Querschnittsgelähmter. Jahrestagg der Dtsch. Ges. für Neurochirurgie. Acta neurochir. (Wien) 19, 105 (1968).

Federoff, S. P., Wischnewsky, A. S.: Luftembolie der Art. pulmonalis bei Eröffnung des Wirbelsäulenkanals. Zbl. Chir. 57, 2098 (1930).

Fedorov, S. N.: Sindrom vk24.niia pri opukholiakh spinnogo mozga. [Wedging-in syndrome in spinal tumors.] Vop. Neïrokhir. 21, 32 (1957) [Russisch].

Feiling, A.: Two cases of intramedullary tumor of the spinal cord with operation. Lancet 1920 I, 957.

Feinberg, B.: Fall von Wirbelfraktur und Rückenmarksabszeß. Berl. klin. Wschr. 13, 463 (1876).

Feiring, E. H.: Multiple intracranial expanding lesions of diverse origin. Neurology (Minneap.) 5, 535 (1955).

— Barron, K.: Late recurrence of spinal-cord meningioma. J. Neurosurg. 19, 652 (1962).

Feld, M.: Intérêt de la tomomyélographie opaque sur l'image d'arrêt. Rev. neurol. 94, 289 (1956).

— Jurmand, S.: Voluminous extradural tumor compressing cauda equina; geode of body of third lumbar vertebra. Rev. neurol. 94, 285 (1956) [Französisch].

Feldman, S., Landau, J., Halpern, L.: Papilledema in the Guillain-Barré syndrome. Arch. Neurol. Psychiat. (Chic.) 73, 678 (1955).

Feller, T. G., Jones, R. E., Netsky, M. G.: Amyotrophic lateral sclerosis and sensory changes. Virginia med. Mth. 93, 328 (1966).

Felizzari, A.: So-called extramedullary gliomas; case of intradural extramedullary glioma. Rass. Studi psichiat. 43, 228 (1954) [Italienisch].

Felländer, M.: Myelography in children. Nord. med. 34, 1278 (1947) [Schwedisch].

Feller, A., Sternberg, H.: Zur Kenntnis der Fehlbildungen der Wirbelsäule. I. Die Wirbelkörperspalte und ihre formale Genese. Virchows Arch. path. Anat. 272, 613 (1929).

Felsen, J.: Chondroma of the spine associated with a transverse myelitis. Arch. intern. Med. 41, 736 (1928).

Felten, H.: Die chirurgischen Aspekte der chronischen Myelopathie. Zbl. Neurochir. 16, 142 (1956).

FÉNDER, P.: Langsam fortschreitende Kompression bei Pottscher Krankheit und Pachymeningitis. Hospital (Rio de J.) 19, 783 (1941) [Portugiesisch].

FENGER, C.: Zit. nach WALKER, A. E. [Ed.] In: A history of neurological surgery, p. 385. Baltimore: Williams & Wilkins Co. 1951.

FERBER, L., LAMPE, I.: Hemangioma of vertebra associated with compression of cord, response to radiation therapy. Arch. Neurol. Psychiat. (Chic.) 47, 19 (1942).

FERENS, E.: Die Ergebnisse chirurgischer Behandlungen von Rückenmarkskompressionen. Pol. Przegl. chir. 19, 95 (1947).

FEREY, D.: Un cas de neurinome en sablier intradural et intrathoracique enlevé en un seul temps. Presse méd. 55, 659 (1947).

FERGUSON, F. R., JEFFERSON, G.: On the massive tumors of the cauda equina. 3. Internat. Congrès neurologique internationale, Copenhague, 21.—25. August 1939, Comptes rendus des séances, p. 758. Copenhague: Munksgaard 1939.

FERNÁNDEZ, G. J., FOLLE, J. A.: Los epidermoides (colesteatomas) del canal raquideo. An. Fac. Med. Montevideo 40, 171 (1955) [Spanisch].

— MALOSETTI, H., FOLLE, J. A., PASEYRO, P.: Las hemorragias meningeas de orígen espinal; hemorragia subaracnoidea difusa consecutiva a un tumor de la cola de caballo. An. Fac. Med. Montevideo 41, 117 (1956).

FERNANDEZ SANZ, E.: Froinscher Symptomenkomplex von operativ bestätigter Pathogenese. Arch. Neurobiol. (Madr.) 3, 113 (1922) [Spanisch].

FERRANNINI, L.: Metastatische Tumoren. Minerva med. 40, 1 (1949), II, Parte Scient. [Italienisch].

FERRARI, M., KASDORF, H.: Vertebro-medullary forms of Hodgkin's disease. Arch. urug. Med. 41, 121 (1952) [Spanisch].

FERRARIS, M.: Angioma racemosum des Lumbalmarks. Minerva med. 40, 514 (1949), I, Parte Scient. [Italienisch].

FERROR TORRELLES, M.: Osteoid osteoma of the vertebral column. Rev. clin. esp. 77, 10 (1960) [Spanisch].

FERRI, E.: La vascolarizzazione venosa superficiale del midollo spinale. Sist. nerv. 19, 328 (1967) [Italienisch].

FERRIER, D., HORSLEY, Sir V.: Case of recovery after operation for tumour of cauda equina. Brain 27, 423 (1904).

FERRU, M., SCHMITE, P.: Radikuläres Fibrogliom mit schwerem Kompressionssyndrom. Rev. méd. Centre-Ouest 8, 115 (1936) [Französisch].

FERRY, D. J., HARDMAN, J. M., EARLE, K. M.: Syringomyelia and intramedullary neoplasms. Med. Ann. D.C. 38, 363 (1969).

FETT, H. C. SR., RUSSO, V. P.: Osteoid osteoma of a cervical vertebra; report of a case. J. Bone. Jt Surg. A. 41, 948 (1959).

FETTWEIS, E.: Pseudotumoröse Gewebsreaktionen bei Querschnittsgelähmten. Z. Orthop. 97, 52 (1963).

FEUDELL, P., WORATZ, G.: Doppelkurven der Kolloidreaktion (Normomastixreaktion) als Besonderheit des spinalen Kompressionssyndroms. Dtsch. Z. Nervenheilk. 182, 34 (1961).

— — OEHLSCHLAEGEL, G.: Zur neurologischen Symptomatik der Ostitis deformans (Paget). Medizinische 6, 205 (1957).

FEYRTER, F.: Über die Altersregel der Geschwulstentwicklung und die Geschlechtsregel der Geschwulstform. Z. Krebsforsch. 54, 55 (1944).

— Über die Pathologie der vegetativen nervösen Peripherie und ihrer ganglionären Regulationsstätten. Wien: Maudrich 1951.

FIALHO, F., BARCELLOS, J. M.: Liposarcoma do sarco. Rev. bras. Cirurg. 35, 419 (1958) [Portugiesisch].

FIORENTINO, M., VANGELISTA, R.: Chemioterapia del medulloblastoma. Tumori 54, 483 (1968).

FICKLER, A.: Studien zur Pathologie und pathologischen Anatomie der Rückenmarkscompression bei Wirbelcaries. Dtsch. Z. Nervenheilk. 16, 1 (1900).

FIEBELKORN, H.-J.: Ein Hinweis zur Verbesserung der röntgendiagnostischen Ausbeute bei Magen-Darm-erkrankungen durch systematische Dünndarmuntersuchungen. Med. Klin. 49, 1248 (1954).

— Die Strahlentherapie hypertrophischer Prozesse und gutartiger Tumoren. In: DU MESNIL DE ROCHEMONT, R.: Lehrbuch der Strahlenheilkunde, S. 471—520. Stuttgart: Enke 1958.

FIEBRAND, H.: Beitrag zur Frage der Entstehung spinaler Gefäßverschlüsse. Med. Welt 18, 1023 (1964).

— Zur Pathogenese des Spinalis-anterior-Syndroms. Schweiz. Arch. Neurol. Neurochir. Psychiat. 97, 227 (1966).

FIELD, E. J., GRAYSON, J., ROGERS, A. F.: Observations on the blood flow in the spinal cord of the rabbit. J. Physiol. (Lond.) 114, 56 (1951).

FIELDS, W. S., JONES, J. R.: Spinal epidural hemangioma in pregnancy. Neurology (Minneap.) 7, 825 (1957).

FIERRO, J., DONOSO, P., FAIGUENBAUM, J.: Hydatidosis of the spinal column. Study and considerations on 10 clinical cases. Bol. chil. Parasit. 16, 30 (1961) [Spanisch].

FIESE, I.: Coccidioidomycosis. Springfield (Ill.): Ch. C. Thomas 1958.

FILEP, F.: Über prävertebrale Tumoren. Zbl. Chir. 66, 1505 (1939).

FILIMONOV, N. I.: Razvitie osteomy poperechnogo otrostka pozvonka u bolnogo tuberkuleznym spondilitom. Ortop. travmt. Protez. 17, 58 (1956) [Ukrainisch].

Fincham, R. W., Sahs, A., Joynt, R. J.: Protean manifestations of nervous system brucellosis. Case of a wide variety of clinical forms. Jamaica publ. Hlth **184**, 269 (1963).

Fincher, E. F.: The differential diagnosis of intervertebral cartilage ruptures and intraspinal tumors within the lumbar sacral canal. Sth. Surg. **12**, 292 (1946).

— Spontaneous subarachnoid hemorrhage in intradural tumors of the lumbar sac: a clinical syndrome. J. Neurosurg. **8**, 576 (1951).

— Swanson, H. S.: Spinal cord tumors and the similarity of their symptoms to those of other more common diseases. Sth. Surg. **14**, 111 (1948).

Findeisen, L., Tönnis, W.: Über intrakranielle Epidermoide. Zbl. Neurochir. **2**, 301 (1937).

Findelnburg, R.: Experimentelle Untersuchungen über Drucksteigerungen im Rückenmarkssack. Dtsch. Arch. klin. Med. **76**, 383 (1903).

Fine, R. D.: Angioma racemosum venosum of spinal cord with segmentally related angiomatous lesions of skin and forearm. J. Neurosurg. **18**, 546 (1961).

Fineschi, G.: Spinal cord tumors, of cauda equina; iconographic study; cases. Boll. Soc. tosco-umbra Chir. **14**, 125 (1953) [Italienisch].

— Differential diagnosis of syndrome due to medullary compression. Boll. Soc. tosco-umbra. Chir. **16**, 1031 (1955) [Italienisch].

— Patologia e clinica dell'ernia posteriore del disco intervertebrale. Firenze: Ediz. Scient. Ist. Ortoped. Toscano 1955.

— Chirurgia della compressione midollare nel vecchio. Minerva med. **47**, 1527 (1956), I, 2, Parte Scient.

— Sanguinetti, G.: Aspects of spinal tumoral pathology in relation to old age. G. Geront. **8**, 457 (1960) [Italienisch].

Finkelnburg, R.: Die Erkrankungen der Meningen. In: Handbuch der Neurologie. Hrsg. v. Lewandowsky, M., Bd. II/1, S. 1078—1161. Berlin: Springer 1911.

— Die ätiologische Rolle des Traumas bei Hirntumoren. Dtsch. med. Wschr. **38**, 1116 (1912).

— Über die ätiologische Rolle des Traumas bei Hirngeschwülsten. Zbl. ges. Neurol. Psychiat. **32**, 367 (1913).

— Multiple Sarkome des Gehirn und Rückenmarks. Dtsch. Z. Nervenheilk. **21**, 475 (1926).

Finkel'shtein, M. O.: On so-called venous sinuses in the spinal canal in normal states and under conditions of exclusion of the caudal vena cava from the heart. Arq. anat. **44**, 72 (1963).

Finkemeyer, H.: Die Erscheinungsformen der Glioblastome in den verschiedenen Hirnregionen. Acta neurochir. (Wien) Suppl. **6**, 76 (1959).

Finlayson, A. I.: Syringomyelia and related conditions. In: Clinical neurology. Ed. by Baker, A. B., vol. II, S. 1361—1376. London: Cassell 1955.

Finneson, B. E., Goluboff, B., Shenkin, H. A.: Sarcomatous degeneration of osteitis deformans causing compression of the cauda equina. Neurology (Minneap.) **8**, 82 (1958).

Finney, L. A., Gargano, F. P., Burmann, A.: Intraosseous vertebral venography in the diagnosis of lumbar disk disease. Amer. J. Roentgenol. **92**, 1282 (1964).

— Wulfman, W. A.: Traumatic intradural lumbar nerve root avulsion with associated traction injury to the common peroneal nerve. Amer. J. Roentgenol. **84**, 952 (1960).

Fiorini, E.: Paraplegia in scoliotico. Policlinico, Sez. prat. **41**, 937 (1934).

Firica, T.: Rückenmarkskompressionen durch Erkrankungen der Wirbelsäule. Rev. Chir. (Paris) **42**, 810 (1939) [Französisch].

Firor, W. M., Ford, E. R.: Gliomatosis of the leptomeninges. Johns Hopk. Hosp. Bull. **35**, 65 (1924).

Fischbach, R., Harrer, G., Mösl, H.: Renale Kontrastmittelausscheidung (Athyl-Jodophenylester) nach Myelographie bei Sperrliquor. Acta neurochir. (Wien) **19**, 261 (1968).

Fischer, A.: Ein Fall von Pachymeningitis chronica externa spinalis idiopathica. Neurol. Zbl. **21**, 981 (1902).

Fischer, A. W., Holfelder, H.: Lokales Amyloid im Gehirn; eine Spätfolge von Röntgenbestrahlungen. Dtsch. Z. Chir. **277**, 475 (1930).

Fischer, F., Rupprecht, A., Scherzer, E.: Der blutige Liquor und seine diagnostische Verwertbarkeit. Wien. klin. Wschr. **70**, 617 (1958).

Fischer, O.: Ueber ein selten mächtig entwickeltes Glioma sarcomatodes des Rückenmarkes. Z. Heilk. **22**, 344 (1901).

— Beiträge zur Pathologie und Therapie der Rückenmarkstumoren. (Röntgentherapie, Tumorzellen im Liquor, Anordnung der Sensibilitätsfasern im Seitenstrang, Bedeutung der Bauchreflexe.) Z. ges. Neurol. Psychiat. **76**, 81 (1922).

Fischer, S.: Seltene Lokalisation einer Endometriosis externa extraperitonealis. Geburtsh. u. Frauenheilk. **13**, 240 (1953).

Fischer, W.: Cysticercus cellulosae. In: Handbuch der speziellen Pathologie, Anatomie und Histologie von Henke, F. u. Lubarsch, O., Bd. XIII/3, S. 387—405. Berlin-Göttingen-Heidelberg: Springer 1955.

— Die parasitären Erkrankungen des Zentralnervensystems und seiner Hüllen. In: Handbuch der speziellen pathologischen Anatomie und Histologie. Hrsg. v. Henke, F. u. Lubarsch, O., Bd. XIII/3, S. 372—412. Berlin-Göttingen-Heidelberg: Springer 1955.

— Die Ätiologie der Geschwülste. In: Handbuch der allgemeinen Pathologie. Hrsg. v. Büchner, F., Letterer, E. u. Roulet, F., Bd. VI/3, S. 368—442. Berlin-Göttingen-Heidelberg: Springer 1956.

FISCHER-WASELS, B.: Allgemeine Geschwulstlehre. In: Handbuch der normalen und pathologischen Physiologie. Hrsg. v. BETHE, A. u. BERGMANN, G. v., Bd. XIV/2, S. 1341—1790. Berlin: Springer 1927.

FISCHGOLD, H., ADAMS, H., ECOIFFIER, J., PIEQUET, J.: Opacification des plexus rachidiens et des veines azygos par voie osseuse. J. Radiol. Électrol. **33**, 37 (1952).

— CLEMENT, J. C., TALAIRACH, J., ECOIFFIER, J.: Opacification des systèmes veineux rachidiens et craniens par voie osseuse. Presse méd. **60**, 559 (1952).

— JUSTER, M., ÉCOIFFIER, J.: Exploration microradiographique de métastases osseuses épiglandulaires. J. Radiol. Électrol. **38**, 1069 (1957).

— METZGER, J.: Signes radiologiques discrets et précoses des atrophies cérébrales unilaterales, J. Radiol. Électrol. **32**, 9 (1951).

FISHER, D. A.: Embryonal rest tumor of the central nervous system. Report of an unusual case with a communicating congenital dermal sinus and recurrent meningitis. J. Dis. Child **99**, 90 (1960).

FISHER, R. G., WILLIAMS, J.: Ochronosis associated with degeneration of an intervertebral disc. J. Neurosurg. **12**, 403 (1955).

FITCH, T. S. P.: Sulfathiazole in staphylococcus aureus; Epiduralabscess with septicemia and pyemia. Arch. Pediat. **57**, 119 (1940).

FLAMEND, J., VICENTE, A. N., COERS, C., GUAZZI, G.: La myélomalacie angiodysgénétique et sa différentiation des nécroses spinales par angiomatose intra-médullaire. Rev. neurol. **103**, 12 (1960).

FLAMENT-DURAND, J., BRIHAYE, J., PERIER, O. J.: Les ramollissements symptomatiques de la moelle épinière. Acta neurol. belg. **61**, 265 (1961).

FLATAU, E.: Das Gesetz der exzentrischen Lagerung der langen Bahnen im Rückenmark. Berlin: Reimer 1897.

— Über Xanthochromie und Bildung eines fibrinösen Coagulum im Liquor cerebrospinalis Z. ges. Neurol. Psychiat. **3**, 146 (1911).

— Wirbel- und Rückenmarksgeschwülste. In: Handbuch der Neurologie. Hrsg. v. LEWANDOWSKY, M., Spezielle Neurologie, Bd. II/1, S. 616—684. Berlin: Springer 1911.

— Der Rückenmarksabsceß. In: Handbuch der Neurologie. Hrsg. v. LEWANDOWSKI, M., Bd. II/1. Spezielle Neurologie, S. 685—693. Berlin: Springer 1911.

— De la radiothérapie des tumeurs du cerveau et de la moelle. Rev. neurol. **1924 I**, 23.

— Konservative Strahlenbehandlung von Rückenmarksgeschwülsten. Warsz. czas. lek. **1**, 380 (1924) [Polnisch].

— Radiothérapie des tumeurs non opérées de la moelle. Rev. neurol. **32**, 311 (1925).

— KOELICHEN, J.: Nowotwór śródpiersia i rdzenia (o powstawaniu rozsianych drobnych ognisk naczyniowosklerotycznych w rozmaitych cierpieniach rdzenia i o pochodzeniu cialek amyloidowych). [Tumor of the mediastinum and cord; origin of disseminated minute vascular-sclerotic foci in various diseases of the spine, and on the origin of amyloid bodies.] Medycyna. Warszawa **34**, 727, 750, 769, 795, 812 (1906); — Ref.: Jber. Neurol. Psychiat. **7**, 634 (1906).

— SAVICKI (1912): Zit. nach ANTONI, N., Handbuch der Neurologie, Hrsg. v. BUMKE, O. u. FOERSTER, O., Bd. XIV/4, S. 106. Berlin: Springer 1936.

— SAWICKI, B.: Le neurofibrome cervicale. Encéphale **17**, 617 (1922).

— — Du traitement combiné (intervention chirurgicale suivie d'irradiation) des tumeurs malignes vertébrales et médullaires. Lyon chir. **21**, 1 (1924).

— STERLING, W.: Ein Beitrag zur Klinik und Histopathologie der extramedullären Rückenmarkstumoren. (Ein Fall von extramedullärem Rückenmarkstumor, welcher ohne wesentliche Schmerzen verlief.) Dtsch. Z. Nervenheilk. **31**, 199 (1906).

— ZYLBERLASTÓWNA, N.: Beitrag zur chirurgischen Behandlung der Rückenmarkstumoren. Dtsch. Z. Nervenheilk. **35**, 334 (1908).

FLECHSIG, P.: Die Leitungsbahnen im Gehirn und Rückenmark des Menschen. Leipzig: Engelmann 1876.

— Über Systemerkrankungen im Rückenmark. Leipzig: Engelmann 1888.

FLECK, U.: Zur Differentialdiagnose der extra- und intramedullären Rückenmarkstumoren. Z. ges. Neurol. Psychiat. **76**, 322 (1922).

FLEIS, E. P.: Sluchai spinalnogo ekhinokokkovogo epidurita. [A case of spinal echinococcus epiduritis.] Sovetsk. Med. **21**, 130 (1957) [Russisch].

FLEISCHER, F.: Angiome der Wirbelsäule. Mitt. Ges. inn. Med. Wien **33**, 46 (1934).

FLEISS, A. N., INGHAM, N.: Cord compressing lesions with normal Queckenstedt sign. J. Amer. med. Ass. **123**, 759 (1943).

FLEITES DIAZ, O., VINAS VILLAESCUSA, J. B.: Teratomas sacrococcigeos; reporte de 2 casos. Rev. cuba. Pediat. **29**, 31 (1957).

FLESCH, J.: Zur Symptomatologie intra- und extramedullärer Tumoren. Wien. med. Wschr. **59**, 870 (1909).

FLETCHER, A. G., GAIKWAD, A. N., BOND, W. M.: A case of sacrococcygeal teratoma with review of the literature. J. Indiana med. Ass. **37**, 288 (1961).

FLETCHER, E. M.: Sacrococcygeal chordomas. Thesis University of Minnesota Graduate School 1933.

— WOLTMAN, H. W., ADSON, A. W.: Sacrococcygeal chordomas. Arch. Neurol. Psychiat. (Chic.) **33**, 283 (1935).

FLETCHER, G. H., McCOMB, W. W., CHAU, P. M., FARNSLEY, W. G.: Comparison of medium voltage and supervoltage roentgen therapy in the treatment of oropharynx cancers. Amer. J. Roentgenol. **81**, 375 (1959).

FLEURY, M., DUFOUR, P., BOUCHER, S.: Vertebral localization of acute leukosis. J. radiol. électrol. **40**, 464 (1959) [Französisch].

FLEXNER, L. B.: The development of the meninges in amphibia: A study of normal and experimental animals. Contrib. Embryol. **20**, 31 (1929).

FLICK, K.: Fehldiagnose bei multiplen Endotheliomen der Dura. Zbl. Chir. **55**, 2321 (1928).

FLÖRKEN, H.: Ein selten großes Chondrom der Lendengegend und seine Behandlung. Z. Krebsforsch. **35**, 354 (1932).

FLORA, G. C., BAKER, A. B.: The patient with spastic paraplegia. J.-Lancet **86**, 231 (1966).

FLORIS, V.: Über ein rapid wachsendes ungewöhnlich ausgedehntes Ependymom. Riv. Neurol. **20**, 72 (1950) [Italienisch].

FLUECKIGER, A.: Les tumeurs lombo-sacrées associées au spina bifida occulta. Schweiz. Arch. Neurol. Neurochir. Psychiat. **99**, 201 (1967).

FLÜGEL, F.: Zur Diagnose des Rückenmarkstumors. Langenbecks Arch. klin. Chir. **202**, 11 (1941).

FLYNN, J., SAILER, S.: Unilateral exophthalmos and compression in case of multiple myeloma. Ohio St. med. J. **37**, 771 (1941).

FÖRSTER (1920): Zit. nach OPPENHEIM, H., Lehrbuch der Nervenkrankheiten, 7. verb. Aufl., Bd. I, S. 515. Berlin: S. Karger 1923.

FOERSTER, A.: Parasiten. In: Handbuch der pathologischen Anatomie. Von FOERSTER, A., 2. Aufl., Bd. II, S. 592—593. Leipzig: Voss 1865.

— Ein Ganglioneurom des Rückenmarks. Virchows Arch. path. Anat. **253**, 116 (1924).

FÖRSTER, E.: Aussparung der unteren Sakralsegmente bei extramedullären Rückenmarkstumor des Dorsalmarks. Charité-Ann. **37**, 110 (1913).

FOERSTER, O.: Tr. 17. Internat. Congr. Med., Lond., 1913, Section XI, part 2, Section on Neuropathology.

— Fall von intramedullären Tumor erfolgreich operiert. Berl. klin. Wschr. **54**, 338 (1917).

— Verletzung des Zervikalmarkes. Berl. klin. Wschr. **57**, 717 (1920).

— Ergebnisse der Kriegserfahrungen über Rückenmarksverletzungen. Allg. Z. Psychiat. **76**, 804 (1920/21).

— Zur Diagnostik und Therapie der Rückenmarkstumoren. Dtsch. Z. Nervenheilk. **70**, 64 (1921).

— Die Leitungsbahnen des Schmerzgefühls und die chirurgische Behandlung der Schmerzzustände. Brun's Beitr. klin. Chir., Sonderbd. zu Bd. 136. Berlin-Wien: Urban & Schwarzenberg 1927.

— The dermatomes in man. Brain **56**, 1 (1933).

— Symptomatologie der Erkrankungen des Rückenmarks und seiner Wurzeln. In: Handbuch der Neurologie. Hrsg. v. BUMKE, O. u. FOERSTER, O., Bd. V/3, S. 1—403. Berlin: Springer 1936.

— Ein Fall von Hämatomyelie des oberen Halsmarkes. Zbl. Neurochir. **3**, 321 (1938).

— Thyreogene intrarhachideale Geschwülste. Zbl. Neurochir. 4, 198 (1939).

— BAILEY, P.: A contribution to the study of gliomas of the spinal cord with special reference to their operability. In: Jubilee volume for DAWIDENKOW, Leningrad, State institute for the publication of biologic an medical literature, vol. 6, 1936.

— GAGEL, O.: Ein Fall von Recklinghausenscher Krankheit mit 5 nebeneinander bestehenden verschiedenartigen Tumorbildungen. Z. ges. Neurol. Psychiat. **138**, 339 (1932).

— — Ein Fall von Gangliocytom der Oblongata. Z. ges. Neurol. Psychiat. **141**, 797 (1932).

— — Klinik und Pathohistologie der intramedullären Rückenmarkstumoren. Dtsch. Z. Nervenheilk. **136**, 239 (1935).

— — Das Ependymom des Filum terminale. Zbl. Neurochir. 1, 5 (1936).

— — Die Astrocytome der Oblongata, Brücke und des Mittelhirns. Z. ges. Neurol. Psychiat. **110**, 1 (1939).

FOHLER, W.: Ein Beitrag zu den Tumoren des Rückenmarks. Inaug.-Diss. Münster 1935.

FOIX, CH.: Les compressions médullaires. Clinique. Physiologie. Pathologie. Arch. int. Neurol. **94**, 610 (1923).

— Rapport sur la compression médullaire. Rev. neurol. **39**, 610 (1923).

— ALAJOUANINE, TH.: La myélite nécrotique subaigue. Rev. neurol. **1926 II**, 1.

FOKES, E. C., Jr., EARLE, K. M.: Ependymomas, clinical and pathological aspects. J. Neurosurg. **30**, 585 (1969).

FOLEY, J.: Intramedullary abscess of the spinal cord. Lancet **1949 II**, 193.

FONCIN, J., GACHES, J., SAIMOT, L., WOLINETZ, E.: Un cas d'hémosidérose marginale du nevraxe consécutif à un angiome médullaire. Rev. neurol. **116**, 685 (1967).

FONTAINE, R., DANY, A., WARTER, P., STOLL, G.: Sciatique du type discal due à un sarcome d'Ewing méconnu de S1. Contribution à l'étude des fausses hernies discales. Rev. neurol. **89**, 613 (1953).

— LEWIT, F.: Paraplégie spasmodique dans un mal de Pott ancien. Bull. Soc. ant. chir. **60**, 990 (1934).

— PUYMARTIN, CH., FORSTER, E.: Chondrome de la colonne dorsale supérieure en sablier avec compression médullaire. Chirurgie (Lausanne) **5**, 416 (1943).

FONTANESI, G., GHETTI, P. L.: Le rigidita del tratto lombare del rachide, sintomo polimorfo. Arch. Putti Chir. Organi Mov. **23**, 335 (1968).

FONZONE, B., VITERBO, F.: Symptomatic vertebra plana and eosinophilic granuloma. Chir. Organi Mov. **42**, 291 (1955) [Italienisch].

FOOT, N. CH.: Peripheral neurogenic tumors. Amer. J. Clin. Path. **6**, 1 (1936).

— Histology of tumors of the peripheral nerves. Arch. Path. **30**, 772 (1940).

Foot, N. Ch., Cohen, I.: Report of a case of retotheliosarcoma (reticulosarcoma) of the cerebral hemispheres. Amer. J. Path. **9**, 123 (1933).

— Zeek, P.: Two cases of melanoma of the meninges with autopsy. Amer. J. Path. **7**, 605 (1931).

Forbes, W., Maloney, A. F. J.: Primary melanomatosis of the leptomeninx. J. Path. Bact. **62**, 403 (1950).

Forbus, Bestebreutje: Coccidioidomykose. Milit. Surg. **99**, 653 (1946).

Ford, F. R.: Diseases of the nervous system in infancy, childhood and adolescence. 1.—5. ed. Springfield (Ill.): Ch. C. Thomas 1937, 1944, 1952, 1960, 1966.

Ford, L. T., Key, J. A.: An evaluation of myelography in the diagnosis of intervertebral disc lesions in the low back. J. Bone Jt. Surg. A **32**, 257 (1950).

— Ramse, R. H., Holt, E. B., Key, J. A.: An analysis of one hundred consecutive lumbar myelograms by disc operation for relief of low back pain and sciatica. Surgery **32**, 961 (1952).

Forestier, J.: Le trou de conjugaison vertébral et l'espace épidural. Thèse de Paris. Paris: Jouve 1922.

— Actual technic of examinations of spinal cavities with lipiodol. Radiology **11**, 481 (1928).

— Haguenau, J., Petit-Dutaillis, D.: Kyste épidermoide intradural d'origine traumatique probable. Biopsie involontaire par ponction lombaire. Opération. Guérison. Rev. neurol. **1931 I**, 469.

— Sicard, A., Oeconomos, D.: Exploration radiologique des disques intervertébraux par le discolipiodol épidural introduit à la sonde. Rev. neurol. **81**, 119 (1949).

Forni, M.: Rilievi semeiologici e clinici in tema di compressione midollare da tumore endorachideo. Minerva med. **46**, 1045 (1955), II, parte scient.

Forster: Im Referat zur Arbeit „Nonne, M.: Otogener Rückenmarksabsceß. Z. Hals-, Nas.- u. Ohrenheilk. **13**, 574—579 (1926)". Zbl. ges. Neurol. Psychiat. **44**, 712 (1926).

Forster, B.: La paralysie générale chez les négres. Arch. int. Neurol. **2**, 41 (1926).

Forster, D. B., Heublein, G. W.: Hemangioma of the spine associated with spinal cord compression. Amer. J. Roentgenol. **57**, 556 (1947).

Forster, E.: Demonstration einer Patientin mit einem operierten Rückenmarkstumor. Neurol. Zbl. **32**, 984 (1913).

— Die Bedeutung des Liquorzellbildes für die Diagnostik der Tumoren des Zentralnervensystems und die vom Plexus und den Meningen ausgehenden Tumoren. Z. ges. Neurol. Psychiat. **126**, 683 (1930).

— Liquor. Hirnpunktion. Röntgenologie. In: Handbuch der Neurologie. Hrsg. v. Bumke, O. u. Foerster, O., Bd. VII/2. Berlin: Springer 1936.

Forster, F. M. [Ed.]: Modern therapy in neurology. St. Louis: Mosby 1957.

Forti, E., Venturini, G.: Contributio alla conoscenza delle neoplasie notocordali. Riv. Anat. pat. **17**, 317 (1960).

Fortnyn, J. D., Drukker, J., Linde, M. van der: Tuberkel der Cauda equina. Maandschr. Kindergeneesk. **11**, 227 (1942).

Fortuna, A.: Epidermoide della cauda equina. Lav. neuropsichiat. **27**, 470 (1960).

— Sindrome delle corne anteriori cervicali spondilogenetica (probabile patogenesi vascolare). Lav. neuropsichiat. **29**, 193 (1961).

— A proposito del valore diagnostico del fenomeno pseudomiotonico (di apertura della mano) nelle compressioni cervicali. Lavoro neuropsichiat. **29**, 393 (1961).

— Paraplegia acuta da ernia del disco lombare (probabile patogenesi vascolare). Lav. neuropsichiat. **29**, 481 (1961).

— Gambacorta, D., Occhipinti, E. M.: Spinal extradural meningiomas. Neurochirurgia (Stuttg.) **12**, 166 (1969).

— Giuffrè, R.: Sintomatologia tipo Brown-Séquard nelle compressioni cervicali. A proposito di 165 casi verificati chirurgicamente. Lav. neuropsichiat. **35**, 570 (1964).

— Guidetti, B.: Sugli angiomi vertebrali con compressione midollare. Lav. neuropsichiat. **29**, 353 (1961).

— — Mielopatie vascolari. In: Malattie del sistema nervoso, vol. 2, p. 1212—1230, del Trattato Italiano di Medicina Interna di P. Introzzi. Roma: Istituto per la Collaborazione Culturale 1964.

— Moscatelli, G.: Cisti da echinococco vertebrale. Riv. Neurol. **29**, 762 (1959).

— — I tumori melanici primitivi del nevrasse. Lav. neuropsichiat. **25**, 1 (1959).

— Riccio, A.: Un caso di ganglioneuroblastoma a clessidra. Policlinico, Sez. prat. **68**, 1889 (1961).

— Silipo, P.: Sugli angioreticulomi intramidollari. Lav. neuropsichiat. **29**, 223 (1961).

— — Sul valore diagnostico del fenomeno pseudomiotonico (di apertura della mano) nelle mielopatia da spondilosi cervicale. Lav. Neuropsichiat. **29**, 247 (1961).

Fortunescu, C., Tudor, M.: Syndrome neuro-anémique et arachnoïdite spinale adhésive. Arch. neurol. (Buc.) **1**, 46 (1937).

Foster, J. B.: Primary thoracic myelolipoma: case report. Arch. Path. **65**, 295 (1958).

Foster, J. J.: Spinal intradural lipomas. A neurosurgical dilemma. Int. Surg. **46**, 480 (1966).

Fountain, E. M., Burge, C. H.: Osteoid osteoma of the cervical spine. A review and case report. J. Neurosurg. **18**, 380 (1961).

Fournier, A.: Leçon sur la syphilis tertiaire faites à l'hôpital Lourcine. École de médicine Paris 1875, 1—199.

— Leçons cliniques sur la syphilis, étudiée plus particulièrement chez la femme. 2. éd. Paris: A. Delahaye 1881.

Fournier, A.: Un cas de mal de Pott d'origine syphilitique. Ann. Derm. Syph. (Paris) 2. sér., t. 2, p. 19—33, 1881.

— De l'ataxie locomotrice d'origine syphilitique. Leçons cliniques professés à l'hôpital Saint-Louis. Paris 1882.

— Diagnostic du cancer et syphilides tertiaires de la langue; traitement de ces dernierès. Sem. méd. 2, 129 (1882).

Fowler, G. R.: A case of suture of the spinal cord following a gunshot injury involving complexe severance of the structure. Ann. Surg. 42, 507 (1905).

Fowler, M.: Malignant neurilemmoma. Med. J. Aust. 42 I, 236 (1955).

Fox, J. L.: Redundant nerve roots in the cauda equina. Case report. J. Neurosurg. 30, 74 (1969).

Fracassi, T., Parachú, L.: Angiome des Rückenmarks. Rev. argent. Neurol. (Rosario) 1, 58 (1935) [Spanisch].

— Ruiz, F. R., Garcia, D. E.: Angiomatose des Rückenmarks, Syringomyelie und andere gleichzeitig bestehende Höhlenbildungen. Rev. argent. Neurol. (Rosario) 1, 4 (1935) [Spanisch].

Fracasso, L.: Angiomatose des Rückenmarks. Cervello 23, 81 (1947) [Italienisch].

— Dossi, E.: Sindrome di compressione midollare da aneurisma dell'aorta. Riv. Pat.nerv. ment. 55, 469 (1940).

Fradis, A., Vernea, I.: An explanation of certain disturbances in root and spinal-cord compression. Psychiat. et Neurol. (Basel) 148, 69 (1964).

Fraenkel, A., [Benda, C.]: Zur Lehre von den Geschwülsten der Rückenmarkshäute. [Mit mikroskopischem und pathologisch-anatomischem Beitrag von C. Benda.] Dtsch. med. Wschr. 24, 442, 457, 476 (1898).

Fraenkel, C.: Die belebten Krankheitsursachen. In: Handbuch der allgemeinen Pathologie, von Krehl-Marchand, Bd. I, S. 290. Leipzig: S. Hirzel 1908.

Fraenkel, E.: Über Allgemeininfektionen durch den Bacillus pyocyaneus. Virchows Arch. path. Anat. 183, 405 (1906).

— Über Wirbelgeschwülste im Röntgenbild. Fortschr. Röntgenstr. 16, 245 (1911).

— Über Spondylitis acuta infectiosa und Rückenmarkserkrankungen. Fortschr. Röntgenstr. 30, 103 (1922/23).

Fragnito, O., Gozzano, M.: Semeiotica e diagnostica neuropatologica. 3. ed. Napoli: Idelson 1954.

Frain, C., Guiot, G.: Angiomatose des Rückenmarks und der Wirbelsäule. J. Radiol. Électrol. 28, 116 (1947) [Französisch].

Franciosi, A.: Ricerche sulla curva rachimetrica di Elsberg-Dyke in soggetti normali nelle varie età. Radiol. sperim. (Parma) 2, 393 (1948).

Francis, K.C., Higinbotham, N. L., Coley, B.: Primary reticulum cell sarcoma of bone. Report of 44 cases. Surg. Gynec. Obstet. 99, 142 (1954).

— Hutter, R. V.: Neoplasms of the spine in the aged. Clin. Orthop. 26, 54 (1963).

Frank, E., Fuchs, G.: Ein Fall von Wirbelangiom. Radiol. clin. 10, 13 (1941).

Franke, H.: Die Strahlentoleranz des Rückenmarks. Bericht über die 41. Tagung der Deutschen Röntgengesellschaft vom 11.—14. Mai 1960 in Freudenstadt. Fortschr. Röntgenstr. [Kongr.-H.] 93, 63 (1960).

— Die Strahlentoleranz des Rückenmarks. Analyse der Strahlenspätschädigung des Rückenmarks beim Erwachsenen. Habil.-Schr. Hamburg 1961.

— Die Strahlenempfindlichkeit des menschlichen Rückenmarks. Fortschr. Med. 81, 345 (1963).

Franke-Stehmann, W.: Beitrag zur Diagnostik der Rückenmarkstumoren. Arch. Psychiat. Nervenkr. 96, 623 (1932).

Franz, G.: Über Geschwülste der Cauda equina. Zbl. allg. Path. path. Anat. 85, 223 (1949).

Fraser, J.: A cystic dermoid tumor of the spinal cord. Surg. Gynec. Obstet. 51, 162 (1930).

Frazier (1913—1918): Zit. nach Kessel, F. K., u. Jaeger, F., Eingriffe am Rückenmark, S. 11. In: Breitner, B., Chirurgische Operationslehre, Bd. I, 5. Beitrag. Wien: Urban & Schwarzenberg 1955.

Frazier, C. H.: Certain problems and procedures in surgery of the spinal column. Surg. Gynec. Obstet. 16, 552 (1913).

— Endothelioma of the spinal cord. Ann. Surg. 64, 383 (1916).

— Laminectomy and regional anaesthesia. Ann. Surg. 68, 12 (1918).

— Military aspects of the surgery of the spine and the spinal cord. Surg. Gynec. Obstet. 26, 589 (1918).

— Alpers, B. J.: The effect of irradiation on gliomas in tumors of the nervous system. Ass. Res. nerv. Dis. Proc. 16, 68 (1937).

— Spiller, W. G.: An analysis of fourteen consecutive cases of spinal cord tumors. Arch. Neurol. Psychiat. (Chic.) 8, 455 (1922).

— — Section of the antero-lateral columns of the spinal cord (chordotomy). Arch. Neurol. Psychiat. (Chic.) 9, 1 (1923).

— Waggoner, R. W.: Tumors of the occipital lobes. Arch. Neurol. Psychiat. (Chic.) 22, 1096 (1929).

Freedman, D. A., Feiring, E. H., Davidoff, L. M.: Carcinoma of the breast and intraspinal meningioma. A report of three cases. J. Neuropath. exp. Neurol. 8, 85 (1949).

Freedman, H., Alpers, B. J.: Spinal subdural abscess. Arch. Neurol. Psychiat. (Chic.) 60, 49 (1948).

Freehafer, A. A., Furey, J. G., Pierce, D. S.: Pyogenic osteomyelitis of the spine resulting in spinal paralysis. J. Bone Jt Surg. A. 44, 710 (1962).

Freeman, L. W.: Functional regeneration of spinal nerve roots. Quart. Bull. Indiana Univ. med. Cent. 11, 3 (1949).

— Treatment of paraplegia resulting from trauma to the spinal cord. J. Amer. med. Ass. 140, 949, 1015 (1949).

FREEMAN, L. W.: Return of function after complete transection of the spinal cord of the rat, cat and dog. Ann. Surg. **136**, 193 (1952).
— Observations on spinal nerve root transplantation in the male guinea baboon. Ann. Surg. **136**, 206 (1952).
— Injuries of the spinal cord. Surg. Clin. N. Amer. **34**, 1131 (1954).
— Return of spinal cord function in mammals after transecting lesions. Ann. N.Y. Acad. **58**, 564 (1954).
— WRIGHT, T. W.: Experimental observations of concussion and contusion of the spinal cord. Ann. Surg. **137**, 433 (1953).
FREHNER, H. U., HOHL, K.: Diabetes und Wirbelsäule. Helvet. med. Acta **28**, 502 (1961).
FREISTADT, K.: Zur Symptomatologie und pathologischen Anatomie des Aneurysma dissecans. Virchows Arch. path. Anat. **137**, 63 (1922).
FREMONT-SMITH, M.: Cord tumor as a cause of abdominal pain. Int. Clin. **36**, 171 (1926).
— HODGSON: Combined ventricular and lumbar puncture in the diagnosis of brain tumor. Arch. Neurol. Psychiat. (Chic.) **13**, 278 (1925).
FRENCH, J. D.: Clinical manifestations of lumbar spinal arachnoiditis. A report of thirteen cases. Surgery **20**, 718 (1946).
— STRAIN, W. H.: Peripheral extension of radiopaque media from subarachnoid space. Surgery **22**, 380 (1947).
FRENCH, L. A., PEYTON, W. T.: Mixed tumors of the spinal canal. Arch. Neurol. Psychiat. (Chic.) **47**, 737 (1942).
FRENKEL, B.: Report of a case of spinal cord tumor operated upon. J. nerv. ment. Dis. **30**, 101 (1903).
FRENKEL, V. KH.: Myeloradiometry in diseases of the spinal cord. Med. Radiol. (Mosk.) **7**, 11 (1962) [Russisch].
FRÈRE, R.: Bedeutungen und Möglichkeiten des periduralen Raumes für Anaesthesie, Therapie und Diagnose. Zbl. Chir. **75**, 586 (1950).
FRESENIUS (1863): Zit. nach P. BRANDT 1960. In: Handbuch der Neurochirurgie. Hrsg. v. OLIVECRONA, H. u. TÖNNIS, W., Bd. IV/1, S. 713. Berlin-Göttingen-Heidelberg: 1960.
FREUDENBERG, R.: Zur Frage der Endotheliome bzw. Fibroblastome (Meningiome) des Rückenmarks. Z. ges. Neurol. Psychiat. **157**, 393 (1937).
FREUND, E.: Spastic paraplegia in achondroplasia. Arch. Surg., **27**, 859 (1933).
FREUND, F.: Über diffuses Myelom mit Amyloidtumoren. Frankfurt. Z. Path. **40**, 400 (1930).
FREY, E., ZIMMERLI, B.: Pantopaque-Myelographie bei Arachnoiditis tuberculosa. Radiol. clin. (Basel) **31**, 178 (1962).
FRIBERG, S.: Studies on spondylolisthesis. Acta chir. scand. **82**, Suppl. 55, S. 1—140 (1939).
FRICK, K.: Über ein Teratom des Rückenmarks. Frankfurt. Z. Path. **7**, 127 (1911).
FRIED, H.: Intrakranielle Mehrfachtumoren. Zbl. Neurochir. **26**, 122 (1965).
— Zur Klinik und Behandlung hoher Halsmarktumoren. Zbl. Neurochir. **27**, 95 (1966).
— DIETRICH, J.: Extradurale Zysten im Spinalkanal. Zbl. Neurochir. **24**, 275 (1964).
FRIED, J. R.: Skeletal and pulmonary metastases from cancer of the kidney, prostate and bladder. Amer. J. Roentgenol. **55**, 153 (1946).
FRIEDEL, E.: Erweiterung des Wirbelkanales bei Geschwülsten des Rückenmarks, der Nervenwurzeln und der Rückenmarkshäute. Radiol. clin. (Basel) **15**, 275 (1946).
FRIEDLANDER, W. J., BAILEY, P.: Clinical use of piromen in spinal cord disease and injury. Neurology (Minneap.) **3**, 684 (1953).
FRIEDMAN, A. P.: Sphincter disturbances appearing simultaneously with weakness of limbs in compression of spinal cord. Bull. Los Angeles neurol. Soc. **6**, 73 (1941).
FRIEDMAN, E. D.: Compression of the upper cervical cord in the guide of combined system disease. Int. Clin. **3**, 102 (1941).
FRIEDMAN, J. M., GREENSTEIN, L.: Origin of tumors of the midbrain. Arch. Neurol. Psychiat. (Chic.) **58**, 28 (1947).
FRIEDMAN, L. L., SIGNORELLI, J. J.: Blastomycosis; brief review of literature and report of case involving meninges. Ann. intern. Med. **24**, 385 (1946).
FRIEDMAN, M.: Technic of treatment of chordoma of lumbar vertebra with 2 million volt x-rays using rotation technic. Bull. Hosp. Jt Dis. (N.Y.) **14**, 180 (1953).
— HINE, G. J., DRESNER, J.: Principles of supervoltage (2 million volts) rotation therapy; illustrated by treatment of chordoma of vertebra. Radiology **64**, 1 (1955).
— SOUTHARD, M. E., ELLETT, W.: Supervoltage (2 MeV) rotation irradiation of carcinoma of the head and neck. Amer. J. Roentgenol. **81**, 402 (1959).
FRIEDMANN, A. P.: Über die diagnostische Bedeutung des Syndroms von Froin-Nonne bei Tumoren des Zentralnervensystems. Sovr. Psichonevrol. **5**, 722 (1929); **8**, 612 (1932).
— De la valeur diagnostique du syndrome de Froin-Nonne dans les tumeurs du système nerveux central. Encéphale **25**, 773 (1930).
FRIEDMANN, G.: Querschnittssyndrom und Myelographie. Röntgenologische Gesichtspunkte zur Indikation und Wahl des Kontrastmittels. Nervenarzt **35**, 88 (1964).
— DIEMEL, H.: Spätkomplikation nach traumatischer Zwerchfellhernie bei gleichzeitiger Querschnittslähmung und Schwangerschaft. Med. Welt. **1964 II**, 2523.
— KLEINSASSER, O.: Beobachtung einer isolierten Osteosklerose des 7. BWK bei Lymphogranulomatose. Zbl. Neurochir. **18**, 201 (1958).

Friedmann, G., Krenkel, W.: Diagnostik der Tumoren des cranio-spinalen Überganges. Radiologe 5, 510 (1965).

Friedmann, R., Scheinker, J.: Ein Fall von Ganglioneurom der Cauda equina. Z. ges. Neurol. Psychiat. 151, 405 (1934).

Friedreich, N.: Beiträge zur Pathologie der Leber und Milz. 1. Über multilokulären Leberechinokokkus. Virchows Arch. path. Anat. 33, 16 (1865).

Fries, G.: Spondylolisthesis und Ischialgie. Verh. dtsch. orthop. Ges. 55, 188 (1968).

Frisco, S., di: Aracnoidite spinale simulante la sclerosi laterale amiotrofica. Cervello 14, 125 (1935).

Froin, G.: Inflammations méningées, avec réaction chromatique, fibrineuse et cytologique du liquide céphalo-rachidien. Gaz. Hôp. (Paris) 76, 1005 (1903).

— Le liquide céphalo-rachidien dans l'hémorrhagie cérébro-meningée. Gaz. Hôp. (Paris) 76, 1257 (1903).

— Foy, G.: Syndrome de coagulation massive au cours d'une meningite. Action nocive d'une infection sous-arachnoidienne de collargol. Gaz. Hôp. (Paris) 81, 1587 (1908).

Froment, J., Contamin, N., Gonin, A., Viallier, J.: L'ataxie pottique. Substratum anatomique et données stratigraphique. J. Méd. Lyon 22, 111 (1941).

— Deehaume, J.: Radio-diagnostic rachidien lipiodolé et tumeurs médullaires. Interprétation des radiographies en séries. Presse méd. 32, 165 (1924).

Froment, R., Guichard, A.: Paraplegie bei Rückenmarkskompression. Lyon méd. 154, 395 (1934) [Französisch].

Fromme, A.: Über die Beziehungen des Aneurysma arteriovenosum zum Angiom arteriale racemosum. Bruns' Beitr. klin. Chir. 114, 57 (1919).

Frowein, R. A.: Trauma — Hirntumor. Inaug.-Diss. Düsseldorf 1949.

— Diskussionsbemerkung zur Arbeit von Böck, Brenner und Horcajada: Rückenmarkseinklemmung nach Lumbalpunktion bei intraduralen Tumoren. Nervenarzt 40, 183 (1969).

— Pampus, F., Schiefer, W.: Die Komplikationshäufigkeit als Grundlage der Aufklärung vor Neurochirurgischen Operationen. Bericht über den Kongreß der Dtsch. Ges. für Neurochirurgie, Hamburg, 24.—26. September 1964. Acta neurochir. (Wien) 13, 20 (1965). Zus.gest. v. F. Loew.

Frugoni, P.: Trattamento chirurgico dei tumori del midollo. Chirurgia (Milano) 11, 131 (1956).

— Cecotto, C.: Affezioni chirurgiche del midollo spinale. In: Trattato Italiano di Patologia Chirurgica, vol. 3. Padova: Piccin 1964.

— Conforti, P., Carteri, A.: I gliomi midollari. Riv. Anat. pat. 21, 51 (1962).

— — Iraci, G.: Gliomi intramidollari. Considerazioni su 36 casi sottoposti ad intervento. Minerva neurochir. 9, 6 (1965).

— Iraci, G., Costantini, F. E., Manzin, E., Ruberti, R.: Considerazioni su 43 casi di tumori intrarachidei operati d urgenza. Minerva neurochir. 11, 75 (1967).

Frusci, F.: Cysti di echinococci della colonna vertebrale. Ann. clinici dell' ospedale incurabili 1875.

Frykholm, R.: Cervical nerve root compression resulting from disc degeneration and root-sleeve fibrosis. Acta chir. scand. 102, Suppl. 160, 1—148 (1951).

Fuchs, G.: Zur Röntgentherapie des Wirbelangioms. Arch. Geschwulstforsch. 9, 1 (1955).

Fuchs, L.: Fall von extramedullärem Rückenmarkstumor mit stark wechselnder Sensibilitätsstörung. Ein Beitrag zur topischen Diagnostik. Neurol. Zbl. 39, 625 (1920).

Fukuda, T.: Histological studies of malignant melanoma. Characteristics of primary malignant melanoma of the leptomeninges. Tohoku J. exp. Med. 79, 103 (1963).

Fullenlove, T. M.: Venous intravasation during myelography. Radiology 53, 410 (1949).

— Factors in globule formation with pantopaque myelography. Amer. J. Roentgenol. 63, 378 (1950).

Fulton, J. F.: Physiology of the nervous system, 3. ed. New York: Oxford University Press 1949.

Fumarola, G., Enderle, C.: La diagnosi dei tumori extradurali del midollo spinale. Riv. oto-neuro-oftal. 10, 156 (1933).

— — Haemangioma vertebrale. Z. ges. Neurol. Psychiat. 150, 411 (1934).

— Trevisini, A.: Undici casi di tumore del midollo spinale. Riv. ital. endocr. neurochir. 2, 199 (1936).

Funayama, K., Tamagake, S., Tsukui, I.: 3 Cases of epidermoid (cholesteatoma) of the spinal cord. Seikei Geka [Orthopaedic Surgery] 16, 1223 (1965) [Japanisch].

Funkquist, B.: Hourglass extradural lipoma in a dog. J. Amer. vet. med. Ass. 138, 302 (1961).

— Obel, N.: Tonic muscle spasms and blood pressure changes following the subarachnoid injection of contrast media. Acta radiol. (Stockh.) 53, 337 (1960).

Furioli, G., Komjanc, G.: Possible causes of radicular compression simulating lumbar discal hernia. Fracastoro 55, 221 (1962) [Italienisch].

Furlan, S.: Cisti meningee spinali extradurali. Riv. Anat. pat. 9, 981 (1955).

Furlow, L. T.: Lumbar lordosis as sign of cauda equina tumor in children. Sth. Surg. 16, 1065 (1950).

Furnari, S.: Study of intramedullary angiomas. Minerva chir. 9, 94 (1954) [Italienisch].

Furtado, D., Marques, V.: Lipom der Cauda equina. Cadern. cient. 1, 127 (1946) [Portugiesisch].

— — Spinal teratoma. J. Neuropath. exp. Neurol. 10, 384 (1951).

— — Ferreira, M.: Angioma cavernoso epidural-espinal. Gaz. méd. port. 8, 187 (1955).

Furtado, D., Marques, V., Gomes, M. A., Ferreira, M.: Hydatidencyste der Wirbelsäule mit fraglicher Rückenmarksbeteiligung. Gaz. méd. port. 1, 127 (1948) [Portugiesisch].

Fusek, I., Macek, Z., Riegrová, H.: Unikátní mechanismus míšní komprese. [Unique mechanism of spinal cord compression.] Bratisl. lek. Listy 51, 363 (1969) [Tschechisch].

Fuzita, H., Onomura, T.: 2 cases of tumors of cauda equina, with special reference to their histologic findings. Arch. jap. Chir. 23, 419 (1954) [Japanisch].

Gaal A.: Zur Diagnose des Wirbelhämangioms. Röntgenpraxis 6, 195 (1934).

Gabriele, A.: Contributo allo studio clinico e terapeutico dei teratomi sacro-coccigei nell'infanzia. Rif. med. 70, 1215 (1956).

Gad, J., Flatau, E.: Über die gröbere Localisation der für verschiedene Körpertheile bestimmten motorischen Bahnen im Rückenmark. Neurol. Zbl. 16, 481 (1897).

Gänshirt, H.: Zur Klinik der extra- und intramedullären Tumoren. Radiologe 5, 473 (1965).

— Hohe Halsmarktumoren. Med. Welt. 1968 II, 2561.

Gärtner, J.: Statistische Untersuchungen an 654 intrakraniellen raumfordernden Prozessen. Ein Beitrag zur Biologie der Hirngeschwülste. Zbl. Neurochir. 15, 333 (1955).

Gaetani, C. E., Spangenberg, J. E., Mallo, N. P.: Quiste dermoideo sacrococcigeo; conducta terapéutica; operación de Buie. Día méd. 29, 2825 (1957).

Gage, M.: Pilonidal sinus: an explanation of its embryologic development. Arch. Surg. 31, 175 (1935).

Gagel, O.: Die Neurofibromatose. In: Handbuch der Neurologie. Hrsg. v. Bumke, O. u. Foerster, O., Bd. XVI, S. 289—318. Berlin: Springer 1936.

— Mißbildungen des Rückenmarks. Syringomyelie. In: Handbuch der Neurologie. Hrsg. v. Bumke, O. u. Foerster, O., Bd. XVI, S. 319—398. Berlin: Springer 1936.

— Hydromyelie (Mißbildungen des Rückenmarks). In: Handbuch der Neurologie. Hrsg. v. Bumke, O. u. Foerster, O., Bd. XVI, S. 210. Berlin: Springer 1936.

— Über Hirngeschwülste. Z. ges. Neurol. Psychiat. 161, 69 (1938).

— Kreissel, H.: Die Geschwülste des Nervensystems. In: Naturforschung und Medizin: Deutschland. Neurologie, Bd. 81, Teil II, S. 49. Wiesbaden: Dietrich'sche Verlagsbuchhandlung 1948.

— Meszaros, A.: Zur Frage der Myelopathia necroticans. Arch. Psychiat. Nervenkr. 179, 423 (1948).

Gagliardi, F. M., Ferrari, G.: Su un caso di dermoide intramidollare. Acta neurochir. (Wien) 21, 197 (1969).

Gagnon, J., Courtois, A.: Syringomyélie de l'enfant associée à une tumeur intramédullaire: Contribution à l'hypothèse de Kirch. Acta neurol. belg. 60, 1037 (1960).

Gainotti, G., Senin, U.: L' uso del 203 Hg-neohydrin nello studio scintigrafico delle affezioni del canale subaracnoideo spinale. Sist. nerv. 19, 260 (1967).

Gaist, G., Piazza, G.: I tumori spinali dell'infanzia. Arch. Neurochir. (Firenze) 4, 3 (1957).

Galasko, C. S.: Hypercalcaemia in carcinoma of the breast. Proc. roy. Soc. Med. 62, 487 (1969).

Galen, C.: Sieben Bücher Anatomie des Galen, nach den Handschriften einer arabischen Übersetzung des 9. Jahr. v. Chr. Ins Deutsche übertragen und kommentiert von Max Simon, Bd. 1—2. Leipzig: J. C. Hinrichs 1906.

Galkin, W. S.: Zur Methode der Injektion des Lymphsystems vom Subarachnoidalraum aus. Zschr. ges. exp. Med. 74, 582 (1930).

Gall, E. A., Mallory, T. B.: Malignant lymphoma, a clinico-pathologic survey of 618 cases. Amer. J. Path. 18, 381 (1942).

Gallagher, J. P.: Malignant neoplasms of the central nervous system: tumors of the spinal cord. Med. Ann. D.C. 2, 45 (1950).

Gallagher, N. G.: Micks, R. H.: Multiple primary malignant disease with meningeal carcinomatosis. J. Irish med. Ass. 51, 115 (1962).

Galli, G.: Spinal cord compression due to tumors with special reference to angiomas. Minerva chir. 10, 621 (1955) [Italienisch].

Galli, G. M.: Tumore endomidollare con processo siringomielico. Cervello 15, 61 (1936).

Galligioni, F., Nori, A.: Possibility of a reabsorption by venous route of iodized oils after myelographic observation. G. Psichiat. Neuropat. 90, 629 (1962) [Italienisch].

Galtenberg, O.: Zur Differentialdiagnose zwischen extramedullärem Tumor und Arachnoiditis spinalis adhaesiva. Nervenarzt 8, 232 (1935),

Galuzzi, G.: Pottsche Paraplegie im Kindesalter. G. veneto Sci. med. 13, 49 (1939) [Italienisch].

Gama, C.: Compression granuloma of spinal cord caused by Schistosoma Mansoni ova; epiconus, conus medularis, cauda equina; report of a case. J. Int. Coll. Surg. 19, 665 (1953).

Gama Rodrigues, A. C., Marques de Sá, J.: Esquistosomóse medular. (Granulomas produzidos por ovos de esquistosoma Mansoni (Schistosoma Mansoni) comprimindo a medula, epicone, cone, e cauda equina — Paraplegia Plácida). An Fac. Med. (Bahia) 4, 187 (1944—1945); — Ref.: Trop. Dis. Bull. 43, 936 (1946).

— — Durch Eier des Schistosoma Mansoni hervorgerufene Kompression des Rückenmarks, Epiconus, Conus und der Cauda equina. Arch. Neuro-psiquiat. (S. Paulo) 3, 334 (1945) [Portugiesisch].

Gamper, E., Gruber, G. B.: Über Gehirnveränderungen bei Trichinose. Virchows Arch. path. Anat. 266, 731 (1928).

Gamper, E., Stiefler, G.: Über Rückenmarkstumoren mit dem klinischen Bilde einer rasch tödlich verlaufenden spinalen Erkrankung. 19. Jahresverslg dtsch. Nervenärzte, Würzburg, 19.—21. IX. 1929. Dsch. Z. Nervenheilk. 111, 239 (1929).

Gangloff, H., Haley, T. J.: Veränderungen der elektrischen Hirntätigkeit bei Katzen nach Röntgentotalbestrahlung. Experientia (Basel) 15, 397 (1959).

— — Effects of X-irradiation on spontaneous and evoked brain electrical activity in cats. Radiat. Res. 12, 694 (1960).

Garceau, G. J.: The filum terminale syndrome (the cordtraction syndrome). J. Bone Jt Surg. A 35, 721 (1953).

— Brady, T. A.: Pott's paraplegia. J. Bone Jt Surg. A 32, 87 (1950).

Garcia Russich, W.: Absceso hidático osifluente mediastinal. Bol. Soc. Cirug. Urug. 27, 319 (1956).

Garcin, R., Aubry, M.: Paralysie récurrentielle survenant au cours d'une compression médullaire cervicale. Ann. Oto-laryng. (Paris) 11, 1265 (1933).

— Godlewski, S.: Note sur une dilatation probablement congénitale du canal rachidien lombaire et sacré, sans image tumorale à la myéloradiculographie. Rev. neurol. 98, 312 (1958).

— Guiot, G., Rondot, P., Brion, S., Graveleau, J.: Myoclonies rythmées du membre supérieur droit, symptome inaugural d'une tumeur intramédullaire cervicale. Rev. neurol. 115, 984 (1966).

— Kipfer, M., Gruner, J., van Reeth, P. C.: Angiomatose disséminée du névraxe avec foyer hémorrhagique médullaire. Rev. neurol. 85, 150 (1951).

— Launay, C., Guillaume, J., Hadengue, A.: Compression médullaire par kyste spinal extradural congénital chez un enfant de six ans; opération, guérisson mais développement ultérieur d'une cyphose. Rev. neurol. 98, 54 (1958).

— Petit-Dutaillis, D., Bertrand, I.: Compression médullaire par épidurite chronique staphylococcique chez une diabétique. Rev. neurol. 64 II, 191 (1935).

— — Bertrand-Fontaine, T., Laplane, J.: Tumeur de la moelle cervicale évoluant sous les traits d'une sclérose latérale amyotrophique. Ablation. Guérison. Rev. neurol. 1933 I, 391.

— Rondot, P., Guiot, G.: Rhythmic myoclonus of the right arm as the presenting symptom of a cervical cord tumour. Brain 91, 75 (1968).

— Varay, A., Aimo, H.: Effoudrement vertébral aigu au cours d'une maladie osseuse de Paget. Rev. neurol. 67, 761 (1937).

Gardner, W. J.: Tumor of the spinal cord associated with bilateral acoustic tumors. Arch. Neurol. Psychiat. (Chic.) 24, 1014 (1930).

— Rupture of the neural tube. Arch. Neurol. Psychiat. (Chic.) 4, 1 (1961).

— Karnosh, L. J., McNerney, J. C.: Meningeal tumor in the foramen magnum. Arch. Neurol. Psychiat. (Chic.) 39, 1302 (1938).

— Spitler, D. K., Whitten, C.: Increased intracranial pressure caused by increased protein content in the cerebrospinal fluid, an explanation of papilledema in certain cases of small intracranial and intraspinal tumors, and in the Guillain-Barré syndrome. New Engl. J. Med. 250. 932 (1954).

— Turner, O.: Bilateral acoustic neurofibromas. Arch. Neurol. Psychiat. (Chic.) 44, 76 (1940).

Gardner, W. U.: Hormonal aspects of experimental tumorigenesis. Advanc. Cancer Res. 1, 173 (1953).

Garelli, R., Olivieri, A.: Osteoblastoma in sede vertebrale. Minerva ortop. 13, 331 (1962).

Garland, L. H.: Effect of iodized oil on meninges of spinal cord and brain. Radiology 35, 467 (1940).

— Kennedy, B. R.: Roentgen treatment of multiple myeloma. Radiology 50, 297 (1948).

Garnera, G.: On the vertebral localization of brucellosis. G. ital. Chir. 18, 399 (1962) [Italienisch].

Garnier, B.: Auswirkungen der Querschnittsläsion auf den Kreislauf. Praxis 55, 714 (1966).

Garré, C.: Über traumatische Epithelcysten der Finger. Bruns' Beitr. klin. Chir. 9, 524 (1894).

Garrett, A. L., Perry, J., Nickel, V. L.: Stabilization of the collapsing spine. J. Bone Jt Surg. A 43, 474 (1961).

Garrido-Lestache, J.: Teratomas in infancy. An. Acad. nac. med. (Madr.) 80, 185 (1963) [Spanisch].

Garriz, R. A., Troiano, R. A., Stescobich, D.: Sacrococcygeal dermoid cyst. Our experience with the McFee operation. Pren. méd. argent. 49, 1309 (1962) [Spanisch].

Gartmann, H.: Naevus und Melanom. Hautarzt 12, 491 (1961).

— Zur Klinik und Therapie der Melanome. Med. Welt 1962 II, 574.

— Pigmentzellengeschwülste der Haut. In: Lehrbuch der Haut- und Geschlechtskrankheiten. Hrsg. v. H. G. Bode u. G. W. Korting, 10. Auflage, S. 10. Stuttgart: Georg Fischer 1969.

Gasbarrini, A.: Neoplasma vertebrale secondario ad adenoma maligno della tiroide. G. clin. med. 14, 985 (1933).

Gáspár, I., Fenstermacher, W. A., Lingeman, L. R.: Systemic blastomycosis, with report of a fatal case. Radiology 18, 305 (1932).

Gassner, A.: Tumoren und Pseudotumoren des Rückenmarkes. Diss. München 1941.

Gasul, B. M., Jaffe, R. H.: Acute epidural spinal abscess. Arch. Pediat. 52, 361 (1935).

Gates, E. M., Kernohan, J. W.: Spinal subarachnoid implantation assocated with ependymoma. Arch. Neurol. Psychiat. (Chic.) 62, 87 (1949).

Gathier, J. C.: A case of absolute stenosis of the lumbar vertebral canal in adults. Acta neurochir. (Wien) 7, 344 (1959).

Gatti, G.: Complicazioni nervose de morbo da Pott in soggetto psicopatico. Cervello 18, 21 (1939).

GATTO, I., TERRANA, V., BIONDI, L.: Compressione sul midollo spinale da proliferazione di midollo osseo nello spazio epidurale in soggetto affetto da malattia di Cooley splenectomizzato. Haematologica **38**, 61 (1954).

GATZKE, L. D., DODGE, H. W., DOCKERTY, M. B.: Arachnoiditis ossificans: report of 2 cases. Proc. Staff Meet. Mayo Clin. **32**, 698 (1957).

GAUDIERI, A.: Contributo alla diagnosi e alla terapia röntgen del linfogranuloma spinale. Clin. Ter. Tumori **1**, 105 (1949).

— Contributio clinico radiologico sul cloroma. Arch. Radiol. (Napoli) **30**, 562 (1955).

GAUPP, J.: Kasuistische Beiträge zur pathologischen Anatomie des Rückenmarks und seiner Häute. Beitr. path. Anat. **2**, 510 (1888).

— Hemorrhoiden der Pia mater spinalis im Gebiete des Landenmarkes. Beitr. path. Anat. **2**, 516 (1888).

GAUPP, R.: Die Gehirncysticerkose. Dtsch. med. Wschr. **67**, 1289 (1941).

GAUTHIER, G.: Application des radio-isotopes dans le diagnostic des maladies du système nerveux central. Schweiz. med. Wschr. **99**, 1458 (1969).

GAUTIER-SMITH, P. C.: Clinical aspects of spinal neurofibromas. Brain **90**, 359 (1967).

GAVALÀ, S.: Emoangiomi unici e multipli della colonna vertebrale. Sulla genesi ed interpretazione del quadro radiografico. Radiol med. (Torino) **43**, 1204 (1957).

GAVRILESCU, K., PAPAKRIVOPOULUS, A.: IgG myeloma in cerebrospinal fluid with a total protein of 32 mg./ 100 ml. Brit. med. J. **1967 IV**, 156.

GAYLOR, J. B., HOWIE, J. W.: Brown-Séquard syndrome. J. Neurol. Psychiat. **1**, 301 (1938).

GAYNOR, E. P.: Zur Frage des Prostatakrebses. Virchows Arch. path. Anat. **301**, 602 (1938).

GAYRAL, L., CARRIE, J.: Giant neurinoma of the cauda equina. Toulouse méd. **62**, 132 (1961) [Französisch].

GAZÁREK, F.: Sakrokokzygeale Teratome in der Geburtspraxis. Zbl. Gynäk. **84**, 1625 (1962).

GEARY, J. C.: Canine spinal lesions not involving discs. J. Amer. vet. med. Ass. **155**, 2038 (1969).

GEERT-JORGENSEN, E.: Bidrag til rygmarvssvulsternes klinik. Diss. Copenhagen 1935.

GEHUCHTEN, A. VAN: Les différentes formes de paraplégie dans la compression de la moelle épinière. Presse méd. **7**, 218 (1899).

— La dissociation syringomyélique de la sensibilté dans les compressions et les traumatismes de la moelle épinière et son explication physiologique. Sem. méd. (Paris) **19**, 113 (1899).

— L'escarre de décubitus dans les différentes formes de paraplégie. Ann. Inst. chir. Brux. **27**, 65 (1910).

— LAMBOTTE, A.: La laminectomie dans la compression médullaire. Treize interventions chez onze malades. Névraxe **13**, 311 (1913).

GEHUCHTEN, P. VAN: Résultat tardif de l'intervention dans un cas de kyste intramédullaire. A propos du traitement opératoire dans la syringomyélie. Ann. Soc. roy. Sci. méd. nat. Brux. **47**, 62 (1927).

— Die Diagnose der Rückenmarkskompression. Ann. Inst. chir. Brux. **34**, 160 (1933) [Französisch].

— Angioreticulom des terminalen Conus des Rückenmarks mit intrakranieller Drucksteigerung infolge Arachnitis. Strasbourg méd. **97**, 133 (1937) [Französisch].

— DAUBRESSE-MORELLE, E.: Syndrome de Brown-Séquard par tumeur intramédullaire probable guéri par la radiothérapie. J. belge Radiol. **24**, 199 (1935).

GEIGER, W., FUHRMANN, W.: Zur Differentialdiagnose der funikulären Spinalerkrankung. Nervenarzt **24**, 290 (1953).

GEISSLER, E., SCHUNK, W.: Spinale Tumoren und das Rückenmark komprimierende Prozesse bei Kindern. Arch. Kinderheilk. **169**, 254 (1963).

GEISSLER, J.: Klinik und Pathologie der Hirngeschwülste mit Zeichen raschen Wachstums. Oligodendrogliome, Astrocytome, Ependymome, Spongioblastome, unklassifizierte Gliome und Meningiome. Inaug.-Diss. Köln 1962.

GEISTHÖVEL, W., KIRCHHOFF, A.: Über die postoperative Anurie, insbesondere die extrarenal bedingte Form. In: Sammlung Lax, Arbeitshefte aus verschiedenen Gebieten, H. 5. Hildesheim: August Lax 1947.

GEKLE, D.: Rankenneurofibrom des Truncus sympathicus cervicalis bei einem 8jährigen Mädchen. Helv. paediat. Acta **19**, 437 (1964).

GELBART, J.: Kompression der Cauda equina durch das verdickte Ligamentum flavum. Folia neuropath. eston. **15/16**, 371 (1936).

GELDEREN, C. VAN: Ein orthotisches (lordotisches) Kaudalsyndrom. Acta psychiat. scand. **23**, 57 (1948).

GELFAN, S., TARLOV, I. M.: Physiology of spinal cord, nerve root and peripheral nerve compression. Amer. J. Physiol. **185**, 217 (1956).

GELFAND, M.: A clinical study of intestinal bilharziasis (Schistosoma mansoni) in Africa. London: Edward Arnold 1967.

GEMOLOTTO, G.: Teratomatous malformation; 2 cases. Friuli med. **7**, 457 (1952) [Italienisch].

GENDEL, B. R., YOUNG, J. M., GREINER, D. J.: Sarcoidosis: review with 24 additional cases. Amer. J. Med. **12**, 205 (1952).

GENDRON, A.: Etude clinique des tumeurs de la moelle et des méninges spinales; contribution à l'étude des localisations médullaires en hauteur. Thèse de Paris 1913.

GENTIL, F., COLEY, B.: Sacrococcygeal chordoma. Ann. Surg. **127**, 432 (1948).

GEORGSSON, G., WESSEL, W., THOMAS, C.: Zur Feinstruktur experimenteller Nerventumoren. Z. Krebsforsch. **72**, 12 (1969).

Gergely, E.: Rückenmarkskompression bei Kyphoskoliose. Mschr. Psychiat. Neurol. 117, 140 (1949).

Gerhardt, C.: Zwei Fälle von Rückenmarksgeschwülsten. Charité-Ann. 20, 162 (1895).

Gerhardt, D.: Über das Verhalten der Reflexe bei Querdurchtrennung des Rückenmarkes. Dtsch. Z. Nervenheilk. 6, 127 (1895/96).

Gerhardt, M.: Beitrag zur operativen Behandlung der spinalen Arachnitis. Dtsch. Z. Nervenheilk. 140, 28 (1936).

Gerlach, G.: Ein zystischer Echinococcus der Wirbelsäule. Zbl. allg. Path. path. Anat. 47, 113 (1930).

— Kreissel, H.: Ein Beitrag zur Spondylosis localisata der Halswirbelsäule. Zbl. Neurochir. 11, 251 (1951).

Gerlach, J.: Die Untersuchung der Liquorzirkulation mittels der Indikatormethode mit radioaktiven Substanzen. Zbl. Neurochir. 9, 206 (1949).

— Entwicklungsstörungen der Wirbelsäule und des Rückenmarkes, besonders deren abortive und latente Formen in ihrer klinischen Bedeutung (einschließlich ihrer Spätmanifestation). Die Wirbelsäule in Forschung und Praxis 5, 44 (1958).

— Grundriß der Neurochirurgie. Darmstadt: Dr. Dietrich Steinkopff 1967.

— Jensen, H.-P.: Mißbildungen des Rückenmarks. In: Handbuch der Neurochirurgie. Hrsg. v. H. Olivecrona u. W. Tönnis. Bd. VII/1, S. 305—373. Berlin-Heidelberg-New York: Springer 1969.

— Müller, A., Spuler, H.: Die verschiedenen Formen der Verdoppelung des Rückenmarkes und ihre klinische Bedeutung. Arch. Psychiat. Nervenkr. 205, 136 (1964).

— Spuler, H.: Über die zervikale Form des Dermalsinus als dysrhaphische Entwicklungsstörung der Mittellinie. Bruns' Beitr. klin. Chir. 204, 346 (1962).

— — Zur Ursache der Spätschädigung des Rückenmarks bei Kyphoskoliose. Med. Klin. 57, 296 (1962).

Gerlach, W.: Ein Fall von congenitaler Syringomyelie mit intramedullärer Teratombildung. Dtsch. Z. Nervenheilk. 5, 271 (1894).

German, W. J.: Presentation of cases from the neuro-surgical service. New Haven Hospital. Yale J. Biol. Med. 11, 523 (1939).

Gerschmann, S.: Ein Fall von akzessorischem Extraduralabsceß. Zh. üshn. nos. gorlov. Bolezn. 13, 653 (1936) [Russisch].

Gerster, R.: Über einen Fall von Compression der Cauda equina. Inaug.-Diss. Erlangen 1890.

Gerstmann, J.: Über Störungen der Schweißsekretion im Sinne einer Anhydrosis bei höhersitzenden Rückenmarksaffektionen mit kompletter spastischer Paraplegie der unteren Extremitäten. Jb. Psychiat. Neurol. 38, 333 (1917).

Gerwig, W. H.: Presacral cystic tumors (inclusion, dermoid or teratoma). Ann. Surg. 140, 81 (1954).

Geschickter, C. F., Copeland, M. M.: Multiple Myeloma. Arch. Surg. 16, 807 (1928).

— — Recurrent and so-called metastatic giant cell tumor. Arch. Surg. 20, 713 (1930).

— — Tumors of giant cell group; pathologic entity. Arch. Surg. 21, 145 (1930).

— — Tumors of bone. New York: American Journal of cancer 1931.

— — Tumors of bone. Rev. ed. New York: American Journal of cancer 1936.

— — Tumors of bone, 3. ed. Philadelphia-London-Montreal: J. B. Lippincott Co. 1949.

— Maseritz, I. H.: Ewing's sarcoma. J. Bone Jt Surg., Old Ser. 21, 26 (1939).

— — Skeletal metastasis in cancer. J. Bone Jt Surg., Old Ser. 21, 314 (1939).

Gevorkian, E. M.: Electroencephalographic changes in tumors with localization in the cisterna ambiens of the brain. Zh. Nevropat. Psikhiat. 62, 513 (1962) [Russisch].

Gewanter, A. P., Mitchell, N., Angrist, A.: Latent primary carcinoma. Arch. Path. 35, 66 (1943).

Geyer, K. H., Fuchs, H.: Zur Entstehung der klinischen Symptomatik beim spinalen Angiom. Fortschr. Röntgenstr. 106, 625 (1967).

Gherardini, G. F., Sergio, C.: Le metastasi carcinomatose intramidollari. Lav. neuropsichiat. 32, 21 (1963).

Ghormley, R. K., Adson, A. W.: Hemangioma of the vertebrae. J. Bone Jt Surg. Old Ser. 23, 887 (1941).

Giampalmo, A.: Zur Frage der extraventrikulären Ependymome. Zbl. Neurochir. 2, 283 (1937).

Giampalmo, V.: Zur Frage der nekrotisierenden Myelopathie. Nervenarzt 16, 168 (1943).

Giannini, V., Germinario, L.: Su due casi di aneurisma artero-venoso del midollo. Acta neurol. (Napoli) 22, 777 (1967).

Gibert, P., Wallon, E., Duchamp, J., Andrieux, J.: Deux cas d'angiomes vertébraux avec paraplégie spasmodique par compression médullaire et guérison par radiothérapie depuis cinq ans. J. Radiol. Électrol. 31, 571 (1950).

Gibertini, G., Angeli, G.: Su di un caso di echinococcosi dell'articolazione sacroiliaca. Arch. ital. Chir. 83, 439 (1958).

Gibson, J. B., Burrows, D., Weir, W. P.: Primary melanoma of the meninges. J. Path. Bact. 74, 419 (1957).

Gickelhorn, J.: Persönliche Mitteilung 1940.

Giercke, K.: Darstellung des lumbalen Bandscheibenprolapses durch die spinale Phlebographie. Fortschr. Röntgenstr. 101, 64 (1964).

— Typisches Spinalphlebogramm eines benignen raumfordernden Caudaprozesses. Fortschr. Röntgenstr. 105, 280 (1966).

— Hafermeister, G.: Abflußstörungen im Bereich der Plexus venosi vertebrales bei arteriovenösem Shunt zwischen Truncus thyreocervicalis und Vena cervicalis profunda links. Fortschr. Röntgenstr. 101, 619 (1964).

GIERCKE, K., MEYER-RIENECKER, H.: Zur Diagnostik spinaler Tumoren durch die spinale Phlebographie. Nervenarzt **36**, 177 (1965).

GIERLICH, N.: Über die Lage der für die oberen und unteren Extremitäten bestimmten Fasern innerhalb der Pyramidenbahn des Menschen. Dtsch. Z. Nervenheilk. **39**, 259 (1910).

GIERTZ, G.: Cancer prostatae. Nord. Med. **47**, 231 (1952).

— Care of the paraplegic patient. Urologic considerations. Nord. Med. **49**, 433 (1953) [Schwedisch].

GIESE, W.: Rückenmarksveränderungen bei Compression durch einen Tumor in der Höhe der obersten Segmente. Dtsch. Z. Nervenheilk. **19**, 206 (1900/01).

GIESEKING, H.: Lokalisierte Spondylitis nach operiertem Bandscheibenvorfall. Zbl. Chir. **76**, 1470 (1951).

GIESON, V.: A report of a case of syringomyelie. J. nerv. ment. Dis. **16**, 393 (1889).

GILA, G., CASTO, F.: Su un caso di plasmocitoma del sacro. Minerva ortop. **6**, 547 (1955); — Minerva pediat. **7**, 1655 (1955).

GILBERT, I.: Angioma venosum racemosum (of cervical spinal cord) with angiomatous lesions of skin and omentum. Brit. med. J. **1952** I, 468.

GILBERTSEN, V. A., LILLEHEI, C. W.: Bilateral intrathoracic neurofibromas of the vagus nerves. With a note on the physiologic effects of cervicothoracic vagectomy in man: a case report. J. thorac. Surg. **28**, 78 (1954).

GILCHRIST, J.: Case of fibro-neuroma of the left optic nerve. Trans. ophthal. Soc. U.K. **44**, 108 (1924).

GILLILAN, L. A.: The arterial blood supply of the human spinal cord. J. comp. Neurol. **110**, 75 (1958).

GIMENO, A., GOMEZ BUENO, J., LAMAS, E.: Basilar impression associated with radicular neurofibroma. Rev. clin. esp. **83**, 360 (1961) [Spanisch].

GINBAL, P.: Intervention opératoire dans un cas de compression de la moelle cervicale, au cours de la maladie de Recklinghausen. Rev. Chir. (Paris) **42**, 815 (1910).

GINDE, R. G.: Diagnosis of spinal cord tumors. Med. Bull. (Bombay) **13**, 220 (1945).

— PATEL, J. C.: Tumors of the spinal cord. Indian Phycn **4**, 274 (1945).

GINDI, S. EL-, FAIRBURN, B.: Intramedullary spinal abscess as a complication of a congenital dermal sinus. Case report. J. Neurosurg. **30**, 494 (1969).

GINSBURG, S., GROSS, E., FEIRING, E. H., SCHEINBERG, L. C.: The neurological complications of tuberculous spondylitis. Pott's paraplegia. Arch. Neurol. (Chic.) **16**, 265 (1967).

GIOBBE, S.: Le compressioni midollari lente. Minerva med. **48**, 715 (1957).

GIOEVA, I. T., OGIENKO, F. F.: On the problem of actinomycosis of the nervous system. Zh. Nevropat. Psikhiat. **60**, 1293 (1960) [Russisch].

GIRARD, P. F., GARDE, A.: Les angiomes de la moelle. Gaz. méd. Fr. **62**, 1175 (1955).

— MANSUY, L., GUILLOT, M.: Pseudo-tumoral compressions of the spinal cord and the cauda equina by a disk hernia. Lyon méd. **91**, 235 (1959) [Französisch].

GIRAUD, G., BERT, J. M., BOUGAREL, L.: Kompressionssyndrom des unteren Rückenmarks bei einem Patienten mit einem früheren chronischen Drüsenleiden. Arch. Soc. Sci. méd. biol. (Montpellier) **20**, 437 (1939) [Französisch].

— — — Paraplegie bei Pagetscher Krankheit. Montpellier méd. **19/20**, 171 (1941) [Französisch].

— LATOUR, H., LÉVY, A., PUECH, P., BARJON, P., RIBSTEIN, M.: Péridurite hodgkinienne compressive par propagation caniculaire et névrodocite. Montpellier méd. **46**, 714 (1954).

GIRDLESTONE, G. R.: Tuberculosis of bone and joint. London: Oxford Univ. Pr. 1940.

— Pott's disease and Pott's paraplegia. Ann. roy. Coll. Surg. Engl. **4**, 214 (1949).

— SOMERVILLE, E. W.: Tuberculosis of bone and joint. 2. ed. London: Oxford Univ. Pr. 1952.

— — WILKINSON, M. C.: Girdlestone's Tuberculosis of bone and joint. 3. ed. London: Oxford Univ. Pr. 1965.

GIROIRE, H., CHARBONNEL, A., COLAS, J., COLLET, M., VERCELETTO, P., BESANÇON, G.: A case of severe optochiasmatic arachnoiditis, with hydrocephalus after myelography with lipiodol. Rev. Oto-neuro-ophtal. **34**, 239 (1962) [Französisch].

GISPERT CRUZ, I. DE: Amyotrophe Lateralsklerose bei Halsmarkkompression. An. Med. (Cir.) **37**, 498 (1950) [Spanisch].

— TOLOSA, E.: Rückenmarkskompression durch Wirbelangiom. Rev. clín. esp. **9**, 197 (1943) [Spanisch].

GIUFFRE, R.: Lipomi spinali sottodurali. Acta neurochir. (Wien) **24**, 69 (1966).

GIUGIARO, A., PROSCIA, N.: Unusual report of hernias of two dorsal intervertebral disks enclosed by an osteocartilaginous neoformation. Minerva ortop. **10**, 305 (1959) [Italienisch].

GIULIANI, K., VOLKERT, R.: Klinische und röntgenologische Erfahrungen über die Spondylitis anterior superficialis. Arch. orthop. Unfall-Chir. **44**, 365 (1951).

GIUNTI, G., MONTALI, T.: Sulle neoplasie secondaire del midollo spinale. Policlinico, Sez. chir. **40**, 195 (1933).

GLAESSNER, R.: Die Leitungsbahnen des Gehirns und des Rückenmarks, nebst vollständiger Darstellung des Verlaufes und der Verzweigung der Hirn- und Rückenmarksnerven. Wiesbaden: J. F. Bergmann 1900.

GLANDORF, H.: Ein Beitrag zur Klinik der Rückenmarksangiome. Diss. Kiel 1936.

GLASAUER, F. E.: Lumbar extradural cyst. Case report. J. Neurosurg. **25**, 567 (1966).

GLASNER, J.: Pottsche Paraplegie. Arch. bras. Cirurg. Ortop. **8**, 92 (1940) [Portugiesisch].

GLASS, R. L.: Spinal cord tumor occuring without pain or sensory changes with a report of a case. Amer. J. med. Sci. **171**, 552 (1926).

Glaus, A.: Über multiples Myelozytom mit eigenartigen, zum Teil kristallähnlichen Zelleinlagerungen, kombi niert mit Elastolyse und ausgedehnter Amyloidose und Verkalkung. Diss. Basel 1917.

Gleixner, L.: Die chronische Form der epiduralen Entzündung bzw. Eiterung. Münch. med. Wschr. 89, 1079 (1942).

Glettenberg, O.: Zur Differentialdiagnose zwischen extramedullärem Tumor und Arachnoiditis spinalis adhaesiva. Nervenarzt 8, 232 (1935).

Globus, J. H.: Contribution made by roentgenographic evidence after injection of iodized oil. Arch. Neurol. Psychiat. (Chic.) 37, 1077 (1937).

— Strauss, I.: Spongioblastoma multiforme: a primary malignant form of brain neoplasm: its clinical and anatomic features. Arch. Neurol. Psychiat. (Chic.) 14, 139 (1925).

— — Intraspinal iodolography. Subarachnoid injection of iodized oil as an aid in the detection and locali zation of lesions compressing the spinal cord. Arch. Neurol. Psychiat. (Chic.) 21, 1331 (1929).

Globus, J. L., Doshay, L.: Venous dilatations and other intraspinal vessel alterations including true angio mata with sign and symptoms of cord compression. Surg. Gyn. Obstet. 48, 345 (1929).

Gloning, I., Gloning, K., Weingarten, K.: Ein Fall von korporaler Metamorphognosie. Wien. Z. Nervenheilk. 14, 228 (1957).

Gloning-Sternbach, I.: Demonstration eines Falles von Rückenmarkslipom. Wien. Z. Nervenheilk. 7, 115 (1953).

Gloor, P., Woringer, E., Schneider, J., Brogly, G.: Lombosciatiques par anomalies vasculaires épidurales. Contribution à l'étude de la pathologie du plexus veineux intra-rachidien. Schweiz. med. Wschr. 82, 537 (1952).

Glorieux, P.: La hernie postérieure du ménisque intervertébral (hernie nucléaire postérieure) et ses complica tions nerveuses. Paris: Masson & Cie 1937.

Glotzer, S., Stapen, M. H.: Chordoma of sacrum. N.Y. St. J. Med. 56, 1656 (1956).

Glück, G., Garau, B.: Tubercoloma midollare mascherato da mielite necrotica. Riv. Neurol. 11, 219 (1938).

Glynn, T. R.: Tumour of medulla oblongata in the neighborhood of the calamus scriptorius. Lpool med.-chir. J. 7, 424 (1887).

Godlewski, S., Dry, J., Schuller, E., Amor, B.: Sur deux cas de chondrome des vertèbres avec compression de la moelle (l'un sur la troisième dorsale, se manifestant par un syndrome des fibres radiculaires longues des cordons postérieurs, l'autre sur la première lombaire, avec atteinte de la moelle sacrée et des racines de la queue de cheval). Rev. neurol. 102, 271 (1960).

Goebel, W., Peter, K.: Die Liquordifferentialdiagnose zwischen multipler Sklerose und Kompression des Rückenmarks. Eine Ergänzung des Nonneschen Kompressionssyndroms durch die Mastixreaktion. Med. Klin. 19, 1454 (1923).

Gökay, H., Uner, H., Tasafan, N.: Analyse de 52 cas de tumeurs de la moelle épinière. Rev. méd. Moy. Or. 22, 556 (1965).

Goel, M. K.: Treatment of Pott's paraplegia by operation. J. Bone Jt Surg. B 49, 674 (1967).

Göllnitz, G.: Erfahrungen mit der Peridurographie. Nervenarzt 22, 444 (1951).

Goes, A.: Der Epiduralabszeß des Rückenmarks im Kindesalter. Kinderärztl. Prax. 17, 315 (1949).

Göthlin, G., Syk, B.: Nålbiopsi vid ryggradsaffektioner. Nord. Med. 79, 264 (1968).

Goetsch, E.: Über Skelettveränderungen bei Teratomen der Kreuz- und Steißbeingegend. Fortschr. Rönt genstr. 81, 166 (1954).

Gött, T.: Über einen seltenen Lähmungstypus nach Geburtstrauma. Jb. Kinderheilk. (Berl.) 19, 422 (1909).

Götze, J.: Zwischenfälle nach Injektion in den Periduralraum. Chirurg 23, 176 (1952).

Goidanich, I. F.: I tumori primitivi dello scheletro. Minerva ortop. 7, 501 (1956).

— Battaglia, L.: Cordoma. (Considerazioni su cinque casi a localizzazione vertebrale e sacrococcigea.) Chir. Organi Mov. 42, 323 (1956).

— — Unusual ossifying type of spinal meningeal neoplasms. Chir. Organi Mov. 43, 107 (1956) [Italienisch].

Goinard, P.: Paraplegie bei Pott'scher Erkrankung. Bull. med. (Paris) 54, 19 (1940) [Französisch].

— Descuns, P.: Les kystes hydatiques du cerveau et du crane. Rev. neurol. 86, 369 (1952).

— — Garré, H.: Méningiome au niveau du trou occipital associé à une maladie de Recklinghausen. Rev. neurol. 82, 384 (1950).

Gokay, H., Bucy, P. C.: Osteochondroma of lumbar spine; case. J. Neurosurg. 12, 72 (1955).

— Freeman, L. W.: Drugs and spinal cord regeneration. Quart. Bull. Indiana Univ. med. Cent. 14, 67 (1952).

Gold, E.: Von den Wirbelveränderungen im Falle eines Hämangioms an der Dura spinalis. Arch. klin. Chir. 139, 729 (1926).

Gold, L. H., Kieffer, S. A., Peterson, H. O.: Lipomatous invasion of the spinal cord associated with spinal dysraphism, myelographic evaluation. Amer. J. Roentgenol. 107, 479 (1969).

Gold, M. E.: Spontaneous spinal epidural hematoma. Radiology 80, 823 (1963).

Golden, P.: Thickened ligamenta flava. In: Diagnostic Roentgenology. Ed.: Golden, Ross & Robbins, L. L. [Loseblattausg.] vol. 2. Baltimore: Williams & Wilkins Co. 1952.

Goldhahn, G.: Zwerchsacktumoren des Spinalkanals. Dtsch. Gesundh.-Wes. 21, 1711 (1966).

— Liquorveränderungen bei Großhirntumoren. Münch. med. Wschr. 110, 1357 (1968).

Golding, C.: Spinal cord tumors with gross deformity of the spine. J. Bone Jt Surg. B 43, 167 (1961).

Golding, J. S. R.: The natural history of osteoid osteoma, with a report of 20 cases. J. Bone Jt Surg. B 36, 218 (1954).

— Sissons, H. A.: Osteogenic fibroma of bone; 2 cases. J. Bone Jt Surg. B 36, 428 (1954).

GOLDMAN, L. B.: Hodgkin's disease. An analysis of 212 cases. J. Amer. med. Ass. **114**, 1611 (1940).

GOLDSCHEIDER, A.: Über Chirurgie der Rückenmarkserkrankungen. Dtsch. med. Wschr. **20**, 592 (1894).

GOLDSTEIN, P.: Tumors of spinal cord. IXe Congr. de la Soc. internat. de Chirurgie, Madrid, 15—18 mars 1932. Rapports, procès-verbaux et discussions. Vol. II, p. 479—573 (1932).

GOLUB, F. M.: On the problem of organ-like teratomas of the sacrococcygeal region. Khirurgiya (Mosk.) **37**, 104 (1961) [Russisch].

GONSETTE, R., ANDRE-BALISAUX, G.: Etude expérimentale et clinique d'un produit de contraste iodé hydrosoluble et résorbable, utilisable pour la ventriculographie et la radiculographie lombo-sacrée. VIII. Symp. neuroradiol., Paris 1967. Résumé des Communications p. 50.

— — DEHING, J.: Contribution à la pathologie de la queue de cheval. (A propos de deux observations inhabituelles.) Acta neurol. belg. **63**, 154 (1963).

GONZÁLEZ-AGUILAR, J.: Tumores intraraquideos en la espina bifida oculta. IXe Congr. de la Soc. Internat. de Chirurgie, Madrid, 15—18 mars 1932. Rapports, procès-verbaux et discussions. Vol. II, p. 878—885 (1932).

GOOBAR, J. E., GILMER, W. S., JR., CARROLL, D. S., CLARK, G. M.: Vertebral sarcoidosis. J. Amer. med. Ass. **178**, 1162 (1961).

GOOD, C. A., ADSON, A. W., ABBOTT, K. H.: Spinal extradural cyst. (Diverticulum of spinal arachnoid.) Report of a case. Amer. J. Roentgenol. **52**, 53 (1944).

GOODHART, S. P., DAVISON, C.: Torula infection of the central nervous system. Arch. Neurol. Psychiat. (Chic.) **37**, 435 (1937).

GOOTNICK, L. T.: Solitary myeloma, a review of 61 cases. Radiology **45**, 385 (1945).

GOOTT, B.: Osteomyelitis of the spine. A cause of fever of obscure origin. Minn. Med. **45**, 1228 (1962).

GORALEWSKI, G.: Querschnittsbild bei Lymphogranulomatose. Mschr. Psychiat. Neurol. **88**, 353 (1934).

GORAN, A., CARLSON, D. J., FISHER, R. G.: Successful treatment of intramedullary angioma of the cord. J. Neurosurg. **21**, 311 (1964).

GORDAN, A., POLYAK, V.: Malignität imitierendes riesiges sanduhrförmiges Myxochondrom der thorakalen Wirbelsäule. Zbl. Chir. **86**, 1269 (1961).

GORDILLO, H., SAFFIE, F., BEHN, K., FELIU, R.: Hemangioma vertebral. Rev. méd. Chile **87**, 368 (1959).

GORDIN, R.: Veränderungen des Nervensystems bei Leukosen. Finska Läk.-Sällsk. Handl. **79**, 889 (1936) [Finnisch].

GORDINIER, H. C., SAWYER, H. P.: A case of multiple ependymomata of the brain and spinal cord with tabetic symptoms. J. nerv. ment. Dis. **38**, 719 (1911).

GORDON, A.: Diagnostic orientation and surgical possibilities in uncommon cases of spinal cord compression. Med. J. Rec. **138**, 296 (1933).

GORDON, H.: Pathology of carcinoma of prostatic gland; review. Urol. cutan. Rev. **45**, 646 (1941).

GORDON, R. A., Discussion on extradural spinal block. Proc. roy. Soc. Med. **38**, 305 (1945).

GORI, G., NUCCI, U.: Considerazioni su 60 casi di tumori intramidollari controllati a distanza. Minerva neurochir. **9**, 23 (1965).

GORSKIJ, B. P.: Zur Kasuistik der operativen Behandlung der Syringomyelie. Vestn. Khir. **16—17**, 150 (1929) [Russisch]; Ref.: Zentr.-Org. ges. Chir. **48**, 598 (1930).

GORTAN, M.: Indagine radiologica dei tumori del midollo. Congr. de medicina interna italiano 1929.

— SAIZ, G.: Das Schicksal des aufsteigenden Lipiodols. Z. ges. Neurol. Psychiat. **112**, 772 (1928).

GORTVAI, P.: Extradural cysts of the spinal canal. J. Neurol. Neurosurg. Psychiat. **26**, 223 (1963).

GOSCINSKI, I.: 2 cases of epidural cysts in the spinal canal. Neurol. pol. **11**, 457 (1961) [Polnisch].

GOSPAVIC, J., JOVCIC, M.: On a case of osteomyelitis of the cervical spine. Srpski Arkh. tselok. Lek. **89**, 1011 (1961) [Serbisch].

GOTFRÝD, O., HOLUP, V.: Vymizení rozsáhlého vrozeného mišniho nádoru po rentgenovém ozáření. [Disappearance of a large congenital tumor of the spinal cord after x-ray treatment.] Čs. Neurol. **20**, 18 (1957).

GOTTEN, N., HAWKES, C. D.: Radiology in neurosurgical conditions in childhood. Radiology **53**, 798 (1949).

— SIMPKINS, C.: Clinical and anatomic study of epidural abscesses. Memphis med. J. **13**, 61 (1938).

GOUDEMAND, M., CORSIN, L.: Hodgkin's epiduritis and mediastinal adenopathies. Lille méd. **5**, 259 (1960) [Französisch].

GOUGLERIS, K., SWOBODA, W., WOLF, H. G.: Veränderungen der Wirbelsäule im Verlauf der Leukämie beim Kind. Fortschr. Röntgenstr. **88**, 309 (1958).

GOWERS, W. R.: Myo-lipoma of spinal cord. Trans. path. Soc. Lond. **27**, 19 (1876).

— A manual of diseases of the nervous system. Vol. 1: Diseases of the spinal cord and nerves. London: Churchill 1886.

— A manual of diseases of the nervous system. 2. ed. Philadelphia: P. Blakiston 1892.

— Echinococcus des Rückenmarks. In: GOWERS, W. R., Handbuch der Nervenkrankheiten, Bd. 1, S. 273—274. Bonn: Cohen 1892.

— Introductory address on the neuron and its relation to disease. Lancet 1897 II, 1172. — Brit. med. J. 1897 II, 1339.

— HORSLEY, V.: A case of tumor of the spinal cord removal; recovery. Med. Chir. Trans. London **71**, 377 (1887/88).

GOYANES, J.: Diagnose und Chirurgie der intraduralen extramedullären Geschwülste. Act. Soc. cir. (Madr.) **2**, 199 (1933) [Spanisch].

GOZZANO, M.: Su di una complessa eterotopia artificiale del midollo. Riv. Neurol. **5**, 6 (1932).

GRABER, A.: Eine sanduhrförmige Geschwulst des Rückenmarks. Pol. Przegl. chir. **15**, 763 (1936) [Polnisch].

Graf, C. J., Hamby, W. B.: Paraplegia in lumbar intervertebral disk protrusions, with remarks on high lumbar disk herniation. N.Y. St. J. Med. 53, 2346 (1953).

Graf, K.: Geschwülste des Ohres und des Kleinhirnbrückenwinkels. Stuttgart: Georg Thieme 1952.

Graham, J. E.: A tumor of the medulla oblongata. Canad. Practit. 21, 549 (1896).

Grahe, K.: Hirn und Ohr. Kurze Darstellung der Hör- und Gleichgewichtsuntersuchung und ihrer Bedeutung für die Erkennung endokranieller Erkrankungen. Leipzig: Georg Thieme 1932.

Grall, J.: Contribution à l'histologie pathologique des tumeurs primitives des nerfs. These de Lyon 1897.

Granata, L., Ziliotto, P.: Sul condroma del rachide toracico; contributo clinico. Acta chir. ital. 15, 431 (1959).

Granieri, U., Selosse, P.: Lombosciatalgies pures par neurinomes de la queue de cheval. Acta neurol. belg. 68, 345 (1968).

Grant, F. C.: Cervical tumor of the cord without sensory symptoms. Arch. Neurol. Psychiat. (Chic.) 29, 1370 (1933).

— Notes on series of spinal cord tumors. Amer. J. Surg. 23, 89 (1934).

— Spinal cord tumors. Penn. med. J. 39, 591 (1936).

— Successful removal of a large intramedullary tumor of the spinal cord. Arch. Neurol. Psychiat. (Chic.) 52, 157 (1944).

— Epidural spinal abscess. J. Amer. med. Ass. 128, 509 (1945).

— Surgical experiences with extramedullary tumors of the spinal cord. Ann. Surg. 128, 679 (1948).

— Austin, G.: A correlation of neurologic, orthopedic, and roentgenographic findings in displaced intervertebral discs. Surg. Gynec. Obstet. 87, 561 (1948).

— Austin, G. M.: The diagnosis, treatment, and prognosis of tumors affecting the spinal cord in children. J. Neurosurg. 13, 535 (1956).

Grant, W. T., Cone, W. V.: Graduated jugular compression in lumbar manometric test for spinal subarachnoidal block. Arch. Neurol. Psychiat. (Chic.) 32, 1194 (1934).

Grapiolo, A., Morea, R.: Kompressionserscheinungen des Rückenmarks bei einem extraduralen Angiom. Pren. méd. argent. 31, 319 (1944) [Spanisch].

Grassberger, A., Seyss, R.: Nukleographie bei Wirbelverschiebungen. Z. Orthop. 90, 50 (1958).

Graveleau, D., Paoletti, C.: Malformation et tumeurs vasculaires de la moelle chez l'enfant (à propos de deux observations). Ann. Pédiat. (Paris) 38, 310 (1962).

Grawitz, P. A.: Die Entwicklung der Eiterungslehre und ihr Verhältnis zur Cellularpathologie. Berlin: Georg Thieme 1889.

Gray, A. A.: A case of tumour of the medulla and pons causing deafness and other remarkable symptoms. Trans. Internat. Otol. Congr. London, August 8—12, 1899. 6, 378 (1900).

Gray, E.: Calcification and ossification of spinal tumors. Brit. J. Radiol. 15, 365 (1942).

Gray, H.: Anatomy of the human body. 26th ed. Philadelphia: Lea & Febiger 1954.

Grcevic, N., Yates, P. O.: Rosenthal fibres in tumours of the central nervous system. J. Path. Bact. 73, 467 (1957).

Grebeniuk, V. I.: K voprosu o subdural'nykh lipomakh spinnogo mozga. (Subdural lipomas of the spinal cord.) Vop. Neïrokhir. 22, 50 (1958) [Russisch].

Grebin, R. H., Cawley, E. P., Zhentlin, B.: Generalized aspergillosis. Arch. Path. 49, 387 (1950).

Green, W. T., Farber, S.: Eosinophilic or solitary granuloma of bone. J. Bone & Joint Surg. 24, 499 (1942).

Greenberg, A. D.: Atlanto-axial dislocations. Brain 91, 655 (1968).

— Scatliff, J. H., Selker, R. G., Marshall, M. D.: Spinal cord metastasis from bronchogenic carcinoma. A case report. J. Neurosurg. 23, 72 (1965).

Greenberg, H. B., Jones, F. J.: Chronic hypertrophic spinal pachymeningitis. Sth. med. J. (Bgham, Ala.) 42, 1043 (1949).

Greenfield, J. G.: On the value of a quantitative albumin estimation of the cerebrospinal fluid (with special reference to the syndrome of massive coagulation and xanthochromia). Lancet 1912 II, 685.

— On Froin's syndrome, and its relation to allied conditions in the cerebrospinal fluid. J. Neurol. Psychopath. 2, 105 (1921).

— Blackwood, W., McMenemey, W. H., Meyer, A., Norman, R. M.: Neuropathology. London: Edward Arnold, Ltd. 1958.

Greenfield, M. M., Stark, F. M.: Postirradiation neuropathy. Amer. J. Roentgenol 60, 617 (1948).

Greenhouse, A.: Pheochromocytoma and meningioma of the foramen magnum. Ann. intern. Med. 55, 124 (1961).

Greenstein, N. M., Berenberg, S. R.: Hourglass tumors of the spine in children. Amer. J. Dis. Chid. 58, 131 (1939).

Greenwood, J.: Intramedullary tumors of spinal cord. A follow-up study after total surgical removal. J. Neurosurg. 20, 665 (1963).

Greenwood, J., Jr.: Epidural varicosis. Sth. Surg. 11, 581 (1942).

— Total removal of intramedullary tumors. J. Neurosurg. 11, 616 (1954).

— Surgical removal of intramedullary tumors. J. Neurosurg. 26, 276 (1967).

— McGuire, T. H.: Multiple primary neoplasms of the central nervous system; report of a case of spinal ependymoma and an intracranial meningioma, interval of fourteen years. J. Neurosurg. 14, 462 (1957).

GREENWOOD, R. C., VORIS, H. C.: Systemic blastomycosis with spinal cord involvement. J. Neurosurg. **7**, 450 (1950).

GREGORY, R. A.: Compression of spinal cord with aneurysma of aorta. Canad. med. Ass. J. **31**, 598 (1934).

GREIN, G., GAUPP, R.: Liquoruntersuchungsergebnisse bei der Arachnitis spinalis adhaesiva. Nervenarzt **14**, 166 (1941).

GREINACHER, I.: Weichteilverkalkungen nach organischen Nervenkrankheiten im Kindesalter. Z. Kinderheilk. **98**, 216 (1967).

GREITZ, T., LILLIEQUIST, B., MÜLLER, R.: Cervical-vertebral phlebography. Acta radiol. (Stockh.) **57**, 353 (1962).

GREMMEL, H., SCHMIDT-WITTKAMP, E.: Transvasale Kontrastmitteldarstellung der vertebralen und spinalen Venengeflechte (gezielte Vertebrovenographie). Zbl. Chir. **90**, 1792 (1965).

— SCHULTE-BRINKMANN, W.: Besteht ein Kausalzusammenhang zwischen Strahlentherapie und Herpes zoster. Strahlentherapie **130**, 57 (1966).

GRIEP, K.: Wirbelangiom und Unfall. Röntgenpraxis **14**, 26 (1942).

GRIFFITHS, D. LL., SEDDON, H. J., ROAF, R.: Pott's paraplegia. London: Oxford University Press 1956.

GRIGOROV, GR.: Zwei Fälle mit multiplen Echinokokkuszysten seltener Lokalisation. Khirurgiya (Sofia) **13**, 598 (1969) [Russisch].

GRINBERG, S. A.: Zum Problem des remittierenden Verlaufs von Spinaltumoren. Vop. Neĭrokhir. **17**, 53 (1953) [Russisch].

— K voprosu ob elektro-diagnostike opukholei spinnogo mozga. Vop. Neĭrokhir. **20**, 21 (1956) [Russisch].

— Role of injuries in infections and in the development of tumors of the brain and spinal cord. Kazan. med. Zh. **4**, 78 (1962) [Russisch].

— The hazards of spinal anesthesia in patients with cord tumors. Anesth. Analg. Curr. Res. **41**, 230 (1962).

GRINKER, R. R.: Diskussionsäußerung. Arch. Neurol. Psychiat. (Chic.) **8**, 498 (1922).

— Chronic arachno-perineuritis with the syndrome of Froin. J. nerv. ment. Dis. **64**, 616 (1926).

— Neurology. Springfield, Ill. and Baltimore: C. C. Thomas 1934.

— Neurology, 2. ed. Springfield, Ill. and Baltimore: C. C. Thomas 1937.

— Neurology, 3. ed. rev. ... with the assistance of NORMAN A. LEVY. With a chapter on brain tumors by PAUL C. BUCY. 1943.

— BUCY, P. C.: Neurology, 4. ed., compl. rev. Springfield: Thomas 1949.

— — SAHS, A. L.: Neurology, 5. ed. rev. Springfield: Thomas 1960.

— SAHS, A. L.: Neurology, 6. ed. Springfield: Thomas 1966.

— MACKAY, WEPLER (1939): Zit. nach ZÜLCH, K. J. In: Handbuch der Neurochirurgie. Hrsg. v. H. OLIVECRONA u. W. TÖNNIS, Bd. III, S. 612. Berlin-Göttingen-Heidelberg: Springer 1956. [Einzelarbeiten siehe hier zit. Autoren im Lit.-Verzeichnis.]

GRISON, C.: Direct surgical approach by oral route to the first 2 cervical vertebrae. J. franç. Oto-rhino-laryng. **16**, 271 (1967) [Französisch].

GRODAN, A.: Epidermoid of the spinal cord. Rozhl. Chir. gynaek. (Praha) **38**, 774 (1959) [Tschechisch].

— POLYAK, V.: Malignität imitierendes riesiges sanduhrförmiges Myxochondrom der thorakalen Wirbelsäule. Zbl. Chir. **86**, 1269 (1961).

GROEDEL, F. M.: Lehrbuch und Atlas der Röntgendiagnostik in der inneren Medizin und ihren Grenzgebieten. Hrsg. v. H. LOSSEN, 5. neubearb. Aufl. T. 1. München: J. F. Lehmann 1934—36.

GRÖMIG, H.: Verstößt die Entnahme von Gehirn- und Rückenmarksflüssigkeit gegen das Grundgesetz? Fortschr. Med. **82**, 109 (1964).

GRÖNBERG, A.: Fall von Rückenmarkstumor mit gewöhnlichem Lumbalpunktionsergebnis. Hygiea (Stockh.) **92**, 819 (1930) [Schwedisch].

GROENENDIJK, H. J.: De peridurale anaesthesie. Diss. Groningen 1954.

GRÖSCHEL, D.: Welche Symptome sind für die Frühdiagnose eines spinalen raumbeengenden Prozesses besonders bedeutungsvoll? Diss. Köln 1958.

GROFF, R. A., HAWTHORNE, H. R., SHENKIN, H. A.: Transthoracic approach for complete removal of posterior mediastinal and intervertebral perineural fibroblastoma. J. thorac. Surg. **20**, 24 (1950).

GRONIOWSKI, J., JELENIEWSKA, A.: Osseous changes in neurofibromatosis of the spine. Pol. Przegl. radiol. **25**, 117 (1961) [Polnisch].

GROOD, M. P. A. M., DE: Lumbale Discushernie und Tumor der Cauda equina. Ned. T. Geneesk. **94**, 670 (1950) [Holländisch].

— Hypertrophic cervical pachymeningitis in three sisters. J. Neurol. Neurosurg. Psychiat. **21**, 235 (1958).

— Sur trois cas de pachyméningite cervicale hypertrophiante chez trois soeurs. Neuro-chirurgie **6**, 291 (1960).

— Les métastases intramédullaires. Psychiat. Neurol. Neurochir. (Amst.) **71**, 51 (1968).

GROS, C., VLAHOVITCH, B., MOHASSEB, G.: Importance des signes radiographiques dans les tumeurs géantes du canal lombo-sacré. Montpellier méd. **57**, 268 (1960).

— — — Les kystes dermoides intra-rachidiens dans la région lombro-sacrée. Revue anatomo-clinique à propos de deux cas. Montpellier méd. **57**, 274 (1960).

— — — Intraspinal epidermoid cysts caused by epithelial implant after lumbar punctures. Neurochirurgie **7**, 163 (1961) [Französisch].

Gros, E.: Über eine kongenitale extradurale Rückenmarkscyste. Dtsch. Z. Chir. **255**. 373 (1942).

Gross, D.: Spondylarthritis ankylopoetica. Documenta Geigy, Folia rheumatologica **3**, 1 (1965).

— Das Zervikalsyndrom. Documenta Geigy, Folia rheumatologica **6**, 1 (1966).

Gross, G. O.: Subarachnoid cervical angioma with cutaneous hemangioma of a corresponding metamere. Report of a case and review of the literature. Arch. Neurol. Psychiat. (Chic.) **58**, 359 (1947).

Gross, H.: Die Localisation der Osteomyelitis in den Seitenteilen des Os sacrum und ihre Beziehung zu den Wachstumsvorgängen. Dtsch. Z. Chir. **68**, 95 (1909).

Gross, P.: Das solitäre Chondrom des Knochens. Bruns' Beitr. klin. Chir. **206**, 216 (1963).

Gross, R. E., Clatworthy, H. W., Jr., Meeker, I. A.: Sacro-coccygeal teratomas in infants and children. A report of 40 cases. Surg. Gynec. Obstet. **92**, 341 (1951).

Gross, R. E., Vaughan, W. W.: Plasmacell myeloma. Amer. J. Roentgenol. **39**, 344 (1938).

Gross, R. I.: Cauda equina syndrome due to silent rectal carcinoma. Radiology **53**, 271 (1949).

Gross, S. W.: Sarcoma of the long bones. Am. J. med. Sci., n. s. **78**, 17; 338 (1879).

— Concerning intraspinal dermoids and epidermoids. J. nerv. ment. Dis. **80**, 274 (1934).

— Compression of spinal cord in Paget's disease of vertebrae. Amer. J. Surg. **55**, 575 (1942).

— Lipoma of the spinal cord simulating degenerative disease. Amer. J. Surg. **96**, 462 (1958).

— Ralston, B. L.: Vascular malformations of the spinal cord. Surg. Gynec. Obstet. **103**, 673 (1959).

Grossi, A. E.: Peridurografía lumbosacra. Acta ortop.-traum. ibér. **4**, 411 (1956).

Grossiord, A., Bourdon, R., Held, J. P., Francon, J.: Les pédicules vertébraux dans les tumeurs du canal spinal; valeur diagnostique du baillement interpédiculaire électif sur les clichés de face. Rev. neurol. **96**, 434 (1957).

— Held, J. P., Odievre, M., Martin, M.: Mydriasis caused by nociceptive sub-lesional excitation in tetraplegics. Rev. neurol. **104**, 310 (1961) [Französisch].

— Pecker, J., Bitry-Boely, C.: Spinal cord echinococcosis of cauda equina; case. Bull. Soc. méd. Hôp. Paris **71**, 289 (1955) [Französisch].

Grossman, M.: Syringomyelia: Clinical report of ten cases, illustrating spinal, bulbar, and congenital types of the disease, with anatomic confirmation in three instances. J. Mt Sinai Hosp. **9**. 526 (1942).

Grossman, M. D., Kesert, B. H., Voris, H. C.: Chronic spinal epidural granuloma. Ann. Surg. **119**, 897 (1944).

Grosz, K.: Klinische und Liquordiagnostik der Rückenmarkstumoren. Wien: Springer 1925.

— Zur klinischen und Liquordiagnostik der Rückenmarkstumoren. Wien. klin. Wschr. **39**, 121 (1926).

— Indikationen und Ergebnisse der chirurgischen Behandlung von Rückenmarkskrankheiten. Wien. med. Wschr. **10**, 314; 348; 387; 419 (1927).

— Pappenheim, M.: Über das Kompressionssyndrom im Liquor cerebrospinalis mit besonderer Berücksichtigung des Queckenstedtschen Symptomes. Dtsch. Z. Nervenheilk. **67**, 353 (1921).

Grote, W.: Die Myelographie unter besonderer Berücksichtigung der Kontrastdarstellung des lumbalen Spinalraumes. Ärztl. Wschr. **10**, 891 (1955).

— Schwierigkeiten in der Diagnostik der Caudatumoren. Nervenarzt **28**, 260 (1957).

— Fusionsbehandlung zervikaler Luxationsfrakturen. Acta neurochir. (Wien) **19**, 105 (1968).

— Bettag, W., Römer, F.: Zur operativen Entfernung des Dens epistropheus. 22. Jahrestagung der Deutschen Gesellschaft für Neurochirurgie, Düsseldorf, 14. bis 17. Nov. 1971.

— Hoffmann, W.: Über Chondrome der Wirbelsäule. Zbl. Neurochir. **17**, 342 (1957).

— Lund, O. E.: Bemerkung zur Pathogenese eines ungewöhnlichen intraspinalen Epidermoids. Dtsch. Z. ges. gerichtl. Med. **46**, 48 (1957).

— Röttgen, P.: Die ventrale Fusion der zervikalen Osteochondrose und ihre Behandlungsergebnisse. Acta neurochir. (Wien) **16**, 218 (1967).

Groth, K. E.: Klinische Beobachtungen und experimentelle Studien über die Entstehung des Dekubitus. Acta chir. scand. 87, Suppl. **76**, 1—209 (1942).

Grotti, R., Casullo, C. A., Marzullo, A.: Acción de las mostazas nitrogenadas sobre las metástasis del carcinoma mamario. Sem. méd. (B. Aires) **109**, 406 (1956).

Gruber, G. B.: Über ein Steiß-Chordom. Zbl. allg. Path. path. Anat. **91**, 52 (1953).

Grüneberg, T.: Zur Therapie des malignen Melanoms. Selecta **5**, 148 (1963).

Grünthal, E.: Über den Hirnbefund bei Pagetscher Krankheit des Schädels. Zugleich ein Beitrag zur Kenntnis der Entstehung systematischer Kleinhirnatrophien. Z. ges. Neurol. Psychiat. **136**, 656 (1931).

Grünwald, K.: Über ein solitäres Xanthom der Wirbelsäule. Dtsch. Z. Nervenheilk. **138**, 243 (1935).

Grüter, W.: Der congenitale Hautsinus, eine Dysplasie als Quelle von Meningitiden und Spinal-Abscessen. Mit Bemerkungen zur Teratogenie. Arch. Psychiat. Nervenkr. **196**, 455 (1958).

— Untersuchungen des Filum terminale unter besonderer Berücksichtigung der Verhältnisse bei Spina bifida occulta und Klauenhohlfuß. Acta neurochir. (Wien) **10**, 523 (1962).

Grund, G.: Über die diffuse Ausbreitung von malignen Tumoren, insbesondere Gliosarkoma in den Leptomeningen. Dtsch. Z. Nervenheilk. **31**, 283 (1906).

Grundy, H. F.: Circulation of cerebrospinal fluid in the spinal region of the cat. J. Physiol. (Lond.) **163**, 457 (1962).

Grunenwald, L.: Cancer de l'estomac avec syndrome médullaire par métastase vertébrale. Strasbourg méd. **92**, 565 (1932).

GRUNNER, O.: Spinal cord neoplasms. Cerebrospinal fluid syndrome of meningeal irritation in a case of cervical meningioma. Čs. Neurol. 23, 301 (1961) [Tschechisch].

GRUSZKIEWICZ, J., DORON, Y., GELLEI, B.: Plexiform neurofibroma of the lumbar region. Case report. J. Neurosurg. 30, 69 (1969).

GRUZKA, E.: Intramedullary lipomata. J. Neurol. Neurosurg. Psychiat. 26, 97 (1963).

GRYSPEERDT, G. L.: Myelographic assessment of occult forms of spinal dysraphism. Acta radiol. Diagn. N. S. 1, 702 (1963).

GSELL, O.: Arachnoiditis adhaesiva cystica nach epidemischer Poliomyelitis. Schweiz. med. Wschr. 69, 717 (1939).

GUASPARI, G.: Un caso di tumore del midollo spinale. Riv. Clin. pediat. 35, 865 (1937).

GUBERN SALISACHS, L., MARQUES GUBERN, A.: Sacrococcygeal teratomas. Progr. Pediat. (Madr.) 4, 31 (1961).

GUBYRINA, A. A.: K klinike opukholei prodolgovatogo mozga. Zh. Nevropat. Psikhiat. 57, 483 (1957).

GUELDRE, DE, SAN., F.: Myélite aiguë d'origine blénorrhagique suivie d'autopsie. Ann. Bull. Méd. Anv. 62, 191 (1900).

GÜMBEL, U.: Vasculäre epidurale Anomalien der Lumbosacralregion als Ursache von Ischialgien. Inaug.-Diss. Gießen 1968.

— PIA, H. W., VOGELSANG, H.: Lumbosacrale Gefäßanomalien als Ursache von Ischialgien. Acta neurochir. (Wien) 20, 131 (1969).

GÜNTERT, W.: Beitrag zur Kasuistik und Röntgenologie von primären Dornfortsatzhämangiomen. Radiol. clin. (Basel) 24, 167 (1955).

GÜNTZ, E.: Abnorme Geradehaltung der Brustwirbelsäule bei Veränderungen der Zwischenwirbelscheiben. Z. orthop. Chir. 58, 66 (1932).

GÜTHERT, H.: Über Chordome der Wirbelsäule. Z. Krebsforsch. 48, 557 (1939).

— Zur Morphologie des eosinophilen Granuloms des Knochens. Zbl. allg. Path. path. Anat. 89, 388 (1952).

— Zur pathologischen Anatomie der primären und metastatischen Geschwülste des Rückenmarkes. S.-B. der 2. Neurochirurgentagg in Erfurt 1966. Zbl. Neurochir. 28, 79 (1967).

— WÖCKEL, W., JÄNISCH, W.: Zur Häufigkeit des Plasmozytoms und seiner Ausbreitung im Skelettsystem. Münch. med. Wschr. 103, 1561 (1961).

GÜTTNER, H. G.: Haemangioma cavernosum der Dura mater spinalis. Z. ärztl. Fortbild. 57, 268 (1963).

GUI, L., BARTOLINI, G.: Contribution to the diagnosis and treatment of medullary compressions caused by endodural neoplasms. Riv. Infort. Mal prof. 49, 61 (1962) [Italienisch].

GUIDETTI, B.: Considerazioni sul trattamento chirurgico dei tumori intramidollari del tratto cervicale. Boll. Acad. med. Roma 2, 109 (1955/56).

— Mielopatie da spondilosi cervicale. Bologna med. 2, 245 (1958).

— Cervical myelopathy: a complication of cervical spondylosis. Acta neurol. lat.-amer. 7, 11 (1961).

— Intramedullary tumours of the spinal cord. Acta neurochir. (Wien) 17, 7 (1967).

— CARLONI, G.: Tumori spinali. Considerazioni su 64 casi operati. Riv. Pat. nerv. ment. 76, 679 (1955).

— CORRADI, M., RICCIO, A.: Le cisti epidermoididi del cranio e del nevrasse. Lav. neuropsichiat. 24, 1 (1959).

— FORTUNA, A.: Surgical treatment of intramedullary hemangioblastoma of the spinal cord. Report of six cases. J. Neurosurg. 27, 530 (1967).

— — Long-term results of surgical treatment of myelopathy due to cervical spondylosis. J. Neurosurg. 30, 714 (1969).

— — MOSCATELLI, G., RICCO, A.: Relazione al XVI. Congr. della Sozietà Italiana di Neurochirurgia Genova, 28—29 novembre 1964. Lav. neuropsichiat. 35, 1 (1964).

— RICCIO, A.: Considerazioni sul trattamento chirurgico delle ernie del disco dorsali. Minerva neurochir. 5, 114 (1961).

— SILIPO, P.: Considerazioni sul trattamento chirurgico delle anomalie vascolari del midollo. Minerva neurochir. 5, 118 (1961).

GUIDOTTI, C.: Su di un caso di cisti d'echinococco della colonna vertebrale di difficile interpretazione radiologica. Arch. Radiol. (Napoli) 14, 304 (1938).

GUILLAIN, G.: Compression de la moelle cervicale dans un cas de maladie de Recklinghausen. Bull. Soc. méd. Hôp. Paris Ser. 3, 45, 357 (1921).

— ALAJOUANINE, T.: Paraplégie par compression due à un volumineux angiocèle de la pie-mère spinale. J. Neurol. (Brux.) 25, 689 (1925).

— — MATHIEU, P., BERTRAND, J.: Sarcome périthélial de la queue de cheval avec xanthochromie du liquide céphalo-rachidien au-dessus de la tumeur. Localisation par le lipiodol. Ablation chirurgicale. Rev. neurol. 31, 513 (1924).

— — PÉRISSON, J., PETIT-DUTAILLIS, D.: Considérations sur la symptomatologie et le diagnostic d'une tumeur intrarachidienne de la région dorsale inférieure. Opération et guérison complète. Rev. neurol. 1925 I, 11.

— BERTRAND, I.: Prédominance du caractère néoplasique central dans les tumeurs de la queue de cheval. C. R. Soc. Biol. (Paris) 115, 582 (1934).

— — GARCIN, R.: La forme cérébello-spasmodique du debut des tumeurs de la moelle cervicale haute. Rev. neurol. 37, 489 (1930).

Guillain, G., Bertrand, I., Péron, N.: Gliomatose simultanée intra- et extra-médullaire. Rev. neurol. 1928 II, 193.

— — Salles, P.: Les lipomes spinaux intraduraux. Ann. Méd. 42, 119 (1937).

— Decourt, J., Bertrand, J.: Compression médullaire par angiome vertébral. Ann. Méd. 23, 5 (1928).

— Garcin, R., Sigwald, J.: Considérations sur les arachnoïdites spinales. Rev. neurol. 1933 I, 939.

— Petit-Dutaillis, D., Michaux, L.: Ependymome médulaire opéré. Guérison. Considérations anatomo-cliniques et thérapeutique. Rev. neurol. 1933 II, 623.

— Schmite, P., Bertrand, J.: Gliomatose étendue à toute la moelle avec évolution clinique aiguë. La forme aiguë de la syringomyélie. Rev. neurol. 1929 II, 161.

— — — Hemangioma médullaire. Rev. neurol. 1932 I, 420.

— Mollaret, P.: Rückenmarkssymptome nach Triorthokresylphosphatvergiftungen. C. R. Soc. Biol. (Paris) 138, 76 (1944) [Französisch].

Guillaume, J., Caron, J.P.: Discarthroses cervicales et syndromes médullaires. Rev. neurol. 88, 54 (1953).

— Mazars, G.: Angiomatose médullaire dorsale segmentaire. Rev. neurol. 97, 485 (1957).

— Oeconomos, D., Mazars, G.: Méningiome de la moelle chez une enfant de 9 ans. Rev. neurol. 81, 600 (1949).

— Ribadeau-Dumas, Ch., Rogé, R.: Un cas de kyste extradural congénital. Rev. neurol. 79, 507 (1947).

— Rogé, R., Mazars, G.: Forme amyotrophique et indolore de tumeur de la queue de cheval. Rev. neurol. 83, 204 (1950).

Guinena, Y., Abdel Naby, S., Taher, Y.: Two cases of compression myelopathy secondary to multiple myelomatosis. J. Egypt. med. Ass. 37, 939 (1954).

Guiot, G.: Clinical aspects of paraplegia caused by medullary compression. Maroc. méd. 39, 1239 (1960) [Französisch].

— Le schéma évolutif des compressions médullaires. Thèse de Paris 1944.

— Bastin, R.: Traitement chirurgical de l'ostéomyélite vertébrale compliquée de paraplégie; intérêt de l'abord du corps vertébral par voie postérieure. Presse méd. 65, 1532 (1957).

— Forjaz, S.: Les aspects cliniques des compressions médulaires. Sem. Hôp. Paris 23, 2099 (1947).

— Houdart, R., Houdart, F.: Angiomatöse Gefäßmißbildungen. Sem. Hôp. Paris 22, 809 (1946) [Französisch].

Gukelberger, M.: Klinik, Radiologie und Therapie der Nackenkopfschmerzen. Praxis 56, 479 (1967).

Guleke, N.: Über Wachstumseigenheiten bestimmter Tumoren des Wirbelkanals. Bruns' Beitr. klin. Chir. 102, 273 (1916).

— Zwei seltenere Wirbelerkrankungen (Echinokokkus und Aktinomykose). Dtsch. Z. Chir. 162, 59 (1921).

— Über eine zu den Sanduhrgeschwülsten der Wirbelsäule gehörige Gruppe von Wirbelsarkomen. Langenbecks Arch. klin. Chir. 119, 833 (1922).

— Über die Prognose beim Wirbelsarkom. Arch. Neurol. Psychiat. (Chic.) 65, 167 (1922).

— Zur Diagnostik der intrathorakalen Tumoren. (Gestieltes Neurinom). Zbl. Chir. 51, 50 (1924).

— Die bösartigen Geschwülste der Wirbelsäule. In: Die Klinik der bösartigen Geschwülste. Hrsg. v. Zweifel, P. u. Payr, E., Bd. II, S. 602—621. Leipzig: S. Hirzel 1925.

— Zur Klinik des Neurinoms. Langenbecks Arch. klin. Chir. 142, 478 (1926).

— Beobachtungen über die Schnelligkeit des Geschwulstwachstums. Dtsch. Z. Chir. 200, 524 (1927).

— Zur Diagnose der Sanduhrgeschwülste der Wirbelsäule, nebst Bemerkungen über deren Entstehung. Langenbecks Arch. klin. Chir. 161, 710 (1930).

— Die Eingriffe an der Wirbelsäule und am Rückenmark. In: Kirschner, M., Allgemeine und spezielle chirurgische Operationslehre. III/1, S. 911—1023. Berlin: Springer 1935.

— Die Eingriffe an der Wirbelsäule und am Rückenmark. In: Kirschner, M., Allgemeine und spezielle Operationslehre. Hrsg. v. Guleke, N. u. Zenker, R., 2. Aufl., Bd. II, S. 452—567. Berlin-Göttingen-Heidelberg: Springer 1950.

Guliaev, G. V., Solomonik, V. Z., Kruglov, A. A., Shcherbakova, L. S.: Opyt primeneniia metoksifliurana (Pentran) v neïrokhirurgii. Vop. Neïrokhir. 33, 39 (1969) [Russisch].

Gullèdge, W. H., Brav, E. A.: Non-tuberculous thoracic kyphosis with paraplegia; a case report. J. Bone Surg. 32, 900 (1950).

Gund, A.: Ungewöhnlicher Sitz eines spinalen Neurinoms. Zbl. Neurochir. 16, 207 (1956).

Gunzenhäuser, K.: Hochsitzende Rückenmarkstumoren. Symptomatologie, Operation und Heilverlauf. Diss. Berlin 1937.

Gupta, R. L.: Sacrococcygeal tumours in infants. Brit. J. clin. Pract. 17, 463 (1963).

Gupta, S. K., Bhandari, Y. P.: Intraspinal dermoids and epidermoids. Amer. J. Roentgenol. 105, 386 (1969).

Gurdjian, E. S., Gardner, E. D., Hardy, W. G.: Operative neurosurgery. 2. ed. Baltimore: Williams & Wilkins 1964.

— Webster, J. E.: Lumbar herniations of the nucleus pulposus. An analysis of 196 operated cases. Amer. J. Surg. 76, 235 (1948).

— — Operative neurosurgery. Baltimore: Williams & Wilkins Co. 1952.

Gurevich, B. A., Voznesenskiy, S. D.: Ergebnisse der konservativen Behandlung der Wirbeltuberkulose mit Rückenmarkssymptomen. Sovetsk. khir. 4, 662 (1936) [Russisch].

Guri, J. P.: Tumors of the vertebral column. Surg. Gynec. Obstet. 87, 583 (1948).

GUSEINOV, A. M.: Primary extradural unilocular echinococcosis of the spinal cord. Vop. Neĭrooftal. **27**, 59 (1963) [Russisch].

GUTEL, CL.: Phlébographie de la veine cave inférieure par voie transépineuse. Presse méd. **64**, 595 (1956).

GUTHKELCH, A. N.: Hemangiomas involving spinal epidural space. J. Neurol. Psychiat. **11**, 199 (1948).

GUTIERREZ MAXWELL, V.: Sacrococcygeal dermoid cancer. Pren. méd. argent. **49**, 1316 (1962) [Spanisch].

GUTTMANN, E.: Nichtsystematische Schädigungen des Rückenmarks, seiner Wurzeln und seiner Hüllen. Fortschr. Neurol. Psychiat. **4**, 34 (1932).

— Erkrankungen der Wirbelsäule. Fortschr. Neurol. Psychiat. **6**, 373 (1934).

— SINGER, L.: Der Epiduralabsceß oder die Pachymeningitis spinalis externa purulenta. Langenbecks Arch. klin. Chir. **166**, 183 (1931).

GUTTMANN, L.: Physiologie und Pathologie der Liquormechanik und Liquordynamik. In: Handbuch der Neurologie. Hrsg. v. BUMKE, O. u. FOERSTER, O., Bd. VII/2, S. 1—114. Berlin: Springer 1936.

— Röntgendiagnostik des Gehirns und Rückenmarks durch Kontrastverfahren. In: Handbuch der Neurologie. Hrsg. v. BUMKE, O. u. FOERSTER, O., Bd. VII/2, S. 187—522. Berlin: Springer 1936.

— Studies on reflex activity of the isolated cord in the spinal man. J. nerv. ment. Dis. **116**, 957 (1952).

— Grundsätzliches zur Rehabilitation von Querschnittsgelähmten. Dtsch. Z. Nervenheilk. **175**, 173 (1956).

— Behandlung und Rehabilitation bei Rückenmarksläsionen. Schweiz. med. Wschr. **88**, 511, 539 (1958).

— Rehabilitation (with special reference to spinal paraplegia). Rev. int. Serv. Santé Armées **33**, 60 (1960).

GUTZEIT, K.: Wirbelsäule als Krankheitsfaktor. Dtsch. med. Wschr. **76**, 44 (1951).

— Die Wirbelsäule in der Sicht des Internisten. Wien. Z. inn. Med. **39**, 1064 (1958).

GUY, R., LAFOND, G., GAGNON, P. A., RAYMOND, O., BOURGEOIS, J.: L'ostéoblastome bénin (fibrome ostéogénique de l'os; ostéome ostéoide géant). Un. méd. Can. **88**, 666 (1959).

GWINN, J. L., DOCKERTY, M. B., KENNEDY, R. L. J.: Presacral teratomas in infancy and childhood. Pediatrics **16**, 239 (1955).

GYEPES, M. T., ANGIO, G. J.: Extracranial metastases from central nervous system tumors in children and adolescents. Radiology **87**, 55 (1966).

GYNNING, I., LANGELAND, P., LINDBERG, S., WALDESKOG, B.: Localization with Sr-85 of spinal metastases in mammary cancer and changes in uptake after hormone and roentgen therapy. Acta radiol. (Stockh.) **55**, 119 (1961).

GZELISHVILI, M. S.: On the clinical aspects of hemangioma of the spine with compression of the spinal cord. Zh. Nevropat. Psikhiat. **60**, 1276 (1960) [Russisch].

HAAG, W.: Normale und pathologische Anatomie des Kaudasackes im Röntgenbild. Bericht über den Kongreß der Dtsch. Ges. für Neurochirurgie, Hamburg, 24.—26. September 1964. Zus.gest. v. LOEW, F. — Acta neurochir. (Wien) **13**, 344 (1965).

HAAGENSEN, C. D., STOUT, A. P.: Carcinoma of breast; criteria of operability. Ann. Surg. **118**, 859 (1943).

HAAS, J.: Physiologie der Nervenzelle. Berlin-Nikolassee: Gebrüder Bornträger 1962.

HABECK, D.: Zur Bedeutung der Salzsäure-Collargol-Reaktion in der Liquor-Eiweiß-Diagnostik. Dtsch. Z. Nervenheilk. **177**, 309 (1958).

HABEL, J.: Die Darstellung der Ausdehnung von Raumforderungen im Spinalkanal mittels kombinierter Myelographie mit positiven und negativen Kontrastmitteln. Nervenarzt **39**, 413 (1968).

HABERLAND, C., PEROU, M.: Encephalocraniocutaneous lipomatosis. A new example of ectomesodermal dysgenesis. Arch. Neurol. Psychiat. (Chic.) **22**, 144 (1970).

HABERLAND, K.: Über ein spinales Angioma racemosum venosum. Arch. Psychiat. Nervenkr. **184**, 417 (1950).

HABERLANDT, W. F.: Abweichungen der Verlaufsdauer bei der amyotrophischen Lateralsklerose. Nervenarzt **34**, 29 (1963).

HACIHANEFIOĞLU, U.: Dört chordoma vak'asi. Instanbul Univ. Tip Fak. Mec. **26**, 37 (1963) [Türkisch].

HACKEL, W.: Über die Ektasia der Vena spinalis externa posterior und Querschnittskompressionsläsion des Rückenmarks. Z. Neurol. Psychiat. **122**, 550 (1929).

— Über das Neurinom (Lemmom) des Gehörnerven. Beitr. path. Anat. (Jena) **88**, 60 (1931).

HACKENBROCH, M.: Beitrag zur Kenntnis der Geschwulstbildungen im Lumbosakralkanal bei Spina bifida occulta. Med. Klin. **32 II**, 1179 (1936).

HACKENSELLNER, H. A.: Die intrathorakale laterale Meningozele bei Morbus Recklinghausen. Wien. Z. Nervenheilk. **8**, 93 (1953).

— PAPE, R.: Über Meningokelen bei Neurofibromatosis Recklinghausen. Fortschr. Röntgenstr. **81**, 66 (1954).

HACKENTHAL, P.: Zur Kenntnis des sogenannten Mittellinienoligodendroglioms. Zbl. allg. Path. path. Anat. **94**, 393 (1955/56).

HACKER, H., ALONSO, A.: Die angiographische Darstellung eines Wirbelkörperhämangioms. Fortschr. Röntgenstr. **111**, 581 (1969).

HADAWAY, H.: Injury to cervical region. Brit. med. J. **1934 I**, 936.

HADDAD, F. S., HADDAD, S. I.: The malignancy of echinococcosis. Rev. méd. Moy. Or. **20**, 270 (1963) [Französisch].

— ISSA, P.: Pronostic fonctionnel dans les cas de compression médullaire lente par tumeurs traitées chirurgicalement ou par radiothérapie. Rev. méd. Moy. Or. **17**, 78 (1960).

HADLEY, L. A.: The value of routine plain roentgenograms in the diagnosis of sacral perineurial cysts. Amer. J. Roentgenol. **84**, 119 (1960).

Hadlich, R.: Ein Fall von Tumor cavernosus des Rückenmarks mit besonderer Berücksichtigung der neueren Theorien über die Genese des Cavernoms. Virchows Arch. path. Anat. **172**, 429 (1903).

Haenisch, G. F., Holthusen, H.: Einführung in die Röntgenologie. 5. Aufl. Stuttgart: Georg Thieme 1951.

Haerer, A. F., Smith, R. R.: Neoplasms involving the spinal cord, an analysis of 85 consecutive cases. Sth. med. J. (Bgham, Ala.) **61**, 801 (1968).

Hässner, O.: Über Chordome unter gleichzeitiger Mitteilung eines Falles seltener Größe. Virchows Arch. path. Anat. **210**, 385 (1912).

Häussler, G.: Über die Indikation zur Luftmyelographie und Peridurographie beim lumbalen Bandscheibenvorfall. Nervenarzt **21**, 297 (1950).

— Über die Indikation zur Kontrastdarstellung bei raumfordernden Prozessen im Wirbelkanal. Fortschr. Röntgenstr. **74**, 525 (1951).

— Die Röntgendiagnostik und operative Behandlung der raumfordernden Prozesse im Bereich des Wirbelkanals. Zbl. ges. Neurol. Psychiat. **120**, 231 (1952).

— Über die Röntgenuntersuchungen und die operative Behandlung der raumfordernden Prozesse im Bereich des Wirbelkanals. Chirurg **26**, 289 (1955).

Haffner, O.: Extradurale Cysten im Wirbelkanal. Dtsch. Z. Chir. **250**, 559 (1938).

— Myelographische Stops ohne erkennbare Ursache. Chirurg **11**, 151 (1939).

Haffner, Z., Domotor, L., Vaczo, G.: A rare syndrome from chordoma of the cervical spine. Ideggyóg. Szle **14**, 370 (1961) [Ungarisch].

Haft, H., Finneson, B., Cramer, H., Fiol, R.: Periarteritis nodosa as a source of subarachnoid hemorrhage and spinal cord compression. A report of a case and review of the literature. J. Neurosurg. **14**, 608 (1957).

— Ransohoff, J., Carter, S.: Spinal cord tumors in children. Pediatrics **23**, 1152 (1959).

Hagelstam, J., Krogius, A.: A case of spinal cord tumour, operated succesfully. Finska Läk.-Sällsk. Handl. **51**, 300 (1909) [Schwedisch].

Hagelstam, L.: Solitary vertebral plasmacytoma causing paradlegia; satisfactory results of roentgen treatment on paraplegia and serum globulins; case. Acta chir. scand. **109**, 384 (1955).

Hagemann, G., Löhr, E.: Beitrag zur Frage des Oberflächenschutzes bei Bestrahlung mit hochenergetischen Elektronen eines Betatrons. Strahlentherapie **115**, 333 (1961).

Hagemann, P. (1961): Zit. nach Mau, S.: Aufweitung des canalis vertebralis im Lumbalbereich. Radiol. diagn. (Berl.) **2**, 497, 502 (1961).

— Erweiterungen des Spinalraumes. Radiologische Beurteilung unter besonderer Berücksichtigung der Syringomyelie. Sammlung zwangl. Abhandl. a. d. Geb. d. Psychiatrie und Neurologie. H. 25. Jena: VEB Gustav Fischer 1963.

Hagen, K. O. von: Lymphogranuloma (Hodgkin) with involvement of the spinal cord. Bull. Los Angeles neurol. Soc. **2**, 20 (1937).

— Albuminocytologic dissociation in spinal fluid with xanthochromia. Bull. Los Angeles neurol. Soc. **7**, 198 (1942).

Haggart, G. E.: Clinical observations on low back and sciatic pain. Surg. Clin. N. Amer. **24**, 723 (1944).

Haguenau, J.: Les leptoméningites spinales chroniques. Rev. crit. path. **2**, 211 (1930).

— Les symptômes encéphaliques des tumeurs médullaires. Rev. crit. path. **2**, 305 (1931).

— Les compressions progressives de la moelle. Paris: Maloine 1932.

— Röntgen- und chirurgische Behandlung der Rückenmarkstumoren. Sem. Hop. Paris **10**, 33 (1934) [Französisch].

— Le lipiodiagnostic sousarachnoïdien est-il dangereux? Monde méd. **46**, 825 (1936).

— Fauré, C.: L'angiome vertébral. Presse méd. **58**, 675 (1950).

— Gauthier: Syndrome de compression de la moelle au cours d'une cyphoscoliose avec atrophie d'une hémivertèbre. Rev. neurol. **67**, 623 (1937).

— Sicard, A.: Compression médullaire au cours de la maladie de Paget. Rev. neurol. **68**, 846 (1937).

Hahn, O.: Über die primäre akute Osteomyelitis der Wirbel. Bruns' Beitr. klin. Chir. **14**, 261 (1895).

— Über die akute infektiöse Osteomyelitis der Wirbel. Fall 1 und 2. Bruns' Beitr. klin. Chir. **25**, 176 (1899).

Haintz, E.: Ein Fall von Chlorom mit cerebralen und spinalen Symptomen. Folia haemat. (Lpz.) **50**, 320 (1933).

Halbron, P.: Cancer thyroidien développé au niveau du sternum et simulant un anévrisme de l'aorte. Bull. mém. Soc. anat. (Paris) **79**, 373 (1904).

Haley, J. C., Perry, J. H.: Protrusion of intervertebral discs: Study of their distribution, characteristics and effects on the nervous system. Amer. J. Surg. **80**, 394 (1950).

Hallervorden, J.: Oligodendrogliom nach Hirntrauma. Nervenarzt **19**, 163 (1948).

— Die Tumoren des Nervensystems. Strahlentherapie **84**, 66 (1951).

Hallock, H.: Giant cell tumor of cervical spine. N.Y. St. J. Med. **47**, 286 (1947).

— Jones, J. B.: Tuberculosis of spine. An end result study of the effects of spine fusion operation in a large number of patients. J. Bone Jt Surg. A **36**, 219 (1954).

Hallopeau, H.: Contribution à l'étude de la sclérose diffuse périépendymaire. Gaz. méd. Paris Ser. 3, **25** (1870).

— Des accidents convulsifs dans les maladies de la moelle épinière. Paris: A. Delahaye 1871.

Halper, H.: Chondromata. Brit. J. Radiol. **22**, 88 (1949).

HALPERN, L.: Remarkable case of spinal metastasis in cerebellar medulloblastoma. J. Amer. med. Ass. **118**, 893 (1942).

— Astereognosis not of cortical origin. J. neurol. Sci. **7**, 245 (1968).

— BELLER, A. J.: Über das Vorkommen von primären Astereognosien bei Läsionen des Zervikalmarks. Schweiz. Arch. Neurol. Psychiat. **71**, 100 (1953).

— FELDMAN, S., PEYSER, E.: Subarachnoid hemorrhage with papilledema due to spinal neurofibroma. Arch. Neurol. Psychiat. (Chic.) **79**, 138 (1958).

HAMBY, W. B.: Tumors in the spinal canal in childhood. J. nerv. ment. Dis. **81**, 24 (1935).

— Pilonidal cyst, spina bifida occulta and bifid spinal cord. Arch. Path. **21**, 831 (1936).

— Tumors in the spinal canal in childhood: II. Analysis of the literature of a subsequent decade (1933—1942); report of a case of meningitis due to an intramedullary epidermoid communicating dermal sinus. J. Neuropath. exp. Neurol. **3**, 397 (1944).

HAMILTON, P. K.: Neuroblastoma of the spinal cord. Amer. J. clin. Path. **21**, 846 (1951).

HAMLIN, H., GARRITY, R. W., GOLDEN, J. B.: Extradural spinal cyst. A case report. J. Neurosurg. **6**, 260 (1949).

HAMMES, E. M.: A tumor of the cauda equina with the Froin syndrome. Arch. Neurol. Psychiat. (Chic.) **11**, 82 (1924).

— Cavernous haemangioma of the vertebra. Arch. Neurol. Psychiat. (Chic.) **29**, 1330 (1933).

— Spinal cord tumors. Minn. Med. **20**, 263 (1937).

HAMPEL, E.: Zur Klinik und Pathologie der chronischen Arachnitis adhaesiva. Dtsch. Z. Nervenheilk. **144**, 105 (1937).

HAMPERL, H.: Lehrbuch der Allgemeinen Pathologie und der Pathologischen Anatomie, 17. Auflage. Berlin: Springer 1944.

— Hämangiome. In: Lehrbuch der allgemeinen Pathologie und pathologischen Anatomie, 20. Aufl., S. 261. Berlin-Göttingen-Heidelberg: Springer 1954.

— Die Morphologie der Tumoren. In: Handbuch der allgemeinen Pathologie und pathologischen Anatomie. Hrsg. v. BÜCHNER, F., LETTERER, E., ROULET, F., Bd. VI/3, S. 18—106. Berlin-Göttingen-Heidelberg: Springer 1956.

HAMPTON, A. O.: Iodized oil myelography. Arch. Surg. **40**, 444 (1940).

— ROBINSON, J. M.: The roentgenographic demonstration of rupture of the intervertebral disc into the spinal canal after the injection of lipiodol. Amer. J. Roentgenol. **36**, 782 (1936).

HAMSA, W. R., CAMPBELL, L. S.: Giant-cell tumor of the spine. A report of two cases. J. Bone Jt Surg. A **35**, 476 (1953).

HANAU, R.: On 2 cases of spinal compression with complete spinal cord block and normal Queckenstedt maneuver. Riv. pat. nerv. ment. **83**, 31 (1962) [Italienisch].

HANBERY, J. W., SENZ, E. H., JEFFREY, R. A.: Sacrococcygeal teratomas in infancy and childhood. Stanf. med. Bull. **16**, 154 (1958).

HANES, F. M.: The spinal fluid syndromes of Nonne and Froin and their diagnostic significance. Amer. J. med. Sci. **152**, 66 (1916).

HANLEY, P. H., HINES, M. O.: Presacral epidermoid cyst. Amer. Surg. **21**, 898 (1955).

HANLON, D. G., DODGE, H. W., JR., SICKERT, R. C., BULL, F. E.: Tumors of the spinal cord; occurrence in patients with pernicious anemia and subacute combined sclerosis. J. Amer. med. Ass. **162**, 707 (1956).

HANNAN, J. R., GEIST, R. M.: Teratomous tumors of spinal canal, report of 2 cases. Amer. J. Roentgenol. **63**, 875 (1950).

— HUGHES, C. R., MULVEY, B. E.: Spinal cord tumors. Radiology **53**, 711 (1949).

— MASON, R. L.: Spinal extradural granulomas. Cleveland Clin. Quart. **16**, 205 (1949).

HANNE, A.: Essai sur les tumeurs intra-rachidiennes. Paris: Baillière & fils 1872.

HANNEMANN, E.: Plötzlicher Tod infolge Kompression des obersten Halsmarks durch ein Chondrosarkom des Atlas. Dtsch. Z. Nervenheilk. **63**, 251 (1919).

HANNON, K. M., SMITH, E. T.: Malignant metastasis to the lumbar spine simulating disk rupture: report of two cases. Amer. Surg. **22**, 1019 (1956).

HANON, J. L.: A proposito de un mieloblastoma. Sem. méd. (B. Aires) **2**, 515 (1932).

HANRAETS, P. R. M. J.: The weak back. Diss. Nijmegen. Amsterdam-London-New York-Princeton: Elsevier 1959.

HANSE, A.: Erleichtert die Jodolprobe die differentialdiagnostischen Schwierigkeiten bei Conus-Caudatumoren? Arch. Psychiat. Nervenkr. **82**, 349 (1927).

HANSEMANN, V.: Über eine eigentümliche Erkrankung des Gehirns durch Hefe. Zbl. allg. Path. path. Anat. **16**, 802 (1905).

HANSEN, J. M., SIERSBAEK-NIELSEN, K.: Cerebrospinal fluid thyroxine. J. clin. endocr. **29**, 1023 (1969).

HANSEN, P. B.: Die Beziehungen zwischen Hand-Schüller-Christianscher Erkrankung, Letterer-Siwescher Erkrankung und eosinophilem Granulom des Knochens. Acta radiol. (Stockh.) **32**, 89 (1949) [Englisch].

HANSSON, C. J.: Chordoma in a thoracic vertebra. Acta radiol. (Stockh.) **22**, 598 (1941).

HARASZTI, A., GOMBA, S.: Meningeal melanosis and melanoma. Kisérl. Orvostud. **12**, 214 (1960) [Ungarisch].

HARBISON, S. P.: Major vascular complications of intervertebral disc surgery. Ann. Surg. **140**, 342 (1954).

Harbitz, F.: Om endotheliomer og dermed beslaegtede svulstarter. Norsk Mag. Lægevidensk. 4. R., 11, 1189 (1896).
— Multiple neurofibromatosis (v. Recklinghausen's disease). Arch. intern. Med. 3, 32 (1909).
— Über das gleichzeitige Auftreten multipler Neurofibrome und Gliome (Gliomatose, „Periphere und zentrale Neurofibromatose") auf erblicher Grundlage und mit diffuser Verbreitung in den Rückenmarks- und Gehirnhäuten. Acta path. microbiol. scand. 9, 359 (1932).
Harbitz, H. F.: Case of multiple meningiomas combined with diffuse meningeomatosis, with remarks on some combinations of multiple tumors. Acta path. microbiol. scand. 12, 24 (1935).
Harcourt Got, J. de, D'Harcourt Got, M.: Zum Studium der intrarhachidealen Meningoexotheliome. Act. Soc. cir. Madrid 4, 15 (1934) [Spanisch].
Hare, C. C., Everts, W. H.: Calcified subpial lesion of the spinal cord, with varicose veins. Arch. Neurol. Psychiat. (Chic.) 37, 1423 (1937).
— Wolf, A.: Intramedullary tumors of the brain stem. Arch. Neurol. Psychiat. (Chic.) 32, 1230 (1934).
Harger, J. R., Christofferson, E. A., Stokes, A. J.: Peridural anaesthesia; a consideration of 1000 cases. Amer. J. Surg. 52, 24 (1941).
Harkins, H. N.: Use of iodized poppy seed oil in differential diagnosis between tumors of conus medullaris and of cauda equina. Arch. Neurol. Psychiat (Chic.) 31, 483 (1934).
Harmeier, J. W.: The normal histology of the intradural filum terminale. Arch. Neurol. Psychiat. (Chic.) 29, 308 (1933).
Harnach, Z. G., Gotfrýd, O., Baudyšová, J.: Spondylolisthesis with hamstrings spasticity. J. Bone Jt Surg. A 48, 878 (1966).
Harrell, G. T.: Generalized sarcoidosis of Boeck; clinical review of 11 cases with studies of blood and etiologic factors. Arch. intern. Med. 65, 1003 (1940).
— Fisher, S.: Blood chemical changes in Boeck's sarcoid with particular reference to protein, calcium and phosphatase values. J. clin. Invest. 18, 687 (1939).
Harreveld, A. van, Khattab, F. I.: Electron microscopy of asphyxiated spinal cords of cats. J. Neuropath. exp. Neurol. 26, 521 (1967).
Harriehausen, H.: Dermoide im Wirbelkanal neben Verdoppelung des Rückenmarks. Dtsch. Z. Nervenheilk. 36, 269 (1909).
Harriman, D. G.: An intraspinal enterogenous cyst. J. Path. Bact. (Lond.) 75, 413 (1958).
Harrington, E. S., Kell, J. F., Jr.: Intraspinal teratoma, with report of case. J. Neuropath. exp. Neurol. 14, 214 (1955).
Harrington, S. W., Craig, W. M.: Mediastinal and intraspinal fibroblastoma (hourglasstumor). J. Amer. med. Ass. 103, 1702 (1934).
— Craig, W. M.: Mediastinal and intraspinal perineurial fibroblastoma (hour-glass or dumb-bell tumor) removed by one-stage operation. J. Amer. med. Ass. 103, 1702 (1934).
Harris, H. A.: A note on the clinical anatomy of the veins, with special reference to the spinal veins. Brain 64, 291 (1941).
Harris, P.: Chronic progressive communicating hydrocephalus due to protein transudates from brain and spinal tumours. Develop. Med. Child Neurol. 4, 270 (1962).
Harris, Ph.: Cervical myelopathy—investigation and management. 2. European Congr. of Neurological Surgery. Rome, April 18—20, 1963. Abstracts. Excerpta Medica, Internat. Congr. Ser. No. 60, p. 143, 1963.
Harris, R. D., Hecht, H. L.: The notched inferior lamina. An anatomic variant. Amer. J. Roentgenol. 107, 511 (1969).
Harris, W.: Sensory changes in spinal cord and medullary lesions. Brain 50, 399 (1927).
Harrison, R. G.: Neue Versuche und Beobachtungen über die Entwicklung der peripheren Nerven der Wirbeltiere. S.-B. Niederrhein. Ges. f. Natur. u. Heilk. zu Bonn 3, 55 (1904).
— Neuroblast versus sheath cell in the development of peripheral nerves. J. comp. Neurol. 37, 123 (1924).
Harsha, W. H.: The natural history of osteocartilaginous exostoses (Osteochondroma). Amer. Surg. 20, 65 (1954).
Hart, G. M.: Circumscribed serous spinal arachnoiditis simulating protruded lumbar intervertebral disc. Ann. Surg. 148, 26 (1958).
Hart, J.: Case of encysted abscess in the centre of the spinal cord. Dublin Hosp. Rep. 5, 522 (1830).
Harte, R. H.: The surgical treatment of intraspinal tumors. Ann. Surg. 52, 524 (1905).
Hartemann, P., Lepoire, J., Larcan, A., Pierson, B.: Plasmocytome vertébral solitaire révélé par une paraplégie spasmodique. Rev. méd. Nancy 81, 867 (1956).
— Perrin, C., Weiller, M.: Métastases pharyngée et bulbo-protubérantielle d'un cancer du sein. Rev. Oto-neuro-ophtal. 35, 34 (1963).
Hartman, F.: Über eine kongenitale extradurale Rückenmarkscyste. Dtsch. Z. Chir. 255, 376 (1942).
Hartog Jager, W. A., den: Cytopathology of the cerebrospinal fluid examined with the sedimentation technique after Sayk. J. neurol. Sci. 9, 155 (1969).
Harttung, H.: Chronische Entzündung eines Intervertebralganglions unter dem Bilde eines extraduralen Tumors. Zbl. Chir. 64, 1878 (1937).
Hartung, K.: Ein Fall von Recklinghausen der Cauda equina bei einem 7 Monate alten Säugling. Kinderärztl. Prax. 18, 138 (1950).

HARTWICH, G., STRAUBE, A.: Chemotherapie maligner Tumoren. Med ass (Erlangen) **2**, 38 (1970).

HARVEY, J., SREBNIK, H. H.: Locomotor activity and axon regeneration following spinal cord compression in rats treated with L-thyroxine. J. Neuropath. exp. Neurol. **26**, 661 (1967).

HARVEY, S. C., BURR, H. S.: The development of the meninges. Arch. Surg. **6**, 847 (1923).

— — The development of the meninges. Arch. Neurol. Psychiat. (Chic.) **15**, 545 (1926).

— — CAMPENHOUT, E. VAN: Development of the meninges; further experiments. Arch. Neurol. Psychiat. (Chic.) **29**, 683 (1933).

HASAN, S. A.: Haemangioma of the spinal theca. J. Indian. med. Ass. **38**, 604 (1962).

HASENJÄGER, TH., PÖTZL, O.: Zur Klinik und Anatomie der Hämangiome des Großhirns. Beitrag zum Problem der sog. reinen Wortstummheit. Arch. Psychiat. Nervenkr. **114**, 110 (1941).

HASHIMOTO, M.: Variations in hexosamines in the spinal fluid of the patients with spinal diseases. J. Jap. orthop. Ass. **42**, 863 (1968) [Japanisch].

HASIMOTO, Y., SUZUKI, H.: A case of sacral chordoma. Tohoku Igaku Zasshi [Tohoku Medical Journal.] **64**, 610 (1961) [Japanisch].

HASKIN, B. J.: Vascular lesions of cerebellum associated with lumbar intradural mass. J. Amer. med. Ass. **202**, 224 (1967).

HASS, G. M.: Chordomas of the cranium and cervical portion of spine: review of the literature with report of a case. Arch. Neurol. Psychiat. (Chic.) **32**, 300 (1934).

HASSAN, A. H., MOUSTAFA, M. M.: Haemangioma of the vertebral bodies with compression myelopathy. J. Egypt. med. Ass. **40**, 379 (1957).

HASSE, K. E.: Krankheiten des Nervensystems. In: Handbuch der speziellen Pathologie und Therapie. Hrsg. v. VIRCHOW, R. 2. Aufl. Bd. 4, Abt. 1. Erlangen: Enke 1869.

HASSIN, G. B.: Circumscribed suppurative (nontuberculous) peripachymeningitis: histopathologic study of case. Arch. Neurol. Psychiat. (Chic.) **20**, 110 (1928).

— Villi (Pacchionian bodies) of the spinal arachnoid. Arch. Neurol. Psychiat. (Chic.) **23**, 65 (1930).

— Paraplegias: Their significance in general practice. J. nerv. ment. Dis. **82**, 134 (1935).

— Histopathology of the peripheral and central nervous system. 2. ed. New York and London: P. B. Hoeber 1940.

— Torulosis of the central nervous system. J. Neuropath. exp. Neurol. **6**, 44 (1947).

— SINGER, H. D.: Histopathology of cerebral carcinom. Arch. Neurol. Psychiat. (Chic.) **8**, 155 (1922).

— STONE, T. T.: Subacute combined degeneration of the spinal cord. Arch. Neurol. Psychiat. (Chic.) **34**, 401 (1935).

HASSLER, O.: The arteries of the spinal cord. Differences in morphology at various levels. Anat. Anz. **112**, 19 (1963).

HATSUYAMA, Y., NINOMIYA, S.: Signs and prognosis of tumors of the cervical spinal cord. Seikei Geka. [Orthopaedic Surgery.] (Tokyo) **20**, 1043 (1969) [Japanisch].

HATTELAND, K., KNUTRUD, O.: Sacrococcygeal teratomata in children. Acta chir. scand. **119**, 444 (1960).

HAUBERG, G.: Ursachen und Behandlung der Lendenstrecksteifen. Z. Orthop. **88**, 444 (1957).

HAUGE, T.: Arteriovenous aneurysm of the caudal spinal cord. Report of three cases including one relieved successfully by surgery. Acta path. microbiol. scand. Suppl. **148**, 71 (1961).

HAUSER, H. M., KERNOHAN, J. W.: Unusual response of the inferior olive to gliomas. J. Neuropath. exp. Neurol. **21**, 70 (1962).

HAWORTH, J. B., KEILLOR, G. W.: Use of transparencies in evaluating the width of the spinal canal in infants, children and adults. Radiology **79**, 109 (1962).

HAYEM, G.: Observation pour servir à l'histoire des tubercules de la moelle épinière. Arch. Physiol. norm. Path. (Paris) **5**, 431 (1873).

— Zit. nach CHAUVET, C.: Influence de la syphilis sur les maladies du système nerveux central. Thèse, Paris 1880.

— Zit. nach JASIŃSKI, R.: Syphilitische Erkrankungen der Wirbelsäule. S. 427. Arch. Derm. Syph. (Berl.) **23**, 409 (1891).

HAYES, J. T., GROSS, H. P.: Orthopedic implications of myelodysplasia. J. Amer. med. Ass. **184**, 762 (1963).

— — DOW, S.: Surgery for paralytic defects secondary to myelomeningocele and myelodysplasia. J. Bone Jt Surg. A **46**, 1577 (1964).

HAYES, K. C., SCHIEFER, B.: Primary tumors in the CNS of carnivores. Path. vet. **6**, 94 (1969).

HAYMAN, I., HAMBY, W. B., SANES, S.: Ependymal cyst of the cervicodorsal region of the spinal cord. Arch. Neurol. Psychiat. (Chic.) **40**, 1005 (1938).

HAYS, R. P.: Resection of sacrum for benign giant cell tumor; case. Ann. Surg. **138**, 115 (1953).

HAYTHORN, S. R., SPAPERA, W., STEWART, H. C.: Diffuse fibroblastoma of brain and spinal cord. Arch. Path. **39**, 287 (1945).

HEAD, H.: On disturbances of sensation with especial reference to the pain of visceral disease. Brain **16**, 1 (1893).

— On disturbances of sensation with especial reference to the pain of visceral disease. Part II. Brain **17**, 339 (1894).

— RIDDOCH, G.: The automatic bladder. Excessive sweating and some other reflex conditions in gross injuries of the spinal cord. Brain **40**, 188 (1918).

— RIVERS, W. H. R.: Studies in Neurology. London: Froude 1920.

— THOMPSON, T.: The grouping of afferent impulses within the spinal cord. Brain **29**, 537 (1906).

HEADINGTON, J. T., UMIKER, W. O.: Progressive multifocal leukoencephalopathy. A case report. Neurology (Minneap.) **12**, 434 (1962).

HEANEY, F., WHITEAKER, P.: Haemangioma of the spine. Brit. med. J. **1933** II, 775.

HEARD, G. E., HOLT, J. F., NAYLOR, B.: Cervical vertebral deformity in von Recklinghausens disease of nervous system. J. Bone Jt Surg. B **44**, 880 (1962).

HEBERER, H., RAU, G., LÖHR, H.-H.: Aorta und große Arterien. Berlin-Heidelberg-New York: Springer 1966.

HEBOLD, O.: Aneurysmen der kleinsten Rückenmarksgefäße. Arch. Psychiat. Nervenkr. **16**, 813 (1885).

HEDENIUS, J., HENSCHEN, F.: Fall af ryggmärgstumör med öfvergäende remissioner. Hygiea **75**, 257 (1913). Abstr. Jber. Leist. Neurol. **42**, 748 (1913).

HEDRÉN, G.: Ein Amyloidtumor des Knochenmarks. Z. klin. Med. **43**, 212 (1907).

HEGEMANN, G.: Metastasenprobleme in der Chirurgie. Wien. med. Wschr. **117**, 175 (1967).

— SCHAUDIG, H.: Zytostatika in der Chirurgie. Therapiewoche **16**, 252 (1966).

HEIDENHAIN, L.: Ueber 46 Fälle von acuter Osteomyelitis. Langenbecks Arch. klin. Chir. **48**, 390 (1894).

— Erfahrungen über traumatische Wirbelentzündungen. Mschr. Unfallheilk. **4**, 65 (1897).

— Zit. nach HAHN, O.: Ueber die akute infektiöse Osteomyelitis der Wirbel. S. 191, 192. Bruns' Beitr. klin. Chir. **25**, 176 (1899).

— Laminektomie in Lokalanesthesie. Zbl. Chir. **39**, 281 (1912).

HEIDRICH, R.: Spinale Subarachnoidalblutung, klinisches Bild, Ursachen und Therapie. Münch. med. Wschr. **107**, 41, 2011 (1965).

HEILBRONNER, K.: Zur Diagnostik des Rückenmarkstumors. Dtsch. Z. Nervenheilk. **34**, 289 (1908).

HEILE, P.: Zur Darstellung des epiduralen Raumes. Zbl. Chir. **40**, 110 (1913).

HEILMEYER, L.: Blutkrankheiten. In: Handbuch der inneren Medizin. 3. Aufl., Bd. II. Berlin: Springer 1942.

HEINBECKER, P.: The pathogenesis of Cushing's syndrome. Medicine (Baltimore) **23**, 225 (1944).

HEINRICH, A.: Die Beteiligung des Nervensystems bei Krankheiten des hämatopoetischen Apparates. Fortschr. Neurol. Psychiat. **15**, 329 (1943).

— KRUPP, K.: Über die neurologischen Symptome bei der Spondylolisthesis. Nervenarzt **11**, 63 (1938).

HEIPERTZ, W.: Bericht über das Schicksal von 100 klinisch behandelten Querschnittsgelähmten. Verh. Dtsch. Ges. Unfallheilk. am 17. u. 18. Mai 1956 in Heidelberg. 20. Tagung. Hefte zur Unfallheilk. H. 55, S. 225 (1957).

— Rehabilitation von Querschnittsgelähmten. Dtsch. med. Wschr. **93**, 657 (1968).

HEISER, S., SCHWARTZMAN, J. J.: Variations in the roentgen appearance of the skeletal system in myeloma. Radiology **58**, 178 (1952).

— SWYER, A. J.: Myelography in spinal metastases. Radiology **62**, 995 (1954).

HEITMANN, R.: Das Stiff-Man-Syndrom. Fortschr. Neurol. Psychiat. **36**, 82 (1968).

HELANDER, C. G., LINDBLOM, A.: Sacrolumbar venography. Acta radiol. (Stockh.) **44**, 410 (1955).

HELLENS, A. VON, SNELLMAN, A.: Meningeoma in cisterna magna giving rise to cerebellar fit. Acta Soc. Med. "Duodecim" **28**, 42 (1940).

HELLNER, H.: Bemerkungen zu der Arbeit von NOETZEL: Zur Behandlung der Knochensarkome in den Gliedmaßen. Zbl. Chir. **65**, 2288 (1938).

— Die Abgrenzung der Riesenzellgeschwülste des Knochens von den Sarkomen. Langenbecks Arch. klin. Chir. **193**, 521 (1938).

— Experimentelle Knochensarkome und ihre Beziehungen zu allgemeinen Geschwulstproblemen. Brun's Beitr. klin. Chir. **168**, 538 (1938).

— Die Knochengeschwülste. Berlin: Springer, 1. Aufl. 1938; 2. Aufl. 1950.

— POPPE, H.: Röntgenologische Differentialdiagnose der Knochenerkrankungen. Stuttgart: Georg Thieme 1956.

HELM, H.: Ueber die Productivität und Sterilität der Echinococcusblasen. Virchows Arch. path. Anat. **79**, 141 (1880).

HELMER, F.: Sakrokokzygeales Teratom. Klin. Med. (Wien) **13**, 215 (1958).

HEMMER, R.: Zur Behandlung und Prognose der Meningo-, Myelo- und Enzephalozelen. Münch. med. Wschr. **104**, 2404 (1962).

— Frühoperation der Myelozele. Z. Kinderchir. **2**, 465 (1965).

— Die Liquodynamik. Dtsch. med. Wschr. **91**, 867 (1966).

— Über ein total entferntes Riesenzellfibrom des 7. Halswirbels. Z. Kinderchir. **6**, 549 (1969).

HEMPEL, H.: Epimeningitis spinalis. Zbl. Chir. **58**, 800 (1931).

HENNEAUX, J.: Nécrose médullaire par thrombose de l'artère spinale antérieure. Acta neurol. belg. **56**, 365 (1956).

HENNEBERG, R.: Über einen Fall von Brown-Séquardscher Lähmung infolge von Rückenmarksgliom. Arch. Psychiat. Nervenkr. **33**, 973 (1900).

— Pachymeningitis externa purulenta. Zbl. ges. Neurol. Psychiat. **25**, 96 (1921).

— Über Geschwülste der hinteren Schließungslinie des Rückenmarks. Berl. klin. Wschr. **58** II, 1289 (1921).

— Die tierischen Parasiten des Zentralnervensystems. In: Handbuch der Neurologie. Hrsg. v. BUMKE, O. u. FOERSTER, O., Bd. XIV/4, S. 286—352. Berlin: Springer 1936.

— KOCH, M.: Zur Pathogenese der Syringomyelie und über Hämatomyelie bei Syringomyelie. Mschr. Psychiat. Neurol. **54**, 117 (1923).

HENNER, K.: Diagnose von Geschwülsten des Rückenmarkes. Čas. lék. česk. **65**, 205 (1926) [Tschechisch].

HENNES, H.: Die Diagnose des Wirbelsäulenkarzinoms. Med. Welt **7**, 400 (1933).

HENSCHEL, F.: Zur Histologie und Pathogenese der Kleinhirnbrückenwinkeltumoren. Arch. Psychiat. Nervenkr. **56**, 20 (1916).

HENSCHEN, F.: Über Geschwülste der hinteren Schädelgrube, insbesondere des Kleinhirnbrückenwinkels. Jena: Gustav Fischer 1910.

— Referat über Gliome. Verh. dtsch. Ges. Path. **27**, 8 (1934).

— Zit. nach G. PETERS, Hirntrauma und Gliom. Fortschr. Neurol. Psychiat. **20**, 403 (1952).

— Tumoren des Zentralnervensystems und seiner Hüllen. In: Handbuch der speziellen pathologischen Anatomie und Histologie. Hrsg. v. HENKE, F. u. LUBARSCH, O., Bd. XIII/3, S. 413—1040. Berlin-Göttingen-Heidelberg: Springer 1955.

HENSCHEN, S. E.: Kann eine Rückenmarksgeschwulst spontan zurückgehen? Mitt. Grenzgeb. Med. Chir. **11**, 357 (1902).

— LENNANDER, K. G.: Ryggmärgtumör med framgång exstirperad. Upsala Läk.-Fören. Förh., n. F. **6**, 453 (1900/01).

— — Rückenmarkstumoren, mit Erfolg exstirpiert. Mitt. Grenzgeb. Med. Chir. **10**, 673 (1902).

HENSELL, V.: Zervikale Bandscheibenschäden. Med. Welt **1970**, 763.

— GERHARD, L., HEINZLER, F.: Strahlenspätschäden des Hirns nach Tumorbestrahlung. Bericht über die gemeinsame Tagg der Belgischen Ver.igg voor — Groupement Belge de — Neurochirurgie und der Dtsch. Ges. für Neurochirurgie, 11.—14. Sept. 1968 in Knokke/Belgien. Zus.gest. v. K. SCHÜRMANN. Acta neurochir. (Wien) **20**, 221 (1969).

HENSON, R. A., CROFT, P. B.: Spontaneous spinal subarachnoidal haemorrhage. Quart. J. Med. **25**, 53 (1956).

HENSSGE, J.: Elektromyographischer Beitrag zum Skoliosenproblem. Fortschr. Med. **82**, 665 (1964).

HENTSCHEL, M.: Über Querschnittslähmungen, insbesondere akute Formen. Dtsch. Gesundh.-Wes. **12**, 294 (1957).

HEPBURN, A. L.: Recurrent ependymomas: a clinico-pathological study. Thesis, Graduate School, University of Minnesota 1956.

HEPBURN, H. H.: Herniated intervertebral disc. A survey of post-operative results. Canad. med. Ass. J. **62**, 437 (1950).

HEPPNER, F.: Die Tumoren des Zentralnervensystems beim Kind. Wien. klin. Wschr. **77**, 243 (1965).

— Rückenmarkstumoren im Kindes- und Jugendalter. Eine klinische Betrachtung. Wien. med. Wschr. **109**, 946 (1959).

— Die Tumoren des Hirnstammes und ihre chirurgische Behandlung. Wien. klin. Wschr. **74**, 24 (1962).

— Die Behandlung fortgeschrittener Malignome des Großhirns. Wien. klin. Wschr. **78**, 482 (1966).

— DIEMATH, H. E.: Gibt es Meningozelen bei geschlossenem Wirbelkanal? Zbl. Neurochir. **20**, 227 (1960).

— KLOSS, K., JENKNER, F. L.: Zur Operabilität maligner und malignitätsverdächtiger Rückenmarksprozesse. Chir. Praxis **9**, 103 (1965).

HERBERT, G.: Ergebnisse mit der Kabelresektion, ein Therapievorschlag des Neurologen F. BOLDT (Berlin) zur Behandlung spastischer Paresen. Berl. Med. **7**, 527 (1956).

HERBERT, J. J., PAILLOT, J., FAIDHERBE, P.: L'exploration lipiodolée de l'espace épidural dans les sciatiques et les lombalgies. Mém. Acad. Chir. **76**, 584 (1950).

HERFORT, A.: Osteomyelitis of the lumbar vertebrae due to Escherichia coli; complication of acute suppurative pneumonia. J. Amer. med. Ass. **150**, 1073 (1952).

HERGESELL, E.: Histologische Untersuchungen zur Frage der Meningitis serosa. Z. ges. Neurol. Psychiat. **148**, 478 (1933).

HERLIHY, W. F.: Revision of the venous system. The role of the vertebral veins. Med. J. Aust. **34** I, 661 (1947).

HERLIN, L., CORRAL, J. F. DEL, GALERA, R., GALERA, G.: Douleurs et infections uro-génitales chroniques dues à la compression des racines du plexus sacré, secondaire à une dégénération des disques intervertébraux. Rev. neurol. **119**, 349 (1968).

— CORRAL-GUTIÉREZ, J. F. DEL: Revision clinica-diagnostica en 160 casos de compresion radicular lumbosacra. Rev. clín. esp. **106**, 375 (1967).

HERMAN, E.: Lipomatosis symmetrica mit Druckkomplex im Bereiche der Cauda equina. Wien. med. Wschr. **88**, 1310 (1938).

HERMANN, G., TOURNEUX, F.: Les vestiges du segment caudal de la moelle épinière et leur rôle dans la formation de certaines tumeurs sacro-coccygiennes. C. R. Acad. Sci. (Paris) **104**, 1324 (1887).

HERMANN, R. M., BLOUNT, W. P.: Osteoid osteoma of the lumbar spine. J. Bone Jt Surg. A **43**, 568 (1961).

HERMES v. LÜDINGHAUSEN, M.: Der Epiduralraum der menschlichen Wirbelsäule und sein Inhalt. Diss. München 1966.

— Die Venen des menschlichen Wirbelkanals und ihre Funktion. Münch. med. Wschr. **110**, 20 (1968).

HERMS, H.-J.: Experimentelle und klinische Untersuchungen zur Beurteilung neuer Kontrastmittel. Bericht über die Jahrestagg der Dtsch. Ges. für Neurochirurgie, 14. bis 16. September 1967 in Bad Harzburg. Zus.gest. v. F. LOEW. Acta neurochir. (Wien) **19**, 110 (1968).

HERREN, R. Y.: Occurrence and distribution of calcified plaques in the spinal arachnoid in man. Arch. Neurol. Psychiat. (Chic.) **41**, 1180 (1939).

— EDWARDS, J. E.: Diplomyelia (duplication of the spinal cord). Arch. Path. **30**, 1203 (1940).

HERRERO, J.: Schmerz, ein frühes Symptom. Med. esp. **34**, 400 (1955) [Spanisch].

HERRMANN, E., LANG, W., JOSEPH, K.: Die Szintigraphie des Liqourraumes. Radiobiol. Radiother. (Berl.) **10**, 315 (1969).

— LORENZ, R., VOGELSANG, Hg.: Zur Diagnostik der spinalen epiduralen Hämatome und Abszesse. Radiologe **12**, 504 (1965).

HERXHEIMER, G.: Über Tumoren des Nebennierenrindenmarks. Beitr. path. Anat. **57**, 112 (1914).

HERZOG, F.: Extramedullärer Rückenmarkstumor. Dtsch. med. Wschr. **35** II, 2311 (1909).

— Über extramedulläre Rückenmarkstumoren. Med. Klin. **21**, 275 (1925).

HERZOG, G.: Innere oder zentrale Chondrome und Chondromyxome. Äußere oder periphere Osteochondrome und multiple kartilaginäre hereditäre Exostosis. — Chordome. In: HERZOG, G.: Die primären Knochengeschwülste. S. 75—102, 102—202 u. 380—398. In: Handbuch der speziellen pathologischen Anatomie und Histologie. Hrsg. v. RÖSSLE, R., Bd. IX/5: Spezielle Pathologie des Skelets und seiner Teile. Berlin: Springer 1944.

HESCHL, R. L., LUDWIG, E.: Über Verkalkung der harten Rückenmarkshaut, eine bisher nicht beachtete senile Veränderung, in anatomischer und chemischer Beziehung. Wien. med. Wschr. **31**, 1 (1881).

HESS, H.: Klinik der arteriellen Gefäßerkrankungen. Med. Welt **1962** II, 2132.

HESS, W. E.: Giant-cell tumor of the cervical spine. A case report. J. Bone Jt Surg. A **42**, 480 (1960).

HESSE, E.: Die Chirurgie des vegetativen Nervensystems. Mit Ausnahme des periarteriellen sympathischen Geflechtes der Extremitäten. Moskau: Meshdunarodnaja Kníga 1930.

— Fehler, Gefahren und unvorhergesehene Komplikationen in der Chirurgie des sympathischen Nervensystems. Dtsch. Z. Chir. **235**, 17 (1932).

HESSE, R.: Zwischenfälle bei der Abrodil-Myelographie. Bruns' Beitr. klin. Chir. **188**, 368 (1954).

HETZEL, H.: Der thrombotische Verschluß der Arteria radicularis ventralis, der Arteria spinalis anterior und der Arteria spinalis posterior. Dtsch. Z. Nervenheilk. **180**, 301 (1960).

— KLOSS, K.: Traumatische Genese eines spinalen Epidermoids. Dtsch. Z. Nervenheilk. **175**, 413 (1956).

— — Spinale Arachnoidaltuberkulose. Nervenarzt **31**, 372 (1960).

HEUBLEIN, F.: Hämangiome des Rückenmarks. Diss. Würzburg 1936.

HEUER, G. J.: The so-called hour-glass tumors of the spine. Arch. Surg. **18**, 935 (1929).

HEURTAUX, A.: Fibrome volumineux du cou d'origine intrarachidienne. Bull. Soc. Chirurgiens Paris n. s. **24**, 756 (1898).

HEUSNER, A. P.: Nontuberculous spinal epidural infections. New Engl. J. Med. **239**, 845 (1948).

HEVERROCH, A.: Tumeur de la moelle épinière dans un cas de syringomyélie. Rev. neurol. **8**, 790 (1900).

HEYDE, U., CURSCHMANN, H.: Zur Kenntnis der generalisierten metastatischen Carzinose des Centralnervensystems. Arb. path. Anat. Inst. Tübingen **5**, 392 (1906); — Ref.: Neurol. Zbl. **26**, 172 (1907).

HEYMAN, C. H.: Spinal cord compression associated with scoliosis. J. Bone Jt Surg. A **19**, 1081 (1937).

HEYMANN, B.: Beiträge zur pathologischen Anatomie der Rückenmarkscompression. Virchows Arch. path. Anat. **149**, 526 (1897); zugl. Diss. Breslau 1897.

HEYMANN, E.: Die Verwendung von Kontrastöl zur Erkennung chirurgischer Rückenmarkserkrankungen. Chirurg **1**, 774 (1929).

— Die Chirurgie des Rückenmarks und seiner Häute. In: Die Chirurgie. Hrsg. v. KIRSCHNER, M., NORDMANN, O., Bd. III, S. 609—832. Berlin u. Wien: Urban & Schwarzenberg 1930.

HEYMANN, K. G.: Ergebnisse und Therapie der Spondylitis tuberculosa. Diss. Berlin 1930.

HICKEY, CH.: Osteochondroma of the vertebra. Henry Ford Hosp. Med. J. **17**, 53 (1969).

HICKEY, R. C., LAYTON, J. M.: Teratoma; emphasis on biologic history and early therapy. Cancer (Philad.) **7**, 1031 (1954).

HICKS, S. P., WARREN, S.: Introduction to neuropathology. New York: McGraw-Hill 1950.

HIEKE, L.: Über Hämatomyelie bei intramedullären Teleangiektasien. Beitr. path. Anat. **110**, 433 (1949).

HIENZSCH, E.: Ekchondrom der Wirbelsäule. Zbl. Chir. **76**, 1274 (1951).

HIER, D., BALLON, H. C.: Spinal epidural metastases in malignant lymphomatous diseases. Canad. med. Ass. J. **74**, 638 (1956).

HIGGINS, P. M.: Pyloric obstructions due to a metastatic deposit from carcinoma of the bronchus. Canad. J. Surg. **5**, 438 (1962).

HIGIER, H.: Röntgentherapie im Bereiche der Gehirn- und Rückenmarkstumoren. Nervenarzt **2**, 79 (1929).

— Pathology and symptomatology of tuberculous spondylitis or caries of vertebrae. Warsz. czas. lek. **9**, 73 (1932) [Polnisch].

HILDEBRAND, O.: Beitrag zur Rückenmarkschirurgie. Langenbecks Arch. klin. Chir. **94**, 216 (1911).

— Zur Chirurgie der hinteren Schädelgrube auf Grund von 51 Operationen. Langenbecks Arch. klin. Chir. **100**, 597 (1912/13).

HILL, C. S., VASQUEZ, J. M.: Massive infarction of spinal cord and vertebral bodies as a complication of dissecting aneurysm of the aorta. Circulation **25**, 997 (1962).

HILL, R. M., PRENTICE, J.: Spinal leptomeningeoma; restoration of function after operation. Lancet **1939** I, 87.

HILLER, F.: Die Zirkulationsstörungen des Rückenmarks und Gehirns. In: Handbuch der Neurologie. Hrsg. v. BUMKE, O. u. FOERSTER, O., Bd. XI/1, S. 178—465. Berlin: Springer 1936.

— Organische Nervenkrankheiten. In: Lehrbuch der inneren Medizin. Von H. ASSMANN [u.a.], 3. Aufl., Bd. 2, S. 412—650. Berlin: Springer 1936.

HILLER, F.: Rückenmark. In: Handbuch der inneren Medizin. Hrsg. v. G. v. BERGMANN, W. FREY, H. SCHWIEGK. 4. Aufl. Bd. V/1, S. 278—452. Berlin-Göttingen-Heidelberg: Springer 1953.

HILLMAN, R. W.: Spinal cord compression in Paget's disease. Brooklyn Hosp. J. **3**, 155 (1941).

HILTON, G.: Two cases of paraplegia; (a) from multiple myelomatosis; (b) from haemangioma of a vertebral body treated by radiotherapy. Brit. J. Radiol. **9**, 400 (1936).

HILTON, J.: On the influence of mechanical and physiological rest in the treatment of accidents and surgical diseases, and the diagnostic value of pain, p. 27—29. London: G. Bell & Sons 1863.

HINCK, V. C., CLARK, M. W., HOPKINS, C. E.: Normal interpediculate distances (minimum and maximum) in children and adults. Amer. J. Roentgenol. **97**, 141 (1966).

— HOPKINS, C. E., SAVARA, B. S.: The size of the atlantal spinal canal: a sex difference. Hum. Biol. **34**, 197 (1962).

— — — Sagittal diameter of the cervical spinal canal in children. Radiology **79**, 97 (1962).

HINGERTY, D.: Eine Laboratoriumsdiagnose des Phäochromocytoms. Triangel (Nürnberg) **6**, 301 (1965).

HINKEL, C. L.: Entrance of pantopaque into the venous system during myelography. Amer. J. Roentgenol. **54**, 230 (1945).

HINRICHS, U.: Mitteilung eines Falles einer durch Haematobium mansoni hervorgerufenen Erkrankung des Rückenmarks. Zbl. allg. Path. path. Anat. **49**, 70 (1930).

— Intraradiculäre Cysten an Spinalganglien. Virchows Arch. path. Anat. **287**, 242 (1933).

— Untersuchungen zur Pathologie und Anatomie des Rückenmarks an Hand einer extraduralen Geschwulst. Dtsch. Z. Nervenheilk. **131**, 61 (1933).

HINZ, R.: Über einen Fall von Perimeningitis purulenta. Dtsch. med. Wschr. **47**, 1229 (1921).

HIOCO, D.: Physiopathologie und Therapie der Osteoporose. Dtsch. med. Wschr. **91 I**, 1079 (1966).

HIPP, E.: Dorsale Exkavationen an den Lendenwirbelkörpern. Z. Orthop. **90**, 434 (1958).

— Die Bedeutung von Kontrastmitteluntersuchungen für die Begutachtung bei Wirbelsäulen- und Gefäß-Schäden. Münch. med. Wschr. **105**, 1083 (1963).

— KEYL, W.: Das Klippel-Feil-Syndrom. Fortschr. Med. **84**, 215 (1966).

— TROMETER, S.: Zur Diagnose der Wirbelmetastasen. Fortschr. Med. **85**, 315 (1967).

HIPSLEY, P. L.: Dermoid cyst of spinal cord. Aust. N.Z. J. Surg. **2**, 421 (1933).

HIRANO, A., CARTON, CH. A.: Primary malignant melanoma of the spinal cord. J. Neurosurg. **17**, 935 (1960).

HIRSCH, E.: Fall von Querschnittsläsion des Rückenmarks bei Morbus Recklinghausen in Abhängigkeit von Schwangerschaft. Med. Klin. **23I**, 983 (1927).

HIRSCH, W.: Ostitis deformans Paget. 2. Aufl. Leipzig: Georg Thieme 1959.

— Zur Differenzialdiagnose: Rückenschmerzen. Materia med. Nordmark **18**, 107 (1966).

HIRSCHBERG, A.: Chromatophoroma medullae spinalis. Ein Beitrag zur Kenntnis der primären Chromatophorome des Zentralnervensystems. Virchows Arch. path. Anat. **186**, 229 (1906).

HIRSCHBIEGEL, H.: Über remittierende Verläufe bei Spinaltumoren. Bericht über den Kongreß der Dtsch. Ges. für Neurochirurgie, Hamburg, 24.—26. September 1964. Zus.gest. v. F. LOEW. Acta neurochir. (Wien) **13**, 340 (1955).

— Remittierende Verläufe bei Spinaltumoren. Dtsch. Z. Nervenheilk. **190**, 74 (1967).

HIRSCHFELD, H.: Ueber einige neuere Methoden zur Diagnose der bösartigen Geschwülste. Dtsch. med. Wschr. **37 II**, 1267 (1911).

HIRSCHFIELD, B. A., YASKIN, J. C.: Spinal epidural lesions, with report of 3 cases. Med. Tms (N.Y.) **67**, 107 (1939).

HIRTZ, E., DELMARE, G.: Compression de la moelle dorsale par un endothéliome; paraplégie spasmodique: laminectomie. Bull. Soc. méd. Hôp. Paris 3. ser. **19**, 308 (1902).

HISAMOTO, N.: Über einen seltenen Fall von operativ geheilter, primärer extraduraler Abszeßbildung des Rückenmarks. Zbl. Chir. **64**, 139 (1937).

HITCHCOCK, C. W.: Abscess of the spinal cord, with report of a case. J. Amer. med. Ass. **68**, 1318 (1917).

HITCHCOCK, E., LEECE, B.: Somatotopic representation of the respiratory pathways in the cervical cord of man. J. Neurosurg. **27**, 320 (1967).

HITTNER, I., ROSTA, J.: Über die Sakralgeschwülste des Säuglings und des Kleinkindes. Ann. paediat. (Basel) **193**, 115 (1959).

HOCHE, A.: Über die Lage der für die Innervation der Handbewegungen bestimmten Fasern in der Pyramidenbahn. Dtsch. Z. Nervenheilk. **18**, 149 (1900).

HOCHHAUS, H.: Zur Kenntnis des Rückenmarksglioms. Dtsch. Arch. klin. Med. **47**, 603 (1891).

HOCHHEIM, W.: Das Vorkommen der Rückenmarktumoren bei Männern und Frauen in den verschiedenen Lebensaltern. Diss. Berlin 1940.

HOCHSTETTER, F.: Über die Entwicklung und Differenzierung der Hüllen des Rückenmarkes beim Menschen. Morph. Jb. **74**, 1 (1934).

HOEFER, P. F. A., COHEN, S. M.: Localization of cord tumors by electromyography. J. Neurosurg. **7**, 219 (1950).

— GUTTMAN, S. A.: Electromyography as a method for determination of level of lesions in the spinal cord. Arch. Neurol. Psychiat. (Chic.) **51**, 415 (1944).

HOEFNAGEL, D., BENIRSCHKE, K., DUARTE, J.: Teratomatous cysts within the vertebral canal. Observations on the occurrence of sex chromatin. J. Neurol. Neurosurg. Psychiat. n. s. **25**, 159 (1962).

Hoefnager, D., Wegner, W.: Vertebral hemangioma with spinal cord compression. Amer. J. Dis. Child. 102, 96 (1961).

Hoekstein, C. S. D., Luyendijk, W.: Casuïstische mededelingen. Het ziektebeeld der amyotrophische laterale sclerose bij een extramedullair gezwel. Ned. T. Geneesk. 99 II, 1165 (1955).

Hoelen, E., Tans, J.: Een conglomerattuberkel in hed ruggemerg. Ned. T. Geneesk. 83 IV, 4223 (1939).

Höner, A.: Über ein extramedulläres Neurinom des Brustmarkes. Diss. Münster i. W. 1933.

Höök, O.: Sarcoidosis with involvement of the nervous system. Report of 9 cases. Arch. Neurol. Psychiat. (Chic.) 71, 554 (1954).

— Bergstrand, A.: Haemangioma (angiolipoma) columnae vertebralis et mediastini. Nord. méd. 65 III, 908 (1961).

— Lidvall, H.: Arteriovenous aneurysms of the spinal cord. A report of two cases investigated by vertebral angiography. J. Neurosurg. 15, 84 (1958).

— — Åström, K. E.: Cervical disk protrusions with compression of the spinal cord. Neurology 10, 834 (1960).

Hoerstadius, S.: The neural crest. Its properties and derivatives in the light of experimental research. London: Oxford Univ. Press 1950.

Hoeschel, E.: Solitärtuberkel im Halsmark. Med. Klin. 31 II, 1239 (1935).

Hoessly, G. F., Olivecrona, H.: Report on 280 cases of verified parasagittal meningioma. J. Neurosurg. 12, 614 (1955).

Hoff, H.: Die Bedeutung des neurologischen Befundes bei der Begutachtung der Wirbelsäule. Wien. med. Wschr. 104, 765 (1954).

— Pötzl, O.: Über Nystagmus bei Tumoren in der Höhe des Dorsalmarkes. Med. Klin. 33, 598 (1937).

— Sluga-Gasser, E., Tschabitscher, H.: Zur Differentialdiagnose der subforaminalen Tumoren. Wien. klin. Wschr. 70, 909 (1958).

— Weingarten, K.: Über spinale Tumoren im Kindesalter. Wien. klin. Wschr. 64, 220 (1952).

Hoffman, H. B., Bagan, M.: Cervical epidural arteriovenous malformation occurring with a spinal neurofibroma. Case report. J. Neurosurg. 26, 346 (1967).

Hoffman, H. J., Freeman, A.: Primary malignant leptomeningeal melanoma in association with giant hairy nevi. J. Neurosurg. 26, 62 (1967).

Hoffmann (1869): Zit. nach Antoni, N., Tumoren des Rückenmarks, seiner Wurzeln und Häute, S. 1. In: Handbuch der Neurologie. Hrsg. v. Bumke, O. u. Foerster, O., Bd. XIV/4, S. 1—131. Berlin: Springer 1936.

Hoffmann, G., Warot, P., Galibert, P., Meignie, S., Laine, M. E.: Lipomes intra-médullaires de la région cervico-dorsale. Rev. neurol. 103, 558 (1960).

Hoffmann, G. R., Haene, A. de: A propos de l'angiome médullaire; exérèse complète; guérison. Neurochirurgie 7, 138 (1961).

Hoffmann, G. T.: Cervical arachnoidal cyst. Report of a 6-year-old negro male with recovery from quadriplegia. J. Neurosurg. 17, 327 (1960).

Hoffmann, J.: Zur Lehre von der Syringomyelie. Dtsch. Z. Nervenheilk. 30, 1 (1893).

Hoffmann, W., Rohr, H.: Wirbel-Angiom und Schwangerschaft. Nervenarzt 3, 353 (1959).

Hofman, C.: Eine einfache Art der temporären Laminektomie. Zbl. Chir. 37, 706 (1910).

Hofman, A.: Zur Kenntnis der Epidermoide des Wirbelkanals. Zbl. Chir. 76, 531 (1951).

Hofmann, K. Th., Hueck, O.: Seltene Mediastinaltumoren. Bruns' Beitr. klin. Chir. 216, 152 (1968).

Hofstede, W. F.: Primaire retroperitoneale gezwellen. Ned. T. Geneesk. 101 II, 1794 (1957).

Hogan, E. L., Romanul, F. C. A.: Spinal cord infarction occurring during insertion of aortic graft. Neurology (Minneap.) 16, 67 (1966).

Hollmann, W.: Lymphogranulomatose des Wirbelkanals. Zbl. Chir. 64, 345 (1937).

Holmberg, G.: Ryggmärgskomplikation vid chlorom och myelos. Nord. méd. 39 III, 1463 (1948).

Holmdahl, D. E.: Die erste Entwicklung des Körpers. Morph. J. 54, 112 (1925).

— Die zweifache Bildungsweise des zentralen Nervensystems bei den Wirbeltieren. Eine formgeschichtliche und materialgeschichtliche Analyse. Arch. Entwickl.-Mech. 129, 206 (1933).

— Die Neuralleiste und Ganglienleiste beim Menschen. Z. mikr.-anat. Forsch. 36, 137 (1934).

Holmes, E. M., Sweet, W. H., Kelemen, G.: Hemangiomas of the frontal bone. Ann. Otol. (St. Louis) 61, 45 (1952).

Holta, O.: Haemangioma of cervical vertebra with fracture and compression myelomalacia. Acta radiol. (Stockh.) 23, 423 (1942).

Holub, K.: Operationsgefährdung und Resultate bei Eingriffen im Bereich des Halsmarkes. Wien. Z. Nervenheilk. 7, 315 (1952).

— Spinales epidurales Meningeom. Klin. Med. (Wien) 21, 538 (1966).

Holzbach, R. T.: Acute spinal epidural abscess. U.S. armed Forces med. J. 10, 356 (1959).

Holzer, F. J., Kloss, K.: Tödliche Wirbelsäulenverletzungen. Wien. klin. Wschr. 74, 125 (1962).

Homén, E.: Un cas d'abcès de la moelle. Rev. neurol. 3, 97 (1895).

Homma, G.: Ein Fall von subduralen und extramedullären Tumor (Neurinom). Sei-i-Kai med. J. 55, 3 (1936) [Japanisch].

HOOK, O., LINDVALL, H.: Arteriovenous aneurysms of the spinal cord. A report of two cases investigated by vertebral angiography. J. Neurosurg. 15, 84 (1958).

HOPF, A.: Die Wirbelsäulenosteomyelitis nach lumbalen Injektionen. Arch. orthop. Unfall-Chir. 53, 72 (1961).

HOPKINS, C. A., WILKIE, F. L., VORIS, D. C.: Extramedullary aneurysm of the spinal cord. Case report. J. Neurosurg. 24, 1021 (1966).

HOPKINS, S. D.: Extra-dural spinal meningeal hemorrhage; with report of a case. N.Y. med. J. 70, 296 (1899).

HOPKINS, T. S.: Dislocation of the sixth and seventh cervical vertebrae with general paralysis. J. Amer. med. Ass. 30, 1111 (1898/99).

HOPPE, J. O.: Some pharmacological aspects of radiopaque compounds. Ann. N.Y. Acad. Sci. 78, 727 (1959).

HORÁČEK, V.: Metastáza maligního adenomu štítné žlázy do tvrdé pleny mozkové. [Metastasis of malignant thyroid adenoma into the dura mater.] Čs. Otolaryng. 8, 32 (1959).

HOREYSEK, L.: Ein weiterer Beitrag zur fixierten Lendenlordose. Z. Orthop. 81, 66 (1952).

HORMANN, H.: Zur Klinik und pathologischen Anatomie des Haemangioma cavernosum der Wirbelsäule. Zbl. Chir. 66, 2697 (1939).

HORNER, J. F.: Über eine Form von Ptosis. Klin. Mbl. Augenheilk. 7, 193 (1869).

HORNET, T.: Biologie des tumeurs nerveuses avec ensemencement à distance. V. R. III. Congr. neurol. internat. Copenhague 21—25 aout 1939, p. 749. Copenhagen: Munksgaard 1939.

HORNING, E. D., KERNOHAN, J. W.: Meningiomas of the sphenoidal ridge: a clinicopathologic study. J. Neuropath. exp. Neurol. 9, 373 (1950).

HORNSTEIN, N. M.: Sacrococcygeal teratoma; review of literature and report of case. N.C. med. J. 15, 220 (1954).

HORRAX, G.: Xanthochromia due to acute purulent spinal meningitis. Arch. Neurol. Psychiat. (Chic.) 8, 24 (1922).

— Meningiomas of the brain. Arch. Neurol. Psychiat. (Chic.) 41, 140 (1939).

— Extramedullary tumors. Surg. Clin. N. Amer. 27, 535 (1947).

— The diagnosis and treatment of pineal tumors. Radiology 52, 186 (1949).

— Neurosurgery, an historical sketch. Springfield (Ill.): Ch. C. Thomas 1952.

— HENDERSON, D. G.: Ein ungewöhnlicher Rückenmarkstumor. (Abgekapselter intramedullärer Tumor von der Medulla oblongata bis zum Conus reichend; Totalexstirpation; Heilung.) Nervenarzt 12, 31 (1939).

— — Encapsulated intramedullary tumor involving the whole spinal cord from medulla to conus: complete enucleation with recovery. Surg. Gynec. Obstet. 68, 814 (1939).

— POPPEN, J. L., WU, W. Q., WEADON, P. R.: Meningiomas and neurofibromas of the spinal cord. Certain clinical features and end results. Surg. Clin. N. Amer. 29, 659 (1949).

HORSCH, K.: Zur Strahlenwirkung auf Krebsmetastasen der Wirbelsäule. Strahlentherapie 47, 698 (1933).

HORSLEY, V. (1887): Zit. nach PIA, H. W. In: Lehrbuch der Chirurgie, S. 257. Hrsg. von H. HELLNER, R. NISSEN, K. VOSSSCHULTE. Stuttgart: Georg Thieme 1957.

— The technique of operations on the central nervous system. Brit. med. J. 1906 II, 411.

— A clinical lecture on chronic spinal meningitis; its differential diagnosis and surgical treatment. Brit. med. J. 1909 I, 513.

— GOWERS, W. R.: A case of tumour of the spinal cord. Trans. roy. med.-chir. Soc. Glasg. 70, 377 (1888).

HORST, L. VAN DER, HASSELT, J. A. VAN: Syringomyelie oder Tumor medullae? Dtsch. Z. Nervenheilk. 133, 129 (1934).

HORTEGA, P. DEL RÍO: Estructura y sistematizacion de los gliomas y paragliomas. Arch. esp. Oncol. 2, 411 (1932).

HORTOLOMEI, N., PAULIAN, D., IONESCO-MILLIADE, J.: Tumeur médullaire extradurale (Schwannome). Exstirpation. Guérison. Rev. neurol. 1933 I, 532.

HORVÁTH, F.: Ritka localisatiojú, súlyos paraparesist okozó osteodystrophia fibrosa (Paget) esete. [A case of fibrous osteodystrophy (Paget) with unusual location causing severe paraparesis.] Magy. Radiol. 10, 164 (1958).

— HORVÁTH, J.: Kevéssé differenciált orsósejtes csontsarcoma klinikailag gyógyult esete. [Clinically cured case of slightly differentiated spindle cell bone sarcoma]. Magy. Radiol. 9, 224 (1957).

— MASSÁNYI, L.: Über diagnostische Schwierigkeiten verursachende Formveränderungen der Wirbelsäulengelenkfortsätze. Fortschr. Röntgenstr. 97, 757 (1962).

— PAPP, M.: Spinal hemangiomas. Ideggyóg. Szle 15, 115 (1962) [Ungarisch].

HORVÁTH, L., DUMITRESCU, L.: Probleme de diagnostic in tumorile medulare la copii. Despre rigiditatea spinală dureroasă. Neurologia (Buc.) 10, 549 (1965) [Rumänisch].

HOSOI, K.: Meningiomas with special reference to the multiple intracranial type. Amer. J. Path. 6, 245 (1930).

— Intradural teratoid tumors of the spinal cord. Report of a case. Arch. Path. 11, 875 (1931).

HOSOKAWA, T.: Case of treatment of cauda equina epidermoid. Seikei Geka [Orthopaedic Surgery.] 17, 136 (1966) [Japanisch].

HOUDART, R., DJINDJIAN, R.: Angiomas of the spinal cord. Proc. roy. Soc. Med. 59, 787 (1966).

— — HURTH, M.: L'artériographie des angiomes de la moelle. Étude anatomique et perspectives thérapeutiques. Presse méd. 73, 525 (1965).

— — — Vascular malformations of the spinal cord. The anatomic and therapeutic significance of arteriography. J. Neurosurg. 24, 583 (1966).

— — — Chirurgie des angiomes de la moelle. Neurochirurgie 15, Suppl. 1, 1 (1969).

Houlding, R. N., Matheson, A. T.: Intrathecal spinal tumour as a cause of coccydynia. Report of a case. J. Bone. Jt Surg. B 43, 344 (1961).

Houssa, P.: La situation sociale des paraplégiques. Acta neurol. belg. 66, 921 (1966).

Howald, R.: Die Morphogenese der Hypertrophie und des Karzinoms der Prostata und ihre Bedeutung für die Klinik. Helv. chir. Acta 15, Suppl. 4,1 (1948).

Howe, G. E., Stahl, W. M.: The effect of systemic chemotherapeutic agents upon regional lymph node cell trapping. Surgery 62, 516 (1967).

Howes, W. E., Schenk, S. G.: Roentgenologic considerations in the diagnosis and treatment of primary bone tumors. Radiology 37, 18 (1941).

Howland, W. J., Curry, J. L., Butler, A. K.: Pantopaque arachnoiditis. Experimental study of blood as a potentiating agent. Radiology 80, 489 (1963).

Howorth, M. B.: Echinococcosis of bone. J. Bone Jt Surg. A 27, 401 (1945).

Hoyt, C. J., Hardaway, R. M.: Sacrococcygeal teratomas: a clinical commentary and two new cases. Plast. reconstr. Surg. 25, 179 (1960).

Hoytema, G. J. van, La Fuente, A. A., de, Venema, F. B.: The diagnosis and treatment of spinal tumour, with special reference to rehabilitation. Psychiat. Neurol. Neurochir. (Amst.) 68, 401 (1965).

Hradec, E.: Beiträge zur chirurgischen Behandlung neurogener Störungen der Harnblase. Z. Urol. 57, 97 (1964).

Hrbek, J.: Rückenmarkskompression durch Bandscheibenvorfall Th 2/3. Ein Beitrag zur Klinik, Anatomie, Histologie und Pathophysiologie des Mechanismus der Rückenmarkskompression. Acta Univ. palack. olomuc. 5, 95 mit engl. u. dtsch. Zus.fassg. (1955) [Tschechisch].

— Arachnoiditis und Discopathie. Acta Univ. palack. olomuc. 5, 103 (1955) [Tschechisch].

— Klaus, E.: Thorakaler Bandscheibenvorfall D 5/6 mit Rückenmarkskompression. Richtige Diagnose und operative Therapie. Acta Univ. palack. olomuc. 5, 107 mit engl. u. dtsch. Zus.fassg. (1955) [Tschechisch].

Hsieh, C. C.: Clinical analysis of spinal neoplasms. Zhong Waike Z 9, 197 (1961) [Chinesisch].

Hsieh, C. K., Hsieh, H. H.: Roentgenologic study of sacrococcygeal chordoma. Radiology 27, 101 (1936).

Hubacher, O.: Fünfjahresresultate bei der Kombinationsbehandlung mit der Kobaltbombe und den Zytostatika SP-G und SP-I (Sandoz). Dtsch. med. Wschr. 90, 2145 (1965).

Hubeny, M. J., Delano, P. J.: Paraplegia from erosion of vertebral column by large thoracic aneurysm. Radiology 32, 171 (1939).

Huber, K.: Ein weiterer Fall eines Rückenmarksangioms. Z. ges. Neurol. Psychiat. 174, 811 (1941).

Huber, P.: Iatrogene Schädigungen in der Neuroradiologie. Ther. Umsch. 27, 374 (1970).

Hudson, O. C., Ross, S. T.: Presacral neurofibroma. Amer. J. Surg. 90, 1005 (1955).

Hübner, A.: Aus Unfallakten. Thrombose der Rückenmarkschlagader als Unfallfolge. Mschr. Unfallheilk. 62, 71 (1959).

Hughes, E. S., Cuthbertson, A. M.: Malignant tumors of the sacrum: report of two cases. Dis. Colon Rect. 5, 264 (1962).

Hughes, I. E., Adams, J. H., Ilbert, R. C.: Invasion of the leptomeninges by tumour: the differential diagnosis from tuberculous meningitis. J. Neurol. Neurosurg. Psychiat. 26, 83 (1963).

Hughes, J. T.: Pathology of the spinal cord. London: Lloyd-Luke 1966.

Huhn, A.: Die Zystizerkose des Gehirns und Rückenmarks. Fortschr. Neurol. Psychiat. 24, 7 (1956).

Huizinga, J., Heiden, J. A., Vinken, P.: The human vertebral canal: a biometric study. Proc. Kon. ned. Akad. Wet., Ser. C, 55, 22 (1952).

Hulanicka, K., Arend, K. H., Orlowski, M.: Phosphohexose isomerase activity of cerebrospinal fluid. Activity in bacterial meningitis and other neurological diseases. Arch. Neurol. Psychiat. (Chic.) 8, 194 (1963).

Hullay, J., Oszlánsky, O., Halász, P.: Successful operation on an intramedullary epidermoid. Acta neurochir. (Wien) 10, 410 (1962).

Hulme, A., Dott, N. M.: Epidural abscess. Brit. med. J. 1954 I, 64.

Hultberg, S.: Radiumhemmet's method of treatment in hypopharyngeal cancer. Brit. J. Radiol. 26, 224 (1953).

Hultsch, E.-G.: Die traumatische Entstehung von Rückenmarksschäden auf dem Boden spinaler Mangeldurchblutung mit Berücksichtigung gutachtlicher Fragestellungen. Nervenarzt 27, 486 (1956).

Humbert, G., Alexieff, W.: Contribution à l'étude de la méningite cancéreuse; étude anatomo-clinique. Rev. Méd. (Paris) 33, 921 (1913).

Hung, T.-P.: Myelopathy following radiotherapy of nasopharyngeal carcinoma. Proc. Aust. Ass. Neurol. 5, 421 (1968).

Hunt, J. H.: Paget's disease with spinal compression. Proc. roy Soc. Med. 28, 519 (1935).

Hunt, J. R.: Acute infections osteomyelitis of the spine and acute suppurative perimeningitis. Med. Rec. (N.Y.) 65, 641 (1904).

— Tumors of the spinal cord. Ann. Surg. 2, 412 (1910).

— Woolsey, G.: A contribution to the symptomatology and surgical treatment of spinal cord tumors. Ann. Surg. 52, 289 (1910).

HUNT, W. E., ABRAMSON, W., WEAVER, T. A., JR.: Cerebral schistosomiasis. Report of a case simulating cerebral neoplasm. J. Amer. med. Ass. **136**, 686 (1948).

HUNTER, A. R.: Air embolism in the sitting position. Anaesthesia **17**, 467 (1962).

HUNTER, W. K.: Case of a tuberculous tumor of the spinal cord in a child two years old. Brain **25**, 226 (1902).

HURTEAU, E. F., BAIRD, W. C., SINCLAIR, E.: Arachnoiditis following the use of iodized oil. J. Bone Jt Surg. A **36**, 393 (1954).

HURTH, M., DJINDJIAN, R., HOUDART, R.: L'exérèse complète des anévrysmes artério-veineux de la moelle épinière. Intérêt de l'artériographie médullaire sélective. A propos de 11 cas. Neurochirurgie **14**, 499 (1968).

— JULIAN, H., DJINDJIAN, R., HOUDART, R.: Le traitement chirurgical des anévrysmes artérioveineux de la moelle épinière à la lumiére de l'artériographie médullaire. Neuro-chirurgie **12**, 437 (1966).

HURWITZ, M. M.: Medical mistakes, misdiagnosis of nervous fatigue. Geriatrics **25**, 57 (1970).

HUSAIN, F.: Chordoma of the thoracic spine. Report of a case. J. Bone Jt Surg. B **42**, 560 (1960).

HUSZÁK, J., MEZEI, B., SOÓKY, A.: Removal of iodized oil contrast medium via the canalis sacralis. Acta med. scand. **92**, 293 (1952).

HUTCH, J. A., BUNTS, R. C.: Present urologic status of the wartime paraplegic. J. Urol. (Baltimore) **66**, 218 (1951).

HUTCHINSON, F. D.: Nontuberculous epidural abscess. Canad. med. Ass. J. **72**, 208 (1955).

HUTTON, P. W.: Acute osteomyelitis of cervical spine with epidural abscess. Brit. med. J. **1956 I**, 153.

— HOLLAND, J. T.: Schistosomiasis of the spinal cord; report of a case. Brit. med. J. **1960 II**, 1931.

HYNDMAN, A. R.: Pathologic intervertebral disk and its consequence. A contribution to the cause and treatment of chronic pain low in the back to the subject of herniating intervertebral disk. Arch. Surg. **53**, 247 (1946).

HYNDMAN, O. R.: Transplantation of the spinal cord. The problem of kyphoscoliosis with cord signs. Surg. Gynec. Obstet. **84**, 460 (1947).

— GERBER, W. F.: Spinal extradural cysts, congenital and acquired. Report of cases. J. Neurosurg. **3**, 474 (1946).

— RUSSEL, E. P.: Clinical considerations to the tumors of spinal cord. J. Iowa St. med. Soc. **28**, 425 (1938).

IADEVAIA, F., AMATO, A.: Contributo allo studio del trattamento chirurgico delle cisti e fistole sacrococcigee. G. Med. milit. **106**, 1 (1956).

IDELBERGER, K.: Zur Frage der operativen Behandlung der Skoliose. Arch. orthop. Unfall-Chir. **44**, 313 (1950).

IDELBERGER, K. H., PIA, H. W.: Wurzel- und Caudaschädigungen bei der Spondylolithesis und ihre Behandlung. Z. Orthop. **89**, 73 (1957).

IKEDA, Y.: Beiträge zur normalen und abnormalen Entwicklungsgeschichte des kaudalen Abschnittes des Rückenmarks bei menschlichen Embryonen. Z. Anat. Entwickl.-Gesch. **92**, 380 (1930).

ILLINGWORTH, R. S.: Attacks of unconsciousness in association with fused cervical vertebrae. Arch. Dis. Childh. **31**, 8 (1956).

IMAI K., KAMBARA, H., KATO, T.: Surgical case of spinal cord glioblastoma. Seikei Geka [Orthopaedic Surgery.] **17**, 132 (1966) [Japanisch].

IMHÄUSER, G.: Diagnostik und Behandlung von jugendlichen Knochenzysten und Riesenzelltumoren. Rhein. Ärztebl. **21**, 443 (1967).

IMLER, A. E., MEILSTRUP, D. B., BOGART, F. B.: Primary Ewing sarcoma. Radiology **46**, 597 (1946).

INGEBRIGTSEN, R.: Toksisk arachnoiditt etter injection av jodipin. Nord. méd. **9I**, 293 (1941).

— LEEGAARD, T.: Final results in a series of operated intraspinal tumors. Acta chir. scand. **82**, 271 (1939).

INGHAM, S. D.: Coccidioidal granuloma of the spine with compression of the spinal cord. Bull. Los Angeles neurol. Soc. **1**, 41 (1936).

INGLESAKIS, J. A., ABBES, M., MARTIN, E.: Hodgkin's disease with vertebral onset. Marseille chir. **15**, 77 (1963) [Französisch].

INGRAHAM, F. D.: Intraspinal tumors in infancy and childhood. Amer. J. Surg. **39**, 342 (1938).

— BAILEY, O. T.: Cystic teratomas and teratoid tumors of the central nervous system in infancy and childhood. J. Neurosurg. **3**, 511 (1946).

— MATSON, D. D.: Neurosurgery of infancy and childhood. Springfield (Ill.): Ch. C. Thomas 1954.

INSAUSTI, T., CARREA, R. M. E.: Ependimoma gigante de la médula espinal y cola de caballo. Arch. Neuro-chirurg. **1**, 91 (1944).

— MATERA, R. F.: Epidurites agudas e crônicas. Arch. Neuro-psiquiat. (S. Paulo) **9**, 324 (1951).

IRACI, G., RUBERTI, R.: Intraspinal tumors of the cervical tract. A study of 68 cases. Int. surg. Dig. **46**, 154 (1966).

IRELAND, J.: Haemangioma of the vertebrae. Amer. J. Roentgenol. **28**, 372 (1932).

IRHER, I. M., TREBELEV, E. A.: Sindromy kompressii krovenosnykh sosudov pri opukholiakh sheinogo otdela spinnogo mozga. (Blood vessel compression syndrome in tumors of the cervical portion of the spinal cord.) Vop. Neĭrokhir. **33**, 36 (1969) [Russisch].

IRISCH, S. W., RANEY, R. B.: Operative removal of spinal cord tuberculoma. Bull. Los Angeles neurol. Soc. **1**, 93 (1936).

IRONSIDE, R. N., SHAPLAND, C. D.: A case of spinal compression localized radiographically by Sicard's method. Brit. med. J. **1924 I**, 149.

Irrsiegler, Kuhlendahl (1951): Zit. nach Bauer, K. H., Karcher, H., Klar, E.: Wirbelsäule und Rückenmark. Becken. S. 501. In: Fehler und Gefahren bei chirurgischen Operationen. Bearb. von . . . Hrsg. v. Stich, R., u. Bauer, K. H., 4. neu bearb. Aufl., Bd. 1, S. 462—551. Jena: Fischer 1958.

Irsigler, F. J.: Diskussionsbeitrag zum Vortrag von Kuhlendahl, H.: Die operative Behandlung der Wurzelkompressionssyndrome. Langenbecks Arch. klin. Chir. **267**, 438 (1951). — Langenbecks Arch. klin. Chir. **267**, 146 (1951).

— Erfahrungen bei Bandscheibenoperationen. Langenbecks Arch. klin. Chir. **267**, 146 (1951).

— Mikroskopische Befunde in den Rückenmarkswurzeln beim lumbalen und lumbosakralen (dorsolateralen) Diskusprolaps. Acta neurochir. (Wien) **1**, 478 (1951).

Isermann, H.: Ungewöhnliche hirnbasale Krankheitsbilder. Beitrag zur Differentialdiagnose der sog. Enzephalo-Meningo-Radikulitis. Med. Welt **1969 II**, 1523; — Ref.: Ärztl. Prax. **21**, 3728 (1969).

Isherwood, I.: Spinal intra-osseous venography. Clin. Radiol. **13**, 73 (1962).

Ishii, Z.: Über einen Fall von Solitärtuberkel des Rückenmarkes, vergesellschaftet mit einer akuten Meningoencephalo-myelitis und einer geschwulstartigen Fehlbildung der Lunge. Trans. Soc. path. Jap. **27**, 325 (1937) [Japanisch].

Ishiyama, F.: Ein Fall von erfolgreich operiertem Neurinom der Cauda equina. Verh. jap. Chir. Ges. **35**, 32 (1934).

Israel, Madelung: Zit. nach Guleke, N.: Die bösartigen Geschwülste der Wirbelsäule, S. 619. In: Die Klinik der bösartigen Geschwülste. Hrsg. v. P. Zweifel u. E. Payr, Bd. II, S. 602—621. Leipzig: S. Hirzel 1925.

Israel, J.: Spondylitis und Caries vertebrarum. Langenbecks Arch. klin. Chir. **20**, 30 (1876).

— Operative Eröffnung eines Abscesses im Rückgratscanal mit Resection eines halben Wirbelkörpers. Berl. klin. Wschr. **19**, 146 (1882).

Israel, O.: Diskussionsbeitrag zur Vorstellung eines Falles von Riese, H.: Operation wegen einer primären acuten infectiösen Ostemyelitis an der Wirbelsäule. Freie Vereinigung der Chirurgen Berlins. Sitzung am 14. Febr. 1898. Vereinsbeilage No. 34 der Dtsch. med. Wschr. **24 II**, 252 (1898).

Itabashi, H. H., Bebin, J., Jong, R. N. de: Postirradiation cervical myelopathy. Report of two cases. Neurology (Minneap.) **7**, 844 (1957).

Ivanissevich, O.: Hidatidosis ósea. Tesis de profesorado Buenos Aires 1934.

Ivankovic, S., Druckrey, H.: Carcinogenesis in the progeny after exposure of pregnant animals. Food Cosmet. Toxicol. **6**, 584 (1968).

— — Transplacentare Erzeugung maligner Tumoren des Nervensystems. I. Äthyl-nitroso-harnstoff (ÄNH) an BD IX-Ratten. Z. Krebsforsch. **71**, 320 (1968).

Ivanoff, N. S.: Cholesteatoma of the cord. Zh. Nevropat. Psikhiat. **3**, 280 (1903) [Russisch].

Ivanov, R., Sivchev, S.: Gigantokletuchen tumor v shiini preshleni. [Giant cell tumor of cervical vertebrae]. Khirurgiya (Sofiya) **10**, 938 (1957).

Iwanow, G.: Über die Abflußwege aus den submeningealen Räumen des Rückenmarkes. Z. ges. exp. Med. **58**, 1 (1928).

— Über die Abflußwege aus den Subarachnoidalräumen des Gehirns und Rückenmarkes und über die Methodik ihrer intravitalen Untersuchung. 3. Mitt. Z. ges. exp. Med. **64**, 356 (1929).

— Romodanowsky, K.: Über den anatomischen Zusammenhang der cerebralen und spinalen submeningealen Räume mit dem Lymphsystem. 1. Mitt. Methodik und wichtigste Beobachtungen. Z. ges. exp. Med. **58**, 596 (1928).

Iwahara, T.: Supplementary report on the clinical findings of the localized spinal meningitis. Verh. jap. chir. Ges. **35**, 36 (1934).

Izarn, P., Loubatières, R., Pourquier, H., Emberger, J.-M.: A propos de deux cas de plasmocytome solitaire. Remarques cliniques et biologiques. Montpellier méd. **58**, 256 (1960).

Jabotinski, J.: Fibrolipome intradural de la moelle. Rev. neurol. **72**, 15 (1939).

Jaburek, L.: Nackendruckschmerz als diagnostisches Zeichen bei Rückenmarkskompression. Polska gaz. lek. **14**, 885 (1935) [Polnisch].

Jacchia, G. E., Cosco Mazzuca, R.: Il reintervento chirurgico nelle lombosciatalgie da ernia discale, cause ed indicazioni. Arch. Putti Chir. Organi Mov. **23**, 110 (1968).

Jacchia, L.: Sindrome acuta di completa sezione trasversa del midollo spinale in giovane con sarcoma primitivo della testa del pancreas. Policlinico, Sez. med. **44**, 240 (1937).

Jaccoud, S.: Études de pathogénie et de sémiotique. Les paraplégies et l'ataxie du mouvement. Paris: A. Delahaye 1864.

Jackson, I. J.: Osteoid osteoma of lamina and its treatment. Amer. J. Surg. **19**, 17 (1953).

— Thompson, R. K.: [Ed.]: Pediatric neurosurgery. [Ed.]: Springfield (Ill.): Ch. C. Thomas 1959.

Jackson, R. B.: Intramedullary hemangioma of the spinal cord. Calif. Med. **87**, 41 (1957).

Jacob, H.: An intervertebral fibrosacroma complicated by compression of the lumbar cord and secondary atrophy and paraparesis of the hind leg of a dog. T. Diergeneesk. **43**, 500 (1916) [Holländisch].

— Diffuse melanotische Geschwulstbildungen der weichen Hirnhäute. Dtsch. Z. Nervenheilk. **133**, 167 (1934).

Jacob, L.: Zur Identität der Myelitis necroticans mit dem spinalen Hämangioma racemosum. Inaug.-Diss. Freiburg 1957.

JACOBAEUS, H. C.: On the insufflation of air into the spinal canal for diagnostic purposes in cases of tumors in the spinal canal. Acta med. scand. **55**, 555 (1921).
— Cerebral puncture and ventriculography in the service of diagnosis and therapeutics. Acta med. scand. **59**, 666 (1923).
JACOBOVICI, J.: L'angiome vertébral. Rev. Orthop. **26**, 5 (1939).
JACOBS, J. E., KIMMELSTIEL, P.: Cystic angiomatosis of skeletal system. J. Bone Jt Surg. A **35**, 409 (1953).
JACOBS, L. G., SMITH, J. K., HORN, P. S. VAN: Myelographic demonstration of cysts of spinal membranes. Radiology **62**, 215 (1954).
JACOBSEN, H. H., HYLLESTED, K.: Localized atrophy of the spinal cord. Acta radiol. (Stockh.) **50**, 211 (1958).
JACOBSON, G., BLEECKER, H. H.: Pseudosubluxation of axis in children. Amer. J. Roentgenol. **82**, 472 (1959).
JACOBSON, H. G., POPPEL, M. H., SHAPIRO, J. H., GROSSBERGER, S.: The vertebral pedicle sign: a roentgen finding to differentiate metastatic carcinoma from multiple myeloma. Amer. J. Roentgenol. **80**, 817 (1958).
JACOBSON, I., MACABE, J. J., HARRIS, P., DOTT, N. M.: Spontaneous spinal epidural haemorrhage during anticoagulant therapy. Brit. med. J. **1966 I**, 522.
JACOBSON, L. E., KNAUER, I.: Absorption in different tissues of Cobalt 60 gamma radiation and roentgen rays with half-value layers from 1 mm. Al to 5 mm. Cu. Radiology **66**, 70 (1956).
JACOBSSON, F.: Carcinoma of the hypopharynx. Acta radiol. (Stockh.) **35**, 1 (1951).
JACOBY, A.: Myelomatosis in a child of 8 years. Acta radiol. (Stockh.) **11**, 224 (1930).
JACOBY, F.: Über Gehirnaktinomykose mit besonderer Berücksichtigung der sekundären, hämatogen-metastatischen Form. Langenbecks Arch. klin. Chir. **149**, 621 (1928).
JACOBY, W.: Der akute spinale Epiduralabszeß bei bakterieller Allgemeininfektion. Zbl. Neurochir. **5**, 265 (1952).
JACOX, H., KAHN, E. A.: Multiple myeloma with spinal cord involvement. Amer. J. Roentgenol. **30**, 201 (1933).
JACZ, K., DORNETZHUBEROVA, M.: Intraspinalne nadory u deti. [Intraspinal tumors in Children.] Čs. Neurol. **28**, 403 (1965) [Slowakisch].
JAEGER, F.: Über Lipome der hinteren Schließungslinie. Zbl. Chir. **68**, 2 (1941).
— Chirurgie der Wirbelsäule und des Rückenmarks. Mit e. Beitr.: Die Chirurgie der Wirbeltuberkulose von J. KASTERT. Stuttgart: Georg Thieme 1959.
— Die operative Behandlung der Cervicalsyndrome. In: Wiederherstellungschirurgie und Traumatologie, Bd. 7, S. 124—147. New York: J. S. Karger 1963.
JAEGER, J. R.: Diagnosis and treatment of neurosurgical lesions of spine, spinal cord and cauda equina. Dis. nerv. Syst. **2**, 394 (1941).
JÄGER, M.: Die metastatischen entzündlichen Wirbelsäulenprozesse. Ärztl. Prax. **22**, 1627 (1970).
JAEGER, R.: Irritating effect of iodized vegetable oils on the brain and spinal cord when divided into small particles. Arch. Neurol. Psychiat. (Chic.) **64**, 715 (1950).
— WHITELEY, W. H.: Avulsion of the brachial plexus. J. Amer. med. Ass. **153**, 633 (1953).
JAEGER-DENAVIT, O., GAUSSEL, J. BEDOISEAU, M., PANNIER, S., LACERT, PH., GROSSIORD, A.: Vasomotricité cutanée chez les paraplégiques. A propos de l'étude pléthysmographique de dix malades. Presse méd. **77**, 1207 (1969).
JAFFE, H. L.: "Ostéoid-osteoma"; benign osteoblastic tumor composed of osteoid and atypical bone. Arch. Surg. **31**, 709 (1935).
— Osteoid-osteoma of bone. Radiology **45**, 319 (1945).
— Giant-cell reparative granuloma, traumatic bone cyst, and fibrous (fibro-osseous) dysplasia of the jawbones. Oral Surg. **6**, 159 (1953).
— Giant-cell tumour (osteoclastoma) of bone: its pathologic delimitation and the inherent clinical implications; Moynihan lecture. Ann. roy. Coll. Surg. Engl. **13**, 343 (1953).
— Tumours and tumorous conditions of the bones and joints. London: Kimpton 1958.
— LICHTENSTEIN, L.: Solitary unicameral bone cyst. Aneurysmal bone cyst. Arch. Surg. **44**, 1004 (1942).
— — Chondromyxoid fibroma of bone; distinctive benign tumor likely to be mistaken especially for chondrosarcoma. Arch. Path. **45**, 541 (1948).
— — PORTIS, R. B.: Giant cell tumour of bone; its pathologic appearance, grading, supposed variants and treatment. Arch. Path. **30**, 993 (1940).
JAFFÉ, R. H., SCHULTZ, S.: The relations between tuberculomata of the central nervous system and tuberculous changes in other organs. Amer. Rev. Tuberc. **33**, 302 (1936).
JAGDHOLD, H.: Zur Klinik der Kaudakrankheiten. Münch. med. Wschr. **85**, 1438 (1938).
JAKOB, A.: Normale und pathologische Anatomie und Histologie des Großhirns. (Handbuch der Psychiatrie. Hrsg. v. G. ASCHAFFENBURG. Allg. T. Abt. 1, T. 1, Bd. 1 u. 2.) Leipzig u. Wien: Franz Deuticke 1927—1929.
JAKOB, C., PRINI, I., RIEDEL, C., THÉNON, J.: Schmerzhafte spastische Paraplegie infolge einer Kompression des unteren Brustmarks durch ein durales Psammendotheliom. Sem. méd. (B. Aires) **47 II**, 1387 (1940) [Spanisch].
JAKOBY, R. K., KOOS, W. T.: Intradural extramedullary tuberculoma of the spinal cord. J. Neurosurg. **18**, 557 (1961).
JAMES, C. C. M., LASSMAN, L. P.: Spinal dysraphism. Arch. Dis. Childh. **35**, 315 (1960).

James, C. C. M., Lassman, L. P.: Spinal dysraphism. The diagnosis and treatment of progressive lesions in spina bifida occulta. J. Bone Jt Surg. B **44**, 828 (1962).

— — Diastematomyelia in spina bifida occulta. A report of an unusual finding at operation. Psychiat. Neurol. Neurochir. (Amst.) **70**, 453 (1967).

Janbon, M., Bertrand, L., Brunel, D., Bertrand, A.: Localized paralysis of the abdominal muscles caused by radicular invasion, revealing spinal lesions in infants. Arch. franç. Pédiat. **18**, 949 (1961) [Französisch].

Jane, J. A., Bertrand, G.: A cytological method for the diagnosis of tumors affecting the central nervous system. J. Neuropath. exp. Neurol. **21**, 400 (1962).

— Schroeder, D.: A comparison of the evolution of the medial lemniscus and anterolateral system in the primate lineage. World Congr. of Neurological sciences, 4th internat. Congr. of Neurological surgery, 9th internat. Congr. of Neurology, September 20—27, 1969, New York. Excerpta Medica, The internat. medical abstracting service, Internat. Congr. ser. No 193, p. 59.

Janec, M.: Sacrococcygeal teratomas. Neoplasma (Bratisl.) **5**, 81 (1958) [Tschechisch].

Jankelevic, T.: Ein Fall von Klippel-Feilschem Syndrom durch Tuberkulose der Halswirbel kompliziert. Sovetsk. Nevropat. **2**, 155 (1933) [Russisch].

Janker, R.: Über Erfahrungen mit Jodipin als Röntgenkontrastmittel in der Chirurgie. Röntgenpraxis **1**, 746 (1929).

Janovsky, J.: Contribution to surgical therapy of sacral dermoid cysts using the method of primary suture of Laforete. Rozhl. Chir. **39**, 266 (1960) [Tschechisch].

Jansson, G.: Roentgenologic skeletal changes in myeloma in childhood. Acta radiol. (Stockh.) **27**, 73 (1946).

Jantz, H.: Zur Differentialdiagnose zwischen Arachnoiditis spinalis und Tumor spinalis im Myelogramm. Nervenarzt **18**, 175 (1947).

— Allgemeine Therapie neurologischer Erkrankungen. In: Handbuch der inneren Medizin, 4. Aufl., Hrsg. v. Bergmann, G. v., Frey, W., Schwiegk, H., Bd.V/1, S. 1421—1471. Berlin-Göttingen-Heidelberg: Springer 1953.

Janu (1933): Zit. nach Henneberg, R.: Die tierischen Parasiten des Zentralnervensystems. S. 334. In: Handbuch der Neurologie. Hrsg. v. Bumke, O. u. Foerster, O., Bd. XIV/4, S. 286—352. Berlin: Springer 1936 [s. Jiano, J., Netta, T. (1933)].

Janzen, R., Dieckmann, H.: Neurale Symptome bei Skelettfehlbildungen der zerviko-okzipitalen Übergangsregion (Diagnostik und Therapie). Dtsch. med. Wschr. **83**, 1077 (1958).

Jara-Michael, O.: Alteraciones vesicales provocadas por algunas afecciones del sistema nervioso central. Neurocirugía **23**, 88 (1965).

Jarlicht, A. D., Chini, G.: Síndromes radiculares de compressao cervical. Hospital (Rio de J.) **54**, 399 (1958).

Jarman, T. F.: Complete spastic paraplegia, due to metastatic abscess, in case of chronic osteomyelitis of femur; spontaneous recovery. J. Bone Jt Surg. Old ser. **17**, 468 (1935).

Jarvis, J. L.: Involvement of the sacrum by recurrent carcinoma of the rectum. Amer. J. Roentgenol. **84**, 339 (1960).

Jasiński, R.: Syphilitische Erkrankung der Wirbelsäule. Arch. Derm. Syph. (Berl.) **23**, 409 (1891).

Javid, R., Belmusto, L., Owens, G.: Results of surgical intervention for spinal cord compression due to metastatic tumors. N. Y. St. J. Med. **65**, 409 (1965).

Jedlička, P.: Reaction of nervous tissue to application of ionizing radiation. Acta Univ. Carol. Med. (Praha) **15**, 433 (1969).

Jefferson, A.: Localized enlargement of the spinal canal in absence of tumor. J. Neurol. Neurosurg. Psychiat. **18**, 305 (1955).

Jefferson, G., Jackson, H.: Tumours of the lateral and of the 3rd ventricles. Proc. roy. Soc. Med. **32**, 1105 (1938/39).

Jefferson, M.: Sarcoidosis of the nervous system. Brain **80**, 540 (1957).

Jellinger, K.: Zur Frage der progressiven vaskulären Myelopathien. Wien. klin. Wschr. **74**, 721 (1962).

— Zur Orthologie und Pathologie der Rückenmarksdurchblutung. Wien u. New York: Springer 1966.

— Spinal cord arteriosclerosis and progressive vascular myelopathy. J. Neurol. Neurosurg. Psychiat. **30**, 195 (1967).

— Probleme der Frühbehandlung traumatischer Querschnittslähmungen. Pathologisch-anatomisches Referat: Morphologische und experimentelle Grundlagen. Bericht über die Jahrestagg der Dtsch. Ges. für Neurochirurgie, 14.—16. Sept. 1967 in Bad Harzburg. Zus.gest. v. F. Loew. Acta Neurochir. (Wien) **19**, 90 (1968).

— Minauf, M.: Angiodysgenetische nekrotisierende Myelopathie (Bericht über 7 Fälle). Arch. Psychiat. Nervenkr. **211**, 377 (1968).

— — Salzer-Kuntschik, M.: Oligodendroglioma with extraneural metastases. J. Neurol. Neurosurg. Psychiat. **32**, 249 (1969).

— Neumayer, E.: Progressive spinal cord disease of vascular origin. Anatomo-clinical contribution to syndromes caused by chronic hypovascularization of the spinal cord. Acta neurol. belg. **62**, 944 (1962) [Französisch].

Jelsma, F.: Hourglass tumors of the cervical spine. Amer. J. Surg. **52**, 483 (1941).

— Clinical analysis of 1.000 consecutive cases of low backpain, with particular references to sciatic pain caused by extrusion of the intervertebral disc. Sth. Med. J. (Bgham, Ala.) **37**, 372 (1944).

JENKINS, J. A.: An intradural and sacrococcygeal tumor. Aust. N. Z. J. Surg. **4**, 63 (1934).

JENKINS, R. B.: The cerebrospinal fluid. GP (Kansas) **27**, 130 (1963).

— HILL, CH.: Intradural spinal tuberculoma with genitourinary symptoms. Arch. Neurol. Psychiat. (Chic.) **8**, 539 (1963).

JENKINS, V. E., POSTLEWAITE, J. C.: Coccidioidal meningitis. Ann. intern. Med. **35**, 1068 (1951).

JENKINSON, E. L., HUNTER, A. F., ROBERTS, E. W.: Giant cell tumor of the vertebrae; report of 2 cases. Amer. J. Roentgenol. **40**, 344 (1938).

JENNINGS, F. L.: Tuberculoma of the spinal cord. Ann. intern. Med. **7**, 1240 (1934).

JENNINGS, G. H.: Recovery from tuberculous meningitis. Lancet **1945** I, 466.

JENNY, F.: Beitrag zur Klinik der Chordome. Schweiz. med. Wschr. **71**, 1061 (1941).

JENSEN, H. K., PEDERSEN, S. S.: Abscessus renis. Ugeskr. Læg. **130**, 869 (1968).

JENSEN, H.-P.: Vitamin-E-Behandlung wirbelsäulenbedingter Krankheitsbilder. Münch. med. Wschr. **102**, 1933 (1960).

— Der Kreuzschmerz aus der Sicht des Neurochirurgen. Münch. med. Wschr. **107**, 567 (1965).

— HEINRICH, G.: Zur Diagnose der Vertebralsyndrome. Fortschr. Med. **82**, 160 (1964).

— SIMON, G.: Differentialdiagnose vertebragener Störungen. Erfahrungsheilkunde **15**, 197 (1966).

JENSEN, P.: Vertebral localization of Jaffé-Lichtenstein disease and vertebral angiomas. J. Radiol. Électrol. **35**, 644 (1954) [Französisch].

JENTSCHURA, G.: Die Rückgratverkrümmungen bei Neurofibromatosis Recklinghausen. Z. orthop. Chir. **81**, 143 (1951).

— Die akute Wirbelsäuleninsuffizienz im Kindesalter. Fortschr. Röntgenstr. **80**, 484 (1954).

JENTZER, A., KESSEL, K., BONNANT, M.: Tumeur de la queue de cheval avec stase papillaire. Rev. neurol. **87**, 628 (1952).

JERUSALIMCHIK, K. J.: Die Klinik der Kompressionssyndrome bei tuberkulöser Spondylitis. Zh. Nevropat. Psikhiat. **9**, 57 (1940) [Russisch].

— Die Symptomatologie der Kompression im Halsmarkbereich. Sovetsk. Psichonevrol. **16**, 38 (1940) [Russisch].

JESSEN, H.: La dissociation albumique occipito-lombaire dans les compressions médullares. Acta psychiat. scand. **8**, 211 (1933).

— Die Verdünnungsmethode bei Eiweißuntersuchungen in der Spinalflüssigkeit. Acta psychiat. scand. **10**, 277 (1935).

— Neurologisk undersøgelse; en praktisk vejledning for laeger og studenter. København: Munksgaard 1939.

JIANO, J., NETTA, T.: Echinokokkus der Wirbelsäule. Spitalul **53**, 297 (1953) [Rumänisch].

JIANU, A., PAULIAN, D.: Rückenmarksgeschwülste. Spitalul **56**, 143 (1936) [Rumänisch].

— — ENESCU, C.: Rückenmarkstumoren. Rev. chir. Bucuresti. **40**, 160 (1937) [Rumänisch].

JIDEJIAN, Y.: Hydatid disease. Surgery **34**, 155 (1953).

JIMÉNEZ DIAZ, C., MORALES PLEGUEZUELO, M.: Parotistumor mit gleichzeitigem dorsalen Meningoexotheliom als Ursache einer spastischen Paraplegie. Arch. Neurobiol. (Madr.) **14**, 567 (1934) [Spanisch].

— — OBRADOR, S., RODRIQUEZ-MINÓN, J. L.: Tuberculoma medular. Rev. clín. esp. **38**, 124 (1950).

JIRASEK, A.: Zweinadelprobe bei Rückenmarksoperation. Rozhl. Chir. **4**, 70 (1926).

— Diagnosis and treatment of intraspinal tumors. IX. Congr. Soc. int. chir. Madrid, 15—18 mars 1932. Rapports, procès-verbaux et discussions. Vol. II, p. 667—719, 888 (1932).

— VITEK, J.: Two cases of syringomyelia, operated upon by Pussep's method. Čas. Lék. čes. **66**, 1048 (1927) [Tschechisch].

JIROUT, J.: Rentgenové vyšetřovací metody v diferenciálni diagnostice spinálni formy roztroušené sklerózy mozkomišní a míšni komprese. [Roentgenographic methods in differential diagnosis of spinal form of multiple sclerosis and spinal compression.] Čs. Neurol. **22**, 169 (1959).

— The sign of "negative contrast of the spinal cord". A contribution to the diagnosis of diffuse atrophy of the thoracic spinal cord. Čs. Neurol. **24**, 48 (1961) [Tschechisch].

JOACHIM, G.: Ein unter dem Bilde eines operablen Rückenmarkstumors verlaufender Fall von Meningomyelitis chronica. Dtsch. Arch. klin. Med. **86**, 259 (1905).

JOACHIM, H., BURGHELE, TH., VLAD, C.: Le chordome sacro-coccygien. J. Chir. (Paris) **75**, 241 (1958).

JOACHIMSTHAL, G.: Spondylitis gummosa. Zbl. orthop. Chir. (Bern) **11**, 199 (1903).

JOCHHEIM, K.-A., LOEW, F., RÜTT, A.: Lumbaler Bandscheibenvorfall. Konservative und operative Behandlung. Berlin-Göttingen-Heidelberg: Springer 1961.

JOCHMANN, G.: Lehrbuch der Infektionskrankheiten. Berlin: Springer 1914.

JOFFROY, A., ACHARD, CH.: De la myélite cavitaire (Observations; réflexions; pathogénie des cavités). Arch. physiol. (Paris) 3. ser., **10**, 435 (1887).

— — Syringomyélie non gliomateuse associée à la maladie de Basedow. Arch. Méd. exp. **3**, 91 (1891).

JOHANSEN, A. H.: Dødsfald efter Myelografi med Per-Abrodil. Nord. méd. **17** I, 163 (1943).

JOHANSON, C.-E.: Results of myelographies with water soluble media. Acta chir. scand. **99**, 560 (1949/50).

JOHNSON, D. F.: Intramedullary lipoma of the spinal cord. Bull. Los Angeles neurol. Soc. **15**, 37 (1950).

— BROWN, D. G.: Intradural spinal lipoma in an experimental swine. Path. vet. **6**, 342 (1969).

Johnson, E. W., Jr., Gee, V. R., Dahlin, D. C.: Giant-cell tumors of the sacrum. Amer. J. Orthop. **4**, 302 (1962).

Johnson, N.: Paralysis in lower extremities due to spinal cord tumor (case report). J.-Lancet **60**, 133 (1940).

Johnson, R. T.: Advances in neurosurgery. Practitioner **203**, 551 (1969).

Johnsson, V.: Ein operativer Fall von Rückenmarkstumor mit Umkehrung des Radiusreflexes und Fazialisparese. Hygiea (Stockh.) **96**, 625 (1934) [Schwedisch].

Johnston, L. M.: Epidural hemangioma with compression of the spinal cord. J. Amer. med. Ass. **110**, 119 (1938).

Johnstone, A. S.: Experimental study of vertebral venous system. Proc. roy. Soc. Med. **39**, 538 (1945/46).

Joint, R. J.: Mechanism of production of papilledema in the Guillain-Barré syndrome. Neurology (Minneap.) **8**, 8 (1958).

Joll, C. A.: Metastatic tumors of bone. Brit. J. Surg. **11**, 38 (1923/24).

Jones, J. V., Reed, M. F.: Paget's disease: a family with six cases. Brit. med. J. **1967 IV**, 90.

Jones, M. D., Newton, T. H.: Inadvertent extra-arachnoid injections in myelography. Radiology **80**, 818 (1963).

Jones, O. W., Naffziger, H. C.: Tumors on the spinal cord: Their diagnosis. Calif. west. Med. **45**, 17 (1936).

Jones, R. B.: Chordoma of the third lumbar vertebra simulating carcinoma of the prostate with vertebral metastasis. Report of a case. Brit. J. Surg. **48**, 162 (1960).

Jonesco-Sisesti, N.: Tumeurs médullaires associées à un processus syringomyélique. Paris: Masson & Cie.1929.

Jong, H. de: Kyste dermoïde de la queue de cheval dans un cas de rachischisis. J. belge Neurol. Psychiat. **39**, 576 (1939).

Jonge, D. de: Tumor der Medulla oblongata: Diabetes mellitus. Arch. Psychiat. Nervenkr. **13**, 658 (1882).

Jorasz, E., Lewandowski, J.: Chordoma of the thoracic spine. Pol. Przegl. chir. **33**, 1509 (1961) [Polnisch].

Jorio, F.: Le lesioni vertebrali da ependimoma del cono midollare. Ortop. Traum. Appar. mot. **18**, 139 (1950).

Josefson, A.: Über Verschluß des Rückenmarkkanales durch Lufteinblasungen in den Spinalkanal festgestellt, und über ein neues Absperrungssymptom. Münch. med. Wschr. **69**, 555 (1922).

Joseph, K., Lang, M., Herrmann, E., Graul, E. H.: Möglichkeiten und Grenzen der Liquorraumszintigraphie. Dtsch. Ärztebl. **66**, 1981 (1969).

Josephy, H.: Ein Fall von Porobulbie und solitärem, zentralem Neurinom. (Zugleich ein Beitrag zur Klinik der infundibulären Prozesse.) Z. ges. Neurol. Psychiat. **93**, 62 (1924).

— Über das diffuse Neuroblastom und das Vorkommen multipler Geschwülste im Gehirn. Z. ges. Neurol. Psychiat. **139**, 500 (1932).

Joubert, M. J., Erasmus, J. F., Le Roux, P. A., Wright, M.: Pyogenic spinal epidural abscess, with notes on 5 cases. S. Afr. med. J. **35**, 1022 (1961).

Joyce, T. M.: Chordoma of the second and third cervical vertebrae. Surg. Clin. N. Amer. **13**, 85 (1933).

Juan, J. S.: Sindromes de compresion medular por espondilartrosis. Arch. Neurobiol. (Madr.) **19**, 109 (1956).

Juba, A.: Beiträge zur Klinik und Pathologie der Arachnitis spinalis. Dtsch. Z. Nervenheilk. **152**, 37 (1941).

Jucker, C., Proverbio, G. C.: Anatomo-pathological and clinico-radiological considerations on vertebral hemangioma. Arch. Sci. med. **115**, 365 (1963) [Italienisch].

Judd, G.: Myelography. Radiography **13**, 18 (1947).

Jüngling, O.: Ventrikulographie bzw. Enzephalographie im Dienste der Diagnostik von Erkrankungen des Gehirns mit besonderer Berücksichtigung der Hirntumoren. Ergebn. med. Strahlenforsch. **2**, 1—105 (1926); — Ref.: Zentr.-Org. ges. Chir. **37**, 794 (1927).

Juhl, J. H., Miller, S. M., Roberts, G. W.: Roentgenographic variations in the normal cervical spine. Radiology **78**, 591 (1962).

Jumentié, J.: Quadriplégie progressive avec rémission spontanée et guérison de trois ans suivies de rechute ayant entraîné la mort. Tumeur de la région cervicale de la moelle. Rev. neurol. **28**, 285 (1921).

— Quelques remarques à propos de l'évolution des tumeurs de la moelle. Rev. neurol. T. **39**, Ann. 30, 667 (1923).

— Gravité des lésions médullaires au cours de certaines par tumeur. Rev. neurol. **1928 I**, 53.

— Kononowa, E.: Cinq cas de tumeurs de la moelle. Etude histologique. Rev. neurol. **1912 I**, 481.

Jung, A.: Paraplégie pottique, traitée par la laminectomie suivie de greffes. Mém. Acad. Chir. **62**, 253 (1936).

Jung, B.: Über intramedulläre Rückenmarks-Tumoren. Diss. Halle 1935 (1936).

Junge, H.: Peridurographie. Dtsch. med. Wschr. **74**, 682 (1949).

— Osteochondrosis vertebrae, hinterer Bandscheibenvorfall und Lumbago-Ischias-Syndrom. Ergebn. Chir. Orthop. **36**, 223 (1950).

— Ursachen und Behandlung von Fehlergebnissen bei lumbalen Bandscheibenoperationen. Langenbecks Arch. klin. Chir. **267**, 473 (1951).

— Über diagnostische Befunde bei Peridurographie mit Ausnahme hinterer Bandscheibenvorfälle. Fortschr. Röntgenstr. **77**, 187 (1952).

— Wirbelsäule und periphere Durchblutungsstörung. Zbl. Chir. **84**, 559 (1959).

Junge, N.: Zwischenfälle und Gefahren bei periduraler Kontrastdarstellung. Nervenarzt **23**, 345 (1952).

Junghanns, H.: Anatomische Grundlagen und Röntgenbilder der Adolescenten-, Alters- und osteoporotischen Kyphosen. Röntgenpraxis **4**, 97 (1932).

JUNGHANNS, H.: Über die Häufigkeit gutartiger Geschwülste in den Wirbelkörpern (Angiome, Lipome, Osteome). Langenbecks Arch. klin. Chir. **169**, 204 (1932).
— Hämangiom des 3. Brustwirbelkörpers mit Rückenmarkskompression. Laminektomie, Heilung. Langenbecks Arch. klin. Chir. **169**, 321 (1932).
— Die Pathologie der Wirbelsäule. In: Handbuch der speziellen pathologischen Anatomie und Histologie. Hrsg. v. LUBARSCH, O. u. HENKE, F., Bd. IX/4, S. 216—429. Berlin: Springer 1939.
— Die anatomischen Grundlagen für die Erkennung der Chondrosis und Osteochondrosis intervertebralis im Röntgenbild. Acta radiol. (Stockh.) Suppl. **116**, 276—283 (1954).
JUNGOWSKA, A., CHMIELEWSKI, J., CYNOWSKI, L.: Przypadek pierwotnego kościotwórczego mięsaka kręgu. [Case of sclerosing form of osteogenic sarcoma of the spine.] Pol. Przegl. radiol. **21**, 91 (1957).
JURA, V.: Über ein großes Neurinom des 7. Halsnerven mit besonderer Berücksichtigung der Knochenveränderungen. Langenbecks Arch. klin. Chir. **174**, 341 (1933).
JUŽELEVSKIJ, A.: Die chirurgische Behandlung der Syringomyelie nach PUSSEP. Bruns' Beitr. klin. Chir. **148**, 389 (1930).
— Über Endomyelographie bei Höhlenbildung im Rückenmark. Langenbecks Arch. klin. Chir. **165**, 515 (1931).
KÁDÁR, A., KISMARTI-LECHNER, E.: Über ein am ventralen Abschnitt des II.—III. zervikalen Rückenmarksegments sitzendes Neurinom. Zbl. allg. Path. path. Anat. **102**, 9 (1961).
KADIN, L. S.: Tumours of the spinal cord and spine [Russisch]. Diss. Moskau 1947.
KADYI, H.: Über die Blutgefäße des menschlichen Rückenmarkes. Anat. Anz. **1**, 304 (1886).
— Über die Blutgefäße des menschlichen Rückenmarkes. Lemberg: Gubrynowicz & Schmidt 1889.
KAFKA, V.: Zur Frage der Liquorentstehung im normalen und pathologischen Zustande mit besonderer Berücksichtigung des Kompressionssyndroms. Dtsch. Z. Nervenheilk. **146**, 35 (1938).
— Ist die Cerebrospinalflüssigkeit eine Gewebsflüssigkeit? Dtsch. Z. Nervenheilk. **172**, 33 (1954).
— Stehen wir vor einer Krise der Liquordiagnostik? Dtsch. Z. Nervenheilk. **173**, 103 (1955).
KAHLER, J. E.: Carcinoma of the prostate gland: a pathologic study. J. Urol. (Baltimore) **41**, 557 (1939).
KAHLER, O.: Zur Symptomatologie des multiplen Myeloms; Beobachtung von Albumosurie. Wien. med. Presse **30**, 209, 253 (1889).
KAHN, E. A.: The role of the dentate ligaments in spinal cord compression and the syndrome of lateral sclerosis. J. Neurosurg. **4**, 191 (1947).
— BASSET, R. C., SCHNEIDER, R. C., CROSBY, E. C.: Correlative neurosurgery. Springfield (Ill.): Ch. C. Thomas 1955, 2. ed. 1969.
KAHN, M.: A case of scoliosis produced by spinal cord tumor. J. nerv. ment. Dis. **77**, 53 (1933).
KALBFLEISCH, H. H.: Spätveränderungen im menschlichen Gehirn nach intensiver Röntgenbestrahlung. Strahlentherapie **76**, 584 (1947).
KALIMA, T. V.: Ekstrakraniaalisten neurilemmoomien taudinkuvat. [Variability of clinical features in extracranial neurilemmomas.] Duodecim (Helsinki) **85**, 807 (1969).
KALINOVSKAIA, E. N.: On the problem of the causes of mutilation in children with tuberculosis of the spine complicated by compression of the spinal cord. Pediatriya **40**, 40 (1961) [Russisch].
KALISCHER, S.: Ein Fall von Teleangiectasie (Angiom) des Gesichts und der weichen Hirnhaut. Arch. Psychiat. Nervenkr. **34**, 171 (1901).
— Demonstration eines Präparates. (Aneurysma dissecans der Aorta mit Paraplegie.) Berl. klin. Wschr. **51 II**, 1286 (1914).
KALITKIN, K. N.: Epindimoma tsentral'nogo kanala prodolgovatogo mozga. [Ependymoma of the central canal of the medulla oblongata.] Vop. Neĭrokhir. **22**, 56 (1958).
KALLENBACH, H.: Modellversuche zur postoperativen Metastasenverhütung durch Zytostatika. Med. Klin. **61 II**, 1078 (1966).
KALM, H.: Über die Metastasierung von Geschwülsten in die Liquorräume. Zugleich ein Beitrag zur Frage der morphologischen Grundlage des Reflexverlustes. Dtsch. Z. Nervenheilk. **159**, 397 (1948).
— Ein malignes Tentoriummeningeom mit Metastasierung in die Oblongata und in die subarachnoidalen Liquorräume. Dtsch. Z. Nervenheilk. **163**, 131 (1949/50).
— Über Entstehung und Lokalisation der Querschnittslähmung. Dtsch. Z. Nervenheilk. **170**, 261 (1953).
KALSTONE, B. M., HOWELL, J. A., JR., CLINE, F. X., JR.: Granuloma inguinale with hematogenous dissemination to the spine. J. Amer. med. Ass. **176**, 530 (1961).
KAMBIN, P.: Myelography and myography. J. Amer. med. Ass. **183**, 902 (1963).
KAMINSKI, R.: Eine metastatische Peripachymeningitis und Periostitis spinalis purulenta nach Furunkulose. Inaug.-Diss. Greifswald 1917.
KAMMAN, G. R.: The occurence of Froin syndrome in diversified spinal lesions. Minn. Med. **9**, 173 (1926).
— Solitary (?) myeloma of spine with cord involvement. Minn. Med. **24**, 210 (1941).
KAMMEL, W.: Zur Pathologie und Therapie der Sacraldermoide. Chirurg **29**, 39 (1958).
KANAVEL, A. B.: Experiences in spinal cord surgery. J. nerv. ment. Dis. **45**, 456 (1917).
KANDET, P.: Guillain-Barré-Syndrom, klinisches Bild und Differentialdiagnose. Schweiz. Arch. Neurol. Psychiat. **75**, 83 (1955).
KANTARJIAN, A. D.: A neurofibroma of the spinal cord. J. roy. Fac. Med. Iraq. **12**, 199 (1948).

Kanzow, U.: Tumor-Erkrankungen. Kritisches zur Chemotherapie der Tumoren. Rheinisches Ärztebl. **22**, 79 (1968).

Kao, Ch. C., Uihlein. A., Bickel, W. H., Soule, E. H.: Lumbar intraspinal extradural ganglion cyst. J. Neurosurg. **29**, 168 (1968).

Kaplan, A.: Epidural hemangio-endothelioma. J. Mt Sinai Hosp. **2**, 64 (1935).

— Acute spinal cord compression following hemorrhage within extradural neoplasm. Amer. J. Surg. **57**, 450 (1942).

— Neurofibroma of cauda equina causing recurrent "sciatica" for 20 years. Bull. Hosp. Jt Dis. (N.Y.) **8**, 155 (1947).

— Neurilemmoma of cauda equina in patient with spondylolisthesis. Bull. Hosp. Jt Dis. (N.Y.) **16**, 54 (1955).

— Intraspinal cholesteatoma: report of two cases. Bull. Hosp. Jt Dis. (N.Y.) **20**, 9 (1959).

— Bender, M. B., Sapirstein, M.: Sciatic pain, significance of cauda equina tumor. J. Bone Jt Surg. A **24**, 193 (1942).

— Lautkin, A.: Early localization of acute epidural abscess with use of pantopaque. N.Y. St. J. Med. **47**, 1021 (1947).

— Matles, A.: Compression of the thoracic spinal cord in a patient with scleroderma. Bull. Hosp. Jt Dis. (N.Y.) **18**, 98 (1957).

— Umansky, A. L.: Myelographic defects of herniated intervertebral discs simulating cauda equina neoplasms. Amer. J. Surg. **81**, 262 (1951).

Kaplan, I., Lerman, P.: Sacrococcygeal teratoma in a premature infant. Harefuah **61**, 198 (1961). [Hebräisch].

Kaplan, L. A., Voris, H. C.: Cervical cord tumor simulating cerebral vascular disease. Dis. nerv. Syst. **11**, 182 (1950).

Kaplan, L. I.: Vertebral hemangioma in children. J. Pediat. **28**, 498 (1946).

— Denker, P. G.: Acute non-traumatic spinal epidural hemorrhage. Amer. J. Surg. **78**, 456 (1949).

Karaskiewicz, J. K.: Primary neoplasms of the spine (hemangioma corporis vertebrae). Pol. Tyg. lek. **13**, 1369 (1958) [Polnisch].

Karavitis, A. L.: Ependymomas and oligodendrogliomas of the thoracic portion of the spinal cord. Thesis, Graduate School, University of Minnesota 1954.

Karcher, G.: Pilonidalsinus der Sakrokokzygialregion. Ärztl. Prax. **20**, 2269 (1968).

Karger, P.: Die Wurzelschmerzen bei intramedullären Neubildungen. Mschr. Psychiat. Neurol. **39**, 167 (1916).

Karlén, A.: Komplikationen bei intraduraler Per-Abrodil Myelographie. Acta chir. scand. **87**, 182 (1942).

— Todesfall an Fett-Knochenmarkembolie und Urämie nach „intraduraler" Per-Abrodil-Myelographie. Acta chir. scand. **87**, 497 (1942).

Karpati, M.: Possible roentgeno-diagnosis of spinal tumors. Ideggyóg. Szle **15**, 58 (1962) [Ungarisch].

Karpisch, J., Obrda, O.: Ungewöhnliche Ursache einer Rückenmarkskompression. Čas. Lék. čes. **88**, 1394 (1949) [Tschechisch].

Karplus, J., Kreidl, A.: Ein Beitrag zur Kenntnis der Schmerzleitung im Rückenmark. Pflügers Arch. ges. Physiol. **158**, 275 (1914).

Karshner, R. G., Rand, C. W., Reeves, D. L.: Epidural hemangioma associated with hemangioma of the vertebrae. Arch. Surg. **39**, 942 (1939).

Karyofilis, A., Schiersmann, O.: Zur röntgenologischen Differentialdiagnose des Cauda-Syndroms. Nervenarzt **40**, 542 (1969).

Karzis, M.: Röntgen-Tiefenbehandlung eines Falles von Sarkom des Unterkiefers mit Paralyse der Extremitäten, infolge Wirbelmetastase. Med. Welt **7 I**, 666 (1933).

Kastert, J.: Die operativ-tuberkulostatische Herdtherapie der tuberkulösen Spondylitis nach Kastert. Münch. med. Wschr. **94**, 1277 (1952).

Kato, K.: Zur Exstirpation maligner Geschwülste des Rückenmarks. Inaug.-Diss. Göttingen 1911.

Katz, J. F.: Spontaneous fractures in paraplegic children. J. Bone Jt Surg. A **35**, 220 (1953).

Katz, S. H., Harrison, A. W., Key, J. A.: Vertebral erosion by an atherosclerotic lumbar aortic aneurysm: an unusual case. Canad. med. Ass. J. **87**, 187 (1962).

Katzenstein, R.: Über innere Recklinghausensche Krankheit (Endotheliome, Neurinome, Gliome, Gliose, Hydromyelie). Virchows Arch. path. Anat. **286**, 42 (1932).

Katzenstein-Sutro, E.: Zur Differentialdiagnose zwischen Tumor spinalis und multipler Sklerose. Praxis **31**, 367; 385 (1942).

— Die Hämangiome und ihre neurologischen Erscheinungen. Schweiz. Arch. Neurol. Psychiat. **58**, 130 (1946).

— Bosch-Gwalter, T.: Neurologische und psychiatrische Symptomatologie im Gesamtbild der Ostitis deformans Paget. Schweiz. Arch. Neurol. Psychiat. **85**, 11 (1960).

Kaufhold, N.: Beitrag zur chirurgischen Behandlung von Sympathicustumoren (Ganglioneuromen) der Brust- und Bauchhöhle. Bruns' Beitr. klin. Chir. **180**, 186 (1950).

Kaufmann, E.: Enkatarrhaphie von Epithel. Virchows Arch. path. Anat. **47**, 236 (1884).

— Pathologische Anatomie der malignen Neoplasmen der Prostata. Dtsch. Z. Chir. **53**, 381 (1902).

— Lehrbuch der speziellen pathologischen Anatomie, für Studierende und Ärzte. 7. u. 8. neubearb. Aufl. Bd. I, S. 950, 951. Berlin u. Leipzig: Vereinigung wiss. Verlage 1922.

KAUFMANN, E.: Lehrbuch der speziellen pathologischen Anatomie. Bd. 1. 2, T. 1, Lfg. 1. 2. 3., T. 2. Berlin: W. de Gruyter & Co. 1931—1941.

KAUFMANN, R.: Anatomie pathologique et pathogénie du mal de Pott. Ann. Anat. path. 13, 81 (1936).

KAUTZKY, R.: Das gefäßreiche parietale Glioblastom. Dtsch. Z. Nervenheilk. 159, 57 (1948).

— Beitrag zur Kenntnis der traumatischen Rückenmarkszysten. Zbl. Neurochir. 10, 110 (1950).

— Gedanken zur Altersdisposition bei Hirntumoren. Zbl. Neurochir. 19, 224 (1959).

— ZÜLCH, K. J.: Neurologisch-neurochirurgische Röntgendiagnostik und andere Methoden zur Erkennung intrakranialer Erkrankungen. Berlin-Göttingen-Heidelberg: Springer 1955.

KAVANAUGH, G. J., SVIEN, H. J., HOLMAN, C. B., JOHNSON, R. M.: "Pseudoclaudication" syndrome produced by compression of the cauda equina. J. Amer. med. Ass. 206, 2477 (1968).

KAVETSKY, R. E., TURKEVICH, N. M., AKIMOVA, R. N., KHAYETSKY, I. K., MATVEICHUCK, Y. D.: Induced carcinogenesis under various influences on the hypothalamus. Ann. N.Y. Acad. Sci. 164, 517 (1969).

KAWAI, H.: Cytoplasmic granules in nerve cells of the spinal cord following transection of sciatic nerve of guinea pig. Exp. Neurol. 7, 457 (1963).

KAWASHIMA, K.: Zur Kenntnis der eitrigen Myelitis. Virchows Arch. path. Anat. 200, 461 (1910).

— Über ein Sarkom der Dura mater spinalis und dessen Dissemination im Meningealraum mit diffuser Pigmentation der Leptomeningen. Virchows Arch. path. Anat. 201, 297 (1910).

KAY, H. D., SIMPSON, S., RIDDOCH, G., VILLANDRÉ, B.: Osteitis deformans. Arch. intern. Med. 53, 208 (1934).

KAYE, J. J., FREIBERGER, R. H.: Eosinophilic granuloma of the spine without vertebra plana. A report of two unusual cases. Radiology 92, 1188 (1969).

KAZANTSEVA, G. S.: A case of primary echinococcus of the spinal cord. Vop. Neïrokhir. 23, 49 (1959) [Russisch].

KAZIN, J.: Zur Differentialdiagnose zwischen extramedullären und intramedullären Tumoren des Rückenmarks. Inaug.-Diss. Basel 1939 (1940).

KEEGAN, J. J.: Neurosurgical interpretation of dermatome hypalgesia with herniation of the lumbar intervertebral disk. J. Bone Jt Surg. old ser. 26, 238 (1944).

— Relations of nerve roots to abnormalities of lumbar and cervical portions of the spine. Arch. Surg. 55, 246 (1947).

KEENER, E. B.: Abscess formation in the spinal cord. Brain 78, 394 (1955).

KEFELI, I. E.: Blood vessels of the pia mater in the spinal cord. Vop. Neïrooftal. 27, 35 (1963) [Russisch].

KEHRER, H. E.: Die Myelographie mit Sauerstoff zur Diagnosestellung des Bandscheibenvorfalles. Dtsch. med. Wschr. 74, 700 (1949).

KEIDAN, S. E.: Paraplegia in childhood malignant disease. Acta paediat. scand. Suppl. 172, 110 (1967).

KEIENBURG, F.: Über akute eitrige Perimeningitis. Med. Klin. 20, 640 (1924).

KEIJSER, S.: Haemangioom van de wervel. Ned. T. Geneesk. 94 I, 574 (1950).

KEITH, W. S.: Spinal epidural granuloma. Proc. roy. Soc. Med. 37, 376 (1944).

KELLEY, J. W., GUIAO, A. M.: Sacrococcygeal teratoma. Plast. reconstr. Surg. 24, 522 (1959).

KELLNER, K., LEY, H.: Wandlungen im Krankheitsbild des epiduralen Abszesses verschiedener Genese durch Antibiotika. Münch. med. Wschr. 97, 1205 (1955).

KELLY, L. C.: Vertebral hemangioma with neurologic symptoms. N.Y. St. J. Med. 40, 1607 (1940).

KELLY, M.: Is pain due to pressure on nerves? Spinal tumors and intervertebral disk. Neurology (Minneap.) 6, 32 (1956).

KELLY, T. S. B.: Non-parasitic extradural cyst of the spinal canal. Lancet 1937 II, 13.

KEMÉNIFFY, A.: Familial chondrodystrophy. Gyógyászat (Budapest) 64, 631 (1924) [Ungarisch].

KEMP, A.: Een nieuw symptoom bij prolaps van de tussenwervelschijf. Ned. T. Geneesk. 94 II, 1750 (1950).

— Diagnostiek en behandeling van de lumbale hernia nuclei pulposi. I & II. Ned. T. Geneesk. 97 IV, 3054; 3116 (1953).

— Two cases of protruded intervertebral disc in children with dysrhaphic features. Folia psychiat. neerl. 61, 560 (1958).

KEMPF, F., WAHL, R., SIMLER, M.: Maladie de von Recklinghausen cutanée à localisation rachidienne. J. Radiol. Électrol. 42, 158 (1961).

KEMPINSKY, W. H., MORGAN, P. P., BONIFACE, W. R.: Osteoporotic kyphosis with paraplegia. Neurology (Minneap.) 8, 181 (1958).

KENDALL, B., RUSSELL, J.: Haemangioblastomas of the spinal cord. Brit. J. Radiol. 39, 817 (1966).

KENNADY, J. C., STERN, W. E.: Metastatic neoplasms of the vertebral column producing compression of the spinal cord. Amer. J. Surg. 104, 155 (1962).

KENNEDY, A. M., ROGERS, L.: Tumours of the spinal cord. Lancet 214 I, 225.

— — Spinal cord tumours. Lancet 218 I, 854 (1930).

KENNEDY, F., DENKER, P. G., OSBORNE, R.: Early laminectomy for spinal cord injuries not due to subluxation. Amer. J. Surg. 60, 13 (1943).

— EFFRON, A. S., PERRY, G., The grave spinal cord paralyses caused by spinal anesthesia. Surg. Gynec. Obstet. 91, 385 (1950).

— ELSBERG, C. A., LAMBERT, C. I.: A peculiar undescribed disease of the nerves of the cauda equina. Amer. J. med. Sci. 147, 645 (1914).

Kenneth, H., Abbott, N. D., Petter, R. H., Warren, H., Leimbach, M. D.: The role of perineural sacral cysts on the sciatic and sacrococcygeal syndromes. J. Neurosurg. 14, 5 (1957).

Keplinger, J. E., Bucy, P. C.: Giant-cell tumors of the spine. Ann. Surg. 154, 648 (1961).

Kernohan, J. W.: The ventriculus terminalis: Its growth and development. J. comp. Neurol. 38, 107 (1924).

— Classification histologique des gliomes de la moelle épinière et du filum terminale. Schweiz. Arch. Neurol. Neurochir. Psychiat. 29, 113 (1932).

— Primary tumors of the spinal cord and intradural filum terminal. In: Cytology and cellular pathology of the nervous system. Contrib. . . Ed. by W. Penfield. Vol. 3, p. 991—1025. New York: Hoeber 1932.

— Tumors of the central nervous system. Proc. Staff Meet. Mayo Clin. 13, 827 (1938).

— Tumors of the spinal cord. Arch. Path. 32, 843 (1941).

— Summary of papers on malignancy of gliomas. Proc. 2. Internat. Congr. Neuropath. London 1955. P. 1, p. 287—288. Amsterdam: The Excerpta Medica Foundation 1955.

— Fletcher-Kernohan, E. M.: Ependymomas: A studa of 109 cases. Res. nerv. ment. Dis. Proc. (1935) 16, 182 (1937).

— Learmonth, J. R., Doyle, J. B.: Neuroblastomas and gangliocytomas of the central nervous system. Brain 55, 278 (1932).

— Mabon, R. F., Svien, H. J., Adson, A. W.: A simplified classification of the gliomas. Proc. Staff Meet. Mayo Clin. 24, 71 (1949).

— Ody, F. A.: Classificación histológica de los tumores de la medula y del filum terminale. Ars méd. (Barcelona) 9, 253 (1933).

— Parker, H. L.: A case of Recklinghausen's disease with observations on the associated formation of tumors. J. nerv. ment. Dis. 76, 313 (1932).

— Sayre, G. P.: Tumors of the central nervous system. In: Atlas of tumor pathology. Sect. 10, 35 & 37. National Research Council, Armed Forces Institute of Path., Washington, D. C. 1952.

— — Tumours of the central and peripheral nervous systems. In: Cancer. Ed. by R.W. Raven. Vol. 2, p. 525. London: Butterworth & Co. 1958.

— Uihlein, A.: Sarcomas of the brain. Springfield (Ill.): Ch. C. Thomas 1962.

— Woltmann, H. W.: Intramedullary tumors of the spinal cord. Arch. Neurol. Psychiat. (Chic.) 25, 676 (1931).

— — Adson, A. W.: Intramedullary tumors of the spinal cord: a review of fifty-one cases, with an attempt at histologic classification. Arch. Neurol. Psychiat. (Chic.) 25, 679 (1931).

— — — Gliomas arising from the region of the cauda equina; clinical, surgical and histologic considerations. Arch. Neurol. Psychiat. (Chic.) 29, 287 (1933).

— — — Gliomas of the cerebellopontine angle. J. Neuropath. exp. Neurol. 7, 349 (1948).

— — Barnes, A. R.: Involvement of the nervous system associated with endocarditis. Arch. Neurol. Psychiat. (Chic.) 42, 789 (1939).

Kerppola, W.: Ist die erhalten gebliebene Sensibilität der letzten Sacralsegmente ein differentialdiagnostisches Unterscheidungsmerkmal zwischen extra- und intramedullären Rückenmarksaffektionen? Acta med. scand. 57, 527 (1922/23).

Kerr, F. W. L., Schwartz, H. G., Seaman, W.: Experimental effects of radioactive colloidal gold in subarachnoid space; clinical application in treating brain tumors. Arch. Surg. 69, 694 (1954).

Keschner, M.: Case of Hodgkin's disease with compression of spinal cord. J. Mt Sinai Hosp. 5, 301 (1938).

— Davison, Ch.: Myelitic and myelopathic lesions. III. Arteriosclerotic and arteritic myelopathy. Arch. Neurol. Psychiat. (Chic.) 29, 702 (1933).

— — Myelitic and myelopathic lesions. V. Compressions of the spinal cord by repanding lesions producing mild, moderate or marked interference with the circulation leading to myelopathy. Arch. Neurol. Psychiat. (Chic.) 30, 592 (1933).

Kesert, B. H.: Tumor of the medulla oblongata. Arch. Neurol. Psychiat. (Chic.) 30, 1394 (1933).

Kessel, F. K.: Diskussionsbeitrag zu: Rintelen, F.: Die ophthalmologischen Symptome und Syndrome bei infratentoriellen Hirntumoren; — Ref. auf der 45. Generalversammlung der ophthal. Ges. Genf, 26.—28. Sept. 1952. Ophthalmologica (Basel) 125, 320 (1953). — Schweiz. med. Wschr. 83, 271 (1953).

— Jaeger, F.: Eingriffe am Rückenmark. In: Chirurgische Operationslehre. Hrsg. v. B. Breitner. Bd. I, 5. Beitr., S. 1—81. Wien u. Innsbruck: Urban & Schwarzenberg 1955.

— — Interventi sul midollo spinale. In: Breitner, B.: Trattato di technica chirurgica, vol. II. Napoli: Luigi Russo 1961.

Kessel, K. M.: Zur Verbesserung der Frühdiagnose bei Rückenmarkstumoren. Inaug.-Diss. Köln 1969.

Kessler, F.: Klinik und Histopathologie eines Kaposi-Sarkoms des Skeletts. (Bein, Becken, Wirbelsäule.) Z. Orthop. 93, 122 (1960).

Kestler, O. C.: The significance of x-ray interpretation in fractures of dorsal and lumbar vertebral bodies. Bull. Hosp. Jt Dis. (N.Y.) 29, 212 (1968).

Kettunen, K., Karjalainen, P.: External counting of radiostrontium (85 SR) in the differential diagnosis of juvenile osteochondrosis of the spine. Ann. Chir. Gynaec. Fenn. 58, 9 (1969).

Keuth, U.: Geburtstraumatische Verletzungen von Wirbelsäule und Rückenmark. Fortschr. Med. 82, 797 (1964).

Key, J. A.: The conservative and operative treatment of lesions of the intervertebral discs in the low back. Surgery 17, 291 (1945).

KEY, J. A.: Intervertebral disc lesions in children and adolescents. J. Bone Jt Surg. A **32**, 97 (1950).

— FORD, L. T.: Experimental intervertebral disc lesions. J. Bone Jt Surg. A **30**, 621 (1948).

KEYSERLINGK, H. VON: Differentialdiagnostische Erwägungen bei Halsmarkprozessen. Ärztl. Wschr. **4**, 600 (1949).

KHAES, L. B., KALENCHUK, Z. N.: A case of chloroma of the spine. Vop. Neĭrokhir. **25**, 59 (1961) [Russisch].

KHATIB, R., COOK, A. W.: Spontaneous spinal epidural hematoma. N.Y. St. J. Med. **66**, 989 (1966).

KHAYME, T. B., GLONTI, T. I.: Ganglioneuroblastoma of posterior mediastinum entering into cerebrospinal canal. Nevropat. i Psichiat. **40**, 97 (1940) [Russisch].

KHEVSURIANI, SH. O., CHIKOVANI, K. S.: Electromyography and electroexcitability in discogenic compressions of the cauda equina. Zh. Nevropat. Psikhiat. **69**, 499 (1969) [Russisch].

KHILNANI, M., WOLF, B.: Transverse diameter of cervical spinal cord on pantopaque myelography. J. Neurosurg. **20**, 660 (1963).

KHOMINSKIĬ, V. S.: Diskussionnye zamechaniia po voprosu o poniatii „zlokachestvennost" v neĭroonkologii. (Otvet na diskussiiu.) [Remarks on the discussion concerning the concept of "malignancy" in neuro-oncology. (Answer to the Discussion.)] Vop. Neĭrokhir. **29**, 53 (1965) [Russisch].

KHONDKARIAN, O. A.: Irrtümer in der Diagnose der Rückenmarkstumoren. Zh. Nevropat. Psikhiat. **59**, 1025 (1959) [Russisch].

KHOSLA, S. N., MEHROTRA, A. N.: Cauda equina syndrome. J. Ass. Phycns India **11**, 661 (1963).

KIEFER, E. D.: Abdominal pain as misleading symptom in spinal cord tumors. Amer. J. dig. Dis. **2**, 520 (1935).

KIEFFER, S. A., D'ANGIO, G. J., NOWAK, T. J.: Laboratory studies of intrathecal radiogold with a new rationale for its use. Radiology **87**, 1120 (1966).

KIEL, F. W., STARR, L. B., HANSEN, J. L.: Primary melanoma of the spinal cord. J. Neurosurg. **18**, 616 (1961).

KIENBÖCK: Zit. nach WEIL, S., Die Systemerkrankungen der Wirbelsäule, S. 412. In: Handbuch der Orthopädie. Hrsg. v. HOHMANN, G., HACKENBROCH, M., LINDEMANN, K., Bd. II, S. 381. Stuttgart: Georg Thieme 1958.

KIENBÖCK, R.: Röntgendiagnostik der Knochen- und Gelenkkrankheiten. Bd. 1 u. 2, 1.2. (Nebst) Erg.-H. Berlin-Wien: Urban & Schwarzenberg 1933—1943.

— Schmerzhafte Dorsalkyphose. Röntgenpraxis **12**, 45 (1940).

— Angeborene Kyphoskoliose durch Blockwirbel. Röntgenpraxis **12**, 184 (1940).

— Über Wirbelsarkome. Bruns' Beitr. klin. Chir. **171**, 497 (1940/41).

— RÖSLER, H.: Neurofibromatose. Fortschr. Röntgenstr., Erg.-Bd. **42**, 1—52 (1933).

— SÉZEGHY, M.: Ein seltener Fall von Ostitis deformans. Magy. röntg. közl. **6**, 60 (1932) [Ungarisch].

— — Ein Fall von Ostitis deformans Paget. Röntgenpraxis **5**, 196 (1933).

KIHARA, F., INDOE, Y., ARIMA, I., ONO, M., MASUMOTO, H.: Case of Recklinghausen's disease presenting as acute porphyria in the terminal stage. Naika **18**, 381 (1966) [Japanisch].

KIKUI, E., BABA, Y., OSHIMA, Y.: Autopsy case of transitional epidermoid carcinoma of the renal pelvis with spinal metastasis as the main symptom. Seikei Geka [Orthopaedic Surgery.] **20**, 447 (1969) [Japanisch].

KILIAN, H. F.: De spondylolisthesi gravissimae pelvangustiae caussa nuper detecta commentatio anatomico-obstetricia. Bonnae: C. Georgii 1853.

— Die Wirbelschiebung — Spondyloisthesis — höchster Beckenenge Grund und Anlaß, S. 1—56. In: KILIAN, H. F., Schilderungen neuer Beckenformen und ihres Verhaltens im Leben. Mannheim: Bassermann & Mathy 1854.

— Schilderungen neuer Beckenformen und ihres Verhaltens im Leben. Mannheim: Bassermann & Mathy 1854.

KILICHAN, E.: Vertebra kist hidatigi. Türk Tip Cem. Mec. **24**, 311 (1958).

KILLEN, D. A., LANCE, E. M.: Investigation of means to prevent spinal cord and renal damage incident to Urokon aortography. Surgery **51**, 338 (1962).

KILMAN, J. W., KRONENBERG, M. W., O'NEILL, J. A., JR., KLASSEN, K. P.: Surgical resection for pulmonary metastases in children. Arch. Surg. **99**, 158 (1969).

KIM, C. D., PARK, T. S., MUN, T. S.: Intraspinal tumor. J. Korean med. Ass. **5**, 1584 (1962) [Koreanisch].

KIM, C. Z.: Thoracic cord tumor. Korean Nurse **4**, 70 (1965) [Koreanisch].

KIM, Y. B., SONG, I. H., KIM, B. J.: A case of adhesive spinal arachnoiditis after pantopaque myelography and cisternal myelography with specially devised spinal needles. J. Korea surg. Soc. **5**, 27 (1963) [Koreanisch].

KIMBERLEY, A. G.: Pitfalls in spinal surgery. West. J. Surg. **70**, 238 (1962).

KIN, S. S.: Intramedulläres Hämangioendotheliom. Arch. jap. Chir. **16**, 238 (1939) [Japanisch].

KINAL, N. E., SEJONVICH, C.: Spinal cord compression by an intermedullary aneurysm. A case report and review of literature. J. Neurosurg. **14**, 561 (1957).

KINDRED, J. E., ALLEN, M. S.: Sacrococcygeal tumor; report of a case in a newborn child with remarks on etiology. Virginia med. Mth. **86**, 404 (1959).

KING, A. B.: Intramedullary epidermoid tumor of the spinal cord. J. Neurosurg. **14**, 353 (1957).

— CHAMBERS, J. W., GAREY, J.: Primary malignant melanoma of the spinal cord. Arch. Neurol. Psychiat. (Chic.) **68**, 266 (1952).

— PROPST, H. D.: Melanomas of the central nervous system: description of a primary spinal cord melanoma. Guthrie Clin. Bull. (Sayre) **21**, 19 (1951).

King, A. B.: Richter, C. P.: Spinal subdural abscess due to congenital dermal sinus and accompanying changes in the autonomic nervous system. Bull. Johns Hopk. Hosp. 85, 431 (1949).

King, J. E.: Extradural diploic and intradural epidermoid tumors. Ann. Surg. 109, 649 (1939).

King, O. J., Jr., Glas, W. W.: Spinal subarachnoid haemorrage following lumbar puncture. Arch. Surg. 80, 574 (1960).

Kingreen, O.: Zur Röntgenbehandlung der Wirbelsäulentumoren, insbesondere der Sarkome. Langenbecks Arch. klin. Chir. 155, 283 (1929).

Kini, M. G., Arunachalam, A. P.: Spinal corp tumors. Indian J. Surg. 2, 4 (1940).

Kinney, L. C.: Multiple myeloma. Radiology 35, 667 (1940).

Kinney, T. D., Fitzgerald, P. J.: Lindau-Von Hippel disease with hemangioblastoma of the spinal cord and syringomyelia. Arch. Path. 43, 439 (1947).

Kipfer, M.: The lipiodol study of the cervical spine and the cranio-spinal joint. Presse méd. 68, 1011 (1960) [Französisch].

Kirch, E.: Über die pathogenetischen Beziehungen zwischen Rückenmarksgeschwülsten und Syringomyelie. Z. ges. Neurol. Psychiat. 117, 231 (1928).

Kircher, J. P.: Lumbar medullary syndromes of vascular origin. Maroc méd. 39, 250 (1960) [Französisch].

Kirgis, H. D., Echols, D. H.: Syringo-encephalomyelia: Discussion of related syndromes and pathologic processes, with report of a case. J. Neurosurg. 6, 368 (1949).

Kirk, G. D.: Sacrococcygeal teratoma. Amer. J. Surg. 95, 1015 (1958).

Kirklin, B. R., Moore, C.: Roentgenologic manifestations of giant cell tumor. Amer. J. Roentgenol. 28, 145 (1932).

Kirmisson, E.: Manuel de pathologie externe. II: Maladies des régions. Tête et rachis. Paris: G. Masson 1885.

— In: Traité de chirurgie. Publ. sous la dir. de Simon Duplay, Paul Reclus. T. 1—8. Paris: Masson 1890—1892.

— Déformation considérable du membre inférieur gauche consécutive à une ostéomyélite ancienne avec pseudarthrose du tibia et hyperthropie compensatrice du péroné. Rev. Orthop. 14, 461 (1903).

— L'osteomyélite et son traitement par le procédé de Mosetig. Rev. méd.-chir. (Paris) 26, 407 (1905).

— Les ostéomyélites. Progr. méd. (Paris) 29, 643 (1913).

Kirsch, E.: Zur Kenntnis der Neurinome bei Recklinghausenscher Krankheit. Z. ges. Neurol. Psychiat. 74, 379 (1922).

Kirsch, W. M., Hodges, F. J.: An intramedullary epidermal inclusion cyst of the thoracic cord associated with a previously repaired meningocele. Case report. J. Neurosurg. 24, 1018 (1966).

Kirschner, M.: Allgemeine und spezielle chirurgische Operationslehre. Bd. III/1: Gueleke, N., Kleinschmidt, O.: Die Eingriffe am Gehirnschädel, Gehirn, Gesicht, Gesichtsschädel, an der Wirbelsäule und am Rückenmark. Berlin: Springer 1935.

Kisch, E.: Diagnose und Therapie der Knochen- und Gelenktuberkulose. 2. Aufl. Leipzig: F. C. W. Vogel 1925.

Kissel, P.: Diagnostische Schwierigkeiten bei Rückenmarkskompressionen. Rev. méd. Nancy 73, 83 (1948) [Französisch].

— Primäres Melanom der Rückenmarkshäute im Bulbocervicalbereich. Rev. neurol. 82, 385 (1950) [Französisch].

— Arnould, G., Hartemann, P., Dureux, J.: Tumeur épidurale à myéloblastes révélatrice d'une leucémie aiguë. Bull. Soc. méd. Hôp. Paris 69, 881 (1953).

— — Lepoire, J., Dureux, J., Tridon, P., Schmitt, J.: Angiome racémeux de la moelle et angiome choroidien. Rev. neurol. 98, 216 (1958).

— Lepoire, J., Dureux, J., Schmitt, J., Tridon, P.: Compression médullaire par lymphosarcome épidural. Exérèse chirurgicale suivie de récupération nerveuse totale; récidive ganglionnaire, deux ans après. Bull. Soc. méd. Hôp. Paris 74, 232 (1958).

— Rousseaux, R., Beau, A., Midon, J., Arnould, G.: Mélanome méningé primitif à localisation bulbocervicale. Rev. neurol. 82, 385 (1950).

Kitain, H.: Zur Kenntnis der Häufigkeit und der Lokalisation von Krebsmetastasen mit besonderer Berücksichtigung ihres histologischen Baues. Virchows Arch. path. Anat. 238, 289 (1922).

Kitov, D.: Primary tumors of bones of the skull and spinal column with involvement of the nervous system. Chirurgiia 14, 307 (1961) [Bulgarisch]; — Ref.: Primäre Knochentumoren des Schädels und des Rückenmarkes mit Schädigung des Nervensystems. Med. Sowjetunion Volksdem. 9, 782 (1962).

Kitsugawa, K., Usuki, S., Takamura, R.: Ein interessanter Fall von primärem Lungencarcinom und dessen Rückenmarksmetastase. Nagasaki Igakkai Zasshi 13, 185 (1935).

Kizio, H. J.: Zur Behandlung von Miktionsstörungen. Ärztl. Prax. 9, 3 (1957).

Kjellberg, N. G.: Zit. nach Chabrol, E.: Les tumeurs du bulbe. Encéphale 3, 403 (1908).

— Om behandlingen af paralysie générale. Uppsala: W. Schultz 1869. (Repr.: Upsala Läkarefor. Förh. 4, 1868/69.)

Kjellin, K. G.: The CSF iron in patients with neurological diseases. Acta neurol. scand. 43, 299 (1967).

Klaassen, C. H., Persijn van Meerten, O. H., Jager, H. de: Een Patient met asbestosis pulmonum en mesothelioma pleurae et peritonei met hematogene Metastasen. Ned. T. Geneesk. 113 I, 612 (1969).

KLACKENBERG, G.: Über Rückenmarksgeschwülste im Kindesalter, im Anschluß an einen Fall von intra-medullärem Gliom bei einem einjährigen Kinde. Ann. paediat. (Basel) **163**, 183 (1944).

KLAR, E., HENN, R.: Erfahrungen mit 262 Laminektomien. Langenbecks Arch. klin. Chir. **296**, 614 (1961).

KLAUE, R.: Beitrag zur pathologischen Anatomie der Verletzungen des Rückenmarks. Arch. Psychiat. Nervenkr. **180**, 206 (1948).

— Beitrag zum Krankheitsbild der Myelopathia necroticans. Dtsch. Z. Nervenheilk. **166**, 137 (1951).

KLAUENFLÜGEL, H.: Liquorbefunde bei Rückenmarkstumoren. Arch. Neurol. Psychiat. **114**, 506 (1941/42).

KLAUS, E.: Die familiäre Form der basilären Impression. Schweiz. Arch. Neurol. Neurochir. Psychiat. **104**, 31 (1969).

— DOUBRAVA, O.: Méne obvyklý prúbeh hemangiomu páterniho. (Vertebral hemangioma with an unusual course.) Čs. Neurol. **19**, 185 (1956).

KLAUSBERGER, E. M.: Neuritische Erscheinungen als Erstsignal bei Knochenlues. Wien. med. Wschr. **97**, 385 (1947).

KLEFENBERG, G., SALTZMAN, G. F.: Gas myelographic studies in syringomyelia. Acta radiol. (Stockh.) **52**, 129 (1959).

KLEIHUES, P., MATSUMOTO, S., WECHSLER, H., ZUELCH, K. J.: Morphologie und Wachstum der mit Äthyl-nitrosoharnstoff transplazentar erzeugten Tumoren des Nervensystems. Verh. dtsch. Ges. Path. **52**, 372 (1968).

KLEIMANS, M., KABANCHIK, M.: Diagnosis of dorsolumbosacral compressions. Pren. méd. argent. **40**, 1349 (1953) [Spanisch].

KLEIN, M. R.: Les tumeurs de la moelle chez l'enfant. Acta Neurochir. (Wien) **9**, 69 (1960).

— Neuro-chirurgie infantile. Avec la collab. de ... Paris: Doin, Deren & Cie 1966.

KLEIN, R.: Fehlende Eigenreflexe an den unteren Extremitäten als Frühmerkmal der Rückenmarksmetastasen. Arch. Psychiat. Nervenkr. **104**, 49 (1936).

KLEINBERG, S.: Osteoid-osteoma. Amer. J. Surg. **66**, 396 (1944).

— Scoliosis with paraplegia. J. Bone & Jt Surg. A **33**, 225 (1951).

— Vertebral osteomyelitis secondary to diagnostic lumbar puncture. Bull. Hosp. Jt Dis. (N.Y.) **17**, 30 (1956).

KLEINSASSER, O., ALBRECHT, H.: Die Hämangiome und Osteohämangiome der Schädelknochen. Langenbecks Arch. klin. Chir. **285**, 115 (1957).

— — Die gutartigen fibroossären Tumoren des Schädels; ein Beitrag zur Klinik und Pathologie der knochen-gewebsbildenden Gewächse des Schädeldaches und der Nasennebenhöhlen. Langenbecks Arch. klin. Chir. **285**, 498 (1957).

— — Die Epidermoide der Schädelknochen. Langenbecks Arch. klin. Chir. **285**, 498 (1957).

KLEMM, H.: Zur Kenntnis des Echinococcus alveolaris der Leber. Aerztl. Int.-Bl. (München) **30**, 451, 462 (1883).

KLEMME, R. M.: Plasma cell myelomas causing cord compression: a report of 5 cases. Sth. med. J. (Bgham, Ala.) **26**, 692 (1933).

KLENIEWSKI, A., MATYJEK, J., CHALUPNIK, S.: Rozdwojenie rdzenia (Diastematomyelia). Neurol. Neurochir. Psychiat. Pol. **3**, 79 (1969).

KLIENEBERGER, O. L.: Klinischer Beitrag zu den Erkrankungen der Cauda equina. Mschr. Psychiat. Neurol. **24**, 97 (1908).

— Ein eigenthümlicher Liquorbefund bei Rückenmarkstumoren. Mschr. Psychiat. Neurol. **28**, 346 (1910).

KLINE, T. S., SPEIGEL, I. J., TINSLEY, M.: Tumor cells in the cerebrospinal fluid. J. Neurosurg. **19**, 679 (1962).

KLING, C. A.: Ein Beitrag zur Kenntnis der Rückenmarkstumoren und Höhlenbildungen im Rückenmark. Z. klin. Med. **63**, 322 (1907).

KLINGMAN, M. N., KALINKA, V. D.: Micrometastatic cancers in the spinal cord simulating Duchenne-Aran spinal amyotrophia. Zh. Nevropat. Psikhiat. **61**, 1630 (1961) [Russisch].

KLOOS, G.: Grundriß der Psychiatrie und Neurologie mit besonderer Berücksichtigung der Untersuchungs-technik. 6. Aufl. München: Müller & Steinicke 1962.

KLOSS, K.: Akute Querschnittssyndrome bei Tumoren der Wirbelsäule. Münch. med. Wschr. **97**, 721 (1955).

— Zur Therapie der Myelographie-Zwischenfälle nach Verwendung wasserlöslicher Kontrastmittel. Fortschr. Röntgenstr. **82**, 86 (1955).

— Die chirurgische Behandlung von Gehirn- und Rückenmarksmetastasen. Landarzt **24**, 843 (1960).

— HEPPNER, F., ARGYROPULOS, G.: Chirurgische Erfahrungen mit raumbeschränkenden Prozessen des Rückenmarks. Klin. Med. (Wien) **20**, 62 (1965).

— MORAWETZ, H.: Akute Dekompensation eines Rückenmarktumor-Syndroms nach Myelographie mit wasserlöslichem Kontrastmittel. Z. Orthop. **87**, 638 (1956).

KLOTZ, E., MEYER, J.-E.: Über sensible und trophische Störungen bei der neuralen Muskelatrophie. Nerven-arzt **26**, 184 (1955).

KLUG, W.: Die Bedeutung der Wirbelsäule für neurochirurgische Erkrankungen und deren Therapie. Therapie-woche **7**, 288 (1957).

— Die Angiome der Wirbelsäule und ihres Inhalts. Zbl. Neurochir. **18**, 279 (1958).

KNAPP, A.: Differentialdiagnose zwischen gutartigen und bösartigen Tumoren sowie Entzündungsprozessen des Zentralnervensystems mit Hilfe der Papierelektrophorese des Liquor cerebrospinalis. Clin. chim. Acta **3**, 45 (1958).

Knapp, L.: Der Scheintod der Neugeborenen. Seine Geschichte, klinische und gerichtsärztliche Bedeutung. 2. klinischer Teil. Wien: W. Braumüller 1904.

Knapp, P. C.: Cysticercus racemosus of the spinal cord. J. nerv. ment. Dis. 1, 62 (1919).

Kneidel, J. H., Smith, L. A., Bishop, R. E.: Unilateral tuberculous abscess of thoracic spine with roentgen findings of dumb-bell neurofibroma. Radiology 54, 78 (1950).

Knierim, G.: Über diffuse Meningealcarcinomatose mit Amaurose und Taubheit bei Magenkrebs. Beitr. path. Anat. 44, 409 (1908).

Knight, G., Griffiths, T., Williams, I.: Gastrocystoma of the spinal cord. Brit. J. Surg. 42, 635 (1954/55).

Kniseley, R. M., Baggenstoss, A. H.: Primary melanoma of adrenal gland. Arch. Path. 42, 345 (1946).

Knodel, G.: Zur Kenntnis der v. Hippelschen Erkrankung (Angiomatosis retinae). Virchows Arch. path. Anat. 281, 886 (1931).

Knoefel, P. K.: Radiopaque diagnostic agents. Springfield (Ill.): Ch. C. Thomas 1961.

Knospe, H.: Ein Querschnittssyndrom nach otogener Meningitis. Z. ges. Neurol. Psychiat. 165, 244 (1939).

Knudsen, V.: Epidural spinal abscess. Ugeskr. Læg. 125, 651 (1963) [Dänisch].

Knutsson, F.: On intrathoracic neurinomata. Acta radiol. (Stockh.) 12, 388 (1931) [Schwedisch].

— Experiences with epidural contrast investigation of the lumbo-sacral canal in discprolapse (peraprodil). Acta radiol. (Stockh.) 22, 694 (1941).

— Epidurale Kontrastuntersuchung bei Bandscheibenprotrusion im Lendenteil. Acta chir. scand. 87, 214 (1942).

— Lumbar myelography with water-soluble contrast in cases of discprolapse. Acta orthop. scand. 20, 294 (1951).

Kočergin, M. V., Eselevič, E. I.: Nekrobiose des Rückenmarks im Falle eines Aortarisses. Nevropat. i Psichiat. 10, 117 (1941) [Russisch].

Koch, A., Slooten, E. A. van, Hampe, J. F.: Needle biopsy in the differential diagnosis of destructive processes in the vertebral column. Arch. chir. neerl. 10, 41 (1958) [Holländisch].

Koch, O.: Beitrag und Kritik zum Bilde der intraspinalen Lipome. Arch. Psychiat. Nervenkr. 179, 416 (1948).

Koch-Grünberg, E.: Zur Kenntnis der Wirbelhämangiome. Diss. Gießen 1936.

— Die angiomatösen Gewächse der Wirbelkörper. Zbl. Neurochir. 3, 188 (1938).

Köhler, A.: Grenzen des Normalen und Anfänge des Pathologischen im Röntgenbilde des Skelettes. 9. Aufl., vollst. neu bearb. v. E. A. Zimmermann. Stuttgart: Georg Thieme 1953.

Köhler, H.: Zur Pathogenese des Herpes zoster bei Systemerkrankungen, insbesondere bei Mykosis fungoides. Hautarzt 19, 16 (1968).

Köhlisch, H.: Über die Therapie der Rückenmarkstumoren. Inaug.-Diss. Berlin 1905.

Köhlmeier, W.: Zur Kenntnis der Angiome des Knochens. Zbl. allg. Path. path. Anat. 66, 257 (1936/37).

Koelichen, J.: Chromatophora medullae spinalis. Z. ges. Neurol. Psychiat. 31, 174 (1916).

Kölliker, Th.: Über die Fortschritte der operativen Chirurgie des Rückenmarks und der peripherischen Nerven. Antrittsvorlesung. Stuttgart: Ferdinand Enke 1892.

König, E., Schoen, H.: Über ausgedehnte Angiomatosis der Medulla oblongata und des Rückenmarks mit zentraler Gliose, Syringomyelie, Zystenpankreas, Nierencysten und cystisch hypernephroiden Tumoren beider Nieren. Bruns' Beitr. klin. Chir. 170, 239 (1939).

König, P.: Untersuchungen über die Berufs- und Arbeitsfähigkeit nach operativ behandelten Rückenmarkstumoren. Diss. Würzburg 1966.

König, D. P.: Die Gefäßprozesse bei Myelitis necroticans. Virchows Arch. path. Anat. 327, 737 (1955).

Königswieser, A.: Spätlähmungen bei oder nach Spondylitis tuberkulosa. Z. orthop. Chir. 58, 187 (1932).

Koeppen, A. H., Ordinario, A. T., Barron, K. D.: Aberrant intramedullary peripheral nerve fibers. Arch. Neurol. Psychiat. (Chic.) 18, 567 (1968).

Környey, St.: Aufsteigende Lähmung und Korsakowsche Psychose bei Lymphogranulomatose. Dtsch. Z. Nervenheilk. 125, 129 (1932).

— Atypischer extramedullärer Tumor. Orv. Hetil. 84, 443 (1940) [Ungarisch].

— Akute, nicht spezifische, nicht eitrige entzündliche Krankheiten des Gehirns und Rückenmarks beim Menschen. Erg. allg. Path. path. Anat. 36, 96 (1943).

Körte, Israel, Riese: Diskussion zum Vortrag Riese, H.: Primäre acute infektiöse Osteomyelitis an der Wirbelsäule. Vereinsbeilage No. 34 der Dtsch. med. Wschr. 24 II, 251—253 (1898).

Körte, W.: Zit. nach Borchardt, M., Rothmann, M.: Zur Kenntnis der Echinokokken der Wirbelsäule und des Rückenmarks, S. 373 [nicht publiz., nach persönl. Mitt. d. Autoren]. Langenbecks Arch. klin. Chir. 88, 328 (1909).

Köster, G.: Ein Beitrag zur Differentialdiagnose der Erkrankungen des Conus medullaris und der Cauda equina. Dtsch. Z. Nervenheilk. 9, 431 (1896/97).

— Zur Casuistik der Erkrankungen des Conus terminalis. Dtsch. Z. Nervenheilk. 12, 354 (1898).

Kofman, S.: Über die Diagnose der Spondylitis tuberculosa im antegibbären Stadium (Spondylitis sine gibbo). Z. orthop. Chir. 60, 163 (1933).

Kokhanchikova, A. A.: Cerebrospinal fluid changes in tumors of the cauda equina. Vop. Neĭrokhir. 25, 31 (1961) [Russisch].

Kolar, O. J., Ross, A. T., Herman, J. T.: Para-albumins in cerebrospinal fluid. Neurology (Minneap.) 19, 826 (1969).

KOLJU, K. J.: Zur Diagnostik und Strahlentherapie des Hämangioms der Knochen. Röntgenpraxis 8, 226 (1936).

KOLLE, K.: Der Psychiater. Stuttgart: Georg Thieme 1959.

— Ungewöhnliche Hirnnerven-Syndrome. Münch. med. Wschr. 106, 2181 (1964).

KOLLMANNSBERGER, A., BÄR, H. W.: Leitsymptom, akute Querschnittslähmung. Münch. med. Wschr. 109, 1654 (1967).

KOLLWITZ, A. A.: Die Behandlung der querschnittsgelähmten Blase. Urologe 2, 376 (1963).

KOLMER, W.: Das Endothel der Dura. Anat. Anz. 60, 149 (1925).

KOLODNY, A.: Bone sarcoma; the primary malignant tumors of bone, and the giant cell tumor. Chicago: Surgical Publ. Co. 1927.

KOLOMOITSEVA, I. P., NESVETOV, A. M.: Porazhenie nervnoi sistemy pro sarkoidoze. [Involvement of the nervous system in sarcoidosis.] Klin. Med. (Mosk.) 47, 68 (1969) [Russisch].

KOLOSOVA, N. N., PISAREVA, T. N.: On multiple lipomas. Vop. Neĭrooftal. 27, 53 (1963) [Russisch].

KOLPAKOV, G. A., GAENKO, G. P.: Sluchai ekhinokokka pozvonochnika. [A case of echinococcosis of the spine.] Ortop. Travm. Protez. 19, 63 (1958) [Ukrainisch].

KORNER, F.: Zur Pathologie und Klinik der ventral sitzenden Rückenmarksgeschwülste. Arb. neurol. Inst. Univ. Wien 28, 51 (1926).

KOMMINOTH, R., WORINGER, E., PHILIPPI, R.: Mega cul-de-sac dural. Etude clinique de 60 cas. Neuro-chirurgie 14, 607 (1968).

KOOISTRA, H. P.: Pilonidal sinuses occurring over the higher spinal segments with report of a case involving the spinal cord. Surgery 11, 63 (1942).

KOPCZYNSKI, S.: Perimeningitis spinalis acuta purulenta. Neurol. pol. 1, 90 (1910).

KOPPENSTEIN, E.: Zur Röntgenanatomie und Pathologie der Wirbelbogenwurzel. Fortschr. Röntgenstr. 89, 702 (1958).

KORBIN, W. M.: Spinal epidural abscess; review of the literature and report of case. Bull. Los Angeles neurol. Soc. 23, 21 (1958).

KORBSCH, H.: Über Rückenmarkscysticerkose. Dtsch. Z. Chir. 237, 779 (1932).

KÖRGE, K.: Über multiple Myelome. Folia neuropath. eston. 17, 39 (1936).

KORNER, F.: Zur Pathologie und Klinik der ventral sitzenden Rückenmarksgeschwülste. Arb. neurol. Inst. Univ. Wien 28, 51 (1926).

KORNYANSKY, G. P.: Tumors of the spinal cord in children. Vop. Neĭrokhir. 23, 39 (1959) [Russisch].

KORTING, G. W.: Über Klinik und Therapie der Melanome. Dtsch. Ärztebl. 61, 455 (1964).

KORTZEBORN, A.: Die Leptomeningitis adhaesiva chronica spinalis als Gegenstand operativer Behandlung. Zbl. Chir. 57, 986 (1930).

KOSARY, I. Z., BRAHAM, J.: Giant cell tumor of cervical spine with multiple vertebral involvement. Neurochirurgia (Stuttg.) 11, 41 (1968).

— — SHAKED, I., TADMOR, R.: Cervical syringomyelia associated with occipital meningioma. Neurology (Minneap.) 19, 1127 (1969).

KOSTIĆ, S.: A retrospection on clinical characteristics and surgical results in 105 cases of spinal cord tumours. J. int. Chir. 13, 566 (1953).

— Observations and results in surgery of spinal cord tumours. A report based on 165 cases observed and operated on at the Neurosurgical Clinic of Belgrade University. Bull. Soc. int. Chir. 17, 387 (1958).

KOTHE, H.: Über die Angiodysgenesia spinalis. Dtsch. Z. Nervenheilk. 169, 409 (1953).

KOTZEBORN, A.: Schmorlsches Knorpelknötchen unter dem Bilde des Rückenmarktumors im Bereich des Halsmarkes. Langenbecks Arch. klin. Chir. 162, 100 (1930).

KOULUMIES, M.: Cancer of the breast. Ann. Chir. Gynaec. Fenn. 45, 11 (1956).

KOVALENKO, D. G.: On the surgical treatment of spinal cord disorders in tuberculous spondylitis. Sovetsk. Med. 26, 40 (1962) [Russisch].

KOVREMAN, P. J., BARTSHA, D. S.: Twee gevallen chordoom. Ned. T. Geneesk. 84 II, 2112 (1940).

KOZLOWSKI, K., MICHALSKI, M.: Selten auftretende intraspinale Tumoren bei Kindern. Fortschr. Röntgenstr. 96, 531 (1962).

KOZNIEWSKA, H., WISLAWSKI, J., SLOWIK, T.: Epidermoid cyst of the spinal cord. Neurol. pol. 10, 213 (1960) [Polnisch].

KRAAS, E.: Periduralanästhesie. Langenbecks Arch. klin. Chir. 189, 439 (1937).

KRABBE, K. H.: Forelæsninger over nervesygdomme for medicinske studerende og praktiserende læger. Copenhagen 1933.

— Les tumeurs intraspinales de l'enfance. Acta psychiat. scand. Suppl. 46, 175 (1947).

— Des formes bulbo-spinales éventuelles de la maladie de Sturge-Weber. Rev. neurol. 93, 199 (1955).

— TINDINGE, G.: Central og perifer neurofibromatose. Ugeskr. Læg. 89, 57 (1927).

KRAFFT, H. C.: Diagnostic des tumeurs médullaires par le lipiodol. Schweiz. med. Wschr. 54, 792 (1924).

KRAINER, L.: Die Hirn- und Rückenmarkslipome. Virchows Arch. path. Anat. 295, 107 (1935).

KRÁKORA, S.: Die Bedeutung des sogenannten tiefen Stops. Bratisl. lek. Listy 17, 759 (1937) [Slowakisch].

KRAMER, E.: Lipome bei Spina bifida occulta. Spätsymptome und deren Bedeutung in der Differentialdiagnose zu Caudatumoren. Inaug.-Diss. Köln 1955.

KRAMER, W.: Canalografie. Het röntgenologisch zichtbaar maken van het wervelkanaal door het epiduraal inspuiten van snel resorbeerbare contrastmiddelen. Med. Maandbl. 3, 218 (1950).
— Multilocular myelomalacia following adhesive arachnoiditis. Neurology (Minneap.) 6, 594 (1956).
KRATOCHVIL, K.: Über ein Neurinom der Cauda equina. Langenbecks Arch. klin. Chir. 199, 619 (1940).
KRAUS, H.: Beitrag zur operativen Behandlung von Hämangiomen der Wirbelkörper und des Rückenmarks. Langenbecks Arch. klin. Chir. 204, 472 (1943).
— Differentialdiagnose des lumbalen Bandscheibenvorfalles und Schwierigkeiten der operativen Behandlung. Wien. klin. Wschr. 63, 215 (1951).
— Maligne Tumoren der Wirbelsäule und des Rückenmarks. Wien. klin. Wschr. 64, 867 (1952).
— Der klinische Wert der Einteilung der Astrozytome und Glioblastome nach Kernohan. Acta neurochir. (Wien) Suppl. 6, 203 (1959).
KRAUS, W. D., McGUIRE, E. R.: Intramedullary tuberculoma removed at the level of the fifth thoracic segment of the spinal cord. J. Amer. med. Ass. 53, 1911 (1909).
KRAUS, W. M., SILVERMAN, N. E.: Facial paresis as a manifestation of tumours of the upper half of the cervical spinal cord. J. Neurol. Psychopath. 7, 132 (1926).
KRAUSE, SIMONS (1911): Zit. nach PIA, H. W.: Rückenmark, S. 258. In: Lehrbuch der Chirurgie. Hrsg. v. H. HELLNER, R. NISSEN, K. VOSSSCHULTE. Stuttgart: Georg Thieme 1957.
KRAUSE, F.: Zur Technik der Freilegung des Rückenmarks. Dtsch. med. Wschr. 30, 1362 (1904).
— Über die operative Behandlung von Hirn- und Rückenmarkstumoren. Verh. Ges. dtsch. Naturforsch. Ärzte 20, 194 (1906).
— Zur Kenntnis der Rückenmarkslähmungen. Verh. dtsch. Ges. Chir. 36, 598 (1907).
— Erfahrungen bei 26 Rückenmarksoperationen mit Projektionen. Dtsch. Z. Nervenheilk. 36, 106 (1908).
— Operationen am Rückenmark und an den peripheren Nerven. Z. ärztl. Fortbild. 6, 212 (1909).
— Die Chirurgie des Rückenmarks. In: Die Chirurgie des Gehirns und Rückenmarks nach eigenen Erfahrungen. II. Band, S. 649—820. Berlin u. Wien: Urban & Schwarzenberg 1911.
— Pachymeningitis suppurativa externa acuta. XI. Tagg Südostdtsch. Chirurgenvereinig. Zbl. Chir. 52, 238 (1925).
— OPPENHEIM, H.: Beitrag zur Neurochirurgie. Über zwei operativ geheilte Fälle von Geschwülsten am Halsmark. Münch. med. Wschr. 56, 1007; 1077; 1134 (1909).
KRAUSE, G., ZÜLCH, K. J.: Über die Häufigkeit der Hirntumoren in den verschiedenen Regionen. Zbl. Neurochir. 11, 222 (1951).
KRAUSE, P.: Diskussionsbeitrag zu: „SCHULTZE, F.: Weitere Erfahrungen über operativ behandelte Rückenmarksgeschwülste". Dtsch. med. Wschr. 38 I, 1116 (1912).
KRAUSS, W. C.: A case of cyst within the spinal canal. Brain 30, 533 (1907).
KRAUTWIG, G.: Zur Frage der Kontrastmittelschädigung bei der Myelographie mit Pantopaque. Inaug.-Diss. Köln 1967.
KRAYENBÜHL, H.: Diagnose und Therapie der chronischen Rückenmarkskompression unter besonderer Berücksichtigung des Rückenmarkstumors. Schweiz. med. Wschr. 21, 1049 (1940).
— Spontane spinale Subarachnoidealblutung und akute Rückenmarkskompression bei intraduralem spinalem Neurinom. Schweiz. med. Wschr. 77, 692 (1947).
— Anamnese und Klinik des Glioblastoma multiforme. Acta neurochir. (Wien) Suppl. 6, 31 (1959).
— LÜTHY, F.: Über spinale Lipiodolschädigung. Dtsch. Z. Nervenheilk. 156, 97 (1944).
— — Das spinale Neurinom und sympathische Ganglioneurom im Kindesalter. (Suppl.) Schweiz. Z. Path. 10, 51 (1947).
— WEBER, G.: Ergebnisse und Spätresultate der operativen Behandlung lumbaler Diskushernien. Ärztl. Mh. berufl. Fortb. 1, 20 (1945).
— — Diagnostik und Grundzüge der Therapie der Hirntumoren im Kindesalter. Helv. paediat. Acta 2, 115 (1947).
— YAŞARGIL, M. G.: Chirurgische Behandlung von Rückenmarksangiomen. Panorama (Geneva), Nov. 1962, 8.
— — Die Varicosis spinalis und ihre Behandlung. Schweiz. Arch. Neurol. Psychiat. 92, 74 (1963).
— — Die Anwendung des binokularen Mikroskopes in der Neurochirurgie. Wien. Z. Nervenheilk. 25, 268 (1967).
— — McCLINTOCK, H. G.: Treatment of spinal cord vascular malformations by surgical excision. J. Neurosurg. 30, 427 (1969).
— ZANDER, E.: Über lumbale und zervikale Diskushernien. (Docum. Rheumat. 1.). Basel: Geigy 1953.
KREDEL, L., BENEKE, R.: Über Ganglioneurome und andere Geschwülste des peripheren Nervensystems. Dtsch. Z. Chir. 67, 239 (1902).
KRENKEL, W., FRIEDMANN, G.: Diagnose und Therapie der kraniospinalen Tumoren. Fortschr. Neurol. Psychiat. 35, 237 (1967).
— TÖNNIS, W.: Zur Differentialdiagnose des zervikalen Vertebralsyndroms gegenüber Hirn- und Halsmark-Tumoren. Münch. med. Wschr. 99, 1525 (1957).
KRIEG, W.: Aseptische Meningitis nach Operation von Cholesteatomen des Gehirns. Zbl. Neurochir. 1, 79 (1936).
KRISHNAN, K. R., SMITH, W. T.: Intramedullary haemangioblastoma of the spinal cord associated with pial varicosities simulating intradural angioma. J. Neurol. Neurosurg. Psychiat. 24, 350 (1961).
KRISHNASWAMI, V., RADHAKRISHNAN, T., JOHN, B. M.: Myelopathy in cirrhosis. J. Indian med. Ass. 53, 195 (1969).
KRISTIANSEN, K.: Dangers using iodized oil with myelography. Nord. Med. 13, 43 (1942).

KRISTIANSEN, K.: Intraspinale Geschwülste. T. norske Lægeforen. **71**, 790 (1951) [Norwegisch].
— The acute back. T. norske Lægeforen. **83**, 1179 (1963) [Norwegisch].
KRÖGER, H.: Zur Wirkung von Karzinostatika auf Enzym-Systeme. Med. Welt **1963 I**, 1108.
KROL, M. B.: Die Lokalisation der Rückenmarkstumoren. Sovetsk. Khir. **10**, 652 (1936).
KROLL, F. W.: Humorale Krampfbeobachtung bei einem Fall von Querschnittssyndrom infolge primären Wirbelsarkoms mit basaler Hirnmetastase. Z. ges. Neurol. Psychiat. **173**, 766 (1941).
KROLL, M., BEILIN, L.: Beitrag zur Pathologie der akut verlaufenden Rückenmarkstumoren. Dtsch. Z. Nervenheilk. **111**, 258 (1929).
KRON, J.: Ein Fall von operierter Geschwulst des Rückenmarkes. Dtsch. med. Wschr. **31**, 985 (1905).
KRONTHAL, P.: Zur Pathologie der Höhlenbildung im Rückenmark. Neurol. Zbl. **8**, 573 (1889).
KROÓ, M., ROZSÍVAL, V.: Pseudotumorózní forma neuritis caudae equinae. Sborn. věd. Prací lék. Fak. Hradci Králové **4**, 513 (1961).
KRÜGER, D. W.: Neurochirurgische Behandlung spastischer Lähmungen. Wien. med. Wschr. **106**, 643 (1956).
KRUEGER, E. G.: Affections of the vascular system of the paraspinal, the intraspinal and the neuraxial and venous beds. Clin. Orthop. **27**, 11 (1963).
— SCHOBINGER, R.: Intra-osseous epidural venography in the diagnosis of surgical diseases of the lumbar spine. Surg. Forum **11**, 396 (1960).
— SOBEL, G. L., WEINSTEIN, C.: Vertebral hemangioma with compression of the spinal cord. J. Neurosurg **18**, 331 (1961).
KRUMDIECK, N., STEVENSON, L. D.: Spinal epidural abscess associated with actinomycosis. Arch. Path. **30**, 1223 (1940).
KRUMP, J., ALBRECHT, K.: Über Komplikationen bei lumbalen Kontrastverfahren. Acta neurochir. (Wien) **4**, 449 (1956).
KRUPIN, E. N.: Ispol'zovanie radona dlia topicheskoi diagnostiki opukholei spinogo mozga. [Use of radon for topical diagnosis of tumors of the spinal cord.] Vop. Neĭrokhir. **20**, 18 (1956) [Russisch].
KRUSE (1896): Zit. nach BRANDT, P.: Pilze. Aktinomykose, S. 705. In: Handbuch der Neurochirurgie. Hrsg. v. H. OLIVECRONA u. W. TÖNNIS. Bd. IV/1. S. 705—708. Berlin-Göttingen-Heidelberg: Springer 1960.
KRUSE, W.: Systematik der Streptothricheen, S. 56 u. 57. In: Die Mikroorganismen. Mit besonderer Berücksichtigung der Infektionskrankheiten. Bearb. v. P. FROSCH, E. GOTSCHLICH, W. KOLLE, W. KRUSE, R. PFEIFFER. 3. völl. umgearb. Aufl. T. 2, S. 48—66. Leipzig: Vogel 1896.
KRZYSZTON, Z., WALSCHAP, G.: Amyotrophie spinale progressive. Abiotrophie complexe. Lésions neuronales particulières. Acta neurol. belg. **66**, 393 (1966).
KUBIE, L. S., FULTON, J. J.: A clinical and pathological study of two teratomatous cysts of the spinal cord containing mucus and ciliated cells. Surg. Gynec. Obstet. **47**, 297 (1928).
KUCSKO, L., PETSCHE, H.: Über ein Angiom des verlängerten Markes. Wien. Z. Nervenheilk. **5**, 220 (1952).
KUDRYASHEV, E. I.: Hemangloma of the spine with symptoms of compression of the spinal cord. Nevropat. i Psichiat. **9**, 94 (1940) [Russisch].
KÜHNEKE, F.: Zur Pathogenese des cerebro-cutanen Angioms (Sturge-Weber). Mschr. Kinderheilk. **88**, 78 (1947).
KUEMMERLE, H. P.: Zytostatika-Therapie von Tumoren. Ärztl. Prax. **17**, 1895, 1915 (1965).
— Nebenwirkungen von Arzneimitteln. 1. Sulfonamide. Ther. d. Gegenw. **104**, 804 (1965).
KÜTTNER, H.: Beiträge zur Chirurgie des Gehirns und Rückenmarks. Berl. klin. Wschr. **45 I**, 584, 654, 706 (1908).
— Fünf Fälle von Rückenmarkstumoren. Berl. klin. Wschr. **46 I**, 81 (1909).
— Vorstellungen von drei operierten Rückenmarkstumoren, darunter zwei Fälle von Tumor der Cauda equina. Berl. klin. Wschr. **47 I**, 649 (1910).
— Pussepsche Operation bei Syringomyelie. Zbl. Chir. **58**, 468 (1931).
KUFS, H.: Über heredofamiliäre Angiomatose des Gehirns und der Retina, ihre Beziehungen zueinander und zur Angiomatose der Haut. Z. ges. Neurol. Psychiat. **113**, 651 (1928).
KUGELBERG, E.: "Injury activity" and "trigger zones" in human nerves. Brain **69**, 310 (1946).
— PETERSEN, I.: Muscle weakness and wasting in sciatica due to 4th lumbar or lumbo-sacral disc protrusions. J. Neurosurg. **7**, 270 (1950).
KUHLENDAHL, H.: Anatomische und klinische Untersuchungen über die sogenannte Bandscheibendegeneration als Beitrag zur Begutachtungsfrage. Hefte Unfallheilk. **42**, 45 (1951).
— Der thorakale Bandscheibenprolaps als extramedullärer Spinaltumor und in seinen Beziehungen zu internen Organsyndromen. Ärztl. Wschr. **6**, 154 (1951).
— Die operative Behandlung der Wurzelkompressions-Syndrome. Langenbecks Arch. klin. Chir. **267**, 438 (1951).
— Monoradiculäre Kompression und osteogene Konstriktion cervikaler Nervenwurzeln. Langenbecks Arch. klin. Chir. **276**, 146 (1953).
— Spinale Arachnoidalzysten. Zbl. Neurochir. **19**, 198 (1959).
— Schäden durch Kontrastmittel bei der Myelographie. Jahrestagg der Dtsch. Ges. für Neurochirurgie. Acta neurochir. (Wien) **19**, 107 (1968).
— Pathogenese der sogenannten zervikalen Myelopathie. Biochemische und vasozirkulatorische Faktoren. Münch. med. Wschr. **111**, 1137 (1969).
— FELTEN, H.: Geschwülste im Conus- und Caudabereich. Dtsch. Z. Nervenheilk. **172**, 43 (1954/55).
— — Die chronische Rückenmarksschädigung spinalen Ursprungs. Langenbecks Arch. klin. Chir. **283**, 96 (1956).

Kuhlendahl, H., Hensell, V.: Der mediane Massenprolaps der Lendenbandscheiben mit Kaudakompression. Dtsch. med. Wschr. **78**, 332, 341 (1953).

— Hirschbiegel, H.: Bemerkenswerte Beobachtungen bei Myelographien mit positivem Kontrastmittel. In: Bericht über den gemeinsamen Kongr. der Dtsch. Ges. für Neurochirurgie, der Nordisk Neurokirurgisk Forening und der Vereinigung Schweiz. Neurochirurgen. Acta neurochir. (Wien) **16**, 172 (1967).

Kuĭmov, D. T.: Gluteal clonus; description of new phenomenon, preliminary report. Nevropat. i. Psichiat. **16**, 20 (1947) [Russisch].

— Affections inflammatoires de la moelle épinière (épidurites, arachnoïdites). Zh. Nevropat. Psikhiat. **67**, 1632 (1967) [Russisch].

Kulazhenko, I., Khersonskii, G. R.: On cholesteatomas in the area of the cauda equina after tuberculous meningitis. Vop. Neĭrokhir. **26**, 27 (1962) [Russisch].

Kulenkampff, D.: Diagnose und Behandlung der Rückenmarkskompressionen. Bruns' Beitr. klin. Chir. **159**, 559 (1934).

Kulowski, K., Scott, W.: Localized adhesive spinal arachnoiditis. J. Bone Jt Surg. old Ser. **16**, 699 (1934).

Kunc, Z.: Compression of the spinal cord by tumours in children. Rev. Czech. Med. **2**, 94 (1956).

— Stlačení míchy nádoren u dětí. (Spinal cord pressure from tumors in children.) Čs. Pediat. **12**, 286 (1957).

— Bret, J.: Diagnosis and treatment of vascular malformations of the spinal cord. J. Neurosurg. **30**, 436 (1969).

— Sourek, K., Bret, J.: Transabdominal fixation of L5/S1 spondylolisthesis associated with pain. World Congr. of Neurological sciences, 4th internat. Congr. of Neurological surgery, 9th internat. Congr. of Neurology, September 20—27, 1969, New York. Excerpta Medica, The internat. medical abstracting service, Internat. Congr. ser. No. 193, p. 64.

Kunicki, A., Maciejak, A.: Die Operationsergebnisse bei 154 extramedullären Meningiomen und Neurinomen. Diskussionsbeitrag auf dem Symposion der Vereinigung der Neurochirurgen in der DDR, Magdeburg 1964.

— — Die Zeitdauer der Krankheitsgeschichte und die Artdiagnose der extramedullären Rückenmarkgeschwülste. Beitr. Neurochir. **8**, 202 (1964).

— — Results of operative treatment in 154 cases of extramedullary meningiomas and neurinomas. Acta med. pol. **6**, 397 (1965).

— — Wyniki leczenia operacyjnego w 154 przypadkach zewnatrzrdzeniowych oponiakow i nerviakow oslonkowych. (Results of the surgical treatment of 154 patients with extramedullary meningiomas and perineural fibroblastomas.) Neurol. Neurochir. Psychiat. pol. **16**, 327 (1966).

Kuntz, A.: A text-book of neuro-anatomy. 5. ed. Philadelphia: Lea & Febiger 1950.

Kunze, K.: Die therapeutische Bedeutung der Differentialdiagnose zwischen Muskeldystrophie, Polymyositis und spinaler Atrophie, insbesondere im Kindesalter. Therapiewoche **19**, 1268 (1969).

Kupka, E., Olsen, R. E.: Tuberculoma of the lumbar spinal cord. Amer. Rev. Tuberc. **38**, 517 (1938).

Kurata, K., Noto, S., Ichihashi, I.: Case of pearl tumor of the spinal cord. Seikei Geka [Orthopaedic Surgery.] **19**, 839 (1968) [Japanisch].

Kurland, L. T.: The frequency of intracranial neoplasms in the resident population of Rochester, Minnesota. J. Neurosurg. **15**, 627 (1958).

Kuroda, R., Tanaka, N., Iwata, Y., Yamada, R., Kanai, N.: Case of malignant thymoma with symptoms of spinal compression and metastases to the skull. No to Shinkei [Brain and Nerve.] **21**, 512 (1969) [Japanisch].

Kuroiwa, Y.: Cerebrospinal diseases. Naika **18**, 272 (1966) [Japanisch].

Kurth, M. E., Benedek, T.: Extensive sacral radiation carcinoma superimposed on "bathing trunk" nevus. Amer. J. Surg. **93**, 147 (1957).

Kusnetzov, P.: Venous spondylography in the diagnosis of intervertebral disc hernies. Vop. Neĭrokhir. **27**, 23 (1963) [Russisch].

Kuvshinova, R. L.: Spinal vascular disorders in epiduritis. Zh. Nevropat. Psikhiat. **68**, 1134 (1968) [Russisch].

Kvíčala, V.: Spinální flebografie v diagnostice discopatií. Čs. Neurol. **27**, 303 (1964). [Spinale Phlebographie in der Diagnostik der Discopathien.].

— Jirout, J.: Flebografické změny při metastázách karzinomu do obratlů. Čs. Radiol. **19**, 147 (1965) [Phlebographische Veränderungen bei Karzinommetastasen in die Wirbel.].

— — Přínos transosální flebografie diagnostice extradurálních procesů páteřních. Sborn. lék. **67**, 1 (1965) [Beitrag zur Diagnostik durch transossale Phlebographie bei extraduralen Prozessen der Wirbelsäule.].

Kwan, S. T., Alpers, B. J.: The oligodendrogliomas: a clinicopathologic study. Arch. Neurol. Psychiat. (Chic.) **26**, 279 (1931).

Kyle, R. H., Oler, A., Lasser, E. C., Rosomoff, H. L.: Meningioma induced by throium dioxide. New Engl. J. Med. **268**, 80 (1963).

Labeyrie, G.: Les ostéites non-tuberculeuses de la colonne vertébrale chez l'adulte. Gaz. Hôp. (Paris) **78**, 1143 (1905).

Labram, C.: Notes on neurologic semeiology. XXIV. 3. Sensitivity. b) 4 typical types of sensitivity disorders. Concours méd. **84**, 5063 (1962) [Französisch].

Lacey, M. F., Smith, E.: Cavernous angioma of the vertebrae. Lancet **1934** II, 1159.

Lachmann, B.: Gliom im obersten Teil des Filum terminale mit isolierter Kompression der Blasennerven. Arch. Psychiat. Nervenkr. **13**, 50 (1882).

LACKA, A., SZEWCZYKOWSKI, J.: A case of child's syringomyelia. Neurol. Neurochir. Psychiat. pol. **9**, 37 (1959) [Polnisch].

LAERE, J. van: Un cas de fibrolipome intradural. J. belge Neurol. Psychiat. **40**, 581 (1940).

— Relations de la syringomyélie avec la tumeur médullaire. Etude anatomo-clinique de deux cas. J. belge Neurol. Psychiat. **41**, 362 (1941).

LÄWEN, A., GAZA, W. VON: Experimentelle Untersuchungen über extradurale Anästhesie. Dtsch. Z. Chir. **111**, 289 (1911).

LAFARGUE, P.: Rückenmarkskompression durch ein sehr großes Meningeom bei Recklinghausenscher Krankheit. Bordeaux chir. **9**, 55 (1938) [Französisch].

LAFIA, D. J.: Abuse of Queckenstedt test. New Engl. J. Med. **251**, 348 (1954).

LAFORA, R.: El tratamiento quirurgico de la siringomielia. Medicina Ibera **13**, 641 (1929).

— GOMEZ-ULLA, M.: Entfernung eines epiduralen Tumors. Act. Soc. cir. Madrid **4**, 303 (1935) [Spanisch],

LAGERGREN, S.: Studien über den spinalen Block mittels optischer Registrierung und besonderer Berücksichtigung der respiratorischen Druckschwankungen. Diss. Stockholm 1937.

LAHA, P. N., HALDAR, P. K., SINGH, R. V.: Angioma of vertebra. Indian med. Gaz. **88**, 269 (1953).

LAHMEYER, F.: Ein Fall von Geschwulstbildung im Gehirn und in den weichen Häuten des gesamten Zentralnervensystems. Dtsch. Z. Nervenheilk. **49**, 348 (1913).

LAIGNEL-LAVASTINE, M., TINEL, J.: Neurofibromatose avec troubles à topographie radiculaire du membre supérieur gauche et syndrome de Brown-Séquard. Rev. neurol. **21** I, 372 (1911).

LAINE, E., DELANDSHEER, J. M., LOPEZ, C., DELAHOUSSE, J.: Lipomes de la queue de cheval. Neuro-chirurgie **10**, 138 (1964).

LAIRD, D. R.: Presacral cystic tumors. Amer. J. Surg. **88**, 793 (1954).

LAKE, B.: Vertebral haemangioma. Med. J. Aust. **44**, 461 (1957).

LAKKE, J. P. W. F.: Queckenstedt's test. Electromanometric examination of CSF pressure on jugular compression and its clinical value. Proefschrift Groningen 1969.

LALLEMAND, C.-F.: Recherches anatomico-pathologiques sur l'éncéphale et ses dépendances, T. 1 & 2. Paris: Baudoin frères 1820—1823.

LAM, R. L., ROULHAC, G. E., ERWIN, H. J.: Hemangioma of the spinal canal and pregnancy. J. Neurosurg. **8**, 668 (1951).

LAMARTINE DE ASSIS, J., MIGNONE, C.: Thorakovertebrale Actinomykose mit Pachymeningitis und Rückenmarkskompression. Arch. Neuro-psiquiat. (S. Paulo) **4**, 21 (1946) [Portugiesisch].

— TENUTO, R. A.: Kompression des Rückenmarks und der Wurzeln durch ein Lymphosarkom. Arch. Neuropsiquiat. (S. Paulo) **6**, 55 (1948) [Portugiesisch].

LAMAS, E., ESCALONA, J., RAMIREZ, J., VARGAS, M.: Lipomas intramedullares. Rev. clín. esp. **89**, 352 (1963).

LAMB, F. H.: Lymphomatous compression of the spinal cord. Amer. J. clin. Path. **3**, 155 (1933).

LAMBERT, A. V. S.: Recurrence of an extramedullary tumor after an interval of eight years. Neurol. Bull. (N.Y.) **1**, 1 (1918).

LAMBERTI, P.: Un particolare caso di angioma plurivertebrale. Acta neurol. (Napoli) **23**, 147 (1968).

LAMOTE DE GRIGNON, C., DURÁN-OBIOLS, F., RODRIGUEZ-ARIAS, B., TOLOSA, E.: Medullary compression due to neurofibroma in form of hourglass; double surgical intervention with successful results. Act. luso-esp. Neurol. **12**, 113 (1953) [Spanisch].

LAMPE, I.: Radiation tolerance of the central nervous system. Progr. Radiat. Ther. **1**, 224 (1958).

— MACINTYRE, R. S.: Medulloblastoma of the cerebellum. Arch. Neurol. Psychiat. (Chic.) **62**, 322 (1949).

— — Experiences in the radiation therapy of medulloblastoma of the cerebellum. Amer. J. Roentgenol. **71**, 659 (1954).

LAMPIS, V.: Ipertrofia dei legamenti gialli e aracnoiditi pseudocistiche. Ann. ital. Chir. **26**, 145 (1949).

LAMPKIN, B. C., MAUER, A. M., MCBRIDE, B. H.: Response of medulloblastoma to vincristine sulfate, a case report. Pediatrics **39**, 761 (1967).

LAMY, L., WEISSMAN, L.: L'angiome vertébral. Rev. Orthop. **23**, 121 (1936).

LANCE, E. M.: Treatment of severe spondylolisthesis with neural involvement. J. Bone Jt Surg. A **48**, 883 (1966).

LÁNCOS, F. E., PARAICZ, A., SZÉKELY, J., SZÉNÁSY, J.: Angaben zur Diagnostik der Rückenmarkstumoren im Kindesalter. Gyermekgyógyászat **9**, 238 (1958) [Ungarisch].

LANDAU, W.: Die malignen Neuroblastome des Sympathikus. Frankfurt. Z. Path. **7**, 351 (1912).

LANDELIUS, E.: Experiences of some spinal, intradural tumours. Acta chir. scand. **60**, 180 (1926).

LANDINGHAM, J. H. VAN: Herniation of thoracic intervertebral discs with spinal cord compression in kyphosis dorsalis juvenilis (Scheuermann's disease); case report. J. Neurosurg. **11**, 327 (1954).

LANDMESSER, W. E., HEUBLEIN, G. W.: Measurement of normal interpedicular space in child. Conn. med. J. **17**, 310 (1953).

LANG, E. F., JR., BRIDGE, C.: Intramedullary spinal cord tumors. Surg. Clin. N. Amer. **39**, 831 (1959).

— PESERICO, L.: Neurologic and surgical aspects of vertebral hemangiomas. Surg. Clin. N. Amer. **40**, 817 (1960).

LANG, J.: Die Zügelung der Medulla oblongata und des cranialen Rückenmarks. Fortschr. Med. **81**, 827 (1963).

— EMMINGER, A.: Über die Textur des Ligamentum denticulatum und der Pia mater spinalis. Z. Anat. Entwickl.-Gesch. **123**, 505 (1963).

LANGE, A.: Leitfaden der medizinischen Mikrobiologie. Unveränd. Nachdr. d. Aufl. v. 1962. (Medizin von Heute, H. 23.) Köln-Mülheim: Tropon-Werke 1966.

LANGE, C. DE: Fieber von 6½jähriger Dauer bei einem Kind mit angeborenen Mißbildungen des Gehirns und Rückenmarks und angeborenem Tumor medullae. Acta paediat. (Uppsala) 14, 503 (1933).

LANGE, M.: Erkrankungen der Wirbelsäule. In: Handbuch der Neurologie. Hrsg. v. BUMKE, O. u. FOERSTER, O., Bd. X/2, S. 1—50. Berlin: Springer 1936.

— Orthopädie und Neurologie. Fortschr. Neurol. Psychiat. 8, 338 (1936).

— Knochen- und Gelenktuberkulose. II. Spezieller Teil einschließlich der Wirbelsäulentuberkulose. Ergebn. ges. Tuberk.-forsch. 8, 319 (1937).

— HIPP, E.: Variationen der Wirbelsäule und deren klinische Bedeutung. Med. Klin. 57 II, 1589 (1962).

LANGE, O.: Die Bedeutung des Laboratoriums für die Diagnose und Lokalisation der Rückenmarkstumoren. Arch. Inst. P. Burnier (Campinas) 3, 5 (1934).

LANGE-COSACK, H., KÖHN, K.: Ischämische Rückenmarksschädigung bei Aneurysma dissecans der Aorta. Münch. med. Wschr. 104, 410 (1962).

LANGHANS, T.: Ueber Höhlenbildung im Rückenmark als Folge von Blutstauung. Virchows Arch. path. Anat. 85, 1 (1881).

LANGHEIM, W., UIHLEIN, A.: Brain tumors. Progr. Neurol. Psychiat. 16, 349 (1961).

LANGLEY, J. N.: The autonomic nervous system. Pt. 1. Cambridge, London: W. Heffer 1921.

LANGO, V.: Contributo alla terapia medica dell'arachnoidite spinale. Riv. oto-neuro-oftal. 12, 495 (1935).

LANNELONGUE, O. M.: De l'ostéomyélite aiguë pendant la croissance. Paris: Asselin 1879. [Fall II; Fall I s. CADEILLAN, A.: De l'ostéomyélite aiguë des corps vertébraux comme cause de mal de Pott. Thèse Paris 1880.]

— ACHARD, CH.: Traité des kystes congénitaux. Paris: Asselin & Houzeau 1886.

LANSCHE, W. E., FORD, L. T.: Correlation of the myelogram with clinical and operative findings in lumbar disc lesions. J. Bone Jt Surg. A 42, 193 (1960).

LANTSMAN, I. U. V.: Kontrastirovanie sosudistoi opukhoi spinnogo mozga. [Contrasting a vascular tumor of the spinal cord.] Vestn. Rentgenol. Radiol. 42, 104 (1967) [Russisch].

LANTUÉJOUL, P.: La coagulation massive et spontanée du liquide céphalorachidien. Rev. neurol. 27, 339 (1920).

LANZA, G.: Tuberculo solitario del midollo spinale. Pathologica 33, 350 (1941).

LAPAGE, C. P., WILSON, D. S. P.: Tumour of the spinal cord in a child aged 2½ years. Proc. roy. Soc. Med. 30, 1185 (1937).

LAPLANE, L.-M.-J.-E.: Le radio-diagnostic des affections intra-rachidiennes par le lipiodol sous-arachnoïdien; la forme pseudo pottique des tumeurs intra-rachidiennes. Thèse de Paris 1924.

— L'image en ligne festonnée dans l'epreuve du lipiodol sous-arachnoïdien dans les tumeurs intramédullaires. Marseille-méd. 63, 994 (1926).

LAPORTE, F., RISER, R., SOREL, R.: Les tumeurs médullaires indolentes. Rev. neurol. 1927 II, 165.

LAPRESLE, J., NETSKY, M. G., ZIMMERMAN, H.: The pathology of meningiomas. A study of 121 cases. Amer. J. Path. 28, 757 (1952).

LAQUER, L., REHN, L.: Kompression der Cauda equina durch ein Lymphangioma cavernosum. Operation, Heilung. Langenbecks Arch. klin. Chir. 42, 812 (1891).

LARCHER, F.: Beitrag zur Entwicklung der Lendenwirbelsäule beim Menschen. Diss. Zürich 1947.

LARIZZA, P., CIOFFARI, A.: Eitrige metastatische Myelitis. Progr. med. (Napoli) 4, 334 (1948).

LAROCHE, G., KLOTZ, B.: Un cas de syndrome de Klippel-Feil avec quadriplégie spasmodique. Rev. neurol. 1933 II, 47.

LARSON, S., WETZEL, N., BROCHNER, R., RUGE, D.: The surgical treatment of metastatic epidural tumors. Quart. Bull. Northw. Univ. med. Sch. 35, 42 (1961).

LARUELLE, L., REUMONT, M.: Un syndrome addisonien secondaire à une lésion de la moelle végétative. Rev. neurol. 68, 715 (1937).

LASI, C.: Su di un caso di metastasi polmonare ed ossea da carcinoma mammario nell'uomo. Minerva chir. 22, 756 (1967).

LASSERRE, C.: Angiomatose vertébrale et maladie de Paget. Bordeaux chir. 1952, 192.

LASSMAN, L. P., MICHAEL JAMES, C. C.: Lumbosacral lipomata and lesions of the conus medullaris and cauda equina. Second European Congr. of Neurological Surgery. Rome, April 18—20, 1963. Excerpta Medica, Internat. Congr. ser. No 60, p. 139 (1963).

LATERZA, A.: La papilla da stasi nelle compressioni del cono e della cauda equina. Riv. oto-neuro-oftal. 35, 1 (1958).

— TAGLIACOZZO, R.: Sui sintomi prodromici e sulle modalità d'insorgenza della sindrome di Wallenberg. Riv. Neurol. 27, 692 (1957).

LATIMER, F. R., WEBSTER, J. E., GURDJIAN, E. S.: Osteitis deformans with spinal cord compression; 3 cases. J. Neurosurg. 10, 583 (1953).

LATUNDE ODEKU, E., LUCAS, A. O., RICHARD, D. R.: Intramedullary spinal cord schistosomiasis. Case report. J. Neurosurg. 29, 417 (1968).

LAUBENTHAL, F.: Leitfaden der Neurologie, 2. Aufl. Leipzig: Georg Thieme 1942.

LAUNAY, C., POUMEAU-DELILLE, G.: Syphilis pseudo-tumorale de la moelle. Paris méd. **89**, partie méd., 271 (1933).

— ROUGERIE, J., VERLIAC, F., THIRIEZ, H., ROBERT, P., LAUT, J.: Cholestéatome intra-rachidien, suite tardive d'un traitement intra-rachidien prolongé pour méningite tuberculeuse. Arch. franç. Pédiat. **18**, 106 (1961).

LAURENCE, G., PROCHIANTZ, A., MASSÉ, P., DUBOIS, M.: Granulome éosinophilique disséminé à début vertébral. Arch. franç. Pédiat. **10**, 288 (1953).

LAURENCE, G.: Rachialgies par tumeurs vertébrales. Rev. Prat. (Paris) **11** (special), 3543 (1961).

LAURENT, L. E.: Spondylolisthesis. A study of 53 cases treated by spine fusion and 32 cases treated by laminectomy. Acta orthop. scand., Suppl. **35**, 1 (1958).

LAUS, S.: Ependymoma; clinical study. Boll. Soc. tosco-umbra Chir. **13**, 452 (1952) [Italienisch].

LAUSBERG, G.: Zur Klinik und Differentialdiagnose der Diastematomylie. Arch. Kinderheilk. **175**, 15 (1966).

— Therapie und Prognose maligner Wirbeltumoren. Münch. med. Wschr. **109**, 122 (1967).

— Zur Pathophysiologie der Querschnittslähmung bei malignen Wirbeltumoren. Dtsch. med. Wschr. **93**, 2424 (1968).

LAUSTELA, E.: Inflammatory changes associated with primary bronchogenic carcinoma; clinical and pathological studies. Ann. Chir. Gynaec. Fenn. **43**, Suppl. 2, 1—94 (1954).

LAUTERBURG, W.: Ein Epidermoid frei im Wirbelkanal und seine Kombination mit Hirnläsionen. Virchows Arch. path. Anat. **240**, 328 (1923).

LAVINE, I. S.: Tumors of the spinal cord in infancy and childhood. Orthopedic aspects. N. Y. St. J. Med. **65**, 2444 (1965).

LAW, W. B.: Acute spinal epidural abscess. Aust. N. Z. J. Surg. **38**, 354 (1969).

LAWES, F. A. E., HAM, H. J.: Case of Hodgkin's disease with spinal cord involvement treated by nitrogen mustard. Med. J. Aust. **40 I**, 104 (1953).

LAWRENCE, E. A., MOORE, D. B.: Study of importance of vertebral venous system in metastasis of neoplasm as demonstrated by transplantable rabbit carcinoma. Surg. Forum 269 (1952).

LAWSON, F. L.: Paravertebral teratoid tumor with scoliosis; cases. J. Amer. med. Ass. **151**, 271 (1953).

LAYANI, F.: A propos du diagnostic des tumeurs de la moelle au state névralgique. Bull. Soc. méd. Hôp. Paris **54**, 300 (1938).

— FORTIER-BEAULIEU, M.: Chordome du sacrum. Rev. Rhum. **24**, 820 (1957).

— HÉCAEN, H., DELL, M. B.: Les formes ataxiques des tumeurs médullaires. Bull. méd. (Paris) **63**, 359 (1949).

LAZAREW, V.: Zur Klinik der arachnoidalen Cysten der Cauda equina. Sovetsk. Psichonevrol. **13**, 16 (1937).

LAZORTHES, G.: Essai de classification physiopathologique des myélopathies vasculaires. Presse méd. **71**, 1705 (1963).

— ESPAGNO, J., ARBUS, L.: Les malformations du cul-de-sac spinal. Essai de classification. Neuro-chirurgie **12**, 503 (1966).

— GÉRAUD, J., RIBAUT, L., DALOUS, A.: De l'évolution rapide et du pronostic grave des compressions des segments thoraciques moyens de la moelle. Rev. Oto-neuro-ophtal. **31**, 351 (1959).

— POULHÈS, J., BASTIDE, G., ROULLEAU, J., CHANCHOLLE, A. R.: La vascularisation artérielle de la moelle. C. R. Ass. Anat. **44**, 410 (1957).

— — — — La vascularisation artérielle de la moelle. Recherches anatomiques et applications à la pathologie aortique. Neuro-chirurgie **4**, 3 (1958).

LEA-PLAZA, J., LEA-PLAZA, H., ALESSANDRINI, I.: Neurinoma medular. Rev. méd. Chile **70**, 299 (1942).

LEAR, M., HARVEY, S. C.: The regeneration of the meninges. The pia-arachnoid. Ann. Surg. **80**, 536 (1924).

LEARMONTH, J.: On leptomeningeomas (endotheliomas) of the spinal cord. Brit. J. Surg. **14**, 397 (1927).

LEARY, T., EDWARDS, E. A.: The subdural space and its lining. Arch. Neurol. Psychiat. (Chic.) **29**, 691 (1933).

LEBON, J., AMOROS, F., DESCUNS, P., CLAUDE, R.: Spastische Paraplegie infolge eines staphylokokkenhaltigen epiduralen Abszesses. Bull. Soc. méd. Hôp. Paris **63**, 450 (1947).

LE CAT, C.-N. L.: Traité de l'existence, de la nature et des propriétés du fluide des nerfs et principalement de son action dans le mouvement musculaire. Ouvrage couronné, en 1753, par l'Académie de Berlin; suivi des dissertations sur la sensibilité des méninges, des tendons, etc., l'insensibilité du cerveau, la structure des nerfs, l'irritabilité hallerienne. Berlin 1765.

LÉCHELLE, P., PETIT-DUTAILLIS, L., THÉVENARD, A., SCHMITE, P.: Syndrome de compression médullaire en rapport avec une épidurite d'origine rhumatismale probable. Rev. neurol. **41 I**, 222 (1934).

— PETIT-DUTAILLIS, L., PERSET, P.: Tumeurs multiples de la moelle cervicale de nature histologique différente. Evolution simultanée d'une localisation intracrânienne. Bull. Soc. méd. Hôp. Paris **72**, 343 (1956).

LECHLER, H.: Über Querschnittsschädigungen bei Kyphoskoliosen. Nervenarzt **22**, 328 (1951).

LECHNER, H.: Die Symptomatologie der Caudatumoren und ihre Differentialdiagnose. Wien. klin. Wschr. **70**, 749 (1958).

LECHUK, M.: Neurofibroma of the spinal cord. Canad. Nurse **53**, 142 (1957).

LECUIRE, J., ROUGEMONT, J. DE, VILLAROS, G., GOUTELLE, A., NAGULITACH, I.: Réflexions sur les compressions non traumatiques de la moelle cervicale (à propos de 61 observations). Neuro-chirurgie **6**, 293 (1960).

LEDDERHOSE, G.: Chirurgie der Wirbelsäule, des Rückenmarks, der Bauchdecken und des Beckens. In: Diagnostische und therapeutische Irrtümer und deren Verhütung. (Hrsg. v. SCHWALBE, J., Chirurgie, H. 2.) Leipzig: Georg Thieme 1921.

Ledinský, Q., Baudiš, P.: Psychotic conditions following excision of a craniospinal tumor and its successful treatment with electroshock. Čs. Psychiat. 57, 271 (1961) [Tschechisch].
— Štěpán, J.: Beitrag zur klinisch-biochemischen Analyse des Inhaltes zystischer Hirn- und Rückenmarkgeschwülste. Zbl. Neurochir. 17, 378 (1957).
Ledoux-Lebard, R., Piot, E.: Le rôle de la roentgenthérapie dans le traitement des tumeurs médullaires. Presse méd. 35, 465 (1927).
Leeuw, C. H. de: Kasuistische Mitteilung über die konservative Behandlung zweier Fälle von Arachnoiditis spinalis circumscripta. Dtsch. Z. Nervenheilk. 137, 72 (1935).
Lefèvre, J., Djindjian, R., Dumesnil, M., Fauré, C.: Angiomes intra-rachidiens objectivés par angiographie. Ann. Radiol. 6, 165 (1963).
— Errera, A., Chaurey, M.: Note préliminaire sur la mesure des distances interpédiculaires vertébrales chez l'enfant. J. Radiol. Électrol. 39, 229 (1958).
— Klein, M. R., Lepintre, J., Fauré, C.: Étude radiologiques des tumeurs médullaires chez l'enfant. Acta radiol. 46, 48 (1956).
Lefèvre, H.: Value of tomography in roentgenologic diagnosis of spondylitis. Nord. Med. 18 II, 909 (1943) [Schwedisch].
Lefèvre, J.-P., Marin, J.: Compressions médullaires par angiomes caverneux vertébro-épiduraux. Rev. Neuropsychiat. infant. 16, 841 (1968).
Léger, H., Pouyanne, H., Got, M., Guérin, P.: Tumeur mélanique primitive intramédullaire. Bordeaux chir. 1957, 184.
Leger, W.: Zum Vorkommen von Knochencysten in Wirbelkörpern. Arch. orthop. Unfall-Chir. 54, 697 (1962/63).
Legrand, J.: Un cas de syndrome de Klippel-Feil. J. Radiol. Électrol. 39, 60 (1958).
— Vascular complications in the spinal cord. Rev. méd. Liège 18, 479 (1963) [Französisch].
Legré, J., Pietra, R., Mauduit, A.: A propos d'une image géodique vertébrale. J. Radiol. Électrol. 43, 309 (1962).
— Serratrice, G.: Aspects radiologiques des tumeurs primitives du rachis et leur traitement. J. Radiol. Électrol. 41, 217 (1960).
Lehmann, E. P.: Spinal extradural cysts. Amer. J. Surg. 28, 307 (1935).
Lehmann, G., Leicher, F.: Chondromatosis ossificans der Wirbelsäule mit sekundärer Reticulo-Sarkomatose. Fortschr. Röntgenstr. 74, 94 (1951).
Lehmann, R.: Der Aussagewert der Luftmyelographie. Radiol. diagn. (Berl.) 6, 701 (1965).
Lehmann, W.: Chirurgie des Rückenmarks und seiner Hüllen. S. 88—108. In: Lehmann, W.: Grundzüge der Neurochirurgie. Dresden u. Leipzig: Th. Steinkopff 1930 (Medizinische Praxis, Bd. 8).
— Hypernephrommetastasen des Skelettsystems. Langenbecks Arch. klin. Chir. 170, 331 (1932).
Lehner, A.: Über spinale epidurale Eiterungen. Schweiz. med. Wschr. 80, 917 (1950).
— Über eine flüchtige spinale epidurale Staphylokokkenphlegmone. Schweiz. med. Wschr. 85, 630 (1955).
Lehoczky, T. von: Zur Klinik und Pathologie der Meningitis chronica cystica circumscripta. Mschr. Psychiat. Neurol. 82, 186 (1932).
Lehoczky, T. de: Ependymoblastome spinal accompagné de syringomyélie. Acta neurol. psychiat. belg. 49, 1 (1949).
— Halasy-Lehoczky, M., Sos, J.: Dégénérescence spinale (myélopathie) provoquée par le diabète expérimental. P. 471—478. In: Livre jubilaire du Dr. Ludo van Bogaert. Bruxelles: Editions Acta Medica Belgica 1962.
— Piri, L.: Syndrome of amyotrophic lateral sclerosis caused by cervical "hourglass tumor". Confin. neurol. (Basel) 6, 71 (1944).
Lehrmann, E.: Hypotone Paresen als Folge raumbeengender spinaler Prozesse. Inaug.-Diss. Köln 1963.
Leitritz, E.: Beobachtungen an dem Krankheitsbild der chronischen toxoplasmotischen Encephalomyelitis. Med. Klin. 51, 340 (1956).
Lekias, J. S., Finlay-Jones, L. R.: Extradural cervical nerve sheath tumours. A report of two cases. Aust. N.Z. J. Surg. 31, 302 (1962).
Lélek, I., Csermely, G.: Wirbelechinokokkus. Fortschr. Röntgenstr. 97, 384 (1962).
Lembcke, W.: Über erfolgreiche Behandlung einer schweren Luftembolie durch Herzkammerpunktion. Chirurg 17/18, 31 (1946/47).
— Zur Luftembolie bei Laminektomien. Chirurg 17/18, 453 (1946/47).
Lemcke, G.: Die Strahlentherapie des teleangiektatischen Granuloms. Strahlentherapie 101, 507 (1957).
Lemmen, L. J., Wilson, C. M.: Intramedullary malignant teratoma of the spinal cord. Arch. Neurol. Psychiat. (Chic.) 66, 61 (1951).
Lemoine, G., Lannois, M.: Périméningite spinale aiguë. Rev. Méd. (Paris) 2, 533 (1882).
Leng-Levy, J., David-Chausse, J., Aubertin, J., Dangou-Mau, J.: Diffuse vertebral decalcification and pleurisy revealing a chronic lymphoid leukosis. J. Méd. Bordeaux 137, 1334 (1960) [Französisch].
Lenhartz, H.: Die septischen Erkrankungen. In: Spezielle Pathologie und Therapie. Hrsg. v. Hermann Nothnagel. Bd. 8, T. 4, Abt. 1. Wien: Alfred Hölder 1903.
Lennartz, H.: Über spinale Periduralabscesse. Chirurg 26, 451 (1955).
Lennep, N. von: Über Rückenmarkstumoren. Dtsch. Z. Chir. 160, 136 (1920).
Lennmalm, F.: Bidrag till kännedomen om tumörer i cauda equina. Hygiea (Stockh.) Festband 1, 1 (1908).
Lenshoek, C. H.: Querschnittsschädigung des Rückenmarks infolge eines Wirbelangioms. Ned. T. Geneesk. 81 I, 1322 (1937) [Holländisch].

LENSHOEK, C. H., PENNING, L., BEKS, J. W. F.: Surgical treatment of cervical spondylotic myelopathy. Second European Congr. of Neurological Surgery, Rom, April 18—20, 1963, Excerpta Media, Internat. Congr. ser. No 60, 144 (1963).

— — WOUDA, A. A., BERGINK, G. G.: Compression costo-claviculaire de l'artère sous-clavière. Neuro-chirurgie 12, 587 (1966).

LENTZE, F.: Zur Ätiologie und spezifischen Diagnostik der Aktinomykose. Med. Klin. 45, 992 (1950).

— Zur Frage einer komplexen Ätiologie der Aktinomykose und ihrer Bedeutung für die Therapie. Ärztl. Forsch. 12, 205 (1958).

LENZ, H.: Ein Fall von Rückenmarksabszeß. Wien. klin. Wschr. 53, 899 (1940).

LENZI, M.: Röntgenologische Hinweise auf extradurale, das Rückenmark komprimierende Neoplasmen. Quad. Radiol. 3, 101 (1938) [Italienisch].

— Nuova tecnica cisterno-encefalografica. Riv. Neurol. 24, 298 (1954).

— Elementi di neuroradiologia, con nozioni di tecnica radiografica del cranio e del rachide. Torino: Minerva medica 1960.

— CANOSSI, G. C.: Possibilità diagnostiche dell'esame radiografico senza mezzi di contrasto nei tumori spinali e nelle ernie discali. Chir. Organi Mov. 50, 89 (1961).

LEONTE, C.: Spätergebnisse der Rückenmarksentlastung. Rev. chir. Bucuresti 41, 537 (1938) [Rumänisch].

LEPINTRE, J., SCHWEISGUT, O., LABRUNE, M., LEMERLE, J.: Les neuroblastomes en sablier. Etude de vingt-deux cas. Arch. franç. Pédiat. 26, 829 (1969).

LEPOIRE, J., PERTUISET, B., ARNOULD, G., TRIDON, P.: Les abcès intramédullaires. A propos de deux observations personelles. Neuro-chirurgie 7, 72 (1061).

— TRIDON, P., MONTAUT, J., GERMAIN, F.: L'hématome extradural rachidien spontané. Neuro-chirurgie 7, 298 (1961).

LEPPO, E.: Zwei Fälle von Struma maligna. Duodecim (Helsinki) 50, 1119 (1935) [Finnisch].

LEREBOULLET, J.: Échinococcose du système nerveux. Rev. Prat. (Paris) 11, 51 (1961).

— PUECH, P.: Les tumeurs sous-durales du trou occipital. Bull. Soc. méd. Hôp. Paris 55, 607 (1940).

— — Tumeur de la moelle cervicale haute avec prolongement intracranien simulant la sclérose latérale amyotrophique; opération. Bull. Soc. méd. Hôp. Paris 56, 828 (1941).

LERICHE, R.: Tumeurs intrarachidiennes. IXe Congr. de la Soc. Internat. de Chirurgie. Madrid 15—18 mars 1932, vol. II, p. 840.

— Deux cas de schwannome extradural, en bisac extra- et intrarachidien. Ablation. Guérison. Lyon chir. 31, 697 (1934).

— FROMENT, J.: Großer intraduraler Tumor im Bereich der Cauda equina. Lyon chir. 31, 489 (1934) [Französisch].

LE SAGE, J., PANET-RAYMOND, J., DUPUIS, R. L.: Un cas d'abcès épidural revêtant l'aspect initial d'un syndrome abdominal aigu. Union méd. Can. 66, 1217 (1937).

LESCHER, F. G.: The nervous complications of infectious hepatitis. Brit. med. J. 1944 I, 554.

LESCHKE, E.: Über die Gelbfärbung (Xanthochromie) der Zerebrospinalflüssigkeit. Dtsch. med. Wschr. 47, 376 (1921).

LESKE, N. G.: Zit. nach MATTOS-PIMENTA, A. u. BRANDT, P. Die tierischen Parasiten und Pilzinfektionen im zentralen Nervensystem. V. Coenurose. S. 703. In Handbuch der Neurochirurgie. Hrsg. v. H. OLIVECRONA u. W. TÖNNIS. Bd. IV/1, S. 673—727. Berlin-Göttingen-Heidelberg: Springer 1960.

LESNÉ, B.: A propos d'un cas d'actynomycose médullaire. Ann. Méd. 12, 329 (1922).

LESNY, I., VOJTA, V., KRAMEROVA, M.: Extrapyromidal syndrome and lesions of the posterior spinal column in hypothyreosis in children. Čs. Pediat. 14, 824 (1959) [Tschechisch].

LESSMANN, F. P., PERESE, D. M.: Intraosseous vertebral plexus venography, a new diagnostic method. Neurochirurgia (Stuttg.) 2, 175 (1960).

— SCHOBINGER VON SCHOBINGEN, R., LAFFER, E. C.: Intra-osseous venography. Acta radiol. (Stockh.) 44, 397 (1955).

LESTER, J.: Pantopaque myelography in avulsion of the brachial plexus. Acta radiol. (Stockh.) 55, 186 (1961).

— LAMPE, C. E.: Intra-osseous venography with special reference to its complications. Brit. J. Radiol. 30, 145 (1957).

LESURE, J.: Échinococcose vertébrale. Rev. Chir. orthop. 48, 70 (1962).

LESZYNSKY, W. M.: Glioma of the cauda equina. N. Y. med. J. 99, 36 (1914).

LÉTIENNE, L.: Lumbosacrales Syndrom infolge eines Wirbeltumors. Union méd. Can. 74, 1112 (1945) [Französisch].

LETOW, F.: Ein Beitrag zum Myelom der Wirbelsäule. Z. Orthop. 82, 505 (1952).

LEUCKART, R.: Die menschlichen Parasiten und die von ihnen herrührenden Krankheiten. Bd. 1 u. 2. Leipzig u. Heidelberg: C. F. Winter 1863—76.

LEVADITI, C., LÉPINE, P., SCHOEN, R.: Contribution expérimentale à l'étude étiologique de la syringomyélie. Bull. Acad. Méd. (Paris) 101, 669 (1929).

— — — Méchanisme pathogénique des formations cavitaires du névraxe: porencéphalie et syringomyélie. Ann. Inst. Pasteur 43, 1465 (1929).

Leven, B.: Lungenkomplikationen nach Rückenmarksprozessen. Inaug.-Diss. Köln 1962.

Levering, J. W.: Sacrococcygeal chordoma. Amer. J. Surg. 90, 531 (1955).

Levi, V.: Valeur diagnostique des réflexes pour la localisation des lésions de la moelle. Paris méd. 45, 89 (1922).

Levinsky, W. J.: Hypoglycorrhachia (low cerebrospinal-fluid sugar) in diffuse meningeal neoplasm. New Engl. J. Med. 268, 198 (1963).

Levison, P.: Compressio medullae spinalis in Verbindung mit Maltafieber, durch Operation geheilt. Hospitalstidende 79, 11 (1936) [Dänisch].

Levy, L. F., Elvidge, A. R.: Astrocytoma of brain and spinal cord; review of 176 cases, 1940—1949. J. Neurosurg. 13, 413 (1956).

Lévy-Valensi, J., Justin-Besançon, C., Leblanc, M.: Paraplégie flasque foudroyante (Meningiome spinal). Rev. neurol. 1933 II, 89.

Lewey, F. H.: Myatonia congenita (Oppenheim) accompanied by congenital intraspinal tumor, developmental retardation and malformation. Amer. J. Dis. Child. 63, 76 (1942).

Lewin, Ph.: Backache and sciatic neuritis; back injuries, deformities, diseases disabilities. Philadelphia: Lea & Febiger 1944.

Lewis, C. D.: Myelography in the diagnosis of diseases of the spinal canal. Proc. Coll. Radiol. Aust. 2, 39 (1958).

Lewis, L. G.: Vesical dysfunction from lesions of the cauda equina. Sth. med. J. (Bgham, Ala.) 34, 823 (1941).

Lewis, R. W.: Osteoid-osteoma. Review of portions of the literature and presentation of cases. Amer. J. Roentgenol. 52, 70 (1944).

Lewitzky, P.: Ein Fall von Peripachymeningitis spinalis. Berl. klin. Wschr. 14, 227 (1877).

Lewtas, N. A., Dimant, S.: The diagnosis of hypertrophic interstitial polyneuritis. J. Fac. Radiol. London (Bristol) 8, 276 (1957).

Ley, A., Jacas, R., Oliveras, C.: Torula granuloma of the cervical spinal cord. J. Neurosurg. 8, 327 (1951).

Ley, E. B., Thurston, W. D.: Avulsed lumbo-dorsal aponeurosis and low back pain. Rocky Mtn med. J. 51, 19 (1954).

Leyden, E. v.: Klinik der Rückenmarkskrankheiten, Bd. 1 u. 2. Berlin: August Hirschwald 1874 u. 1876.

— Über Hydromyelie und Syringomyelie. Virchows Arch. path. Anat. 68, 1 (1876).

— Über einen Fall von syphilitischer Wirbelerkrankung. Berl. klin. Wschr. 26, 461 (1889).

— Goldscheider, A.: Die Erkrankungen des Rückenmarkes und der Medulla oblongata. In: Specielle Pathologie und Therapie. Hrsg. v. Hermann Nothnagel. Bd. X/2. Wien: Alfred Hölder 1897.

Lhermitte, J. J.: L'angiome racémeux d'origine veineuse. In: Traité de Médicine. T. 15, p. 829. Paris: Masson 1949.

— L'hyperplasie du basi-occipital. Rev. neurol. 82, 399 (1950).

— Boveri, P.: Sur un cas de cavité médullaire consécutive à une compression bulbaire chez l'homme et étude expérimentale des cavités spinales produites par la compression. Rev. neurol. 20 I, 385 (1912).

— Leroux, R.: Gliomes typiques et atypiques des nerfs périphériques. Bull. Ass. franç. Cancer 9, 112 (1920).

— — Etude histologique générale des gliomes des nerfs périphériques, des racines rachidiennes et des gliomes visceraux. Rev. neurol. T. 39, Ann. 30, 286 (1923).

L'Hoiry, J.: A propos des tumeurs sacro-coccygiennes du nouveau-né. Une tumeur rare: un chordome sacrococcygien. Méd. trop. 13, 1066 (1953).

Liber, A. F.: The nature of Rosenthal fibers. J. nerv. ment. Dis. 85, 286 (1937).

— Lisa, J. R.: Rosenthal fibers in non-neoplastic syringomyelia: a note on the pathogenesis of syringomyelia. J. nerv. ment. Dis. 86, 549 (1937).

Licalzi, N., McElwain, J. W., Alexander, R. M.: Sacrococcygeal teratomas: a preliminary report of two cases in adults. Dis. Colon Rect. 3, 449 (1960).

Llchačev, A.: Sarkom der Wirbelsäule bei einem Säugling. Nov. chir. Arkh. 21, 414 (1930); — Ref.: Zentr.-Org. ges. Chir. 55, 91 (1931).

Lichtenstein, B. W.: Multiple primary tumors of the spinal cord. Arch. Neurol. Psychiat. (Chic.) 46, 59 (1941).

— Neurofibromatosis (von Recklinghausen's disease of the nervous system). Arch. Neurol. Psychiat. (Chic.) 62, 822 (1949).

— Kirshbaum, J. D.: Foreign body giant cell granuloma of the spinal cord associated with spina bifida. Amer. J. Path. 17, 873 (1941).

— Zeitlin, H.: Ganglioneuroma of the spinal cord. Associated with pseudosyringomyelia. Arch. Neurol. Psychiat. (Chic.) 37, 1356 (1937).

Lichtenstein, L.: Aneurysmal bone cyst. A pathological entity commonly mistaken for giant-cell tumor and occasionally for hemangioma and osteogenic sarcoma. Cancer (Philad.) 3, 279 (1950).

— Aneurysmal bone cyst. Further observations. Cancer (Philad.) 6, 1228 (1953).

— Bone tumors. 2. ed. St. Louis: C. V. Mosby Co. 1959.

— Hall, J. E.: Periosteal chondroma. J. Bone Jt Surg, A 34, 691 (1952).

— Jaffé, H. L.: Eosinophilic granuloma of bone. With report of a case. Amer. J. Path. 16, 595 (1940).

— — Multiple myeloma; survey based on 35 cases, 18 of which came to autopsy. Arch. Path. 44, 207 (1947).

Lichtheim, L.: Kompression des Rückenmarks durch ein Psammom der Dura mater spinalis. Dtsch. med. Wschr. 51, 1386 (1896).

LICHTHEIM-MICULICZ (1891): Zit. nach ANTONI, N., Tumoren des Rückenmarks, seiner Wurzeln und Häute, S. 2. In: Handbuch der Neurologie. Hrsg. v. BUMKE, O. u. FOERSTER, O., Bd. XIV/4, S. 1—131. Berlin: Springer 1936.

LICKINT, K.: Vom Zweck des Liquorsystems. Nervenarzt **39**, 506 (1968).

LIEBALDT, G.: Rückenmarkstumor; Autopsie: Chronisches recidivierendes Aneurysma Aortae dissecans. Ther. Monat. (Mannheim) **7**, 317 (1960).

LIECHTI, A.: Die Röntgendiagnostik der Wirbelsäule und ihre Grundlagen. 2., neubearb. u. erg. Aufl., durchges. von A. EGGLI. Wien: Springer 1948.

LIEDBERG, N.: Zur Frage der Klinik und Therapie der Rückenmarkstumoren. Acta chir. scand. **77**, 452 (1936).

LIÈVRE, J. A.: Angiome vertébral («vertèbre poreuse»). Diagnostic radiologique. Bull. Soc. méd. Hôp. Paris **48**, 896 (1932).

— Les angiomes vertébraux. Presse méd. **42** II, 1571 (1934).

— A propos du diagnostic de l'angiome et du cancer du rachis. Rev. Rhum. **24**, 52 (1957).

LIGUORI, R., BELLACOSA, C. P.: Considerazioni diagnostiche ed operatorie sui tumori intramidollari. Minerva neurochir. **9**, 38 (1965).

— TROISI, F.: Analisi statistica di 115 casi di tumori metastatici interessanti il nevrasse. Rass. int. Clin. Ter. **47**, 666 (1967).

LILIEQUIST, B.: Encephalography in the Arnold-Chiari malformation. Acta radiol. (Stockh.) **53**, 17 (1960).

— Gas myelography in the cervical region. Acta radiol. Diagn. **4**, 79 (1966).

LIMA, A.: Cholesteatome. Lisboa méd. **20**, 23 (1943).

LIMA-COSTA, A.: Lipomas sub-duralis primitivos do canal raquiano. J. Bras. Neurol. **6**, 1 (1954).

LIN, C. H., CHEN, C. H.: A case of spinal cord adhesive arachnoiditis: interpretation of a pure pyramidal tract involvement. Acta paediat. Sinica **4**, 59 (1963) [Chinesisch].

LIN, K. H., WEI, YU: Acute spinal pachymeningitis externa. China med. J. **42**, 654 (1928) [Chinesisch].

LIN, T. H.: Intramedullary tuberculoma of the spinal cord. J. Neurosurg. **17**, 497 (1960).

— Paraplegia caused by epidural hemorrhage of the spine. J. int. Coll. Surg. **36**, 742 (1961).

— Two cases of intraspinal tumors. Acta paediat. Sinica **5**, 84 (1964) [Chinesisch].

— COOK, A. W.: Primary melanoma within spinal canal. N. Y. St. J. Med. **66**, 1914 (1966).

LINARES, G.: Sopra un caso clinico di gomma del midollo spinale. Riv. Neurol. 8, 45 (1935).

LIND, H., LUNDSTEIN, L. B.: Two cases of tumor caudæ equinæ cured by operation. Acta psychiat. (Kbh.) **2**, 271 (1927).

— SVINDT, J.: Et tilfælde af Rygmarvstumor med. Operation. Hospitalstidende 7, 1441 (1914).

LINDAHL, O., REXED, B.: Histologic changes in spinal nerve roots of operated cases of sciatica. Acta orthop. scand. **20**, 215 (1951).

LINDAU, A.: Studien über Kleinhirncysten. Bau, Pathogenese und Beziehungen zur Angiomatosis retinae. Acta path. microbiol. scand., Suppl. **1**, 1—128 (1926).

— Zur Frage der Angiomatosis retinae und ihrer Hirnkomplikationen. Acta ophthal. (Kbh.) **4**, 193 (1927).

— Vascular tumors of the brain and spinal cord. Proc. roy. Soc. Med. **30**, 363 (1931).

LINDBLOM, A. F.: Effect of lipiodol on meninges. Acta radiol. (Stockh.) **5**, 129 (1926).

— Effects of various iodized oils on meninges. Acta med. scand. **76**, 295 (1931).

LINDBLOM, K.: Lumbar myelography by abrodil. Acta radiol. (Stockh.) **27**, 1 (1946).

— Complication of myelography with abrodil. Acta radiol. (Stockh.) **28**, 69 (1947).

— Diagnostic puncture of intervertebral disc in sciatica. Acta orthop. scand. **17**, 231 (1948).

— Technique and results in myelography and disc puncture. Acta radiol. (Stockh.) **34**, 32 (1950).

LINDEBOOM, G. A., MULDER, H. J.: Multiples Myelom mit leukämischem Blutbild und degenerativen Rückenmarksänderungen. Acta med. scand. **108**, 363 (1941).

LINDEMANN, A.: Varicenbildung der Gefäße der Pia mater spinalis und des Rückenmarks als Ursache einer totalen Querschnittsläsion. Z. ges. Neurol. Psychiat. **12**, 522 (1912).

LINDEMANN, H.: Zur Diagnostik hochsitzender Halsmarkgeschwülste. Nervenarzt **13**, 445 (1940).

LINDEMANN, K.: Wert und Bedeutung der Röntgenuntersuchung für die klinische Beurteilung der Wirbeltuberkulose in ihrem Verlauf. Dtsch. Z. Chir. **237**, 234 (1932).

— Über die Osteoporose der Wirbelsäule unklarer Ursache (Fischwirbelkrankheit). Arch. orthop. Unfall-Chir. **44**, 403 (1951).

— Die juvenilen Osteochondrosen. In: Handbuch der Orthopädie. Hrsg. v. HOHMANN, G., HACKENBROCH, M., LINDEMANN, K., Bd. 1, S. 169—182. Stuttgart: Georg Thieme 1957.

— KUHLENDAHL, H.: Die Erkrankungen der Wirbelsäule. Stuttgart: Ferdinand Enke 1953.

LINDENBERG, R.: Die Gefäßversorgung und ihre Bedeutung für Art und Ort von kreislaufbedingten Gewebsschäden und Gefäßprozessen. In: Handbuch der speziellen pathologischen Anatomie und Histologie, Hrsg. v. LUBARSCH, O., HENKE, F., RÖSSLE, R., Bd. XIII/1 B, S. 1071—1164. Berlin-Göttingen-Heidelberg: Springer 1957.

LINDGREN, E.: Über Knochenveränderungen bei Spinaltumoren. Svenska Läk.-Tidn. **33**, 1 (1936).

— Über Skelettveränderungen bei Rückenmarkstumoren. Nervenarzt **10**, 240 (1937).

— Myelography with air. Acta psychiat. scand. **14**, 385 (1939).

— On the diagnosis of tumors of the spinal cord by aid of gas myelography. Acta chir. scand. **82**, 303 (1939).

Lindgren, E.: Myelographic changes in kyphosis dorsalis juvenilis. Acta radiol. (Stockh.) **22**, 461 (1941).
— Über den Subduralraum von röntgenologischen Gesichtspunkten aus. Nervenarzt **14**, 193 (1941).
— Myelographie. In: Schinz, H. R., Baensch, W. E., Friedl, E., u. Uehlinger, E. Lehrbuch der Röntgendiagnostik. 5. Aufl., Bd. II/2, S. 1501—1524. Stuttgart: Georg Thieme 1952.
— Myelographie. In: Handbuch der Neurochirurgie. Hrsg. v. H. Olivecrona u. W. Tönnis. Bd. II, S. 236—251. Berlin-Göttingen-Heidelberg: Springer 1954.
Lindgren, M.: On tolerance of brain tissue and sensitivity of brain tumor to irradiation. Acta radiol. (Stockh.) Suppl. **170**, 1—73 (1958).
Lindgren, S.: Some problems concerning the herniated intervertebral disk from a clinical point of view. Acta chir. scand. **98**, 295 (1948).
— Ribbing, S.: Complications of myelography with contrast medium. Nord. Med. **42**, 1378 (1949).
Lindquist, I.: Vertebral hemangioma with compression of the spinal cord. Acta radiol. (Stockh.) **35**, 400 (1951).
Lindsay, M. K., Crosby, E. H.: Giant cell tumor of the second cervical vertebra. J. Bone Jt. Surg. Old. Ser. **15**, 702 (1933).
Lindström, N.: Case of operated extradural neurinoma of particular diagnostic interest. Acta orthop. scand. **7**, 86 (1936).
Lindstrom, P. A.: Primary extradural hemangiomas. Bull. Los Angeles neurol. Soc. **16**, 202 (1951).
Link, K.: Zum Erscheinungsbild des abdominalen Aortenaneurysmas. Zbl. Chir. **83**, 604 (1958).
— Zur Arbeit von H. David, Posttraumatisches zystisches Hydrom der Dura mater. Zbl. Path. **99**, 9/11, 445—447 (1959).
— Schleusing, H.: Statistische Erhebung an 248 intrakraniellen Geschwülsten. Arch. Psychiat. Nervenkr. **184**, 646 (1950).
Linoli, O.: Das histologisch-anatomische Bild und die Pathogenese der angiodysgenetischen Myelomalacie der Foix-Alajouanineschen Krankheit. Frankfurt. Z. Path. **69**, 247 (1958).
Linquette, M.: Vertebral localizations of Hodgkin's disease. Cancérologie 1, 138 (1953) [Französisch].
Linson, E.: Neurofibroma of spinal cord. Clin. Proc. Child. Hosp. (Wash.) **1**, 137 (1945).
Linton, R. R., White, P. D.: Arteriovenous fistula between the right common iliac artery and the inferior vena cava. Report of a case of its occurrence following an operation for a ruptured intervertebral disk with cure by operation. Arch. Surg. **50**, 6 (1945).
Lipmann Kessel, A. W.: Intrathoracic meningocele, spinal deformity and multiple neurofibromatosis. J. Bone Jt Surg. B **33**, 87 (1951).
Liss, L.: Histopathology of olfactorius due to sarcomatosis of the meninges; a study with silver carbonate. Arch. Otolaryng. **69**, 143 (1959).
Lissauer, M.: Ein Peritheliom der Pia mater spinalis. Zbl. allg. Path. path. Anat. **22**, 49 (1911).
Lissowsky, P.: Ein Fall von Rückenmarksangiom. Z. ges. Neurol. Psychiat. **148**, 691 (1933).
List, C. F.: Intraspinal epidermoids, dermoids and dermal sinuses. Surg. Gynec. Obstet. **73**, 525 (1941).
— Multiple meningiomas: removal of four tumors from the region of the foramen magnum and upper cervical region of the cord. Arch. Neurol. Psychiat. (Chic.) **50**, 335 (1943).
— Unusual spinal cord tumors. J. Mich. med. Soc. **48**, 471 (1949).
Litten, F.: Beitrag zur Kenntnis der primären Geschwülste der Wirbelsäule. Röntgenpraxis 4, 1035 (1932).
Little, M. S.: Electrical paresthesias in the extremities following injury to the central nervous system. Arch. Neurol. Psychiat. (Chic.) **56**, 417 (1946).
Littman, M. L., Wicker, E. H., Warren, A. S.: Systemic North American blastomycosis. Report of a case with cultural studies of the etiologic agent and observations on the effect of streptomycin and penicillin in vitro. Amer. J. Path. **24**, 339 (1948).
— Zimmerman, L. E.: Cryptococcosis. Torulosis of European blastomycosis. New York: Grune & Stratton 1956.
Littmann, L.: Chordoma; review and presentation of 3 additional cases. Ann. Surg. **137**, 80 (1953).
Litvak, L. B.: The main problems in the pathogenesis and clinical picture of lumbosacral and cervical radiculitis. Zh. Nevropat. Psikhiat. **69**, 481 (1969) [Russisch].
Liushits, L. Y.: Intramedullary teratoma. Vop. Neĭrokhir. **25**, 62 (1961) [Russisch].
Liversedge, L. A., Hutchinson, L. T., Lyons, J. B.: Cervical spondylosis simulating motor-neurone disease. Lancet **1953 II**, 652.
Livingston, S. K.: Primary hemangioma of the third lumbar vertebra. Amer. J. Roentgenol. **33**, 381 (1935).
Ljass, F. M.: Stellungnahme zu den radioaktiven Isotopen, die in der Diagnostik von Tumoren des Rückenmarks Anwendung finden. Radiobiol. Radiother. (Berl.) **4**, 219 (1963).
Ljunggren, E.: Studien über Klinik und Prognose der Grawitzschen Nierentumoren. Acta chir. scand. **66**, 16 (1930).
Locoge, M.: Considérations sur la pathogénie des épidermodermoides et tératomes du système nerveux. Acta neurol. belg. **58**, 753 (1958).
— Brihaye, J., Hasaerts, R.: Dysembryomes hétérotopiques du cône médullaire (avec révue de la littérature). Acta neurol. belg. **58**, 597 (1958).
Lode, H., Kunkel, G., Hüttemann, U.: Morbus Paget der Wirbelsäule mit partiellem Querschnittsyndrom. Dtsch. med. Wschr. **94**, 539 (1969).

LODIN, H.: Two-needle oxygen myelography. Acta radiol. (Stockh.) **4**, 62 (1966).

LOEFFLER, F.: Die Pathogenese und Therapie der Spondylitis tuberculosa. Ergebn. Chir. Orthop. **15**, 391 (1922).

— Meine Erfahrungen bei der Behandlung spondylitischer Lähmungen. Zbl. Chir. **81**, 1518 (1956).

LÖFFLER, H, KNOPP, A., KRECKE, H. J.: Plasmozytome „ohne Paraprotein". Dtsch. med. Wschr. **92**, 334 (1967).

LÖHR, H.-H., VIETEN, H.: Die Strahlenbehandlung raumbeengender intrakranieller Prozesse. In: Handbuch Der Neurochirurgie. Hrsg. v. H. OLIVECRONA u. W. TÖNNIS. Bd. IV/4, S. 421—566. Berlin-Heidelberg-New York: Springer 1967.

LÖHR, W.: Zur Frage der postoperativen Blutungen nach der Arteriographie der Hirngefäße mit Thorotrast. Zbl. Neurochir. **4**, 65 (1939).

LOESCH, W.: Überraschungen bei Laminektomien. Mitt. Grenzgeb. Med. Chir. **43**, 315 (1933).

LOESER, J. D., LEWIN, R. J.: Lumbosacral lipoma in the adult. Case report. J. Neurosurg. **29**, 405 (1968).

— WARD, A. A., WHITE, L. E., WHITE, J. R.: Chronic deafferentation of human spinal cord neurons. J. Neurosurg. **29**, 48 (1968).

LOEW, F.: Zur Diagnose des lumbalen Bandscheibenvorfalls mittels Kontrastfüllung des Periduralraums. Zbl. Neurochir. **9**, 307 (1949).

— Neurochirurgie. Münch. med. Wschr. **93**, 2571 (1951); **94**, 2591; 2628 (1952); **95**, 1384 (1953); **96**, 1490 (1954); **97**, 1631 (1955).

— Bericht über das Kolloquium der Dtsch. Ges. für Neurochirurgie. Acta neurochir. (Wien) **13**, 572 (1965).

— Bericht über den gemeinsamen Kongr. der Dtsch. Ges. für Neurochirurgie, der Nordisk Neurokirurgisk Forening und der Vereinigung Schweizer Neurochirurgen. Acta neurochir. (Wien) **16**, 154 (1967).

LÖWENBERG, E.: Über die diffuse Ausbreitung von Gliomen in den weichen Häuten des Zentralnervensystems. Virchows Arch. path. Anat. **230**, 99 (1921).

LÖWENSTEIN, A.: Staphyloccoccic perimeningitis (peripachymeningitis). Report of two cases. J. Amer. med. Ass. **97**, 319 (1931).

— SCHWARZ, H., SIMON, S. R., ROTH, E., SCHEININGER, L. M.: Delivery of a fetus with a large sacrococcygeal tumor, an unusual case. J. Newark Beth Israel Hosp. **14**, 78 (1963).

LÖWENSTEIN, K.: Angioma racemosum des Rückenmarks. Zbl. ges. Neurol. Psychiat. **28**, 246 (1922).

LÖWENSTEIN, M.: Ueber die ulcerierende, multilokuläre Echinococcusgeschwulst. Diss. Erlangen 1889.

LOGROSCINO, D.: L'osteoma-osteoide. Arch. Putti Chir. Organi Mov. **4**, 275 (1954).

LOGUE, V.: Thoracic intervertebral disc prolapse with spinal cord compression. J. Neurol. Neurosurg. Psychiat. **15**, 227 (1952).

LOMBARD, P.: Angiome du rachis avec compression médullaire. Laminectomie. Coagulation. Guérison passagère. Reprise des accidents deux ans plus tard. Afr. franç. chir. **8**, 1 (1950).

LOMBARDI, G. (1961): Zit. nach GUIDETTI, B., FORTUNA, A., MOSCATELLI, G., RICCIO, A.: I tumori intramidollari, p. 4. Relazione al XVI Congr. della Soc. Ital. di Neurochirurgia, Genova, 28—29 november 1964. Lav. neuropsychiat. **35**, 1 (1964).

— BIANCHI, M.: Aneurismi multipli del midollo spinale. Radiol. clin. (Basel) **27**, 24 (1958).

— CATTANEO, C.: Teratomas in child; roentgenologic study. Ann. Radiol. diagn. (Bologna) **28**, 23 (1955) [Italienisch].

— MIGLIAVACCA, F.: Angiomas of the spinal cord. Brit. J. Radiol. **32**, 810 (1959).

— MORELLO, G.: Causes rares d'élargissement du canal rachidien. Acta radiol. (Stockh.) **50**, 230 (1958).

— — Congenital cysts of the spinal membranes and roots. Brit. J. Radiol. **36**, 197 (1963).

— PASSERINI A.: Cisti spinale extradurale. Ann. Radiol. diagn. (Bologna) **29**, 408 (1956).

— — Spinal cord tumor. Radiology **76**, 381 (1961).

— — (1963): Zit. nach LOMBARDI, G., PASSERINI, A.: Spinal cord diseases: A radiologic and myelographic analysis. S. 25 u. 70. Baltimore: Williams & Wilkins Co. 1964.

— — Spinal cord diseases: A radiologic and myelographic analysis. Baltimore: Williams & Wilkins Co. 1964.

— — MIGLIAVACCA, F.: Spinal arachnoiditis. Brit. J. Radiol. **35**, 314 (1962).

LOMBARDI, V.: Giant coccygeal teratoma in the newborn. Case report. J. Neurosurg. **30**, 747 (1969).

LOMBARDO, L., SAENZ ARROYO, L.: Intramedullary metastases. Bol. Inst. Estud. méd. biol. (Méx.) **20**, 207 (1962) [Spanisch].

LONG, E.: Sur les dégénérescences ascendantes consécutives à une lésion de la moelle cervicale. Nouv. Iconogr. Salpêt. **27**, 61 (1914).

— Diagnostic différentiel de la sclérose en plaques et des compressions médullaires. Paris méd. **53**, 272 (1924).

— Les tumeurs intrarachidiennes. Rev. méd. Suisse rom. **50**, 16 (1930).

— LONG, R. W.: Exploration rachidienne par l'huile iodée et les rayons X (procédé de Sicard). Rev. méd. Suisse rom. **44**, 337 (1924).

LONG, R. W., RACHMANINOFF, N.: Spinal adhesive arachnoiditis with cyst formation, injection of cyst during myelography. J. Neurosurg., **27**, 73 (1967).

LONGCOPE, W. T.: Sarcoidosis, or Besnier-Boeck-Schaumann disease. J. Amer. med. Ass. **117**, 1321 (1941).

— FREIMAN, D. G.: A study of sarcoidosis based on combined investigation of 160 cases including 30 autopsies from Johns Hopkins Hospital and Massachusetts General Hospital. Medicine (Baltimore) **31**, 1 (1952).

Loos, D.: Hohes Querschnitts-Syndrom durch eosinophiles Granulom. Med. Mschr. 10, 681 (1956).

López, A. W.: Rückenmarkskompression infolge Aneurysma der Brustaorta. An. med. int. (Madr.) 4, 603 (1935) [Spanisch].

— Feijóv, A.: Progressive Paraplegie und subarachnoidale Eosinophilie. Cysticercose der Meningen. An. med. int. (Madr.) 5, 137 (1936) [Spanisch].

— Vidarte, F.: Schmerzlose Tumoren des Rückenmarks. An. med. int. (Madr.) 3, 579 (1934) [Spanisch].

López Ibor, J. J., Pereita, M.: Epidurale Hämangiome. Act. esp. neurol. 2, 93 (1941) [Spanisch].

Lopez Porrua, J. M., Fernandez Gutierrez, F.: Chronic reactive leptomeningitis (arachnoiditis). Rev. esp. Oto-neuro-oftal. 21, 301 (1962) [Spanisch].

Lorber, A., Pearson, C. M., Rene, R. M.: Osteolytic vertebral lesions as a manifestation of rheumatoid arthritis and related disorders. Arthr. and Rheum. 4, 514 (1961).

Lorber, J.: Recurrent E. coli meningitis and persistent cauda equina syndrome due to congenital dermal sinus. Proc. roy. Soc. Med. 48, 332 (1955).

Lorenz, A.: Pathologie und Therapie der seitlichen Rückgrat-Verkrümmungen (Scoliosis). Wien: Hölder 1886.

Lorenz, O.: Cavernöses Angiom des Rückenmarkes. Tödliche Blutung. Inaug.-Diss. Jena 1901.

Lorenz, R., Vogelsang, H.: Untersuchungen über den Zusammenhang zwischen intravertebralem Druck und Liquordruck. Fortschr. Röntgenstr. 109, 604 (1968).

Loretz, M.: Ein Fall von gangliösem Neurom. Virchows Arch. path. Anat. 49, 435 (1870).

Lorz, H.: Über ein Ependymom der Cauda equina. Zbl. allg. Path. path. Anat. 69, 321 (1938).

Losacco, G.: Su un caso di mielopatia angiodisgenetica del midollo cervicale. Acta neurol. (Napoli) 23, 695 (1968).

Lougheed, W. M., Hoffman, H. J.: Spontaneous spinal extradural hematoma. Neurology (Minneap.) 10, 1059 (1960).

Louis-Bar, D.: Spastische Paraplegie bei ausgedehnten Hautgefäßmißbildungen. Confin. neurol. (Basel) 6, 225 (1945).

— Les rapports entre les angiomatoses du type Sturge-Weber et les autres dysplasies (formes de passage). Acta neurol. belg. 50, 680 (1950).

Lourie, H.: Spontaneous activity of alpha motor neurons in intramedullary spinal cord tumor. J. Neurosurg. 29, 573 (1968).

Lourié, Z.: Lésions du système nerveux dans la lympho-granulomatose. Sovetsk. Psichonevrol. 15, 49 (1939) [Russisch].

Louyot, P., Lepoire, J., Gaucher, A., Mathieu, J., Guillemin, J.: Medullary compression caused by spinal localizations of Paget's bone disease. Rev. méd. Nancy 86, 1227 (1961) [Französisch].

Love, J. G.: Protruded intervertebral disks with a note regarding hypertrophy of ligamenta flava. J. Amer. med. Ass. 113, 2029 (1939).

— The differential diagnosis of intraspinal tumors and protruded intervertebral disks and their surgical treatment. J. Neurosurg. 1, 275 (1944).

— Transplantation of cord for relief of paraplegia. Arch. Surg. 73, 757 (1956).

— Laminectomy for the removal of spinal cord tumors. J. Neurosurg. 25, 116 (1966).

— Delayed malignant development of a congenital teratoma with spina bifida. Case report. J. Neurosurg. 29, 532 (1968).

— Adson, A. W.: Tumors of the foramen magnum. Trans. Amer. neurol. Ass. 67, 78 (1941).

— Dodge, H. W., Jr.: Dumbbell (hourglass) neurofibromas affecting the spinal cord. Surg. Gynec. Obstet. 94, 161 (1952).

— Erb, H. R.: Transplantation of the spinal cord for paraplegia secondary to Pott's disease of the spinal column. Arch. Surg. 59, 409 (1949).

— Harrington, S. W.: Removal of a benign tumor from the spinal cord of a woman of 76 years: diagnosis complicated by history of radical mastectomy for carcinoma 23 years before. Proc. Staff Meet. Mayo Clin. 29, 250 (1954).

— Kernohan, J. W.: Dermoid and epidermoid tumors (cholesteatomas) of the central nervous system. J. Amer. med. Ass. 107, 1876 (1936).

— Kiefer, E. J.: Root pain and paraplegia due to protrusions of thoracic intervertebral disks. J. Neurosurg. 7, 62 (1950).

— Miller, R. H., Kernohan, J. W.: Lymphomas of spinal epidural space. Arch. Surg. 69, 66 (1954).

— Olafson, R. A.: Syringomyelia: A look at surgical therapy. J. Neurosurg. 24, 714 (1966).

— Rivers, M. H.: Protruded cervical disk simulating spinal-cord tumor: report of a case. Proc. Staff Meet. Mayo Clin. 36, 344 (1961).

— — Intractable pain due to associated protruded intervertebral disk and intraspinal neoplasms. Report of cases. Neurology (Minneap.) 12, 60 (1962).

— — Spinal cord tumors simulating protruded intervertebral disks. J. Amer. med. Ass. 179, 878 (1962).

— — Thirty-one-year cure following removal of intramedullary glioma of cervical portion of spinal cord. Report of a case. J. Neurosurg. 19, 906 (1962).

— — Value of spinal fluid protein in intraspinal tumors. Minn. Med. 45, 37 (1962).

— Thelen, E., Dodge, H. W., Jr.: Tumors of the foramen magnum. J. int. Coll. Surg. 22, 1 (1954).

Love, J. G., Wagener, H. P., Woltman, H. W.: Tumors of the spinal cord associated with choking of the optic disks. Arch. Neurol. Psychiat. (Chic.) **66**, 171 (1951).

— Walsh, M. N.: Protruded intervertebral disks; a report of 100 cases in which operation was performed. J. Amer. med. Ass. **111**, 396 (1938).

— — Intraspinal protrusion of intervertebral disks. Arch. Surg. **40**, 454 (1940).

Lowman, R. M., Finkelstein, A.: Air myelography for demonstration of cervical spinal cord. Radiology **39**, 700 (1942).

Lowrey, J. J.: Spinal epidural hematomas. Experiences with three patients. J. Neurosurg. **16**, 508 (1959).

Loyd, J. H.: Total transverse lesions of the spinal cord. N. Y. med. J. **102**, 222 (1915).

Lozano-Tonkin, C.: Die Knochenbiopsie und ihre Indikationen in der Inneren Medizin. Münch. med. Wschr. **110**, 2213 (1968).

Lubarsch, O.: Zur Myelomfrage. Virchows Arch. path. Anat. **184**, 213 (1906).

— Über destruierendes Wachstum bei der Bösartigkeit der Geschwülste. Z. Krebsforsch. **10**, 114 (1907).

— Geschwülste und Unfall. Mschr. Unfallheilk. **19**, 259 (1912).

Lubin, A. J.: Adhesive spinal arachnoiditis as a cause of intramedullary cavitation. Arch. Neurol. Psychiat. (Chic.) **44**, 409 (1940).

Luboldt, W.: Dermalsinus und Meningitis. Chir. Praxis **12**, 295 (1968).

— Gregorczyk, K., Düwell, H. J.: Abdominale Neurofibromatose beim Kind. Z. Kinderheilk. **100**, 35 (1967).

Luca, G. de: Sul cosi detto „reperto caratteristico" dell' angioma vertebrale. Ann. Radiol. diagn. (Bologna) **12**, 305 (1938).

— Un caso di compresione da emangioma vertebrale, trattato con la radioterapia e clinicamente guarito. Arch. Radiol. (Napoli) **14**, 271 (1938).

Lucas, R. C.: Acute necrosis of the posterior arch of the atlas, with abscess; escape of cerebrospinal fluid; meningitis and septicaemia; necropsy. Lancet **1889 I**, 883.

Luccia, C. de, Zaclis, J., Araujo, R.: Rückenmarkskompression infolge eines Aneurysmas der Aorta descendens. Arch. Neuro-psiquiat. (S. Paulo) **9**, 85 (1951).

Luce, H.: Beitrag zur Klinik der Hodenneuralgie. Dtsch. Z. Nervenheilk. **51**, 198 (1914).

— Peripachymeningitis. Zbl. ges. Neurol. Psychiat. **29**, 116 (1922).

— Zur Klinik des extraduralen spinalen Raumes (Peripachymeningitis, Leukämie, Hodgkin). Dtsch. Z. Nervenheilk. **78**, 347 (1923).

Luce, J. C., Leith, W., Burrage, W. S.: Pantopaque meningitis due to hypersensitivity. Radiology **57**, 878 (1951).

Lucherini, L.: Die diagnostische Bedeutung der Röntgenuntersuchung des Wirbelkanals. Policlinico, Sez. prat. **43**, 575 (1936) [Italienisch].

Ludwig, E. M.: Das blutende Hämangiom des Spinalkanals. Inaug.-Diss. Köln 1972.

Ludwig, H.: Differentialdiagnose des multiplen Myeloms. Immunelektrophoretische Darstellung von Paraproteinämien. Med. Klin. **63**, 372 (1968).

Lührs, W., Bacigalupo, G.: Experimental and clinical efforts for a more successful combined chemotherapy of cancer. Rev. bras. Cirurg. **39**, 267 (1960).

Luessenhop, A. J., Dela Cruz, T.: The surgical excision of spinal intradural vascular malformations. J. Neurosurg. **30**, 552 (1969).

Lüthy, F.: Liquor cerebrospinalis einschließlich Röntgendiagnostik der Liquorräume. In: Handbuch der inneren Medizin. Hrsg. v. Bergmann, G. v. u. Staehelin, R., 3. Aufl., Bd. V/1, S. 403—428. Berlin: Springer 1939.

— Irsigler, F. J.: Beitrag zur Klinik und Histologie der Ependymome der Cauda equina. Acta neurochir. (Wien) **2**, 354 (1952).

Lüttgau, H.-Ch.: Die Elektrophysiologie erregbarer Membranen. Dtsch. med. Wschr. **85**, 2288; 2328 (1960).

Luft, R., Olivecrona, H.: Experiences with hypophysectomy in man. J. Neurosurg. **10**, 301 (1953).

— — Hypophysectomy in man. Experiences in metastatic cancer of the breast. Cancer (Philad.) **8**, 261 (1955).

— — Ikkos, D., Nilsson, L.-B., Ljunggren, H.: Hypophysectomy in the treatment of malignant tumors. Nord. Med. **57**, 130 (1957) [Schwedisch].

Lugaresi, E., Ghedini, G.: Spinal cord complications of hemoblastoses. G. Psichiat. Neuropat. **89**, 1459 (1961) [Italienisch].

Lunardo, C.: Mixocondrosarcoma della colonna vertebrale. Riv. Anat. pat. **8**, 268 (1954).

Lund, H. Z., Kraus, J. M.: Melanotic tumors of the skin. **1958**, 27.

Lundervold, A.: Electromyography in neurologic disorders. Nord. Med. **49**, 706 (1953) [Schwedisch].

Luque, O., Brandan Caraffa, C.: Hydatidenerkrankung des Rückenmarks. Arch. argent. Neurol. **20**, 12 (1939) [Spanisch].

Lurje, Z. L.: Veränderungen des Nervensystems bei Leukosen. Nevropat. i Psichiat. **6**, 49 (1937) [Russisch].

Luttermoser, G. W., Koussa, M.: Epidemiology of echinococcosis in the Middle East. II. Incidence of hydatid infection in swine in Lebanon and its significance. Amer. J. trop. Med. **12**, 22 (1963).

Luyendijk, W.: Canalography as a diagnostic aid in a case of compression of the cauda equina. Folia psychiat. neerl. **56**, 488 (1953).

— Multiple meningiomas and meningiomatosis. Acta neurochir. (Wien) **3**, 263 (1954).

Luyendijk, W.: Congenital extradural cyst. Arch. chir. neerl. 7, 23 (1955).
— Indicaties en techniek van de hypophysectomie bij patiënten met gemetastaseerd mamma-carcinoom. Jb. Kankeronderz. 7, 94 (1957).
— Ervaringen met hypofysectomie bij het gemetastaseerde mammacarcinoom. Ned. T. Geneesk. 104 II, 2425 (1960).
— Canalography. Roentgenological examination of the peridural space in the lumbo-sacral part of the vertebral canal. J. belge Radiol. 46, 236 (1963).
— Del Prado, E. A.: Peridurography in the lumbosacral region. Camera radiol. 1958, 27.
L'Vovskiǐ, A. M., Nikiforov, E. M., Teplitskiǐ, F. S.: Parenchymatous and submeningeal hemorrhages in vascular anomalies of the spinal cord. Zh. Nevropat. Psikhiat. 68, 1317 (1968) [Russisch].
Lyon, E.: Multiple Myelome und Wirbelsäule. Fortschr. Röntgenstr. 46, 174 (1932).
— Über Spondylitis im Anschluß an Infektionskrankheiten. Schweiz. med. Wschr. 31, 200 (1941).
Maas, O.: Bemerkenswerter Krankheitsverlauf bei Geschwülsten des Zentralnervensystems. Dtsch. Z. Nervenheilk. 59, 231 (1918).
— Beitrag zur Kenntnis des Zwergwuchses. Z. ges. Neurol. Psychiat. 57, 196 (1920).
— Erfolgreich operierter Rückenmarkstumor bei Diabetes. Med. Klin. 22, 694 (1926).
Mabon, R. F., Kernohan, J. W., Adson, A. W.: Simplified classification of gliomas based on concept of anaplasia. Surg. Clin. N. Amer. 29, 1169 (1949).
— Svien, H. J., Adson, A. W., Kernohan, J. W.: Astrocytomas of the cerebellum. Arch. Neurol. Psychiat. (Chic.) 64, 74 (1950).
— — Kernohan, J. W., Craig, W. M.: Ependymomas. Proc. Staff Meet. Mayo Clin. 24, 65 (1949).
Mabrey, R. E.: Chordoma: study of 150 cases. Amer. J. Cancer 25, 501 (1935).
MacBurney: Zit. nach Lin, T. H.: Intramedullary tuberculoma of the spinal cord. J. Neurosurg. 17, 497 (1960) und zit. nach Starr, M. A.: Organic and functional nervous diseases. A text-book of Neurology. 3rd ed., p. 451. New York: Lea & Febiger 1909.
MacCarty, C. S.: The treatment of spastic paraplegia by selective spinal cordectomy. J. Neurosurg. 11, 539 (1954).
— Dahlin, D. C., Doyle, J. B., Jr., Lipscomb, P. R., Pugh, D. G.: Aneurysmal bone cysts of the neural axis. J. Neurosurg. 18, 671 (1961).
— Kiefer, E. J.: Thoracic, lumbar and sacral spinal cordectomy: Preliminary report. Proc. Staff Meet. Mayo Clin. 24, 108 (1949).
— Leavens, M. E., Love, J. G., Kernohan, J. W.: Dermoid and epidermoid tumors in the central nervous system of adults. Surg. Gynec. Obstet. 108, 191 (1959).
— Lougheed, L. E., Brown, J. R.: Unusual benign tumor at the foramen magnum; report of a case. J. Neurosurg. 16, 463 (1959).
— Waugh, J. M., Coventry, M. B., O'Sullivan, D. C.: Sacrococcygeal chordomas. Surg. Gynec. Obstet. 113, 551 (1961).
MacCarty, W. C., Jr., Lane, F. W.: Pitfalls of myelography. Radiology 65, 663 (1955).
MacDowell, F. L.: Spinal cord compression caused by hemorrhachis. Cult. méd. (Rio de J.) 2, 555 (1941) [Portugiesisch].
Macewen, W. (1883): Zit. nach Pia, H. W.: Rückenmark. S. 257. In: Lehrbuch der Chirurgie. Hrsg. v. H. Hellner, R. Nissen, K. Vossschulte. Stuttgart: Georg Thieme 1957.
— Trephining of the spine for paraplegia. Glasg. med. J. 22, 55—58 (1884).
— Two cases in which excision of the laminae of portions of the spinal vertebrae had been performed in order to relieve pressure on the spinal cord causing paraplegia. Trans. Glasg. path. clin. Soc. 2, 168—171 (1884/86).
— An address on the surgery of the brain and spinal cord. Brit. med. J. 1888 II, 302 u. Lancet 1888 II, 254.
MacFarlane, M. G., Linell, E. A.: Benign giant-cell tumour of third cervical vertebra: a case report. Brit. J. Surg. 21, 513 (1934).
MacGregor, A. R., Green, C. A.: Tuberculosis of the central nervous system, with special reference to tuberculous meningitis. J. Path. Bact. 45, 613 (1937).
Machacek, J.: Knochentumoren. Int. Praxis 4, 613 (1964).
Maciel, Z., Coelho, Abath, G.: Myélite schistosomique due aus. mansoni. Étude anatomo-clinique. Rev. neurol. 91, 241 (1954).
Mack, E. W.: Electromyographic observations on the postoperative disc patient. J. Neurosurg. 8, 469 (1951).
Mackay, F. H., Hurteau, E. F.: Primary melanoma of the central nervous system. J. nerv. ment. Dis. 96, 369 (1942).
Mackay, R. P.: Chronic adhesive spinal arachnoiditis. A clinical and pathologic study. J. Amer. med. Ass. 112, 802 (1939).
— Favill, J.: Syringomyelia and intramedullary tumor of the spinal cord. Arch. Neurol. Psychiat. (Chic.) 33, 1255 (1935).
Maclaire, A. S.: Lipiodol in neurosurgery. With a report of a case with deleterious results. Amer. J. med. Sci. 170, 874 (1925).

MacNeil, P., Long, N. G.: Ewing sarcoma of cervical spine with case report. Amer. J. Surg. 88, 928 (1954).

Maczynska-Rusiniak, B., Tessarowicz, J.: Studies on post-transfusion isoimmunisation in patients with complete transsection of the spinal cord. Pol. med. J. 7, 1193 (1968).

Madelung (1907—1909): Zit. nach Antoni, N.: Tumoren der Wirbelsäule einschließlich des epiduralen Spinalraums. S. 72. In: Handbuch der Neurologie. Hrsg. v. Bumke, O. u. Foerster, O. Bd. 10/II, S. 51—109. Berlin: Springer 1936.

Madelung, O.: Das Riesenzellensarkom in den Rückenwirbeln. S. 363—376. In: Festschrift für Georg Eduard v. Rindfleisch. Unter Mitw. von ... hrsg. v. Max Borst. Leipzig: Engelmann 1907.

Madonick, M. J., Solomon, S.: Total protein content of cerebrospinal fluid in multiple myeloma. Neurology (Minneap.) 3, 369 (1953).

Magarey, F. R., Wolfe, H. R. I.: Pinealoma with a solitary spinal metastasis. J. Neurol. Neurosurg. Psychiat. 12, 155 (1949).

Maggiore, E.: On the subject of giant cell tumors with vertebral localizations and with mediastinal manifestations. Ann. ital. Chir. 38, 1159 (1961) [Italienisch].

Magnus, R.: Körperstellung. Experimentell-physiologische Untersuchungen über die einzelnen bei der Körperstellung in Tätigkeit tretenden Reflexe, über ihr Zusammenwirken und ihre Störungen. Berlin: Springer 1924.

Magnus-Levy, A.: Bence-Jones Eiweiß und Amyloid. Z. klin. Med. 116, 510 (1931).

— Multiple Myelome. VII. Euglobulinämie. Zur Klinik und Pathologie. Amyloidosis. Z. klin. Med. 126, 62 (1934).

Magnuson, P. B.: Differentialdiagnosis of causes of pain in lower back accompanied by sciatic pain. Ann. Surg. 119, 878 (1944).

Magri, R., Maida, G. C. La: Mielopatia professionale a tipo sclerosi laterale amiotrofica in operaio addetto a martello pneumatico. Acta neurol. (Napoli) 24, 29, (1969)

— Menozzi, C.: Sintomatologia neurologica da angioma vertebrale; a proposito di tre casi di compressione midollare. Riv. Neurol. 29, 341 (1959).

Maguire, R.: Hydatids of the spinal canal. Brain 10, 451 (1888).

Mahaim, Ch.: Les tumeurs pinéales et leurs formes malignes avec métastases spinales. Schweiz. Arch. Neurol. Psychiat. 71, 154 (1953).

Mahon, H.: Sur les difficultés de diagnostic dans un cas de tumeur de la moelle épinière associée à un signe d'Argyll-Robertson. Rev. neurol. 67, 649 (1937).

Mahoney, W.: Die Epidermoide des Zentralnervensystems. Z. ges. Neurol. Psychiat. 155, 416 (1936).

Mahoudeau, D., Daum, S.: Compression of cauda equina by intraspinal cholesteatoma; nosologic aspects of case. Sem. Hôp. Paris 29, 1093 (1953) [Französisch].

Mahour, G. H., Lynn, H. B.: Tumors in infancy and childhood. Minn. Med. 52, 1679 (1969).

Maier, H. C.: Extradural and intrathoracic lipoma causing spinal cord compression. Successful treatment by surgical excision. J. Amer. med. Ass. 181, 610 (1962).

Maikapar, Th.: Staphylokokken-Allgemeininfektion nach den in den Jahren 1903—1906 in der Leipziger Medizinischen Klinik vorgekommenen Fällen. Inaug.-Diss. Leipzig 1907.

Maimone, G.: Contribution to the study of teratomas. Rass. int. Clin. Ter. 39, 956 (1959) [Italienisch].

Maiorchik, V. E., Khrapov, V. S.: Electromyographic recording during the course of spinal cord surgery in man. Biul. eksp. biol. med. 53, 3 (1962) [Russisch].

Maiova, N. A.: The role of the protective-trophic system of the pia mater in removal of amino acids and proteins from the cerebrospinal fluid. Histoautoradiographic study. Biul. eksp. biol. med. 54, 107 (1962) [Russisch].

Mair, W. G. P., Druckmann, R.: Pathology of spinal cord lesions and their relation to clinical features in protrusion of cervical intervertebral discs. (Report of 4 cases.) Brain 76, 70 (1953).

Maitland-Jones, A. G.: Intramedullary abscess causing spinal compression and meningitis. Proc. roy. Soc. Med. 29, 215 (1936).

Majdecki, T.: Difficulties in differential diagnosis between multiple sclerosis and Devic's disease. Acta med. pol. 2, 33 (1961) [Polnisch].

Majerszky-Santha, K.: Craniospinale Meningeome. Arch. Psychiat. Nervenkr. 116, 648 (1943).

Majka, F. A., Muehlig, W. A., Saichek, H. B.: Osteochondroma with spastic paraplegia; case. Neb. St. med. J. 41, 44 (1956).

Makhlouf, A.: Hernies discales et tumeurs de la queue de cheval. J. méd. liban. 14, 418 (1961).

— Hajjar, J.: Sciatique bilatérale rebelle à tout traitement par tumeur de la queue de cheval; laminectomie; ablation d'un neurinome radiculaire; guérison. Rev. méd. Moy. Or. 13, 514 (1956).

Makhon'kova, A. G., Solovieva, I. P.: Fibrolipoma konskogo khvosta spinogo mozga i ego konusa. [Fibrolipoma of the cauda equina, spinal cord and conus.] Arkh. Pat. 20, 76 (1958) [Russisch].

Makins, G. H., Abbott, F. C.: Acute primary osteomyelitis of the vertebrae. Ann. Surg. 23, 510 (1896).

Makrycostas, K.: Über das Wirbelangiom, -lipom und -osteom. Virchows Arch. path. Anat. 265, 259 (1927).

— Über die praktische Bedeutung des Wirbelangioms. Langenbecks Arch. klin. Chir. 155, 663 (1929).

Malaisé, E. v.: Zur Differentialdiagnose der extra- und intramedullären Rückenmarkstumoren. Dtsch. Arch. klin. Med. 80, 143 (1904).

Malamud, N., Boldrey, E. B., Welch, W. K., Fadell, E. J.: Necrosis of brain and spinal cord following x-ray-therapy. J. Neurosurg. 11, 353 (1954).

Malawski, S.: Remote results of surgical therapy of spinal tuberculosis with anterolateral paralysis caused by decompression. Chir. Narząd. Ruchu 27, 331 (1962) [Polnisch].

Maleci, O.: Über die Wiederherstellung der nervösen Funktionen nach langer Unterbrechung. Riv. Neurol. 20, 459 (1950).

— Tumori spinali. Chirurgia (Milano) 11, 97 (1956).

Malgras, P., Maigne, R.: Syndrome du hernie discale lié à une ostéomyelite lombosacrée méconnue. Mém. Acad. Chir. 75, 30 (1949).

Malinowska, J., Mackiewicz, H., Siwicki, H., Jasinski, W. K.: Scintigraphy of symptomless metastases of mammary cancer in the spine. Nucl.-Med. (Stuttg.) 8, 179 (1969).

Malis, L., Newman, C. M., Wolf, B. S.: Full-column technic in lumbar disk myelography. Radiology 60, 18 (1953).

Mallory, F. B.: Three gliomata of ependymal origin: two in the fourth ventricle, one subcutaneous over the coccyx. J. med. Res. 8, 1 (1902).

— The type cell of the so-called dural endothelioma. J. med. Res. 41, 349 (1919/20).

Malluche, H.: Die Wirbeltuberkulose. Ihre Entstehung und Entwicklung im Röntgenbild. Berlin: Arbeitsgemeinschaft Med. Verlage G.M.B.H. Leipzig: Georg Thieme 1947.

Malmros, R.: Den lumbale discusprolaps og ligamentaere rodkompression. Diss. Copenhagen 1942.

— Compression of the spinal cord in kyphoscoliosis. J. Neurol. Neurosurg. Psychiat. 21, 233 (1958).

Malmsten, O.: Erweichung der Medulla spinalis bedingt durch eine Geschwulst. Schmidts Jb. ges. Med. 94, 302 (1862).

Mammond, G., Wise, R. E., Haggart, G. E.: Spondylolisthesis, a review of seventy-three patients treated by arthrodesis of the spine. J. Bone Jt Surg. A 39, 227 (1957).

Mancall, E. L., Rosales, R. K.: Acute ascending necrotizing myelopathy associated with visceral carcinoma. Trans. Amer. neurol. Ass. 87, 44 (1962),

Mancini, G.: Der Liquor cerebrospinalis bei der Pottschen Krankheit. Chir. Organi Mov. 23, 201 (1937) [Italienisch].

Mandl, J.: Über lokales Amyloid im Bereich der Brustwirbelsäule. Virchows. Arch. path. Anat. 253, 639 (1924).

Manganaro, F. J.: Lymphosarcoma of the cervical epidural space. Report of a case. Missouri Med. 58, 470 (1961).

Mangold, C.: Ueber den multiloculären Echinococcus und seine Taenie. Inaug.-Diss. Tübingen 1892.

Mann, L., Mathias, E.: Über spinale Querschnittsläsion als Anfangserscheinung bei Lymphogranulomatose. Z. ges. Neurol. Psychiat. 147, 237 (1933).

Mann, M.: Pearly tumors of the brain and spinal cord. J. nat. med. Ass. (Tuskegee) 55, 18 (1963).

Mannes, F., Derriks, R.: Le traitement des métastases du cancer du sein par l'association d'emblée d'un traitement hormonal et d'une chimiothérapie pars les cytostatiques non hormonaux. Acta tuberc. belg. 59, 445 (1968).

Mannheimer, E., Karrer, K., Boeckl, O., Priesching, A.: Hochdosierte zytostatische Therapie und autologe Knochenmark-Re-Infusion bei malignen Tumoren. Münch. med. Wschr. 109, 1808 (1967).

Manning, H. J.: Symptomatic hemangioma of the spine. Radiology 56, 58 (1951).

Mannironi, G., Muratorio, A.: Ulteriore contributo alla conoscenza delle sindromi neurologiche da malformazioni occipito-cervicali. Riv. Pat. nerv. ment. 78, 1034 (1957).

Mannkopff, E.: Erkrankungen des Rückenmarkes. Tumor des Rückenmarks. Berl. klin. Wschr. 1, 33, 46, 58, 65, 78 (1864).

Manno, N. J., Uihlein, A., Kernohan, J. W.: Intraspinal epidermoids. J. Neurosurg. 19, 754 (1962).

Mansuy, L.: Les tumeurs médullaires de l'enfant. Pédiatrie 9, 227 (1954).

— Thierry, A., Fischer, G.: Possibilités chirurgicales dans les gliomes bulbo-médullaires. A propos de quatre observations. Lyon chir. 64, 501 (1968).

— Vignon, G., Bertrand, J. N., Truchot, R.: Sciatica caused by neurinoma. Lyon méd. 93, 841 (1961) [Französisch].

Manuel, Y., Piniés, L., Arrazola, M.: Los qistes sacros extradurales como causa de dolor ciático y compresión de la cola de caballo. Rev. clín. esp. 69, 283 (1958).

Manuelidis, E. E.: Über Hämangiome des Gehirns. I. Teleangiektasien, Kavernome, Sturge-Webersche Krankheit. Arch. Psychiat. Nervenkr. 184, 601 (1950).

Marburg, O.: Zur Pathologie der Spinalganglien. Arb. neurol. Inst. Univ. Wien 8, 103 (1902).

— Zur differentiellen Diagnose lokalisierter spinaler Prozesse. Mitt. Grenzgeb. Med. Chir. 31, 46 (1918/19).

— Pathologische Anatomie und Klinik der traumatischen Schädigungen des Rückenmarks. Dtsch. Z. Nervenheilk. 70, 10 (1921).

— Zur Kenntnis der neuroepithelialen Geschwülste. Blastoma ependymale. Arb. neurol. Inst. Univ. Wien 23, 192 (1921).

— Zur Kenntnis des sogenannten Medulloblastoms. (Sphaeroblastoma polymorphon.) Dtsch. Z. Nervenheilk. 117, 289 (1931).

MARBURG, O.: Unfall und Hirngeschwulst. Ein Beitrag zur Ätiologie der Hirngeschwülste. Wien: Springer 1934.
— Die traumatischen Erkrankungen des Gehirns und Rückenmarks. In: Handbuch der Neurologie. Hrsg. v. BUMKE, O. u. FOERSTER, O. Bd. XI/1, S. 1—177. Berlin: Springer 1936.
— SGALITZER, M.: Die Röntgenbehandlung der Nervenkrankheiten. Berlin u. Wien: Urban & Schwarzenberg 1930.
MARCHAND, J., DJIAN, A., LEVERNIEUX, J.: Le retrait de la substance opaque au cours de la myélographie. J. Radiol. Électrol. 30, 27 (1949).
MARCHI, C. DE, MASSIGNAN, L.: Un caso di cisti dermoide midollare. Chirurgia (Milano) 2, 169 (1947).
MARCHIAFAVA, G., SASSAROLI, S.: Mielodisplasia ad evoluzione tumorale tardiva. Sist. nerv. 2, 187 (1950).
MARCINIAK, R., PENAR, S.: Giant cell tumor; case. Pol. Tyg. lek. 9, 269 (1954) [Polnisch].
MARCOVICH, A. W., JESSICO, C. M., WALKER, A. E.: Immediate and late effects of intrathecal injection of iodized poppy-seed oil. Arch. Neurol. Psychiat. (Chic.) 45, 570 (1941).
— WALKER, A. E., JESSICO, C. M.: Immediate and late effects of intrathecal injection of iodized oil. J. Amer. med. Ass. 116, 2247 (1941).
MARCUSE, P.: Glioblastoma multiforme of brain and spinal leptomeninges. Sth. med. J. (Bgham, Ala.) 36, 823 (1943).
MARCUSE, P. M.: Malignant presacral teratoma in an adult. Cancer (Philad.) 12, 889 (1959).
MAREEVA, T. G.: On the classification of cholesteatoma of the cauda equina of the spinal cord after tuberculous meningitis. Vop. Neĭrokhir. 26, 31 (1962) [Russisch].
— Einige Besonderheiten der Klinik und der chirurgischen Behandlung des Cholesteatoms der Cauda equina bei Kindern nach Meningitis tuberculosa. Pediatriya 45, 85 (1966) [Russisch].
— VIKHERT, T. M., LOKSHINA, A. M.: Kombinirovannoe lechenie medulloblastom u detei. [Combined treatment of medulloblastomas in children.] Vop. Neĭrokhir. 33, 16 (1969) [Russisch].
MARENBACH, H.: Beiträge zur Histologie des Echinococcus multilokularis. Diss. Giessen 1889.
MARGULIES, M. E., KATZ, I., ROSENBERG, M.: Spontaneous dislocation of the atlantoaxial joint in rheumatoid spondylitis. Neurology (Minneap.) 5, 290 (1955).
MARGULIS, M. S.: Zur Nosographie und Pathogenese der akuten serösen Meningitiden. Dtsch. Z. Nervenheilk. 97, 179 (1927).
— Nosographie, pathologische Anatomie, Ätiopathogenese der chronischen nicht spezifischen Peripachymeningitis. Sovetsk. Nevropat. 2, 1 (1933) [Russisch].
— Klinik, pathologische Anatomie und Ätiopathogenese organischer Spinalarachnoiditis. Nevropat. i Psichiat. 6, 53 (1937) [Russisch].
MARGUTH, F.: Das Elektromyogramm (EMG) bei Bandscheibenvorfällen und Osteochondrosen und seine Bedeutung für die Differentialdiagnose. Münch. med. Wschr. 96, 976 (1954).
— ORBACH, H.: Elektromyographische Befunde bei intrakraniellen Prozessen. Dtsch. Z. Nervenheilk. 171, 169 (1954).
— STAMMLER, A.: Diffuse meningeale Karzinomatosen und Sarkomatosen mit der Symptomatik intrakranieller Geschwülste. Zbl. Neurochir. 24, 59 (1963).
— TÖNNIS, W.: Elektromyographische Befunde bei intrakraniellen Prozessen. Zbl. Neurochir. 12, 235 (1952).
— — Muskeltonus und Hirndruck. Acta neuroveg. (Wien) 4, 311 (1952).
MARIANI, G.: Le lesioni meningo-mieliche nel morbo di Pott ed il trattamento della spondilite tubercolare complicata da paraplegia. Minerva ortop. 14, 6 (1963).
MARIE, P., CHATELIN, MARTEL, C. DE: Traitement chirurgical des tumeurs de la moelle. Rev. neurol. 24, 240 (1917).
— FOIX, C.: Processus extra- ou intra-médullaire: topographie des troubles amyotrophiques et de la zone réflexogène du phénomène des raccourcisseurs. Rev. neurol. 27 I, 327 (1914).
— — BOUTTIER, H.: Service que peut rendre la ponction rachidienne pratiquée à des étages différents pour le diagnostic de la hauteur d'une compression médullaire. Rev. neurol. 25 I, 712 (1913).
— — — Double ponction sur- et sous-lésionelle dans un cas de compression médullaire: Xanthochromie, coagulation massive dans le liquide inférieur seulement. Rev. neurol. 27 I, 315 (1914).
— LERI, A.: Zit. nach LERI, A.: Spondylose Rhizomyélique. S. 524. In: Handbuch der Neurologie. Hrsg. v. M. LEWANDOWSKY. Bd. II/1, S. 524—549. Berlin: Springer 1911.
MARIN, F., KLEYNTJES, F.: Tumeurs sous-durales du trou occipital. Rev. neurol. 82, 313 (1950).
MARINA VÉLEZ, M.: Seudoabdomen agudo por absceso epidural raquideo. Rev. clín. Inst. matern. Lisboa 11, 50 (1958).
MARINACCI, A. A., COOPER, W.: Radiculopathy incident to metastatic lesions of the spine. The value of electromyography in diagnosis. Bull. Los Angeles neurol. Soc. 27, 51 (1962).
MARINESCO, G., DRAGANESCO, S.: Kyste épidermoide cholestéatomateux de la moelle épinière coexistant avec un processus syringomyélique. Contribution à l'étude de la syringomyélie. Rev. neurol. 1924 II, 338.
— — Formations télangiectasiques méningées avec processus angiomateux intramédullaires. Rev. neurol. 63 I, 809 (1935).
— GOLDSTEIN, M.: Contribution à l'étude des tumeurs associées du système nerveux. Ann. Anat. path. 9, 457 (1932).
— RADOVICI, A.: Sur le syndrome de la xanthochromie. Nouv. Iconogr. Salpêt. 26, 484 (1913).

Marini, G., Leoni, V.: Considerazioni sulla metastatizzazione scheletrica in corso di neoplasie mammarie e polmonari. Quad. Radiol. **33**, 455 (1968).

Marini, M.: Su di un caso de reticulosarcoma, primitivo del rachide. Boll. Sci. med. **126**, 257 (1954).

Marino, S.: Über die Differentialdiagnose zwischen Kaudatumor und pararenalem Sarkom. Riv. san. sicil. **21**, 912 (1933) [Italienisch].

Marino, V.: Gli ependimomi di filum terminale. Rass. Oncol. (Torino) **15**, 145 (1941).

Marinoni, R.: Su di un caso di ependimoma del rachide. Minerva chir. **17**, 677 (1962).

Marion, J., Jeune, M., Godinot, C., Dubois, J., Charrat, A.: A propos des tumeurs congénitales sacro-coccygiennes et leurs formes à évolution endo-pelvienne: exérèse par voie abdomino-perinéale. Pédiatrie **12**, 339 (1957).

Mariotti, M., Nieri, G.: Compressione midollare da neurofibroma dorsale. Minerva med. **53 II**, Parte scient. 3516 (1962).

Mark, J.: Primärt meningealt melanom. Nord. med. **69**, 727 (1963).

Markham, J. W., Otenasek, F. J.: Neuromyelitis optica simulating spinal cord tumor; report of case, with review of 9 additional cases. Arch. Neurol. Psychiat. (Chic.) **72**, 758 (1954).

Markiewicz, T.: Über Spätschädigungen des menschlichen Gehirns durch Röntgenstrahlen. Z. ges. Neurol. Psychiat. **152**, 548 (1935).

— Zur Frage der „kolloiden" Degeneration und ähnlicher Vorgänge im Zentralnervensystem. Z. ges. Neurol. Psychiat. **159**, 53 (1937).

Marques, V.: Spinal teratoma. J. Neuropath. exp. Neurol. **10**, 384 (1951).

— Ferreira, M.: Dois casos de quisto hidático da coluna vertebral e um do craneo e órbita. Rev. esp. Oto-neuro-oftal. **9**, 90 (1950).

Marquis, J.: The correlations of roentgen and blood examinations in multiple myeloma. Amer. J. Roentgenol. **44**, 858 (1940).

Marshall, S., Tavel, F. R., Schulte, J. W.: Spinal cord compression secondary to metastatic carcinoma of the prostate treated by decompressive laminectomy. J. Urol. (Baltimore) 88, 667 (1962).

Martel, T. de: Ablation d'une tumeur de la moelle cervicale. Paris chir. **2**, 1040 (1910).

— Le traitement opératoire des tumeurs de la moelle et de ses enveloppes, d'après vingt cas personnels. Bull. Soc. nat. Chir. **45**, 511 (1919).

— Le traitement opératoire des tumeurs de la moelle et de ses enveloppes. Rev. neurol. T. **39**, Ann. **30**, 701 (1923).

— Chirurgie de la moelle et des racines rachidiennes. Bull. soc. nat. Chir. **50**, 532 (1924).

— Les progrès de la chirurgie médullaire depuis vingt ans. 37e Congr. de l'Ass. Française de Chir. Paris, 8—13 octobre 1928.

— Diagnostic et traitement des tumeurs intrarachidiennes. 9. Congr. Internat. de Chirurgie. Madrid, 15—18 mars 1932. Rapports, procès-verbaux et discussions. Vol. **2**, 663. Brussels: Imprimerie Médicale et Scientifique 1932.

— Guillaume, J., Thurel, R.: Compression médullaire par echinococcose épidurale secondaire à un kyste hydatique thoracique. Intervention. Guérison. Rev. neurol. **65 I**, 1528 (1936).

— Vincent, C., David, M.: Tumeurs médullaires. Bull. Soc. nat. Chir. **55**, 834 (1929).

— — Puech, P.: Sur le diagnostic des tumeurs comprimant la moelle. Les avantages de l'épreuve mano-métrique et de l'épreuve du lipiodol associées. Rev. neurol. **1929 II**, 76.

Martelli, A., Serra, P.: Ascesso epidurale secondario ad ascesso gluteo insorto in corso di terapia. Minerva chir. **13**, 1335 (1958).

Marten, M. G.: Teratoma of the spinal cord. Arch. Path. **30**, 755 (1940).

Martin, C. A.: Tumeurs malignes du cerveau et de la moelle. Laval méd. **12**, 397 (1947).

Martin, D. S., Smith, D. T.: Blastomycosis of the spinal cord. Amer. Rev. Tbc. **39**, 275 (1939).

Martin, E.: Expressions cliniques de la neurofibromatose. Helv. med. Acta **15**, 323 (1948).

Martin, J. P.: Thrombosis in superior longitudinal sinus following childbirth. Brit. med. J. **1941 II**, 537.

— Greenfield, J. G.: Tumor in cisterna magna. Proc. roy. Soc. Med. **16**, 32 (1923).

Martin, J. R., Johnson, L.: Multiple myelomatosis. Canad. med. Ass. J. **76**, 605 (1927).

Martin, P., Kleyntjens, F.: Tumeurs sous-durales du trou occipital. Rev. neurol. **82**, 313 (1950).

— Murdoch, J.: Un cas de compression médullaire. Transit. lipiodole confirmant le diagnostic neurologique. Laminectomie. Guérison. J. belge Radiol. **13**, 76 (1924).

Martin, Ph., Noterman, J.: The surgical treatment of carcinomatous paraplegia. Second European Congr. of Neurological Surgery, Rome, April 18—20, 1963. Excerpta Medica, Internat. Congr. ser. No 60, p. 141, 1963.

Martínez Bayarri, E.: Intramedullary spinal tumours. Third European Congr. of Neurosurgery, Madrid, April 23—26, 1967. Excerpta Medica, Internat. Congr. ser. No 139, p. 98, 1967.

Martínez Niochet, A., Potenza, L.: Bilharziosis mansoni de la médula espinal simulando tumor. Acta neurol. lat.-amer. **2**, 72 (1956).

Martini, G. A., Wenderoth, H.: Follikuläres Lymphoblastom (Brill) mit klinischer Erstmanifestation durch Querschnittslähmung. Ärztl. Wschr. **5**, 260 (1950).

Martinoff, G.: Über den Wert von Wirbelmessungen am Röntgenbilde für die Diagnose von Rückenmarkstumoren. Folia neuropath. eston. **14**, 126 (1935).

— Compressione del midollo spinale da aneurisma dell'arco aortico. Clin. nuova **6**, 115 (1948).

MARTIUS, H. E. F.: Ein Fall von operiertem Rückenmarkshauttumor. Inaug.-Diss. Rostock 1910.
·— Ein Fall von operiertem Rückenmarkshauttumor. Jb. Hambg. Staatskrk. **15**, 213 (1911).
MARTMER, E. E.: Perimeningitis. Staphylococcus septicemia by osteomyelitis of the second lumbar vertebra. J. Pediat. **6**, 226 (1935).
MARTONI, L., MILLETTI, M.: Su di un caso di disembrioma cistico intrarachideo suppurato. Clin. pediat. (Bologna) **38**, 85 (1956).
MARXEN-LADZINSKA, M., LADZINSKI, K.: Fulminating course in a case of spinal leptomeningeal sarcomatosis. Neurol. Neurochir. Psychiat. pol. **11**, 61 (1961) [Polnisch].
MARZI, S. DE: Il trattamento radiologico dei tumori gigantocellulari dello scheletro. Nunt. radiol. (Roma) **34**, 315 (1968).
MASCHER, W., OKONEK, G.: Über die Ursachen extraarachnoidaler Lagerung von Jodipinöl bei der Myelographie. Nervenarzt **19**, 272 (1948).
MASCHERPA, F.: Roentgendiagnostica dei tumori spinali. Minerva chir. **9**, 873 (1954).
MASCI, C.: Sulla sindrome de Brown-Séquard invertita nei tumori del midollo spinale. Riv. oto-neuro-oftal. **11**, 339 (1934).
— Die Bedeutung der spastischen Skoliose für die Differentialdiagnose zwischen symptomatischer Lumbo-ischialgie bei Kaudakompression und idiopathischer Lumbo-Ischialgie. Riv. Neurol. **11**, 247 (1938) [Italienisch].
MASERITZ, I. H.: Neurogenic sarcoma. J. Bone Jt Surg. Old Ser. **24**, 586 (1942).
MASON, M. S., RAAF, J.: Complications of pantopaque myelography. Case report and review. J. Neurosurg. **19**, 302 (1962).
MASON, T. H., KEIGHER, H. A.: Intramedullary spinal neurilemmoma. Case report. J. Neurosurg. **29**, 414 (1968).
MASPES, P. E.: Glioma del midollo spinale diffuso alle meningi. Istogenesi e rapporti con la siringomielia. Riv. Pat. nerv. ment. **43**, 1142 (1934).
MASSIGNAN, L.: Contributo alla conoscenza dei dermoidi ed epidermoidi spinali. Rass. Studi psichiat. **41**, 318 (1952).
MASSON, C. B.: Dermoid of the spinal cord. Report of a case in which there was removal with improvement. Arch. Neurol. Psychiat. (Chic.) **40**, 554 (1938).
MASSON, P.: Les nævi pigmentaires tumeurs nerveuses. 1 & 2, Ann. Anat. path. **3**, 417; 657 (1926).
— Giant neuro-naevus of the hairy scalp. Ann. Surg. **93**, 218 (1931).
— Experimental and spontaneous schwannomas (peripheral gliomas). Amer. J. Path. **8**, 367 (1932).
MASSUDNIA, N.: Neurinome des Nervus hypoglossus. Inaug.-Diss. Köln 1956.
MASTAGLIA, F. L., EDIS, B., KAKULAS, B. A.: Medullary haemorrhage: a report of two cases. J. Neurol. Neurosurg. Psychiat. **32**, 221 (1969).
MASTEN, M. G.: Teratoma of the spinal cord. Arch. Path. **30**, 755 (1940).
MASTRAGOSTINO, S., FARES, G.: Some diagnostic observations on subdural tumors of the spine. Minerva ortop. **10**, 515 (1959) [Italienisch].
MASUHR, K.-F.: Vergleich klinisch-neurologischer, myelographischer und operativer Befunde bei lumbalen Bandscheibenschäden. Inaug.-Diss. Köln 1966.
MATAKAS, F., CERVOS-NAVARRO, J.: Abwandlungen des Gewebsbildes der Neurinome im elektronenmikroskopischen Bild. Virchows Arch. path. Anat. **347**, 160 (1969).
MATEOS, H., WILLIAMS, J.: Ependymoma of the spinal cord; weekly case conference. Clin. Proc. Child. Hosp. (Wash.) **12**, 193 (1956).
MATERA, R. F., MARTINO, A.: Großes infiziertes Epidermoid der Cauda equina. Arch. Neurocirug. **2**, 87 (1945).
MATHEIS, H., STOCHDORPH, O.: Zur Pathogenese der Kreislaufstörungen des Rückenmarks. Sitzungsber. der Tagg der Dtsch. Ges. für Neurologie, zusammen mit der Schweiz. Neurologischen Ges. und der Vereinigung Dtsch. Neuropathologen und Neuroanatomen, Zürich, 15.—17. September 1960; Ref.: Zbl. ges. Neurol. Psychiat. **161**, 177 (1961).
MATHON, K.: Tumeur comprimant la moelle épinière. Rev. neurol. **1933 I**, 252.
— Diagnostische Schwierigkeiten bei einem Fall von Rückenmarkstumor mit Argyll-Robertson. Rev. neurol. (Praha) **33**, 371 (1936) [Tschechisch].
— Successfully operated case of spinal epidural abscess. Čas. Lék. čes. **76**, 1173 (1937) [Tschechisch].
MATSON, D. D.: The treatment of acute compound injuries of the spinal cord due to missiles. Springfield (Ill.): Ch. C. Thomas 1948.
MATSUKADO, Y., KITAMURA, K., TAKENO, Y., UENO, M.: Intracranial or spinal complications associated with congenital dermal sinuses. No to Shinkei [Brain and Nerve.] **21**, 35 (1969) [Japanisch].
MATTEO, G. DI: An interesting case. Ann. ital. Chir. **37**, 546 (1960) [Italienisch].
MATTHEWS, W. B.: The spinal bruit. Lancet **1959 II**, 1117.
MATTHIAS, H.: Wirbelhämangiom mit partiellem spinalem Querschnittsbild. S.-B. der Ges. für Psychiatrie und Neurologie an der Universität Berlin, 9. 1. 1950; — Ref.: Zbl. ges. Neurol. Psychiat. **111**, 287 (1950/51).
MATTIOLI-FOGGIA, C.: Su un caso di angioma vertebrale. Riv. Pat. nerv. ment. **80**, 312 (1959).
MATTOS-PIMENTA, A., BRANDT, P.: Die tierischen Parasiten und Pilzinfektionen im zentralen Nervensystem. In: Handbuch der Neurochirurgie. Hrsg. v. H. OLIVECRONA u. W. TÖNNIS. Bd. IV/1, S. 673—727. Berlin-Göttingen-Heidelberg: Springer 1960.

Mattyus, A.: Symptomarme Tumoren des Conus medullaris und der Cauda equina. Orv. Hetil. **94**, 1102 (1953) [Ungarisch].

Matzen, P. E., Polster, I.: Zum Symptomenkomplex der Hüftlendenstrecksteife. Arch. orthop. Unfall-Chir. **51**, 339 (1960).

Matzner, R.: Die Behandlung des Zervikalsyndroms. Ärztl. Prax. **16**, 343 (1964).

Mau, H.: Wesen und Bedeutung der enchondralen Dysostosen. Mit e. Geleitw. v. K. Lindemann. Stuttgart: Georg Thieme 1958.

Mau, S.: Aufweitung des canalis vertebralis im Lumbalbereich. Radiol. diagn. (Berl.) **2**, 497 (1961).

Maurer, H. J.: Sklerotische Wirbelveränderungen bei einem Plasmozytom. Fortschr. Röntgenstr. **89**, 114 (1958).

Mauritzen, K., Christiansen, P. M., Zachariae, F.: Chordoma. Nord. méd. **61 I**, 368 (1959).

Maury, M.: Des manifestations neuro-végétatives dans les lésions médullaires. Presse méd. **74**, 1673 (1966).

Mauss, T., Krüger, H.: Über die unter dem Bilde der Meningitis serosa circumscripta verlaufende Kriegs- schädigungen des Rückenmarkes und ihre operative Behandlung. Dtsch. Z. Nervenheilk. **62**, 1 (1918).

— — Über selbständige chronische, entzündliche Erkrankungen der Cauda equina und ihre Behandlung. Dtsch. Arch. klin. Med. **177**, 382 (1935).

Maxwell, G. M., Puletti, F.: Chronic spinal epidural hematoma in a child. Neurology (Minneap.) **7**, 596 (1957).

Maxwell, H. P., Bucy, P. C.: Diastematomyelia: report of a clinical case. J. Neuropath. exp. Neurol. **5**, 165 (1946).

May, E., Decourt, J., Wilm, A.: Über das pseudoangiomatöse Aussehen der Wirbelsyphilis im Röntgenbild. Bull. Soc. méd. Hôp. Paris **48**, 1053 (1932) [Französisch].

May, H.: Die Behandlung der Knochen- und Gelenktuberkulose. Unter Mitarb. von W. Lang, R. May u. F. Novotny. Stuttgart: Ferdinand Enke 1953.

May, R. J.: Chondroma of the vertebrae; report of case. Amer. J. Roentgenol. **17**, 452 (1927).

Mayer, E.: Über Wirbelveränderungen bei Rückenmarkstumoren. Fortschr. Röntgenstr. **63**, 293 (1941).

Mayer, H., Damerow, R.: Beitrag zur Genese peripherer Fazialisparesen im Kindesalter. Arch. Kinderheilk. **171**, 42 (1964).

Mayer, K.: Rückenmarksgeschwulst und Trauma. Z. ges. Neurol. Psychiat. **125**, 95 (1930).

— Zur differentialdiagnostischen Bewertung der Liquordruckerhöhung. Münch. med. Wschr. **77 I**, 796 (1930).

Mayer, L.: Letter to the editor. Benign 77I, osteoblastoma. Bull. Hosp. Jt Dis. (N.Y.) **29**, 236 (1968).

Mayfield, F. H., Cazan, G. M.: Spinal cord injuries. Amer. J. Surg. **55**, 317 (1942).

— Grantham, E. G.: Spinal extradual cysts. Surgery **11**, 589 (1942).

Maynard, R. B.: Chordoma with pulmonary metastases; case. Aust. N.Z. J. Surg. **22**, 215 (1953).

Mayo, C. W., Baker, G. S., Smith, L. R.: Presacral tumors; differential diagnosis and report of case. Proc. Staff Meet. Mayo Clin. **28**, 616 (1953).

Mazet, R., Cozen, L.: The diagnostic value of vertebral body needle biopsy. Ann. Surg. **135**, 245 (1952).

Mazo, I. S.: A method of roentgenography of the cervical vertebrae in lateral projection. Vestn. Rentgenol. Radiol. **35**, 65 (1960) [Russisch].

McAlhany, H. J., Netsky, M. G.: Compression of the spinal cord by extramedullary neoplasms; a clinical and pathologic study. J. Neuropath. exp. Neurol. **14**, 276 (1955).

McAlpine, D.: Papilloedema caused by a cervical cord tumour. Lancet **229 II**, 614 (1935).

McBurney, R. P., Johnson, D. A., Ray, R. B.: The surgical management of sacral and presacral tumors. Amer. Surg. **21**, 1243 (1955).

McConnell, E. M.: A case of malignant sacrococcygeal teratoma. J. Pediat. **53**, 489 (1958).

McCormack, J. G.: Paraplegia secondary to abdominal aortography. J. Amer. med. Ass. **161**, 860 (1956).

McCormack, M. P.: Upper lumbar chordoma. Report of a case. J. Bone Jt Surg. B **42**, 565 (1960).

McCormick, W. F.: The pathology of vascular „arteriovenous" malformations. J. Neurosurg. **24**, 807 (1966).

McDonald, C. C.: Subependymal glioma. Thesis Graduate School University of Minnesota 1957.

McEachern, D.: Lumbar disc protrusion. A useful sign. J. Neurosurg. **9**, 229 (1952).

McKee, E. E.: Mycotic infection of brain with arteritis and subarachnoid hemorrhage. Report of case. Amer. J. clin. Path. **20**, 381 (1950).

McKenzie, K. G.: Post-operative results in lesions involving the spinal cord and cauda equina. Canad. med. Ass. J. **42**, 209 (1940).

— Dewar, F. P.: Scoliosis with paraplegia. J. Bone Jt Surg. B **31**, 162 (1949).

McKinney, T. D.: Compression of spinal cord with abstracts of cases. J. Tenn. med. Ass. **27**, 97 (1934).

McKissock, W., Bloom, W. H., Chynn, K. Y.: Spinal cord compression caused by plasma-cell tumours. J. Neurosurg. **18**, 68 (1961).

McLean, A. J.: Spinal tumors. West. J. Surg. **43**, 1 (1935).

McLelland, J.: Tumours of the spinal canal. Radiotherapy. Proc. roy. Soc. Med. **55**, 103 (1962).

McMillan, J. A.: Meningitis due to carcinomatosis, case with free carcinoma cells in cerebrospinal fluid. Brit. med. J. **1962 I**, 1452.

McNeel, D. P., Ehni, G.: Charcot joint of the lumbar spine. J. Neurosurg. **30**, 55 (1969).

McPherson (1925): Zit. nach Antoni, N.: Tumoren des Rückenmarks, seiner Wurzeln und Häute. S. 18 u. 24. In: Handbuch der Neurologie. Hrsg. v. Bumke, O. u. Foerster, O., Bd. XIV/4, S. 1—131. Berlin: Springer 1936.

McPherson, D. J.: Studien über den Bau und die Lokalisation der Gliome, mit besonderer Berücksichtigung ihres Mißbildungscharakters. Arb. neurol. Inst. Univ. Wien **27**, 123 (1925).

McRae, D. L.: Bony abnormalities in the region of the foramen magnum: correlation of the anatomic and neurologic findings. Acta radiol. (Stockh.) **40**, 335 (1953).
— Asymptomatic intervertebral disc protrusions. Acta radiol. (Stockh.) **46**, 9 (1959).
McWhirter, R.: The treatment of carcinoma of the breast. Irish J. med. Sci. **371**, 475 (1956).
— Die Stellung der Strahlentherapie in der Behandlung des Brustkrebses. Strahlentherapie **102**, 456 (1957).
— Dott, N. M.: Radiation treatment of cerebral tumours. Proc. roy. Soc. Med. **39**, 673 (1946).
— — Tumors of the brain and spinal cord. In: Carling, E. R., Windeyer, B. W., Smithers, D. W., Practice of radiotherapy. St. Louis: C. V. Mosby Co. 1955.
— Pennybacker, J., Russell, D. S., Richmond, J. J., Ellis, F., O'Connell, J. E. A.: Radiation treatment of cerebral tumours. Proc. roy. Soc. Med. **39**, 673 (1945/46).
Meaney, T. F., Greenwald, C. M., Phalen, G. S.: Chordoma. Clin. Orthop. **7**, 103 (1956).
Mears, A.: Sacrococcygeal teratoma in the adults. A case report. S. Afr. med. J. **34**, 1035 (1960).
Medea, E.: Discussion du rapport de Claude, Boschi et Barré. Rev. neurol. **40**, 947 (1933).
Medoc, J., Rodriguez, B., Rodriguez Juanotena, J.: Meningeal myeloma. An. Fac. Med. Montevideo **46**, 82 (1961) [Spanisch].
Mees, R. A.: Ein röhrenförmiges Gliom des Rückenmarkes mit regionären Metastasen. Z. ges. Neurol. Psychiat. **9**, 463 (1912).
Meiers, H. G., Gehrmann, G.: Maligner Zoster bei normproteinämischem Plasmozytom (Bence-Jones-Plasmozytom). Dtsch. med. Wschr. **93**, 435 (1968).
Meinecke, F.-W.: Rehabilitation und ihre Schwierigkeit. Dargestellt am Beispiel der Querschnittsgelähmten. Med. Welt **1964 I**, 876.
— Querschnittsgelähmte: Druck vermeiden. Ther. d. Gegenw. **107**, 447 (1968).
— Querschnittslähmungen. Dtsch. Ärztebl. **67**, 184 (1970).
Meirowsky, A. M., Scheibert, C. D., Hinchey, T. R.: Studies on the sacral reflex arc in paraplegia. I. Response of the bladder to surgical elimination of sacral nerve impulses by rhizotomy. J. Neurosurg. **7**, 33 (1950).
— — Rose, D. K.: Indications for the neurosurgical establishment of bladder automaticity in paraplegia. J. Urol. (Baltimore) **67**, 192 (1952).
Melaragno, R., Jr., Anghinah, A., Araujo, R. de P.: Angiomatose épidurale et cutanée. Rev. neurol. **93**, 780 (1955).
Mellins, H. Z.: Functions of the vertebral-venous-system. Bull. Univ. Minn. Hosp. **22**, 213 (1951).
Melnikoff-Raswedenkoff [-Razvedenkoff], N. F.: Über Epidermoide und Dermoide. Cholesteatome des Großhirns und Rückenmarks mit besonderer Berücksichtigung der in der Ukraine beobachteten Fälle. Pathologische und Rassengeographische Studie. Virchows Arch. path. Anat. **279**, 702 (1931).
Melnikov, P. K.: The pain syndrome in dystrophic processes of the thoracic region of the vertebral column. Zh. Nevropat. Psikhiat. **69**, 503 (1909) [Russisch].
Meloche, B.-R.: L'hypertrophie du ligament jaune. Un. méd. Can. **91**, 825 (1962).
Melot, G. J., Potvliege, R., Martin, Ph., Brihaye, J.: Myélographie dans les infiltrations néoplasiques de l'espace épidural. Acta radiol. Diagn., N.S. **1**, 736 (1963).
Melzak, J.: Paraplegia among children. Lancet **1969 II**, 45.
Memmert, L., Rüsken, W.: Diagnostische Bedeutung des seitlichen Röntgenbildes der Wirbelsäule bei Kaudatumoren. Nervenarzt **23**, 339 (1952).
Mendel, K.: Meningomyelitis unter dem Bilde eines Rückenmarkstumors. Berl. klin. Wschr. **46 II**, 2239 (1909).
Mendelsohn, H. J., Kay, E. B.: Intrathoracic meningocele. J. thorac. Surg. **18**, 124 (1949).
Mendelsohn, R. A., Mora, F.: Spontaneous subarachnoid hemorrhage caused by ependymoma of filum terminale. J. Neurosurg. **15**, 460 (1958).
Mendilaharsu, C., Iniguez, R. A., Castells, C., Azambuja, N., Mendilaharsu, S. A. de: Malformaciones occipitovertebrales. Acta neurol. lat. amer. **1**, 297 (1955).
Menzel, J., Penzholz, H., Piscol, K.: Der transorale Zugang zur oberen Halswirbelsäule. 5th International Symposium on Stereoencephalotomy Jahrestagung Annual Meeting. Deutsche Gesellschaft für Neurochirurgie, Freiburg i. Br., 27. Sept. bis 1. Okt. 1970.
Meredith, J. M.: Unusual tumors and tumor-like lesions of the spinal canal and its contents with special reference to pitfalls in diagnosis. Virginia med. Mth. **67**, 675 (1940).
— Belter, L. F.: Malignant meningioma: case report of a parasagittal meningioma of the right cerebral hemisphere with multiple extracranial metastases of the vertebrae, sacrum, ribs, clavicle, lungs, liver, left kidney, mediastinum and pancreas. Sth. med. J. (Bgham, Ala.) **52**, 1035 (1959).
— Lyerly, J., Jr., Bosher, L., Jr., Kay, S., Old, L.: Hemangioma of posterior mediastinum with cord compression in mid-thoracic region. J. Amer. med. Ass. **166**, 484 (1958).
Mérei, F. T.: Mit klinischen Symptomen einhergehende Zysten der Caudawurzeln. Zbl. Neurochir. **13**, 212 (1953).
Merigliano, D., Riccio, A.: I tumori giganto-cellulari della colonna vertebrale; considerazioni istogenetiche e morfologiche; contributo casistico. Riv. Neurol. **28**, 408 (1958).
Merle, P.: L'angiomatose vertébrale et son traitement par les rayons X. Thèse de Paris 1946.
Merle d'Aubigné, R.: Spondylolyse et spondylolisthesis de la 5e lobaire. Arthrodèse par voie transpéritonéale. Mém. Acad. Chir. **78**, 210 (1952).
— Bénassy, J., Ramadier, J. O.: Chirurgie orthopédique des paralysies. Paris: Masson & Cie. 1956.

MERLE D'AUBIGNÉ, R., CAUCHOIX, J., FARLONG, L.: L'arthrodèse par voie antérieure transpéritonéale dans la cure du spondylolisthesis. Rev. Orthop. 36, 490 (1950).

MERREM, G.: Querschnittslähmungen bei Tumoren und Pseudotumoren des Spinalkanals. Wiss. Z. Karl-Marx-Univ. Leipzig, math.-nat. Reihe 9, 523 (1959/60).

MERRITT, H. H.: A textbook of neurology. Philadelphia: Lea & Febiger 1955.

— FREMONT-SMITH, F.: The cerebrospinal fluid. Philadelphia and London: W. B. Saunders Co. 1937.

MERZBACHER, L., CASTEX, M. R.: Über ein sehr großes multilobuläres Fibrom im Cervikalmark. Dtsch. Z. Nervenheilk. 46, 149 (1913).

MESCHAN, I.: An atlas of normal radiographical anatomy. With the assistance of R. M. F. FARRER-MESCHAN . . . . Philadelphia and London: W. B. Saunders Co. 1951.

— FARRER-MESCHAN, R. M. F., PEISKER, H.: Röntgendiagnostik in Klinik und Praxis. Bd. II, Schädel, Wirbelsäule, Brustorgane, S. 355—800. Stuttgart-Wien-Zürich: Medica Verlag 1963.

MESHAKA, G., SELIGMANN, M., JACQUILLAT, CL., BASCH, A., BERNARD, J.: Le traitement des myélomes par le melphalan. Presse méd. 75, 2301 (1967).

MESLIER, A.-C.-A.: Contribution à l'étude de la périméningite aiguë. Thèse de Paris 1894.

MESSEL, D. B.: Über Lipiodolinjektionen in den Rückenmarkskanal. Mosk. med. Zh. 8, 28 (1927) [Russisch].

MESTREZAT, W.: Le liquide céphalo-rachidien, normal et pathologique. Thèse de Montpellier 1911; — Méd. prat. 8, 503 (1912).

— Le syndrome chimique de stase du liquide céphalo-rachidien dans ses rapports avec les compressions médullaires. Rev. neurol. T. 39, Ann. 30, 602 (1923).

METTIER, S. R., CAPP, C. S.: Neurological symptoms and clinical findings in patients with cervical degenerative arthritis. Ann. Méd. phys., physio-biol. rheumat. (Anvers) 14, 1315 (1941).

METTLER, F. A.: Neuroanatomy. St. Louis: C. V. Mosby Co. 1942, 2. ed. 1948.

METZGER, H.: Klinische Verlaufsbeobachtungen bei 9 thyreogenen Metastasen in Hirn und Wirbelsäule. Habil.-Schr. Freiburg i. Br. 1965.

METZGER, O.: Rückenmarksgeschwulst mit perniziöser Anämie. Strasbourg méd. 97, 138 (1937).

METZL, J., DARÓCZI, G., GOGEV, C. D.: Das sacrococcygeale Chordom. Bruns' Beitr. klin. Chir. 198, 145 (1959).

MEVES, F.: Zur Diagnostik und Operation der Wirbelhämangiome. Chirurg 10, 44 (1938).

MEYER, A.: Vorübergehende unvollständige Rückenmarkskompression bei Scheuermannscher Krankheit. Praxis 36, 179 (1947).

MEYER, B. C.: Dumb-bell tumors of the spinal cord. Report of two cases. Arch. Neurol. Psychiat. (Chic.) 58, 108 (1947).

— FINE, B. D.: Atypical syndroms produced by extramedullary tumor of the cervical portion of the spinal cord. Arch. Neurol. Psychiatr. (Chic.) 61, 262 (1949).

MEYER, E.: Zur Kenntnis der Rückenmarkstumoren. Dtsch. Z. Nervenheilk. 22, 232 (1902).

— Krankheiten des Gehirns und des Verlängerten Marks. Leipzig: Georg Thieme 1921.

— Erfahrungen mit einer neuartigen Methode der Pantopaque-Ventrikulographie. Bericht über das Kolloquium der Dtsch. Ges. für Neurochirurgie am 12. u. 13. Februar 1965 in Berlin. Zus. gest. v. F. LOEW. Acta neurochir. (Wien) 13, 586 (1965).

MEYER, E. G.: Über Wirbelveränderungen bei Rückenmarkstumoren. Fortschr. Röntgenstr. 63, 293 (1941).

MEYER, H.-H.: Der Liquor. Untersuchung und Diagnostik. Berlin-Göttingen-Heidelberg: Springer 1949.

MEYER, J. S., FOLEY, J. M., CAMPAGNAPINTO, D.: Granulomatous angiitis of the meninges in sarcoidosis. Arch. Neurol. Psychiat. (Chic.) 69, 587 (1953).

MEYER, L.: Epithelgranulationen der Arachnoidea. Virchows Arch. path. Anat. 17, 209 (1859).

MEYER, M.: Mycosis of the vertebral column. J. Bone Jt Surg. Old Ser. 33, 856 (1935).

MEYER, O., KOHLER, B.: Über eine auf kongenitaler Basis entstandene kavernomähnliche Bildung des Rückenmarks. Frankfurt. Z. Path. 20, 37 (1917).

MEYER, O. B.: Zur Höhendiagnose bei Rückenmarkskompression. Dtsch. Z. Nervenheilk. 111, 181 (1929).

MEYER-RIENECKER, H.: Zur Diagnose und Differentialdiagnose der Angiomatosis spinalis. Psychiat. Neurol. med. Psychol. (Lpz.) 14, 415 (1962).

MEYERDING, H. W.: Spondylolisthesis. J. Bone Jt Surg. Old Ser. 13, 39 (1931).

— Spondylolisthesis. Proc. Staff Meet. Mayo Clin. 9, 666 (1934).

— Spondylolisthesis as an etiologic factor in backache. J. Amer. med. Ass. 111, 1971 (1938).

— Spondylolisthesis with protrusion of intervertebral disk and hypertrophied ligamentum flavum associated with multiple loose bodies (Osteochondromatosis) of right shoulder joint: Report of a case. Proc. Staff Meet. Mayo Clin. 14, 801 (1939).

— Low backache and sciatic pain associated with spondylolisthesis and protruded intervertebral disc: incidence, significance and treatment. J. Bone Jt Surg. Old ser. 23, 461 (1941).

— Spondylolisthesis; surgical treatment and results. J. Bone Jt Surg. Old ser. 25, 65 (1943).

— Treatment of benign giant-cell tumors by resection or excision and bone grafting. J. Bone Jt Surg. Old ser. 27, 196 (1945).

MEYJES, F. E.: Clinisch-anatomisch onderzoek van een sarcoma caudae equinae met bulbaire en hypothalamische stoornissen. (Diabetes insipidus, syndrom van Simmonds.) Ned. T. Geneesk. 93 I, 285 (1949).

MEYLER, L.: Schadelijke nevenwerkingen van geneesmiddelen, p. 116—117. Amsterdam: Elsevier Publ. Co. 1954.

MEYTHALER, F.: Therapie maligner Tumoren. Pathologie und Chemotherapie. Stuttgart: Ferdinand Enke 1966.

MICHALOWICZ, R.: Clinical picture of tuberculomas of the brain and spinal cord in children. Pediat. pol. **37**, 497 (1962) [Polnisch].

MICHANS, J. R.: Ciática rebelde por tumor de la cola de caballo. Bol. Acad. argent. cir. **30**, 1200 (1946).

MICHAUD, P.: L'ostéomyélite vertébrale. Presse méd. **64**, 507 (1956).

MICHEJDA, A.: Ostry ropień nadoponowy kręgosłupa u niemowlęcia. [Acute suprameningeal abscess of the spinal column in an infant.] Pediat. pol. **32**, 1156 (1957).

MICHELE, A. A.: The iliopsoas muscle. Its importance in disorders of the hip and spine. Clin. Symposia **12**, 67 (1960).

MICHELMORE, R. G.: Tuberculoma of the lumbar enlargement causing complete retention of urine. Clin. J. **54**, 357 (1925).

MICHELSEN, J.: Cholesteatom des Rückenmarkes. Dtsch. Z. Nervenheilk. **127**, 123 (1932).

MICHELSEN, J. J.: Intraspinal tumors and spinal anesthesia. Neurology (Minneap.) **2**, 255 (1952).

MICHIE, I., CLARK, M.: Neurological syndromes associated with cervical and craniocervical anomalies. Arch. Neurol. Psychiat. (Chic.) **18**, 241 (1968).

MICHON, P.: Le coup de poignard rachidien, symptom initial de certaines hémorragies sous-arachnoidiennes. Presse méd. **36**, 964 (1928).

— GRÉGOIRE, V., LAFAUD, J.: A propos du diagnostic de compression médullaire par hémangiome vertébral. Rev. neurol. **63 I**, 565 (1935).

MIFKA, P.: Über Komplikationen bei Myelographie. Wien klin. Wschr. **59**, 700 (1947).

— Über die lumbale Myelographie. Wien. med. Wschr. **105**, 364 (1955).

MIGDALSKA-KASSUROWA, B., KIRKOWSKA, I., HAFTEK, J.: A case of subarachnoid spinal hemorrhage in meningosarcoma. Pol. Tyg. lek. **17**, 1925 (1962) [Polnisch].

MIGLIAVACCA, F.: Considerazioni su 82 casi di tumore intramidollare trattati chirurgicamente. Minerva neurochir. **9**, 13 (1965) [Italienisch].

MIGLIORE, A., PAOLETTI, P., VILLANI, R.: Aspects of the pathology of the cerebrospinal fluid: a radio-isotopic study. Second European Congr. of Neurol. Surgery, Rome, April 18—20, 1963. Excerpta Medica, Internat. Congr. ser. No **60**, 136 (1963).

MIGNOLI, E., COCCHI, U.: Die Röntgendiagnostik und Strahlentherapie des Osteoklastoms. Fortschr. Röntgenstr. **73**, 391 (1950).

MIKAVA, G. G.: Some questions in the pathogenesis of compression syndromes of the spine. Vop. Neĭrokhir. **25**, 38 (1961) [Russisch].

MILCH, E., BERMANN, L., McGREGOR, J. K.: Carcinoma complicating a pilonidal sinus: review of the literature and report of a case. Dis. Colon Rect. **6**, 225 (1963).

MILCH, H.: Giant-cell tumor of the spine. Amer. J. Cancer **21**, 363 (1934).

MILES, J., PENNYBACKER, J., SHELDON, P.: Intrathoracic meningocele. Its development and association with neurofibromatosis. J. Neurol. Neurosurg. Psychiat. **32**, 99 (1969).

MILLEKAN, C. H.: The problem of evaluating treatment of protruded lumbar intervertebral discs. Observations in results of conservative and surgical treatment in 429 cases. J. Amer. med. Ass. **155**, 1141 (1954).

MILLER, A.: Neurofibromatosis. Arch. Surg. **32**, 109 (1936).

MILLER, G. A. H., RIDLEY, M., MEDD, W. E.: Typhoid osteomyelitis of the spine. Brit. med. J. **1963 I**, 1068.

MILLER, J. M., ARNOLD, J. G., BRACKIN, J. T., JR.: Hourglass perineural fibroblastoma on cervical part. Maryland med. J. **2**, 87 (1953).

MILLER, R. H., McK.CRAIG, W., KERNOHAN, J. W.: Supratentorial tumors among children. Arch. Neurol. Psychiat. (Chic.) **68**, 797 (1952).

MILLER, W. H., HESCH, J. A.: Nontuberculous spinal epidural abscess; report of a case in a 5-week-old infant. Amer. J. Dis. Child. **104**, 269 (1962).

MILLIKAN, C.: The problem of evaluating treatment of protruded lumbar intervertebral disks in children. J. Amer. med. Ass. **154**, 1153 (1954).

MILLS, C. K.: Tumors and cysts of the spinal cord with a record of two cases. J. nerv. ment. Dis. **37**, 529 (1910).

— LLOYD, J. H.: Spinal tumors. In: A system of practical medicine by American authors. Ed. by W. PEPPER assisted by L. STARR. Vol. 5. Philadelphia: Lea 1886.

MILLS, T. J.: Paraplegia due to hydatid disease. J. Bone Jt Surg. B **38**, 884 (1956).

MILNES, J. N.: Early diagnosis of tumors of cauda equina. J. Neurol. Neurosurg. Psychiat. **16**, 158 (1953).

MINCKS, J. R., PULASKI, E. J.: Acute lumbar epidural abscess in a thirty month old child; complete recovery following surgery and antibiotic therapy. Antibiotiki **3**, 202 (1956) [Russisch].

MINDERHOUD, J. M., BRAAKMAN, R., PENNING, L.: Os odontoideum. Clinical, radiological and therapeutic aspects. J. neurol. Sci. **8**, 521 (1969).

MINEIRO, J. D.: Processos distrutivos secundarios da coluna vertebral humana. Arch. pat. (Lisboa) **40**, 81 (1968).

MINGAZZINI, G.: Über einige Fälle von operierten Wirbel- und Rückenmarkstumoren. Arch. Psychiat. Nervenkr. **60**, 121 (1920).

— MINGAZZINI, H.: Ein neuer Beitrag zur örtlichen Diagnostik von Rückenmarkstumoren. Dtsch. Z. Nervenheilk. **84**, 45 (1925).

MINOR, F.: Über einen operierten und geheilten Tumor „caudae equinae". Zdrav. Vestn. **6**, 623 (1934) [Jugoslawisch].

MINOR, L.: Zentrale Hämatomyelie. Arch. Psychiat. Nervenkr. **24**, 693 (1892).

MINOT, C., EVANS, H., TANDLER, J., SABIN, F.: Development of the blood, the vascular system and the spleen. In: Manual of human embryology. By C. R. BARDEEN [et al.]. Ed. by KEIBEL, F. and MALL, F. P. Vol. 1 and 2. Philadelphia: J. B. Lippincott Co. 1910/12.

MINTZMAN, J.: A case of epidural spinal abscess. Brit. med. J. **1934** II, 593.

MIR, L.: Kompressionssyndrom bei metaplastischer Osteitis Virchow. Vida nueva **36**, 498 (1935) [Spanisch].

MIRANDA, A.: Der Liquordruck und seine Bedeutung in der Diagnostik der Rückenmarkskompressionen. Rev. méd. peru. **10**, 248 (1938) [Spanisch].

MISASI, N., ANDREOLI, G.: Ependimoma mixo-papillare della cauda equina. Considerazioni cliniche ed isto-patologiche. Riv. Anat. pat. **28**, 673 (1965).

MISCH, W.: Lipomas in foramen magnum. J. Neurol. Psychopath. **16**, 123 (1935).

MITBREIT, I. M., LIASS, F. M.: Gammamielografiia pri nekotorykh zabolevaniiakh pozvonochnika. Med. Radiol. (Mosk.) **11**, 24 (1966) [Russisch].

MITCHELL, J. K.: Extreme spinal distorsion. Philadelphia med. J. **7**, 472 (1881/82).

MITCHELL, S. W.: Some of the lessons of neurotomy. Brain **1**, 287 (1878).

MITCHELL, W. R. P.: Acute epidural abscess. Brit. med. J. **1938** II, 1149.

MITI, L.: L'azigografia vertebrale transomatica nello studio delle affezioni mediastiniche. G. Clin. med. **43**, 143 (1962).

MIURA, K.: Über Gliom des Rückenmarks und Syringomyelie. (Zugleich ein Beitrag zur aufsteigenden Degeneration der Schleife.) Beitr. path. Anat. **11**, 91 (1892).

MIX, D. L.: Spontaneous massive coagulation of the cerebrospinal fluid with xanthochromia; its significance in the diagnosis of lesions of the spinal cord and its membranes. Clinics Murphey Hosp. (Chic.) **4**, 317 (1915).

MIXTER, M. W.: Tumors of the spinal cord. IXe Congr. de la Soc. Internat. de Chirurgie, Madrid, 15—18 mars 1932, vol. II, p. 824. Brussels: Imprimerie Médicale et Scientifique 1932.

MIXTER, S. J., CHASE, H. M.: Operations in spinal cord injuries. Ann. Surg. **39**, 495 (1904).

MIXTER, W. J.: A case of epidural intraspinal abscess of pyogenic origin. Boston med. surg. J. **175**, 864 (1916).

— Experiences with tumors of the spinal cord. Boston med. surg. J. **186**, 9 (1922).

— Importance of complete examination of the cerebrospinal fluid in surgery of the spinal cord. J. Amer. med. Ass. **81**, 2166 (1923).

— Compressions of the spinal cord by tumor. Ann. Surg. **82**, 865 (1925).

— The use of lipiodol in tumor of the spinal cord. Arch. Neurol. Psychiat (Chic.) **14**, 35 (1925).

— Spinal column and spinal cord, p. 1—127. In: Practice of surgery. Ed. by D. LEWIS, Vol. 12, chap. 3. Hagerstown: W. F. Prior Co., Inc. 1932.

— BARR, J. S.: Rupture of intervertebral disc with involvement of spinal canal. New Engl. J. Med. **211**, 210 (1934).

— SMITHWICK, R. H.: Acute intraspinal epidural abscess. New Engl. J. Med. **207**, 126 (1932).

MIYAZAKI, Y., CHIBA, T., TAKADA, I., EZOE, M., YAMAMOTO, H.: A case of spinal cord glioblastoma. No to Shinkei [Brain and Nerve.] **19**, 511 (1967) [Japanisch].

MOE, P. J.: Haemangioma columnae, mediastini et dorsi. Nord. Med. **64**, 1224 (1960) [Schwedisch].

MOERSCH, F. P.: Actinomycosis of the central nervous system. Arch. Neurol. Psychiat. (Chic.) **7**, 745 (1922).

— LOVE, J. G., KERNOHAN, J. W.: Melanoma of the central nervous system. Report of thirty-four cases, in nineteen of which the diagnosis was verified by operation or necroscopy. J. Amer. med. Ass. **115**, 2148 (1940).

— CRAIG, W. M., CHRISTOFERSON, L. A.: Spinal cord tumors with minimal neurologic findings. Collect. Papers Mayo Clin. **42**, 496 (1950). Neurology (Minneap.) **1**, 39 (1951).

— SAYRE, G. P.: Neurologic manifestations associated with dissecting aneurysm of aorta. J. Amer. med. Ass. **144**, 1141 (1950).

MOGILEWTSCHIK, N., Röntgenologische Veränderungen der Wirbelsäule auf der Höhe der Kompression des Rückenmarks. Nevropat. i Psichiat. **5**, 1997 (1936) [Russisch].

MOHASSEB, G.: Intraspinal dermoid cyst communicating with a dermal sinus. Neurology (Bombay) **17**, 16 (1969).

MOHING, W.: Tumoren und Tumormetastasen an der Wirbelsäule. Ärztl. Prax. **22**, 1689 (1970).

MOHS, U.: Über das Verhalten der Chorda dorsalis bei einem Fall von Klippel-Feil'scher Deformität. Z. Kinderheilk. **80**, 405 (1957).

MOIEL, R. H., EHNI, G., ANDERSON, M. S.: Nodule of the ligamentum flavum as a cause of nerve root compression. Case report. J. Neurosurg. **27**, 456 (1967).

MOLIN, B., SOURANDER, P.: Rückenmarksschaden nach Strahlenbehandlung. Tagung der Vereinigung der Schwedischen Pathologen. (Svenska Patologföreningen.) Stockholm, den 8. Dezember 1956; — Ref.: Zbl. allg. Path. path. Anat. **96**, 427 (1957).

MOLLIÈRE, H.: Note sur un cas de périméningite spinale primitive suppurée. Lyon méd. **85**, 143 (1897).

MOLTER, F., HENRY, J. A., BRIHAYE, J.: A propos d'un cas de radiolésions survenues chez un enfant irradié pour un médulloblastome du cervelet. J. belge Radiol. **38**, 465 (1955).

MOLTER, H.: Über gleichzeitige cerebrale, medulläre und periphere Neurofibromatosis. Inaug.-Diss. Jena 1920.

MONAGHAN, W. J.: Ependymoma of the cauda equina. J. Amer. med. Wom. Ass. **12**, 546 (1957).

MONES, R. J., DOZIER, D., BERRETT, A.: Analysis of medical treatment of malignant extradural spinal cord tumors. Cancer (Philad.) **19**, 1842 (1966).

MONIER-VINARD, R., BRUNEL, M.: Cancer du poumon à forme paraplégique. Bull. Soc. méd. Hôp. Paris **53**, 358 (1937).

— PETIT-DUTAILLIS, D.: Observation d'épidurite spinale. Rev. neurol. **40** I, 949 (1933).

MONIZ, E.: Abscès isolé du bulbe. Rev. oto-neuro-ocul. (Paris) **12**, 568 (1934).

— FURTADO, D.: Zwei seltene Fälle von Rückenmarkstumoren. Rev. radiol. clin. **2**, 731 (1933) [Portugiesisch].

— PACHECO, L.: Syndrome de l'hémicone médullaire par hématomyélie. Rev. neurol. **67**, 575 (1937).

— PINTO, A., FURTADO, D.: Contribution à l'étude de l'arachnoïdite spinale. Rev. neurol. **1933** I, 997.

MONNET, P., MANSUY, L., BOURTOT, H.: Méningite suppurée à rechutes successives par réinfection à partir d'un kyste épidermoïde suppuré de la région sacrée en regard d'un spina bifida occulta lombo-sacré; ablation chirurgicale du kyste; guérison. Pédiatrie **12**, 668 (1957).

MONRAD-KROHN, G. H.: Die klinische Untersuchung des Nervensystems. 2. Aufl. Stuttgart: Georg Thieme 1954.

MONTANARI, M., FELIZZARI, A.: Contributo allo studio della patologia tumorale dello spazio epidurale spinale. Riv. Pat. nerv. ment. **76**, 353 (1955).

MONTANARO, J. C., GONZÁLEZ, T.: La paraplejía escoliótica. Sobre un caso con autopsia. Sem. méd. (B. Aires) **42** I, 1613 (1935).

MONTEIRO, D., CAPRIGLIONI, L., SCHERMANN, J.: Doppelte Kompression des Rückenmarks. Arachnoiditis cystica. Extradurales Gliom. Hospital (Rio de J.) **15**, 241 (1939) [Portugiesisch].

MONTEIRO, E., GAMA, C.: Kompressionssyndrom der Cauda equina infolge eines Tumors der Dura. An. paul. Med. Cirurg. **36**, 349 (1938).

MONTELLA, G., GAIST, G.: Tumori vascolari del midollo spinale. Ann. ital. Chir. **33**, 349 (1956).

MONTENEGRO, J.: Tumor racheano. Rev. Neurol. Psiquiat. S. Paulo **3**, 190 (1937).

MONTEVERDE, G., TROPEANO, L.: Osservazioni su di un caso di teratoma sacro-coccigeo. Biol. lat. (Milano) **10**, 533 (1957).

MONTI, G. F., PAPARO, F.: Angioma artero-venoso del midollo con emorragia sub-aracnoidea spinale spontanea. Contributo clinico. Policlinico, Sez. prat. **62**, 1405 (1955).

MONTOYA, G., EVARTS, C. M., DOHN, D. F.: Polyostotic fibrous dysplasia and spinal cord compression. Case report. J. Neurosurg. **29**, 102 (1968).

MOONEY, R. A., LEE, S.: Sacro-coccygeal chordoma. J. Irish med. Ass. **62**, 423 (1969).

MOORE, M. T.: Diffuse cerebrospinal gliomatosis, masked by syphilis. J. Neuropath. exp. Neurol. **13**, 129; 404 (1954).

— BOOK, M. H.: Congenital cervical ependymal cyst. Report of a case with symptoms precipitated by injury. J. Neurosurg. **24**, 558 (1966).

MOORE, M. W. SR., SORENSEN, C. C.: Sacrococcygeal teratoma in the newborn: report of a case. Sinai Hosp. J. (Baltimore) **8**, 56 (1959).

MOORE, W. W., WALKER, E.: Intraspinal epidermoid tumor. Case report and discussion. J. Neurosurg. **8**, 343 (1951).

MOORHEAD, E. L., CALDWELL, J. R., KELLY, A. R., MORALES, A. R.: The diagnosis of pheochromocytoma. J. Amer. med. Ass. **196**, 1107 (1966).

MOPPERT, G.: Lymphogranulome cervical avec suspicion début médiastinal. guéri depuis 17 ans. Rev. méd. Suisse rom. **77**, 598 (1957).

MORASCA, L.: Compressione del midollo spinale da tubercolo extramidollare intradurale. Arch. med. chir. **3**, 677 (1934).

MORAWITZ, P.: Über eitrige Perimeningitis (Peripachymeningitis), ein charakteristisches Krankheitsbild bei Staphylokokkenerkrankungen. Dtsch. Arch. klin. Med. **128**, 294 (1919).

MOREL-MAROGER, A.: The slow compressions of the spinal cord. Gaz. méd. Fr. **70**, 1779 (1963) [Französisch]

MORELLO, G., LOMBARDI, G.: Choroido-ependymal cysts of the spinal roots. Case report. J. Neurosurg. **21**, 1103 (1964).

MORETTI, G. F., BRICAUD, H.: Hémangiome vertébral. Presse méd. **59**, 969 (1951).

MORGAGNI, G. B.: Epistolae anatomicae duodeviginti .... T. 1 & 2. Venetiis: Pitteri 1740.

— De sedibus et causis morborum per anatomen indagatis libri quinque. Dissectiones, et animadversiones, nunc primum editas complectuntur propemodum innumeras, medicis, chirurgis, anatomicis profuturas. Venetiis: ex typog. Remondiniana 1761.

MORGENSTERN, E.: Über einen Fall von Pachymeningitis purulenta externa. Klin. Wschr. **4**I, 189 (1925).

MORIAN, R.: Ueber die acute Osteomyelitis der Wirbel. Dtsch. med. Wschr. **19**, 1258 (1893).

MORIN, H.: Les épidurites staphylococciques. Rev. neurol. **89**, 110 (1955).

Morio, M.: A case report of cardiac arrest occurred during induction of anesthesia on a patient with tumor of spinal cord and lungs (sympathicoblastoma). Masui [Jap. J. Anesth.] 14, 1143 (1965) [Japanisch].

Moritz, P.: Diseases of the vertebral column and spine causing abdominal symptoms. Orv. Hetil. 101, 1390 (1960) [Ungarisch].

— Über Rückenmarkskrankheiten, die abdominale Symptome verursachen. Chirurg 33, 23 (1962).

Moritz, W.: Über Stenosen der oberen Luft- und Speisewege durch das verkalkte, prävertebrale Hämatom. Arch. Ohr.-, Nas.- u. Kehlk.-Heilk. 180, 674 (1962); — Ref.: Ärztl. Mitt. (Köln) 47/60, 1253 (1963).

Morley, T. P.: Congenital rotation of the spinal cord. J. Neurosurg. 10, 690 (1953).

Morris, A. A., Rabinovitch, R.: Malignant chordoma of lumbar region. Arch. Neurol. Psychiat. (Chic.) 57, 547 (1947).

Morris, L.: Angioma of the cervical spinal cord. Radiology 75, 785 (1960).

Morsberg, W. H., Jr.: Spinal tumors diagnosed during the first year of life. With report of a case. J. Neurosurg. 8, 220 (1951).

Morsier, G. de: Lupus erythémateux disséminé avec lésions encéphalo-médullaires et troubles mentaux. Wld Neurol. 3, 629 (1962).

— Feldmann, H.: Tres casos de mielitis aquda. Act. luso-esp. Neurol. 9, 1 (1950).

Morton, J. J.: The treatment of Ewing's sarcoma of bone. In: Pack, G. T., Livingston, E. M., Treatment of cancer and allied diseases. Vol. 3, p. 2422—2436. NewYork: Paul B. Hoeber 1940.

— Giant cell tumor of bone. Cancer (Philad.) 9, 1012 (1956).

Morton, S. A.: Localized hypertrophic changes in cervical spine with compression of spinal cord or of its roots. J. Bone Jt Surg. Old ser. 18, 893 (1936).

Moruzi, A., Briese, M., Lupu, E.: Trois cas de volumineux meningeomes intrarachidiens avec grosses destructions osseuses. Bull. Soc. roum. neurol. 17, 93 (1936).

— — Oblu, N., Briese, G.: Extradurale intraspinale Geschwulst mit weitgehender Knochenzerstörung. Bull. Soc. roum. neurol. 26, 57 (1945) [Französisch].

Moscatelli, G., Cantore, G. P.: Epidermoidi, dermoidi e teratomi del nevrasse. (Considerazioni clinico-anatomiche.) Riv. Neuropsichiat. 10, 25 (1964).

— Merigliano, D.: Considerazioni istogenetiche e nosografiche sui lipomi extradurali. Riv. Neurol. 28, 667 (1953).

— Silipo, P.: Su un caso di lipoma midollare sottodurale (considerazioni istogenetiche). Riv. Neurol. 31, 274 (1961).

— Sollini, A.: Meningosarcoma a rapida crescita posttraumatica. Riv. Neuropsichiat. 4, 624 (1959).

Moseley, J. E.: Patterns of bone change in the leukemias and myelosclerosis. J. Mt Sinai Hosp. 28, 1 (1961).

Moser, H.: Pokrivena perforacija prevertebralnog apscesa kao indikacija za transtorakalnu spondilotomiju. Acta chir. iugosl. 4, 344 (1957).

— Zur Frage der operativen Stabilisierung der Wirbeloperationen. Langenbecks Arch. klin. Chir. 298, 223 (1961).

— Gedeckte Perforation des prävertebralen Abszesses als Indikation zur transthorakalen Spondylotomie. Tuberk.-Arzt 15, 709 (1961).

Mosler, Fr.: Zur Casuistik der Hirntumoren. Virchows Arch. path. Anat. 43, 220 (1868).

Mossakowski, M., Jedrzejowska, H.: A case of co-existing rare styliform glioma of the spinal cord and spinobulbar syringomyelia. Pat. pol. 12, 57 (1961) [Polnisch].

Mossessian, Z.: Un cas d'hémangiome de la colonne vertébrale. J. Radiol. Électrol. 17, 363 (1933).

Mosto, D.: Glioepitheliom des Filum terminale. Rev. Med. Cienc. afin. (B. Aires) 2, 945 (1940) [Spanisch].

Motta, M. C.: Cause of error in the diagnosis of so-called chronic appendicitis. Rev. bras. Med. 17, 996 (1960) [Portugiesisch].

Mount, H. T. R., Adson, A. W.: Intramedullary tumor of the spinal cord and vascular lesion of the cerebrum. Arch. Neurol. Psychiat. (Chic.) 27, 420 (1932).

Mount, L. A.: Congenital dermal sinuses as a cause of meningitis, intraspinal abscess and intracranial abscess. J. Amer. med. Ass. 139, 1263 (1949).

Mouren, P., Tatossian, A., Giraud, F.: Méningoradiculonévrite mélitococcique à forme pseudo-myopathique. Marseille-méd. 99, 973 (1962).

Mühsam, R.: Über Varizen und Angiome des Zentralnervensystems und ihre chirurgische Behandlung. Langenbecks Arch. klin. Chir. 130, 522 (1924).

Müller, A.: Ein Fall von Rückenmarkstumor im oberen Cervicalbereich. Dtsch. Z. Nervenheilk. 71, 183 (1921).

Müller, D.: Physikalische Faktoren in der Pathogenese des sogenannten Hydrocephalus. Nervenarzt 29, 1 (1958).

— Neuroradiologische Diagnostik und Symptomatik der Hirnentwicklung im Kindesalter. Internationales Symposion am 9. u. 10. Nov. 1960 in Berlin. Hrsg. von ... Berlin: Verl. Volk und Gesundheit 1960.

— Spina bifida occulta und extradurales Lipom. Zbl. Neurochir. 22, 245 (1961/62).

— Le diagnostic neuro-radiologique de la lipomatose péridurale en cas de spina bifida chez l'enfant. Méd. et Hyg. (Genève) 22, 218 (1964).

Müller, E.: Über hereditäre multiple cartilaginäre Exostosen und Ecchondrosen. Diss. Leipzig 1913.

— Über Erfahrungen mit dem sogenannten doppelten Queckenstedtschen Versuch. Nervenarzt 28, 411 (1957).

MÜLLER, H. R.: Über die Rückenmarkstumoren und die Bedeutung der Myelographie. Arch. Psychiat. Nervenkr. **101**, 799 (1934).

— STENDER, A.: Bilharziose des Rückenmarks unter dem Bilde einer Myelitis dorso-lumbalis transversa completta. Arch. Schiffs- u. Tropenhyg. (Lpz.) **34**, 527 (1930).

MÜLLER, L. R.: Beitrag zur pathologischen Anatomie der Tumoren des Rückenmarks und seiner Häute. Dtsch. Arch. klin. med. **54**, 472 (1895).

— Über einen Fall von Tuberkulose des oberen Lendenmarks mit besonderer Berücksichtigung der secundären Degeneration. Dtsch. Z. Nervenheilk. **10**, 273 (1896/97).

MÜLLER, M. E.: Kunstharze in der Knochenchirurgie. Helv. chir. Acta **30**, 121 (1963).

MÜLLER, N., GROTE, W.: Zur Diagnostik der Sanduhrgeschwülste des Wirbelkanals. Zbl. Neurochir. **17**, 257 (1957).

MÜLLER, R. H.: Über Peripachymeningitis. Inaug.-Diss. Königsberg 1868.

— Transperitoneale Wirbeloperationen. Verh. Ges. dtsch. Naturf. Ärzte **84**, 181 (1912/13).

— Ein Fall von tödlicher Spontanblutung des Kleinhirns. Zbl. allg. Path. path. Anat. **71**, 433 (1933).

MÜLLER, W.: Zit. nach GULEKE, N. In: KIRSCHNER, M., Allgemeine und spezielle Operationslehre, Bd. III/1, S. 953 u. 954. Berlin: Springer 1935.

— Über die acute Osteomyelitis der Wirbelsäule. Dtsch. Z. Chir. **41**, 445 (1895).

— Hirntumorpathologie und Histochemie. Mitt. aus der Max-Planck-Ges. **5**, 307 (1963).

— PICH, G.: Beitrag zur Differentialdiagnose primärer und sekundärer Wirbelgewächse. Fortschr. Röntgenstr. **58**, 136 (1938).

MUFSON, J. A., DAVIDOFF, L. M.: Multiple meningiomas, report of 2 cases. J. Neurosurg. **1**, 45 (1944).

— SOLOMON, S.: Acute subdural spinal abscess. Arch. Neurol. Psychiat. (Chic.) **67**, 758 (1952).

— TANIGUCHI, T.: Intradural lipoma of the spinal cord. J. Neurosurg. **7**, 584 (1950).

MUIR, E. G.: Carcinoma of the prostate. Lancet **226 I**, 667 (1934).

MULLA, N.: Presacral cystic teratoma - report of a case. Ohio St. med. J. **56**, 1110 (1960).

MULLAN, J., EVANS. J. P.: Neoplastic disease of the spinal extradural space; a review of fifty cases. Arch. Surg. **74**, 900 (1957).

MULLAN, S., NAUNTON, R., HEKMAT-PANAH, J., VAILATI, G.: The use of an anterior approach to ventrally placed tumors in the foramen magnum and vertebral column. J. Neurosurg. **24**, 536 (1966).

MULROONEY, R. E., LOVE, J. G.: Tumor of the spinal cord with masked symptoms. Proc. Staff Meet. Mayo Clin. **13**, 533 (1938).

MULVEY, R. B.: An unusual myelographic pattern of arachnoiditis. Radiology **75**, 778 (1960).

MUNDHENK, A. R., ROPMAY, M. R.: Chordoma-sacrococcygeal tumour. Study of one case. J. Christ. med. Ass. India **37**, 43 (1962).

MUNDINGER, F.: Dynamics of technetium 99m in normal and pathological CSF-spaces with digital autofluoroscope (Gammacamera). Meeting Brit. and German Neurological Societies, London 2. 5.–4. 5. 1968 [nicht veröffentlicht].

— Myelography and ventriculography using 99m Tc and the digital autofluoroscope (Gammacamera). Fourth internat. congr. neurol. surg., ninth internat. congr. neurol. New York, Sept. 20–27, 1969. Excerpta Medica, Internat. Congr. ser. **193**, 93 (1969).

— KAISER, G., KRAINICK, J.-U., WALTER, E.: Neue Möglichkeiten zerebro-spinaler Radioisotopen-Untersuchungen mit der Gamma-Kamera (digitales Autofluoroskop) und einer Rechenanlage. S. 213–220. In: Fortschritte auf dem Gebiet der Neurochirurgie. Eine Referate- und Vortragssammlung von der Jahrestagung der Deutschen Gesellschaft für Neurochirurgie vom 19.–22. Juni 1968 in Göttingen. Hrsg. v. K.-A. BUSHE. Stuttgart: Hippokrates Verlag 1970.

MUÑOZ, J. J.: Paraplegien infolge von Pottscher Erkrankung. Arch. esp. Pediat. **17**, 603 (1933) [Spanisch].

MUNOZ ARBAT, J. M.: Vertebral angioma and medullary compression. Rev. Cir. Barcelona **3**, 521 (1932) [Spanisch].

MUNRO, D.: Anterior-rootlet rhizotomy: a method of controlling spasm with retention of voluntary motion. New Engl. J. Med. **246**, 161 (1952).

MURALT, R. H. VON: Versager bei der Myelographie. Praxis **38**, 587 (1949).

— Zur Pathogenese der spastischen und schlaffen Lähmungen bei spinalen Kompressionen. Schweiz. Arch. Neurol. Psychiat. **63**, 272 (1949).

— Zur Prognose operativ behandelter spinaler Lähmungen vom spastischen und schlaffen Typ. Arch. Psychiat. Nervenkr. **182**, 140 (1949).

MURATORIO, A.: Sindromi midollari da cifoscoliosi. (Rassegna della letteratura e contributo casistico.) Riv. Neurobiol. **2**, 441 (1956).

— Un caso di condroma vertebrale. Riv. Pat. nerv. ment. **77**, 548 (1956).

MUREȘANU, A., NICULESCU, S.: Contribution to the study of peripheric glioma. About relations between neurinoma, neurinoma sarcomatodes and peripheric ganglio-neuromatosis. Morfol. norm. si pat. **1**, 59 (1956) [Rumänisch].

MURPHY, F., HARTUNG, W., KIRKLIN, J. W.: Myelographic demonstration of avulsing injury of the brachial plexus. Amer. J. Roentgenol. **58**, 102 (1947).

MURPHY, G. W.: Giant cell tumor of the spine. Amer. J. Roentgenol. **34**, 386 (1935).

Murphy, J. B.: Laminectomy for recurrent endothelioma of spinal cord. Third operation. Surg. Clin. N. Amer. **2**, 733 (1913).

Murphy, W. R., Ackerman, L. V.: Benign and malignant giant-cell tumors of bone. Cancer (Philad.) **9**, 317 (1956).

Murray, M. R., Stout, A. P.: Demonstration of the formation of reticulin by schwannian tumor cells in vitro. Amer. J. Path. **18**, 585 (1942).

— — Bradley, C. F.: Schwann cell versus fibroblast as the origin of the specific nerve sheath tumor. Observations upon normal nerve sheaths and neurilemomas in vitro. Amer. J. Path. **16**, 41 (1940).

Murray, R. O.: Intradural arachnoid cyst of the lumbar spinal canal. Brit. J. Radiol. **32**, 689 (1959).

— Haddad, F.: Hydatid disease of the spine. J. Bone Jt Surg. B **41**, 499 (1959).

Muscetta, S., Paolella, P., Valassi, F.: Quadro clinico da mielopatia vascolare come escordio di un neurinoma dorsale in soggetto con grave vasculopatia arteriosclerotica generalizzata. Riv. Neurol. **39**, 456 (1969).

Múscolo, D., Zavaleta, D. E., Firpo, C. A.: Voluminoso tumor de células gigantes del sacro. Bol. Soc. Cirug. B. Aires **42**, 633 (1958).

Musger, A.: Melano-Phakomatose vom Typus der sog. Mélanoblastose neuro-cutanée Touraine. Hautarzt **14**, 106 (1963).

Muskens, L. J. J.: On the development of disturbances of sensation in diseases of the spinal cord. Brit. med. J. **1899 II**, 1601.

— Operationsbefund bei anscheinend kompletter Rückenmarksquerläsion durch Schußwunden. Neurol. Zbl. **34**, 7 (1915).

Mustakallio, M. M.: A study of pheochromocytoma. Duodecim (Helsinki) **68**, 102 (1952) [Finnisch].

Mustard, W. T., Duval, F. W.: Osteoid osteoma of the vertebrae. J. Bone Jt Surg. B **41**, 132 (1959).

Musumeci, S., Avola, S., Ascanio, C., Marangolo, M.: Sulla scintigrafia degli spazi subaracnoidei spinali. Nunt. radiol. (Roma) **33**, Suppl., 494 (1967).

Muthmann, A.: Über einen seltenen Fall von Gefäßgeschwulst der Wirbelsäule. Virchows Arch. path. Anat. **172**, 324 (1903).

— Sauerbeck, E.: Über eine Gliageschwulst des IV. Ventrikels (Neuroepithelioma gliomatosum columnocellulare veli medullaris posterioris) nebst allgemeinen Bemerkungen über die Gliome überhaupt. Beitr. path. Anat. **34**, 445 (1903).

Myers, R. N., Austin, G. M., Walker, A. E., Gallacher, J. P.: Solitary spinal cord tumors occurring in multiple members of a family. J. Neurosurg. **17**, 783 (1960).

Myers, W. C. Jr., Myers, W. M.: Review of presacral tumors and report of a case of presacral dermoid cyst. Amer. Surg. **20**, 1180 (1954).

Myerson, P. G.: Multiple tumors of the brain of diverse origin. J. Neuropath. exp. Neurol. **4**, 400 (1942).

Myslivý, M., Klaus, E.: Kongenitální extradurální míšní cysta. Čs. Rentgenol. **11**, 234 (1957).

Nachlas, I. W.: End result study of the treatment of herniated nucleus pulposus by excision with fusion and without fusion. J. Bone Jt Surg. A **34**, 981 (1952).

Nachodkin, A. F.: Zur Frage der Röntgendiagnostik der Hämangiome der Wirbelsäule. Nov. khir. Arkh. **44**, 323 (1939) [Russisch].

Nadig, A.: Neurologische und psychische Störungen bei perniciöser Anämie. Praxis **39**, 77 (1950).

Naegeli, Th.: Über Sanduhrgeschwülste des Wirbelkanals. Schweiz. med. Wschr. **5**, 59 (1924).

Naffziger, H. C., Boldrey, E. B.: Cancer of nervous system. J. Amer. med. Ass. **136**, 96 (1948).

— Brown, H. A.: Hour-glass tumor of the spine. Arch. Neurol. Psychiat. (Chic.) **29**, 561 (1933).

— Jones, W. W., Jr.: Dermoid tumors of the spinal cord. Arch. Neurol. Psychiat. (Chic.) **33**, 941 (1935).

— Stern, W. E.: Chronic pachymeningitis. Arch. Neurol. Psychiat. (Chic.) **62**, 383 (1949).

Nagel: Lymphogranulomatose mit Störungen des Nervensystems. Ges. d. Neurol. u. Psychiater Groß-Hamburgs, Sitzg v. 22. I. 1938; — Ref.: Zbl. ges. Neurol. Psychiat. **89**, 566 (1938).

Nageotte, J.: Membranes de Schwann, membranes juxta-myéliniques externes et internes. C. R. Soc. Biol. (Paris) **78**, 139 (1915).

— Substance collagène et névroglie dans la cicatrisation des nerfs. C. R. Soc. Biol. (Paris) **79**, 322 (1916).

— L'organisation de la matière dans ses rapports avec la vie. Paris: Alcan 1922.

— Sheaths of the peripheral nerves. Nerve degeneration and regeneration. In: Penfield, W., Cytology and cellular pathology of the nervous system. Vol. 1, p. 189—239. New York: P. B. Hoeber 1932.

Nakayama, M., Schuster, J., Schoyerer, W.: Klinische und tierexperimentelle Erfahrungen mit der Endoxan-Stoßtherapie. Dtsch. med. Wschr. **92**, 1915 (1967).

Namerow, N. S.: Somatosensory evoked responses following cervical cordotomy. Bull. Los Angeles neurol. Soc. **34**, 184 (1969).

Narasimhan, N.: Tumours of the spinal cord. Indian J. Surg. **10**, 1 (1948).

Nash, C. C.: Spinal cord tumors. Dallas med. J. **28**, 96 (1942).

Nassar, S. I., Correl, J. W.: Subarachnoid hemorrhage due to spinal cord tumors. Neurology (Minneap.) **18**, 87 (1968).

Nastev, G. T., Genchev, T. K. H., Raichev, R. I.: Insufficiency of spinal circulation in patients with ischemic brain strokes. Zh. Nevropat. Psikhiat. **69**, 1004 (1969) [Russisch].

Nathan, M. H., Blum, L.: Evaluation of vertebral venography. Amer. J. Roentgenol. **83**, 1027 (1960).

NATHAN, M. H., RADMAN, W. P., BARTON, H. L.: Osseous actinomycosis of the head and neck. Amer. J. Roentgenol. **87**, 1048 (1962).

NATHAN, P. W., SMITH, M. C.: Centripetal pathway from the bladder and urethra within the spinal cord. J. Neurol. Neurosurg. Psychiat. **14**, 262 (1951).

— — The centrifugal pathway for micturition within the spinal cord. J. Neurol. Neurosurg. Psychiat. **21**, 177 (1958).

NAVACH, E.: Un caso di ascesso epidurale a nivello della cauda equina. Policlinico, Sez. prat. **40**, 172 (1933).

NAVARRET, E. E., DREYER, M. S., GONCALVEZ BORREGA, N., RESIO, J., SAINT MARTIN, E.: Cuadriplejia por compresion medular artrosica. Curacion por laminectomia. Rev. Asoc. méd. argent. **76**, 104 (1962).

NAVARRO, G.Y., CRESPO, F.: Sindrome completo de la cola de caballo debido a una hernia discal central L2–L3. Extirpacion total del disco. Desaparicion lentamente progresiva de la sintomatologia. Rev. clín. esp. **111**, 545 (1968).

NAYLOR, A.: Changes in the human intervertebral disc with age. Proc. roy. Soc. Med. **51**, 573 (1958).

NAYLOR, B.: The cytologic diagnosis of cerebrospinal fluid. Acta cytol. (Philad.) **8**, 141 (1964).

NAYRAC, P., GRUNER, J., GRAUX, P., MARTIN, H. J.: Discussion d'une polyradiculite à infiltrats lymphoblastiques radiculo-méningés. Rev. neurol. **91**, 133 (1954).

— INGELRANS, P.: Markkompression durch eine operativ entfernte Geschwulst. Écho méd. Nord. **7**, 15 (1937) [Französisch].

NAZAROV, G. D.: Rasshirenie ven spinnogo mozga. [Spinal cord varices.] Vop. Neĭrokhir. **22**, 49 (1958) [Russisch].

NEALE, A. V.: Epidural inflammations. Bgham med. Rev. **11**, 4 (1936).

NECAI, L.: Chondrom der Wirbelsäule. Zbl. ges. Chir. **60**, 458 (1933).

NEEL, A.W.: To Tilfaelde af traumatisk rygmarvslidelse med saeregent forløb. Hospitalstidende **285**, 301 (1922) [Schwedisch].

— Die Bedeutung der Eiweißvermehrung ohne gleichzeitige entsprechende Zellvermehrung in der Spinalflüssigkeit. Dtsch. Z. Nervenheilk. **117/119**, 309 (1931).

— Om betydningen af æggehvideforøgelse uden samtidig og tilsvarende celleforøgelse i spinalvæsken. Oversigt over forskellige typer. Nord. med. T. **3**, 529 (1931).

— The content of cells and proteins in the normal cerebrospinal fluid. The diagnostic importance of demonstrating small pathological changes in the cells and proteins. The technique of the investigation. Copenhagen and London: Munksgaard 1939.

NEELSEN, B.: Eine einfache Methode der Pantopaque-Entfernung. Jahrestagg der Dtsch. Ges. für Neurochirurgie. Acta neurochir. (Wien) **19**, 110 (1968).

NEGRI, L., ROMAGNOLI, C.: Su di un caso di neurobrucellosi a localizzazione ed a decorso atipici. Chir. Organi Mov. **47**, 512 (1959).

NEIMARK, E. Z.: Spinal nyi sindrom pri vertebral nykh i subdural nykh gemangiomakh. [Spinal syndrome in vertebral and subdural hemangiomas.] Vop. Virus. **9**, 144 (1966) [Russisch].

NEISSER, A.: Die Echinococcen-Krankheit. Berlin: August Hirschwald. 1. Aufl. 1877; 2. Aufl. 1882.

NELSON, J. D.: The Marfan syndrome, with special reference to congenital enlargement of the spinal canal. Brit. J. Radiol. **31**, 561 (1958).

NELSON, J. W., RUFFOLO, F. H.: Testicular seminoma as a cause of paraplegia, a case report. J. Urol, (Baltimore) **95**, 70 (1966).

NEMENOV, M. J.: Röntgendiagnosis of haemangioma of long bones. Radiology **33**, 465 (1939).

NEPI, A., DI: Sué decorso di alcuni ascessi ossifluenti da carie vertebrale. Ortop. Traum. Appar. mot. **8**, 232 (1936).

NERENBERG, S. T.: Gamma globulin studies of biopsy material and serum in solitary plasmacytoma of the spine. Cancer (Philad.) **24**, 750 (1969).

NÉRI, V.: La forme ataxique initiale des compressions médullaires cervicales. Rev. neurol. **1932 I**, 60.

— La compressione delle giugulari rivelatrice di sofferenza radicolare. Policlinico, Sez. prat. **47**, 710 (1940).

— PAIS, V.: I sintomi sopralesionali nelle compressioni midollari. Acta neurochir. (Wien) **1**, 263 (1950) und Riv. Neurol. **21**, 137 (1951).

— PUTTI, V.: Intervento in due casi di angioma vertebrale. Rif. med. **56**, 3 (1940).

— ROMAGNOLI, C.: Il valore semeiologico del sintoma dolore nelle compressioni midollari. G. Psichiat. Neuropat. **81**, 453 (1953).

NERSESJANC, S. I.: Fibrolipomatose des Rückenmarks. Vop. Neĭrokhir. **15**, 57 (1951) [Russisch].

NERY, O.: Síndrome de Klippel-Feil e compressão medular. Arch. Neuro-psiquiat. (S. Paulo) **6**, 254 (1948).

NESTMANN, F.: Zur Histologie der Neurinome. Virchows Arch. path. Anat. **265**, 646 (1927).

NETSKY, M. G.: Syringomyelia: a clinicopathologic study. Arch. Neurol. Psychiat. (Chic.) **70**, 741 (1953).

— Diffuse meningiomatosis, arachnoidal fibrosis, and syringomyelia. Arch. Neurol. Psychiat. (Chic.) **78**, 553 (1957).

— STROBOS, R. R. J.: Neoplasms within the midbrain. Arch. neurol. Psychiat. (Chic.) **68**, 116 (1952).

NETTER, F. H.: The Ciba Collection of medical illustration. Vol. 1, p. 129. Summit, N.J.: Ciba Pharm. Co. 1953.

NEU, O.: Rückenmarks-Syndrome bei der Osteochondrose der Halswirbelsäule; differentialdiagnostische und pathogenetische Erwägungen. Nervenarzt **29**, 400 (1958).

Neugebauer, H.: Spondylolisthesis und ihre neurologischen Ausfallserscheinungen. Z. Orthop. **87**, 393 (1956).

Neuhauser, E. B., Harris, G. B., Berrett, A.: Roentgenographic features of neurenteric cysts. Amer. J. Roentgenol. **79**, 235 (1958).

— Wittenberg, M. H., Dehlinger, K.: Diastematomyelia: transfixation of cauda equina with congenital anomalies of the spine. Radiology **54**, 659 (1950).

Neumann, H. W., Strohmayer, K.: Abrodil-Myelographie zur Sicherung der Diagnose der lumbalen Pulposus-hernie. Med. Klin. **46**, 888 (1951).

Neumayer, E.: Die vasculäre Myelopathie. Wien-New York: Springer 1967.

— Die Klinik der vaskulären Rückenmarksschäden. Wien. klin. Wschr. **80**, 974 (1968).

Newman, F.: Case of sarcoma of the medulla, projecting into the fourth ventricle. Intercolon. Med. J. Australasia **8**, 631 (1903).

Newman, M. J.: Spinal angioma with symptoms in pregnancy. J. Neurol. Neurosurg. Psychiat. **21**, 38 (1958).

— Racemose angioma of the spinal cord. Quart. J. Med. **28**, 97 (1959).

Newmark, L.: Über in Anschluss an die Lumbalpunktion eintretende Zunahme der Kompressionserscheinungen bei extramedullären Rückenmarktumoren. Berl. klin. Wschr. **51**, 1739 (1914).

— Lennon, M. B.: A case of tumor of the medulla oblongata. Calif. St. J. Med. **8**, 159 (1910).

— Sherman, H. M.: Successful removal of an intradural tumor from the spinal canal. Calif. St. J. Med. **11**, 103 (1913).

Newquist, R. E., Mayfield, F. H.: Spinal angioma presenting during pregnancy. J. Neurosurg. **17**, 541 (1960).

Newton, T. H.: Cervical intervertebral disc calcification in children. J. Bone Jt Surg. A **40**, 107 (1958).

Neyding, M. N.: Kompressionssyndrome des Rückenmarks. Nevropat. i Psichiat. **9**, 57 (1940) [Russisch].

Nicaud, P.: Meningeoblastom in Höhe der ersten Zervikalsegmente. Bull. Soc. méd. Hôp. Paris **56**, 705 (1941) [Französisch].

Nichols, P., Manganiello, L. O. J.: Extradural hematoma of the spinal canal. J. Neurosurg. **13**, 638 (1956).

Nicola, G. C.: Astrocitoma del «filum terminale». Minerva neurochir. **12**, 237 (1968).

— Nizzoli, V.: Increased intracranial pressure and papilloedema associated with spinal tumors. Neurochirurgia (Stuttg.) **12**, 138 (1969).

— Terranova, R.: Indicazioni e limiti al trattamento chirurgico delle aracnoiditi spinali. Risultati a distanza. Minerva neurochir. **6**, 16 (1962).

Nicolai, K.: Über einen Fall von Rückenmarksangiom. Inaug.-Diss. Bonn 1948.

Nicolle, Manceaux (1908): Zit. nach Mattos-Pimenta, A., Brandt, P.: Die tierischen Parasiten und Pilzinfektionen im zentralen Nervensystem. C. Protozoen. Toxoplasmose, S. 714. In: Handbuch für Neurochirurgie. Hrsg. v. H. Olivécrona u. W. Tönnis. Bd. IV/1, S. 673—727. Berlin-Göttingen-Heidelberg: Springer 1960.

Nicolo, R., Falco Raucci, F.: Contribution to the knowledge of presacral tumors. G. ital. Chir. **16**, 313 (1960) [Italienisch].

Nidecker, H. J., Richter, H. R.: Röntgenkinematographische Untersuchungen des Wirbelkanals mit positiven und negativen Kontrasten. Radiol. clin. (Basel) **31**, 256 (1962).

Niebeling, H. G., Skrzypczak, J., Schöche, J.: Zur Problematik der Früherkennung von Rückenmarktumoren. Beitr. Neurochir. **15**, 224 (1968).

Nigst, H.: Die Rolle der funktionellen Beschäftigungstherapie in der Behandlung von Querschnittsgelähmten. Praxis **55**, 735 (1966).

Nikiforov, B. M.: Osobennosti diagnostiki i khirurgii vrozhdennykh opukholei spinnogo mozga u detei. [Features of the diagnosis and surgery of congenital tumors of the spinal cord in children.] Vestn. Khir. **98**, 95 (1967) [Russisch].

— Nartsissova, V. I., Andrianova, N. V.: O diagnostike sdavleniia spinnogo mozga opukholevymi protsessami v detskom vozraste. [On the diagnosis of spinal cord compression with tumorous prozesses in childhood.] Pediatriya **6**, 36 (1968) [Russisch].

Nikolskaja, L. A.: Rückenmarkstumoren. Nov. khir. Arkh. **37**, 641 (1937) [Russisch].

Nikonova, O. S.: Angiomas and varicose dilatation of veins. Zh. Nevropat. Psikhiat. **54**, 583 (1954) [Russisch].

Nikulla, A.: Die Liquordynamik bei raumfordernden spinalen Prozessen. (Queckenstedt-Versuch und Myelographie.) Inaug.-Diss. Köln 1967.

Niochet, A. M., Potenza, L.: Bilharziosis manzoni de la medula espinal simulando tumor. Acta neurol. lat.-amer. **2**, 72 (1956).

Niosi, F.: Sopra due casi di tumore spinale. Minerva med. **28**I, 513 (1936).

— Sopra un altro caso di tumore spinale. (Neurinoma della coda equina.) Policlinico, Sez. prat. **50**, 46 (1943).

Nisenson, A., Patterson, G. H.: Spinal cord tumors in children; study of 3 cases of ependymoma. J. Pediat. **27**, 315 (1945).

Niskanen, E. E., Soini, K.: Carcinoma of the prostata in Finland; its occurence in clinically benign prostatic hypertrophy. Duodecim (Helsinki) **69**, 36 (1953) [Finnisch].

Nissen, R.: Praktische Ausnützung künstlicher Blutverschiebung durch Druckdifferenz zur Erleichterung operativer Eingriffe an Hirn und Rückenmark. 54. Tagg der Dtsch. Ges. für Chirurgie in Berlin. Sitzg v. 23.—26. IV. 1931. Langenbecks Arch. klin. Chir. **162**, 329 (1930).

Nittner, K.: Die Sympathikustumoren der Bauchhöhle. Inaug.-Diss. Marburg 1947.

NITTNER, K.: Klinische Fehlbeurteilung eines lumbalen Sanduhr-Ganglioneuroms. Zbl. Neurochir. **12**, 167 (1952).
— Die raumbeschränkenden spinalen Prozesse im Kindes- und Jugendalter. Zbl. Neurochir. **16**, 348 (1956).
— Postoperative Komplikationen beim Querschnitts-Syndrom. Zbl. Chir. **82**, 1271 (1957); — Acta neurochir. (Wien) **7**, 30 (1958).
— Zur Prognose maligner Tumoren des Spinalkanals. Bericht über die 10. Jahrestagg der Dtsch. Ges. für Neurochirurgie gemeinsam mit der Vereinigung Schweizer Neurochirurgen (24.—26. Juli 1958 in Zürich); — Ref.: Zbl. Neurochir. **19**, 311 (1959).
— Supraläsionelle Störungen bei Geschwülsten des oberen Halsmarks: a) Hydrocephalus occlusus. b) Wallenberg'sches Syndrom. Zbl. Neurochir. **19**, 2 (1959).
— On the clinical picture and prognosis of malignant extradural tumors of the spinal cord. The Middle East neurosurgical fifth annual conference. Isfahan, Iran, 28th September—4th October 1963 [nicht veröffentlicht].
— Pathogenese, Symptomatologie und Prognose der durch Wurzelkompression als Folge eines Bandscheibenvorfalls verursachten Paresen (Ergebnisse der operativen Behandlung). Habil.-Schr. Köln 1963.
— The prognostic significance of radicular pain in slipped disc. Second European Congr. of Neurological Surgery, Rom, April 18—20, 1963. Excerpta Medica, Internat. Congr. ser. No 60, 145 (1963).
— Gliome des Rückenmarks und andere intramedulläre Tumoren. Dalla casistica di W. TÖNNIS [nicht veröffentlichtes Manuskript]. Zit. in: GUIDETTI, B., FORTUNA, A., MOSCATELLI, G., RICCIO, A.: I tumori intramidollari. Relazione al XVI Congresso della Società Italiana di Neurochirurgia, Genova, 28—29 novembre 1964. Lav. neuropsychiat. **35**, 1—409 (1964).
— Störungen und Komplikationen nach Bandscheiben- und Rückenmarkstumor-Operationen. Bericht über das Kolloquium der Dtsch. Ges. für Neurochirurgie am 9. u. 10. Mai 1964 in Köln. Zus.gest. von F. LOEW; — Ref.: Acta Neurochir. (Wien) **12**, 643 (1964).
— Klinik, Therapie und Prognose der malignen Geschwülste des Spinalkanals. Bericht über den Kongreß der Dtsch. Ges. für Neurochirurgie, 24.—26. September 1964 in Hamburg. Zus.gest. von F. LOEW; — Ref.: Acta neurochir. (Wien) **13**, 338 (1965).
— Zur Frühdiagnose und Verbesserung der Prognose der Konus-Kauda-Tumoren (Klinische Studie). Med. Klin. **60**, 1305 (1965).
— Disorders of the spinal medullary circulation in cases of tumour of the spinal cord. Third European Congr. of Neurosurgery. Madrid, April 23—26, 1967. Excerpta Medica, Internat. Congr. ser. No 139, 97 (1967).
— Grundsätzliches zur Diagnostik und Therapie komprimierender Prozesse im Wirbelkanal. S.-B. 2. Neurochirurgen-Tagg in Erfurt 23. IV. 1966. Zbl. Neurochir. **28**, 80 (1967).
— Diskussion zu den Vorträgen von JELLINGER u. von PISCOL. Bericht über die Jahrestagg der Dtsch. Ges. für Neurochirurgie vom 13.—16. September 1967 in Bad Harzburg. Zus.gest. von F. LOEW; — Ref.: Acta neurochir. (Wien) **19**, 91 (1968).
— Le diagnostic et le traitement des processus expansifs intrarachidiens. Conférence faite à l'Université Catholique de Louvain, dans le cadre des Séminaires de Neuropathologie et de Neurochirurgie. Acta neurol. belg. **68**, 519 (1968).
— Haemorrhage from spinal angioma. World Congr. of Neurological sciences, 4th internat. Congr. of Neurological surgery, 9th internat. Congr. of Neurology, September 20—27, 1969, New York, N.Y., U.S.A. Excerpta Medica, Internat. Congr. ser. No 193, 68 (1969).
— SCHIEFER, W.: Multiple Meningeome im Spinalkanal. Zbl. Neurochir. **15**, 99 (1955).
— TÖNNIS, W.: Symptomatologie, Diagnostik und Behandlungsergebnisse der Rückenmarks- und Wirbelangiome. Zbl. Neurochir. **10**, 317 (1950).
— — Die Bedeutung von Segmenthöhe und Dauer der Vorgeschichte für die operative Prognose der Rückenmarksgeschwülste. Zbl. Neurochir. **12**, 100 (1952).
NITTNER, U.: Die phäochromen Geschwülste der Nebenniere. Inaug.-Diss. Marburg 1949.
NIVINSKAIA, M. M.: Rak kozhi s gematogennym metastazirovaniem v skelet. Vop. Onkol. **4**, 354 (1958) [Russisch].
NIXON, I. W., PERRY, J. F., JR.: Arteriovenous fistula of lung and associated hemangioma of vertebra. Dis. Chest **21**, 108 (1952).
NIZZOLI, V., BRIZZI, R.: Stenosi del canale vertebrale come causa di compressione della cauda equina. Arch. Ortop. (Milano) **75**, 1063 (1962).
— — Tumors of the nervous system and pregnancy. Ann. Ostet. Ginec. **85**, 241 (1963) [Italienisch].
NOBÉCOURT, P., HAGUENAU, J., LIÈGE, R.: Tumeur médullaire chez un garçon de trois ans. Bull. Soc. Pédiat. Paris **31**, 446 (1933).
NÖDL, F.: Zur Frühdiagnose des malignen Melanoms. Fortschr. Med. **87**, 927 (1969).
NOEL, R.: Hématomyélie spontanée, complication d'un angiome artério-veineux de la moelle. Acta neurol. belg. **56**, 661 (1956).
NOESKE, K.: Über die arterielle Versorgung des menschlichen Rückenmarkes. Inaug.-Diss. F. U. Berlin 1958.
NOETZEL, H.: Über Meningeome und ihre unterschiedlichen Auswirkungen am Gehirn. Beitr. path. Anat. **111**, 391 (1951).
— HEMMER, R., SCHENK, W.: Zur Frage der Hydrocephalusentwicklung und der Hydromyelie bei Meningomyelocelen. Z. Kinderchir. **3**, 453 (1966).

Nonne, M.: Über einen Fall von intramedulärem ascendierendem Sarkom, sowie drei Fälle von Zerstörung des Halsmarks. Arch. Psychiat. Nervenkr. **33**, 393 (1900).
— Pachymeningitis externa nach Pneumonie. Ärztl. Ver. zu Hamburg, Sitzg v. 29. IV. 1902; — Ref.: Neurol. Zbl. **21**, 622 (1902).
— Ueber acute Querlähmungen bei maligner Neubildung der Wirbelsäule. Ein Fall von acuter transversaler Degeneration des Dorsalmarks bei allgemeiner Knochen-Carcinose. Berl. klin. Wschr. **40**, 728 (1903).
— Meine Erfahrungen über die Diagnose und operative Behandlung von Rückenmarkshauttumoren. Neurol. Zbl. **27**, 749 (1908).
— Zwei Fälle von intramedullärem ascendierendem Sarkom. Neurol. Zbl. **28**, 447 (1909).
— Über das Vorkommen von starker Phase I Reaction bei fehlender Lymphocytose bei 6 Fällen von Rückenmarkstumor. Dtsch. Z. Nervenheilk. **40**, 161 (1910).
— Weitere Erfahrungen zum Kapitel der Diagnose von komprimierenden Rückenmarkstumoren. Dtsch. Z. Nervenheilk. **47**, 436 (1913).
— Syphilis und Nervensystem. Ein Handbuch in 20 Vorlesungen für praktische Ärzte, Neurologen und Syphiliologen. 5. verm. Aufl. Berlin: S. Karger 1924.
— Otogener Rückenmarksabsceß. Z. Hals-, Nas.- u. Ohrenheilk. **13**, 574 (1926).
— Zwei Fälle von ungewöhnlichem Spinalblock. Dtsch. med. Wschr. **1926 I**, 172.
— Die Ostitis fibrosa in ihren neurologischen Beziehungen. Dtsch. Z. Nervenheilk. **105**, 35 (1928).
— Rückenmarkstumoren. Dtsch. med. Wschr. **55**, 1553 (1929).
— Bilharziosis des Rückenmarks. Klin. Wschr. **9 I**, 569 (1930).
— Kompression des Halsmarks durch Leptomeningitis syphilitica bei Tabes dorsalis. Folia neuropath. eston. **15/16**, 31 (1936).
— Über Angioma venosum racemosum des Rückenmarks. S. 409—417. In: Festschrift, Bernhard Nocht zum 80. Geburtstag (4. Nov. 1937) von seinen Freunden u. Schülern. Hrsg. vom Inst. f. Schiffs- u. Tropenkrankheiten in Hamburg. Glückstadt: Augustin 1937.
Norcross, J. R.: Compression of cordal spine due to direct extension from tuberculous pulmonary abscess. J. Bone Jt Surg. A **30**, 492 (1948).
Nordenson, N. G.: Les complications nerveuses des leucémies aiguës. Sang **12**, 605 (1938).
Nordenström, B.: A method of angiography of azygos vein and anterior internal venous plexus of spine. Acta radiol. (Stockh.) **44**, 201 (1955).
Nordin, B. E., Barnett, E., Macgregor, J., Nisbet, J.: Lumbar spine densitometry. Brit. med. J. **1962 I**, 1793.
Norman, A.: Segmental bulge of the linear thoracic para-spinal shadow (paravertebral line). An early sign of disease of the thoracic spine. J. Bone Jt Surg. A **44**, 352 (1962).
— Ginandes, G. J., Goodman, R.: Congenital spinal extradural cyst. Bull. Hosp. Jt Dis. (N.Y.) **19**, 81 (1958).
Norro, G., Ringoir, S.: Tetraplegia due to myeloma of the cerebral spine. Belg. T. Geneesk. **17**, 139 (1961) [Niederländisch].
Norstrom, C. M., Kernohan, J. W., Love, J. G.: One hundred primary caudal tumors. J. Amer. med. Ass. **178**, 1071 (1961).
Northfield, D.: Diagnosis und treatment of myelopathy due to cervical spondylosis. Brit. med. J. **1955 II**, 1474.
Northway, R. O., Buxton, R.: Ligation of the inferior vena cava. Surgery **18**, 302 (1945).
Nosik, W. A.: Unusual tumors simulating protrusion of intervertebral disk. Cleveland Clin. Quart. **9**, 54 (1942).
— Contrast myelography with emulsified pantopaque. Amer. J. Roentgenol. **65**, 374 (1951).
Nothnagel, H.: Über Rückenmarksabscess. Wien. med. Bl. **7**, 288 (1884).
Notter, G.: Lumbalmyelographie mit Abrodil. Fortschr. Röntgenstr. **76**, 754 (1952).
Nouailhat, F.: Compressions of the cervical spinal cord. France méd. **24**, 301 (1961) [Französisch].
Novák, J., Forrai, J.: Über das „Vakuum-Phänomen" in 20 Fällen. Z. ärztl. Fortbild. **57**, 91 (1963).
Novak, Z.: On cerebrospinal pressure (our expierence with Queckenstedt test). Neuropsihijatrija **9**, 77 (1961) [Serbisch.].
Novotný, K.: Intramedullary epidermoid. Rozhl. Chir. **32**, 583 (1953) [Tschechisch].
Novotný, S.: Lipoma intraspinale intradurale. Rozhl. Chir. **38**, 768 (1959) [Tschechisch].
Noyes, H. D., Dana, C. L.: Tumor of the medulla and left anophthalmus. Boston med. surg. J. **122**, 304 (1890).
Nucci, R. C., Beyer, F. D., Jr.: Retroperitoneal and presacral neurofibroma. A case report. Obstet. and Gynec. **20**, 668 (1962).
Nugent, G. R.: Clinicopathologic correlations in cervical spondylosis. Neurology (Minneap.) **9**, 273 (1959).
— Odom, G. L., Woodhall, B.: Spinal extradural cysts. Neurology (Minneap.) **9**, 397 (1959).
Nuvoli, U.: La radiotherapia dei tumori spinali. Minerva chir. **9**, 881 (1954).
Nuyts, A., Hoffmann, G. R., Haene, A. de: Lipomes intraduraux de la moelle cervico-dorsale. Acta neurol. belg. **60**, 955 (1960).
Nylander, P. E. A., Aukee, S.: Primary sarcomas of the lung. Duodecim (Helsinki) **71**, 99 (1955) [Finnisch].
Nyström, S. H., Nyholm, M.: The origin of the calcium deposits in psammoma bodies of human spinal meningiomas. Naturwissenschaften **53**, 703 (1966).
Oberhill, H. R.: Spinal cord tumors. Surg. Clin. N. Amer. **34**, 1113 (1954).
— Smith, R. A., Bucy, P. C.: Neoplasmus of the central nervous system simulating degenerative disease of the spinal cord. J. Amer. med. Ass. **151**, 612 (1953).

OBERKIRCHER, O. J., STAUBITZ, W., PARMENTER, F. J.: Clinical study of neuroblastoma. J. Pediat. **43**, 177 (1953).

OBERLING, C.: Les tumeurs des méninges. Bull. Ass. franç. Cancer **11**, 365 (1922).

— La gliomatose méningo-encéphalique. Bull. Soc. anat. Paris **94**, 334 (1924).

OBERNDÖRFFER, E.: Ein Fall von Rückenmarkstuberkel. Münch. med. Wschr. **51**, 108 (1904).

OBERNDORFER, S.: Beitrag zur Frage der Ganglioneurome. Beitr. path. Anat. (Jena) **41**, 269 (1907).

— Prostata. S. 435—534. In: Handbuch der speziellen pathologischen Anatomie und Histologie. Hrsg. von HENKE, F. und LUBARSCH, O. Bd. VI/3: Die inneren männlichen Geschlechtsorgane. S. 427—865. Berlin: Springer 1931.

— Die Sarkome. Pathologisch-anatomische Betrachtung. Dtsch. med. Wschr. **58**, 645 (1932).

OBERSON, R.: La myélographie. Schweiz. med. Wschr. **99**, 1401 (1969).

— CAMPICHE, R.: La myélographie gazeuse chez l'enfant. Ann. chir. infant. **10**, 265 (1969).

OBERSTEINER, H.: Anleitung zum Studium des Baues der nervösen Centralorgane im gesunden und kranken Zustande, 3. Aufl. Leipzig u. Wien: Toeplitz & Deuticke 1896.

OBLU, N., STANCIU, A., OBREJA, T.: Contributii la studiul lipoamelor intrarahidiene. Neurologia (Buc.), **14**, 289 (1969).

OBOLENSKI, M.: Ueber einen Fall von Rückenmarkstuberculose mit Verbreitung des tuberculösen Prozesses auf dem Wege des Centralkanals. Z. Heilk. **9**, 411 (1888).

OBRADOR, S.: Ependymomes de la moelle cervicale. Neuro-chirurgie **6**, 282 (1960).

— BLAZQUEZ, M. G., CORDOBA, A.: Zwei Fälle von sakro-pelvischen Meningozelen. Acta neurochir. (Wien) **19**, 198 (1968).

— BOIXADOS, J. R.: Quiste extradural congenito del canal raquideo. Rev. esp. Oto-neuro-oftal. **100**, 475 (1958).

— CORDOBA, A., LOPEZ ZAFRA, J. J.: Lésions kystiques non tumorales de la moelle cervicale. Syringomyélie. Hydromyélie. Neuro-chirurgie **14**, 974 (1968).

— LOPEZ LINARES, M., BOIXADOS, J. R., OLIVA, H.: Intraspinal dermoid cyst with dermoid sinus in a child. Rev. clín. esp. **80**, 310 (1961) [Spanisch].

OBRECHT, P.: Die zytostatische Therapie der Hämoblastose. Therapiewoche **17**, 1953 (1967).

OBREGIA, A.: La rachicentèse sous-occipitale. C.R. Soc. Biol. (Paris) **65**, 277 (1908).

O'CONNELL, J. E. A.: Protrusions of the lumbar intervertebral discs. A clinical review based on 500 cases treated by excision of the protrusion. J. Bone Jt Surg. B **33**, 8 (1951).

— Involvement of the spinal cord by intervertebral disk protusions. Brit. J. Surg. **43**, 225 (1955).

— Intervertebral disk protrusions in childhood and adolescence. Brit. J. Surg. **47**, 611 (1960).

ODDSSON, B.: Spinal meningioma. Kopenhagen: Munksgaard 1947; Thèse méd.

ODEKU, E. L., LUCAS, A. O., RICHARD, D. R.: Intramedullary spinal cord schistosomiasis. Case report. J. Neurosurg. **29**, 417 (1968).

ODELL, R. T., KEY, J. A.: Lumbar disk syndrome caused by malignant tumors of bone. J. Amer. med. Ass. **157**, 213 (1955).

ODÉN, S.: Diagnosis of spinal tumours by means of gas myelography. A review of 800 cases. Acta radiol. (Stockh.) **40**, 301 (1953).

ODESSKY, L.: Teratomas of lumbar and sacrococcygeal regions. N.Y. St. J. Med. **54**, 2200 (1954).

ODIER, L.: Manuel de médecine pratique. Genève 1803. 2. ed. Paris: J. J. Paschaud 1811.

ODIN, M., RUNSTRÖM, G., LINDBLOM, A.: Iodized oils as an aid to the diagnosis of lesions of the spinal cord and a contribution to the knowledge of adhesive circumscribed meningitis. Acta radiol. (Stockh.), Suppl. **7**, 1—85 (1929).

ODOM, G. L.: Vascular lesions of the spinal cord: malformations, spinal subarachnoid and extradural hemorrhage. Clin. Neurosurg. **8**, 196 (1962).

— FINNEY, W., WOODHALL, B.: Cervical disk lesions. J. Amer. med. Ass. **166**, 23 (1958).

— WOODHALL, B., MARGOLIS, G.: Spontaneous hematomyelia and angiomas of the spinal cord. J. Neurosurg. **14**, 192 (1957).

ODY, F.: Tumeurs intrarachidiennes. Neuvième Cong. Soc. internat. chir., Madrid, 15—18 mars 1932. Rapports. Vol. 2, 885—888. Bruxelles: Imprimerie Médicale et Scientifique 1932.

— METZGER, O.: Kyste épidermoïde de la moelle. Chirurgie (Lausane) **6**, 726 (1944/45).

ODYNIEC, A.: Die Endothelknoten in der Arachnoidea spinalis und ihre pathologische Bedeutung, und die Genese der Sandkörperchen. Inaug.-Diss. Zürich 1908.

OECONOMOS, D., CARACALOS, A.: Cholestéatomes intrarachidiens multiples; complication tardive d'injections intrarachidiennes pour méningite tuberculeuse de l'enfance; étude neurochirurgicale de 10 cas opérés. Rev. neurol. **97**, 81 (1957).

OEHR, F.: Radikuläres subdurales cystisches Neurinom des Rückenmarks. Frankfurt. Z. Path. **52**, 144 (1938).

OESTERREICH, K.: Zur Differentialdiagnose zwischen multipler Sklerose und Rückenmarks- bzw. Hirntumor. Med. Welt **1962 II**, 1685.

OESTREICH, A. E., YOUNG, L. W.: The absent cervical pedicle syndrome. A case in childhood. Amer. J. roentgenol. **107**, 505 (1969).

OGAWA, K., HAMAYA, K., FUJII, Y., MATSUURA, K., ENDO, T.: Tumor induction by adenovirus type 12 and its target cells in the central nervous system. Gann **60**, 383 (1969).

OGIENKO, F. F.: The correlations between biomechanics of the vertebral column and the genesis of sacrolumbar pains. Zh. Nevropat. Psikhiat. **69**, 496 (1969) [Russisch].

Oglezarev, K. Ia.: Echinococcosis of the spinal cord and spine. Vop. Neïrooftal. 27, 56 (1963) [Russisch].

Ogorodnikowa, L. S.: Über Hämangiome des Rückenmarkes. Zh. Nevropat. Psikhiat. 58, 542 (1958) [Russisch].

Ohnesorge, K.: Zwei Fälle von Spaltbildung im dorsalen bzw. ventralen Atlasbogen beim Lebenden. Z. ges. Neurol. Psychiat. 148, 616 (1933).

Oifa, A. I.: Pozvonochnaia khordoma s metastazami. Arkh. Pat. 18, 95 (1956) [Russisch].

Okai, K., Shiraishi, S.: Spinal cord lipomas. A case report and analysis of 19 cases reported in Japan. Nippon Seikeigekagakkai Zasshi. J. Jap. Orthop. Ass. 43, 395 (1969).

Okhrimenko, N. N., Brodovskii, V. K.: On fascicular contractions in spinal tumors of high localization. Vop. Neïrokhir. 25, 61 (1961) [Russisch].

— — On the early diagnosis of tumors of the spinal medulla in childhood. Actualid. pediát. 21, 401 (1962) [Spanisch].

Okonek, G.: Spätschädigungen des Rückenmarks bei angeborenen Kyphoskoliosen. Zbl. Neurochir. 2, 39 (1937).

Okuyama, T., Suzuki, S., Ono, K., Adachi, T., Takahama, M.: Metastatic spinal tumor involving the spinal cord. An analytical study on a series of 12 cases verified by myelography and/or autopsy. Bull Tokyo med. dent. Univ. 16, 187 (1969).

Oldak, I. G.: Eternuement, hématorachis et hématomyélie. Thèse Nancy 1948.

Oldberg, E.: Subdural abscess of the spinal meninges. Arch. Neurol. Psychiat. (Chic.) 31, 888 (1934).

— Eisenhardt, L.: Die neurologische Diagnose der Geschwülste des 3. Ventrikels. Nervenarzt 11, 614 (1938).

Olea, G. R.: Rückenmarksgeschwülste im Kindesalter. Rev. chil. Pediat. 13, 629 (1942) [Spanisch].

Oliani, E.: Neurinoma endodurale a clessidra del segmento toracico. Boll. Ass. med. Triest. 25, 90 (1934).

Olischer, R. M., Sayk, J.: Liquor-, insbesondere Zellbefunde bei Meningitiden. Fortschr. Neurol. Psychiat. 35, 453 (1967).

Olivecrona, H.: Die parasagittalen Meningeome. Leipzig: Georg Thieme 1934.

— Discussion afters. Friberg Discprolapser som orsak till lumboischiaskomplex. Nord. med. 8 IV, 1787 (1940).

— The parasagittal meningeomas. J. Neurosurg. 4, 327 (1947).

— The cerebellar angioreticulomas. J. Neurosurg. 9, 317 (1952).

— Sjukdomar i kraniet, hjärnhinnorna, hjärnan och ryggmärgen. p. 225—260. In: Nordisk Laerebog i kirurgi. 5th ed., Copenhagen: Munksgaard 1955.

— Landenheim, J.: Congenital arteriovenous aneurysms of the carotid and vertebral arterial systems. Berlin-Göttingen-Heidelberg: Springer 1957.

Oliver, D. G., O Reilly, S., Itabashi, H. H.: Diffuse glioma of the spinal cord with hypoglycorrhachia. Neurology 16, 911 (1966).

Oliver, R. J., Greenwood, R. C., Smith, D.: Spinal varicosities complicated by pregnancy; case report. Amer. J. obstet. gynec. 94, 258 (1966).

Oljenick, I.: Intramedullaire gezwellen (diagnostiek en heelkundige behandeling). Ned. T. Geneesk. 80 I, 1335 (1936).

Ollier, L.: Traité des résections et des opérations conservatrices qu'on peut pratiquer sur le système osseux. Vol. 3, Chap. 28. Paris: G. Masson 1891.

Ollivier (1807): Zit. nach Wilms, M.: Echinococcus multilocularis der Wirbelsäule und das Verhältnis des multilokulären Echinococcus zum Echinococcus hydatidosus. S. 156 u. 157. Bruns' Beitr. klin. Chir. 21, 151 (1898).

Ollivier, C.-P. (Ollivier d'Angers): Sur l'anatomie et les vices de conformation de la moëlle épinière chez l'homme. Thèse, Paris 1823.

— De la moëlle épinière et de ses maladies. Ouvrage couronné par la Société royale de médecine de Marseille dans sa séance publique du 23 octobre 1823. Paris: Crevot 1824.

— Ueber das Rückenmark und seine Krankheiten. Mit Zusätzen vermehrt von Justus Radius. Leipzig: L. Voss 1824.

— Traité de la moelle épinière et de ses maladies, 2. ed. Vol. 1 & 2. Paris: Crevot 1827.

— Traité des maladies de la moelle épinière, 3. ed., vol. II, p. 490. Paris: Méquignon-Marvis 1837.

Olmer, J., Alliez, J.: Les complications médullaires des leucémies. Presse méd. 40/II, 1986 (1932).

— Mongin, M., Muratore, R.: Leucose aiguë paramyéloblastique; longue rémission suivie de localisations tumorales multiples ostéopériostées et méningées à expression nerveuse. Sang 31, 157 (1960).

Olsen, A. K., Bennett, R. L.: Meningeoma of spinal cord. Guthrie Clin. Bull. (Sayre) 16, 62 (1946).

Olsen, C. W.: Lumbar hematomyelia. Bull. Los Angeles neurol. Soc. 1, 45 (1936).

— Cauda-equina-Syndrom bei Leukämie. Bull. Los Angeles neurol. Soc. 1, 95 (1936) [Englisch].

Olson, A. E.: Intramedullary tumor. Minn. Med. 18, 462 (1935).

Olson, K. B.: Primary carcinoma of the lung. Amer. J. Path. 11, 449 (1935).

Olsson, O.: Roentgendiagnostic points a view on spinal tumours in children. Acta radiol. (Stockh.) 29, 279 (1958).

Olsson, S. E.: The dynamic factor in spinal cord compression. A study on dogs with special reference to cervical disc protrusion. J. Neurosurg. 15, 308 (1958).

O'Malley, B., D'Angio, G. J., Vawter, G. F.: Late effects of roentgen therapy given in infancy. Amer. J. Roentgenol. 89, 1067 (1963).

OMMAYA, A. K., DI CHIRO, G., DOPPMAN, J.: Ligation of arterial supply in the treatment of spinal cord arterio-venous malformations. J. Neurosurg. **30**, 679 (1969).

OMORKOV, L.: Diagnostik und operative Behandlung der extramedullären Tumoren des Rückenmarks. Vestn. chir. pogran. oblastej [Petrograd] **6**, 3 (1926).

O'NEAL, L. W., ACKERMANN, L. V.: Chondrosarcoma of bone. Cancer (Philad.) **5**, 551 (1952).

ONOFRIO, B. M., KERNOHAN, J. W., UIHLEIN, A.: Primary meningeal sarcomatosis. A review of the literature and report of 12 cases. Cancer (Philad.) **15**, 1197 (1962).

OOKITA, K., TAKENAKA, M.: Presacral cyst (paradermoid cyst). Report of case. Acta urol. (Kyoto) **8**, 543 (1962) [Japanisch].

OPOTKIN, A. A.: Chirurgische Behandlung der Rückenmarksgeschwülste. Nov. khir. Arkh. **43**, 319 (1939) [Russisch].

OPPE, W.: Zur Kenntnis der Schimmelmykosen beim Menschen. Zbl. allg. Path. path. Anat. **8**, 301 (1897).

OPPEL, W. A.: Erfahrungen mit der operativen Behandlung der Syringomyelie nach POUSSEPP. Arch. klin. Chir. **155**, 416 (1929).

— Versuch einer operativen Behandlung der Syringomyelie nach POUSSEPP. Vestn. Khir. **16**, 8 (1929) [Russisch].

OPPENHEIM, E. A.: Über einen Fall von extraduraler Spinaleiterung. Berl. klin. Wschr. **47**, 1412 (1910).

OPPENHEIM, H.: Über einen Fall von Rückenmarkstumor. Berl. klin. Wschr. **39**, 21 (1902).

— Über den abdominalen Symptomkomplex bei Erkrankungen des unteren Dorsalmarks, seiner Wurzeln und Nerven. Dtsch. Z. Nervenheilk. **24**, 325 (1903).

— Lehrbuch der Nervenkrankheiten für Ärzte und Studierende. Bd. 1. Berlin: S. Karger. 1.—7. Aufl. 1894, 1898, 1902, 1905, 1908, 1913, 1923.

— Zur Symptomatologie und Therapie der sich im Umkreis des Rückenmarks entwickelnden Neubildungen. Mitt. Grenzgeb. Med. Chir. **15**, 607 (1906).

— Beiträge zur Diagnostik und Therapie der Geschwülste im Bereich des zentralen Nervensystems. Berlin: S. Karger 1907.

— Zur Differentialdiagnose des extra- und intramedullären Tumor medullae spinalis. Neurol. Zbl. **26**, 538 (1907).

— Der Heilungsverlauf nach operativer Behandlung der Rückenmarkshautgeschwulst. Neurol. Zbl. **28**, 290 (1909).

— Diagnose und Behandlung der Geschwülste innerhalb des Wirbelkanals. Dtsch. med. Wschr. **35**, 1905 (1909).

— Weitere Beiträge zur Diagnose und Differentialdiagnose des Tumor-medullae spinalis. Mschr. Psychiat. Neurol. **33**, 451 (1913).

— Über Caudatumoren unter dem Bilde der Neuralgia ischiadica sive lumbosacralis. Mschr. Psychiat. Neurol. **36**, 391 (1914).

— Zwei Fälle von operativ behandeltem Rückenmarkstumor. Med. Klin. **12**, 1326 (1916).

— Erfolgreiche Geschwulstoperationen am oberen Halsmark. Arch. Psychiat. Nervenkr. **56**, 674 (1916).

— mit BARDELEBEN: Zit. nach OPPENHEIM: Lehrbuch der Nervenkrankheiten. 7. Aufl., Bd. 1, S. 532. Berlin: S. Karger 1923.

— BORCHARDT, M.: Zwei Fälle von erfolgreich operierten Rückenmarkstumoren. Dtsch. med. Wschr. **32**, 977 (1906).

— — Beitrag zur chirurgischen Therapie des „intramedullären Rückenmarkstumors". Mitt. Grenzgeb. Med. Chir. **26**, 811 (1913).

— — Weiterer Beitrag zur Erkennung und Behandlung der Rückenmarksgeschwülste. Dtsch. Z. Nervenheilk. **60**, 1 (1918).

— JOLLY, F.: Fall von operativ behandeltem Rückenmarkstumor. Dtsch. med. Wschr. **28**, 206 (1902).

— KRAUSE, F.: Beiträge zur Neuro-Chirurgie. Ueber zwei operativ geheilte Fälle von Geschwülsten am Hals-mark. Münch. med. Wschr. **56** I, 1007; 1077; 1134 (1909).

— SONNENBURG, E.: Ein Fall von Rückenmarkstumor. Dtsch. med. Wschr. **27**, 242 (1901).

— UNGER, E., HEYMANN, E.: Über erfolgreiche Geschwulstoperationen am Hals- und Lendenmark. Berl. klin. Wschr. **53**, 1309 (1916).

OPPENHEIMER, D. R.: The effect of irradiation on a medulloblastoma. J. Neurol. Neurosurg. Psychiat. **32**, 94 (1969).

OPPENHEIMER, E. D.: Early symptoms of spinal cancer. J. Bone Jt Surg. Old Ser. **4**, 342 (1922).

OPPHOLZER, R.: Vertebro-Venographie. Diagnostische und therapeutische Aspekte. Wien. klin. Wschr. **68**, 127 (1956).

— Transspinale Vertebrovenographie und ihre diagnostische und therapeutische Anwendung bei Fällen von Lumbago. Wien. med. Wschr. **108**, 920 (1958).

ORBACH, H., VETTER, K.: Elektromyographische Untersuchungen in der Neurochirurgie. Zbl. Neurochir. **14**, 96 (1954).

ORBÁN, S.: Liquorveränderungen bei extramedullären Tumoren des Wirbelkanals. Orv. Lapja **1**, 413 (1945) [Ungarisch].

ORBEGOZO, J., ROMEO, M., ORTEGA NÚÑEZ, A.: Compression due to neurofibroma; familial incidence. Rev. clín. esp. **46**, 315 (1952) [Spanisch].

ORÉ, P.-C., POINSOT, G.: Moëlle épinière; lésions traumatiques. In: Nouveau dictionnaire de médecine et de chirurgie pratique. Réd. par B. ANGER. Vol. 22, p. 707. Paris: J. B. Baillière 1876. Chir. Prat. (Paris) **22**, 707 (1876).

Orell, S.: Streptomycin in the surgical treatment of bone and joint tuberculosis. Acta chir. scand. **102**, 113 (1952).

Orley, A.: Radiologic changes in tumors of the spinal cord. Med. Press **202**, 58 (1939).

Orlowski, B.: Sarcomatose des Rückenmarks und Syringomyelie, zur Pathologie der Höhlenbildung im Rückenmark. Neurol. Zbl. **17**, 92 (1898).

Ormos, J.: Über die sacrococcygealen Teratome, mit besonderer Rücksicht auf ihre maligne Entwicklung. Zbl. allg. Path. path. Anat. **101**, 165 (1960).

Ornos, M.: Positives Röntgenschattenbild eines extramedullären (psammösen) Meningeoms. Schweiz. Arch. Neurol. Psychiat. **44**, 309 (1939).

Orsós, F.: Multiple Apoplexien der interspinalen Ganglien. Pester. med.-chir. Presse **50**, 163 (1914).

Ortiz González, J. M., García-Blazquez, M., Soto-Cuenca, M.: Quistes de las raíces sacras y del fondo de saco. Arch. Neurobiol. (Madr.) **32**, 81 (1969).

Orton, H. B.: Chordoma-final report and re-evaluation of treatment. Ann. Otol. (St. Louis) **62**, 371 (1953).

Osaka, N., Honjo, K.: Drei Fälle von metastatischem, akuten spinalen Epiduralabszeß. Arch. jap. Chir. **18**, 585 (1941).

Osann, E.: Über Bulbärparalyse bei Lipomatose. Arch. Psychiat. Nervenkr. **42**, 180 (1906).

Osborne, R. L., Freis, E. D., Levin, A. G.: Eosinophilic granuloma of bone presenting neurologic signs and symptoms. Report of a case. Arch. Neurol. Psychiat. (Chic.) **51**, 452 (1914).

Oschkaderow, W. I.: Beiträge zur Frage der Abflußwege der Cerebrospinalflüssigkeit des Gehirns und des Rückenmarks. Anat. Anz. **82**, 441 (1936).

Oseki, S.: Über makroskopisch latente Meningitis und Encephalitis bei akuten Infektionskrankheiten. Beitr. path. Anat. **52**, 540 (1912).

Osgood, E. C., Arnett, J. H., Lewy, F. H.: Calcified spinal meningeoma. Radiology **43**, 62 (1944).

Oshima, H.: Über Beschwerden bei der Gastrokamera-Untersuchung. Med. Klin. **62**, 2024 (1967).

Osler, W.: Glioma of the medulla oblongata. J. nerv. ment. Dis. **15**, 172 (1888).

— The principles and practice of medicine. 2. ed., p. 918. New York: D. Appleton 1895.

Osswald, H.: Chemotherapie von Tumoren. Hippokrates (Stuttg.) **38**, 398 (1967).

Ostapiuk, F. E., Russen, E. V.: On spontaneous changes in the myocardium in cancer of the stomach with metastases into the spine and sternum. Sovetsk. Med. **25**, 138 (1962) [Russisch].

Ostapovitch, G. L.: La syringomyélie chez les enfants. Zh. Nevropat. Psikhiat. **59**, 847 (1959) [Russisch].

Osterland, G.: Ein morphologischer Beitrag zur Kenntnis der Foix-Alajouanineschen Krankheit (phlebodysgenetische Myelomalacie). Arch. Psychiat. Nervenkr. **200**, 123 (1960).

Ostertag, B.: Geschwulstbildungen im Schädeldach bei allgemeiner Recklinghausenscher Krankheit. Zbl. allg. Path. path. Anat. **37**, Erg.-H., 293 (1926).

— Neue Gesichtspunkte für die Einteilung der Blastome des Nervensystems. Verh. dtsch. Ges. Path. **27**, 55 (1934).

— Anatomische Veränderungen des Liquorraumes bei Blastomen des Rückenmarkkanals und ihre Bedeutung für die praktische Diagnostik. Nervenarzt 8, 242 (1935).

— Die erbbiologische Beurteilung angeborener Schäden des Zentralorgans. Dtsch. Z. Nervenheilk. **139**, 49 (1936).

— Einteilung und Charakteristik der Hirngewächse. Jena: Gustav Fischer 1936.

— Pathologie der raumfordernden Prozesse des Schädelinnenraumes. In: Die spezielle Chirurgie der Gehirnkrankheiten. Red. v. F. Krause. Neue Deutsche Chirurgie, Bd. 50/III, S. 377—614. Stuttgart: Ferdinand Enke 1941.

— Die Onkotopik der Hirngewächse. J. nerv. ment. Dis. **116**, 726 (1952).

— Die parietalen angioplastischen Gliome. Arch. Psychiat. Nervenkr. **190**, 567 (1953).

— Gehirn- und Rückenmarkskompression. In: Handbuch der speziellen pathologischen Anatomie und Histologie. Hrsg. v. Lubarsch, O., Henke, F., Rössle, R. Bd. XIII/3, S. 144—169. Berlin-Göttingen-Heidelberg: Springer 1955.

— Die Einzelformen der Verbindungen (einschließlich Syringomyelie). In: Handbuch der speziellen pathologischen Anatomie und Histologie. Hrsg. v. Lubarsch, O., Henke, F., Rössle, R. Bd. XIII/4, S. 363—601. Berlin-Göttingen-Heidelberg: Springer 1956.

— Grundsätzliches zum Problem der Hirngewächse. Zbl. ges. Neurol. Psychiat. **147**, 4 (1958).

Oswald, K.: Untersuchungen über das Vorkommen von Sperrmechanismen in den Venae radiculares des Menschen. Inaug.-Diss. F. U. Berlin 1961.

Otani, S., Ehrlich, J. C.: Solitary granuloma of bone simulating primary neoplasm. Amer. J. Path. **16**, 479 (1940).

Otenasek, F. J.: Variety of lesions simulating disk syndrome. Sth. med. J. (Bgham, Ala.) **46**, 843 (1953).

— Silver, M. L.: Spinal hemangioma (hemangioblastoma) in Lindau's disease. Report of six cases in a single family. J. Neurosurg. 18, 295 (1961).

Otis, R. D., Scoville, W. B.: Benign osteoblastoma of the vertebra. Report of a case. J. Neurosurg. 18, 70 (1961).

Otomo, E.: Therapy of chronic adhesive (spinal) arachnitis. Naika **10**, 1071 (1962) [Japanisch].

Ott, V. R.: Spondylosis hyperostotica der Wirbelsäule. Ärztl. Prax. **22**, 2131 (1970).

OTT, W. O., ADSON, A. W.: The diagnosis and treatment of tumors of the spinal cord, involving the conus and cauda equina. New Orleans med. surg. J. **76**, 169 (1923).

OTTONELLO, P.: Contributo alla conoszenza delle sindromi rare da tumori embriogenetici. Dermoide spinale associato a rachischisi. — Decorso atipico. Efficace intervento chirurgico. Riv. Pat. nerv. **41**, 512 (1933).

— Meningiomi del forame occipitale. Riv. Neurol. **23**, 782 (1953).

OUSTANIOL, J. G.: Contribution à l'étude des tumeurs des méninges rachidiennes; anatomie pathologique; symptomatologie; traitement chirurgical. Thèse, Paris 1892.

PAAL, G.: Zur Diagnose psychogener motorischer Körperstörungen. Materia med. Nordmark **16**, 325 (1964).

PAARMANN, H.-FR.: Beitrag zur Myelitis necroticans. Virchows Arch. path. Anat. **322**, 695 (1952).

PACANOWSKI, H.: Neoplasma malignum in mediastino posteriore. Gaz. lek. Warzawa, 2. s., **11**, 125 (1882) [Polnisch].

PACHE, H. D., LORENZO, J.: Der kongenitale Hautsinus als Quelle rezidivierender Meningitiden. Münch. med. Wschr. **102**, 191 (1960).

PACK, G. T., ARIEL, I. M., MILLER, T. R.: Malignant ganglioneuroma of ganglion nodosum of the vagus nerve. Arch. Surg. **67**, 645 (1953).

— LEFEVRE, R. G.: Age and sex distribution and incidence of neoplastic diseases of Memorial Hospital New York City with comment on "cancer ages". Cancer Res. **14**, 167 (1930).

PADBERG, F., DAVIS, L.: Tumors of the spinal cord. I. Intramedullary tumors. Quart. Bull. Northw. Univ. med. Sch. **26**, 204 (1952).

PADBERG, G.: Perineurale wortelkystes. Ned. T. Geneesk. **103**, 2054 (1959).

PAESLACK, V.: Die Rehabilitation des Querschnittsgelähmten. Ärztl. Mitt. (Köln) **47**, 2679 (1962).

— Ein Zentrum zur umfassenden Rehabilitation Querschnittsgelähmter. Ärztl. Mitt. (Köln) **61**, 798 (1964).

— Internistische Aspekte der Rehabilitation, dargestellt am Beispiel der Paraplegie. Fortschr. Med. **82**, 125 (1964).

— Ergebnisse der konservativen Frühbehandlung bei traumatischer Halsmarkschädigung. Jahrestagg. der Dtsch. Ges. für Neurochirurgie. Acta neurochir. (Wien) **19**, 104 (1968).

PAGNI, C. A.: Considerazioni sulla echinococcosi mielovertebrale; a proposito di un caso clinico. G. Psichiat. Neuropat. **85**, 57 (1957).

PAIGE, H. B., COHNEN, D., WOLF, A.: Toxoplasma encephalomyelitis. Amer. J. Dis. Child. **63**, 474 (1942).

PAILLAS, J.-E.: Primary tumors of the spine. Maroc méd. **41**, 737 (1962) [Französisch].

— BILLÉ, J., SÉDAN, R.: Métastase cérébelleuse d'un épendymome de la queue de cheval survenue 11 ans après l'ablation de la tumeur primitive. Rev. Oto-neuro-ophtal. **32**, 406 (1960).

— BONNAL, J., VIGOUROUX, R.: Angiomes vertébraux et angiomes médullaires. Marseille-méd. **87**, 73 (1950).

— DONGIER, M., BADIER, M.: Les tumeurs épendymaires géantes de la queue de cheval. Sem. Hôp. Paris **28**, 2899 (1952).

— DUPLAY, J.: Compression médullaire à marche rapide par sarcome du rachis. Bull. Soc. Chir. Marseille **20**, 338 (1947).

— LEGRÉ, J., SEDAN, R.: Vertebro-basilar circulatory insufficiency and changes of the cervical spine. Second European Congr. of Neurological Surgery, Rom 1963. Excerpta Medica, Internat Congr. ser. No 60, p. 90—91 (1963).

— LEGRÉ, J., SERRATRICE, G., PAYAN, H.: Les plasmocytomes solitaires du rachis. Marseille-méd. **99**, 67 (1962).

— PAYAN, H., SERRATRICE, G., LEGRÉ, J.: From myeloplaxic tumor to aneurysmal cyst of the spine. Ann. Chir. **14**, 1015 (1960) [Französisch].

— SERRATRICE, G., LEGRÉ, J.: Les chondromes du rachis. Marseille-méd. **98**, 221 (1961).

PAIS, C.: Compressioni midollari da neurinomi nel morbo di Recklinghausen. Arch. ital. Chir. **67**, 175 (1945).

— Sclerosi pseudo-ipertrofica del legamenti gialli causa da compressione della coda equina. Chir. Organi Mov. **30**, 261 (1946).

— Le paraplegie da cifoscoliosi. Chir. Organi Mov. **31**, 29 (1947).

PAL'CHEVSKII, E. I., ZOZHDESTVENSKII, L. M.: K Klinike i patologicheskoi anatomii opukholevidnykh obrazovanii kresttsovai oblasti. [Clinical aspects and pathological anatomy of tumoral formations of the sacral region.] Vop. Neĭrokhir. **20**, 48 (1956) [Russisch].

PALEARI, A.: Contributo clinico ed anatomo-patologico alla conoscenza dei tumori extramidollari e dell processo arachnoiditico paratumorale. Riv. sper. Freniat. **63**, 525 (1939).

— Difficoltà diagnostiche in casi di tumore endomidollare. Riv. Neurol. **12**, 269 (1939).

PALERMO, A. M.: Anesthesia in cerebral and spinal surgery. Med. Rec. (N.Y.) **97**, 231 (1920).

PALLESKE, H.: Experimental investigations on the regulation of the blood circulation of the spinal cord. 2. The influence of vaso-active substances on the haemodynamics of the spinal cord under physiological conditions. Acta neurochir. (Wien) **19**, 217 (1968).

PALMA, V., VENTURINI, G.: Casuistic contribution to the knowledge of sacro-coccygeal teratomas. Acta chir. ital. **16**, 523 (1960) [Italienisch].

PALMÉN, A. J.: Features of intervertebral tumours. Diss. Helsinki 1914 [Finnisch].

PALMIERI, G. C., JR.: Vertebral angioma and its therapy. Boll Sci. med. **131**, 595 (1959) [Italienisch].

PALMINIELLO, A., MOMBELLONI, G., GORI, G.: Tumori neurogeni endotoracici con compressione midollare. Minerva neurochir. **6**, 81 (1962).

Palumbo, L. T.: Sacrococcygeal teratoma. Review of literature; Report of a case. Ann. Surg. **133**, 421 (1951).

Paluygay, J.: Zur Röntgendiagnose der multiplen Myelome. Röntgenpraxis **1**, 447 (1929).

Pameijer, J. H.: Twee gevallen van intravertebral extraduraal gezwel. [Two cases of intravertebral extradural tumor.] Ned. T. Geneesk. **61I**, 816 (1917).

Pampus, F., Kahl, R. J.: Erfahrungen mit heteroplastischen Spanungen der Wirbelsäule. Langenbecks Arch. klin. Chir. **298**, 266 (1961).

— — Die Indikationen zu plastischen Operationen der Wirbelsäule bei Erkrankungen und traumatischen Schädigungen des spinalen Nervensystems und unsere Erfahrungen mit heteroplastischen Spänen. Zbl. Neurochir. **23**, 50 (1962).

Pan, P., Mackinnon, W. B.: "Benign" giant cell tumour of the thoracic vertebra with pulmonary metastasis. Canad. med. Ass. J. **87**, 1026 (1962).

Panfilov, D. I.: Metastatic cancer of extramedullary localization. Zh. Nevropat. Psikhiat. **61**, 1636 (1961) [Russisch].

— Metastaticheskii rak miagkoi oblochki spinnogo mozga. [Metastatic cancer of the pia mater of the spinal cord.] Zh. Nevropat. Psikhiat. **69**, 196 (1969) [Russisch].

Pani, A.: L'emorragia subaracnoidea con particolare riguardo alle forme di origine spinale. Policlinico, Sez. prat. **75**, 943 (1968).

Panoff, A.: Enzephalitis, die sich als eine extramedulläre Exazerbation einer akuten Leukose entwickelte. Arch. Kinderheilk. **170**, 274 (1964).

Pansini, A., Lore, F.: Il trattamento chirurgico dei tumori infiltranti il midollo. Minerva neurochir. **9**, 20 (1965).

— — Considerazioni anatomo-cliniche su alcuni casi di tumori intramidollari operati. Arch. Putti Chir. Organi Mov. **22**, 10 (1967).

Panski, A.: Ein Fall von operiertem Rückenmarkstumor. Neurol. Zbl. **31**, 1208 (1912).

Pant, S. S., Rebeiz, J. J., Richardson, E. P., Jr.: Spastic paraparesis following portocaval shunts. Neurology (Minneap.) **18**, 135 (1968).

Panter, K.: Über Komplikationen und Gefahren bei der Abrodilmyelographie. Dtsch. med. Wschr. **78**, 937 (1953).

Panzera, G.: I tumori cranio-spinali. Minerva neurochir. **2**, 31 (1958).

Paparo, F., Pasetti, A.: L'angioma racemoso venoso del midollo spinale. Lav. neuropsichiat. **17**, 107 (1955).

Papillon, J., Montbarbon, J. F., Pinet, F., Chassard, P.: La radiothérapie dans les paraplégies au cours des cancers primitivement extra-rachidiens. J. Radiol. Électrol. **38**, 358 (1957).

Papo, I.: Über Haemangioma simplex des Rückenmarks. Frankfurt. Z. Path. **53**, 517 (1939).

Pappenheim, A.: Ueber die Stellung der akuten großzellig lymphozytären Leukämie im nosologischen System der Leukämien und die Bedeutung der großen Lymphocyten Ehrlichs an und für sich und für die Pathologie dieser Erkrankung (zugleich als Antwort an C. Sternberg). Folia haemat. (Lpz.) **4**, 1; 141; 329; 535 (1907).

— Einige Bemerkungen über Methoden und Ergebnisse der sogenannten Vitalfärbung an den Erythrozyten. Folia haemat. (Lpz.) **4**, 46 (1907).

Pappenheim, E.: Angioma racemosum des Cervikalmarks und Hämatomyelie. Dtsch. Z. Nervenheilk. **146**, 284 (1938).

— Bhattacharji, S. K.: Primary melanoma of the central nervous system. Clinical-pathological report of a case, with survey and discussion of the literature. Arch. Neurol. Psychiat. (Chic.) **7**, 101 (1962).

Pappenheim, M.: Die diagnostische und therapeutische Bedeutung der Lumbalpunktion. Wien. med. Wschr. **69**, 177 (1919).

— Die Lumbalpunktion. Wien-Leipzig-München: Rikola 1922.

— Welches sind die Anfangssymptome extramedullärer intraduraler Rückenmarksgeschwülste? Wien. klin. Wschr. **47**, 244 (1934).

Paprotny, A.: W sprawie operacyjnego leczenia skórzastej torbieli kości krzyzowej i ogonowej. [Surgical treatment of sacrococcygeal dermoid cysts]. Pol. Przegl. chir. **29**, 177 (1957).

Paraeus, A.: Opera Chirurgica, p. 335. Francofurtum ad Moenum: Ioannes Feyrabend 1594.

Paraicz, E., Szénásy, J.: Beiträge zur Diagnostik der Großhirnhemisphärengeschwülste im Kindesalter. Acta neurochir. (Wien) **6**, 268 (1958).

Paré, A.: Opera chirurgica Ambrosii Paraei ... latinitate donata Jacobi Guillemeau ... labore et diligentia, p. 335. Francofurti ad Moenum: Feyrabend für Fischer 1594.

— The workes of that famous chirurgion, Ambrose Parey. Tránsl. out of latine by Tho. Johnson. London: Richard Cotes & R. Young 1649.

Parhon, C., Schunda, A.: Nouelle contribution à l'étude d'achondroplasie. Nouv. Iconogr. Salpêt. **26**, 185 (1913).

— — Zalplachta, J.: Sur deux cas d'achondroplasie. Nouv. Iconogr. Salpêt. 18, 539 (1905).

Parihar, L. M., Vora, D. D.: Diabetic myelopathy. (Report of a case). J. Ass. Phycns India **10**, 249 (1962).

Parisel, F.: Lésions vertébrales simulant le mal de Pott chez l'enfant. Acta orthop. belg. **27**, 486 (1961).

Parisoli, U.: Un caso di cordoma a sede nelle vertebre dorsali. Arch. Chir. Torace **17**, 125 (1960).

Parker, F., Jr., Jackson, H., Jr.: Primary reticulum cell sarcoma of bone. Surg. Gynec. Obstet. **68**, 45 (1939).

PARKER, H. L.: The diagnosis of tumors of the cauda equina, conus and epiconus medullaris. A report of nine cases. Amer. J. med. Sci. **163**, 342 (1922).
— ADSON, A. W.: Compression of the spinal cord and its roots by hypertrophic osteoarthritis; diagnosis and treatment. Surg. Gynec. Obstet. **41**, 1 (1925).
PARKER, J. J., ANDERSON, W. B.: Myelitis simulating spinal cord tumor. Amer. J. Roentgenol. **95**, 942 (1965).
PARKER, W. R.: A case of Recklinghausen's disease with involvement of the peripheral nerves, optic nerve and spinal cord. J. nerv. ment. Dis. **56**, 441 (1922).
PARKINSON, D., MEDOVY, H., MITCHELL, J. R.: Spinal cord tumor in a newborn. J. Neurosurg., **11**, 629 (1954).
PARMEGGIANI, D.: Solitärtuberkel des Lumbalmarks. Tubercolosi (Roma) **26**, 105 (1934) [Italienisch].
PASCHETTA, V., DUPLAY, J., ROMETTI, M., GIRAUD, CH.: Ein klinisches Zeichen des beginnenden Wirbelkrebses. J. Radiol. Électrol. **34**, 387 (1953) [Französisch].
PASCHOUD, H.: Méningoblastome rachidien cervical supérieur. Schweiz. med. Wschr. **9**, 145 (1928).
PASQUALI, P.: Su particolari alterazioni vertebrali nella neurofibromatosi multipla di Recklinghausen. Chir. Organi Mov. **48**, 316 (1960).
PASQUALINI, R. Q.: Tuberculoma intramedular. Rev. Asoc. méd. argent **53**, 1055 (1939).
PASSARELLI, N., BASTOS, A. A., REZENDE, O., HOULI, J.: Osteocondroma vertebral. Arq. bras. Med. **46**, 17 (1956).
PASSERI, S., FERRI, E., CRISTUIB-GRIZZI, L., CORRENTE, V.: Metastasi nel midollo spinale da neoplasia rettale. Minerva neurochir. **12**, 230 (1968).
PASTEELS, J.: Les effets de la centrifugation sur la blastula et la jeune gastrula des amphibiens. I. Mécanisme de la formation des organes secondaires aux dépens de l'ectoblaste. II. Étude comparative de la sensibilité en fonction des stades et des espèces. III. Interactions entre ébauches primaires et secondaires. IV. Discussion générale et conclusions. J. Embryol. exp. Morph. **1**, 5; 125 (1953); **2**, 122 (1954).
PASTERNACK, G. J., WAUGH, R.: Solitary myeloma of bone; clinical and pathologic entity. Ann. Surg. **110**, 427 (1939).
PASTEUR, W.: Diffuse sarcoma of the spinal pia mater. Brit. med. J. **1887**, 992.
PÁSZTOR, E., NAGY, V.: On the problem of surgical indications in metastatic spinal carcinoma. Ideggyóg. Szle **14**, 353 (1961) [Ungarisch].
— PARAICZ, E., SZÉNÁSY, J.: Über Rückenmarksgeschwülste im Kindesalter. Dtsch. Z. Nervenheilk. **182**, 45 (1961).
PATARO, V., ISOLA, J. A.: Giant sacrococcygeal teratoid tumor. Sem. méd. (B. Aires) **118**, 1193 (1961 [Spanisch].
PATERSON, D., PILCHER, R. S.: Dumb-bell ganglioneuroma of chest. Brit. J. Surg. **28**, 608 (1940/41).
PATERSON, E., FARR, R. F.: Cerebellar medulloblastoma: treatment by irritation of the whole central nervous system. Acta radiol. (Stockh.) **39**, 323 (1953).
PATOIR, J., RAVIART, G.: Gliomes et formation cavitaire de la moelle; neurofibromes radiculaires; névrite des sciatiques; contribution à l'étude de la lésion dite syringomyélie. Arch. Méd. éxp. **13**, 93 (1901); Ref.: Iber. Leist. Neurol. **5**, 513 (1901).
PATTERSON, R. H., JR., CAMPBELL, W. G., JR., PARSONS, H.: Ependymoma of the cauda equina with multiple visceral metastases. Report of a case. J. Neurosurg. **18**, 145 (1961).
PAUL, H. P.: Klinik und Pathologie der Coccidioidomykose. Inaug.-Diss. Bonn 1948.
— Coccidioidomykose. Ther. Ber. **25**, 75 (1953).
PAUL, L. W., POHLE, E. A.: Solitary myeloma of bone. Radiology **35**, 651 (1940).
PAULIAN, D.: Compression médullaire par scoliose vertébrale dorsale droite. Arch. neurol. (Bucuresti) **5**, 149 (1941).
— BAGDASAR, D., BISTRICEANU, I.: Meningoblastom der cervicalen Wirbelsäule mit einem spinalen Hemiplegie-Syndrom. Spitalul **55**, 143 (1935) [Rumänisch].
— BISTRICEANO, I.: Chondrome ossifiant extra-dure-mérien du rachis dorsal inférieur, avec paraplégie spastique consécutive. Rev. neurol. **65** I 989 (1936).
— — Gleichzelliges Glioblastom in der intramedullären Halsgegend mit einem Brown-Séquardschen Syndrom. Spitalul **59**, 52 (1939) [Rumänisch].
— — Multiple Hautlipome und Neurofibroma angiomatosum extradurale der Wirbelsäule mit einem Syndrom von Rückenmarkskompression. Spitalul **61**, 279 (1941) [Rumänisch].
— — FORTUNESCO, C.: Nouvelles contributions à l'étude anatomo-clinique des tumeurs névraxiales primitives Neurinomes juxtamédullaires multiples et étagés au long du rachis dorsal inférieur lombaire. Rev. neurol. **66** II, 601 (1936).
— — IONESCU, V.: Contributions à l'étude anatomo-clinique des tumeurs médullaires. Arch. neurol. (Bucuresti) **4**, 25 (1940).
— — — Nouvelles contributions à l'étude anatomo-clinique des tumeurs médullaires. Arch. neurol. (Bucuresti) **5**, 23 (1941).
— DEMETRESCU, I. R., CARDAŞ, M.: Myelitis compressiva. Miş carea med. Română **9**, 238 (1936).
— FORTUNESCU, C., TUDOR, M.: Les suites immédiates et tardives des traumatismes vertébraux. Bull. Soc. psychiat. (Bucuresti) **1**, 76 (1936).
— LEONTE, C., BISTRICEANU, I.: Anatomisch-klinischer und therapeutischer Beitrag zu einem medullären Schwannom. Spitalul **55**, 11 (1935) [Rumänisch].
— POPESCU, S.: Rückenmarkskompression mit Paraplegie. Rev. Chir. (Bucuresti) **42**, 861 (1939) [Rumänisch].

Paulian, D.: Turnesco, D.: Les arachnoïdites spinales adhésives. Paris: Masson & Co. 1933.

Paulini, G. de, Rovei, S.: Contribution to the study of sacrococcygeal teratomas. Clinical, hematological and histo-anatomical studies on a case. Pathologica 53, 181 (1961) [Italienisch].

Paus, B. C., Kim, T. K.: Osteoid osteoma of the spine. Acta orthop. scand. 33, 24 (1963).

Pavlonskij, M., Kanter, M.: Chronische spinale Epiduritis. Vop. Neĭrokhir. 4, 58 (1951) [Russisch].

Pavlovsky, A. J.: Intraspinaler Pseudotumor, wahrscheinlich infolge einer Epiduritis. Bol. Acad. argent. cir. 31, 1001 (1947) [Spanisch].

— Fitte, M.: Metastatischer Krebs der Wirbelsäule. Rev. Ortrop. Traum. lat.-amer. 2, 321 (1933) [Spanisch].

Pawlonsky, J.: Spinale Arachnoiditiden und deren chirurgische Behandlung. Sovetsk. Psichonevrol. 14, 36 (1938) [Russisch].

Pawlonsky, Y. M.: 50 Jahre seit der ersten operativen Entfernung eines Rückenmarkstumors. Vrač. delo (Charkov) 20, 69 (1938) [Ukrainisch].

— Metastatische Wirbelgeschwülste mit dem klinischen Syndrom einer Querschnittslähmung. Vrač. delo (Charkov) 22, 329 (1940 [Ukrainisch].

Payne, E. E., Spillane, J. D.: The cervical spine. An anatomico-pathological study of 70 specimens (using a special technique) with particular reference to the problem of cervical spondylosis. Brain 80, 571 (1957).

Peabody, G. L.: A case of carcinomatous metastases in unusual sites: notably in the meninges and several peripheral nerves. N.Y. med. J. 86, 189 (1907); — Ref.: Rev. neurol. 15, 1177 (1907).

Peacher, W. G., Robertsen, R. C. L.: Pantopaque myelography: results, comparison of contrast media, and spinal fluid reaction. J. Neurosurg. 2, 220 (1945).

Pear, B. L.: Iatrogenic intraspinal epidermoid sequestration cysts. Radiology 92, 251 (1969).

Pearce, J.: The lumbar disc syndrome. Postgrad. med. J., 45, 278 (1969).

Pecker, J.: Aspects évolutifs et pronostic des compressions médullaires. Sem. méd. (Paris) 37, 135 (1961).

— Bouckson, G., Girard, Ferrand, B., Aninat, J. C., Lesbonis: La forme neuro-chirurgicale des bilharzioses médullaires. A propos d'un cas observé en Martinique. Neurochirurgia (Stuttg.) 12, 201 (1969).

— Javalet, A.: Diagnostic des tumeurs cervicales par la gamma-myélographie et l'artériographie vertébrale. Premiers résultats. Neuro-chirurgie 6, 284 (1960).

— — Le Menn, G.: Spondylarthrite ankylosante et paraplégie par hématorachis extradural traumatique. Presse méd. 68, 183 (1960).

Pedullà, G., Parano, G., Buda, A.: L'angioma vertebrale. G. ital. chir. 14, 1063 (1958).

Peers, J. H.: The occurrence of tumors of the central nervous system in routine autopsies. Amer. J. Path. 12, 911 (1936).

Peić, St.: Wirbelsäulenhämangiom im Kindesalter. Z. Orthop. 104, 403 (1968).

Peiper, H.: Über die Darstellung raumbeengender Prozesse des Rückenmarks (Myelographie). 49. Tagg der Dtsch. Ges. für Chirurgie 15.—18. IV. 1925 in Berlin. Langenbecks Arch. klin. Chir. 138, 68 (1925).

— Die Myelographie im Dienste der Diagnostik von Erkrankungen des Rückenmarkes. In: Ergebn. med. Strahlenforsch. 2, 107—195 (1926); — Ref.: Zentr.-Org. ges. Chir. 37, 794 (1927).

— Die Entwicklung der Myelographie. Röntgenpraxis 1, 27 (1929).

— Untersuchungen zu einer Reliefdiagnostik des erkrankten Rückenmarks und seiner Häute. Fortschr. Röntgenstr. 40, 1 (1929).

— Die operative Behandlung der Syringomyelie. Verh. d. dtsch. Ges. Chir., 55. Tagung, Berlin, 8.—11. 4. 1931. Langenbecks Arch. klin. Chir. 167, 318 (1931).

— Die Chirurgie des Rückenmarks und seiner Häute. Hrsg. v. Kirschner, M., Nordmann, O. Die Chirurgie. 2. Aufl., Bd. III, S. 881—996. Wien: Urban & Schwarzenberg 1941/48.

— Klose, H.: Über die röntgenographische Darstellbarkeit des Rückenmarks. (Myelographie). Klin. Wschr. 3, 2227 (1924).

— — Über die Grundlagen einer Myelographie. (Klinik, Histologie, Röntgenologie). Langenbecks Arch. klin. Chir. 134, 304 (1925).

Peirce, C. B.: Giant cell bone tumor. Amer. J. Roentgenol. 28, 167 (1932).

— Bouchard, J.: Role of radiation therapy in the control of malignant neoplasms of the brain and brain stem. Radiology 55, 337 (1950).

Pel, P. K.: Ein Fall von Myxom der Meningen des Rückenmarks. Berl. klin. Wschr. 13, 461 (1876).

Pelc, S., Bollaert, A.: Malformations rénales dans les myélodysplasies de l'enfant. Ann. Radiol. 10, 208 (1967).

Pélle, A., Massot, A.: Un cas de granulomatose maligne à détermination vertébrale primitive. [Forme pseudo-pottique de la maladie de Hodgkin.] Bull. Soc. méd. Hôp. Paris 55, 372 (1939).

Pellerin, D., Nézelof, C., Schweisguth, O., Fortier-Beaulieu, M.: Les tératomes abdomino-pelviens du nourrisson et de l'enfant. J. Radiol. Électrol. 44, 359 (1963).

Pels Leusden, F.: Ueber einen eigenthümlichen Fall von Gliom des Rückenmarks mit Uebergreifen auf die weichen Häute des Rückenmarks und Gehirns. Beitr. path. Anat. 23, 69 (1898).

Pelz, A.: Kasuistische Beiträge zur Lehre von den Rückenmarksgeschwülsten. Arch. Psychiat. Nervenkr. 58, 195 (1917).

Pemberton, J. J.: Malignant lesions of the thyroid gland; review of 774 cases. Surg. Gynec. Obstet. 69, 417 (1939).

Pendergrass, E. P., Schaeffer, J. P., Hodes, P. J.: The head and neck in Roentgen diagnosis. 2nd ed. Vol. 1 and 2. Oxford: Blackwell Sci. Publ. 1956.

PENFIELD, W. G.: Principles of the pathology of neurosurgery. In: Nelson loose-leaf living surgery. Editor-in-chief: WHIPPLE, A. O., vol. 2, p. 303—347. New York: Nelson & sons 1927.
— The encapsulated tumors of the nervous system. Surg. Gynec. Obstet. 45, 178 (1927).
— A paper on the classification cf brain tumors and its practical application. Brit. med. J. 1931 I, 337.
— Tumors of the sheaths of the nervous system. In: Bericht über den 1. Internationalen Neurologen-Kongress. Proceedings of the 1st International Neurological Congress … Bern, August 31—September 4, 1931. Bern: Stampfli 1932 und Arch. Neurol. Psychiat. (Chic.) 27, 1298 (1932).
— The classification of gliomas and neuroglia cell types. Arch. Neurol. Psychiat. (Chic.) 26, 745 (1931).
— Tumors of the sheaths of the nervous system. In: Cytology and cellular pathology of the nervous system. Contributors: ERIK AGDUHR, LESLIE B. AREY, PERCIVAL BAILEY. Ed. by: PENFIELD, W., Vol. 3, p. 955—990. New York: Paul B. Hoeber 1932.
— YOUNG, A.W.: Nature of v. Recklinghausen disease and tumors associated with it. Arch. Neurol. Psychiat. (Chic.) 23, 320 (1930).
PENG, P., GORDON, J.: Teratoma of the conus medullaris. Report of a case. J. Neurosurg. 15, 569 (1958).
PEN'KOVOI, K. I.: On tumors of the spinal cord of the „hourglass type". Vop. Neĭrokhir. 24, 30 (1960) [Russisch].
— Features of the clinical picture and surgical technic in neuroectodermal craniospinal tumors. Vop. Neĭrokhir. 26, 42 (1962) [Russisch].
— Various aspects of the surgical treatment of benign intra-paravertebral tumors of the hourglass type. Vop. Neĭrooftal. 27, 41 (1963) [Russisch].
— Otdalennye rezultaty khirurgicheskogo lechiniia intraparavertebral nykh novoobrazovanii. [Remote results of surgical treatment of intravertebral neoplasms. [Vop. Neĭrokhir. 29, 55 (1965) [Russisch].
— K diagnostike dobrokachestvennykh intra-paravertebral nykh opukholei. [On the diagnosis of benign intra-paravertebral tumours.] Vrač. delo (Charkov) 12, 112 (1966) [Ukrainisch].
— Khirurgicheskoe lechenie ventral no raspolozhennykh vnutripozvonochnykh novoobrazovanii. [Surgical treatment of ventrally located intraspinal neoplasms.] Vop. Neĭrokhir. 32, 16 (1968) [Russisch].
— Osobennosti kliniki kraniovertebral nykh opukholei. [Features of the clinical picture of craniovertebral tumors.] Zh. Nevropat. Psikhiat. 69, 693 (1969) [Russisch].
— Some peculiarities of roentgenologic changes in intra-paravertebral tumors of various histologic structure. Vestn. Rentgenol. Radiol. 44, 63 (1969) [Russisch].
PENNELL, W. H.: Boeck's sarcoid with involvement of the central nervous system. Arch. Neurol. Psychiat. (Chic.) 66, 728 (1951).
PENNING, L.: Atlanto-axial instability and functional x-ray examination. Medicamundi (Eindhoven) 7, 113 (1961).
— Aspects radiologiques dans les traumatismes de la colonne cervicale. Neuro-chirurgie 8, 279 (1962).
— Some aspects of plain radiography of the cervical spine in chronic myelopathy. Neurology (Minneap.) 12, 513 (1962).
— Nonpathologic and pathologic relationships between the lower cervical vertebrae. Amer. J. Roentgenol. 91, 1036 (1964).
— TÖNDURY, G.: Entstehung, Bau und Funktion der meniskoiden Strukturen in den Halswirbelgelenken. Z. Orthop. 98, 1 (1963).
— VAN DER ZWAAG, P.: Biomechanical aspects of spondylotic myelopathy. Acta radiol. (Stockh.) 5, 1090 (1966).
PENNYBACKER, J.: Recurrence in cerebellar haemangiomas. Zbl. Neurochir. 14, 63 (1954).
— Malignant tumors of the brain, spinal cord, and peripheral nerves. In: Cancer. Ed. by RAVEN, R. W., vol. 4, p. 458—491. London: Butterworth 1958.
— The neurosurgery of old age. Čs. Neurol. 31, 73 (1968) [Tschechisch].
PENTA, P.: Sopra un caso di spondilite da brucellosi. Riv. Neurol. 9, 345 (1936).
PENTMANN, J.: Zur Lehre der Splenomegalie. Diffuse Kapillarendothelwucherung in Milz und Leber mit Kavernombildung in Milz, Leber und Wirbelkörper. Frankfurt. Z. Path. 18, 121 (1915).
PENZHOLZ, H.: Gefahren der Peridurographie mit Perabrodil. Zbl. Neurochir. 11, 260 (1951).
— Neurochirurgische Behandlung der Coccygodynie. Arch. Psychiat. Nervenkr. 204, 163 (1963).
— Die metastatischen Erkrankungen des Zentralnervensystems bei bösartigen Tumoren. Eine klinische Studie an Hand 158 eigener Fälle einer neurochirurgischen Klinik. Wien-New York: Springer 1968. (Acta neurochir., Suppl. 16.)
PEPLER, W. J., LOMBAARD, C. M.: Spinal cord granuloma due to Schistosoma haematobium; report of one case. J. Neuropath. exp. Neurol. 17, 956 (1958).
PEPPA, S.: Über Geschwülste des unteren Rückenmarksabschnittes und der Cauda equina. Neurol. pol. 16/17, 472 (1934) [Polnisch].
PERAITA, P.: Beitrag zur myelographischen Diagnose spinaler Hydatiden. Bericht über den Kongreß der Dtsch. Ges. für Neurochirurgie, Hamburg, 24—26. September 1964. Zus.gest. v. F. LOEW; — Ref.: Acta neurochir. (Wien) 13, 345 (1965).
PERELMAN, R., LÉVÊQUE, B., ROUGERIE, J., FAURÉ, CH., ROY, C., GUINARD, M. TH., MARIE, J.: Angiome médullaire chez un enfant de 13 ans. Intérêt de l'angiographie par voie fémorale. Ann. Pédiat. 10, 124 (1963).

Peres, O., Peres, M. do C., Guimaraes, J. A.: Radiotherapy in spinal cord metastases. Rev. bras. Cirurg. **40**, 67 (1960) [Portugiesisch].

Perese, D. M., Fracasso, J. E.: Anatomical considerations in surgery of the spinal cord. A study of vessels and measurement of the cord. J. Neurosurg. **16**, 314 (1959).

— Sleplan, A., Nigogosyan, G.: Postoperative dissemination of astrocytoma of the spinal cord along the ventricles of the brain; a case report. J. Neurosurg. **16**, 114 (1959).

Perey, O., Lind, J., Wegelius, T.: Phlebography of the intervertebral plexus. Acta orthop. scand. **25**, 228 (1956).

Pereyra Käfer, J.: Glioepithelioma intramedular. Rev. neurol. B. Aires 8, 1 (1943).

Pérez-Fontana, V., Rodriguez, B., Soriano, V. J., Medoc, J.: Rückenmarkskompression durch intraduralen Tumor. Arch. urug. Med. 8, 268 (1936) [Spanisch].

Perez-Hervada, O.: Compressiones medullares de origin óseo. Galicia clín. **20**, 323 (1948).

Perfilov, A. P.: O khirurgicheskom lechenii intramedulliarnykh opukholei spinnogo mozga. [On the surgical treatment of intramedullary tumors of the spinal cord.] Klin. Khir. (Kiev) **5**, 47 (1967) [Ukrainisch].

— Kharakteristika chastoty nachal nykh simptomov pri intramedulliarnykh opukholiakh spinnogo mozga. [Characteristics of the frequency of initial symptoms in intramedullar tumors of the spinal cord.] Vrač. delo (Charkov) 8, 74 (1967) [Ukrainisch].

Perlmann, R., Freiberg, J. A.: The bridging of the vertebral bodies in tuberculosis of the spine. J. Bone. Jt Surg. Old ser. **25**, 340 (1943).

Perman, E.: On haemangiomata in the spinal column. Acta chir. scand. **61**, 91 (1927).

Pernkopf, E.: Der Inhalt des Neuralraumes. In: Pernkopf, E., Topographische Anatomie des Menschen. Lehrbuch und Atlas der regionär-stratigraphischen Präparation. Bd. II/2, S. 609—620. Wien: Urban & Schwarzenberg 1941.

Pero, C.: Aracnoiditi spinali e loro cura. Riv. ital. endocr.-neurochir. 1, 417 (1935).

— Gomma primitiva del midollo cervicale con sindrome di Brown-Séquard. Riv. Neurol. **13**, 73 (1940).

— Ferroni, A.: Sindromi radiculo-midollari secondarie ad artrosi et artriti vertebrali. Acta neurol. (Napoli) **4**, 189 (1949).

Péron, N.: Les compressions médullo-radiculaires inférieures (cone médullaire et queue de cheval). Leur symptomatologie, leur diagnostic différentiel. Paris méd. **69**, partie méd., 294 (1928).

— Les tumeurs intra-médullaires. Encéphale **26**, 469 (1931).

Perona, P.: Sulla echinococcosi vertebrali. Riv. ital. endocr.-neurochir. 5, 172 (1939).

Perot, P., Feindel, W., Lloyd-Smith, D.: Hematomyelia as a complication of syringomyelia: Gower's syringal hemorrhage. J. Neurosurg. **25**, 447 (1966).

Perot, P. L., Jr., Munro, D.: Trans-thoracic removal of midline thoracic disc protrusions causing spinal cord compression. World Congr. of Neurological sciences, 4th internat. Congr. of Neurological surgery, 9th internat. Congr. of Neurology, September 20—27, 1969, NewYork, N.Y., U.S.A. Abstracts. Excerpta Medica, Internat. Congr. ser. No 193, p. 71 (1969).

Perreau, P., Fresneau, M., Bouvelot, M.: Images de blocage rachidien au cours des myélites infectieuses aiguës oedémateuses. Presse méd. **62**, 1470 (1954).

Perret, G.: Symptoms and diagnosis of diastematomyelia. Neurology (Minneap.) **10**, 51 (1961).

— The significance of pain in the diagnosis of spinal lesions. J. Iowa St. med. Soc. **52**, 134 (1962).

— Green, D., Keller, J.: Diagnosis and treatment of intradural arachnoid cysts of the thoracic spine. Radiology **79**, 425 (1962).

Perria, L., Tartarini, E.: Iperlordosi lombare, primo sintoma di tumore spinale extramidollare. Policlinico, Sez. prat. **61**, 1209 (1954).

Perrier, G.: Diagnostische Schwierigkeiten hinsichtlich der Genese von Rückenmarkskompressionen. G. med. Alto Adige **5**, 668 (1933) [Italienisch].

Perrin, A., Mornex, R., Mansuy, L., Aimard, G.: Phéochromocytome intra-rachidien. Presse méd. **75**, 2175 (1967).

Perryman, C. R., Noble, P. R., Bragdon, F. H.: Myeloscintigraphy: a useful procedure for localization of spinal block lesions. Amer. J. Roentgenol. **80**, 104 (1958).

Perthes, G.: Über das Rankenangiom der weichen Häute des Gehirns und Rückenmarks. Dtsch. Z. Chir. **203**, 93 (1927).

Pertuiset, B., Ouvry, P., Metzger, J.: Les méningiomes rachidiens. Etude anatomo-clinique et thérapeutique d'après 57 cas. Bull. Soc. méd. Hôp. Paris **75**, 719 (1959).

— Samson, M., Guyot, J. F.: La symptomatologie gastro-iléo-colique préparaplégique de certaines compressions médullaires thoraciques inférieures. Rev. neurol. **103**, 131 (1960).

Perussia, F.: L'evoluzione delle metastasi cancerigene del rachide nel quadro radiologico. Radiol. fisica med. (Bologna) 2, 171 (1935).

Perwitzschky, R.: Die Diagnose der obturierenden oder stenosierenden Prozesse des Sinus sigmoideus, Bulbus und der Jugularvenen durch Lumbalpunktion bei rechts- oder linksseitiger Kompression der Jugularvenen. Arch. Ohr.-, Nas.- u. Kehlk.-Heilk. **116**, 169 (1927).

Peserico, L.: I tumori spinali nell'infanzia. Acta paediat. lat. (Reggio Emilia) **10**, 44 (1957).

— Consideration on a case of hour-glass neurinoma of the cervical spine. Chir. ital. **14**, 213 (1962) [Italienisch].

— Dalle Ore, G.: Teratoide spinale con pilonidal sinus. G. Psichiat. Neuropat **83**, 401 (1955).

PESERICO, L., MERLI, G. A., GALLIGIONI, F.: Meningocele intratoracico associato a neurofibromatosi cutanea. Sist. nerv. **19**, 255 (1967).

— SVIEN, J. H.: Spontaneous epidural hematoma of the cervical region: report of case. Proc. Staff Meet. Mayo Clin. **34**, 309 (1959).

PESSANO, J. E.: Equinococcosis primitiva de la columna vertebral. Sem. méd. (B. Aires) **40 I**, 2126 (1933).

PETERMANN, A. F., YOSS, R. E., CORBIN, K. B.: The syndrom of occlusion of the anterior spinal artery. Proc. Staff Meet. Mayo Clin. **33**, 651 (1958).

PETERS, G.: Spezielle Pathologie der Krankheiten des zentralen und peripheren Nervensystems. Stuttgart: Georg Thieme 1951.

— Stoffwechselstörungen und Zentralnervensystem. Dtsch. Z. Nervenheilk. **169**, 446 (1953).

— Die entzündlichen Erkrankungen des Zentralnervensystems. In: KAUFMANN, E., u. STAEMMLER, M., Lehrbuch der speziellen pathologischen Anatomie, Bd. III/1, S. 177—270. Berlin: W. de Gruyter & Co. 1956/58.

— Klinische Neuropathologie, Spezielle Pathologie der Krankheiten des zentralen und peripheren Nervensystems. 2., völlig neubearb. Aufl. Stuttgart: Georg Thieme 1970.

— LUND, O.-E.: Die Fehlbildungen des Zentralnervensystems. S. 343—426. In: KAUFMANN, E., u. STAEMMLER, M., Lehrbuch der speziellen pathologischen Anatomie, Bd. III/1. Berlin: W. de Gruyter & Co. 1956/58.

— — Die dysraphischen Fehlbildungen mit blastomatösem Einschlag. S. 400—412. In: KAUFMANN, E., u. STAEMMLER, M., Lehrbuch der speziellen pathologischen Anatomie, Bd. III/1. Berlin: W. de Gruyter & Co. 1956/58.

PETERS, R. A.: Pachymeningitis spinalis externa und damit zusammenhängende Affektion der Spinalganglien und Nervenwurzeln. Russk. vrač. **11**, 417 (1904).

— Über die Entzündung des extraduralen Gewebes des Rückenmarks bei der Genickstarre. Dtsch. med. Wschr. **32**, 1151 (1906).

PETERSEN, R. L.: Cervical epidural abscess producing acute paraplegia. S. Afr. med. J. **36**, 703 (1962).

PETIT, P., LE TAN-VINH: A propos des tumeurs sacro-coccygiennes congénitales. Arch. franç. Pédiat. **11**, 113 (1954).

PETIT-DUTAILLIS, D.: Contribution à la chirurgie des tumeurs intrarachidiennes. Technique et résultats d'après vingt cas personnels. J. Chir. (Paris) **32**, 129 (1928).

— A propos de 54 cas de tumeurs intra-rachidiennes opérées. In: Neuvième Congr. Soc. Internat. Chir. Madrid, 15—18 mars 1932. Rapports., vol. 2, p. 860—867. Bruxelles: Imprimerie Médicale et Scientifique 1932.

— Réflexions sur les sciatiques chirurgicales et leur traitement d'après 170 cas opérés. Schweiz. med. Wschr. **75**, 875 (1945).

— DAUM, S.: Les méningiomes de la fosse postérieure. Rev. neurol. **81**, 557 (1949).

— ECTORS, L.: A propos de certaines formes anormales des méningiomes; tumeurs multiples, tumeurs récidivantes, tumeurs infiltrantes. Présse méd. **44**, 486 (1936).

— LEREBOULLET, J.: Paraplégie par fibro-chondrome des vertèbres dorsales supérieures chez une malade atteinte de maladie ostéogénique. Laminectomie. Ablation partielle de la tumeur. Amélioration considérable de la paraplégie. Bull. Soc. nat. chir. **60**, 691 (1934).

— MARCHAND, J., CALDERON, G.: Un cas de compression médullaire par maladie osseuse de Paget grandement amélioré par la laminectomie. Rev. neurol. **66 II**, 71 (1936).

— MESSIMIY, R., PERTUISET, B.: Sur une sciatique due à un myélo-sarcome plasmocytaire du sacrum. Rev. neurol. **79**, 111 (1947).

— SÈZE, S. DE: Sciatique et lombalgies par hernie postérieure des disques intervertébraux. Paris: Masson & Cie. 1945.

PETLUND, C. F.: Medullary compression in malignant tumors. T. norske Lægeforen. **81**, 1291 (1961) [Norwegisch].

PÉTOURAUD, C.: Le cancer rachidien. Thèse Lyon 1926.

PETRÉN, K.: Über die Bahnen der Sensibilität im Rückenmark. Arch. Psychiat. Nervenkr. **47**, 465 (1910).

— LAURIN, E.: Diagnosis of spinal tumors with especial consideration of roentgen-ray treatment of tumors and of syringomyelia. Arch. Neurol. Psychiat. (Chic.) **14**, 1 (1925).

— PETRÉN, G.: Studien über Rückenmarkstumoren. Acta med. scand. **59**, 595 (1923).

PETRIDES, PL., MONCKE, CL.: Ein Beitrag zur Therapie des Plasmocytoms. Verh. dtsch. Ges. inn. Med. **25**, 211 (1959).

PETROV, P., KARAGULOV, L., DOBREV, S.: Tumors of the spinal column compressing the spinal cord. Khirurgiya (Sofiya) **14**, 296 (1961) [Bulgarisch].

PETROVICI, I.: Vascularizatia măduvei spinarii. [Vaskularisation des Rückenmarks.] In: ARSENI, C., PETROVICI, I., NASH, F., CUNESCU, V.: Bolile vasculare ale creierului si ale măduvei spinarii, p. 373—381. Bucureşti: Editura medicală 1965.

PETTE, H.: Über akute fieberhafte luetische Cerebrospinalmeningitis. Dtsch. Z. Nervenheilk. **68/69**, 299 (1922).

— Über diffuse Karzinose der weichen Hirn- und Rückenmarkshäute. Dtsch. Z. Nervenheilk. **74**, 226 (1922).

— Zur Symptomatologie und Differentialdiagnose der Kleinhirnbrückenwinkeltumoren. Arch. Psychiat. Nervenkr. **64**, 98 (1922).

Pette, H.: Die bösartigen Geschwülste des Nervensystems. II. Rückenmarksgeschwülste, S. 360—387. In: Die Klinik der bösartigen Geschwülste. Hrsg. v. Zweifel, P. u. Payr, E., Bd. I, S. 301—398. Leipzig: Hirzel 1925.
— Über lokalisierte, unter dem Bilde eines raumbeschränkenden Prozesses verlaufende Spinalmeningitis. Arch. Psychiat. Nervenkr. 74, 631 (1925).
— Ausbreitungsweise diffuser meningealer Hirn- und Rückenmarksgeschwülste und ihre Symptomatologie. Dtsch. Z. Nervenheilk. 109, 155 (1929).
— Die verschiedenen Formen der „Meningitis serosa". Ein Versuch zur Auflösung dieses Krankheitsbegriffes. Zbl. Neurochir. 1, 86 (1936).
— Erkrankungen der Hüllen des Zentralnervensystems. Pachymeningitis und Peptomeningitis. In: Handbuch der Neurologie. Hrsg. v. Bumke, O. u. Foerster, O., Bd. X, S. 268—412. Berlin: Springer 1936.
— Die akut entzündlichen Erkrankungen des Nervensystems. ⟨Viruskrankheiten, Entmarkungsenzephalomyelitiden, Neuritiden⟩. Leipzig: Georg Thieme 1942.
— Die bösartigen Geschwülste des Zentralnervensystems. Münch. med. Wschr. 93, 1 (1951).
— Környey, St.: Zur Kenntnis der Rückenmarksgliome mit Ausgang in Syringomyelie: zugleich ein Beitrag zur diffusen meningealen Ausbreitung des Glioms. Dtsch. Z. Nervenheilk. 117/119, 371 (1931).
Pettersson, G., Werkmaster, K.: Intraspinal dermoid cysts in children. Survey of literature and own cases. Acta paediat. (Uppsala) 52, 187 (1963).
Petukhova, L. I.: A case of teratoma of the presacral region. Vop. Onkol. 6, 91 (1960) [Russisch].
Peyton, W. T., Baker, A. B.: Epidermoid, dermoid and teratomatous tumors of the central nervous system. Arch. Neurol. Psychiat. (Chic.) 47, 890 (1942).
Pfarr, B.: Komplikationen bei neurochirurgischen Operationen. Inaug.-Diss. Köln 1967.
Pfeiffer, R.: Ein Fall von ausgebreitetem ependymärem Gliom der Gehirnhöhlen. Dtsch. Z. Nervenheilk. 5, 459 (1894).
— Über eigenartige Veränderungen in der Arachnoidea, den extramedullären Rückenmarkswurzeln und den beiden Nervi optici. Dtsch. Z. Nervenheilk. 5, 45 (1894).
— Zur Diagnostik der extramedullären Rückenmarkstumoren. Dtsch. Z. Nervenheilk. 5, 63 (1894).
— Über Rückenmarksblutungen und centrale Hämatomyelie; zusammenfassendes Referat. Zbl. allg. Path. path. Anat. 7, 737 (1896).
Pflüger, H.: Beitrag zur Teratomkasuistik unter besonderer Berücksichtigung sacrococcygealer und mediastinaler Teratome. Chirurg 27, 77 (1956).
Pherwani, L. N.: Lipoma in the lumbar region. J. Indian med. Ass. 22, 331 (1953).
Philippides, D., Wagner, J. P.: A propos d'un cas de sympathicoblastome intrarachidien lombaire chez l'enfant. J. Radiol. Électrol. 43, 431 (1962).
Phillips, K. G., Armstrong, J. G., Delta, B. G.: Factors affecting the prognosis for survival in prematurely born infants. Canad. med. Ass. J. 80, 800 (1959).
Phillips, R. F., Higinbotham, N. L.: The curability of Ewing's endothelioma of bone in children. J. Pediat. 70, 391 (1967).
Phillips, T.: An account of a tumour situated in the lumbar vertebrae of a very extraordinary size and singular appearance and which ensued from a fall. New London med. J. 1, 144 (1792).
Phleps, E.: Beitrag zur Klinik und Diagnose der Rückenmarkstumoren. Arch. Psychiat. Nervenkr. 59, 1014 (1918).
Phlippen, R.: Bence-Jones-Protein im Harn. Triangel (Nürnberg) 6, 111 (1963/65).
Phylactcs, A., Kourétas, D.: Paraplegie infolge Myelitis bei einem Patienten mit Miliartuberkulose. Soc. Méd. milit. franç. Bull. 32, 37 (1938).
Pia, H. W.: Behandlungsergebnisse und Anzeigestellung zur konservativen und operativen Behandlung der cervikalen Bandscheibenschäden. Langenbecks Arch. klin. Chir. 276, 758 (1953).
— Klinik, Differentialdiagnose und Behandlung der Vierhügelgeschwülste. Dtsch. Z. Nervenheilk. 172, 12 (1954/55).
— Leistungsfähigkeit und Grenzen der Luftmyelographie bei spinalen raumfordernden Prozessen. Fortschr. Röntgenstr. 83, 170 (1955).
— Indikationsstellung zur operativen Behandlung bei Wurzelkompressionen durch Osteochondrose. Zbl. Chir. 81, 1739 (1956).
— Wann soll man bei Rückenmarkskompression infolge Spondylitis operieren? Zbl. Chir. 81, 1525 (1956).
— Rückenmark. S. 257-278. In: Lehrbuch der Chirurgie. Hrsg. v. Hellner, H., Nissen, R., Vossschulte, K. Stuttgart: Georg Thieme 1957.
— Megacauda. Eine angeborene Erweiterung des Caudasackes im Lumbosacralbereich. Langenbecks Arch. klin. Chir. 290, 429 (1959).
— Angio-lipomatöse Dysplasien als Ursache von Ischialgien. Zbl. Chir. 85, 1026 (1960).
— Fehlbildungen der Kauda- und Wurzelhüllen und ihre Bedeutung für das Ischiassyndrom. Ther. d. Gegenw. 99, 441 (1960).
— Malformaciones de las vainas radiculares y del fondo de saco. Rev. esp. Oto-neuro-oftal. 112, 5 (1960).
— Differentialdiagnose und operative Behandlung der spinalen Apoplexie. Dtsch. med. Wschr. 91, 925 (1966).
— Diagnosis and treatment of spinal angiomas. Acta neurochir. (Wien) 23, 327 (1970).
— Operative treatment of spinal angiomas. 4th Europ. Congr. Neurosurg., Prague, June 28—July 2, 1971. Abstr. of papers, Nr. 111. Avicenum: Czechoslovak. Med. Press 1971.
— Haag, W.: Fehlbildungen der Rückenmarkshüllen im Lumbosacralbereich mit Wurzelreizerscheinungen. Langenbecks Arch. klin. Chir. 281, 84 (1955).

PIA. H. W., HAAG, W., SPAAR, F. W.: Zur klinischen Bedeutung und Pathogenese von Caudaanomalien. Langenbecks Arch. klin. Chir. **286**, 431 (1958).
— TÖNNIS, W.: Diagnose und Therapie zervikaler Bandscheibenschäden. Dtsch. med. Wschr. **78**, 1089 (1953).
— — Zur Frage der operativen Behandlung der cervicalen Bandscheibenschäden. Münch. med. Wschr. **95**, 925 (1953).
— VOGELSANG, H.: Diagnose und Therapie spinaler Angiome. Dtsch. Z. Nervenheilk. **187**, 74 (1965).
— — Diagnostische und therapeutische Fortschritte bei spinalen Angiomen. Zbl. Chir. **90**, 783 (1965).
— — Neuere Methoden in der Diagnostik spinaler Angiome. Dtsch. med. Wschr. **91**, 173 (1965).
PICAZA, J. A., DIAZ PADRÓN, M.: Los tumores espinocraneales; reporte de 3 casos. Arch. cuba. Cancer. **12**, 129 (1953).
PICCHIO, A. A., CORMIO, C.: Manifestazioni cliniche e radiografiche del neurinome cervicale. Minerva ortop. **13**, 239 (1962).
— — Peridurite subacuta remittente a sede dorsale. Arch. Putti Chir. Organi Mov. **17**, 435 (1962).
PICCHIO, C.: Usure vertebrali da tumori paracostali. Radiol. fisica med. **2**, 40 (1935).
PICCININO, G.: La Roentgen-lipiodo-diagnosi dello vertebrale. Arch. Radiol. (Napoli) **1**, 381 (1925).
— Incidenti nelle iniezioni di lipiodol. Arch. Radiol. (Napoli) **3**, 591 (1927).
PICH, G.: Über das Osteoangiom des Schädeldaches. Beitr. path. Anat. **101**, 181 (1938).
PICK, L.: Das Ganglioma embryonale sympathicum. Berl. klin. Wschr. **49**, 16 (1912).
— BIELSCHOWSKY, M.: Über das System der Neurome und Beobachtungen an einem Ganglineurom des Gehirns (nebst Untersuchungen über die Genese der Nervenfasern in Neurinomen). Z. ges. Neurol. Psychiat. **6**, 391 (1911).
PIEHL, M. R., REESE, H. H., STEELMAN, H. F.: The diagnostic problem of tumors at the foramen magnum. Dis. nerv. Syst. **11**, 67 (1950).
PIEKARSKI, G.: Lehrbuch der Parasitologie unter besonderer Berücksichtigung der Parasiten des Menschen. Berlin-Göttingen-Heidelberg: Springer 1954.
PIEPGRAS, U., VOETS, P.: Die szintigraphische Erfassung pathologischer Prozesse des Spinalkanals nach intravenöser Applikation von radioaktiven Testsubstanzen (i.v. Myeloszintigraphie). Fortschr. Röntgenstr. **113**, 329 (1970).
PIETROGRANDE, V.: I tumori metastatici dello scheletro. Minerva ortop. **7**, 518 (1956).
PIGANIOL, G., BILLE, J., BERARD. M., PAILLAS, J. E.: Tumeurs géantes de la queue de cheval. Neuro-chirurgie **10**, 211 (1964).
PILCHER, C.: Spongioblastoma of the pons. Clinicopathologic study of eleven cases. Arch. Neurol. Psychiat. (Chic.) **32**, 1210 (1934).
— MEACHAM, W. J.: The spinal cord. In: Operative technic in specialty surgery. Ed. by COLE, W. H., vol. 2, S. 460—495. New York: Appleton 1949.
PIMENTA, A. M., MARQUES, J. S., BARINI, O.: Spinal epidermoids. Seara méd. **5**, 22 (1950) [Portugiesisch].
PINCOFFS, M. C., GUNDRY, L. P.: Epidural abscess with paraplegia; 3 cases. Int. Clin. **3**, 49 (1936).
PINNER, A. W.: Kapilläres Haemangiom bei Syringomyelie. Arb. path.-anat. Inst. Tübingen **9**, 118 (1914).
PINO, V.: Plasma cell myeloma with amyloid tumor, producing paraplegia; case. Surgery **36**, 804 (1954).
PINSAN, J. R.: Un diagnostic de paraplégie. Presse méd. **46**, 479 (1938).
PINTER, Z., FORRAI, J.: A case of myelosclerosis with renal dislocation due to splenomegaly complicated by lithiasis. Orv. Hetil. **103**, 1329 (1962) [Ungarisch].
PINTO, F., COUTINHO, A., GOLLO, F., NETTO, M. JR.: Akute schlaffe Paraplegie bei einem Patienten mit Hodgkinscher Krankheit. Zbl. Neurochir. **15**, 287 (1955).
PINTUS, G.: Ependymerkrankung mit fortschreitender spinaler Muskelatrophie. Riv. Pat. nerv. ment. **45**, 591 (1935) [Italienisch].
PIPER, P. G.: Disseminated lupus erythematosus with involvement of the spinal cord. J. Amer. med. Ass. **153**, 215 (1953).
PISANI, G., MALASPINA, A.: Singolare evoluzione clinico-radiografica di tumore vertebrale ad alta componente vascolare (angiosarcoma?). Minerva. med. **46 II**, parte scient., 970 (1955).
PISCOL, K.: Die funktionellen Endstrombereiche des Rückenmarks [Vortrag nicht abgedruckt]. Acta neurochir. (Wien) **19**, 91 (1968).
— REMAGEN, W.: Beitrag zum Problem der ischaemischen Rückenmarkschädigung. Dtsch. Z. Nervenheilk. **196**, 190 (1969).
PISHCHUGIN, V. V.: Sarcomatosis of spinal and cerebral meninges. Zh. Nevropat. Psikhiat. **54**, 579 (1954) [Russisch].
PIŤHA, V.: Paroxysmale Respirationsschwankungen als Zeichen einer radikulären Irradiation. Neurol. psychiat. čs. **6**, 19 (1943) [Tschechisch].
— MACEK, Z.: Mitteilung eines Falles von cervikaler Myelomalazie. Neurol. psychiat. čs. **4**, 277 (1941) [Tschechisch].
PITOTTI, P.: Su di un caso di colesteatoma del midollo spinale, con alcune considerazioni sui colesteatomi dell'asse cerebro-spinale. Riv. Pat. nerv. ment. **35**, 36 (1930).
— Su di un caso di meningiomi multipli della leptomeninge spinale. Riv. Pat. nerv. ment. **45**, 137 (1935).
PLAGNE, R.: L'hématome extradural rachidien non traumatique. Thèse Clermont-Ferrand 1961.
PLAMBECK, H.: Zur Kasuistik des Gefäßsyndroms der Arteria cerebelli superior. Nervenarzt **26**, 515 (1955).

Plastunov, A. B.: On the problem of sacral-gluteal teratomas in newborn infants. Vop. Okhranỹ Materin. Dets. **6**, 92 (1961) [Russisch].

Plotkin, R., Ronthal, M., Froman, C.: Spontaneous spinal subarachnoid haemorrhage. J. Neurosurg. **25**, 443 (1966).

Poeck, K., Markus, P.: Gibt es eine gutartige Verlaufsform der multiplen Sklerose? Münch. med. Wschr. **106**, 2190 (1964).

Poglayen, C.: Unusual vertebral localization of reticulosarcoma. Arch. Putti Chir. Organi Mov. **4**, 437 (1954) [Italienisch].

— De Gennaro, P. F.: Lipoma racemoso sottopiale del midollo dorsale. Arch. Putti Chir. Organi Mov. **4**, 447 (1954).

Poli, G.: I cordoma del rachide. Riv. ital. Radiol. clin. **4**, 183 (1954).

Polianskaia, K. P.: Ob effektivnosti streptomitsinoterapii v obshchem komplekse lecheniia vzroslykh bol'nykh, stradaiushchikh kostno-sustavnym tuberkulezom, oslozhnennym kholodnymi, svishchami i iavleniiami sdavleniia spinnogo mozga. [Efficiency of streptomycin therapy in the general complex of therapy in adults suffering from osteoarticular tuberculosis and complicated by cold abscess, fistula and compression phenomena of spinal cord]. Probl. Tuberk. (Mosk.) **35**, 39 (1957).

Polichetti, E.: Lesioni nervose da granuloma maligno. Clin. chir. **13**, 381 (1937).

Pollak, E.: Zur Frage der Perimeningitis. Arb. neurol. Inst. Univ. Wien **33**, 297 (1931).

Pollard, W. S., Svien, J.: Hypertrophy of ligamentum flavum (1 case). Proc. Staff Meet. Mayo Clin. **31**, 654 (1958).

Pollter, J.: Über das Ganglineuroma amyelinicum des Pons und der Medulla oblongata mit zentraler Magersucht. Dtsch. med. Wschr. **88**, 1735 (1963).

Polmeteer, F. E., Kernohan, J. W.: Meningeal gliomatosis: study of 42 cases. Arch. Neurol. Psychiat. (Chic.) **57**, 593 (1947).

Polte, F.: Röntgenologischer Nachweis von Wirbelsäulenveränderungen bei Tumoren im Spinalkanal. Inaug.-Diss. Leipzig 1938.

Pomeranz, R.: Neurofibroma of cauda equina. Radiology **44**, 588 (1945).

Pometta, A.: Schmerzauslösung durch Steigerung des Liquerdruckes. Schweiz. med. Wschr. **11**, 773 (1930).

Pomicino, P., Troisi, F., Ambrosio, A.: Neurinomi spinali (Contributo casistico). Rass. int. Clin. Ter. **46**, 889 (1967).

Pommé, B., Montrieul, B., Girard, J.: Hématome extradural lombaire spontané. Rev. neurol. **101**, 69 (1959).

Ponde, E., Chaves, E., Sena, P. G. de: Esquistossomose medular. Arch. Neuro psiquiat. (S. Paulo) **18**, 166 (1960).

Ponfick, E.: Die Actinomykose des Menschen. Eine neue Infectionskrankheit auf vergleichend-pathologischer und experimenteller Grundlage geschildert. Berlin: August Hirschwald 1882.

Ponseti, J., Barta, C. K.: Osteoid-Osteoma. J. Bone Jt Surg. Old Ser. **29**, 767 (1947).

Ponsold, A.: Rückenmarksschädigung infolge von Rückgratsverkrümmung. Arch. Psychiat. Nervenkr. **103**, 199 (1935).

Pool, J. L.: Myeloscopy. Diagnostic inspection of the cauda equina by means of an endoscope. Bull. neurol. Inst. N.Y. **7**, 178 (1938).

— Myeloscopy: intraspinal endoscopy. Surgery **11**, 169 (1942).

— The differential diagnosis of spinal cord lesions. Surg. Clin. N. Amer. **29**, 521 (1949).

— Unilateral thoracic hyperhidrosis caused by osteoma of the tenth dorsal vertebra; case. J. Neurosurg. **13**, 111 (1956).

— Turner, O. A.: Ependymoma of the spinal cord. J. Neurosurg. **3**, 348 (1946).

Popow, N. A.: Cholesteatoma of the cauda equina following pneumococcal meningitis in a child. Vop. Psikhiat. Nevropat. **8**, 392 (1962) [Russisch].

— On the clinical picture of spinal cord and spinal tumors. (On difficulties and diagnostic errors.) Zh. Nevropat. Psikhiat **63**, 161 (1963) [Russisch].

— Umerow, B. T.: Echinokokken der Wirbelsäule und des Rückenmarks. Dtsch. Z. Nervenheilk. **137**, 187 (1935).

Poppen, J. L.: An atlas of neurosurgical techniques. (Repr.) Philadelphia: W. B. Saunders Co. 1960.

— Hursethal, L. M.: Normal cerebrospinal fluid dynamics in spinal cord tumor suspect. J. Amer. med. Ass. **103**, 391 (1934).

— King, A. B.: Chordoma: experience with thirteen cases. J. Neurosurg. **9**, 139 (1952).

Porras, T.: Disfagia progresiva por lesions pseudotumorales de cuerpos vertebrales cervicales. Pren. méd. argent. **44**, 714 (1957).

Porro, N.: Tumorerstsymptome nachahmende Radiculomyelitis. Minerva med. **29** II, parte scient., 477 (1938) [Italienisch].

Portmann, J.: Gesichtspunkte zur Belastbarkeit der Hämangiomwirbel. Fortschr. Röntgenstr. **98**, 46 (1963).

Portugal, J. R., Alenca, A. A. de, Geiger, E.: Spinale Meningeome bei Kindern. J. bras. Neurol. **10**, 1 (1959) [Portugiesisch].

— Costa, N. O.: O diagnóstico precoce dos tumores da cauda equina-sindromes neurálgicas: ciática e crural. Med. Cirurg. Farm. 380 (1944).

Poser, C. M.: The relationship between syringomyelia and neoplasm. Springfield, Ill.: Ch. C. Thomas 1956.

POSPISILOVA, S.: Spinal epidural hemangioma. Čs. Neurol. **23**, 488 (1960) [Tschechisch].

POTEL, G., VEAUDEAU, M. N.: La chirurgie des tumeurs du rachis et de la moelle. Rev. Chir. (Paris) **48**, 477 (1913).

POTEMPA, H. J., PFISTERER, H. G.: Harnsteinbildung nach Schädel-Hirn-Traumen und Schädigungen des Zentralnervensystems. Münch. med. Wschr. **105**, 2573 (1963).

POTONDI, A.: Malignant angioblastoma of the pia mater (,,Lindau's disease"). Ideggyóg. Szle **14**, 1 (1961) [Ungarisch].

— Über das zwischen den weichen Hirnhäuten sich ausbreitende maligne Angioblastom (Lindau). Zbl. allg. Path. path. Anat. **103**, 491 (1962).

POTOTSCHNIG, G.: Ein Fall von malignem Chordom mit Metastasen. Beitr. path. Anat. **65**, 356 (1919).

POTT, P.: Remarks on that kind of palsy of the lower limbs which is frequently found to accompany a curvature of the spine, and is supposed to be caused by it. Together with its method of cure. London: J. Johnson 1779.

POTUČEK, V.: Rückenmarkskompression durch ein Angiom bei einem $8^1/_2$jährigen Kind. Pediat. Listy **3**, 24 (1948) [Tschechisch].

POUSSEN, L.: Diagnostic et traitement chirurgical des tumeurs de la moelle. Arch. franco-belg. chir. **28**, 89 (1925).

POUSSEP (POUSSEPP, PUSSEP, PUUSEP, PUUSSEPP), L. M.: Traitement chirurgical de la syringomyélie. Arch. franco-belg. Chir. **30**, 293 (1927).

POUSSEPP [siehe: POUSSEP], L. M.: Traitement opératoire dans deux cas de syringomyélie. Amélioration notable. Revue neurol. **1926 I**, 1171.

POUYANNE, L.: La vertebra-plana. (1) Localisation rechidienne du granuloma éosinophilique. Rev. Chir. orthop. **40**, 25 (1954).

— BERGOUIGNAN, M., CAILLON, F.: Angiomes racèmeux de la moelle. Rev. neurol. **83**, 494 (1950).

POWELL, R. D.: A case of acute myelitis, complete recovery. Lancet **1893 I**, 84.

POWLER, M.: Spinal cord tumors, malignant neurilemoma. Med. J. Aust. **42 I**, 236 (1955).

POWLES, C. P.: Dumb-bell tumor. N. Z. med. J. **40**, 120 (1943).

POZZAN, A.: Contributo alla conoscenza dell'echinococcosi vertebrale. Chir. Organi Mov. **19**, 507 (1934).

PRABHAKAR, V., RAO, B. D., SUBRAHMANIAN, M. V.: Extraspinal ependymoma. Neurology (Bombay) **17**, 82 (1969).

PRADER, A.: Die Entwicklung der Zwischenwirbelscheibe beim menschlichen Keimling. Acta anat. (Basel) **3**, 68 (1947).

PRAT, D., PRAT, E., CAUBARRÈRE, N.: Sobre tumores a células gigantes de los huesos; tumor a células gigantes de la columna cervicale. Arch. urug. Med. **13**, 335 (1938).

PRATESI, F.: Lesioni vertebrali in brucellosi. G. Clin. med. **17**, 789 (1936).

PRATHER, G. C., MAYFIELD, F. H.: Injuries of the spinal cord. Springfield (Ill.): Ch. C. Thomas 1953.

PREOBRASCHENSKY [PREOBRAŽENSKY, PREOBRAŽENSKI, PREOBRAZHENSKI, PREOBRASHENSKI], P. A.: Sarcoma of the spinal cord. Zh. Nevropat. Psikhiat. **3**, 941 (1903).

— Sarcomatosis of the spinal cord. Zh. Nevropat. Psikhiat. III, Suppl., pt. 2, 59 (1903).

— Multiple cysticerci of the central nervous system and muscles. Zh. Nevropat. Psikhiat. **4**, 1068, 1 pl. (Discussion), pt. 2, 66 (1904).

— Syphilitic paraplegias with dissociated disturbances of sensation. Zh. Nevropat. Psikhiat. **4**, 399 (1904).

PRESTON, T. R.: Extensive intramedullary cyst of the spinal cord. Proc. roy. Soc. Med. **56**, 9 (1963).

PRÉVOT, R.: Können Röntgenkontrastmittel zu allergischen Reaktionen führen? Dtsch. med. Wschr. **79**, 1836 (1954).

PRIBITKOFF, G., MALOLIETKOFF: Abstesso spinovo mozga. Zh. Nevropat. Psikhiat. **1**, 85 (1901).

PRIBOIANU, I., POPESKU (POPESCO), E., DINULESCU (DINULESCO), I., POPOVICHI (POPOVICI, POPOWITSCHI), N., TUDOZE (TUDOSE), M.: Our experience with the treatment of spinal cord compression following spondylitis. Khirurgiya (Sofiya) **15**, 252 (1962) [Bulgarisch].

PRICE, C. H. G.: Osteogenic sarcoma. J. Bone Jt Surg. B **43**, 300 (1961).

PRICK, J. J. G., HOEFNAGELS, J. A. H.: Arachnitis spinalis adhaesiva na myelographie. Psychiat. neurol. Bl. (Amst.) **48**, 93 (1944).

PRIEST, W. M.: Compression of spinal cord caused by epidural hemorrhage due to hemophilia. Lancet **1935 II**, 289.

PRIETO, A., JR., CANTU, R. C.: Spinal subarachnoid hemorrhage associated with neurofibroma of the cauda equina. Case report. J. Neurosurg. **27**, 63 (1967).

PRIETO, E.: Sympathocytom des Dorsalmarks und Mediastinums. Rev. méd. Chile **75**, 814 (1947) [Spanisch].

PRIIMENKO, D. P.: Clinical picture and therapy of postpuncture cholesteatoma in children with meningeal tuberculosis and treated by the endolumbar administration of streptomycin. Pediat. Akush. Ginec. **4**, 25 (1963) [Ukrainisch].

PROPERZI, F.: La flebografia transpinosa vertebrale. Radiologia (Roma) **8**, 623 (1952).

PROSENZ, P., TSCHABITSCHER, H.: Über eine seltene Ursache einer rezidivierenden Subarachnoidalblutung. Schweiz. Arch. Neural. Psychiat. **96**, 378 (1965).

PROSSOR, T. M.: Treatment of giant-cell tumor of bone, with a review of 25 cases. J. Bone Jt Surg. B **31**, 241 (1949).

PRUSIK, B. K., VOLICER, L.: Perimyelographie mit öliger Jodlösung. Čas. Lék. čes. **63**, 586 (1924) [Tschechisch].

PSACHOS, D., NIKOLAKOPULOS: Zwei Fälle von Mißbildung des Schädels und der Wirbelsäule des Zentralnervensystems. Wien. klin. Wschr. **53**, 440 (1940).

Puccini, C.: Nekrosi midollare acuta (myelode-generatio carcinotoxiaemica transversa) in corso di tumore maligno extra-midollare. Arch. De Vecchi Anat. pat. 14, 1079 (1950).

Puckett, H. L., Harris, E. M.: Acute epidural abscess of spinal cord; report of a case. U.S. Nav. med. Bull. 31, 299 (1933).

Puech, P., Plichet, A., Visalli, F., Brun, M.: Cholestéatome intramédullaire. Intervention, guérison. Rev. neurol. 66, 56 (1936).

Pugh, D. G.: The roentgenologic diagnosis of diseases of bones, p. 172. In: Diagnostik roentgenology. Ross, Golden, editor. Vol. 2. New York and Edinburgh: Thomas Nelson & Sons 1951.

Pugh, D. L., Jones, E. R., Martin, W. J.: Domiciliary of paramisan sodium in treatment of pulmonary tuberculosis. Tubercle (Edinb.) 32, 50 (1951).

— Subperiosteal resorption of bone; roentgenologic manifestation of primary hyperparathyroidism and renal osteodystrophy. Amer. J. Roentgenol. 66, 577 (1951).

Puig, R.: Sur un cas de compression médullaire au cours de la lymphogranulomatose maligne. J. Méd. Lyon 14, 25 (1933).

— Note sur les myélites de la fièvre de Malte. Bull. Soc. méd. Hôp. Paris 65, 1291 (1949).

Pulvirenti, S.: Sopra un caso di spondilite acuta purulenta lombare con sindrome midollare acuta. Policlinico, Sez. chir. 28, 27 (1921).

Purves-Stewart, J., Riddoch, G.: Rapport sur les compressions médullaires. (Anatomie-étiologie-anatomie pathologique-pathogénie.) Rev. neurol. 30, 565 (1923).

Pussep [siehe: Poussep], L. M.: Operative Behandlung der Geschwülste der Rückenmarkshüllen. Mitt. Grenzgeb. Med. Chir. 24, 339 (1912).

Putnam, J. J., Elliot, J. W.: Three cases of tumor involving the spinal cord, treated by operation. J. nerv. ment. Diss. 30, 665 (1903).

— Kraus, W., Park, R.: Sarcoma of the third cervical segment; operation, removal, continued improvement. Amer. J. med. Sci. 125, 1 (1903).

— Warren, J. C.: The surgical treatment of tumors within the spinal canal. Trans. Ass. Amer. Phycns 14, 234 (1899).

Putschar, W.: Über Gefäßgeschwülste in der Wirbelsäule. Z. Kreisl.-Forsch. 21, 495 (1929).

— Pathologie und Symptomatologie der Carcinommetastasen im Zentralnervensystem. Z. ges. Neurol. Psychiat. 126, 129 (1930).

Puusepp [siehe: Poussep], L. M.: Surgical intervention in four cases of myelitis compression caused by osseous deposits in the arachnoidea of the spinal cord (arachnoiditis ossificans). J. nerv. ment. Dis. 73, 1 (1931).

— Compression of cauda equina by thickened ligamenta flava. Folia neuropath. eston. 12, 38 (1932) [Estnisch].

— Zur Frage der Varices spinales und ihrer operativen Therapie. Zbl. Neurochir. 3, 158 (1938).

Puussepp [siehe: Poussep], L. M.: Variété rare de tératome sous-dural de la région cervicale (intestinome). Quadriplégie. Extirpation. Guérison complète. Rev. neurol. 41, 879 (1934).

Pyl'tsov, I. M., Turbina, O. V.: K voprosu o trudnosti rentgenodiagnostiki metastazov melanomy. [Difficulties in x-ray diagnosis of melanoma metastases in the spine.] Ter. Arkh. 40, 115 (1968) [Russisch].

Quante, O.: Zwei Fälle von Rückenmarkstumor. Inaug.-Diss. Kiel 1899.

Queckenstedt, H.: Zur Diagnose der Rückenmarkskompression. Dtsch. Z. Nervenheilk. 55, 325 (1916).

Quensel, F.: Ein Fall von Sarkom der Dura spinalis. Neurol. Zbl. 17, 482 (1898).

Quervain, F. de: Zur Klinik und Operation der intramedullären Rückenmarkstumoren. Schweiz. med. Wschr. 56, 585 (1926).

Quick, D., Cutler, M.: Neurogenic sarcoma. Ann. Surg. 86, 810 (1927).

Quijano, P. F.: Síndrome de Landry por tumor medular. Pren. méd. mex. 8, 57 (1943).

Quilliam, T. A.: Experimentally induced modifications in the time course of remyelination. Verh. des 1. Europ. Anatomen-Kongr., Straßburg 1960; — Ref.: Anat. Anz. 109, Erg.-H., 749 (1962).

— Armstrong, J.: Mechanoreceptors. Endeavour (London) 22, 55 (1963)

Quincke, H.: Die Lumbalpunktion des Hydrocephalus. Berl. klin. Wschr. 28, 929; 965 (1891).

— Über Hydrocephalus. Verh. Dtsch. Kongr. inn. Med. 10, 321 (1891).

— Über Lumbalpunktion. Berl. klin. Wschr. 32, 889 (1895).

— Die diagnostische und therapeutische Bedeutung der Lumbalpunktion. Dtsch. med. Wschr. 31 II, 1825; 1869 (1905).

— Über Lumbalpunktion. In: Die deutsche Klinik am Eingange des zwanzigsten Jahrhunderts in akademischen Vorlesungen. Hrsg. v. Ernst von Leyden und Felix Klemperer. Bd. VI/1, S. 358. Berlin-Wien: Urban & Schwarzenberg 1906.

Quodbach, K.: Ein Beitrag zur Pathologie der Blastomykosen des Zentral-Nerven-Systems. Zbl. allg. Path. path. Anat. 69, 227 (1938).

Raaf, J.: Plea for early diagnosis of spinal cord tumors. West. J. Surg. 49, 147 (1941).

— Some observations regarding 905 patients operated upon for protruded lumbar intervertebral disc. Amer. J. Surg. 97, 388 (1959).

Rabano, A.: Síndrómes neurológicos en el aneurisma disecante espontaneo de la aorta. Arch. Neurobiol. (Madr.) 32, 269 (1969).

Rad, C. v.: Kasuistischer Beitrag zur Lehre von den Tumoren des obersten Cervicalmarks und der Medulla oblongata. Dtsch. Z. Nervenheilk. 26, 293 (1904).

RADER, J. P.: Chronic subdural hematoma; case. New Engl. J. Med. **253**, 374 (1955).

RADKE, H., STOCKHAUSEN, J.: Zur Verkalkung des vorderen Wirbelbandes. Fortschr. Röntgenstr. **89**, 639 (1958).

RADLINSKI, Z., KULIGOWSKI, Z.: Ein Fall von Ependymo-glimatose des Rückenmarkes fünf Jahre nach operativem Eingriff. Medycyna (Warszawa) **3**, 438 (1933) [Polnisch].

RADNAY, B.: Rückenmarksgeschwülste. Zbl. allg. Path. path. Anat. **72**, 156 (1939).

RAGINS, A. B., TINSLEY, M.: Chloroma. J. Neuropath. exp. Neurol. **9**, 186 (1950).

RAMAMURTHI, B., ANGULI, V. C.: Intraspinal dermoid cyst associated with another in ovary. J. Neurol. Neurosurg. Psychiat. **17**, 225 (1954).

— — IYER, C. G.: A case of intramedullary neurinoma. J. Neurol. Neurosurg. Psychiat. **21**, 92 (1958).

RAMENSKII, S. B.: On the diagnosis of epithelial ducts and cysts of the sacrococcygeal region. Khirurgiya (Mosk.) **37**, 36 (1961) [Russisch].

RAMÓN Y CAJAL, S. [siehe auch: CAJAL]: Degeneration and regeneration of the nervous system. Vol. 1 & 2. London: Oxford University Press 1928 and New York: Hafner Publ. Co. 1959 (Repr.).

RAMOND, L.: Hémiparésie droite partielle. Presse méd. **47**, 1293 (1939).

— Paraplégie par compression lente de la moelle. Presse méd. **50**, 543 (1942).

— D'une sciatique à une tumeur de la moelle. Presse méd. **54**, 530 (1946).

RAMSEY, G. H., FRENCH, J. D., STRAIN, W. H.: Iodinated organic compounds as contrast media for radiographic diagnosis. Pantopaque myelography. Radiology **43**, 236 (1944).

— STRAIN, W. H.: Pantopaque; new contrast medium for myelography. Radiogr. Clin. Photogr. **20**, 25 (1944).

RAMSEY, H. J.: Fat in the epidural space in young and adult cats. Amer. J. Anat. **104**, 345 (1959).

— Comparative morphology of fat in the epidural space. Amer. J. Anat. **105**, 219 (1959).

RAND, C. W.: Hemangioma of the spinal cord. Arch. Neurol. Psychiat. (Chic.) **18**, 755 (1927).

— Coccidioidal granuloma. Report of two cases simulating tumor of the spinal cord. Arch. Neurol. Psychiat. (Chic.) **23**, 502 (1930).

— Multiple spinal cord meningiomas. J. Neurosurg. **9**, 310 (1952).

RAND, R. W., LLOYD, J. L.: Tumors of the posterior portion of the third ventricle. J. Neurosurg. **10**, 1 (1953).

— RAND, C. W.: Benign bone tumors of the vertebral column in childhood. J. Bone Jt Surg. A **40**, 974 (1958).

— — Intraspinal tumors of childhood. Springfield (Ill.): Ch. C. Thomas 1960.

RANDALL, O. S.: Multiple myeloma complicated by intestinal obstruction due to amyloid infiltration of the small intestine. Amer. J. Cancer **19**, 838 (1933).

— Multiple myeloma complicated by intestinal obstruction due to amyloid infiltration of the small intestine. Amer. J. Cancer **19**, 838 (1949).

RANEY, R. B.: Acute pneumococcic metastatic spinal epidural abscess. Bull. Los Angeles neurol. Soc. **4**, 31 (1939).

— Low back pain. Southw. Med. (El Paso) **25**, 133 (1941).

RANSOM, W. B., THOMPSON, J.: A case of tumor of the spinal cord. Brit. med. J. **1894 I**, 395.

RANSON, S. W.: Abstract of discussion: "SACHS, E., ROSE, D. K., KAPLAN, A.: Tumor of the filum terminale, with cystometric studies. Arch. Neurol. Psychiat. (Chic.) **24**, 1133 (1930)".

— CLARK, S. L.: The anatomy of the nervous system. Its development and function. 10. ed. Philadelphia and London: W. B. Saunders Co. 1959.

RANZI, E.: Operationen wegen Rückenmarkstumor und ihre Resultate. Langenbecks Arch. klin. Chir. **120**, 489 (1922).

— SGALITZER, G., JR.: Über die Ergebnisse unserer Operationen wegen Rückenmarkstumor. Wien. klin. Wschr. **50**, 777 (1937).

RAPP, L.: Ein Fall von retroperitonealem Ganglioneurom. Bruns' Beitr. klin. Chir. **87**, 576 (1913).

RASDOLSKY (RASDOLSKI, RAZDOL'SKII), I. Y.: Über eine Fehlerquelle der Artdiagnose der Tumoren des Zentralnervensystems. Dtsch. Z. Nervenheilk. **98**, 203 (1927).

— Das Schicksal 141 Kranker, die an Tumoren oder tumorähnlichen Symptomenkomplexen des Rückenmarks gelitten haben. Langenbecks Arch. klin. Chir. **182**, 231 (1935).

— Zur Klinik und Behandlung der tumorösen Erkrankungen des Rückenmarks. Sovetsk psichonevrol. **11**, 5 (1935) [Russisch].

— KLIMOW, V. A.: Neurinome des Rückenmarks. Nevropat. i Psichiat. **7**, 33 (1938) [Russisch].

— SALMAN, A. Y., TERPOUGOV (TERPUGOV), E. A.: Isistiserkoz spinnogo mozga. [Cysticercosis of the spinal cord.] Zh. Nevropat. Psikhiat. **58**, 1424 (1958) [Russisch].

RASKIN, N.: Case of epidermoid (cholesteatoma) of brain and cauda equina. J. Neurosurg. **6**, 534 (1949).

RASKIND, R., BAGSHAW, M. A.: Karzinommetastase imitierende Strahlennekrose des Halsmarkes. Radiobiol. Radiother. (Berl.) **7**, 31 (1966).

RASMUSSEN, J. H., RESKE-NIELSEN, E.: Benign osteoblastoma. 3 operated cases. Second European Congr. of Neurological Surgery, Rome, April 18—20, 1963. Excerpta Medica, Internat. Congr. ser. No. 60, p. 146, 1963.

RASMUSSEN, T. B., KERNOHAN, J. W., ADSON, A. W.: Pathologic classification, with surgical consideration, of intraspinal tumors. Ann. Surg. **111**, 513 (1940).

RATAJ, R.: Tabetic osteoarthropathy of the 3d lumbar vertebra with a cauda equina compression syndrome. Pol. Tyg. lek. **17**, 1000 (1962) [Polnisch].

RATKÓCZY, N.: Die Pathologie und Therapie der Lymphogranulomatose. Leipzig: Georg Thieme 1940.

Rauber, A., Kopsch, F.: Lehrbuch und Atlas der Anatomie des Menschen, 15. Aufl. Bd. 1—3. Leipzig: Georg Thieme 1939/40.

Rauchenberg, M.: Metastatic sacrococcygeal chondrosarcoma. Čas. Lék. česk. 99, 429 (1960) [Tschechisch].

Rauh, L. W.: Dissecting epidural abscess in an infant 6 month old. J. Mt Sinai Hosp. 1, 13 (1934).

Ravault, P. P., Lejeune, E., Mornex, R., Fries, D., Bothier, F.: Ataxie de type tabétique par compression médullaire au cours de la maladie de Paget. Rev. Rhum. 28, 592 (1961).

Raven, R. W., Willis, R. A.: Solitary plasmocytoma of the spine. J. Bone Jt Surg. B 31, 369 (1949).

Raven, W.: Die Bedeutung der isolierten Eiweißvermehrung und der Xanthochromie im Liquor cerebrospinalis für die Diagnose von Kompression des Rückenmarks. Dtsch. Z. Nervenheilk. 44, 380 (1912).

— Weitere Beiträge zur Kenntnis des Kompressionssyndroms im Liquor cerebro-spinalis. Dtsch. Z. Nervenheilk. 49, 36 (1913).

— Der Liquor cerebrospinalis bei Rückenmarkskompression. III. Mitt. Dtsch. Z. Nervenheilk. 67, 55 (1920).

— Über das Auftreten des Kompressionssyndroms im Liquor cerebrospinalis bei Spondylitis tuberculosa. Dtsch. Z. Nervenheilk. 68/69, 250 (1921).

Ravenel, M.: Die Maasverhältnisse der Wirbelsäule und des Rückenmarkes beim Menschen. Inaug.-Diss. Bern 1877; Leipzig: Metzger & Wittig 1877.

Ravitch, M., Smith, E. I.: Sacro-coccygeal teratoma in infants and children. Surgery 30, 733 (1951).

Rawling, L.: Spinal tumor seen in direct x-ray examination without lipiodol. Brit. J. Surg. 20, 348 (1932/33).

Ray, B. S.: Gumma simulating tumor of the cauda equina. J. Amer. med. Ass. 114, 401 (1940).

— Platybasia with involvement of the central nervous system. Ann. Surg. 116, 231 (1942).

— Differential diagnosis between ruptured lumbar intervertebral disk and certain diseases of the spinal and peripheral nervous systems. Surg. Clin. N.Amer. 26, 272 (1946).

— Lesions simulating disk protrusion. Amer. J. orthop. Surg. 7, 244 (1950).

— Cord tumors. Mississippi Doct. 32, 107 (1954).

— Foot, N. C.: Primary melanotic tumors of the meninges; resemblance to meningiomas. Report of two cases in which operation was performed. Arch. Neurol. Psychiat. (Chic.) 44, 104 (1940).

Rayle, A. A., Gay, B. B., Meadors, J. L.: The myelogram in avulsion of the brachial plexus. Radiology 65, 65 (1955).

Raymond, D. A., Schatzki, R., Scoville, W.: The Arnold-Chiari malformation. New Eng. J. Med. 225, 125 (1941).

Raymond, F.: Sur un cas de tumeur du canal rachidien (segment dorsal). J. neurol. (Paris) 8, 203 (1903).

— Myélite transverse d'origine bacillaire sans mal de Pott. J. méd. int. (Paris) 10, 193 (1906).

— Cestan, R.: Quelques remarques sur la paraplégie spasmodique permanente par tumeur médullaire. Rev. neurol. 10, 174 (1902).

Raynor, R. B.: Spinal-cord compression secondary to Gaucher's disease. Case report. J. Neurosurg. 19, 902 (1962).

— Papilledema associated with tumors of the spinal cord. Neurology (Minneap.) 19, 700 1969).

Razemon, J. P.: Undiagnosed vertebral compression and pathological fractures. Rev. Prat. (Paris) 13, 1573 (1963) [Französisch].

Razzini, R. F.: Il cordoma della regione sacro-coccigea. G. ital. Chir. 12, 281 (1956).

Reagan, Th. J., Juergen, E., Colby, M. Y., Jr.: Chronic progressive radiation myelopathy. J. Amer. med. Ass. 203, 106 (1968).

Recht, J.: Vasculäre Schäden bei Tumoren des Rückenmarkes. Inaug.-Diss. Köln 1965.

Recklinghausen, F. von: Über die multiplen Fibrome der Haut und ihre Beziehung zu den multiplen Neuromen. Festschrift zur Feier des fünfundzwanzigjährigen Bestehens des pathologischen Instituts zu Berlin, Herrn Rudolf Virchow dargebracht. Berlin: A. Hirschwald 1882.

— Multiple Enchondrome der Knochen in Verbindung mit multiplen phlebogenen cavernösen Angiomen der bedeckenden Weichtheile. Anatomisch beschrieben. Virchows Arch. path. Anat. 118, 4 (1889).

Recordier, A.-M., Paillas, J.-E., Mouren, P., Legré, J., Giraud, F.: Paraplégie compliquant une maladie de Paget. Guérison opératoire. Marseille-méd. 100, 275 (1963).

Redlich, E.: Demonstration eines operierten Rückenmarkstumors. Wien. klin. Wschr. 25, 2026 (1912).

— Tumoren der Cauda equina. Bericht der Gesellschaft der Aerzte in Wien. Sitzung vom 11. Juni 1920. Münch. med. Wschr. 67, 827 (1920).

— Über Diagnose und Behandlung der Rückenmarksgeschwülste. Med. Klin. 17, 1315; 1351 (1921); — Zentr.-Org. ges. Chir. 16, 259 (1922).

Reed, W. B., Becker, S. W., Sr., Becker, S. W., Jr., Nickel, W. R.: Giant pigmented nevi, melanoma, and leptomeningeal melanocytosis. Arch. Derm. Syph. (Chic.) 91, 100 (1965).

Reese, H. H., Middleton, W. S.: Mechanical compression of the spinal cord by tumorous leukemic infiltration. J. Amer. med. Ass. 98, 212 (1932).

Reeves, D. L.: Acute metastatic epidural abscess. Arch. Surg. 41, 994 (1940).

— Brown, H. A.: Thoracic intervertebral disc protrusion with spinal cord compression. J. Neurosurg. 28, 24 (1968).

Regen, E. M., Haber, A.: Giant-cell tumor of cervical vertebra with unusual symptoms; report of a case and review of the literature. J. Bone Jt Surg. A 39, 198 (1957).

Rehm, O., Röder, F.: Die Cerebrospinalflüssigkeit. Untersuchungsmethoden und Klinik. Für Ärzte und Tierärzte. Berlin: Springer 1942.

REICH, J.: Über Gelbfärbung der Cerebrospinalflüssigkeit. Mitt. Grenzgeb. Med. Chir. **25**, 721 (1913).

REICHEL, J., ARLT, K.: Zur Diagnose von Rückenmarkstumoren. Dtsch. Gesundh.-Wes. **16**, 1137 (1961).

— INTRAU, H.: Unsere Erfahrungen mit komprimierenden Prozessen im Wirbelkanal. S.-B. 2. Neurochirurgen-Tagung in Erfurt am 22. und 23. April 1966. Zbl. Neurochir. **28**, 80 (1967).

— WÖCKEL, W.: Intradurales spinales Lipom bei traumatischer Querschnittslähmung. Zbl. Neurochir. **21**, 273 (1961).

REICHLIN, H.: Rückenmarkskompression bei Chondrodystrophie. Diss. Zürich 1951.

REICHMANN, V.: Über einen operativ geheilten Fall von mehrfachen Rückenmarksgeschwülsten bei Recklinghausenscher Krankheit, nebst Bemerkungen über das chemische und cytologische Verhalten des Liquor cerebrospinalis bei Gehirn- und Rückenmarksgeschwülsten. Dtsch. Z. Nervenheilk. **44**, 95 (1912).

REICHMANN, W.: Semimaligne und maligne Knochentumoren. Rhein. Ärztebl. **20**, 470 (1967).

REID, J., KENNEDY, J.: Extradural spinal meningeal hemorrhage without gross injury to spinal column. Brit. med. J. **1925 II**, 946.

REID, R. G., TUTTON, G. K.: Myelography. In: Modern trends in diagnostic radiology. Ed. by J. W. McLAREN, 2. Ser. London 1952.

— — (1952): Zit. nach KESSEL, F. K., JAEGER, F.: Eingriffe am Rückenmark, S. 38 u. 60. In: Chirurgische Operationslehre. Begr. von B. BREITNER. Bd. I/5, S. 1—81. München-Berlin-Wien: Urban & Schwarzenberg 1955.

REIMERS, K.: Tbc. Wirbelkaries und Kompressionsmyelitis. Med. Klin. **44**, 1138 (1949).

REINHARDT, K.: Über einige Fälle von Rückenmarks- und Caudakompressionen durch lymphogranulomatöse Infiltrationen; zugleich ein Beitrag zum Lumbago-Ischias-Problem. Fortschr. Röntgenstr. **89**, 66 (1958).

REINHARDT, L.: Bericht der pathologisch-bakteriologischen Abteilung in Wieting. In: Gülhane-Festschrift zum 10jährigen Bestehen des Kaiserlich-Osmanischen Lehrkrankenhauses Gülhane, von Wieting Pascha unter Mitarbeit des Lehrkörpers. S. 389ff. Leipzig: Georg Thieme 1909.

REINHOLD, H., SAUERBREY, R.: Das Hämangiom der Wirbelsäule. Z. ges. inn. Med. **15**, 99 (1960).

REINIGER, M.: Zwei neue Fälle von multiloculärem Echinococcus der Leber. Diss. Tübingen 1890.

REISCHAUER, F.: Untersuchungen über den lumbalen und cervicalen Bandscheibenvorfall. Stuttgart: Georg Thieme 1949.

— Über die Behandlung des zervikalen Vertebral-Syndroms. Dtsch. med. J. **7**, 554 (1956).

REISER, E.: Theoretisches und Kasuistisches zur Myelographie. Fortschr. Röntgenstr. **34**, 443 (1926).

REISINGER, M.: Über das Gliom des Rückenmarkes. Beschreibung eines hierhergehörigen Falles mit anatomischer Untersuchung von Prof. MARCHAND. Virchows Arch. path. Anat. **98**, 369 (1884).

REISNER, A.: Ein röntgenologisch festgestelltes Hämangiom der Wirbelsäule. Röntgenpraxis **3**, 900 (1931).

REISNER, D.: Boeck's sarcoid and systemic sarcoidosis (Besnier-Boeck-Schaumann-disease). A study of 35 cases. Amer. Rev. Tuberc. **49**, 289; 437 (1944).

REISNER, H.: Multiple Sklerose als Fehldiagnose. Wien. klin. Wschr. **68**, 772 (1956).

— Spinales Lipom unter dem Bild einer multiplen Sklerose. Wien. Z. Nervenheilk. **20**, 157 (1962).

— RUPPRECHT, A.: Diagnostische Schwierigkeiten bei Tumoren des Foramen occipitale magnum. Wien. klin. Wschr. **74**, 691 (1962).

REITAN, H.: On movements of fluid inside the cerebro-spinal space. Acta radiol. (Stockh.) **22**, 762 (1941).

REITTER, K.: Aneurysma dissecans und Paraplegie, zugleich ein Beitrag zur Pathologie der Blutzirkulation im Rückenmark. Dtsch. Arch. klin. Med. **119**, 561 (1916).

REMAK, E.: Zur Localisation der spinalen Hautreflexe der Unterextremitäten. Neurol. Zbl. **12**, 506 (1893).

— Über den „Femoralreflex" bei Leitungsstörung des Dorsalmarks. Neurol. Zbl. **19**, 7 (1900).

REMBOLD, F., TÖNNIS, W.: Die Differentialdiagnose der Erkrankungen des Kleinhirnbrückenwinkels. Dtsch. Z. Nervenheilk. **175**, 329 (1956).

RENGACHARY, S. S., KEPES, J. J.: Spinal epidural metastatic "mesenchymal" chondrosarcoma. Case report. J. Neurosurg. **30**, 71 (1969).

RENNERT, H.: Zur Differentialdiagnose Spinaltumor-Multiple Sklerose. Psychiat. Neurol. med. Psychol. (Lpz.) **2**, 353 (1950).

RETIF, J.: L'arachnoïdite spinale; a propos d'une observation d'arachnoïdite spinale adhésive circonscrite, vérifiée chirurgicalement. Acta neurol. belg. **63**, 267 (1963).

RETT, A.: Ein Beitrag zur Röntgendiagnose von Rückenmarkstumoren. Diss. München 1939.

REUTER, F.: Ein Fall von plötzlichem Tode bei Zisternenpunktion. Wien. klin. Wschr. **39**, 1275 (1926).

REUTERSKIÖLD, G., SJÖGREN, J.: Aktuella erfarenheter om spina bifida cystica. [Prognose der Spina bifida cystica.] Läk. Tidn. **64**, 357 (1967).

REWCASTLE, N., FRANCOEUR, J.: Teratomatous cysts of the spinal canal. Arch. Neurol. (Chic.) **11**, 91 (1964).

REWERTS, G.: Die akute Form der epiduralen Eiterung. Münch. med. Wschr. **91**, 371 (1944).

— Areflexie und periphere Durchblutungsstörung. Med. Klin. **47**, 437 (1952).

REXED, B. A.: Arachnoidal proliferations with cysts formation in human spinal nerve roots at their entry into the intervetebral foramina. J. Neurosurg. **4**, 414 (1947).

— WENNSTRÖM, K. G.: Arachnoidal proliferation and cystic formation in the spinal nerve- root pouches of man. J. Neurosurg. **16**, 73 (1959).

REYES ORIBE, H., LLORENS, J.: Tuberkuloma de la médula espinal (región lumbo-sacral). Rev. Asoc. méd. argent. **53**, 802 (1939).

Rhaney, K., Barclay, G. P. T.: Enterogenous cysts and congenital diverticula of the alimentary canal with abnormalities of the vertebral column and spinal cord. J. Path. Bact. 77, 457 (1959).

Rhea, L. J.: A case of metastatic thyroid tumor. Arch. Path. 2, 293 (1926).

Rhein, J. H. W.: Tumor in the region of the foramen magnum. Arch. Neurol. Psychiat. (Chic.) 11, 432 (1924).

Rho, Y. M.: Von Hippel-Lindau's disease, a report of five cases. Canad. med. Ass. J. 101, 135 (1969).

Rhoads, C., Wagenen, W. van: Observations on the histology of the nervus acusticus. Amer. J. Path. 4, 145 (1928).

Riachi, E., Phares, A.: A propos of an atypical case of extradural hydatid cyst of the dorsal column. Rev. méd. Moy. Or. 18, 386 (1961) [Französisch].

Ribadeau-Dumas, Ch., Djindjian, R.: Angiome médullaire cervical. (Étude clinique et artériographique). Rev. neurol. 108, 54 (1963).

Ribbert, H.: Über das Melanosarkom. Zbl. allg. Path. path. Anat. 7, 427 (1897).

— Über Bau, Wachstum und Genese der Angiome mit besonderer Berücksichtigung der Zystenbildung. Virchows Arch. path. Anat. 151, 381 (1898).

— Geschwulstlehre für Aerzte und Studierende. Bonn: F. Cohen 1904, 2. Aufl. 1914.

— Kavernom eines Brustwirbelkörpers mit multiplen Kavernomen der Leber. Dtsch. med. Wschr. 38, 390 (1912).

— Über das Spongioblastom und das Gliom. Virchows Arch. path. Anat. 225, 195 (1918).

Ricard, A., Thiers, F., Bovet, M.: Résultats de 219 interventions pour tumeurs intrarachidiennes. Lyon chir. 48, 527 (1953).

Ricci, G. C.: Sindrome da compressione della cauda equina da condroma. Caso clinico, revisione critica della letteratura. Riv. Pat. nerv. ment. 80, 285 (1959).

Riccio, A., Angelini, C.: Cisti epiermoide spinale. Riv. Neurol. 28, 662 (1958).

— Brignolio, F., Brusasco, A.: Studio anatomo-clinico di un caso di angioma solitaria del midollo. Acta neurol. (Napoli) 22, 669 (1967).

— Merigliano, D.: I tumori giganto-cellulari della colonna vertebrale. Riv. Neurol. 28, 408 (1958).

Riccio, S., Siciliani, M.: Su di un caso di cordoma maligno in sede sacrale (Considerazioni patogenetiche ed istopatologiche). Rass. int. Clin. Ter. 47, 688 (1967).

Rich, A. R.: On the frequency of occurence of occult carcinoma of the prostate. J. Urol. (Baltimore) 33, 215 (1935).

— The pathogenesis of tuberculosis. 2. ed., p. 882. Springfield (Ill.): Ch. C. Thomas 1951.

Richards, G. E., Singleton, A. C.: Giant-cell tumors of the spine. Radiology 30, 43 (1938).

Richards, W. G., Coleman, F. C., Irving, N. W.: Giant-cell tumor of bone involving the fifth lumbar vertebra. J. Amer. med. Ass. 163, 731 (1957).

Richardson, F. L.: A report of 16 tumors of the spinal cord in children; the importance of spinal rigidity as an early sign of disease. J. Pediat. 57, 42 (1960).

Richardson, J. C.: Spontaneous haematomyelia: a report of two cases, one in association with intramedullary angiom, and the other in association with syphilis. Proc. roy. Soc. Med. 30, 1101 (1937).

— Spontaneous haematomyelia: a short review and a report of cases illustrating intramedullary angioma and syphilis of the spinal cord as possible causes. Brain 61, 17 (1938).

Riche, V., Gros, C.: Doppelseitiger Ischiasschmerz bei einem Gliom der Cauda. Montpellier méd. 21/22, 217 (1942) [Französisch].

Richman, S., Selinsky, H.: Schwannoma of cauda equina. J. Mt Sinai Hosp. 4, 134 (1937).

Richon, J., Louyot, J., Facq, J.: Dystocie par tumeur sacro-coccygienne. Bull. Féd. Soc. Gynéc. Obstét. franç. 4, 757 (1952).

Richter, J.: Über einen Fall von multiplem Sarkom der inneren Meningen des Centralnervensystems. Prag. med. Wschr. 11, 213 (1896).

Richter, C. P., Shaw, M. B.: Complete transections of the spinal cord at different levels. Their effect on sweating. Arch. Neurol. Psychiat. (Chic.) 24, 1107 (1930).

Richter, H. S.-R.: Sakrale Wurzelcysten als Ursache von Lumbago und Ischias. Bericht über den gemeinsamen Kongreß der Deutschen Gesellschaft für Neurochirurgie, der Nordisk Neurokirurgisk Forening und der Vereinigung Schweizer Neurochirurgen. 4. bis 7. Mai 1966 in Bad Dürkheim. Zus.gest. von F. Loew. Acta neurochir. (Wien) 16, 173 (1967).

Richter, P. L., Schliack, H.: Lumbosakrale Wurzelsyndrome und ihre Differentialdiagnose. Landarzt 43, 804 (1967).

Richwien, R.: Zum diagnostischen Wert der mandibulären Lidschluß-Synergie bei raumfordernden Prozessen des ZNS. Beitr. Neurochir. 15, 257 (1968).

Ricklin, P.: Kompressionssyndrome der oberen Extremität. Schweiz. med. Wschr. 86, 1135 (1956).

Riddell, D. M.: Spondylolisthesis in a Charcot spine. Proc. roy. Soc. Med. 54, 823 (1961).

Riechert, T.: Die Operationen an der Wirbelsäule und am Rückenmark. In: Bier, A., Braun, H., Kümmell, H.: Chirurgische Operationslehre, 7. Aufl., Bd. II, S. 706—862. Leipzig: Johann Ambrosius Barth 1954.

Riedel, O.: Über einen Fall von gleichzeitigem Vorkommen von harter und weicher Gliombildung im Rückenmark mit Syringomyelie. Dtsch. Z. Nervenheilk. 63, 97 (1919).

Rieder, H.: Röntgenbehandlung bei Erkrankungen des Blutes und der blutbereitenden Organe. In: Domarus, A., von: Taschenbuch der klinischen Hämatologie. Leipzig: Georg Thieme 1912, 2. Aufl. 1919, 3. verb. Aufl. 1922.

Riehl, G., Jr.: Zur Pathologie der sogenannten Endotheliome der Dura mater. Arb. neurol. Inst. Univ. Wien 27, 397 (1925).

Riemenschneider, P. A., Ecker, A.: Sciatica caused by tumoral calcinosis. Case report. J. Neurosurg. 9, 304 (1952).

Riese, H.: Primäre acute infectiöse Osteomyelitis an der Wirbelsäule. Vereinsbeilage No. 34, der Dtsch. med. Wschr. 24 II, 250 (1898).

Riggs, H. E., Stratemeyer, W. P.: Extramedullary plasmacytoma causing transverse myelitis. J. Neuropath. exp. Neurol. 8, 111 (1949).

Riggs, H. E., Clary, W. U.: A case of intramedullary sheath cell tumor of the spinal cord: Consideration of vascular nerves as a source of origin. J. Neuropath. exp. Neurol. 16, 332 (1957).

Rijsbosch, J. K. C.: Tail formation in man. Arch. chir. neerl. 12, 216 (1960).

Rimbaud, L., Janbon, M., Lonjon, Mme. P., Anselme-Martin, G.: Tumeur médullaire du segment L⁴ S¹ avec dissociation syringomyélique des sensibilités. Guérison par radiothérapie. Arch. Soc. Sci. méd. biol. Montpellier 15, 358 (1934).

— — — Passebois, P.: Tumeur intra-médullaire du segment C⁶D¹ avec syndrome de Brown-Séquard gauche. Guérison par radiothérapie. Arch. Soc. Sci. méd. biol. Montpellier 15, 351 (1934).

Rimondi, C., Mazzanti, G.: Case contribution to the radiotherapy of vertebral angiomas with signs of spinal cord compression. Radiobiol. Raditer. Fis. Med. 17, 209 (1962) [Italienisch].

Rinaldi, F.: Sulla clinica delle malformazioni e dei tumori vascolari interessanti il midollo spinale e le sue membrane. Acta neurol. (Napoli) 6, 788 (1951).

Rinaldi, I., Peach, W. F., Jr.: Postoperative lumbar meningocele. Report of two cases. J. Neurosurg. 30, 504 (1969).

Rindfleisch, W.: Über diffuse Sarkomatose der weichen Hirn- und Rückenmarkshäute mit charakteristischen Veränderungen der Cerebrospinalflüssigkeit. Dtsch. Z. Nervenheilk. 26, 135 (1904).

Ringer (1879): Zit. nach Mattos-Pimenta, A., Brandt, P.: Die tierischen Parasiten und Pilzinfektionen im zentralen Nervensystem, S. 700. In: Handbuch für Neurochirurgie. Hrsg. v. H. Olivecrona, W. Tönnis. Bd. IV/1, S. 673—727. Berlin-Göttingen-Heidelberg: Springer 1960.

Ringertz, N.: Deux cas de tumeur pigmentée de la moelle épinière. Rev. neurol. 1926 I, 451.

— "Grading" of gliomas. Acta path. microbiol. scand. 27, 51 (1950).

— Nordenstam, H.: Cerebellar astrocytoma. J. Neuropath. exp. Neurol. 10, 343 (1951).

— Reymond, A.: Ependymomas and choroid plexus papillomas. J. Neuropath. exp. Neurol. 8, 355 (1949).

— Tola, J. H.: Medulloblastoma. J. Neuropath. exp. Neurol. 9, 354 (1950).

Ringoir, S.: A cases of chordoma of the cervical spine. Belg. T. Geneesk. 15, 1258 (1959) [Niederländisch].

Risak, E.: Die Klinik der angiomatösen Wirbelsäulengeschwülste. Mitt. Ges. inn. Med. Wien 35, 7 (1936).

— Auersperg, A.: Über die differentialdiagnostische Bedeutung der Xanthochromie im Liquor cerebrospinalis. Z. ges. Neurol. Psychiat. 124, 512 (1930).

Riser, M.: La pneumorachie et le diagnostic des compressions médullaires. Ann. Méd. 20, 52 (1926).

— Pratique neurologique. Vol. 1 & 2. Paris: Masson & Cie. 1952.

— Béhague, P., Géraud, L. H., Lazorthes, G.: Lipome spinal intradural. Rev. neurol. 74, 177 (1942).

— Bezy, P., Boularan, J.: Tumeur de la queue de cheval at de la moelle lombo-sacrée. Rev. neurol. 1928 II, 673.

— Sorel, R.: La tension du liquide céphalo-rachidien dans les compressions de la moelle. Presse méd. 36, 275 (1928).

Riskaer, N.: Cysts and tumors of the septum pellucidum. Acta psychiat. scand. 19, 331 (1944).

Riskó, T., Gácsi, I., Novoszel, T.: Über die chronische Wirbelsäulenosteomyelitis der Erwachsenen. Z. Orthop. 96, 448 (1962).

— Nyul-Tóth, P., Radinszky, J.: Erfahrungen über die Erkennung und chirurgische Behandlung der Geschwulsterkrankungen der Wirbelsäule. Z. Orthop. 93, 183 (1960).

— — — Our experience with the diagnosis and surgery of neoplastic diseases of the spinal column. Magy. Sebész. 13, 1 (1960) [Ungarisch].

Ritchie, G. W., Flanagan, M. N.: Diastematomyelia. Canad. med. Ass. J. 100, 428 (1969).

Ritter, A.: Ein Lipom der Meningen des Cervicalmarks. Dtsch. Z. Chir. 152, 189 (1920).

— Über zwei Fälle von Kompression des Rückenmarks durch varicenartige Gefäßveränderungen der Arachnoidea und Pia mater spinalis. Bruns' Beitr. klin. Chir. 138, 339 (1927).

Ritter, C.: Die Entstehung der akuten, eitrigen Osteomyelitis und ihre Beziehung zu der eitrigen Knochenschußverletzung. Bruns' Beitr. klin. Chir. 177, 93 (1948).

Ritter, F. H.: Tumor cerebral granulomatoso por paracoccidióide. Arch. Neuro-psiquiat. (S. Paulo) 6, 352 (1948).

Ritter, R. D.: Unusual complication in Pott's disease. J. Amer. med. Ass. 108, 1797 (1937).

Ritter, U.: Fehldeutungen und Gefahren der Peridurographie. Fortschr. Röntgenstr. 75, 346 (1951).

Rix, R. R., Geschickter, C. F.: Tumors of the spine, with a consideration of Ewing's sarcoma. Arch. Surg. 36, 899 (1938).

Rixford, E., Gilchrist, T. C.: Two cases of protozoan (coccidioidal) infection of the skin and other organs. Johns Hopk. Hosp. Rep. 1, 209 (1896).

Rizzi, I.: Su un raro caso di rammollimento ischemico del midollo spinale di nature parasittaria. Riv. Pat. nerv. ment. 45, 397 (1935).

— Il granuloma del sistema nervosa. Riv. Neurol. 11, 377 (1938).

— Le inclusioni dermiche nel tessuto nervoso. Boll. Soc. ital. Biol. sper. 17, 308 (1942).

— Sulla natura dei dermoidi del sistema nervoso e sui colesteatomi in genere. Riv. Neurol. 15, 105 (1942).

Rizzi, R., Belsasso, M.: Angiomatosis. Arch. ital. Chir. 72, 237 (1949).

Rizzo, M. A., Cordera, J. J., Fernandes-Rozas, F.: Paraplejía espasmódica por tumor extramedular (schwannoma). Pren. méd. argent. 33, 982 (1946).

Roaf, R.: Chordoma of the third lumbar vertebra. J. Bone Jt Surg. B 32, 40 (1950).

Robbins, L. R., Fountain, E. M.: Hemangioma of cervical vertebras with spinal cord compression. New Engl. J. Med. 258, 685 (1958).

Robbins, M. A., Davis, E. V.: Spinal surgery. Results and lessons from eleven years' work in New Jersey. J. med. Soc. N.J. 59, 55 (1962).

Roberts, A. P.: A case of intracranial dermoid cyst associated with the Klippel-Feil deformity and recurrent meningitis. Arch. Dis. Childh. 33, 222 (1958).

Roberts, K. D.: Congenital sacro-coccygeal teratoma. Case report. Brit. J. Surg. 39, 179 (1951).

Robertson, B.: A case of meningioma with extracranial metastases. Acta path. microbiol. scand. 48, 335 (1960).

Robertson, E. G.: Arterial angioma. Med. J. Aust. 25 II, 384 (1938).

Robertson, H. E.: Das Ganglioneuroblastom, ein besonderer Typus im System der Neurome. Virchows Arch. path. Anat. 220, 147 (1914).

Robertson, J. F., Graham, Ch. P.: Spinal extradural cyst associated with kyphosis dorsalis juvenilis. Ann. Surg. 110, 285 (1939).

Robertson, W. E., Ingham, S. D.: A case of cholesteatoma of the spinal cord. Penn. med. J. 19, 408 (1916).

Robin (1853): Zit. nach Mattos-Pimenta, A., u. Brandt, P.: Die tierischen Parasiten und Pilzinfektionen im zentralen Nervensystem, S. 709. In: Handbuch der Neurochirurgie. Hrsg. v. H. Olivecrona, W. Tönnis. Bd. IV/1, S. 673—727. Berlin-Göttingen-Heidelberg: Springer 1960.

Robin, C.: Recherches anatomiques sur l'épithéliome des séreuses. J. Anat. (Paris) 6, 239 (1869).

Robineau, M.: Sur le traitement chirurgical des compressions médullaires. Rev. neurol. T. 39, Ann. 30, 707 (1923).

— Le rôle du lipiodol dans la chirurgie des tumeurs médullaires. Bull. Soc. Chir. Paris 53, 668 (1927).

— Diagnostic et traitement des tumeurs de la moelle. Neuvième Congr. Soc. internat. de chir. Madrid, 15—18 mars 1932. Rapports. Vol. 2, 575—622. Bruxelles: Imprimerie Médicale et Scientifique 1932.

Robinson, B. H., Lessof, M. H.: Osteomyelitis of the spine. Guy's Hosp. Rep. 110, 303 (1961).

Robinson, R. G.: Paraplegia due to Paget's disease (Osteitis deformans). Brit. med. J. 1953 II, 542.

Robson, P. N.: Hyperextension and hematomyelia. Brit. med. J. 1956 II, 848.

Roca de Viñals, R., Elizalde Armendáriz, C., Coma-Fabrés, A.: Tumores melánicos del S.N.C.; a propósito de tres casos clínicos. Med. clín. (Barcelona) 22, 304 (1954).

Rocca, E. D.: Meningioma espinal. Rev. Neuro-psiquiat. 10, 28 (1947).

— Mendoza, D., Gutierrez, J.: Mielomas. Acta cancer. 2, 113 (1961).

Roch, M., Martin, E.: Neurofibromatose — Periarteriitis — Hypertension. Schweiz. med. Wschr. 19, 1021 (1938).

Rochat, G. F.: Großhirnangiom bei der Lindauschen (v. Hippelschen) Erkrankung. Klin. Mbl. Augenheilk. 86, 23 (1931).

Rockwood, C. A., Jr., Monnet, J. C., Rountree, C. R.: Nontuberculous psoas abscess. Amer. Surg. 27, 598 (1961).

Rodet, P.: Nouvel appareil de douches à jets parallèles applicable au traitement des maladies de la moelle. Congr. internat. de bains de mer. Compt. rend. Paris 1, 239 (1895).

Rodgers, P. E., Cruickshank, E. K.: Spinal arachnoiditis. Indian med. J. 11, 164 (1962).

Rodin, E. A., Dodge, H. W., Jr., Hayles, A. B.: Lymphosarcoma of epidural space in 7 year old child: case. Proc. Staff Meet. Mayo Clin. 29, 571 (1954).

Rodrigues, M., Carvalho, O.: Tumor bulbocervical. Bol. clin. Hosp. Lisboa 20, 237 (1956).

Rodriguez de Ledesma, J. P., González Guija, A.: Tumor raquideo extramedular de región cervical; extirpación-curación. Med. Segur. Trab. 3, 84 (1954).

Roederer, C.: L'angiome vertébrale. Paris méd. 87, partie méd., 544 (1933).

— Un cas probable d'angiome vertébrale. Bull. Soc. méd. Hôp. Paris 49, 450 (1933).

Roemheld, L.: Rückenmarkstumor und Diabetes. Dtsch. med. Wschr. 66 I, 321 (1940).

Röpke, W.: Über die operative Entfernung intramedullärer Rückenmarkstumoren. Langenbecks Arch. klin. Chir. 96, 963 (1911).

Rössle, R.: Das Retothelsarkom der Lymphdrüsen. Beitr. Path. Anat. 103, 385 (1939).

Röttgen, P.: Erfahrungen bei Bandscheibenoperationen. Langenbecks Arch. klin. Chir. 267, 138 (1951).

— Über traumatische intradurale Wurzelabrisse. Nervenarzt 23, 348 (1952).

Roetzer, K.: Sarkomatöse Entartung bei Ostitis deformans. Med. Klin. 44, 700 (1949).

ROGER, H.: Les épreuves lipiodolées sous-arachnoïdiennes et épidurales de Sicard. Technique et images radio-scopiques. Paris méd. **55**, 81 (1925).

— ALLIEZ, J.: Dix cas d'arachnoïdite spinale, aiguë ou subaiguë, kystique ou feutrée primitive ou secondaire. Rev. neurol. **1933** I, 974.

— ARNAUD, M., ALLIEZ, J.: Compression dorso-lombaire par téleangiektasies veineuses piemériennes. Curie-thérapie. Rev. neurol. **1934** I, 1055.

— — POURSINES, J., ALLIEZ, J.: Kyste intradural corsal communiquant avec le liquide céphalorachidien. Image lipiodolée en goutte pendante. Guérison opératoire de la compression médullaire. Rev. neurol. **40**, 1155 (1933).

— GASTAUT, H.: Compression lente de la moëlle dorso-lombaire par un infiltrat pseudo-tumoral péridural au cours d'une leucémie aiguë myélocytaire. Sem. Hôp. Paris **23**, 1703 (1947).

— IMBERT, L., DARCOURT, A.: Tumeur des méninges cervicales supérieures. Radiodiagnostic lipiodolé. Inter-vention. Gaz. Hôp. (Paris) **97**, 449 (1924).

— PAILLAS, J.-E., BONNAL, J., VIGOUROUX, R.: Angiomes de la moelle et des racines. Acta neurol. belg. **51**, 491 (1951).

— PAILLAS, J.-E., DUPLAY, J.: Hémorrhagie méningée spino-cérébrale revélatrice d'une tumeur de la queue de cheval chez deux jeunes sujets. Bull. Soc. méd. Hôp. Paris **65**, 37 (1949).

— SCHACHTER, M.: La paraplégies des scoliotiques. Ann. Méd. **46**, 177 (1940).

— VIGNE, P.: Compression médullaire et ostéite fibrokystique de Recklinghausen au cours d'une sarcomatose de Kaposi. Rev. neurol. **65** I, 1467 (1936).

ROGER, J. P.: Mal de Pott et paraplégies. Laval méd. **3**, 239 (1938).

— BONNAL, J., BÉRARD-BADIER, M.: Cyphoscoliose dorsale et paraplégie lombo-sacrée par hydromyélie probable. Rev. neurol. **101**, 171 (1959).

ROGERS, H.: Dissecting aneurysm of the aorta. Amer. Heart J. **18**, 67 (1939).

ROGERS, I. S. J., TUDHOPE, G. R.: Hydatid cyst of the spinal canal successfully treated by operation. Arch. Dis. Childh. **13**, 269 (1938).

ROGERS, J. S., KNIGHTON, R. S.: Decompressive laminectomy in the management of spinal epidural metastases. Henry Ford Hosp. med. J. **17**, 201 (1969).

ROGERS, L.: A spinal meningioma containing bone. Brit. J. Surg. **15**, 675 (1927/28).

— The prognosis in spinal tumour cases. Neuvième Congr. de la Soc. Internat. de Chirurgie, Madrid, 15—18 mars 1932. Rapports, vol. II, p. 854—859. Bruxelles: Imprimerie Médicale et Scientifique 1932.

— The surgery of spinal tumours. Lancet **1935** I, 187.

— Plasmocytomas producing paraplegia. Brit. J. Surg. **41**, 54 (1953).

— Tumours involving the spinal cord and its nerve roots: Bradshaw Lecture. Ann. roy. Coll. Surg. Engl. **16**, 1 (1955).

— Metastatic paraplegia of prostatic origin with notes of a case occuring twenty eight years after suprapubic prostatectomy. J. Neurol. Neurosurg. Psychiat. **20**, 228 (1957/58).

— Malignant spinal tumours and the epidural space. Brit. J. Surg. **45**, 416 (1958).

— HEARD, G.: Intrathecal spinal metastases (rare tumours). Brit. J. Surg. **45**, 317 (1958).

ROHR, H.: Hirn- und Rückenmarksläsionen durch metastasierende Kolloidstrumen. Acta neurochir. (Wien) **6**, 93 (1958).

— Segmentinnervation des Cervicalgebietes. Klinische und tierexperimentelle Untersuchungen. Acta neurochir. (Wien) **11**, 1 (1963).

— HOFFMANN, W.: Rückenmarkstumoren mit Stauungspapille. Nervenarzt **30**, 391 (1959).

— LENZ, H.: Störungen der Zwerchfellmotorik bei cervicalen Wurzelschädigungen. Nervenarzt **31**, 359 (1960).

ROHRHIRSCH, O.: Primäres Sarkom der Wirbelsäule. Röntgenpraxis **3**, 208 (1931).

ROIZ NORIEGA, M., VIÑA Y VIÑA, J. L.: Myélographie avec composés iodés aqueux. J. Radiol. Électrol. **31**, 452 (1950).

ROJAS, R., RODRIGUEZ SAMMARTIONO, M. A.: Paraplegia caused by extradural echinococcosis. Dia méd. **32**, 2646 (1960) [Spanisch].

ROKITANSKY, C.: Lehrbuch der Pathologischen Anatomie. 3. Aufl., Bd. 1—3. Wien: Wilhelm Braumüller 1855—1861.

ROLSHOVEN, L.: Ein Fall von extramedullärem, intraduralem Tumor des Dorsalmarks ohne sensible Reiz-erscheinungen. Inaug.-Diss. Köln 1938 (1939).

ROMAGNOLI, C., TRABUCCHI, L.: Contributo clinico alla sindrome della arteria del rigonfiameto lombare. Chir. Organi Mov. **50**, 452 (1962).

ROMAN, B.: Ein Fall von Hämangiom des Rückenmarks. Zbl. allg. Path. path. Anat. **24**, 993 (1913).

— Zur Kenntnis des Neuroepithelioma gliomatosum. Virchows Arch. path. Anat. **211**, 126 (1913).

ROMANO, B.: Rückenmarkskompression bei tuberkulöser Meningitis. Ann. Ist. Forlanini **7**, 527 (1943) [Ita-lienisch].

ROMANO, N., EYHERABIDE, R. A.: La compresión medular en el curso evolutivo del cáncer del pulmón. Arch. urug. Med. **18**, 73 (1941).

ROMERIO, C.: Considerazioni cliniche ed anatomiche sui tumori vascolari dello speco vertebrale. Sist. nerv. **4**, 21 (1952).

— L'echinococcosi mielo-vertebrale. Atti Accad. Fisiocr. Siena Sez. med.-fis. **13**, 196 (1954).

Romerio, C.: Sanna, E.: Sulla echinococcosi primitiva mielovertebrale. Riv. Pat. nerv. ment. **75**, 153 (1954).

Romero Martinez, M.: Paraplegia caused by intraspinal echinococcosis. Bol. cult. Cons. Col. méd. Esp. **26**, 43 (1963) [Spanisch].

Rønn, G.: Paraplegia caused by spinal metastasis of prostatic cancer. Ugeskr. Læg. **118**, 42 (1956) [Dänisch].

Roofe, P. G.: Innervation of annulus fibrosus and posterior longitudinal ligament. Arch. Neurol. Psychiat. (Chic.) **44**, 100 (1940).

Roque, G., Chalier, A., Gignoux, A.: Tumeur comprimant le bulbe et la moelle. Lyon méd. **2**, 89 (1908).

Roques, R. S., Planques, J., Pons, H.: Syndrome de Brown-Séquard consécutif à une compression médullaire pseudo-tumorale de nature syphilitique. Rev. neurol. **1934**II, 667.

Rose, G.: Über die Pachymeningitis externa spinalis. Diss. Hamburg 1941.

Rosen, B. J., Smith, T. W., Bloch, K. J.: Multiple myeloma associated with two serum M-components, γ G type K and γ A type L_1. N. Engl. J. Med. **277**, 902 (1967).

Rosenauer, F., Hartl, F.: Zur Radikaloperation der Sakraldermoide mit primärem Wundverschluß. Klin. Med. (Wien) **12**, 414 (1957).

Rosenbaum, H. E., Long, F. B., Jr., Hinchey, T. R., Trufant, S. A.: Paralysis with saddle-block anesthesia in obstetrics. Arch. Neurol. Psychiat. (Chic.) **68**, 783 (1952).

Rosenblum, A. H., Kirschbaum, J.: Multiple myelome with tumorlike amyloidosis. J. Amer. med. Ass. **106**, 988 (1936).

Rosenbluth, P. R., Meirowsky, A. M.: Sympathetic blockade, acute cervical cord syndrome. J. Neurosurg. **10**, 107 (1953).

Rosenfeld, M., Guleke, N.: Über einen Fall von operiertem Tumor der Cauda equina. Dtsch. Z. Chir. **103**, 572 (1910).

Rosenfeld, W.: Die röntgenologische Darstellung des Periduralraumes und ihre diagnostische Bedeutung. Nervenarzt **21**, 304 (1950).

Rosenhagen, H.: Zur Klinik des Angioma racemosum arterio-venosum der Rückenmarkshäute. Z. ges. Neurol. Psychiat. **147**, 216 (1933).

Rosenqvist, H., Saltzman, G. F.: Sacrococcygeal and vertebral chordomas and their treatment. Acta radiol. (Stockh.) **52**, 177 (1959).

Rosenthal, W.: Über eine eigentümliche, mit Syringomyelie complicierte Geschwulst des Rückenmarks. Beitr. path. Anat. **23**, 111 (1898).

Rosenzweig, J.: Hämangiome der Wirbelsäule. Sovetsk. Psichonevrol. **14**, 47 (1938) [Russisch].

Rosette, R. S., Lively, H. S.: Chylothorax in a patient with malignant schwannoma. A case report. Guthrie Clin. Bull. (Sayre) **29**, 224 (1960).

Rosi, V. E.: Su un caso di ascesso epidurale spinale. G. Med. milit. **104**, 72 (1954).

Roslund, J., Sundberg, K., Tovi, D.: Plasma cell myeloma of thoracic vertebra with amyloid deposits. Acta path. microbiol. scand. **49**, 273 (1960).

Rosner, S.: Neurosurgical lesions diagnosed as multiple sclerosis. J. nerv. ment. Dis. **108**, 113 (1948).

— New chemotherapy for malignant neoplasms of the nervous system. J. int. Coll. Surg. **39**, 55 (1963).

— Ziviello, A.: Acute carcinomatosis. J. int. Coll. Surg. **32**, 168 (1959).

Rosow, H. M., Raney, R. B.: Coccidioidal granuloma simulating tumor of the spinal cord. Bull. Los Angeles neurol. Soc. **12**, 167 (1947).

Ross, A. T., Bailey, O. T.: Tumors arising within the spinal canal in children. Neurology (Minneap.) **3**, 922 (1953).

Ross, E.: Ergebnisse einer Röntgen-Reihenuntersuchung der Wirbelsäule bei 5000 männlichen Jugendlichen. Fortschr. Röntgenstr. **97**, 734 (1962).

— Die enchondrale Dysostose der Wirbelsäule. Kritisches zur Diagnose der Scheuermannschen Erkrankung. Fortschr. Röntgenstr. **98**, 578 (1963).

Ross, G. L., Norcross, J. W., Horrax, G.: Spinal cord involvement by schistosomiasis mansoni. New Engl. J. Med. **246**, 823 (1952).

Ross, P., Jelsma, F.: Postoperative analysis of 366 consecutive cases of herniated lumbar discs. Amer. J. Surg. **84**, 657 (1952).

Rosselet, A., Decker, P.: Sur un cas de myélome plasmocytaire à localisation unique. Rev. méd. Suisse rom. **56**, 757 (1936).

Rossi, E.: Contributo alla conoscenza del neuroblastoma del simpatico. Minerva med. **54**I, parte scient., 74 (1963).

Rossi, N., Duè, G.: Su di un caso di angioma vertebrale. Minerva ortop. **8**, 472 (1957).

Rossi, U.: Lipomi spinali intradurali. Ann. Neurol. Psichiat. **54**, 73 (1960).

Rossier, A. B.: Über die Rehabilitation der Paraplegiker. Basle: Geigy 1964. (Documenta Geigy, Acta clinica Nr. 3.)

Rossini, R.: I tumori intramidollari diffusi. Riv. Pat. nerv. ment. **63**, 21 (1944).

— Le algie cervico-brachiali. Riv. Pat. nerv. ment. **73**, 166 (1952).

Rossolimo, G.: Zur Frage über den weiteren Verlauf der Hinterwurzelfasern im Rückenmarke. Neurol. Zbl. **5**, 391 (1886).

Rostan, A.: Contributo anatomo-clinico allo studio della necrosi acuta del midollo spinale nel corso nel morbo di Pott. Neopsichiatria **2**, 560 (1936).

ROTA, L.: Tumori della colonna vertebrale e del midollo spinale. Rif. med. **66**, 1276 (1952).

ROTENBERG, S. I., ROGOWER, A. B.: Das Symptom der akuten Myelitis in der Klinik der Rückenmarkstumoren. Nevropat. i Psichiat. **9**, 87 (1938) [Russisch].

ROTÉS-QUEROL, J., BERNAT CRESPI, P., TOMÁS ESCUÉ, A.: Claudication radicular de la cola de caballo. Med. clín. (Barcelona) **40**, 12 (1963).

ROTH, A.: Ueber einen Fall von Compression der Cauda equina mit secundärer Degeneration im Rückenmark. Inaug.-Diss. Berlin 1883.

ROTH, G.: Myélographie gazeuse par refoulement. Une nouvelle méthode. J. Radiol. Éléctrol. **43**, 831 (1962).

ROTH, J. G., ELVIDGE, A. R.: Glioblastoma multiforme: a clinical survey. J. Neurosurg. **17**, 736 (1960).

ROTH, M.: Zadní oblouk atlasu v rtg obraze; příspěvek k obrazu spinálního neurofibromu na C2. [Posterior arch of the atlas bone on x-ray; a study on spinal neurofibroma on C2.] Čs. Roentgenol. **13**, 184 (1959).

— Die zervikalen intraspinalen expansiven Prozesse im Nativröntgenbild. Radiol. diagn. (Berl.) **3**, 447 (1960).

— Gas myelography by the lumbar route. Acta radiol. Diagn. N.S. **1**, 53 (1963).

ROTH, O. R.: Supervoltage radiotherapy and intramedullary fixation in the management of pathological fractures of long bones. Maryland med. J. **9**, 310 (1960).

ROTH, W.: Contribution à l'étude symptomatologique de la gliomatose médullaire. Arch. Neurol. (Paris) **14**, 368 (1887).

ROTHMANN, M.: Über die Beziehungen des obersten Halsmarkes zur Kehlkopfinnervation. Neurol. Zbl. **31**, 274 (1912).

— Gegenwart und Zukunft der Rückenmarkschirurgie. Berl. klin. Wschr. **50 I**, 528; 598 (1913).

— Über „negativen" Druck in den langen Röhrenknochen des Hundes. Münch. med. Wschr. **60**, 1664 (1913).

ROTSDADT, J.: Traitement chirurgicale des tumeurs de la moelle. Nouv. Iconogr. Salpêt. **26**, 36 (1913).

ROTTHAUWE, H. W., KOWALEWSKI, S., MUMENTHALER, M.: Kongenitale Muskeldystrophie. Z. Kinderheilk. **106**, 131 (1969).

ROUGEMONT, J. DE, FRANÇOIS, R., LEVY, M., HERMIER, M., FOURNIER, P.: A propos d'une observation de tumeur épidermoïde spinale de l'enfant d'origine traumatique. Pédiatrie **17**, 691 (1962).

ROUGERIE, J., DALLOZ, J.-C., BRAULT, A.: Choléstéatome intra-rachidien observé quatre ans après une méningite purulente traitée par voie locale. Arch. franç. Pédiat. **16**, 1207 (1959).

ROUKKULA, M., SALOVAARA, E.: Aneurysmal bone cyst of the fourth thoracic vertebra with compression of the spinal cord. Report of a case. Acta radiol. (Stockh.) **57**, 373 (1962).

ROULET, F. C.: Die ausgesprochenen blastomatösen Retikulosen. Verh. Dtsch. path. Ges. **37**, 105 (1954).

ROUQUÈS, L.: Sur l'existence de la dégénérescence combinée subaiguë de la moelle au cours des leucémies. Bull. Soc. méd. Hôp. Paris **58**, 27 (1942).

— Une complication inattendue des méningites tuberculeuses guéries: les tumeurs épidermoïdes de la moelle. Presse méd. **64**, 1915 (1956).

— Les complications radiculo-médullaires de l'achondroplasie. Presse méd. **64**, 1531 (1956).

— À propos du traitement neuro-chirurgical des accidents médullaires par métastases ou tumeurs malignes. Bull. Soc. méd. Hôp. Paris **75**, 197 (1959).

— Les compressions médullaires par néoformations chez les enfants. Press. méd. **67**, 1492 (1959).

— Accidents médullaires par métastases cancéreuses ou tumeurs malignes. Description. Traitement. Presse méd. **68**, 692 (1960).

— DAVID, M.: Le rôle des arachnoïdites segmentaires dans les séquelles nerveuses des traumatismes fermés du rachis. Rev. neurol. **81**, 185 (1949).

— — DESPROGES, R., ISRAËL, J.: A propos d'un nouveau cas d'arachnoïdite segmentaire traumatique. Rev. neurol. **91**, 124 (1954).

— — SORS, CH.: Les formes algiques des arachnoïdites de la queue de cheval. Presse méd. **58**, 459 (1950).

— ISRAËL, J., PASSELECQ, A., LACROIX-COUTRY, M., PLAINFOSSÉ, M.-C.: A propos des ostéoarthropathies vertébrales tabétiques. Presse méd. **70**, 693 (1962).

— PATEL, J., SORS, C.: A propos des arachnoïdites segmentaires consécutives aux fractures fermées du rachis lombaire: présentation de pièce. Rev. neurol. **81**, 615 (1949).

— VILLIAUMEY, J., SORS, CH.: Régression spontanée d'une paraplégie flasque aiguë chez un sujet ayant eu une métastase rachidienne avec arrêt du lipiodol. Rev. neurol. **81**, 71 (1949).

ROUSSEAU, R., GOURNET, C.: Phlébographie rachidienne par voie trans-épineuse. Rev. méd. Nancy **81**, 377 (1956).

ROUSSY, G., CORNIL. L.: Deux nouveaux cas d'hemiplégie spinale par contusion indirecte de la moelle cervicale avec atteinte de la IXe paire. Rev. neurol. **26**, 318 (1919).

— — Réflexes d'automatisme médullaire apparus au cours d'un syndrome de compression médullaire dans un membre antérieurement atteint de paralysie infantile. Rev. neurol. T. **38**, Ann. **29**, 294 (1922).

— LÉVY, G.: Existence d'un dissociation, dite corticale, des troubles de la sensibilité par atteinte bulbo-protubérantielle et médullaire supérieure. Rev. neurol. **1930 I**, 145.

— LHERMITTE, J., CORNIL, L.: Essai de classification des tumeurs cérébrales. Ann. Anat. path. **1**, 333 (1924).

— — HUGUENIN, R.: Syndrome métastatique aigue médullaire dans le cancer. Rev. neurol. **65 I**, 616 (1936).

— OBERLING, CH.: Histologic classification of tumors of the central nervous system. Arch. Neurol. Psychiat. (Chic.) **27**, 1281 (1932).

Roux, J., Paviot, J.: Un cas de tumeur de la moelle. Diagnostic du siège par les localisations radiculaires. Arch. Neurol. (Paris), 2. sér., 5, 433 (1898).

Roux, G., Vidal, J., Baumel, H.: Ostéomyélite chronique vertébrale et sacro-iliaque. Difficultés de diagnostic. Traitement chirurgical actuel. Montpellier méd. 59, 629 (1961).

Rovetta, P.: Idrocefalo ed edema papillare secondari a tumori midollari di basso livello. Arch. Neurochir. (Firenze) 2, 1 (1956).

— Mocchetti, E.: Contributo allo studio dell'atetosi da lesione midollare. Riv. Pat. nerv. ment. 83, 81 (1962). Neurol. Psychiat. (Chic.) 12, 39 (1965).

Rowbotham, G. F.: Early diagnosis of compression of spinal cord by neoplasms. Lancet 1955 II, 1220.

Rowe, C. R., Sorbie, C.: Fractures of the spine in the aged. Clin. orthop. 26, 34 (1963).

Rowe, C. W., Jackson, I. J., Kuri, J.: Hemangioma of vertebra. Mississippi V. med. J. 75, 182 (1953).

Rowe, R. J., Brock, D. T.: Surgical management of presacral tumors. Amer. J. Surg. 92, 710 (1956).

Roynor, R. B., Kingman, A. F., Jr.: Hemangioblastoma and vascular malformations as one lesion. Arch. Neurol. Psychiat. (Chic.) 12, 39 (1965).

Rozsíval, V., Lichý, J.: Cévní malformace míšní. Sborn. věd. Prací lék. Fak. Hradci Králové 4, 497 (1961).

Rubenfeld, S., Zeitel, B. E.: Radioactive gold in subarachnoid space of dog (distribution in spinal cord). Amer. J. Roentgenol. 76, 367 (1956).

Rubens-Duval, A., Villiaumey, J., Milhaud, A.: La dégénérescence sarcomateuse de la vertèbre pagétique. Bull. Soc. med. Hôp. Paris 75, 686 (1959).

Rubiés Trias, P., Plá Majó, B.: Consideraciones diagnósticos sobre los tumores vertebrales. Acta ortop.-traum. ibér. 2, 1 (1954).

Rubinstein, J. E.: Astereognosis associated with tumors in the region of the foramen magnum. Arch. Neurol. Psychiat. (Chic.) 39, 1016 (1938).

Rudar, M., Urbanke, A., Radonic, M.: Occlusion of the abdominal aorta with dysfunction of the spinal cord. Ann. intern. Med. 56, 490 (1962).

Rudershausen, V.: Über die Häufigkeit und Art der Hirngeschwülste an Hand des Sektionsmaterials des Pathologischen Institutes Heidelberg. Virchows. Arch. path. Anat. 285, 318 (1932).

Rudin, D. O., Fremont-Smith, K., Becher, H. K.: Permeability of the dura mater to epidural procaine in dogs. J. appl. Physiol. 3, 388 (1951).

Rudler, J. C., Giuli, R.: Mediastinaltumoren. Triangel (Nürnberg) 5, 352 (1961/63).

Rudowski, W.: Hereditäre deformierende Chondrodysplasie mit Rückenmarkskompression. Pol. Tyg. lek. 2, 1239 (1947) [Polnisch].

Rübe, W.: Über elektroenzephalographische Veränderungen nach Röntgenbestrahlung des Gehirns. Fortschr. Röntgenstr. 91, 789 (1959).

Rüsken, W.: Knochenveränderungen der Wirbelsäule bei Rückenmarkstumoren. Mschr. Psychiat. Neurol. 96, 257 (1937). — Zbl. Chir. 64, 1364 (1937).

— Die Behandlung der Nervenerkrankungen durch Röntgentiefenbestrahlung. Strahlentherapie 77, 485 (1948).

Rütt, A.: Die Skoliose bei der Neurofibromatosis Recklinghausen (NR) und die Bedeutung des Unfalles für dieses Krankheitsbild. Arch. orthop. Unfall-Chir. 46, 633 (1954).

Ruette, B. von: Pathophysiologie der Rückenmarksblase. Praxis 55, 717 (1966).

Rüttimann, A., Buono, M. S. del, Cochi, U.: Neue Fortschritte in der Lymphographie. Schweiz. med. Wschr. 91, 1460 (1961).

Ruggiero, G.: Technique neuroradiologique. Paris: Masson & Cie. 1959.

Ruhlin, C. W., Albert, S.: Scoliosis complicated by spinal-cord involvement. J. Bone Jt Surg. Old Ser. 23, 877 (1941).

Rummel, H.: Zur Sakralanästhesie. Zbl. Gynäk. 53, 86 (1929).

Runge, W.: Beitrag zur Frage der Pachymeningitis dorsalis. Zusammenhang mit Trauma? Ärztl. Sachverst.ztg. 26, 61 (1920).

Runte, B.: Ein Beitrag zur Kasuistik der Echinokokken der Cauda equina. Diss. Hamburg 1931.

Ruppert, V.: Zur Differentialdiagnose destruierender Wirbelprozesse: Cavernöses Hämangiom des 9. Brustwirbels. Röntgenpraxis 11, 358 (1939).

Rushton, J. G., Mulder, D. W., Lipscomb, P. R.: Neurologic symptoms with osteoid-osteoma. Neurology (Minneap.) 5, 794 (1955).

Rushworth, G., Lishman, W. A., Hughes, J. T., Oppenheimer, D. R.: Intense rigidity of the arms due to isolation of motoneurones by a spinal tumour. J. Neurol. Neurosurg. Psychiat. 24, 132 (1961).

Rushworth, R. G., Martin, P. B.: Acute spinal epidural abscess; a case in an infant with recovery. Arch. Dis. Childh. 33, 261 (1958).

Ruskin, L.: Extradural echinococcus cysts producing paraplegia. Brit. med. J. 1939 I, 560.

Russel, E. C.: Localisation of spinal block by means of jodized oil. J. Amer. med. Ass. 82, 1775 (1924).

Russell, D. S.: Capillary haemangioma of spinal cord associated with syringomyelia. J. Path. Bact. 35, 103 (1932).

— Malignant osteoclastoma; and the association of malignant osteoclastoma with Paget's osteitis deformans. J. Bone Jt Surg. B 31, 281 (1949).

— Meningeal tumours: a review. J. clin. Path. 3, 191 (1950).

RUSSELL, D. S.: Polar spongioblastomas: their place in the glioma series (Abstr.). In: Proceedings of the Second Internat. Congr. of Neuropathology. London 1955, P. 2, p. 259—260. Amsterdam: The Medica Foundation. Excerpta 1955.

— BLAND, J. O. W.: A study of gliomas by the method of tissue culture. J. Path. Bact. **36**, 273 (1933).

— CAIRNS, H.: Polar spongioblastomas. Arch. Histol. (B. Aires) **3**, 423 (1947).

— RUBINSTEIN, L. J.: Pathology of tumours of the nervous system, with a chapter on: Tissue culture in relation to tumours of the nervous system, by C. E. LUMSDEN. Baltimore: Williams & Wilkins Co. 1959. — 2. ed. London: Edward Arnold 1963.

— SACHS, E.: Pinealoma. A clinicopathologic study of seven cases with a review of the literature. Arch. Path. **35**, 240 (1943).

RUSSELL, J. R., BUCY, P. C.: Oligodendroglioma of the spinal cord. J. Neurosurg. **6**, 433 (1949).

RUSSO, P. E., BROWN, B. H.: Solitary myeloma of bone; a case report. Amer. J. Roentgenol. **76**, 972 (1956).

RUSTITZKY, O. R.: Multiples Myelom. Dtsch. Z. Chir. **3**, 162 (1873).

RUTISHAUSER, E.: Contribution à la pathologie de la dure-mère spinale (hématome et pachyméningite hémorragique interne spinaux). Ann. Anat. path. **12**, 51 (1935).

RUTTÉ, B. DE: Les paraplégies au cours de la spondylite tuberculeuse. Schweiz. Z. Tuberk. **5**, 11 (1948).

RYSTEDT, G.: Über einen Fall von Solitärtuberkel im Rückenmark mit Nebenbefund von sogenannter artifizieller Heterotopie desselben. Z. klin. Med. **63**, 220 (1907).

SABA, G.: La posizione dell'operando negli interventi sul rachide lombare. Rass. med. sarda **65**, 173 (1963).

SABANAS, A. O., BICKEL, W. H., MOE, J. M.: Natural history of osteoid-osteoma of the spine. Amer. J. Surg. **91**, 880 (1956).

SACHS, B.: A contribution to the study of tumors of the spinal cord. J. nerv. ment Dis. **11**, 648 (1886).

— Kurze Mitteilung über einen Fall von solitärem Tuberkel des Hals-Rückenmarkes. Neurol. Zbl. **6**, 4 (1887).

— Two cases of tumor pressing upon the cauda equina. Med. Rec. (N.Y.) **57**, 7 (1900).

SACHS, E.: Malignancies of spinal cord and peripheral nerves. S. Dak. J. Med. Pharm. **4**, 95 (1951).

— FINCHER, E. F., JR.: Intramedullary lipoma of the spinal cord: complete operative removal. Arch. Surg. **17**, 829 (1928).

— GLASER, M. A.: Definite level symptoms suggesting spinal tumor. A study of thirthythree patients subjected to laminectomy. J. Amer. med. Ass. **88**, 308 (1927).

— HORRAX, G.: A cervical and a lumbar pilonidial sinus communicating with intraspinal dermoids. J. Neurosurg. **6**, 97 (1949).

— ROSE, D. K., KAPLAN, A.: Tumor of the filum terminale with cystometric studies. Arch. Neurol. Psychiat. (Chic.) **24**, 1133 (1930).

SACHS, M., LANDAU, A., ARTHUIS, M.: Neurinomes et neurofibromes multiples du rachis. Problèmes diagnostiques et thérapeutiques. Neuro-chirurgie **14**, 668 (1968).

SACUN, J. I., SARDA, V. E.: Sindrome del cicono de minor. Rev. clín. esp. **112**, 203 (1969).

SADELKOW, P.: Ein Fall von röhrenförmiger Rückenmarksblutung auf der Basis einer intramedullären Karcinommetastase. Dtsch. Z. Nervenheilk. **63**, 275 (1919).

SADKA, M.: Epidural spinal hemorrhage with a report on two cases. Med. J. Aust. **40 II**, 669 (1953).

— MERRITT, A. A.: Vascular anomaly of the spinal cord illustrated by three case reports. Aust. Ann. Med. **5**, 136 (1956).

SÄKER, G.: Die Kontrastmittel der Myelographie. Nervenarzt **18**, 216 (1947).

— Röntgenologische Darstellungsmethoden und -indikationen der hinteren Bandscheibenprolapse. Nervenarzt **21**, 20 (1950).

SAENGER, A.: Ein Fall von operativ behandelter Rückenmarksgeschwulst. Münch. med. Wschr. **41**, 431 (1894).

— Ueber Hirnsymptome bei Carcinomatose. Neurol. Zbl. **19**, 187 (1900).

SÄNGER, A.: Demonstration von einem extramedullär gelegenen Tumor. Neurol. Zbl. **28**, 168 (1909).

SÄNGER, M.: Eine Zusammenstellung der Rückenmarkstumoren in der Nervenklinik Jena unter besonderer Berücksichtigung des Verhaltens der Sensibilität. Diss. Jena 1939.

SAETHRE, H.: Etagenpunktion des Spinalkanals. (Ein Hilfsmittel zur Segmentdiagnose der Rückenmarksgeschwülste.) Norsk Mag. Lægevidensk. **87**, 551 (1926) [Norwegisch].

— Eine ungewöhnliche Rückenmarkskompression. Norsk. Mag. Lægevidensk. **97**, 1314 (1936) [Norwegisch].

SAHLGREN, E.: Über das Queckenstedtsche Symptom bei Rückenmarkskompression mit Bericht über 6 Fälle. Hygiea Stockh.) **85**, 53 (1925) [Schwedisch].

— SJÖQVIST, O.: A. k. myalgiska tryckpunkter vid ischias. Nord. Med. **22 II**, 1141 (1944).

SAI, G., LICEN, E.: Extradurales prämedulläres Rhabdomyolipoma fibromatosum. Z. ges. Neurol. Psychiat. **142**, 457 (1932).

SAI-HALÁSZ, A., FÉNYES, G.: Erfolgreich operiertes spinocraniales Meningeom. Acta neurochir. (Wien) **4**, 171 (1955).

SAIZ, G., GORTAN, M.: Die Erforschung des epiduralen Raumes durch Lipiodol. Z. ges. Neurol. Psychiat. **115**, 108 (1928).

SALAEVA, Z. M.: On the dynamics of tumors of the spinal cord. Zh. Nevropat. Psikhiat. **61**, 1658 (1961) [Russisch].

SALALYKIN, V. I., FEDOROV, S. N.: Opyt vosstanovleniia serdechnoi deiatel nosti u neirokhirurgicheskikh bol'nykh. [Experience with restoration of cardiac activity in neurosurgical patients.] Vop. Neïrokhir. **30**, 51 (1966) [Russisch].

Salan, A., Astrengo, A.: La pneumonielografia. Minerva med. **54** II, parte scient., 2053 (1963).

Salas Martinez, M., Anggulo, O.: Neoplasms in children. Sacrococcygeal teratomas. Gac. méd. Méx. **91**, 1083 (1961) [Spanisch].

Salaskin, M. A.: Klassifikation, Klinik und Diagnose der Geschwülste mit Durchtritt durch das Hinterhauptsloch. Vop. Neïrokhir. **17**, 22 (1953) [Russisch]; — Ref.: Zbl. Neurochir. **14**, 185 (1954).

Saldaña, R.: Coexistencia de quiste hidatidico pulmonar e intra-raquideo. Rev. esp. Cirug. Traum. Ortop. **16**, 109 (1934).

Salecker, P.: Über segmentäre Bauchmuskellähmungen. Dtsch. Z. Nervenheilk. **34**, 160 (1908).

Salerno, G.: Rapporti fra trauma e tumore in riferimento ad un caso di meningioma intracranico. Arch. ital. laring. **57**, 292 (1949).

Salscheider, E.: Vorkommen, Differentialdiagnose und Behandlungsergebnisse der Gefäßprozesse im Rahmen der spinalen raumbeengenden Prozesse. Diss. Freiburg i. Br. 1960.

Saltzmann, J.: Paralysis ab insolitæ medullæ spinalis. In: Acta physico-medica. Academiae caesareae naturae curiosorum exhibentia ephemerides ... Vol. 2, p. 234—235. Norimbergae: Impensis B.W.M. Endteri consortii et vid. B. J. A. Engelbrechti 1730.

Salzer, M., Salzer-Kuntschik, M.: Das benigne Osteoblastom. Langenbecks Arch. klin. Chir. **302**, 755 (1963).

Samarin, N. N.: Über die Heilung aseptischer Wunden des Rückenmarks. Verh. des 16. russ. Chir.-Kongr. Moskau, 3.—8. V. 1924, S. 117, 1925 [Russisch].
— Die Heilung der aseptischen Wunden des Rückenmarks beim Kaninchen. Vestn. Khir. **48/49**, 129 (1929).

Sames, C. P.: Dumbell ganglioneuromas. Brit. J. Surg. **37**, 467 (1950) [Russisch].

Samie, A.: Neurilemmoma of the spinal cord. S. Afr. med. J. **36**, 702 (1962).

Sampaio, P.: Doenca de Paget e compressáo medular. Med. Cirurg. Farm. **266**, 231 (1958).
— Tumores gigantes da cauda equina com sintomatologia minima. Rev. bras. Cirurg. **36**, 425 (1958).

Samson, J. E.: Diagnostik différentiel. [Symposium sur le syndrome douloureux lumbo-sacré.] Un. méd. Can. **74**, 1136 (1945).

Sanchez Juan, J., Lopez-Escobar Fernandez, M.: Intrabulbo-protuberantial pearly tumor operated on by total exeresis. The transcerebellar approach for biopsy or removal of intrabulbo-protuberantial tumors. Rev. clín. esp. **87**, 22 (1962) [Spanisch].

Sanchez-Vega, Y., Malo, E.: Un caso de tumor extramedular con presentación del enfermo. Actas Soc. cir. Madrid **2**, 109 (1933).

Sanchez Villares, E.: Tractos dérmicos congénitos craneanos. Rev. esp. Pediat. **17**, 409 (1961).

Sanchis Olmos, V.: Vértebra plana y granuloma eosinófilo. Acta ortop.-traum. ibér. **4**, 610 (1956).

Sanctis-Monaldi, T. de: Alcune considerazioni a proposito d'un tumore spinale extra-midollare. Rif. med. **49**, 1402 (1933).

Sandahl, C.: Beitrag zur Kenntnis des allgemeinen Vorkommens des Hämangioms in der Wirbelsäule. Acta chir. scand. **69**, 63 (1931).

Sandri, L.: Contributo alla conoscenza del cordoma vertebrale cervicale. Clin. otorinolaring. **20**, 400 (1968).

San Felice (1894): Zit. nach Mattos-Pimenta, A., Brandt, P.: Die tierischen Parasiten und Pilzinfektionen im zentralen Nervensystem, S. 710. In: Handbuch der Neurochirurgie. Hrsg. v. H. Olivecrona, W. Tönnis. Bd. IV/1, S. 673—727. Berlin-Göttingen-Heidelberg: Springer 1960.

Sanford, H., Doub, H. P.: Epidurography. A method of roentgenologic visualization of protruded intervertebral disks. Radiology **36**, 712 (1941).

Sano, F., Hoeben: Diskussion bezüglich der Localisation des Centrum cilio-spinale. Neurol. Zbl. **23**, 1156 (1904).

Sano, K., Kuwabara, T.: Early diagnosis of brain and spinal cord neoplasm. Naika [J. int. med.] **18**, 1204 (1966) [Japanisch].

San Sebastian Chamosa, V., Martinez-Peñuelas, J. M.: Teratoma iuxtamedullar. Rev. esp. Oto-neuro-oftal. **8**, 155 (1949).

Santangelo, T.: Über den semiologischen Wert des Druckes auf die Wirbeldornfortsätze und auf die paravertebralen Rinnen des Menschen. Mschr. Psychiat. Neurol. **51**, 269 (1922).

Santi, M.: Sindrome meningo-radicolare da ascesso epidurale. Minerva med. **38** I, parte scient., 398 (1947).

Santos, J. V.: Giant-cell tumor of the spine. Ann. Surg. **91**, 37 (1930).
— Pacheco, L., Fragoso, O.: Über einen subduralen (extramedullären) Tumor der 2. Brustsegmentwurzel mit Paraplegie. Lisboa méd. **21**, 499 (1944) [Portugiesisch].

Sargent, P.: The surgical aspects of spinal tumors. Brit. med. J. **1920** I, 37.
— Radiographic localization of spinal lesions by Sicard's method. Brit. med. J. **1923** II, 174.
— Haemangioma of the pia mater causing compression paraplegia. Brain **48**, 259 (1925).

Sarkisian, S. S.: Spinal cord pseudotumor; complication of pantopaque (iophendylate, iodized oil) myelography. U.S. armed Forces med. J. **7**, 1683 (1956).

Sarma, P. J.: Lymphogranuloma of the epidural space. Int. Clin. **2**, 181 (1933).

Sarma, V., Nemiraja, N.: Sacro-coccygeal teratoma of the foetus with special emphasis on prenatal diagnosis by radiology. Brit. J. clin. Pract. **13**, 628 (1959).

Sarpyener, M. A.: Congenital stricture of the spinal canal. J. Bone Jt Surg. Old Ser. **27**, 70 (1945).
— Spina bifida aperta and congenital stricture of the spinal cord. J. Bone Jt Surg. Old Ser. **29**, 817 (1947).

SARPYENER, M. A., ARITAMUR, A., GÖKSAN, A.: Pott hastaliğini taklit eden vertebrada tiroid kanseri metastazi. Istanbul Üniv. Tip Fak. Mec. **23**, 372 (1960).

SARRELL, W. G., LAFIA, D. J.: Acute lumbar epidural abscess; case. New Engl. J. Med. **250**, 318 (1954).

SARTESCHI, P., GIANNINI, A.: La patologia vascolare del midollo spinale. Pisa: Giardini 1960.

— MANNIRONI, G.: Le proteine liquorali in casi di blocco spinale esaminate col metodo Tiselius. Riv. Pat. nerv. ment. **74**, 167 (1953).

SASSAROLI, S.: L'esame mielografico nella artrosi vertebrale. Riv. Neurol. **24**, 308 (1954).

— Comportamento della prova di Queckenstedt, tasso proteico liquorale e mielografia di 200 casi di affezioni spinali. Riv. Neurol. **25**, 308 (1955).

SATAKOPAN, T., MANGESH RAO, N.: A case of spinal tumour. Brit. J. Surg. **23**, 760 (1936).

SATO, J.: Paravertebral neurinoma accidentally found at autopsy. Sci. Rep. Res. Inst. Tohoku Univ., Ser. c **9**, 101 (1959).

SATODATE, R., NITTSU, K., ABE, M., OTSUKA, T.: An autopsy revealing von Recklinghausen's disease with multiple glioblastomas of the spinal cord, malformation of the central canal of the spinal cord and polyposis of the colon. Brain **15**, 687 (1963) [Japanisch].

SATOYOSHI, E., WATANABE, I., MATSUYAMA, H., NISHIYAMA, Y., KUMAGAI, M., KUROKAWA, K.: An autopsy case of astrocytoma involving lower medulla and spinal cord. Brain **14**, 191 (1962 [Japanisch].

SATRAN, R., MCDONALD, J. V.: Malignant melanoma of the central nervous system. Neurology (Minneap.) **18**, 278 (1968).

SAUCIER, J., TREPAGNIER, F. D.: Syndrome de Brown-Séquard. Gliome médullaire. Un. méd. Can. **64**, 800 (1935).

SAUERBRUCH, F.: Zwei wegen Spangenbildung im Duralsacke laminektomierte Kinder. Ursache: Meningitis serosa. Zbl. Chir. **54**, 1506 (1927).

— HARTMANN, F.: Beitrag zur Chirurgie intramedullärer Neubildungen. Schweiz. med. Wschr. **16**, 26 (1935).

— THIELE, R.: Zwei erfolgreich operierte intramedulläre Rückenmarkstumoren. Acta chir. scand. **72**, 431 (1932).

SAUNDERS, R. L.: Intramedullary epidermoid cyst associated with a dermal sinus. Case report. J. Neurosurg. **31**, 83 (1969).

SAVAGE, T. R.: Chronic adhesive spinal meningitis associated with lumbar naevus and dimple. Brit. med. J. **1950 II**, 709.

SAVINA, N. G.: Transitory spinal ischemia in an atherosclerotically changed bifurcation of the aorta with different degrees of its occlusion. Zh. Nevropat. Psikhiat. **68**, 50 (1968) [Russisch].

SAVOV, G., KIUCHUKOV, N., VANEV, M.: Über das Problem der Frühdiagnose bei Tumoren des Rückenmarks. Sŭvr. Med. **12**, 55 (1961) [Russisch].

SAWADA, K.: Die Veränderungen der weichen Hirnhaut bei acuten Infectionskrankheiten. Virchows Arch. path. Anat. **166**, 485 (1901).

SAWYER, K. C., ORR, R. E., BASKIN, M. J.: Sacrococcygeal teratoma (including case report). Amer. Surg. **19**, 463 (1953).

SAXÉN, E.: Tumours of tactile end-organs. Acta path. microbiol. scand. **25**, 66 (1948).

— Tumours of the sheaths of the peripheral nerves. (Studies of their structure, histogenesis and symptomatology.) Thesis Helsinki 1948.

SAXER, F.: Ependymepithel, Gliom und epitheliale Geschwülste. Beitr. path. Anat. **32**, 316 (1902).

SAXTON, J. A., HANDLER, F. P., BAUER, J.: Cancer and aging. Arch. Path. **50**, 813 (1950).

SAYAD, W. Y., HARVEY, S. C.: The regeneration of the meninges. The dura mater. Ann. Surg. **76**, 129 (1923).

SAYK, J., LEMKE, R.: Fortschritte der Liquorzytologie bei der Diagnostik bösartiger Hirngeschwülste. Psychiat. Neurol. med. Psychol. (Lpz.) **10**, 1005 (1958).

SAYRE, G. P.: The concept of grading gliomas of the central nervous system. J. int. Coll. Surg. **26**, 440 (1956).

SCAGLIETTI, O.: Aspects cliniques et thérapeutiques des syndromes de hernie des disques cervicaux. Acta orthop. belg. **27**, 350 (1961).

SCALVI, G., NOBILE, A.: Akute lymphatische Leukämie mit Beteiligung der Rachenmandeln, Einbruch in die Schädelhöhle und Rückenmarkskompression, epidurale Infiltration. Riv. oto-neuro-oftal. **15**, 265 (1938).

SCARFF, J. E.: Endoscopic treatment of hydrocephalus. Arch. Neurol. Psychiat. (Chic.) **35**, 853 (1936). [Italienisch].

SCARFI, G., SASSI, N.: Granulomatosi maligna a localizzazione vertebrale. Arch. Putti Chir. Organi Mov. **17**, 500 (1962).

— — Sintomatologia addominale acuta quale prima manifestazione di lesione vertebrale. Considerazioni su due casi. Arch. Putti Chir. Organi Mov. **17**, 506 (1962).

SCHAAFSMA, S., MARDJONO, M., OUW, T. T.: Neurinomas of the cauda equina encountered at Djakarta. Neurology (Minneap.) **11**, 402 (1961).

— — TIANG, O. T.: Tumors of the cauda equina. J. Indones. med. Ass. **8**, 313 (1958).

SCHÁB, P.: Thyreogene Tumoren der Wirbelsäule. Tagg der Dtsch. Ges. für Neurochirurgie, Hamburg, 24. bis 26. September 1964 [nicht veröffentlicht].

SCHAEDE, G.: Über diffuse Geschwulstbildung in der Pia mater. Z. ges. Neurol. Psychiat. **6**, 96 (1911).

Schäfer, E. R., Weber, H. J., Schuster, R.: Unsere Erfahrungen mit dem Kontrastmittel SH 617 L für die subarachnoidale Myelographie. Bericht über das Kolloquium der Dtsch. Ges. für Neurochirurgie am 12. und 13. Februar 1965 in Berlin. Zus.gest. von F. Loew; — Ref.: Acta Neurochir. (Wien) 13, 586 (1965).

Schäfer, F.: Unsere Erfahrungen mit der Jodipindiagnostik bei Rückenmarkskrankheiten. Dtsch. Z. Nervenheilk. 98, 39 (1927).

Schäfer, H.: Über Spätlähmungen des Rückenmarks bei schweren Skoliosen. Diss. Würzburg 1935.

— Spondylitis typhosa mit Senkungsabszeß. Ärztl. Wschr. 11, 355 (1956).

Schaeffer, R.: Physiotherapie der Paraplegien. Praxis 55, 731 (1966).

Schaeffer, H.: De la radiothérapie des tumeurs médullaires. Presse méd. 33, 1620 (1925).

— Les arachnoïdites spinales circonscrites. Presse méd. 38, 764 (1930).

— Deux cas de syndrome de la queue de cheval. Presse méd. 48, 109 (1940).

— Sur un nouveau cas de paraplégie scoliotique. Presse méd. 49, 226 (1941).

— de Martel, T.: Arachnoïdite spinale circonscrite. Intervention opératoire. Guérison. Rev. neurol. 1930 I, 413.

Schaeffer, O.: Über Blutergüsse in den Wirbelkanal bei Neugeborenen und deren Ursachen. Arch. Gynäk. 53, 278 (1897).

Schaffer, K. Preisz, H.: Über Hydromyelie und Syringomyelie (Fall 5). Arch. Psychiat. Nervenkr. 23, 1 (1891).

Schairer, E., Krombach, E.: Röntgenstrahlenschädigung der Lunge mit tödlichem Ausgang. Strahlentherapie 64, 267 (1939).

Schaller, A.: Veränderungen an der Halswirbelsäule durch ein spinales Meningeom; demonstriert an einem unbehandelten Zufallsbefund. Zbl. allg. Path. path. Anat. 107, 481 (1965).

Schaller, W. F., Gilman, P. K.: Spastic paraplegia in flexion, a case due to a meningeal tumor compressing the lower cervical cord on the anterior and right lateral aspect. Arch. Neurol. Psychiat. (Chic.) 10, 512 (1923).

Schaltenbrand, G.: Hirngeschwülste und ähnliche Erkrankungen, die keine Geschwülste sind. Zbl. Neurochir. 161, 162 (1938).

— Die Nervenkrankheiten. Stuttgart: Georg Thieme 1951.

— Töbel, F.: Serofibrinöse Meningopathie des Spinalkanals nach einer infizierten Hirnverletzung. Arch. Psychiat. Nervenkr. 180, 592 (1948).

— Tönnis, W.: Traumatischer Hydrocephalus. Zbl. Neurochir. 1/2, 42 (1936/37).

— Tratt, F.: Das Myogramm bei umschriebenen Läsionen des Rückenmarks. Dtsch. Z. Nervenheilk. 148, 107 (1939).

Schattenfroh, C.: Zur Klinik und Histologie der Caudaependymome. Acta neurochir. (Wien) 10, 415 (1962).

Schechter, H. M., Zinngässer, L. H.: The anterior spinal artery. Acta radiol. (Stockh.) N.S. 3, 489 (1965).

Scheda, W., Csanadi, L., Pannonhegyi, A.: Beiträge zur Pathologie der Foix-Alajouanineschen spinalen Gefäßanomalie. Psychiat. Neurol. med. Psychol. (Lpz.) 17, 170 (1965).

Schede, M.: Beiträge zur Operation der Geschwülste der Rückenmarkshäute. Berl. klin. Wschr. 38, 1006 (1901).

— Über Rückenmarkstumoren und ihre chirurgische Behandlung. Dtsch. med. Wschr. 27 (Vereinsbeil.), No 38, 280 (1901).

Schedifka, R.: Beitrag zur Liquordiagnostik: Normomastix-Reaktion und Salzsäure-Collargol-Reaktion unter veränderten Zeit- und Temperaturbedingungen. Hippokrates (Stuttg.) 21, 848 (1967).

Scheel, A.: Hvirvelhaemangiomer, med saerlig henblikk på komplikasjoner og den røntgenologiske diagnose. Nord. méd. 1I, 854 (1939).

Scheer, G. E., Kuhlman, R. E.: Vertebral involvement by desmoplastic fibroma. Report of a case. J. Amer. med. Ass. 185, 669 (1963).

Scheid, W.: Über die Schädigungen durch Triorthokresylphosphat. Nervenarzt 18, 56 (1947).

— Leptospirosen und Nervensystem. Fortschr. Neurol. 17, 295 (1949).

— Zur Klinik und Differentialdiagnose der raumfordernden spinalen Prozesse. Med. Klin. 47, 523 (1952).

— Die Zirkulationsstörungen des Gehirns und seiner Häute. In: Handbuch der Inneren Medizin. Hrsg. v. Bergmann, G. v., Frey, W., Schwiegk, H., 4. Aufl., Bd. V/3, S. 1—105. Berlin-Göttingen-Heidelberg: Springer 1955.

— Die Hirntumoren und andere raumfordernde Prozesse. Die raumfordernden spinalen Prozesse. S. 288—320 u. 550—562. In: W. Scheid, Lehrbuch der Neurologie. Unter Mitarb. v. H. H. Wieck, A. Stammler, K.-A. Jochheim, L. Seidenfaden, E. G. Gibbels. Stuttgart: Georg Tieme 1963; 2. Aufl. 1966; 3. Aufl. 1968.

— Burkhardt, L.: Zur Kenntnis des Wirbelhämangioms mit Rückenmarkskompression. Nervenarzt 11, 19 (1938).

— Gibbels, E.: Therapie in der Neurologie und Psychiatrie einschließlich Rehabilitation. Stuttgart: Georg Thieme 1969.

Scheidegger, S.: Diffuse meningeale Sarkomatose. Oncologia (Basel) 7, 331 (1954).

— Aspergillose. In: Handbuch der speziellen pathologischen Anatomie und Histologie. Hrsg. v. Lubarsch, O., Henke, F., Rössle, R., Bd. XIII/2/A, S. 1194—1199. Berlin-Göttingen-Heidelberg: Springer 1958.

— Schwer rubrizierbare Formen der Virusencephalomyelitis. Schweiz. Z. allg. Path. 22, 337 (1959).

— Spätschädigung des Rückenmarks bei Röntgenbestrahlung. Radiol. clin. (Basel) 29, 65 (1960).

— Ependymome des Rückenmarks. Schweiz. Arch. Neurol. Psychiat. 92, 105 (1963).

SCHEIFFARTH, F.: Lokalisierte Druckatrophie des Wirbelskeletts und Skoliose bei einem Neurinom des Brustmarks. Dtsch. Z. Nervenheilk. **148**, 43 (1938).

— BULITTA, A.: Die Kontrastdarstellung des Periduralraumes mit Per-Abrodil in der Diagnostik des Bandscheibenvorfalls. Ärztl. Wschr. **6**, 318 (1951).

SCHEIN, A. J.: Bacillus pyocyaneus osteomyelitis of the spine: report of a case of successfull treatment with sulfanilamide. Arch. Surg. **41**, 740 (1940).

SCHEINKER, I. M.: Kreislaufstörungen und Höhlenbildungen im Bereiche des Rückenmarks. Mschr. Psychiat. Neurol. **98**, 43 (1938).

— Subependymoma: a newly recognized tumor of subependymal derivation. J. Neurosurg. **2**, 232 (1945).

— Neurosurgical pathology. [1. ed.] Springfield (Ill.): Ch. C. Thomas 1948.

SCHELLER, H.: Zur Differentialdiagnose der Rückenmarksgeschwülste. In: Gegenwartsprobleme der psychiatrisch-neurologischen Forschung. Vorträge auf dem internationalen Fortbildungskurs Berlin 1938. Hrsg. v. C. H. ROGGENBAU, S. 1—33. Stuttgart: Enke 1939.

SCHERB, G.: Les kystes hydatiques a détermination médullaire. Trav. neurol. chir. **5**, 260 (1900).

SCHERER, E.: Beitrag zur Kasuistik der Wirbelangiome mit Kompression des Rückenmarks. Beitr. path. Anat. **90**, 521 (1933).

— Untersuchungen über den geweblichen Aufbau der Geschwülste des peripheren Nervensystems. Virchows Arch. path. Anat. **292**, 479 (1934).

— Beitrag zur Differentialdiagnose neurogener Geschwülste. Virchows Arch. path. Anat. **292**, 562 (1934).

— Über die pialen Lipome des Gehirns. Beitrag eines Falles von ausgedehnter meningealer Lipomatose einer Großhirnhemisphäre bei Mikrogyrie. Z. ges. Neurol. Psychiat. **154**, 45 (1935/36).

— Die extramedullären pialen Lipome an der hinteren Wurzellinie des Rückenmarks (kasuistischer Beitrag). Z. ges. Neurol. Psychiat. **154**, 507 (1935/36).

— Die Röntgenreizbehandlung als Mittel zur unspezifischen Anregung von Abwehrmaßnahmen des Körpers, S. 342—423. In: DU MESNIL DE ROCHEMONT, R.: Lehrbuch der Strahlenheilkunde. Behandlung mit Röntgenstrahlen und radioaktiven Substanzen. Stuttgart: Enke 1958.

— Die Strahlenbehandlung der Blutkrankheiten, S. 423—449. In: DU MESNIL DE ROCHEMONT, R.: Lehrbuch der Strahlenheilkunde. Behandlung mit Röntgenstrahlen und radioaktiven Substanzen. Stuttgart: Enke 1958.

— Heutige Möglichkeiten der Strahlentherapie bösartiger Tumoren unter besonderer Berücksichtigung der Megavolttherapie. Rhein. Ärzteblatt **20**, 39 (1966).

SCHERER, H. J.: Gliomstudien. II. Virchows Arch. path. Anat. **294**, 795 (1935).

— Les problèmes des gliomes multiples. J. belge Neurol. Psychiat. **35**, 685 (1935).

— Critical review: the pathology of cerebral gliomas. J. Neurol. Psychiat. **3**, 147 (1940).

— The forms of growth in gliomas and their practical significance. Brain **63**, 1 (1940).

— BUSSCHER, J. DE: Sur une forme particulière de gliomatose périvasculaire. J. belge Neurol. Psychiat. **37**, 299 (1937).

SCHERGNA, E., TURINESE, A.: Lipomi intradurali. Discussione di un caso. Riv. Pat. nerv. ment. **83**, 640 (1962).

— — Blocco degli spazi subarachnoidei spinali con liquor lombare normale. Contributo alla fisiopatologia del liquor. Riv. Pat. nerv. ment **87**, 1 (1966).

SCHEUER, F.: Die Behandlung der Querschnittslähmungen bei Skoliosen. Z. Orthop. **86**, 48 (1955).

SCHEURMANN, H.: Roentgenologic studies of the origin and development of juvenile kyphosis, together with some investigations concerning vertebral epiphyses in man and in animals. Acta. orthop. scand. **5**, 161 (1934).

— Kyphosis juvenilis. Fortschr. Röntgenstr. **53**, 1 (1936).

SCHIASSI, F.: Tumore della coda equina. Minerva med. **24**I, 417 (1933).

— SERRA, A.: Tumore della coda equina. Bull. sci. med. Bologna **104**, 440 (1932).

SCHICK, A.: Pachymeningitis spinalis externa purulenta als Metastase nach Diplokokkenbronchitis. Wien. klin. Wschr. **22**, 1185 (1909).

SCHICK, W.: Tumor high in the cervical region of the spinal cord simulating combined system disease. Arch. Neurol. Psychiat. (Chic.) **32**, 1343 (1934).

SCHIEFER, W.: Erkennung und Behandlung der Hämangiome an der Wirbelsäule. In: Die Wirbelsäule in Diagnostik und Therapie. Verh. der 2. Arbeitstagung d. Ges. f. Wirbelsäulenforschung 1961 in Frankfurt am Main. Zus.gest. v. M. HACKENBROCH, S. 191—197. Stuttgart: Hippokrates-Verl. 1962 (Wirbelsäule in Forschung u. Praxis. Bd. 25).

SCHIEFFERDECKER, P.: Ueber Regeneration, Degeneration und Architectur des Rückenmarkes. Virchows Arch. path. Anat. **67**, 542 (1876).

SCHIFF, A.: Über 2 Fälle von intramedullären Rückenmarkstumoren. Arb. Inst. Anat. u. Physiol. Z.nervensyst. Wien **2**, 137 (1894).

SCHIFFER, D.: Contributo anatomo-clinico allo studio dei neurinomi spinali; considerazioni su 14 casi. G. Psichiat. Neuropat. **86**, 687 (1958).

SCHIFFNER: Sehr merkwürdige Abnormität der meisten Nervenparthien an einem Cretin. Med. Jahrb. d. Öst. Staat. **4**, 77 (1818).

SCHIFRINA, M. L., SCHOLAWKIN, A. D.: Ein Fall von primärem Echinococcus der Wirbelsäule und der harten Rückenmarkshaut. Nevropat. i Psichiat. **6**, 145 (1937) [Russisch].

SCHILLER, F., NELIGAN, G., BUDTZ-OLSEN, O.: Surgery in haemophylia. A case of spinal subdural haematoma producing paraplegia. Lancet **255**I, 842 (1948).

Schiller, F., Shadle, O. W.: Extrathecal and intrathecal suppuration. Report of two cases and discussion of the spinal subdural space. Arch. Neurol. Psychiat. (Chic.) **7**, 33 (1962).

Schiller, O.: Demonstration eines Falles von multiplen extramedullären Tumoren. Wien. Z. Nervenheilk. **4**, 440 (1952).

Schinz, H. R.: Röntgenschädigungen. Schweiz. med. Wschr. **58**, 209 (1928).

— Die prophylaktische Nachbestrahlung. Strahlentherapie **59**, 291 (1937).

— Strahlenschäden des Rückenmarkes. Dtsch. med. Wschr. **89**, 796 (1964).

— Baensch, W. E., Friedl, E., Uehlinger, E.: Lehrbuch der Röntgendiagnostik. 1.—5. Aufl., Bd. I u. II; 6. Aufl., Bd. III. Stuttgart: Georg Thieme 1928, 1928, 1932, 1939, 1950—1952; 1966.

— Uehlinger, E.: Zur Diagnose, Differentialdiagnose, Prognose und Therapie der primären Geschwülste und Zysten des Knochensystems. Ergebn. med. Strahlenforsch. **5**, 387 (1931).

Schirger, A., Uihlein, A., Parker, H. L., Kernohan, J. W.: Hemangiopericytoma recurring after 26 years: report of case. Proc. Staff Meet. Mayo Clin. **33**, 347 (1958).

Schirmacher, Ch.: Schwangerschaft und Hirntumor. Neurochirurgisches Kolloquium, Köln 30. 1. 1953 [nicht veröffentl.].

Schlagenhaufer, F.: Casuistische Beiträge zur pathologischen Anatomie des Rückenmarkes. Arb. neurol. Inst. Univ. Wien **7**, 208 (1900).

— Ein intradurales Endotheliom im Bereiche der obersten Halssegmente. Arb. neurol. Inst. Univ. Wien **8**, 88 (1912).

Schlapp, M. G.: A neuroepithelioma developing from a central gliosis, after an operation on the spinal cord. J. nerv. ment. Dis. **38**, 129 (1911).

Schlegel, K. F.: Spina bifida occulta und Klauenhohlfuß. Habil.-Schr. Köln 1953.

— Über die Kontrastmitteldiagnostik des Spinalkanals. Verh. dtsch. orthop. Ges. **44**, 386 (1956).

— Die Spina bifida, Ursachen und Bedeutung. Verh. dtsch. orthop. Ges. **46**, 175 (1958).

— Neurologische Komplikationen bei Mißbildungen, Erkrankungen und Verletzungen der Wirbelsäule. In: Handbuch der Orthopädie. Hrsg. v. Hohmann, G., Hackenbroch, M., Lindemann, K., Bd. II, S. 802—898. Stuttgart: Georg Thieme 1958.

— Die Blasenlähmung bei Wirbelsäulenverletzungen. Verh. dtsch. orthop. Ges. **47**, 343 (1959).

— Die operative Behandlung der Spina bifida occulta bei direkten Fernsymptomen an den unteren Gliedmaßen. Acta neurochir. (Wien) **8**, 495 (1960).

— Die orthopädische Bewertung des neurologischen Befundes beim Zervikalsyndrom. Verh. dtsch. orthop. Ges. **50**, 215 (1962).

— Biomechanische Probleme bei Anwendung von Stützapparaten der Wirbelsäule. Verh. dtsch. orthop. Ges. **51**, 387 (1964).

— Das Röntgenbild der unspezifisch-deformierenden Veränderungen an der Wirbelsäule. In: Möglichkeiten und Grenzen in der Röntgendiagnostik der Wirbelsäule. Hrsg. v. Herbert Junghanns, S. 63—70. Stuttgart: Hippokrates-Verl. 1964 (Die Wirbelsäule in Forschung und Praxis. Bd. 28).

— Mißbildungen, Verletzungen und Erkrankungen der Wirbelsäule. In: Handbuch der Neurochirurgie, Hrsg. v. Olivecrona, H., Tönnis, W. Bd. VII/1, S. 1—72. Berlin-Göttingen-Heidelberg: Springer 1969.

Schlesinger, A.: Zur Klinik und Therapie der Wirbeltumoren und anderer extramedullärer Geschwülste. Wien. med. Wschr. **67**, 2031 (1917).

Schlesinger, B.: Epidemic serous meningitis. Proc. roy. Soc. Med. **26**, 145 (1932).

Schlesinger, E.: Demonstration zweier Tumoren des Rückenmarks. Dtsch. med. Wschr. **31**, 929 (1905).

Schlesinger, H.: Über die klinischen Erscheinungsformen der Syringomyelie. Neurol. Zbl. **12**, 83 (1893).

— Über Rückenmarksabscess. Arb. neurol. Inst. Univ. Wien **10**, 410 (1894).

— Über centrale Tuberculose des Rückenmarkes. Dtsch. Z. Nervenheilk. **8**, 398 (1896).

— Bemerkungen über Quetschungsproducte am Rückenmarke und über Neurombildung in demselben. Neurol. Zbl. **16**, 164 (1897).

— Zur Lehre vom Rückenmarksabscess. Z. Nervenheilk. **10**, 410 (1897).

— Beiträge zur Klinik der Rückenmarks- und Wirbeltumoren. Jena: Gustav Fischer 1898.

— Casuistische Beiträge zur operativen Gehirn- und Rückenmarkschirurgie. Wien. klin. Wschr. **12**, 1242 (1899).

— Die Syringomyelie. Eine Monographie. Leipzig u. Wien: Franz Deuticke 1902.

— Tumoren des Rückenmarks und seiner Hüllen. In: Handbuch der pathologischen Anatomie des Nervensystems. Hrsg. v. Flatau, E., Jacobsohn, L., Minor, L., Bd. II, S. 1095. Berlin: Karger 1904.

— Tumor mit Kompression des obersten Halsmarks. Neurol. Zbl. **27**, 288 (1908).

— Geheilte eitrige Pneumokokken-Meningitis. Berl. klin. Wschr. **48** I, 194 (1911).

— Lymphosarkom in der oberen Brustgegend. S.-B. der Ges. für innere Medizin und Kinderheilkunde, 19. Januar 1911. Wien. klin. Wschr. **28**, 223 (1911).

— Über erfolgreich operierte Rückenmarkstumoren und über das Kompressionssyndrom des Liquor cerebrospinalis. Wien. klin. Wschr. **28**, 463 (1915).

— Zur Klinik und Therapie der Wirbeltumoren und anderer extramedullärer Geschwülste. Wien. med. Wschr. **67**, 2031 (1917).

— Extramedullärer Tumor (Endotheliom) durch Operation und Röntgenbehandlung gebessert. Mitt. Ges. inn. Med. Wien **20**, 180 (1921).

— Krankheiten der Meningen. In: Spezielle Pathologie und Therapie innerer Krankheiten. Hrsg. v. Kraus, F., u. Brugsch, T., Bd. X/2, S. 1—35. Wien u. Berlin: Urban & Schwarzenberg 1924.

SCHLESINGER, H.: Die Diagnose und Therapie der carcinomatösen Wirbelmetastasen. Wien. klin. Wschr. **41**, 205 (1928).

SCHLEZINGER, N. S., UNGAR, H.: Hemangioma of the vertebra with compression myelopathy. Amer. J. Roentgenol. **42**, 192 (1939).

SCHLIACK, H.: Die für die Höhendiagnostik lumbaler Bandscheibenhernien pathognomonischen Ausfälle der Muskulatur. Dtsch. med. Wschr. **82**, 1820 (1957).

— Segmentdiagnostik unter physiologischen Bedingungen mit Hilfe des Cremasterreflexes. Nervenarzt **29**, 411 (1958).

— Über die Syndrome der spinalen Nervenaustrittswurzeln. Med. Sachverständ. **204**, 233 (1958).

— FÖLSCH, E.: Über die angiodysgenetische Myelomalacie. Nervenarzt **29**, 392 (1958).

— SCHULZE, A.: Sanduhrneuriom, 37 Jahre als multiple Sklerose verkannt. Med. Klin. **60**, 1979 (1956).

SCHLOFFER, H.: Erfahrungen über Relaminektomien. Med. Klin. **29**, 1635 (1933).

SCHLÜTER, K.: Die Spondylolisthesis, ihre statische Kompensation, therapeutische Konsequenzen. Z. Orthop. **87**, 335 (1956).

SCHMÄHL, D.: Entstehung, Wachstum und Chemotherapie maligner Tumoren. Aulendorf: Cantor 1970.

— Perspektiven der Krebs-Chemotherapie. Geburtsh. u. Frauenheilk. **30**, 13 (1970).

SCHMALZ, A.: Über akute Pachymeningitis spinalis externa. Virchows Arch. path. Anat. **257**, 521 (1925).

SCHMAUS, H.: Die Compressionsmyelitis bei Caries der Wirbelsäule; eine pathologische, histologische und experimentelle Studie. Wiesbaden: Bergmann 1890.

— Grundriß der pathologischen Anatomie, 6. Auf. Wiesbaden: Bergmann 1901 [1.—20. Aufl. 1893—1932].

— SACKI, S.: Vorlesungen über die pathologische Anatomie des Rückenmarkes. Wiesbaden: Bergmann 1901.

SCHMAUSS: Zit. nach HENNEBERG, R.: Die tierischen Parasiten des Zentralnervensystems, S. 316. In: Handbuch der Neurologie. Hrsg. v. BUMKE, O., u. FOERSTER, O., Bd. 14/4, S. 286—253. Berlin: Springer 1936.

SCHMERWITZ, W., WIDOK, W.: Die Möglichkeiten und Grenzen der Myelographie mit einer positiven resorbierbaren Kontrastmittelsuspension. Therapiewoche **48**, 2156 (1968).

SCHMID, B.: Zur Frage der röntgenologisch faßbaren Veränderungen an der Wirbelsäule bei Rückenmarkstumoren. Fortschr. Röntgenstr. **57**, 299 (1938).

SCHMID, F., WEBER, G.: Röntgendiagnostik im Kindesalter. München: J. F. Bergmann 1955.

SCHMID, H.: Über lokales Amyloid im Bereiche des Oberkiefers und der Wirbelsäule. Diss. Zürich 1919.

SCHMID, H. J.: Ein Fall von primärem Melanom im Rückenmark. Frankf. Z. Path. **33**, 372 (1926).

SCHMID, R., GAUPP, R.: Zur Frage der Angioblastomatose des Rückenmarks. Nervenarzt **16**, 290 (1943).

SCHMIDT, A.: Cyste der Dura mater spinalis, einen extramedullären Tumor vortäuschend, mit Erfolg operiert. Dtsch. Z. Nervenheilk. **26**, 318 (1904).

SCHMIDT, A. W., PLANZ, K.: Prophylaxe und konservative Therapie der Uratsteindiathese. Urologe **4**, 156 (1965).

SCHMIDT, B., KERNER, H., KAMPF, W. D.: Dermatitis durch Schistosomenlarven. Dtsch. Ärztebl. **21**, 1174 (1965).

SCHMIDT, C. G.: Behandlung bösartiger Geschwulstbildungen. Rhein. Ärztebl. **20**, 374; 398; 423; 442 (1966).

— Klinische Aspekte der Chemotherapie bösartiger Tumoren und maligner Systemerkrankungen. Naunyn-Schmiedeberg's Arch. exp. Path. Pharmak. **253**, 176 (1966).

SCHMIDT, C. G.: Derzeitiger Stand und Wirkungsmechamismen der Zytostatikabehandlung. In: Krebsforschung und Krebsbekämpfung. Hrsg. v. BOCK, H. E., bearb. v. DOLD, U., Bd. 6, S. 309—343. München: Urban & Schwarzenberg 1967 (Strahlentherapie, Sonderbd. 63).

SCHMIDT, E. A.: The use of iodized oil (lipiodol and iodipin) in the roentgen-ray-diagnosis of spinal lesions. Amer. J. Roentgenol. **15**, 431 (1926).

SCHMIDT, E. V.: Zur Frage der spinalen Pseudotumoren. Kompressionssyndrom tuberkulöser Ätiologie. Nevropat. i Psychiat. **7**, 117 (1938) [Russisch].

SCHMIDT, H.: Zur Differentialdiagnose: Multiple Sklerose — Rückenmarkstumor. Med. Welt **1964 I**, 1284.

— FISCHER, E.: Die basiläre Impression. Med. Klin. **59**, 314 (1964).

SCHMIDT, M. B.: Ueber ein ganglienzellenhaltiges wahres Neurom des Sympathicus. Virchows Arch. path. Anat. **155**, 557 (1899).

— Über die Pacchionischen Granulationen und ihr Verhältnis zu den Sarcomen und Psammomen der Dura Mater. Virchows Arch. path. Anat. **170**, 429 (1902).

— Virchows pathologisch-anatomische Forschungen über die Erkrankungen des Knochensystems. Virchows Arch. path. Anat. **235**, 273 (1921).

SCHMIDT, R. M.: Die Liquoreiweißuntersuchung unter besonderer Berücksichtigung der Elektrophorese. Med. Mschr. **6**, 257 (1964).

— KNITTEL, W.: Zum Liquoreiweißbild bei Entzündungen und Tumoren des Zentralnervensystems unter besonderer Berücksichtigung der Liquorelektrophorese. Ärztl. Wschr. **12**, 774 (1957).

SCHMIDT, W.: Rückenmarksgeschwülste bei Kindern. Diss. Tübingen 1938.

SCHMIDT-VOIGT, J.: Das lipomatöse Kreuzbeinsyndrom. Ein Beitrag zur Pathogenese des Kreuzschmerzes. Medizinische **1953 I**, 772.

SCHMIEDEN, V.: Zur chirurgischen Behandlung der Syringomyelie. Zbl. Chir. **56**, 2114 (1929).

— Zur Operationsbehandlung der Syringomyelie. Zbl. Chir. **56**, 1898 (1929).

— Die operative Chirurgie der Wirbelsäule. Langenbecks Arch. klin. Chir. **162**, 388 (1930).

Schmieden, V., Peiper, H.: Über ein erfolgreich operiertes endomedulläres Lipom des Halsmarks, nebst einigen Bemerkungen zur Chirurgie der intramedullären Tumoren. Dtsch. med. Wschr. 55 I, 513 (1929).

Schmieger, H.: Liquordiagnostik bei raumbeengenden spinalen Prozessen. Inaug.-Diss. Köln 1970.

Schmincke, A.: Über ein glioblastisches Sarkom mit zahlreichen Metastasen im Gehirn und Rückenmark. Frankfurt. Z. Path. 16, 357 (1915).

— Beiträge zur Geschwulstpathologie. Beitr. path. Anat. 73, 502 (1925).

— Diffuse „Schwannose" des Hirn und Rückenmarks. Zbl. allg. Path. path. Anat. 73, 4 (1939).

Schmitt, H. G.: Zusammenbruch eines Hämangiomwirbels. Röntgenpraxis 13, 163 (1941).

Schmitz, C.: Metastatischer Rückenmarksabscess im Anschluß an Gehirnabscess infolge chronischer Mittelohreiterung. Arch. Ohr.-, Nas.- u. Kehlk.-Heilk. 116, 68 (1926).

Schmitzer, Gh., Arseni, C., Grancea, V.: Ein neues Röntgenzeichen in der Diagnose der Diskalhernie. Radiol. diagn. (Berl.) 2, 417 (1961).

— — Norz, L., Zissu, I.: Considérations radiologiques concernant 26 cas d'hémangiomes vertébraux. Radiol. diagn. (Berl.) 4, 153 (1963).

Schmoll, E.: Tumor of the cauda equina. Amer. J. med. Sic. N.S. 131, 133 (1906).

Schmorl, G.: Die pathologische Anatomie der Wirbelsäule. Z. orthop. Chir. 48, 3 (1927).

— Junghanns, H.: Die gesunde und kranke Wirbelsäule im Röntgenbild, 1. Aufl. Stuttgart: Georg Thieme 1932.

— — Die gesunde und die kranke Wirbelsäule in Röntgenbild und Klinik. 4. Aufl. Stuttgart: Georg Thieme 1957.

Schneider, P. G.: Persönliche Mitteilung 1970, nicht veröffentl. [Ausguß der Tumorhöhle mit Palacos nach Entfernung von Knochentumoren der Wirbelsäule.]

Schneider, R. C.: A syndrome in acute cervical injuries for which early operation is indicated. J. Neurosurg. 8, 360 (1951).

— Transposition of the compressed spinal cord in kyphoscoliotic patients with neurological deficit. J. Bone Jt Surg. A 42, 1027 (1960).

— Cherry, G. R., Pantek, H.: Syndrome of acute central cervical spinal cord injury with special reference to mechanisms involved in hyperextension injuries of cervical spine. J. Neurosurg. 11, 546 (1954).

Schneiderbaur, A., Rettenbacher, F.: Die Paraproteinurie beim Plasmozytom. Wien. med. Wschr. 112, 801 (1962).

Schnell, U.: Zur Pathogenese und Klinik der spinalen Epiduralabszesse. Inaug.-Diss. Köln 1962.

Schnitker, M. T., Ayer, D.: The primary melanomas of the leptomeninges. A clinico-pathologic study with a review of the literature and the report of an additional case. J. nerv. Ment. Dis. 87, 45 (1938).

— Booth, G. T.: Pantopaque myelography for protruded discs of the lumbar spine. Radiology 45, 370 (1945).

— Curtzwiler, F. C.: Hypertrophic osteosclerosis (bony spur) of the lumbar spine producing the syndrome of protruding intervertebral disc with sciatic pain. J. Neurosurg. 14, 121 (1957).

Schnitzler, J. G.: Zur differentialdiagnostischen Bedeutung der isolierten Phase-I-Reaktion in der Spinalflüssigkeit. Z. ges. Neurol. Psychiat. 8, 211 (1912).

Schober, R.: Zystische Bildungen der häutigen Rückenmarkshüllen. Fortschr. Röntgenstr. 1, 116 (1961).

— Klinische und diagnostische Bedeutung cystischer Wurzeltaschen-Erweiterungen. Acta radiol. (Stockh.) 1, 754 (1963).

— Röntgenkontrastmittel und Liquorraum. Berlin-Göttingen-Heidelberg-New York: Springer 1964.

Schobinger, R. A.: Intra-osseous venography of the atlas. Angiology 8, 428 (1957).

— L'artériographie et la phlébographie intramédullaire dans le diagnostic des tumeurs. Méd. et Hyg. (Genève) 17, 69 (1959).

— Intra-osseous-venography. New York and London: Grune & Stratton 1960.

— Krueger, E. G., Sobel, G. L.: Comparison of intraosseous vertebral venography and pantopaque myelography in the diagnosis of surgical conditions of the lumbar spine and nerve roots. Radiology 77, 376 (1961).

— Lessmann, F. P.: A new approach allowing the roentgenologic demonstration of the cervical vertebral venous plexi. Exp. Med. Surg. 15, 289 (1957).

Schön, H.: Über stiftförmige Gliombildung im Rückenmark. Münch. med. Wschr. 84, 1035 (1937).

Schoen, R., Tischendorf, W.: Krankheiten der Knochen, Gelenke und Muskeln. In: Handbuch der inneren Medizin. Hrsg. v. G. v. Bergmann, W. Frey, H. Schwiegk. 4. Aufl. Bd. VI/1, S. 647—1042. Berlin-Göttingen-Heidelberg: Springer 1954.

Schönbauer, L.: Klinisches und Experimentelles über die serösen Höhlen. Langenbecks Arch. klin. Chir. 140, 1 (1926).

— Lipiodol und Liquor. Zbl. Chir. 55, 90 (1928).

— Die Ergebnisse der operativen Behandlung der Rückenmarkstumoren. Langenbecks Arch. klin. Chir. 154, 645 (1929).

Schönwerth, A.: Über einen Fall von akuter Wirbel-Osteomyelitis. Münch. med. Wschr. 49, 269 (1902).

Schöpe, M.: Zur Frage Blastom-Encephalitis. Z. ges. Neurol. Psychiat. 161, 177 (1938).

— Ein Beitrag zur Klinik und Pathologie des Angioma racemosum des Rückenmarks und seiner Häute. Z. ges. Neurol. Psychiat. 171, 799 (1941).

SCHOLL, O., DICKEL, H.: Über einen gerinnungshemmenden Effekt und seine Bestimmungsmethodik im Liquor cerebrospinalis. Dtsch. Z. Nervenheilk. **173**, 342 (1955).

SCHOLZ, W.: Experimentelle Untersuchungen über die Einwirkung von Röntgenstrahlen auf das reife Gehirn. Z. ges. Neurol. Psychiat. **150**, 765 (1934).

— Über die Empfindlichkeit des Gehirns für Röntgen- und Radiumstrahlen. Klin. Wschr. **14**, 189 (1935).

— Histologische und topische Veränderungen und Vulnerabilitätsverhältnisse im menschlichen Gehirn bei Sauerstoffmangel, Ödem und plasmatischen Infiltrationen. Arch. Psychiat. Nervenkr. **181**, 621 (1949).

— DUCHO, E. G., BREIT, A.: Experimentelle Röntgenspätschäden am Rückenmark des erwachsenen Kaninchens. Ein weiterer Beitrag zur Wirkungsweise ionisierender Strahlen auf das zentralnervöse Gewebe. Psychiat. Neurol. jap. **61**, 417 (1959).

— — — Hsü, J. K.: Late damage from roentgen irradiation of the human brain. Arch. Neurol. Psychiat. (Chic.) **40**, 928 (1938).

— MANUELIDIS, E. E.: Angiodysgenetische nekrotisierende Myelopathie. Dtsch. Z. Nervenheilk. **165**, 56 (1951).

— WECHSLER, W.: Ein weiterer Beitrag zur angiodysgenetischen nekrotisierenden Myelopathie. Arch. Psychiat. Nervenkr. **199**, 609 (1959).

SCHORNSTEIN, J.: Intraspinal epidermoid tumours in children. J. Neurol. Neurosurg. Psychiat. **23**, 82 (1960).

SCHOTTE, B., COTTE, L., TOMMASI, M.: Ramolissement spinal postérieur en D 7 — D 8 par myélome osseux plasmocytaire D 11 — L 1. Rev. neurol. **101**, 16 (1959).

SCHOU, J.: Peroral biopsy of the cervical spine. Acta oto-laryng. (Stockh.) **51**, 501 (1960).

SCHRADER, A., WEISE, H.: Kasuistischer Beitrag zur Differentialdiagnose zwischen spinaler Erscheinungsform der multiplen Sklerose und Rückenmarkstumor. Nervenarzt **22**, 447 (1951).

SCHREDER, P.: Gliom des Kleinhirns mit Ventrikelmetastasen. Z. ges. Neurol. Psychiat. **81**, 241 (1923).

SCHREIBER, A.: Klinik der häufigsten Formen von Rückenleiden beim Jugendlichen. Praxis **58**, 467 (1969).

SCHREIBER, D., JÄNISCH, W., WARZOK, R., TAUSCH, H.: Die Induktion von Hirn- und Rückenmarktumoren bei Kaninchen mit N-Methyl-N-nitrosoharnstoff. Z. ges. exp. Med. **150**, 76 (1969).

SCHREIBER, F., HADDAD, B.: Lumbar and sacral cysts causing pain. J. Neurosurg **8**, 504 (1951).

— NIELSEN, A.: Lumbar spinal extradural cyst. Amer. J. Surg. **80**, 124 (1950).

— ROSENTHAL, H.: Paraplegia from ruptured lumbar discs in achondroplastic dwarfs. J. Neurosurg. **9**, 648 (1952).

SCHREIBER, M. S.: Intraspinal tumours in infancy and childhood. Med. J. Aust. **50**, 186 (1963).

SCHROEDER, A. H.: Cholesteatoma medular. An. Fac. Med. Montevideo **17**, 591 (1932).

— VAZ FERREIRA, A.: Un caso de tumor con sinostosis de dos vertebras lumbares. An. Fac. Med. Montevideo **30**, 185 (1945).

SCHROEDER, A. M., JR., MEDOC, J.: Extramedullary tumor in child of 7 years. An. Fac. Med. Montevideo **37**, 434 (1952) [Spanisch].

SCHRÖDER, G.: Die dorsale Wirbelexkavation, ein Symptom der Neurofibromatose Recklinghausen? Bruns' Beitr. klin. Chir. **193**, 350 (1956).

— Die Begutachtung degenerativer Wirbelsäulenerkrankungen. Dtsch. Gesundh.-Wes. **11**, 32 (1956).

— Die Arthropathia und Spondylopathia tabica. Münch. med. Wschr. **104**, 724 (1962).

— TÖPPICH, E.: Zur Spondylopathia und Arthropathia Bang. Bruns' Beitr. klin. Chir. **196**, 342 (1958).

SCHRÖDER, M.: Zur Frage der Malignität der Meningeome. Bericht über den Kongreß der Dtsch. Ges. für Neurochirurgie, Hamburg, 24.—26. September 1964 [nicht veröffentl.].

SCHROEDER, P.: Intra- und extraduraler Rückenmarkstumor. Dtsch. med. Wschr. **47**, 286 (1917).

SCHRÖDER, R.: Die Häufigkeit atypischer Mitosen in den Gliomen der Astrozytomreihe. Diss. Köln 1963.

SCHRÖDER, W.: Zur Kenntnis des Wirbelhämangioms und seiner prognostischen Bedeutung. Dtsch. med. Wschr. **69**, 485 (1943).

SCHUBERT, I.: Zur Histologie des Conus medullaris und des Filum terminale. Anat. Anz. **112**, 211 (1963).

SCHUBERTH, J.: Über diffuse Sarkomatose und Gliomatose in den Meningen des zentralen Nervensystems. Dtsch. Z. Nervenheilk. **93**, 34 (1926).

SCHÜCK, F.: Diagnostik und Indikation in der Neurochirurgie, mit therapeutischen Hinweisen. Berlin u. Leipzig: W. de Gruyter & Co. 1934.

SCHÜLE, A.: Zur Lehre von den Spalt- und Tumorbildungen des Rückenmarks. Dtsch. Z. Nervenheilk. **11**, 192 (1897).

— Zur Kasuistik der Rückenmarkstumoren. Z. klin. Med. **59**, 184 (1906).

SCHÜLLER, A.: Über die Röntgendiagnose lokaler Erweiterungen des Wirbelkanals. Wien. klin. Wschr. **50**, 317 (1937).

SCHÜLLER, J.: Beitrag zur Klinik der Rückenmarksschädigungen bei Kyphoskoliosen. Münch. med. Wschr. **81 II**, 1503 (1934).

SCHÜMMELFEDER, N.: Beitrag zur Pathologie der Strahlenschädigung des Rückenmarkes. Vortrag auf der Tagung der Nord- u. Westdtsch. Pathologen, Wuppertal 1959; — Ref.: Zbl. allg. Path. path. Anat. **100**, 360 (1959).

SCHUEPPEL, O.: Das Gliom und Gliomyxom des Rückenmarks. Arch. Heilk. (Lpz.) **8**, 113 (1867).

SCHULTE, H.: Isolierter Bruch des Dornfortsatzes des dritten Lendenwirbels durch Muskelzug. Dtsch. mil.ärztl. Zschr. **9**, 484 (1902).

SCHULTE-ALTEDORNEBURG, W.: Zur Anatomie und Pathogenese des Rankenangioms im Zentralnervensystem unter besonderer Berücksichtigung der Rückenmarksfälle. Diss. Marburg 1940.

Schulte-Brinkmann, W., Mallinckrodt, H. von: Wirbelsäulenveränderungen bei der Neurofibromatose von Recklinghausen unter Einfluß der intrathorakalen Meningozele. Bruns' Beitr. klin. Chir. **200**, 257 (1960).

Schulten, H.: Lehrbuch der klinischen Hämatologie. Leipzig: Georg Thieme 1943.

Schultz, E., Brogdon, B. C.: The problems of subdural placement in myelography. Radiology **79**, 91 (1962).

Schultz, E. C., Johnson, A. C., Brown, C. A., Mosberg, W. H.: Paraplegia caused by spontaneous spinal epidural hemorrhage. J. Neurosurg. **10**, 608 (1953).

Schultz, E. H., Jr.: Cervical disk disease simulating intramedullary neoplasm by myelography. Amer. J. Roentgenol. **91**, 1051 (1964).

Schultz, R. [richtig: Schulz, R. (1883)]: Zit. nach Sokoloff, N.: Zwei Fälle von Gliom des centralen Nervensystems, S. 467. Dtsch. Arch. klin. Med. **41**, 443 (1887).

Schultz-Brauns, O.: Die Geschwülste der Brustdrüse. In: Handbuch der speziellen pathologischen Anatomie und Histologie. Hrsg. v. Lubarsch, O. u. Henke, F., Bd. VII/2, S. 209—398. Berlin: Springer 1933.

Schultze, B. S.: Vom Schwingen tief scheintodt geborener Kinder. Frankfurt a. M.: J. Alt 1896.

— Die angeblichen Gefahren und die sicheren Vorteile der künstlichen Atmung durch Schwingen des tief scheintoten Kindes. Münch. med. Wschr. **52**, 256 (1905).

Schultze, F.: Beitrag zur Lehre von den Rückenmarkstumoren. Arch. Psychiat. Nervenkr. **8**, 367 (1878).

— Ein Fall von eigentümlicher multipler Geschwulstbildung des zentralen Nervensystems und seiner Hüllen. Berl. klin. Wschr. **17**, 523 (1880).

— Ein Fall von perimeningealem Tumor mit completem Druckschwunde des unteren Halstheils des Rückenmarks. Arch. Psychiat. Nervenkr. **11**, 770 (1880/81).

— Beiträge zur Pathologie und pathologischen Anatomie des centralen Nervensystems. Virchows Arch. path. Anat. **87**, 510 (1882).

— Über Spalt-, Höhlen- und Gliombildung im Rückenmark und in der Medulla oblongata. Virchows Arch. path. Anat. **87**, 510 (1882).

— Beitrag zur Lehre von der secundären Degeneration im Rückenmarke des Menschen nebst Bemerkungen über die Anatomie der Tabes. Arch. Psychiat. Nervenkr. **14**, 359 (1883).

— Weitere Beiträge zur Lehre von der zentralen Gliose des Rückenmarks mit Syringomyelie. Virchows Arch. path. Anat. **102**, 435 (1885).

— Zur Differentialdiagnostik der Verletzungen der Cauda equina und der Lendenschwellung. Dtsch. Z. Nervenheilk. **5**, 247 (1894).

— Über Diagnose und erfolgreiche Behandlung von Geschwülsten der Rückenmarkshäute. Dtsch. Z. Nervenheilk. **16**, 114 (1900).

— Die Krankheiten der Hirnhäute und die Hydrocephalie. In: Specielle Pathologie und Therapie. Hrsg. v. Nothnagel, H., Bd. IX/3, S. 1—258. Wien: Alfred Hölder 1901.

— Zur Diagnostik und operativen Behandlung der Rückenmarkshautgeschwülste. Mitt. Grenzgeb. Med. Chir. **12**, 153 (1903).

— Neubildungen der Rückenmarkshäute und des Rückenmarkes. In: Die deutsche Klinik am Eingange des zwanzigsten Jahrhunderts in akademischen Vorlesungen. Hrsg. von E. v. Leyden u. F. Klemperer. Bd. 6, S. 949—954. Berlin-Wien: Urban & Schwarzenberg 1905.

— Zur Diagnostik und Operabilität der Hirn- und Rückenmarkstumoren und über Operationserfolge bei denselben. Mitt. Grenzgeb. Med. Chir. **17**, 613 (1907).

— Zur Diagnostik und operativen Behandlung der Rückenmarkshauttumoren. Münch. med. Wschr. **54**, 1361 (1907).

— Weiterer Beitrag zur Diagnose und operativen Behandlung von Geschwülsten der Rückenmarkshäute und des Rückenmarks. Erfolgreiche Operation eines intramedullären Tumors. Dtsch. med. Wschr. **38**, 1676 (1912).

— Weiterer Verlauf bei einem im Jahre 1912 operierten Falle von intramedullärem Angiom nebst Bemerkungen über die Diagnostik der Rückenmarkstumoren. Dtsch. med. Wschr. **58**, 1357 (1932).

— Schede, M.: Diskussion zu Nussbaum, M.: Plexusbildung und Verlauf markhaltiger Nerven. 18. Vereinsbeilage Dtsch. med. Wschr. **24**, 124 (1898).

— Ueber zwei weitere Fälle von Tumoren der Häute des Rückenmarks, beziehentlich der Cauda equina. Dtsch. med. Wschr. **27** (Vereinsbeil.), 206 (1901).

Schulz, R.: Gliomatöse Hypertrophie des Pons und der Medulla oblongata. Neurol. Zbl. **2**, 5 (1883).

— Neuropathologische Mitteilungen. Arch. Psychiat. Nervenkr. **16**, 579 (1885).

Schulze, A.: Neurochirurgische Probleme im Säugling- und Kindesalter. Zbl. Neurochir. **24**, 217 (1964).

— Neurochirurgische Therapie der chronischen Schmerzzustände. Dtsch. med. J. **15**, 545 (1964).

— Zum Problem der Thrombose und Embolie nach neurochirurgischen Operationen. Acta neurochir. (Wien) **14**, 278 (1966).

Schulze, W.: Zur Kritik der operativ-tuberkulostatischen Herdbehandlung bei Spondylitis tuberculosa. Z. Orthop. **87**, 20 (1956).

— Zur operativen Behandlung der Querschnittlähmung bei Spondylitis tuberculosa. Dtsch. med. J. **8**, 130 (1957).

Schumacher, K.: Zur Differentialdiagnose des eosinophilen Granuloms der Wirbelsäule und der Spondylitis tuberculosa. Tuberk.-Arzt **9**, 24 (1955).

Schupfer, F.: Über einen Fall von Gliosarkom im rechten Schläfenlappen mit ausgedehnter, einen großen Teil des Rückenmarks umgürtender Metastase. Mschr. Psychiat. Neurol. **24**, 63 (1908).

SCHURR, P. H.: Sacral extradural cyst: an uncommon cause of low back pain. J. Bone Jt Surg. B **37**, 601 (1955).

SCHUSTERÔWNA, H.: Diffuse bösartige Geschwülste der Rückenmarks- und Gehirnhäute. Nowotwory **7**, 302 (1932) [Polnisch].

SCHWAB, J.: Zur Klinik und protrahierten Hirnhautreizung nach banalen Infektionen. Münch. med. Wschr. **70**, 872 (1923).

SCHWAB, O.: Encephalographie, Liquorpassage- und Liquorresorptionsprüfungen im Dienste der Beurteilung von sogenannten Commotionsneurosen. Z. ges. Neurol. Psychiat. **102**, 294 (1926).

SCHWAB, R. S.: Akute eitrige Perimeningitis. Dtsch. med. Wschr. **45**, 1544 (1924).

— WEISS, S.: The neurologic aspect of leukemia. Amer. J. med. Sci. **189**, 766 (1935).

SCHWANN, T.: Mikroskopische Untersuchungen über die Übereinstimmung in der Struktur und dem Wachstume der Tiere und Pflanzen. New York: Sydenham Society 1847.

SCHWARTZ (1897): Zit. nach ZÜLCH, K. J.: Biologie und Pathologie der Hirngeschwülste, S. 303 u. 607. In: Handbuch der Neurochirurgie. Hrsg. von H. OLIVECRONA, W. TÖNNIS. Bd. III, S. 1—702. Berlin-Göttingen-Heidelberg: Springer 1956.

SCHWARTZ, E.: Des paralysies post-anesthésiques. In: Association française de chirurgie. 11e congrès de chirurgie. Paris, 18—23 octobre 1897. Procès-verbaux, mémoires et discussions, p. 688—701. Paris: F. Alcan 1897.

SCHWARTZ, H. G.: Congenital tumors of the spinal cord in infants. Ann. Surg. **136**, 183 (1952).

SCHWARZ, E.: Ein Beitrag zur Frage der Osteomyelitis der Wirbelsäule mit Beteiligung des Rückenmarks. Bruns' Beitr. klin. Chir. **119**, 151 (1922).

— Medulloblastoma affecting vermis of cerebellum with later invasion of the sixth ventricle and involvement of spinal marrow. Pediatrics **41**, 1057 (1933).

SCHWARZ, G. A., REBACK, S.: Spinal cord compression in osteitis deformans (Paget) of vertebra. Amer. J. Roentgenol. **42**, 345 (1939).

— SHOREY, W. K., ANDERSON, N. S.: Myelomalacia secondary to dissecting aneurysm of the aorta. Arch. Neurol. Psychiat. (Chic.) **64**, 410 (1950).

SCHWARZ, G. S.: The width of the spinal canal in the growing vertebra with special reference to the sacrum; maximum interpediculate distances in adults and children. Amer. J. Roentgenol. **76**, 476 (1956).

SCHWARZ, H.: Zur Differentialdiagnose von Nucleus-pulposus-Prolaps und spinalem Tumor. Münch. med. Wschr. **99**, 1145 (1957).

SCHWARZ, W., COMOLLI, E.: Tumore midollare cervico-dorsale in bambina di anni due. Minerva pediat. **5**, 610 (1953).

SCHWINGENHEUER, J.: Über das Wirbelhämangiom. Ärztl. Wschr. **4**, 695 (1949).

SCOTT, E.: A case of sacrococcygeal teratoma obstructing delivery. J. Amer. med. Wom. Ass. **11**, 284 (1956).

— PALMER, D. M.: Intrathoracic sympathicoblastoma; report of a case. Amer. J. Cancer **16**, 903 (1932).

SCOTT, M.: Surgery of the spinal cord and column. Progr. Neurol. Psychiat. **7**, 311 (1952); **8**, 323 (1953); **9**, 325 (1954); **10**, 339 (1955); **11**, 188 (1956); **12**, 321 (1957); **13**, 195 (1958); **14**, 349 (1959); **15**, 330 (1960); **16**, 331 (1961); **17**, 337 (1962); **18**, 430 (1963); **19**, 433 (1964); **20**, 509 (1965); **21**, 397 (1966); **22**, 332 (1967); **23**, 371 (1968); **24**, 312 (1969).

— Lower extremity pain simulating sciatica; tumors of high thoracic and cervical cord as causes. J. Amer. med. Ass. **160**, 528 (1956).

— BENTZ, R.: Intramedullary neurilemmoma (neurinoma) of the thoracic cord: a case report. J. Neuropath. exp. Neurol. **21**, 194 (1962).

SCOTT, R. W., SANCETTA, S. M.: Dissecting aneurysm of the aorta with hemorrhagic infarction of the spinal cord and complete paraplegia. Amer. Heart J. **38**, 747 (1949).

SCOTT, T. E., JR.: Spinal epidural hemorrhage: spontaneous and recurrent. Sth. med. J. (Bgham, Ala.) **51**, 1048 (1958).

SCOVILLE, W. B.: A self-retaining hemilaminectomy retractor. J. Neurosurg. **4**, 544 (1947).

— Intramedullary arteriovenous aneurysm of the spinal cord. Case report with operative removal from the conus medullaris. J. Neurosurg. **5**, 307 (1948).

— Cervical ruptured discs. Conn. med. J. **18**, 894 (1954).

— Persönliche Mitteilung 1959, nicht veröffentl. [Über die zu verwendende Menge von Pantopaque zur Darstellung raumbeengender Prozesse im Spinalkanal.]

— McLAURIN, R. L.: Tantalum mesh in repair of congenital bony defects of skull and spine. J. Amer. med. Ass. **147**, 639 (1951).

— MORTEZ, W. H., HANKINS, W. D.: Discrepancies in myelography: statistical survey of 200 operative cases undergoing pantopaque myelography. Surg. Gynec. Obstet. **86**, 559 (1948).

— POLCYN, J. L., DUNSMORE, R. H.: Spinal ganglioneuroma; end results and differential diagnosis. J. Neuropath. exp. Neurol. **15**, 85 (1956).

— RASKIND, R. A.: Compression of the spinal cord in acute osteomyelitis of the cervical spine. Conn. med. J. **7**, 835 (1943).

SEAL, R. M. E., MILLARD, A. H.: Case of chorionepithelioma presenting with subarachnoid hemorrhage. J. Obstet. Gynaec. Brit. Emp. **62**, 932 (1955).

SEAMAN, W. B., FURLOW, L. T.: The myelographic appearance of sacral cysts. J. Neurosurg. **13**, 88 (1956)

Seaman, W. B., Marder, S. N., Rosenbaum, H. E.: The myelographic appearance of adhesive spinal arachnoiditis. J. Neurosurg. 10, 145 (1953).
— Schwartz, H. G.: Dyastematomyelia in adults. Radiology 70, 692 (1958).
Sebek, A., Rubes, R., Venclík, H.: Über Spätveränderungen am Rückenmark nach der wegen eines Larynxkarzinoms vorgenommenen Strahlentherapie. Strahlentherapie 108, 567 (1959).
Seddon, H. J.: Pott's paraplegia. Brit. J. Surg. 22, 769 (1935).
— Alexander, G. L.: Discussion on spinal caries with paraplegia. Proc. roy. Soc. Med. 39, 723 (1946).
Seebohm, C.: Ueber einen Fall von Tumor der Medulla spinalis mit Syringomyelie. Diss. Straßburg 1888.
Seeger, W.: Früherkennung maligner Tumoren im Bereich des Zentralnervensystems. Z. Allgemeinmed. 45, 1117 (1969).
Seelert, H.: Operierter Rückenmarkstumor. Berl. klin. Wschr. 55, 866 (1918).
Seeley, S. F., Hughes, C. W., Jahnke, E. J.: Major vessel damage in lumbar disc operation. Surgery 35, 421 (1954).
Sega, A.: Sindromi neuro-leucemiche. Arch. Pat. Clin. med. 14, 387 (1935).
Sega, E.: Su di un caso di tumore angiomatoso del midollo spinale. Conv. Soc. ital. Anat. Pat. Atti 50, 249 (1949).
Seidenberg, B., Hurwitt, E. S.: Clinical aspects and management of sacrococcygeal teratoma. Arch. Surg. 76, 429 (1958).
Seifarth, G.: Das Neuroepitheliom des Rückenmarks im Lichte der organoiden Geschwulstbetrachtung. Virchows Arch. path. Anat. 316, 149 (1948).
Seiferth, B.: Primäre Wirbelsäulentumoren. Klinische und röntgenologische Differentialdiagnose. Inaug.-Diss. Köln 1964.
Seiffer, W.: Über einen Fall von seltener Rückenmarksgeschwulst. Verh. Ges. Dtsch. Naturf. Aerzte 78 II/2, 206 (1906).
Seitelberger, F.: Einführung (Mit Exkurs über neuropathologische Aspekte des Liquor cerebrospinalis). In: Symposium über den Liquor cerebrospinalis. Wien, 16. Januar 1965. Hrsg. v. F. Seitelberger. S. 1—9. Wien-New York: Springer 1966 (Wien. Z. Nervenheilk. Suppl. 1.).
Seitz, D.: Spinale Störungen bei der Osteochondrose der Halswirbelsäule. Dtsch. Z. Nervenheilk. 176, 457 (1957).
— Rückenmarksschäden bei degenerativen Wirbelsäulenprozessen. Dtsch. med. Wschr. 89, 1540 (1964).
— Kalm, H.: Zur klinischen Differentialdiagnose spinaler Röntgenspätschäden und intramedullärer Geschwulstabsiedlungen. Dtsch. Z. Nervenheilk. 182, 155 (1961).
— — Discussion: Ramollissement centro-médullaire de la moelle cervicale. Acta neurol. belg. 61, 283 (1961) [siehe richtig: Thiry, S., Zülch, K. J., Garcin, R. (1961).
Seitz, J.: siehe Bernhuber.
Šejhar, J., Loučka, V., Šebek, A.: Vertebral chordoma. Rozhl. Chir. 40, 748 (1961) [Tschechisch].
Selberg, F.: Beiträge zur Rückenmarkschirurgie. Bruns' Beitr. klin. Chir. 43, 197 (1904).
Selinsky, H.: Disseminated spinal arachnoiditis. Arch. Neurol. Psychiat. (Chic.) 35, 1262 (1936).
Selling, L.: A suggestion for the use of dyes in the localization of spinal cord tumors at operation. Arch. Neurol. Psychiat. (Chic.) 8, 27 (1922).
Selosse, P.: Sur un ganglioneurome juxtamédullaire pur. Neuro-chirurgie 9, 88 (1963).
— Granieri, U.: Lipome intrarachidien au cours d'un syndrome de malformations craniorachidiennes complexes. Acta neurol. belg. 68, 287 (1968).
Semenov, V. S.: Ein Fall von Echinococcus der Wirbelsäule (Echinokokken-Spondylitis). Klin. Med. (Mosk.) 29, 86 (1951) [Russisch].
Semjonow, W. A., Gusewa, L. L., Smirnowa, G. G.: Zur Klinik und Morphologie von Entwicklungsstörungen der Rückenmarksgefäße. Vop. Neĭrokhir. 5, 22 (1962).
Senator, H.: Zwei Fälle von Rückenmarksarcom. Charité-Ann. 27, 208 (1903).
Senning, A., Weber, G., Yasargil, M. G.: Zur operativen Behandlung von Tumoren der Wirbelsäule. Schweiz. med. Wschr. 92, 1574 (1962).
Sepich, M. J., Migliardi, C., Pierini, L. D.: Enfermedad de Recklinghausen a forma compresiva cervical. Rev. Asoc. méd. argent. 76, 152 (1962).
Šercl, M.: Arachnoiditis spinalis mit schlaffer Paraparese der unteren Gliedmaßen. Rev. neurol. (Praha) 23, 81 (1936) [Tschechisch].
— Kovařík, J.: A contribution to the question of distant signs in tumors of the spinal cord with special regard to nystagmus. Zbl. Neurochir. 20, 347 (1960).
Serebryanik, B. E.: Die diagnostische Bedeutung von Sensibilitätsstörungen bei Geschwülsten des Rückenmarks. Nevropat. i Psichiat. 20, 58 (1951) [Russisch].
Seres, J. L.: Fusion in the presence of severe metastatic destruction of the cervical spine. Case report. J. Neurosurg. 28, 592 (1968).
Serfling, H. J., Parnitzke, K. H.: Die epidurale Varikosis spinalis als Ursache von Wurzelsyndromen. Z. Orthop. 89, 437 (1958).
— Unger, R. R.: Anzeigestellung zur chirurgischen Intervention bei Erkrankungen des Wirbelkanals. Zbl. Chir. 86, 9 (1961).
Sergant (1923): Zit. nach Brenner, H.: Paraplegie infolge isoliertem Morbus Paget der Brustwirbelsäule. Zbl. Neurochir. 23, 103 (1962).

SERGEEVA, Z. N., GORIUNOVA, T. I., FRANKSHTEIN, S. I.: On the mechanism of excitation of the respiratory center in lung diseases. Byull. éksp. Biol. Med. **54**, 30 (1962).

SERGIO, C., GHERARDINI, G. F.: Compressioni midollari con segni minimi. Policlinico, Sez. prat. **70**, 899 (1963).

ŠERKO, A.: Einiges zur Diagnostik der Rückenmarksgeschwülste. Z. ges. Neurol. Psychiat. **21**, 262 (1914).

SERRA, A.: Angiektatischer hämorrhagischer Riesenzelltumor der Cauda. Boll. Soc. piemont. Chir. **6**, 626 (1936) [Italienisch].

— Principi di chirurgia del cervello e dell midollo spinale. Bologna: Capelli 1947.

SERRA, P.: Cisti da echinococco intradurale lombare. Arch. ital. Anat. Istol. pat. **23**, 235 (1950).

SERRATRICE, G., GAUJOUX, J., SALAMON, G.: Sur deux compressions médullaires á début pseudo-occlusif. Sem. Hôp. Paris **38**, 3466 (1962).

— LEGRÉ, J.: Kystes anévrysmaux ou tumeurs à myéloplaxes du rachis. J. Radiol. Électrol. **40**, 713 (1959).

SERRE, E. R. A.: Observations et réflexions sur l'état de nos connaissances à l'égard de quelques lésions organiques. Gaz. méd. Paris **1**, 57 (1830).

SERRE, H., LABAUGE, R., SIMON, L., DANAN, M.: Les compressions médullaires de la maladie de Paget à propos de 3 observations. Rev. Rhum. **29**, 307 (1962).

— SIMON, L., BARJON, M. C.: Aspects du rachis myélomateux (à propos de 80 observations). Rev. Rhum. **29**, 635 (1962).

SERRES u. KNOBLAUCH (1843): Zit. nach ANTONI, N.: Tumoren des Rückenmarks, seiner Wurzeln und Häute, S. 1. In: Handbuch der Neurologie. Hrsg. v. BUMKE, O. u. FOERSTER, O., Bd. XIV/4, S. 1—131. Berlin: Springer 1936.

SERVIDA, G., NICOLA, G. C., GROSSI, A.: Meningiomi maligni (Studio anatomo-clinico su 18 osservazioni). Riv. Pat. nerv. ment. **81**, 751 (1960).

SEVERINI, P.: Gli angiomi spinali: contributo clinico e mielografico. Lav. neuropsichiat. **20**, 439 (1957).

SEVERINO, F., SGROSSO, J.: Symptomenbild der Rückenmarkskompression infolge einer Geschwulst im Rückenmark. Rev. argent. Neurol. (Rosario) **2**, 94 (1936) [Spanisch].

SEVERINO, G., CIAURI, R.: Compression de la moelle épinière par néoplasme vertébral. Sur la connaissance des voies commissurales médullaires et sur la physiopathologie des réflexes. La loi de Bastian. Rif. med. **26**, 313 (1910); — Ref.: Rev. neurol. **20I**, 84 (1910).

SÈZE, S. DE, DURIEU, J.: Le spondylolisthesis. Etude clinique et radiologique d'après 70 observations personnelles. Sem. Hôp. Paris **23**, 1551 (1947).

— — Spondylolisthesis réductible de L 5 compliqué d'une sciatique rebelle chez une jeune fille de 18 ans. Rev. Rhum. **16**, 532 (1949).

— GUIOT, G., HUBAULT, A., DUJARRIER, L.: Un cas de complication médullaire de la maladie de Paget opéré avec résultat favorable. (Présentation de malade.) Rev. Rhum. **28**, 672 (1961)

— MERLE D'AUBIGNÉ, R., DURIEU, J.: Le traitement chirurgical des spondylolisthesis compliqués de sciatique rebelle. Rev. Rhum. **14**, 118 (1947).

— ORDONNEAU, P., JURMAND, S. H.: Sciatiques par cancer métastatique des premiers trous sacrés. Rev. neurol. **79**, 345 (1947).

— RYCKEWAERT, J.: Maladies des os et des articulations, p. 1105. Paris: Editions Médicales Flammarion 1954. (Collection médico-chirurgicale à révision annuelle de J.-L. P. VALLERY RADOT et J. HAMBURGER, section de pathologie.) [Loseblattausg.]

SGALITZER, M.: Myelographie mit sinkendem und aufsteigendem Jodöl. Acta radiol. (Stockh.) **9**, 136 (1928).

— Zur Röntgendiagnostik der destruktiven Wirbelsyphilis. Wien. klin. Wschr. **72**, 714 (1960).

— JATROU, ST.: Röntgenbefunde bei Tumoren des Rückenmarks. Mitt. Grenzgeb. Med. Chir. **35**, 598 (1922).

SGIBNEVA, O. V.: On the problem of malignant tumors from the pia mater of the spinal cord. Zh. Nevropat. Psikhiat. **62**, 504 (1962) [Russisch].

SHACKELFORD, R. T., RHODE, C. M.: Chordoma; surgical treatment. Ann. Surg. **141**, 952 (1955).

SHAFAR, J.: Compression of cauda equina by tumour in sacral canal. Med. Press **194**, 530 (1937).

SHAPIRO, J. H., OCH, M., JACOBSON, H. G.: Differential diagnosis of intradural (extramedullary) and extradural spinal canal tumors. Radiology **76**, 718 (1961).

SHAPIRO, R.: Myelography. Chicago: Year Book Publ. Inc. 1962, 2. ed. 1968.

— ROBINSON, F.: The roentgenographic diagnosis of the Arnold-Chiari malformation. Amer. J. Roentgenol. **73**, 390 (1955).

SHAPIROL, L. L., NEAL, J. B.: Torula meningitis. Arch. Neurol. Psychiat. (Chic.) **13**, 74 (1925).

SHARPE, W., PETERSON, C. A.: The danger in the use of lipiodol in the diagnosis of obstructive lesions of the spinal canal. Ann. Surg. **83**, 32 (1926).

SHEINER, Z. F.: Sluchai abstessa spinogo mozga. Vop. Neĭrokhir. **14**, 61 (1950).

SHEINMEL, A., GLASER, S.: Uncommon compressing lesions of the spinal cord and its membrans. Amer. J. Roentgenol. **67**, 415 (1952).

SHELDEN, C. H., BORS, E.: Subarachnoid alcohol block in paraplegia: its beneficial effect on mass reflexes and bladder dysfunction. J. Neurosurg. **5**, 385 (1948).

SHENKIN, H. A., ALPERS, B. J.: Clinical and pathologic features of gliomas of the spinal cord. Arch. Neurol. Psychiat. (Chic.) **52**, 87 (1944).

Shenkin, H. E., Horn, R. C., Grant, F. C.: Lesions of the spinal epidural space producing cord compression. Arch. Surg. **51**, 125 (1945).
— Hunt, A. D., Jr., Horn, R. C., Jr.: Sacrococcygeal sinus (pilonidal sinus) in direct continuity with the central canal of the spinal cord. Surg. Gynec. Obstet. **79**, 655 (1944).
Shephard, R. H.: Observations on intradural spinal angioma: treatment by excision. Neurochirurgia (Stuttg.) **6**, 58 (1963).
— Some new concepts in intradural spinal angioma. Riv. Pat. nerv. ment. **86**, 276 (1965).
— Sutton, D.: Dumb-bell ganglioneuromata of the spine with a report of four cases. Brit. J. Surg. **45**, 305 (1958).
Shepherd, J. A.: Sacrococcygeal chordoma. Brit. J. Surg. **42**, 516 (1955).
Sherbourne, D. H., Tribe, C. R., Varma, S.: Intramedullary spinal cord metastases. A clinico-pathological report of three cases. Int. J. Paraplegia **2**, 100 (1964).
Sherman, M. S.: Osteoid-osteoma. J. Bone Jt Surg. Old Ser. **29**, 918 (1947).
Sherman, R. M., Caylor, H. D., Long, L.: Anterior sacral meningocele. Amer. J. Surg. **79**, 743 (1950).
Sherman, R. S., Leaming, R.: Roentgen findings in neuroblastoma. Radiology **60**, 837 (1953).
— Soong, K. Y.: A roentgen study of osteogenic sarcoma developing in Paget's disease. Radiology **63**, 48 (1954).
— — Aneurysmal bone cysts: its roentgen diagnosis. Radiology **68**, 54 (1957).
Sherrington, C. S.: Note on the spinal portion of some ascending degenerations. Cambridge: University Press 1893 [Repr.: J. Physiol. (Lond.) **14**, 255 (1893)].
— Further experimental note on the correlation of action of antagonistic muscles. Proc. roy. Soc. B **52**, 407 (1893).
— Note on the knee-jerk and the correlation of action of antagonistic muscles. Proc. roy. Soc. B **52**, 556 (1893).
— The integrative action of the nervous system. New York: C. Sribner's Sons 1906.
— Laslett, E. E.: Observations on some spinal reflexes and the interconnection of spinal segments. J. Physiol. (Lond.) **29**, 58 (1903).
Shimamura, S., Tsunoda, T.: Pathology of so-called Katayama disease. Supplementary report on the cause of Jacksonian epilepsy and emboli of the cerebral artery. Kyôto Igaku Zasshi. **2**, 149 (1905) [Japanisch]; — Zit. nach Faust, E. C.: An inquiry into the ectopic lesions in schistosomiasis, p. 178 and 198. Amer. J. trop. Med. **28**, 175 (1948).
Shimidzu, K.: Ein Operationsfall von Schistosomiasis cerebri. Langenbecks Arch. klin. Chir. **182**, 401 (1935).
Shimizu, K., Asano, A.: Chemotherapy of tumors of the brain and the spinal cord. Acta Un. int. Canc. **15**, Suppl. I, 267 (1959).
Shimkin, M. B.: Aneurysm of the aorta with compression of the spinal cord; two case reports and review of literature. Ann. intern. Med. **12**, 1709 (1939).
Shimomura, Y., Hukuda, S., Mizuno, S.: Experimental study of ischemic damage to the cervical spinal cord. J. Neurosurg. **28**, 565 (1968).
Shinners, B. M., Hamby, W. B.: The results of surgical removal or protruded lumbar intervertebral discs. J. Neurosurg. **1**, 117 (1944).
— — Protruded lumbar intervertebral discs. Results following surgical and non-surgical therapy. J. Neurosurg. **6**, 450 (1949).
Shipp, F. L.: Technique and value of myelography. J. Amer. med. Ass. **151**, 185 (1953).
Shirres, D. A.: Regeneration of axones of spinal neurones in man. Montreal med. J. **34**, 239 (1905).
Shorey, W. D.: Diastematomyelia associated with dorsal kyphosis producing paraplegia. J. Neurosurg. **12**, 300 (1955).
Shtern, R. D.: O metastazirovanii arakhnoidendoteliom (meningeom). [Metastatic spreading of arachnoid endothelioma (meningioma).] Arkh. Pat. **20**, 72 (1958) [Russisch].
Shtutin, A. I.: Chondroma of the transverse process of the 3d lumbar spine. Ortop. Travm. Protez. **23**, 81 (1962) [Russisch].
Shuangshoti, S., Tangchai, P., Netsky, M. G.: Neoplasms of the nervous system in Thailand. Cancer (Philad.) **23**, 493 (1969).
Shulman, S.: Hourglass tumor causing acute paraplegia. S. Afr. med. J. **27**, 425 (1953).
Shushkovskii, I. I.: On the problem of brucellous inflammations of spinal ligaments. Vestn. Rentg. Radiol. **36**, 66 (1961) [Russisch].
Sibelius, C.: Bidrag till kännedomen om de histologiska förändringar na i ryggmärgen, de spinala rötter och ganglierna vid progressiv paralysi. [Contribution to the knowledge of the histological changes in the spinal cord, roots, and ganglia in progressive paralysis.] Helsingfors: Centraltryckeri 1897; Thesis Helsingfors.
Sicard, A.: Hernie intrarachidienne des disques intervertebraux, p. 3: hypertrophie du ligament jaune. In: Encyclopédie médico-chirurgicale: Appareil locomoteur. T. III/1: Pathologie chirurgicale générale. Membres, crâne rachis, No 15837 A[10], p. 1—11. Paris: Encyclop. médico-chirurg. 1953 [Loseblattausg.].
— Boureau, M., Leca, A.: Les hernies du 3e disque lombaire. Presse méd. **66**, 1807 (1958).
— Julliard, A.: Compression médullaire par mélano-sarcome de la dure-mère cervicale révélée par un syndrome de Brown-Séquard. Rev. neurol. **103**, 41 (1960).
— — Les tumeurs primitives acquises du sacrum. J. Chir. (Paris) **84**, 397 (1962).
— Lavarde, G.: Les fractures du rachis cervical. Presse méd. **77**, 141 (1969).

SICARD, A., TOUZARD, R.: Le traitement chirurgical du spondylolisthesis de la 5e vertèbre lombaire. Presse
méd. **77**, 1129 (1969).
SICARD, J.-A.: Epidurite ascendante à staphylocoque. Radio-lipiodol; laminectomie. Bull. Soc. méd. Hôp.
Paris **41**, 50 (1925).
— Les compressions médullaires. Le trépied biologique du diagnostic. Monde méd. **714**, 772 (1927).
— CESTAN, R.: Étude de la traversée meningoradiculaire au niveau du trou de conjugaison. Le nerf de con-
jugaison (nerf radiculair spinal). Quelques déductions cliniques. Bull. Soc. méd. Hôp. Paris **21**, 715 (1904).
— FOIX, C.: Réaction du liquide céphalo-rachidien au cours des pachyméningites rachidiennes. Rev. neurol. **17**,
665 (1910).
— — L'albumine-réaction du liquide céphalo-rachidien; dissociation albumino-cytologique au cours des com-
pressions rachidiennes. Presse méd. **20**, 1013 (1912).
— FORESTIER, G.: Injections intra-vasculaires d'huile iodée sous contrôle radiologique. C. R. Soc. Biol.
(Paris) **88**, 1200 (1923).
— FORESTIER, J.: Méthode radiographique d'exploration de la cavité épidurale par le lipiodol. Rev. neurol. **28**,
1264 (1921).
— — Méthode général d'exploration radiologique par l'huile iodée (lipiodol). Bull. Soc. méd. Hôp. Paris **46**,
463 (1922).
— — L'huile iodée en clinique. Bu.. Soc. méd. Hôp. Paris, 3. sér. **47**, 309 (1923).
— — Roentgenologic exploration of the central nervous system with iodized oil (lipiodol). Arch. Neurol.
Psychiat. (Chic.) **16**, 420 (1926).
— — Diagnostic et thérapeutique par le lipiodol, clinique et radiologie. Paris: Masson & Cie. 1928.
— — HAGUENAU, J.: Les épreuves manométriques au cours des compressions médullaires. Rev. neurol.
1927 I, 461.
— LAPLANE, L.: Radio-diagnostic lipiodolé au cours des compressions rachidiennes. Rev. neurol. **39**,
Ann. **30**, 676 (1923).
— — — Radioscopie du lipiodol rachidien. Rev. neurol. **31** I, 244 (1924).
— GALLY, L., HAGUENAU, J., WALLICH, R.: Radiothérapie des tumeurs rachidiennes (osseuses, épidurales,
sous-durales, intra-médullaires). Rev. neurol. **1928** I, 489.
— GY, A.: Méningite sarcomateuse à prédominance bulbo-protubérantielle. Cyto-diagnostic rachidien néo-
plasique. Rev. neurol. **16**, 2045 (1908).
— HAGUENAU, H., MAYER, C.: Radioscopie du lipiodol rachidien en position déclive. Rev. neurol. **1926** I,
1168.
— HAGUENAU, J.: L'image lipiodolée sous-arachnoïdienne, en ligne festonnée longitudinale des tumeurs
intra-médullaires. Rev. neurol. **1925** I, 676.
— — Tumeur extra-médullaire intra-dorsale de la région cervicale; opération, guérison. Rev. neurol. **1926** I,
192.
— — Tumeurs intrarachidiennes. Ecart intermédiaire entre le lipiodol supérieur et inférieur. Tumeurs épi-
durales et sous-dure-mériennes. Rev. neurol. **1928** I, 109.
— — COSTE, F.: Tumeur rachidienne. Anomalies évolutives. Absence de douleurs. Radio-lipiodol. Opération.
Rev. neurol. **1924** II, 605.
— — LAPLANE, L.: Transit lipiodolé rachidien; technique sous-arachnoïdienne; résultats diagnostiques. Rev.
neurol. **31** I, 1 (1924).
— — LICHWITZ, A.: Syphilis spinale pseudo-tumorale avec xanthochromie du liquide céphalo-rachidien et
dissociation alb. cyt. Contrôle lipiodolé. Bull. Soc. méd. Hôp. Paris 3. sér. **50**, 33 (1926).
— — WALLICH, R.: Tumeur intramédullaire. Repérage par lipio-diagnostic. Opération. Guérison. Rev. neurol.
1927 I, 1050.
— — — Compressions médullaires. Le trépied biologique du diagnostic. Rev. neurol. **1927** II, 122.
— — — Lumbago xanthochromique. Forme pseudo-pottique de tumeur rachidienne. Diagnostic biologique.
Rev. neurol. **1927** II, 656.
— LAPLANE, L.: Lipio-diagnostic de la méningite adhésive. Adhérences méningées. Bull. Soc. méd. Hôp.
Paris 3. sér. **47**, 309 (1923).
— — Syndrome du lumbago xanthochromique par neurogliome radiculaire. Radiodiagnostic lipiodolé. Soc.
Neur., 5 juillet 1923. Rev. neurol. **40**, Ann. **30**, 49 (1923).
— — Diagnostic des tumeurs rachidiennes. Forme pseudo-pottique, radio-lipiodol. Presse méd. **33** I, 33 (1925).
— PARAF, J., LAPLANE, L.: Radiodiagnostic rachidien lipiodolé; ponction atloïdo-occipitale et cervicale.
Presse méd. **31** I, 885 (1923).
— ROBINEAU, M., HAGUENAU, J.: Tumeur intramédullaire. Lipio-diagnostic. Médullotomie. Enucléation.
Guérison. Rev. neurol. **1927** I, 539.
— — LERMOYEZ, J.: Compression radiculaire. Inversion du réflexe achilléen, iodo-diagnostic arachnoïdien de
localisation. Contrôle opératoire. Rev. neurol. T. **39**, Ann. **30**, 158 (1923).
SICK (1900): In: STERTZ, G., Klinische und anatomische Beiträge zur Kasuistik der Rückenmarks- und
Wirbeltumoren, S. 233. Mschr. Psychiat. Neurol. **20**, 195 (1906).
SICK, C.: Vorstellung einer Frau, die eine spastische Lähmung der Beine und eine gürtelförmige Sensibilitäts-
störung durch Druck eines Enchondroms auf die Medulla spinalis hatte und durch Laminektomie geheilt
wurde. Neurol. Zbl. **24**, 428 (1905).

Sick, C.: Vorstellung eines Patienten mit geheilter completter Lähmung der unteren Extremitäten in Folge von Wirbelcaries durch Eröffnung eines prävertebralen Abscesses. Sitzung des Aerztl. Vereins Hamburg, am 4. IV. 1905; — Ref.: Neurol. Zbl. **24**, 428 (1905).

— Diskussion über den Vortrag von Nonne: Meine Erfahrungen über die Diagnose und operative Behandlung von Rückenmarkshauttumoren. Aerztl. Verein zu Hamburg. Sitzung vom 23. Juni 1908; — Ref.: Berl. klin. Wschr. **45** II, 1787 (1908).

— Bericht über 80 Fälle von Laminektomie. Zbl. Chir. **47**, 235 (1920).

Siddiqui, N. A.: Spinal arachnoiditis. Neurology India **16**, 131 (1968).

Siefert, E.: Über die multiple Karzinomatose des Zentralnervensystems. Arch. Psychiat. Nervenkr. **36**, 720 (1902).

— Über die Hirnmetastasen der sogenannten Deciduoma malignum. Arch. Psychiat. Nervenkr. **38**, 1 (1904).

Siekert, R. G., Millikan, C. H.: Syndrome of intermittent insufficiency of the basilar arterial system. Collected papers of the Mayo Clinic and Mayo Foundation **46r**, 539 (1956); — Ref.: Zbl. Neurochir. **17**, 54 (1957).

Siemerling, E.: Gliosis spinalis und Syringomyelie. Arch. Psychiat. Nervenkr. **50**, 449 (1913).

Sierra, M. A., Luparello, F. J., Lewin, J. R.: Vertebral osteomyelitis and urinary-tract infection. Arch. intern. Med. **108**, 128 (1961).

Silberkuhl, W.: Ein diffuses Gliosarkom des Rückenmarks. Diss. Greifswald 1892.

Silfvast, J.: Ein Fall von Abscess des Rückenmarks nebst retrobulbärer Neuritis. Dtsch. Z. Nervenheilk. **20**, 94 (1901).

Siliquini, P. N.: Sacrococcygeal teratoma of fetus complicated by right occlusive ureteral syndrome of mother; case. Minerva ginec. **5**, 146 (1953).

Sillevis Smitt, W. G.: Sur l'abcès spinal épidural. Rev. neurol. **1929** II, 512.

— Über intracranielle Chondrome. Dtsch. Z. Nervenheilk. **109**, 170 (1929).

— Kyphoscolioses met neurologische verschijnselen. [Kyphoskoliose mit neurologischen Ausfällen.] Ned. T. Geneesk. **81** III, 4428 (1937).

— Bok, S. T.: Lipiodol bij het röntgenologisch onderzoek van het ruggemerk en zijn vliezen. [Lipiodol bei der röntgenologischen Untersuchung des Rückenmarks und seiner Häute.] Ned. T. Geneesk. **68** II B, 2213 (1924).

— — Lipiodol bei der röntgenologischen Untersuchung des Rückenmarkes und seiner Häute. Dtsch. Z. Nervenheilk. **87**, 263 (1925).

— Jansen, J. J.: Epidermoids of the central nervous system. Folia psychiat. neerl. **61**, 630 (1958).

— Smit, W.: Caudasyndrome bei präsakralen Tumoren. Dtsch. Z. Nervenheilk. **131**, 91 (1933).

Silva, C. P., Sette, A., Jr.: Estudo comparativo entre diagnósticos mielográfico e anátomo-cirúrgico nas afecções raquemedulares. Arch. Neuro-psiquiat. (S. Paulo) **17**, 416 (1959).

Silva Sosa, M., Coello, P., Aguirre, A.: Meningeal leukemic infiltration in children. Study and presentation of 25 cases. Bol. méd. Hosp. infant. (Méx.) **20**, 293 (1963).

Silver, J. R.: Familial spastic paraplegia with amyotrophy of the hands. J. Neurol. Neurosurg. Psychiat. **29**, 135 (1966).

Silver, M. L., Hennigar, G.: Cerebellar hemangioma (hemangioblastoma). A clinicopathological review of 40 cases. J. Neurosurg. **9**, 484 (1952).

Silverman, S.: Vascular tumors associated with skin hemangiomata. Brit. J. Surg. **33**, 307 (1946).

Simarro Puig, J.: Compresión medular de forma atípica por paquete vascular angiomatoide. An. Med. (Cir.) **41**, 23 (1955).

Simek, J.: Syringomyélie. Étude clinique de cent cas. Rev. neurol. **119**, 420 (1968).

— Intramedulární hemangiom. Bratisl. lek. Listy **51**, 359 (1969) [Slowakisch].

Simernitskii, B. P.: On vascular neoplasms of the spinal cord. Vop. Neïrooftal. **26**, 20 (1962) [Russisch].

Simionescu, M. D.: Metastatic tumors of the brain: a follow-up study of 195 patients with neurosurgical considerations. J. Neurosurg. **17**, 361 (1960).

Simler, M., Kempf, F., Wahl, R.: Tumeur rachidienne dorsale (Etude radioclinique.) J. Radiol. Électrol. **42**, 144 (1961).

Simma, K.: Nystagmus bei Dorsalmarkschädigung. Wien. med. Wschr. **100**, 252 (1950).

Simmons, C. C.: Malignant changes occurring in benign giant cell tumors of bone. Surg. Gynec. Obstet. **53**, 496 (1931).

Simon, C.: Suppuration sive inflammation of the spinal theca. Med. Tms Gaz. (Lond.) N. S. **10** I, 19 (1855).

— Auswertung operativ behandelter Rückenmarkstumoren. Zbl. Chir. **79**, 365 (1954).

Simon, G.: Chemotherapie der malignen Hirngeschwülste. In: Handbuch der Neurochirurgie. Hrsg. v. H. Olivecrona, W. Tönnis. Bd. IV/4, S. 567—599. Berlin-Heidelberg-New York: Springer 1967.

— Neue Methoden für die Tumorzelldiagnostik aus dem Liquor. In: Krebsforschung und Krebsbekämpfung. Hrsg. von H. E. Bock. Bd. VI, S. 409—411. München-Berlin-Wien: Urban & Schwarzenberg 1967.

— Zytologische Liquorbefunde bei traumatischen Querschnittslähmungen. Bericht über die Jahrestagung der Dtsch. Ges. für Neurochirurgie. 14.—16. September 1967 in Bad Harzburg. Zus.gest. v. F. Loew. Acta neurochir. (Wien) **19**, 93 (1968).

SIMON, G., SCHRÖER, H.: The cell-catch procedure — a new method which preserves all cellular elements of spinal fluid samples. J. Neurosurg. **20**, 787 (1963); — Second European Congr. of Neurological Surgery, Rom, April 18—20, 1963. Abstr. of papers. Excerpta Medica, Internat. Congr. ser. No 60, 168 (1963).

— — Ein neues Verfahren für die Untersuchung des Liquors. Acta neurochir. (Wien) **11**, 759 (1964).

— — Neue Methoden in der Liquorzytologie. Ärztl. Lab. **3**, 88 (1966).

SIMON, H.: Zwei Fälle von Compression des Rückenmarks durch Wirbelkrebs. Inaug.-Diss. Heidelberg 1884.

SIMON, J., CATHALA, H.: Aspects radiologiques atypiques des neurinomes des nerfs rachidiens. J. Radiol. Électrol. **49**, 946 (1968).

SIMON, K.: Zur Kenntnis der Lipome innerhalb der Schädelhöhle und des Wirbelkanals; 2 Fälle von Clivus-lipomen und 1 Plexuslipom. Inaug.-Diss. Berlin 1934.

SIMON, T.: Beiträge zur Pathologie und pathologischen Anatomie des Central-Nervensystems. Arch. Psychiat. Nervenkr. **5**, 108 (1874).

SIMONISHVILI, A. S.: On the problem of organoid teratomas. Pediatriya **37**, 73 (1959) [Russisch].

SIMONS, A.: Diskussionsbeitrag zu: „LEVY-DORN, M.: Zur Röntgendiagnostik der Veränderungen des Schädels und der Wirbelsäule". Berl. klin. Wschr. **49** II, 1778 (1912).

SIMONS, E. J.: Primary carcinoma of the lung. Chicago: Year Book Publ. 1937.

SIMONYI, G.: Magas nyaki gerinevelöcompresiót okozó spondylitis kórisméje és gyógyitása. [Diagnosis and therapy of spondylitis causing compression of the higher cervical part of the spinal cord.] Ideggyóg. Szle **9**, 111 (1957).

SIMPSON, W. M.: Diffuse vertebral metastasis of prostatic carcinoma without bony changes. Amer. J. Roentgenol. **15**, 534 (1926).

SIMRIL, W. A., THURSTON, D.: Normal interpediculate space in spines of infants and children. Radiology **64**, 340 (1955).

SINCLAIR, J. E., YANG, Y. H.: Ganglioneuromata of the spine associated with von Recklinghausen's disease. J. Neurosurg. **18**, 115 (1961).

SINGEISEN, F.: Über die syphilitische Schwielenbildung der weichen Häute am hinteren Umfang des Rückenmarks. Arch. Psychiat. Nervenkr. **106**, 106 (1936).

SINGER, J.: Ueber secundäre Degeneration im Rückenmarke des Hundes. Wien: Hof- u. Staatsdruckerei 1881 [Sonderdr. aus: S.-B. Akad. Wiss. Wien, math.-nat. Kl. **84**, Okt.-H. (1881/82)].

SINGLETON, A. O., BLOKKER, T. G., WILLIAMS, W.: Spinal cord tumors. Tex. St. J. Med. **32**, 726 (1937).

SIQUEIRA, E. B., BUCY, P. C.: Unusual cause of Brown-Séquard syndrome. Arch. Neurol. (Chic.) **9**, 137 (1963).

SIRIS, J. H.: Preoperative localization of intervertebral disk hernias and other cord-compressing lesions. N.Y. St. J. Med. **53**, 1677 (1953).

SITTIG, O.: Metastatischer Rückenmarksabscess bei septischem Abortus. Z. ges. Neurol. Psychiat. **107**, 146 (1927).

SIVASH, K. M., BYKOVA, G. P.: New and modernized instruments for spinal surgery. Ortop. Travm. Protez. **22**, 60 (1961) [Ukrainisch].

SIWE, S.: Spinal cord tumors in children. Acta paediat. (Uppsala) **45**, 437 (1956).

SIXT, H.: Bandscheibenerkrankungen. Dtsch. Ärztebl. **61**, 23 (1964).

SJÖVALL (1841): Zit. nach GRÜTER, W. (1958), S. 463 und 480.

SJÖVALL, H.: Dermoide des Rückenmarkskanals nebst Mitteilung eines Falles von inficierter Dermoidcyste im Spinalkanal als Ursache einer tödlich verlaufenen Staphylococcus-albus-Meningitis. Acta orthop. scand. **12**, 1 (1941).

SKAGGS, J. A., GUILFOIL, P. H.: Unusual retro-rectal tumor. Amer. J. Proctol. **20**, 138 (1969).

SKÁLA, J.: Metastasierungswege in das Rückenmark aus Bronchiektasen. Čas. Lék. čes. **35**, 213 (1896) [Tschechisch].

SKOOG, A. L.: Spinal cord compression from leptomeningeal cysts, with report of two cases. J. Amer. med. Ass. **65**, 394 (1915).

— Spinal cord neoplasms with illustrations. J. Mo. med. Ass. **13**, 585 (1916).

SKOWRONSKI, F.: Über Sacro-Coccygial-Chordome, unter besonderer Berücksichtigung der Strahlendiagnose und -therapie. Diss. Freiburg 1943.

SKULTETY, F. M.: Cryptococcic granuloma of the dorsal spinal cord. A case report. Neurology (Minneap.) **11**, 1066 (1961).

SLADE, H. W., VINAS, F. J.: Intramedullary lipoma of the spinal cord. Neurology (Minneap.) **6**, 449 (1956).

SLAGER, V. T.: Arachnoiditis ossificans. Arch. Path. **70**, 322 (1960).

SLAUGHTER, J. C., HARDMAN, J. M., KEMPE, L. G., EARLE, K. M.: Neurocutaneous melanosis and leptomeningeal melanomatosis in children. Arch. Path. **88**, 298 (1969).

SLAUGHTER, R. F., FREMONT-SMITH, F., MUNRO, D.: Metastatic spinal epidural abscess: report of case with recovery following operation. J. Amer. med. Ass. **102**, 1468 (1934).

SLAVEN, J. J.: Multiple myeloma in a child. Amer. J. Dis. Child. **47**, 821 (1934).

SLAVIN, H. B.: Spontaneous intraspinal subarachnoid hemorrhage. J. nerv. ment. Dis. **86**, 425 (1937).

SLEPIAN, A., HAMBY, W. B.: Neurologic complications associated with hereditary deforming chondrodysplasia. Review of the literature and a report on two cases in the same family. J. Neurosurg. 8, 529 (1951).

SLOAN, L. H.: Clinical syndrome manifested by various types of compression. Surg. Clin. N. Amer. **17**, 559 (1937).

Slooff, J. L., Kernohan, J. W., MacCarty, C. S.: Primary intramedullary tumors of the spinal cord and filum terminale. Philadelphia and London: W. B. Saunders Co. 1964.

Slotow, G. von: Diffuses Gliom der Medulla oblongata im Kindesalter. Mschr. Psychiat. Neurol. 23, 445 (1908).

Slowik, T., Bittner-Manioka, M., Grochowski, W.: Chondroma of the cervical spine. Case report. J. Neurosurg. 29, 276 (1968).

Slullitel, I.: Quiste dermoideo presacro. Bol. Soc. Cirug. Rosario 20, 99 (1953).

Small, J. M.: Tumours of the spinal canal. Surgery. Proc. roy. Soc. Med. 55, 106 (1962).

Smedal, M. I., Watson, J. R.: Treatment of cancer of the nasopharynx with two million volt radiation. Surg. Clin. N.Amer. 39, 669 (1959).

Smerchinich, G.: Emangioma vertebrale. Quad. Radiol. 5, 349 (1934).

Smirnov, A. V., Tumskoy, V. V.: Diagnose und Behandlung der extramedullären Rückenmarkstumoren. Nov. khir. Arkh. 33, 376 (1935) [Ukrainisch].

Smith, B., Passaro, E., Clatworthy, H. W., Jr.: The vascular anatomy of sacrococcygeal teratomas: its significance in surgical management. Surgery 49, 534 (1961).

Smith, D. R., Hardman, J. M., Earle, K. M.: Metastasizing neuroectodermal tumors of the central nervous system. J. Neurosurg. 31, 50 (1969).

Smith, D. T.: Cystic formations associated with human spinal nerve roots. J. Neurosurg. 18, 654 (1961).

— Multiple meningeal diverticula (perineurial cysts) of the cervical region disclosed by pantopaque myelography. Report of a case. J. Neurosurg. 19, 599 (1962).

Smith, F. B., Crawford, J. S.: Fatal granulomatosis of the central nervous system due to a yeast (torula). J. Path. Bact. 33, 291 (1930).

Smith, F. H., Davust, L. A.: Hemangioma of vertebrae. Virginia med. Mth. 66, 473 (1939).

Smith, G. W., Chavez, M.: Lumbar extradural cysts; congenital; their proper classification. Arch. Neurol. Psychiat. (Chic.) 80, 436 (1958).

Smith, M. J., Stenstrom, K. W.: Compression of spinal cord caused by Hodgkin's disease. Radiology 51, 77 (1948).

Smith, R.: An evaluation of surgical treatment for spinal cord compression due to metastatic carcinoma. J. Neurol. Neurosurg. Psychiat. 28, 152 (1965).

Smith, R. A., Estridge, M. N.: Extradural spinal hemangioblastomas. Review of the literature and report of a case. Bull. Los Angeles neurol. Soc. 28, 79 (1963).

Smith, W. S., Klug, T. J.: The lumbothoracic spine in multiple myeloma. Arch. Surg. 76, 639 (1958).

Smith, W. T., Turner, E.: Solitary intramedullary carcinomatous metastasis in the spinal cord. Case report. J. Neurosurg. 29, 648 (1968).

Smithers, D. W., Clarkson, J. R., Strong, J. A.: Roentgen treatment of cancer of esophagus. Amer. J. Roentgenol. 49, 606 (1943).

Smolik, E. A., Nash, F. P.: Lumbar spinal arachnoiditis: a complication of the intervertebral disc operation. Ann. Surg. 133, 490 (1951).

— Sachs, E.: Tumors of the foramen magnum of spinal origin. J. Neurosurg. 11, 161 (1954).

Smólska, I.: Guzy okolicy krzyzowo-ogonowej u dzieci. [Cysts of the sacrococcygeal region in children.] Pediat. pol. 31, 755 (1956).

Snellman, A.: A contribution to the knowledge of the primary epidural tumors of the spinal canal. Acta chir. scand. 85, 248 (1941).

Snodgrass, S. R.: Spinal cord tumor in a child. Tex. St. J. Med. 58, 728 (1962).

Snodgrass, T., Suckle, H. M.: Sacrococcygeal chordoma. Arch. Surg. 65, 181 (1952).

Snyder, L. J., Wilhelm, S. K.: Multiple myeloma with spinal cord compression as the initial finding. Ann. intern. Med. 28, 1169 (1948).

Sod, L. M., Wiener, L. M.: Intradural extramedullary plasmacytoma; case report. J. Neurosurg. 16, 107 (1959).

Sodeifi, N.: Analysis of 124 cases of extradural compression of the spinal cord. The Middle East neurosurgical fifth annual conference. Iran, 28th. September — 4th. October, 1963 [Nicht veröffentl.]

Söderbergh, G.: Über Babinski's „l'inversion du réflexe du radius". Neurol. Zbl. 31, 416 (1912).

— Über einen oberen abdominalen Symptomenkomplex bei einer operierten Rückenmarksgeschwulst. Dtsch. Z. Nervenheilk. 44, 202 (1912).

— Einige Bemerkungen über die Lokaldiagnose von Rückenmarksgeschwülsten. Berl. klin. Wschr. 51 I, 242 (1914).

— Åkerblom, V.: Ein Fall von Rückenmarksgeschwulst der höchsten Cervicalsegmente. Operation. Heilung. Mitt. Grenzgeb. Med. Chir. 25, 42 (1913).

— Sundberg, C.: Om atrofier i handens småmuskler vid kompression av översta cervikalmärgen. [Atrophy of the small muscle of the hand through compression of the upper cervical cord.] Hygiea (Stockh.) 78, 417 (1916).

Sölder, F. v.: Degenerirte Bahnen im Hirnstamme bei Läsion des unteren Cervicalmarks. Neurol. Zbl. 16, 308 (1897).

Sohlgren, E.: Über das Queckenstedt'sche Symptom bei Rückenmarkskompression mit Bericht über 6 Fälle. Jber. Neurol. 7, 264 (1925).

SOIKA, J.: Über den Bau und die Stellung der multiplen Neurome. Vischr. prakt. Heilk. (Prag) **135**, 1 (1877).

SOKOLOFF, N.: Zwei Fälle von Gliom des centralen Nervensystems. Dtsch. Arch. klin. Med. **41**, 443 (1887).

SOLÉ-LLENAS, J.: Les kystes des racines sacrées et leur valeur pathologique. Acta radiol. Diagn. N. S. **1**, 782 (1963).

SOLER-ROIG, J.: Paraplejía flácida por compresión tumoral. Operación. Curación. Rev. méd. Barcelona **22**, 90 (1934).

SOLERIO, L.: Sacrococcygeal teratoma. Presentation of a case. Minerva chir. **15**, 881 (1960).

SOLOMON, H. C., THOMPSON, L. J., PFEIFFER, H. M.: Circulation of phenolsulphonaphthalein in the cerebro-spinal system. J. Amer. med. Ass. **79**, 1014 (1922).

SOLOPAEV, A. A.: Cholesteatoma of the spinal cord in patients with a history of tuberculous meningitis. Vop. Neïrooftal. **27**, 54 (1963) [Russisch].

SOLOVYEV, V. N.: The origination of some forms of radicular syndromes. Zh. Nevropat. Psikhiat. **69**, 493 (1969) [Russisch].

SOLTZ, S. E., JERVIS, G. A.: Extramedulary tumors of the upper cervical portion of spinal cord. Bull. neurol. Inst. N.Y. **6**, 274 (1937).

SŌMA, H., NAKAJIMA, S.: Quantity of bleeding in laminectomy. Arch. jap. Chir. **32**, 179 (1954) [Japanisch].

SOMMER, R.: Der heutige Stand der Neurinomfrage. Bruns' Beitr. klin. Chir. **125**, 694 (1922).

SOMMERFELT, L.: Sarcoma originating in a spinal ganglion with infiltration the pia mater of brain and cord, under the clinical picture of ascending paralysis. Norsk Mag. Lægevidensk. **15**, 969 (1917) [Schwedisch].

SOMOGYI, I.: Diagnostik der Rückenmarksgeschwülste. Orvosképzés (Budapest) **26**, 416 (1936) [Ungarisch].

— Früh diagnostizierte und operierte Extraduralgeschwulst. Orv. Hetil. **36**, 126 (1936) [Ungarisch].

SONG, J. U., RANSOHOFF, J.: Surgical lesions of spine and spinal cord simulating disk syndrome. N.Y. St. J. Med. **62**, 556 (1962).

SORGO, A., SORGO, W.: Die klinische und unfallsrechtliche Bedeutung der traumatischen Nekrosecyste im Rückenmark. Wien. med. Wschr. **100**, 187 (1950).

SORGO, W.: Weitere Mitteilungen über Klinik und Histologie des kongenitalen arteriovenösen Aneurysmas des Gehirns. Zbl. Neurochir. **3**, 64 (1938).

— Die Liquorveränderungen beim raumbeengenden Prozeß des Gehirns mit besonderer Berücksichtigung der Liquorpassagestörungen. Zbl. Neurochir. **3**, 135 (1940).

— Myelopathia nekroticans. Arch. int. Studi neurol. **2**, 23 (1952).

SORIANO, V.: Über ein Syndrom der Cauda equina. Sem. méd. esp. **1940**, 679 [Spanisch].

SOROUR, O.: Extradural compression of the spinal cord. The Middle East neurosurgical fifth annual conference. Iran, 28th. September—4th. October, 1963 [nicht veröffentl.].

SORREL, E.: Tumeur kystique intra-médullaire. Ablation en deux temps. Guérison. Persistance de paraplégie. Bull. Soc. Chirurgiens Paris **51**, 817 (1925).

— SORREL-DEJERINE, Y. Mme: Tuberculose osseuse et ostéo-articulaire. Vol. 1 et 2. Paris: Masson & Cie. 1932.

— — Contribution à l'étude des paraplégies pottiques. Rev. neurol. **1933 I**, 1.

— — Paraplégie pottique. Laminectomie sans aucun résultat. Guérison progressive de la paraplégie après évolution normale. Rev. neurol. **65**, 998 (1936).

SORREL-DEJERINE, Y. Mme: Contribution à l'étude des paraplégies pottiques. Essai sur l'évolution et le pronostic basé sur 40 observations personnelles. Paris: Masson & Cie. 1926 und Thèse Paris.

SOTELO CAMPOS, J.: Tumor a mieloplaxas (mieloplaxoma) de la columna cervical tratado con radioterapía; evolutión seguida durante tres años. An. Ortop. Traum. Urug. **2**, 381 (1949).

SOTO ROMAY, R.: La aracnoiditis espinal quística como causa de compresión médulo-radicular (tres observaciones). Sem. méd. (B. Aires) **1935 I**, 251.

SOTRES GALLIFA, A.: Ätiologie, Diagnose und Therapie der Rückenmarkskompressionen im Kindesalter. Med. de los Niños **33**, 288 (1932) [Spanisch].

SOUQUES, A., BLAMOUTIER, P.: Paraplégie spasmodique permanente malgré la destruction de la moelle dorsale (par une tumeur). Hypothèse sur l'étiologie de cette tumeur coïncidant avec l'agénésie d'un disque cartilagineux intervertébral. Rev. neurol. **31 I**, 300 (1924).

— — MASSARY, J. DE: Injection lipiodolée sous-arachnoïdienne dans un cas de pachyméningite cervico-dorsale. Arrêt total du lipiodol dans la région cervicale inférieure. Rev. neurol. **31 I**, 6 (1924).

SOUSA, A. DE, VIDAL, C.: On the importance of the spinal venous plexuses in return circulation. J. Méd. (Pôrto) **50**, 943 (1963) [Portugiesisch].

SOUTHWORTH, J. L., HINGSON, R. A.: Continuous caudal analgesia in surgery. Ann. Surg. **118**, 945 (1943).

SPACCARELLI, G.: Tuberculoma intramidollare. Studio del decorso di un caso e di un particolare riflesso addominale. Policlinico, Sez. med. **55**, 15 (1948).

SPALTEHOLZ, W.: Handatlas der Anatomie des Menschen. 11. Aufl. Bd. 1—3. Leipzig: S. Hirzel 1922.

SPARLING, H. J., ADAMS, R. D., PARKER, F.: Involvement of the nervous system by malignant lymphoma. Medicine (Baltimore) **26**, 285 (1947).

SPATH, F.: Rückenmarkstumoren im Kindes- und Jugendalter. Wien. klin. Wschr. **48**, 946 (1959).

SPATZ, R.: Die funikuläre Spinalerkrankung. Münch. med. Wschr. **111**, 550 (1969).

SPEIDEL, C. C.: Studies of living nerves. I: The movements of individual sheath cells and nerve sprouts correlated with the process of myelin sheath formation in amphibian larvae. J. exp. Zool. (Philad.) **61**, 279 (1932).

SPEIDEL, C. C.: Studies on living nerves. II: Activities of ameboid growth cones, sheath cells, and myelin segments, as revealed by prolonged observation of individual nerve fibers in frog tadpoles. Amer. J. Anat. 52, 1 (1933).
— Growth, irritation and repair of nerves. Arch. exp. Zellforsch. 15, 328 (1934).
— Studies of living nerves. III: Phenomena of nerve irritation and recovery, degeneration and repair. J. comp. Neurol. 61, 1 (1935).
— Studies on living nerves. IV: Growth, regeneration and myelination of the peripheral nerves in salamanders. Biol. Bull. (Lancaster) 68, 140 (1935).
SPENCER, R. J., JACKMAN, R. J.: Surgical management of precoccygeal cysts. Surg. Gynec. Obstet. 115, 449 (1962).
SPENCER, W. H.: Case of idiopathic inflammation of the spinal dura mater (pachymeningitis spinalis externa). Lancet 1879 I, 836.
SPENS, N., PARSONS, H., BEGG, C. F.: Primary melanoma of the meninges. N.Y. St. J. Med. 62, 3777 (1962).
SPERLING, S. J., ALPERS, B. J.: Lipoma and osteolipoma of the brain. J. nerv. ment. Dis. 83, 13 (1936).
SPIEGEL, I. J.: Cerebral schistosomiasis. Report of a case with surgical removal of an intracerebral mass of schistosomal ova. J. Neurosurg. 4, 72 (1947).
SPIEGEL-ADOLF, M.: Cerebrospinal fluid. Progr. Neurol. Psychiat. 11, 145 (1956).
— Cerebrospinal fluid. Progr. Neurol. Psychiat. 12, 277 (1957).
— Cerebrospinal fluid. Progr. Neurol. Psychiat. 16, 283 (1961).
SPIERS, F. W.: Effective atomic numbers and energy absorption in tissues. Brit. J. Radiol. 19, 218 (1946).
SPIES, F.: Akute Ostitis und Periostitis des Kreuzbeins mit konsekutiver Pachy- und Leptomeningitis spinalis. Vereinsbl. d. pfälz. Ärzte 4, 81 (1888).
SPILLANE, J. D.: Three cases of achondroplasia with neurological complications. J. Neurol. Neurosurg. Psychiat. 15, 246 (1952).
— LLOYD, G.: The diagnosis of lesions of the spinal cord in association with "osteoarthritic" disease of the cervical spine. Brain 75, 177 (1952).
SPILLER, W. G.: Gliomatosis of the pia and metastasis of glioma. J. nerv. ment. Dis. 34, 297 (1904).
— Tumors of the cauda equina and lower vertebrae. Amer. J. med. Sci. 135, 365 (1908).
— Circumscribed serous spinal meningitis: a little-recognized condition amenable to surgical treatment. Amer. J. med. Sci. 87, 95 (1909).
— FRAZIER, C. H.: Teleangiectasis of the spinal cord. Arch. Neurol. Psychiat. (Chic.) 10, 29 (1923).
— HENDRICKSON, W. F.: A report of two cases of multiple sarcomatosis of the central nervous system and of one case of intramedullary primary sarcoma of the spinal cord. Amer. J. med. Sci. 126, 10 (1903).
— MUSSER, J. H.: (1902 u. 1903): Zit. nach KRAUSS, W. C. (1907), S. 543 u. 544: Univ. Penn. med. Bull. 16, 27; 56 (1903).
— — MARTIN, E.: A case of intradural cyst with operation and recovery. Univ. Penn. med. Bull. 16, 22 (1903).
— WEISENBURG, T. H.: Über das Karcinom des Nervensystems. Wien. klin. therap. Wschr. 13, 715; 742; 761 (1906).
SPILLMANN, L., HOCHE: Paraplégie cervicale incomplète par tumeur gliomateuse de la moelle avec pachyméningite néoplasique. Nouv. Icongor. Salpêt. 16, 144 (1903).
SPORN, Z., MOHOROVICIC, D.: A rare case of a giantcell tumor of the vertebra. Acta chir. jugosl. 91, 189 (1962) [Serbisch].
SPOTA, B. B., ALURRALDE, A. J.: Sindrome de "cola de caballo" e hidatidosis multiple. Sem. méd. (B. Aires) 45, 607 (1938).
— BARDECI, C. A.: Espondilitis tífica con compressión medular dorsal; presentación de enferma. Pren. méd. argent. 37, 3035 (1950).
— — CHRISTENSEN, J. C.: Compresión medular dorsal extradural por condroma. Rev. Asoc. méd. argent. 64, 58 (1950).
— — — Epiduritis crónica remitente. Pren. méd. argent. 39, 382 (1952).
SPROCKHOFF, H.: Haltungsanomalien des Kopfes bei Hirntumoren. Zbl. Neurochir. 4, 185 (1939).
SPRUNG, H. B.: Zur Frage der Endangiitis obliterans medullae spinalis. Zbl. Chir. 75, 1343 (1950).
SPRUNT, T. P., WALKER, J. E.: The significance of xanthochromia of the cerebrospinal fluid. Bull. Johns Hopk. Hosp. 28, 80 (1917).
SPURLING, R. G.: Lesions of the lumbar intervertebral disc, with special reference to rupture of the annulus fibrosus with herniation of the nucleus pulposus. Springfield (Ill.): Ch. C. Thomas 1953.
— GRANTHAM, E. G.: The end-results of surgery for ruptured lumbar intervertebral discs; a follow-up study of 327 cases. J. Neurosurg. 6, 57 (1949).
— MAYFIELD, F. H.: Neoplasms of the spinal cord: a review of forty-two surgical cases. J. Amer. med. Ass. 107, 924 (1936).
— — ROGERS, J. B.: Hypertrophy of the ligamenta flava as a cause of low back pain. J. Amer. med. Ass. 109, 928 (1937).
STADLER, L.: Ein Beitrag zum Bild des multiplen Myeloms mit Amyloidose. Folia haemat. (Lpz.) 61, 353 (1938/39).
STADLER-STEHR, L.: Das Wirbelhämangiom. Fortschr. Röntgenstr. 62, 179 (1940).
STAEMMLER, M.: Beiträge zur normalen und pathologischen Anatomie des Rückenmarks. Z. ges. Neurol. Psychiat. 164, 179 (1939).

STAEMMLER, M.: Hydromyelie, Syringomyelie und Gliose. Anatomische Untersuchungen über ihre Histogenese. Berlin: Springer 1942.
— Hirngeschwulst und Unfall (Narbengliom). Nervenarzt 19, 427 (1948).
STÄUDTNER, F.: Lymphogranulomatose in der Wirbelsäule. Dtsch. med. Wschr. 59, 1564 (1933).
STAHL, R.: Über Hemiplegia cruciata. Zugleich ein Beitrag zur Frage der Gruppierung der motorischen Leitungsfasern in den Pyramidenbahnen des Menschen. Dtsch. Z. Nervenheilk. 65, 194 (1920).
— MÜLLER, A.: Zur Röntgendiagnostik am Rückenmark mittels Kontrastinjektion. Med. Klin. 20, 1799 (1924).
STALDER, J.: Über eine angeborene Zystenbildung der Sacral- und Gesäßgegend, wahrscheinlich infolge Persistenz des Schwanzdarmes. Acta anat. (Basel) 52, 215 (1963).
STAM, F. C.: Leptomeningeal carcinosis. Psychiat. Neurol. Neurochir. (Amst.) 63, 2 (1960).
STAMMERS, F. A. R.: Tumour of the spinal cord. Proc. roy. Soc. Med. 26, 1543 (1933).
— Spinal epidural suppuration, with special reference to osteomyelitis of vertebrae. Brit. J. Surg. 26, 366 (1938).
STAMMLER, A.: Neurologische Syndrome bei der Periarteriitis nodosa. Fortschr. Neurol. Psychiat. 18, 606 (1950).
— Chronaxieveränderungen bei Erkrankungen des peripheren motorischen Neurons. Wien. Z. Nervenheilk. 5, 41 (1952).
— Die Pilzkrankheiten des Nervensystems. In: POLEMANN, O., WEGMANN, T., u. STAMMLER, A., Klinik und Therapie der Pilzkrankheiten, S. 333—382. Stuttgart: Georg Thieme 1961.
— CERVÓS-NAVARRO, J.: Die retikulo-histiozytäre granulomatöse Enzephalitis. Fortschr. Neurol. Psychiat. 33, 1 (1965).
— MARGUTH, F., SCHMIDT-WITTKAMP, E.: Die Meningitis carcinomatosa und sarcomatosa. Fortschr. Neurol. Psychiat. 32, 53 (1964).
— STRUCK, G.: Zur Klinik und Pathomorphologie der polyradiculomyelitischen Verlaufsform des Zoster. Dtsch. Z. Nervenheilk. 178, 313 (1958).
STANJOJEVIČ, L. L.: Beitrag zur Diagnostik des Spinalabszesses. Wien. klin. Wschr. 57, 221 (1944).
STANKOVIC, P., SANDER, E.: Über Knochenmetastasen bei Magencarcinom. Chirurg 40, 468 (1969).
STANLEY, D.: Acute metastatic epidural abscess. Illinois med. J. 68, 515 (1935).
SARKLINT, H. B.: Undersøgelser over latent og manifest prostatacancer. Diss. Copenhagen 1950.
STARR, A.: Brain tumors in childhood. Med. News (N.Y.) 29, 1 (1886).
STARR, M. A.: A contribution to the subject of tumors of the spinal cord, with remarks upon their diagnosis and their surgical treatment, with a report of six cases. Amer. J. med. Sci. 109, 615 (1895).
— The transmission of sensations through the spinal cord. J. nerv. ment. Dis. 24, 451 (1897).
— Fibroma of the upper dorsal region of the spinal cord, removal; autopsy. Philad. med. J. 9, 288 (1900);— Ref.: Schmidts Jb. ges. Med. 279, 58 (1903).
STASTNY, B.: A contribution to the etiopathogenesis of cholesteatoma of the pyramid. Čs. Otolaryng. 10, 300 (1961) [Tschechisch].
STAUDER, K. H.: Knochenerkrankungen und Nervensystem. Fortschr. Neurol. Psychiat. 7, 106 (1935).
STAVRIDIS, G.: Zur Casuistik der Rückenmarkstumoren. Inaug.-Diss. Berlin 1887.
STEBLOW, E. M., LOVKAJA, A. I.: Das Syndrom einer diffusen Läsion der Pyramidenbahnen in einem Fall von tuberkulöser Peripachymeningitis. Nervenarzt 6, 574 (1933).
STEEGMANN, A. T.: Syndrome of the anterior spinal artery. Neurology (Minneap.) 2, 15 (1952).
STEENWINKEL, F. L. M.: Dysbasia cum dysstasia, een compressiesyndroom van de lumbale wortels. Ned. T. Geneesk. 103, 2005 (1959).
STEFAN, H.: Über Wirbelbogenveränderungen bei Rückenmarkstumoren im Röntgenbild. Z. ges. Neurol. Psychiat. 151, 683 (1934).
— Wirbelbogenveränderungen bei Rückenmarkstumoren. Dtsch. Z. Nervenheilk. 139, 96 (1936).
— Kümmelsche Wirbelerkrankung und Rückenmarkssymptome. Allg. Z. Psychiat. 113, 321 (1939).
— Einige moderne Untersuchungsmethoden in der Neurologie und Psychiatrie. Psychiat.-neurol. Wschr. 42, 425 (1940).
STEFFENS, K.: Zur Pathogenese der infektiösen Rückenmarkserweichungen. Diss. Köln 1929.
STEHR, L.: Das Wirbelhämangiom. Fortschr. Röntgenstr. 62, 179 (1940).
STEIN, A. H., MORGAN, H. C., PORRAS, R. F.: The effect of pressor and depressor drugs on intramedullary bone-marrow pressure. J. Bone Jt Surg. A 40, 1103 (1958).
— — REYNOLDS, F. C.: Variations in normal bone marrow pressures. J. Bone Jt Surg. A 39, 1129 (1957).
STEIN, B. M., LEEDS, N. E., TAVERAS, J. M., POOL, J. L.: Meningiomas of the foramen magnum. J. Neurosurg. 20, 740 (1963).
STEINBACH, H. L., HILL, W. B.: Pantopaque pulmonary embolism during myelography. Radiology 56, 735 (1951).
STEINBRECHER, W., OSSENKOPP, G., MEYER, E., LAUBENTHAL, W.: Zum Krankheitsbild der spinalen Angiomatose. Nervenarzt 40, 137 (1969).
STEINDLER, A.: On paraplegia in Pott's disease. J.-Lancet 54, 281 (1934).
STEINHAUS, J.: L'anatomie pathologique des tumeurs de la moelle. J. neurol. (Paris) 13, 301; 321 (1908).
STEINKE, C. R.: Spinal tumors: statistics an a series of 330 collected cases. J. nerv. ment. Dis. 47, 418 (1918).

STEINKE, H. J., WINKELMANN, H.: Osteoid-Osteom des Wirbelbogens L IV. Zbl. Neurochir. **30**, 285 (1969).

STEINMANN, B.: Problemstellung beim Para- und Tetraplegiker. Praxis **55**, 698 (1966).

— Schicksal und Bewährung wiedereingegliederter Paraplegiker. Praxis **55**, 740 (1966).

STELZNER, F.: Evipannatrium als Therapie der Novocainvergiftung. Münch. med. Wschr. **93**, 1467 (1951).

STEMMER, J., ERINGA, P. S.: Het zg. primaire syndroom van de arteria spinalis anterior. [The so-called primary syndrome of the anterior spinal artery.] Ned. T. Geneesk. **103**, 608 (1959).

STENDER, A.: Concerning Queckenstedt and his test. J. Neurosurg. **6**, 337 (1949).

— Hans-Heinrich Georg Queckenstedt (1876—1918). Eine biografische Skizze. Dtsch. Z. Nervenheilk. **169**, 1 (1952).

— LANGE-COSACK, H.: Halswirbelosteomyelitis mit Beteiligung des Nervensystems nach Nackenkarbunkel. Nervenarzt **19**, 175 (1948).

STENDER, H.: Über einen Fall von Tumor des Rückenmarks. Neurol. Zbl. **31**, 339 (1912).

STENDER, H. S.: Ziele und Grenzen radiologischer Geschwulstbehandlung. Med. Klin. **63**, 1146 (1968).

STENGEL, E.: Zur Kenntnis der Rückenmarkskompression durch Aortenaneurysma. Med. Klin. **24**, 1475 (1928).

STENVERS, H. W.: Röntgendiagnostik. In: Handbuch der Neurologie. Hrsg. v. BUMKE, O., u. FOERSTER, O., Bd. VII/2, S. 139—186. Berlin: Springer 1936.

STENZEL, E.: Wirbelfraktur nach Perabrodilschädigung der Rückenmarkswurzeln mit Muskelkrämpfen. Nervenarzt **24**, 392 (1953).

STEPANTSCHITZ, G., SCHREIBER, B.: Beitrag zur Klinik und Therapie der Hand-Schüller-Christian'schen Erkrankung. Wien. klin. Wschr. **65**, 301 (1953).

STERLING, W.: Untersuchungen über das Vibrationsgefühl und seine klinische Bedeutung. Dtsch. Z. Nervenheilk. **29**, 57 (1905).

— JAKIMOWICZ, W.: Venenerweiterungen in den weichen Häuten des Rückenmarks und intramedulläre Angiomatose. Neurol. pol. **19**, 391 (1936) [Polnisch].

STERN, J. B., ZLATOVEROFF, A. J.: Zur Histopathologie und Klinik multipler und diffuser Geschwülste der weichen Hirnhäute. Westphal. Arch. Psychiat. Nervenkr. **83**, 687 (1928).

STERNBERG, M.: Die Sehnenreflexe und ihre Bedeutung für die Pathologie des Nervensystems. Leipzig u. Wien: Franz Deuticke 1893.

— Über Diagnose und Therapie der Osteomalacie. Z. klin. Med. **22**, 265 (1893).

STERTZ, G.: Klinische und anatomische Beiträge zur Kasuistik der Rückenmarks- und Wirbeltumoren. Mschr. Psychiat. Neurol. **20**, 195 (1906).

— Zwei Fälle von intramedullärem Gliom. Neurol. Zbl. **25**, 424 (1906).

STETTBACHER, A.: Beitrag zur Klinik und Therapie des Wirbelhämangioms. Helv. med. Acta **6**, 574 (1949).

STEVENS, J.: Low back pain. Med. Clin. N.Amer. **52**, 55 (1968).

STEVENS, W. M., SCHLESINGER, E. D.: Intramedullary epidermoid tumors of the thoracic spinal cord. Report of two cases. J. Neurosurg. **29**, 296 (1968).

— WEAVER, E. N.: Giant cell tumors and aneurysmal bone cysts of the spine. Report of four cases. Sth. med. J. (Bgham, Ala.) **63**, 218 (1970).

STEVENSON, L. D., ECKHARDT, R. E.: Myelomalacia of the cervical portion of the spinal cord, probably result of roentgen therapy. Arch. Path. **39**, 109 (1945).

— FRIEDMAN, E. D.: Tumours involving the ventral aspect of the pons and medulla, including 2 chordomas. Brain **59**, 291 (1936).

STEWART, D. H., JR., WATKINS, E. S.: Spinal cord compression by chronic subdural hematoma. Case report. J. Neurosurg. **31**, 80 (1969).

STEWART, F. W., COLEY, B. L., FARROW, J. H.: Malignant giant cell tumour of bone. Amer. J. Path. **14**, 515 (1938).

STEWART, H. A.: Hodgkin's disease with cord involvement. Ulster med. J. **7**, 68 (1938).

STEWART, M. J., RICHARDSON, T. R.: Giant-cell tumor of bone. J. Bone Jt Surg. A **34**, 372 (1952).

STIEDA, A.: Über multiple Neurinombildung (am Rückenmark, im Kleinbrückenwinkel, an den Nervi mediani). Mschr. Psychiat. Neurol. **80**, 72 (1931).

STOCHDORPH, O.: Die Gewebsbilder der Hirngewächse und ihre Ordnung. Stuttgart: Gustav Fischer 1955.

— Zur histogenetischen Klassifikation von Hirngewächsen. Zbl. ges. Neurol. Psychiat. **147**, 6 (1958).

— Pathologie des Rückenmarks. In: Handbuch für Neurochirurgie. Hrsg. v. H. OLIVECRONA u. W. TÖNNIS. Bd. VII/1, S. 238—305. Berlin-Heidelberg-Wien: Springer 1969.

STÖHR, CHR.: Verhütung von Steinbildungen im Harnsystem der Querschnittsgelähmten. Münch. med. Wschr. **110**, 2308 (1968).

STÖHR, P., MÖLLENDORFF, W. VON: Lehrbuch der Histologie. 25. Aufl. Jena: Gustav Fischer 1943.

STÖLZNER, H.: Ist die Myelographie mit Lipiodol unbedenklich? Zbl. Chir. **54**, 3274 (1927).

STOERGER, R., VEIL, TH., ZIEGLER, H. R.: Die Beeinflussung von schmerzhaften Spasmen der Skelettmuskulatur bei neurologischen Erkrankungen mit Phenyramidol. Med. Mschr. **17**, 739 (1963).

STÖRRING, G. E.: Zur Klinik der sogenannten Arachnitis adhaesiva. Arch. Psychiat. Nervenkr. **107**, 717 (1938).

— TROSTDORF, E.: Das Bild einer amyotrophen Lateralsklerose als Folge einer umschrieben ausgehenden Spinalmeningitis, der sogenannten Arachnitis adhaesiva. Nervenarzt **12**, 289 (1939).

STOKELBUSCH, O.: Über die Geschwülste des verlängerten Marks. Arch. Neurol. Psychiat. **73**, 318 (1925).

STOKVIS, B.: Operatie van een ruggemergsgezwel. Ned. T. Geneesk. **79 IV**, 5860 (1935).

STOLL, N. R.: Zit. nach BREHM, A. E.: Das Tierreich, S. 59, 2. Aufl. Berchtesgaden: Zimmer & Herzog 1955.

STOLTMANN, H. F., BLACKWOOD, W.: An anatomical study of the role of the dentate ligaments in the cervical spinal canal. J. Neurosurg. **24**, 43 (1966).

STOLZE, H.: Anlageanomalien der Rückenmarksvenen und Foix-Alajouaninesches Syndrom. Arch. Psychiat. Nervenkr. **185**, 370 (1950).

STOLZENBERG, J., FISCHER, J. J., KLIGERMAN, M. M.: Extradural metastasis in medulloblastoma 10 years after treatment. Report of a case. Amer. J. Roentgenol. **108**, 71 (1970).

STONE, E. T. R., HADRA, E. S.: Obstructing labor. Amer. J. Obstet. Gynec. **70**, 675 (1955).

STONE, L. S.: Experiments showing the rôle of migrating neural crest (mesectoderm) in the formation of head skeleton and loose connective tissue in rana palustris. Arch. Entwickl.-Mech. Org. **118**, 40 (1929).

STOOKEY, B.: A study of bladder and rectal disturbances in spinal cord tumors. Arch. Neurol. Psychiat. (Chic.) **10**, 519 (1923).

— A study of extradural spinal tumors. Arch. Neurol. Psychiat. (Chic.) **12**, 663 (1924).

— Four extramedullary tumors of the spinal cord with removal. Surg. Clin. N. Amer. **5**, 473 (1925).

— Adhesive spinal arachnoiditis simulating spinal cord tumor. Arch. Neurol. Psychiat. (Chic.) **17**, 151 (1927).

— Intradural spinal lipoma. Report of a case and symptoms for 10 years in a child aged 11; review of the literature. Arch. Neurol. Psychiat. (Chic.) **18**, 16 (1927).

— Compression of the spinal cord due to ventral extradural chondromas: diagnosis and surgical treatment. Arch. Neurol. Psychiat. **20**, 275 (1928).

— Tumors of the spinal cord in childhood. Amer. J. Dis. Child. **36**, 1184 (1928).

— Compression of the spinal cord and nerve roots by herniation of nucleus pulposus in cervical region. Arch. Surg. **40**, 417 (1940).

— Discussion: LOVE, J. G., THELEN, E. P., DODGE, H. W.: Tumors of the foramen magnum. J. int. Coll. Surg. **22**, 14 (1954).

— - KLENKE, D.: A study of the spinal fluid pressure in the differential diagnosis of diseases of the spinal cord. Arch. Neurol. Psychiat. (Chic.) **20**, 84 (1928).

— — MERWARTH, H. R., FRANTZ, A. M.: A manometric study of the cerebrospinal fluid in suspected spinal cord tumors. Surg. Gynec. Obstet. **41**, 429 (1925).

STORCH, E.: Über die pathologisch anatomischen Vorgänge am Stützgerüst des Zentralnervensystems. Virchows Arch. path. Anat. **157**, 127 (1899).

STOREY, G.: Changes in the cervical spine in rheumatoid arthritis with compression of the cord; with reports of four cases. Ann. phys. Med. **4**, 216 (1958).

STOTZ, E.: Intramedulläres Fibrolipom, fast das ganze Rückenmark zerstörend. Zbl. Chir. **62**, 2970 (1935).

STOUT, A. P.: Ganglioneuroma of the cervical and thoracic sympathetic ganglions. J. Amer. med. Ass. **82**, 1770 (1924).

— The peripheral manifestations of the specific nerve sheath tumor (neurilemoma). Amer. J. Cancer **24**, 751 (1934).

— The malignant tumors of the peripheral nerves. Amer. J. Cancer **25**, 1 (1935).

— Ganglioneuromas of the sympathetic. Surg. Gynec. Obstet. **84**, 101 (1947).

— Tumors of the peripheral nervous system. Washington: Armed Forces Institute of Pathology 1949. (Atlas of tumor pathology, Sect. 2, fasc. 6).

STOWENS, D.: Pediatric pathology. 2. ed. Baltimore: Williams & Wilkins Co. 1966.

STRAIN, R. E.: Surgical treatment of angiomas of the spinal cord. Amer. J. Surg. **30**, 163 (1964).

STRAIN, W. H., FRENCH, J. D., JONES, G. E.: Jodinated organic compounds as contrast media for diagnosis: escape of pantopaque from subarachnoid space in dogs. Radiology **47**, 47 (1946).

STRANDBERG, B.: Differential diagnosis of degenerative diseases of the cervical spine. Månedsskr. prakt. Lægegern. **41**, 276 (1963) [Dänisch].

— JARLOV, N. V.: Carcinoma metastases in the vertebral column. Ugeskr. Læg. **122**, 573 (1960) [Dänisch].

— KJERSGAARD-HANSEN, K.: Abscessus intervertebralis tuberculosus, cancer metastaticus columnae; differentialdiagnostiske overvejelser ved lave laendesmerter. [Intervertebral tuberculous abscess and metastatic spinal cancer; differential diagnosis in states of lumbar pain.] Ugeskr. Læg. **120**, 1230 (1958).

STRANDQVIST, M.: Studien über die kumulative Wirkung der Röntgenstrahlen bei Fraktionierung. Acta radiol. (Stockh.), Suppl. **55**, 1—300 (1944).

STRANG, R. R.: Metastatic tumour of the cervical spinal cord. Med. J. Aust. **49**, 205 (1962).

— Intraspinal metastases from medulloblastomas of the posterior fossa. Med. J. Aust. **49**, 507 (1962).

— NORDENSTAM, H.: Intracerebral oligodendroglioma with metastatic involvement of the cauda equina. J. Neurosurg. **18**, 683 (1961).

— — Dumb-bell ganglioneuroma of the cervical spine. Acta neurol. scand. **38**, 60 (1962).

— TOVI, D.: Congenital thoracic extradural cysts. Acta neurochir. (Wien) **9**, 433 (1961).

STRASSNER, H.: Über die diffusen Geschwülste der weichen Rückenmarkshäute, mit besonderer Berücksichtigung der extramedullären Gliomatose. Dtsch. Z. Nervenheilk. **37**, 305 (1909).

STRATA, A.: Si di un tumore amiloideo della colonna vertebrale. Minerva ortop. **5**, 4 (1954).

STRATEMEYER, W.: Solitary extramedullary plasmocytoma causing paraplegia. J. Philad. gen. Hosp. **3**, 92 (1950).

STRAUB, O. C., OLANDER, H. T., THEILEN, G. H.: A case report of lymphosarcoma in a cow with vertebral involvement. Cornell Vet. **50**, 251 (1960).

STRAUCH, G., BOEHM, W.: Primäres leptomeningeales Retikulosarkom. Zbl. allg. Path. path. Anat. **104**, 113 (1963).

STRAUSS, I.: Spinal puncture needle. J. Amer. med. Ass. **62**, 1327 (1914).

— GLOBUS, J. H.: Spongioblastoma with unusually rapid growth following decompression. Neurol. Bull. (N.Y.) **1**, 273 (1918).

STREETER, G. I.: Factors involved in the formation of the filum terminale. Amer. J. Anat. **25**, 1 (1919).

STREL'NIKOV, B, E.: Klinika i lechenie epithelial'nykh kist kresttsovo-kopchikovoi oblasti. [Clinical course and treatment of epithelial cysts of sacrococcygeal region.] Khirurgiya (Mosk.) **33**, 95 (1957) [Russisch].

STRINOVIC, B.: Osteoid osteoma of the vertebra. Acta chir. jugosl. **9**, 184 (1962) [Serbisch].

STROEBE, H.: In: Handbuch der pathologischen Anatomie des Nervensystems. Hrsg. v. FLATAU, E., JACOB-SOHN, L., u. MINOR, L., Bd. 1 u. 2. Berlin: Karger 1903.

STROHMAYER, W.: Anatomische Untersuchung über die Lage und Ausdehnung der spinalen Nervencentren der Vorderarm- und Handmuskulatur. Mschr. Psychiat. Neurol. **7/8**, 198 (1900).

STROOBANDT, G., BRUCHER, J. M.: Étude de tumeurs nerveuses obtenues par l'administration de méthyl-nitrosourée au rat. Neuro-chirurgie **14**, 515 (1968).

STRUBE, G.: Über eine Kombination allgemeiner Neurofibromatose mit Gliom des Rückenmarks. Virchows Arch. path. Anat. **151** (Suppl.-H.), 78 (1898).

STRÜMPELL, A.: Lehrbuch der speziellen Pathologie und Therapie der inneren Krankheiten. Leipzig: F. C. W. Vogel 1919.

STRULLY, K. J.: Meningeal diverticula of sacral nerve roots (perineurial cysts). J. Amer. med. Ass. **161**, 1147 (1956).

— GROSS, S. W., SCHWARTZMAN, J., STORCH, T. J. C. VON: Progressive spinal cord disease syndromes associated with herniation of cervical intervertebral disks. J. Amer. med. Ass. **146**, 10 (1951).

— HEISER, S.: Lumbar and sacral cysts of meningeal origin. Radiology **62**, 544 (1954).

STRUWE, F., STEUER, E. J.: Eine Recklinghausen-Familie. Zbl. Neurochir. **125**, 748 (1930).

STRZELECKI, K.: Unusual history of angioma of the first lumbar vertebra. Chir. Narzad Ruchu **25**, 367 (1960) [Polnisch].

STUCK, R. M.: Neurological diagnosis of ruptured cervical discs. Proc. Austr. Ass. Neurol. **5**, 455 (1968).

STUMP, J.: Beitrag zur Abrodil-Myelographie. Züricher Erfahrungen an 230 Fällen. Diss. Zürich 1951.

STURSBERG, H.: Über einen operativ geheilten Fall von extramedullärem Tumor mit schmerzfreiem Verlauf. Dtsch. Z. Nervenheilk. **32**, 113 (1907).

— Zur Kenntnis der metastatisch diffusen Sarkomatose der Meningen. Dtsch. Z. Nervenheilk. **33**, 68 (1907).

— Die operative Behandlung der das Rückenmark und die Cauda equina komprimierenden Neubildungen. Zbl. Grenzgeb. Med. **11**, 91 (1908).

SUBIRANA, A., TOLOSA, E.: Compresión medular por condroma vertebral. Med. clín. (Barcelona) **9**, 28 (1947).

SUCHEFF-KAYE, A. J.: Acute transverse myelitis complicating pneumonia. Lancet **1948 II**, 417.

SUECHTING, R. L., FRENCH, L. A.: Posterior inferior cerebellar artery syndrome following a fracture of the cervical vertebra. J. Neurosurg. **12**, 187 (1955).

SÜSSE, H. J.: Angiographische Untersuchungen bei der Ostitis deformans Paget. Fortschr. Röntgenstr. **83**, 498 (1955).

— Der enossale Druck. Z. ges. inn. Med. **11**, 219 (1956).

— Nachweis und Bedeutung der Inkompressibilität und Volumenkonstanz im Knochenmarksraum. Fortschr. Röntgenstr. **84**, 41 (1956).

— Gefahren und Technik der Osteomyelographie und transossalen Venographie. Fortschr. Röntgenstr. **85**, 181 (1956).

— AURIG, G.: Das transossale Venogramm der Venae intercostales, der Vena azygos und der Vena thoracica interna. Fortschr. Röntgenstr. **81**, 335 (1954).

SUGA, K., MITSUMURA, H.: Chordoma; report of 2 cases, the cranial and sacrococcygeal forms. Acta path. jap. **9** (Suppl.), 857 (1959).

SUGIMURA, M., YAMAUCHI, T., YASHIKAWA, K., TAKEDA, N., SAKITA, M., MIYAZAKI, T., SCI, M.: Malignant ameloblastoma with metastasis to the lumbar vertebra. Report of case. J. oral. Surg. **27**, 350 (1969).

SUH, T. H., ALEXANDER, L.: Vascular system of the human spinal cord. Arch. Neurol. Psychiat. (Chic.) **41**, 659 (1939).

SUJOY, E.: Spinal lesions in tetanus in children. Pediatrics **29**, 629 (1962).

SULAMAA, M., AHVENAINEN, E. K.: On sacrococcygeal teratomata. Acta chir. scand. **97**, 417 (1949).

SULLIVAN, B. H.: Intraspinal teratoma. Brooklyn Hosp. J. **6**, 142 (1948).

SULLIVAN, M. P.: Leukemic infiltration of meninges and spinal nerve roots. Pediatrics **32**, 63 (1963).

SUMI, T.: The activity of brain-stem respiratory neurons and spinal respiratory motoneurons during swallowing. J. Neurophysiol. **26**, 466 (1963).

SUMNER, D. W.: Spontaneous spinal extradural hemorrhage due to hemophilia. Report of a case. Neurology (Minneap.) **12**, 501 (1962).

SUMNER, J. W.: Epidural abscess secondary to brucellosis. U.S. armed Forces med. J. **1**, 218 (1950).

SURINGTON, C. T., JONAS, A.: Intraabdominal venography following inferior vena cava ligation. Arch. Surg. **65**, 605 (1952).

SURY, K. VON: Ein gemischtes Lipom auf der Oberfläche des hypoplastischen Balkens. Frankfurt. Z. Path. **1**, 484 (1907).

SUSLOVA, O. I., IUNDA, I. F.: Some data on chordomas of the sacrococcygeal region of the spine. Nov. khir Arkh. **1**, 63 (1962) [Ukrainisch].

SUTER-LOCHMATTER, H.: Die spinale Varikose. Acta neurochir. (Wien) **1**, 154 (1950).

SUTTON, D.: Sacral cysts. Acta radiol. (Stockh.) **1**, 787 (1963).

SUZUKI, J., HARADA, N., SASAO, S.: Surgical case of postoperative adhesive spinal meningitis caused by moljodol. No to Shinkei [Brain and Nerve.] **16**, 698 (1964) [Japanisch].

SVÁB, V.: Paravertebralen Abszeß vortäuschende Schattenbilder bei Karzinommetastasen der Wirbelsäule. Röntgenpraxis **4**, 1002 (1932).

SVEHLA, F.: The importance of the blood circulation in the origin of diseases of the spinal cord, its adnexes and the spinal column. Acute myelopathy due to disc lesion. Čs. Neurol. **23**, 458 (1960) [Tschechisch].

— KOLAROVA, L.: Spinal cord compression by epidural cyst with complete remission 6 years after surgery. Čs. Neurol. **23**, 123 (1960) [Tschechisch].

SVESKO, V.: Teratoma regionis coccygealis (contribution to etiology). Gynaecologia (Basel) **135**, 153 (1953).

SVIEN, H. J., ADSON, A. W., DODGE, H. W.: Lumbar extradural hematoma. Report of a case simulating protruded disk syndrom. J. Neurosurg. **7**, 587 (1950).

— BAKER, H. L.: Roentgenographic and surgical aspects of vascular anomalies of the spinal cord. Surg. Gynec. Obstet. **112**, 729 (1961).

— CAMP, J. D., ADSON, A. W.: Multiple primary tumors. Surg. Clin. N. Amer. **29**, 1223 (1949).

— DODGE, H. W., CAMP, J. D.: The importance of spinal fluid analysis and contrast myelography when protruded lumbar disc is suspected. Surg. Gynec. Obstet. **93**, 643 (1951).

— GATES, E. M., KERNOHAN, J. W.: Spinal subarachnoid implantation associated with ependymoma. Arch. Neurol. Psychiat. (Chic.) **62**, 847 (1949).

— KARAVITIS, A. L.: Tumors of brain and spinal cord as they concern general surgeon. J. int. Coll. Surg. **22**, 68 (1954).

— KAVANAUGH, G. J., JOHNSON, R. M.: Intermittent claudication-like syndrome due to lesions of the lumbar spine. World Congr. of Neurological sciences, 4th internat. Congr. of Neurological surgery, 9th internat. Congr. of Neurology, September 20—27, 1969, NewYork. Excerpta Medica, The internat. medical abstracting service, Internat. Congr. ser. No 193, p. 80—81 (1969).

— MABON, R. F., KERNOHAN, J. W., ADSON, A. W.: A simplified classification of the gliomas. Based on the concept of anaplasia. Surg. Clin. N. Amer. **29**, 1169 (1949).

— — — — Astrocytomas. Proc. Staff Meet. Mayo Clin. **24**, 54 (1949).

— — — CRAIG, W. M.: Ependymoma of the brain: Pathologic aspects. Neurology (Minneap.) **3**, 1 (1953).

— PRICE, R. D., BAYRD, E. D.: Neurosurgical treatment of compression of spinal cord caused by myeloma. J. Amer. med. Ass. **153**, 784 (1953).

— SEYBOLD, W. D., THELEN, E. P.: Intraspinal and intrathoracic tumor with paraplegia in a child. Proc. Staff Meet. Mayo Clin. **25**, 715 (1950).

— THELEN, E. P., KEITH. H. M.: Intraspinal tumors in children. J. Amer. med. Ass. **155**, 959 (1954).

SVOLBOVÁ-BUDINOVÁ, J.: Hernia of nucleus pulposus into spinal canal. Čas. Lék. čes. **79**, 895 (1940) [Tschechisch].

SWANSON, H. S.: Cerebral granuloma due to schistosomiasis japonica. A case report. J. Neurosurg. **3**, 538 (1946).

— BARNETT, J. C., JR.: Intradural lipomas in children. Pediatrics **29**, 911 (1962).

— FINCHER, E. F.: Extradural arachnoidal cysts of traumatic origin. J. Neurosurg. **4**, 530 (1947).

— SMITH, W. A.: Torular granuloma simulating cerebral tumor. Report of two cases. Arch. Neurol. Psychiat. (Chic.) **51**, 426 (1944).

SWEDBERG, M.: Meningo- and myelomeningocele studied by gas myelography. Acta radiol. (Stockh.) **1**, 796 (1963).

SWEET, W. H., BROWNEL, G. L., SCHOLL, J. A., BOWSHER, D. R., BEND, P., STICKLEY, E. E.: The formation, flow and absorption of cerebrospinal fluid; newer concepts based on studies with isotopes. Res. Publ. Ass. nerv. ment. Dis. **34**, 101 (1954).

SWIFT, G. W.: Three cases of spinal cord tumors. Surg. Clin. N. Amer. **8**, 1525 (1928).

SWINTON, N. W., LEHMAN, G.: Presacral tumors. Surg. Clin. N. Amer. **38**, 849 (1958).

SWOPE, S. D.: Spinal cord tumors. Tex. St. J. Med. **31**, 278 (1935).

SYLVESTRE BEGNIS, C.: Cordoma cervical. An. Cirug. (Rosario) **17**, 153 (1952).

— Cordoma cervical. Bol. Soc. Cirug. (Rosario) **19**, 232 (1952).

SYMONDS, C. P., BLACKWOOD, W.: Spinal cord compression in hypertrophic neuritis. Brain **85**, 251 (1962).

— MEADOWS, S. P.: Compression of the spinal cord in the neighbourhood of the foramen magnum. Brain **60**, 52 (1937).

SYSSÒLI, G.: Rara localizzazione di granuloma eosinofilo solitario con sintomatologia di ernia discale. Arch. Putti Chir. Organi Mov. **4**, 431 (1954).

Szatmári, A., Zoltán, L.: The rôle of spina bifida occulta in bringing about compressional symptoms of the cauda. Mschr. Psychiat. Neurol. 116, 251 (1948).

Szava, J., Maros, T.: Beiträge zur radikalen chirurgischen Behandlung der Wirbelneoplasmen und die Wiederherstellung der Wirbelsäule nach einer Vertebrektomie. Zbl. Chir. 84, 247 (1959).

Szegedy, L., Szobor, A.:' Atypical asymptomatic spinal fibroblastoma producing total compression of the spinal cord. Ideggyóg. Szle 12, 242 (1959) [Ungarisch].

Szentpétery, I. B.: Zwei intradurale extramedulläre Nervengeschwülste. Z. ges. Neurol. Psychiat. 172, 812 (1941).

Szojchet, A.: Metameric spinal cord and skin hemangiomas. Case report. J. Neurosurg. 29, 199 (1968).

Tachdjian, M. O., Matson, D. D.: Orthopaedic aspects of intraspinal tumors in infants and children. J. Bone Jt Surg. A 47, 223 (1965).

Tagariello, P.: Le syndromi neurovasculari dell'arto superiore. Roma: Emes 1962.

Taheri, Z. E., Riemenschneider, P., Ecker, A.: Myelography diagnosis of sacral perineural cyst. J. Neurosurg. 9, 93 (1952).

Taillard, W.: Les spondylolisthesis. Préf. de Georges Huc. Paris: Masson 1957.

— Die Spondylolisthesen. Mit einem Vorwort von M. Hackenbroch. Dt. Übertr. von Hellmut Erdmann. Stuttgart: Hippokrates-Verl. 1959 (Die Wirbelsäule in Forschung und Praxis, Bd. 11).

Takács, A.: Ueber den Verlauf der hinteren Wurzelfasern im Rückenmarke und den Aufbau der weissen Substanz am hinteren Abschnitt des Rückenmarkes; nebst pathologischen Veränderungen derselben. Neurol. Zbl. 6, 7 (1897).

Takata, J.: 2 Fälle von Rückenmarksneurinom. Okayama Igakkai Zasshi 51, 162 (1939).

Takino, M., Jamaguchi, J., Sugimoto, E.: Klinische und histopathologische Untersuchung eines interessanten Falles von Solitärtuberkel des Lendenmarks mit tabesartiger Degeneration des Rückenmarks. Acta Sch. med. Univ. Kioto 23, 16 (1939).

Talbert, O. R., Simmons, C. N.: Spinal leptomeningeal ("pial") lipoma. A case report. Neurology (Minneap.) 11, 645 (1961).

Talko-Hryncewicz, J.: Hydatids in the vertebral canal. Przegl. lek. 45, 623 (1906) [Polnisch]; — Ref.: Iber. Leist. Neurol. 2, 83 (1906).

Tamaki, K.: 39 extramedullary tumors of spinal cord. Amer. J. Surg. 22, 397 (1933).

— Lubin, A. J.: Pathogenesis of syringomyelia: case illustrating the process of cavity formation from embryonic cell rests. Arch. Neurol. Psychiat. (Chic.) 40, 748 (1938).

Tamaro, M.: Su un caso di ischialgia destra secondaria a neoplasia metastatica della terza vertebra lombare. Boll. Ass. med. triest. 31, 124 (1940).

Tanabe, H.: Changes in the spine observed in spinal cord tumors. Rinsho Hoshasen [Clin. Radiol.] 10, 567 (1965) [Japanisch].

Tanaka, H.: Neurinoma of the cauda equina (neurilemmoma) erroneously diagnosed as intervertebral disc hernia. Seikei Geka [Orthop. Surg.] 18, 75 (1967) [Japanisch].

Tanaka, N.: Über einen klinischen Fall von Hämatomyelie. Nagasaki Igakkai Zasshi 17, 2546 (1939) [Japanisch].

— Katuragi, K., Furukawa, R.: Über einen Fall von Kompressionsmyelitis. Nagasaki Igakkai Zasshi 17, 2227 (1939) [Japanisch].

Tandon, P. L., Kumar, M., Hafeez, M. A.: Metastasis from renal-cell carcinoma twenty years after nephrectomy. A case report. Brit. J. Urol. 35, 30 (1963).

Taniguchi, K.: Ein Fall von Hämatomyelie im Anschluß an eine Carzinommetastase im Lendenmark. Dtsch. Z. Nervenheilk. 27, 148 (1904).

Taniguchi, T., Mufson, J. A.: Intradural lipoma of the spinal cord. J. Neurosurg. 7, 584 (1950).

Tannenberg, J.: Über die Pathogenese der Syringomyelie, zugleich ein Beitrag zum Vorkommen von Capillarhämangiomen in Rückenmark. Z. ges. Neurol. Psychiat. 92, 119 (1924).

Tanon, L.: Les artères de la moelle dorso-lombaire; Considérations anatomiques et cliniques. Thèse Paris 1908.

Tapie, J.: Angiome vertébral et maladie de Rendu-Osler. Bull. Acad. nat. Méd. (Paris) 141, 108 (1957).

Taptas, J. N.: Les arachnoïdites spinales segmentaires dans les suites des traumatismes rachidiens sans fractures vertébrales. Presse méd. 64, 1773 (1956).

— Les hernies des trois premiers disques lombaires. Presse méd. 68, 1130 (1960).

— Apostolou, A.: Ecoulement paravertébral de L.C.-R. par fistule traumatique chez l'enfant. Presse méd. 77, 250 (1969).

Tarab, S.: Un cas de syndrome de Vogt-Koyanagi associé à un Klippel-Feil, à une agénésie de l'oreille et à d'autres malformations. Confin. neurol. (Basel) 16, 243 (1956).

Tardiveau, J., Guénel, J.: Un cas de leucémie lymphoide à localisation vertébrale. J. Radiol. Électrol. 39, 464 (1958).

Taren, J. A.: Unusual complication following pantopaque myelography. J. Neurosurg. 17, 323 (1960).

Tarlov, I. M.: Ependymoma of the filum terminale. Arch. Neurol. Psychiat. (Chic.) 32, 1045 (1934).

— Structure of the nerve root. I: Nature of the junction between the central and the peripheral nervous system. Arch. Neurol. Psychiat. (Chic.) 37, 555 (1937).

— Effect of roentgentherapy on gliomas. Arch. Neurol. Psychiat. (Chic.) 38, 513 (1937).

— Structure of the filum terminale. Arch. Neurol. Psychiat. (Chic.) 40, 1 (1938).

— Origin of perineurial fibroblastoma. Amer. J. Path. 16, 33 (1940).

TARLOV, I. M.: Pantopaque meningitis disclosed at operation. J. Amer. med. Ass. **129**, 1014 (1945).
— Spinal extradural hemangioblastoma roentgenographically visualized with diodrast at operation and successfully removed. Radiology **49**, 717 (1947).
— Cysts (perineural) of the sacral roots. Another cause (removable) of sciatic pain. J. Amer. med. Ass. **138**, 740 (1948).
— Cysts of the sacral nerve roots. Clinical significance and pathogenesis. Arch. Neurol. Psychiat. (Chic.) **68**, 94 (1952).
— Sacral nerve-root cysts; another cause of the sciatic or cauda equina syndrome. Springfield, Ill.: Ch. C. Thomas 1953.
— Sacral nerve-root cysts: Pathogenesis and clinical significance. J. nerv. ment. Dis. **117**, 156 (1953).
— Spinal cord compression studies; time limits for recovery after gradual compression in dogs. Arch. Neurol. Psychiat. (Chic.) **71**, 588 (1954).
— Spinal cord compression. mechanism of paralysis and treatment, p. 147. Springfield, Ill.: Ch. C. Thomas 1957.
— DAVIDOFF, L. M.: Subarachnoid and ventricular implants in ependymal and other gliomas. J. Neuropath. exp. Neurol. **5**, 213 (1946).
— DAY, R.: Myelography to help localize traction lesions of the brachial plexus. Amer. J. Surg. **88**, 266 (1954).
— GELFAN, S., LING, H.: Rigidity from spinal interneurone destruction: histologic study. Trans. Amer. neurol. Ass. **85**, 120 (1960).
— HERZ, E.: Spinal cord compression studies; outlook with complete paralysis in man. Arch. Neurol. Psychiat. (Chic.) **72**, 43 (1954).
— KEENER, E. B.: Subarachnoid hemorrhage and tumor implants from sarcoma in infant. Neurology (Minneap.) **3**, 384 (1953).
— KLINGER, H.: Spinal cord compression studies. 11. Time limits for recovery after acute compression in dogs. Arch. Neurol. Psychiat. (Chic.) **71**, 271 (1954).
— — HERZ, E.: Spinal cord compression. Arch. Neurol. Psychiat. (Chic.) **72**, 43 (1954).
— — VITALE, S.: Experimental technics to produce acute and gradual compression. Arch. Neurol. Psychiat. (Chic.) **70**, 813 (1953).
TARRUELLA, J., POU, A.: Espondilitis cervical (y tetraparesia) consecutiva a infeccion urinaria. Med. clín. (Barcelona) **50**, 107 (1968).
TARTARINI, E., MURATORIO, A., CRUDELI, R.: Giant-cell tumor of the sphenoid bone. Zbl. Neurochir. **15**, 323 (1955).
TASCHENBERG, E. W.: Zur Klinik der Rückenmarks- und Wirbeltumoren. Münch. med. Wschr. **68**, 612 (1921).
TASWELL, H. F.: Isoimmunization, a growing problem in transfusion of the surgical patient. Surg. Clin. N.Amer. **49**, 1177 (1969).
TATEIWA, M., KONDO, M., SHIBUYA, K.: Case of epidermoid in the pyramidal tract of the spinal cord. Seikei Geka [Orthop. Surg.] **19**, 941 (1968) [Japanisch].
TATTI, I. I., RAUDSEP, M. 1.: Removal of a tumor of the spinal cord of the hourglass type metastasizing into the thoracic cavity. Vop. Neïrooftal. **27**, 46 (1963) [Russisch].
TAUBE, J.: Lymphangiom der Pia spinalis. Neurol. Zbl. **6**, 247 (1887).
TAUBER, E. S., LANGWORTHY, O. R.: A study of syringomyelia and the formation of cavities in the spinal cord. J. nerv. ment. Dis. **81**, 245 (1935).
TAVARES, A., FERRAZ, A., JR.: Spinales Meningoblastom. Impr. méd. (Lisboa) **4**, 1 (1938) [Portugiesisch].
TAVERAS, J. M., DALTON, C. J.: Myelographic aspects of vascular malformations of the spinal cord. In: The Ninth Internat. Congr. of Radiology, 23. 7—30. 7. 1959 in München. Abhandlungen, transactions, traités, actas. Hrsg. v. B. RAJEWSKY. Vol. I, S. 453—462. Stuttgart: Georg Thieme 1961.
— WOOD, E. H.: Diagnostic neuroradiology. Baltimore: Williams & Wilkins Co. 1964.
TAVERNIER, J. B.: Neurinome géant de la moelle s'étendant de C6 à D12. Rev. neurol. **95**, 402 (1956).
TAYLOR, A. R.: Mechanism and treatment of spinal-cord disorders associated with cervical spondylosis. Lancet **1953** I, 717.
— Fallacies in interpretation of Queckenstedt's test. Lancet **1960** II, 1001.
— Surgical treatment of spinal arterioveinous malformations. J. Neurol. Neurosurg. Psychiat. N. S. **27**, 578 (1964).
— Vascular factors in the myelopathy associated with cervical spondylosis. Neurology (Minneap.) **14**, 62 (1964).
— DOTT, N. M.: Bilateral lumbar plexus lesions simulating cauda equina compression. Lancet **1955** I, 688.
TAYLOR, A. S.: Unilateral laminectomy. J. nerv. ment. Dis. **39**, 257 (1910).
— Hemilaminectomy. Bull. N.Y. Acad. Med. **3**, 24 (1927).
— KENNEDY, F.: Case of extrathecal abscess of spinal cord. Arch. Neurol. Psychiat. (Chic.) **9**, 652 (1923).
TAYLOR, F. R., McCAIN, W. K.: Secondary anemia complicated by an extradural endothelioma of the thoracic spinal cord. J. Amer. med. Ass. **104**, 308 (1935).
TAYLOR, J., COLLIER, J.: The occurence of optic neuritis in lesions of the spinal cord; injury, tumour, myelitis (an account of twelve cases and one autopsy). Brain **24**, 532 (1901).
— HARRIES, B. J., SCHURR, P. H.: Extrathecal haemangiolipomas of the spinal canal. Brit. J. Surg. **39**, 1 (1951).

584 K. Nittner: Raumbeengende Prozesse im Spinalkanal.

Tchoulamjan, A.: Valor de la reacción cualitativa del triptófano en líquido cefalorraquídeo. Rev. Asoc. méd. argent. **77**, 168 (1963).

Tefft, M., Vawter, G. F., Mitus, A.: Paravertebral (round cell) tumors in children. Radiology **92**, 1501 (1969).

Teilum, G.: Haematomyelia tubularis bei Zerreißung eines intramedullaren Angioma racemosum venosum. Dtsch. Z. ges. gerichtl. Med. **28**, 412 (1937).

Teixeira, C. P.: Sacrococcygeal teratoma in infants. Rev. bras. med. **18**, 557 (1961) [Portugiesisch].

Templeton, A. W.: Malignant mediastinal teratoma with bone metastases; a case report. Radiology **76**, 245 (1961).

Teneff, S.: Low back pain and sciatica due to posterior compression. J. int. Coll. Surg. **28**, 146 (1957).

Teng, P., Eastman, P.: Intra-thoracic maningocele. Neurology (Minneap.) **8**, 153 (1958).

— Gordon, J.: Teratoma of the conus medullaris: report of a case. J. Neurosurg. **15**, 569 (1958).

— Gross, S. W., Newman, C. M.: Compression of spinal cord by osteitis deformans (Paget's disease), giant-cell tumor and polyostotic fibrous dysplasia (Albright's syndrome) of vertebrae. J. Neurosurg. **8**, 482 (1951).

— Papatheodorou, C.: Lumbar spondylosis with compression of cauda equina. Arch. Neurol. Psychiat. (Chic.) **8**, 221 (1963).

— — Myelographic appearance of vascular anomalies of the spinal cord. Brit. J. Radiol. **37**, 358 (1964).

— Rudner, N.: Multiple arachnoid diverticula. Arch. Neurol. Psychiat. (Chic.) **2**, 348 (1960).

— Shapiro, M. J.: Arterial anomalies of the spinal cord. Myelographic diagnosis and treatment by section of dentate ligaments. Arch. Neurol. Psychiat. (Chic.) **80**, 577 (1958).

— Wagner, J. H., Buxbaum, M. W.: Giant ependymoma of the spinal cord associated with papilledema. Review of literature and report of a case. Arch. Neurol. Psychiat. (Chic.) **2**, 657 (1960).

Tenti, L., Belli, I., Verlato, R.: Mielografia con mezzo di contrasto idrosolubile. Note di tecnica anestesiologica e radiografica. Radiol. med. (Torino) **49**, 552 (1963).

Tenuto, R. A., Caetano da Silva, J. A.: Compressão medular por neurinoma gigante. Extirpação cirúrgica. Arch. Neuro-psiquiat. (S. Paulo) **7**, 37 (1949).

— Cruz, O. R.: Granuloma eosinófilo de localização vertebral. Arch. Neuro-psiquiat. (S. Paulo) **14**, 65 (1956).

— Luccia, C. de: Hemângio-endotelioma intra e extramedular. Extirpação cirúrgica. Arch. Neuro-psiquiat. (S. Paulo) **7**, 31 (1949).

Terhune, S. R.: Aneurysmal bone cyst of the cervical spine. A clinical case report. Clin. orthop. **21**, 169 (1961).

Terpugov, E. A.: Neuroepitheliom des Rückenmarks. Sovetsk. khir. **10**, 744 (1936) [Russisch].

Terracciano, S., Viparelli, U.: Contributo allo studio degli ascessi intramidollari. Minerva neurochir. **4**, 135 (1960).

— Vitale, A.: On a case of intracranial meningioma and astrocytoma in the same patient. Rass. int. Clin. Ter. **40**, 564 (1960) [Italienisch].

— — Vertebral angioma (anatomo-clinical) and therapeutic considerations. Rass. int. Clin. Ter. **40**, 1028 (1960) [Italienisch].

Terranova, R., Nicola, G. C.: Aracnoiditi spinali. Torino: Minerva med. 1959.

Terry, J. L., Gaisford, J. C., Hanna, D. C.: Pilonidal sinus carcinoma. Amer. J. Surg. **102**, 465 (1961).

Terzani, A.: Paraplegia da compressione midollare in cifoscoliotico. G. Clin. med. **13**, 1087 (1932).

Texier, R., Fontayne, A.: A propos d'un cas d'angiome vertébral. J. Radiol. Électrol. **37**, 50 (1956).

Thalhammer, O., Lachmann, D., Scheibenreiter, S.: „Caudale Regression" beim Kind einer 18jährigen Frau mit Praediabetes. Z. Kinderheilk. **102**, 346 (1968).

Thalhimer, W., Hassin, G. B.: Clinico-pathologic notes on solitary tubercle of the spinal cord. J. nerv. ment. Dis. **55**, 161 (1922).

Themel, K.: Jodipinschäden nach Myelographie. Zbl. Chir. **77**, 1508 (1952).

Theofil, S.: Rückenmarkstumoren und Kaudatumoren ohne klinisch objektivierbare neurologische Störungen. Inaug.-Diss. Köln 1970.

Therkelsen, J.: Angioma racemosum venosum medullae spinalis. Acta psychiat. scand. **33**, 219 (1958).

Thévenard, A., Rousseau, P.: A propos d'un syndrome de tumeur de la moelle cervicale apparu après trente ans de latence chez un sujet porteur d'un spina bifida cervical. Arch. int. Neurol. **55**, 1 (1936).

Thibaut, A., Thiry, E. S., Monchette, R.: La valeur diagnostique de la myélographie gazeuse. Neuro-chirurgie **9**, 345 (1963).

Thiébaut, F., Greiner, G. F., Mengus, M., Lafon, J. C.: Surdités centrales avec recruitment dans les syndromes de Parinaud, de Foville et de Wallenberg. Rev. Laryng. (Bordeaux) **78**, 952 (1957).

— Le Beau, J.: Naevus vasculaire plan ostéohypertrophique avec compression médullaire. Rev. neurol. **67**, 396 (1937).

— Philippidès, D., Isch, F.: Un cas de paraostéoarthropathie des hanches chez une jeune fille opérée de tumeur intramédullaire. Rev. neurol. **93**, 776 (1955).

— — Rohmer, F.: Maladie de Paget compliquée de paraplégie, guérie par laminectomie. Rev. neurol. **90**, 238 (1954).

Thieffry, St.: Neurologische Aspekte der Heine-Medinschen Krankheit. Münch. med. Wschr. **108**, 658 (1966).

— Lepintre, J., Masselin, S., Fauré, C.: Fistules dermiques congénitales communiquant avec le système nerveux central. Sem. Hôp. Paris **34**, 1178 (1958).

Thielen, H.: Beitrag zur Kenntnis der sog. Gliastifte; Neuroepithelioma gliomatosum microcysticum medullae spinalis. Dtsch. Z. Nervenheilk. **34**, 390 (1908).

THIERRY, A., ARCHIMBAUD, J. P., PERRIN, J.: Aspects neurologiques et urologiques particuliers des tumeurs développées sur spina bifida occulta chez l'adulte et le grand enfant. A propos de 2 cas de lipomes lombosacrés operés. Neuro-chirurgie 14, 809 (1968).

THIRY, S.: Diagnostic différential entre tabes et tumeur médullaire. Rev. méd. Liège 11, 407 (1956).

— STEENEBRUGGEN, A., HOTERMANS, J. M.: Destruction complète du corps de l'axis par un myéloplasmocytome. Résection par voie trans-orale et reconstitution du corps vertébral par un greffon osseux. Présentation du malade deux ans après l'intervention. Neuro-chirurgie 14, 799 (1968).

— ZÜLCH, K. J., GARCIN, R.: Ramollissement centro-médullaire de la moelle cervicale. Acta neurol. belg. 61, 283 (1961).

THÖRNE, H.: Primäres Melanoblastom des Rückenmarks. Zbl. allg. Path. path. Anat. 71, 241 (1938).

THOMALSKE, G., VOGELSANG, H. G.: Intradurales arterio-venöses Angiom der Cauda equina. Acta neurochir. (Wien) 10, 92 (1961).

THOMAS, A. [ANDRÉ-THOMAS, ANDRÉ THOMAS]: Zit. nach ANTONI, N. (1936), Bd. XIV/4, S. 97.

— Le cervelet. Étude anatomique, clinique et physiologique. Paris: G. Steinheil 1897.

— Les réflexes cutanés dans les maladies de la moelle épinière. Clinique (Paris) 1, 437 (1906).

— Inégalité de réparation des paraplégies sensitives dans les lésions transverses de la moelle. Rev. neurol. 19, 379 (1910).

— Le diagnostic de la hauteur de la lésion dans les paraplégies spinales. Le syndrome de la paroi abdominale. Paris méd. 30, 372 (1919).

— Paralysie unilatérale des six derniers nerfs craniens. Méningiome de la fosse cérébelleuse. Presse méd. 45, 1785 (1937).

— FERRAND, L., SCHAEFFER, H., MARTEL, TH. DE: Syndrome d'hémorragie méningée réalisé par une tumeur de la queue de cheval. Paris méd. 77, partie méd., 292 (1930).

— JUMENTIÉ, J.: Lipome du cône terminal. Rev. neurol. 23, 222 (1912).

— SORREL, E., SORREL-DEJERINE, Y., Mme: La paraplégie scoliotique. (A propos d'un cas suivid'autopsie.) Presse méd. 41, 1542 (1933).

— — HUGUENIN, R.: Sympathome sympathogonique cervical. Reprise évolutive. Efficience de la roentgenthérapie. Rev. neurol. 77, 89 (1945).

THOMAS, C., KERSTING, G.: Pathomorphologische Vergleichsuntersuchungen diaplazentar und postnatal erzeugter Hirntumoren. Verh. dtsch. Ges. Path. 52, 384 (1968).

THOMAS, G., STRIEGAN, R.: Maligne Tumoren als Ursache von Ischiassyndromen. Hippokrates (Stuttg.) 39, 855 (1968).

THOMAS, J. J.: A case of myeloma of the spine with compression of the cord. J. nerv. ment. Dis. 29, 98 (1902); — Ref.: Schmidts Jb. ges. Med. 279, 57 (1903).

THOMAYER, J.: Zur Diagnostik der Rückenmarksgeschwülste. Ref.: Neurol. Zbl. 27, 80 (1908).

THOMPSEN, C. E., BLACK, S. P., SIGHTS, W. P., JR.: Lipoma of the spinal cord. Report of a case. Missouri Med. 58, 474 (1961).

THOMPSON, I. N., JACKSON, I. J., HOOKS, C. A.: Restitution of continence in spina bifida. The tethered cord syndrome. Arch. Surg. 74, 338 (1947).

THOMPSON, J. E.: An anatomical and experimental study of sacral anaesthesia. Ann. Surg. 66, 718 (1917).

THOMPSON, R. G., PRESTON, R. H.: Gumma simulating tumor of cauda equina. Amer. J. Syph. 34, 356 (1950).

THOMPSON, R. H.: Occlusion of the posterior inferior cerebellar artery; clinical study of 4 cases. Arch. Neurol. Psychiat. (Chic.) 22, 530 (1929).

THOMPSON, T.: The diagnosis of leptomeningeoma of the spinal cord. Lancet 216 I, 325 (1929).

THOMSON, A. D., TURNER-WARWICK, R. T.: Skeletal sarcomata and giant-cell tumour. J. Bone Jt Surg B 37, 266 (1955).

THORBURN, W.: A case of trephining the spine for compression of the spinal cord. Brit. med. J. 2, 665 (1888).

— Bradshaw lecture on the surgery of the spinal cord. Lancet 203 II, 1313 (1922).

— GARDNER, J.: A case of tumour of the axis illustrating the function of the third cervical spinal segment. Brain 26, 101 (1903); — Ref.: Neurol. Zbl. 22, 928 (1903).

THORP, R. H.: Carcinoma associated with myelomeningocele. Case report. J. Neurosurg. 27, 446 (1967).

THRAP-MEYER, H.: Spondylitis tuberculosa multiplex. Acta orthop. scand. 4, 154 (1953).

THUREL, R.: Sympathome embryonnaire paravertébral avec propagation intrarachidienne et compression médullaire. Traitement combiné chirurgical et radiothérapie. Rev. neurol. 76, 98 (1944).

— Paraplégie par cyphoscoliose. Rev. neurol. 81, 418 (1949).

— Angiome vertébral avec compression médullaire. Guérison par la radiothérapie. Sem. Hôp. Paris 26, 2168 (1950).

— Vingt cas de tumeur en sablier, intrarachidienne et latéro-vertébrale. Rev. neurol. 83, 479 (1950).

— Lombosciatique par hernie discale. Pathogénie et traitement chirurgical. Acta neurochir. (Wien) 2, 9 (1951).

— Vingt cas de tumeur en sablier, intrarachidienne et latérovertébrale. Acta neurochir. (Wien) 2, 343 (1951/52).

— Tuberculome intramédullaire. Rev. neurol. 99, 559 (1958).

— Tumeurs intrarachidiennes. Paris: Baillière & Fils 1964.

— BARBIZET, J., BLANCHET: Tumeur kystique de la moelle lombaire simulant une sclérose latérale amyotrophique à forme polynévritique. Rev. neurol. 86, 338 (1952).

— CAYLA, A., FRITEL, D.: Syndrome de la queue de cheval par métastases radiculaires d'un cancer du sein. Rev. neurol. 81, 304 (1949).

Thurel, R., Durupt, L., Le Bourhis, H.: Kyste dermoide intramédullaire. Rev. neurol. 86, 335 (1952).
— Morinet, P.: Hématome intramédullaire. Sem. Hôp. Paris 31, 2553 (1955).
— Villey, R.: Hématomyélie spontanée, épiphénomène d'un angiome latent. Rev. neurol. 92, 622 (1955).
Thust, R., Jänisch, W.: Cytophotometrische Untersuchungen über den DNS- und Histongehalt. Virchows Arch. Abt. B., Zellpath. 2, 144 (1969).
Till, K.: Observations on spinal tumours in childhood. Proc. roy. Soc. Med. 52, 333 (1959).
— Spinal dysraphism. A study of congenital malformations of the lower back. J. Bone Jt Surg. B 51, 415 (1969).
Tilney, F., Elsberg, C. A.: Sensory disturbances in tumors of the cervical spinal cord. Arch. Neurol. Psychiat. (Chic.) 15, 444 (1926).
Timossi, G., Verga, L.: La localizzazione vertebrale de granuloma maligno e la sua diagnosi differenziale. Tumori 46, 633 (1960).
Tinelli, G., de Serio, N.: Efficacia della roentgenterapia profonda di angiomi vertebrali con complicanze midollari. Arch. Radiol. (Napoli) 30, 453 (1955).
Ting, Y. M.: Osteomyelitis of the spine. Radiology 76, 27 (1961).
Tinsley, M., McCoy, A. D.: An intramedullary epidermoid tumor. Illinois med. J. 100, 200 (1951).
Tissier, H.: Compression lente de la moelle. Bull. Soc. anat. Paris 12, 304 (1898).
Tiwisina, Th.: Kontrastdarstellung des Periduralraumes mit Per-Abrodil zum Nachweis des hinteren Bandscheibenvorfalles (Peridurographie). Chirurg 22, 247 (1951).
— Brockhoff, V.: Zum Querschnittssyndrom im Säuglingsalter. Z. Kinderchir. 2, 98 (1965).
Tobey, G. L., Ayer, J. B.: Dynamic studies on the cerebrospinal fluid in the differential diagnosis of lateral sinus thrombosis. Arch. Otolaryng. 2, 50 (1925).
Todd, M.: Tratamento dos tumores cerebrales pela radioterapia. Arch. Neuro.-psiquiat. (S. Paulo) 7, 68 (1949); — Ref.: Excerpta med. (Amst.), Sect. VIII, vol. 4, 139 (1951).
Tödter, H.: Über ein zentrales Neurinom mit intramedullären Tumoren. Inaug.-Diss. Münster 1927.
Töndury, G.: Über den Ramus meningicus Nervi spinalis. Praxis 26, 3 (1937).
— Die Entwicklung funktioneller Strukturen im Bereich der Zwischenwirbelscheiben. Schweiz. med. Wschr. 77, 643 (1947).
— Entwicklung, Bau- und Altersveränderungen der Zwischenwirbelscheiben unter spezieller Berücksichtigung der Halsregion. Therapiewoche 10, 432 (1960).
Tönnis, D.: Zur Entstehung von Drucklähmungen an den unteren Extremitäten. Fortschr. Neurol. Psychiat. 26, 483 (1958).
— Zur Entstehung von Zwischenfällen bei der Röntgendiagnostik des Wirbelkanals. Verh. dtsch. orthop. Ges. 48, 313 (1960).
— Durchblutungsstörungen des Rückenmarks bei Wirbelsäulenerkrankungen. Arch. orthop. Unfall-Chir. 53, 433 (1961).
— Kreislaufstörungen des Zentralnervensystems. Acta neurochir. (Wien) 7, 566 (1961).
— Mangeldurchblutungen als Ursache von Rückenmarksschädigungen. Münch. med. Wschr. 103, 1338 (1961).
— Über die ischämische Entstehung von Spastik bei traumatischen Rückenmarkschädigungen. Fortschr. Neurol. Psychiat. 29, 445 (1961).
— Zur Differentialdiagnose des schlaffen, hypotonen Säuglings und Kleinkindes. Arch. orthop. Unfall-Chir. 54, 562 (1962).
— Rückenmarkstrauma und Mangeldurchblutung. Leipzig: Johann Ambrosius Barth 1963.
— Les syndromes ischémiques de la moelle épinière. Circonstances d'apparition et symptômes. Rev. Chir. orthop. 50, 511 (1964).
Tönnis, W.: Zur Operation ventral vom Halsmark gelegener extramedullärer Rückenmarkstumoren. Zbl. Chir. 61, 930 (1934).
— Die Geschwülste der Hirnkammern. Dtsch. Z. Nervenheilk. 139, 59 (1936).
— Anzeigestellung zur Myelographie. Chirurg 12, 119 (1940).
— Eingriffe am Zentralnervensystem. Münch. med. Wschr. 93, 2 (1951).
— Die Anzeigestellung zur Operation bei Gehirn- und Rückenmarksgeschwülsten. Therapiewoche 3, 98 (1952).
— Klinik und Behandlung chronischer, anfallsweise auftretender Liquorzirkulationsstörungen. Z. Laryng. Rhinol. 3, 129 (1953).
— (1955) [Tabelle 40. Lokalisation der Meningiome.] In: Tönnis, W.: Diagnostik der intrakraniellen Geschwülste, S. 40. In: Handbuch der Neurochirurgie. Hrsg. v. H. Olivecrona, W. Tönnis. Bd. IV/3, S. 1—579. Berlin-Göttingen-Heidelberg: Springer 1962.
— Artdiagnose der Großhirngeschwülste durch Serienangiographie. Langenbecks Arch. klin. Chir. 282, 378 (1955).
— Die Bedeutung der Serienangiographie für die Artdiagnose der Großhirngeschwülste. Acta neurochir. (Wien) Suppl. 3, 153 (1955).
— Augensymptome bei 3033 Hirngeschwülsten. Ber. dtsch. ophthal. Ges. 59, 6 (1955).
— Diagnose und Differentialdiagnose der Erkrankungen des Kleinhirnbrückenwinkels. Arch. Ohr.-, Nas.- u. Kehlk.-Heilk. 169, 257 (1956).

Tönnis, W.: Ätiologie und Pathogenese ungewöhnlicher Verlaufsformen bei Rückenmarkstumoren. Neurochir. Symposium Magdeburg, 26.—30. V. 1964 [nicht veröffentl.]

— Bischof, W.: Störungen innerer Organe bei Erkrankungen des Gehirns und des Rückenmarks. Beitr. Neurochir. 41, 1 (1961).

— — Operative Eingriffe am Nervensystem bei Erkrankungen des Urogenitalsystems. In: Handbuch der Urologie. Hrsg. v. Alken, C. E., Dix, V. W., Weyrauch, H. M., Wildbolz, E., Bd. XIII/1, S. 366—430. Berlin-Göttingen-Heidelberg: Springer 1961.

— — Zur Pathogenese, Diagnostik und Frühbehandlung der Querschnittslähmungen. Z. Orthop. 103, 503 (1967).

— Borck, W. F.: Großhirntumoren des Kindesalters. Zbl. Neurochir. 13, 72 (1953).

— Friedmann, G., Nittner, K.: Zur röntgenologischen Diagnose und Differentialdiagnose der intraspinalen Tumoren (unter Berücksichtigung der klinischen Symptomatologie). Fortschr. Röntgenstr. 88, 288 (1958).

— Klug, W., Linz, H.: Differentialdiagnose zwischen medialem Nucleus pulposus Prolaps und Caudatumor. Zbl. Neurochir. 11, 199 (1951).

— Krenkel, W.: Möglichkeiten der konservativen und chirurgischen Behandlung des cervikalen Vertebral-Syndroms. Int. Arch. Allergy 7, 373 (1955).

— — Nittner, K.: Ein als Bandscheibenvorfall imponierendes Kauda-Neurinom. Zbl. Chir. 88, 1293 (1963).

— Nittner, K.: Die Sanduhrgeschwülste des Wirbelkanals. Klinische Studie. Zbl. Neurochir. 14, 238 (1954).

— — Raumbeengende Prozesse im Spinalkanal (einschließlich Parasiten). In: Klinik der Gegenwart. Handbuch der praktischen Medizin. Hrsg. v. Rudolf Cobet, Kurt Gutzeit, Hans Erhard Bock. Bd. 4, S. 507—544. München-Berlin: Urban & Schwarzenberg 1957.

— — Diagnostische Probleme bei Sanduhrgeschwülsten des Spinalkanals. Dtsch. Z. Nervenheilk. 194, 219 (1968).

— Schiefer, W.: Klinik der raumbeengenden Prozesse des Occipitallappens. Dtsch. Z. Nervenheilk. 170, 402 (1953).

— — Zur Frage des Wachstums arteriovenöser Angiome. Zbl. Neurochir. 15, 145 (1955).

— — Neurochirurgische Erkrankungen im Kindesalter. Raumbeschränkende spinale Prozesse, S. 940. In: Pädiatrie. Ein Lehrbuch für Studierende und Ärzte. Hrsg. v. H. Opitz, B. de Rudder. S. 929—944. Berlin-Göttingen-Heidelberg: Springer 1957.

— — Rausch, F. J.: Sellaveränderungen bei gesteigertem Schädelinnendruck. Dtsch. Z. Nervenheilk. 171, 351 (1954).

— Schürmann, K.: Meningiome der Keilbeinflügel. Zbl. Neurochir. 11, 1 (1951).

— Walter, W.: Das Glioblastoma multiforme. Bericht über 2611 Fälle. Acta neurochir. (Wien), Suppl. 4, 40 (1959).

— Zülch, K. J.: Das Ependymom der Großhirnhemisphären im Jugendalter. Zbl. Neurochir. 2, 141 (1937).

Töpfer, D.: Über ein infiltrierend wachsendes Hämangiom der Haut und multiple Kapillarektasien der Haut und der inneren Organe. II. Zur Kenntnis der Wirbelangiome. Frankfurt. Z. Path. 36, 337 (1928).

Töppner, R.: Zur Behandlung des eosinophilen Granuloms mit Röntgenstrahlen. Strahlentherapie 88, 362 (1952).

Törmä, T.: Malignant tumours of the spine and the spinal extradural space; a study based on 250 histologically verified cases. Acta chir. scand., Suppl. 225, 1—176 (1957).

— Differentialdiagnose und Prognose der Rückenmarksgeschwülste. In: Neurologie der Wirbelsäule und des Rückenmarkes im Kindesalter. Entwicklungsgeschichte, Klinik, Neuroradiologie, Elektrodiagnostik, Liquorologie. 2. Intern. Symposium d. Kinderneurolog. Abteilung an der Univ.-Nervenklinik (Charité) Berlin 1962. Hrsg. von Dagobert Müller. S. 265—275. Jena: Fischer 1964 (Sammlung zwangl. Abhandl. a. d. Geb. der Psychiatrie u. Neurol. H. 27).

Törne, H. von: Ein peritheliales Melanoblastom im Rückenmark. Zbl. allg. Path. path. Anat. 71, 241 (1938).

Tolosa, A., Gama, C.: Compressão da medula dorsal media por meningeoma psamomatoso; extirpação cirurgica-cura. Rev. Ass. paul. med. 12, 17 (1938).

— Canelas, H. M., Tenuto, R. A., Cruz, O. R.: Compressões medulares provocadas por mielomas vertebrais. Arch. Neuro-psiquiat. (S. Paulo) 14, 101 (1956).

Tolosa, E.: Über den Wert der myelographischen Untersuchung bei der Differentialdiagnose der juxtamedullären Tumoren. Acta esp. neurol. psiquiat. 1, 49 (1940) [Spanisch].

— Las algias cérvico-braquiales en los tumores medulares. Cirug. Ginec. Urol. 10, 129 (1956).

— Barceló, P.: Cordoma intrarraquídeo de la región lumbar con síndrome compresivo de la cauda equina. Rev. esp. Reum. 1, 460 (1946).

Tomassini, M., Franco, L.: On vertebral angiomas. Arch. Sci. med. 111, 193 (1961) [Italienisch].

Tomory, I.: A rare complication in paravertebral abscess. Magy. Sebész. 14, 98 (1961) [Ungarisch].

— Mesko, E.: Szokatlan lefolyasu gerinc plasmocytoma. [Spinal plasmocytoma of unusual course.] Orv. Hetil. 108, 1714 (1967).

— Risko, T., Kovacs, L., Nyul-Toth, P.: Muetettel is kezelt gerinc-plasmocytomak. [Vertebral plasmocytoma treated with additional surgery.] Orv. Hetil. 110, 175 (1969).

Toole, H., Ioannovich, D., Papadimitriou, D.: Chordoma of the cervical spine. Successful removal through a lateral incision of the neck. Arch. Otolaryng. 74, 707 (1961).

Top, F. H., Brosius, W. L.: Diffuse sarcomatosis of meninges suspected to be poliomyelitis. J. Pediat. 10, 27 (1937).

Topaloglu, A.: Birisi ekstramedüller-subdural digeri vertebral-paravertebral iki kist hidatik vakasi. [Two cases of extramedullar-subdural and vertebral-paravertebral hydatid cysts.] Türk Tip Cem. Mec. 24, 327 (1958).

Tori, G.: Dimostrazione delle vene azigos, emiazigos, lombari con flebografia perossa. Nunt. radiol. (Roma) 19, 724 (1953).

— The radiological demonstration of the azygos and other thoraco-abdominal veins in the living. Brit. J. Radiol. 27, 16 (1954).

Torkildsen, A.: Intraspinal lesions. Acta psychiat. scand. 15, 173 (1940).

Torma, T.: Queckenstedt's test. Duodecim (Helsinki) 79, 242 (1963) [Finnisch].

Tornella, P. J., Barraquer-Bordas, L., Tornella Font, J.: Diagnostische Methoden bei Schmerzen in den unteren Extremitäten. Med. clín. (Barcelona) 15, 113 (1950).

Torraca, L.: Un caso di linfogranuloma maligno ad inizio spinale. Arch. ital. Chir. 54, 746 (1938).

Torrance, D. J., Jr.: Negative bone density in a case of multiple myeloma. Radiology 70, 864 (1958).

Torre, M.: Tuberculoma solitario del midollo con mielite secondaria terminale. Riv. Neurol. 19, 285 (1949).

Torricelli, A., Canossi, C.: Considerazioni su di un caso di linfogranuloma maligno con localizzazioni osteosclerotiche al rachide (vertebre d'avorio) e al bacino. Ann. Radiol. diagn. (Bologna) 32, 1 (1959).

Toth, B. J., Wintermantel, J. A.: An apparently solitary myeloma of bone with subsequent generalization. Radiology 41, 472 (1943).

Toth, J. von: Der diagnostische Wert der Myelographie. Röntgenpraxis 13, 285 (1941).

Toumey, J. W.: Metastatic malignancy of the spine. J. Bone Jt Surg. Old Ser. 25, 292 (1943).

— Poppen, J. L., Hurley, M. T.: Cauda equina tumors as cause of low-back syndrome. J. Bone Jt Surg. A 32, 249 (1950).

Touraine, A.: Nouvelle neuro-ectodermose congénitale. Ann. Derm. Syph. (Paris) 1, 453 (1941).

— La mélanoses neuro-cutanées. Ann. Derm. Syph. (Paris) 9, 489 (1949).

Tournadour, F.: De l'ostéomyélite de la colonne vertébrale; pathogénie et traitement chirurgical. Thèse Paris 1890.

Touzard, J., Tissier, M.: Tumeur à myéloplaxes de la quatrième vertèbre cervicale avec lyse totale de l'arc postérieur. Lyon chir. 55, 286 (1959).

Towne, E. B.: Laminectomy and removal of spinal cord tumors under local anesthesia. Calif. west. Med. 24, 194 (1926).

— Reichert, F. L.: Compression of the lumbosacral roots of the spinal cord by thickened ligamenta flava. Ann. Surg. 94, 327 (1931).

Trabattoni, C.: Considerazioni cliniche sui tumori intrarachidici intra- ed extramidollari. Cervello 9, 109 (1930).

— Contributo allo studio della degenerazione vacuolare delle cellule nervose in un caso di tuberculoma del cono midollare. Riv. pat. nerv. ment. 44, 55 (1934).

Trabucchi, L.: I teratomi sacrococcigei. Chir. Organi Mov. 47, 362 (1959).

Trachtenberg (1939): Zit. nach Zülch, K. J.: Biologie und Pathologie der Hirngeschwülste, S. 554. In: Handbuch der Neurochirurgie. Hrsg. v. H. Olivecrona, W. Tönnis. Bd. III, S. 1—702. Berlin-Göttingen-Heidelberg: Springer 1956.

Trachtenberg, M. A.: Ein Beitrag zur Lehre von den arachnoidealen Epidermoiden und Dermoiden des Hirns und Rückenmarks. Virchows Arch. path. Anat. 154, 274 (1898).

Trasino, M., Ghislanzoni, R.: Studio clinico-radiologico ed istologico di una rara forma di amartoma a duplice localizzazione (renale e vertebrale). Radiol. med. (Torino) 42, 139 (1956).

Traube, H.: Bericht über zwei von ihm beobachtete Fälle von Meningitis spinalis mit Bildung von Eiterherden in den Rückenmuskeln. Dtsch. Klinik 20, 198 (1863).

Traumann, K. J.: Neurofibromatose Recklinghausen und ihre drohenden Komplikationen. Med. Bild-Dienst 3, 18 (1963).

Trendelenburg (1896): Zit. nach Wilms, M.: Echinococcus multilocularis der Wirbelsäule und das Verhältnis des multilokulären Echinococcus zum Echinococcus hydatidosus, S. 153. Bruns' Beitr. klin. Chir. 21, 151 (1898).

Tretjakoff, D.: Das epidurale Fettgewebe. Z. Anat. Entwickl.-Gesch. 79, 110 (1926).

Trial, R., Rescainières, A., Silberstein: Lésions rachidiennes provoquées par une tumeur extra-durale. J. Radiol. Électrol. 31, 708 (1950).

Tridon, P., Coxam, B., Huriet, C., Vichard, P.: Acute epiduritis following a perinephritic phlegmon. Recovery with antibiotic therapy and laminectomy. Rev. méd. Nancy 86, 1099 (1961) [Französisch].

Trimble, T. F.: Early diagnosis of tumors of the spinal cord. Dis. nerv. Syst. 1, 178 (1940).

Trinca, A. J., Willis, R. A.: Primary carcinoma unsuspected by clinician. Med. J. Aust. 23 II, 222 (1936).

Troisier, J., Bariéty, M., Brocard, H.: La forme pseudoméningée de la spondylite staphylococcique. Ann. Méd. 40, 354 (1936).

Troitsky, S.: Ein Beitrag zur Kenntnis der Endotheliome der Pachymeninx spinalis. Prag. med. Wschr. 43, 603 (1893).

Troland, C. E.: The early signs and symptoms of tumors involving the cauda equina. Discussion. Ann. Surg. 147, 668 (1958).

— Kendrick Sahyonn, P., Mandeville, F.: Ependymoma: a critical re-evaluation of a classification with report of cases. J. Neuropath. exp. Neurol. 10, 295 (1951).

TROMMER, B.: Zur Lehre der Hämangiome der Wirbelsäule. (Kavernöses Chondrom des 5. Brustwirbels mit Kompressionsmyelitis.) Frankfurt. Z. Path. **22**, 313 (1919/20).

TRONCONI, V.: Tumore juxtamidollare e necrosi acuta. Riv. Pat. nerv. ment. **48**, 599 (1936).

— In tema di pachi- e di leptomeningiti spinali adesive. Riv. sper. Freniat. **75**, 455 (1951).

TROUPP, H.: Spinal cysts. Report of 2 cases. Acta chir. scand. **108**, 487 (1955).

TRUPP, M., SACHS, E.: Vascular tumors of brain and spinal cord and their treatment. J. Neurosurg. **5**, 354 (1948).

Ts'AO, K. Y., CHEN, P. L., CHIANG, T. H.: Spinal cord tumors. Zhong Waike Zasshi. **10**, 374 (1962) [Chinesisch].

Ts'AO, T. H.: Vertebral hemangioma with compression of the spinal cord. Chin. med. J. **73**, 510 (1955).

TSCHMARKE, P.: Ein Beitrag zur Histologie des Echinococcus multilocularis. Inaug.-Diss. Freiburg i.Br. 1891.

TSONCHEV, P.: Sluchai na ekhinokok na grubnachniia stulb. [Echinococcosis of the vertebral column.] Khirurgiya (Sofiya) **11**, 177 (1958).

TSUKADA, S., OSHIMA, K., IMURA, S., MANABE, S.: Malum perforans pedis caused by an intrathecal tumor. Nihon Hifuka Gakkai Zasshi. [Jap. J. Derm.] **72**, 808 (1962) [Japanisch].

TSURUTA, T., KATO, K., MATSUIKE, H., OGIWARA, Y., HOSOI, S.: Case of arachnoiditis ossificans. Seikei Geka [Orthop. Surg.] **20**, 1571 (1969) [Japanisch].

TUBIANA, M.: Expérience clinique avec le betatron. In: Betatron und Telekobalttherapie. Internationales Symposion am Czerny-Krankenhaus für Strahlenbehandlung der Universität Heidelberg vom 1. bis 3. Juli 1967. Hrsg. v. J. BECKER u. K. E. SCHEER. S. 74—90. Berlin-Göttingen-Heidelberg: Springer 1958.

TUCKER, A. S.: Myelography of complete obstruction. Amer. J. Roentgenol. **76**, 248 (1956).

— ARAMSRI, B., GARDNER, W. J.: Primary spinal tumors: a seven-year study. Amer. J. Roentgenol. **87**, 371 (1962).

— — HUGHES, C. R.: Roentgenographic diagnosis of spinal tumors. Amer. J. Roentgenol. **78**, 54 (1957).

TUDOR, R. B.: Spinal cord tumors in children. J.-Lancet **77**, 227 (1957).

TUPASI, T. E., DE VEYRA, E. A., JR., PEREZ, M. C., AGUSTINES, M. R.: Neurologic manifestations in metastatic choriocarcinoma. Proc. Aust. Ass. Neurol. **5**, 435 (1968).

TURBES, C. C., FREEMAN, L. W.: Peripheral nerve-spinal cord anastomosis for experimental cord transection. Neurology (Minneap.) **8**, 857 (1958).

TURBINA, G. V.: A case of giant-cell tumor of the vertebra. Khirurgiya (Mosk.) **37**, 110 (1961) [Russisch].

TURJANSKI, L., MOREA, R., LAGOS, R., LÓPEZ FERRO, M. O., COSTAGLIOLA, M. A.: A study of the circulation of the cerebrospinal fluid in the spinal canal by injection of radioalbumin. Third Europ. Congr. of Neurosurgery, Madrid, April 23—26, 1967. Excerpta Medica, The internat. Congr. ser. No 139, p. 97 (1967).

TURNBULL, F.: Spinal extradural cyst. Canad. med. Ass. J. **41**, 250 (1939).

— Intramedullary tumors of the spinal cord. Clin. Neurosurg. 8, 237 (1962).

TURNBULL, F. A., HYLAND, H. H., McKENZIE, K. G.: A staphylococcus infection producing an inflammatory mass simulating a spinal cord tumour. Canad. med. Ass. J. **28**, 415 (1933).

TURNBULL, I. M., BRIEG, A., HASSLER, O.: Blood supply of the cervical spinal cord in man. A microangiographic cadaver study. J. Neurosurg. **24**, 951 (1966).

— SCHAMBERGER, W., DOLMAN, C. L.: Cervical myelopathy: a post-mortem biomechanical and histological study. World Congr. of Neurological sciences, 4th internat. Congr. of Neurological surgery, 9th internat. Congr. of Neurology, September 20—27, 1969, New York. Excerpta Medica, The internat. medical abstracting service, Internat. Congr. ser. No 193, p. 84 (1969).

TURNER, E. L., OPPENHEIMER, A.: A common lesion of the cervical spine responsible for segmental neuritis. Ann. intern. Med. **10**, 427 (1936).

TURNER, F. C.: Lipomatous tumour (sarcoma?) of the spinal cord. Trans. path. Soc. Lond. **39**, 25 (1887/88).

TURNER, J. W., JAFFE, H. L.: Metastatic neoplasms. A clinical and roentgenological study of involvement of skeleton and lungs. Amer. J. Roentgenol. **43**, 479 (1940).

TURNER, J. W. A.: The spinal complications of Paget's disease. Brain **63**, 321 (1940).

TURNER, O. A.: Spinal extradural cyst. Arch. Neurol. Psychiat. (Chic.) **58**, 593 (1947).

— FETTERMAN, J. L.: Tumors of the spinal canal. J. Med. (Cincinnati) **18**, 613 (1938).

— GARDNER, W. J.: Familial involvement of the nervous system by multiple tumors of the sheaths and enveloping membranes. Amer. J. Cancer **32**, 339 (1938).

— KERNOHAN, J. W.: Vascular malformations and vascular tumors involving the spinal cord: a pathologic study of forty-six cases. Arch. Neurol. Psychiat. (Chic.) **46**, 444 (1941).

— McCRAIG, W., KERNOHAN, J. W.: Malignant meningiomas; clinical and pathologic study. Surgery **11**, 81 (1942).

— RENNER, R. R.: Extramedullary hemangioblastoma of the cauda equina; report of a case with notes upon histologic appearance of tumor. Ohio St. med. J. **32**, 1219 (1936).

TURNER, P.: Acute infective osteomyelitis of spine. Brit. J. Surg. **26**, 71 (1938).

TURNER, W., COLLIER, J.: Intramedullary abscess of the spinal cord, an account of 3 cases. Brain **27**, 199 (1904).

TURNIN, J., RIVIÈRE, P. DE, GAYRAL, L.: Quadriplégie progressive très lente par malformations rachidiennes cervicales. Rev. Oto-neuro-ophtal. **27**, 491 (1955).

TUSCHEN, B.: Neigung des Beckens und der Kreuzbeinbasis bei Spondylolisthese. Inaug.-Diss. Köln 1966.

TWOHIG, D. J., DEVINE, H. A., BOUDRY, M. O.: Malignant intraspinal meningeoma. Wis. med. J. **33**, 759 (1934).

TYLICKI, M.: Case of sacrococcygeal chordoma. Pol. Tyg. lek. **8**, 1778 (1953).

TYRER, J. H., SUTHERLAND, J. M.: The primary spino-cerebellar atrophies and their associated defects, with a study of the foot deformity. Brain **84**, 289 (1961).

TYTLER, P., WILLIAMSON, R. T.: Spinal hydatid cysts causing severe compression myelitis. Brit. med. J. **1903** I, 301.

TYTUS, J. S., PENNYBACKER, J.: Pearly tumours in relation to the central nervous system. J. Neurol. Neurosurg. Psychiat. **19**, 241 (1956).

UDVARHELYI, G. B., TEASDALL, R. D., SHULMAN, L. E.: Misleading features of benign spinal cord tumors. J. Amer. med. Ass. **198**, 1057 (1966).

UEHLINGER, A.: Das Aneurysma der Bauchaorta. Schweiz. med. Wschr. **87**, 911 (1957).

UEHLINGER, E.: Über Knochen-Lymphogranulomatose. Virchows Arch. path. Anat. **228**, 34 (1933).

— Benigne und semimaligne cystische Knochengeschwülste. In: Röntgendiagnostik. Ergebnisse 1952—1956, S. 73—103. Hrsg. v. H. R. UEHLINGER. Stuttgart: Georg Thieme 1957.

— GSELL, O.: Das Krankheitsbild der spinalen Varikose. Helv. med. Acta **11**, 85 (1944).

ÚPRUS, V., LEY, A.: Estudio anatomoclínico de un caso de paquimeningitis espinal hipertrófica, de sintomatologia tumoral. Rev. cir. Barcelona **4**, 489 (1932).

UGELLI, L.: Cli ascessi epidurali spinali acuti. Policlinico, Sez. chir. **49**, 165 (1942).

— Le epiduriti spinali. Recenti Progr. Med. **9**, 440 (1950).

UGELLI, R., SPACCARELLI, G., TUCCHI, O.: Mielopathie e radiculapathie spondilosiche del tratto cervicale. Minerva neurochir. **3**, 41 (1959).

UGO, A. V., SCHIEPPATI, E.: Vertebral hydatidosis with parietal thoracic evolution. Día méd. **35**, 103 (1963) [Spanisch].

UGRJUMOV [UGRUMOV, UGRYUMOV], V. M.: Povrejdeniya pozvonochnika i spinnogo mozga i ikh khirurgicheskoe lechenie. [Injuries of the spine and spinal cord and their surgical treatment.] Moskva: Medgiz 1961.

UHLEMANN, H. J.: Klinische Beobachtungen bei der Hüftlendenstrecksteife. Chirurg **30**, 19 (1959).

UIBERALL, E. H., DONOSO, P., MATUS, A.: Hernias discales pseudotumorales. Neurocirugía **15**, 15 (1957).

— POLITOFF, A.: Aneurysmal cyst with spinal localization. Rev. méd. Chile **89**, 426 (1961) [Spanisch].

— — Gefäßmißbildungen des Rückenmarkes. Acta neurochir. (Wien) **10**, 432 (1962).

ULBRICHT, W.: Rückenmarkstumoren mit Stauungspapille. Acta neurochir. (Wien) **15**, 138 (1966).

ULLMANN, M.: Contribution à l'étude du ramolissement de la moelle épinière. Thèse Paris 1938.

ULLMANN, O.: Über Rückenmarksabscess. Z. klin. Med. **16**, 39 (1889).

ULMER, A.: Pott'sche Paraplegie nach Trauma. Z. Unfallmed. Berufskr. **47**, 273 (1954).

UMBACH, W.: Differentialdiagnose: Ischias. Med. Klin. **47**, 378 (1952).

— Neuere Erkenntnisse über Kleinhirnhaemangiome (Lindau-Tumoren). Fortschr. Neurol. Psychiat. **22**, 357 (1954).

— Klinik und Verlauf bei 192 spinalen Prozessen mit besonderer Berücksichtigung der Gefäßtumoren. Acta neurochir. (Wien) **10**, 167 (1962).

— METZGER, H.: Thyreogene Metastasen in Hirn und Wirbelsäule. Zbl. Chir. **90**, 827 (1965).

— NOETZEL, H.: Klinische Besonderheiten der solitären Plasmocytome. Dtsch. med. Wschr. **85**, 1375 (1960).

UMEROW, B.: Echinococcus der Wirbelsäule und des Rückenmarks. Sovetsk. Nevropat. **4**, 167 (1935) [Russisch].

UNTERHARNSCHEIDT, F.: Das synkopale cervicale Vertebralissyndrom. Nervenarzt **27**, 481 (1956).

URANOVA, E. V., VOLODIN, N. I.: O pigmentnykh opukholiakh miagkikh mozgovykh obolochek. [Pigmented tumors of the pia mater.] Vop. Onkol. **5**, 54 (1959).

URBAN, H.: Ueber operative Eingriffe bei Compression des Rückenmarks durch Verschiebung der Wirbelkörper. Verh. dtsch. Ges. Chir. **21**, 211 (1892); Langenbecks Arch. klin. Chir. **44**, 833 (1892).

— Die Gewebsverschiedenheiten der Gliome und ihre klinischen Wechselbeziehungen. Frankfurt. Z. Path. **46**, 487 (1933/34).

URBANEK, K.: Zur Kenntnis der gutartigen Melanome des Gehirns. Zbl. ges. Neurol. Psychiat. **175**, 459 (1943).

URECHIA, C.-I.: Arachnoïdite spinale. Le rôle probable du traumatisme. Paris méd. **91**, partie méd., 225 (1934).

— Abcès de la moelle épinière et de la région paravertébrale correspondante. Bull. Soc. méd. Hôp. Paris **51**, 809 (1935).

— Compression bulbaire par méningiome se traduisant par le syndrome d'Avellis. Arch. int. neurol. **56**, 435 (1937).

— Arachnoïdite spinale consécutive à une pleurésie. Paris méd. **107**, partie méd., 79 (1938).

— Spina bifida et autres malformations lombo-sacrococcygiennes avec syndrome du cône terminal de la moelle. J. belge neurol. Psychiat. **40**, 260 (1940).

— DRAGOMIR, L.: Tumeur paravertébrale située à la base d'un poumon, se propageant à la moelle du même côté. Bull. Soc. méd. Hôp. Paris **51**, 1238 (1935).

— ELEKES, N.: Angiomes du type réticulo-endothélial intéressant la moelle et le foie. Rev. neurol. **1932** II, 557.

— JACOBOVICI, J.: Sur quelques cas d'arachnoïdite spinale. Paris méd. **1933** II, 145.

— SOSU, S.: Paraplégie scoliotique. Bull. Acad. Méd. Roum. **11**, 496 (1941).

URGANDZHIAN, T. G.: Role of the sympathetic nervous system in the process of compensation of function. Fiziol. Zh. (Mosk.) **48**, 1064 (1962) [Russisch].

USADEL, G.: Die chirurgische Beseitigung von Kompressionszuständen im Conus-Caudagebiet des Rückenmarks. Chirurg 10, 409 (1938).

USBECK, W.: 15 Jahre Neurochirurgie in Erfurt. S.-B. 2. Neurochirurgen-Tagung in Erfurt am 23. und 24. IV. 1966. Zbl. Neurochir. 28, 67 (1967).

USPENSKALA, O. S.: Clinical characteristics of tumors of the medulla oblongata. Vop. Neĭrokhir. 25, 29 (1961) [Russisch].

UTHGENANNT, H.: Die Bedeutung der Abrodilmyelographie in der Ischiasdiagnostik. Fortschr. Röntgenstr. 73, 726 (1950).

UTL, K., ČERNÁČEK, J.: Thrombose der Muskelgefäße mit Querschnittssyndrom. Rev. neurol. (Praha) 31, 230 (1934) [Tschechisch].

VAINBERG, L. I.: Epidermoidnye kisty kresttsovo-kopchikovoi oblasti. [Epidermoid cysts of the sacrococcygeal region.] Khirurgiya (Mosk.) 34, 136 (1958).

VALDAGNI, C.: On a case of chordoma of lumbar vertebrae. Ann. Radiol. diagn. (Bologna) 33, 476 (1960) [Italienisch].

VALDÉS, E. F., SHERE, M., PERAZZO, D. L., ANSINELLI, C.: Valor diagnostico de la lacticodehidrogenasa del líquido cefaloraquídeo en procesos compresivo-tumorales del neuroeje. Pren. méd. argent. 52, 2608 (1965).

VALENTE, A.: Meningite chronica luetica simulando tumor medullar (xanthochromia e coagulação massiça do liquido cephalo-rachidiano). An. paul. Med. Cirurg 36, 263 (1938).

VALENTIN, B.: Enchondrom der Wirbelsäule. Bruns' Beitr. klin. Chir. 85, 124 (1913).

VALENTINI, G.: Ueber die Erkrankungen des Conus terminalis und der Cauda equina. Z. klin. Med. 22, 245 (1893).

VALLS, J., OTTOLENGHI, C. E., SCHAJOWICZ, F.: Aspiration biopsy in the diagnosis of lesions vertebral bodies. J. Amer. med. Ass. 136, 374 (1948).

— — — La biopsia per aspirazione nella diagnosi delle lesioni dei corpi vertebrali. Arch. Putti Chir. Organi Mov. 4, 49 (1954).

VAMPRÉ, E., GAMA, C.: Extradurales Lipoleiomyom mit Kompression zwischen C3—C7. Arch. bras. Neuriat. Psiquiat. 17, 174 (1934) [Portugiesisch].

VARGAS MOLINARE, R.: Mal de Pott y paraplegía. Rev. méd. Chile 73, 155 (1945).

VARGHA, N.: Querläsion des Rückenmarks verursachende Echinokokkenmetastase in der Wirbelsäule. 16. Jahresversammlung der Vereinigung Ungar. Psychiater, Budapest, Sitzg vom 1.—3. 11. 1942; — Ref.: Zbl. ges. Neurol. 104, 224 (1943).

VASILESCU, C. N., BRUCKNER, I., MILCOVEANU, S.: Über die Ätiologie der Arachnoiditis. Spitalul 56, 63 (1936) [Rumänisch].

— MILCOVEANU, S., ROBACKI, P.: Ein Fall von epiduraler Staphylokokkeninfektion mit nachfolgender Arachnoiditis. Spitalul 56, 168 (1936) [Rumänisch].

VASILIU, D. O.: Vieille paraplégie par compression, dûe à un néoplasme sous-arachnoïdien pró-médullaire; ablation du néoplasme; guérison; présentation du malade. Rev. Chir. (Bucuresti) 41, 172 (1938).

VASTOLA, E. F.: Non-hemorrhagic xanthochromia of cerebrospinal fluid. J. Neuropath. exp. Neurol. 19, 296 (1960).

VAUGHAN, R. H., DETERLING, R. A., JR., SMITH, F. M.: Successful excision of aortic aneurysm explored as paraspinal tumor. New Engl. J. Med. 253, 15 (1955).

VECCHI, V., PIZZOFERRATO, A.: Patogenesi della sindrome convulsiva post-operatoria da emorachide. Chir. Organi Mov. 51, 198 (1963).

VEGH, J.: Über Riesenzellgeschwülste. Zbl. ges. Radiol. 24, 441 (1937).

VEISMAN, Iu. A.: O gigantokletochnoi opukholi redkoi lokalizatsii; lokalizovannaia fibroznaia distrofiia ostistogo otrostka IV sheinogo pozvonka. [Giant cell tumor of unusual localization; localized fibrous dystrophy of the spinous process of the fourth cervical vertebra.] Vestn. Rentgenol. Radiol. 33, 103 (1958) [Russisch].

VELASCO, A., FIGUERO, G.: Beiträge zur Klinik der Rückenmarkserkrankungen. Z. ges. Neurol. Psychiat. 150, 579 (1934).

— — Über einige ungewöhnliche neurochirurgische Beobachtungen. Schweiz. Arch. Neurol. Psychiat. 34, 389 (1934).

— — Ciática rebelde por tumor de la cola de caballo. Operación. Rev. méd. Chile 72, 704 (1944).

VELASCO-SUAREZ, M. M., CHONG, F., PRUNEDA, F., GUZMAN FLORES, FERNANDEZ, A.: Electro-spino-medullogram: Application in neurosurgery. Third Europ. Congr. of Neurosurgery, April 23—26, Madrid, 1967. Excerpta Medica, Internat. Congr. ser. No 139, p. 97 (1967) [nicht veröffentl.]

VELLAR, O. D.: Carcinoma prostatae med paraplegi. Nord. méd. 58 II, 1780 (1957).

VELPEAU, A.-A.-L.-M. V.: Observations sur une maladie de la moelle épinière, tendant à démontrer l'isolement des fonctions des racines sensitives et motrices des nerfs. Arch. gén. Méd. 7, 68 (1825).

VENGEROVSKIJ, I. S.: Teratome der Kreuzbein-Steißbeingegend bei Kindern. Khirurgiya (Mosk.) 3, 46 (1949) [Russisch]; — Ref.: Zbl. Neurochir. 10, 182 (1950).

VERAGUTH, O.: Subduraler Tumor auf dem Lumbosakralmark. Lipiodolbild. Operation, Heilung. Schweiz. med. Wschr. 55, 1022 (1925).

— Péripachyméningite spinale chronique non spécifique. Rev. neurol. 1929 I, 197.

— BRUN, H.: Subpialer, makroskopisch intramedullärer Solitärtuberkel in der Höhe des vierten und fünften Cervicalsegmentes. Operationen, Genesung. Korresp.-Bl. schweiz. Ärz. 40, 1097 (1910).

Veraguth, O., Brun, H.: Weiterer Beitrag zur Klinik und Chirurgie des intramedullären Konglomerat-tuberkels. Korresp.-Bl. schweiz. Ärzte. **46**, 385; 424 (1916).

Verbeek, F. A.: Diagnosis and operative treatment of the extra-medullary intra-dural tumors. Folia psychiat. neerl. **53**, 459 (1950).

Verbiest, H.: Die Epidermoide des Rückenmarkes. Analyse eines Falles, zugleich Beitrag zur Frage der Entstehung der aseptischen Meningitis nach Epidermoidoperationen. Zbl. Neurochir. **4**, 129 (1939).

— Le traitement neurochirurgical des tumeurs bénignes des corps vertébraux avec compression de la moelle. Rev. neurol. **79**, 528 (1947).

— Primaire stenose van het lumbale wervelkanaal bij volwassenen, een nieuw ziektebeeld. Ned. T. Geneesk. **94 III**, 2415 (1950).

— Nadere mededelingen over de primaire stenose van het lumbale wervelkanaal bij volwassenen. Ned. T. Geneesk. **95 II**, 1965 (1951).

— A radicular syndrome from developmental narrowing of the lumbar vertebral canal. J. Bone Jt Surg. B **36**, 230 (1954).

— Moderne overwegingen over compressio medullae. Ned. T. Geneesk. **98 III**, 2972 (1954).

— Further experiences on the pathological influence of a developmental narrowness of the bony lumbar vertebral canal. J. Bone Jt Surg. A **37**, 576 (1955).

— Nieuwe ervaringen over de pathologische invloed van een aangeboren vernauwing van het benige lendewervelkanaal. Ned. T. Geneesk. **100 II**, 1606 (1956).

— Basic principles of surgery upon the anterior portion of the spine. Psychiat. Neurol. Neurochir. (Amst.) **71**, 115 (1968).

— Calliaux, L.: Les angiomes racémeaux intraduraux de la moelle épinière. Rev. neurol. **102**, 230 (1960).

— Paz y Geuse, H. D.: Anterolateral surgery for cervical spondylosis in cases of myelopathy or nerve-root compression. J. Neurosurg. **25**, 611 (1960).

— Zeldenrust, J.: Dermoidcyste der Cisterna cerebello-medullaris. Nervenarzt **11**, 366 (1938).

VerBrugghen, A.: Deleterious effects of lipiodol and alcohol injections on tissues of the central nervous system. Med. Clin. N. Amer. **26**, 255 (1942).

— Spinal compression by extradural hemorrhage. Ann. Surg. **123**, 154 (1946).

Vercelli, G.: Modificazioni dello schema corporeo in due casi di mielite transversa luetica. Riv. sper. Freniat. **65**, 820 (1941).

— Ferréro, F.: Neurinoma a clessidra del rachide e del torace. Boll. Soc. piemont. Chir. **4**, 265 (1934).

Verda, D. J.: Malignant tumors of the nasopharynx with involvement of the nervous system. Arch. Neurol. Psychiat. (Chic.) **8**, 412 (1922).

— Malignant lymphomas of the spinal epidural space. Surg. Clin. N. Amer. **24**, 1228 (1944).

Verebely, T. V.: Ein Fall von intravertebraler Dermoid-Cyste. Virchows Arch. path. Anat. **213**, 541 (1913).

Verga, P.: Lipomi ed osteolipomi della pia madre. Tumori **15**, 321 (1929).

Verger, P. L. F., Hypoustéguy, G. J. R.: Les paraplégies dans les spirochétose ictérohémorrhagique. J. Méd. Bordeaux **118**, 135 (1941).

Verhaart, W. J. C.: Ein Tumor im verlängerten Mark bei Syringobulbie. Geneesk. T. Ned.-Ind. **76**, 2797 (1936) [Niederländisch].

Verhoeff, F. H.: Tumors of the optic nerve. In: Cytology and cellular pathology of the nervous system. Ed. by W. Penfield. Vol. 3, p. 1027—1039. New York: P. B. Hoeber 1932.

Verkhogliadova, T. P.: On the problem of malignant degeneration of ependymomas. Arkh. Pat. **21**, 67 (1959). [Russisch].

Vernetti, R.: Sopra un caso di ascesso epidurale metastatico. Minerva med. **37 II**, parte scient., 323 (1946).

Verocay, J.: Multiple Geschwülste als Systemerkrankung am nervösen Apparate. In: Festschrift Herrn Hofrat Prof. Dr. Hans Chiari aus Anlaß seines 25jährigen Professoren-Jubiläums gewidmet von seinen Schülern. Hrsg. von Paul Dittrich. Wien und Leipzig: W. Braumüller 1908.

— Zur Kenntnis der Neurofibrome. Beitr. path. Anat. **48**, 1 (1910).

Vesalius, A.: De humani corpus fabricia. Basel: J. Oporinus 1543.

Věsín, S., Pavlanský, R.: Case of compression of the spinal cord, due to vertebral hemangioma, treated conservatively. Čas. Lék. čes. **78**, 706 (1939) [Tschechisch].

Vestergaard, E.: Multiple intracranial meningiomas. Acta psychiat. scand. **19**, 398 (1944).

Vetter, K.: Die Katheterisierung des Spinalkanals. Nervenarzt **39**, 22 (1968).

Viale, G., Müller, W., Nittner, K.: Correlazioni fra aspetti morfologici e clinici nei neurinomi. Minerva neurochir. **5**, 110 (1961).

Viale, S. M., Jr.: Angiomas venosos de la médula. Arch. Neurocirug. **2**, 49 (1945).

Vichi, G. F., Poccianti, F.: On a case of anterior sacral meningocele associated with a sacrococcygeal teratoma in an infant. Minerva chir. **16**, 504 (1961) [Italienisch].

Victor, M., Banker, B. Q., Adams, R. D.: The neuropathy of multiple myeloma. J. Neurol. Neurosurg. Psychiat. **21**, 73 (1958).

Vidal, J., Guin, J. J.: La valeur des données histo-pathologiques dans le diagnostic de silicose; étude critique de la biopsie pulmonaire. Poumon **14**, 993 (1958).

Vidigal, D., De Luccia, C.: Mal formação occípito-cervical e síndrome de Arnold Chiari. Bons resultados em um caso operado. Arch. Neuro-psiquiat. (S. Paulo) **14**, 179 (1956).

VIERORDT, H.: Abhandlung über den multilokulären Echinococcus. Freiburg: Mohr 1886.
— Der multilokuläre Echinococcus der Leber. Berlin: Fischer 1890 (Berliner Klinik. H. 28).
VIETA, J. O., FRIDELL, H. L., CRAVER, L. F.: A survey of Hodgkin's disease and lymphosarcoma in bone. Radiology **30**, 1 (1942).
— PACK, G. T.: Malignant neurilemomas of peripheral nerves. Amer. J. Surg. **82**, 416 (1951).
VIETS, H. R.: Two new signs suggestive of cauda equina tumor. New Engl. J. Med. **198**, 671 (1928).
VIGANO, A.: Alterazioni vertebrali nella neurofibromatose. Arch. Ortop. (Milano) **51**, 563 (1935).
VIGIL, E., ARANA INIGUEZ, R., PEREZ ACHARD, L.: Treatment of spinal echinococcosis. Bol. Soc. Cirug. Urug. **32**, 514 (1961) [Spanisch].
VIGL, H.: Eine besondere Methode der Lagerung und Anästhesie bei Laminektomie. Wien. med. Wschr. **113**, 119 (1963).
VIGOUROUX, M. R., CHOUX, M., BAURAND, C., CHAMANT, J. H.: A propos des lombo-sciatiques tumorales. (24 cas observés dans une statistique de 1.000 lombo-sciatiques opérées.) Neuro-chirurgie **13**, 761 (1967).
VIHVELIN, H.: Plasmozytoma. Folia neuropath. eston. **17**, 44 (1938).
VILASECA SABATER, J. M., SALES VAZQUEZ, R., PLANS, P., MODOLELL, A.: Los angiomas vertebrales. Rev. esp. Reum. **3**, 7 (1949).
VILHENA-MORAES, R. DE, CAPELLANO, G.: Sacrococcygeal teratoma. Rev. paul. Med. **61**, 306 (1962) [Portugiesisch].
VILIKHER, M. M.: Lechenie spinal nykh leptopakhimeningitov i kholesteatom, voznikshikh kak otdalennoe posledstvie tuberkuleznogo meningita. [Treatment of spinal leptopachymeningitis and cholesteatoma appearing as delayed sequelae to tuberculous meningitis.] Probl. Tuberk. **42**, 56 (1964) [Russisch].
VILLAVERDE, J. M. DE: Sobre la posibilidad del tratamiento quirurgico de la siringomielia. Med. ibera **24 I**, 37 (1930).
VILLIGER, E.: Gehirn und Rückenmark. Leipzig: Wilhelm Engelmann 1940.
VINAR, J.: Discordance entre les constatations cliniques et périmyélographiques chez un malade atteint de compression médullaire par tumeur. Rev. neurol. **65 I**, 865 (1936).
VINAS, F. J., POPPEN, J. L.: Intradural lipoma of the spinal cord. Surg. Clin. N. Amer. **37**, 855 (1957).
— SLADE, H.: Meningocele as complication of laminectomy. Rev. méd. Córdoba **47**, 470 (1959) [Spanisch].
VINCENT, C.: Au sujet du diagnostic de tumeurs comprimant la moelle. De la valeur de la méthode du lipiodol. Rev. neurol. T. **40**, Ann. **30**, 562 (1923).
— Sur le diagnostic des compressions de la moelle. Rev. neurol. **39**, Ann. **30**, 674 (1923).
— Sur le diagnostic des néoformations comprimant la moelle. De la valeur du lipiodol intra-arachnoïdien. Presse méd. **32**, 123 (1924).
— Sclérose en plaques et compression médullaire. Presse méd. **58**, 615 (1924).
  Sur le pronostic des laminectomies pour tumeurs comprimant la moelle. Rev. neurol. **31 I**, 802 (1924).
— CHAVANY, J. A.: Sur le diagnostic des tumeurs médullaires avec rigidité hyperalgique du rachis et des membres inférieures. Des caractères distinctifs de la rigidité rachidienne des tumeurs et de celle du mal de Pott. Rev. neurol. **31 I**, 592 (1924).
— DARQUIER, J.: Sur le diagnostic des compressions de la moelle. Pseudoparaplégie par raideur et douleur avec exagération des réflexes de défense et arrêt du lipiodol. Société de Neurologie, 5 juin 1924 [nicht veröffentl.]
— — Sur le diagnostic des compressions de la moelle. Mal de Pott à forme de tumeur intra-rachidienne sans aspects radiologiques anormaux des vertèbres sur le vivant et sur la pièce anatomique; sur l'évolution de la tuberculose vertébrale après laminectomie. Rev. neurol. **31 II**, 519 (1924).
— — Compression de la moelle. Sur la forme pseudo-néoplastique du mal de Pott. De l'absence de signe radiologique dans le mal de Pott de l'adulte. Compression de la moelle et réflexes hyperalgiques. Rev. neurol. **1925 I**, 100.
— DAVID, M.: Sur le diagnostic des néoformations comprimant la moelle. L'épreuve monométrique lombaire. Presse méd. **37**, 585 (1929).
— — LOISEL, G.: Die chirurgische Behandlung der Rückenmarkskompression durch Wirbelhämangiome. Rev. Méd. (Paris) **60**, 134 (1943) [Französisch].
— DENECHAU et RAPPOPORT Mlle: Tumeur médullaire, laminectomie, guérison. Sur l'évolution de la paraplégie et de la topographie des troubles sensitifs dans certains psammomes. Rev. neurol. **1928 I**, 397.
— LANGERON, L., DEREUX, J., LEMAITRE, L.: Maladie osseuse de Paget. Installation progressive de signes de compression médullaire grave. Décompression opératoire avec restauration de l'état antérieur. Rev. neurol. **65 I**, 794 (1936).
— MARTEL, T. DE, DAVID, M.: Sur l'hémilaminectomie dans les tumeurs de la moelle. Rev. neurol. **1928 I**, 388.
— NICAUD, P., DAUM, S. A., LE LOC'H, H. R. H.: Le poumon d'acier dans les tumeurs cervicales hautes. Bull. Soc. méd. Hôp. Paris **56**, 700 (1941).
— PUECH, P., DAVID, M.: Sur le diagnostic, le traitement chirurgical, le pronostic des arachnoïdites spinales. Rev. neurol. **1930 I**, 577.
— RAPPOPORT, F.: Deux cas d'hémangioblastome du cervelet dont l'un familial. Sur la valeur de l'attitude de la tête pour le diagnostic des tumeurs de la fosse postérieure. Rev. neurol. **1931 I**, 32.

Vincent, C., Thiébaut, F.: Traitement des compressions médullaires par angiome vertébral. Rev. Méd. (Paris) 60, 133 (1943).

Vinke, T. H., White, E. H.: Congenital narrowing of the lumbosacral space. Surg. Gynec. Obstet. 76, 551 (1943).

Virchow, R.: Zur Entwicklungsgeschichte des Krebses nebst Bemerkungen über Fettbildung im thierischen Körper und pathologische Resorption. Virchows Arch. path. Anat. 1, 94 (1847).

— Ueber die multiloculäre, ulcerirende Echinococcengeschwulst („Alveolarcolloid") der Leber. Verh. phys.-med. Ges. Würzb. 6, 84—94 (1855).

— Ueber Perlgeschwülste (Cholesteatoma Joh. Müller's). Virchows Arch. path. Anat. 8, 371 (1855).

— Das wahre Neurom. Virchows Arch. path. Anat. 13, 256 (1858).

— Pigment und diffuse Melanose der Arachnoidea. Virchows Arch. path. Anat. 16, 180 (1859).

— Traubenhydatiden der weichen Hirnhaut. Virchows Arch. path. Anat. 18, 528 (1860).

— Die krankhaften Geschwülste. 30 Vorlesungen gehalten während des Wintersemesters 1862 bis 1893. Bd. 1—3. Berlin: August Hirschwald 1863—1865.

Visalli, F.: Sopra un caso di tumore extradurale del midollo spinale. Clin. chir. 15, 349 (1939).

— Catalano, L.: Considerazioni su 8 casi di tumori spinali extrassiali operati. Atti Soc. ital. neurochir. 1, 236 (1951/53).

Vivado, A., Kaplan, E.: Kompression des Rückenmarkes. Rev. méd. Chile 60, 629 (1932) [Spanisch].

Vizioli, R.: Un caso di lipoma sottodurale. Acta neurol. (Napoli) 26, 676 (1951).

Vlahovitch, B., Frerebeau, P., Ouakine, G.: Les élongations médullaires d'origine obstétricale. Neurochirurgie 14, 599 (1968).

Vlasova, E. F.: Abscess of the spinal cord. Khirurgiya (Mosk.) 1, 32 (1945) [Russisch].

Vogel, K.-H.: Die Periarteriitis nodosa und ihre Verlaufsformen (I—III). Med. Welt 1961 II, 2328; 2392; 2504.

— Diagnose, Differentialdiagnose und Therapie der Hämangiome im Skeletsystem. Med. Welt 1964 I, 1308.

Vogel, P., Meyer, H. H.: Über eine akute Querlähmung des Rückenmarks und ihre anatomische Grundlage. Dtsch. Z. Nervenheilk. 143, 213 (1937).

Vogelsang, H.: Chondrom als Ursache eines Querschnittsyndroms. Nervenarzt 34, 321 (1963).

— Diagnostische Möglichkeiten spinaler Tumoren mittels Ossovenographie. Radiologe 5, 499 (1965).

— Le diagnostic neuro-radiologique des angiomes du canal spinal. In: La radiographie des formations intra-rachidiennes (moelle, racines, ligaments, enveloppes). Journée du 23. Sept. 1963, Strasbourg. Publ. par H. Fischgold et A. Wackenheim, p. 32—40. Paris: Masson & Cie. 1965.

— Spinale Ossovenographie. Med. Mitt. Berlin 28, H. 4, 26 (1967).

— Die spinale Ossovenographie. Habil.-Schr. Gießen 1967 u. Fortschr. Med. 86, 423 (1968).

— Die spinale Ossovenographie. Eine diagnostische Methode zur Erkennung pathologischer Prozesse der Wirbelsäule und des Spinalkanals. Berlin: W. de Gruyter & Co. 1969.

— Calatayud-Maldonado, V.: Importancia de la osteoangiografía espinal en el diagnostico de procesos de localizacion vertebromedular. Acta oncol. (Madr.) 7, 185 (1968).

— Pia, H. W.: Bedeutung der Wirbelangiographie für die Diagnose spinaler Angiome. Fortschr. Röntgenstr. 102, 660 (1965).

— — Diagnostische Bedeutung der vertebralen Ossovenographie für die Erkennung spinaler Angiome. Bericht über das Kolloquium der Dtsch. Ges. für Neurochirurgie am 12. u. 13. Februar 1965 in Berlin. Zus.gest. v. F. Loew. Acta neurochir. (Wien) 13, 588 (1965).

— Wiedenmann, O.: Angiographische Befunde bei einem Riesenzelltumor und einem benignen Osteoblastom der Halswirbelsäule. Fortschr. Röntgenstr. 110, 843 (1969).

Vogl, A., Osborne, L. R.: Lesions of the spinal cord in achondroplasia. Arch. Neurol. Psychiat. (Chic.) 61, 644 (1949).

Vogler, E., Walcher, W.: Versuche mit einem neuen Kontrastmittel für die subarachnoidale Myelographie. Fortschr. Röntgenstr. 99, 493 (1963).

Voigt, E.: Solitäres Myelom der Wirbelsäule; ein kasuistischer Beitrag. Zbl. Chir. 82, 1406 (1957).

Voigt, K., Manz, F.: Kombinierte Pantopaque-Luft-Myelographie bei spinalen Raumforderungen mit totalem Kontrastmittelstop. Fortschr. Röntgenstr. 111, 277 (1969).

Volbert, H., Schweitzer, H.: Über Häufigkeit, Lokalisation und Ätiologie von Blutungen im Wirbelkanal bei unreifen Früchten und Frühgeburten. Geburtsh. u. Frauenheilk. 14, 1041 (1954).

Volhard, F.: Über einen Fall von Tumor der Cauda equina. Dtsch. med. Wschr. 28, 591 (1902).

Volkova, L. P.: Khordoma kresttsovokopchikovoi oblasti. [Chordoma of the sacrococcygeal region.] Khirurgiya (Mosk.) 33, 148 (1957) [Russisch].

Volland, W.: Über multiple Chondrome der Dura mater spinalis. Zbl. allg. Path. path. Anat. 69, 162 (1938).

Voluter, G., Kapanci, Y.: Contribution à l'étude des ombres en fuseau du médiastin postérieur. J. Radiol. Électrol. 38, 345 (1957).

Vonderahe, A. R., Niemer, W. T.: Intracranial lipoma: a report of four cases. J. Neuropath. exp. Neurol. 3, 344 (1944).

Vos, P. A.: Verwaarloosde stuitfistel. [Neglected coccygeal fistula.] Ned. T. Geneesk. 102 I, 169 (1958).

Voss, O.: Rückenmarkskompression durch eine intradurale Cyste. Dtsch. Z. Chir. 248, 341 (1936).

— Basale Meningeome der hinteren Schädelgrube. Langenbecks Arch. klin. Chir. 189, 494 (1937).

— Zur operativen Behandlung der Gefäßgeschwülste am Rückenmark. Bruns' Beitr. klin. Chir. 168, 229 (1938).

— Dilatation of the vertebral canal associated with congential anomalies of the cord. Amer. J. Roentgenol. 52, 571 (1944).

Voss, W.: Über Syringomyelie und Teratombildung am Rückenmark. Z. ges. Neurol. Psychiat. **163**, 289 (1938).

Voth, D., Toussaint, W., Olbertz, S.: Zum Formenkreis der neuroenterischen Kommunikation. Acta neurochir. (Wien) **11**, 139 (1963).

Voutilainen, A.: Tomography in the diagnosis of incipient tuberculosis of the spine. Duodecim (Helsinki) **71**, 809 (1955) [Finnisch].

— Paasio, J., Pesonen, K.: Experiences with myeloscintigraphy. Acta neurol. scand. **45**, 583 (1969).

Vovskii, L., Nikiforov, B. M.: Ependimoma konechnoi niti so spinal nymi subarakhnoidal nymi. [Ependymoma of the filum terminale with spinal subarachnoid hemorrhages.] Vop. Neĭrokhir. **32**, 47 (1968) [Russisch].

Vraa-Jensen, G.: Angioma of the spinal cord. Acta psychiat. scand. **24**, 709 (1949).

Vreden, R. R.: Rückenmarkskompressionen bei schweren Skoliosen. Sovetsk. Khir. **5**, 157 (1933) [Russisch].

Vuia, O., Alexianu, M.: Arteriovenous shunt in the spinal cord circulation. Acta neurol. scand. **45**, 216 (1969).

Vulpian, A.: Myélite aiguë survenant dans le cours d'une fièvre typhoïde grave; longue persistance des accidents parétiques et atrophiques; guérison par les courants induits. Clin. méd. Hôp. de la Charité **8**, 645 (1879).

— Myélites chroniques. (Compression lente de la moelle.) Clin. méd. Hôp. de la Charité **8**, 657 (1879).

Waddell, R. L.: Anaplastic carcinoma of lung with metastasis to the spinal cord. Virginia med. Mth. **77**, 77 (1950).

Wade, L. J.: Compression of the cervical cord in pseudoplatybasia. J. Bone Jt Surg. Old Ser. **23**, 37 (1941).

Wade, O. L.: Chloroma infiltrating spinal meninges. J. Path. Bact. **59**, 331 (1947).

Wagenen, W. P. van: Tuberculoma of the brain. Arch. Neurol. Psychiat. (Chic.) **17**, 57 (1927).

— Rossier, J.: The tardy diagnosis of tumors affecting the spinal cord. N.Y. St. J. Med. **38**, 1169 (1938).

— — Diagnostic tardif et diagnostic précoce des tumeurs intrarachidiennes. Schweiz. med. Wschr. **20**, 141 (1939).

Wagenmann, U.: Teratoide Geschwülste im Kindesalter. Langenbecks Arch. klin. Chir. **296**, 460 (1960).

Wagner, A.: Röntgenbefunde beim Plasmocytom. Fortschr. Med. **82**, 285 (1964).

Wagner, D.: Beitrag zur Chirurgie der Rückenmarkstumoren. Diss. München 1934.

Wagner, F. F.: Protein content of the spinal fluid in spinal subarachnoid block. Acta psychiat. scand. **22**, 281 (1947).

Wagner, J. A., Nichols, P.: Intradural lipoma of the spinal cord. J. Neurosurg. **10**, 81 (1953).

Wagner, K.: Zur Kenntnis des Ependymoms des Halsmarks. Diss. Rostock 1938.

Wagner, R.: Zur Diagnose des Solitärtuberkels der Medulla spinalis. Zbl. Kinderheilk. (Lpz.) **25**, 322 (1920).

Wagner, W.: Das Wirbelhämangiom in der Begutachtung. Wien. med. Wschr. **91**, 537 (1941).

— Stolper, P.: Die Verletzungen der Wirbelsäule und des Rückenmarks. Stuttgart: Ferdinand Enke 1898 (Deutsche Chirurgie. Lfg. 40).

Wahle, H.: Über die Behandlung des Querschnittsgelähmten nach der Krankenhausentlassung. Ärztl. Mitt. (Köln) **45**, 1265 (1960).

— Das Schicksal des Querschnittsgelähmten aus medizinischer und sozialer Sicht. Katamnestische Untersuchungen an 100 Rückenmarks- und Kaudageschädigten. Acta neurochir. (Wien) **14**, 1 (1965).

— Bischof, W.: Zur Diagnose und Therapie neurogener Blasenstörungen bei Querschnittsverletzten während der klinischen Behandlung. Fortschr. Neurol. **29**, 301 (1961).

— Pampus, I.: Ergebnisse einer Nachuntersuchung aus dem Jahre 1961 bei 50 Rückenmarksgeschädigten mit kompletten irreversiblen Querschnittslähmungen. Rehabilitation (Stuttg.) **4**, 121 (1965).

Wahren, H.: Herniated nucleus pulposus in a child of twelve years. Acta orthop. scand. **16**, 40 (1945).

Wakefield, G. S., Carroll, J. D., Speed, D. E.: Schistosomiasis of the spinal cord. Brain **85**, 535 (1962).

Walch, R.: Versehrtensport mit Rückenmarksgeschädigten und Hirnverletzten. Bundesarbeitsblatt **6**, 1 (1956).

Waleszkowski, J.: Cervical and thoraco-cervical intraspinal tumor. Neurol. Neurochir. Psychiat. pol. **10**, 795 (1960) [Polnisch].

— Polis, Z.: On cases of tumors in the cervical segment of the spinal canal. Neurol. Neurochir. Psychiat. pol. **11**, 341 (1961) [Polnisch].

Walker, A. E.: The early diagnosis of spinal cord tumor. J. Indiana med. Ass. **33**, 360 (1940).

— Dilatation of the vertebral canal associated with congenital anomalies of cord. Amer. J. Roentgenol. **52**, 571 (1944).

— A history of neurosurgery. Baltimore: Williams & Wilkins Co. 1951.

— Bucy, P. C.: Congenital dermal sinuses: a source of spinal meningeal infection and subdural abscesses. Brain **57**, 401 (1934).

— Hopple, T. L.: Brain tumors in children. J. Pediat. **35**, 671 (1949).

— Jessico, C. M., Marcovich, A. W.: The myelographic diagnosis of intramedullary spinal cord tumors. Amer. J. Roentgenol. **45**, 321 (1941).

— Johnson, H. C., Browne, K. M.: Hemangiomas of the fourth ventricle. J. Neuropath. exp. Neurol. **11**, 103 (1952).

— Moore, C. H.: Tumors of the spinal cord in children. Report of a case of teratoid tumor. Amer. J. Dis. Child. **57**, 900 (1939).

Walker, A. G.: Sarcoidosis of the brain and spinal cord. Postgrad. Med. J. **37**, 431 (1961).

Walker, C. S.: Calcification of intervertebral discs in children. J. Bone Jt Surg. B **36**, 601 (1954).

Walker, E.: Spinal cord tumors; report of 2 cases. Sth. Surg. **8**, 388 (1939).

Walker, J. H., Crowell, T.: Ewing's sarcoma. Bull. Mason Clin. **1**, 49 (1947).

Walker, R. M., Dyke, S. C.: Abscess of the spinal cord. Lancet **230 I**, 1413 (1936).

WALKER, W. C., WISE, M. F.: Ureteroileostomy in management of neurogenic bladders in the adult. J. Urol. (Baltimore) **102**, 325 (1969).

WALLBRAUN, K.: Ein Fall von allgemeiner Cysticerkose. Inaug.-Diss. Greifswald 1917.

WALLENBERG, A.: Acute Bulbäraffection. (Embolie der Art. cerebellar. post. inf. sinistr. ?) Arch. Psychiat. Nervenkr. **27**, 504 (1895).

— Empyem des linken Sinus frontalis. Perforation nach der Schädelhöhle hin, intradurale Eiterung. Neurol. Zbl. **14**, 903 (1895).

WALLGREN, A.: Untersuchungen über die Myelomkrankheit. Upsala Läk.-Fören. Förh. **25**, 113 (1920) [Schwedisch].

— Über Schmerzen bei Kaudatumoren. Dtsch. Z. Nervenheilk. **78**, 107 (1923).

— Zur Klinik der Kaudatumoren. Acta med. scand. **59**, 453 (1923).

WALSH, M. N., LOVE, J. G.: Meningeal response following subarachnoid injection of iodized oil. Proc. Staff Meet. Mayo Clin. **13**, 792 (1938).

WALSHE, F.: Clinical neuroophtalmology. Baltimore: William & Wilkins Co. 1947.

WALSHE, F. M. R.: On the genesis and physiological significance of spasticity and other disorders of motor innervation: with a consideration of the functional relationships of the pyramidal system. Brain **42**, 1(1919).

WALT, F.: A medulloblastoma in an infant with abnormal cells in the cerebrospinal fluid. Arch. Dis. Childh. **14**, 84 (1939).

WALTER, W.: Zur Wirkung der Röntgenstrahlen auf das Hirn. Zbl. Neurochir. **14**, 297 (1954).

WALTHARD, B.: Zirkumskriptes myelogenes Plasmozytom der Wirbelsäule. Schweiz. med. Wschr. **54**, 285 (1924).

— Die pathologische Anatomie des Prostatakarzinoms. Bull. Schweiz. Vereinig. Krebsbekämpf. **3**, 1 (1936).

WALTHARD, K. M.: Rückenmarkserweichung bei Lymphogranulom im extraduralen spinalen Raum; Lymphogranulom des Uterus als Nebenbefund. Z. ges. Neurol. Psychiat. **97**, 1 (1925).

— Morbus Recklinghausen, mit teilweiser intramedullärer Lokalisation und mit nervös bedingter Hyperthermie im postoperativen Verlauf. Dtsch. Z. Nervenheilk. **99**, 124 (1927).

— JECKLIN, P.: Beitrag zur Untersuchung der normalen Muskelchronaxie des Menschen. Dtsch. Z. Nervenheilk. **125**, 166 (1932).

WALTHER, H. E.: Krebsmetastasen. Basel: Benno Schwabe 1948.

WALTON, G. L., PAUL, W. E.: Contribution to the study of spinal surgery. One successful and one unsuccessful operation for removal of tumor. Boston med. surg. J. **153**, 114 (1905).

WALTON, J. N.: Subarachnoid haemorrhage of unusual aetiology. Neurology (Minneap.) **3**, 517 (1953).

— Die progressive Muskeldystrophie und ihre Behandlung. Med. Wschr. **21**, 57 (1967).

WARD, A., SPURLING, G.: The conservative treatment of third ventricle tumors. J. Neurosurg. **5**, 124 (1948).

WARD, B. J.: A case of tumour of the spinal cord removed by operation. Brit. med. J. **1905 II**, 1083.

WARD, F. G.: Osteoid osteoma of the transverse process of the fifth cervical vertebra. Proc. roy. Soc. Med. **50**, 261 (1957).

WARD, S.: Paraplegia from injury of the spine followed by recovery. Lancet **1847 I**, 287.

WARFIELD, L. M.: Multiple tumors of the spinal cord. Case report. Wis. med. J. **12**, 312 (1913).

WARING, J. J.: A case of tuberculoma of the spinal cord. J. Lab. clin. Med. **7**, 96 (1921).

WARNER, F.: Der 5. Lendenwirbel. Arch. orthop. Unfall-Chir. **33**, 279 (1933).

WAROT, P., PETIT, H., CHRISTIAENS, J. L., CARON, J. C., DELOBELLE-DEROIDE, A.: Angiolipome dorsal extradural, cause inhabituelle de compression médullaire. Lille méd. **14**, 311 (1969).

WARREN, J. V., ROMANO, J.: Spinal epidural granuloma. Report of a case. Arch. Neurol. Psychiat. (Chic.) **48**, 789 (1942).

WARREN, S., SPENCER, J.: Radiation reaction in the lung. Amer. J. Roentgenol. **43**, 682 (1940).

WARREN, V. C., THURSTON, J. A.: Successful surgical removal of neurofibroma. Med. Bull. Veterans' Adm. (Wash.) **18**, 452 (1942).

WARRINGTON, W. B.: A case of tumour of the cauda equina removed by operation with remarks on the diagnosis and nature of lesions in that situation. Lancet **1905 II**, 749.

— MONSARRAT, K. W.: A case of paraplegia due to an intramedullary lesion and treated with some success by the removed of a local accumulation of fluid. Lancet **1908 I**, 94.

WARTENBERG, R.: Beitrag zur Encephalographie und Myelographie. Arch. Psychiat. Nervenkr. **77**, 507 (1926).

— Über Encephalographie, Suboccipitalpunktion, Myelographie. Dtsch. med. Wschr. **54**, 1325 (1928).

— Rückenmarksabsceß. In: Handbuch der Neurologie. Hrsg. v. BUMKE, O. u. FOERSTER, O., Bd. XIV/4, S. 391—395. Berlin: Springer 1936.

— A numeral test in transverse lesion of the spinal cord. Amer. J. med. Sci. **198**, 393 (1939).

— Remarks on myelography. J. nerv. ment. Dis. **91**, 47 (1940).

— Die Untersuchung der Reflexe. Stuttgart: Georg Thieme 1952.

WASIKOWA, R.: Przypadek sympathogonioma u dwuletniego dziecka. [Case of sympathogonioma in a 2 year old child.] Pediat. pol. **33**, 716 (1958).

WATRIN, J., BRIQUEL, P., LECOANET, A.: Compression médullaire par ectasie aortique ayant érodé la colonne vertébrale. Rev. méd. Nancy **66**, 586 (1938).

WATSON, T. A., BURKELL, C. C.: Five year results of betatron x-ray therapy. Brit. J. Radiol. **32**, 143 (1959).

WATT, V.: Ependymoma of the cauda equina with distant metastasis. Case report. J. Neurosurg. **29**, 424 (1968).

WATTS, J. W., MIXTER, W. J.: Spinal epidural granuloma. New Engl. J. Med. **204**, 1335 (1931).

WATZKA, M., VOSS, H.: Verh. des 1. Europ. Anatomen-Kongr., Straßburg 1960. Jena: Gustav Fischer 1962.

WEAVER, J. C.: Intramedullary tumors; report of a case. J. med. Ass. Ga **25**, 61 (1936).

WEBB, J. H., CRAIG, W. M., KERNOHAN, J. W.: Intraspinal neoplasms in the cervical region. J. Neurosurg. **10**, 360 (1953).

— SVIEN, H. J., KENNEDY, R. L. J.: Protruded lumbar intervertebral disks in children. J. Amer. med. Ass. **154**, 1153 (1954).

WEBER: Zit. nach EWING, J.: Neoplastic diseases. Philadelphia. W. B. Saunders 1922. In: MAY, R. J.: Chondroma of the vertebrae. Amer. J. Roentgenol. **17**, 452 (1927).

WEBER, E.: Über den Bau der Meningeome. Z. ges. Neurol. Psychiat. **161**, 211 (1938).

— Die Teratome und Teratoide des Zentralnervensystems. Zbl. Neurochir. **4**, 47 (1939).

— Zur Varicosis des Spinalkanals. Acta neurochir. (Wien), Suppl. **7**, 395 (1961).

WEBER, G.: Zur Diagnose und Behandlung lumbaler Diskushernien. Praxis **37**, 419 (1948).

— Konservative oder chirurgische Ischiasbehandlung. Praxis **39**, 483 (1950).

— Rückenmarkskompression bei Chondrodystrophie. Schweiz. Arch. Neurol. Psychiat. **71**, 291 (1953).

WEBER, H.: Amyloidablagerung in einem multiplen plasmocellulären Myelom. Beitr. path. Anat. **86**, 1 (1931).

WEBER, H. M.: The present status of contrast myelography. Amer. J. med. Sci. **206**, 687 (1943).

WEBER, L., LAGOMARSINO, E. H.: Tuberculomas del fondo de saco subcuadricipital y tuberculoma solitario de la médula. Sem. méd. esp. **1**, 826 (1933).

WEBER, W.: Über spinale epidurale Eiterungen und ihre Komplikationen (Rückenmarksabszeß). Zbl. Neurochir. **15**, 226 (1955).

WEBSTER, R.: Pathological reports from the Children's Hospital, Melbourne; osteogenic sarcoma. Med. J. Aust. **1930 II**, 864.

— Pathological reports from the Children's Hospital, Melbourne; peptic ulcer in infancy; intramedullary tuberculoma. Med. J. Aust. **1938 I**, 1061.

WECHSLER, W.: Beitrag zur angiodysgenetischen nekrotisierenden Myelopathie (Foix-Alajouaninesche Krankheit). Zbl. allg. Path path. Anat. **105**, 425 (1964).

WEED, L. H.: Cells of the arachnoid. Bull. Johns Hopk. Hosp. **31**, 343 (1920).

WEEDEN-BUTLER, R.: Paraplegia in Pott's disease. Brit. J. Surg. **22**, 738 (1935).

WEERSMA, M.: Een gezwel van de cauda equina. [Tumor of the cauda equina.] Ned. T. Geneesk. **79 IV**, 5316 (1935).

WEESE, H.: A propos de l'anesthésie péridurale par implants adsorbants. Anesth. et Analg. **8**, 601 (1951).

WEGEFORTH, P., AYER, J. B., ESSICK, C.: The method of obtaining cerebrospinal fluid by puncture of the cisterna magna (cistern puncture). Amer. J. med. Sci. **157**, 789 (1919).

WEGELIN, C.: Malignant disease of the thyroid gland and its relations to goitre in man and animals. Cancer Rev. **3**, 297 (1928).

— Der Bronchial- und Lungenkrebs; Häufigkeit, pathologische Anatomie und Aetiologie. Schweiz. med. Wschr. **72**, 1053 (1942).

WEGEMER, E.: Über die Lymphogranulomatose der Wirbelsäule. Virchows Arch. path. Anat. **289**, 386 (1933).

WEGENER, G.: Differentialdiagnose zwischen Rückenmarksgeschwulst und Arachnitis spinalis. Diss. München 1941.

WEGER, A. M., NISSENBAUM, M. W.: Zur Frage der Erkrankung des Nervensystems bei Chondrodystrophie. Arch. Psychiat. Nervenkr. **87**, 498 (1929).

WEGNER, A. M.: Ein Beitrag zur Lehre von den traumatischen Epithelcysten. Dtsch. Z. Chir. **50**, 201 (1899).

WEICHT, H.: Zur Morphogenese spinaler Höhlen- und Geschwulstbildungen auf dysraphischer Grundlage. Arch. Psychiat. Nervenkr. **188**, 99 (1952).

WEICKHARDT, G. D., WATIS, J. W.: Abscess of the medulla oblongata. Arch. Neurol. Psychiat. (Chic.) **51**, 282 (1944).

WEICKMANN, F.: Caudatumor und Stauungspapille, ein Beitrag zur Frage der Liquorzirkulation und Resorption. Nervenarzt **25**, 65 (1954).

WEIFORD, E. C.: Sacral perineural cysts. Cleveland Clin. Quart. **17**, 106 (1950).

WEIGELDT, W.: Die Goldsolreaktion im Liquor cerebrospinalis. Dtsch. Z. Nervenheilk. **67**, 333 (1921).

— Die Bedeutung der Lufteinblasung für Hirn- und Rückenmarksdiagnostik. Fortschr. Röntgenstr. **30**, 63 (1923); Dtsch. Z. Nervenheilk. **77**, 165 (1923).

WEIGERT, M.: Akutes spinales, epidurales Hämatom als Folge von Behandlung mit Antikoagulantien. Nervenarzt **32**, 85 (1961).

WEIL, A.: Spinal cord changes in lymphogranulomatosis. Arch. Neurol. Psychiat. (Chic.) **26**, 1009 (1931).

— A textbook of neuropathology, 2. ed. New York: Grune & Stratton 1945.

— MATTHEWS, W. B.: Duplication of the spinal cord, with spina bifida and syringomyelia. Arch. Path. **20**, 882 (1935).

WEIL, H.: Perakute Myeloblastenleukämie unter dem Bilde einer fieberhaften Querschnittsmyelitis. Klin. Wschr. **18 I**, 547 (1939).

WEIL, O.: Therapie der Querschnittsläsion des Rückenmarks. Strahlentherapie **24**, 745 (1927).

WEIL, S.: Die Geschwülste der Wirbelsäule. In: Handbuch der Orthopädie. Hrsg. von HOHMANN, G., HACKENBROCH, M. u. LINDEMANN, K., Bd. II, S. 782—801. Stuttgart: Georg Thieme 1958.

Weilbaecher, J. O.: Acute spinal epidural abscess; with report of 4 cases. New Orleans med. surg. J. 92, 208 (1939).

Weimann, G., Winter, H.: Querschnittslähmung nach Typhusschutzimpfung. Med. Welt 1961 II, 2048.

Weinberg, M. H.: Spinal cord tumors. J. nerv. ment. Dis. 63, 23 (1926).

— Two cases of spinal cord tumor at the foramen magnum. Confin. neurol. (Basel) 2, 292 (1939).

— Giant-cell tumor of the spine. Confin. neurol. (Basel) 18, 1 (1958).

Weinberger, L. M.: Diffuse meningiomatosis. Amer. J. Cancer 38, 1 (1940).

Weingarten, K.: Zur Klinik der subforaminalen Tumoren. Wien. Z. Nervenheilk. 12, 180 (1955).

Weinman, D. F., Muttucumaru, B.: Spinal neoplasms. Ceylon med. J. 13, 121 (1968).

Weinstein, E. A., Wechsler, I. S.: Dermoid tumor in the foramen magnum with astereognosis and dissociated sensory loss. Arch. Neurol. Psychiat. (Chic.) 44, 162 (1940).

Weinstein, E. C., Remine, W. H.: Retroperitoneal pelvic ganglioneuroma: report of a case. Proc. Staff Meet. Mayo Clin. 38, 11 (1936); — Ref.: Zbl. Neurochir. 24, 133 (1963/64).

Weise, H., Schrader, A.: Über die Permeabilität der Blut-Liquor-Schranke für Paraminosalizylsäure (PAS). Dtsch. med. Wschr. 76, 1462 (1951).

Weisel, W., Ross, W. B.: Chondrosarcoma of posterior mediastinum with hourglass involvement of spinal canal. J. thorac. Surg. 19, 643 (1950).

Weisenburg, T. H., Müller, G. P.: Idiopathic circumscribed spinal serous meningitis with report of a successfull operative case. Amer. J. med. Sci., N. S. 140, 719 (1910).

Weisman, A. D., Adams, R. D.: Neurological complications of dissecting aortic aneurysm. Brain 67, 69 (1944).

Weismann-Netter, R., Lasserre, C.: Tassements et effondrement vertébraux dans la maladie osseuse de Paget. Bull. Soc. méd. Hôp. Paris 50, 46 (1933).

Weiss, L.: A metastasizing ependymoma of cauda equina. Cancer (Philad.) 8, 161 (1955).

Weiss, R. M., Sweeney, L., Dreyfuss, M.: Circumscribed adhesive spinal arachnoiditis. J. Neurosurg. 19, 435 (1962).

Weisz, S.: Beiträge zur Chronaxie des neuromuskulären Apparates. Dtsch. Z. Nervenheilk. 121, 1 (1931).

Weiszer, L., Streda, A., Gustafik, S.: L'asymétrie des ostéophytes de la colonne dorsale. Rev. Rhum. 30, 116 (1963).

Weitzner, S.: Carcinoid of Meckel's diverticulum. Report of a case and review of the literature. Cancer (Philad.) 23, 1436 (1969).

— Coexistent intramedullary metastasis and syringomyelia of the cervical spinal cord. Report of a case. Neurology (Minneap.) 19, 674 (1969).

Welch, K., Pollay, M.: The spinal arachnoid villi of the monkeys Cercopithecus aethiops sabaeus and Macaca irus. Anat. Rec. 145, 43 (1963).

Wellauer, J.: Die Myelographie mit positiven Kontrastmitteln. Fortschr. Röntgenstr., Erg.-Bd. 89, 1—176 (1961).

Wellinger, C., George, P., Martin, J. L.: Paraplégie secondaire à la dégénérescence sarcomateuse des vertèbres lombaires pagétiques. Rhumatologie 19, 235 (1967).

Wells, C. F. C., Spillane, J. D., Bligh, A. S.: The cervical spinal canal in syringomyelia. Brain 82, 23 (1959).

Wells, H. G.: The nature and etiology of cancer. Amer. J. Cancer 15, 1919 (1931).

Wells, L. H.: Congenital deficiency of the vertebral pedicle. Anat. Rec. 145, 193 (1963).

Wende, S.: Der diagnostische Wert der Luftmyelographie. Bericht über die Jahrestagung der Dtsch. Ges. für Neurochirurgie. 14. bis 16. Sept. in Bad Harzburg. Zus.gest. v. F. Loew. Acta neurochir. (Wien) 19, 111 (1968).

Wendt, R.: Über Tumoren der Medulla oblongata. Inaug.-Diss. Heidelberg 1934 [1935].

Wepler, W.: Zur Frage der sogenannten Arachnitis adhaesiva spinalis. Zbl. allg. Path. path. Anat. 74, 65 (1939).

Werner, A., Rossier, A., Berney, J., Zdrojewski, B.: A propos de quatre observations de syringomyélie cervicale tardive après traumatisme médullaire. Schweiz. Arch. Neurol. Neurochir. Psychiat. 104, 77 (1969).

Werner, I.: Epidermoidcysta: vertebralkanalen. Nord. Med. 41 I, 815 (1949).

Werner, T.: Ein Pinealom mit diffuser Metastasierung in die Meningen. Zbl. Neurochir. 4, 155 (1939).

Wernicke, R.: Über einen Protozoenbefund bei Mycosis fungoides (?). Zbl. Bakt., I. Abt. Orig. 12, 859 (1892).

Wersiloff, N. M.: Zwei Fälle von Rückenmarkscompressionen. Ges. d. Neurologen und Irrenärzte zu Moskau. Sitzung vom 30. Januar 1898; — Ref.: Neurol. Zbl. 17, 563 (1898).

Wertheimer, P., Allègre, G., Garde, A.: Les tumeurs épendymaires de la moelle et du filum terminale. Rev. neurol. 82, 153 (1950).

— Dechaume, J.: Les épidurites aiguës et chroniques. Lyon chir. 30, 129 (1933).

— — Hématome sous-dural chronique périmédullaire. Lyon chir. 32, 587 (1935).

— Lapras, C.: Kyste épidermoïde cholestéatomateux intramédullaire. Rev. neurol. 95, 423 (1956).

— — Thierry, A., Dechaume, J. P.: Les méningiomes intra-rachidiens. A propos de 37 observations. Maroc méd. 42, 847 (1963).

— Ravault, P., Vignon, G., Michel, P.: Sciatique et dilatation des veines épidurales. Rev. Rhum. 20, 764 (1953).

— Sautot, J.: Réflexions sur une statistique de chirurgie médullaire. (A propos de 113 observations.) Rev. Chir. (Paris) 67, 321 (1948).

WERTHEMANN, A., RINTELEN, F.: Über spastische Spinalparalyse bei Kompression des Rückenmarkes durch ein im Verlauf von Spondylitis ankylopoetica verknöchertes hinteres Schmorlsches Knorpelknötchen. Zbl. ges. Neurol. Psychiat. **142**, 200 (1932).

WESTBERG, G.: Gas myelography and percutaneous puncture in the diagnosis of spinal cord cysts. Acta radiol. (Stockh.) Suppl. **252**, 1—67 (1966).

WESTERBORN, A.: Extradural spinal abscess. Acta chir. scand. **57**, 182 (1924).

WESTERMARK, N., FORSSMAN, G.: The röntgen diagnosis of tuberculous spondylitis. Acta radiol. (Stockh.) **19**, 207 (1938).

WESTPHAL, A.: Ueber multiple Sarkomatose des Gehirns und der Rückenmarkshäute. Arch. Psychiat. Nervenkr. **26**, 770 (1894).

WESTPHAL, C.: Tabes dorsalis (graue Degeneration der Hinterstränge) und Paralysis universalis progressiva. Allg. Z. Psychiat. **21**, 364 (1864); — Ref.: Berl. klin. Wschr. **2**, 69 (1865).

WESTPHAL, L.: Über einen Fall von Höhlen und Geschwulstbildung im Rückenmark mit Erkrankung des verlängerten Marks und einzelner Hirnnerven. Arch. Psychiat. Nervenkr. **5**, 90 (1875).

WETZEL, N., ARIEFF, A., TUNCBAY, E.: Retroperitoneal, lumbar, and pelvic malignancies simulating the "disc syndrome". Arch. Surg. **86**, 1069 (1963).

— DAVIS, L.: Surgical treatment of syringomyelia. Arch. Surg. **68**, 570 (1954).

WEXBERG, E.: Traumatische Erkrankungen der peripheren Nerven und des Plexus. In: Handbuch der Neurologie. Hrsg. v. BUMKE, O. u. FOERSTER, O., Bd. IX, S. 23—68. Berlin: Springer 1935.

WHALEY, R. C., LINDNER, D. W.: Spontaneous spinal epidural hemorrhage associated with anticoagulant therapy. Report of a case. Grace Hosp. Bull. (Detroit) **40**, 27 (1962).

WHALLEY, N.: Vertebral osteoclastoma with spinal cord compression. Brit. J. Surg. **45**, 364 (1958).

WHEATLEY, L. F.: Lymphoblastoma with paraplegia and prolonged irradiation. J. Amer. med. Ass. **104**, 460 (1935).

WHIPHAM, T.: Tumor (glioma) of the spinal cord and medulla oblongata; dilatation of the lymphatics, large cavity occupying the position of the central canal (syringomyelus). Trans. path. Soc. Lond. **32**, 8 (1881).

WHISNANT, J. P., LOVE, J. G.: Pitfall in diagnosis of diabetic "cord bladder". Intraspinal ependymoma. J. Amer. med. Ass. **174**, 147 (1960).

WHITCOMB, B. B.: Spinal cord tumors. Conn. med. J. **7**, 693 (1943).

WHITE, A. W. M.: Low back pain in men receiving workmen's compensation: a follow-up study. Canad. med. Ass. J. **101**, 61 (1969).

WHITE, H., FRIPP, A. D.: Attempted removal of dermoid from spinal cord. Brit. med. J. **1900** I, 764.

WHITE, I. L.: Transpharyngeal needle biopsy. Use in diagnosis of lesions of cervical vertebrae. Arch. Otolaryng. **75**, 460 (1962).

WHITE, J. C.: The problem of the painful scar. Ann. Surg. **148**, 422 (1958).

— Choice of surgical procedures for relief of pain in incurable diseases of chest and abdomen. Surg. Clin. N. Amer. **38**, 1373 (1958).

— HANELIN, J.: Myelografic sign of brachial plexus avulsion. J. Bone Jt Surg. A **36**, 113 (1954).

— RICHARDSON, E. P., SWEET, W. H.: Upper thoracic cordotomy for relief of pain. Ann. Surg. **144**, 407 (1956).

WHITE, R. J., WOOD, M. W., KERNOHAN, J. W.: A study of fifty intracranial vascular tumors found incidentally at necropsy. J. Neuropath. exp. Neurol. **17**, 392 (1958).

WHITE, S., TILLINGHAST, A. J.: Multiple myeloma. Amer. J. Roentgenol. **63**, 851 (1950).

WHITELEATHER, J. E.: Roentgen-demonstration of cervical nerve root avulsion. Amer. J. Roentgenol. **72**, 1017 (1954).

WHITNEY, B. V.: Retrorectal hemangioendothelioma. J. Amer. Geriat. Soc. **3**, 867 (1955).

WICHMANN, R.: Geschwulst und Höhlenbildung im Rückenmark, mit neuem Beitrag zur Lehre von der Syringomyelie. Stuttgart: J. B. Metzler 1887.

WICHTL, O.: Das primäre Wirbelsarkom und seine Differentialdiagnose. Fortschr. Röntgenstr. **59**, 353 (1939).

— Zur Pathologie des Psoas und des Psoasschattens. Fortschr. Röntgenstr. **63**, 84 (1941).

— Zur Kenntnis des primären Wirbelsarkoms. Fortschr. Röntgenstr. **64**, 1 (1941).

WICKBOM, I., HANAFEE, W.: Soft tissue masses immediately below the foramen magnum. Acta radiol. Diagn. N. S. **1**, 647 (1963).

WIDAL, F., BESANÇON, F.: Myélites inféctieuses expérimentales à streptocoques. Sem. méd. (Paris) **15**, 40 (1895).

WIDERÖE, S.: Om intraspinal luftinjektion og om dens diagnostiske betydning ved rygmarvslidelser særlig ved svulster. Norsk Mag. Lægevidensk. **82**, 491 (1921).

— Über die diagnostische Bedeutung der intraspinalen Luftinjektionen bei Rückenmarksleiden, besonders bei Geschwülsten. Zbl. Chir. **48**, 394 (1921).

WIECK, H. H.: Über die klinische Verwertbarkeit der sogenannten charakteristischen Zeiterregbarkeit des Muskels. Dtsch. Z. Nervenheilk. **159**, 299 (1948).

— Über die motorische und sensible Chronaxie im Verlauf der postdiphtherischen Polyneuritis. Dtsch. Z. Nervenheilk. **167**, 111 (1951).

— Zur Verteilung der Paresen bei Polyneuritiden. Dtsch. Z. Nervenheilk. **165**, 201 (1951).

— Aus einem Kapitel verhängnisvoller Fehldiagnosen: die funikuläre Spinalerkrankung. Landarzt **33**, 602 (1957).

— I. Funikuläre Spinalerkrankung, die über Jahre nicht erkannt wurde. Med. Welt **1964** I, 197.

— II. Gutartiger Rückenmarkstumor, der — da er während einer Spanne von 10 Monaten nicht erkannt wurde — zu einem schweren Querschnittssyndrom führte. Med. Welt **1964** I, 393.

Wieck, H. H.: Akut verlaufende Polyneuritiden und ihre Behandlung. Med. Welt **1964** I, 946.
— Zur Diagnose und Therapie der Tabes. Med. Welt **1964** II, 2435.
— Die funikuläre Spinalerkrankung in der ärztlichen Praxis. Materia Med. Nordmark 18, 65 (1966).
— Chronische spinale und zerebrospinale Prozesse in der Allgemeinpraxis. Landarzt 45, 849 (1969).
— Pribilla, W., Gercken, A.: Die funikuläre Spinalerkrankung als Manifestationsform der B_{12}-Avitaminose. Med. Welt **1965** I, 437.
Wieczorek, V., Bock, R.: Spätrezidive mit Metastasen im Bereich des Zentralnervensystems, mit Subarachnoidalblutung und Tumorzellen im Liquor cerebrospinalis. Dtsch. Gesundh.-Wes. **23**, 1995 (1968).
Wieden, L.: Die Laminektomie bei Rückenmarkstumoren und anderen nicht traumatischen Erkrankungen. Bruns' Beitr. klin. Chir. **142**, 121 (1928).
Wiedemann, O.: Perineurale Zysten der Lumbal- und Sakralwurzeln. Fortschr. Röntgenstr. **88**, 663 (1958).
— Decker, K.: Das Myelogramm bei Ausrissen des Armplexus. Fortschr. Röntgenstr. **84**, 345 (1956).
Wiedhopf, H., Paeslack, V.: Sofortmaßnahmen und Frühbehandlung bei traumatischer Querschnittslähmung. Internist. Prax. **3**, 591 (1963).
Wiehler, H.: Zur Differentialdiagnose der Interkostalneuralgie. Landarzt **16**, 687 (1964).
Wieland, C., Kuttig, H.: Perkutane Strahlenbehandlung der Systemerkrankungen. Ther. d. Gegenw. **106**, 1094 (1967).
Wieringen, A. van: An unusual cause of occlusion of the anterior spinal artery. Europ. Neurol. (Basel) **1**, 363 (1968).
Wilbrand, D., Hackenberg, P.: Über die Liquorzellulation bei der Boeckschen Meningitis. Nervenarzt **9**, 419 (1967).
Wilcke, O.: Therapie mit radioaktiven Isotopen. In: Handbuch für Neurochirurgie. Hrsg. v. H. Olivecrona, W. Tönnis. Bd. IV/4, S. 333—420. Berlin-Heidelberg-Wien: Springer 1967.
Wilcox, J. C.: Melanomatosis of the skin and central nervous system in infants. Amer. J. Dis. Child. **57**, 391 (1939).
Wild, H.: Ein intradural gelegenes Teratom im Bereich der Wirbelsäule. Beitr. path. Anat. **106**, 213 (1941).
— Intraossäre Phlebographie und histologische Kontrolle. Ges. d. Ärzte. Wissenschaftl. Sitzung vom 4. November 1955. Wien. med. Wschr. **106**, 53 (1956).
— Bley, C.: Zur Diagnostik und Therapie der funikulären Spinalerkrankung. Med. Klin. **47**, 368 (1952).
— Lehmann, I.: Erfahrungen mit der Pantopaque-Myelographie. Fortschr. Röntgenstr. **73**, 213 (1950).
Wilde, R.: Ein weiterer Beitrag zum Symptomenkomplex der fixierten Lendenlordose. Z. Orthop. **83**, 430 (1953).
Wilhyde, D. E., Jane, J. A., Mullan, S.: Spinal epidural leukemia. Amer. J. Med. **34**, 281 (1963).
Wilke, G.: Über primäre Reticuloendotheliosen des Gehirns. Mit besonderer Berücksichtigung bisher unbekannter, eigenartiger granulomatöser Hirnprozesse. Dtsch. Z. Nervenheilk. **164**, 332 (1950).
— Über Retothelsarkome des Gehirns. Verh. dtsch. Ges. Path. **35**, 178 (1951/52 [Erscheinungsjahr]).
— Cerebrale Formen der Boeckschen Krankheit und ihre Beziehungen zu den Retikulosen des Gehirns. Verh. dtsch. Ges. Path. **37**, 259 (1954).
— Granulomencephalitis mit Berücksichtigung bekannter und unbekannter Aetiologien. Abstr. of the papers read at the II nd Int. Congr. Neuropath., London, September 12—17, 1955; — Ref.: Excerpta Med. (Amst.) Sect. VIII, 8, 824 (1955).
Wilkins, R. H., Brody, I. A.: Lasègue's sign. Arch. Neurol. (Chic.) **21**, 219 (1969).
Wilkinson, H. A., LeMay, M. L.. Ferris, E. J.: Clinical-radiographic correlations in cervical spondylosis. J. Neurosurg. **30**, 213 (1969).
— Mark, V. H.: Thoracic extramedullary astrocytoma. Case report. J. Neurosurg. **28**, 504 (1968).
Willard, P., Nicholson, J. T.: Giant-cell tumor of the cervical spine. Ann. Surg. **107**, 298 (1938).
Williams, H. I.: Primary malignant meningeal melanoma associated with benign hairy naevi. J. Path. Bact. **99**, 171 (1969).
Williams, H. M., Diamond, H. D., Craver, L. F., Parsons, H.: Neurological complications of lymphomas and leukemias. Springfield (Ill.): Ch. C. Thomas 1959.
Williams, J. A., Hall, G. S., Thompson, A. G., Cooke, W. T.: Neurological disease after partial gastrectomy. Brit. med. J. **1969** III, 210.
Williams, J. M.: Focal spinal arachnoiditis complicating spinal anaesthesia. J. int. Coll. Surg. **22**, 18 (1954).
Williams, R.: Complete protrusion of a calcified nucleus pulposus in the thoracic spine. J. Bone Jt Surg. B **36**, 597 (1954).
Williams, R. R., Dahlin, D. C., Ghormley, R. K.: Giant-cell tumor of bone. Cancer (Philad.) **7**, 764 (1954).
Williamson, R. T.: A case of spinal meningeal tumor. The practical importance of early diagnosis. Clin. J. **48**, 144 (1919).
— The diagnosis of spinal meningeal tumour and its practical importance. Brit. med. J. **1920** II, 275.
Willis, R. A.: The spread of tumours in the human body, 1rd ed. London: Butterworth & Co. 1934; 2nd 1952.
— A review of 500 consecutive cancer necropsies. Med. J. Aust. **28** II, 258 (1941).
— Pathology of tumours. London: Butterworth & Co. 1948; 2nd ed. 1953; 3rd ed. 1960; 4. ed. 1967.
— The pathology of osteoclastoma or giant-cell tumour of bone. J. Bone Jt Surg. B **31**, 236 (1949).
— The borderland of embryology and pathology, 2nd ed. London: Butterworth & Co. 1962.
Willis, T. A.: Pathological aspects of spinal tuberculosis. Trans. nat. Ass. Tuberc. (Lond.) **35**, 73 (1939).

WILLOX, G. L., MACKENZIE, W. C.: Sacrococcygeal teratomas. Arch. Surg. **83**, 11 (1961).

WILMS, M.: Echinococcus multilocularis der Wirbelsäule und das Verhältnis des multilokulären Echinococcus zum Echinococcus hydatidosus. Bruns' Beitr. klin. Chir. **21**, 151 (1898).

WILSON (1941): Zit. nach ZEH, W.: Die raumbeschränkenden spinalen Prozesse, S. 284. Fortschr. Neurol. **22**, 277 (1954).

WILSON, C. A., LITTON, C., CAPINPIN, A.: Sacrococcygeal teratoma associated with congenital spinal deformity. Plast. reconstr. Surg. **31**, 289 (1963).

WILSON, G., BARTLE, H., JR., DEAN, J. S.: Intradural spinal lipomas. Report of a case, with remarks on their problematic origin and unusual pathological characteristics. J. nerv. ment. Dis. **91**, 745 (1940).

— KAMMER, A. G.: Abscess of the epidural area. Med. Clin. N. Amer. **18**, 287 (1934).

— RUPP, C.: Spinal cord lesions associated with metastatic tumors. Trans. Amer. neurol. Ass. **72**, 125 (1947).

— — BARTLE, H., JR.: Tuberculoma of the central nervous system. Trans. Amer. neurol. Ass. **67**, 40 (1941).

WILSON, G. E.: Diagnosis and treatment of tuberculosis of larynx and contiguous areas. Arch. Otolaryng. **33**, 145 (1941).

WILSON, S. A. K.: Neurology. Ed. by A. N. BRUCE. Vol. 1 and 2. Baltimore: Williams & Wilkins Co. 1940.

WINDEYER, B. W., WOODYATT, P. B.: Osteoclastoma; a study of thirty-eight cases. J. Bone Jt Surg. B **31**, 252 (1949).

WINDHOLZ, F.: Zur Kenntnis der Blutgefäßveränderungen im röntgenbestrahlten Gewebe. Strahlentherapie **59**, 662 (1937).

WINDLE, W. F., LITTRELL, J. L., SMART, J. O., JORALEMON, J.: Regeneration in the cord of spinal monkeys. Neurology (Minneap.) **6**, 420 (1956).

WINDORFER, A.: Die Bornholmer Krankheit. Dtsch. med. Wschr. **88**, 1077 (1963).

WINER, B. M., HORENSTEIN, S., STARR, A. M.: Spinal epidural hematoma during anticoagulant therapy. Circulation **19**, 735 (1959).

WING, H., LEAVITT, L.: Electrodiagnosis and electromyography in two unusual clinical syndromes (glomus tumor of common peroneal nerve and vasculitis of thoracolumbar portion of the spinal cord). Arch. phys. Med. **43**, 249 (1962).

WINKELMANN, N. W., CASSEL, C., SCHLESINGER, B.: Intracranial tumors with extracranial metastases. J. Neuropath. exp. Neurol. **11**, 149 (1952).

— GOTTEN, N., SCHEIBERT, D.: Localized adhesive spinal arachnoiditis. A study of twenty-five cases with reference to etiology. Trans. Amer. neurol. Ass. **78**, 15 (1953).

— MOORE, M. T.: Lymphogranulomatosis (Hodgkin's disease) of the nervous system. Arch. Neurol. Psychiat. (Chic.) **45**, 304 (1941).

WINKLER, H., POWERS, J. A.: Meningocele, following laminectomy. N. C. med. J. **11**, 292 (1950).

WINSTON, M. E.: Actinomycosis of the spine. Lancet **260 I**, 945 (1951).

WINTER, A., FIRTEL, S.: Aneurysmal bone cyst of vertebra with compression symptoms. A case report. J. Amer. med. Ass. **177**, 870 (1961).

WISE, B. L., FOSTER, J. J.: Congenital spinal extradural cyst. Case report and review of the literature. J. Neurosurg. **12**, 421 (1955).

WISHART, J. H.: A case of tumours in the skull, dura mater and brain. Edinb. med. J. **18**, 393 (1822).

WISIOL, E. S., HANDLER, S., FRENCH, L. A.: Extracranial metastases of a glioblastoma multiforme. J. Neurosurg. **19**, 186 (1962).

WISNIEWSKA-HEJKA, Z., BOŻYK, L.: Przypadek operowanego guza wewnatrzrdzeniowego u 10-letniego dziecka. [Surgery of a case of an intraspinal tumor in a 10-year-old child.] Pediat. pol. **39**, 715 (1964).

WISSING, O.: Prolaps af Nucleus pulposus. Nord. Med. **2 II**, 1384 (1939).

WITTE, S.: Die Chemotherapie bei malignen Tumoren. Internist (Berl.) **9**, 365 (1968).

— Praxis der Zytostatika-Behandlung. Fortschr. Med. **86**, 72 (1968).

WITWICKI, T., DZIAK, A.: Sarcomatous degeneration in the course of Recklinghausen's neurofibromatosis. Chir. Narzad. Ruchu **34**, 809 (1969) [Polnisch].

WITZEL, S. H.: Congenital paralysis of lateral conjugate gaze; occurrence in a case of Klippel-Feil syndrome. Arch. Ophthal. **59**, 463 (1958).

WOERDEN, J. VAN: Echinococcus der Wirbelsäule. Dtsch. Z. Chir. **206**, 394 (1927).

WOHLWILL, F.: Über aszendierende Sensibilitätslähmung bei Rückenmarkskompression. Neurol. Zbl. **29**, 655 (1910).

— Zur pathologischen Anatomie der malignen medianen Kleinhirntumoren der Kinder. Z. ges. Neurol. Psychiat. **128**, 587 (1930).

WOLBACH, S. B.: Congenital rhabdomyoma of the heart. Report of a case associated with multiple nests of neuroglia tissue in the meninges of the spinal cord. J. med. Res. **16**, 495 (1907).

— MILLET, J. A. P.: Diffuse subdural lipomatosis of the cord in an infant. Boston med. surg. J. **168**, 681 (1913).

WOLF, A.: Tumors of the spinal cord, nerve roots, and membranes. II. Pathology. In: ELSBERG, C. A., Surgical diseases of the spinal cord, membranes and nerve roots: symptoms, diagnosis and treatment, p. 231—364. New York: Paul B. Hoeber 1941.

— COWEN, D., PLUVINAGE, R.: L'encéphalomyélite à toxoplasmes. Rev. neurol. **81**, 262 (1949).

— WILENS, S. L.: Multiple hemangioblastomas of the spinal cord with syringomyelia. Amer. J. Path. **10**, 545 (1934).

Wolf, B. S., Khilnani, M., Malis, L. I.: Sagittal diameter of bony cervical spinal canal and its significance in cervical spondylosis. J. Mt Sinai Hosp. **23**, 283 (1956).

Wolf, F. M.: Das Psammoma Virchowi mit einem selteneren Fall der Dura spinalis. Inaug.-Diss. Würzburg 1905.

Wolff, A.: Zur Kenntnis des Rückenmarksabszesses. Virchows Arch. path. Anat. **198**, 545 (1909).

Wolff, E.: A pathology of the eye. 2nd ed. London: Lewis 1944.

Wolfson, S. A., Reznick, S., Gunther, L.: Early diagnosis of malignant metastases of the spine. J. Amer. med. Ass. **116**, 1044 (1941).

Wollschläger, P. B., Wollschläger, G., Schechler, M. M.: Die postmortale Zerebral-Arteriographie, ein Bestandteil der Sektion. Bericht über das Kolloquium der Dtsch. Ges. für Neurochirurgie am 12. und 13. Februar 1965 in Berlin. Zus.gest. v. F. Loew. Acta neurochir. (Wien) **13**, 587 (1965).

Wolpert, I.: Beitrag zur Kenntnis der metastasierenden Amyloidtumoren. Virchows Arch. path. Anat. **227**, 173 (1920).

Woltman, H. W.: Some of the clinical manifestations of tumours of the spinal cord. Colo. Med. **23**, 5 (1926).

— Adson, A. W.: Abscess of the spinal cord: report of a case with fonctional recovery after operation. Brain **49**, 193 (1926).

— Kernohan, J. W., Adson, A. W.: Gliomas in the region of the cauda equina. Proc. Staff Meet. Mayo Clin. **7**, 27 (1932).

— — McK.Craig, W.: Intramedullary tumors of spinal cord and gliomas of intradural portion of filum terminale: fate of patients who have these tumors. Arch. Neurol. Psychiat. (Chic.) **65**, 378 (1951).

Wood, E. H.: An atlas of myelography; prepared for the Registry of Radiologic Pathology, American Registry of Pathology, National Research Council. Washington: Registry Press 1948.

— The diagnosis of spinal meningiomas and schwannomas by myelography. Amer. J. Roentgenol. **61**, 683 (1949).

— Berne, A. S., Taveras, J. M.: The value of radiation therapy in management of intrinsic tumors of the spinal cord. Radiology **63**, 11 (1954).

— Bream, Ch.: Spinal sarcoidosis. Radiology **73**, 226 (1959).

— Taveras, J. M., Pool, J. L.: Myelographic demonstration of spinal cord metastases from primary brain tumors. Amer. J. Roentgenol. **69**, 221 (1953).

Wood, H., Quinlan, J. W., Merrill, E. F.: Multiple myeloma in a youth. Amer. J. Roentgenol. **53**, 466 (1945).

Wood, H. S.: Case of spinal hydatids. Aust. med. J. N. S. **1**, 222 (1879).

Wood, M. W., White, R. J., Kernohan, J. W.: Cavernous hemangiomatosis involving the brain, spinal cord, heart, skin and kidney: Report of a case. Proc. Staff Meet. Mayo Clin. **32**, 249 (1957).

Woodard, J. S., Freeman, L. W.: Ischemia of the spinal cord: an experimental study. J. Neurosurg. **13**, 63 (1956).

Woodland, L. J.: Hydatid disease of vertebrae. Med. J. Aust. **36 II**, 904 (1949).

Woods, A. H.: Removal of a tumor from the spinal cord in syringomyelia: its histology and relationship with the ependyma. Arch. Neurol. Psychiat. (Chic.) **20**, 1258 (1928).

Woods, W. W.: Discussion: Woltman, H. W., Kernohan, J. W., Adson, A. W., McK.Craig, W.: "Intramedullary tumors of spinal cord and gliomas of intradural portion of filum terminale". Arch. Neurol. Psychiat. (Chic.) **65**, 394 (1951).

— Pimenta, A. M.: Intramedullary lesions of the spinal cord. Arch. Neurol. Psychiat. (Chic.) **52**, 383 (1944).

Woollam, H. M., Millen, J. W., Blackwood, W., Pennybacker, J.: Discussion on vascular disease of the spinal cord. Proc. roy Soc. Med. **51**, 540 (1958).

Woolsey, G.: A case of tumor of the spinal cord. Med. Rep. Presbyterian Hosp. (N.Y.) **6**, 64 (1904).

Woolsey, R. D.: The mechanism of neurological symptoms and sings in spondylolisthesis at the fifth lumbar, first sacral level. J. Neurosurg. **11**, 67 (1954).

— Tsang, L. J. K.: A review of three hundred cases of protruded intervertebral discs treated surgically. J. int. Coll. Surg. **18**, 456 (1952).

Woringer, E., Gloor, P.: Gleichzeitiges Vorkommen von Melanom des Rückenmarks und des Gehirns. Mschr. Psychiat. Neurol. **120**, 424 (1950).

— Thomalske, G., Baumgartner, J.: Die Myelographie mit wasserlöslichem Kontrastmittel in der Diagnose des lumbosacralen Bandscheibenprolapses. Nervenarzt **27**, 547 (1956).

Woroschiloff, K.: Der Verlauf der motorischen und sensiblen Bahnen durch das Lendenmark des Kaninchens. Ber. d. math.-phys. Cl. Wiss. Leipzig **26**, 248 (1874).

Worster-Drought, D., Dickson, W. E. C., McMenemy, W. R.: Multiple meningeal and perineurial tumours with analogous changes in the glia and ependyma (neurofibroblastomatosis). Brain **60**, 85 (1937).

Wretblad, G.: Spätschädigungen des Rückenmarks bei Wirbelsäulenverkrümmungen, besonders solchen vom Typus der juvenilen Kyphose Scheuermann. Acta psychiat. scand. **14**, 617 (1939).

Wriberg, G.: Back pain in relation to the nerve supply of the intervertebral disk. Acta orthop. scand. **19**, 211 (1949).

Wright, F. H.: Solitary plasma cell myeloma. Arch. Path. **15**, 749 (1933).

— Paige, B. H.: Neurogenic tumors of the sympathetic nervous system in children. J. Pediat. **14**, 137 (1939).

WRIGHT, R. L.: Malignant tumors in the spinal extradural space: results of surgical treatment. Ann. Surg. **157**, 227 (1963).

WÜLLENWEBER, R.: Untersuchungen der spinalen Durchblutung mit Thermosonden beim Menschen. Dtsch. Z. Nervenheilk. **195**, 33 (1969).

WÜTHRICH, R., KÄPPELI, F.: Diagnose und diagnostische Irrtümer bei der multiplen Sklerose. Schweiz. med. Wschr. **41**, 1460 (1969).

WUKETICH, S.: Die metastatische Carcinose der Nervenwurzeln, insbesondere der Cauda equina. Beitr. path. Anat. **117**, 165 (1957).

WULFFTEN PALTHE, P. M. VAN: De behandeling van „primaire" arachnoiditis spinalis. Ned. T. Geneesk. **78 II**, 2054 (1934).

— Lesions of the spinal cord as result of tumors and other processes in the vertebral canal. Geneesk. T. Ned.-Ind. **79**, 3162 (1939).

— Tumors in the vertebral canal. Geneesk. T. Ned.-Ind. **80**, 2793 (1940).

WYBURN-MASON, R.: The vascular abnormalities and tumours of the spinal cord and its membranes. London: Henry Kimpton 1943.

WYCIS, H. T.: Lipoma of the spinal cord associated with Klippel-Feil syndrome. J. Neurosurg. **10**, 675 (1953).

WYNN-WILLIAMS, D., FORSTER, P. M.: Sacrococcygeal teratoma. Brit. J. Surg. **50**, 410 (1963).

WYNNE, J. B.: Meningioma of the thoracic area; case report. J. Amer. osteopath. Ass. **60**, 292 (1960).

YAMAZAKI, N., AZUMA, H., TATEISHI, A., SUZUKI, Y.: Ilio-lumbar extension rigidity (Hüftlendenstrecksteife) caused by tumour of the cauda equina. A case report. Nippon Seikeigekagakkai Zasshi. [J. Jap. orthop. Ass.] **39**, 799 (1965) [Japanisch].

YANAGI, K., MUNAYUKI, T., KIYONO, Y., MATSUI, Y., OTA, K., AKIYOSHI, M., HATAKEYAMA, S., MORI, K., TANAKA, N., TAKAHASHI, N.: Case of the primary lung cancer with an exceedingly varied clinical course. Clinicopathological observations on the findings at the autopsy of the late Prof. Sachiharu Takefuji. Ochanomizu Igaku Zasshi. [Ochanomizu Med. J.] **10**, 29 (1962) [Japanisch].

YANAGI, T., SUGA, S., MEKATA, H., YOSHIDA, T., MAEDA, H.: Case of thorotrast-induced cancer of the liver with epidural metastasis to the spinal cord. Saishin Igaku [Modern Medicine.] **24**, 2149 (1969).

YAŞARGIL, M. G.: Microsurgery. Applied to Neurosurgery. Stuttgart: Georg Thieme 1969.

YASKIN, J. C., OLLER, C. I., GROFF, R. A., SHENKIN, H. A.: Vascular abnormalities and tumors of the spinal cord. Arch. Neurol. Psychiat. (Chic.) **62**, 373 (1949).

YASUDA, T.: Zur Frage der traumatischen Syringomyelie und Arachnitis cystica proliferans. Dtsch. Z. Nervenheilk. **136**, 77 (1935).

— Zur Frage der Arachnopathia fibrosa cystica proliferans. Dtsch. Z. Nervenheilk. **143**, 61 (1937).

YATSKOVETS, P. F., LIVSHITS, Y. N.: Osteomyelitis of the thoracic spine complicated by posterior mediastinitis with fistula into esophagus. Vestn. Khir. **77**, 108 (1956) [Russisch].

YAZDI, A.: Hématome extradural rachidien. The Middle East neurosurgical fifth annual conference. Iran, 28th. September—4th. October, 1963 [nicht veröffentl.].

YIN, C. I.: Diagnosis and treatment of spinal cord tumors. Zhong Waike Zasshi. **10**, 368 (1962) [Chinesisch].

YNTEMA, C. L.: An experimental study on the origin of the sensory neurons and sheath cells of IXth and Xth cranial nerves in amblystoma punctatum. J. exp. Zool. (Philad.) **92**, 93 (1943).

YOKOGAWA, S., RO, M., WAKISAKA, K., SO, K.: Studies of the treatment of paragonimiasis, on efficacy of prontosil in combination with emetine against lung fluke disease and changes in eggs of lung flukes during treatment. Taiwan Igakkai Zasshi. **39**, 180 (1940).

YOSS, R. E.: Vascular supply of the spinal cord: the production of vascular syndromes. Univ. Mich. med. Bull. **16**, 333 (1950).

YOUNG, A.: The cerebrospinal circulation, with particular reference to the role of increased cerebro-spinal pressure, in the pathology and symptomatology of tumours and certain other conditions of the brain and spinal cord; also a description of certain special methods of investigation. Glasg. med. J. **112**, 121 (1929).

— Contribution to discussion on spinal cord tumours. IXᵉ Congr. de la Soc. Internat. de Chirurgie. Madrid, 15—18 mars 1932. Rapports, procès-verbaux et discussions. Vol. II, p. 813—823. Brussels: Imprimerie Medicale et Scientifique 1932.

YOUNG, B. R., SCOTT, M.: Air myelography; substitution of air for lipiodol in roentgen visualization of tumors and other structures in the spinal canal. Amer. J. Roentgenol. **39**, 187 (1938).

YOUNG, J. M., FUNK, J., JR.: Incidence of tumor metastasis to the lumbar spine; comparative study of roentgenographic changes and gross lesions. J. Bone Jt Surg. A **35**, 55 (1953).

YOUNG, J. V., BATHER, L. J.: Aneurysm of the renal artery simulating metastatic carcinoma and producing renal sclerosis. Stanf. med. Bull. **20**, 61 (1962).

YOUNG, W. W.: A case of adhesive spinal arachnoiditis simulating spinal cord tumor. J. nerv. ment. Dis. **68**, 11 (1928).

YUHL, E. T., HANNA, D., RASMUSSEN, T., RICHTER, R. B.: Diagnosis and surgical therapy of chronic midline cervical disk protrusions. Neurology (Minneap.) **5**, 494 (1955).

YUZHELEVSKY, A. S.: Cavernöses Hämangiom mit Rückenmarkskompression. Vestn. Khir. **52**, 164 (1937) [Russisch].

ZAAYER, J. H.: Nieuwe gezichtspunten, wat betreft de aetiologie en diagnostiek van prolapsus nuclei pulposi. Ned. T. Geneesk. **94 IV**, 3599 (1950).

Zacharakopoulos, J.: Study and treatment of spasmodic paraplegia following Pott's disease. J. int. Coll. Surg. **14**, 596 (1950).

Zacks, A.: Atlanto-occipital fusion, basilar impression, and block vertebrae associated with intraspinal neurofibroma, meningocele, and von Recklinghausen's disease. Radiology **75**, 223 (1960).

Zaffagnini, E.: Roentgenotherapy of medullary compression due to neoplasms. Arch. Radiol. (Napoli) **3**, 126 (1954) [Italienisch].

Zahn, F. W.: Beiträge zur Geschwulstlehre. Dtsch. Z. Chir. **22**, 1 (1885).

Zaizewa, A.: Über Affektionen des Rückenmarks bei Aktinomykose. Sovetsk. nevropat. **2**, 51 (1933) [Russisch].

Zakov, S. B.: Vertebral hemangioma. Vestn. Rentgenol. Radiol. **6**, 54 (1953) [Russisch].

Zanda, L.: Über die Entwicklung der Osteome der Arachnoidea spinalis. Beitr. path. Anat. **5**, 391 (1889).

Zander, E., Barontini, F., Brussatis, F.: Sul problema della malignità nei neurinomi; considerazioni a proposito di tre casi di neurinoma spinale ad evoluzione atipica. Riv. Pat. nerv. ment. **77**, 323 (1956).

— Brussatis, F.: Zur Symptomatologie der Diskushernie der 3. Lendenbandscheibe. Acta neurochir. (Wien) **3**, 64 (1952).

— — Über maligne Entartung spinaler Neurinome. Schweiz. Arch. Neurol. Psychiat. **70**, 176 (1952).

— Jequier, M., Perrig, A.: Contribution à l'étude des kystes meningés extra-duraux de la région dorsolombaire. Neuro-chirurgie **13**, 585 (1967).

Zangger, J.: Postoperative extrakranielle Ausbreitung eines primären diffusen Melanoblastoms der Leptomeninx. Zbl. allg. Path. path. Anat. **103**, 1 (1961).

— Heppner, F.: Endometriose im Wirbelloch als Ursache einer periodischen Wurzelneuralgie. Geburtsh. u. Frauenheilk. **22**, 1482 (1962).

Zannini, G., Frugoni, P.: Tumore a mieloplasi della colonna vertebrale. Chirurgia (Milano) **5**, 53 (1950).

Zappalà, G.: Tumore a clessidra della colonna vertebrale comprimente il midollo spinale. Riv. ital. endocr.-neurochir. **1**, 447 (1935).

Zappe, L., Nagy, V.: Significance and possibilities of early diagnosis of tumors located inside the spinal cord. Ideggyóg. Szle **12**, 232 (1959) [Ungarisch].

— Nagy, W., Goracz, S.: Spinal angiomas. Second European Congr. of Neurological Surgery, Rom, April 18—20, 1963. Abstracts of papers. Excerpta Medica, Internat. Congr. ser. No 60, p. 148—149 (1963).

Zawadowski, W., Jarzymski, J.: Angiocavernoma vertebra mit Kompressionssyndrom seitens des Rückenmarks. Pol. Przegl. radiol. 8/9, 135 (1934) [Polnisch].

— — Hémangiomes caverneux vertébraux avec syndrome de compression médullaire. J. belge Neurol. Psychiat. **37**, 583 (1937).

Zdansky, E.: Zwei seltene Fälle von Knochenhämangiomen. Fortschr. Röntgenstr. **54**, 263 (1936).

Zeckel, A.: Een geval van neurinoom met samendrukking van het ruggemerg. Ned. T. Geneesk. **78**I, 1224 (1934).

Zeh, W.: Die raumbeschränkenden spinalen Prozesse. Fortschr. Neurol. Psychiat. **22**, 277 (1954).

— Zur Früh- und Differentialdiagnostik der raumfordernden spinalen Prozesse. Dtsch. med. Wschr. **83**, 2325 (1958).

Zehnder, M.: Echinokokken im Spinalkanal. Bericht über den Kongr. der Dtsch. Neurologen und Psychiater in München 1937; — Ref.: Zbl. Neurochir. **3**, 51 (1938).

Zeitler, E.: Premiers résultats d'un nouveau moyen de contraste résorbable en myélographie, p. 167—176. In: La radiographie des formations intrarachidiennes (moelle, racines, ligaments, enveloppes). Journeé du 23. sept. 1963, Strasbourg, sous les auspices de la Fédération Mondiale de Neurologie. Publ. par H. Fischgold, A. Wackenheim. Paris: Masson & Cie. 1965.

— Columna vertebral. Tomografia, p. 412. In: Diagnostico, neuroradiologico obra edita bajo la dir. de J. Solé-Llenas y A. Wackenheim, p. 412—418. Barcelona: Ediciones Toray S. A. 1967.

— Suspensions-Myelographie und Funktionsdiagnostik der Lendenwirbelsäule. Fortschr. Med. **86**. 587 (1968).

— Dietz, H.: Röntgenologische Funktionsdiagnostik der Lendenwirbelsäule und ihre Leistungsfähigkeit bei der Diagnose und Lokalisation lumbaler Bandscheibenhernien. Fortschr. Röntgenstr. **102**, 491 (1965).

— — Über den diagnostischen Wert der Myelographie mit Suspensionen. Radiologe **5**, 489 (1965).

— — Schürmann, K., Wolf, R.: Diagnostische Ergebnisse mit der RIHSA-Myelographie und RIHSA-Ventrikulographie. Siebentes Internationales Symposion in Bad Gastein, Österreich, vom 10. bis 13. Januar 1966. In: Radioaktive Isotope in Klinik und Forschung, Bd. 7, S. 402—408. Berlin-München: Urban & Schwarzenberg 1967 (Strahlentherapie. Sonderbd. 65).

— — Wolf, R.: Lokalisation intraspinaler Veränderungen mit Hilfe der RIHSA-Myelographie. In: Radioisotope in der Lokalisationsdiagnostik, S. 125—130. Vierte Jahrestagung der Gesellschaft für Nuclearmedizin in Heidelberg, 6.—8. Oktober 1966. Hrsg. v. G. Hoffmann u. K. E. Scheer. Stuttgart: Schattauer-Verlag 1967 (Nuclear-Medizin. Suppl. 6).

Zeitlhofer, J.: Torulopsis neoformans-Infektion des Menschen, „Torulom" der Cauda equina. Frankfurt. Z. Path. **69**, 324 (1958/59).

Zeitlin, H.: Hemangioblastomas and their relation to Lindau's disease. J. Neuropath. exp. Neurol. **1**, 14 (1942).

Zeitlin, I. R.: Über einen Fall von extramedullärer Rückenmarksgeschwulst mit Stauungspapille. Diss. Hamburg 1936.

ZELADA, H., RAMOS MURGUIA, M.: Spinal dermoid cyst. Bol. méd. Hosp. infant. (Méx.) 18, 525 (1961) [Spanisch].

ZELLER, E.: Alveolarcolloid der Leber. Inaug.-Diss. Tübingen 1854.

ZELLER, VIRCHOW (1855): Zit. nach HENNEBERG, R.: Die tierischen Parasiten des Zentralnervensystems, S. 323. In: Handbuch der Neurologie. Hrsg. v. BUMKE, O. u. FOERSTER, O., Bd. XIV/4, S. 286—352. Berlin: Springer 1936.

ZEMAN, W.: Zur Frage der Röntgenstrahlenwirkung am tumorkranken Gehirn. Arch. Psychiat. Nervenkr. 182, 713 (1949).

— Die Toleranzdosis des Hirngewebes bei der Röntgentiefenbestrahlung. Strahlentherapie 81, 549 (1950).

ZENKER, F. A.: Encephalitis mit Pilzentwicklung im Gehirn. Jber. Ges. Natur-Heilk. Dresden 62, 51 (1861).

— Nachtrag zur Mitteilung [von HUBER] über Echinococcus multilocularis. Dtsch. Arch. klin. Med. 29, 204 (1881).

— Ueber den Cysticercus racemosus des Gehirns. In: Beiträge zur Anatomie und Embryologie als Festgabe JACOB HENLE zum 4. April 1882 dargebracht von seinen Schülern, S. 119—140. Bonn: Cohen 1882.

ZENKER, H.: Degenerative Wirbelsäulenveränderungen und Folgezustände. Ärztl. Prax. 22, 1931 (1970).

ZENO, A., CAMES, O.: Résultats immédiats d'une opération pour syringomyélie. Bull. Soc. nat. Chir. 54, 1437 (1928).

ZESKOV, P., GRCEVIC, N., LUETIC, V.: Dumbbell ganglioneuroblastoma of the spine. Neuropsihijatrija 10, 85 (1962) [Slowenisch].

ZETTEL, H., WÜST, H.: Zur Klinik und Röntgenologie der Wirbelblockierung an der Halswirbelsäule. Hippokrates (Stuttg.) 39, 623 (1968).

ZETTERGREN, L.: Contribution for knowledge of conus and filum ependymoma. Upsala Läk.-Fören. Förh. 53, 11 (1948) [Schwedisch].

ZHELTOV, I. I.: Sluchai porazheniia pozvonochnika i kostei taza pri limfogranulomatoze. [A case of spinal and pelvic bone involvement in lymphogranulomatosis.] Ortop. Travm. Protez. 18, 46 (1957) [Ukrainisch].

ZIEDSES DES PLANTES, B. G.: De gevolgen der lumbale punctie. Ned. T. Geneesk. 92 II, 1674 (1948).

— De indicatie tot neuroroentgenologisch onderzoek met contraststoffen. Ned. T. Geneesk. 100 II, 1195 (1956).

ZIEGLER (1888): Zit. nach ANTONI, N.: Tumoren des Rückenmarks, seiner Wurzeln und Häute, S. 2. In: Handbuch der Neurologie. Hrsg. v. BUMKE, O. u. FOERSTER, O., Bd. XIV/4, S. 1—131. Berlin: Springer 1936.

ZIEGLER, A.: Beitrag zur Klinik und Chirurgie der Rückenmarkstumoren. Diss. Erlangen 1940.

ZIEGRA, W.: Über isolierte akute Osteomyelitis der Processus spinosi. Diss. Rostock 1904.

ZILLINGER, G.: Gefahrenquellen für den chiropraktisch tätigen Arzt. Pulposushernien und spinale Tumoren. Hippokrates (Stuttg.) 28, 544 (1957).

ZIMMAN, J., ZIMMAN, L., ZIMMAN, S.: Sacral perineural cysts. Día méd. 35, 763 (1963) [Spanisch].

ZIMMAN, L.: Síndromes de epicono y cono medular no traumáticos. S. Paulo méd. 1, 113 (1941).

ZIMMERMAN, H. M.: Panel on tumors of the nervous system. Proc. nat. Cancer Conf. 1, 227 (1949).

— The nature of gliomas as revealed by animal experimentation. Amer. J. Path. 31, 1 (1955).

ZINN, W., KOCH, M.: Fibrom des 7. Cervikalnerven mit Kompression des Rückenmarks. Charité-Ann. 25, 117 (1900).

ZISKA, F., HUEOKOVSKY, O.: Ein Fall von spontaner Hämatomyelie. Čas. Lék. čes. 80, 493 (1941) [Tschechisch].

ZISSU, I.: Chordome des vertèbres cervicales (à propos de deux observations). J. Radiol. Électrol. 49, 933 (1968).

ZITA, G.: Die Szintigraphie zerebraler Erkrankungen. Wien. klin. Wschr. 80, 320 (1968).

ZIVIN, I., ZIVIN, S.: Carcinoma of the thyroid gland with metastatic quadriparesis. Treatment with radioiodine and its complications. Quart. Bull. Northw. Univ. med. Sch. 36, 60 (1962).

ZLOTNIK, E. I.: On epi-focal disorders of sensitivity in extramedullary tumors of the spinal cord. Zh. Nevropat. Psikhiat. 59, 1028 (1959) [Russisch].

ZOLLINGER, F.: Chordoma of the third lumbar vertebra. Amer. J. Surg. 19, 137 (1933).

ZOLLINGER, H. U.: Radio-Histologie und Radio-Histopathologie. In: Handbuch der allgemeinen Pathologie. Hrsg. v. F. BÜCHNER, E. LETTERER, F. ROULET. Bd. X/1, S. 127—287. Berlin-Göttingen-Heidelberg: Springer 1960.

ZOLTAN, L.: Ein Fall von Wirbel-Echinococcus der Wirbelsäule. Magy. Radiol. 3, 173 (1951) [Ungarisch].

ZOSIN, P.: Un cas d'achondroplasie. Nouv. Iconogr. Salpêt. 23, 31 (1910).

ZSCHAU, H.: Beitrag zur Kenntnis der Cauda equina. Frankfurt. Z. Path. 38, 400 (1929).

ZSCHOCH, H., KOBER, B.: Bronchialkarzinom: Metastasen. Arch. Geschwulstforsch. 30, 126 (1967).

ZSEBÖK, Z.: "Joduron" Myelographie. Fortschr. Röntgenstr. 82, 501 (1955).

ZUCHA, J.: Vertebralgia and spinal tumors. Bratisl. lek. Listy 43, 109 (1963) [Slowakisch].

ZÜLCH, K. J.: Über die geschichtliche Entwicklung und den heutigen Stand der Klassifikation der Hirngeschwülste (unter besonderer Berücksichtigung der Gliome). Zbl. Neurochir. 4, 251, 325 (1939).

— Morphologische Befunde bei Hirnschwellung. Zbl. Neurochir. 5, 166 (1940).

— Hirngeschwülste im Jugendalter. Zbl. Neurochir. 5, 238 (1940).

— Über das sogenannte Kleinhirnastrocytom. Virchows Arch. path. Anat. 307, 222 (1940).

— Ein Medulloblastom mit glatten Muskelfasern. Arch. Psychiat. Nervenkr. 114, 349 (1941).

— Kriegsverletzungen des Nervensystems. Fortschr. Neurol. Psychiat. 15, 225 (1944); 16, 206 (1944).

ZÜLCH, K. J.: Pathologische Anatomie und Biologie der intrakraniellen Geschwülste. In: Die Chirurgie. Hrsg. v. MARTIN KIRSCHNER u. OTTO NORDMANN. 2. Aufl. Bd. III, S. 665—681. Berlin-Wien: Urban & Schwarzenberg 1941/48.

— Häufigkeit, Vorzugssitz und Erkrankungsalter bei Hirngeschwülsten. Zbl. Neurochir. 9, 115 (1949).

— Fortschritte auf dem Gebiet der Morphologie und Biologie der Hirngeschwülste unter besonderer Darstellung der Klassifikation. Fortschr. Neurol. Psychiat. 18, 513 (1950).

— Über die „unklassifizierten" Hirngeschwülste. Acta neurochir. (Wien) 1, 283 (1950).

— Diskussionsbemerkungen zu den Frontallappengeschwülsten. Zbl. Neurochir. 11, 286 (1951).

— Hirngeschwülste als Schädigungsfolge. Ärztl. Forsch. 7, 535 (1953).

— Neue Befunde und Deutungen aus der Gefäßpathologie des Hirns und Rückenmarks. Zbl. allg. Path. path. Anat. 90, 402 (1953).

— Zur neurologischen Differentialdiagnose des Kopfschmerzsyndroms bei den sogenannten Liquor-Zirkulationsstörungen (Meningopathia adhaesiva). Z. Laryng. Rhinol. 32, 599 (1953).

— Gibt es eine funikuläre Myelose ohne perniziöse Anämie? Dtsch. med. Wschr. 79, 1194 (1954).

— Mangeldurchblutung an der Grenzzone zweier Gefäßgebiete als Ursache bisher ungeklärter Rückenmarksschädigungen. Dtsch. Z. Nervenheilk. 172, 81 (1954).

— Zur Entstehung und Behandlung der Symptome bei der osteochondrotischen Erkrankung der Hals- und Lenden-Wirbelsäule. Medizinische 1954, 536.

— Echte Myelitis und vasculär bedingte Pseudo-„Myelitis" nach Granatsplitterverletzung. Zbl. Neurochir. 15, 220 (1955).

— Biologie und Pathologie der Hirngeschwülste. In: Handbuch der Neurochirurgie. Hrsg. v. H. OLIVECRONA, W. TÖNNIS. Bd. III. S. 1—702. Berlin-Göttingen-Heidelberg: Springer 1956.

— Die Hirngeschwülste in biologischer und morphologischer Darstellung, 1.—3. Aufl. Leipzig: Johann Ambrosius Barth 1951, 1956, 1958.

— Geschwülste und Parasiten des Nervensystems. Biologie und Pathologie der Geschwülste des Gehirns, des Rückenmarkes, der peripheren Nerven und des Symphatikus. In: Lehrbuch der speziellen und pathologischen Anatomie. Begr. von EDUARD KAUFMANN. 11. u. 12. Aufl. Hrsg. von MARTIN STAEMMLER. Bd. III/1, S. 427—565. Berlin: W. de Gruyter & Co. 1958.

— Über die Strahlensensibilität der Hirngeschwülste und die sog. Strahlen-Spätnekrose des Hirns. Dtsch. med. Wschr. 85, 293 (1960).

— Die Pathologie und Biologie der Tumoren des dritten Ventrikels. Acta neurochir. (Wien) 9, 277 (1961).

— Gibt es Beziehungen in den Befunden der experimentellen und spontanen neurogenen Tumoren? Arzneimittel-Forsch. 19, 1505 (1969).

— CHRISTENSEN, E.: Pathologische Anatomie der raumbeengenden intrakraniellen Prozesse. Berlin-Göttingen-Heidelberg: Springer 1956 (Handbuch der Neurochirurgie. Hrsg. v. H. OLIVECRONA, W. TÖNNIS, Bd. III).

— POMPEU, F., PINTO, F.: Über die Metastasierung der Meningeome. Zbl. Neurochir. 14, 253 (1954).

— SCHMID, E. E.: Über die Schmerzarten und den Begriff der Hyperpathie. Acta neuroveg. (Wien) 7, 147 (1953).

— — Der Nacken-Hinterkopf-Schmerz. Dtsch. med. Wschr. 79, 69 (1954).

— — Über das Ependymom der Seitenkammern am Foramen Monroi. Arch. Psychiat. Nervenkr. 193, 214 (1955).

ZÜNKELER, K. G.: Über die Variationen der Wirbelsäule. Vergleichende Betrachtung bei Mensch und Tier. Z. menschl. Vererb.- u. Konstit.-Lehre 36, 431 (1963).

ZUIDEMA, G. D., OLSEN, W. R.: Management of aneurysms of the abdominal aorta complicated by erosion of the lumbar spine. New Engl. J. Med. 26, 1211 (1962).

ZUNINO, G.: Ein Beitrag zur Kasuistik und Differentialdiagnose der Wirbeltumoren. Dtsch. Z. Nervenheilk. 34, 338 (1908).

ZWAN, A. VAN DER: Aetiologie, diagnostiek en behandeling van compressio medullae cervicalis. Ned. T. Geneesk. 99 IV, 2946 (1955).

ZWINOGRODZKI, J.: Spinal cord lesions in achondroplasia. Chir. Narząd. Ruchu 26, 73 (1961) [Polnisch].

ZYLBERLAST-ZAND, N.: Sur la modification de la pression du liquide céphalo-rachidien sous l'influence du changement de posititon du corps et de la tête. Rev. neurol. 28, 1217 (1921).

Addendum.

Herrn Dr. med. IOAN-NICOLAE PETROVICI sowie Herrn Dipl.-Bibliothekar PETER SCHÜFFELGEN bin ich zu großem Dank verpflichtet für ihre unermüdliche und sorgfältige Mitarbeit bei der Drucklegung des Beitrags.

Die Pathogenese und Klinik der spinalen Durchblutungsstörungen.

Von

W. BARTSCH.

Mit 32 Abbildungen.

Einleitung.

Seitdem ERB im Jahre 1875 erstmalig den Fall einer spontanen Rückenmarksblutung klinisch diagnostiziert hat, ist die Literatur über das Gebiet der spinalen Durchblutungsstörungen sehr umfangreich geworden. Besonders in der älteren Literatur befassen sich die meisten Autoren noch überwiegend mit den pathologisch-anatomischen Reaktionsformen der Hämatomyelie und der Myelomalacie, wenn man von der relativ geringen Zahl kasuistischer Mitteilungen über das „Spinalis-anterior-Syndrom" beim Verschluß der vorderen Längsarterie absieht. Allgemein wurde die Ansicht vertreten, daß Durchblutungsstörungen am Rückenmark selten sind und im klinischen Bereich eine untergeordnete Rolle spielen. Erst in den letzten Jahren ist das Thema erneut auf breiter Basis bearbeitet worden. Dabei konnte nachgewiesen werden, daß vasculäre Rückenmarksschäden als primäre und sekundäre Erkrankung doch häufiger vorkommen, als man es bisher angenommen hatte. Es erscheint deshalb berechtigt, vom klinischen Standpunkt aus den Versuch zu unternehmen, die Durchblutung des Rückenmarks und ihre klinischen Störungen systematisch darzustellen.

Für den Neurochirurgen und den Neurologen ist es wichtig zu wissen, daß die Blutversorgung des Rückenmarks nicht segmental angelegt ist, sondern oft von wenigen Zuflußarterien abhängt. Eine Gefährdung dieser arteriellen Zuflüsse bei intra- und extravertebralen Eingriffen kann unter Umständen eine komplette Querschnittslähmung zur Folge haben. Es läßt sich auch nicht übersehen, daß Höhenlokalisation, Ausdehnung und Qualität der neurologischen Symptomatologie sowohl bei extramedullären Kompressionen als auch bei traumatischen Folgezuständen vom Rückenmarkskreislauf richtungweisend beeinflußt werden können. Bei Patienten im höheren Lebensalter entwickeln sich durchaus nicht selten lokal umschriebene, vasculäre Rückenmarksschäden, deren Entstehung wahrscheinlich auf kreislaufdynamische Störungsfaktoren zurückzuführen ist. Erst die klinisch außerordentlich wichtige Einbeziehung kreislaufdynamischer Störungsmechanismen macht eine Reihe von bisher ungeklärten Beobachtungen verständlich, und sie kann außerdem zu therapeutischen Konsequenzen führen, die erfolgversprechend sind. Allein in der Tatsache einer erfolgversprechenden Behandlungsmöglichkeit liegt für den Kliniker die Notwendigkeit, sich mit den morphologischen und hämodynamischen Grundlagen des Rückenmarkskreislaufs unter physiologischen und pathophysiologischen Bedingungen vertraut zu machen. Nur auf diesem Wege kann es gelingen, die Mitbeteiligung der spinalen Zirkulation in der Pathogenese der verschiedenen Krankheitsbilder richtig einzuschätzen und die therapeutisch entscheidende Frühdiagnose zu stellen.

Obgleich sich in Analogie zu anderen Organen das Vorkommen funktioneller Gefäßstörungen am Rückenmark grundsätzlich nicht bestreiten läßt, ist ein exakter Nachweis dieses Vorganges im Experiment oder durch bioptische Kontrolle unmöglich. Es gelingt nur anhand einer Korrelation zwischen den pathologisch-anatomischen und den klinischen

Befunden einen pathogenetischen Einfluß kreislaufdynamischer Gesetzmäßigkeiten auf die formale Entwicklung vasculärer Rückenmarksschäden darzustellen. Die charakteristischen Merkmale dieser vergleichenden Untersuchungsergebnisse können aus den Eigentümlichkeiten von Blutversorgung und Hämodynamik des Rückenmarkskreislaufs hinreichend erklärt werden. Der empirische Beweis für das tatsächliche Vorhandensein eines kreislaufdynamischen Störungsmodus läßt sich ableiten aus den katamnestisch gesicherten Behandlungserfolgen bei querschnittsförmigen Durchblutungsstörungen mit Substanzen, die nur über das vegetativ-vasale System wirksam sind. Auf Grund dieser Situation ergibt es sich zwangsläufig, daß eine systematische Darstellung der Pathogenese und Klinik spinaler Durchblutungsstörungen in einzelnen Kapiteln vorläufig noch lückenhaft und ergänzungsbedürftig bleiben muß[1]. Wie geteilt die Meinungen der einzelnen Forscher zu dem Thema sind, zeigen die verschiedenen Diskussionsbeiträge über „Die spinale Mangeldurchblutung und ihre Folgen" (vgl. Verhandl. d. Deutsch. Ges. f. Innere Medizin, 72. Kongr. Wiesbaden 1967). München: J. F. Bergmann 1967.

I. Die anatomischen, physiologischen und pathophysiologischen Grundlagen der Rückenmarkszirkulation.

1. Klinisch wichtige Eigentümlichkeiten der Topographie spinaler Gefäße.

Im *entwicklungsgeschichtlichen Bauplan* des spinalen Gefäßsystems finden sich eine Reihe morphologischer Besonderheiten, die klinisch bedeutungsvoll sind. Es wird angenommen, daß — entsprechend der paarigen Anlage des Rückenmarks um ein medianes Rohr, dem späteren Zentralkanal, — auch sämtliche Hauptgefäße ursprünglich paarig angelegt sind und erst später im Rahmen weiterer Wachstumsvorgänge zu unpaarigen Gefäßen verschmelzen. Diese Annahme erklärt die eigenartige Form der größten Arterie des Rückenmarks, der A. spinalis anterior. Sie ist kein durchgehend verlaufendes Gefäß, sondern eine Arterienkette, die von den auf- und absteigenden Ästen der Vorderwurzelarterien gebildet wird. Wenn die Vorderwurzelarterien am Halsmark in gleicher Segmenthöhe von beiden Seiten mit ihren auf- und absteigenden Ästen den spinalen Kreislauf versorgen, dann entsteht bei der Bildung der A. spinalis anterior nicht selten eine karoartige Insel. Die gleiche Figur des Gefäßbauplanes findet sich bei der Anlage der Vertebralarterien, ihren Abzweigungen und ihrer Verschmelzung zur A. basialis. Die Übereinstimmung beider Figuren zeigt, daß die A. basialis die orale Fortsetzung der A. spinalis anterior ist (Abb. 1).

Im Embryonalstadium sind sämtliche Wurzelarterien, aus deren auf- und absteigenden Ästen die großen Längsgefäßketten des Rückenmarks gebildet werden, voll entwickelt (Elze). Erst in der prä- und postnatalen Phase setzt bei der Mehrzahl der Wurzelarterien langsam eine Rückbildung ein, die zur Folge hat, daß beim *Erwachsenen etwa 75% der Gefäße obliteriert sind* (Kadyi). Die funktionsfähigen Reste der teilweise obliterierten Arterien erschöpfen sich in der Versorgung von Nervenwurzeln und Spinalganglien. Sie nehmen nicht mehr an der Blutversorgung des Rückenmarks teil. Als Ursache der Obliteration werden zwei Faktoren angeführt: Erstens die genetisch vor der Ausbildung der Rückenmarksgefäße vorhandene Pia mater (matrix vasculosa) übernimmt in der postnatalen Entwicklungsphase die wesentliche Blutversorgung des Rückenmarks; zweitens spielt wahrscheinlich die Umstellung des fetalen auf den postnatalen Kreislauf, mit der hierdurch veränderten Hämodynamik, eine entscheidende Rolle. Infolge dieser Obliteration segmentaler Wurzelarterien kann der Hauptanteil der

---

[1] Die in dem Beitrag zitierten klinischen Beobachtungsfälle stammen aus der Neurologisch-Neurochirurgischen Klinik der Freien Universität Berlin (Direktor: Prof. Dr. A. Stender) und aus der Neurologischen Universitätsklinik Würzburg (Direktor: Prof. Dr. G. Schaltenbrand). Die anatomischen und histopathologischen Untersuchungen an 16 Rückenmarkspräparaten wurden im Max Planck-Institut für Hirnforschung, Abt. Allgemeine Neurologie, in Köln (Direktor: Prof. Dr. K. J. Zülch) durchgeführt.

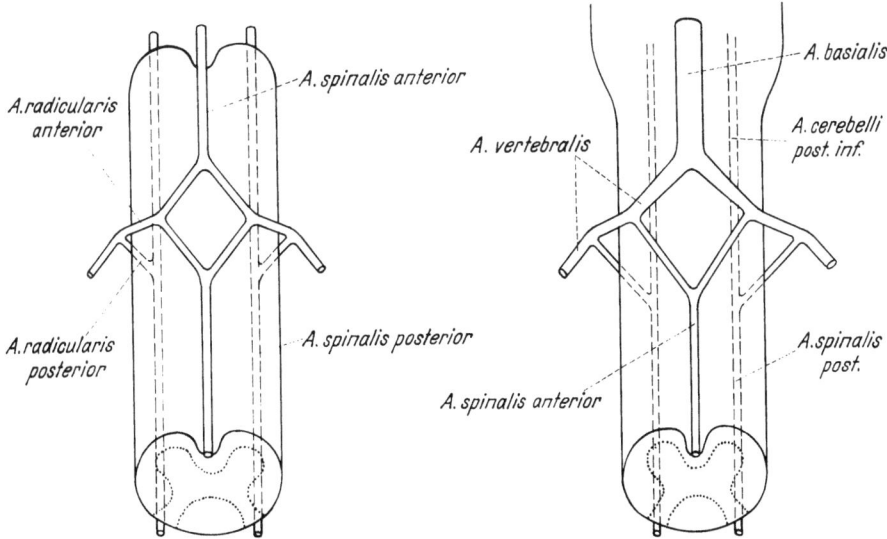

Abb. 1. Schematische Darstellung der homologen Gefäßanlage aus den Ästen der cervicalen Spinalarterien einschließlich der Vertebralarterien.

unmittelbaren Blutversorgung des Rückenmarks beim erwachsenen Menschen nur von wenigen, relativ großen Wurzelarterien abhängig sein.

Die *extramedulläre Blutversorgung* des Rückenmarks stammt aus zwei großen Stromgebieten: Erstens aus den Ästen der Vertebralarterien, aus dem Truncus thyreocervicalis und aus dem Truncus costocervicalis auf jeder Seite; zweitens aus den direkten Abzweigungen der Aorta (Aa. intercostales, lumbales et sacrales). Beide Quellgebiete unterscheiden sich voneinander dadurch, daß das zirkulierende Blut im oberen Stromgebiet zwischen C 1 und D 2 einen weitaus längeren Weg über eine Vielzahl verschiedener Arterien und deren Äste durchlaufen muß, um in die zuführenden Rami spinales zu gelangen, während im unteren Stromgebiet, — von D 3 ab caudalwärts, — der Zufluß fast in unmittelbarem Kontakt mit der Aorta, aus deren Direktabzweigungen erfolgt. (Abb. 2).

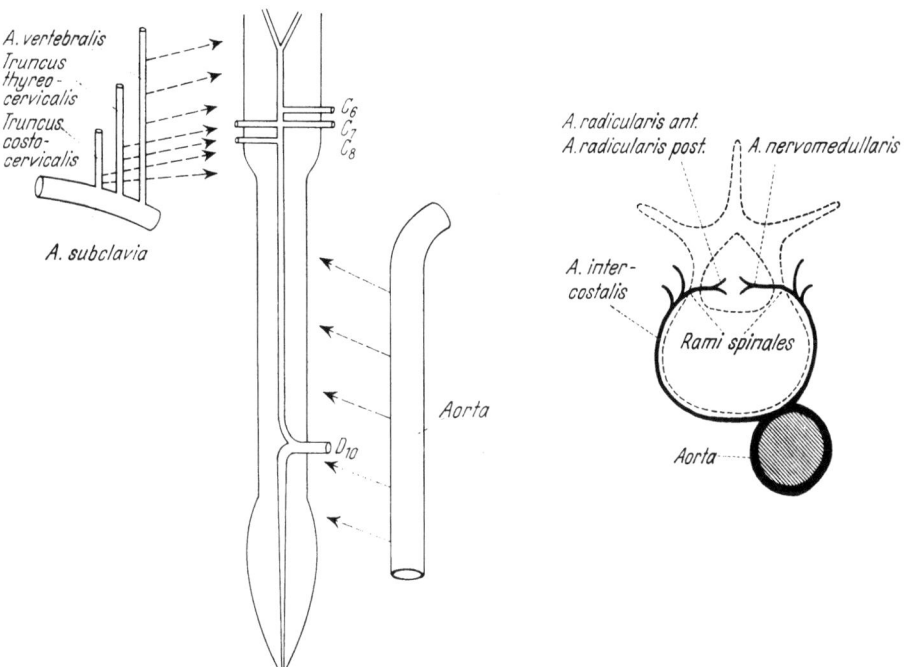

Abb. 2. Schematische Darstellung der extraspinalen Versorgungsgefäße des Rückenmarkskreislaufs.

Die Begleitarterien der spinalen Nerven geben unter anderem Segmentarterien (Rami spinales) ab, die sich vor ihrem Eintritt in den Wirbelkanal in einen Ramus anterior canalis spinalis und einen Ramus posterior canalis spinalis und in die A. nervomedullaris aufgabeln. Die für die spinale Zirkulation wichtige A. nervomedullaris zweigt sich in die A. radicularis anterior und in die A. radicularis posterior auf. Von den Vorderwurzel- und Hinterwurzelarterien, wie auch von der A. nervomedullaris aus führen zusätzlich kleine Äste zu den Nervenwurzeln, den Spinalganglien und den Spinalnerven. Unter den Spinalnervenarterien nehmen die ersten und obersten, *die Vertebralarterien,* eine besondere Stellung ein: Ihr Gefäßkaliber ist bedeutend größer als das der anderen Nervenwurzelarterien; das Gefäßlumen ist links meist weiter als rechts; obgleich sie konstant angelegt sind, ist das rechte Gefäß nicht selten aplastisch (Krayenbühl und Yasargil). Die Vertebralarterien durchbrechen gemeinsam mit den ersten Spinalnerven die Dura mater und vereinigen sich oralwärts zur A. basialis. Nach dem Durchbohren der Dura geben beide Vertebralarterien absteigende Zweige ab, die den hinteren Wurzelarterien entsprechen und sich in auf- und absteigende Äste gabeln, welche selbst wieder Homologa der hinteren Spinalarterienketten sind. Während die beiden Aa. cerebelli inferiores posteriores den aufsteigenden Ästen entsprechen, bilden die paarig angelegten Aa. spinales posteriores die absteigenden Äste. Der Vorderwurzelarterie homolog ist dann die aufsteigende Fortsetzung der A. vertebralis oralwärts von der Abzweigung des bereits beschriebenen, absteigenden Astes. Aus der oralen Fortsetzung der Vertebralarterien entspringen die beiden Äste, durch deren Vereinigung die A. spinalis anterior gebildet wird (vgl. Abb. 1).

Tabelle 1. *Gesamtzahl der am Rückenmarkskreislauf beteiligten Vorderwurzelarterien nach den Beobachtungen verschiedener Autoren.*

Autoren	Zahl der Vorderwurzelarterien			Zahl der untersuchten Rückenmarke
	Minimum	Maximum	Durchschnitt	
Adamkievicz (1882) . . .	3	10	7	13
Kadyi (1886)	2	17	8 (5—10)	29
Suh u. Alexander (1939)	6	8	7	15
Noeske (1958)	4	9	6	8
Bartsch (1960)	3	9	6	16

Unter den Wurzelarterien besitzen die *Vorderwurzelarterien* das weitaus größte Gefäßkaliber. Man kann sie als die entscheidenden Zuflußarterien des gesamten Rückenmarkskreislaufs bezeichnen. Sie bilden durch ihre auf- und absteigenden Äste die größte Gefäßkette am Rückenmark, die A. spinalis anterior, die den überwiegenden Teil des Rückenmarksquerschnitts versorgt. Das klinische Interesse gilt besonders der durchschnittlichen Zahl dieser Gefäße, ihrer Kaliberweite und ihrer segmentalen Lokalisation.

Die Zahl der Vorderwurzelarterien ist in den einzelnen Rückenmarkspräparaten außerordentlich variabel. Die Variationsbreite liegt zwischen 2 und 17 Gefäßen (Tabelle 1). Wichtiger als die Gesamtzahl ist die Häufigkeit der Minimalwerte. Sie betragen bei durchschnittlich 25 % der Rückenmarkspräparate nur drei bis vier Vorderwurzelarterien, die am spinalen Kreislauf teilnehmen. Unterscheidet man nach dem Gefäßdurchmesser Gefäße I.—III. Ordnung, dann finden sich durchschnittlich bei der Hälfte der Präparate nur ein oder zwei arterielle Hauptzuflüsse I. und II. Ordnung. Wird der Blutstrom in einem dieser großen Versorgungsgefäße behindert, ist eine spinale Ernährungsstörung durchaus denkbar. Betrifft die Behinderung die größte Vorderwurzelarterie am unteren Rückenmarksabschnitt, dann ist eine Querschnittsfolge sicher. Aus vergleichbaren Literaturangaben (Kadyi, Noeske) und aus eigenen Untersuchungen kennen wir die prozentuale Segmentverteilung der gesamten Vorderwurzelarterien an

Tabelle 2. *Prozentuale Segmentverteilung der Vorderwurzelarterien an 53 Rückenmarkspräparaten.*

Segmente	KADYI (29 Rückenmarkspräparate)		NOESKE (8 Rückenmarkspräparate)		BARTSCH (16 Rückenmarkspräparate)	
	Zahl der Vorderwurzelarterien	Prozent aller Zuflüsse	Zahl der Vorderwurzelarterien	Prozent aller Zuflüsse	Zahl der Vorderwurzelarterien	Prozent aller Zuflüsse
C 2	5	2,4	0	0,0	0	0,0
C 3	15	7,1	1	2,1	2	2,2
C 4	21	9,9	2	4,2	6	6,5
C 5	28	13,2	3	6,2	6	6,5
C 6	25	11,8	2	4,2	14	15,2
C 7	23	10,8	6	12,5	13	14,1
C 8	12	5,6	3	6,2	4	4,3
D 1	1	0,5	1	2,1	1	1,1
D 2	2	0,9	3	6,2	4	4,3
D 3	8	3,7	2	4,2	3	3,3
D 4	7	3,3	0	0,0	2	2,2
D 5	6	2,8	2	4,2	2	2,2
D 6	9	4,2	3	6,2	3	3,3
D 7	8	3,7	3	6,2	4	4,3
D 8	6	2,8	1	2,1	4	4,3
D 9	8	3,7	1	2,1	6	6,5
D 10	9	4,2	4	8,3	7	7,6
D 11	3	1,4	2	4,2	1	1,1
D 12	2	0,9	1	2,1	2	2,2
L 1	7	3,3	1	2,1	4	4,3
L 2	6	2,8	4	8,3	3	3,3
L 3	1	0,5	3	6,2	1	1,1

53 Rückenmarkspräparaten (Tabelle 2). Im Halsmarkbereich sind die Versorgungsgefäße durchschnittlich am häufigsten in den Segmenten C 5 bis C 8, im mittleren und unteren Rückenmarksabschnitt in den Segmenten D 9/D 10 oder L 1/L 2 lokalisiert. Hinsichtlich der Seitenlokalisation überwiegt die linke Seite etwa im Verhältnis 2:1. Die großen Gefäße I. und II. Ordnung treten durchschnittlich am häufigsten in den Segmenten C 7, D 10 und L 1 an den Rückenmarkskreislauf heran (Abb. 3).

Auf Grund der morphologischen und hämodynamischen Verhältnisse nimmt das Stromgebiet der größten Vorderwurzelarterie, der *A. radicularis magna* (KADYI), in der spinalen Zirkulation eine Sonderstellung ein. Sie ist konstant an jedem Rückenmark anzutreffen und besitzt durchschnittlich einen Gefäßdurchmesser von 1—2 mm. Ihre Segmentlokalisation schwankt zwischen D 6 und L 3. Am häufigsten tritt die Arterie von der linken Seite in Höhe von D 10 oder L 1 an das Rückenmark heran. Es ist sicher kein Zufall, daß diesen Segmenten D 10 (Bauchnabellinie) und L 1 (Leistenbeuge) klinisch eine wesentliche Bedeutung zukommt in der Höhenlokalisation vasculärer Querschnittssyndrome (Abb. 32). Eine weitere Konstante der A. radicularis magna ergibt sich aus ihrer Aufgabelung in einen dickkalibrigen Ramus descendens und in einen dünnkalibrigen Ramus ascendens (Abb. 4). Aus beiden Ästen setzt sich im wesentlichen der mittlere und untere Abschnitt der A. spinalis anterior zusammen. Die Ergebnisse der Farbstoffinjektionsversuche in den spinalen Kreislauf von der A. radicularis magna aus bestätigen die Ansicht (ADAMKIEVICZ, TANON), daß der Ramus descendens allein den größten Teil des caudalen Rückenmarksabschnitts, während der Ramus ascendens wesentliche Gebiete des spinalen Querschnitts kranialwärts bis zum oberen Brustmark hin versorgt. ROLL beschreibt im Bereich der Pars caudalis des Rückenmarkskreislaufs arteriovenöse Anastomosen.

Die *Hinterwurzelarterien* haben nur eines mit den Vorderwurzelarterien gemeinsam: ihre relativ spärliche Lokalisation im oberen bis mittleren Brustmark. Das Kaliber dieser Gefäße ist gleichmäßig und relativ klein. Die Zahl der Hinterwurzelarterien unterliegt nur geringen individuellen Schwankungen. Es finden sich im Durchschnitt 16—17 Gefäße (Kadyi). Zwischen den Zahlenangaben der einzelnen Autoren bestehen in der Literatur erhebliche Unterschiede. So berichten Suh und Alexander von durchschnittlich 5—8 Gefäßen, während Adamkievicz an fast jeder Hinterwurzel eine Arterie angibt. Die auf- und absteigenden Äste der Hinterwurzelarterien versorgen im wesentlichen die beiden Aa. spinales posteriores und die beiden dorsolateralen Längsgefäßketten an der Rückenmarksoberfläche.

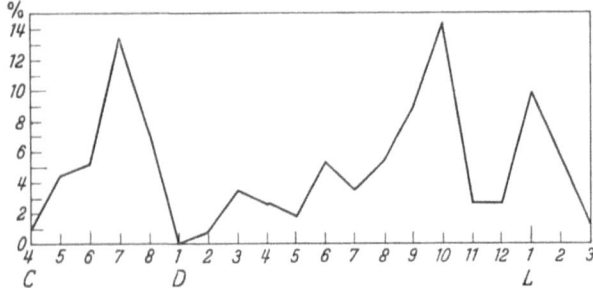

Abb. 3. Graphische Darstellung der prozentualen Segmentverteilung der radikulären Versorgungsgefäße I. und II. Ordnung an 45 Rückenmarkspräparaten (Kadyi, Bartsch). Gefäße I. Ordnung = 1—2 mm Durchmesser, Gefäße II. Ordnung = $^{1}/_{2}$ mm Durchmesser.

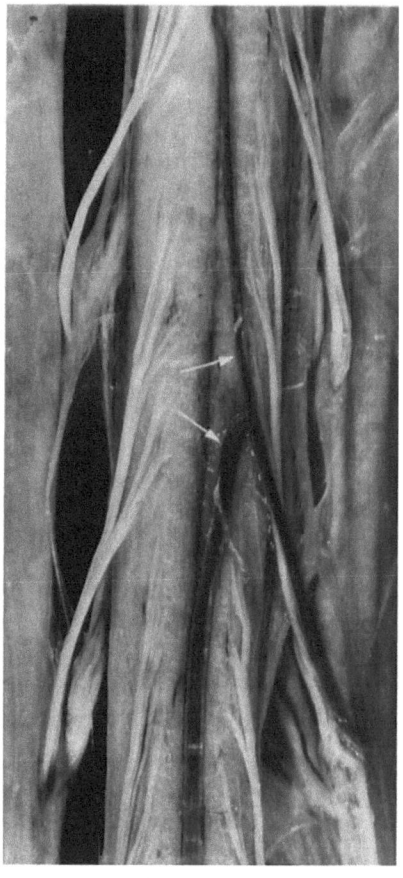

Abb. 4. Die Aufgabelung der A. radicularis magna in einen dünnen Ramus ascendens und einen dicken Ramus descendens.

Unter den bedeutenden *arteriellen Längsanastomosen* der Rückenmarksoberfläche ist die A. spinalis anterior die wichtigste. Das Kaliber der A. spinalis anterior wechselt mit der Zahl der herantretenden Vorderwurzelarterien, d. h., je kleiner die Zahl, um so bedeutender die Vorderwurzelarterien und um so dicker wieder das Kaliber der A. spinalis anterior — und umgekehrt. Konstant bleibt nur der Befund, daß die A. spinalis anterior im oberen und mittleren Brustmark ein relativ dünnes Lumen hat, während das Kaliber unterhalb der Eintrittsstelle der A. radicularis magna relativ dick ist. Die A. spinalis anterior gibt quer und lateral verlaufende Zweige ab, die mit den seitlichen Arterienketten anastomosieren und zum Teil direkt in die Substanz der Vorder- und Seitenstränge als Vasocorona eindringen. Weitere Äste des Gefäßes ziehen in das Netzwerk der Pia mater, und die stärkste Abzweigung, die A. sulcocommissuralis, dringt in die vordere Längsfurche ein und versorgt dort als Zentralarterie den überwiegenden Teil der grauen Substanz. Die A. spinalis anterior verläuft zwar auf der vorderen Längsfurche, ist jedoch nicht in diese eingebettet, sondern ragt, — eingewachsen in die Pia mater, — über das Niveau der Oberfläche des Rückenmarks hinaus. Jede Einengung des Wirbelkanals von vorne muß vor einer Berührung der Rückenmarksoberfläche zu einem Kontakt mit der A. spinalis anterior führen.

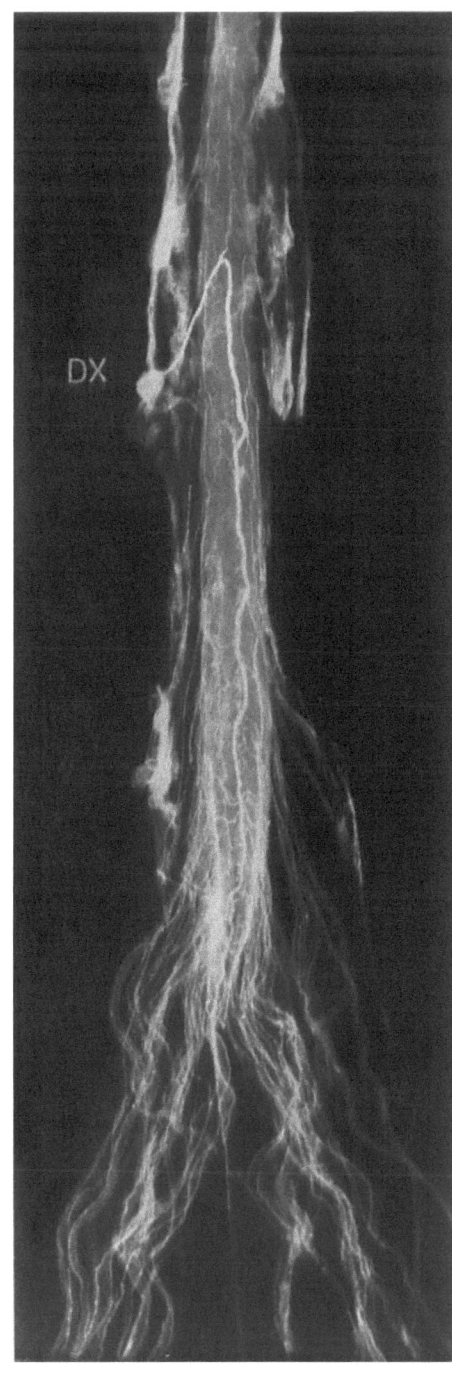

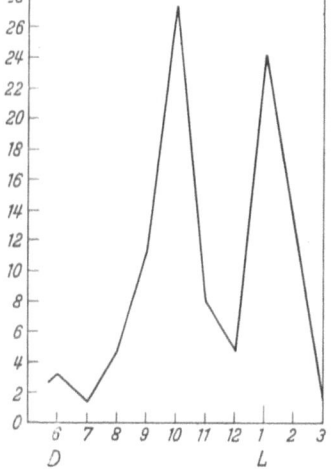

Abb. 5. Graphische Darstellung der prozentualen Segment-verteilung der A. radicularis magna an 63 Rückenmarks-präparaten (KADYI, ROLL, BARTSCH).

Abb. 6. Die arterielle Vascularisation des unteren Rückenmarksabschnitts mit Darstellung des Stromgebietes der A. radicularis magna. Die Gefäße sind mit einer Lösung von kolloidalem Barium injiziert. (Präparat von J. L. CORBIN.)

Die übrigen, — hinteren und seitlichen — Arterienketten sind im Gegensatz zur A. spinalis anterior paarig angelegt und in ihrem Gefäßkaliber wesentlich dünner. Zwischen den Aa. spinales posteriores, Aa. spinales posto-laterales, Aa. spinales antero-laterales und

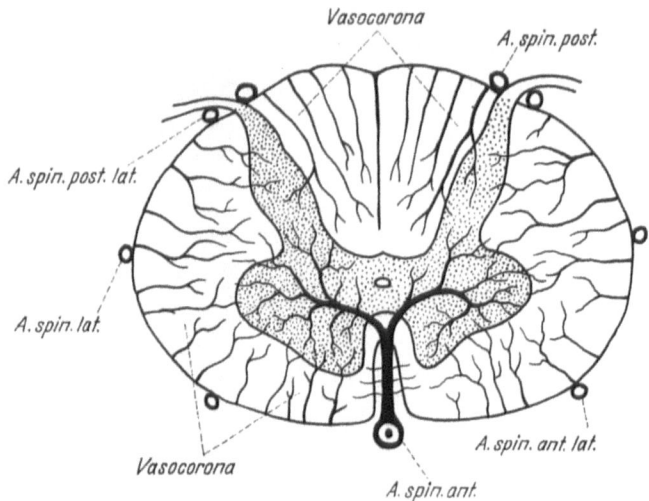

Abb. 7. Schema der intramedullären Gefäßanlage. (Lumbalmark)

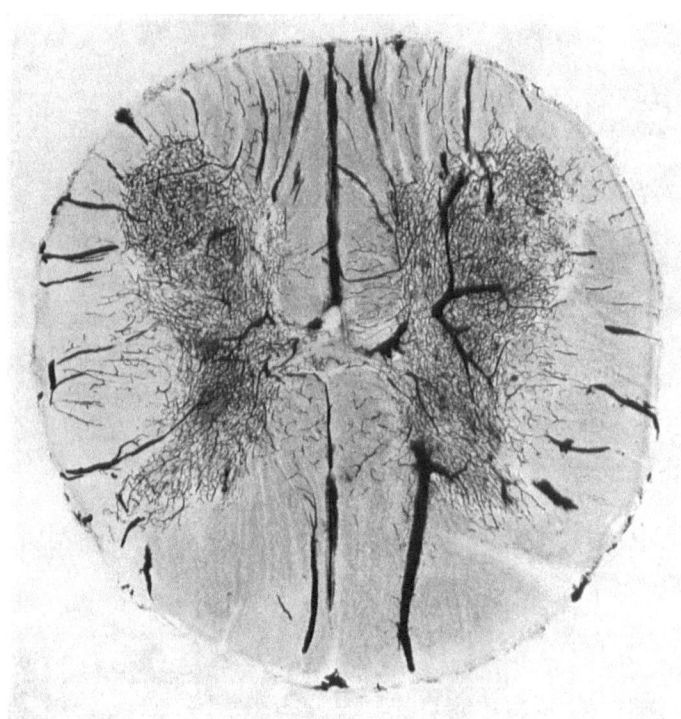

Abb. 8. Die intramedulläre Gefäßanlage in der Kontrastdarstellung am Präparat. (Präparat von J. L. Corbin.)

der vorderen Längsarterienkette besteht ein ausgedehntes anastomotisches Netzwerk, das die größeren Längsarterien miteinander verbindet. Die dorsalen und lateralen Arterienketten versorgen die überwiegende Zahl der radiär in die Rückenmarksoberfläche eindringenden Gefäße der Vasocorona. Die Pia mater sorgt, bei der unregelmäßigen Verteilung der arteriellen Gefäße, durch kleine Anastomosenkränze wesentlich für eine Regulation des zirkulierenden Blutes. In der Pia mater gibt es keine Capillargefäße

(KADYI). Sie ist eine „Ernährungshaut" des Rückenmarks und gibt selbst kleine Gefäße ab, die in das Rückenmark direkt eindringen.

Im Gegensatz zur auffallenden Variabilität der radikulären Zuflußarterien ist die *intramedulläre Gefäßanlage* relativ konstant (Abb. 7). Die intramedulläre Blutversorgung wird durch die radiär von der Rückenmarksoberfläche eindringenden Gefäße der Vaso-corona und die sich im Inneren verzweigenden Äste der Zentralarterien gewährleistet. Sowohl die kleinen Äste der Zentralarterien als auch die arteriellen Verzweigungen der Corona radiata sind als Endarterien im Sinne COHNHEIMS aufzufassen. Die Aa. sulco-commissurales dringen bis an den Grund der vorderen Längsfurche und treten dann als Zentralarterien in die graue Substanz des Rückenmarks ein. Die Gesamtzahl der Zentralarterien beträgt vom 1. Cervicalsegment an bis zum Conus terminalis etwa 200. Die Zentralarterien im Hals- und Brustmark dringen immer nur auf der rechten Seite oder auf der linken Seite in die graue Säule ein, um sich dann in ein capilläres Netzwerk aufzu-lösen (BRIHAYE). Nur im lumbosacralen Abschnitt geben die Zentralarterien nach rechts

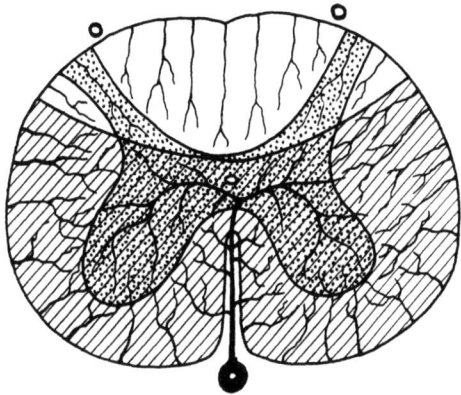

Abb. 9. Schematische Darstellung der arteriellen Versorgungsgebiete am Rückenmarksquerschnitt. Die Schraf-fierung kennzeichnet den Versorgungsbereich der A. spinalis anterior, während das übrige Gebiet vorwiegend von den Aa. spinales posteriores versorgt wird.

und nach links je einen Ast ab. Die Endäste verzweigen sich bis zu den angrenzenden Partien der weißen Substanz. Außerdem zweigt sich von den Zentralarterien je ein Ast in vertikaler Richtung nach oben und nach unten ab, so daß zwischen den jeweiligen ver-tikalen Abzweigungen eine ununterbrochene Arterienkette entsteht, die den Rückenmarks-querschnitt der Länge nach durchzieht. Die longitudinalen Arterienketten liegen lateral vom Zentralkanal. Andere Abzweigungen der Zentralarterie verlaufen in die Gegend der Clarkeschen Säule. Das Kaliber der zentralen Gefäße ist im Cervicalmark am stärksten und im Sacralmark am kleinsten. Obgleich die Gesamtzahl der rechten und linken Eintrittsstellen der Zentralarterien an jedem Rückenmark etwa gleich ist, kommt es vor, daß diese Gefäße in die graue Substanz der cervicalen und thorakalen Ab-schnitte 2—3 Segmente hintereinander auf der gleichen Seite eintreten (KADYI). Das System der *Vasocorona* wird durch Arterienäste gebildet, die von der Peripherie aus in die Rückenmarkssubstanz einstrahlen. Diese sind verschieden lang, sie reichen nur bis kurz unter die Rückenmarksoberfläche oder sie verlaufen bis an die graue Substanz heran und gehen zum Teil sogar in die Randpartien der Vorderhörner über. Der Blutstrom erreicht die Gefäße der Vasocorona aus den verschiedenen Längsarterien-ketten der Rückenmarksoberfläche. Die intramedullären Versorgungsgebiete der vorderen und hinteren Längsarterienketten sind in der Abb. 9 schematisch dargestellt.

Die großen *Venengeflechte* liegen auf der Dorsalfläche des Rückenmarks, während an der Vorderfläche nur eine große Medianvene unter der A. spinalis anterior verläuft. Wichtig ist, daß in der Regel die Zentralvenen immer kleiner sind als die Zentralarterien und daß umgekehrt die Venen der Peripherie immer größer sind als die Arterien. Daraus ergibt sich, daß das Rückenmark den größten Teil des Blutes durch die Zentralarterien erhält, während die Drainage vorwiegend durch periphere Venen erfolgt. Im Gegensatz zu den vorderen Sulcusarterien, die — mit Ausnahme des lumbalen Abschnittes — immer nur eine Seite der spinalen Rückenmarkssäule versorgen, drainieren die vorderen Sulcusvenen in jeder Höhe meist beide Seiten (Herren u. Alexander). Der venöse Abfluß durch die vorderen Sulcusvenen umfaßt die Gebiete der zentralen grauen Substanz, der Vorderhörner, der Seitenhörner, der ventralen und lateralen weißen Substanz. Die dorsalen Venengeflechte des Rückenmarks drainieren die Hinterhörner, die Clarkesche Säule und die Hinterstränge. Eine große venöse Anastomose zwischen den parazentralen Venen und den großen Venengeflechten der dorsalen Rückenmarksoberfläche ermöglicht einen schnellen Druckausgleich vom Zentrum zur Peripherie.

In der neuesten Literatur berichten über die Anatomie des spinalen Gefäßsystems Lazorthes u. Mitarb. (1958), Noeske (1958/1962), Roll (1958), Corbin (1961), Brihaye (1961) und Clemens (1967).

2. Die Hämodynamik der spinalen Zirkulation
unter physiologischen und pathophysiologischen Bedingungen.
a) Die spinale Blutstromrichtung.

Unter den physiologischen Problemen der Rückenmarkszirkulation spielt die spinale Blutstromrichtung eine dominierende Rolle. Sie wird bestimmt von der Art der Gefäßanlage und von hämodynamischen Faktoren, die physikalischen Gesetzen unterworfen sind. Während der anatomische Bauplan zwar variabel, aber objektiv darstellbar ist, bleiben die Möglichkeiten einer auch nur annähernd exakten Beurteilung der kreislaufdynamischen Verhältnisse am Rückenmark sehr begrenzt. Man hat auf experimentellem Wege versucht, durch Farbstoffinjektionen in die verschiedenen Hauptzuflüsse des Rückenmarkskreislaufs, die hämodynamischen Bedingungen zu rekonstruieren. Eine Übertragung der experimentellen Injektionsergebnisse auf die physiologische Situation in vivo ist allerdings nur mit erheblichem Vorbehalt möglich. Außerdem sind die Ansichten der verschiedenen Autoren über ihre experimentellen Untersuchungsergebnisse unterschiedlich. Wenn man von den anatomischen Besonderheiten ausgeht, die experimentellen Farbstoffinjektionen berücksichtigt und diese Ergebnisse durch klinische Erfahrungstatsachen zusätzlich ergänzt, dann ergibt sich über die spinale Blutstromrichtung folgendes Bild (Abb. 10).

In der größten Längsarterienkette, der A. spinalis anterior, verläuft der Blutstrom im *oberen Rückenmarksabschnitt* zwischen C 1 und D 3 generell wahrscheinlich caudalwärts. Die im Halsmark häufig zu beobachtende Inselbildung zwischen der Längsgefäßkette und den sich aufgabelnden Vorderwurzelarterien unterstützen diese Auffassung auch morphologisch (Abb. 10, Fig. a). Farbstoffinjektionen von der A. basialis und von den Vertebralarterien aus erzielen in den spinalen Gefäßen stets nur einen Füllungseffekt, der sich bis zum oberen Brustmark erstreckt (Adamkievicz, Bolton). Eine weitere Ausdehnung der Farbstoffe wird wahrscheinlich durch das meist ungewöhnlich dünne Gefäßkaliber der A. spinalis anterior im oberen Thorakalbereich verhindert (Suh u. Alexander). Im gleichen Sinne konnten Lazorthes u. Mitarb. (1957) experimentell nachweisen, daß der Blutstrom nicht in der Lage ist — bei Unterbrechung der übrigen seitlichen Zuflüsse —, vom kranialen Abschnitt der A. spinalis anterior aus das Lumbosacralmark zu erreichen. Die angenommene Blutstromrichtung entspricht auch der klinischen Erfahrung, daß eine ventrale Halsmarkkompression durch Zirkulationsbehinderung der A. spinalis anterior nicht selten ein segmental tiefergelegenes Querschnittssyndrom zur Folge hat.

Aus eigenen Untersuchungen ergibt sich, daß im *mittleren Rückenmarksabschnitt* bei 10 von 16 Rückenmarkspräparaten zwischen der Eintrittsstelle der A. radicularis magna und den größeren Versorgungsgefäßen im unteren Halsmark keine bedeutenden Wurzelarterien (Gefäße II. Ordnung) vorhanden sind. (Gleicher Befund bei 9 von 29 Präparaten von KADYI.) Das entspricht etwa dem segmentalen Bereich von C 6/C 7 und D 9/D 10. Selbstverständlich gibt es auch Rückenmarkspräparate, bei denen man zwischen C 6 und D 10 mehrere seitliche Zuflußarterien nachweisen kann. Zumindest aber für den — beachtlichen — Prozentsatz der angeführten Präparate ist anzunehmen, daß in der A. spinalis anterior der Blutstrom zwischen zwei Hauptwurzelarterien in entgegengesetzter Richtung verläuft, d. h. vom cervicalen Zufluß aus caudalwärts und vom Ramus ascendens der A. radicularis magna aus kranialwärts. Die entgegengesetzten Strömungen treffen ungefähr im Segment D 4 aufeinander (METTLER). Dieser Mittelpunkt zwischen zwei bedeutenden Zuflußarterien des oberen und unteren Rückenmarksabschnitts ist kreislaufdynamisch mit einer Art „Wasserscheide" zu vergleichen (MARBURG). Das Gebiet der

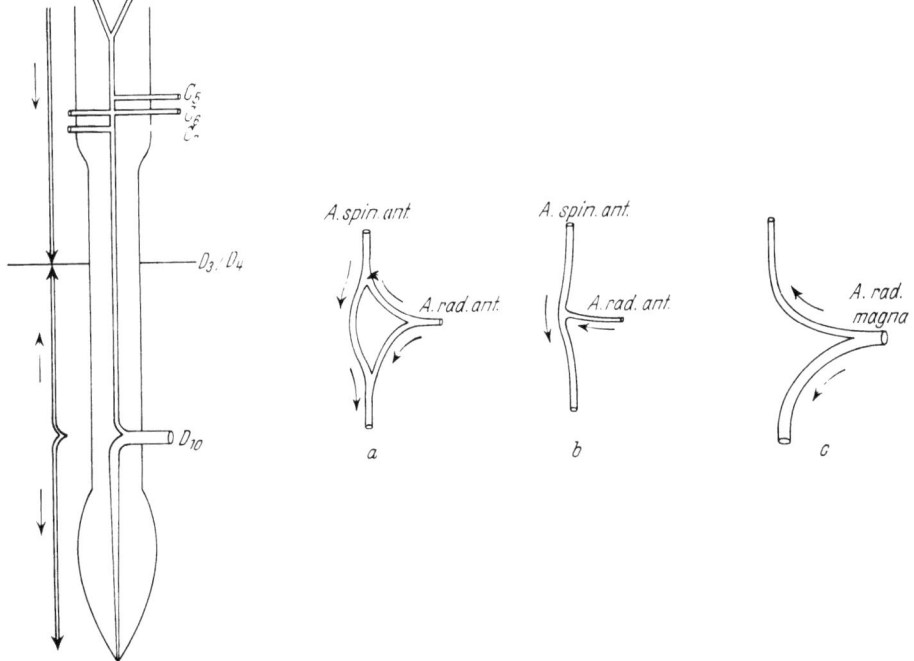

Abb. 10. Schematische Darstellung der Blutstromrichtung in der A. spinalis anterior und drei charakteristische Formen der Einmündung einer Vorderwurzelarterie an verschiedenen Rückenmarksabschnitten.

„Wasserscheide" ist morphologisch durch ein besonders dünnes Gefäßkaliber der A. spinalis anterior charakterisiert. Wenn auch zwischen den beiden Hauptwurzelgefäßen kleine, arterielle Seitenzuflüsse an die A. spinalis anterior herantreten, so wirkt es doch wenig überzeugend, daß diese kleinen Gefäße die generelle Blutstromrichtung konstant in ein „Mosaik von Partialströmchen" umwandeln sollen (NOESKE). Die Auffassung, wonach eine Gabelung der Zuflußarterie eine Gabelung des Blutstromes zur Folge haben müsse, überzeugt nur dann, wenn es sich bei der Wurzelarterie tatsächlich auch um ein bedeutendes Gefäß handelt. Da die Kaliber der in Frage kommenden Gefäße jedoch zwischen 0,2 und 2,0 mm variieren, kann dieser Tatbestand auf die generelle Blutstromrichtung nicht ohne Einfluß bleiben. Außerdem ist die Aufgabelung der kleinen Wurzelarterien im mittleren Brustmark wesentlich geringer ausgeprägt (Abb. 10, Fig. b), so daß schon die differente morphologische Anlage eine uniforme Einwirkungsmöglichkeit auf die Blutstromrichtung unwahrscheinlich macht. Diese Annahme wird durch die Injektionsversuche mit Farbstoffen in verschiedenen Wurzelarterien des mittleren und unteren Rückenmarksabschnitts bestätigt. Ein Füllungseffekt der lumbosacralen und thorakalen Gebiete des spinalen Gefäßsystems allein kommt nur von der A. radicularis magna aus zustande (TANON). Die Injektionen anderer Wurzelarterien lassen dagegen lediglich eine kleine, lokal begrenzte Anfärbung erkennen. Dementsprechend zeigen auch die klinischen Beobachtungen, daß, bei einer ventralen Einengung des Wirbelkanals mit Kompression der A. spinalis anterior im unteren Brustmark, das folgende Querschnittssyndrom nicht selten segmental höher liegt, als es nach der Lokalisation des Kompressionsherdes zu erwarten wäre. Auf diese Erfahrungstatsache hat bereits Nonne hingewiesen, während Bolton die gleiche, klinische Fragestellung seiner anatomischen Arbeit voranstellte. Eine überzeugende Erklärung für die Diskrepanz beider Herdbefunde ist nur aus einer Unterbrechung bzw. Behinderung der kranialwärts gerichteten Blutströmung im unteren Thorakalbereich zu erbringen.

Das Stromgebiet des *unteren Rückenmarksabschnittes* wird durch den dicken Ramus descendens der A. radicularis magna beherrscht (Abb. 10, Fig. c). Auf Grund dieser morphologischen Anlage besteht kein Zweifel, daß der Blutstrom im unteren Bereich der vorderen Längsarterienkette caudalwärts fließt, unabhängig davon, ob unterhalb der Eintrittsstelle der A. radicularis magna zusätzliche arterielle Seitenzuflüsse vorhanden sind oder nicht. Von seltenen Ausnahmen abgesehen, ist dieser Befund die Regel.

Die sog. Teilströmchentheorie (Adamkievicz), nach der es in der A. spinalis anterior doppelt so viele einander entgegengesetzte Partialströmungen gibt wie seitliche Zuflüsse vorhanden sind, überzeugte praktisch nur dann, wenn die Versorgungsgefäße ein gleichbleibendes Kaliber besäßen. Das trifft aber für die Vorderwurzelarterien — und damit für die A. spinalis anterior — nicht zu. Dagegen ist es durchaus möglich, daß in den übrigen Längsanastomosen, die durch die Hinterwurzelarterien versorgt werden, eine generelle Blutstromrichtung nicht existiert, sondern ausschließlich einander entgegengesetzte Teilströmungen vorherrschen. Für diese Auffassung spricht die weitaus größere — und relativ konstante — Zahl und das kleinere Gefäßkaliber der am Rückenmarkskreislauf beteiligten Hinterwurzelarterien. Eine andere Ansicht, wonach der Blutstrom in den dorsalen Längsgefäßketten vom Conus terminalis bis zum oberen Brustmark hin in kranialer Richtung verläuft, wird nur von Bolton vertreten.

b) Kreislaufdynamisch bedingte Störungsmodelle am Rückenmark.

Pathophysiologisch interessante Probleme ergeben sich aus den Besonderheiten der morphologischen Gefäßanlage und aus der Strömungsdynamik des die Gefäße passierenden Blutes, wenn die spinale Zirkulation behindert ist oder stagniert. Für den Neurochirurgen und den Neurologen ist es — bei der pathogenetischen Deutung vasculärer Rückenmarksschäden — von Interesse zu wissen, ob sich der Faktor einer gestörten Strömungsdynamik isoliert auswirkt. Bei intaktem Gefäßapparat kann die Strömungsgeschwindigkeit des Blutes allgemein lokal begrenzt oder vermindert sein. Diese pathologische Situation ist eine wesentliche Störungsquelle (Döring), deren Folgen hinsichtlich ihrer Form nicht nur von den anatomischen Gegebenheiten, sondern auch von physikalischen Gesetzmäßigkeiten abhängen. Vergleicht man den Rückenmarkskreislauf mit einem Kanalsystem zur Bewässerung von Wiesen, — ein Vergleich, der von M. Schneider im Bereich der cerebralen Zirkulation angewandt und von Zülch auf das Rückenmark übertragen wurde, — dann ergeben sich strömungsdynamisch folgende Störungsmodelle (Abb. 11):

1. Geht man von der Vorstellung aus, daß ein Kanalsystem aus einer einzigen Quelle versorgt wird, eine gleichbleibende Stromrichtung hat und an einer bestimmten Stelle endet, dann ergibt sich aus einer allgemeinen Verminderung der Strömung oder aus einer lokal begrenzten Einengung des Stromes am Hauptkanal folgender Effekt: Die Austrocknung beginnt immer am Ende des Kanalsystems im Bereich der „letzten Wiese" (M. Schneider, Zülch), dagegen nicht an der Stelle der Strömungsbehinderung (Abb. 11a).

2. Gabelt sich ein Hauptkanal in zwei große Nebenkanäle mit mehreren Abzweigungen auf und gehen diese Nebenkanäle in ihrem Endstromgebiet ineinander über, dann bildet

sich an dieser Berührungsstelle eine „Wasserscheide". Jede Strömungsverlangsamung im Hauptkanal wird sich dann immer zuerst und besonders stark im Bereich der „Wasserscheide" bemerkbar machen und dort eine Austrocknung zur Folge haben (Abb. 11b).

Das sind zwei einfache, strömungsdynamische Modelle, die sicher nicht sämtliche Störungsmöglichkeiten erschöpfen. Es kommt darauf an, die seit Jahrzehnten vom anatomischen und vom pathologisch-anatomischen Standpunkt ausgehende Diskussion über die Form und die Ursache der spinalen Zirkulationsstörungen durch eine Einbeziehung des strömungsdynamischen Störungsfaktors zu ergänzen und im klinischen Interesse zu fördern. Klinisch sind die Begriffe der „letzten Wiese" und der „Wasserscheide" — als Ausdruck besonders durchblutungsgefährdeter — Zonen in einer pathologischen Kreislaufsituation überall dort anwendbar, wo es sich um spinale Endstrombereiche handelt.

Am *Rückenmarksquerschnitt* kann man zwischen den von der Oberfläche aus radiär einstrahlenden und aus dem Zentrum zur Peripherie verlaufenden Endarterien funktionell

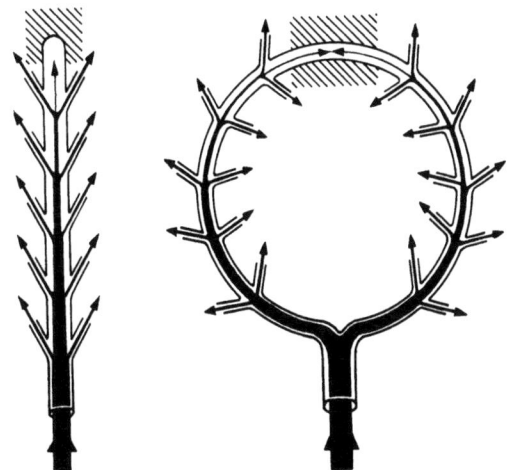

Abb. 11. Zwei schematische Modellskizzen für strömungsdynamisch bedingte Störungszonen.

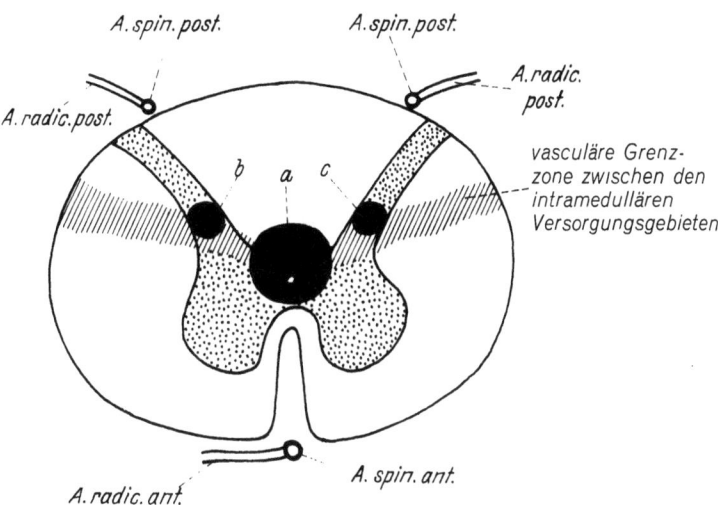

Abb. 12. Schematische Darstellung der durchblutungsgefährdeten Zonen am Rückenmarksquerschnitt. Die Umgebung des Zentralkanals, die Basis der Hinterhörner und das ventrale Hinterstranggebiet, sind für eine vasculäre Ernährungsstörung wahrscheinlich am stärksten prädisponiert (a—b—c).

ein zentrifugales und zentripetales Endstromgebiet unterscheiden, worauf bereits ADAMKIEVICZ hingewiesen hat. Beide Endstrombereiche berühren sich etwa am Übergang von der weißen in die graue Substanz. Eine weitere funktionelle Grenzzone besteht zwischen den Versorgungsgebieten der Aa. spinales posteriores und der A. spinalis anterior. Die durchblutungsgefährdeten Zonen zwischen den sich einander überschneidenden intramedullären Stromgebieten liegen wahrscheinlich im Zentrum des spinalen Querschnitts und im Bereich der Basis der Hinterhörner (Abb. 12). Diese Auffassung läßt sich sowohl anhand klinischer Beobachtungen als auch an pathologisch-anatomischen Befunden beweisen.

Das wichtigste funktionelle Endstromgebiet am *spinalen Längsschnitt* liegt im oberen Brustmark. Diese prekäre Durchblutungszone in den Segmenten D 3/D 4 entspricht einer „Wasserscheide" zwischen den beiden Hauptquellgebieten des Rückenmarkskreislaufs aus den Ästen der Vertebralarterien, und der Aa. subclaviae einerseits und aus den Direktabzweigungen der Aorta andererseits (Mettler). Daß die Berücksichtigung des kreislaufdynamischen Faktors in der Pathogenese spinaler Durchblutungsstörungen nicht nur hypothetisch interessiert, sondern auch praktisch notwendig ist, zeigen die klinischen und pathologisch-anatomischen Untersuchungsergebnisse.

c) Diskussion der Frage einer selbständigen Kompensationsfähigkeit spinaler Durchblutungsstörungen auf Grund der morphologischen und hämodynamischen Verhältnisse.

Die Frage, ob das spinale Gefäßsystem in der Lage ist eine pathologische Kreislaufsituation *selbständig* zu kompensieren, wurde bereits von anatomischer Seite gestellt und bejahend beantwortet (Noeske). Theoretisch läßt sich die Möglichkeit einer selbständigen Kompensation grundsätzlich nicht bestreiten. Praktisch allerdings ist z. B. der Verschluß einer großen Versorgungsarterie, wenn überhaupt, dann nur in begrenztem Umfang selbständig auszugleichen. Das ist im einzelnen Fall davon abhängig, wo der Gefäßverschluß auftritt und ob die individuellen Besonderheiten der betroffenen Gefäßanlage eine Kompensation begünstigen oder verhindern. Handelt es sich dagegen nicht um einen Gefäßverschluß, sondern um eine Verlangsamung der Strömungsgeschwindigkeit des zirkulierenden Blutes infolge einer Herzleistungsschwäche oder im Rahmen funktioneller Durchblutungsstörungen, dann ist zwar die selbständige Kompensationsbereitschaft auch nur gering, jedoch kann die Fähigkeit zur Kompensation medikamentös unter günstigen Umständen bis zur Normalisierung gesteigert werden. Diese Art einer medikamentös forcierten Kompensation wird in der klinischen Therapie vasculärer Rückenmarksschäden ausgenutzt. Wie gering die Aussicht ist einen embolischen Ver-

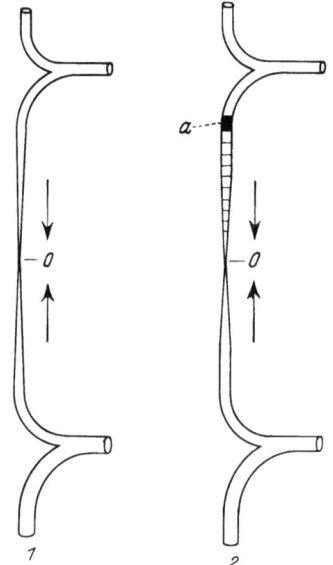

Abb. 13. Schematische Skizzen zur Frage der selbständigen Kompensationsfähigkeit eines Verschlusses der A. spinalis anterior.

schluß im Gebiet der A. spinalis anterior selbständig zu kompensieren, läßt sich an einem Schema leicht demonstrieren (Abb. 13).

In der ersten Skizze ist die physiologische Situation im Bereich der A. spinalis anterior des mittleren Rückenmarksabschnittes dargestellt. Zwischen zwei radikulären Hauptzuflußarterien erzeugen die einander begegnenden Strömungen im Punkt 0 einen Druckausgleich. Morphologisch findet sich an diesem Mittelpunkt zwischen den seitlichen Hauptzuflüssen das dünnste Gefäßkaliber der vorderen Längsarterienkette. In der zweiten Skizze markiert der Punkt a den angenommenen Gefäßverschluß. Eine Kompensation würde dann zustande kommen, wenn durch den Druckabfall der caudalen Strömung die intakte kranialwärts gerichtete Strömung sich so weit auswirkt, daß der 0-Punkt der gegenseitigen Druckaufhebung mit dem Ort des Gefäßverschlusses zur Deckung kommt. Diese These wäre nur dann überzeugend, wenn die Strombahn zwischen den Seitenzuflüssen im ganzen Verlauf ein gleichbleibendes Kaliber und damit einen gleichbleibenden Strömungswiderstand besäße. Eine derartige morphologische Voraussetzung ist jedoch am Rückenmark praktisch nicht gegeben. Bei gleichbleibendem Druck kann die Stenose der A. spinalis anterior am mittleren Rückenmarksabschnitt nicht überwunden werden. Damit entfällt die Möglichkeit zu einer selbständigen Kompensation des angenommenen Gefäßverschlusses. Im Gegensatz zum Gehirn, dem das Blut unter höherem Druck in großkalibrigen Gefäßen zugeführt wird, ist am Rückenmark der Druck durch den großen Widerstand der relativ kleinen Zuflußarterien wesentlich herabgesetzt. Diese Besonderheit erklärt hinreichend, warum sich Blutdruckschwankungen weniger stark auf das Blutstromvolumen des Rückenmarks auswirken, und auch, warum die Zirkulation des spinalen Blutstroms nur relativ langsam vor sich geht (CAPON). Auf Grund dieser Tatsachen verbleibt der selbständigen Kompensationsmöglichkeit bei einem Gefäßverschluß am Rückenmarkskreislauf nur ein minimaler Spielraum, dem praktisch keine Bedeutung zukommt. Unsere Auffassung deckt sich mit einer Fülle klinischer Erfahrungstatsachen.

II. Die Pathologie und Pathogenese vasculärer Rückenmarksschäden.

1. Allgemeine Pathologie.

Die morphologischen Folgen einer spinalen Durchblutungsstörung lassen sich in die bekannten Zustandsbilder der Hämatomyelie (Blutung) und der Myelomalacie (Erweichung) unterteilen. Beide Befunde können nebeneinander vorkommen oder ineinander übergehen (BODECHTEL). Beide Reaktionsformen sind häufig durch zwei Eigentümlichkeiten charakterisiert: Die zentrale Lokalisation der Schädigung und ihre röhrenförmige Ausdehnung über mehrere Segmente. Das beiden Gemeinsame erschwert nicht nur auf dem pathologisch-anatomischen Sektor eine klare Trennung der Begriffe; gleiches gilt auch für den klinischen Bereich. Im Gegensatz zu der Auffassung älterer Autoren, besteht heute kaum noch ein Zweifel daran, daß der morphologische Befund einer Hämatomyelie tatsächlich eine Rarität ist. Die früher relativ häufig gestellte, klinische Diagnose der Hämatomyelie nach Wirbelsäulentraumen war meist ein Irrtum.

a) Die Bedeutung des Hämatomyeliebegriffs in der klinischen Diagnose.

Die *Hämatomyelie* setzt ursächlich eine intramedulläre Blutung aus einem rupturierten Gefäß voraus, wie sie — in Parallele zum Gehirn — der Massenblutung entspricht. Massenblutungen im Gehirn sind pathogenetisch auf Risse arteriosklerotischer Gefäße, bei gleichzeitiger Hypertonie, oder auf Angiomrisse zurückzuführen. Diese morphologischen Voraussetzungen liegen — im Gegensatz zum Gehirn — am Rückenmark äußerst selten vor. Eine

Arteriosklerose der Rückenmarksgefäße stellt bekanntlich, nach den Untersuchungen von Oberndörfer, Stämmler u. a., eine Rarität dar, während Blutdruckschwankungen, die eine Rißblutung auslösen, in ihrer Wirkung auf den Rückenmarkskreislauf wahrscheinlich bedeutungslos sind. Der einzige Literaturfall einer Hämatomyelie bei einem angeborenen Aneurysma der A. spinalis dorsalis ist von Bräutigam beschrieben worden (Abb. 14). Auf Grund dieser differierenden Verhältnisse zwischen Gehirn und Rückenmark wird in den letzten Jahren die Meinung vertreten, daß eine echte Hämatomyelie wesentlich seltener sei, als sie bisher beschrieben oder klinisch diagnostiziert wurde (Klaue, Lindenberg, Zülch u. a.). Kommt es jedoch zu einer nachweisbaren Blutung, dann stammt sie meistens aus rupturierten Teleangiektasien oder anderen

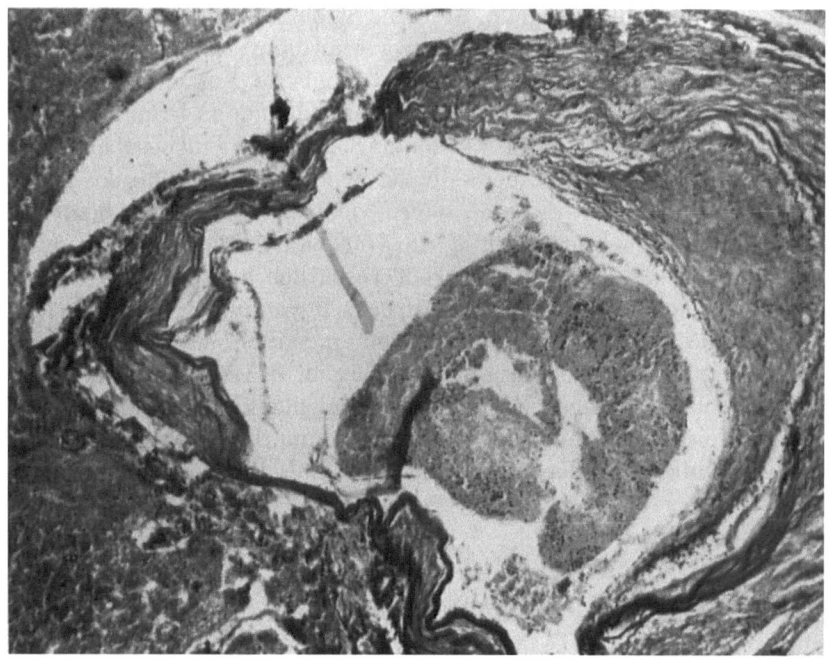

Abb. 14. Aneurysmatisch erweiterte A. spinalis dorsalis in Höhe von D 9. Elastica-van Gieson. Vergr. 1:50. Rechts im Bild angeborene Störung im Wandaufbau bis zu völligem Mediaverlust. Links im Bild halbmondförmiges Intimapolster über einem Gefäßabschnitt mit muskulärer Media. (Präparat von W. Bräutigamm.)

Angiomen. Selbst die häufig zitierte „Hämatomyelie" nach Traumen der Wirbelsäule wird in der überwiegenden Zahl der Fälle klinisch diagnostiziert und ist bei einer morphologischen Kontrolle meist als ischämischer — oder als hämorrhagischer Nekrosestift zu bezeichnen. Die echte Hämatomyelie bietet dagegen das Bild einer „Röhrenblutung". Wie entscheidend wichtig daher eine scharfe Definition der diagnostischen Begriffe vom Standpunkt des Klinikers aus wirklich ist, wird sofort klar, wenn man sich die Möglichkeit einer kompletten oder partiellen Rückbildung der vasculären Ausfälle im reversiblen Vorstadium einer Myelomalacie unter durchblutungsfördernden Behandlungsmaßnahmen vor Augen führt. Diese reelle Chance einer erfolgreichen Therapie entfällt gedanklich fast automatisch, wenn ein vasculäres Querschnittsbild auf eine irreparable Schädigung durch eine Hämatomyelie zurückgeführt wird. Um hier folgenschwere Irrtümer im voraus zu vermeiden, ist es zumindest erwägenswert, für den klinischen Gebrauch die pathologisch-anatomischen Begriffe der Hämatomyelie und Myelomalacie — ohne morphologische (bioptische) Klärung — nicht zu verwenden und sich an ihrer Stelle mit der bewußt allgemein gehaltenen, klinischen Definition einer spinalen Durchblutungsstörung zu begnügen.

b) Charakteristische Erweichungsformen am Rückenmark und die möglichen Ursachen ihrer stereotypen Lokalisation.

Während die verschiedenen Stadien der histopathologischen Veränderungen bei der posttraumatischen Hämatomyelie bereits erschöpfend beschrieben worden sind (SPATZ, KLAUE, PETERS u. a.), lohnt es sich in Korrelation zu den klinischen Besonderheiten die *Myelomalacie* eingehender zu besprechen. Klinisch interessieren besonders die verschiedenen Lokalisationstypen, deren Ursache, und die histopathologischen Frühstadien einer Erweichung.

Bei den Erweichungen vom „*Querschnittstyp*" erstrecken sich die pathologischen Veränderungen über den gesamten Querschnitt des Rückenmarks. Dagegen ist der „*stiftförmige Typ*" nur auf das Zentrum beschränkt (Abb. 15). Beide Erweichungstypen gehen an irgendeiner Stelle ineinander über. Man findet diesen morphologischen Befund nach Wirbelsäulenverletzungen mit spinalen Kontusionen und nach akuten oder subakuten Kompressionen des Rückenmarks, aber auch bei primären Kreislaufstörungen. Die zentralen Erweichungsstifte erstrecken sich meist über mehrere Segmente. Dabei fällt es auf, daß die den ganzen Querschnitt umfassenden Parenchymschäden sehr häufig nicht dem Ort

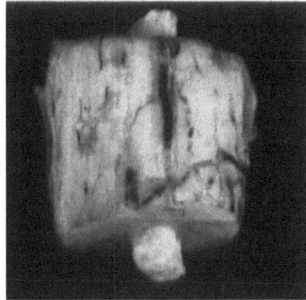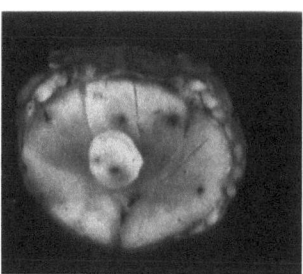

Abb. 15. Typischer zentraler Erweichungsstift, der sich über mehrere Segmente erstreckt. (Präparat von ZÜLCH).

der Kompression oder dem Ort einer umschriebenen Kontusion entsprechen, sondern mehrere Segmente davon entfernt liegen. In diesen Fällen wird von einer vasculären „Fernschädigung" am Rückenmark gesprochen (ZÜLCH), die nicht mit der ausschließlich mechanisch entstehenden „Fernkontusion" (KLAUE), — in Parallele zur Gehirnkontusion, — gleichzustellen ist. Seltener, aber für die kreislaufdynamische Steuerung charakteristisch, sind umschriebene Erweichungen vom „*Hinterhorntyp*" im Gebiet der ventro-medialen Basis der Hinterhörner. Erwähnenswert ist noch, daß die zentralen Erweichungsstifte nicht nur auf die graue Substanz beschränkt bleiben, sondern sich in die ventralen Hinterstrangsbereiche ausdehnen. Unter den verschiedenen Erweichungstypen soll auch der „*kegelförmige Typ*" angeführt werden. Eine kegelförmige Erweichung, deren Basis der Rückenmarksoberfläche aufliegt, findet sich bei dem, — wahrscheinlich meist arteriosklerotisch bedingten — Verschluß eines radiär eindringenden Astes der Vasacorona.

Die *Ursachen* der sich stereotyp wiederholenden Erweichungen im Zentrum, in den Hinterhörnern, und im ganzen Querschnitt, und ihre stiftförmige Ausdehnung über mehrere Segmente werden von vielen Forschern seit Jahrzehnten diskutiert. Das gilt auch für den Versuch das Zustandekommen einer „Fernschädigung" am Rückenmark zu erklären. Den zahlreich vorgebrachten Argumenten der älteren Literatur ist eines gemeinsam: sie sind insgesamt für sich allein nicht überzeugend, obgleich ihr Beitrag zur Deutung der lokalisatorischen Besonderheiten nicht unterschätzt werden soll. Die bisherige Diskussion um die relativ konstante Lokalisation der Rückenmarkserweichungen muß durch die *Einbeziehung kreislaufdynamischer Störungsfaktoren* ergänzt werden. Nur eine kreislaufdynamische Steuerung macht den Befund einer kompletten Erweichung vom Querschnittstyp im Segment D 4 verständlich, wenn die Parenchymschädigung z. B. als Folge einer umschriebenen, traumatischen Kompression im mittleren Halsmark

auftritt. Man vergleiche hierzu die klinischen Querschnittsbeschreibungen nach Wirbeltraumen und die pathologisch-anatomischen Befunde von Zülch, D. Tönnis und älteren
Autoren (Kocher, Flateau). Minor berichtete wohl erstmalig über den Fall einer
umschriebenen, traumatischen Rückenmarkskompression durch Fraktur des 12. Brustwirbelkörpers mit dem pathologisch-anatomischen Bild einer Querschnittserweichung im
Segment D 4 und einer stiftförmigen zentralen Erweichung im unteren Brustmark. Es
ist sicher kein Zufall, daß „Fernschädigungen" mit besonders ausgedehnten Parenchym-
zerstörungen gerade das Segment D 4 befallen, denn in diesem Segment liegt der wich-

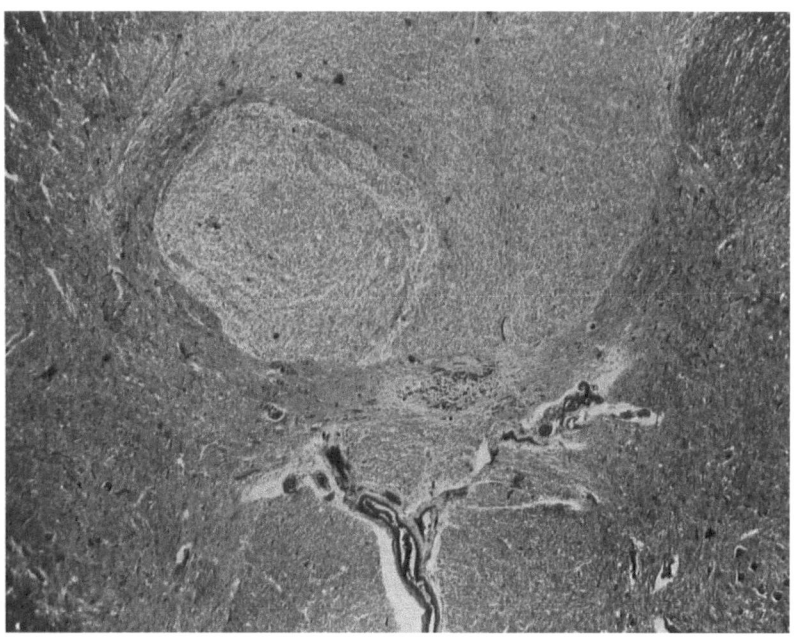

a

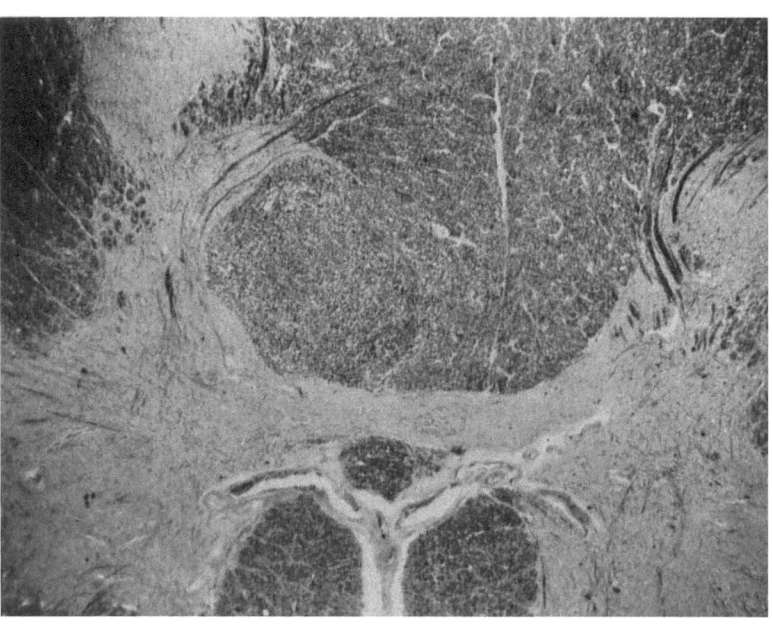

b

Abb. 16a u. b. a Beginnende Parenchymnekrose im ventralen Gebiet der Hinterstränge. (Van Gieson-Färbung,
Vergr. 28fach.) b Gleiche Parenchymnekrose bei der Markscheidenfärbung. (Nach Heidenhain-Wölke,
Vergr. 28fach).

tigste, funktionelle Endstrombereich („Wasserscheide") zwischen den vertikalen Strömungen der Rückenmarkszirkulation. Die Berücksichtigung des kreislaufdynamischen Störungsfaktors erklärt aber auch am Rückenmarksquerschnitt die bevorzugte zentrale Lokalisation der Erweichungsstifte. Diese zentrale Lokalisation entspricht der prekären Grenzzone zwischen den zentrifugalen und zentripetalen Stromgebieten der intramedullären Gefäßanlage.

Die Art der spinalen Gefäßverteilung wurde bereits von älteren Autoren als Ursache für die zentrale Lokalisation der Rückenmarksschädigung traumatischer Genese anerkannt (LANGHANS, SCHLESINGER, MAGER, DOERR, MARBURG u. a.). Andere Forscher sahen die Ursache der zentralen Lokalisation in der konsistenzschwächeren, lockeren Gewebefügung und der stärkeren Vascularisation dieses Gebietes (THORBURN, MINOR, GOLDSCHEIDER-FLATEAU, VON LEYDEN, SCHMAUS-SACKI, OPPENHEIM u. a.). Eine weitere Forschergruppe stellte die experimentellen Untersuchungsergebnisse in den Vordergrund und betonte auf Grund dieser Erfahrungen, daß sich eine hervorstechende Empfindlichkeit der grauen Substanz gegenüber Ernährungsstörungen auf die zentrale Lokalisation ursächlich auswirke (VULPIAN, STENSON, EHRLICH u. PRIEGER, ROSENBACH, LAMY u. a.). MARBURG resümierte die verschiedenen Auffassungen bei den posttraumatischen Fällen dahingehend, daß es trotzdem unverständlich bleibe, „warum in einem kleinen zentralen Gefäßgebiet die Nekrose eintritt und ringsherum peripher, wo doch das Trauma intensiver einwirkt, diese Schädigung ausbleibt". HENNEBERG kam in Anlehnung an *Ricker*sche Gedankengänge der heutigen Meinung am nächsten, wenn er die Ursache der bevorzugten Schädigung des zentralen Querschnittsgebietes in einer Störung der Capillarfunktion sah, wobei es sich „nicht um eine anatomische Läsion der Capillaren handele, sondern um eine Störung ihrer das Blut bewegenden Funktion, vielleicht durch Vermittlung der Gefäßnerven".

Morphologisch erklärt sich die bevorzugte Erweichung des zentralen Hinterstrangsgebiets und der ventro-medialen Basis der Hinterhörner aus der Tatsache, daß die Vascularisation in den angeführten Bereichen am schwächsten ausgebildet ist (STRÖBEL, MARBURG, GAGEL und REINER, DÖRING, KALM, ZÜLCH, WOODARD und FREEMAN u. a.). Kreislaufdynamisch gesehen, liegen die myelomalacischen Herde im Bereich der „Wasserscheide" zwischen den intramedullären Versorgungsgebieten der Aa. spinales posteriores et dorso-laterales und der A. spinalis anterior einerseits, sowie zwischen dem zentrifugalen System der Zentralarterien und dem zentripetalen System der Vasocorona andererseits.

c) Frühphasen der Erweichung in Form des perivasculären Ödems.

Bei den Ischämiefolgen am Rückenmark ist der histopathologische Befund einer vollständigen Nekrose für den Kliniker weniger interessant. Ausgenommen vielleicht die cystische Umwandlung einer vollständigen Nekrose (KLAUE, KAUTZKY, ZÜLCH), die klinisch das Bild einer intramedullären Raumbeengung erzeugen kann. Auch unvollständige Nekrosen im Sinne von „elektiven Parenchymnekrosen" (SCHOLZ) sind klinisch-therapeutisch nur dann von Interesse, wenn die Nervenzellen und die Markscheiden noch nicht komplett untergegangen sind (Abb. 16a und b). Dagegen sind für den Kliniker die Früh- und Vorphasen einer Erweichung, z. B. das *perivasculäre Ödem*, von entscheidender Bedeutung, denn in diesem Stadium einer spinalen Ernährungsstörung kann eine Rückbildung des histopathologischen Befundes noch erwartet werden. Aus dem Tierexperiment ist der pathophysiologische Vorgang der Ödementstehung gut bekannt (ALTMANN und SCHUBOTHE). Der verantwortliche „Faktor des Nährstoffmangels" besagt, daß eine Herabsetzung der Nähr- und Spülfunktion eine Stoffwechselveränderung zur Folge hat, die die Funktionen der nervalen Elemente bereits beeinträchtigt, obgleich eine kritische Reduktion der Gewebsatmung durch ungenügende Sauerstoffsättigung noch nicht vorliegt. Diese pathophysiologische Vorstellung macht den reversiblen Charakter spinaler Ausfälle im Frühstadium einer Durchblutungsstörung verständlich. Man findet bei der histopathologischen Untersuchung der Rückenmarkspräparate von Kreislauffällen relativ häufig eine perivasculäre, spongiöse Auflockerung der Rückenmarksubstanz in der Umgebung des Zentralkanals und in den Seitenhörnern. Ob diese Lückenbildungen bereits als Ödemfolge anzuerkennen sind, bleibt fraglich. Dagegen ist

es bekannt, daß sich die Nervenzellen im Bereich ödematöser Transsudate recht lange
erhalten (Scholz), während die markhaltigen Strukturen infolge der hohen Quellbarkeit
des Myelins anfälliger sind.

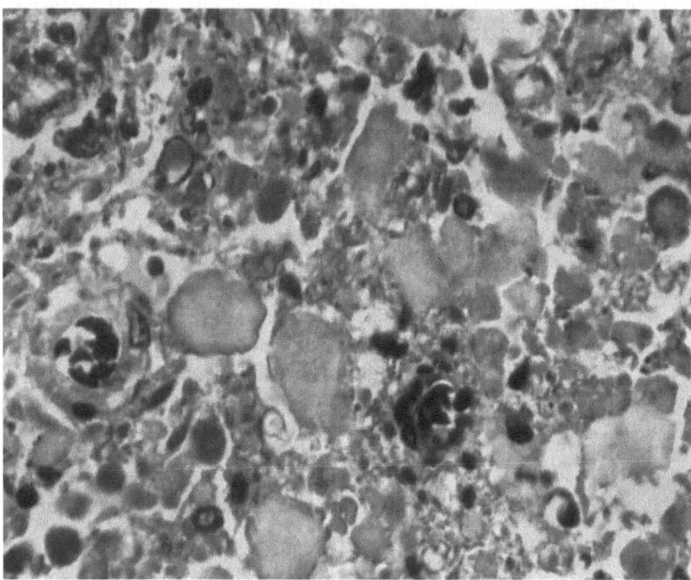

Abb. 17. Markscheidenquellung im Gebiet eines perivenösen Ödems. Zahlreiche Markscheiden sind bereits
zerfallen. Das Gefäßbindegewebe ist ebenfalls gequollen und geschädigt. Trichromfärbung nach Masson.
Vergr. 269fach. (Präparat von Zülch.)

Diese Abbildung eines perivasculären Ödems mit Markscheidenquellung stammt von einem
58jährigen Patienten, der infolge Herz-Kreislaufinsuffizienz bei erheblichem Hochdruck akut
eine Querschnittslähmung ab D 4 erlitt und kurze Zeit später durch Kreislaufversagen ad exitum kam.
Trotz des massiven klinischen Bildes bestand der einzige morphologisch faßbare Befund in den
perivasculären Ödemfolgen mit Markscheidenzerfall in Segment D 4.

Nach den nicht seltenen klinischen Beobachtungen langsam progredienter Durchblutungsstörungen am Rückenmark ist es auffallend, daß histopathologisch die Vorstadien einer Erweichung in Form perivaculärer Ödeme nicht häufiger beschrieben
werden. Vielleicht reicht die herkömmliche Methodik zur Darstellung des gesuchten
Befundes nicht immer aus. Neue Ergebnisse mit differenzierteren Methoden sind wahrscheinlich durch den Nachweis funktioneller Zellstörungen und die Darstellung von
Frühphasen der Ödementstehung zu gewinnen. Allerdings wäre schon viel erreicht, wenn
bei der Sektion von Kreislauffällen überhaupt das Rückenmark häufiger als bisher mit
untersucht werden würde.

2. Spezielle Pathologie und Pathogenese.

a) Die vasculäre Mitbeteiligung bei der Entstehung von Rückenmarksschäden nach Wirbelsäulenverletzungen.

Die pathologischen Parenchymveränderungen und klinischen Bilder der Rückenmarksschäden verschiedener Ätiologie werden häufig durch eine Mitbeteiligung des
Gefäßsystems geprägt. Dies betrifft besonders die Folgen traumatischer Wirbelsäulenverletzungen. Hinsichtlich der Mechanismen einer Commotio- oder Contusio medullae
spinalis, die hier nicht eingehender besprochen werden sollen, kann auf die Arbeiten von
Döring, Klaue, Peters u. a. verwiesen werden. Interessant ist die Beobachtung, daß
nach der Commotio medullae spinalis häufig eine bevorzugte Infarzierung der Hinterhörner nachweisbar ist (Döring), deren Ursache sich aus den morphologischen und
strömungsdynamischen Eigentümlichkeiten der Rückenmarkszirkulation erklären läßt.

Die Mitbeteiligung des spinalen Gefäß- und Gefäßnervensystems, — besonders im Bereich der Endstrombahnen, — beim Zustandekommen der traumatischen Rückenmarksschäden wird heute von den meisten Autoren anerkannt.

In der neuesten Literatur hat D. TÖNNIS anhand eines großen Untersuchungsmaterials von 285 traumatischen Querschnittslähmungen die pathogenetische Bedeutung der spinalen Mangeldurchblutung für die Folgen einer Wirbelsäulenverletzung eingehend herausgestellt. Der Autor faßt seine Beobachtungsergebnisse in folgenden Punkten zusammen (wörtlich zitiert):

1. Zwischen der Schwere der Wirbelverletzung und dem Ausmaß der neurologischen Ausfälle bestand keine straffe Beziehung.

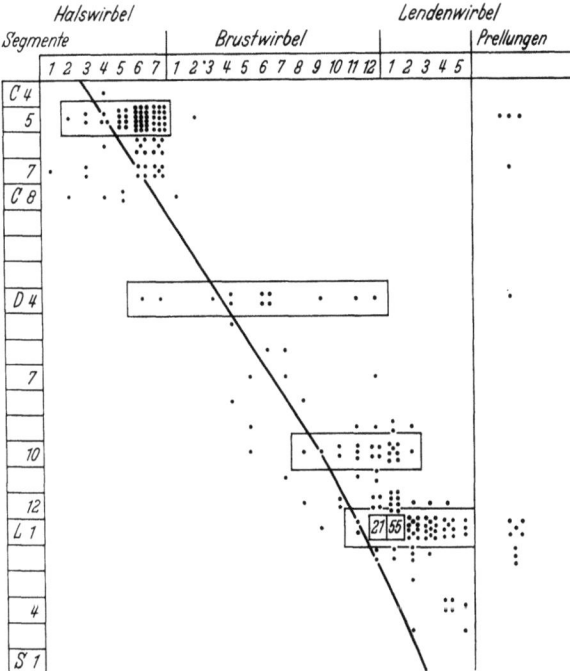

Abb. 18. Darstellung der oberen Grenzen von Querschnittslähmungen bei Wirbelverletzungen. Die Punkte deuten an, in welchem Segment die Querschnittsgrenze bei den verschiedenen Wirbelbrüchen und -verrenkungen lag. Die eingezeichnete Linie soll andeuten, welches Rückenmarkssegment gegenüber den einzelnen Wirbeln liegt. Entlang dieser Linie müßten die Punkte bei rein mechanischer Rückenmarksschädigung liegen. Auffällig davon abweichende Fälle sind umrandet. (Abbildung von D. TÖNNIS.)

2. Die Querschnittsgrenzen entsprachen keineswegs immer der Höhe der Wirbelverletzung (Abb. 18). Sie bestanden bei schwereren Halsmarkschädigungen bevorzugt ab C 5, bei leichteren in den untersten Halsmarksegmenten. Brustmarkschädigungen traten gehäuft *ab D 4* und *ab D 10* auf, Lendenmarkschädigungen *ab L 1*.

3. Die Ausfälle betonten die rumpffernen Gliedmaßenabschnitte und zeigten auch vom Stamm zu den Gliedmaßenenden hin zunehmende Besserung.

4. Spastische und schlaffe Lähmungen traten in den verschiedenen Markabschnitten nicht in gleicher Häufigkeit auf. Spastische Lähmungen waren in 52 % aller Querschnittslähmungen des oberen Brustmarks vorhanden, bei Querschnittsbildung im Halsmark in 34 %, im unteren Brustmark in 29 % und im Lendenmark nur in 7,4 % der Fälle. Im umgekehrten Maße verteilten sich die schlaffen Lähmungen.

Einen genauen Einblick in die speziellen Gefäßvorgänge und ihre Folgen gewährt eine umschriebene Kontusion und Kompression bei Luxation — oder Luxationsfraktur — der Wirbelsäule mit einer Ventralverschiebung der Wirbelkörper. Von besonderem Interesse sind für den Kliniker die pathologisch-anatomischen Bilder am Rückenmark nach traumatischen Verletzungen im Bereich der Halswirbelsäule. Allein eine traumatische Hyperextension der Halswirbelsäule kann ohne eigentliche Verletzung der Wirbelsäule zu einer Halsmarkschädigung führen (Bourmer). Der ursächliche Zusammenhang zwischen Trauma und spinalem Gefäßsystem wird klar, wenn man die akute Unterbrechung der Blutzirkulation in der größten Rückenmarksarterie, — der A. spinalis anterior, — berücksichtigt, die auf der Rückenmarksoberfläche lagernd über sie hinausragt.

Die Röntgenaufnahme der Halswirbelsäule stammt von einer 71jährigen Frau, die ausrutschte und rücklings nur mit dem Nacken auf eine Stufenkante aufschlug. Unmittelbar nach dem Unfall wurde eine Querschnittslähmung festgestellt. Die neurologische Untersuchung ergab ein komplettes Querschnittssyndrom ab D 4 beiderseits, ein geringgradiges inkomplettes Querschnittsbild mit dissoziierten Sensibilitätsstörungen zwischen C 8 und D 4 und eine komplette Paraplegie beider Hände. Die übrige Motorik und Sensibilität kranialwärts von D 4 war sonst völlig intakt. Dieser neurologische Befund änderte sich erst am 3. Tag nach dem Unfall, indem sich ein komplettes Querschnittsbild in Höhe der Wirbelluxation von C 6 abwärts entwickelte.

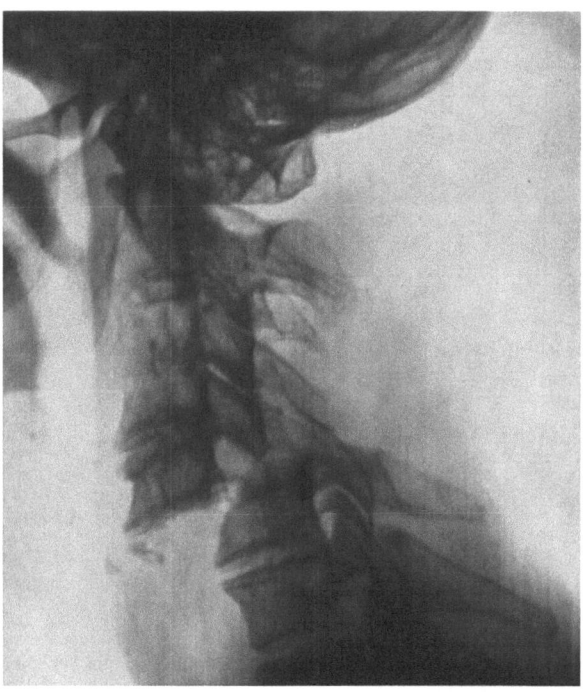

Abb. 19. Zustand nach traumatischer Luxation der Halswirbelsäule mit ventraler Dislokation der Wirbelkörper·

Den pathologisch-anatomischen Befund eines parallel gelagerten Falles von Luxation der Halswirbelsäule beschreibt Zülch (Abb. 20). Die Abbildungen zeigen eine stiftförmige Erweichung von D 4 bis D 9 und eine querschnittsförmige Erweichung im Segment D 4. Der gleiche morphologische Befund bei einer Querschnittslähmung ab D 4 nach Luxationsfraktur des 12. Brustwirbelkörpers (Minor) weist darauf hin, daß, nach einer traumatischen Kompression sowohl im unteren Cervical- wie im unteren Thorakalmark, die Lokalisation der maximalen Rückenmarksschädigung im Segment D 4 konstant bleibt. Ähnliche Beobachtungen werden von D. Tönnis mitgeteilt. Aus einer Korrelation der pathologisch-anatomischen und der klinischen Befunde nach umschriebenem Wirbelsäulentrauma resultieren vier bemerkenswerte Ergebnisse:

1. Die Diskrepanz zwischen dem Ort der traumatischen Einwirkung und der Segmenthöhe der morphologischen und klinischen Folgen.

2. Das gleichbleibende Querschnittsniveau im oberen Brustmark bei wechselndem Kompressionsort.

3. Der vorwiegend dissoziierte Charakter der Sensibilitätsstörungen im Querschnittsbereich.

4. Der komplette Funktionsausfall der Vorderhornzellen in den Segmenten C 8/D 1, mit Paraplegie der Hände, bei Kompressionen des mittleren Halsmarks.

Das auffallende Phänomen der segmentalen *Diskrepanz* zwischen Wirbelsäulentrauma und medullären Folgeerscheinungen wird besonders im älteren Schrifttum ausführlich diskutiert (SCHMAUS, MINOR, HOCHE, ERB, KASSIERER, HENNEBERG, FOERSTER, GAGEL, BOLTON, BECK u. a.). Die Ursache des Phänomens blieb bisher unbekannt. OPPENHEIM spricht noch von einer ,,nicht erklärbaren Inkongruenz zwischen der Ausbreitung der Lähmungserscheinungen und dem Sitz der medullären Kompression". Die Mitbeteiligung eines strömungsdynamischen Störungsfaktors am Rückenmarkskreislauf als Erklärung der ,,Fernschädigung" wird erstmalig von ZÜLCH, in Anlehnung an ähnliche Ausführungen METTLERs, klar hervorgehoben und zuletzt durch die Untersuchungen von D. TÖNNIS bestätigt.

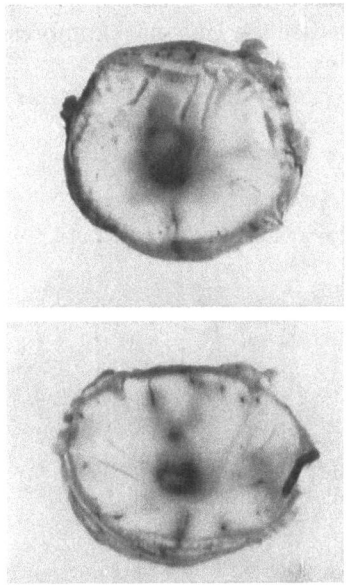

Abb. 20. Stiftförmige Erweichungszone in den Segmenten unterhalb einer kompletten Querschnittserweichung in D 4 nach traumatischer Luxation zwischen dem 6. und 7. Halswirbelkörper. (Präparat von ZÜLCH.)

Ein gleichbleibendes *Querschnittsniveau* in *Höhe* der *Mamillarlinie* (D 4) bei wechselndem Kompressionsort spielt schon in der älteren Literatur eine wichtige Rolle (HEYMANN, FLATEAU u. a.). Bei einer akuten Unterbrechung der Blutzirkulation in der A. spinalis anterior, sowohl im mittleren Halswirbelbereich als auch im Gebiet der unteren Brustwirbelsäule, setzt die vasculäre Ernährungsstörung im Rückenmarksparenchym zuerst im funktionellen Endstrombereich (,,letzte Wiese") des oberen Brustmarks bei D 3/D 4 ein. Daß diese Auffassung nicht aus zufälligen Einzelbefunden hervorgeht und daß sie sich auch nicht auf eine seltene Variante der spinalen Gefäßanlage zurückführen läßt (LINDENBERG), wird durch *eigene Beobachtungen an 56 klinischen Fällen (nicht traumatischer Genese) mit einem vasculären Querschnittsbild ab D 3/D 4 in einem Zeitraum von 2 Jahren bestätigt.* Die querschnittsförmigen Parenchymschädigungen in Höhe der Mamillarlinie sind mit überwiegender Wahrscheinlichkeit auf einen kreislaufdynamischen Störungseffekt zurückzuführen.

Der *dissoziierte Charakter sensibler Störungen* im Bereich des inkompletten Querschnitts entspricht pathologisch-anatomisch einer zentral lokalisierten Parenchymschädigung, die unter anderem das Gebiet der vorderen Commissur einbezieht, wo sich die Leitungsbahnen der Schmerz- und Temperaturempfindung kreuzen. In diesem Sinne sind der zentrale Erweichungsstift und das zentral lokalisierte Ödem, — selbstverständlich auch die zentrale Röhrenblutung bei der Hämatomyelie, — als die histopathologischen Spiegelbilder einer dissoziierten Sensibilitätsstörung aufzufassen. Wie am Längsschnitt in Höhe des oberen Brustmarks werden auch am Rückenmarksquerschnitt die zentralen Erweichungsherde durch kreislaufdynamisch gesteuerte Ernährungsstörungen hervorgerufen. Aus diesem pathologischen Zusammenhang heraus läßt sich die klinische Erfahrungstatsache ableiten, daß der dissoziierte Sensibilitätsausfall im Gebiet einer inkompletten Querschnittslähmung als sicheres Kennzeichen für die vasculäre Genese des Syndroms zu bewerten ist, worauf zuerst Minor hingewiesen hat. Dabei ist es möglich, daß die der zentralen Parenchymschädigung vorausgehende Durchblutungsstörung sowohl durch Veränderungen an den Gefäßen selbst als auch durch einen fremden Prozeß, an dem das Gefäßsystem nur sekundär beteiligt ist, entsteht.

Interessant ist die klinische Beobachtung eines kompletten Funktionsausfalls der Vorderhörner in den Segmenten C 8/D 1 — bei nur geringgradiger Funktionsstörung der Sensibilität — nach einer traumatischen Halsmarkkompression. Daß die großen, lateralen

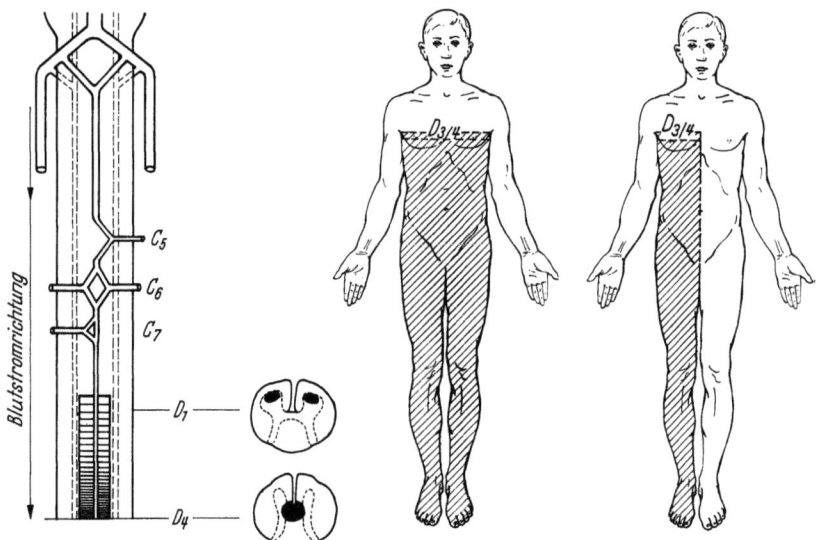

Abb. 21. Schematische Darstellung der anatomischen Gefäßanlage der kreislaufdynamischen Störungszonen und der klinischen Syndrome bei einer Ventralkompression im mittleren Halsmarkbereich.

Vorderhornganglienzellen unter den Gewebeelementen des Rückenmarksquerschnitts auf eine Verlangsamung der intramedullären Zirkulation und eine parallel laufende Herabsetzung des Stoffwechselaustauschs am empfindlichsten reagieren, ist aus tierexperimentellen Untersuchungen seit langem bekannt (Lhermitte und Nicolas, Tureen, Yoss, Krogh u. a.). Der gleiche pathogenetische Mechanismus läßt sich durchaus auf die bevorzugte Schädigung der Vorderhörner in der menschlichen Pathologie übertragen, wenn die traumatisch-mechanisch bedingte Verlangsamung der spinalen Blutströmung einen bestimmten Grad überschreitet. Die nicht seltenen, einseitigen Atrophien der kleinen Handmuskeln bei Patienten im höheren Lebensalter können dagegen auf lokal begrenzte, arteriosklerotische Gefäßveränderungen (der kleinen Abzweigungen der vorderen Wurzelarterie, die durch die Rückenmarksoberfläche direkt in die Vorderhörner eindringen) im unteren Halsmark zurückgeführt werden.

b) Vasculär gesteuerte Rückenmarksschäden bei intra- und extravertebralen Tumoren.

Für den Neurochirurgen und den Neurologen ist der Einfluß des Rückenmarkskreislaufs auf das Zustandekommen neurologischer Ausfälle bei den verschiedenen Kompressionsprozessen beachtenswert. Das Rückenmark selbst besitzt bekanntlich eine erhebliche Kompressibilität, bevor es überhaupt zu einer Funktionsstörung kommt. Dagegen kann die Rückenmarkszirkulation durch eine Kompression wesentlich früher beeinträchtigt werden.

In ihren bekannten Tierversuchen konnten KAHLER und ROSENBACH nachweisen, daß an der Stelle einer deutlichen Dellenbildung am Rückenmark des Hundes hervorgerufen durch eingeführte Wachskugeln histologisch keine morphologischen Veränderungen nachweisbar waren, während an entfernten Stellen deutliche Parenchymschäden bestanden. Diese Beobachtungen führten die Verfasser zu der Schlußfolgerung, daß die Kompression „eine Beeinflussung des Rückenmarks durch Stauung" erzeugt habe, die wiederum „das Resultat einer behinderten Zirkulation" sei.

Bei *extramedullären Tumoren* wird in der menschlichen Pathologie eine vasculäre Entstehung der spinalen Ausfälle bereits von vielen Autoren diskutiert (KLAUE, SORGO, BECK, KALM, ZÜLCH u. a.). Artdiagnostisch handelt es sich bei den in Frage kommenden Tumoren um Meningeome, Neurinome, Lipome, Sarkome oder Carcinome der Wirbelsäule. Unabhängig von der Tumorart beeinflußt die langsam progrediente Raumbeengung des Wirbelkanals den Rückenmarkskreislauf wahrscheinlich nur dann, wenn sie von ventral her die vordere Längsarterienkette komprimiert, oder wenn sie durch Einengung der Foramina intervertebralia im Cervical- und unteren Thorakalbereich eine der wenigen großen Zuflußarterien unterbricht. Erstreckt sich das Tumorwachstum im mittleren Halswirbelsäulenabschnitt sowohl in den Wirbelkanal als auch in eines der Foramina intervertebralia, dann ist zusätzlich die relativ seltene Kompression einer Vertebralarterie möglich (z. B. beim Neurinom oder Carcinom). In einem derart seltenen Fall wird der Kompressionseffekt über die Vertebralarterie auf das Versorgungsgebiet der A. cerebelli posterior inferior, die eine Endarterie ist, übertragen. Eine Strömungsverlangsamung in der A. cerebelli posterior inferior hat einen Parenchymschaden im dorsolateralen Oblongatabereich zur Folge (HASSLER). Da dieses Versorgungsgebiet „keine anatomische Einheit" darstellt (KRAYENBÜHL und YASARGIL) und da es infolge der variablen Gefäßanlage nicht konstant ist, wird an Stelle der einzelnen, unsicheren Gefäßsyndrome (z. B. Babinski-Nageott-Syndrom, Wallenberg-Syndrom usw.) nur noch von einem vasculären, lateralen Oblongatasyndrom gesprochen, dem das mediane und paramediane Oblongata-Syndrom gegenübersteht. Bei einer extramedullären Raumbeengung wechselt der vasculäre Störungseffekt mit der Lokalisation des Kompressionsherdes. Wie nach den umschriebenen traumatischen Einwirkungen ist auch hier bei cervicalem Tumorsitz eine segmental tiefer gelegene, vasculäre Störung des Rückenmarks zu erwarten, während bei einer tumorösen Kompression im unteren Thorakalmark der Parenchymschaden segmental höher liegen kann, worauf zuerst NONNE hingewiesen hat. Erfolgt dagegen die Kompression am unteren Rückenmarksabschnitt im Versorgungsgebiet des Ramus descendens der A. radicularis magna, dann entspricht der Kompressionsort dem gleichen Segment der Querschnittsfolge.

Erweichungen des Rückenmarks, die als Begleiterscheinungen von visceralen Neoplasmen auftreten, beschreiben in der jüngsten Literatur FLAMENT-DURANT, BRIHAYE und PERIER. Die Verfasser betonen die zentromedulläre Lokalisation der Erweichungen und führen die Pathogenese dieser Myelomalacien unter anderem auf „hämodynamische Störungen durch ein Zusammenwirken von Kompression, Stase und Ödem" zurück. Wahrscheinlich sind die Fälle nicht extrem selten, bei denen ein größerer Tumor im Bauchraum mechanisch eine der untersten Intercostal- oder eine der obersten Lumbalarterien komprimiert und damit den Blutstrom in der A. radicularis magna unterbricht, was zu einer akuten Querschnittslähmung führt.

c) Die spinal vasculären Störungen beim Discusprolaps und bei massiver Osteochondrose der Halswirbelsäule.

Die vasculäre Genese der Myelopathiefolgen bei dem relativ seltenen Bandscheibenprolaps oder bei einer Bandscheibenprotrusion der Halswirbelsäule wird in der neueren

Literatur immer häufiger vertreten (Frykholm, Bucy, Brehm, Morton, Allen, Steegmann, Ricard, Caron, Kuhlendahl, Guillaume, Girard). Daneben hält sich besonders in der anglo-amerikanischen Literatur auch heute noch die alte Anschauung von
einer Direktkompression der Rückenmarkssubstanz. Die Mitbeteiligung des spinalen
Gefäßsystems ist, wie bei der Kompression vom Tumortyp, stets davon abhängig, ob es
sich um einen medianen Discusprolaps, der die A. spinalis anterior irritiert, oder um
einen lateralen Prolaps handelt, der die Blutzufuhr durch eine bedeutende Vorderwurzelarterie unterbindet. Natürlich sind diese Voraussetzungen für eine vasculäre Myelopathie auf Grund der variablen Gefäßanlage nicht häufig gegeben. Trotzdem ist es notwendig, sie zu kennen, um einen Irrtum in der Höhendiagnose bei neurochirurgischen
Indikationen zu vermeiden. Immerhin beobachteten wir innerhalb weniger Jahre sieben
Querschnittssyndrome bei operativ verifizierten cervicalen Discushernien, deren vasculäre Pathogenese unverkennbar war. Die langsam progrediente Entwicklung der vasculären Myelopathie macht es wahrscheinlich, daß auch ein medialer Discusprolaps im
mittleren Halswirbelsäulenbereich in der Regel keinen mechanischen Verschluß der vorderen Längsarterie hervorruft, sondern nur eine erhebliche Strömungsbehinderung erzeugt,
die durch kleine, radiculäre Versorgungsarterien unterhalb der Kompressionsstelle in den
Segmenten C 7/C 8 — zumindest für einen begrenzten Zeitraum — partiell kompensiert
werden kann. Daß nicht nur ein Prolaps oder eine Protrusion der cervicalen Bandscheiben, sondern auch osteochondrische und spondylotische Altersveränderungen der
Halswirbelsäule, wenn sie besonders stark ausgeprägt sind, zu einer „relativen Beengung"
(Zülch) des Wirbelkanals, des Canalis transversus oder der Foramina intervertebralia
— und damit zu einer Beeinträchtigung der hier verlaufenden, arteriellen Zuflüsse — führen
können, läßt sich nicht bestreiten. Betrifft die massive mechanische Einengung z. B.
ein Foramen intervertebrale durch das eine besonders große Vorderwurzelarterie an das
Rückenmark herantritt, dann ist sogar die exquisite Rarität einer stiftförmigen Erweichung im funktionellen Endstrombereich des oberen Brustmarks als Folge einer
spinalen Minderdurchblutung denkbar (Zülch). In der Regel allerdings dürfte die
mechanische Behinderung einer radiculären Zuflußarterie im Halswirbelsäulenbereich
nur einer der kausalen Teilfaktoren sein, die bei der Entstehung von chronischen Verlaufsformen spinaler Durchblutungsstörungen mitwirken. Ähnlich verhält es sich bei einer
Einengung des Canalis transversus infolge massiver Altersveränderungen am Skeletsystem. Hier kann der mechanische Faktor den bereits verminderten Blutstrom in einer
arteriosklerotisch veränderten Vertebralarterie zusätzlich derart herabsetzen, daß das
kritische Stadium einer noch ausreichenden Blutversorgung überschritten und eine
medulläre Ernährungsstörung erzeugt wird. Die Vorstellung von einer mechanisch bedingten Prädisposition zur Auslösung spinaler Zirkulationsstörungen wird noch verstärkt,
wenn man berücksichtigt, daß das Rückenmark, durch die Ligamenta denticulata fixiert,
einer Druckwirkung von vorne (z. B. durch spondylotische Knochenwülste, die in den
Wirbelkanal hineinragen) nicht ausweichen kann (Frazier). Das ist eine anatomische
Tatsache, die Kahn zu einer bekannten Entlastungsoperation, der Durchtrennung der
Ligamenta denticulata, inspiriert hat. Ob eine Dorsalkompression des Rückenmarks
durch Verdickung des Ligamentum flavum nur eine direkte Druckläsion (Clarke,
R. C. Schneider u. Mitarb. u. a.) oder auch eine Zirkulationsbehinderung in den großen
Venengeflechten der dorsalen Rückenmarksoberfläche mit entsprechender Myelopathie
zur Folge hat, ist zwar noch unbekannt, aber durchaus diskutabel.

d) Vasculäre Genese der Spätlähmungen bei Wirbelsäulendeformitäten.

Im Zusammenhang mit den kompressionsbedingten Zirkulationsstörungen am Rückenmark muß auch die spezielle Pathologie der „Spätlähmungen nach Wirbelsäulendeformitäten" (Lewandowsky) erörtert werden. Der Kompressionsvorgang wird auf mechani-
schem Wege durch eine Wachstumsdissoziation zwischen der Wirbelsäule und dem

Rückenmark hervorgerufen. Aus diesem Grunde sind viele Autoren davon überzeugt, daß die Myelopathie bei Wirbelsäulendeformitäten ebenfalls auf eine direkte mechanische Kompression des Parenchyms zurückzuführen ist (VALENTIN u. PUTSCHAR, GÖB, MC KENZIE und DEWAR, CABITZA, LECHLER u. a.). Eine mechanische Entlastung des komprimierten Rückenmarksabschnitts durch Laminektomie hat aber durchaus nicht immer, sondern im Gegenteil relativ selten, eine Rückbildung der spinalen Ausfälle zur Folge; das aber wäre bei einer rein mechanischen Genese des Leidens zumindest auffallend. Weiter fällt auf, daß der Hauptsitz der Rückenmarksaffektionen in der zentralen grauen Substanz liegt, was nicht für eine direkte Druckschädigung spricht, sondern für eine Veränderung der Marksubstanz „infolge Blutstauung" (JAROSCHY). Für eine vasculäre Entstehung sprechen auch die Beobachtungen mehrerer Fälle von Querschnittssyndromen bei Kyphoskoliosen, bei denen allein nach mehrmonatiger Bettruhe eine Rückbildung der spinalen Symptomatologie erreicht wurde (SCHÜLLER). Allein eine Rechtsinsuffizienz des Herzens genügt bereits bei Kyphoskoliotikern, um eine spinale Durchblutungsstörung mit inkompletten Querschnittsbildern zu erzeugen (BODECHTEL). Wird die Herzinsuffizienz medikamentös behoben, verschwinden auch die pathologischen Erscheinungen im Rückenmark (BECKER u. HESS). Die kardial ausgelöste Dekompensation des mechanisch vorbelasteten Rückenmarkskreislaufs als Ursache der Myelopathie steht bei diesen Beobachtungen außer Zweifel.

e) Spinale Gefäßmißbildungen als Ursache einer akuten Myelopathie.

Unter den Gefäßmißbildungen am Rückenmark und ihren Folgen spielt die „angiodysgenetische Myelomalacie" (GAGEL u. MESZAVOS, BODECHTEL u. ERBSLÖH, SCHOLZ u. WECHSLER, OSTERLAND u. a.) in der Literatur eine wesentliche Rolle, obgleich bis zum Jahre 1956 nur insgesamt 26 Fälle beschrieben worden sind (SCHLIACK u. FÖLSCH). Bei den pathologisch veränderten Gefäßen handelt es sich meist um eine Varicosis der Rückenmarksvenen an der Oberfläche, während die intramedullären Gefäßveränderungen dem Typ eines „Haemangioma racemosum (venosum)" entsprechen. Die intra- und extraspinalen Gefäßveränderungen bestätigen „die nosologische Stellung dieser Krankheit als vorwiegend venöse Angiodysgenesie des Rückenmarks" (SCHOLZ). Die histopathologischen Parenchymschäden der Gefäßmißbildungen sind häufig als perivasculäre Ödeme oder „plasmatische Infiltrationsnekrosen" (SCHOLZ) aufzufassen, dagegen seltener als Erweichungen zu deuten. Ob das morphologisch bekannte Bild der „Myelitis transversa necroticans" (FOIX-ALAJOUANINE) ebenfalls in das breite Gebiet der vasculären Rückenmarksschäden einzureihen ist, muß noch untersucht werden.

Die spinalen Gefäßmißbildungen bleiben oft jahrzehntelang klinisch symptomlos, bis die vorbelastete Zirkulation eines Tages meist akut dekompensiert. Als Ursache der akuten Myelopathie bei den Gefäßmißbildungen kommen verschiedene Faktoren in Frage. Meist sind es entzündliche, thrombotische und arteriosklerotische Gefäßveränderungen am Rückenmark selbst oder an den extramedullären Versorgungsgefäßen, die zu einer akuten Stagnation des spinalen Blutstromes führen. Bei Patienten im höheren Lebensalter ist aber auch die Möglichkeit einer rein mechanischen Behinderung der oft sehr ausgedehnten Gefäßmißbildungen durch spondylotische und osteochondrotische Veränderungen der Wirbelsäule einzubeziehen. Während in der Regel die endgültige Ursache der akuten Rückenmarksschädigung erst vom Pathologen geklärt wird, gibt es auch für den Kliniker einige pathogenetische Besonderheiten, die wichtig sind. Aus der klinischen Erfahrung wissen wir, daß gerade die Dekompensationsfolgen einer venösen Angiodysgenesie, — auch unter Berücksichtigung der angeführten, organisch-vasculären oder mechanischen Auslösungsmomente, — nicht selten rückbildungsfähig sind, wenn man auf medikamentösem Wege die Kreislaufdynamik der Rückenmarksdurchblutung steigert. Im Gegensatz zu einem akuten Verschluß im arteriellen Gefäßsystem scheinen die Voraussetzungen für die Kompensation einer lokalen Strömungsbehinderung im Bereich der

Venengeflechte des Rückenmarks offensichtlich günstiger zu sein. Diese klinische Beobachtung machten wir in zwei Fällen mit akuten Querschnittsbildern ab L 1 und L 3, bei denen durch operative Freilegung eine hochgradige Varicosis spinalis bioptisch nachweisbar war und die sofortige Anwendung hochdosierter durchblutungsfördernder Mittel zu einer kompletten und anhaltenden Rückbildung der neurologischen Ausfälle führte. Aus diesem Grunde ist es klinisch vielleicht empfehlenswert — selbst bei der apoplektiformen Dekompensation einer spinalen Gefäßmißbildung das — hämodynamische Glied in der pathogenetischen Kette sofort durch eine entsprechende Medikation (z. B. *Hydergin*) zur Kompensation der Durchblutungsstörung auszunutzen. Wahrscheinlich liegt in diesem

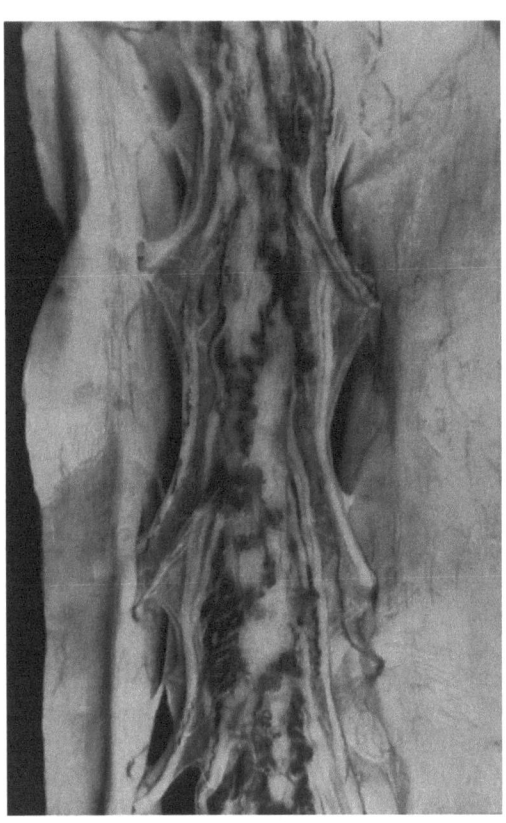 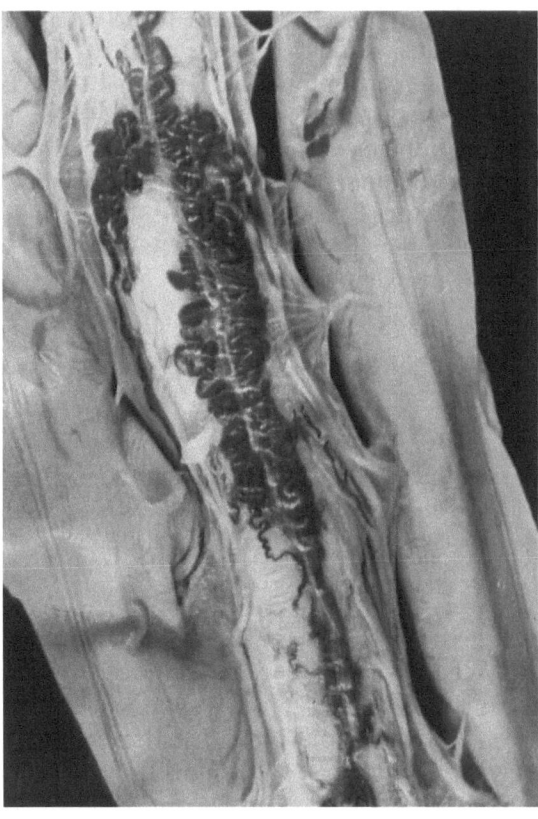

a   b

Abb. 22a u. b. a Dorsalansicht des Lendenmarks. Varicöse Schlängelung und Erweiterung der dorsalen Spinalvenen. Ausläufer auf einige hintere Wurzeln. b Ventralansicht des oberen Lendenmarks. Starke Varicosis spinalis. (Abbildung von H. Schliack und E. Fölsch.)

Vorgehen die einzige Chance einer erfolgreichen Behandlung der sonst folgenden irreparablen Rückenmarksschädigung. Das säckchenförmige Aneurysma spielt zwar unter den Gefäßmißbildungen am Gehirn (Lange-Cossack) eine wesentliche Rolle, am Rückenmark jedoch nicht (vgl. Abb. 14).

f) Primäre Gefäßerkrankungen als Ursache der Myelopathie.

Zweifellos sind am Rückenmarkskreislauf, wiederum im Gegensatz zum Gehirn, die primären Gefäßerkrankungen nicht häufig. Das gilt sowohl für die arteriosklerotischen Gefäßwandveränderungen als auch für Embolie und Thrombose. Nach den systematischen Untersuchungen von Staemmler wird allgemein die Auffassung vertreten, daß die *Arteriosklerose der Rückenmarksgefäße* auch bei einer hochgradigen, allgemeinen Arteriosklerose ungewöhnlich selten nachweisbar ist. Eine überzeugende Erklärung für diese auffallende Beobachtung ist nicht bekannt. Trotzdem läßt sich eine Gefäßsklerose als Ursache einer spinalen Zirkulationsstörung nicht immer sicher ausschließen. Selbst im mittleren Lebensalter wurden bei der Sektion erhebliche arteriosklerotische Veränderungen, z. B. im System der A. spinalis anterior, als Zufallsbefunde nachgewiesen (ZÜLCH). Bei Patienten im höheren Lebensalter sind es wahrscheinlich die arteriosklerotische Lumeneinengung, — besonders der radiculären Zuflüsse und ihrer kleinen Abzweigungen, — und die allgemeine Blutstromverlangsamung infolge einer Altersinsuffizienz des Herzens, die die Entstehung einer vasculären Rückenmarksschädigung begünstigen. Nach klinischen Beobachtungen spielt sich der vasculäre Prozeß meist im oberen oder unteren Halsmarkbereich ab und betrifft nicht selten auch die radiär in die Rückenmarksoberfläche einstrahlenden Gefäßäste der Corona radiata, deren Verschluß zu einer kegelförmigen Erweichung führt. Lokalisationsbestimmend und zusätzlich aktivierend sind wahrscheinlich die besonders im Halswirbelsäulengebiet wirksamen Altersveränderungen am Skeletsystem. Die neurologische Symptomatologie bei der Arteriosklerose spinaler Gefäße ist vorwiegend durch zwei Syndrome gekennzeichnet: Die Patienten bieten entweder eine Paraspastik der Beine, nicht selten auch eine Tetraspastik, oder eine vorwie-

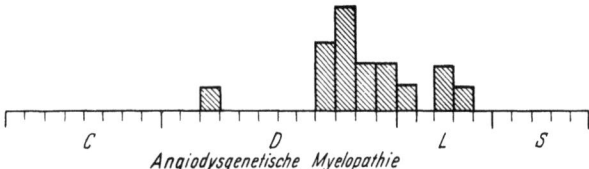

Abb. 23. Das segmentale Querschnittsniveau bei 16 Literaturfällen einer angiodysgenetischen Myelopathie. (Abbildung von W. KAHLE und G. SCHALTENBRAND.)

gend asymmetrische Atrophie der kleinen Handmuskeln. Diese isolierten, spastischen Syndrome „unklarer Ätiologie" bei Patienten im höheren Lebensalter und ihre absolute Therapieresistenz sind in der klinischen Praxis jedem Neurologen bekannt. Ein pathogenetischer Zusammenhang zwischen isolierten Vorderhornschäden und arteriosklerotischen Gefäßveränderungen wird besonders in der älteren Literatur diskutiert.

LEYDEN und GOLDSCHEIDER meinten zur Entstehung einer Vorderhornschädigung bei der „subakuten, chronischen Poliomyelitis", daß der Prozeß nicht einheitlich und wahrscheinlich auf langsam progrediente Gefäßveränderungen zurückzuführen sei. NONNE wies auf die Möglichkeit einer von den Gefäßen ausgehenden Vorderhornerkrankung hin. SCHMAUS und SACKI hoben hervor, daß ein erhebliches Sistieren der Blutzufuhr durch stärkere Einengung der kleinen Gefäße bei abnehmender Herzkraft zuerst die Ganglienzellen der Vorderhörner zerstören würde. Als „Tephro-Malacie" bezeichneten MARIE und FOIX den Schwund der Ganglienzellen in den Vorderhörnern des Halsmarks und bezogen den Vorgang auf schwere arteriosklerotische Veränderungen der Rückenmarksgefäße. Eine Beeinträchtigung der Blutversorgung der Vorderhornzellen durch Arteriopathie diskutierte MARBURG als Ursache der sog. „chronischen Poliomyelitis". Die Trias: Arteriosklerose, Altersveränderung der Wirbelsäule und kardiale Insuffizienz als Ursache einer senilen Myelopathie wurde erstmalig von KUTTNER beschrieben. TESCHLER berichtete ausführlich über die vasculärtrophische Ursache der meist im höheren Lebensalter vorkommenden „chronisch-progressiven spinalen Amyotrophien" und zitierte ANTONA, der einen 81jährigen Patienten mit dem Bild einer amyotrophen Lateralsklerose beschrieb und den histopathologisch nachweisbaren Ganglienzellenschwund ursächlich auf eine ischämische Erweichung zurückführte.

In der neueren Literatur werden arteriosklerotische Veränderungen der spinalen Gefäße als maßgebliche Ursache von Vorderhornschäden und von klinischen Bildern, die der amyotrophen Lateralsklerose ähneln, häufig besprochen (NEUMAYER, STÖRTENBECKER u.a.).

In der Literatur über die Klinik spinaler Gefäßprozesse nimmt das „Syndrom des Verschlusses der vorderen Spinalarterie" seit Jahren einen erstrangigen Platz ein (VOGEL u. MEYER). Diese klinische Diagnose hinterläßt keine aktiven, therapeutischen Konsequenzen, weil die Folgen des Verschlusses der größten Längsarterienkette am Rückenmark irreparabel sind und die Prognose der Erkrankung quoad vitam infaust ist. So überzeugend diese

Auffassung auf den ersten Blick wirkt, so wenig ist es bei Berücksichtigung des gesamten Bereichs der Durchblutungsstörungen am Rückenmark zu übersehen, daß die Diagnose eines „Spinalis anterior-Syndroms" in seiner fast zwangsläufigen Vereinfachung der vasculären Pathogenese vom klinischen Standpunkt aus eine erhebliche Gefahr in sich verbirgt. Wir werden auf die verschiedenen Gründe, die uns zu dieser Ansicht geführt haben, noch näher eingehen.

Pathologisch-anatomisch kommt es bei einem Verschluß der A. spinalis anterior zu einer Erweichung, die in der Regel den größten Teil der ventralen Hälfte des Rückenmarksquerschnitts umfaßt (Zeitlin und Lichtenstein, Alajouanine, Corbin, Thaene u. a.). Der beachtliche Umfang dieser Erweichung erklärt sich aus der Tatsache, daß die vordere Spinalarterie nicht nur die zentralen Äste, sondern auch einen wesentlichen Teil der kleinen radiären Arterien der Vasocorona versorgt (vgl. Abb. 9). Dem akuten Gefäßverschluß können verschiedenartige Veränderungen zugrunde liegen, etwa eine Arteriosklerose,

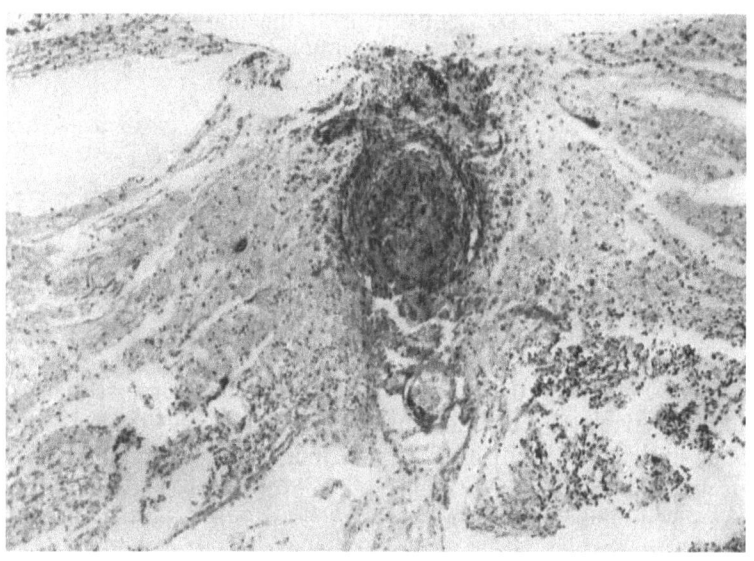

Abb. 24. Obliteration der A. spinalis anterior. Kresylviolett, Vergr. 80. (Präparat von Kalm.)

eine Lues oder eine Periarteriitis nodosa. *Das klinische Syndrom* ist nach der Beschreibung von Beck durch folgende Prodrome und neurologische Ausfälle charakterisiert:

1. Ein- oder doppelseitige radiculäre Parästhesien, Schmerzen und Gürtelgefühle gehen den Marksymptomen gewöhnlich einige Stunden oder Tage voraus. Sie werden meist in die Höhe der Läsion lokalisiert. Ferner kann es zu Parästhesien, besonders der Temperaturempfindung, zu Lähmungsgefühl, Schwäche und Steifigkeit (Spasmen) unterhalb der Läsion kommen.

2. Sehr charakteristisch und konstant ist das akute Einsetzen der Querschnittsymptome. Sie erreichen meist innerhalb weniger Stunden ihren Höhepunkt und bleiben dann weitgehend stationär. Bei voller Ausbildung der Querschnittsymptome pflegen die radiculären Reizerscheinungen abzuklingen.

3. Motorische Ausfälle werden nie vermißt und sind besonders zu Beginn regelmäßig vorhanden. Art und Ausmaß derselben sind jeweils recht verschieden. Von der Höhe der Erweichung hängen Beteiligung und Lähmungstyp der Arme ab. Hohe Cervicalmarkläsionen haben eher spastische Lähmungen, ausgedehnte Erweichungen im Lumbal- und Sacralmark mehr dauernde schlaffe Lähmungen zur Folge. Stärkere Seitendifferenzen, Monoplegien oder Hemiplegien sind ungewöhnlich.

4. Als typisches Kardinalsymptom darf eine isolierte doppelseitige, querschnitts-förmige Störung der Schmerz- und Temperaturempfindung (meist Aufhebung) angesehen werden. Sie findet sich mit großer Regelmäßigkeit in Höhe der Läsion und in den angrenzenden caudalen Dermatomen. Ihre obere Grenze (Segmentbezug) deckt sich ungefähr mit der des Herdes. Die Berührungs- und Lageempfindung ist entweder ganz unversehrt oder nur in den tiefsten Dermatomen nachweisbar gestört. Die dissoziierte Sensibilitätsstörung kann aus einer vollständigen sensiblen Querschnittslähmung „herausragen".

5. Sphincterstörungen werden nie vermißt und treten schon früh in Erscheinung.

Im weiteren Krankheitsverlauf kommt es meist zu Dekubitalgeschwüren, Harninfektionen und der Exitus tritt durch interkurrentes septisches Geschehen auf (DHAENE).

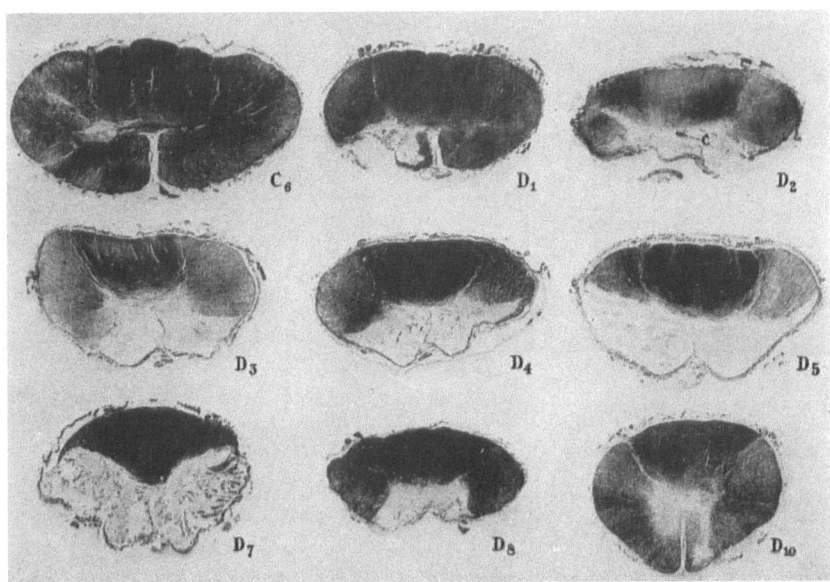

Abb. 25. Verschluß der A. spinalis anterior auf Höhe von D 2—D 7 mit Totalerweichung ihres Versorgungsbereiches. Van-Gieson-Färbung. (Präparat von ZEITLIN und LICHTENSTEIN.)

Für den Kliniker setzt das prekäre Problem in dem Moment ein, wo das „Syndrom des Verschlusses der vorderen Spinalarterie" als klinische Diagnose gewertet wird. Die Vielzahl der klinischen kasuistischen Mitteilungen, von der ersten Beschreibung des Syndroms durch PREOBRASHENSKY (1904) bis in die neueste Literatur, beweist das Vorhandensein dieser Tendenz. Man kann nun aber nicht mit Sicherheit vom klinischen Befund auf den morphologischen Befund schließen. Es ist bekannt, daß z. B. das gleiche klinische Bild durch eine spinale Thrombophlebitis hervorgerufen werden kann (KULEN-KAMPFF und MATHEIS). Ferner fällt auf, daß bei dem klinisch diagnostizierten Syndrom nicht selten ein morphologischer Nachweis des angenommenen arteriellen Gefäßverschlusses mißlingt (BOZSIK u. a.) oder der darstellbare Erweichungsherd nur auf die zentralen Querschnittsanteile beschränkt ist, sich also nicht auf das gesamte Versorgungsgebiet der A. spinalis anterior erstreckt. Außerdem beobachteten wir mehrere Fälle von akuten vasculären Querschnittslähmungen im lumbosacralen Bereich, die klinisch die oben angeführten Charakteristika boten, bei denen aber nach sofortiger Anwendung durchblutungsfördernder Mittel eine fast komplette, anhaltende Rückbildung der neurologischen Ausfälle erzielt werden konnte.

Ein embolischer oder thrombotischer Verschluß der vorderen Spinalarterie ist aber in der Pars caudalis des Rückenmarks, auf Grund der relativ konstanten Gefäßanlage in diesem Bereich, sicher nicht in dem beobachteten Ausmaß zu kompensieren. Es erscheint uns deshalb besser klinisch keinen morphologischen Befund zu diagnostizieren, den man mit klinischen Methoden nicht beweisen kann. Die bewußt allgemein gehaltene diagnostische Definition einer spinalen Durchblutungsstörung schließt sowohl organische als auch funktionell kreislaufdynamische Störungsmechanismen ein, läßt alle therapeutischen Möglichkeiten offen, ist den tatsächlichen Gegebenheiten angepaßt und entspricht besser den praktisch-klinischen Bedürfnissen.

Die hervorstechende Besonderheit eines *„Syndroms der Arteriae spinales posteriores"* besteht nach Perier, Thaene und Nunes, Vicente in der „Verbindung einer Aufhebung der Tiefensensibilität (durch Zerstörung der Hinterstränge) unterhalb der Läsion und einer Anaesthesie für alle Qualitäten (durch die Amputation der Hinterhörner) auf der Höhe der Läsion, die mit einer Haut- und Sehnenareflexie einhergeht". Über einen

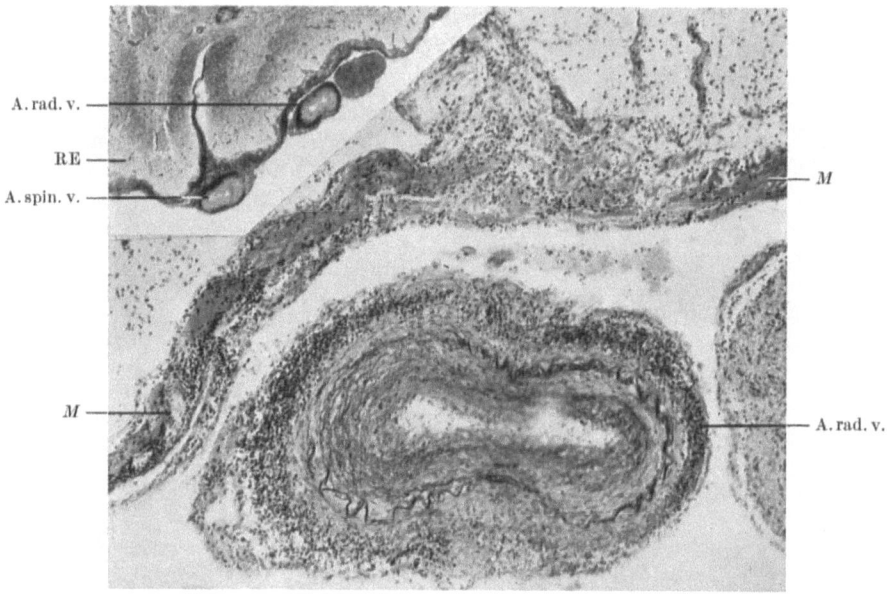

Abb. 26. Chronische lymphocytäre Meningitis im mittleren Brustmark mit hochgradiger sekundärer Endarteriitis proliferans der A. radicularis ventralis (A. rad. v.) und A. spinalis ventralis (A. spin. v.). Im zur Orientierung dienenden Teilübersichtsbild ist die Randentmarkung (RE) gut zu erkennen. *M* infiltrierte und fibrotisch verdickte Meningen. VG-Elastica-Färbung. (Präparat von W. Wechsler.)

thrombotischen Verschluß der Vorderwurzelarterie in Höhe von C 6 mit gleichzeitigem Verschluß der A. spinalis anterior zwischen C 6 und C 8, sowie einem thrombotischen Verschluß der linken A. spinalis posterior nach Trauma der Halswirbelsäule bei einem 71jährigen Patienten berichtet Hetzel.

Die differentialdiagnostische Diskussion über eine *Endarteriitis bei der Meningopathie* (Schaltenbrand) und bei ätiologisch verschiedenen *chronischen Meningitiden* (Wechsler) oder die Erwägung einer *Periarteriitis nodosa* der Rückenmarksgefäße (Becker) ist für den klinischen Gebrauch nicht von entscheidender Bedeutung. Wesentlich wichtiger ist auch hier vom klinischen Standpunkt aus die Berücksichtigung der pathogenetischen Bedeutung kreislaufdynamischer Störungsmechanismen. Sie sind auch bei derartigen Gefäßerkrankungen des Rückenmarks für die unmittelbare Entstehung der vaskulären Parenchymschädigung oft mitverantwortlich. In ihnen allein liegt im Frühstadium der Myelopathie der einzige Ansatzpunkt für eine aktive konservative Behandlung, denn die organ-pathologischen Gefäßveränderungen an sich bleiben irreparabel.

g) Myelopathien als Sekundärfolge extraspinaler Gefäßprozesse.

Die *Arteriosklerose der Vertebralarterien* ist sicher nicht selten. Sie hat in einem bestimmten Stadium eine Einengung des Lumens und eine Neigung zur Thrombosierung zur

Folge. Die Vertebralisthrombose allein oder eine massive Arteriosklerose der A. vertebralis mit zusätzlicher mechanischer Behinderung durch osteochondrotische und spondylotische Veränderungen der Halswirbelsäule, die auf den Canalis transversus übergreifen (KAESER) oder bei extremen Drehbewegungen der Halswirbelsäule eine temporäre Gefäßabknickung herbeiführen können (TATLOW und BAMMER), sind an dem Zustandekommen einer vasculären Rückenmarksschädigung beteiligt. Der akute oder langsam progredient einsetzende Parenchymschaden kann gelegentlich im Endstromgebiet der A. cerebelli posterior inferior liegen und ist im lateralen Oblongatabereich lokalisiert (HASSLER). Über entsprechende pathologisch-anatomische Beobachtungen berichten THOMPSON, SHEEHAN und SMYTH u. a. Die klinische Symptomatologie entspricht ungefähr dem sog. *Wallenberg*-Syndrom mit einer mehr oder minder ausgeprägten Variation. Werden die vasculären Störungen in einem Frühstadium diagnostiziert, besteht durchaus die Möglichkeit einer partiellen oder sogar kompletten Rückbildung der neurologischen Ausfälle unter konservativen Behandlungsmaßnahmen.

Die Entstehung einer akuten Durchblutungsstörung am Rückenmark durch *atheromatöse* und *arteriosklerotische Gefäßwandveränderungen der Aorta* setzt ein, wenn der organische Gefäßbefund die spinalen Zuflußarterien aus den aortalen Direktabzweigungen behindert. Das gilt besonders für den Abschnitt der Aorta, aus dem das wichtigste spinale Versorgungsgefäß die — A. radicularis magna — entspringt. Wird der entsprechende intercostale (z. B. D 10) oder lumbale (z. B. L 1) Gefäßabgang eingeengt oder gar verschlossen, dann wirkt sich der extravertebrale Gefäßprozeß auf den gesamten Versorgungsbereich der A. radicularis magna aus, d. h. auf die Pars caudalis des Rückenmarks allein oder auf den gesamten Bereich zwischen dem Filum terminale und dem oberen Thorakalmark. Die klinischen Folgen sind akute oder subakute Querschnittsbilder im thorako-lumbalen Rückenmarksabschnitt. Wir halten es für möglich, daß diese Pathogenese einer vasculären Rückenmarksschädigung besonders bei der subakuten, langsam progredienten Verlaufsform nicht selten ist.

Bei einer *Aortenthrombose* (HELBING, HEILIGENTHAL, HESSE u. a.) tritt eine sekundäre Myelonekrose nur dann auf, wenn der Thrombus in der Bauchaorta soweit hinaufreicht, daß er wesentliche Versorgungsarterien des Rückenmarks verschließt, was wahrscheinlich nur selten vorkommt. Die Lokalisation einer Thrombose in der unteren Aorta mit einem reitenden Embolus über der Teilungsstelle der A. iliaca kann allerdings ein akutes Querschnittsbild mit kompletter Paraplegie der Beine, Sensibilitätsstörungen und erloschener Blasen-Darmfunktion vortäuschen. Das Krankheitsbild ist jedoch nicht spinal bedingt, sondern auf eine periphere Störung der Vasa nervorum zurückzuführen (BODECHTEL). In diesen Fällen fehlen die Fußpulse an beiden Beinen.

Bei dem seltenen pathologischen Befund einer *Isthmusstenose der Aorta* werden sowohl die A. spinalis anterior als auch die Vertebralarterien in einen Kollateralkreislauf eingeschaltet. Die spinalen Arterien sind in diesen Fällen hochgradig erweitert (HABERER). Vasculäre Rückenmarksaffektionen können durch diese Überlastung des spinalen Kollateralkreislaufs durch Blutungen, durch aneurysmatische Sekundärveränderungen und durch hämodynamische Störungen entstehen (CHRISTIAN und NODER, KYRATSOS u. a.).

Bei einem *Aneurysma dissecans der Aorta* sind vasculäre Rückenmarksschäden relativ häufig. SCHWARZ, SHORREY und ANDERSON zitieren in ihrer großen Arbeit SHENNAN, der bei 45 von 300 Fällen neurologische Symptome fand, und WEISMANN und ADAMS, die spinale Ausfälle sogar bei 11 von 38 Fällen nachweisen konnten. Eingehende Beschreibungen der pathologischen Befunde stammen von KAHLISCHER, REITTER und von ROY, SCOTT und SALVATOR. Das Aneurysma kann auf verschiedenen Wegen zu einer spinalen Zirkulationsstörung führen: Einmal durch Kompression des Rückenmarks infolge einer druckbedingten Destruktion der Brustwirbelsäule; ferner durch Abscheren oder Thrombosierung der Intercostalarterien, die die spinalen Zuflußgefäße versorgen. Interessant ist auch hier wieder das kreislaufdynamische Störungsmoment der ausgedehnten, teilweise zentral lokalisierten Myelonekrosen, die sich vom mittleren Thorakalmark bis zum Sacralmark erstrecken können (Schwarz u. Mitarb.). Die Entstehung der Myelopathie wird auch als Folge eines allgemeinen Durchblutungsmangels durch die aneurysmatisch bedingte Herz-Kreislaufschwäche diskutiert (Riggs).

h) Vasculäre Rückenmarksschäden als Operationsfolge.

Eine spinale Zirkulationsstörung kann als unmittelbare Operationsfolge bei verschiedenen operativen Eingriffen auftreten; so haben bereits Foerster und Nonne auf postoperative Paraplegien nach Durchführung einer Rhizotomie zur Schmerzausschaltung hingewiesen. Eine operative Durchtrennung der lumbosacralen Vorderwurzeln bei spastischen Kontrakturen der Beine kann zu einer akuten Myelomalacie führen, wenn die sehr variabel angelegte A. radicularis magna im betreffenden Fall gerade in den Segmenten L 1 oder L 3 an den Rückenmarkskreislauf herantritt. Die Gefahr einer kompletten Myelomalacie besteht bei sämtlichen Operationen im Bauchraum, wenn die Bauchaorta in Höhe der Abzweigung der 10. Intercostalarterie für einen begrenzten Zeitraum abgeklemmt wird. Mit der gleichen Komplikation muß bei einer operativen Abklemmung der Intercostal- und Lumbalarterien zwischen D 9 und L 3 gerechnet werden. Außerdem sind nach operativer Unterbindung einer Vertebralarterie (aus einem Gutachten von W. Tönnis, zit. nach Zülch), oder nach Unterbindung einer A. carotis externa (Lenz und Winkelbauer), akute Erweichungen vom Querschnittstyp beschrieben worden.

Ein völlig anderer Weg zur Entstehung spinaler Durchblutungsstörungen ergibt sich aus der *extravertebralen Aktivierung pathologischer Gefäßreflexe* durch operative Eingriffe, die auf den Rückenmarkskreislauf übergreifen. So beschreibt Basset nach Operationen am supradiaphragmalen Splanchnicus und nach der Sympathektomie in vier Fällen eine plötzlich einsetzende Querschnittslähmung. Die Mitteilung über eine intermittierende Querschnittslähmung bei Reizung des thorakalen Grenzstranges durch Narbenbildung, die nach operativer Entfernung der Grenzstrangnarbe völlig abklang, stammt von Sorgo. Aus der Tiermedizin sind Beobachtungen bekannt, in denen beim Hund durch manuelle Quetschung des Urogenitaltraktes sofort eine Paraplegie auftreten soll, deren Entstehung auf neurogenem Wege erklärt wird.

Wir beobachteten bei einem 36jährigen Mann, 7 Wochen nach einer Resektion des linken Lungenunterlappens wegen Bronchiektasien, eine langsam progrediente, inkomplette Querschnittslähmung mit dissoziierten Sensibilitätsstörungen ab D 8 beiderseits. Nachdem andere Ursachen ausgeschlossen werden konnten, hielten wir eine vasculäre Genese des neurologischen Syndroms für sehr wahrscheinlich und dachten — in Verbindung mit der postoperativen Narbenbildung im unteren linken Thorakalbereich — an einen gefäßreflektorischen Entstehungsmechanismus über die spinalen Zuflußarterien. Unter einer hochdosierten, sympathicolytisch wirksamen Behandlung mit Hydergin, konnte — nach zweimonatiger Therapie — eine völlige Rückbildung der Querschnittslähmung erzielt werden. Die katamnestische Beobachtung des gleichbleibenden Behandlungserfolges erstreckte sich über 1 Jahr.

i) Über die Möglichkeit eines gefäßreflektorischen Entstehungsmechanismus der vasculären Myelopathie.

Schon in der älteren Literatur wird über die Entstehung vasculärer Querschnittsbilder im Zusammenhang mit einer „menstruellen Gefäßaufregung" berichtet (Oliviers, d'Angers, v. Leyden, Levier, Moynier, Oppenheim, Doerr u. a.). Goltdammer schildert den Fall eines 16jährigen Mädchens, das aus voller Gesundheit heraus eine akute Querschnittslähmung von der Mamillarlinie abwärts erlitt. Das Mädchen hatte bei einer altersentsprechenden, körperlichen Entwicklung noch nie die Menses gehabt. Die Autopsie ergab ein erbsgroßes Corpus luteum im Ovarium. Die Frage, ob derartige Querschnittslähmungen auf gefäßreflektorischem Wege oder durch eine Embolie der A. spinalis anterior zustande kommen, läßt sich natürlich nicht sicher beantworten. Bei anderen vasculären Myelopathien ist an die Möglichkeit einer *zentrifugal gerichteten Ausdehnung pathologischer Gefäßreflexe* zu denken, die *von atheromatösen oder arteriosklerotischen Wandveränderungen der Aorta* ihren Ausgang nehmen und über die großen Zuflußarterien den Rückenmarkskreislauf erreichen können. Diese hypothetische Vorstellung würde die klinischen Beobachtungen der auffallend häufigen Kombination zwischen einer schweren allgemeinen Arteriosklerose bei gleichzeitiger hochgradiger Vasolabilität und einer langsam progredienten, vasculären Rückenmarksschädigung, die unter konservativen Behandlungsmaßnahmen oft reversibel ist, verständlich machen. Gesicherte Analogien einer zentrifugalen Ausstrahlung pathologischer Gefäßreflexe sind am Hirnkreislauf (SCHOBER u. a.) und in der Körperperipherie (RATSCHOW) bekannt.

j) Der Einfluß von Herzleistung und Blutdruck auf die Hämodynamik der spinalen Durchblutung.

Während über die Abhängigkeit des Hirnkreislaufes von der Herzleistung in der Literatur seit langem kein Zweifel besteht (SPIELMEYER, SCHOLZ, BODECHTEL, BOCHNIK, M. SCHNEIDER u. a.), wird der gleiche, ursächliche Zusammenhang bei der spinalen Blutzirkulation erst in den letzten Jahren diskutiert (BODECHTEL, BARTSCH und HOPF, ZÜLCH u. a.). Die Auffassung, daß bei einer Gruppe von „senilen Myelopathien" eine konstant nachweisbare, kardiale Altersinsuffizienz das Zustandekommen der spinalvasculären Ausfälle wesentlich aktiviert, wurde bereits 1928 von KUTTNER vertreten. Angeregt durch die fast regelmäßig nachweisbare, kardiale Altersinsuffizienz bei den von uns klinisch beobachteten Patienten mit spinalen Zirkulationsstörungen (über 100 Fälle) haben wir versucht, in einer möglichst isolierten Form die Frage nach dem ursächlichen Zusammenhang zwischen Herzleistung und Rückenmarkskreislauf zu untersuchen.

Wir untersuchten 17 Patienten mit einer schweren Herzdekompensation infolge eines einfachen oder kombinierten Mitralvitiums mit chronischen Stauungsorganen, zum Teil kombiniert mit einer Hypertonie. Obgleich sämtliche Patienten auf Befragen keine spinalen Symptome schilderten, gaben sie bei der neurologischen Untersuchung konstant dissoziierte Sensibilitätsstörungen an, die sich in zwei querschnittförmige Störungstypen aufteilen lassen (Abb. 28).

Die Sensibilitätsprüfung ergab qualitativ nur eine Herabsetzung für Schmerz- und Temperaturempfindung (zum Teil nur für heiß), dagegen waren Berührungsempfindung, Lagesinn, Raumsinn intakt. Bei Auslösung der Eigenreflexe zeigte sich konstant eine deutliche Dissoziation zwischen den oberen und unteren Extremitäten, indem die Muskelsehnenreflexe an den Beinen sehr lebhaft mit Erweiterung der reflexogenen Zone und erschöpfbaren Kloni auslösbar waren, während sich die Armreflexe in „normaler" Stärke auslösen ließen. Der übrige neurologische Befund war ungestört.

Durch Kontrolluntersuchungen an gleichalterigen, gesunden Versuchspersonen waren weder entsprechende Sensibilitätsstörungen noch gleichartige Reflexdifferenzen reproduzierbar. Um bei der Prüfung der Sensibilitätsgrenzen einen suggestiven Einfluß auf die Patienten möglichst auszuschalten, wurde diese Prüfung von verschiedenen Untersuchern vorgenommen und mehrmals kontrolliert.

Der klinische Verdacht auf das Vorliegen einer latenten Spastik an den unteren Extremitäten bei Patienten mit einer Herzdekompensation konnte *elektromyographisch* objektiv bestätigt werden. Die Abb. 27 zeigt die elektromyographische Darstellung der passiven Entspannungsreaktion (Methode nach ASAI und HUFSCHMIDT); die obere Kurve wurde aus der Streckmuskulatur des linken Oberschenkels abgeleitet, die untere aus dem M. biceps brachialis links. Die ausgezogene Linie stellt den mechanischen Effekt dar, wobei die Beschleunigung aufgezeichnet ist. Man sieht zum Zeitpunkt der größten Beschleunigung am Bein (1. Ausschlag nach unten) eine Pause der Innervationsfolge von etwa 100 msec, die am Arm fehlt; am Arm ist im Gegenteil eher eine Aktivitätszunahme zu beobachten. (Zeitmarke 50/sec.) (vgl. BARTSCH und HOPF).

Um einen anschaulichen Vergleich zwischen normalen und pathologischen Befunden zu demonstrieren, führten wir diese elektromyographische Untersuchung zusätzlich bei 20 gesunden Probanden im Alter zwischen 18 und 48 Jahren an den oberen und unteren Extremitäten sowie im Rechts-Links-Vergleich zur Kontrolle durch. Bei diesen Untersuchungen konnten wir nicht ein einziges Mal das gleiche elektromyographische Bild, wie wir es bei den Patienten mit spinalen Zirkulationsstörungen fanden, nachweisen. Andererseits waren bei zwei Patienten mit einer noch nicht fortgeschrittenen, aber klinisch eindeutigen Syringomyelie im Brustmark, ganz gleiche oder doch weitgehend identische, elektromyographische Befunde vorhanden: deutliche, lange Pause nach passiver Entlastung in den Oberschenkelstreckmuskeln, keine Pause, eher Aktivitätszunahme in den Beugern am Oberarm. Die Übereinstimmung der elektromyographischen Befunde bei den spinalen Durchblutungsstörungen und der Syringomyelie ist ganz offensichtlich und erscheint um so bedeutsamer, als ja gerade die vasculär bedingten, dissoziierten Sensibilitätsausfälle dem „Syringomyelie-Typ" entsprechen. Bei beiden Erkrankungen sind bekanntlich die pathologisch-anatomischen Veränderungen oder Nutritionsstörungen im zentralen Bereich des spinalen Querschnittes und zusätzlich auch im Gebiet der basalen Hinterhornanteile lokalisiert.

Besonders eindrucksvolle Untersuchungsergebnisse fanden wir bei drei Patientinnen im Zusammenhang mit einer Herzoperation:

Fall 1. Ein 18jähriges Mädchen, das an einem kombinierten Mitralvitium litt, wurde von uns präoperativ eingehend neurologisch untersucht. Wir fanden dissoziierte Sensibilitätsstörungen querschnittsförmig zwischen D4 und D10 und die bereits beschriebene Dissoziation der Eigenreflexe zwischen den oberen und unteren Extremitäten mit einer Erweiterung der reflexogenen Zonen, erschöpfbaren Kloni und einer deutlichen Betonung der PSR und ASR im Vergleich zu den Eigenreflexen an den oberen Extremitäten. Acht Wochen nach der Herzoperation und nach der postoperativen Kompensation des kombinierten Mitralvitiums konnten die Sensibilitätsstörungen nicht mehr

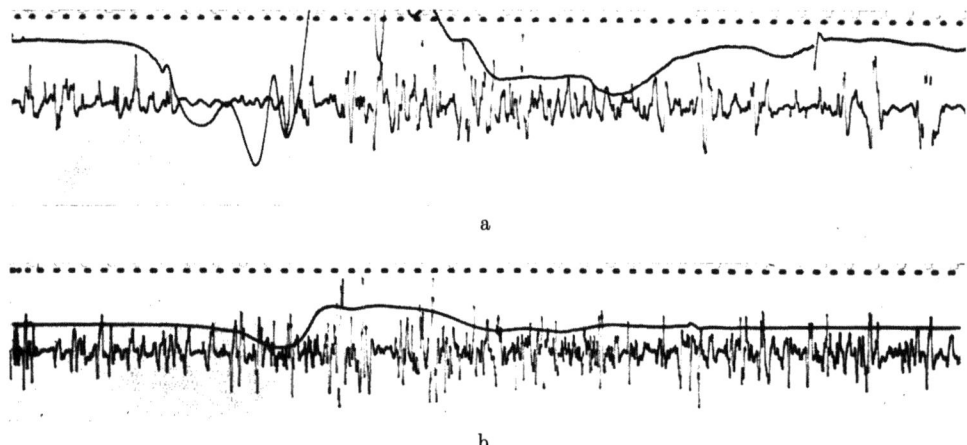

a

b

Abb. 27. Elektromyographischer Befund einer latenten Spastik der unteren Extremitäten bei einem Patienten mit dekompensiertem, angeborenem Herzvitium (vgl. Text).

nachgewiesen werden, während die Dissoziation der Eigenreflexe mit einer Reflexbetonung an den unteren Extremitäten noch zu beobachten war.

Fall 2. Eine 21jährige Patientin, die an einer kardialen Dekompensation mit erheblicher Cyanose litt. Ursächlich bestand ein Vorhof-Septum-Defekt mit falsch einmündender Lungenvene. Nach erfolgreicher Operation trat völlige Rekompensation ein, die Cyanose bildete sich ganz zurück und die Patientin konnte wieder arbeiten. Etwa $1/2$ Jahr später wurden bei der neurologischen Untersuchung keine sensiblen oder reflektorischen Besonderheiten festgestellt. Elektromyographisch ließ sich auch in diesem Fall eine eindeutige, latente Spastik an den Beinen nachweisen, während im Bereich der Arme die elektromyographische Ableitung ein normales Verhalten zeigte.

Fall 3. Ein 13jähriges Mädchen litt unter einem offenen Ductus Botallii mit erheblichen Dekompensationserscheinungen des Kreislaufes. Aufgrund dieser internen Diagnose wurde die Indikation zu einer Herzoperation gestellt. Infolge einer Komplikation intra operationem trat für etwa 4—5 min ein Herzstillstand ein. Der postoperative Verlauf war sonst komplikationslos. Dagegen ergab die neurologische Untersuchung nach der Operation ein inkomplettes Querschnittsbild ab D4 beiderseits mit distalwärts durchgehenden, dissoziierten Sensibilitätsstörungen, einer spatischen Paraparese beider Beine mit positivem Ausfall der Babinski-Gruppe beiderseits. Acht Wochen nach der ersten Untersuchung konnte bei einer Kontrolle keine Änderung der neurologischen Symptomatologie festgestellt werden.

Für die formale Entwicklung der neurologischen „Mikrosymptomatologie" erscheint uns, unter Berücksichtigung der morphologischen und strömungsdynamischen Verhältnisse am Rückenmarkskreislauf, folgende Erklärung möglich (Abb. 28):

Bei einer allgemeinen Strömungsverlangsamung der spinalen Blutzirkulation infolge Herzdekompensation muß sich kreislaufdynamisch der Druckabfall in dem dünnen, aufsteigenden Ast der A. radicularis magna kritischer bemerkbar machen als in dem dicken Ramus descendens. Bleibt der Ramus ascendens in seinem Verlauf ohne zusätzliche Blutzufuhr durch eine größere Vorderwurzelarterie, dann ist der Druckabfall in diesem Gefäß dort am stärksten, wo das Lumen am engsten und damit der Strömungswiderstand am größten ist, d. h. im funktionellen Endstrombereich bei D 3/D 4. Das entspricht der oberen Querschnittsgrenze der Sensibilitätsstörungen, während die untere Begrenzung durch die Eintrittzone der A. radicularis magna gebildet wird. Die dissoziierte Qualität der Sensibilitätsausfälle weist auf einen hämodynamischen Störungseffekt in der Umgebung des Zentralkanals hin.

Aufgrund dieser klinischen Untersuchungsergebnisse kann angenommen werden, daß bei einer massiven Herzleistungsschwäche der kardiale Einfluß stets nur lokalisationsbestimmend und manifestationsfördernd, jedoch für die Entstehung einer vasculären Rückenmarksschädigung allein nicht ausreichend ist. Die beschriebene, vasculäre Querschnittslähmung nach einer Herzoperation mit temporärem Herzstillstand ist eine Aus-

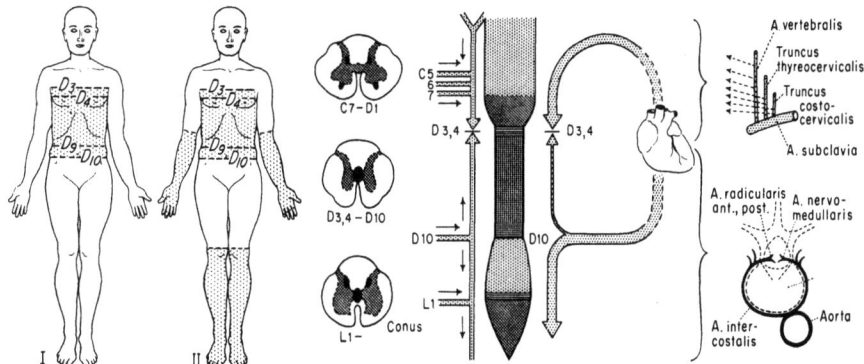

Abb. 28. Schematische Darstellung des Effektes einer Herzleistungsschwäche auf den Rückenmarkkreislauf (von links nach rechts): Neurologische Symptomatologie, Lokalisation der intramedullären Störungsherde, angenommene Blutstromrichtung in der A. spinalis anterior, Skizze über die Entstehung der sog. „Wasserscheide" bei D 4, die beiden Hauptquellgebiete der extramedullären Blutversorgung des Rückenmarkkreislaufs

nahme jedoch nicht die Regel. Wenn sich eine klinisch manifeste Funktionsstörung entwickeln soll, bedarf es wahrscheinlich noch einer zusätzlichen Belastung. Diese zusätzliche Belastung kann sich daraus entwickeln, daß der kardial ausgelöste, kreislaufdynamische Druckabfall mit einer zirkulatorischen Strömungsverlangsamung im mittleren Brustmark durch eine erhöhte Aggregation der Blutzellen in diesem Bereich verstärkt wird.

Welchen *Einfluß der Blutdruck* auf die spinale Hämodynamik ausübt, besonders in der Phase eines krisenhaft auftretenden Unterdruckes, ist bisher nicht ganz klar. Aus der klinischen Erfahrung wissen wir, daß akute, vasculäre Krankheitsbilder sowohl am Gehirn als auch am Rückenmark, nicht selten nachts einsetzen und am Morgen von den Patienten erstmalig bemerkt werden. Zwischen 2 und 4 Uhr morgens liegt bekanntlich die Zeit der größten, physiologischen Blutdrucksenke, die wahrscheinlich durch die Umstellung von der vagotropen-trophotropen Nachtphase auf die sympathotrope-ergotrope Morgenphase entsteht (ZÜLCH u.a.). Diese Blutdrucksenke spielt in der Pathogenese akuter, vasculärer Rückenmarksaffektionen besonders bei älteren Patienten mit einem labilen Hypertonus nach unseren Beobachtungen wahrscheinlich eine wesentliche Rolle.

Was bei einer Unterdruckkrise im Bereich der Mikrozirkulation tatsächlich vor sich geht wissen wir aus tierexperimentellen Untersuchungen (SWANK, SWANK u. Mitarb.). Da eine exakte Beobachtung dieser pathophysiologischen Vorgänge am menschlichen Rückenmark nicht möglich ist, erweitern die tierexperimentellen Erfahrungen bei entsprechendem Vorbehalt unsere pathogenetischen Kenntnisse:

Im Mittelpunkt der Untersuchungen über den Effekt der Unterdruck-Krise auf die Blutzusammensetzung steht die sog. „screen filtration pressure"-Methode nach Swank. Die Aufgabe dieser Methode und der dabei benutzten Apparatur besteht darin, die physiologischen Verhältnisse der Mikrozirkulation apparativ zu simulieren. Der wichtigste Teil der Apparatur ist ein Metallfilter mit vielen Öffnungen, deren Durchmesser ungefähr dem Kaliber der Capillaren entspricht (vgl. Abb. 29). In dem von einem Metallmantel umgebenen Raum vor dem Filter wird das Blut aus einer Rekordspritze unter hydraulischem Druck bei gleichbleibender Geschwindigkeit hineingepreßt. Der Flüssigkeitsdruck, der dabei in dem Raum vor dem Filter entsteht und der sich bei der geringsten Tendenz zu einer Zusammenballung der Blutzellen verändert, wird exakt gemessen und graphisch dargestellt (vgl. Abb. 29).

Eine temporäre Unterdruck-Krise läßt sich bei einem Hund künstlich durch Histamininjektionen erzeugen. Im gleichen Umfang wie der allgemeine Blutdruck absackt, steigt gleichzeitig der „screen filtration pressure" (SFP) an, d.h. der Aggregationsgrad der Blutzellen nimmt erheblich zu (Hissen und Swank, vgl. Abb. 30).

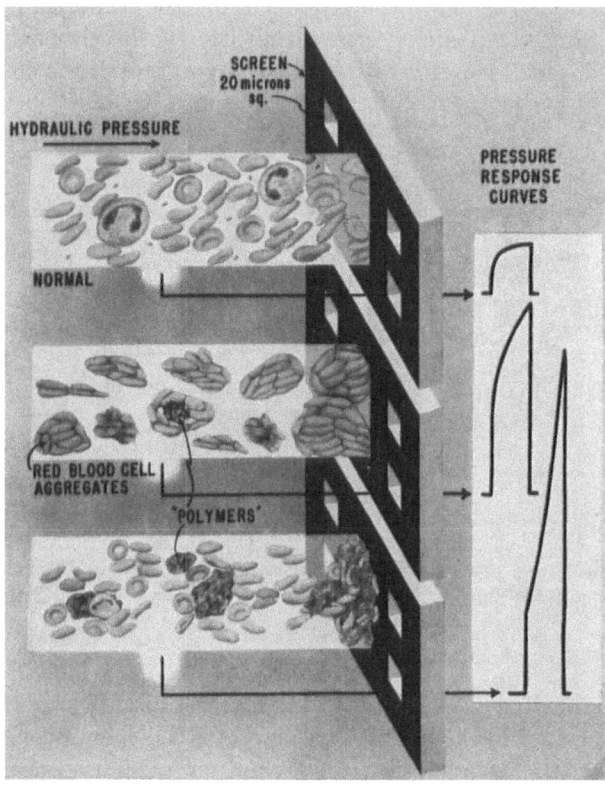

Abb. 29. Schema über die Wirkung des Metallfilters in der Apparatur zur Messung des „screen filtration pressure" nach Swank

Für die Entstehung dieses Ballungsphänomenes der Zellelemente sind zwei Faktoren bestimmend. Die normale elektrische Ladung der Erythrocyten und der Thrombocyten hält die Zellen auf Distanz, sie stoßen sich gegenseitig ab. Bei einer SFP-Untersuchung dieser physiologischen Blutprobe finden wir die in der Abb. 31 demonstrierte Kurve a. Vermindert sich die elektrische Ladung, dann nähern sich die Zellelemente, sie neigen zu einer Zusammenballung, und bei der Prüfung des SFP finden wir die Kurve b. Zu einer Klumpung der Zellen kommt es aber erst durch die zusätzliche Ausschüttung der Stoffwechselsubstanz 5-Hydroxytryptamine (Serotonin), die normalerweise in den Thrombocyten und in bestimmten Darmzellen gebunden ist. Dann finden wir bei der SFP-Untersuchung die typische Kurve c. Genau dieser Vorgang spielt sich im Blut bei einer Unterdruck-Krise ab.

Der exakte Beweis für eine Veränderung der elektrischen Ladung der Blutzellen kann mit Hilfe der Zellelektrophorese erbracht werden. Mit diesem Verfahren wird die Durchströmungsgeschwindigkeit der Erythrocyten und Thrombocyten im Blutserum gemessen. Während der Unterdruck-Krise verringert sich die Durchströmungsgeschwindigkeit der Zellelemente infolge einer verminderten, elektrischen Ladung um 40% der Normalwerte (Seaman und Vassar).

Die Wirkung der Stoffwechselsubstanz Serotonin auf die Entstehung einer Aggregation der Blutzellen während der Unterdruck-Krise läßt sich ebenfalls experimentell meßbar beweisen. Zur Prüfung

dieses Vorganges wird dem Hund vor dem Unterdruckversuch eine gewisse Menge radioaktiv ange-
reicherten Serotonins infundiert (Swank, Fellman und Hissen). Nach etwa 72 Std ist die Stoffwechselsubstanz weitgehend metabolisiert, gebunden und im Blut kaum noch nachweisbar. An-

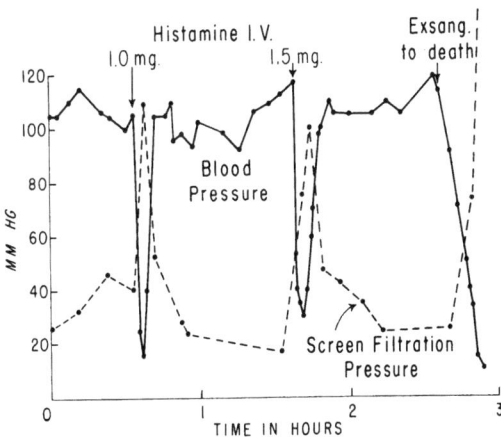

Abb. 30. Graphische Darstellung der allgemeinen Blutdruckwerte und der „screen filtration pressure"-Werte
während zweier Unterdruckkrisen beim Hund, die durch Histamingaben und durch Ausblutung künstlich
erzeugt werden (vgl. Hissen und Swank)

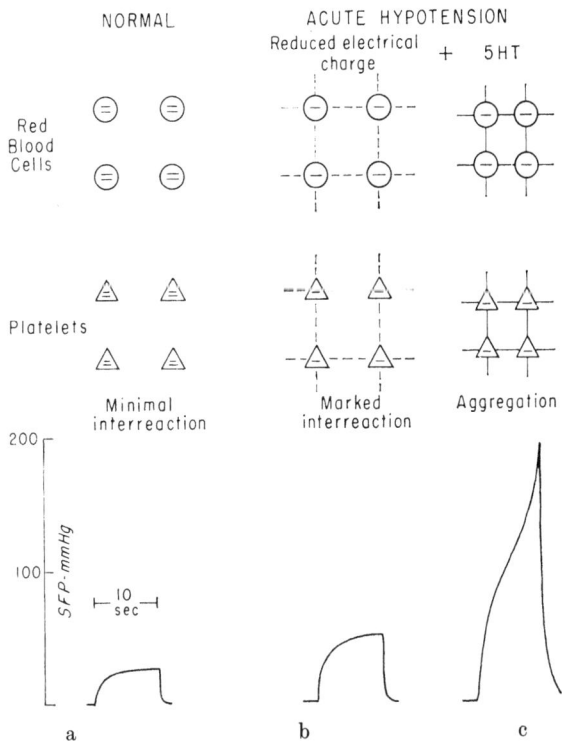

Abb. 31. Schematische Skizze über den Einfluß einer verminderten elektrischen Ladung der Blutzellen und
seiner Ausschüttung der Stoffwechselsubstanz Serotonin (5 HT) im Unterdruckversuch und die entsprechenden
Phasen des graphischen Nachweises einer erhöhten Aggregation mit der „screen filtration pressure"-Methode
(vgl. Bartsch und Swank)

schließend wird mittels Histamin die temporäre Blutdrucksenkung durchgeführt. In dieser hypotonen
Phase steigt der Serotoningehalt im Blut um 600% an, was zeigt, daß das vorher metabolisch gebundene Serotonin im Unterdruck tatsächlich frei wird und zu einer erheblichen Aggregation der Blutzellen führt.

Der Effekt, den eine verstärkte Aggregation der Blutzellen auf die Mikrozirkulation im Sinne einer
hämodynamischen Störung ausübt, kann experimentell im Bereich der pulmonalen Mikrozirkulation

verfolgt werden. Einem narkotisierten Hund wird eine bestimmte Menge leicht aggregierten Blutes transfundiert. Zur Passage der pulmonalen Mikrozirkulation benötigt das veränderte Blut statt normalerweise 10 sec etwa 30 min (Swank und Edwards). Eine zusätzliche Verlangsamung der Durchströmungsgeschwindigkeit wird dadurch hervorgerufen, daß die zusammengeballten Blutzellen in den Präcapillaren des Lungenkreislaufes einen Spasmus erzeugen, der die Hämodynamik durch eine Kalibereinengung behindert (Knisely, W. H., und M. H. Knisely).

Wenn sich diese tierexperimentellen Untersuchungsergebnisse auch nicht direkt auf den Menschen übertragen lassen, so sind sie doch zweifellos als Arbeitshypothese für eine pathogenetische Erklärung entsprechender, klinischer Beobachtungen wertvoll. Diese Arbeitshypothese besagt, daß wahrscheinlich auch im Bereich der spinalen Mikrozirkulation sowohl die Unterdruck-Krise als auch die kardiovasculäre Dekompensation eine Veränderung der Blutzusammensetzung im Sinne einer lockeren Aggregation (wahrscheinlich vorwiegend der Thrombocyten) und damit eine capilläre Stauung erzeugen kann, die den Stoffwechselaustausch im Gewebe behindert und die nervale Funktion beeinträchtigt.

III. Die Klinik spinaler Durchblutungsstörungen.

1. Neurologische Symptomatologie.

Die klinischen Ausfälle bei spinalen Durchblutungsstörungen sind so variabel, wie es bei der Variabilität der anatomischen Gefäßanlage des Rückenmarks zu erwarten ist. Wenn man den Versuch unternehmen will die typischen Merkmale der neurologischen Syndrome vasculärer Rückenmarksaffektionen darzustellen, dann kann als Ausgangspunkt nur die durchschnittliche Häufigkeit der klinischen Befunde gewählt werden. Unabhängig von ihrer Ätiologie lassen sich bei den spinalen Durchblutungsstörungen zwei Gruppen unterscheiden: Die lokal relativ umschriebenen, vasculären Syndrome und die vasculären Syndrome vom Querschnittstyp. Zwischen beiden Gruppen gibt es fließende Übergänge.

a) Umschriebene vasculäre Syndrome.

Das *laterale Oblongata-Syndrom* umfaßt den erstmalig von Wallenberg beschriebenen Symptomenkomplex: homolaterales Horner-Syndrom, Nystagmus und Schwindel zur Herdseite, dissoziierte Sensibilitätsstörungen auf der kontralateralen Körperhälfte, im homolateralen Trigeminusbereich, Parese und Hypästhesie der Gaumensegel auf der Herdseite, Lähmung des gleichseitigen Stimmbandes, Schluckstörungen, homolaterale Ataxie mit Neigung zur Herdseite. Bei der Variabilität des Gefäßverlaufs der A. cerebelli inferior posterior, die den lateralen Anteil der Oblongata im wesentlichen versorgt, entwickeln sich nicht selten zusätzliche Ausfälle, wie kontralaterale Hemiparesen, kontralaterale Hypoglossusparese und homolaterale Facialisparese. Es ist wichtig zu wissen, daß zu Beginn der Erkrankung partielle Ausfälle des Syndroms vorkommen können, die reversibel sind.

Wir beobachteten bei einer 51jährigen Frau einen akut einsetzenden Nackenspann mit heftigen Hinterkopfschmerzen, einem inkomplettem Horner-Syndrom links (Miosis ohne Enophthalmus), einem Trismus mit fast kompletter Kiefersperre, einer Hypalgesie im Trigeminusbereich links mehr als rechts, einer Hypoglossusparese rechts, einer Glossopharyngeusparese links, Schluckstörungen, dysarthritischen Sprachstörungen und einer Herabsetzung der groben Kraft in allen Extremitäten rechts mehr als links. Ferner bestanden Atemnot, klimakterisch bedingte Vasolabilität und — im EKG —. Anzeichen einer Myokardschädigung mit coronarer Mangeldurchblutung. Die Halswirbelsäule zeigte röntgenologisch eine erhebliche Hyperlordosierung und eine deutliche Ventralverschiebung des 4. HWK. Liquor o.B.

Die Behandlung erfolgte gleichzeitig mit Glissonschlinge und hochdosierten Hydergingaben. Nach 4 Wochen konnte eine komplette Rückbildung der neurologischen Ausfälle erreicht werden. Ambulante Fortsetzung der Hyderginmedikation mit gleichbleibendem Behandlungsergebnis über einen achtmonatigen, katamnestischen Beobachtungszeitraum.

Die Symptome des angeführten Falles sind in ein inkomplettes, laterales bzw. dorsolaterales Oblongata-Syndrom einzureihen. Auch der Trismus gehört bei diesem Syndrom in die Reihe der motorischen Hirnnervenausfälle, obgleich er wahrscheinlich als ein Brückensymptom aufzufassen ist (HASSLER).

Das *vasculäre Hinterhornsyndrom* gehört zu den „Störungen vom Syringomyelietyp" (HILLER). Es ist auch bei der Hämatomyelie (MINOR) und bei medullären Tumoren nachweisbar (DÖRING). Das Syndrom läßt sich nur selten isoliert beobachten. Meist tritt es zusammen mit inkompletten Querschnittsbildern auf. Charakterisiert ist das komplette Hinterhornsyndrom bekanntlich durch dissoziierte Sensibilitätsstörungen, schmerzhafte Parästhesien, Reflexverlust im Segment der Läsion, herabgesetzten Muskeltonus und trophische Störungen. Häufig sind aber nur handschuhförmige bzw. strumpfförmige, dissoziierte Sensibilitätsstörungen an den distalen Gliedabschnitten mit Abschwächung der Eigenreflexe und einer Herabsetzung der groben Kraft beim Händedruck bzw. bei der Fußbewegung nachweisbar.

Ein doppelseitiges, wahrscheinlich vasculäres Hinterhornsyndrom beobachteten wir bei vier Patienten, die gemeinsam im gleichen Betrieb an sog. Betonrüttlern im Akkord gearbeitet hatten und gleichzeitig erkrankten. Dabei stellte es sich heraus — nach Kontrolle des Betriebes durch den Landesgewerbearzt —, daß die Patienten, um durch die schnellere Handhabung die Akkordleistung möglichst hochzuschrauben, den Betonrüttler mit einer Hand an der ungeschützten und der starken Vibration voll ausgesetzten Leitstange und nicht an dem mit Schaumgummi gepolstertem Führungsgriff bedient hatten.

Der *neurologische Befund* ergab bei den Patienten erhebliche Paresen beider Hände, dissoziierte Sensibilitätsstörungen von den Ellenbogen ab distalwärts zunehmend, Verlust der Biceps-Eigenreflexe und hochgradige vasotrophische Störungen an beiden Händen; dabei waren die Gefäßpulse gut tastbar.

Erst nach einer mehrmonatigen durchblutungsfördernden Behandlung trat in allen Fällen eine völlige Rückbildung des stark ausgeprägten, klinischen Syndroms auf.

Die Möglichkeit eines *vasculären Vorderhornsyndroms* durch Ausfall der lateralen Ganglienzellen in den Segmenten C 8/D 1 kann nur zur Diskussion gestellt werden. Auf die pathologisch-anatomischen Beschreibungen der isolierten Vorderhornschädigung haben wir bereits hingewiesen.

Es handelte sich klinisch vorwiegend um einseitige, aber auch doppelseitige Atrophien der kleinen Handmuskeln. Die Atrophien blieben meist auf die Handmuskeln beschränkt. Am stärksten befallen waren der Daumenballen und die kleinen Fingermuskeln. Nicht selten fand sich ein Fibrillieren im Bereich der atrophischen Muskulatur. Parästhesien in den Händen wurden häufig geschildert. Sensibilitätsstörungen fehlten in der Regel. Die elektrische Untersuchung ergab lediglich eine quantitative Herabsetzung der Erregbarkeit. Der Liquor war unauffällig. Die Krankheit bei einem vasculären Vorderhornsyndrom verlief langsam progredient. Männer und Frauen waren gleich betroffen. Das Lebensalter der von uns in einem Zeitraum von 2 Jahren beobachteten zwölf Fälle lag zwischen 50 und 71 Jahren. In den meisten Fällen vergingen zwischen den ersten Anzeichen einer Schwäche und der dann dem Patienten selbst auffallenden Handmuskelatrophie ungefähr 3 Monate.

Eine differentialdiagnostische Abgrenzung des vasculären Vorderhornsyndroms von der spinalen progressiven Muskelatrophie vom Typ Duchenne-Aran ist im Anfangsstadium praktisch unmöglich. Wenn das Leiden erst im hohen Lebensalter beginnt, erscheint es zumindest ratsam vor der Diagnose einer degenerativen Erkrankung des Nervensystems auch die vasculäre Pathogenese des Vorderhornsyndroms zu erwägen (SPILLANE und LLOYD, BODECHTEL, HOFF, ZEITLHOFER und WANKO, HULTSCH u. a.).

Bei einem 71jährigen Mann konnten wir den Übergang von einem umschriebenen, vasculären Vorderhornsyndrom zu einer zusätzlichen, querschnittsförmigen Durchblutungsstörung beobachten. Das Krankheitsbild begann etwa 6 Wochen vor der ersten neurologischen Untersuchung mit einer langsam zunehmenden Parese der linken Hand.

Die *Allgemeinuntersuchung* ergab eine erhebliche Vasolabilität, eine angedeutete Akrocyanose, positiven Dermographismus, vermehrte Schweißsekretion und einen labilen Hypertonus bei Altersinsuffizienz des Herzens. *Röntgenologisch* war im Bereich der Halswirbelsäule eine generalisierte Osteochondrose mit spondylotischen Randzackenbildungen darstellbar.

Neurologisch fanden wir eine Herabsetzung der aktiven Beweglichkeit und der groben Kraft in allen Fingern der linken Hand, besonders im Daumen. Am Daumenballen zeigte sich eine beginnende Atrophie, die sich auch auf die radialen Mm. interossei erstreckte. Der Patient konnte mit der linken Hand keine feineren Bewegungen ausführen. Der übrige neurologische Befund bot keine pathologischen Besonderheiten, insbesondere keine Sensibilitätsstörungen im Bereich der linken oberen Extremität. Die elektrische Untersuchung ergab im Gebiet der Handmuskelatrophien eine quantitative Herabsetzung der Erregbarkeit.

Therapeutisch führten wir zur Hyperämisierung und spinalen Durchblutungsförderung eine Ultrabeschallung des cervicalen Grenzstrangs und eine massive Hyderginmedikation durch. Nach dreimonatiger Behandlung waren sowohl die Parese der linken Hand als auch die Atrophie der kleinen Handmuskeln nicht mehr nachweisbar.

Im weiteren Krankheitsverlauf stellte sich der Patient etwa 3 Monate nach Abschluß der Behandlung erneut vor (in der Zwischenzeit wurde kein Hydergin eingenommen) und berichtete, daß es ihm bisher gut gegangen sei, daß erst in den letzten 2 Wochen eine Schwäche der linken Hand erneut eingesetzt, und daß er außerdem eine geringgradige Schwäche im linken Bein bemerkt habe und die linke Körperhälfte — von der Brust abwärts — taub geworden sei.

Die *neurologische Kontrolluntersuchung* ergab eine Herabsetzung der groben Kraft in der linken Hand, eine handschuhförmige, dissoziierte Sensibilitätsstörung im linken Arm, — vom Ellenbogengelenk ab distalwärts, — einen sensiblen Halbseiten-Querschnitt links — ab D 4 caudalwärts durchgehend — von dissoziiertem Typ und eine latente Paraspastik beider Beine. Weiterhin bestand ein positives Rossolimozeichen rechts, sonst keine Pyramidenbahnzeichen. Der übrige neurologische Befund war intakt.

Nach einer erneuten zweimonatigen *Hydergintherapie* in hohen Dosen (buccal und parenteral) konnte eine *völlige Rückbildung* der vorher nachweisbaren neurologischen Ausfälle festgestellt werden. Die Hyderginmedikation wurde dann ambulant weitergeführt und während einer katamnestischen Beobachtungszeit von 2 Jahren blieb das günstige Behandlungsergebnis konstant.

Die klinische Besonderheit dieser kasuistischen Mitteilung besteht darin, daß bei dem beschriebenen Fall, unter eigener Beobachtung, der Übergang von einem anfangs umschriebenen vasculären Vorderhornsyndrom zu einer spinalen Durchblutungsstörung vom Querschnittstyp festgestellt werden konnte. An dem tatsächlichen Vorkommen der vasculären Genese einer isolierten Vorderhornaffektion im höheren Lebensalter ist also kaum zu zweifeln. Die Beobachtung zeigt außerdem, daß im Frühstadium der spinalen Zirkulationsstörungen eine völlige Rückbildung der neurologischen Ausfälle allein mit konservativen Behandlungsmaßnahmen anhaltend erreicht werden kann.

b) Inkomplette und komplette, vasculäre Querschnittssyndrome von einseitigem oder doppelseitigem Typ.

Im Vergleich zu den umschriebenen Rückenmarksaffektionen lassen sich vasculäre Querschnittssyndrome klinisch häufiger beobachten. Auf das Sekundärphänomen der zirkulatorisch gesteuerten Querschnittsbilder verschiedener Ätiologie, auf ihre lokalisatorischen und symptomatologischen Kennzeichen wurde bereits hingewiesen. Im höheren Lebensalter gibt es vasculäre Querschnittslähmungen von verschiedener Intensität und Ausdehnung, die zwar durch mehrere kausale Teilfaktoren in ihrer Manifestation und Lokalisation gefördert, jedoch wahrscheinlich primär durch das spinale Gefäßsystem selbst — zum Teil auf kreislaufdynamischem Wege — hervorgerufen, oder zumindest entscheidend beeinflußt werden.

Das eigene Beobachtungsgut umfaßt 55 Fälle mit vasculären Querschnittssyndromen komplexer Genese. Der Krankheitsbeginn liegt meist jenseits des 50. Lebensjahres, im Durchschnitt zwischen dem 55. und 60. Lebensjahr. Die Entwicklung des Leidens verläuft überwiegend langsam progredient, seltener akut. In der neurologischen Symptomatologie kann man im Durchschnitt sechs querschnittförmige Typen einer dissoziierten Sensibilitätsstörung unterscheiden, die in ihrer Reihenfolge zum Teil den Früh- und Spätphasen der Erkrankung entsprechen (Abb. 32).

Die sensiblen Querschnittstypen 1—5 sind nicht selten halbseitig, dagegen ist der lumbale Querschnittstyp immer nur doppelseitig ausgeprägt. Diese Beobachtung bestätigt unsere Auffassung, daß die Entstehung der vasculären Halbseitenquerschnitte vom Brown-Sequard-Typ wahrscheinlich auf den — im Hals- und Brustmark über mehrere Segmente hintereinander, — einseitigen Eintritt der Zentralarterien zurückzuführen ist,

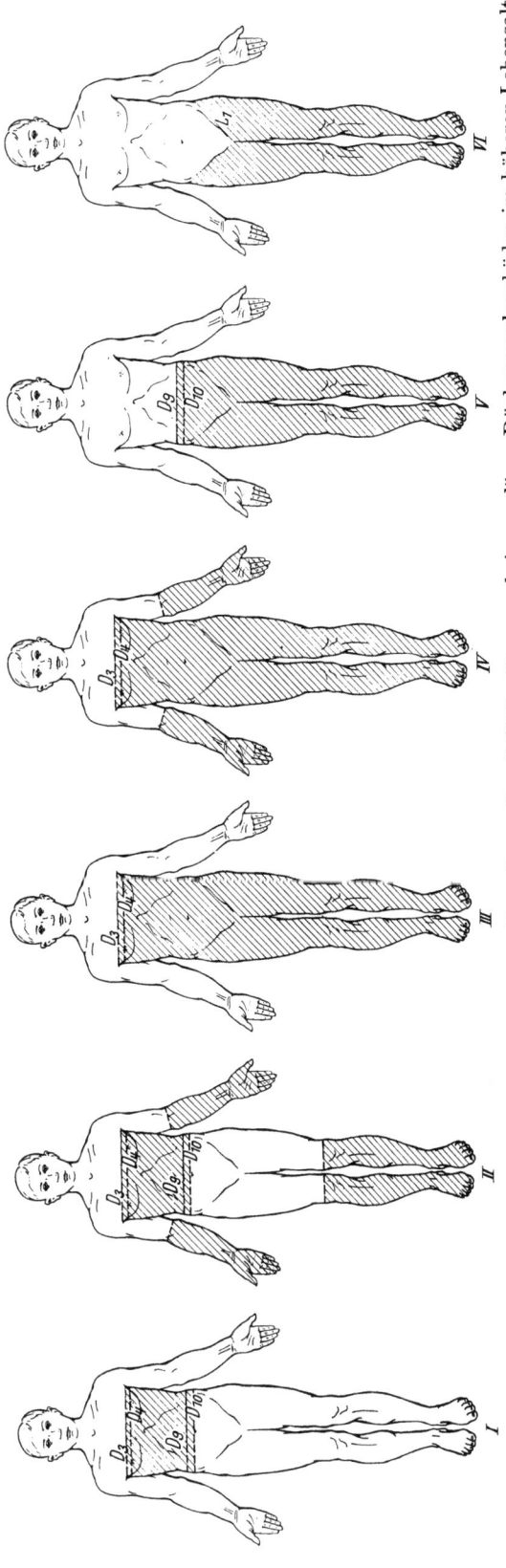

Abb. 32. Sechs verschiedene Durchschnittstypen querschnittförmiger, disscziierter Sensibilitätsstörungen bei vasculären Rückenmarksschäden im höheren Lebensalter.

während die Zentralarterien im lumbalen Rückenmarksabschnitt konstant doppelseitig angelegt sind. Die Kombination zwischen dissoziierten Sensibilitätsausfällen vom Querschnittstyp und von dissoziierten Sensibilitätsstörungen vom strumpf- bzw. handschuhförmigen Hinterhorntyp ist klinisch interessant. Über ähnliche klinische Beobachtungen berichten Schlesinger, Minor, Mair und Druckmann.

Diese handschuh- oder strumpfförmige Abweichung vom segmentalen Verteilungstyp erklärt Brissaud damit, daß in der grauen Substanz der Hals- und Lendenmarkanschwellung eine gliedabschnittsweise Anordnung der Schmerz- und Temperaturfasern existiert, wobei das ventromediale Hinterhorn den distalen Dermatomabschnitten und das dorsolaterale den proximalen entspricht (zit. nach Hiller). Die Brissaudsche Auffassung wurde von Brouwer bestätigt, der mittels der Dusser- de Barenneschen Methode einer lokalen Strychninvergiftung der Hinterhornsegmente den gleichen Störungstyp rekonstruieren konnte.

Mit den klinischen Beobachtungen stimmt der nicht seltene histopathologische Nachweis einer kleinen stiftförmigen Erweichung im ventromedialen Hinterhorngebiet überein. Offensichtlich gehört die Basis der Hinterhörner zu denjenigen Bereichen des Rückenmarksquerschnitts, deren Vascularisation am schwächsten ausgebildet ist. Klinisch lassen sich *zwei Störungsmuster vom Hinterhorntyp* unterscheiden. Der cervicale Störungstyp bietet gewöhnlich handschuhförmige dissoziierte Sensibilitätsausfälle von den Ellenbogengelenken distalwärts, während der lumbosacrale Störungstyp die gleichen Sensibilitätsausfälle strumpfförmig von den Kniegelenken abwärts aufweist. Bei durchgehenden, thorakal beginnenden Querschnittsbildern beobachtet man in einem fortgeschrittenen Stadium relativ häufig, daß die Intensität der dissoziierten Sensibilitätsstörungen von Kniehöhe an distalwärts zunimmt.

Die neurologische Untersuchung im Bereich der dissoziierten Sensibilitätsausfälle ergibt bei Prüfung der Temperaturempfindungen zuerst eine Herabsetzung für heiß und erst an zweiter Stelle eine Störung der Empfindung für Kaltreize. Die Empfindung für heiß kann aber auch bereits gestört und diejenige für kalt noch völlig intakt sein; eine Beobachtung, auf die schon ältere Forscher aufmerksam machten (Goldscheider, Laehr, Oppenheim u. a.). Der umgekehrte Ablauf ist unter konservativen Behandlungsmaßnahmen zu beobachten, indem sich bei einer ausgeprägten Thermhypästhesie zuerst die Kaltempfindung und zuletzt die Empfindung für heiß normalisieren.

Der segmentalen Höhe des Querschnittsniveaus entsprechend differieren die neurologischen Ausfälle bei vasculären Rückenmarksschäden erheblich. Gleichbleibend ist nur der typisch dissoziierte Charakter der Sensibilitätsstörungen. Bei den *Querschnittstypen I und II* findet man neurologisch im Bereich der oberen Extremitäten meist keine Abweichung von der Norm, während die Muskelsehnenreflexe an den Beinen sehr lebhaft — mit erweiterten reflexogenen Zonen und erschöpfbaren Kloni — auslösbar, die Rossolimo-Zeichen meist positiv, die Babinski-Zeichen dagegen oft negativ sind. Die grobe Kraft beim Händedruck ist herabgesetzt, während sich an den unteren Extremitäten eine angedeutete Paraspastik nachweisen läßt. Bei den *Querschnittstypen III und IV* sind die neurologischen Symptome zwar formal ähnlich, jedoch wesentlich stärker ausgeprägt. Die Intensität der dissoziierten Sensibilitätsausfälle kann caudalwärts zunehmen. Lage- und Raumsinn sind überwiegend intakt, dagegen ist die Vibrationsempfindung an den distalen Gliedabschnitten nicht selten geringfügig gestört. Die motorischen Ausfälle an den unteren Extremitäten wechseln zwischen einer deutlichen Paraspastik und einer hochgradigen spastischen Paraparese. Die Steigerung der Eigenreflexe entspricht dem Grad der motorischen Störungen. Positive Pyramidenbahnzeichen sind immer nachweisbar. Bei den Fällen mit caudalwärts zunehmenden Sensibilitätsstörungen kann die spastisch-paretische Gangunsicherheit manchmal durch eine spinal-ataktische Komponente zusätzlich verändert werden. Bei der langsam progredienten Verlaufsform des Leidens ist die Blasen-Darmfunktion meist intakt. Bei den *Querschnittstypen V und VI* treten die spinalen Ausfälle vom Krankheitsbeginn an wesentlich stärker in Erscheinung. Die vasculäre Rückenmarksschädigung entwickelt sich entweder subakut oder akut, seltener dagegen langsam progredient. Die Querschnittslähmungen sind ab D 10 spastisch und ab L 1 schlaff. Entsprechend dem vorherrschenden Lähmungstyp sind die Eigenreflexe an den unteren Extremitäten gesteigert oder erloschen. Pyramidenbahnzeichen lassen sich bei thorakaler Läsion regelmäßig auslösen. Zwar überwiegt der dissoziierte Charakter der Sensibilitätsausfälle, jedoch sind bei diesen Querschnittstypen Berührungs- und Vibrationsempfindung meist mitbetroffen. Eine Störung der Blasen-Darmfunktion in Form einer Inkontinenz oder Retention fehlt nie. Soweit die Patienten noch gehfähig sind, ist der Gang spastisch-ataktisch gestört.

2. Pathologische Veränderungen am Skelet-, Herz- und Kreislaufsystem.

Neben den vasculären Rückenmarksschäden und ihren neurologischen Folgen findet man eine Reihe pathologischer Untersuchungsbefunde, die so regelmäßig nachweisbar sind, daß ihr Zusammenhang mit der Entstehung spinaler Durchblutungsstörungen im höheren Lebensalter wahrscheinlich ist.

Die Röntgenaufnahmen der *Halswirbelsäule* zeigen konstant massive Veränderungen in Form einer ausgedehnten Osteochondrose und einer Spondylosis deformans, die das altersentsprechende Maß übersteigen. Auf den Schrägaufnahmen sind die Foramina intervertebralia — besonders zwischen dem 5. und 7. Halswirbelkörper — oft hochgradig eingeengt. Gerade durch diese eingeengten Foramina verlaufen bekanntlich die bedeutendsten Versorgungsarterien des oberen Rückenmarksabschnitts. Eine mechanische Behinderung der spinalen Zirkulation im Bereich der Halswirbelsäule ist auf vierfache Weise denkbar: Durch knöcherne Randwulst- bzw. Leistenbildungen im Wirbelkanal selbst, die entweder von ventral her in den intravertebralen Raum hineinragen und so zu einer Irritation der A. spinalis anterior führen können, oder durch eine Verdickung und Verknöcherung des Ligamentum flavum, das von dorsal her den Wirbelkanal einengt und so die Blutzirkulation in den großen Venengeflechten behindern kann. Weitere Störungsmöglichkeiten liegen in einer Einengung der im Canalis transversus verlaufenden Vertebralarterie und in einer Einengung der durch die Foramina intervertebralia an den Rückenmarkskreislauf herantretenden Versorgungsgefäße.

Weitere pathologische Untersuchungsergebnisse beziehen sich auf den *allgemeinen Kreislauf* und auf die *Herzleistung*. Im Vordergrund steht bei den älteren Patienten meist eine erhebliche Vasolabilität mit fleckigen Hautrötungen, eine mehr oder weniger ausgeprägte Akrocyanose, ein stark positiver Dermographismus und labile Blutdruckwerte, häufig in Richtung eines Hypertonus. Außerdem bestehen oft Zeichen einer schweren Allgemeinsklerose nachweisbar, die sich röntgenologisch durch Gefäßwandverkalkungen im Gebiet der Bauchaorta oder an den Beinen nachweisen lassen. Nicht selten findet man arteriosklerotisch bedingte, periphere Durchblutungsstörungen an den unteren Extremitäten mit fehlenden Fußpulsen. Die fast obligate Altersinsuffizienz des Herzens läßt sich mit den üblichen klinischen Methoden feststellen, oder sie kann in latenter Form durch die spiroergometrische Prüfung ermittelt werden. Die Resultate der spiroergometrischen Prüfung sind allerdings — nach Ansicht der Internisten — für das Vorliegen einer latenten Herzinsuffizienz nicht sicher beweisend. Solche Herz- und Kreislaufveränderungen können in dreifacher Weise das Zustandekommen einer spinalen Durchblutungsstörung fördern: Einmal durch eine allgemeine Strömungsverlangsamung der Blutzirkulation; zweitens durch den akuten Einfluß von „Unterdruck- und Überdruckkrisen", wobei es möglich ist, daß die akute Hypotonie über eine Veränderung der Blutzusammensetzung mit Verklebung der Blutzellen zu einer capillären Stauung führt; drittens durch eine gesteigerte Irritabilität des labilen Gefäßnervensystems, z. B. durch mechanische Reize im Gebiet der Halswirbelsäule. Aus den Untersuchungen von ECHLIN geht hervor, daß eine einmalige mechanische Reizung genügt, um eine obturierende Kontraktion der Arterienmuskulatur für die Dauer von 5 min und länger zu erzeugen.

Auf Grund dieser experimentellen Untersuchungsergebnisse wird man die Möglichkeit einer mechanisch bedingten, gefäßreflektorischen Störung im Bereich des Rückenmarks- kreislaufs und seiner Versorgungsgefäße im Prinzip grundsätzlich anerkennen müssen.

3. Prognose und Differentialdiagnose spinaler Durchblutungsstörungen.

Über Prognose und Differentialdiagnose einer spinalen Durchblutungsstörung im höheren Lebensalter lassen sich aus der klinischen Erfahrung relativ exakte Angaben machen. Die *Prognose* der querschnittsförmigen Durchblutungsstörungen und der um- schriebenen Rückenmarksaffektionen im Bereich der Medulla oblongata muß als sehr ungünstig bezeichnet werden, wenn nicht im Frühstadium des Leidens eine aktive Be- handlung fortlaufend erfolgt. Da beim Querschnitt die ausgedehnten Erweichungen des Rückenmarks irreparabel sind, hängt die Lebenserwartung des betroffenen Patienten von pflegerischen Maßnahmen ab. Im Spätstadium des Leidens führen meist ascendierende Infektionen über die Harnwege — infolge des Ausfalls der Blasen-Darmfunktion — zum Exitus.

Die *differentialdiagnostische* Abgrenzung einer spinalen Durchblutungsstörung stößt in der Regel auf keine erheblichen Schwierigkeiten. Grundsätzlich wird man bei Verdacht auf eine vasculäre Genese von akut oder langsam progredient einsetzenden Querschnittslähmungen zuerst die Sekundärbeteiligung des Rückenmarkskreislaufs etwa im Rahmen einer medullären Tumorkompression ausschließen müssen. Hier bringt bereits die unbedingt notwendige Untersuchung des Liquors und das Ergebnis einer zusätz- lichen Myelographie die erwünschte Klärung. Ein entzündlicher Liquorbefund mit wesent- licher Zellvermehrung spricht im allgemeinen gegen eine vasculäre Rückenmarksaffektion, wenn man von den relativ seltenen entzündlichen Erkrankungen des spinalen Gefäß- systems absieht. Sind die Gesamteiweißwerte im Liquor erhöht, ist die Prüfung der Durchgängigkeit der Liquorpassage mit Hilfe der Myelographie unter allen Umständen notwendig. Im Durchschnitt ergeben die Untersuchungen des Liquors bei spinalen Durchblutungsstörungen im höheren Lebensalter einen normalen Befund. Die differential- diagnostische Unterscheidung zwischen den degenerativen Erkrankungen des Zentral- nervensystems (z. B. Syringomyelie, amyotrophe Lateralsklerose, progressive spinale Muskelatrophie) und den Folgen einer spinalen Zirkulationsstörung ist grundsätzlich zwar stets zu überprüfen, kann aber in den meisten Fällen bereits aus dem Erkrankungsalter der Patienten getroffen werden. Das Erkrankungsalter der von uns beobachteten 55 Pa- tienten mit vasculären Querschnittsbildern lag bei 48 Fällen im 6. Dezennium oder später. In den restlichen 7 Fällen konnte auf Grund der anamnestischen und klinischen Besonder- heiten von vornherein der Verdacht auf eine degenerative Erkrankung des Nerven- systems ausgeschlossen werden. Bei den vasculären Syndromen vom Hinterhorntyp ist die Diagnose einer anoxämischen Neuritis infolge Arteriosklerose der peripheren Gefäße zu berücksichtigen. Die Pulslosigkeit der Extremitäten und die röntgenologisch darstell- baren Gefäßverkalkungen führen schnell zur endgültigen Klärung. Bei der differential- diagnostischen Abgrenzung gegenüber der Multiplen Sklerose ist stets zu beachten, daß dieses Leiden wegen seines „proteusartigen Charakters nahezu alle anderen Erkrankungen des Nervensystems imitieren kann" (Schaltenbrand). Wenn allerdings ein schub- förmiger Krankheitsverlauf, der bevorzugte Befall des Opticus im Sinne einer retro- bulbären Neuritis, cerebelläre Erscheinungen und ein entzündlicher Liquorbefund als charakteristische Merkmale fehlen, dann gibt es diagnostisch keinen Zweifel. Schwierig ist unter Umständen im Anfangsstadium die differentialdiagnostische Trennung zwischen einer funikulären Myelose und einer Durchblutungsstörung des Rückenmarks. Aber auch hier weisen die Achylia gastrica, die Blutbildveränderungen und das Ergebnis der Sternal- punktion, sowie die primär ataktische Symptomatik mit Störungen der Bewegungs- empfindung und Areflexie den richtigen Weg. Die Einbeziehung extraspinaler Gefäß- prozesse als Ursache einer vasculären Querschnittslähmung muß zumindest bei den akut einsetzenden Erkrankungsfällen erwogen werden. Mit Hilfe des Internisten lassen sich die seltenen primären Erkrankungen der Aorta jedoch relativ schnell bestätigen oder ausschließen.

4. Therapie spinaler Durchblutungsstörungen.

Grundsätzlich ist die Behandlung der vasculären Rückenmarksschäden selbstverständlich von der jeweiligen Ätiologie der Erkrankung abhängig. Bei einer Rückenmarkskompression mit vasculären Begleiterscheinungen steht z. B. die operative Intervention absolut im Vordergrund. Geht aus der neurologischen Symptomatologie hervor, daß die spinalen Ausfälle wahrscheinlich durch eine kompressionsbedingte Störung der Rückenmarksdurchblutung entstanden sind, dann kann postoperativ die Rückbildung der Parenchymschädigung durch eine durchblutungsfördernde, sympathicolytisch wirksame Medikation beschleunigt werden.

Bei den umschriebenen und querschnittförmigen vasculären Rückenmarksaffektionen im höheren Lebensalter spielt die *konservative Therapie* eine entscheidende Rolle. Sie muß die Mitbeteiligung eines kreislaufdynamischen Störungsmechanismus einbeziehen. In der Reihe der durchblutungsfördernden Mittel, die sowohl peripher eine sympathicolytische Wirkung erzeugen als auch auf zentralem Wege den allgemeinen Gefäßtonus verringern, hat sich uns das Präparat *Hydergin* (Firma Sandoz) am besten bewährt. Es handelt sich bei Hydergin um eine Kombination der drei Secale-Reinalkaloide, des Hydroergocornin, des Hydroergocristin und des Hydroergokryptin, zu je 0,1 mg. Die günstigen Erfahrungen mit der Hydergintherapie bei sympathico-vasalen Anfällen am Gehirn sind aus der Monographie über die „cerebralen-vegetativen Anfälle" von BROSER bekannt.

Über den Einfluß gefäßaktiver Medikamente, insbesondere des Hydergins, auf die Hämodynamik des Hirnkreislaufs liegt eine sehr aufschlußreiche und überzeugende Arbeit von HEYCK vor. Die Untersuchungen und Messungen des Autors wurden mit der Stickoxydulmethode an 32 Patienten mit cerebraler Arteriosklerose, Thrombose—Thrombangitis obliterans der Hirngefäße und bei Hypertonikern mit einem Insult vorgenommen. „Es kommt unter Hydergin nur dann zu einer eindeutigen Steigerung des Hirndurchblutungsvolumens (HDV) bei Kranken mit cerebro-vasculären Leiden, bei denen die Ausgangswerte des HDV auf Grund ihres Leidens bereits unter der Norm liegen". Mit diesen Untersuchungsergebnissen werden die Behandlungserfolge durch Hydergin bei cerebralen Durchblutungsstörungen objektiv bestätigt. Wir halten es für sehr wahrscheinlich, daß das Hydergin unter den gleichen Voraussetzungen auch bei vasculären Rückenmarkserkrankungen zu einer Steigerung des Rückenmarksdurchblutungsvolumens führt, was sich allerdings nur empirisch, nicht dagegen durch exakte Messungen beweisen läßt.

Der zusammenfassenden Arbeit von ROTHLIN und BIRCHER (1952) ist zu entnehmen, daß die *Hyderginwirkung* zentral eine Verringung des Vasomotorentonus, eine Hemmung der propriozeptiven Pressorreflexe und eine Dämpfung der Psychomotorik zur Folge hat, während peripher ein sympathicolytischer Effekt im Vordergrund steht (ausführliche Literaturbeschreibung bei EICHLER und HEINZEL, sowie STRAUSS).

Klinisch hat sich folgendes *Dosierungsschema* bewährt: Die Medikation wird mit 2×1 Sublingualette und 1 cm³ Hydergin s. c. täglich begonnen. Nach 3 Tagen erfolgt eine Steigerung auf 5×1 Sublingualette und 2×1 cm³ s. c. täglich. Nach weiteren 3 Tagen kann die parenterale Dosis auf 3×1 cm³ s. c. erhöht werden. Die letztere Dosierung wird über 3—8 Wochen beibehalten. Anschließend werden die parenteralen Gaben langsam reduziert, die buccalen Gaben jedoch in gleicher Höhe fortgesetzt. Ist in der neurologischen Symptomatologie eine wesentliche Rückbildung eingetreten, kann man die Hydergininjektionen am Ende der 4.—8. Woche weglassen, während die buccale Anwendung des Präparates auch nach der stationären Entlassung über einen langen Zeitraum unbedingt beibehalten werden muß. Bei Patienten mit einer ausgeprägt hypotonen Blutdrucklage können unter Umständen als Nebenwirkung Schwindelerscheinungen oder — ganz selten — sogar kollapsartige Zustände auftreten. Diese relativ seltenen Nebenwirkungen bei einer hochdosierten Hydergintherapie lassen sich durch kleine Gaben von Peripherin oder Novadral retard sofort coupieren. Andere Nebenerscheinungen haben wir auch bei mehrjähriger, täglicher Einnahme von Hydergin nie beobachtet.

Der erste Behandlungseffekt der Hydergintherapie, in Form einer Rückbildung der neurologischen Ausfälle, setzt in der Regel frühestens am Ende der 2., spätestens am Ende der 4. Behandlungswoche ein. Das Maximum der therapeutischen Hyderginwirkung liegt etwa zwischen der 3. und 8. Behandlungswoche. Wenn nach 4 wöchiger Therapie eine Rückbildung der neurologischen Symptomatologie nicht auftritt, muß mit einer irreparablen Rückenmarksschädigung gerechnet werden. Auch bei guten Behandlungs- resultaten kann im weiteren Krankheitsverlauf, — unter Umständen selbst nach mehreren Monaten, — eine temporäre Verschlechterung der Beschwerden bzw. der Symptome auf- treten. In derartigen Fällen empfiehlt es sich, neben den fortlaufenden buccalen Hydergin- gaben, erneut über einen Zeitraum von 4 Wochen dreimal wöchentlich 1 cm³ Hydergin subcutan zu injizieren.

Tabelle 3. *Behandlungsergebnisse mit Hydergin.*

| | Zahl der Fälle | Rückbildung der spinalen Ausfälle | | |
		komplette	partielle	keine
Querschnittsbilder				
Frühstadien . .	35	18	17	—
Spätstadien . .	20	—	5	15
Gesamtzahlen	55	18	22	15
		40 = 72,7 %		(27,3 %)

In der vorliegenden Tabelle 3 sind, aus einem Behandlungsmaterial von über 150 Fällen, bewußt nur die katamnestisch gesicherten Resultate bei 55 Fällen mit vasculären Quer- schnittslähmungen herausgenommen, weil gerade bei diesen Krankheitsbildern der Wech- sel der neurologischen Symptomatologie gut beurteilbar und die vasculäre Genese ein- deutig gesichert ist. Der Zeitraum der katamnestischen Beobachtung bei gleichblei- bendem positivem Behandlungsresultat erstreckt sich bei *allen* Patienten minimal über 9 Monate und maximal über 4¹/₂ Jahre.

Unter einem *Frühstadium* spinaler Durchblutungsstörungen verstehen wir, — bei lang- sam progredienter Krankheitsentwicklung, — die ersten 3 Monate nach Krankheitsbeginn und — bei akut einsetzenden Querschnittsbildern — die ersten Stunden bzw. 2 Tage nach Auftreten der Lähmungserscheinungen. Wird die Behandlung in diesem Frühstadium be- gonnen, dann ist bei günstig gelagerten Fällen mit einer völligen Rückbildung der spinalen Ausfälle zu rechnen. Bei den langsam progredient verlaufenden Krankheitsbildern kann mitunter auch noch in einem mittleren Stadium zwischen dem 3. und 6. Krankheits- monat ein partieller Rückbildungseffekt erreicht werden. Vasculäre Rückenmarks- schäden, deren Krankheitsbeginn bereits längere Zeit zurückreicht, fallen unter die Rubrik eines *Spätstadiums* des Leidens.

Die in der Tabelle angeführten Fälle mit positiven Behandlungsresultaten sind über- wiegend in einem frühen oder mittleren Erkrankungsstadium der Hydergintherapie zu- geführt worden, während es sich bei den negativen Behandlungsresultaten ausschließlich um Kranke handelt, bei denen die vasculäre Genese des Leidens erst zu einem sehr späten Zeitpunkt festgestellt wurde. Grundsätzlich ist allerdings hervorzuheben, daß auch in der Spätphase vasculärer Querschnittssyndrome eine sichere Aussage über den Grad der eventuell noch vorhandenen Reversibilität der neurologischen Ausfälle nicht gemacht werden kann. Ein drei- bis vierwöchiger Behandlungsversuch bringt in der- artigen Fällen die sichere Klärung.

Bei den angeführten Behandlungsergebnissen bedeutet „komplette Rückbildung" eine konstant anhaltende Rückbildung sowohl der sensiblen als auch der motorischen Querschnittssymptome. „Partielle Rückbildung" besagt, daß bei diesen Patienten die Intensitätsunterschiede der neurologischen Ausfälle vor und nach der Behandlung so beachtlich sind, daß z. B. anfangs gehunfähige Kranke gehfähig oder arbeitsunfähige

Patienten nach Abschluß der Behandlung arbeitsfähig geworden sind. Das Behandlungsergebnis wurde nur dann als positiv gewertet, wenn der therapeutische Effekt tatsächlich über den stationären Aufenthalt hinaus andauerte.

Zur objektiven Prüfung des therapeutischen Hydergineffektes ist es bei vasculären Querschnittslähmungen — im Gegensatz zu der üblichen Methodik bei anderen Krankheitsbildern — nicht zu verantworten, Placebo-Versuche vorzunehmen. Um trotzdem über die tatsächliche Einwirkung des Hydergins auf eine spinale Durchblutungsstörung ein möglichst objektives Urteil zu gewinnen, wählten wir einen anderen Weg: Bei der ambulanten Kontrolle älterer Patienten, deren inkomplette Querschnittsbilder sich unter der Hyderginbehandlung völlig zurückgebildet hatten, setzten wir die Hyderginmedikation für einen Zeitraum von 2—3 Wochen abrupt ab; in allen Fällen trat etwa 2 Wochen nach Absetzen des Präparates das alte Querschnittsyndrom wieder objektiv nachweisbar in Erscheinung. Unter erneuten Hydergingaben bildeten sich die neurologischen Symptome wiederum vollständig zurück. Derartige Kontrollversuche lassen sich mit dem gleichen Ergebnis beliebig oft wiederholen.

Auf Grund dieser klinischen Erfahrungen darf angenommen werden, daß es einen spezifischen Hydergineffekt auf die Rückenmarksdurchblutung bzw. auf das spinale Gefäß- und Gefäßnervensystem gibt.

In Anlehnung an die exakten Untersuchungsergebnisse von Heyck über die Hyderginwirkung bei cerebro-vasculären Erkrankungen erscheint eine Steigerung des spinalen Durchblutungsvolumens durch Hydergin auch bei den vasculären Rückenmarksaffektionen, besonders der chronischen Verlaufsform, als Ursache der klinischen Behandlungserfolge durchaus überzeugend. Wenn man von der desolaten Prognose vasculärer Querschnittslähmungen ausgeht und die Tatsache berücksichtigt, daß in der bisherigen Literatur eine konservative Therapie spinaler Durchblutungsstörungen noch nicht beschrieben wurde (Bartsch 1954/62/65/67, Zülch 1954), dann ist die Forderung nach einer Anwendung dieses Behandlungsverfahrens im Rahmen der klinischen Neurochirurgie und Neurologie nicht unberechtigt.

Literatur.

Abercrombie, J.: Über die Krankheiten des Gehirns und des Rückenmarks. Aus dem Engl. übersetzt v. Fr. de Blois, Bonn 1821, S. 282.

Abeshouse, B. S., and A. T. Tiongson: Paraplegia a rare complication of translumbar aortography. J. Urol. (Baltimore) 75, 348 (1956).

Adamkievicz, A.: Die Blutgefäße des menschlichen Rückenmarks. II. Teil: Die Gefäße der Rückenmarksoberfläche. S.-B. Akad. Wiss. Wien, math. nat. Kl. 84, 469 (1882).

— Die Blutgefäße des menschlichen Rückenmarks. I. Teil: Die Gefäße der Rückenmarksubstanz. S.-B. Akad. Wiss. Wien., math.-nat. Kl. 85, 101 (1882).

— Über Gehirn- und Rückenmarkskompression beim Menschen. Wien. med. Wschr. 1887, Nr 41.

Adams, H. D., and H. H. Geertruyden: Neurologic complications of aortic surgery. Ann. Surg. 144, 4, 574 (1956).

Alajounine, Th., et Th. Hornet: Le ramollissement aigu de la moelle. Rev. neurol. 67, 400 (1937).

— Th. Hornet, M. Ullmann et J. Delorre: Ramollissement médullaire au-dessus d'une tumeur extradurale métastatique par compression des vaisseaux radiculaires correspondants. Rev. neurol. 69, 169 (1938).

—, et D. Petit-Dutaillis: Le nodule fibro-cartilagineux de la face postèrieure des disques intervertébraux. Etude anatomique et pathogènique d'une varièté nouvelle de compression radiculo-médullaire. Presse méd. 98, 1657 (1930).

— Le nodule fibro-cartilagineux de la face postèrieure des disques intervertebraux. Etude clinique et thérapeutique d'une variété nouvelle de compression radiculo-méningée extradurale. Presse méd. 102, 1749 (1930).

—, et R. Thurel: Hernie discale de la région cervicale. Rev. neurol. 78, 53 (1946).

Alexander, E., H. D. Courtland and C. H. Field: Metastatic lesions of the vertebral column causing cord compression. Neurology (Minneap.) 6, 103—107 (1956).

— H. F. Forsyth, C. H. Davis and B. S. Nashold: Dislocation of the atlas on the axis. — The value of early fusion of C 1, C 2 and C 3. J. Neurosurg. 15, 353 (1958).

Alhany, H. Mc., and M. Netsky: Compression of spinal cord by extramedullary neoplasma. J. Neuropath. exp. Neurol. 14, 276 (1955).

Allbaugh, E., and S. M. Horvath: Effect of total occlusion of thoracic aorta on blood pressure, splanchnic blood flow and metabolic state in dogs. Amer. J. Physiol. **180**, 451 (1955).

Allen, K. L.: Zit. nach Clarke 1955.

Altmann, H. W., u. W. Schubothe: Funktionelle und organische Schädigungen des Zentralnervensystems der Katze im Unterdruckexperiment. Beitr. path. Anat. **107**, 1 (1949).

Andrè, M.: Sur une nécrose oedémateuse de la moelle, plusieurs jours aprés un traumatisme fermé, apparemment sans gravité. J. belge Neurol. Psychiat. **46**, 439 (1946).

Anseroff, N. J.: Die Arterien der Wirbelsäule des Menschen. Z. Anat. Entwickl.-Gesch. **105**, 562 (1936).

Antona, D.: Zit. nach Teschler.

Antoni, N.: Myelitis periphlebitica or angioma racemosum venosum medullae spinalis. Proc. Ist. Intern. Cong. Neuropath. **3**, 557 (1952).

—, and E. Lindgren: Steno's experiment in man. Acta chir. scand. **98**, 230—274 (1949).

Arkin, A. M.: The mechanism of rotation in combination with lateral deviation in the normal spine. J. Bone Jt Surg. A **32**, 180 (1950).

Asai, K., u. H. J. Hufschmidt: Die Entlastungsreaktion beim Spastiker. Dtsch. Z. Nervenheilk. **178**, 289 (1958).

Aufdermaur, M.: Zur pathologischen Anatomie der Spondylosis deformans. Schweiz. med. Wschr. **85**, 827 (1955).

Babonneix, L., et A. Widiez: Sclerosé combinée; lésions diffuses et inflammatoires du névraxe. Anévrysme de partère spinale antérieure. Syphilis probable. Rev. neurol. 1214 (1930).

Bahlmann, H., u. J. Hempel: Zur Kasuistik der Zirkulationsstörungen im Gebiet der vorderen Spinalarterie. Dtsch. Z. Nervenheilk. **175**, 405 (1956).

Bahnson, H. T.: Surgical treatment of thoracic aneurysms in Henry Ford Hospital. Internat. Symposium on Cardiovascular Surgery, p. 434. Philadelphia: W. B. Saunders Company 1955.

Bain, W. R., D. Northfield and M. Wilkinson: The neurological manifestations of cervical spondylosis. Brain **75**, 187 (1952).

Bakey, M. E. de, D. A. Cooley and O. Creech: Surgical considerations of dissecting aneurysm of aorta. Ann. Surg. **142**, 586 (1955).

Ballantine jr., H. T.: In weckly clinico-pathological exercises, case no 38351. New Engl. J. Med. **247**, 326 (1952).

Bang, E. Da., C.: Revised Queckenstedt test. (With special reference to the diagnostis of cervical disc. protrusions). Acta psychiat. scand. **30**, 1—10 (1955).

— Myelopathia spondylotica cervicalis. Ugeskr. Laeg. **119**, 1479—1490 (1957).

Barach and Bickerman: Pulmonary emphysema. Baltimore: William Comp. 1956.

Barbe, A.: Recherches sur l'embryologie du système nerveux central chez l'homme. Paris: Masson & Cie. 1938.

Barnes, R.: Paraplegia in cervical spine injures. J. Bone Jt Surg. B **30**, 234 (1948).

Barraquer-Bordas, L.: De la pathologie générale des compressions médullaires. Sem. Hôp. Paris **76**, 4113 (1956).

— y M. Muntaner-Marqués: Thrombosis de la arteria espinal anterior. (Sindroma de infarto del territorio arterial medular antero-central.) Med. clín. (Barcelona) **31**, 4 (1958).

Barraquer-Ferré, L., et L. Barraquer-Bordas: A propos des complications nerveuses de la rachianesthésie. Acta neurol. belg. **56**, 117 (1956).

Barré, J. A.: (A) Troubles pyramidaux et arthrite vertébrale chroni que. Medicine (Baltimore) **5**, 358 (1924).

— (B) Myelopathies progressives spéciales d'origine vertébrale sans arachnoidite ni compression (atrophie spinale segmentaire. Rev. neurol. **88**, 55 (1953).

— Atrophie spinale segmentaire. Documents anatomo-pathologiques. Hypothèses pathogeniques. Rev. neurol. **88**, 121 (1953).

—, et Corino d'Andrade: Paraplégie par ramollissement aigu uniségmentaire de la moelle survenus au cours de la grossesse. Rev. neurol. **69**, 113 (1938).

— — Ramollissement médullaire uni-segmentaire survenu au cours d'une grossesse. Rev. neurol. **69**, 133 (1938).

—, et A. Philippidès: Nouvel exemple d'affection médullaire rappelant la sclérose en plaques, en rapport avec une atrophie spinale controlée chirurgicalement. Rev. neurol. **88**, 201 (1953).

Barron, K. D., A. Hirano, S. Araki and R. D. Terry: Experiences with metastatic neoplasms involving the spinal cord. Neurology (Minneap.) **9**, 2, 91 (1959).

Barth, H., et A. Léri: Un cas de myélite ascendante aigue au cours d'une syphilis secondaire. Rev. neurol. **19**, 393 (1913).

Bartier, O.: Quelques remarques au sujet du diagnostic des myélites subaigues ou chroniques. Acta neurol. belg. **54**, 974 (1954).

Bartsch, W.: Frühstadien der spinalen Mangeldurchblutung. Nervenarzt **25**, 481 (1954).

— Die operative Indikation bei spinaler Mangeldurchblutung. Acta neuroveg. (Wien) **10**, 214 (1954).

— Die Durchblutung des Rückenmarks und ihre klinischen Störungen. Habil.-Arbeit, Würzburg 1960.

BARTSCH, W.: Klinik der spinalen Durchblutungsstörungen. Acta neurochir. (Wien) Suppl. 7, 255 (1961).
— Résultats du traitement conservatif des troubles de circulation de la moelle. Rev. neurol. 106, 722 (1962).
— Anatomische und physiologische Grundlagen der Rückenmarksdurchblutung. Aus: Lehrbuch der Neurologie von G. SCHALTENBRAND. Stuttgart: Georg Thieme 1969.
— Vaskulär bedingte Querschnittsläsionen. Panorama/Sandoz, Nov. 1964.
— Medikamentöse Behandlung querschnittsförmiger Durchblutungsstörungen im höheren Lebensalter (Beobachtungen und Spätresultate). Mü. Med. Wschr. 107, 426—430 (1965).
— Betrachtungen zur Therapie spinaler Durchblutungsstörungen. Verh. dtsch. Ges. inn. Med. 72, 1103—1104 (1967).
— Vasculary disease on the spinal cord. International Journal of Neurology (in Druck).
— A. BOROFFKA u. E. KETZ: Von der Symptomatologie zur Genese des Halswirbelsäulensyndroms. Acta neuroveg. (Wien) 10, 214 (1954).
— — — Indikationeu für die Hydergin- und Ultraschalltherapie beim klinischen HWS.-Syndrom. Ärztl. Wschr. 10, 661 (1955).
—, u. H. C. HOPF: Neue Beobachtungen über die Beziehungen zwischen Herzleistung und Rückenmarkskreislauf. Dtsch. Z. Nervenheilk. 184, 288—307 (1963).
—— u. R. L. SWANK: Der Effekt von Herzleistung und Blutdruck auf die Hämodynamik der spinalen Durchblutung. Verh. dtsch. Ges. inn. Med. 72, 1105—1110 (1967).
BASSETT, R. C.: The present status of sympathectomy in the treatment of hypertension. Med. Clin. N. Amer. 32, 187 (1948).
BASTIAN, CH.: Thrombotic softening of the spinal cord, a case of so called acute myelitis. Lancet II, 1531 (1910).
BATSON, O. V.: The function of the vertebral veins and their role in the spread of metastasos. Ann. Surg. 112, 138—149 (1940).
BAUM, G. L.: The role of chlorpromazine in the treatment of bronchial asthma and chronic pulmonary emphysema. Dis. Chest. 32, 5 (1957).
BAUMANN, J., et G. PICARD-LEROY: Complications neurologiques de l'emploi d'éfocaine. Mém. Acad. Chir. 80, 151 (1954).
BEATTIE, E. J., J. NOLAN and J. S. HOWE: Paralysis following surgical correction of coaretation of aorta. Surgery 33, 754 (1953).
BECK, K.: Das Syndrom des Verschlusses der vorderen Spinalarterie. Dtsch. Z. Nervenheilk. 167, 164—186 (1952).
— Zur Kasuistik der Zirkulationsstörungen im Gebiet der vorderen Spinalarterie. Dtsch. Z. Nervenheilk. 168, 173—182 (1952).
BECKER, H.: Über Hirngefäßausschaltungen. Dtsch. Z. Nervenheilk. 161, 407 (1949).
BECKER, J.: Zur Klinik der primären spinalen Durchblutungsstörungen (Verschluß der vorderen Spinalarterie). Nervenarzt 29, 16 (1958).
—, u. F. HESS: Zur Frage der Spätlähmungen bei Wirbelsäulendeformitäten. Dtsch. Z. Nervenheilk. 168, 173—182 (1952).
BEDFORD, F. B.: Oblique roentgenographic views of the cervical spine in flexion and extension. An aid in the diagnostis of cervical subluxations and obscure dislocations. J. Bone Jt Surg. A 39, 1302 (1957).
— F. D. BOSANQUET and W. R. RUSSEL: Degeneration of the spinal cord with cervical spondylosis. Lancet II, 263, 55—59 (1952).
BENDA, L. C.: Angioma racemosum des Rückenmarks. Zbl. ges. Neurol. Psychiat. 28, 245 (1922).
BERGMANN, E. W.: Fractures of the ankylosed spine. J. Bone Jt Surg. A 31, 699 (1949).
BERGMANN, L., and L. ALEXANDER: Vascular supply of the spinal ganglion. Arch. Neurol. Psychiat. (Chicago) 46, 761 (1941).
BERKIN, C. R., and C. HIRSON: Hiperextension injury of the neck with paraplegia. J. Bone Jt Surg. B 36, 57 (1954).
BERNSMEIER, A.: Die Zirkulationsstörungen des Rückenmarks. Aus BODECHTEL: Differentialdiagnose neurologischer Krankheitsbilder, S. 268. Stuttgart: Georg Thieme 1958.
BERT, P.: Zit. nach HOCHE.
BIEMOND, A.: Un cas d'hémangiome vertébrale extramédullaire et intramédullaire, groupe. Belge d'Etudes oto-neuroophthalm. (Jubil.-Bd.) S. 630 (1951).
BING, R. J., J. A. HALDELSMAN, J. A. CAMPBELL, H. E. GRISWOLD and R. J. BLALOCK: Treatment and physiopathology of coaretation of aorta. Ann. Surg. 128, 803 (1948).
BISCHOFF, W.: Zur Vasomotorik der Arteria vertebralis. Acta Neuroveg. (Wien) 3, 443 (1952).
BLACKWOOD, W.: Discussion on vascular disease of the spinal cord. Proc. roy. Soc. Med. 51, 7, 543 (1958).
BLANCO, E. M.: Fracturas y luxaciones cervicales. An. Serv. Traum. Lopez-Trigo 13, 41 (1958).
BLASIUS, W.: Der Einfluß des Adrenalins auf die Vorderhornganglienzelle. Acta Neuroveg. (Wien) 4, 331 (1952).

Blau, J. N., and G. Ruhsworth: Observations on the blood vessels of the spinal cord and their response to motor activity. Brain 81, 354—363 (1959).

Block, W.: Die Durchblutungsstörungen der Gliedmaßen. Berlin 1951.

Blockwood, W.: Vascular disease of the central nervous system. In: Neuropatholog., S. 94, herausgeg. v. Greenfield et al. London: Edw. Arnold, Ltd. 1958.

Bochnik, H. J.: Hirnbefunde bei Morbus caeruleus. Dtsch. Z. Nervenheilk. 170, 349 (1953).

Bodechtel, G.: Gehirnveränderungen bei Herzkrankheiten. Z. ges. Neurol. Psychiat. 140, 657 (1932).

— Zentrale Durchblutungsstörungen und ihre Behandlung. Regensburg. Fortbildungskurs. 1953.

— Die Zirkulationsstörungen am Rückenmark. In Handbuch der inneren Medizin, 4. Aufl., Bd. V/3, S. 454—480. Berlin-Göttingen-Heidelberg: Springer 1953.

— Differentialdiagnose neurologischer Krankheitsbilder. Stuttgart: Georg Thieme 1958.

—, u. G. Erbslöh: Die Foix-Alajouaninesche Krankheit. In Handbuch der speziellen pathologischen Anatomie und Histologie, Bd. XIII, Teil 1, Bandteil B, S. 1576—1598. Berlin-Göttingen-Heidelberg: Springer 1957.

—, u. E. Guttmann: Zur Begutachtung der Rückenmarksschäden bei leichten Unfällen. Dtsch. Z. ges. gerichtl. Med. 14, 284 (1930).

Bogaert, L. van: Pathologie des Angiomatoses. Acta neurol. belg. 50, 525 (1950).

— R. A. Ley et F. Brandes: Contribution anatomo-clinique à l'étude de la myélite nécrotique de Foix-Alajouanine. Rev. neurol. 2, 1 (1930).

— — — Contribution anatomo-clinique à l'étude de la myelitis necrotique subaigue de Foix-Alajouanine. Rev. neurol. 37, 1 (1930).

Bollinger, A.: Über traumatische Spätapoplexie. Int. Beiträge zur wiss. Medizin. Berlin 1891.

Bolton, B.: The blood supply of the human spinal cord. J. Neurol. Psychiat. 2, 137—148 (1939).

Bonduelle, M.: Les myélopathies chroniques par cervicarthrose. Rev. neurol. 93, No 1, 83 (1955).

— P. Bouygues et M. Poisonnier: La sclerose laterale amyotrophique traumatique. A propos d'une observation. Presse méd. 66, 1472—1474 (1958).

Bonnet, L. M.: Sur la lésion dite sténose congénitale de l'aorte dans la région de l'isthme. Rev. Médecine 23, 108—255, 335—418 (1903).

— Lehrbuch der Entwicklungsgeschichte, V. Aufl. Berlin: Parey 1929.

Borremans, P., et L. van Bogaert: Myélomalacie post-traumatique très tardive chez un alcoolique. Rev. neurol. 2, 315 (1933).

Boszik, G.: Erweichungen im Rückenmark und im Sehnerv bzw. Chiasma auf vaskulärer Basis. Nervenarzt 24, 229 (1953).

Boudin, G., et J. Barbizet: Les accidents nerveux des manipulations du rechis cervical. Rev. Prat. (Paris) 8, 2235 (1958).

— B. Pepin, J. Barbizet et C. Labram: Syndrome de l'hémi-moelle gauche par thrombose de la portion initials de l'artère vertébrale chez un sujet porteur d'une thrombose ancienne de la sous-clavière gauche. Bull. Soc. méd. Hôp. Paris 75, 3 et 4, 164—171 (1959).

Bourmer, H. R.: Zur Frage der Halsmarkschädigung bei Hyperextensionsverletzungen der Wirbelsäule. Langenbecks Arch. klin. Chir. 268, 409 (1951).

Boyarski, S.: Paraplegia following translumbar aortography. J. Amer. med. Ass. 156, 599—602. (1954).

Bradshaw, P.: Some aspects of cervical spondylosis. Quart. J. Med. 26, 177—208 (1957).

— Arteries of the spinal cord in the cat. J. Neurol. Neurosurg. Psychiat. 21, 284—289 (1958).

Brain, W. R.: Rupture of the intervertebral disc in the cervical region. Proc. roy. Soc. Med. 41, 509 (1948).

— D. Northfield and M. P. Wilkinson: The neurological manifestations of cervical spondylosis. Brain 75, 176—179 (1958).

Bräutigam, W.: Über eine spontane Hämatomyelie durch Ruptur eines durch angeborene Gefäßwandschwäche entstandenen Aneurysmas der Arteria spinalis dorsalis. Dtsch. Z. Nervenheilk. 181, 119 (1960).

Brihaye, J.: Rappel anatomique de la vascularisation spinale. Acta neurol. belg. 61, 215 (1961).

Brill, W.: Ein Beitrag zu den Verletzungen im Bereich der ersten beiden Halswirbel. Dtsch. Z. Chir. 111, 511 (1911).

Brion, S., M. G. Netszky and H. M. Zimmermann: Vascular malformations of the spinal cord. A.M.A. Arch. Neurol. Psychiat. 68, 339 (1952).

Brissaud: Zit. nach Hiller.

Broser, F.: Die cerebralen vegetativen Anfälle. Berlin-Göttingen-Heidelberg: Springer 1958.

Brouwer, B.: Über Arachnoiditis adhaesiva circumscripta. Dtsch. Z. Nervenheilk. 117, 118, 119, 38 (1931).

Buchanan, D. N., and A. E. Walker: Vascular anomalies of spinal cord in children. Amer. J. Dis. Child. 61, 928 (1941).

Bucy, P. C., A. F. Heimburger and H. R. Oberhill: Compression of the cervical cord by hermiated dis. J. Neurosurg. 5, 471 (1948).

BUGE, A., et J. JOLY: Les manifestations neurologiques de la périartérite nodeuse. Feuillets Praticien 156, 403 (1956).

BURGESS, C. M., G. C. FREEMANN, J. E. CHERRY and A. S. HATWEEL: The surgical treatment of patent ductus arteriosus. Report of 14 consecutive cases. Hawaii med. J. 14, 393 (1955).

CABITZA, A.: Zit. nach BECKER u. HESS 1954.

CADWALADER, W.: Observation on character of the onset of spinal paralysis with reference to the significance of the apoplectiform type of onset in contrast to slow, progressive development of paraplegia. Arch. Neurol. Psychiat. (Chicago) 6, 541 (1921).

CAMUS, J., et G. ROUSSY: Cavités médullaires et méningitis cervicales, étude expérimentale. Rev. neurol. 27, 213 (1914).

CAPON, A.: Les régulations vasculaires dans la moelle épinière. Acta neurol. belg. 61, 233 (1961).

CARON, J. P.: Diss. Paris 1952.

— Manifestations médullaires des discopathies cervicales. Rev. Prat. (Paris) 4, 807 (1954).

CARROT, E., J. PECKER et G. LE MENN: Paraplégie à rechutes due à la compression de l'artère du renflement lombaire par un minuscule méningiome. Rev. neurol. 101, 4, 584 (1959).

CASSIRER, R.: Klinik der traumatischen Schädigungen des Rückenmarks. Dtsch. Z. Nervenheilk. 70, 34 (1920).

CATSARAS, L.: Zit. nach HOCHE.

CAUCHOIS, J., and J. P. BINET: Anterior surgical approaches to the spine. Ann. roy. Coll. Surg. Engl. 21, 237 (1957).

CAVE, A. J. E., J. D. GRIFFITHS and M. WHITELEY: Osteo-arthritis deformans of the Luschka joints. Lancet, 176 (1952).

CHAVANY, J. A., B. GUIOT et M. R. KLEIN: L'installation précipitée de certaines paraplégies par compression tumorale. Presse méd. 22, 308 (1943).

CHRISTIAN, P., u. W. NODER: Akute Rückenmarkssymptome bei Isthmusstenose der Aorta, als Folge eines pathologischen Kollateralkreislaufes über die Arteria spinalis ant. Z. Kreisl.-Forsch. 43, 125 (1954).

CHRISTOPHE, J.: Contribution à l'étude clinique et anatomique des amyotrophies spinales d'origine syphilitique. Thèse Paris 1927, Legrand édt.

CHUNG, M. F.: Thrombosis of the spinal vessels in sudden syphilitic paraplegia. Arch. Neurol. Psychiat. (Chicago) 16, 761 (1926).

CLARK, S. L.: Innervation of blood vessels of medullia and spinal cord. J. comp. Neurol. 48, 247 (1929).

CLARKE, E.: Cervical myelopathy. A common neurological disorder. Lancet 1955 I, 171.

—, and J. H. LITTLE: Cervical myelopathy. A contribution to its pathogenesis. Neurology (Minneap.) 15, 12, 861 (1955).

—, and P. K. ROBINSON: Cervical myelopathy: a complications of cervical spondylosis. Brain 79, 483—510 (1956).

CLEMENS, H. J.: Die Venensysteme der menschlichen Wirbelsäule. Berlin: Walter de Gruyter 1961.

— Beitrag des Morphologen zum Problem der spinalen Mangeldurchblutung. Kongr.-Bd. f. Innere Medizin, LXXII (1967).

—, K. NOESKE u. D. ROLL: Die arterielle Versorgung der menschlichen Wirbelsäule und des Rückenmarkes. In: Zur funktionellen Pathologie und Therapie der Wirbelsäule, Bd. I, S. 13. Berlin: Verlag f. Praktische Medizin 1957.

—, u. H. V. QUAST: Untersuchungen über die Gefäße des Rückenmarkes. Acta anat. (Basel) 42, 277 (1960).

CORBIN, J. L.: Anatomie et pathologie artérielles de la moelle. Paris: Masson & Cie. 1961.

COSSA, P., M. CAMUZAVEL et F. PAOLI: A la recherche du syndrome de l'artère du renflement lombaire. Rev. neurol. 100, 205 (1959).

CRAFOORD, C., and G. EKSTROM: The surgical treatment of patent ductus arteriosus. Acta chir. scand. Suppl. 169, 1, 153 (1952).

CRAIG, F. N., and H. K. BEECHER: The effect of oxygen tension on the metabolism of cerebral cortex, medulla and spinal cord. J. Neurophysiol. 6, 135 (1943).

CRAWFORD, E. S., A. C. BEALL, J. H. MOYER and M. E. DE BAKEY: Complications of aortography. Surg. Gynec. Obstet. 104, 129 (1957).

CREDE, H.: Beitrag zur Frage der Koagulationsnekrose im Zentralnervensystem. Z. ges. Neurol. Psychiat. 166, 719 (1939).

CRUVEILLHIER,: Zit. nach DOERR.

CURSCHMANN, H.: Beitrag zur Ätiologie und Symptomatologie der Syringomyelie (traumatische Entstehung). Dtsch. Psychiat. Z. Nervenheilk. 29, 275 (1905).

DALLA ROSA, V.: Mielopatia trasversa midollare dinatura circolatoria in soggetto cardiopatica scompensato. Sist. nerv. 16, 427 (1964).

DANSMANN, W.: Über die sog. Myelitis necroticans subacuta. Z. ges. Neurol. 268, 644 (1940).

DAVID, M., F. CARROT, J. PARAIRE et R. CHARLIN: Hématome calcifié de la moelle avec dilatations variqueuses de voisinage. Rev. neurol. 75, 33 (1945).

Davison, C., and M. Keschner: Myelitic and myelopathc lesions: a clinico-pathologic study. I. Myelitis. II. Toxic myelopathy. Arch. Neurol. Psychiat. (Chicago) 29, 332 (1933).

Dèjerine, J.: Sur la claudication intermittente de la moelle épinière. Rev. neurol. 8, 342 (1906).

—, et A. Thomas: Maladies de la moelle épinière. Paris: Baillière édit.

Demange, E.: Sclérose médullaire d'origine vasculaire. Rev. Médecine 4, 753 (1884).

— Contribution à l'étude d'origine des lesions scléreuses des voisseaux spinaux. Rev. Médecine 5, 1 (1885).

Denny-Brown, D., S. Horenstein and C. H. Fang: Cerebral infarction produced by venous distention. J. Neuropath. exp. Neurol. 15, 147 (1956).

Dévé, F., J. Lhermitte et J. O. Trelles: Myélomalacie, paralysis extenso-progressive secondaire à l'échinococcose intrarachidienne lombaire. Rev. neurol. 1, 623 (1932).

Dhaene, R.: Le ramollissement médullaire d'origine circulatoire pure. Mémoire d'Assistant Étranger. Faculté de Méd. de Paris, 1956.

— Ramollissements médullaires dans le domaine de l'artére spinale artérieure. Acta neurol. belg. 61, 233 (1961).

Dieckmann, H.: Cervical Myelopathie. Internist 7, 94—105 (1966).

Döring, Hg.: Entstehung und Ursache der Syringomyelie. Nervenarzt 20, 263 (1949).

— Beitrag zur Frage der Hirndurchblutung in ihrer Bedeutung für das Gewebe. Dtsch. Z. Nervenheilk. 164, 1 (1950).

— Allgemeines und Historisches zur Relationspathologie (nebst Bemerkungen zur Neuralpathologie). Dtsch. med. Wschr. 1951, 1949.

— Allgemeines zur Trophik. Acta neurveg. (Wien) 3, 1—2, 154 (1951).

— Commotio medullae spinalis. In Handbuch der speziellen pathologischen Anatomie und Histologie, Bd. XIII, Teil 3. Berlin-Göttingen-Heidelberg: Springer 1955.

Doerr, C.: Die spontane Rückenmarksblutung (Haematomyelie). Dtsch. Z. Nervenheilk. 32, 1 (1907).

Donzelot, E., et F. D'Allaines: Traité des cardiopathies congénitales. Paris: Masson & Cie. 1954.

Dragescu, R., et M. Petrescu: Contribution à la pathogénèse de la paraplégie consécutive à la thrombose aortique. Bull. Soc. méd. Bucarest 11, 243 (1929).

Durbin, F. C.: Fracture-dislocations of the cervical spine. J. Bone Jt Surg. B 39, 23 (1957).

Duret, H.: Sur la distribution des artéres nourriciéres du bulbe rachidien. Arch. physiol. 5, 97 (1873).

Echlin: Zit. nach A. Scholz 1957.

Ehrlich, P., u. R. Prieger: Über die Ausschaltung des Lendenmarkgrau. Z. klin. Med. Suppl. 7, 156 (1884).

Eich, J., u. K. Wiemers: Über die Permeabilität der Bluthirnschranke gegenüber Trypanblau, speziell im akuten Sauerstoffmangel. Dtsch. Z. Nervenheilk. 164, 537 (1950).

Eichler, U., u. J. Heinzel: Die Behandlung peripherer Durchblutungsstörungen mit Hydergin. Arzneimittel-Forsch. 4, Beih. (1954).

Eiseman, B., and B. W. Summers: Factors affecting spinal cord ischemia during aortic occlusion. Surgery 38, 1063 (1955).

Eisenlohr, C.: Akute Myelitis dorsalis. Virchows Arch. path. Anat. 73, 82 (1878).

Ekker: Zit. nach Kadyi.

Eltze, J.: Zur vaskulären Genese traumatischer Rückenmarksschäden. Inaug.-Diss. Köln 1961.

Elze, C.: Anatomie des Menschen v. H. Brauns, 3. Aufl. Berlin 1932.

Enderlen: Zit. nach Heymann.

Erb, W.: Über Poliomyelitis anterior chronica nach Trauma. Dtsch. Z. Nervenheilk. 11, 122 (1879).

Erbslöh, F., u. E. Wolfert: Zur Pathogenese der chronisch diffusen Meningopathien. Dtsch. Z. Nervenheilk. 167, 51 (1951).

Espin Herrero, J.: Sobre el sindrome central de la médula cervikal de origen traumatico. Med. esp. 40, 467 (1958).

Fav, T.: High cervical laminectomyn three cases of amytrophic lateral sclerosis. Trans. Amer. neurol. Ass. 68, 63—66 (1942).

Fazio, C.: L'angioarchitettonica del midello spinale umano e i suoi rapposti con la cito-mielo-architettonica. Riv. Pat. nerv. ment. 52, 252 (1938).

Ferrand, J., J. Pergullo et C. Elbaz: Les dangers de l'aortographie et de l'artériographie des membres. Sem. Hôp. Paris Ann. de Chir. 12, 1325 (1958).

Fickler, A.: Experimentelle Untersuchungen zur Anatomie der traumatischen Degeneration und der Regeneration des Rückenmarks. Dtsch. Z. Nervenheilk. 29, 1 (1905).

Field, E. J.: Observations on the blood flow in the spinal cord and their response to motor achtivit. Brain 81, 354—361 (1959).

Flament, J., A. N. Vicente, C. Coers et G. Guazzi: La myélomalacie angiodysgénétique et sa différenciation des nécroses spinales sur angiomatose intramédullaire. Rev. neurol. 103, 12 (1960).

Flament-Durand, J., J. Brihaye et O. J. Perier: Les ramollissements symptomatiques de la moelle épinière. Acta neurol. belg. 21 284—289, (1958).

Flourens: Zit. nach Hoche.

FOERSTER, O.: Die traumatischen Läsionen des Rückenmarks auf Grund der Kriegserfahrungen. In Handbuch der Neurologie, Erg.-Bd. II/4. Berlin: Springer 1929.

— O. GAGEL u. F. SHEEHAN: Veränderungen an den Endösen im Rückenmark der Affen nach Hinterwurzeldurchschneidung. Z. Anat. Entwickl.-Gesch. 101, 553 (1933).

FOIX, C.: Rapport sur les compressions médullaires (clinique, physiology, pathologique). Rev. neurol. 39, 610 (1923).

FOIX, CH., et TH. ALAJOUANINE: La myélite nécrotique subaigue. Rev. neurol. 2, I, 1—42 (1926).

FONTAINE, R., A. DANY et JEAN NICOLAS MÜLLER: Le traitement des paraplégies traumatiques. Rev. neurol. 86, 416 (1952).

FORRSMANN, G., u. T. PETRÈN: Die arterielle Versorgung der Brustwirbelkörper. Anat. Anz. 88, 167 (1939).

FRAZIER, C. H.: Surgery of spine and spinal cord. New York: D. Appleton & Co. 1918.

FREEMANN, L. W., and T. W. WRIGHT: Experimental observations of concussion and contusion of spinal cord. Ann. Surg. 137, 433 (1953).

FRIEDMAN, E. D.: Lesion of the upper cervical portion of the cord resembling combined system disease. Arch. Neurol. Psychiat. (Chicago) 37, 430 (1937).

FRÜND, F. H.: Ein Fall von Querschnittslähmung des Rückenmarks nach traumatischer Luxation der HWS. Dtsch. Z. Nervenheilk. 157, 117—119 (1931).

FRYKHOLM, R.: Deformieties of dural pouches and strictures of dural sheats in the cervical region producing nerveroots compression. A contribution to the etiology and operativ treatment of brachial neuralgia. J. Neurosurg. 4, 403 (1947).

— Cervical nerve root compression resulting from disc degeneration and root-sleeve fibrosis. Acta chir. scand. 160, 149 (1951).

GAGEL, O.: Ganglienzellveränderungen im Rückenmarksgrau nach Hinterwurzeldurchschneidung. Z. ges. Neurol. Psychiat. 130, 37 L (1930).

— Caudaerkrankung vasaler Genese. Z. ges. Neurol. Psychiat. 167, 503 (1939).

— Fernschädigung des Rückenmarks bei einem Trauma der Halswirbelsäule. Z. ges. Neurol. Psychiat. 174, 670 (1942).

—, u. MESZAROS: Angiodysgenetische necrotisierende Myelitis. Z. ges. Neurol. Psychiat. 179, 423 (1938).

—, u. E. REINER: Zur Myelitis necroticans und Pathogenese des Ulcus ventriculi. Z. ges. Neurol. Psychiat. 175, 333 (1942).

GARCIN, R.: Considérations générales sur les maladies du collagéne. Rev. neurol. 92, 6, 419 (1955).

— Discussion symposion sur les Ramollissements médullaires. Acta neurol. belg. 61, 285 (1961).

— S. GODLEWSKI, J. LAPRESLE et M. FARDEAU: Syndromes vasculaires aigus probables de la partie inférieure de la moelle chez les sujets porteurs de lésion discarthrosiques du rachis dorso-lombaire. Rev. neurol. 100, 212 (1959).

—, et J. GRUNER: Nécrose cavitaire des cornes antérieures de la moelle au cours d'un syndrome réalisant une forme pseudo-polynévritique de sclérose latérale amyotrophique. Presse méd. 61, 1723 (1953).

— ST. GODLEWSKI et P. RONDOT: Étude clinique de médullopathies d'origine vasculaire. Aus: Pathologie vasculaire de la moelle. Paris: Masson & Cie. 1962.

GARDE, A.: Les complications neurologiques des néoplasmes viscéraux. Strasbourg: Masson & Cie. 1958.

GAULTIER DE CLOUBRY: Zit. nach DOERR.

GEGENBAUR, G.: Zit. nach KADYI.

GEHUCHTEN, P. VAN: Un cas de myélite necrotique aigue. Rev. neurol. 34, 505 (1927).

GEIGEL: Die Mechanik der Blutversorgung des Gehirns. Stuttgart: Ferdinand Enke 1890.

GELFAN, S., and J. M. TARLOW: Differential vulnerability of spinal cord structures to anoxia. J. Neurophysiol. 18, 170 (1955).

GERHARDT, D.: Beitrag zur Lehre von der Haematomyelie. Dtsch. Z. Nervenheilk. 42, 409 (1921).

GERLACH, J.: Über Stichverletzungen des Rückenmarks. Ärzt. Wschr. 6, 20 (1951).

— Entwicklungsstörungen der Wirbelsäule und des Rückenmarks, besonders durch deren abortive und latente Formen in ihrer klinischen Bedeutung (einschl. ihrer Spätmanifestationen). Die Wirbelsäule in Forschung und Praxis, Bd. 5, S. 44. Stuttgart: Hippokrates 1958.

— Die Mißbildungen des Rückenmarks. In Handbuch der Neurochirurgie, Bd. VII. Berlin-Göttingen-Heidelberg: Springer 1963.

GIAMPALMO, V.: Zur Frage der „nekrotisierenden Myelopathie". (Myelitis necroticans Foux und Alajouanine.) Nervenarzt 16, 168 (1943).

GILLILIAN, L. A.: The arterial blood supply of the human spinal cord. J. comp. Neurol. 110, 75 (1958).

GIRARD, P. F., A. GARDE et M. DEVIC: Contribution a l'étude anatomique des manifestations medullaires observées au cours des discarthrose cervicales. Presse méd. 62, 254 (1954).

— — — Contribution a l'étude anatomiques des manifestations medullaires observées au cours des discarthrose. Rev. neurol. 90, 48 (1954).

Göb, A.: Beitrag zur Fehlbildung der Wirbelsäule. Z. Orthop. 78, 535 (1949).

Goldscheider, A.: Eine neue Methode der Temperatursinnprüfung. Arch. Psychiat. Nervenkr. 18, 659 (1887).

Goltdammer, E.: Ein Beitrag zur Lehre von der Spinalapoplexie. Virchows Arch. path. Anat. 66, 1 (1876).

Gossa, P., L. Duplav, M. Gamuzard et F. Paoli: A la recherche du syndrome de partère du renflement lombaire. Soc. de Neur. Séance du Fevr. 1959. Rev. neurol. 100, 204—211 (1959).

Gouaze, A., J. H. Soutoul et J. Castaing: Les artères de la moelle épinière des animaux d'expérimentation. Path. et Biol. 12, 703, 808, 950 (1964).

Gowers, W. R.: Handbuch der Nervenkrankheiten, Bd. I. Bonn 1892.

Grashey, H.: Experimentelle Beiträge zur Lehre von der Blutzirkulation in der Schädel-Rückgratshöhle. Arch. Psychiat. Nervenkr. 24, 307 (1892).

Grasset, J.: La claudication intermittente des centres nerveux. Rev. neurol. 10, 433 (1906).

Greenfield, J. G., and G. W. Turner: Acute and subacute necrotic myelitis. Brain 62, 227 (1939).

Grinker, R., and Ch. C. Guy: Sprain of cervical spine causing thrombosis of anterior spinal artery. J. Amer. med. Ass. 88, 1140 (1927).

Grobelski, M.: Zit. nach Becker u. Hess 1954.

Gross, R. E.: Treatment of certain aortic coarctation by homologous grafts. Ann. Surg. 134, 753 (1951).

Grossiord, A., et M. F. Kahn: Contribution à l'étude de l'absence du signe de Babinski dans certaines paraplégies spasmodiques, causes et consequences. Rev. neurol. 96, 323 (1957).

— J. Lapresle, J. P. Held et Milhaud (Mme): Tétraparésie par ramollissement cervical inférieur dans le territoire de l'artère spinale antérieure. Rev. neurol. 100, 430 (1959).

Gruner, J., et J. Lapresle: Étude anatomo-pathologique des médullopathies d'origine vasculaire. Aus: Pathologie vasculaire de la moelle. Paris: Masson & Cie. 1962.

Guilain, G., P. Schmite et J. Bertrand: Hémangiome médullaire. Rev. neurol. 1, 420 (1932).

Guillaume, J., et J. P. Caron: Discarthrose cervicales et syndromes médullaires. Rev. neurol. 88, 54 (1953).

Guillaume, Mm. J., G. Mazars et P. Janny: Remarques générales sur les indications opératoires dans les paraplégies traumatiques. Rev. neurol. 86, 511 (1952).

Guiot, G., R. Houdart et F. Houdart: Les malformations vasculaires angiomateuses de la moelle. Sem. Hôp. Paris 22, 809 (1946).

Guttmann, E.: Trauma und Wirbelsäule. Hefte Unfallheilk. 8, 37 (1930).

Guttmann, L.: Surgical aspects of the treatment of traumatic paraplegia. J. Bone Jt Surg. B 31, 399 (1949).

Haberer, H.: Ein Fall von seltenem Kollateralkreislauf bei angeborener Obliteration der Aorta und dessen Folgen. Heilkunde 24 (1903).

Haberland, K.: Über spinales Angioma racemosum venosum. Arch. Psychiat. Nervenkr. 184, 417 (1950).

Hadley, L. A.: Tortousity and deflexion of the vertebral artery. Amer. J. Roentgenol. 80, 306—312 (1958).

Haft, H., B. E. Finneson, H. Cramer and R. Fiol: Periarteritis nodosa as a source of subarachnoid hemorrhage and spinal cord compression. J. Neurosurg. 14, 608 (1957).

Harreveld, A., and G. Marmout: The cours of recovery of the spinal cord from asphyxie. J. Neur. 2, 101 (1939).

Harreveld, A. van: On spinal shock. Amer. J. Physiol. 29, 515 (1940).

— G. A. Feigen and L. S. Lerman: Hemodynamies of aortic occlusion. Amer. J. Physiol. 157, 168 (1949).

—, and D. B. Tyler: Metabolism of asphyxiate spinal cord. Amer. J. Physiol. 138, 140 (1942).

Harrison, A.: Embolism of the spinal cord. Glasg. med. J. 102, 28 (1925).

Hartmann, F.: Klinische, pathologisch-anatomische Untersuchungen über die unkomplizierten traumatischen Rückenmarkserkrankungen. Jb. Psychiat. Neurol. 19, 380 (1900).

Hassler, R.: Gefäßprozesse der Oblongata. In Handbuch der inneren Medizin, Neurologie, Bd. IV/3, S. 575. Berlin-Göttingen-Heidelberg: Springer 1953.

Haymaker, W., and W. Haymaker: Decompression sickness. In: Handbuch der speziellen pathologischen Anatomie und Histologie von Lubarsch-Henke-Rössle, Bd. 13, Teil 1/B, S. 1600. Berlin-Göttingen-Heidelberg: Springer 1957.

Heiligenthal, E.: Rückenmarksveränderungen bei Embolie der Aorta abdominalis. Berl. klin. Wschr. 1899, 164.

Heinlein, H., u. H. Selbach: Zur Frage der gefäßbedingten degenerativen Rückenmarksveränderungen. Dtsch. Z. Nervenheilk. 151, 71 (1940).

Helbing: Zur Kenntnis der Rückenmarksveränderungen nach Thrombose der Aorta abdominalis. Dtsch. med. Wschr. 22, 672 (1896).

Henneaux, J.: Nécrose médullaire par thrombose de l'artère spinale anterieures. Acta neurol. belg. 56, 365—385 (1956).

HENNEAUX, J.: Conclusions. Symposium sur les Ramollissements médullaires. Acta neurol. belg. **61**, 3, 281 (1961).

HENNEBERG, R.: Beitrag zur Kenntnis der kombinierten Strangdegenerationen sowie der Höhlenbildungen im Rückenmark. Arch. Psychiat. Nervenkr. **32**, 209 (1899). — Berl. klin. Wschr. 1, 222 (1915).

— Erweichungen des Sacralmarks nach Schuß in die Brustwirbelsäule. Neurol. Zbl. **34**, 541 (1915).

— Über Geschoßkontusion des Rückenmarks. Neurol. Zbl. **252** (1917).

HERREN, R., u. L. ALEXANDER: Sucal and intinsic blood vessels of human spinal cord. Arch. Neurol. Psychiat. (Chicago) **41**, 678 (1939).

HESSE: Über die Embolie und die Thrombose der Aorta abdominalis und ihre operative Behandlung. Langenbecks Arch. klin. Chir. **115**, 812 (1921).

HETZEL, H.: Der thrombotische Verschluß der Arteria radicularis ventralis, der Arteria spinalis anterior und der Arteria spinalis posterior. Dtsch. Z. Nervenheilk. **180**, 301 (1960).

— Spinale Durchblutungsstörungen. Acta neurochir. (Wien) Suppl. **7**, 388 (1961).

HEYCK, H.: Der Einfluß gefäßaktiver sympathicolytischer Medikamente auf die Hämodynamik und den Sauerstoffverbrauch des Gehirns bei cerebrovasculären Erkrankungen. Dtsch. Z. Nervenheilk. **179**, 58 (1959).

HEYMANN, B.: Beiträge zur pathologischen Anatomie der Rückenmarkskompression. Virchows Arch. path. Anat. **149**, 526 (1897).

HILLER, F.: Die Zirkulationsstörungen des Gehirns und Rückenmarks. In Handbuch der Neurologie, Bd. XI, S. 178. Berlin: Springer 1936.

HIRSCHMANN, J.: Der Durchblutungsfaktor bei der Symptomentwicklung der Syringomyelie. Therapeutische Erfahrungen mit durchblutungsfördernden Medikamenten. Verh. dtsch. Ges. inn. Med. **72**, 1099—1102 (1967).

HISSEN, W., and R. L. SWANK: Screen filtration pressure and pulmonary hypertension. Amer. J. Physiol. **209**, 715 (1965).

— —, L. LINO, and G. V. F. SEAMAN: Physico-chemical changes in circulating canine blood on exsanguination or administration of histamine. Surg. Gynec. Obstet. **122**, 1003 (1963).

HOCHE, A.: Über sekundäre Degeneration, speziell des Gowerschen Bündels nebst Bemerkungen über das Verhalten der Reflexe bei Kompression des Rückenmarks. Arch. Psychiat. Nervenkr. **28**, 510 (1896).

— Über die Luftdruckerkrankung des Zentralnervensystems. Berl. med. Wschr. **34**, 464 (1897).

— Experimentelle Beiträge zur Pathologie des Rückenmarks. Arch. Psychiat. Nervenkr. **32**, 975 (1899).

HÖÖK, O., H. LIDVALL and K. E. ASTRÖM: Cervical disc protrusions with compression of the spinal cord. Neurology (Minneap.) **10**, 9, 834 (1960).

HOFF, H., J. ZEITLHOFER u. TH. WANKO: Eine eigenartige Form von Neuroradiculomyelopathie. Wien. Z. Nervenheilk. **9**, 203 (1954).

HOFFMANN, H. L.: Acute necrotic myelopathy. Brain **78**, 377 (1955).

HOFFMANN, J.: Zur Lehre von der Syringomyelie. Dtsch. Z. Nervenkr. **3**, 1—136 (1892).

HOFFMANN, M.: Zur vergleichenden Anatomie der Gehirn- und Rückenmarksarterien der Vertebraten. Z. Morph. u. Anthrop. **2**, 247 (1900).

HOGAN, B. W.: Acute myelitis: syndrome of occlusion of the anterior spinal artery at the first thoracic cord segment with softening of the cord. U. S. nav. med. Bull. **40**, 175 (1942).

HOGAN, E. L., and F. C. A. ROMANUL: Spinal cord infarction occuring during insertion of aortic graft. Neurology (Minneap.) **16**, 67 (1966).

HOL, R. Y., and L. ALEXANDER: Sulcal and intrinsic blood vessels of human spinal cord. Arch. Neurol. Psychiat. (Chicago) **41**, 678 (1939).

—, and O. SKRJERVEN: Spinal cord damage in abdominal arteriography. Acta radiol. (Stockh.) **42**, 175 (1954).

HOSKINS, E. R.: On the vascularisation on the spinal cord of the pig. Anat. Rec. **8**, 371 (1956).

HUFSCHMIDT, H. J., u. J. STRÖDER: Zur Entwicklungsphysiologie der cortico-spinalen motorischen Systeme beim Kinde. Klin. Wschr. **40**, 321 (1962).

HUGHES, J. T., and B. BROWNELL: Spinal-cord damage from hypertension injury in cervical spondylosis. Lancet **1963 I**, 687.

— — Paraplegia following retrograde abdominal aortography. Arch. Neurol. Psychiat. (Chic.) **12**, 605 (1965).

HULTSCH, E. G.: Über eine akute symmetrische Vorderhornschädigung im Halsmarkbereich infolge eines temporären Verschlusses der vorderen Spinalarterie. Nervenarzt **26**, 287 (1955).

— Die traumatische Entstehung von Rückenmarksschäden auf dem Boden spinaler Mangeldurchblutung mit Berücksichtigung gutachterlicher Fragestellungen. Nervenarzt **27**, 486 (1956).

HUTCHINSON, E. C., and P. O. YATES: The cervical portion of the vertebral artery. A clinco-pathological study. Brain **79**, 319 (1956).

HYNDMANN, C. R.: Physiology of the spinal cord. I. Role of the anterior column in hyperreflexie. Arch. Neurol. Psychiat. (Chicago) **46**, 695 (1941).

Illig, L.: Kritisches zum Rickerschen Stufengesetz. Acta neuroveg. (Wien) 8, 179 (1954).

Ingelmark, B. E., V. Möller-Christesen and O. Bringh: Spinal joint changes and dental infections. Acta anat. (Basel) Suppl. 36 ad vol. 38, 60 (1959).

Itabasch, H. H., J. Bebin and R. N. de Jong: Post irradiation cervical myelopathy. Report of two cases. Neurology (Minneap.) 7, 7, 844 (1957).

Izant, R. J., C. A. Hubay and F. Holden: A nonsuture aortic shunt and experimental study. Surgery 33, 233 (1953).

Jaffe, D., and W. Freeman: Spinal necrosis and softening of obscure origin. A.M.A. Arch. Neurol. Psychiat. 49, 683 (1943).

Jakob, A.: Experimentelle Untersuchungen über die traumatischen Schädigungen des Zentralnervensystems. Histol. Arch. Großhirnrinde 5, 182 (1913).

— Zur Pathologie der Rückenmarkserschütterung. Z. ges. Neurol. Psychiat. 51, 247—258 (1919).

Janzen, R.: Neurologisch-klinisches Bild des cervikalen Vertebralsyndroms. Aus: Die cervikalen Vertebralsyndrome. Stuttgart: Georg Thieme 1955.

Jaroschy, W.: Über Spätschädigungen des Rückenmarks (Kompressionsmyelitis) bei schweren Skoliosen. Bruns' Beitr. klin. Chir. 142, 597—625 (1928).

Jeliffe, S. E.: The amyotrophic lateral sclerosis syndrome and trauma. J. nerv. ment. Dis. 82, 415—435, 532—550 (1935).

Jellinger, K.: Zur Orthologie und Pathologie der Rückenmarksdurchblutung. Wien: Springer 1966.

Jensen, H. P.: Kapitel „Rückenmark", S. 724—748 aus Grundriß der gesamten Chirurgie von F. Holle unter Mitarbeit von H. P. Jensen. Berlin-Göttingen-Heidelberg: Springer 1960.

Jepson, R. P., and F. A. Simeone: The action of intra-arterial diodrast thorotrast and sodium iodide on the peripheral pulse volume of the lower extremities. Surgery 33, 276 (1953).

Jötten, J.: Beeinflussung der paroxysmalen Durchblutungsstörungen und das Auftreten provozierter Krämpfe durch sympathicolytische Stoffe. Arch. Psychiat. Nervenkr. 187, 153 (1951).

Juba, A.: Myelitis necroticans subacuta. Dtsch. Z. Nervenheilk. 148, 17 (1939).

Kadyi, H.: Über die Blutgefäße des menschlichen Rückenmarks. Lemberg 1889.

Kaeser, H. E.: Beitrag zur Pathogenese des Wallenbergschen Syndroms. Dtsch. Z. Nervenheilk. 173, 322 (1955).

— Zur Klinik der cervikalen Discushernien. Nervenarzt 27, 259 (1956).

Kahle, W., u. G. Schaltenbrand: Zur Klinik und Pathologie der Myelitis necroticans diffusa. Dtsch. Z. Nervenheilk. 173, 234 (1955).

Kahler, E.: Veränderungen am Rückenmark infolge geringgradiger Kompression. Z. Heilk. 3 (1882).

Kahler, H.: Über Störungen des Nervensystems bei arterieller Ischaemie. Wien. klin. Wschr. 47, 1186 (1943).

Kahlischer, O.: Aneurysma dissecans der Aorta mit Paraplegie. Berl. klin. Wschr. 51, 1286 (1914).

Kahn, E. A.: The role of the dentate ligamente in spinal cord compression and the syndrome of lateral sclerosis. J. Neurosurg. 4, 191—199 (1947).

Kalm, H.: Über Entstehung und Lokalisation der Querschnittslähmungen. Dtsch. Z. Nervenheilk. 170, 261 (1953).

Kaplan, C. J.: Cervical hypertension injuries with paraplegia. J. Bone Jt Surg. B 35, 97 (1953).

Katz, S. M., and E. Samuel: Varicosities of the spinal cord veins. S. Afr. med. J. 22, 507 (1948).

Kautzky, R.: Beitrag zur Kenntnis traumatischer Rückenmarkscysten. Zbl. Neurochir. 10, 110 (1950).

Kaweichi, G. K., and R. D. Rider: Paraplegia due to vertebral metastasis of prostatic carcinoma. J. Urol. (Baltimore) 70, 720 (1953).

Keener, E. B.: Abscess formation in the spinal cord. Brain 78, 394 (1955).

Kempinsky, W. H.: Paraparesis associated with atherosclerotic aneurysma of abdominal aorta. Neurology (Minneap.) 6, 368 (1956).

Kendall, H. O., and F. P. Kendall: Normal flexibility (of spine) according 10 age groups. J. Bone Jt Surg. A 30, 690 (1948).

Keschner, M., and Ch. Davidson: Myelitic and myelopathic lesions. III. Arteriosclerosis and arteritic myelopathy. Arch. Neurol. Psychiat. (Chicago) 29, 702 (1933).

— — Myelitic and myelopathic lesions. V. Compression of the spinal cord by expanding lesions producing mild moderate or marked interference with the circulation leading to myelopathy. Arch. Neurol. Psychiat. (Chicago) 30, 591 (1933).

Kienböck, R.: Kritik der sog. traumatischen Syringomyelie. Jb. Psychiat. Neurol. 21, 50 (1902).

Kinal, M. E., and C. Sejanovich: Spinal cord compression by an intramedullary aneurysm. J. Neurosurg. 14, 5, 561 (1957).

Klaue, R.: Beitrag zur pathologischen Anatomie der Verletzungen des Rückenmarks. Arch. Psychiat. Nervenkr. 180, 206 (1948).

— Beitrag zum Krankheitsbild der Myelopathie necroticans. Dtsch. Z. Nervenheilk. 166, 137 (1951).

Knisely, W. H., and M. H. Knisely: Preliminary observation of catch-trap architecture of pulmonary artery tips in health and their response following distant somatic burns. Anat. Rec. 118, 320 (1954).

KNORRE, D.: Rückenmarkserweichung nach intravenöser Asthmolysininjektion. Dtsch. Med. Wschr. **86**, 1615 (1961).

KNÜTTGEN, A.: Plötzlicher Tod infolge Embolie der Arteria spinalis anterior. Dtsch. Z. ges. gerichtl. Med. **37**, 308 (1943).

KOCHER, TH.: Die Verletzungen der Wirbelsäule — zugleich als Beitrag zur Physiologie des menschlichen Rückenmarks. Mitt. Grenzgeb. Med. Chir. **1**, 415 (1896).

KOENIG, H.: Experimental Myelopathy produced with a Pyrimidine Analogue. Arch. Neurol. (Chic.) **2**, 463 (1960).

KOENIG, P. A.: Die Gefäßprozesse bei Myelitis necroticans. Virchows Arch. path. Anat. **327**, 737 (1955).

KOSTER, A.: Zit. nach LEYDEN 1888.

KOTHE, H.: Über die Angiodysgenesia spinalis. Dtsch. Z. Nervenheilk. **169**, 419 (1952).

KRAUSE: Zit. nach ROSS 1880.

KRAYENBÜHL, H., u. M. G. YASARGIL: Die vaskulären Erkrankungen im Gebiet der Arteria vertebralis und Arteria basialis. Stuttgart: Georg Thieme 1958.

—, u. E. ZANDER: Über lumbale und cervikale Diskushernien. Documenta rheumatilogica, Geigy, 1953.

KREMER, K.: Die chirurgische Behandlung thorakaler Aneurysmen. Zbl. Chir. **46**, 1871 (1959).

KROGDAHL, T., u. O. TORGENSEN: Die „Unco-Vertebralgelenke" und die Arthrosis deformans „Uncovertebralis". Eine pathologische anatomische und röntgenologische Studie. Acta radiol. (Stockh.) **21**, 231 (1940).

KROGH, E.: Studies on the blood supply to certain regions in the lumbar part of the spinal cord. Acta physiol. scand. **10**, 271 (1945).

— Effect of acute anoxia on the large motor cells in the spinal cord. Acta Jutlandica, Aarhus Suppl. **17**, 40 (1945).

— The effect of acute hypoxia on the motorcels of the spinal cord. Acta physiol. scand. **20**, 263 (1950).

KUHLENDAHL, H., u. H. FELTEN: Arachnitis spinalis. Arch. Psychiat. Nervenkr. **189**, 380 (1952).

— V. HENSEL u. H. FELTEN: Die cervikalen Vertebralsyndrome. Stuttgart: Georg Thieme 1955.

KULENKAMPFF, C., u. H. MATHEIS: Zur Problematik der spinalen Gefäßprozesse. Spinale Thrombophlebitis. Acta neurochir. Suppl. **7**, 379 (1961).

KUTTNER, H. P.: Senile Myelopathien auf vaskulärer Basis. Arb. neurol. Inst. Univ. Wien **30**, 247 (1928).

KYRATSOS, K. G.: Zur Kritik und Pathogenese der Myelomalazien. Diss. München 1956.

LAEHR, M.: Über Störungen der Schmerz- und Temperaturempfindung infolge von Erkrankungen des Rückenmarks. Arch. Psychiat. Nervenkr. **28**, 773 (1896).

LAGACHE, G., G. SOOTS, M. PAUCHANT, A. SENNEVILLE et M. BRIQUET: Résection de ségments d'aorta thoracique descendante sous hypothermie. Lille med. **3**, 2, 81 (1958).

LAM, C. R., and H. H. ARAM: Resection of descending thoracic aorta for aneurysm. Ann. Surg. **134**, 743 (1951).

LAMY, H.: Sur lés lésions nerveuses d'origine vasculaire. Arch. Phys. Norm. et Pathol. **7**, 77 (1895).

— Note à propos de lésions vasculaires dans la syphilis des centres nerveux. Rev. neurol. **2**, 34 (1896).

— Lésions médullaires éxpérimentales produites par les embolies aseptiques. Arch. Phys. Norm. et Pathol. **9**, 184 (1897).

LANGE-COSACK, H.: Gefäßmißbildungen des Gehirns und seiner Häute. In: Die Chirurgie von KIRSCHNER u. NORDMANN, Bd. III, S. 649. Wien: Urban & Schwarzenberg 1948.

—, u. K. KÖHN: Ischämische Rückenmarkschädigung bei Aneurysma dissecans der Aorta. Münch. med. Wschr. **104**, 410 (1962).

LANGHANS, TH.: Über Höhlenbildungen im Rückenmark als Folge von Blutstauung. Virchows Arch. path. Anat. **85**, 1 (1881).

LAPRESLE, J.: Les myélopathies des cervicarthroses. Sem. Hôp. Paris **62**, 3254 (1955).

LASAREW, W.: Zur Pathologie der gliösen Syringomyelie. Dtsch. Z. Nervenheilk. **35**, 357 (1908).

LATERRE, E. C.: Ramollissement médullaire à symptomatologie de myélite. A propos d'un cas anatomo-clinique. Acta neurol. belg. **61**, 250 (1961).

LAX, R., u. L. R. MÜLLER: Ein Beitrag zur Pathologie und pathologischen Anatomie der traumatischen Rückenmarkserkrankungen (sog. Haematomyelie, sekundäre Höhlenbildung). Dtsch. Z. Nervenheilk. **12**, 333 (1898).

LAZARTHOS, M. M., R. SOUQUET et H. ANDUZE: Statistique sur 43 cas de traumatisme vertébromédullaires. Rev. neurol. **86**, 515 (1952).

LAZORTHES, G., J. POULHES, G. BASTIDE, A. R. CHANCHOLLE et O. ZADEH: La vascularisation de la moelle épinière. Aus: Pathologie vasculaire de la moelle. Paris: Masson & Cie. 1962.

— — — J. ROULLEAU et A. GHANCHOLLE: Recherche sur la vascularisation artérielle de la moelle. Applications a la pathologie médullaire. Bull. Acad. nat. Méd. (Paris) **141**, 464 (1957).

— — — — — La vascularisation artérielle de la moelle. Neuro-chirurgie **4**, 1, 3—19 (1958).

LECHLER, H.: Über Querschnittslähmung bei Kyphoskoliose. Nervenarzt **22**, 328 (1951).

Leksell, L.: The action potential and excitatory effects of the small ventral foot fibres to sceletal muscle. Acta physiol. scand. 10, Suppl. 31, 84 (1945).

Lenz, H., u. A. Winkelbauer: Beeinflussung des Rückenmarks durch Unterbindung der Arteria carotis externa. Zbl. Neurochir. 5, 161 (1940).

Lépine, J.: Les hématomyelites. Thése Lyon 1900.

Leri, A.: Les atrophies musculaires spinales d'origine syphilitique (le syndrome vasculaire syphilitique des cornes antérieures). Rev. neurol. 15, 359 (1913).

Lessmann, F. P., and D. M. Perese: Intraosseous vertebral plexus venography, a new diagnostic method. Neurochir. 2, 175 (1960).

Levy, N. A., and H. A. Strauss: Myelopathy following compression of abdominal aorta for postpartum hemorrhage. Arch. Neurol. Psychiat. (Chicago) 48, 85 (1942).

Leyden, E. v.: Ein Fall von Haematomyelie. Z. klin. Med. 13 (1888).

—, u. A. Goldscheider: Die Erkrankung des Rückenmarks und der Medulla oblongata, Teil I, Bd. 37, Wien 1895; Teil II spez., Wien 1897.

Lhermitte, F.: Les circulations de suppléance du cerveau. Leur role dans l'athérosclérose. Brux. méd. 39, 1267 (1959).

—, et J. L. Corbin: La circulation artérielle de la moelle et ses troubles en pathologie. Rev. Pract. (Paris) 10, 27, 2921 (1960).

Lhermitte, J.: Commotion de la moelle épinière. Rev. neurol. 2, 468 (1931).

— Etude de la commotion de la moelle. Rev. neurol. 39, 210 (1932).

— Le ramollissement de la moelle épinière. Les myélomalacies d'origine vasculaire. Traité de Méd., t. XV, p. 821. Paris: Masson & Cie. 1949.

— Les complications nerveuses mal connues des cancers viscéraux. Concours méd. 72, 3811 (1950).

—, et Mme Bussiére de Robert: Myélomalacie et cancers viscéraux. Rev. neurol. 73, 611 (1941).

— Fribourg-Blanc et N. Kyriaco: La gloise angéio-hypertrophique de la moelle épinière. Rev. neurol. 2, 37 (1931).

Lhermitte, M. J., u. Nicolas: Zit. nach Teschler.

Lichtenstein, B. W.: Cervical syringomyelia and syringomyelialike states associated with Arnold-Chiari deformity and platysbasia. Arch. Neurol. Psychiat. (Chicago) 49, 881 (1943).

Liéna, A., M. Carcassonne et G. Lavaurs: L'aortographie abdominale. Ann. de Chir. 12, 1215 (1958).

Lievens, P.: La douleur dans les lésions vasculaires protubérantielles: Etude anatomo-clinique d'un cas de ramollissement situé dans le tiers moyen du pont à cheval sur la calotte et le pied. Mémoire d'Assistant Etranger. Faculté de Méd. de Paris, 1958.

Lindemann, A.: Varizenbildung der Gefäße der Pia mater spinalis und des Rückenmarks als Ursache einer totalen Querschnittsläsion. Z. ges. Neurol. Psychiat. 12, 522 (1912).

Lindemann, K., u. H. Kuhlendahl: Die Erkrankungen der Wirbelsäule. Stuttgart: Ferdinand Enke 1953.

Lindenberg, R.: Über die Anatomie der cerebralen Form der Thromboendangitis obliterans. Z. ges. Neurol. Psychiat. 167, 554 (1939).

— Das Gefäßsystem des Rückenmarks. In Handbuch der speziellen Pathologie, Anatomie und Histologie, Bd. XII, Teil 1, Bandteil, S. 1154. Berlin-Göttingen-Heidelberg: Springer 1958.

Lindquist, B.: Syndrome of the anterior spinal artery. Acta paediat. (Uppsala) 46, Nr. 4, 380 (1957).

Linoli, O.: Das histologisch-anatomische Bild und die Pathogenese der angiodysgenetischen Myelomalacie der Foix-Alajouanineschen Krankheit. Frankfurt. Z. Path. 69, 247 (1958).

Lipscomb, P. R.: Cervico-occipital fusion for congenital and posttraumatic anomalies of the atlas and axis. J. Bone Jt Surg. A 39, 289 (1957).

Louis-Bar, D.: Sur le syndrome de l'artère spinale antérieure. Mschr. Psychiat. Neurol. 113, 40 (1947).

Lubin, A. J.: Adhesiva spinal arachnoidites as a cause of intra medullary cavitation comparison with syringomyely. Arch. Neurol. Psychiat. (Chicago) 44, 409 (1940).

Luxenburger: Experimentelle Studien über Rückenmarksverletzungen. Wiesbaden: Bergmann 1903.

Mac Cormack, J. G.: Paraplegia secondary to abdominal aortography. J. Amer. med. Ass. 161, 860 (1956).

Mac Kay, R. P.: Syndrome of anterior spinal artery. Year Book of Neur. Psych. and Neurosurg., p. 118 (1952).

— Disturbances of circulation in distribution of anterior spinal artery. Year Book of Neur. Psych. and Neurosurg., p. 96 (1957/58).

Mac Kay, Mac Lardy and Harris: Case of periarteriitis nodosa on the central nervous system. J. ment. Sci. 96, 470 (1950).

Macken, J., J. Vandael, G. Tverdy et L. van Bogaert: Déterminations nerveuses de la périartérite noueuse. Acta neurol. belg. 51, 217 (1951).

Madow, L., and B. J. Alpers: Involment of the spinal cord in occlusion of the coronary vessels. Arch. Neurol. Psychiat. (Chicago) 61, 450 (1949).

MAGER, W.: Über Myelitis acuta. Arb. neurol. Inst. Univ. Wien, H. 7, 1—125 (1900).

MAIR, W. G. P., and R. DRUCKMANN: The pathology of spinal cord lesions and their relation to the clinical features in protrusion of cervical intervertebral dics. Brain 76, 70 (1953).

—, and J. F. FOLKERTS: Necrosis of the spinal cord due to thrombophlebitis. Brain 76, 563 (1953).

MARBURG, O.: Die Kriegsverletzungen des Rückenmarks, S. 101—115. Wiesbaden: Bergmann 1917.

— Die Kriegsbeschädigungen des Nervensystems. Wiesbaden: Bergmann 1917

— Pathologische Anatomie und Klinik der traumatischen Schädigungen des Rückenmarks. Dtsch. Z. Nervenheilk. 70, 10 (1920).

MARGARETTEN, J.: Syndrom of the anterior spinal artery. J. Neur. Diss. 58, 127 (1923).

MARGOLIS, G.: Circulatory dynamics of the canine spinal cord; temporal phases of blood flow measures by fluoresceine and seriangiographic methods. J. Neurosurg. 14, 506 (1957).

— A. T. GRIFFIN, P. D. KENAN, G. TINDILL, E. H. LAUGHLIN and R. L. PHILLIPS: Circulatory dynamies of the canine spinal cord. Temporal phases of blood flow measured by fluorescein and serioentgenographie methods. J. Neurosurg. 14, 506 (1957).

— A. K. TARAZI and K. S. GRIMSON: Contrast medium injury to the spinal cord produced by aortography. J. Neurosurg. 13, 349 (1956).

MARGULIS, M. S.: Pathologische Anatomie und Klinik der akuten thrombotischen Erweichungen bei spinaler Lues. Dtsch. Z. Nervenheilk. 113, 113 (1930).

MARIE, P.: Lesons sur les maladies de la moelle. Paris: Masson & Cie. 1892.

—, et CH. FOIX: L'atrophie isolée non progréssive des petits muscles de la main. Nouv. Iconogr. Salpêt. 25, 353—427 (1912).

MARINESCO, G., et S. DRAGANESCO: Myélite nécrotique aigue. Etude anatomo-clinique de deux cas. Ann. Méd. 31, 5 (1931).

— — Formations télangiéctasiques méningées avec processus angiomateux médullaires. Rev. neurol. 69, 809 (1935).

MARINESCO, M. G.: Des lésions primitives et des lésions secondaires de la cellule nerveuse. C. R. Soc. Biol. (Paris) 3, 106 (1896).

— Lésions de la moelle épinière consécutives à la ligature de l'aorte abdominale. C. R. Soc. Biol. (Paris) 3, 230 (1896).

MARKIEWCZ, T.: Zur Frage der „Koagulationsnekrose" im Zentralnervensystem. Z. ges. Neurol. Psychiat. 159, 27 (1937).

MARTIN, H., u. H. NOETZEL: Die Gehirnbeteiligung bei generalisierter Panarteriitis nodosa. Beitr. path. Anat. 121, 347 (1959).

MARTORELL, F.: Obliteraciones de la bifurcation aortica. Sindrome de Leriche. Estudio clinico. Angiologia 8, Nr 6, 184 (1956).

MATSON, D. D.: The treatment of acute compound injuries of the spinal cord due to missiles. Springfield (Ill.): Ch. C. Thomas Publ. 1948.

MAURY, M.: Les tétraplégies. Ann. Chir. 13, Nr 15—16, 930 (1959).

McALHANY, H. J., and M. G. NETZKY: Compression of spinal cord by extramedullary neoplasms. J. Neuropath. exp. Neurol. 14, 3, 276 (1955).

McEWEN, R. J. B., and J. G. BICKERTON: Dislocations of the cervical spine treated by open reduction. J. Bone Jt Surg. 27, 679 (1945).

McKENZIE, K. G., and F. D. DURARD: Scoliosis with paraplegia. J. Bone Jt Surg. B 31, 162 (1949).

McLAURIN, R. L., O. T. BAILEY, P. H. SCHURR and F. D. INGRAHAM: Myelomalacia and multiple cavitations of spinal cord secondary to adhesive arachnoiditis. Arch. Path. 57, 138 (1954).

MEESSEN, H.: Pathologische Anatomie des Morbus caeruleus. Langenbecks Arch. klin. Chir. 279, 474 (1954).

—, u. O. STOCHDORPH: Erweichung und Blutung. In Handbuch der speziellen pathologischen Anatomie und Histologie, Bd. XIII, Teil I, Bandteil B, S. 1384. Berlin-Göttingen-Heidelberg: Springer 1957.

MERLE, D'AUBIGNE, R., et J. BENASSY: Pronostic et traitement des tétraplégies traumatiques. Mém. Acad. Chir. 84, 20—21, 649 (1959).

MESSIMY, R.: Hémorragies intracraniennes et intramédullaires par malformations vasculaires durant la grossesse. Sem. Hôp. Paris Nr 62, 3250 (1955).

METTLER, F. A.: Neuroanatomy. St. Louis: C. V. Mosby Comp. 1948.

MEYER, J. E.: Über die Lokalisation frühkindlicher Hirnschäden in arteriellen Grenzgebieten. Arch. Psychiat. Nervenkr. 190, 328 (1953).

— Zur Lokalisation arteriosklerotischer Erweichungsherde in arteriellen Grenzgebieten des Gehirns. Arch. Psychiat. Nervenkr. 196, 421 (1957).

MINOR, L.: Centrale Haematomyelie. Arch. Psychiat. Nervenkr. 24, 693 (1893).

— Neue Fälle von zentraler Haematomyelie. Neurol. Centralbl., Ges. d. Neuropath. u. Irrenärzte, Moskau 1895.

— Klinische Beobachtungen über centrale Haematomyelie. Arch. Psychiat. Nervenkr. 28, 256 (1896).

Minor, L.: Traumatische Erkrankungen des Rückenmarks. In Handbuch der pathologischen Anatomie des Nervensystems, S. 1008. Berlin: S. Karger 1904.

Moersch, F., and J. Kernohan: Progressive necrosis of the spinal cord. A.M.A. Arch. Neurol. Psychiat. **31**, 504 (1934).

Moersch, F. P., and G. P. Sayre: Neurologic manifestations associated with dissecting aneurysm of the aorta. J. Amer. med. Ass. **144**, 1141 (1950).

Montrieul, B., L. Willemin-Clog et J. Aillot: Syndromes médullaires aigus aprés traumatisme cranien sans lésions rachidiennes évidentes. Neuro-chirurgie 4, Nr 2, 107 (1958).

Moore, D.: Complications following the use of efocaine. Surgery **35**, 109 (1954).

Morrison, L. R.: Histopathologic effect of anoxia on the nervous system. Arch. Neurol. Psychiat. (Chicago) **55**, 1—24 (1946).

Morton, D. E.: Zit. nach Kuhlendahl.

Mosberg, W. B., H. C. Voris and J. Duffey: Paraplegia as complication of sympathectomy for hypertension. Ann. Surg. **139**, 330 (1954).

Müller, W.: Über die Corticoidbehandlung der Neuromyelitis optica. Dtsch. Z. Nervenheilk. (1963) (im Druck).

Mumenthaler, M.: Cervikale Spondylose und cervikale Diskushernien. Acta neurochir. (Wien) **5**, 552 (1957).

Nathan, P. N.: Reference of sensation at the spinal level. J. Neurol. Neurosurg. Psychiat. **19**, 88 (1956).

Nauwerk, E.: Zur Entstehung der Rückenmarkserweichung. Beitr. path. Anat. **2**, 73 (1883).

Neu, O.: Rückenmarks-Syndrome bei der Osteochondrose der Halswirbelsäule. Nervenarzt **29**, 400 (1958).

Neubuerger, K. T., Ch. Freed and J. Denst: Vasal component in syndrome of Foix and Alajouanine „subacute necrotizing myelitis". A.M.A. Arch. Path. **55**, 73 (1953).

Neumayer, E.: Veränderungen am Rückenmark im Senium bei einem der amyotrophischen Lateralsklerose ähnlichen klinischen Bild. Wien. Nervenheilk. **11**, 198 (1955).

— Die vaskuläre Myelopathie. In: Birkmayer, W., Anstaltsneurologie, S. 147. Wien: Springer 1965.

— Spinale Phlebitis. Dtsch. Z. Nervenheilk. **189**, 87 (1966).

Noell, W.: Über die Durchblutung und die Sauerstoffversorgung des Gehirns. V. Mitteilung. Einfluß der Blutdrucksenkung. Pflügers Arch. ges. Physiol. **248**, 147 (1944).

Noeske, K.: Über die arterielle Versorgung des menschlichen Rückenmarks. Morph. Jb. **99**, 455—497 (1958).

Nonne, M.: Weitere Erfahrungen zum Kapitel der Diagnose von komprimierenden Rückenmarkstumoren. Dtsch. Z. Nervenheilk. **47/48**, 436 (1913).

—, u. Fründ: Klinische und anatomische Untersuchungen von 6 Fällen von Pseudosystemerkrankungen des Rückenmarks. Kritik der Lehre von den Systemerkrankungen des Rückenmarks. Dtsch. Z. Nervenheilk. **35**, 102 (1908).

Nordmann, M.: Funktionelle und materielle Kreislaufstörungen. Anaemie und Hyperaemie. In Handbuch der speziellen pathologischen Anatomie und Histologie, Bd. XIII, Teil 1, Bandteil B, S. 1180. Berlin-Göttingen-Heidelberg: Springer 1957.

Nowill, W. K., H. Hall and C. R. Stephen: Neurological complications following the use of efocaine. Arch. Surg. (Chicago) **67**, 738 (1953).

Nunes-Vicente, A.: Les ramollissements totaux et centreaux de la moelle. Observations anatomocliniques. Acta neurol. belg. **61**, 10, 962 (1961).

Oberndörfer: Zit. nach Hiller.

Obersteiner, W.: Erschütterungen des Rückenmarks. Wien. med. Jb. 531 (1879).

Ollivier d'Angers: Zit. nach Doerr 1907.

Opitz, E., u. M. Schneider: Über die Sauerstoffversorgung des Gehirns und den Mechanismus von Mangelwirkungen. Ergebn. Physiol. **46**, 125 (1950).

Oppenheim, H.: Über traumatische Erkrankungen des Conus medullaris. Arch. Psychiat. Nervenkr. **20**, 298 (1889).

— Zur Pathologie der chronisch atrophischen Spinallähmung. Arch. Psychiat. Nervenkr. **24**, 758 (1892).

— Lehrbuch der Nervenkrankheiten, 5. Aufl., Bd. I. Berlin: Karger 1908.

Ornstein, A. M.: Thrombosis of the anterior spinal artery. Amer. J. med. Sci. **181**, 654 (1921).

Osterland, G.: Ein morphologischer Beitrag zur Kenntnis der Foix-Alajouonineschen Krankheit (Phlebodysgenetische Myelomalacie). Arch. Psychiat. Nervenkr. **200**, 123 (1959).

Otomo, E., C. van Buskirk and J. B. Workmann: Circulation of the spinal cord studied by autoradiography. Neurology (Minneap.) **10**, 112 (1960).

Owens, J. G., A. E. Prevedel and H. Swan: Prolonged experimental occlusion of the thoracic during hypothermie. Arch. Surg. (Chicago) **70**, 95 (1955).

Paarmann, H. Fr.: Beitrag zur Myelitis necroticans. Virchows Arch. path. Anat. **322**, 695 (1952)

Paillas, J. E., J. Dufay et J. Bonnal: Les complications nerveuses de la hernie des disques intervertébraux de la région cervicale. Sem. Hôp. Paris **25**, 428 (1949).

PAINE, R. S., and R. K. BYERS: Transverse myelopathy in childhood. Amer. J. Dis. Child. **85**, 151 (1953).

PALLIS, C., A. M. JONES and J. D. SPILLANE: Cervical spondylosis. Incidence and implications. Brain **77**, 274 (1954).

PARISER, S., and L. LASAGNA: Occlusion of the anterior spinal artery. J. Mt Sinai Hosp. **16**, 128 (1949).

PARKINS, W. M., M. BEN and H. M. VARS: Temporary of the tolerance occlusion of the thoracic aorta in normothermie and hypothermie dogs. Surgery **38**, 38 (1956).

PAYNE, E., and J. D. SPILLANE: The cervical spine. An anatomical pathological study of 70 specimes (using a special technique) with particular reference to the problems of cervical spondylosis. Brain **80**, 571 (1957).

PENNYBACKER, J.: Vascular diseases of the spinal cord. Proc. royal Soc. Med. Sect. of Neurology **1958**, 547.

PERESE, D. M., and J. FRACASSO: Anatomical considerations in surgery of the spinal cord. A study of vessels and measurements of the cord. J. Neursurg. **16**, 314 (1959).

PERIER, O., R. DHAENE et VICENTE A. NUNES: Ramollissements de la moelle dans la domaine des artères spinales postérieures. Acta neurol. belg. **61**, 240 (1961).

PERTUISET, B.: Traumatisme fermé du rachis cervical. Le problème médullaire immédiat. Ann. Chir. **13**, 917 (1959).

PETERMANN, E., E. R. YOSS and K. CORBIN: The syndrom of occlusion of the anterior spinal artery. Proc. Mayo Clin. **2**, 31 (1958).

PETERS, G.: Spezielle Pathologie des Nervensystems. Stuttgart: Georg Thieme 1951.

— Die gedeckten Großhirn- und Rückenmarksverletzungen. In LUBARSCH-HENCKES Handbuch der speziellen pathologischen Anatomie und Histologie, Bd. XIII, Teil 3, S. 84. Berlin-Göttingen-Heidelberg: Springer 1955.

PETTE, H.: Die akut entzündlichen Erkrankungen des Nervensystems. Leipzig: Georg Thieme 1942.

— Kreislauf und Nervensystem. Ärztl. Forsch. **11**, 422 (1948).

PIC, A., et S. BONNAMOUR: Des troubles médullaires de l'artériosclérose. Rev. Médecine **24**, 104 (1904).

PISANI, G., et T. CONTI: Ricerche sperimentali sulla vascolarizzazione del midollo spinale. Arch. ital. Chir. **83**, 144 (1958).

POLITER, J.: Untersuchungen an Blutgefäßen der Leptominx bei congenitalen Herzfehlern mit Mischungscyanose. Virchows Arch. path. Anat. **329**, 73 (1956).

PONSOLD, A.: Rückenmarksschädigung infolge Rückgratsverkrümmung (unvollständige Querschnittsläsion durch rachitische Kyphoskoliose). Arch. Psychiat. Nervenkr. **103**, 199 (1935).

PONTIUS, R. G., N. BROCKMAN, E. G. HARDY, D. A. COOELEY and M. DE BAREY: The use of hypothermie in the prevention of paraplegia following temporary aortic occlusion: experimental observation. Surgery **36**, 33 (1954).

POOL, J. L.: The neurosurgical treatment of traumatic paraplegia. Springfield (Ill.): Ch. C. Thomas Publ. 1951.

POUYANNE, L., M. BERGOUGNAN et F. CAILLON: Angiomes racémeux de la moelle. Rev. neurol. **83**, 494 (1950).

PRATHER, G. C., and F. H. MAYFIELD: Injuries of the spinal cord. Springfield (Ill.): Ch. C. Thomas Publ. 1953.

PREOBRASCHENSKY, P. A.: Syphilitico paraplegia with dissociated disturbances of sensibility. J. Neuropath. Psych. **4**, 594 (1904).

— Ein Beitrag zur Lehre von der akuten syphilitischen Poliomyelitis. Neur. Centr. **27**, 1069 (1908).

PRIMBS, A., u. J. WEBER: Die Bedeutung des Verlaufs der Arteria vertebralis für die Pathogenese der cervikalen Syndrome. Eine experimentell-anatomische Studie. Dtsch. med. Wschr. **81**, 1800 (1956).

PURVES-STEWART, J., u. G. RIDDOCH: Zit. nach JAROSCHY.

PUTNAM, T. J.: Lesions of „encephalomyelitis" and multiple sclerosis enous thrombosis as the primary alteration. J. Amer. med. Ass. **108**, 2477 (1948).

RADER, J. P.: Chronic subdural hematoma of the spinal cord. New-Engl. J. Med. **253**, 374 (1955).

RADERMECKER, J.: A propos d'une myélite nécrotique aigue. J. belge Neurol. Psychiat. **46**, 781 (1946).

RAMADIER, J. O., et J. J. PERRAGUIN: Fractures et luxations du rachis cervical. Ann. Chir. **13**, 901 (1959).

RANZI, E., u. W. VOGL: Über Luxation der Halswirbelsäule. Langenbecks Arch. klin. Chir. **140** (1926).

RATINOV, G., and E. JIMENEZ-PABON: Intermittent spinal ischemia. Neurology (Minneap.) **11**, 6, 546 (1961).

RATSCHOW, M.: Die peripheren Durchblutungsstörungen, 4. Aufl. Dresden u. Leipzig 1949.

REDLICH, P.: Neuere Arbeiten über akute Myelitis. Zbl. allg. Path. path. Anat. **9**, 101 (1898).

REETH, P. CH. VAN: Les myélites nécrotique subaigues. Encéphale Nr 3, 289 (1952).

Reeth, P. Ch. van: Contribution à l'étude de l'angiomatose médullaire. Acta neurol. belg. **52**, 249 (1952).

Reichert, F., D. A. Rytand and E. L. Bruck: Arteriosclerosis of the lumbar segmental arteries producing ischemia of the spinal cord and consequente claudiationc of the thighs. Amer. J. med. Sci. **187**, 794 (1934).

Reitter, A.: Aneurysma dissecans und Paraplegie. Dtsch. Arch. klin. Med. **119**, 561 (1916).

Ricard, A., and R. Masson: Compressions médullaires par discopathies cervicales. Lyon chir. **47**, 447 (1952).

Richardson, J. C.: Spontaneous haematomyelia. Brain **61**, 17 (1938).

Ricker, G.: Die Entstehung der pathologisch-anatomischen Befunde nach Hirnerschütterung in Abhängigkeit vom Gefäßnervensystem des Hirns. Virchows Arch. path. Anat. **226**, 180 (1919).

—, u. C. Benda: Verletzungen des Wirbelkanals und seines Inhaltes. In Handbuch ärztlicher Erfahrungen des Weltkriegs, Bd. 7, S. 388. Leipzig: Johann Ambrosius Barth 1921.

—, u. G. Döring: Commotio cerebri. In Handbuch der speziellen pathologischen Anatomie, Bd. XIII, Teil 3, S. 177. Berlin-Göttingen-Heidelberg: Springer 1954.

Riechert, T.: Zur Klinik und Behandlung der Rückenmarksschädigung bei Wirbelsäulenverkrümmung. Med. Klin. **27**, 28 (1944).

— Über arteriographisch nachgewiesene Verschlüsse der Arteria vertebralis. Arch. Psychiat. Nervenkr. **188**, 126 (1952).

Riser, G., et G. Planques: De l'encéphalomyélite nécrotique subaigue. Rev. neurol. **67**, 455 (1937).

Riser, M., J. Géraud et L. Geizes: Etude anatomo-clinique d'un cas de périartérite noueuse à forme neurologique. Rev. neurol. **92**, 523 (1955).

Robertson, E. G.: A case arterial angioma of the spinal cord. Med. J. Aust. **2**, 384 (1938).

Roger, R., Y. Poursines et J. Roger: Les aspects neurologiques de la périartérite noueuse. Rev. neurol. **92**, 430 (1955).

—, et M. Schachter: La paraplégie des scoliotiques. Ann. Méd. **46**, 177—189 (1940).

Rogers, H.: Dissecans aneurysm of the aorta. Amer. Heart. J. **18** (1939).

Rogers, W. A.: Fractures and dislocations of the cervical spine. (An end-result study.) J. Bone Jt Surg. A **39**, 341 (1947).

Roll, D.: Über die Arterien der Pars caudalis des menschlichen Rückenmarks und das Vorkommen arterio-venöser Anastomosen im Stromgebiet der A. radicularis magna. Morph. Jb. **99**, 427 (1958).

Romanes, G. J.: The arterial blood supply of the human spinal cord. Paraplegia **2**, 199 (1965).

Romstein, A.: Embolien im Rückenmark. Z. ges. Neurol. Psychiat. **124** (1930).

Rosenbach, A., u. Schterback: Über die Gewebsveränderungen des Rückenmarks infolge von Kompression. Virchows Arch. path. Anat. **5**, 122 (1930).

Ross, J.: Distribution of the arteries of spinal cord. Brain **3**, 80 (1880).

— On the segm distribution of sensory disorders. Brain **3**, 80 (1880).

Rothmann, M.: Über Rückenmarksveränderungen nach Abklemmung der Aorta abdominalis beim Hund. Neur. Zbl. **6**, 61 (1899).

Rouques, L.: Les paraplégies cypho-scoliotiques. Révision critique. Rev. neurol. **98**, 358 (1958).

—, et A. Passelecq: Syndrome de Brown-Sequard après thoracoplastie. Rev. neurol. **97**, 146 (1957).

Roussy, G., et L. Cornil: Ramollissement médullaire d'origine tuberculeuse. Méningomyélite avec intégrité vertébrales, syndrome de section totale de la moelle dorsale. Progr. méd. (Paris) **5**, 93 (1924).

Roy, W., Scott, Salvator and Sansetta: Dissecting aneurisma of aorta with hemorragie infarktion of the spinal cord and komplette paraplegie. Amer. Heart J. **38**, 747 (1949).

Rubio, R.: Complicaciones neurologicas en la cirurgia de la hypertension arterial. Bol. Soc. Cir. Uruguay **23**, 439 (1952).

Sachs, A. L.: Vascular supply of the monkeys spinal cord. J. comp. Neurol. **76**, 403 (1942).

Saeker, G.: Zur Genese des Halswirbelsäulensyndroms und der Behandlung des vegetativen Anteils mit Hydergin. Nervenarzt **23**, 333 (1952).

Santini, J. J.: Étude anatomique et expérimentale de la vascularisation artérielle fonctionelle de la moelle Épinière. These pour le Doctorat en Medecine, Paris 1966.

Santy, P.: Les formes anatomiques des sténoses de l'isthme de l'aorte. Acta chir. belg. **52**, 551 (1953).

Sargent, P.: Haemangioma of the pia mater causing compression paraplegia. Brain **48**, 259 (1925).

Sarteschi, P.: Paraplegia spastica improvisa da occlusione dell'aorta abdominale. Riv. Pat. nerv. ment. **71**, 131 (1950).

—, e A. Giannini: La patologia vascolare del midollo spinale, S. 402. Pisa: Giardini 1960.

Scagliosi, G.: Über die Gehirnerschütterung und die daraus im Gehirn und Rückenmark hervorgerufenen histologischen Veränderungen. Virchows Arch. path. Anat. **152**, 487 (1898).

Schaller, W. F., A. M. Roberts and E. F. Stadtherr: Syndrom of the anterior spinal artery of the fifth cervical cord segment. J. Amer. med. Ass. **99**, 1572 (1932).

Schaltenbrand, G.: Behandlung der Dysbasia intermittens. Med. Welt **51** (1937).

— Lehrbuch der Neurologie, Teil 3. Stuttgart: Georg Thieme 1951.

— Bericht über den internat. Neurologenkongr. Lissabon 1953.

SCHALTENBRAND, G.: Arteriosklerose des Rückenmarks. Aus: Krankheiten des Nervensystems, Lehrbuch der Inneren Medizin von H. DENNIG, Bd. II, S. 559. Stuttgart: Georg Thieme 1961.

—, u. P. BAILEY: Studien zur Anatomie, Physiologie und Pathologie der perivaskulären Piagliamembran des Gehirns. Dtsch. Z. Nervenkr. 102, 1 (1928).

SCHAUB, F., A. BÜHLMANN, R. KALIN u. T. WEGMANN: Zur Klinik und Pathogenese des sogenannten Kyphoskolioseherzens. Schweiz. med. Wschr. 84, 1147 (1954).

SCHEID, W.: Die Zirkulationsstörungen des Gehirns und seiner Häute. In Handbuch der inneren Medizin, Neurologie, Bd. III, S. 35. Berlin: Springer 1932.

SCHELLER, H.: Klinik und Differentialdiagnostik der bei Durchblutungsstörungen auftretenden Anfallsformen. Regensburg. Jb. ärztl. Fortb. (1955).

SCHIFFER, J.: Über die Bedeutung des Stensonschen Versuchs. Zbl. med. Wiss. 7, 593 (1869).

SCHLESINGER, H.: Die Syringomyelie. Leipzig u. Wien 1895.

SCHLIACK, G., u. E. FÖLSCH: Über die angiodysgenetische Myelomalacie. Nervenarzt 29, 392 (1958).

SCHMAUS, H.: Die Kompressionsmyelitis. Wiesbaden: J. F. Bergmann 1890.

—, u. S. SACKIE: Vorlesungen über die pathologische Anatomie des Rückenmarks. Wiesbaden: J. F. Bergmann 1901.

SCHMIDT, C. T., and J. C. PIERSON: The intrinsic regulation of the blood vessels of the medulla oblongata. Amer. J. Physiol. 108, 241 (1934).

SCHMIEDEN, V.: Trauma und Wirbelsäule. Hefte Unfallheilk. 8, 4 (1930).

SCHNEIDER, D.: Die Vasomotorik der Gehirndurchblutung. Zbl. Neurochir. 3, 127 (1938).

— Kreislauf und Rückenmarksbetäubung. Langenbecks Arch. klin. Chir. 201, 109 (1941).

SCHNEIDER, M.: Die Chemie und der Stoffwechsel des Nervengewebes. 3. Kolloquium der Ges. für Phys. Chem. Diskussionsbemerkungen zu E. OPITZ, Energieumsatz des Gehirns. Berlin-Göttingen-Heidelberg: Springer 1952.

— Durchblutung und Sauerstoffversorgung des Gehirns. Verh. Dtsch. Ges. Kreislaufforsch., S. 3, Bad Nauheim 1953.

SCHNEIDER, R.: Acute traumatic posterior dislocation of the intervertebral disc with paralysis. J. Bone Jt Surg. A 31, 566 (1949).

SCHNEIDER, R. C.: The syndrom of acute anterior spinal cord injury. J. Neurosurg. 12, 95 (1955).

— C. CHERRY and H. PANTEK: The syndrom of acute central cord injury with special reference to the mechanism involved in hyperextension injuries of cervical spine. J. Neurosurg. 11, 546 (1954).

—, and E. CROSBY: Vascular insufficiency of brain stem and spinal cord in spinal trauma. Neurology (Minneap.) 9, 643 (1959).

—, and EDGAR A. KAHN: Chronic neurological sequelae of acute trauma to the spine and spinal cord. The significance of the acute-flexion or „Tear-Drop" fracture-dislocation of the cervical spine. J. Bone Jt Surg. A 38, 985 (1956).

SCHOBER, W.: Pathologische und therapeutische Probleme cerebraler Durchblutungsstörungen. Acta neuroveg. (Wien) 10, 493 (1955).

SCHOEPF, M.: Ein Beitrag zur Klinik und Pathologie des Angioma racemosum des Rückenmarks und seiner Häute. Z. ges. Neurol. Psychiat. 171, 799 (1923).

SCHOLZ, W.: Über den Einfluß chronischen Sauerstoffmangels auf das menschliche Gehirn. Z. ges. Neurol. Psychiat. 171, 426 (1941).

— Histologische und topische Veränderungen und Vulnerabilitätsverhältnisse im menschlichen Gehirn bei Sauerstoffmangel, Oedem und plasmatischer Infiltration. Arch. Psychiat. Nervenkr. 181, 621 (1949).

— Die nicht zur Erweichung führenden unvollständigen Gewebsnekrosen. „An nervöse Systeme gebundene" (topistische) Kreislaufschäden. In Handbuch der speziellen pathologischen Anatomie und Histologie, Bd. XIII, Teil 1, Bandteil B, S. 1284, 1326. Berlin-Göttingen-Heidelberg: Springer 1957.

—, u. W. WECHSLER: Ein weiterer Beitrag zur angiodysgenetischen nekrotisierenden Myelopathie (Foix-Alajouaninesche Krankheit). Arch. Psychiat. Nervenkr. 199, 609 (1959).

SCHOTT, B., L. COTTE et M. TOMMASSI: Ramollissement spinal postérieur en D 7—D 8, par myélome osseux plasmocytaire. Rev. neurol. 101, 16 (1959).

SCHRAPPE, O.: Kreislaufstörungen am Rückenmark bei Patienten mit posttraumatischen apallischen Syndrom. Verh. dtsch. Ges. inn. Med. 72, 1111—1120 (1967).

SEAMAN, G. V. F., and R. L. SWANK: The influence of electrokinetic charge and deformability of red blood cells on the flow properties of its suspensions. Biorheology 4, 47 (1967).

—, and P. S. VASSAR: Changes in electrokinetic properties of platelets during their aggregation. Arch. Biochem. 117, 10 (1966).

SCOTT, R. W., and S. M. SANCETTA: Dissecting aneurysm of aorta with hemorrhagic infarction of the spinal cord and complets paraplegia. Amer. Heart. J. 38, 747 (1949).

SEITZ, D.: Spinale Störungen bei der Osteochondrose der Halswirbelsäule. Dtsch. Z. Nervenheilk. 176, 457 (1957).

SHAW, R. S.: Vascular responses to intraarterial diodrast and urokon during arteriography. Surgery 39, 385 (1956).

Sheehan, D., and G. E. Smyth: A study of the anatomy of vertebral thrombosis with reports on two cases. Lancet 1937 II, 614.

Sheehan, S., R. B. Bauer and J. S. Meyer: Vertebral artery compression in cervical spondylosis. Neurology (Minneap.) 10, 968 (1960).

Sheenan, T.: Dissecting aneurysm. Med. Res. Counc. London 1934.

Simoes, M. S., e A. S. Tavares: O efeito da seccao medular nas alteracões lipèmicas du colêmia aguda. Gaz. méd. port. 3, 597 (1954).

Singer, H. D.: The pathology of so called acute myelitis. Brain 25, 332 (1902).

Singer, J.: Über Veränderungen am Rückenmark nach zeitweiser Verschließung der Bauchaorta. Sitzges. Ber. kais. Akad. Wiss. Wien 96 (1888).

Skinhoj, E.: Arteriosclerosis of the spinal cord. Acta psychiat. scand. 29, 139 (1954).

Sollier, P.: La claudication intermittente de la moelle. Presse méd. 14, 677 (1906).

Sorgo, W.: Über den Einfluß peripher-vegetativer Störungen auf die Funktion des Rückenmarks. Acta neurochir. (Wien) 2, 1, 83 (1951).

— Paraplegie durch venöse Stauung des Rückenmarks. Zbl. Neurochir. 11, 109 (1951).

— Beitrag zur Genese der totalen Rückenmarksnekrose (Myelopathia necroticans). Arch. int. Studi neurol. 2, 23 (1952).

Soriano, V.: Traumatismo medulares — clinica y tratamiento (edit. S. A. Labor). Argentina 1953.

Soyka, D.: Traumatische cervikale Haematomyelien bei vermeintlichen Bagatellunfällen im Alkoholrausch. Nervenarzt 32, 79 (1961).

Spatz, H.: Über degenerative und reparatorische Vorgänge nach experimentellen Verletzungen des Rückenmarks. Z. ges. Neurol. Psychiat. 58, 327 (1920).

— Über die Beteiligung des Gehirns bei der v. Winniwarter-Bürgerschen Krankheit (Thrombo-endangitis obliterans). Dtsch. Z. Nervenheilk. 136, 86 (1935).

— Pathologische Anatomie der Kreislaufstörungen des Gehirns. Z. ges. Neurol. Psychiat. 167, 301 (1939).

Sperling, E.: Beitrag zur Problematik der nekrotisierenden Rückenmarkserkrankungen. Arch. Psychiat. Nervenkr. 195, 357 (1956).

Spielmeyer, W.: Pseudosystemerkrankungen des Rückenmarks nach Stovainanaesthesie. Münch. med. Wschr. 31, 1629 (1908).

— Histopathologie des Zentralnervensystems, Bd. I. Berlin: Springer 1922.

— Zur Pathogenese örtlicher elektiver Gehirnveränderungen. Z. ges. Neurol. Psychiat. 99, 756 (1925).

— Vasomotorisch-trophische Veränderungen bei cerebraler Arteriosklerose. Mschr. Psychiat. Neurol. 68 (1928).

— Kreislauf und Psychose. Z. ges. Neurol. Psychiat. 123, 536 (1930).

Spillane, J. D., and H. T. Llyod: Spastic paraplegia in late adult life with degeneration and Protrusion of cervical disc. Lancet 653 (1951).

— The diagnostis of lesions of the spinal cord in association with „osteoarthritic". Disease of the cervical spine. Brain 75, 177 (1952).

Spiller, W. G.: The symptom-complex of a lesion of the uppermost portion of the anterior spinal and anjoining portion of the vertebral arteries. J. nerv. ment. Dis. 35, 775 (1908).

— Raplidy developing paraplegia associated with carzinoma. Arch. Neurol. Psychiat. (Chicago) 13, 471 (1925).

Staemmler, M.: Beiträge zur pathologischen Anatomie des Rückenmarks. Z. ges. Neurol. Psychiat. 164, 179 (1939).

— Hydromyelie, Syringomyelie und Gliose, S. 210. Berlin: Springer 1942.

Steegmann, A. T.: Syndrome of anterior spinal artery. Neurology (Minneap.) 2, 15 (1952).

— Vascular diseases of the spinal cord. Baker's Clin. Neurol. 3, 1405—1421 (1955).

Stemmer, Chra, J., u. P. S. Eringa: Het zg. primaire syndrom van de arteria spinalis anterior. Ned. T. Geneesk. 103 (12), 608 (1959).

Stenson: Zit. nach Ehrlich 1884.

Sterzi, G.: Die Blutgefäße des Rückenmarks. Untersuchungen über ihre vergleichende Anatomie und Entwicklungsgeschichte. Anat. H. 74, 1—364 (1904).

Störring, G. E.: Zur Klinik der sog. Arachnitis adhaesiva. Arch. Psychiat. Nervenkr. 107, 717 (1938).

Störtenbecker, T. P.: Disturbances of arterial blood supply to the spinal cord and brain stem caused by spondylosis disc. protrusion and root-sleeve fibrosis. Acta orthop. scand. Suppl. 42, Vol. 29 (1960).

Stolze, H.: Anlageanomalien der Rückenmarksvenen und Foix-Alajouaninesches Syndrom. Arch. Psychiat. Nervenkr. 185, 370 (1950).

Stone, L., and H. N. Roback: Myelomalacia without thrombosis folowing indirect trauma. J. A. M. 108, 1698 (1937).

Strauss, L. H.: Klinische Erfahrungen mit Hydergin. Cardiologa (Basel) 25, 1—26 (1954).

STRÖBEL, W.: Erkrankungen der Wirbelsäule und der Rückenmarkshüllen. In: Handbuch der pathologischen Anatomie des Nervensystems, Bd. 2. Berlin: S. Karger 1904.

SUH, TH., and L. ALEXANDER: Vascular system of the human spinal cord. Arch. Neurol. Psychiat. (Chic.) 31, 659 (1939).

SWANK, R. L.: Adhesiveness of platelets and leukocytes during acute exsanguination. Amer. J. Physiol. 202, 261 (1962).

--, and W. BARTSCH: Influence of aggregated blood cells on cerebrovascular disease. In: Cerebral Circulation and Stroke, p. 164. Editor: K. J. ZÜLCH. Berlin-Heidelberg-New York: Springer 1971.

—, and M. EDWARDS: Microvascular occlusion by platelet emboli after shock and transfusion. Microvasc. Res. 1, 15 (1968).

—, J. H. FELLMAN and W. HISSEN: Aggregation of blood cells by 5-hydroxytryptamine (Serotonin). Circul. Res. 13, 392 (1963).

—, W. HISSEN and J. H. FELLMAN: 5-Hydroxytryptamine (Serotonin) in acute hypotensive shock. Amer. J. Physiol. 207, 215 (1964).

—, W. W. ISSELHARD, W. HISSEN and H. MARGUET: Alteration of blood during acute hypotension: Effect of continous glass wool filtration. Circulat. Res. 14, 97 (1964).

— J. G. ROTH and J. JANSEN: Screen filtration pressure method and adhesiveness and aggregation of blood cells. J. appl. Physiol. 19, 340 (1964).

TAESCHNER, M., A. CERLETTI u. E. ROTHLIN: Zur Frage der Hyderginwirkung auf die Gehirnzirkulation. Helv. physiol. Acta 10, 120 (1952).

TAKAGI, J.: Über die Folgen der Unterbindung der Arteria spinalis ventralis. Arb. neurol. Inst. Univ. Wien 30, 367 (1928).

TANON, L.: Les artères de la moelle dorso-lombaire. Paris 1908. Zit. nach SCHWARZ 1950.

TARAZI, A. K., G. MARGOLIS and K. S. GRIMSON: Spinal cord lesions produced by aortography in dogs. Arch. Surg. (Chicago) 72, 38 (1954).

TARDIEU, G., J. TARDIEU, POCIDALO et J. HIMBERT: Mécanisme des accidente vasculaires liés aux lésions du bulbe rachidien. Ann. Méd. 54 (1953).

TARLOV, J. M.: Spinal cord compression. — Mechanism of paralysis and treatment. Springfield (Ill.): Ch. C. Thomas 1957.

—, and E. HERS: Spinal cord compression studies (outlook with complete paralysis in man). Arch Neurol. Psychiat. (Chicago) 72, 43 (1954).

TATLOW, W. F., and H. G. BAMMER: Syndrome of vertebral artery compression. Neurology (Minneap.) 7, 5 (1957).

TAUBER, E. S., and O. R. LANGWORTHY: A study of syringomyelie and the formation of cavities in the spinal cord. J. nerv. ment. Dis. 81, 245 (1935).

TAYLOR, A. R.: The mechanism of injury to the spinal cord in the neck without damage to the vertebral column. J. Bone Jt Surg. B 33, 543 (1951).

— Mechanism and treatment of spinal cord disorders associates with cervical spondylosis. Lancet 717 (1953).

TAYLOR, R. G., and J. R. W. GLEAVE: Incomplete spinal cord injuries. With Brown-Sequard phenomena. J. Bone Jt Surg. B 39, 438 (1957).

TESCHLER, L.: Zur Frage der chronisch progressiven spinalen Amyotrophien. Arb. neurol. Inst. Univ. Wien. 30, 367 (1928).

THOMAS, A., et G. HAUSER: Cavités médullaires et mal de Pott. Rev. neurol. 9, 117 (1901).

THOMPSON, G. B.: Dissecting aortic aneurysm with infarction of the spinal cord. Brain 79, 111 (1956).

THOMPSON, R. H.: Occlusion of the post. inf. cer. artery. Arch. Neurol. Psychiat. (Chicago) 22, 530 (1929).

THORBURN: Über die Traumen des Halsteiles vom Rückenmark. Brain (1887).

TILNEY, F., and H. A. RILEY: The form and functions of the central nervous system. New York: Paul B. Hoeber 1938.

TINGAUD, R., R. PAULY et J. MAUPIN: A propos d'un cas de paraplégie après aortographie abdominale. J. Méd. Bordeaux 10, 1294 (1961).

TINSLEY, M.: Compound injuries of the spinal cord. J. Neurosurg. 3, 307 (1946).

TODA, T., and Y. KAWAMURA: Acute focal lesion of the spinal cord with syndrome of occlusion of the anterior spinal artery: report of three cases. Nagoya med. J. 55 (1955).

TÖNDURY, G.: Zur Anatomie und Entwicklungsgeschichte der Wirbelsäule mit besonderer Berücksichtigung der Altersveränderungen der Bandscheiben. Schweiz. med. Wschr. 85, 825 (1955).

TÖNNIS, D.: Zur Entstehung traumatischer Rückenmarkschädigungen bei Wirbelverletzungen. Verh. Dtsch. Orthop. Ges., 47. Kongr., S. 351—356, 1959.

— Neue Gesichtspunkte zur Entstehung von Rückenmarkschädigungen bei Verletzungen der Wirbelsäule. Langenbecks Arch. klin. Chir. 292, 522 (1959).

— Über die ischämische Entstehung von Spastik bei traumatischen Rückenmarkschädigungen. Fortschr. Neurol. Psychiat. 29, 445—463 (1961).

— Mangeldurchblutung als Ursache von Rückenmarksschädigungen. Münch. med. Wschr. 1961, Nr 27, 1338, Nr 28, 1370.

Tönnis, D.: Rückenmarkstrauma˜ und Mangeldurchblutung. Untersuchungen über die Entstehung traumatischer„Querschnittslähmungen und die Anzeichen spinaler Mangeldurchblutung. Beiheft zu Zbl. Neurochir. (im Druck).

Tönnis, W.: Pathophysiologie und Klinik der intrakraniellen Drucksteigerung. In Handbuch der Neurochirurgie, Bd. I/1, S. 304—445. Berlin-Göttingen-Heidelberg: Springer 1959.

— Aktuelle Probleme der Durchblutungsstörungen bei intrakranieller Drucksteigerung. Acta neuro-chir. (Wien) Suppl. 4, 421 (1961).

—, u. W. Krenkel: Erfahrungen bei der operativen Behandlung des cervikalen Vertebral-Syndroms. Aus: Die cervikalen Vertebral-Syndrome. Stuttgart: Georg Thieme 1955.

Torr, J. B. D.: Division of intercostal arteries. Lancet 146 (1957).

— The arterial supply of the foetal spinal cord. J. Anat. (Lond.) 91, 576 (1957).

— The embryological developpment of the anterior spinal artery in man. J. Anat. (Lond.) 91, 587 (1957).

— The dependance of the blood supply of the spinal cord on certain aortic segments. J. Anat. (Lond.) 91, 612 (1957).

— Anterior spinal artery. Brit. méd. J. 1106 (1958).

Trostdorf, E., u. K. A. Busse: Bandscheibenvorfall mit Halsmarkquetschung. Zbl. Neurochir. 13, 326 (1953).

Tuchy, E. L., P. G. Boman and G. L. Berdez: Spinal cord ischemia in dissecting aortic aneurysm. Amer. Heart J. 22, 305 (1941).

Tureen, L. L.: Effect of experimental tempory vascular occlusion on the spinal cord. Correlation between structural and functional changes. Arch. Neurol. Psychiat. (Chicago) 35, 789 (1936).

Turnbull, I. M., and Breig: Blood supply of cervical spinal cord in Man. J. Neurosurg. 24, 951 (1966).

Tyler, H. R., and D. B. Clark: Neurologic complications in patients with coarctation of aorta. Neurology (Minneap.) 9, 712 (1958).

Uchida, K.: Lokalisation spinaler Prozesse unter dem Bilde der kombinierten Systemerkrankungen. Arb. neurol. Inst. Univ. Wien 30, 312 (1928).

Ullmann, M.: Contribution à l'étude des ramollissements de la moelle. Thèse de la Faculté de Paris, 1938.

Valentin, B., u. W. Putschar: Zit. nach Kyratsos 1956.

Vedsmand, H.: La thrombose des artères de la moelle épinière. Acta psychiat. scand. 2, 371 (1927).

Vicente, A. N.: Enfarte Medular. Fac. Med. de Coimbra, 1964.

Vogel, P., u. H. H. Meyer: Über eine akute Querschnittslähmung des Rückenmarks und ihre anatomische Grundlage. (Verschluß der vorderen Spinalarterie.) Dtsch. Z. Nervenheilk. 143, 217 (1937).

Voris, H. C.: The arterial supply of the brain and spinal cord on the Virginian oppossum (Didelphis Virginian). J. comp. Neurol. 66, 77 (1928).

Vulpian, A.: Leçons sur la physiologie générale et comparée du système nerveux, p. 451. Paris: Germer Bailliére 1866.

Wagner, H. B., and A. H. Price: Fatality after abdominal arteriography prevention by a new modification of technique. Surgery 27, 621 (1950).

Wahren, W.: Anatomische Befunde im Rückenmark eines blausüchtigen Säuglings. Verh. dtsch. Ges. inn. Med. 72, 1096—1098 (1967).

Walker, A. E.: Chaging role of neurological surgery in medicine. J. Amer. med. Ass. 156, 833 (1954).

Wallenberg, A.: Akute Bulbäraffektion (Embolie der A. cer. inf. post. ?). Arch. Psychiat. Nervenkr. 27, 504 (1895).

— Neuere Fortschritte in der topischen Diagnostik der Pons und Oblongata. Dtsch. Z. Nervenheilk. 41, 8 (1911).

Wannmaker, G. T., and G. T. Wannmaker: Spinal cord injuries. — A review of the early treatment in 300 consecutive cases during the Korean conflict. J. Neurosurg. 11, 517 (1954).

Warren, A. S., and A. L. Mc Quown: Dissecting aneurysm. A presentation of ten cases reports and a correlation of clinical and pathological findings. Amer. J. med. Sci. 215, 209 (1948).

Warter, P., R. Voegtlin et J. M. Grappe: Myélomalacie addisonienne. Sem. Hôp. (Paris) 97, 2930 (1958).

Weber, E.: Zur Varicosis des Spinalkanals. Acta neurochir. (Wien) Suppl. 7, 395 (1961).

Wechsler, W.: Beitrag zur Pathogenese cerebraler und spinaler Gewebsschäden bei Panarteriitis nodosa. Arch. Psychiat. Nervenkr. 198, 331 (1959).

— Progressive Myelopathien auf der Grundlage chronisch meningitischer Angiitiden. Acta neuro-chir. (Wien) Suppl. 7, 534 (1961).

Weingarten, K.: Über neurologische Komplikationen nach Aorthographie. Dtsch. Z. Nervenheilk. 20, 257 (1962).

Weismann, A. D., and R. D. Adams: The neurological complications of dissecting aortic aneurysm. Brain 67, 69 (1944).

Wertheimer, P.: A propos des dangers de l'aortographie. Lyon chir. 53, 428 (1957).

Westphal, A.: Über einen Fall von traumatischer Myelitis. Arch. Psychiat. Nervenkr. 28, 554 (1896).

WESTPHAL, A.: Über die Bedeutung von Traumen und Blutungen in der Pathogenese der Syringomyelie. Arch. Psychiat. Nervenkr. 36, 659 (1903).

WILKINSON, M.: The morbid anatomy of cervical spondylosis and myelopathy. Brain 83, 4, 589 (1960).

WILLIAMSON, R. T.: Spinal thrombosis and haemorrhage due to syphilitic disease of the vessels. Lancet 1894 II, 14.

— Spinal softening limites to the parts supplied by the posterior arterial system of the cord. Lancet 1895 II, 520.

WILLIS, T. A.: Nutrient arteries of the vertebral bodies. J. Bone Jt Surg. A 31, 530 (1949).

WINKELMAN, N. W.: Syphilis of the spinal cord. B) Myelomalacia syphilitica. Amer. J. Syph. 20, 62, 420 (1936).

—, and J. L. ECKEL: The brain in bacterial endocarditis. Arch. Neurol. Psychiat. (Chicago) 23, 1161 (1930).

— Focal lesions of the spinal cord due to vascular disease. J. Amer. med. Ass. 99, 1572 (1932).

WINKLER, u. JOCHMANN: Zur Kenntnis der traumatischen Rückenmarksaffektionen (Haematomyelie, Myelorhexis). Dtsch. Z. Nervenheilk. 35, 222 (1908).

WOODARD, J. S., and L. E. FREEMAN: Ischemia of spinal cord: an experimental study. J. Neurosurg. 13, 63 (1956).

WOLF, G.: Über gefäßbedingte Rückenmarkssyndrome. Fortschr. Neurol. Psychiat. 28, 273 (1960).

WOLLHEIM, E.: Kompensation und Dekompensation des Kreislaufs. Klin. Wschr. 2, 1261 (1928).

— Gefäßinsuffizienz, Schock, Kollaps und Minus-Dekompensation. Cardiologie (Basel) 20, 327 (1952).

WOOLLAM, D. H. M., and J. W. MILLEN: The arterial supply of the spinal cord and its significance. J. Neurol. Neurosurg. Psychiat. 18, 97 (1955).

— — Discussion of the vascular disease of the spinal cord. Proc. roy. Soc. Med. 51, 540 (1958).

WYBURN-MASON, R.: The vascular abnormities and tumors of the spinal cord and its membranes. London: Henry Klimpton 1943.

YASUDA, T.: Zur Frage der Arachnopathia fibrosa cystica proliferans. Dtsch. Z. Nervenheilk. 143, 61 (1950).

YOSS, E. R.: Vascular supply of the spinal cord: the production of vascular syndroms. Univ. Mich. med. Bull. Ann. Arbor. Mich. 16, 330 (1950).

ZEEMAN, W., u. H. FINKEMEYER: Erfahrungen mit Hydergin bei der Behandlung arteriosklerotisch bedingter Durchblutungsstörungen. Dtsch. med. Wschr. 76, 1207 (1951).

ZEITLHOFER, J.: Zur Frage der Myelitis necroticans. Wien. Z. Nervenheilk. 3, 334 (1951).

ZEITLIN, H., and B. W. LICHTENSTEIN: Occlusion of the anterior spinal cord artery. Arch. Neurol. Psychiat. (Chicago) 36, 96 (1936).

ZILLINGER, G.: Wenig bekannte Besonderheiten über die spinale arterielle Blutversorgung — Hinweise auf ihre klinische Bedeutung. Neuralmedizin 3, 203 (1955).

ZÜLCH, K. J.: Kriegsverletzungen des Nervensystems. Fortschr. Neurol. Psychiat. 16, 206 (1944).

— Neue Befunde und Deutungen aus der Gefäßpathologie des Hirns und Rückenmarks. Zbl. allg. Path. Anat. 90, 402 (1953).

— Mangeldurchblutung an der Grenzzone zweier Gefäßgebiete als Ursache bisher ungeklärter Rückenmarksschädigungen. Dtsch. Z. Nervenheilk. 172, 81 (1954).

— Kreislaufstörungen an der Grenze von Hirn- und Rückenmarksgefäßen, S. 613—615. Amsterdam: Excerpta Medica Foundation 1955.

— Gedanken zur Entstehung und Behandlung des Schlaganfalles. Wien. med. Wschr. 105, 1035—1041 (1955).

— Die Pathogenese von Massenblutung und Erweichung unter besonderer Berücksichtigung klinischer Gesichtspunkte. Acta neurochir. (Wien), Suppl. 7, 51—117 (1961).

— Ramollissement médullaires. Acta neurol. belg. 61, 275 (1961).

— Reflexions sur la physiopathologie des troubles vasculaires medullaires. Aus: Pathologie vasculaire de la moelle. Paris: Masson & Cie. 1962.

— Neuere Anschauungen über die Entstehung der cerebralen Insulte. Extrait du Livre Jubilaire du Dr. Ludo van Bogaert, p. 890 (1962).

— (Editor): Cerebral Circulation and Stroke. Berlin-Heidelberg-New York: Springer 1971.

Namenverzeichnis.

Die *kursiv* gedruckten Seitenzahlen beziehen sich auf die Literatur.

Bogorad, D. C., s. Abeshouse, B. S. *391*
Bogorodinsky, D. K. 32, 199, 346, *413*
— Myshkovskaia, V. A. *413*
— Razorenova, R. A., Krivosneina, A. N. *413*
— Skoromets, A. A. *413*
— Souvorov, G. P. 200, *413*
Boharas, S., Koskoff, Y. D. *413*
Bohm, E., Franksson, C., Petersen, I. *413*
Bohndorf, W. 25, 367, *413*
Boichev, B. *413*
Boijsen, E. 153, *413*
Boijsen, F. 153, 208, *413*
Boiron, M., s. Bernard, J. *408*
Boit, H. *413*
Boixadós, J. R. *413*
— s. Obrador, S. *531*
Bok, S. T., s. Sillevis Smitt, W. G. *572*
Boldrey, E., Adams, J. E., Brown, H. A. 159, *413*
— s. Arnstein, L. H. *397*
Boldrey, E. B. *413*
— Elvidge, A. R. 268, *413*
— s. Malamud, N. 369, *514*
— s. Naffziger, H. C. *526*
Bollaert, A., s. Pelc, S. *538*
Bollen, A. L. *413*
Boller, F., Segarra, J. M. *413*
Bollinger, A. *658*
Bolot, F., Ladouch, Laborde, Guilleminet, M. *413*
Bolte, J. P. *413*
Bolton, B. 616, 618, 629, *658*
Boman, P. G., s. Tuchy, E. L. *674*
Bonaccorsi, A. *413*
Bonafos, M. M. M., Blondeau, A. *413*
Bond, W. M., s. Fletcher, A. G. *453*
Bondarcguk, A. V. *413*
Bonduelle, M. *658*
— Bouygues, P., Poisonnier, M. *658*
Bonfanti, G., s. Campailla, G. *423*
Bonhoeffer, K. *413*
Boniface, W. R., s. Kempinsky, W. H. 122, *491*
Bonis, G. *413*
Bonnal, A. J., Philip, B., Bonneau, H., Berrard-Badier, M. *413*
Bonnal, J., s. Boudouresques, J. *415*
— s. Paillas, J. E. *535, 668*
— s. Roger, H. *553*
— s. Roger, J. P. *553*
Bonnamour, S., s. Pic, A. *669*
Bonnant, M., s. Jentzer, A. *487*
Bonneau, H., s. Bonnal, A. J. *413*
Bonnet, L. M. *658*
Bonneville, B., s. Chateau, R. *426*

Bonomo, L. 326, *413*
Bonte, J. *413*
Book, M. H., s. Moore, M. T. *523*
Boon Zaier, A. C. *413*
Booth, A. E. *413*
Booth, C. B. *413*
Booth, G. T., s. Schnitker, M. T. *564*
Borak, J. *414*
Borchard 201, 326, *414*
Borchardt, M. *414*
— Rothmann, M. 78, 79, *414*
— s. Oppenheim, H. 26, 189, 323, 359, *533*
Borck, W. F., Tönnis, W. *414*
— Zülch, K. J. *414*
— s. Tönnis, W. *587*
Bordasch, F. *414*
Bordenave, A., s. Diaz Bobillo, I. *439*
Bordes-Valls, M. *414*
Borges-Fortes, A., Niemeyer, P. *414*
— Ribe Portugal, J. *414*
Borges-Fortes, E. *414*
Borghi, G. P., Corridori, F. *414*
— s. Amici, R. 120, *395*
Borgherini, A. *414*
Boriani, G. *414*
Borne, G., s. Canet, L. *423*
Bornitz, G. *414*
Bornstein, B. 112, *414*
— Casper, J. *414*
Bornstein, M. *414*
Boroffka, A., s. Bartsch, W. *404, 657*
Borrelli, F. J., Maglione, A. A. *414*
Borremans, P., Bogaert, L. van *658*
Borrmann 66, *414*
Borromei, A., s. Alvisi, C. *395*
Borrusso, G. *414*
Bors, E. *414*
— s. Shelden, C. H. *569*
Borsay, J., Joos, M., Csergo, I. *414*
Borsinger, G. *414*
Borst, M. 53, 65, 66, *414*
Bosanquet, F. D., s. Bedford, F. B. *657*
Bosch, K., Janssen, W. *414*
Bosch-Gwalter, T., s. Katzenstein-Sutro, E. 126, *490*
Bosch de Marco, L. M., Folle, J. A. *414*
Boschi, G. F., Nasetti, F., Zanetti, V. *414*
Bosher, L., Jr., s. Meredith, J. M. *519*
Bosma, N. J. *414*
Bostroem, E. 27, 53, 56, *414*
Boszik, G. 637, *658*
Botez, M. J. *414*
Bothier, F., s. Ravault, P. P. *548*
— Botreau-Roussel, M. *414*

Botterell, E. H., Fitzgerald, G. W. *414*
Bouccuey, J. P. *415*
Bouchard, G., s. Dugger, G. S. 368, *442*
Bouchard, J., s. Peirce, C. B. *538*
Bouché, G. *415*
Boucher, S., s. Fleury, M. *454*
Bouchut, D., Michailidis, J. *415*
Bouckson, G., s. Pecker, J. *538*
Boudin, G., Barbizet, J. *658*
Boudin, G., Barbizet, J., Labram, C. *415*
— Labet, R., Lauras, A. *415*
— Pépin, B., Barbizet, J., Labram, C. *415, 658*
Boudouresques, J., Gascard, E., Toga, M., Khalil, R., Vigouroux, R. A., Daniel, F.. Peliésier, J. F. *415*
— Roger, J., Bonnal, J., Vigouroux, R. *415*
— s. Cremieux, A. *433*
Boudreau, R. P. *415*
Boudreaux, J. *415*
Boudry, M. O., s. Twohig, D. J. *589*
Bougarel, L., s. Giraud, G. *463*
Bouissou, H., Dupont, H. B., Regis, G. *415*
Boularan, J., s. Riser, M. *551*
Boulvin, R. 79, *415*
Bourde, Y., Laplane *415*
Bourdon, R., s. Grossiord, A. *468*
Boureau, M., Padeano, J. *415*
— s. Sicard, A. *570*
Bourgeois, J., Godlewski, J. L., Viala, C. *415*
— s. Guy, R. *471*
Bourguet, E. *415*
Bourmer, H. R. 628, *658*
Bourtot, H., s. Monnet, P. *523*
Bouton, J. *415*
Bouttier, H., Bertrand, I., Mathieu, P. *415*
— s. Marie, P. *515*
Bouvelot, M., s. Perreau, P. *540*
Bouwdijk Bastiaanse, F. S. van, Tempelmanns Plat, C. J. H. *415*
Bouygues, P., s. Bonduelle, M. *658*
Bouzarth, W., Gutterman, P. *415*
Bovaird, D. H., Shlapp, M. D. *415*
Boveri, P., s. Lhermitte, J. *506*
Bovet 360
Bovet, M., s. Ricard, A. 215, 272, *550*
Bovo, G. *415*
Bower, J. O., Clark, J. H., Davis, L. *415*
Bowman, H. S., Reals, W. J. 40, 41, 355, *415*
Bowsher, D. *415*

Charbonnel, s. Denis *438*
Charbonnel, A., s. Barré, J. A. *403*
— s. Giroire, H. *463*
Charbonnel, F., Massé, L. *426*
Charcot, J. M. 2, *426*
— Joffroy, A. 115, *426*
Charlin, s. David, M. 120, *436, 659*
Charlone, R. *426*
Charpentier, A., s. Babinski, J. *400*
Charpentier, J., Messimy, R., Dalage, C. *426*
Charrat, A., s. Marion, J. *516*
Chase, H. M., s. Mixter, S. J. *522*
Chason, J. L. *426*
— Walker, F. B., Landers, J. W. *426*
Chasoni 261
Chassard, P., s. Papillon, J. *536*
Chateau, R., Rougemont, J. de, Bonneville, B., Barge, M., Groslambert, R., Perret, J. *426*
— s. Fau, R. *450*
Chatelin, s. Marie, P. *515*
Chatterjee, R. N. *426*
— Roy, R. N. *426*
Chatterjee, S. C., Datta, S. K. *426*
Chau, P. M., s. Fletscher, G. H. *453*
Chaurey, M., s. Lefébvre, J. *504*
Chaussier 1, *426*
Chavany, J. A. 124, *426*
— David, M. *426*
— — Stuhl, L. *426*
— — Thiébaut, F. *426*
— Guiot, B., Klein, M. R. *659*
— Janny, P., Hagenmuller, D. *426*
— Rosier, M., Lobel, G. *426*
— Sicard, J., Dupuis, R. *426*
— Thiébaut, F. *426*
— s. Vincent, C. *593*
Chaves, E., s. Ponde, E. 73, *544*
Chavez, M., s. Smith, G. W. 101, *574*
Cheatle, G. L., Gutler, M. *426*
Chedru, F., s. David, M. *436*
Chen, C. H., s. Lin, C. H. *507*
Chen, P. H., Yung, S. K. *427*
Chen, P. L., s. Ts'Ao, K. Y. *589*
Cherepanov, A. N. *427*
Cherigie, E., Coulon, M., Tavernier, G. *427*
Cherry, G. R., s. Schneider, R. C. *564, 632, 671*
Cherry, J. E., s. Burgess, C. M. *659*
Chevalier, T. W. 199, *427*
Chi, C. Y. *427*
Chiang, T. H., s. Ts'Ao, K. Y. *589*
Chiappa, S., Sacchi, A. 62, *427*
Chiari, H. 54, 107, 113, *427*

Chiari, K. *427*
Chiarugi, G. *427*
Chiasserini, A., Chiasserini, A., Jr. *427*
Chiasserini, A., Jr. *427*
— Marchiafava, G. *427*
— s. Chiasserini, A. *427*
Chiasson, S. W., Corkran, R. G. *427*
Chiba, T., s. Miyazaki, Y. *522*
Chigot, P.-L., Klein, M. *427*
Chihaia, R., s. Arseni, C. *397*
Chikovani, K. S., s. Khevsuriani, Sh. O. *493*
Chimion, D., s. Arseni, C. *397*
Chini, G., s. Jarlicht, A. D. *486*
Chipault *427*
Chipault, A. 112, *427*
Chipman, M., Barlow, J. F. *427*
Chiro, G. di *427*
— Doppman, J., Ommaya, A. K. *427*
— Fried, L. C., Doppman, J. L. *427*
— s. Doppmann, J. *441*
Chlenoff, Z. G., Vodoguinskaya, S. V. *427*
Chmielewski, J. *427*
— s. Jungowska, A. *489*
Chodak-Gajewicz, M., Rydzewski, W., Waleszkowski, J., Jakubowski, J. *427*
Chodoff, R. J., Conston, A. S. *427*
Chong, F., s. Velasco-Suarez, M. M. *591*
Chopart, F., Desault, P. J. *427*
Chor, H., Finkelmann, J., Blustein, H. 361, *427*
Chorenus, C., Economos, D., Papadatos, C., Gargoulas, A. 94, *427*
Choux, M., s. Vigouroux, M. R. *593*
Christeas, N. *427*
Christensen, E. 10, 287, *427*
— Busch, E. *427*
— Larsen, H. 117, 120, *427*
— s. Busch, E. *421*
— s. Zülch, K. J. *606*
Christensen, E. R. *427*
Christensen, F. C. 39, 40, *427*
Christensen, J. C., s. Spota, B. B. 91, *576*
Christensen, J. G. *427*
Christiaens, J. L., s. Warot, P. *596*
Christian, P., Noder, W. *428*, 639, *659*
Christiansen, P. M., s. Mauritzen, K. *518*
Christiasen, V. 292, *428*
Christoferson, L. A., s. Moersch, F. P. 190, *522*
Christofferson, E. A., s. Harger, J. R. *474*

Christophe, J. *659*
— s. Grouzon, O. *433*
Christophe, L. *428*
Christuib-Grizzi, L., s. Passeri, S. *537*
Chrom, Sv. A., s. Andersen, T. *395*
Chugunov, G. M., Utkin, V. V., Douskoi, M. D. *428*
Chung, M. F. *659*
Chynn, K. Y., s. McKissock, W. *518*
Ciani, N., Gherardi, D., Silipo, P. *428*
Ciauri, R., s. Severino, G. *569*
Cibert, J., Durand, L., Riviere, Ch. *428*
Cibils, Aguirre, R., Brachetto-Brian, D., Casco, C. M., Tahier, J. A. *428*
Cichkina, A. N., Kouchinova, R. L. 200, *428*
Cid, J. M., s. Cames, O. *422*
Cieza-Rodríguez, M. *428*
Cimbal, W. *428*
Cimmuno, C. V., s. Archer, V. W. 100, 101, *396*
Cioffari, A., s. Larizza, P. *502*
Cioffi, F. A., Bergamini, G., Acunzo, O. *428*
Cionini, A., Rotta, C. *428*
Cirillo, O. D., Grueft, T. *428*
Cirla, A. *428*
Ciuffini, P. *428*
Clairmont, s. Eiselsberg, A. v. 1, *445*
Clairmont, P. 108, 111, *428*
Clara, M. *428*
Clark, D. B., s. Tyler, H. R. *674*
Clark, G. M., s. Goobar, J. E. *465*
Clark, J. H., s. Bower, J. O. *415*
Clark, J. M. P. 120, *428*
Clark, M., s. Michie, I. *521*
Clark, M. W., s. Hinck, V. C. *479*
Clark, S. L. *659*
— s. Ranson, S. W. *547*
Clarke 360
Clarke, E. 44, 45, 126, *428*, 632, *659*
— Little, J. *428, 659*
— Robinson, P. 126, *428, 659*
Clarke, J. M. *428*
Clarke, N. E. *428*
Clarkson, J. R., s. Smithers, D. W. 369, *574*
Clary, W. U., s. Riggs, H. E. *551*
Clatworthy, H. W., Jr., s. Gross, R. E. *468*
— s. Smith, B. *574*
Claubry, G. de *428*
Claude, R., s. Lebon, J. *503*
Claus, R. *428*
Clausnitzer, H. *428*
Mme Clavel, s. Bériel, L. *407*

Grossman, J., s. Davidoff, C. M.
97, *436*
Grossman, M. *468*
— s. Abrahamson, I. 19, 135,
200, *391*
Grossman, M. D., Kesert, B. H.,
Voris, H. C. *468*
Grosso, M., s. Casal, M. A. *424*
Grosz, K. 283, *468*
— Pappenheim, M. *468*
Grote, W. 190, *468*
Grote, W., Bettag, W., Römer, F.
338, *468*
— Hoffmann, W. 37, 38, 355, *368*
— Lund, O. E. *468*
— Röttgen, P. *468*
— s. Müller, N. *525*
Groth, K. E. *468*
Grotti, R., Casullo, C. A.,
Marzullo, A. *468*
Gruber, G. B. *468*
— s. Gamper, E. 81, *459*
Grueft, T., s. Cirillo, O. D. *428*
Grüneberg, T. *468*
Grünthal, E. 126, *468*
Grünwald, K. *468*
Grüter, W. 55, 57, 107, *468*
Grund 14, *468*
Grundy, H. F. *468*
Grunenwald, L. *468*
Gruner, J., Lapresle, J. *662*
— s. Garcin, R. *460, 661*
— s. Nayrac, P. *527*
Grunner, O. *469*
Gruszkiewicz, J., Doron, Y.,
Gellei, B. *469*
Gruzka, E. *469*
Gryspeerdt, G. L., *469*
Gsell, O. *469*
— s. Uehlinger, E. *590*
Guaspari, G. *469*
Guazzi, G. C., s. Dambska, M. *435*
— s. Flamend, J. 61, *453, 660*
Gubern Salisachs, L., Marques
Gubern, A. *469*
Gubyrina, A. A. *469*
Gueguen, Y., s. Bertrand, I. 93,
94, *408*
Gueldre, De, San., F. 113, *469*
Gümbel, U. *469*
— Pia, H. W., Vogelsang, H. *469*
Guénel, J., Tardiveau, J. *582*
Güntert, W. 61, *469*
Güntz, E. *469*
Guérin, P., s. Leger, H. *504*
Guerin, R., s. Brion, S. *417*
Güthert, H. 29, *469*
— Wöckel, W., Jänisch, W. *469*
Güttner, H. G. *469*
Gui, L., Bartolini, G. *469*
Guiao, A. M., s. Kelley, J. W. *491*
Guichard, A., s. Froment, R. *458*
Guidetti, B. 126, *469*
— Carloni, G. *469*
— Corradi, M., Riccio, A. *469*

Guidetti, B., Fortuna, A. *469*
— — Moscatelli, G., Riccio, A.
7, 27, 54, 60, 215, 222, 232,
255, 273, 379, *469*
— Riccio, A. *469*
— Silipo, P. *469*
— s. Fortuna, A. 58, *455*
Guidotti, C. *469*
Guilfoil, P. H., s. Skaggs, J. A.
573
Guillain, G. *469*
— Alajouanine, T. *469*
— — Garcin, R. *469*
— — Mathieu, P., Bertrand, J.
469
— — Périsson, J., Petit-
Dutaillis, D. *469*
— Bertrand, I. *469*
— — Péron, N. *470*
— — Salles, P. *470*
— Decourt, J., Bertrand, J. *470*
— Garcin, R., Sigwald, J. *470*
— Mollaret, P. *470*
— Petit-Dutailis, D., Michaux, L.
470
— Schmite, P., Bertrand, J. 135,
470, 662
Guillaume, J. 632
— Caron, J. *470, 662*
— Mazars, G. *470*
— — Janny, P. *662*
— Oeconomos, D., Mazars, G.
470
— Ribadeau-Dumas, Ch., Rogé,
R. *470*
— Rogé, R., Mazars, G. *470*
— s. Bertrand, I. 93, 94, *408*
— s. Garcin, R. *460*
— s. Martel, T. de *516*
Guillemin, J., s. Louyot, P. *510*
Guilleminet, M., s. Bolot, F. *413*
Guillet, G., s. Coste, F. *431*
Guillot, M., s. Girard, P. F. *463*
Guimaraes, J. A., s. Peres, O. *540*
Guin, J. J., s. Vidal, J. *592*
Guinard, M. Th., s. Perelman, R.
539
Guinena, Y., Abdel Naby, S.,
Taher, Y. *470*
Guiod, C., s. Garcin, R. *460*
Guiot, B., s. Chavany, J. A. *659*
Guiot, G. *470*
— Bastin, R. 108, *470*
— Forjaz, S. 217, *470*
— Houdart, R., Houdart, F.
470, 662
— s. Frain, C. *456*
— s. Séze, S. de *569*
Guizetti, H. U., s. Bodechtel, G.
412
Gukelberger, M. *470*
Guleke, N. 3, 16, 17, 26, 45, 67,
270, 326, 328, 329, 330, 331, 333,
334, 335, 336, 338, 342, 343, 344,
345, 362, *470*

Guleke, N. s. Rosenfeld, M. *554*
Guliaev, G. V., Solomonik, V. Z.,
Kruglov, A. A., Shcherbakova,
L. S. *470*
Gulland, O., s. Dowling, E. *442*
Gullédge, W. H., Brav, E. A.
124, *470*
Gund, A. 200, *470*
Gundry, L. P., s. Pincoffs, M. C.
543
Gunther, L., s. Wolfson, S. A. *602*
Gunzenhäuser, K. *470*
Gupta, R. L. *470*
Gupta, S. K., Bhandari, Y. P. *470*
Gurdjian, E. S., Gardner, E. D.,
Hardy, W. G. *470*
— Webster, J. E. *470*
— s. Latimer, F. R. *502*
Gurevich, B. A., Voznesenskiy,
S. D. *470*
Guri, J. P. 51, *470*
Guseinov, A. M. 79, *471*
Gusewa, L. L., s. Semjonow, W. A.
568
Gustafik, S., s. Weiszer, L. *598*
Gustafson, W. A., s. Bucy, P. C.
14, 27, 28, *420*
Gutel, Cl. *471*
Guthkelch, A. N. 61, 65, 346, *471*
Gutierrez, J., s. Rocca, E. D. *552*
Gutierrez Maxwell, V. *471*
Gutler, M., s. Cheatle, G. L. *426*
Gutterman, P., s. Bouzarth, W.
415
Guttman, S. A., s. Hoefer, P. F. A.
148, *479*
Guttmann, E. *471, 662*
— Singer 104, 111, 112, *471*
— s. Bodechtel, G. *658*
Guttmann, L. *471, 662*
Gutzeit, K. *471*
Guy, Ch. C., s. Grinker, R. *662*
Guy, R., Lafond, G., Gagnon,
P. A., Raymond, O., Bour-
geois, J. *471*
Guyot, J. E., s. David, M. *436*
Guyot, J. F., s. Pertuiset, B. *540*
Guzman, A., s. Araya, P. *396*
Guzman Flores, s. Velasco-
Suarez, M. M. *591*
Gwinn, J. L., Dockerty, M. B.,
Kennedy, R. L. J. *471*
Gy, A., s. Sicard, J.-A. *571*
Gyepes, M. T., Angio, G. J. *471*
Gynning, I., Langeland, P., Lind-
berg, S., Waldeskog, B. *471*
Gzelishvili, M. S. *471*

Haag, W. *471*
— s. Pia, H. W. 101, 102, 103,
542
Haagensen, C. D., Stout, A. P.
69, *471*
Haas, J. *471*
Habeck, D. *471*

Habel, J. *471*
Haber, A., s. Regen, E. M. 41, *548*
Haberer, H. 639, *662*
Haberland, C., Perou, M. *471*
Haberland, K. 63, 64, *471*, *662*
Haberlandt, W. F. *471*
Hacihanefioğlu, U. *471*
Hackel, W. *471*
Hackenberg, P., s. Wilbrand, D. *600*
Hackenbroch, M. *471*
Hackensellner, H. A. 101, 385, *471*
— Pape, R. 154, *471*
Hackenthal, P. *471*
Hacker, H., Alonso, A. *471*
Hadaway, H. *471*
Haddad, B., s. Schreiber, F. 101, 102, *565*
Haddad, F., s. Murray, R. O. 79, *526*
Haddad, F. S., Haddad, S. I. *471*
— Issa, P. 67, *471*
Haddad, S. I., s. Haddad, F. S. *471*
Hadengue, A., s. Garcin, R. *460*
Hadley, L. A. *471*, *662*
Hadlich, R. *472*
Hadra, E. S., s. Stone, E. T. R. *579*
Haence, A. de, s. Hoffmann, G. R. *480*
— s. Nuyts, A. *530*
Haenisch, G. F., Holthusen, H. *472*
Haerer, A. F., Smith, R. R. *472*
Hässner, O. 30, *472*
Häussler, G. *472*
— s. Buchholtz, H. W. *419*
Hafeez, M. A., s. Tandon, P. L. *582*
Hafermeister, G., s. Giercke, K. *462*
Haffner, O. 100, *472*
Haffner, Z., Domotor, L., Vaczo, G. *472*
Haft, H., Finneson, B., Cramer, H., Fiol, R. 118, 120, 363, *472*, *662*
— Ransohoff, J., Carter, S. 142, 143, *472*
Haftek, J., s. Migdalska-Kassurowa, B. 117, 120, *521*
Hagelstam, J., Krogius, A. *472*
Hagelstam, L. *472*
Hagemann, G., Loehr, E. *472*
Hagemann, P. 153, 208, *472*
Hagen, K. O. von *472*
Hagenmuller, D., s. Chavany, J. A. *426*
Haggart, G. E. *472*
— s. Mammond, G. *514*
Haguenau, H., s. Sicard, J.-A. *571*

Haguenau, J. 203, 218, *472*
— Fauré, C. *472*
— Gauthier *472*
— Sicard, A. *472*
— s. Coste, F. *431*
— s. Forestier, J. *455*
— s. Nobécourt, P. *529*
— s. Sicard, J. A. *571*
Hahn, F., s. Driesen, W. *442*
Hahn, O. 323, 359, *472*
Haintz, E. *472*
Hajjar, J., s. Makhlouf, A. *513*
Halasy-Lehoczky, M., s. Lehoczky, T. de *504*
Halász, P., s. Hullay, J. *482*
Halbron, P. *472*
Haldar, P. K., s. Laha, P. N. *501*
Haldelsman, J. A., s. Bing, R. J. *657*
Haley, J. C., Perry, J. H. *472*
Haley, T. J., s. Gangloff, H. *460*
Hall, G. S., s. Williams, J. A. *600*
Hall, H., s. Nowill, W. K. *668*
Hall, J. E., s. Lichtenstein, L. 38, *506*
Hallervorden, J. 10, *472*
Halliburton, W. D., s. Dixon, W. E. *440*
Hallock, H. *472*
— Jones, J. B. *472*
Hallopeau, H. 254, *472*
Halper, H. *472*
Halpern, L. *473*
— Beller, A. J. *473*
— Feldman, S., Peyser, E. 120, *473*
— s. Feldman, S. *450*
Ham, H. J., s. Lawes, F. A. E. *503*
Hamaya, K., s. Ogawa, K. *531*
Hamby, W. B. 55, 141, 143, 275, *473*
— s. Graf, C. J. *466*
— s. Hayman, I. *475*
— s. Shinners, B. M. *570*
— s. Slepian, A. *573*
Hamilton, P. K. *473*
Hamlin, H. R. W., Garrity, Golden, J. B. *473*
Hammes, E. M. 353, *473*
Hampe, J. F., s. Koch, A. *496*
Hampel, E. 96, 98, *473*
Hamperl, H. 45, 46, 74, 84, *473*
Hampton, A. O. *473*
— Robinson, J. M. *473*
Hamsa, W. R., Campbell, L. S. 40, 41, 355, *473*
Hanafee, W., s. Wickbom, I. *599*
Hanau, R. *473*
Hanbery, J. W., Senz, E. H., Jeffrey, R. A. *473*
Handler, F. P., s. Saxton, J. A. *559*
Handler, S., s. Wisiol, E. S. *601*

Hanelin, J., s. White, J. C. 102, *599*
Hanes, F. M. *473*
Hankins, W. D., s. Scoville, W. B. *567*
Hankinson, J., s. Amador, L. V. *395*
Hanley, P. H., Hines, M. O. *473*
Hanlon, D. G., Dodge, H. W. Jr., Sickert, R. C., Bull, F. E. *473*
Hanna, D., s. Yuhl, E. T. *603*
Hanna, D. C., s. Terry, J. L. *584*
Hannan, J. R., Geist, R. M. 270, *473*
— Hughes, C. R., Mulvey, B. E. *473*
— Mason, R. L. *473*
Hanne, A. *473*
Hannemann, E. *473*
Hannon, K. M., Smith, E. T. *473*
Hanon, J. L. *473*
Hanraets, P. R. M. J. *473*
Hanse, A. *473*
Hansemann, V. 82, *473*
Hansen, J. L., s. Kiel, F. W. *493*
Hansen, J. M., Siersbaek-Nielsen, K. *473*
Hansen, P. B. 128, *473*
Hansson, C. J. *473*
Harada, N., s. Suzuki, J. *581*
Haraszti, A., Gomba, S. *473*
Harbison, S. P. *473*
Harbitz, F. *474*
Harbitz, H. F. *474*
Harcourt Got, J. de, d'Harcourt Got, M. *474*
Harcourt Got, M. de, s. Harcourt Got, J. de *474*
Hardaway, R. M., s. Hoyt, J. *482*
Hardman, J. M., s. Ferry, D. J. *451*
— s. Slaughter, J. C. *573*
— s. Smith, D. R. *574*
Hardy, E. G., s. Pontius, R. G. *669*
Hardy, W. G., s. Gurdjian, E. S. *470*
Hare, C. C., Everts, W. H. *474*
— Wolf, A. 200, *474*
— Elsberg, C. A. *446*
Harger, J. R., Christofferson, E. A., Stokes. A. J. *474*
Harkins, H. N. *474*
Harmeier, J. W. *474*
Harnach, Z. G., Gotfrýd, O., Baudyšová, J. 243, *474*
Harrell, G. T. 128, *474*
— Fisher, S. *474*
Harrer, G., s. Fischbach, R. *452*
Harreveld, A. van *662*
— Feigen, G. A., Lerman, L. S. *662*
— Khattab, F. I. *474*
— Marmout, G. *662*
— Tyler, D. B. *662*

Riechert, T. 8, 12, 21, 22, 24,
27, 45, 166, 167, 170, 171,
184, 185, 286, 288, 301, 360,
361, *550, 670*
Riedel, C., s. Jakob, C. *485*
Riedel, O. *550*
Rieder, H. *551*
Riegrová, H., s. Fusek, I. *459*
Riehl, G., Jr. *551*
Riemenschneider, P. A., Ecker, A.
551
— s. Taheri, Z. E. *582*
Riese, H. 106, 108, 109, 110, *551*
— s. Körte *496*
Riggs 640
Riggs, H. E., Clary, W. U. *551*
— Stratemeyer, W. P. *551*
Rihsa 186
Rijsbosch, J. K. C. *551*
Riley, H. A., s. Tilney, F. *673*
Rimbaud, L., Janbon, M., Lonjon,
Mme, P., Anselme-Martin, G.
551
— — — Passebois, P. *551*
Rimondi, C., Mazzanti, G. *551*
Rinaldi, F. *551*
Rinaldi, I., Peach, W. F., Jr. *551*
Rindfleisch, W. *551*
Ringer, 73, *551*
Ringertz, N. 17, *551*
— Nordenstam, H. *551*
— Reymond, A. *551*
— Tola, J. H. 25, *551*
Ringoir, S. *551*
— s. Norro, G. *530*
Rintelen, F., s. Werthemann, A.
599
Riopelle, J. L., s. Dubé, J. E. *442*
Risak, E. *551*
— Auersperg, A. *551*
Riseborough, E. J., s. Barr, J. S.
403
Riser, s. Cestan *425*
— s. Daunic *435*
— s. Laporte, F. *502*
Riser, G., Planques, G. *670*
Riser, M. *551*
— Béhague, P., Géraud, L. H.,
Lazorthes, G. *551*
— Bezy, P., Boularan, J. *551*
— Géraud, J., Geizes, L. *670*
— Sorel, R. *551*
Riskaer, N. *551*
Riskó, T., Gácsi, I., Novoszel, T.
109, *551*
— Nyul-Tóth, P., Radinszki, J.
551
— s. Tomory, I. *587*
Ritchey, H., s. Bucy, P. C. *420*
Ritchie, G. W., Flanagan, M. N.
551
Ritter, A. *551*
Ritter, C. 89, *551*
Ritter, F. H. 89, *551*
Ritter, R. D. *551*

Ritter, U. *551*
Rivers, M. H., s. Love, J. G.
190, *510*
Rivers, W. H. R., s. Head, H. *475*
Riviere, Ch., s. Cibert, J. *428*
Rivière, P. de, s. Turnin, J.
125, *589*
Rix, R. R., Geschickter, C. F.
29, 30, 40, 356, *551*
Rixford, E., Gilchrist, T. C. 82,
91, *552*
Rizzi, I. *552*
Rizzi, R., Belsasso, M. *552*
Rizzo, M. A., Cordera, J., Fer-
nandes-Rozas, F. *552*
Ro, M., s. Yokogawa, S. 74, *603*
Roaf, R. *552*
— s. Griffiths, D. Ll. *467*
Roback, H. N., s. Stone, L. *672*
Robacki, P., s. Vasilescu, C. N.
591
Robbins, L. R., Fountain, E. M.
552
Robbins, M. A., Davis, E. V. *552*
Robbins, R., s. Aegerter, E. *392*
Robert, P., s. Launay, C. 94, *503*
Roberts, A. M., s. Schaller, W. F.
670
Roberts, A. P. 125, *552*
Roberts, E. W., s. Jenkinson, E. L.
40, 41, *487*
Roberts, G. W., s. Juhl, J. H. *488*
Roberts, K. D. 54, *552*
Robertsen, R. C. L., s. Peacher,
W. G. *538*
Robertson, D. *552*
Robertson, E. G. *552, 670*
Robertson, H. E. 24, *552*
Robertson, J. F., Graham, Ch. P.
552
Robertson, W. E., Ingham, S. D.
552
Robin 30, 85, *552*
Robin, C. *552*
Robineau, M. 215, 272, 313, *552*
Robineau, U., s. Sicard, J. A. *571*
Robinson, B. H., Lessof, M. H.
108, *552*
Robinson, F., s. Shapiro, R. *569*
Robinson, J. M., s. Hampton,
A. O. *473*
Robinson, P., s. Clarke, E. 126,
428, 659
Robinson, P. K., s. Bull, J. W. D.
126, *420*
Robinson, R. G. 122, *552*
Robson, P. N. 120, *552*
Roca de Viñals, R., Elizalde
Armendáriz, C., Coma-Fabrés,
A. *552*
Rocca, E. D. *552*
— Mendoza, D., Gutierrez, J.
552
Roch, M., Martin, E. *552*
Rochat, G. F. 58, *552*

Rochfort, E. L., s. Elsberg, C. A.
446
Rockwood, C. A., Jr., Monnet,
J. C., Rountree, C. R. *552*
Rodet, P. 107, *552*
Rodgers, P. E., Cruickshank, E. K.
552
Rodin, E. A., Dodge, H. W., Jr.,
Hayles, A. B. *552*
Rodrigues, M., Carvalho, O. *552*
Rodriguesz Juanotena, J., s.
Medoc, J. *519*
Rodriguez, s. Alias, B. *394*
Rodriguez, B., s. Medoc, J. *519*
— s. Pérez-Fontana, V. *540*
Rodriguez, G., s. Diersen, G. *439*
Rodriguez-Arias, B., s. Lamote
de Grignon, C. *501*
Rodriguez de Ledesma, J. P.,
González Guijá, A. *552*
Rodriquez-Minón, J. L., s.
Jiménez-Diaz, C. 93, 94, *487*
Rodriguez Sammartiono, M. A., s.
Rojas, R. 79, *553*
Röder, F., s. Rehm, O. *549*
Roederer, C. *552*
Roemheld, L. *552*
Röpke, W. *552*
Rösler, s. Kienböck, R. *493*
Rössle, R. 51, *552*
Röttgen, P. 183, 361, *552*
— s. Grote, W. *468*
Roetzer, K. 367, *552*
Rogé, R., s. Guillaume, J. *470*
Roger, H. *553*
— Allicz, J. *553*
— Arnaud, M., Alliez, J. *553*
— — Poursines, J., Alliez, J.
553
— Gastaut, H. *553*
— Imbert, L., Darcourt, A. *553*
— Paillas, J., Bonnal, J.,
Vigoureux, R. *553*
— — Duplay, J. *553*
— Schachter, M. *553*
— Vigne, P. *553*
— s. Derrien, E. *438*
Roger, J., s. Boudouresques, J.
415
— s. Farnarier, G. *450*
— s. Roger, R. *670*
Roger, J. P. *553*
— Bonnal, J., Bérard-Badier, M.
553
Roger, R., Poursines, Y., Roger, J.
670
— Schachter, M. *670*
Rogers, A. F., s. Field, E. J. *451*
Rogers, F. L., s. Eaton, R. G.
443
Rogers, H. *553, 670*
Rogers, I. S. J., Tudhope, G. R.
553
Rogers, J. B., s. Spurling, R. G.
127, *576*

Sachverzeichnis.

SONDERDRUCK AUS
HANDBUCH DER NEUROCHIRURGIE
HERAUSGEGEBEN VON
W. KRENKEL-KÖLN · H. OLIVECRONA-STOCKHOLM
W. TÖNNIS-KÖLN
SIEBENTER BAND / ZWEITER TEIL
SPRINGER-VERLAG BERLIN · HEIDELBERG · NEW YORK 1972
(PRINTED IN GERMANY)

RAUMBEENGENDE PROZESSE IM SPINALKANAL
(EINSCHLIESSLICH ANGIOME UND PARASITEN)

VON

K. NITTNER

MIT 171 ABBILDUNGEN

Handbuch der Neurochirurgie

In sieben Bänden

Herausgegeben von W. Krenkel, Köln, H. Olivecrona, Stockholm
und W. Tönnis, Köln

Gesamtübersicht

SONDERDRUCK AUS

HANDBUCH DER NEUROCHIRURGIE

HERAUSGEGEBEN VON

W. KRENKEL-KÖLN · H. OLIVECRONA-STOCKHOLM

W. TÖNNIS-KÖLN

SIEBENTER BAND / ZWEITER TEIL

SPRINGER-VERLAG BERLIN · HEIDELBERG · NEW YORK 1972

(PRINTED IN GERMANY)

DIE PATHOGENESE UND KLINIK DER SPINALEN DURCHBLUTUNGSSTÖRUNGEN

VON

W. BARTSCH

MIT 32 ABBILDUNGEN

Handbuch der Neurochirurgie

In sieben Bänden

Herausgegeben von W. Krenkel, Köln, H. Olivecrona, Stockholm
und W. Tönnis, Köln

Gesamtübersicht

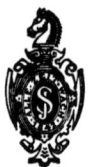

**Springer-Verlag
Berlin
Heidelberg
New York**

London München Paris
Sydney Tokyo Wien

**A. Wackenheim,
and J. P. Braun:
Angiography of
the Mesencephalon**

Normal and
Pathological Findings
128 figures
XI, 154 pages. 1970

Normal arteriography and
venography of the midbrain
region. Diagnosis for surgical
and medical purposes based
upon angiographic analysis
of the blood vessels.

**T. Nomura:
Atlas of Cerebral
Angiography**

24 figures
1 color plate
212 plates, 6 angiograms
XI, 322 pages. 1970
(Published by Igaku Shoin
Ltd., Tokyo. Sole distribution
rights in all countries except
the Far East: Springer-Verlag)

Cerebral angiography is the
best method of investigating
the internal structure of the
brain, yet its potential is not
well understood. This book
is intended to help the reader
to understand the normal
three-dimensional angiogram.

**Cerebral
Circulation and
Stroke**

Edited by K. J. Zülch
71 figures
XI, 222 pages. 1971
Distribution rights for Japan:
Nankodo Co. Ltd., Tokyo

A review of current research
in cerebral circulation
and stroke by contributors
who are particularly active
and original clinicians
and researchers in this field.

**H. Pilz:
Die Lipide
des normalen und
pathologischen
Liquor
cerebrospinalis**

4 Abbildungen
23 Tabellen
VIII, 123 Seiten. 1970
(Schriftenreihe Neurologie,
Band 4)

Umfassende Übersicht über
Untersuchungsmethoden
und -ergebnisse von Lipiden
des Liquor cerebrospinalis.
Kritische Betrachtungen über
die Herkunft der Lipide
des Liquor cerebrospinalis.

**K. Piscol: Die Blut-
versorgung
des Rückenmarkes
und ihre klinische
Relevanz**

37 Abbildungen
3 Tabellen. VI, 91 Seiten. 1972.
(Schriftenreihe Neurologie,
Band 8)

Die Monographie stellt die
speziellen Verhältnisse der
spinalen Durchblutung unter
besonderer Berücksichtigung
praktischer Konsequenzen für
die Neurologie, Neurochirurgie und Neuroradiologie dar.

**H. Spiess:
Schädigungen
am peripheren
Nervensystem
durch ionisierende
Strahlen**

Mit ausführlicher englischer
Zusammenfassung.
35 Abbildungen
VIII, 71 Seiten. 1972
(Schriftenreihe Neurologie,
Band 10)

Auf Grund klinischer und
experimenteller Untersuchungen werden die Strahlen-
spätveränderungen peripherer
Nerven beschrieben.
Die licht- und elektronenmikroskopischen Bilder
belegen primäre Läsionen
an den neuralen Strukturen.

■ **Bitte fordern Sie
Prospekte an!**

Universitätsdruckerei H. Stürtz AG, Würzburg

MIX
Papier aus verantwortungsvollen Quellen
Paper from responsible sources
FSC® C105338

If you have any concerns about our products,
you can contact us on
ProductSafety@springernature.com

In case Publisher is established outside the EU,
the EU authorized representative is:
Springer Nature Customer Service Center GmbH
Europaplatz 3, 69115 Heidelberg, Germany

Printed by Libri Plureos GmbH
in Hamburg, Germany